Germanisches Nationalmuseum, Nürnberg

Die Gemälde des 16. Jahrhunderts

EvS
ERNST VON SIEMENS
KUNSTFONDS

Der Ernst von Siemens-Kunstfonds
übernahm mit der finanziellen Förderung die Partnerschaft
für das mehrjährige Forschungsprojekt.

Einzelspenden werden der
Bayerischen Hypotheken- und Wechsel-Bank AG
und dem Fördererkreis des Germanischen Nationalmuseums
verdankt.

GERMANISCHES
NATIONAL
MUSEUM

Germanisches Nationalmuseum Nürnberg

Die Gemälde des 16. Jahrhunderts

Bearbeitet von Kurt Löcher

unter Mitarbeit von Carola Gries

Technologische Befunde
Anna Bartl und Magdalene Gärtner

Verlag Gerd Hatje

Stuttgart 1997

Kataloge des Germanischen Nationalmuseums, Nürnberg

Redaktion
Kurt Löcher
Wolfgang Pülhorn
unter Mitarbeit von Carola Gries

Graphische Gestaltung und Herstellung
Gerhard Brunner

Fotoarbeiten
Jürgen Musolf, Nürnberg
Irene Patermann, Nürnberg

Gesamtherstellung
Dr. Cantz'sche Druckerei, Ostfildern bei Stuttgart

Die Deutsche Bibliothek – CIP-Einheitsaufnahme
Germanisches Nationalmuseum <Nürnberg>:
Die Gemälde des 16. Jahrhunderts /
Germanisches Nationalmuseum Nürnberg /
bearb. von Kurt Löcher unter Mitarb. von Carola Gries.
[Red.: Kurt Löcher ; Wolfgang Pülhorn unter
Mitarb. von Carola Gries]. – Ostfildern-Ruit : Hatje, 1997
ISBN 3-7757-0696-8

Erschienen im
Verlag Gerd Hatje
Senefelderstraße 12
73760 Ostfildern-Ruit
Telefon (0)711/44050
Telefax (0)711/4405220

ISBN 3-7757-0696-8
Printed in Germany

Umschlagabbildung
Hans Baldung, genannt Grien: Die Marter des Hl. Sebastian, 1507

Inhalt

Zum Geleit

1909 erschien in 4. Auflage der Katalog der Gemäldesammlung des Germanischen Nationalmuseums, 1936/37 folgte der Beschreibende Katalog der (deutschen) Gemälde des 13. bis 16. Jahrhunderts. 60 bzw. fast 90 Jahre sind somit vergangen, seit zuletzt ein Überblick zu diesen wesentlichen Beständen des Museums gegeben wurde. Nunmehr kann nach mehrjähriger Arbeit ein Katalog vorgelegt werden, der vielleicht wieder für mehr als ein halbes Jahrhundert grundlegend sein muß. Der Anspruch des Katalogs zielt sicher auf einen langen Zeitraum ab. Nie zuvor wurde der Bestand – und dies gilt sicher nicht nur im Germanischen Nationalmuseum – so gründlich untersucht, wurden unterschiedlichste Fragestellungen so umfassend behandelt wie im vorliegenden Fall. Kurt Löcher bearbeitete das Manuskript des Katalogs seit mehreren Jahren, unterstützt durch die Restaurierungswerkstatt, die mehr oder weniger stark eingebundenen Kollegen im Museum selbst und durch Kollegen aus anderen Museen und Fachleute auf anderen Gebieten, denen daher besonders gedankt werden soll.

Jedes Gemälde des behandelten Zeitraumes aus den Beständen des Museums wird dargestellt, jedes wurde zuvor einer technologischen Untersuchung unterzogen. Auf diese Weise konnten zahlreiche neue Erkenntnisse gewonnen werden, nicht nur, was die Zuschreibung einzelner Gemälde angeht, sondern mehr noch, was Fragen der Entstehung, der Veränderungen und schließlich der Bildinhalte betrifft. Es stellte sich heraus, daß ein erheblicher Teil der Holztafeln bislang falsch bestimmt war, und man ahnt, auf welch dünnem Fundament die Forschung ruht, nicht nur bei diesem Aspekt, wenn man bedenkt, daß die Gründlichkeit dieses Bestandskatalogs noch immer eine Ausnahme in Deutschland darstellt.

Eine Hauptaufgabe des Nationalmuseums ist die Forschung und hier die Grundlagenforschung für den deutschsprachigen Bereich. Doch Forschung wird nicht für das stille Kämmerlein produziert. Sie muß vermittelt werden und erst die Erklärung historischer Sachverhalte ist der Inhalt der Wissenschaft. Dies zu gewährleisten, haben wir uns entschlossen, den Bestandskatalog mit einer Ausstellung aller darin behandelten Gemälde zu verbinden. Der Katalog wurde in einer hohen Auflage zu auch für interessierte Laien erschwinglichen Kosten produziert. Wir hoffen, damit am besten die Aufgaben des Germanischen Nationalmuseums zu verdeutlichen. Dank gilt all denen, die uns dabei geholfen haben, namentlich den Sponsoren, unter denen an erster Stelle der Ernst von Siemens-Kunstfonds zu nennen ist, daneben die Bayerische Hypotheken- und Wechsel-Bank AG und der Fördererkreis des Germanischen Nationalmuseums. Herzlicher Dank gilt dem Bearbeiter und seinen Helfern und schließlich dem Verlag.

G. Ulrich Großmann
August 1997

Einführung und Dank

Im Gründungsjahr des Germanischen Museums 1852 spielten die Gemälde alter Meister innerhalb der Sammlung noch eine geringe Rolle. Der Museumsgründer Hans Frhr. von und zu Aufsess hatte Bilder, darunter solche von achtbarer Qualität, aus seiner eigenen Sammlung eingebracht. Alle die Werke, die nachmals zum Ruhm des Museums beitragen sollten, standen noch aus. Nicht, daß Nürnberg arm an Werken alter Kunst war – im Gegenteil. Die Kirchen waren voll davon. Die Stadt hatte, nachdem sie am 15. September 1806 ihre reichsstädtischen Freiheiten eingebüßt hatte und dem Königreich Bayern einverleibt worden war, ihre bis dahin im Rathaus verwahrten Kunstschätze auf die Burg gebracht, darunter Dürers Kaiserbilder. Der bayerische Staat richtete ebendort 1811 eine gemischte Bildersammlung ein, die der 1818 aus dem alten Katharinenkloster hierherverlegten Kunstschule bis 1833 als Lehr- und Anschauungsmaterial diente. Die Ansprüche an die in Nürnberg der Öffentlichkeit zugänglichen Kunstsammlungen stiegen, als 1829 auf besonderen Wunsch König Ludwigs I. von Bayern der »Bildersaal« in der Moritzkapelle nächst der Sebalduskirche eröffnet wurde. Er umfaßte überwiegend Gemälde, die als »königliches Hofgut« deklariert waren und später in den Besitz des Wittelsbacher Ausgleichsfonds übergingen, nämlich Werke aus den 1827/28 vom König erworbenen Sammlungen Boisserée und Fürst Oettingen- Wallerstein. Dazu gehörten so bedeutende Bilder wie die kölnische »Madonna mit der Erbsenblüte«, des älteren Holbein »Gossenbrot-Madonna«, Dürers Holzschuher-Epitaph mit der »Beweinung Christi« und Altdorfers »Bergung des Leichnams des Hl. Florian«. 1831 kam ein »Überhang« an Bildern des bayerischen Staates in der Burg zur Aufstellung, darunter Dürers bis dahin in Schleißheim verwahrter »Herkules im Kampf gegen die stymphalischen Vögel«. 1833 wurden Teile der Burg geräumt, um Wohnräume für König Ludwig zu schaffen, die betroffenen staatlichen und städtischen Bilder deponiert. 1840 kamen sie in dem von der Stadt seit 1834 dafür umgebauten Landauer-Zwölfbrüderhaus, das schon die Kunstgewerbeschule beherbergte, zur Aufstellung. Kataloge halfen die Kenntnis der Kunstsammlungen verbreiten, auch die Besprechungen, die anläßlich der 1829 erfolgten Eröffnung der Moritzkapelle und 1831 der erweiterten Räume der Burg im vielgelesenen »Kunstblatt« erschienen, und besonders das kennerschaftliche Interesse, das der hochangesehene Berliner Museumsdirektor Gustav Friedrich Waagen den in Nürnberg verwahrten Kunstschätzen in seinen »Kunstreisen« 1843 angedeihen ließ. Als 1863 die Kunstgewerbeschule im Landauerbrüderhaus einen größeren Raumbedarf anmeldete, war es wieder einmal um die Bildersammlung geschehen. Sie mußte 1864 das Haus räumen. Die städtischen Bilder wurden teils magaziniert, die staatlichen teils auf die Burg zurückgebracht, die Mehrzahl nach Schleißheim überführt. Abhilfe war dringend geboten. Zwischen 1875 und 1882 vereinigte die bereits übervolle Moritzkapelle Bilder aus verschiedenen Lokalitäten. Der Umzug des Germanischen Museums 1857 vom Tiergärtnertorturm in das Kartäuserkloster hatte einen Zuwachs an Raum mit sich gebracht und Neubauten standen an. Die Protestantische Kirchenverwaltung, die 1836 einen Teil der den Kirchen entfremdeten Kunstwerke zurückerhalten hatte, überstellte dem Museum seit 1868 einzelne Tafelbilder, die Stadt Nürnberg seit 1876 schrittweise ihren Kunstbesitz. 1877 durfte sich das Germanische Museum in Schleißheim nach Leihgaben umschauen. Eine vorbildliche Museumspolitik und das stetige Bemühen des Ersten Direktors August von Essenwein gaben den Ausschlag, daß alle Gemälde, die bis dato auf die Burg, die Moritzkapelle und das Landauer-Zwölfbrüderhaus verteilt waren, unter dem Dach des Germanischen Nationalmuseums zusammengefaßt wurden. Der Katalog von 1882 hält das Ergebnis fest. Die Patrizierfamilien folgten mit Leihgaben, die sie allerdings im Lauf der folgenden Jahrzehnte zumeist wieder zurückzogen. Essenweins Wunsch, ein »systematisches Studium der Kunstzustände Nürnbergs zu gewinnen«, hatte sich erfüllt. Ein beispielhaftes Wachstum bahnte sich an. Spektakulärste Erwerbung war Konrad Witz' »Verkündigung an Maria« 1909. Die Kenner der alten Malerei saßen zunächst in München an den königlichen Sammlungen, den späteren Bayerischen Staatsgemäldesammlungen. Franz von Reber und Adolf Bayersdorfer bearbeiteten die Nürnberger Gemäldekataloge von 1883, 1885 und 1893, Heinz Braune den von 1909. Die von ihm den Bildern gegebenen Katalognummern wurden als Inventarnummern (»Gm«) verbindlich. Es erstaunt und verdient Respekt, daß die Jahre nach dem ersten Weltkrieg der

Gemäldesammlung einen gewaltigen Aufschwung bescherten. Ernst Heinrich Zimmermann, der von 1920 bis 1936 das Amt des Ersten Direktors innehatte, war der Malerei, oft auf Kosten anderer Sparten der Kunst, zugetan. Seine Tendenz, das Germanische Nationalmuseum zu einem Kunstmuseum zu machen, ist nicht unumstritten. Die Ergebnisse kamen der Gemäldegalerie zugute. Die Baldung-Sammlung mag das zeigen: 1923 wurde die »Judith mit dem Haupt des Holofernes« erworben, 1924 das Männerbildnis und mit Mitteln der Stadt Nürnberg der Sebastiansaltar, 1925 die »Madonna mit den Papageien«. Während Zimmermanns Amtszeit kamen aus dem von uns behandelten Zeitraum Lucas Cranachs d. J. Herzaltar, Jörg Breus Flügelbilder vom Aggsbacher Altar, Kulmbachs Bildnis eines jungen Mannes, sieben Monatsbilder von Wertinger und das Hans Holbein d.J. zugeschriebene Bildnis des Johannes Xylotectus hinzu. Die Aufteilung in Werke der Kunst und Zeugnisse der Kulturgeschichte, wie sie die Schausammlung und dementsprechend die Kataloge des Museums seit 1882 vornahmen, führte dazu, daß Eberhard Lutze und Eberhard Wiegand 1936–37 zwar einen für ihre Zeit vorbildlichen Katalog der deutschen Gemälde vorlegten, jedoch unter Ausschluß der »nur« kulturgeschichtlich interessierenden Arbeiten, zu denen u. a. Bernhard Strigels Kartäuser-Triptychon und die »Schlacht im Wald« zählten. Die späteren dreißiger und die vierziger Jahre unseres Jahrhunderts waren der Sammeltätigkeit aufgrund der politischen Entwicklung und des 1939 ausbrechenden Krieges nicht förderlich. Noch im Frühjahr 1945 versank das Germanische Nationalmuseum in Schutt und Asche. Die Masse der Bilder überlebte in Stollen unterhalb der Burg, eine Reihe ging an Bergungsorten verloren, so bei einem Brand der Cadolzburg im Frühjahr 1945 Tafelbilder aus der Werkstatt des älteren Hans Holbein und zwei Flügel des sog. Welseraltars. Der Wunsch, die Kunst des deutschen Barock im Germanischen Nationalmuseum gebührend darzustellen, setzte bei den Niederländern einen Schlußpunkt. Schon 1909 hatte sich das Museum von der Mehrzahl der altniederländischen Bilder, die Münchner Leihgaben waren, getrennt. Mit dem Verkauf des Gemäldes »Moses schlägt Wasser aus dem Felsen« von Lucas van Leyden, 1955, das den Erwerb des Codex Aureus von Echternach mitfinanzierte, wurde das Kapitel abgeschlossen. Ein verständiger Verwaltungsrat und ebensolche Zuwendungsgeber, weitsichtige Generaldirektoren und nicht zuletzt die Kennerschaft des für die Gemäldegalerie zuständigen Ltd. Museumsdirektors Peter Strieder brachten bedeutende Stücke ins Haus, so die »Verlobung der Hl. Agnes« vom Kölner Meister des Bartholomäusaltars, ein Danziger Bildnisdiptychon, den »Sieg Kaiser Karls des Großen über die Hunnen bei Regensburg« aus der Regensburger Altdorfer-Werkstatt, Bildnisse von Barthel Beham, Hans Mielich und Christoph Amberger und manches andere. Die steil ansteigenden Preise auf dem Kunstmarkt und eine Museumsstrategie, die zunehmend auf den Erwerb von Objekten aus dem 19. und 20. Jahrhundert ausgerichtet war, schränkten die Beweglichkeit auf dem Sektor der älteren Kunst ein. Umso mehr fühlte sich der Unterzeichnete verpflichtet, den Bestand der Gemälde des 16. Jahrhunderts in einem Katalog überschaubar zu machen und zu jedem Bild so viele Fragen als nötig und möglich zu stellen und zu beantworten. Das waren Fragen der Herkunft, der Bildinhalte und des Stils, der dargestellten Realien wie Kostüm und Schmuck, Tiere und Pflanzen, Burgen, Waffen und Schiffstypen, sowie der technischen Beschaffenheit der Gemälde. Von dem katalogmäßig zu erfassenden Gesamtbestand spätmittelalterlicher Malerei ließ sich aus Zeitgründen nur ein Jahrhundert, hier das 16., bearbeiten.

Die zeitliche Grenze der im Katalog enthaltenen Gemälde war nach unten durch den in Arbeit befindlichen, Ende 1995 von Andreas Tacke vorgelegten Katalog der Gemälde des 17. Jahrhunderts vorgegeben, der aus Gründen künstlerbiographischer und kunsthistorischer Zusammenhänge einige Bilder des endenden 16. Jahrhunderts einschließt. Die Grenze nach oben bildet das Jahr 1500. Die nicht datierten und noch entschieden spätgotischen Tafelbilder der Wende zum 16. Jahrhundert wird man im Katalog der Gemälde des 13. bis 15. Jahrhunderts finden. In einigen wenigen Fällen werden reife oder späte Arbeiten von Meistern, die aus dem alten ins neue Jahrhundert hineinreichen, in diesem Katalog behandelt. Das sind Hans Trauts »Hl. Birgitta«, von Hans Holbeins d. Ä. Marienbildern die schon 1499 entstandene »Gossenbrot-Madonna« und schließlich Michael Wolgemuts bereits unter Dürereinfluß stehende späte »Anna selbdritt«.

An Vorarbeiten gab es die älteren Kataloge des Museums, zumal den von Lutze und Wiegand aus den Jahren 1936–37, zu jedem Bild die von Peter Strieder angelegte Kartei mit Literaturangaben, eine Inschriftenkartei und über Jahrzehnte geführte Korrespondenzen, die nicht in extenso ausgewertet werden konnten. An Literatur waren zunächst die Erwerbungsberichte und die Ausstellungskataloge des GNM zu sichten, so die »Meister um Albrecht Dürer« (1961), darüberhinaus die seit 1936 gewaltig angewachsene Publikationsflut.

Der Bestandskatalog der Gemälde des 16. Jahrhunderts im Germanischen Nationalmuseum wird vom Unterzeichneten verantwortet. Die technologischen Befunde erarbeiteten in seinem Auftrag Anna Bartl und Magdalene Gärtner. Carola Gries bearbeitete die niederländischen Tafelbilder, erstellte das Verzeichnis der abgegebenen oder zerstörten

Bilder und die Bibliographie und trug zur Fertigstellung des Manuskripts bei. Wolfgang Pülhorn richtete das Manuskript für den Satz ein, überwachte die Bildredaktion und die Drucklegung. Die Zusammenarbeit kam allen Beteiligten zugute. Hilfreich waren die Kräfte der Restaurierungswerkstätten, zumal Joseph Pröll als Röntgenbeauftragter des Museums, im Einzelfall auch dem Haus vorübergehend zur Verfügung stehende Praktikanten. Den stets hilfsbereiten Kräften der Bibliothek wird ebenso gedankt wie denen der Registrar- und der EDV-Abteilung, hier vor allem Gudrun Libnow. Die Mehrzahl der Bildvorlagen erstellte der Fotograf Jürgen Musolf. Wissenschaftliche Auskünfte erteilten bereitwillig die Fachreferenten des Museums, in archivalischen Fragen und beim Lesen von Inschriften Irmtraud Frfr. von Andrian-Werburg, bei Kostüm und Schmuck Jutta Zander-Seidel, bei Waffen Johannes Willers, bei Medaillen Hermann Maué. Eine umfangreiche, die einschlägige Literatur betreffende Materialsammlung ging der Katalogbearbeitung voraus. Hierbei waren besonders Jutta Zander-Seidel, Alexander Löhr und Sonja Weih-Krüger behilflich. Es war gut, Peter Strieder in der Nähe zu wissen und auf seinen Erfahrungsschatz zurückgreifen zu dürfen. Ihnen allen wird hier gedankt. Mit großem Dank werden die Auskünfte und Beiträge von Fachleuten unterschiedlicher Disziplinen vermerkt. Dr. Peter Klein vom Ordinariat für Holzbiologie der Universität Hamburg bestimmte die Holzarten der Bildträger; Dr. Peter Mühling, Leitender Direktor des Nürnberger Tiergartens, nahm sich der Bestimmung der Tiere, Hermann Schmidt, Nürnberg, der Bestimmung der Pflanzen an; Dr. Joachim Zeune, Bamberg, beschrieb die Burgen, Dr. Boye Meyer-Friese, Altonaer Museum in Hamburg – Norddeutsches Landesmuseum, die Schiffstypen. Dr. Klaus Frhr. von Andrian-Werburg, Nürnberg, benannte die auf den Bildern verwendeten Schriften. Matthias Mende von den Museen der Stadt Nürnberg steuerte aus seiner Literaturkenntnis bei, Prof. Dr. Barbara Schock-Werner, Nürnberg, gab Hinweise zur gemalten Architektur. Was dem Katalog darüberhinaus an Auskünften zufloß, wird beim jeweiligen Bild dankend erwähnt. Bei den umfangreichen Korrespondenzen zum Katalog leistete Liane Ruder als Sekretärin unermüdliche Dienste. Eine Grundlage für die Bearbeitung der Münchner Leihgaben bot das Einvernehmen mit Dr. Gisela Goldberg, Landeskonservatorin der Bayerischen Staatsgemäldesammlungen in München, die das Projekt von Beginn an durch kollegiale und jeweils rasche Hilfe förderte.

Die Katalogarbeiten und im besonderen die technologischen Untersuchungen wären nicht durchführbar gewesen ohne die nötigen finanziellen Voraussetzungen. Verständnis fand der Unterzeichnete bei Herrn Dr. Heribald Närger, Vorsitzendem des Ernst von Siemens-Kunstfonds, und beim Fördererkreis des Germanischen Nationalmuseums mit seinen Vorsitzenden Dr. Egon Hermann und Dr. Jürgen Parchmann. Ein namhafter Betrag zum Katalogdruck wird weiterhin der Bayerischen Hypotheken- und Wechsel-Bank AG verdankt. Der bis zum Juni 1994 amtierende Verwaltungsleiter des Museums, Bernhard Lanzmich, schöpfte bei verständisvollem Entgegenkommen des Nürnberger Arbeitsamtes die Möglichkeiten der Arbeitsbeschaffungsmaßnahmen aus. Den Druck des Kataloges sicherte Herr Generaldirektor Dr. G. Ulrich Großmann.

Jeder Bestandskatalog zieht, da der Bestand wächst und wachsen soll und ein dauerhafter Antrieb für die Forschung ist, Zwischenbilanz. Die Bearbeiter halten die in jahrelangem Bemühen gewonnenen Ergebnisse fest und trachten sie zu vermitteln. Die Zeit reicht niemals aus, allen Objekten dieselbe wissenschaftliche Sorgfalt angedeihen zu lassen, allen sich ergebenden Fragen bis in die letzte Verästelung nachzugehen oder sie über Korrespondenzen mit Vertretern der eigenen oder anderer Disziplinen zu lösen. Wir haben unser Bestes versucht.

Kurt Löcher
August 1997

Einführung in den technologischen Befund und Dank

Die technologischen Untersuchungen der Bildschichten wurden - bis auf wenige Ausnahmen, wo Querschnitte und histologische Untersuchungen der Bindemittel und Pigmente unumgänglich waren - zerstörungsfrei durchgeführt. Farben wurden unter dem Mikroskop bis zu 50facher Vergrößerung betrachtet. Die Terminologie gibt daher den Farbton (»azuritblau«) eines vermuteten Pigmentes (Azurit) wieder und erhebt keinen Anspruch auf dessen Identifizierung. Die Angaben für Metalle »Gold«, »Zwischgold«, »Silber« und »Zinn« fußen gleichfalls auf optischer Einschätzung. In der Beurteilung wurden Erscheinungsform, Schichtstärke und Korrosionsformen berücksichtigt.

Die Infrarot-Reflektographien (IRR) zur Sichtbarmachung der Unterzeichnung wurden mit einer Grundig FA 70A Infrarotkamera mit einem Vidikon (technische Daten unbekannt) derselben Firma begonnen. Im Laufe der Untersuchungszeit konnten wir diese Kamera durch eine neue, lichtempfindlichere CCD-Kamera NIR 1010 der Fa. spectra elettronica (Reichweite 1100 nm) ersetzen. Mit ihr wurde die Abbildungsfähigkeit verbessert. Undurchdringbar vom Infrarotlicht bleiben dickere Schichten, insbesondere von Erdfarben oder von azuritblauen und schwarzen Pigmenten. Aussagen über die Unterzeichnung in diesen Farbbereichen mußten unterbleiben. Das Zeicheninstrument zu bestimmen, gelang nicht immer, bei Unsicherheit wurde dies unterlassen; ein flüssiges Bindemittel bei der Verwendung von Pinsel wird vorausgesetzt. Bei Tafelbildern des ausgehenden Mittelalters gibt es handwerkliche Normen, die nicht eigens aufgelistet sind: Die Bretter sind stehend stumpf verleimt, Maserung und Risse verlaufen analog. Die Grundierung ist in der Regel weiß, der Farbaufbau mehrschichtig. Aus Platzgründen werden nur Abweichungen davon im Text aufgeführt. Holzartbestimmungen und Dendrochronologien wurden am Ordinariat für Holzbiologie der Universität Hamburg unter der Leitung von Dr. Peter Klein durchgeführt.

Die zur Holzartbestimmung nötigen mikroskopisch kleinen Schnitte wurden von mir der Tafel entnommen. Die jeweils genannte Holzart bezieht sich streng genommen nur auf das Holz des Spenderbrettes. Wir setzen jedoch die handwerkliche Tradition voraus, daß Tafelbilder aus Brettern desselben Holzes zusammengesetzt sind. Bei Lagebezeichnungen auf der Rückseite wurde der Betrachterstandort eingenommen (linkes Brett vorderseitig entspricht dem rechten Brett rückseitig). Der Begriff »Schädlingsbefall« bedeutet allgemein ein oder verschiedenes holznagendes Insekt, gleichgültig, ob es sich um den klassischen »Holzwurm« (Anobium punctatum), um den Hausbockkäfer (Cerambycidae), den Splintholzkäfer (Lyctidae) oder um Holzwespen (Siricidae) etc. handelt.

Für jegliche Stützsysteme auf der Rückseite, mit Ausnahme des Aufleimens auf eine Tischlerplatte, die infolge von Verwerfungen, Spalten und Dünnen des Bildträgers oder prophylaktisch seit dem 18. Jahrhundert angebracht wurden, hatte sich im deutschen Sprachraum seit 1955 der Begriff »Parkett« eingebürgert. Die ältere Literatur verstand darunter ein geschlossenes Abdecken der Rückseite durch Klötze; bei offenen Stützen war dagegen die Bezeichnung »Rost« gebräuchlich. Wir haben uns der Terminologie der jüngeren Literatur angeschlossen, da sie die differenziertere Unterscheidung der einzelnen Parkettarten anbietet. Auf eine genaue Beschreibung der Parkette wurde aus Platzgründen verzichtet.

Nur wenige Bilder haben ihren originalen Rahmen behalten. In den meisten Fällen ging er verloren und wurde später im Zuge der Galeriegründungen durch neuere ersetzt. Der technische Befund berücksichtigt in seinen näheren Ausführungen lediglich den originalen Rahmen. Keilrahmen sind eine Erfindung des 18. Jahrhunderts und damit bei Leinwandgemälden in diesem Katalog nie original.

Ein wesentliches Augenmerk beim technischen Befund galt der Restaurierungsgeschichte, soweit sie durch Restaurierungsakten belegt ist. Dafür konnte ich in den BStGS das gesamte, durch den Krieg leider stark reduzierte Schriftmaterial des 19. und Anfang des 20. Jahrhunderts sichten. Handschriftliche Vermerke in älteren, kunsthistorischen Akten zum Jahr der Restaurierung, die gelegentlich den Namen des Restaurators nennen, wurden berücksichtigt. Sie wurden mit »Bericht verschollen« gekennzeichnet. Im GNM liegen erst von 1949 bis 1966 Arbeitsbücher vor, seit 1966 wird für jedes restaurierte Objekt eine eigene Akte geführt. Folgende Restauratoren waren nach dem Krieg für die Gemäldepflege verantwortlich: Carl (Vater) und Karl (Sohn) Barfuß von 1949 bis 1966. Fritz Reimold von 1966 bis 1974. Thomas Brachert von 1974 bis 1993, seit 1995 Arnulf von Ulmann. Anhand des Restaurierungsjahres im technischen Befund kann aus dieser Chronologie der jeweils Verantwortliche abgeleitet werden.

Die Bestimmung von Kett- und Schußfäden bei den Leinwandbildern übernahmen die Damen Anneliese Streiter und Erika Weiland von der Textilrestaurierung. Fragen zum Pergament und Papier konnten mit Georg Reinwald von der Buchrestaurierung sachkundig erörtert werden, zum Thema Holz standen uns die Möbelrestauratoren Erich Werwein und Martin Meyer hilfreich zur Seite.

Es wurden von Magdalene Gärtner und mir weit mehr Ergebnisse schriftlich festgehalten, als letztendlich aus Platzgründen gedruckt werden konnten. Diese sind im Dokumentationsarchiv des Instituts für Kunsttechnik und Konservierung niedergelegt und können bei Bedarf eingesehen werden.

Ohne Josef Pröll und seine unermüdliche Hilfsbereitschaft wären die zahlreichen Röntgenbefunde nicht möglich gewesen. Zu Thomas Brachert, unter dessen auslaufender Institutsleitung das Projekt begonnen wurde, riß der Kontakt nie ab und wir erhielten aus seinem reichen Wissensschatz wertvolle Erläuterungen. Arnulf von Ulmann, Leiter des Instituts seit 1995, gewährte uns die notwendig gewordene technische Neuausstattung. Meinen beiden Praktikanten, Susanne Dürr und Jens Hofmann, danke ich für ihre klärenden Fragen, anregenden Diskussionen und strengen Korrekturen. Susanne Dürr war maßgeblich an der Untersuchung des Passionszyklus aus der Dominikanerkirche und Jens Hofmann an denen der Bilder des Barthel Bruyn beteiligt. Bruno Heimberg und Veronika Poll-Frommel von den BStGS werden wichtige Hinweise zu den Dürerbildern verdankt. Sämtliche Bilder aus der Hand und Werkstatt Lucas Cranachs d. Ä. wurden gemeinsam mit Gunnar Heydenreich untersucht. Seinem umfangreichen Wissen verdanken wir weitergehende Erkenntnisse über Cranachs Werkstattpraktiken.

Anna Bartl
August 1997

Vorbemerkung zum Katalog

Der Katalog ist alphabetisch nach Künstlern angelegt, die Monogrammisten unter ihrem Monogramm (z.B. HG, Monogrammist), die Meister mit Notnamen unter dem ersten Kennwort ihres Namens (z.B. Angrer-Bildnis, Meister des) ins Alphabet eingeordnet, die unbekannten Werke soweit als möglich lokalisiert (z.B. Franken, Köln, Schwaben etc.). Ein Rest schwer einzuordnender Gemälde läuft als ›Unbekannt‹. Die niederländischen Tafelbilder werden im Anschluß an die deutschen gesondert, aber nach denselben Vorgaben aufgeführt. Ältere Namengebungen sind über das Personenverzeichnis zu erschließen. Innerhalb der Werkgruppe eines Künstlers erscheinen die Bilder in zeitlicher Ordnung, die Kopien anschließend. Bei den Maßen steht die Höhe vor der Breite. Die Inschriften sind in Anführungsstriche gesetzt. Innerhalb von Originalzitaten bedeuten runde Klammern aufgelöste Kürzel, eckige Klammern enthalten Zusätze der Bearbeiter. Bei den mit ihren lateinischen Namen bestimmten Tieren und Pflanzen wurde aus Gründen des Forschungsaufwandes, der divergierenden Interpretationen und des zur Verfügung stehenden Platzes nur im Einzelfall eine Deutung versucht. Den Bearbeitern von Kollegen zugegangene beschreibende Texte etwa der Burgen oder der Schiffe werden soweit möglich durch einen Absatz kenntlich gemacht. Die Wappenbeschreibungen wurden nicht vereinheitlicht, sondern blieben zumeist so, wie sie die Bearbeiter in der Literatur vorfanden oder wie sie ihnen dank freundlicher Auskünfte der verschiedenen Archive übermittelt wurden. Die bei den Nummerntexten abgekürzt genannte Literatur wird in der Bibliographie vollständig aufgeführt. Die Erwerbungsdaten der Gemälde des Germanischen Nationalmuseums zu verifizieren, stellte schon Lutze und Wiegand 1936–37 vor eine schwer lösbare Aufgabe. Die Denkschriften von 1856 und die verschiedenen Kataloge der Gemäldegalerie geben, indem sie die Bilder verzeichnen, den jeweiligen terminus ante quem für ihre Erwerbung an. Die Erwerbungsberichte in den frühen Bänden der Mitteilungen und des Anzeigers sind lückenhaft, die entsprechenden Zugangsregister und Inventarbände des Museums nicht leicht zu handhaben. Zu den Leihgaben der Bayer. Staatsgemäldesammlungen und des Wittelsbacher Ausgleichsfonds wurden die in chronologischer Reihe folgenden Inventare und Verzeichnisse eingesehen. Die Angaben sind z.T. dem Katalog der Bayerischen Staatsgemäldesammlungen, Spanische Meister, bearbeitet von Halldor Sohner, 1963, entnommen, teils werden sie der freundlichen schriftlichen Mitteilung von Gisela Goldberg verdankt.

München, Kunstkammer, 1598 = Ficklersches Inventar – Inventarium Oder Beschreibung aller deren Stuckh und sachen..., so auf Ir Fürstl: Dht: Herzogen in Bayrn ect KunstCamer Zusehen und Zufinden ist angefangen den 5ten Februarij Anno MDXCVIII. Beschriben durch Joan Baptista Ficklern ... München, Bayer. Staatsbibliothek, Handschriftenabteilung, Cgm 2133. Fotokopie im Archiv der BStGS, Inv. Mü A/598/2.

München, Kammergalerie, 1607 – Inventari und Beschreibung der Kunststuckh und Contrafet, auf Ihrer F. Dht. Galeria, so alle der F. Kunst Cammer einverleibt und incorporirt. 1607. München, Bayer. Hauptstaatsarchiv, Kasten schwarz 13232/1 – Ebenda, HR I, 24/6710. Fotokopie im Archiv der BStGS, Inv. Mü. A/607/2.

München, Kammergalerie, 1628/30 – Inventarium Der gemalten unnd andern Stückhen, auch vornemmen Sachen, so auf der Cammer Galeria Zuefünden seind. München, Bayer. Haupstaatsarchiv, HR I, 24/67/2. Fotokopie im Archiv der BStGS, Inv. Mü A/628/2.

München, Kammergalerie, 1641/42 – Inventarium oder Verzeichnüs. Aller der Jhenigen Khöstlichen, Antiquischen auch Khünstlichen, sowol Nattürlichen als andern vornemen sachen und Gemälden, so der zeit auf der Durchleichtigisten Fürsten und Herrn, Herrn Maximilianj, ... Curfürstens, unnsers genedigisten Herrn, Galleria, ... 1641/42. München, Geheimes Hausarchiv, Nachlaß, Hausurkunden ad Nr.1585 [muß heißen: ad 1601]. Fotokopie im Archiv der BStGS, Inv. Mü A/641/1.

München, Residenz, 1748 – Inventaire des Tableaux de la Galerie et du Beau appartement dans la Residence de Munic. München, Bayerisches Hauptstaatsarchiv, HR I, 22/61/2. Fotokopie im Archiv der BStGS, Inv. Mü A/748/1.

Dachau, 1754 – Inventarium über die in dem Churfürstlichen Lust-Schloß Dachau samentlich vorhandener Mallereyen ... 1754. München, Bayer. Hauptstaatsarchiv, Staatsarchiv für Oberbayern, HR I, 22/61/14; Fotokopie im Archiv der BStGS, Inv.DA A/754(2).

Schleißheim, 1761 – Schleisheim Mahlerey Beschreibung de Anno 1761. [Einschließlich der nach Nr. 925 folgenden magazinierten Bilder]. Archiv der BStGS, Inv. Sch A/761/2.

Dachau, 1770 – Beschreibung der Gemälden, welche sich in den Churfürstlichen Schloß zu Dachau befinden. Verfaßt worden im Jahre 1770. München, Bayer. Staatsbibliothek, Handschriftl. Abteilung, Cgm 2122. Fotokopie im Archiv der BStGS, Inv. Da A/770/1.

Mannheim, 1780 – Inventarium über sämtliche in der churfürstlichen Gallerie ... befindlichen Mahlerey-, Kupferstich- und Zeichnungssammlungen. Verfertiget durch Herrn Clossmann. Mannheim 1780. Archiv der BStGS, Inv. Ma A/780/1.

Dachau, 1789 – Katalog der Gemälden in dem Kurfürstlichen Schlos zu Dachau. Verfaßt am 20. des April Monaths im Jahre 1789. Archiv der BStGS, Inv. Da A/789/1.

Zweibrücken, 1795 – Catalogue des tableaux de la Galerie de S.A.S. Monsgr. Le Prince Palatin Duc de Deuxponts. 1795. München, Bayer. Hauptstaatsarchiv HR, 280/ex 1. Fotokopie im Archiv der BStGS, Inv. Zw A/795/2.

Mannheim, 1799 – Catalogue de la Galerie de Mannheim actuellement au chateau de Nymphenbourg. 1799. Archiv der BStGS, Inv. Ma A/799/1.

Zweibrücker Nachtragsinventar 1800 – 1822 – Catalogue von Zweybrücken [Zugangsinventar der bis 1806 kurfürstlichen, ab 1806 königlichen Zentralgemäldegalerie in München]. Archiv der BStGS, Inv. Zw A/802/2.

Mannheim, 1802 – Verzeichnis der Gemälde in der Churfürstl. Bilder-Gallerie von Mannheim. Verfaßt den 22. Juli 1802 in München von J.G.Dillis. Archiv der BStGS, Inv. Ma A/802/1.

Nürnberg, Filialgalerie, 1817 – Verzeichnis der Filialgalerie in Nürnberg, Archiv der BStGS, Inv. Nü A/817/1.

Grundbuch Oettingen-Wallerstein 1817/18 – Grundbuch der Hochfürstlich Oettingen Wallersteinischen Gallerie altdeutscher Gemaehlde. 1. Teil, gefertiget in den Jahren 1817 u. 1818. Schloß Harburg, Fürstlich-Oettingen Wallersteinisches Archiv, Fotokopie im Archiv der BStGS, Inv. Wa A/817/1.

Inventar München 1822 – Inventarium der Koenigl. Baier. Central-Gemälde-Sammlung zu München. Angefertigt ab 1822 von Johann Georg von Dillis. Inventarabteilung der BStGS, München.

Boisserée, Verzeichnis 1827 – Abschrift des Gemälde-Verzeichnisses der Gemäldesammlung der Herren Boisserée und ihres Freundes Bertram 1827. Altregistratur der BStGS, Fach XI.lit. B.N°2.

Inventar König Ludwig I. von Bayern, 1827/28 – Inventarium über die von Seiner Majestaet dem König Ludwig von Bayern angekauften und aus der Hofkassa bezahlten Gemälde. K.H.G. Angefangen im Jahre 1827.[Ankauf der Slg. Boisserée 1827 = I.B.; Ankauf der Slg. Fürst Oettingen-Wallerstein 1828 = I.W.]. Archiv der BStGS, Inv. Mü A/828/1.

Nürnberg, Gemäldegalerie, um 1830/40 – Verzeichnis der Gemäldesammlung in Nürnberg, um 1830/40. Archiv der BStGS, Inv. Nü A /830/1.

Inventar München 1856 – Inv. über die Koeniglichen Bayerischen Staatsgemäldesammlungen – Neu angefertigt ab 1856. Inventarabteilung der BStGS, München. [Da die auf die Bilderrückseiten aufgeklebten Inventar-Zettel die Jahreszahl 1855 tragen, wird diese nachfolgend für die Gemälde im GNM benutzt].

Inventar München 1905 – Inv. der Königlich Bayerischen Staatsgemäldesammlungen. – Neu angefertigt ab 1905. Original in der Inventarabteilung der BStGS, München.

Inv. WAF 1929/30 – Inv. der von den Bayer. Staatsgemäldesammlungen verwalteten Gemälde aus dem Eigentum des Wittelsbacher Ausgleichsfonds 1929/30. Inventarabteilung der BStGS, München.

Kurt Löcher

Katalog

Allgäu

Votivbild des Georg Hörmann und seiner Ehefrau Barbara Reihing

DER FISCHZUG PETRI
um 1530

Die Jünger Christi sind auf dem See Genezareth zum Fischfang hinausgefahren, aber ohne Erfolg. Christus, der am Ufer steht und von ihnen nicht erkannt wird, fordert sie auf, das Netz zur Rechten des Schiffes auszuwerfen. Nun können sie es wegen der Menge der Fische kaum herausziehen. Johannes erkennt Christus als den Auferstandenen. Petrus schwimmt zu ihm ans Ufer. Dort liegen bereits Kohlen mit Fischen darauf und Brot. Christus lädt zum Mahl ein. Im Hintergrund die Jünger, die Fische auf einem Rost braten, beim Mahl. Unten links der Stifter Georg Hörmann mit seinen sieben Söhnen und seinem Wappen, rechts seine Ehefrau mit ihrem Wappen.

Fichtenholz (Picea sp.), lichte Maße 88,3 x 162,1 cm, mit Rahmen 94,9 x 169,9 cm – Links das Wappen Hörmann von und zu Guttenberg: Gespalten von Schwarz und Gold, vorne ein abnehmender gesichteter goldener Halbmond, hinten ein schwarzer Balken, belegt mit einem fünfstrahligen goldenen Stern; auf dem golden gekrönten Spangenhelm zwischen einem offenen Flug, der das Schildbild wiederholt, ein schwarzer Spitzhut mit goldenem Wulst, der mit fünf Pfauenfedern besteckt ist; Decken schwarz golden. Rechts das Wappen Reihing: In Rot drei gekreuzte silberne Spitzhaken an goldenen Stielen; auf dem Topfhelm mit einem goldenen und roten Wulst ein wachsender, nackter, bärtiger Mann mit einer roten Heidenmütze; Decken rot golden[1]. Die Wappen sind einander zugeneigt, das des Mannes aufgrund der heraldischen Courtoisie mit seitenverkehrten Wappenbildern – Auf der Rückseite mit weißer Farbe ›G.554‹; auf dem Rahmen schabloniert mit weißer Farbe ›G.M.‹; genagelt alte Bildbeschriftung auf Karton.

Gm 554. Erworben vor 1882. Wahrscheinlich aus Kaufbeuren stammend.

8 Bretter, Breiten innerhalb des Rahmens[2] von links oben 26,1, 18,2, 14,8, 22,0, 17,7, 21,6, 19,5, 23,3 cm, unten 26,2, 19,3, 12,5, 22,1, 16,0, 20,2, 19,0, 26,6 cm. Stärke ca. 1,6 cm. Format original. Wenig alter Schädlingsbefall. – Rückseite: Mit Schropphobel bearbeitet, grobe Struktur; v.a. rechts oben zahlreiche große Äste. – Bildseite: Grundier- und Malkanten vorhanden, Malränder allseitig durch Schwund des Bildträgers innerhalb des Rahmens sichtbar; Äste mit Fasern kaschiert; im Rahmen grundiert und gemalt. Grundierung: Dünn, Maserung und Kaschierung durchgewachsen. Unterzeichnung: Locker, in der Mitte Stifterwappen, daneben zu beiden Seiten Stifter; in einer weiteren Arbeitsphase die Wappen auf die Seiten versetzt, der Stifter mit den Söhnen skizziert, die Söhne alternativ in Kopfhöhe mit dem Vater, die Mutter alternativ in größerer Nähe zu ihrem Wappen. Metallauflage: Kreuzstab und Kreuznimbus bei der Mahlszene mattvergoldet, stark berieben. Malerei: Schaum der Wellen pastos; teils mehrere Lichttöne mit zunehmender Helligkeit übereinander; großflächige Übermalungen mit grobem Pinsel über originaler Malschicht, teils wieder abgenommen; Ausbrüche überwiegend an den kaschierten Stellen. Firnis: Stark verbräunt, teilweise entfernt. – Rahmen: Wohl original, im Profil nicht einheitliche Leiste mit Nut für den Bildträger, unten Wasserschlag, braune Farbe wahrscheinlich nicht original. MG

Das Thema ist dem Neuen Testament, Johannes 21, 1 – 14, entnommen. Daß es sich bei der gemalten Darstellung um ein Ereignis zwischen Auferstehung und Himmelfahrt handelt, zeigt die Kreuzfahne. Sie weist Christus, der die Vertreter des Alten Bundes der Vorhölle entrissen hat, als Sieger über Tod und Teufel aus. Konrad Witz hatte das Thema des Fischzugs Petri im Petrusaltar für Genf 1444 beispielhaft behandelt[3]. Dort schwimmt Petrus, in Übereinstimmung mit dem biblischen Bericht, ans Ufer. Auf dem Gemälde Gm 554 hat Petrus das Ufer beinahe erreicht. Es sieht aus, als ginge er auf dem Wasser, in Übereinstimmung mit Matthäus 14, 22 – 33. Der Maler hätte demnach Textstellen zweier Evangelien, von denen sich eine auf ein Ereignis vor der Passion, die andere auf ein Ereignis nach der Auferstehung bezieht, zusammengefaßt. Ob er diese Version nach eigenem Ermessen, im Auftrag oder aufgrund verunklärender Bildüberlieferungen wählte, läßt sich nicht sagen. Der Fischzug Petri kommt gewöhnlich im Zusammenhang der Lebensgeschichte des Apostels auf bilderreichen Altarwerken vor, so bei Hans von Kulmbach (Florenz, Uffizien). Das Mahl der Jünger ist nach Schiller vergleichsweise selten dargestellt worden.

Von den Jüngern holen vier das Netz ein, die beiden anderen bedienen – in Heck und Bug sitzend – das Seitensteuer. Der Kahn, der einen starken Bordsprung aufweist, gehört zu den quergedielten Bodenplankenbooten. Der aus querliegenden, geklinkerten Planken gebaute Boden geht achtern gewölbt in die Rückwand des Rumpfes über, auf den ein balkenförmiger, vermutlich als Kiel fortgeführter Steven aufgesetzt ist. Ein zweites Fahrzeug in einer anderen Ansicht gehört zur Nebenszene[4]. Der übertrieben starke Sprung bei beiden Kähnen ist entweder stilistisch begründet oder durch die Übernahme der Rumpfgrundformen, wie man sie bei früheren und gleichzeitigen Abbildungen von Seeschiffen findet (Holk, Kogge, Karacke). Am Bug und

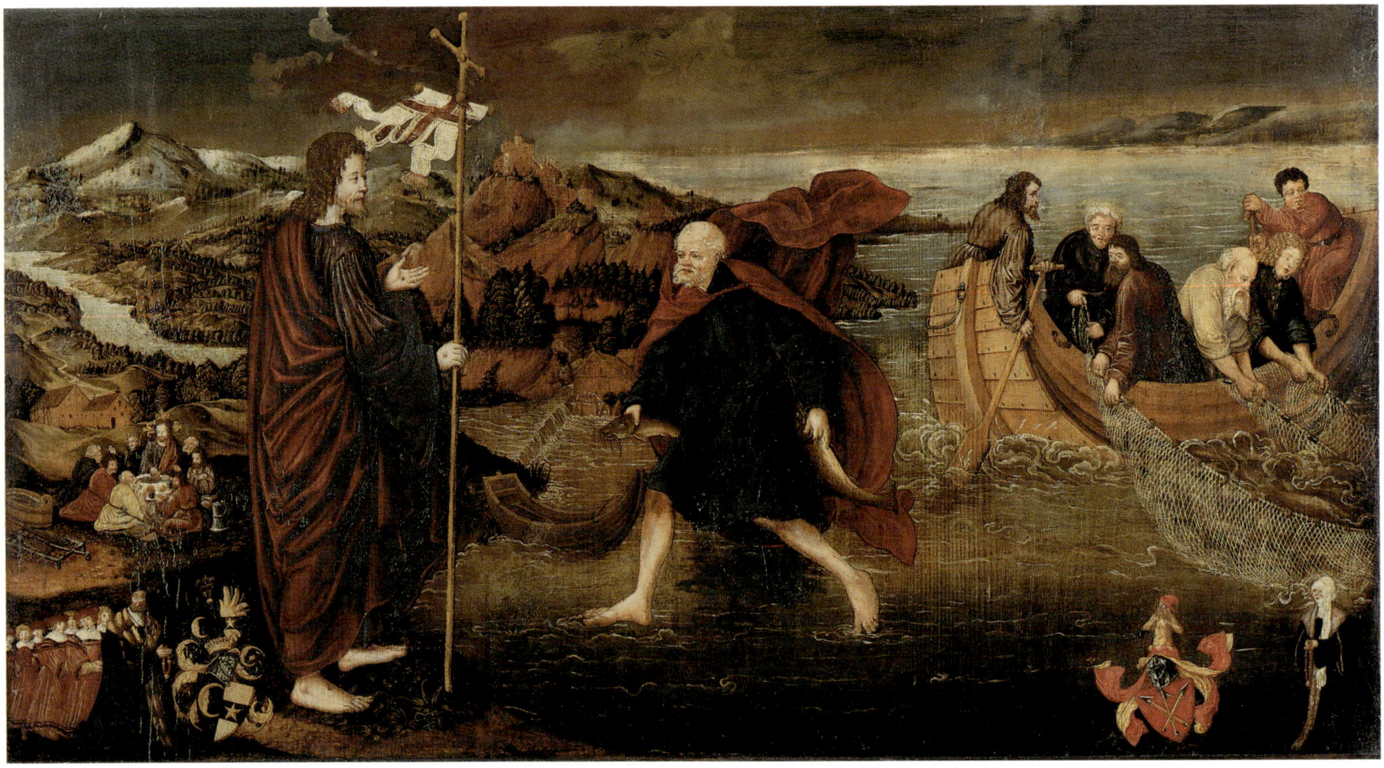

Gm 554

Heck stark hochgezogene Beplankung ist für diese Fahrzeuge charakteristisch, hingegen bei Booten oder Kähnen auf Flüssen und Seen eher ungewöhnlich. Detailschilderung und Fischereitechnik sind realistisch wiedergegeben[5]. Von den Fischen lassen sich die Barbe (Barbus barbus) in der rechten Hand Petri und der Hecht (Esox lucius) in seiner linken bestimmen[6].

Die Gebirgs- und Seelandschaft trägt den Charakter des Panoramas. Einen Akzent setzt die Gipfelburg. Der Zugang zum Fels erfolgt über eine breite Holzbrücke. Tiefer gelegen findet sich auf einem niedrigeren Fels die stark befestigte Vorburg mit Rundturm und Wohn- oder Wirtschaftsgebäuden. Sie ist durch eine Traverse mit der höher gelegenen Hauptburg verbunden, deren Kernbau aus einem trutzigen Artilleriedonjon mit mehreren Pfefferbüchsen besteht. Der Bau ist um 1500 zu datieren. Architektur und Topographie erinnern an die Burg Laubenberg-Stein bei Immenstadt-Sonthofen, wie sie zu jener Zeit ausgesehen haben könnte[7]. Das Motiv der Mühle erscheint nach Zink hier sehr früh in der oberdeutschen Malerei ›und steht offenbar in diesen Passionsszenerien mit religiös-mystischen Vorstellungen von Hostien- und Gottesmühlen in Zusammenhang‹.

Der Auftraggeber Georg (›Jörg‹) Hörmann (auch Hermann, Herrmann, 24. Sept. 1491 – 11. Dez. 1552) gehörte einem alteingesessenen Kaufbeurer Geschlecht an. Von 1519 bis 1550 stand er im Dienst der Fuggerschen Handelsgesellschaft, seit 1522 als Faktor der Bergwerke in Schwaz/ Tirol. Am 21. Juni 1512 heiratete er Barbara Reihing (1491 – 9. Sept. 1556) aus Augsburg. Sie schenkte ihm sieben Söhne. Am 9. Jan. 1528 wurde Hörmann in den erblichen Reichsadelstand erhoben und nannte sich seither Hörmann von und zu Guttenberg. Auf dem Augsburger Reichstag erhielt er am 12. Juni 1530 die Bestätigung. 1536 wurde er Rat König Ferdinands I. 1542 wandte er sich dem lutherischen Bekenntnis zu. Er förderte die Künste[8]. Christoph Amberger porträtierte ihn in einem Gemälde 1530 (Stuttgart, Staatsgalerie)[9]. Das Votivbild zeigt Jörg Hörmann, seine Ehefrau Barbara Reihing und die sieben Söhne des Paares, das sind Hans Georg (9. Juni 1513 – 5. April 1562), Christoph (14. Aug. 1514 – 31. Mai 1586), Ludwig (5. Dez. 1515 – 18. März 1588), Bernhard (28. März 1518 – 4. Aug. 1518), Rudolf (19. Juni 1519 – 15. Okt. 1520), Matthäus (21. Febr. 1520 – 24. Okt. 1541) und Anton (13. Jan. 1522 – 24. März 1594)[10]. Die frühverstorbenen Söhne sind nicht als solche ausgewiesen. Die Eltern beten den Rosenkranz.

Reber und Bayersdorfer in Kat. 1882 bestimmten das linke Wappen als das der Familie Hörmann und ordneten das Votivbild als ›Schwäbische Schule, um 1550‹ ein, Lutze und Wiegand datierten um 1530. Dem entspricht die Form des Wappens, wie es Georg Hörmann als Freiherr von und zu Guttenberg seit 1528 führte[11]. Da der jüngste Sohn, Anton, am 13. Jan. 1522 geboren wurde und auf dem Gemälde etwa 8 Jahre zählt, kommt man auf eben dieses Datum. Die aufgrund der technologischen Untersuchung nachprüfbaren Änderungen während des Malprozesses sprechen eher für einen unbequemen Auftraggeber als für einen unentschiedenen Maler. Zunächst wollte Hermann offenbar sein und seiner Ehefrau Bildnisse nebst ihren Wappen in der Bildmitte zusammenführen, dann ließ er sie auf die Seiten rücken und hinter dem Vater die Schar der Söhne hinzufügen. Die Stifterin aber wurde noch einmal, wohl aus Gründen des kompositionellen Gleichgewichtes, nach rechts versetzt. Das Gemälde ist eine derbe, ohne größeren Kunstsinn verfertigte Arbeit. Da der Stifter des Gemäldes in Kaufbeuren zuhause war, liegt es nahe, auch den Maler im Allgäu zu suchen. Nach Lieb stammt das Votivbild wahrscheinlich aus Kaufbeuren, wo Hörmann nach 1527 an St. Marien seinen Eltern einen Grabstein setzen ließ.

1 Die Beschreibung der Wappen wird Archivamtsrat Helmut Rischert, Stadtarchiv Augsburg, Brief vom 18. Juli 1995, verdankt.
2 Die mit dem Rahmen fest verbundene Tafel wurde zur Untersuchung darin belassen.
3 Vgl. Paul Leonhard Ganz: Meister Konrad Witz von Rottweil. Bern-Olten 1947, Farbabb. 39.
4 Die Beschreibung ist dem ungedruckten Katalogwerk ›Das Schiff in der bildenden Kunst‹ entnommen und wurde freundlicherweise von Prof. Gerhard Kaufmann, Altonaer Museum in Hamburg – Norddeutsches Landesmuseum, mit Brief vom 9. April 1996 zur Verfügung gestellt.
5 Freundl. schriftl. Mitteilung Boye Meyer-Friese, Hamburg, 23. Okt. 1996.
6 Freundl. schriftl. Mitteilung Peter Mühling, Nürnberg, 20. Mai 1996.
7 Beschreibung und Einordnung der Burg durch Joachim Zeune, Bamberg, 31. Okt. 1995.
8 Zu Georg Hörmann vgl. Theodor Hampe: Allgäuer Studien zur Kunst und Kultur der Renaissance. I. Der Kaufbeurer Patrizier Jörg Hörmann und seine Beziehungen zu Kunst und Künstlern. In: Festschrift für Gustav von Bezold zu seinem 70. Geburtstage (Mitteilungen aus dem Germanischen Nationalmuseum, Jg. 1918/19). Nürnberg 1918, S. 12–41. – Norbert Lieb: Die Fugger und die Kunst, Bd. 2. München 1958, S. 81–84, 368–373.- Zu den Söhnen vgl. Friedrich Roth (Hrsg.): Die Chroniken der schwäbischen Städte, Augsburg, Bd. 7 (Die Chroniken der deutschen Städte vom 14. bis 16. Jahrhundert, Bd. 32). Leipzig 1917, S. 446.
9 Vgl. Kurt Löcher: Bildnis Jörg Hermann. Staatsgalerie Stuttgart, Neuerwerbungen 1969. In: Jahrbuch der Staatlichen Kunstsammlungen in Baden-Württemberg, Bd. 7, 1970, S. 149–150 und Abb.
10 Vgl. Eberhard Eggel: Über den verwandtschaftlichen Zusammenhang der Freiherren von Herman auf Wain mit den Hörmann von und zu Gutenberg. In: Familiengeschichtliche Blätter, hrsg. von der Zentralstelle für deutsche Personen- und Familiengeschichte E.V. in Leipzig, 28. Jg., 1930, Sp. 241–254. Freundl. Hinweis H. Rischert (wie Anm. 1).
11 Siebmacher 22,1. Nachdruck, Bd. 22, 1971, S. 85, Tf. 99.

Kat. 1882, Nr. 454; 1885, Nr. 462; 1893, Nr. 496. – Braune 1909, Nr. 554. – Lutze u. Wiegand 1936-37, S. 172, Abb. 178. – Zink 1941, S. 54. – Ausst. Augsburg 1955: Augsburger Renaissance, Kat.Nr. 620 (bearb. N. Lieb). – Schiller 3, 1986, S. 117, Abb. 382.

Altdorfer, Albrecht

Geboren um 1480, gestorben 12. Dez. 1538 in Regensburg. Maler, Kupferstecher und Zeichner für den Holzschnitt. Vermutlich Sohn und Schüler des bis 1491 in Regensburg nachweisbaren Malers Ulrich Altdorfer. 1505 erwarb Albrecht als »Maler von Amberg« das Bürgerrecht in Regensburg. Seit 1512 war er für Kaiser Maximilian I. mit den Miniaturen zum »Triumphzug«, den Randzeichnungen für dessen Gebetuch und mit Holzschnitten zu »Ehrenpforte« und »Triumphzug« beschäftigt. 1513 erwarb er ein Haus, 1518 ein weiteres, 1532 ein drittes. Er bekleidete städtische Ämter. Ab 1526 war er Mitglied des inneren und äußeren Rates und Stadtbaumeister. Die höchste städtische Würde des »Kammerers« schlug er mit Rücksicht auf seine Arbeiten für Herzog Wilhelm IV. von Bayern (»Alexanderschlacht«) aus. Von seinen Altären ist der für das Augustiner-Chorherrenstift St. Florian in Oberösterreich der umfangreichste und bedeutendste.

Drei Tafeln aus einer Folge der Florians-Legende, um 1520

DIE GEFANGENNAHME DES HL. FLORIAN AUF DER ENNSBRÜCKE

Auf der aus Balken gefügten Brücke nehmen Kriegsknechte den durch einen Strahlennimbus ausgezeichneten Heiligen und seinen Begleiter fest. Beide sind als Pilger ausgewiesen, dieser durch den mit einem Pilgerzeichen versehenen Hut, der Heilige zusätzlich durch den Rosenkranz. Ein weiterer Begleiter wird bereits abgeführt. Brückenhaus und hochgelegene Stadt, Sonnenuntergang.

Lindenholz (Tilia sp.), 78,3 x 65,2 cm – Links oben bez. mit des Künstlers Monogramm »AA [ligiert]« – Auf der Rückseite ehemals Maria als Schmerzensmutter, 1882 abgeschliffen, um die Tafel zu parkettieren. Auf dem Parkett mit Bleistift die Nr.314. Klebezettel BStGS Inv.1822, Nr.1329; 1855, Nr.5390; 1905, Nr.68.

Gm 314. Leihgabe der Bayer. Staatsgemäldesammlungen, Inv.Nr. 5390. – Aus dem Benediktinerkloster Weihenstephan bei Freising – 1803 im Zuge der Klosteraufhebung in bayer. Staatsbesitz; Zweibrücker Nachtrag, Nr.2097 – BStGS Inv.1822, Nr.1329; 1905, Nr.68 – Ab 1837 ausgestellt in Nürnberg, Moritzkapelle – 1882 GNM.

DIE VORFÜHRUNG DES HL. FLORIAN VOR DEN STATTHALTER

In einer zum Treppenhaus hin offenen Halle thront der römische Statthalter, den das Szepter und der Hermelinkragen ausweisen, unter einem Baldachin mit gemusterter Rückwand. Der durch den Strahlennimbus und den Goldstoff seines Kleides hervorgehobene Heilige wird von zwei Häschern vorgeführt und von einem weiteren Mann verklagt.

Lindenholz (Tilia sp.), 78,3 x 66,3 cm – Am Thronsitz des Statthalters bez. mit des Künstlers Monogramm »AA [ligiert]« – Auf der Rückseite Klebezettel BStGS Inv.1855, Nr.5389; 1905, Nr.67.

Gm 313. Leihgabe der Bayer. Staatsgemäldesammlungen, Inv.Nr. 5389. – Herkunft wie Gm 314; Zweibrücker Nachtrag, Nr.2098 – BStGS Inv.1822, Nr.1327; 1905, Nr.67 – Ab 1837 ausgestellt in Nürnberg, Moritzkapelle – 1882 GNM.

DIE BERGUNG DER LEICHE DES HL. FLORIAN

Der Leichnam ist mit einem Mühlstein versehen in den Fluß geworfen worden, aber der Mühlstein schwimmt durch ein Wunder obenauf und bezeichnet die Stelle, wo der Heilige versenkt wurde. Fromme Leute unter Führung der Witwe Valeria bergen die Leiche und legen sie auf einen Karren, um sie zu begraben. Abendliche Flußlandschaft mit Weidenbäumen bei untergehender Sonne.

Lindenholz (Tilia sp.), 81,3 x 65,7 cm – Auf der Rückseite ehemals Kreuztragung Christi, 1882 abgeschliffen, um die Tafel zu parkettieren. Auf dem Parkett mit Bleistift die Nr.248; Klebezettel Slg. König Ludwig I. von Bayern, 1828, Nr. nicht mehr leserlich; WAF »H.G.31 (1936) Inv.S.No.632«, darunter links die Nr.315, rechts »R 124«.

Gm 315. Leihgabe des Wittelsbacher Ausgleichsfonds / Bayer. Staatsgemäldesammlungen, Inv.Nr. WAF 31. – Herkunft wie Gm 313 – Slg. Graf Rechberg – Slg. Fürst Oettingen-Wallerstein, Grundbuch 1817/18, § CXXXIX, erworben 1815 – Slg. König Ludwig I. von Bayern, erworben 1828, I.W. 275 – Ab 1829 ausgestellt in Nürnberg, Moritzkapelle – 1882 GNM.

Tafeln gedünnt. Alter, starker Schädlingsbefall. Brettfugen teilweise neu verleimt. – Rückseite: Flachparkett. – Bildseite: Tafeln außerhalb eines Rahmens grundiert und bemalt, oben und unten mit Leiste stabilisiert. Unterzeichnung: Pinsel; ausführliche Kontur- und Binnenzeichnung. Malerei und Metallauflagen: Farbe häufig gestupft. Nimben mattvergoldet.

Gm 314: 3 Bretter, Breiten von links oben 21,2, 20,9, 23,2 cm, unten 22,7, 21,2, 21,2 cm. Seit 1882 gespalten, Stärke auf 0,7–1,0 cm gedünnt. Ein Ast im Holz belassen. Holzintarsie im zweiten Brett im Bereich des Himmels, (3 x 2 cm); im linken Brett über einer kleineren (4,5 x 4 cm) eine größere Intarsie (8 x 4 cm), heute eingesunken. Ecken bestoßen. Format rechts, oben und unten beschnitten. – Rückseite: Hellbraun gebeizt. – Bildseite: Unterzeichnung: In der linken Hälfte des Himmels Halbbogen, der unten in Schlingen endet; auf dem Dach des mittleren Hauses ein Galgen; am Haus links davon ragt eine Stange in den Himmel, eine bogenförmige Brücke verbindet Hügel und Stadtmauer; der Rock des Pilgers links reicht bis zu den Schuhschäften; zu Füßen des rechten Schergen schildartige Rundform. Malerei und Metallauflagen: Gestupfter Farbauftrag vermittelt bei Textilien Weichheit, bei Wolken Luftigkeit, bei der Architektur steinerne Rauhigkeit. Reflexlichter in pastosen Pünktchen. Untergewand und Nimbus des Heiligen sowie Sonnenscheibe mattvergoldet. Alte Ergänzungen an den Rändern, im dunklen, streifigen Bereich des Himmels mit mennigeroter Farbe untermalt. Originale Lasuren erhalten. Farbigkeit durch verbräunten, wohl originalen Überzug verdunkelt, Blaupartien vergrünt. Malschichtausbrüche entlang der Brettfugen, restauriert. Verluste im Nimbus durch Pinselgold ersetzt.

Gm 313: 3 Bretter, Breiten von links oben 12,1, 21,2, 33,0 cm, unten 11,1, 23,9, 31,0 cm. Stärke auf 0,8 cm gedünnt. 4 Äste teils bruchstückhaft herausgestemmt, von der Bildseite her flache Holzintarsien eingelegt: Im Gesicht des Statthalters (ca. 5 x 6,5 cm), am unteren Saum seines Mantels (ca. 2 x 4 cm), zwischen dem Heiligen und dem Ankläger und am rechten Arm des Heiligen (ca. 2,5 x 1,5 cm). Unterer Rand später eingefalzt. Risse, ihre Form wohl teilweise durch Fraßgänge bedingt. Ecken bestoßen. Format oben und unten beschnitten. – Rückseite: Unten und oben leicht abgefast mit partieller Wergkaschierung. Brauner, unregelmäßiger Anstrich entlang der Ränder. Lackiert. Breiter Holzklotz unten links. – Bildseite: Gerissene Grundier- und Malkanten oben in Resten vorhanden. Unterzeichnung: Geringfügige Abweichungen: Mantelschließe des Heiligen nach links versetzt, Mantel des Anklägers mit Knopf bis zum Hals geschlossen, Faltenwurf des Mantels des Statthalters leicht verändert. Malerei: Alte Restaurierungen entlang der Brettfugen und Intarsienränder, heller Architekturraum oben links im Bereich der Malkante ergänzt. Zahlreiche Mal-

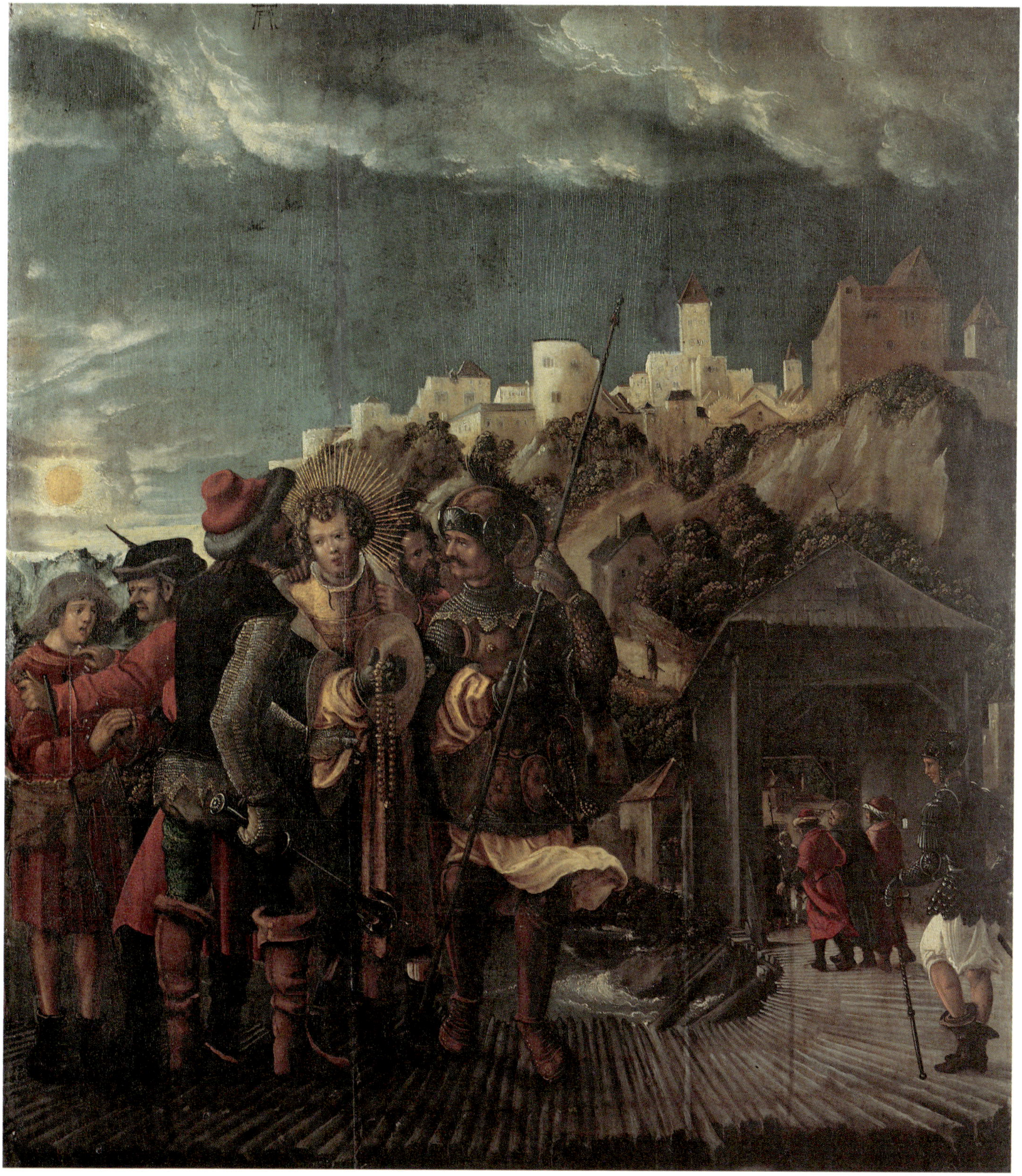

Gm 314

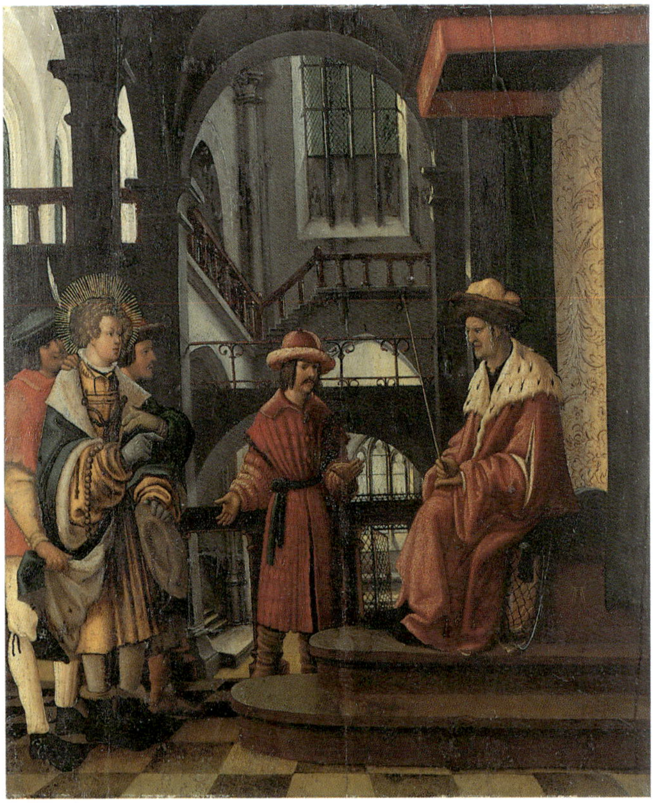

Gm 313

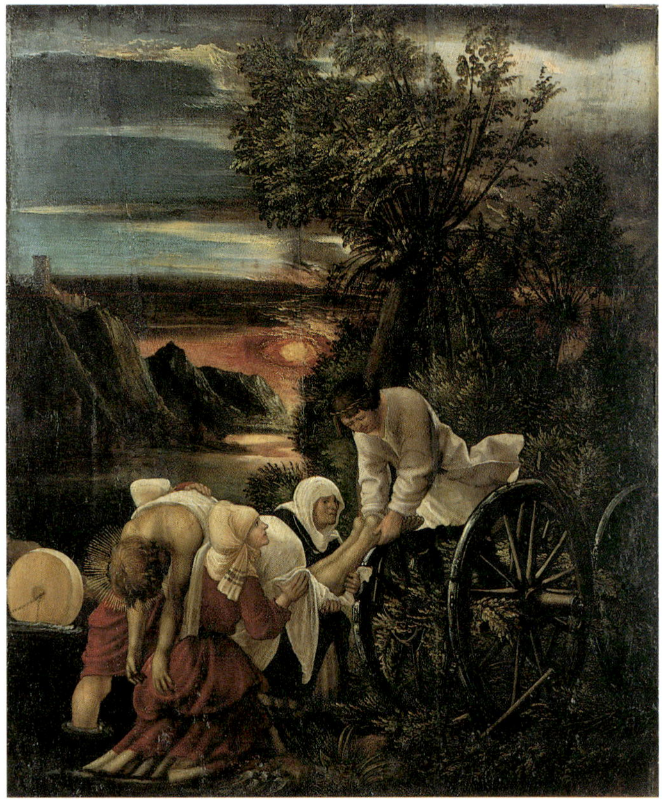

Gm 315

schichtausbrüche über die gesamte Bildfläche, besonders im unteren Bildteil; retuschiert mit Übermalungen der noch intakten Umgebung. Fingerabdrücke des Restaurators im Bereich des Fußbodens links. Alte, vergilbte Firnisse.

Gm 315: 4 Bretter, Breiten von links oben 9,9, 18,5, 14,1, 23,2 cm, unten 20,5, 11,0, 11,9, 22,0 cm. Stärke auf 0,9 cm gedünnt. Äste im Holz belassen. Untere Ecken später neu eingesetzt. Rechte Bildkante eingeschnitten. Format rechts und oben beschnitten, links teilweise behobelt. – Rückseite: Spuren alter Bemalung: Bleizinngelbe, ockerfarbene, mennige- und krapplackrote, azuritblaue, malachitgrüne und schwarze Pigmente auf dünner, einschichtiger Grundierung. Malerei im Zuge der Parkettierung abgeschliffen. Lackiert. – Bildschicht: Gerissene Grundier- und Malkanten oben schräg zulaufend. Unterzeichnung: Zentraler Baum palmenartig. Malerei und Metallauflagen: Sonnenball mattvergoldet, später wie Nimbus mit Pinselgold überarbeitet; im engeren Kreis mit roter Farbe gelüstert. Farbe im Himmel streifig aufgetragen. Zahlreiche Ausbrüche der Malschicht vor allem unten, rechts und oben restauriert. Alte, vergilbte Firnisse. AB

Die Legende des Hl. Florian (Fest 4. Mai), der vermutlich im Jahr 304 als römischer Verwaltungsbeamter (nicht Offizier) aufgrund seines christlichen Bekenntnisses in der Enns ertränkt wurde, erzählt ausführlich die elsässische Legenda aurea[1]. Wegen seiner Beziehung zum Wasser wird er als Patron gegen Feuergefahr angerufen. Die Kunst hat sich seiner Legende seit dem 12. Jahrh. angenommen[2].

Altdorfer hat die Schauplätze der Legendenbilder eingehend charakterisiert und die Tageszeiten festgehalten. Die Ergreifung des Heiligen erfolgt in Stadtnähe, auf der Ennsbrücke, bei tiefstehender Sonne, durch Wachtposten der römischen Besatzung. Die Vorführung findet am hellen Tag in einer Halle statt, die durch das eindringende Licht nur ungenügend erhellt wird. Die Leiche wird im Abendlicht an einer einsamen Stelle des Flusses geborgen. Die Weidenbäume bieten Sichtschutz. Ein ständiges Interesse brachte der spätere Stadtbaumeister den Baulichkeiten entgegen. Auf dem Bild der Vorführung vor den Statthalter (Gm 313) sind toskanische Pfeiler und Baluster als Elemente der

Renaissance in ein Gebäude mit gotischen Maßwerkfenstern eingestellt[3].

Gm 314 zeigt auf einer Hügelgruppe eine langgestreckte Stadtbefestigung, überragt von einer kleinen Burganlage. Die Stadtbefestigung besteht aus einer Ringmauer mit gedecktem Wehrgang; mehrere Türme unterschiedlichster Gestalt flankieren die Mauer. Manche Türme sind hufeisenförmig ausgebildet, mit nach innen abfallendem Pultdach; andere besitzen eine runde oder viereckige Grundform. Die Burg hat ihre hochmittelalterliche Gestalt bewahrt; ein sehr hoher, wohl auch teilweise bewohnbarer Viereckbergfried mit Pyramidendach und gekuppelten Fenstern überragt den zinnenbewehrten Palas (links) und andere Vierecktürme. Gm 315 zeigt auf einem Felsen hoch über dem Wasser eine kleine Burganlage mit hohem Bergfried und wesentlich niedrigeren Anbauten[4].

Die Personen sind durch Kostüm und Beigaben in ihrer Funktion und Wertigkeit bestimmt und unterschieden, der Heilige vor allen anderen ausgezeichnet durch den Strahlennimbus und durch den mittels Metallauflage bezeichneten Goldstoff seines Kleides, das der Pilgermantel nicht verbirgt. Von den Soldaten auf Gm 314 trägt der linke ein Wams über dem langärmligen Kettenhemd, der nächste über einer weißen Tunika einen römisch anmutenden Muskelpanzer, dessen Klappenreihen (Pteryges) als metallene gewölbte Rundscheiben ausgebildet sind[5], der vordere einen phantastisch verformten Streitkolben (auch Reiterstreitkolben), das ist eine Hiebwaffe von der Grundform der Keule mit konzentrisch angeordneten Schlagblättern, die an den hohlen Schaft angeschweißt sind[6]. In unserem Fall setzten sie freischwebend kurz unterhalb des Knaufs an, so daß die Waffe von fern an einen Wurfanker erinnert[7]. Der Statthalter auf Gm 313 trägt Hermelin und Szepter, seine Kopfbedeckung ist vergoldet; der Ankläger ist besser ausgestattet als die schlicht gekleideten Häscher.

Zu der Folge ursprünglich einseitig bemalter Tafeln gehören der Abschied des Heiligen von den Seinen (Florenz, Uffizien), die Gefangennahme auf der Ennsbrücke (Gm 314), die Vorführung vor den Statthalter (Gm 313), die Niederknüppelung (Prag, Narodni Galerie), der Brückensturz (Florenz, Uffizien), die Bergung der Leiche (Gm 315) und das wundertätige Brünnlein am Grab des Heiligen in St. Florian (Kunstmarkt)[8]. Möglicherweise ging eine zugehörige achte Tafel verloren. Tietze (1917) bestimmte den Heiligen, in dem man bis dahin den Hl. Stephanus, bzw. den Hl. Quirinus gesehen hatte, als den Hl. Florian. Daß die meisten Rückseiten der Tafeln unbearbeitet sind, spricht gegen ihre Zugehörigkeit zu einem Flügelaltar, auch wenn Talbot 1969 noch von zwei Flügelpaaren eines Altarretabels ausging. Die ehemals auf den Rückseiten von Gm 314 und 315 vorhandenen Malereien wurden nicht fotografiert und lassen sich nicht mehr beurteilen. Friedländer, der sie noch im Original sah, schreibt 1891, daß sie »nicht in dem Raum der jetzigen Tafel erfunden zu sein scheinen und, wie sie sich jetzt bieten, für den Beschauer nicht wohl berechnet sind. Vielleicht schnitt Altdorfer die Tafeln aus größeren, früher gemalten Bildern aus«. Auf der Rückseite des Abschieds des Heiligen (Florenz) hat sich eine Darstellung im Tempel erhalten[9], doch ist die Malerei nach Winzinger selbst für die Altdorfer-Werkstatt zu schwach. Die unberührte und auf der Rückseite unbemalte Niederknüppelung (Prag) spricht gegen eine ursprüngliche Doppelbemalung, die von Altdorfer selbst verantwortet worden wäre. Eine Rekonstruktion des ursprünglichen Zusammenhangs fällt schwer. Friedländer (1891) stellte sich die Tafeln »nebeneinander hängend, etwa an den verschiedenen Pfeilern einer Kirche« vor. Altdorfer hatte dieselbe Legende bereits auf dem Hochaltar der Stiftskiche in St. Florian dargestellt. Das Retabel entstand zwischen 1513 und 1518[10]. Spielen dort die architektonischen Szenerien und dramatischen Begegnungen die entscheidende Rolle, so dominieren bei der jüngeren Folge stimmungsvolle Landschaften und ein vergleichsweise volkstümlicher Erzählerton. Eine Bilderfindung wie die Bergung der Leiche Gm 315 zeigt Altdorfer auf der Höhe der Inspiration. Die Legendenbilder werden in die Jahre zwischen 1516 und 1525, jedenfalls im Anschluß an den St. Florianer Altar, datiert, wobei Winzinger und Krichbaum eine Entstehung um 1516/18 annahmen, Tietze, Friedländer (1923) und Lutze u. Wiegand um 1518/20, Friedländer (1891), Buchner, Baldass, Stange, Strieder, Ruhmer, Talbot und Goldberg um oder nach 1520. Schon Waagen charakterisierte die in Nürnberg ausgestellten Bilder rühmend. Manche der Kompositionen sind, wie Winzinger feststellte, im Werk durch Zeichnungen vorbereitet, so die Halle des römischen Statthalters durch ein Kircheninneres und ein weiteres, das nur noch in einer Nachzeichnung erhalten ist (beide Erlangen, Universitätsbibliothek)[11]. Die gegenüber dem St. Florianer Altar volkstümlichere Auffassung und der schlichtere malerische Vortrag der Florians-Folge ließen Ruhmer zu Unrecht an eine Werkstattarbeit denken.

1 Werner William-Krapp (Hrsg): Die »Elsässische Legenda Aurea«, Bd. 1, 2. Tübingen 1980 – 1983.

2 Künstle 1926, S. 234. – LCI 6, 1974, Sp. 250 – 254.

3 Freundl. schriftl. Hinweis Barbara Schock-Werner, 7. April 1997.

4 Die Beschreibung der Befestigungen von Joachim Zeune, Bamberg, 30. Mai 1996.

5 Zum Muskelpanzer vgl. Klaus Stemmer: Untersuchungen zur Typologie, Chronologie und Ikonographie der Panzerstatuen (Deutsches Archäologisches Institut. Archäologische Forschun-

gen, Bd. 4). Berlin 1978. – Literaturhinweis von Wolfgang Pülhorn.

6 Vgl. Müller 1957: Waffen, S. 52 – 53, Abb. 60. – Seitz 1965: Blankwaffen, S. 402 – 406, Abb. 310, 311. – Nickel 1974: Waffenbuch, S. 207 – 210, Abb. S. 195.

7 Freundl. mündl. Hinweis Johannes Willers, GNM, 9. Nov. 1995.

8 Vgl. Winzinger 1975, Nr. 30 – 36, mit Abb.

9 Leider war es nicht möglich, von den Uffizien eine Fotografie der bemalten Tafelrückseite zu erhalten.

10 Jetzt im dortigen Stiftsmuseum; vgl. Winzinger 1975.

11 Franz Winzinger: Albrecht Altdorfer. Zeichnungen. Gesamtausgabe. München 1952, Nr.107 und 109, jeweils mit Abb.

Kat. Schleißheim 1810, Nr. 1658, 1660 (Gm 313, 314). – Kat.Slg. Oettingen-Wallerstein 1819, Nr. 39 (Gm 315); 1826 u. 1827, Nr. 147 (Gm 315). – Moritzkapelle 1829 – 1846, Nr. 90 (Gm 315); 1841–1846, Nr. 12, 38 (Gm 313, 314). – Kugler 1836, S. 124. – Ders. 1837, S. 121. – Waagen 1843, S. 173 (Gm 314), 179 (Gm 313), 191 (Gm 315). – Rettberg 1846, S. 165 (Gm 313, 315). – Sighart 1862, S. 589. – Waagen 1862, S. 238. – Lotz 2, 1863, S. 338, Nr. 12, 38, 90. – Parthey 1, 1863, S. 23, Nr. 16 – 18. – Mühlbacher 8, 1868, S. 443. – W. Schmidt 1872, S. 541, 545 – 546, Nr. 12 – 14. – Moritzkapelle 1878 u. 1880, Nr. 21, 50, 108. – Kat. 1882, Nr. 209 – 211. – Woltmann u. Woermann 1882, S. 416. – Seidlitz 1883, Berichte, S. 69. – Kat. 1885, Nr. 214 – 216. – Janitschek 1890, S. 415. – Friedländer 1891, S. 64 – 69, 124, Nr. 11, 12, 14. – Kat. 1893, Nr. 246 – 248. – Hildebrandt 1908, S. 42 – 43, Tf. 5 (Gm 313). – Braune 1909, Nr. 313 – 315. – Heidrich 1909, S. 41 – 42, 270, Abb. 147, 149 (Gm 313, 315). – Glaser 1916, S. 282. – Tietze 1917, S. 95 – 106, Abb. 1 (Gm 313). – Schmitz 1919, S. 665. – Baldass 1923, S. 28, 50, 59 – 60, Abb. 38, 39. – Eßwein u. Hausenstein 1923, Tf. 86, 87 (Gm 314, 315). – Friedländer 1923, S. 81 – 84, Abb. 67, 69, 73. – Petrovics 1923, S. 103 – 104. – Tietze 1923, S. 116 – 124, Abb. S. 114, 119 (Gm 314, 315). – Glaser 1924, S. 432 – 434. – Wolf 1925, S. 61-65, Abb. 71 – 73. – Lutze u. Wiegand 1936-37, S. 11, Abb. 267 – 269. – Busch 1937/38, S. 25 – 26. – Ausst. München 1938: Altdorfer, Kat.Nr. 39, 40, 42, Abb. 25 (Gm 315). – Baldass 1938, S. 123, 148, Abb. 132 (Gm 313, Ausschnitt), 138 (Gm 314, Ausschnitt). – Benesch 1939, S. 24 – 26, 47, Abb. 58 (Gm 314, fälschlich als Florenz, Uffizien), 59, 62. – Pinder 1940, S. 392. – Baldass 1941, S. 131 – 133, 202 – 203, mit Abb. – Ausst. Schaffhausen 1947: Meisterwerke, Kat.Nr. 1 (Gm 315). – Ganz 1947, S. 68, Farbabb. Tf. 69. – Kunst und Kultur 1952, Abb. S. 121. – Linninger 1964, S. 279 – 283. – Stange 1964 u. 1971, S. 77, 141, Farbabb. 20, 26 (Gm 314, 315). – Ruhmer 1965, S. 18, 62, Nr. 22, Farbabb. 122, Abb. 125, 128. – Strieder 1965, Abb. 24. – Benesch 1966, S. 123. – Talbot 1969, S. 10 – 114. – Osten 1973, S. 129. – Winzinger 1975, Nr. 30 – 36, bes. Nr. 31, 32, 35 und Abb. – Ficker 1977, S. 94 – 101, Farbabb. S. 107, 108 – 110, 117, Nr. 17 b,c,f. – Führer 1977 u. 1980, Nr. 268, 269, (Gm 314, 315); 1985 u. 1994, Nr. 260, 263 (Gm 314, 315), jeweils Farbabb. – Krichbaum 1978, S. 131, 136, Abb. 68, 69, Farbtf. 13. – Ausst. Paris 1984: Altdorfer, Kat.S. 218 (bearb. F. Anzelewsky), Farbabb. S. 216 – 219. – Goldberg 1988, S. 10, Abb. 10 (Gm 314). – Winzinger 1992, S. 671 – 675. – Reuter 1994, S. 268, Abb.S. 269 (Gm 314).

Altdorfer, Albrecht

KALVARIENBERG
1526

Die drei Kreuze mit Christus zwischen den Schächern. Ein Scherge steigt die Leiter zu Christus hinauf. Den Schächern hat er bereits mit dem Knüppel die Beine zerschlagen. Der bekennende Hauptmann macht mit erhobenem Arm den Segensgestus gegen Christus. Vorne rechts die ohnmächtige Maria, von Johannes und den Frauen umsorgt. Maria Magdalena mit dem Salbgefäß als kniende Rückenfigur. Links die um Christi Rock streitenden Soldaten. Weiter landschaftlicher Raum.

Lindenholz (Tilia sp.), 41,1 x 33,3 cm – Unten rechts bez.: »1526 / AA [ligiert]« – Auf der Rückseite Klebezettel Slg. Wallerstein »12. Zimmer«; Slg. König Ludwig I. von Bayern, 1828, Nr. 277; WAF »H.G.32 (1936) Inv.S.No.630«, darunter links die Nr.312, rechts »R.122«.

Gm 312. Leihgabe des Wittelsbacher Ausgleichsfonds / Bayer. Staatsgemäldesammlungen, Inv.Nr. WAF 32. – Slg. Graf Rechberg – Slg. Fürst Oettingen-Wallerstein, Grundbuch 1817-18, § CXLI – Slg. König Ludwig I. von Bayern, erworben 1828, I.W. 277 – Ab 1829 ausgestellt in Nürnberg, Burg – Ab 1840 Landauerbrüderhaus – Ab 1864 wieder auf der Burg – Ab 1876 Moritzkapelle – 1882 GNM.

Einzelbrett. Stärke 0,5 cm. Risse. Format original. – Rückseite: Grobe Bearbeitungsspuren, später vollständig mit Werg kaschiert und mit einem Kupferstich abgedeckt[1]. Rückseite und Druck später mit italienischem Marmorpapier übergeklebt, der größte Teil zusammen mit Druck und Werg wieder abgerissen. Klebezettel später. – Bildseite: Tafel im Rahmen grundiert und bemalt. Unterzeichnung: Pinsel; detaillierte Kontur- und Binnenzeichnung, Schatten schraffiert. Malerei: Miniaturhaft kleinteilig, in Lasuren aufgebaut. Zahlreiche pastose Pünktchen als Reflexlichter in Kettenhemd, Pflanzen, Steinen etc. Farbe für Wolken und Wolkenband zwischen Christus und dem linken Schächer gestupft. Mit Ausnahme kleiner Ausbrüche Malschichten sehr gut erhalten, alter Firnis. – Restaurierungen: 1938 Flecken entfernt; 1957; 1963. AB

Das Thema ist dem Neuen Testament entnommen, wie zuerst Schmidt. (1872) und nach ihm Baldass feststellte nach Maßgabe von Johannes 19, 31 – 34: Die Büttel zerschlagen den gekreuzigten Schächern die Beine und lassen Christus, da er bereits verstorben ist, unberührt. Die Kreuzigung Christi als das zentrale Ereignis der Heilsgeschichte nimmt diese Stelle auch in der christlichen Kunst ein[2]. Die

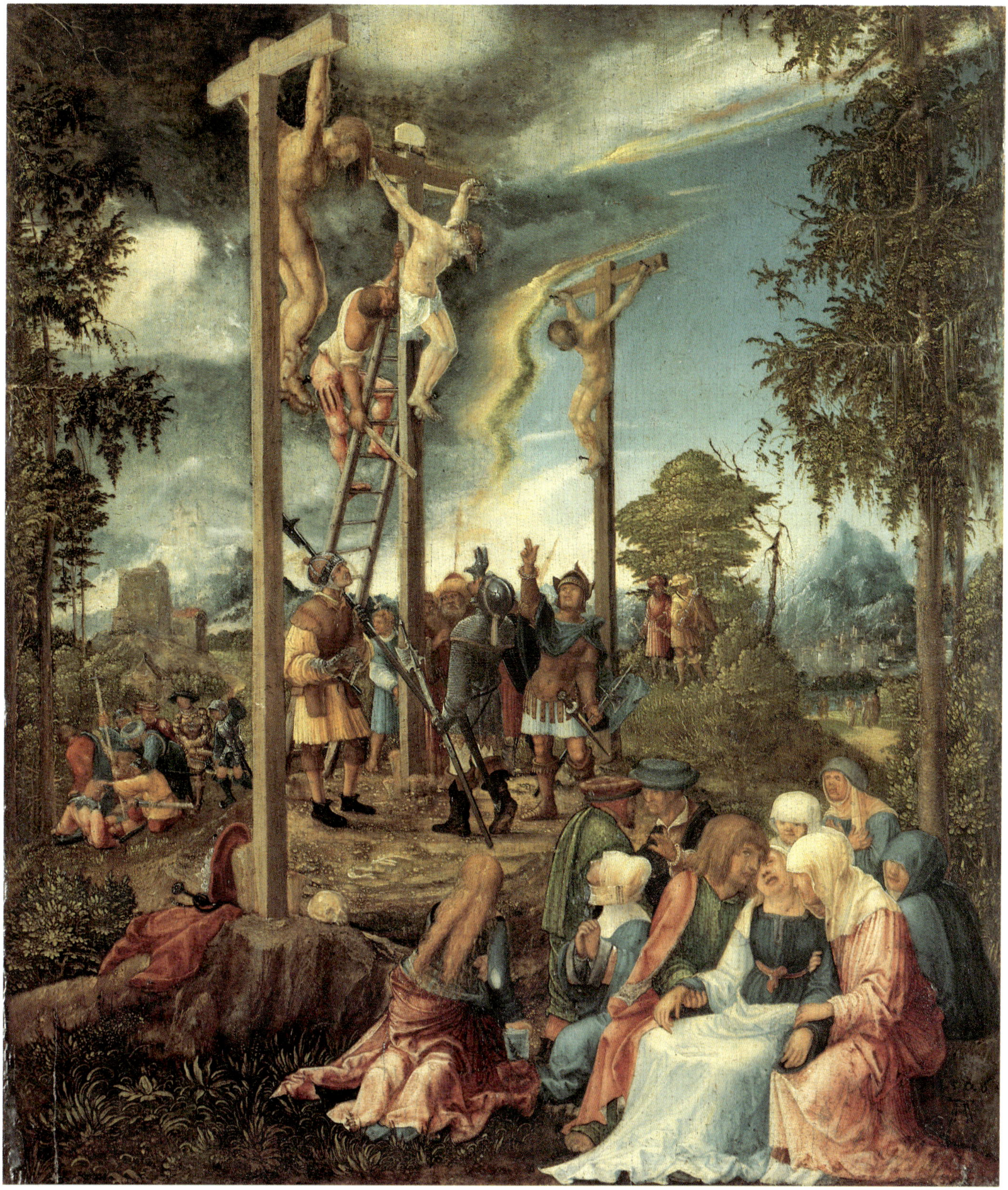

Gm 312

zahlreichen spätmittelalterlichen Kreuzaltäre legen Zeugnis davon ab. Der als »Kreuzigung mit Gedräng« bezeichnete, vielfigurige Kalvarienberg erreichte vielfach großes Format. Bei Altdorfer wie zuvor bei Cranach in dessen Wiener Jahren paßt er sich dem Kleinformat des privaten Andachtsbildes an. Cranach wird auch, wie zuerst Tietze (1923) feststellte, die Schrägstellung der Kreuze verdankt. Festgehalten ist der Moment nach dem Verscheiden Christi.

Die letzte Ziffer der Jahreszahl 1526 ist nicht zweifelsfrei lesbar. Kat.Slg. Oettingen-Wallerstein von 1819 notierte »1536«. Waagen, W. Schmidt (1872) und noch Reber und Bayersdorfer in Kat. 1885 gingen von »1506« aus. v. Seidlitz und Ludwig Scheibler[3] entschieden sich aus stilkritischen Gründen für 1526. Schon im Grundbuch der Slg. Oettingen-Wallerstein wird der »Kalvarienberg« mit dem von Sandrart in der »Teutschen Academie« von 1675 gerühmten identifiziert.

Altdorfer lenkt zunächst den Blick auf die lautlose Gruppe der trauernden Hinterbliebenen, dann auf die unter den drei Kreuzen diskutierenden römischen Soldaten, von denen der eine Christus offenbar vom Kreuz herabzusteigen heißt, während der Hauptmann den Segensgestus macht. Der Streit um Christi Rock ist ferngerückte Episode. Die Einbettung in einen blühenden und bergenden Landschaftsraum nimmt dem Geschehen die Schärfe und läßt die Natur als Trostspender zu. Das von Altdorfer gewählte Kostüm spannt einen weiten Rahmen, der ebenso das zeitlich Ferne wie die Gegenwart im Blick hat. Die Soldaten tragen Schwerter, Dolch und Helmbarten, einer ein mittelalterliches Kettenhemd mit gezaddeltem Rand, der andere über der weißen Tunika einen römischen Muskelpanzer mit einer Reihe Lederstreifen[4], einen in der Grundform dem römischen Legionärshelm entsprechenden Helm und den Feldherrenmantel[5], dazu ein Kommandobeil[6], ein dritter zum bürgerlichen Kleid Helm und Panzerhandschuhe. Rechts dahinter zwei Männer, deren einer einen Streitkolben mit sich führt, links bei den um Christi Rock streitenden Soldaten einer im phantastischen Goldharnisch, ein zweiter im Brustharnisch, ein dritter mit einem Kettenkragen. Ein beturbanter Orientale steht unter dem Kreuz, unter den trauernden Frauen ist eine mit der Haube der zeitgenössischen Bürgersfrau. Man findet allerlei verschiedenes Schuhwerk. Auch Landschaft und Vegetation mit Ausnahme des Hintergrundes sind miniaturhaft behandelt.

Links in der Ferne zwei übereinanderliegende Burganlagen. Die vordere, niedriger liegende Burg ragt von einem kleinen Felskegel auf und zeigt eine turmartig geschlossene Gesamtarchitektur, wobei außer Fensterbögen und Dächern keine Details auszumachen sind. Die Burg scheint schon teilweise in den Verfall übergegangen zu sein. Im Hintergrund, nur angedeutet, eine größere Burganlage mit zwei hoch aufragenden Türmen mit Palas (?) dazwischen; davor eine niedrigere turmbewehrte Außenbefestigung[7].

Altdorfer hatte das Thema mehrfach, in der Malerei wie im Holzschnitt und im Kupferstich, behandelt. Bei der von Sandrart erwähnten Kreuzigung könnte es sich um Gm 312 handeln[8]. Nach v.d. Osten klingt Gm 312 an Wolf Hubers Holzschnitt B. 5 an. Winzinger fand die Gruppe mit der zusammenbrechenden Maria ähnlich auf Mantegnas Kupferstich der Grablegung Christi B. 2 wieder. Italienische Erinnerungen spiegelt auch die kniende Rückenfigur der Maria Magdalena.

Koepplin charakterisierte die Himmelserscheinung über dem hohen Christuskreuz als eine Art von Naturnimbus. Baldass sah die Darstellung in Einzelszenen aufgelöst, die nur durch die Landschaft zusammengehalten werden. Auch Glaser stellte fest, daß »die innige Verbindung von Raum und Figur (...) durch die rationellere Ausdeutung nicht gefördert« ist. Friedländer konstatierte einen Widerspruch zwischen den allgemeinen Lichtbedingungen und den lebhaften, intensiven Lokalfarben im Vordergrund. Daß Altdorfer in dem Bild, wie Koepplin ausführt, eigene religiöse Erfahrungen formulierte, zeigt sich an der unterschiedlich subjektiven Wirkung des Bildes. Waagen (1862) und andere nach ihm empfanden es als ergreifend im Ausdruck, Friedländer (1923) aufgrund der »vielen bunten Gestalten von mittleren Verhältnissen und ruhig vernünftigem Gebaren mehr unterhaltend als erregend«. Eine Lithographie nach dem Gemälde fertigte Johann Nepomuk Strixner.

1 Nach Rainer Schoch, GNM, handelt es sich um einen italienischen Druck aus der 2. Hälfte 16. oder Anfang 17. Jahrh.; Thema könnte die Hl. Anna Selbdritt oder die Heilige Familie sein; freundl. Mitteilung, 13. Sept. 1995.
2 Schiller 2, 1968, S. 98 – 176. – LCI 2, 1970, Sp. 606 – 642.
3 Mitgeteilt bei Janitschek 1890.
4 Zum römischen Panzer vgl. Klaus Stemmer: Untersuchungen zur Typologie, Chronologie und Ikonographie der Panzerstatuen (Deutsches Archäologisches Institut. Archäologische Forschungen, Bd. 4). Berlin 1978. Freundl. Hinweis von Wolfgang Pülhorn, Juli 1995.
5 lat. Paludamentum. Der Mantel wurde von innen nach außen um den Arm geschlungen; vgl. Stemmer (wie Anm. 4).
6 Als solches bestimmt von Johannes Willers, GNM, 9. Nov. 1995.
7 Beschreibung Joachim Zeune, Bamberg, 30. Mai 1996.
8 Sandrart 1675, hrsg. von A. R. Peltzer 1925, S. 75 mit Anm. 218. So erstmals im Grundbuch der Slg. Oettingen-Wallerstein; vgl. dazu auch Peltzer.

Kat.Slg. Oettingen-Wallerstein 1819, S. 72, Nr. 15; 1826 u. 1827, Nr. 149. – Kugler 1836, S. 124. – Ders. 1837, S. 121 – 122. – Landauerbrüderhaus 1840 u. 1860, Nr. 179. – Waagen 1843, S. 216. – Rettberg

1846, S. 164. – Waagen 1862, S. 237. – Lotz 2, 1863, S. 347, Nr. 179. – Parthey 1, 1863, S. 23, Nr. 7. – W. Schmidt 1872, S. 541, 545, Nr. 11. – Moritzkapelle 1878 u. 1880, Nr. 73. – Kat. 1882, Nr. 208. – Woltmann u. Woermann 1882, S. 416. – Kat. 1885, Nr. 213. – Janitschek 1890, S. 416. – Friedländer 1891, S. 97 – 99, 127, Nr. 22. – Kat. 1893, Nr. 245. – Voß 1907, S. 134, Tf. XIII. – Braune 1909, Nr. 312. – Glaser 1916, S. 285, Abb. 228. – Baldass 1923, S. 63 – 64, Abb. 43. – Friedländer 1923, S. 108, 110, Abb. S. 111. – Petrovics 1923, S. 99. – Tietze 1923, S. 154 – 156, Abb. S. 153. – Wolf 1925, S. 92 -93, Farbabb. 66. – Lutze u. Wiegand 1936-37, S. 12, Abb. 270. – Ausst. München 1938: Altdorfer, Kat.Nr. 50 (bearb. E. Buchner), Abb. 26. – Benesch 1939, S. 29, 50, Abb. 80. – Baldass 1941, S. 171 – 172, 205, Abb. S. 302. – Zink 1941, S. 95 – 97. – Kunst und Kultur 1952, Abb. S. 120. – Stange 1964 u. 1971, S. 78, 142. – Ruhmer 1965, S. 68, Abb. 137. – Talbot 1969, S. 107. – Osten 1973, S. 205. – Winzinger 1975, Nr. 48 und Abb. – Ficker 1977, S. 130, Farbabb. 137 – 139, Nr. 27. – Führer 1977 u. 1980, Nr. 270; 1985 u. 1994, Nr. 264, jeweils Farbabb. – Krichbaum 1978, S. 71, 73, Farbtf. 11. – Janzen 1980, S. 47, 73, 83. – Ausst. Nürnberg 1983: Luther, Kat.Nr. 487 (bearb. D. Koepplin) und Abb. – Ausst. Paris 1984: Altdorfer, Kat. Farbabb. 228. – Goldberg 1988, S. 95 – 96, Abb. 69.

Altdorfer, Albrecht und Werkstatt

SIEG KAISER KARLS DES GROSSEN ÜBER DIE HUNNEN BEI REGENSBURG
1518

Drei Tage bekriegte Kaiser Karl der Große die vor der Stadt Regensburg liegenden Hunnen oder Avaren vergeblich. Am dritten Tag beteten der Kaiser und die Geistlichkeit im Zelt um Gottes Hilfe, als ein Engel im weißen Kleid auf einem weißen Pferd in die Schlacht eingriff und sie für die Christen entschied. Karls Gottvertrauen, nicht sein Schwert – dem die Klinge fehlt – gab den Ausschlag. Auf dem Gräberfeld nahe seinem Zelt gründete der Kaiser die Kirche Weih St. Peter. Bis ins 16. Jahrh. hinein erinnerte ein alljährlicher Gottesdienst in den Regensburger Niederlassungen der Schottenmönche an die Wundertat.

Lindenholz (Tilia sp.), 110,4 x 121,8 cm – Im Ornament des Originalrahmens auf der linken Seite ein Täfelchen mit der Jahreszahl »·1·5·18«, gegenüber der einköpfige Königsadler, unten die französische Lilie. In der rechten unteren Ecke Schild mit dem Christusmonogramm.

Gm 1682. Slg. Herzog von Braunschweig, Schloß Blankenburg am Harz – Schloß Rheinstein, Slg. Prinz Friedrich Ludwig von Preußen, seit 1837 dort nachgewiesen – Erworben 1971.

7 Bretter, horizontal verleimt, Breiten von oben links 15,3, 16,8, 11,3, 15,2, 18,5, 18,9, 14,4 cm, rechts 16,3, 15,9, 12,3, 12,8, 20,6, 17,7, 14,3 cm. Stärke 2,5 – 3,0 cm. Äste im Holz belassen. Alter Schädlingsbefall. Fugen und klaffende Risse 1971 neu verleimt. Format original. – Rückseite: Glatt gearbeitet, Bearbeitungsspuren von Axt, Säge und Hobel. Entlang der linken und rechten Seite Brettfugen mit Werg kaschiert und mit je einer Vertikalleiste in Schwalbenschwanznutführung zusätzlich gesichert. Tafel ehemals am oberen Rand in einer Halterung befestigt. Wasserflecken unten. – Bildseite: Tafel außerhalb eines Rahmens grundiert und bemalt. Unterzeichnung: Pinsel; Anordnung in der Unterzeichnung stärker räumlich ausgerichtet: Im Bildzentrum 3 kleinere Kanonen in den Raum hinein postiert, ein Mann steht rechts daneben (Abb. S. 28); Reihenfolge der Heerfahnen vertauscht; Stadt von Mauer umgeben; zahlreiche Satteldächer, auf einem Flachdach ein Galgen, der in die linke Sonne zielt; auf dem bereits geräumten Schlachtfeld rechts oben Tote; geringfügige Abweichungen im Schlachtgetümmel im Vordergrund. Begrenzung des Randstreifens in die Grundierung geritzt. Malerei und Metallauflagen: Farbe der Helmbüsche und breite Lichter auf Tierleibern, Kampfrüstungen, Wiesen, Mauerwerk, Wolken etc. mit dem Finger angetupft. Der dunkle Neumond an der Grenze zur zweiten Nacht übermalt und durch die schmale Sichel eines abnehmenden Mondes inmitten der zweiten Nacht ersetzt. Rüstung, Schwertstumpf und Pferderüstung Karls, Flügel, Zaum- und Sattelzeug des himmlischen Reiters mattvergoldet und mit brauner Lasur abgetönt. Schwarzer Randstreifen auf der bis zur Kante reichenden Malerei; retuschiert. Ornamentik in Zwischgold. Verputzungen in den braunen Lasuren. – Restaurierung: 1971 Übermalungen im Himmel abgenommen. AB

Das Thema ist selten dargestellt worden. Strieder[1] dachte zunächst an den Sieg eines Kreuzfahrerheeres 1456 über die Türken bei Belgrad, der mit dem Feldgeschrei »Jesus« erkämpft wurde. Daß in dem siegreichen Heerführer Kaiser Karl der Große zu sehen sei, legte das gemeinsame Vorkommen des Reichsadlers und der französischen Lilien auf den Heerfahnen nahe. Schenk zu Schweinsberg deutete die Darstellung als die sagenhafte Schlacht Karls des Großen bei Saragossa nach dem Tod Rolands bei Ronceval. Für den Adressaten der Tafel hielt er den Enkel Kaiser Maximilians I., den spanischen König Karl, der auf dem Reichstag 1518 zum römischen König gewählt werden sollte, ihm aber wegen der Unsicherheit der Entscheidung fernblieb. Die auch bei Karls V. Regierungsantritt wieder beschworene Namensgleichheit mit Karl dem Großen schien Schenk gleich dem einköpfigen Königsadler auf dem Rahmen ein Beweis für seine These. Er lokalisierte die Tafel in Augsburg, als Künstler schlug er den sog. Petrarcameister[2] vor. Schönberger erkannte die Darstellung als Sieg Kaiser Karls des Großen über die Avaren (»Hunnen«) bei Regensburg. Er ist historisch nicht belegt. Literarische Vorlage für das Gemälde war, wie Schönberger feststellte, ein um 1485 bei Fritz Creussner in Nürnberg erschienenes Druckwerk mit dem Titel »Das ist die lobliche legend von Keyser Karls streyt vor der stat regenspurg geschechen«, oder die bei Johannes Stuchs in Nürnberg um 1506/17 gedruckte verbesserte Auflage, die einen Titelholzschnitt mit der Karlsschlacht enthält[3]. Sie gehen zurück auf die Regensburger »Gesta Caroli Magni«, die den Teil einer im 13. Jahrh. entstandenen lateinischen apokryphen Schottenchronik bilden[4]. Pfeiffer[5] machte auf ein Hans Aeßlinger zugeschriebenes, um 1546 entstandenes Steinrelief in Gotha, Schloßmuseum[6] aufmerksam, das die Schlacht auf einer Tafel als die obengenannte bezeichnet. Auch hier hält der Kaiser den bloßen Schwertgriff in der Hand, während der Engel mit dem Schwert über ihm schwebt. Zu demselben Ergebnis wie Schönberger kam Schenk zu Schweinsberg 1972.

Die Komposition verbindet Massenbewegung und Strategie. Die christlichen Ritter rücken auf gepanzerten Pferden in geschlossener Formation vor, die ersten drei Reihen mit eingelegten Lanzen. Sie tragen Harnisch und Waffenrock, auf den Helmen, deren Visier geschlossen ist, Straußenfedern. Ihre Fahnen zeigen Silber in Blau die französische Lilie, Rot in Gelb eine rechte Hand, Schwarz in Gelb den doppelköpfigen Reichsadler. Weiterhin sieht man eine gelbe Fahne mit drei blauen Balken und eine einfarbig rote. Die gegnerische Reiterschar ist durch den Aufprall gestoppt und bereits in Auflösung begriffen, manche Reiter zur Flucht gewendet, der Anführer, den der orientalische Säbel als Andersgläubigen ausweist, mit seinem Pferd zusammengebrochen. Die hunnischen Reiter sind an den Turbanen und Säbeln, ihre Pferde – das des Anführers ausgenommen – durch den Verzicht auf Panzerung zu erkennen. Man sieht, meist geschultert, runde und hochrechteckige Schilde, diese in Form der Pavese[7]. Pfeil und Bogen finden sich ausnahmsweise. Bei den Fahnen der Hunnen endet die Flugseite im Unterschied zu denen der Christen in zwei Zipfeln. Auf dem mittleren Plan bildet das christliche Fußvolk eine Formation ähnlich dem »Igel«, mit gleich Stacheln radial abgespreizten Spießen. In der Hinterhand eine Reihe von Schwertkämpfern mit geschulterter Waffe, seitlich eine Batterie feuernder Geschütze, die sog. Feldschlangen. Sie bestanden aus dem in Eisen geschmiedeten oder in Bronze gegossenen Geschützrohr und der Räderlafette[8]. Der Beschlag ist nicht nur durch Nägel an den Radkranz gehalten, sondern auch durch starke Bänder[9]. Auf der Höhe der Stadt sind die Hunnen im Sturmangriff. Zum Entsatz der Stadt naht Verstärkung vom anderen Flußufer. Die christlichen Reiter ziehen über eine aus gereihten Kähnen gebildete »Pontonbrücke« in die Stadt ein. Rechts von ihr schlagen Büchsenschützen und Kanonen eine Bresche in die berittenen Angreifer, die, die Wagenburg umgehend, wiederum auf eine christliche Reiterschar treffen. Über dem Zeltlager das Leichenfeld nebst Kapelle, ganz hinten rechts eine brennende Zeltstadt. Fünf Himmelsabschnitte geben den zeitlichen Ablauf der Schlacht an. Dreimal erscheint der Tages- und zweimal der gestirnte Nachthimmel, jeweils mit Sonnenunter- und -aufgang. Ein wehrhafter Engel unter dem geneigten Kreuz weist den Sieg als einen im Namen Christi erfochtenen aus.

Der Maler versetzte das Ereignis in die Gegenwart, indem er den spätmittelalterlichen Ritterharnisch und das Landsknechtskostüm wählte. Der gemeinsame Einsatz von Lanzenreitern, mit Spießen bewehrtem Fußvolk und Feldartillerie entspricht der Kriegsführung Kaiser Maximilians I.[10]. Die Hunnen sind als Orientalen gekleidet und damit als der

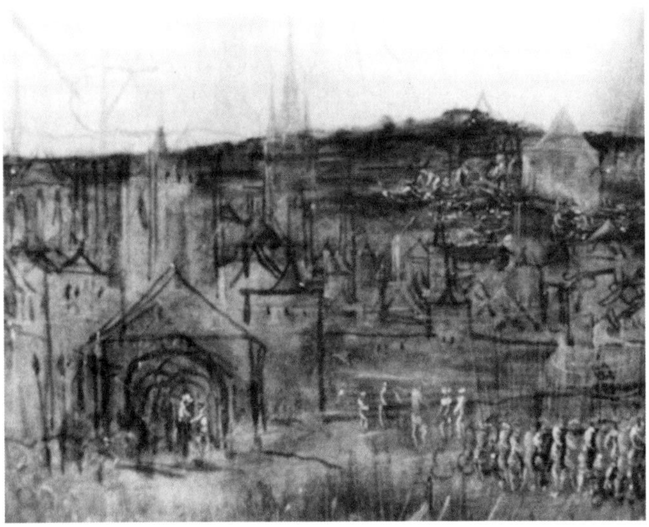

Gm 1682 Ausschnitt, Infrarot

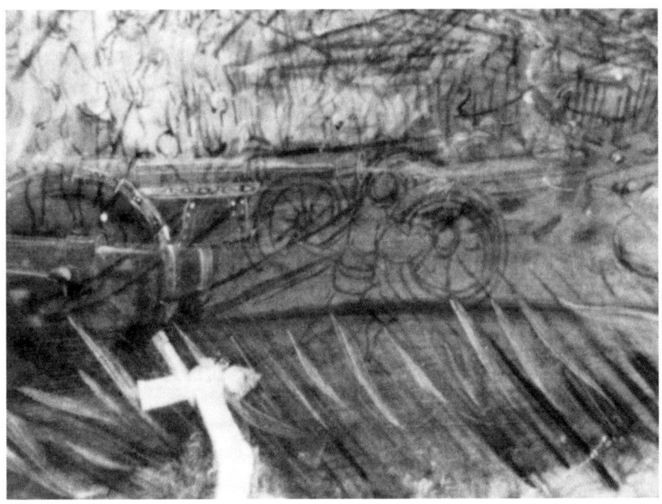

Gm 1682 Ausschnitt, Infrarot

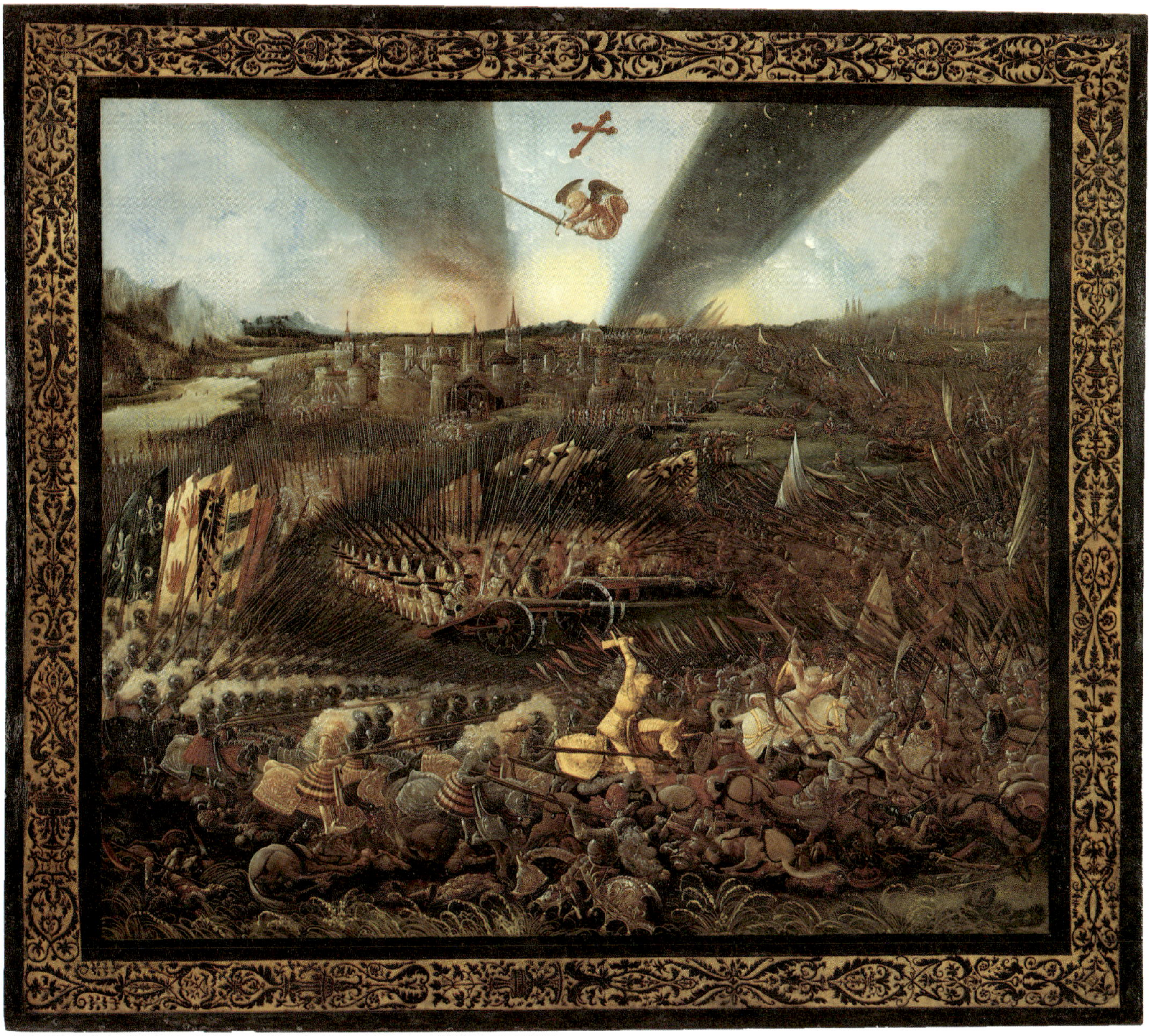

Gm 1682

türkische »Reichsfeind« ausgewiesen. Die totale Vergoldung hebt den mit offenem Visier kämpfenden Kaiser Karl d. Gr. heraus, die vergoldeten Flügel und Schärpe und das Zaumzeug des Pferdes den berittenen Engel. Die überwiegend bildparallelen Aktionen waren in der vorbereitenden Unterzeichnung stärker bildeinwärts gekehrt – so die Kanonen –, die Stadt durchgehender befestigt. Dem Maler lag an der Wiedergabe der Massenbewegungen, aber auch am Verfolg der militärischen Strategien. Es gibt viel gleichgeschaltete Bewegung, wobei der Richtungswechsel der gruppenweise parallel geführten Stangenwaffen die Bewegung rhythmisiert. Novellistische Auschmückung ist nicht angestrebt. Die Binnenzeichnung und die Lichter sind skizzenhaft angelegt, das Ganze flüssig gemalt. Die in Variation wiederkehrende Figur eines am Boden liegenden Kriegers soll des Künstlers Fähigkeit im Umgang mit der Verkürzung zeigen. Das Vorbild gab vermutlich Hans Burgkmairs Holzschnitt »Der Tod und das Liebespaar« von 1510 ab. Ebendort findet sich ein der gemalten Einfassung vergleichbares Ornament.

Die Stadt Regensburg erscheint als außerordentlich turmreich befestigte Stadt: Vor der Stadt ein hölzernes Torhaus (Brückenhaus?), dahinter die mit wuchtigen Rundtürmen und einem Doppelturmtor bewehrte äußere Stadtmauer; manche der Türme und Kurtinen (Mauerabschnitte) scheinen hölzerne Hurden zu tragen. Hinter der äußeren Umwehrung steht eine zweite mit weiteren Türmen. Interessant sind die vielen hohen Steintürme, die die Stadtsilhouette prägen und wohl die weithin bekannten Regensburger Patriziertürme wiedergeben sollen. Manche der Turmkronen sind durch Eckerker verziert und mit spitzigen Pyramidendächern versehen, manche dagegen als simple Brustwehren mit Zinnen[11].

Den Anlaß für den Auftrag sah Strieder in Kaiser Maximilians I. Bemühen, auf dem Augsburger Reichstag 1518 zu Absprachen über einen Kreuzzug gegen die Türken zu kommen. Den aktuellen Bezug fand er durch das Jesusmonogramm auf dem Rahmen bestätigt. Winzinger, den Gedanken aufnehmend, schloß auf ein Geschenk des Regensburger Rates an Kaiser Maximilian I. Das Gemälde wird als eine bemalte Tischplatte angesehen[12]. Es hat im Unterschied zu anderen zeitgenössischen Tischplatten nur *eine* Ansicht. Pfeiffer, auf ein archivalisch nachgewiesenes Schlachtenbild Wertingers verweisend, das in einer Landshuter Kastenamtsrechung von 1518 genannt wird, konnte sich Gm 1682 als Teil einer Vertäfelung vorstellen[13]. Sein Vorschlag, das Bild stehend zu präsentieren, leuchtet ein.

Das Bildthema führt nach Regensburg, die künstlerische Auffassung trägt die Merkmale der sog. Donauschule. Raum- und Massenwirkung, die atmosphärisch gedämpfte Farbigkeit, die starke Einbeziehung der Landschaft sowie der Licht- und Lufterscheinungen weisen auf Albrecht Altdorfers »Alexanderschlacht« von 1529 (München, Alte Pinakothek) voraus. Schönberger schrieb die Tafel dessen Werkstatt zu, doch dürfte die Gesamtanlage auf den Meister selbst zurückgehen. Winzinger hob die Verbindung mit den Miniaturen des Triumphzuges Kaiser Maximilians I. (Wien, Albertina) hervor, die um 1515 in Altdorfers Werkstatt in Regensburg unter Beteiligung des Meisters ausgeführt wurden[14].

1 Mitgeteilt bei Schönberger im Tätigkeitsbericht 1971.
2 Petrarcameister = Hans Weiditz; vgl. Heinrich Röttinger in: Thieme-Becker, Bd. 35, 1942, S. 269–271.
3 Schönberger 1972, Abb. 3.
4 Zu den historischen Grundlagen vgl. Thomas Ried: Historische Nachrichten von dem im Jahre 1552 demolierten Schottenkloster Weyh Sanct Peter zu Regensburg. Regensburg 1813. – C. Reber: Eine Legende des Schottenklosters in Regensburg. In: Verhandlungen des historischen Vereins von Oberpfalz und Regensburg, Bd. 29, 1874, S. 116 – 121.
5 Mitgeteilt bei Schönberger 1972, S. 214.
6 Schönberger 1972, Abb. 4.
7 Vgl. Nickel 1974: Waffenbuch, S. 29, mit Abb.
8 August Essenwein: Quellen zur Geschichte der Feuerwaffen. Leipzig 1872. – Müller 1957: Waffen, S. 136 – 141, mit Abb.
9 Vgl. den Holzschnitt bei Essenwein (wie Anm.8), Tf. CXI–CXII. – Müller (wie Anm. 8), Abb. 195.
10 Vgl. Peter Krenn: Heerwesen, Waffe und Turnier unter Kaiser Maximilian I. In: Ausst.Kat. Maximilian I., Innsbruck 1969, S. 86 – 92 mit Lit.
11 Beschreibung von Joachim Zeune, Bamberg, mit Brief vom 30. Mai 1996.
12 Vgl. Kohlhaußen 1936-39, S. 12 – 45. – Wüthrich 1990.
13 Mitgeteilt bei Schenk zu Schweinsberg 1972: Schlacht, S. 29, Anm. 29.
14 Winzinger 1975, Nr. 56 – 79 u. Abb. – Franz Winzinger: Albrecht Altdorfer und die Miniaturen des Triumphzuges Kaiser Maximilians I. In: Jahrbuch der Kunsthist. Slgn. in Wien, Bd. 62, 1966, S. 157 – 172.

Dahl 1832, S. 56, Nr. 9. – Rheinstein 1837, S. 62. – Rheinstein 1898. – Tätigkeitsbericht 1971 (bearb. A. Schönberger), S. 6. – Neuerwerbungen 1970/71, S. 167 – 170 (bearb. P. Strieder), Abb. 3 und Farbabb. (Detail). – Schenk zu Schweinsberg 1972: Tischplatte, S. 133 – 143, 8 Abb. mit Farbtf. – Schönberger 1972, S. 211 – 216, Abb. 2, 5 (Details). – Schenk zu Schweinsberg 1972: Schlacht, 5 Abb. – Winzinger 1973, S. 32, 62 (Anhang), Tf. A 23. – Winzinger 1975, S. 126, Nr. 100, Abb. 100, 100 a, b (Ausschnitte). – Führer 1977 u. 1980, Nr. 267; 1985 u. 1994, Nr. 262, jeweils Farbabb. – Kostbarkeiten 1981, Text und Farbabb. (bearb. K. Löcher). – Schatzkammer 1982, S. 95, Farbabb. 79. – Ausst. Paris 1984: Altdorfer (bearb. F. Anzelewsky), S. 14, Farbabb. 236. – Goldberg 1988, S. 62 – 64, Abb. 40. – Hale 1990, S. 192, Farbabb. 243. – Wüthrich 1990, S. 29, Abb. 9. – Greiselmayer 1996, S. 148.

Amberger, Christoph

Geboren um 1500/05, gestorben 1561/62 in Augsburg. Maler, Illuminist, Zeichner für den Holzschnitt und für Glasgemälde. Er lernte vermutlich bei Leonhard Beck, dessen Tochter er heiratete, und bereiste Oberitalien mit Venedig. Am 15. Mai 1530 wurde er Meister in Augsburg. Während des damaligen Reichstags soll er Kaiser Karl V. zu dessen besonderem Wohlgefallen porträtiert haben. Er war für Augsburger Großkaufleute, zumal für die Fugger und Baumgartner, und bevorzugt als Porträtist tätig. 1545 entwarf er Uniformen für die Augsburger Stadtsöldner, 1548 zeichnete er im Auftrag des Königs, späteren Kaisers Ferdinand I., Entwürfe für bronzene Ahnenbilder am Innsbrucker Grabmal Kaiser Maximilians I. 1549/50 lieferte er Entwürfe für eine Neugestaltung von Saal- und Paradeisboden der dortigen Hofburg. Religiöses Hauptwerk ist das Augsburger »Dombild« von 1554 mit Maria zwischen den Hll. Ulrich und Afra. Von den mit Amberger in Verbindung gebrachten Augsburger Fassadenmalereien hat sich nichts erhalten.

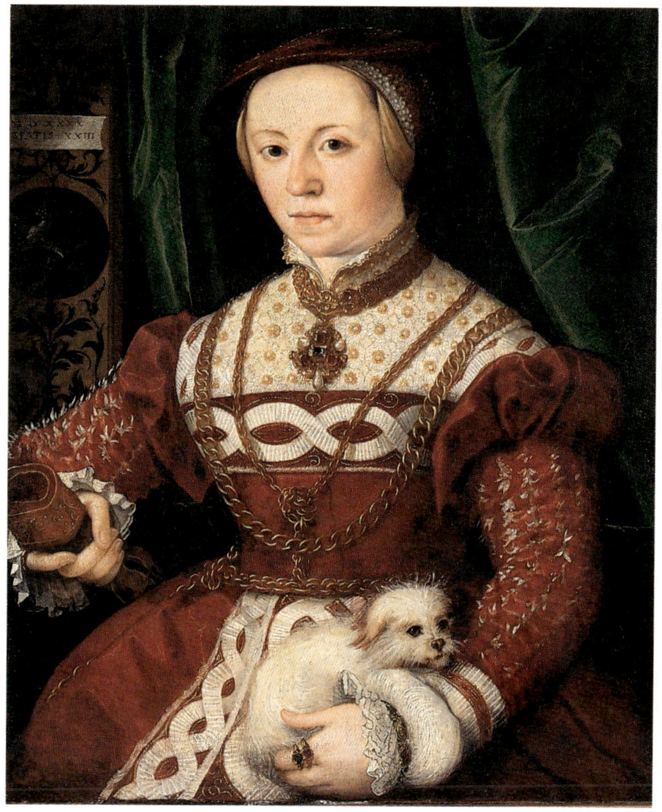

Gm 1714

BILDNIS DER REGINA BAUMGARTNER, GEBORENE HONOLD
1540

Bildnis in halber Figur, annähernd frontal, mit Blick auf den Betrachter. Sie hat dunkle, graugrüne Augen und künstliches blondes Haar. Sie sitzt vor einem grünen Seidenvorhang neben einem Pilaster aus Holz, den in Einlegearbeit Ranken und ein Tondo mit dem Wappentier der Honold schmücken. Auf ihrem Schoß ein weißes Hündchen. Ihr Ellenbogen liegt auf einer durch den Vorhang verdeckten, aber vertikal durch ein Streiflicht und eine leichte Einziehung des Vorhangs markierten Rückenlehne. Sie trägt ein rotseidenes Kleid, über der Haarhaube ein Samtbarett, in der Rechten Handschuhe. Die weißen Leinenärmel werden durch Armbänder gehalten, die Hemdbrust ist mit Rosetten und Perlen geziert. Den Schmuck bilden ein Kollier mit einem Anhänger aus Perlen und Edelsteinen, eine feingliedrige Ankerkette und eine weitere Goldkette, ein Gürtel aus Kettengliedern und zwei Ringe.

Holz (Eichenholz?), auf eine Eichenholztafel aufgedoppelt, 61,2 x 49,9 cm – Auf einem Zettel am Pfeiler zweizeilige Inschrift in Majuskeln der Humanisten-Antiqua: »MDXXXX / AETATIS XXIII« = 1540 Im Alter von 23 Jahren. Darunter im Tondo das Wappenbild der Honold, ein steigender Luchs – Am Parkett genagelt Hülle mit zwei auf Karton aufgezogenen Zetteln »CITY OF MANCHESTER / ART GALLERY / 48« und »MANCHESTER CITY ART GALLERY / Exhibition of German Art (1400-1800) / 25th October to 10th December 1961 / Cat. 107 Artist CHRISTOPH AMBERGER (C.1500- / 1562/3) / Title A LADY PERHAPS OF THE TETZEL FAMILY OF / NUREMBERG. Owner Captain E.G.S. Churchill.«

Gm 1714. Slg. Dawson Turner; Aukt. Christie's, London, 1852 – Slg. Lord Northwick – Capt. E.G. Spencer Churchill; Aukt. Christie's, London, 1965 – Wien, Galerie St. Lukas – Erworben 1974.

2 Bretter, Breiten von links oben 35,7, 12,7 cm, unten 36,2, 12,3 cm; auf zweite Eichenholztafel[1] mit versetzter Brettfuge aufgedoppelt, Breiten von links oben 25,8, 22,4 cm, unten 25,9, 22,2 cm. Format nicht original, allseitig beschnitten, an allen vier Seiten Eichenholzleisten von ca. 0,5 cm Breite angesetzt, Fugen zum Bildträger gekittet und retuschiert. – Rückseite: Flachparkett. – Bildseite: Grundier- und Malkanten nicht vorhanden. Grundierung: Hell, stark bleiweißhaltig. Unterzeichnung: Nicht detailliert, Abweichung zur gemalten Ausführung in Hand- und Fingerhaltung der rechten Hand. Malerei: Über

den dunkleren Partien rote und grüne Lasuren; aufgrund des hohen Bindemittelanteils Frühschwundkrakelee v.a. in Rot und in den hellen Farben; zahlreiche, wenig sichtbare Retuschen im Kleid. Firnis: Glänzend. – Rahmen: Alt, holzsichtig mit reliefiertem, vergoldetem Ziermotiv und teilvergoldeten Leisten. Basisrahmen, auf den die Leisten aufgeleimt sind, aus verschiedenen Holzstücken zusammengesetzt. – Restaurierung: 1995 die in Gesicht und Händen verfärbte Retusche entfernt. MG

Regina Honold (1517 – 1548) war eine Tochter des 1538 in das Augsburger Patriziat aufgenommenen Peter Honold und seiner Ehefrau Regina von Stetten. Am 3. Febr. 1540 wurde sie mit Anton Baumgartner, Sohn des renommierten Augsburger Handelsherrn Hans (II) Baumgartner, vermählt. Regina trennte sich nach drei Jahren von ihrem Mann, ohne die eheliche Gemeinschaft wieder aufzunehmen[2]. Die testamentarischen Bestimmungen der Eltern Baumgartner von 1540 lassen auf unverträgliche Eigenschaften und fragwürdige Geldgeschäfte ihres Sohnes Anton schließen.

Die für Augsburger Verhältnisse ungewohnt kostbare Kleidung und der Schmuck der Frau sind durch ihre Hochzeit erklärt. Das Kleid ist in der oberdeutschen Malerei des zweiten Jahrhundertviertels durch die Pracht der Materialien und der Erscheinung ohne Vergleich, mehr noch durch Merkmale, die der Augsburger und der deutschen Mode jener Zeit fremd sind. Dazu gehören die seidenen Puffärmel und die gepolsterten Ärmel mit Reihen weißen Flors. Sie finden sich nächstverwandt in der venezianischen Mode, so bei Tizians »Bella« (Florenz, Galleria Palatina im Palazzo Pitti), die um 1537 datiert wird, ebenso auf einem Damenbildnis, das abwechselnd Paris Bordone und Moretto zugeschrieben wurde[3]. Hinzu kommen als Dekor kreppartig plissierte weiße Seidenbänder in gegenläufiger Wellenbewegung an Kleidausschnitt und Rockmitte, hier offensichtlich asymmetrisch. Deutschen Gepflogenheiten entsprechend bedeckt ein Barett nebst Haarhaube das Haar der Augsburgerin, ein Hemd ihre Brust. Der Schmuck zeigt voll entwickeltes Renaissanceornament. Er wurde offenbar eigens für die Braut angefertigt oder für sie erworben. Hackenbroch bildete zum Vergleich Zeichnungen Hans Holbeins d.J. für Schmuckanhänger (München, Staatl.Graph.Slg.) ab[4]. Fremde Moden zu übernehmen, war üblicherweise durch städtische Kleiderordnungen verboten, »damit Ungleichheit vermieden bleib«[5]. Im Falle des Brautstaates der Regina Honold wurde das Gesetz nicht nur umgangen, sondern das Ergebnis der Übertretung im Porträt für die Mit- und Nachwelt festgehalten. Der Anspruch der Kaufherrenfamilie Baumgartner, die dem Kaiser große Summen vorstreckte, wird hier deutlich. Das Hündchen auf dem Schoß der Neuvermählten ist ein Haushund aus dem Rassenkreis Bichon[6]. Hier dient er als Symbol ehelicher Treue[7], doch waren Hunde dieser Art allgemein als »Gesellschaftshunde« und »Luxustiere« geschätzt[8].

Regina Honold ist sitzend dargestellt. Das dem Thronen entlehnte Motiv war damals längst verbürgerlicht. Es kam aus Italien und setzte sich in Deutschland gegen 1540 durch. Die Sitzgelegenheit, der Lehnstuhl, wurde gewöhnlich gezeigt[9]. Er entfiel hier. Der Pilaster als Teil einer Wandvertäfelung verweist auf patrizische Raumausstattung im Stil der Renaissance. In Deutschland war Peter Flötner ihr prominentester Vertreter. Tondo, Arabesken und Wappentier sind in verschiedenfarbigen Hölzern eingelegt. Die Kunst der Intarsie kam aus Italien. Pfeiler und Seidenvorhang und die blühende Farbigkeit mit dem leuchtenden Rot geben der Frage nach einem Aufenthalt des Venezianers Paris Bordone in Augsburg Nahrung. Ein in der Bildanlage vergleichbares, 1540 datiertes Porträt Bordones in Paris, Louvre, stellt den Augsburger Bürger Hieronymus Kraft dar[10].

Das Frauenbildnis galt als ein Werk des Niederländers Nicolas Neufchatel[11], dann der Holbein-Schule, die Dargestellte als Anna von Cleve. Max J. Friedländer[12] schrieb das Gemälde Amberger zu. Er deutete das Wappentier als Meerkatze und schloß auf eine Angehörige der Nürnberger Familie Tetzel. Strieder bestimmte das Wappentier als Luchs, die Dargestellte als Regina Honold von Augsburg. Man darf sicher sein, daß zu dem Bildnis als Gegenstück das ihres Ehemannes, Anton Baumgartner, gehörte.

1 Das Gemälde konnte durch die Hilfe der Herren Knapheide und Weber von der Siemens AG mittels CT untersucht werden. Herr Bucklow vom Hamilton Kerr Institute Cambridge begutachtete die Krakeleerscheinung mit dem Resultat, daß er sich wohl um einen originalen Eichenholzbildträger handelt. Allen sei hier gedankt.
2 Vgl. Albert Haemmerle: Die Hochzeitsbücher der Augsburger Bürgerstube und Kaufleutestube bis zum Ende der Reichsfreiheit. München 1936, S. 14, Nr. 222, S. 30, Nr. 43. – Karl Otto Müller: Quellen zur Handelsgeschichte der Paumgartner von Augsburg (Deutsche Handelsakten des Mittelalters und der Neuzeit, Bd. 9). Wiesbaden 1955, S. 40, 46 – 48. – Zum Wappen vgl. Eduard Zimmermann: Augsburger Zeichen und Wappen (Bildbd.). Augsburg 1970, Tf. 161, Nr. 4717/18.
3 Vormals Slg. István Herzog, Budapest; vgl. Adolfo Venturi: Storia dell' Arte Italiana, Bd. 9. Mailand 1928, Abb. 698. – Pier Virgilio Begni Redona: Alessandro Bonvicini, Il Moretto da Brescia. Brescia 1988, S. 543, Nr. 164 mit Abb.
4 Hackenbroch 1979, Abb. 302.
5 Staatsarchiv Nürnberg, Ratsverlaß vom Juni 1538, Nr. 8091, fol. 30 v; vgl. Zander-Seidel 1990: Textiler Hausrat, S. 294.
6 Freundl. schriftl. Mitteilung Peter Mühling, Nürnberg, 20. Mai 1996.
7 Vgl. Theodore Raff: The Meaning of Titian's Venus of Urbino. In:

Pantheon, Bd. 21, 1963, S. 360 – 361. Ein Hündchen zeigt auch das Hochzeitsbildnis der Anna von Ungarn, 1520; vgl. Mackowitz 1960, Abb. 21.
8 Vgl. Agthe 1987, S. 20 – 23.
9 Ein schönes Beispiel dafür sind Hans Mielichs Bildnisse eine Ehepaares in 's-Heerenbergh, Stiftung Huis Bergh, und in der Fundación Colección Thyssen-Bornemisza, Madrid; vgl. Kat.Slg. Thyssen-Bornemisza 1991 (bearb. I. Lübbeke), Nr. 78 mit Abb.
10 Vgl. Ausst. Welt im Umbruch, Stadt Augsburg, 1980, Bd. 2, Kat.Nr. 461 (bearb. Rolf Kultzen) mit Abb.
11 Mitgeteilt in Ausst.Kat. Manchester 1961.
12 Mitgeteilt in Arundel Club Portfolio.

Aukt. Christie's, London, 14. Mai 1852. – Northwick Park catalogue, 1864, Nr. 232.- Arundel Club Portfolio 1914, Nr. 10. – Borenius and Cust 1921, Nr. 220. – Ausst. Manchester 1961: German Art, Kat.Nr. 107. – Aukt. Christie's, London, 28. Mai 1965, Kat.Nr. 6, Tf. 6. – Löcher 1967, S. 44 – 46, Abb. 27. – Strieder 1975, S. 152, Abb. 6. – Führer 1977 u. 1980, Nr. 230; 1985 u. 1994, Nr. 215, jeweils Farbabb. – Hackenbroch 1979, Abb. 301. – Ausst. Augsburg 1980: Welt im Umbruch, Kat.Nr. 455 (bearb. K. Löcher), Abb. – Löcher 1982: Bildnisse, S. 548 – 549. – Wilckens 1982, S. 369, Farbabb. 5. – Löcher 1985: Slg. Schäfer, S. 47, 50. – Ders. 1986: Amberger, S. 585.

Angrer-Bildnis, Meister des

Er trägt seinen Notnamen nach dem 1519 datierten Bildnis des Brixener Domherrn Gregor Angrer im Tiroler Landesmuseum Ferdinandeum in Innsbruck. Er war um 1519/21 in und um Brixen tätig. Mit Sicherheit können nur Bildnisse mit ihm in Verbindung gebracht werden. Der Versuch, den unbekannten Maler mit dem aus dem Brixener Umland stammenden, 1519 in Brixen gestorbenen Marx Reichlich zu identifizieren, überzeugt nicht.

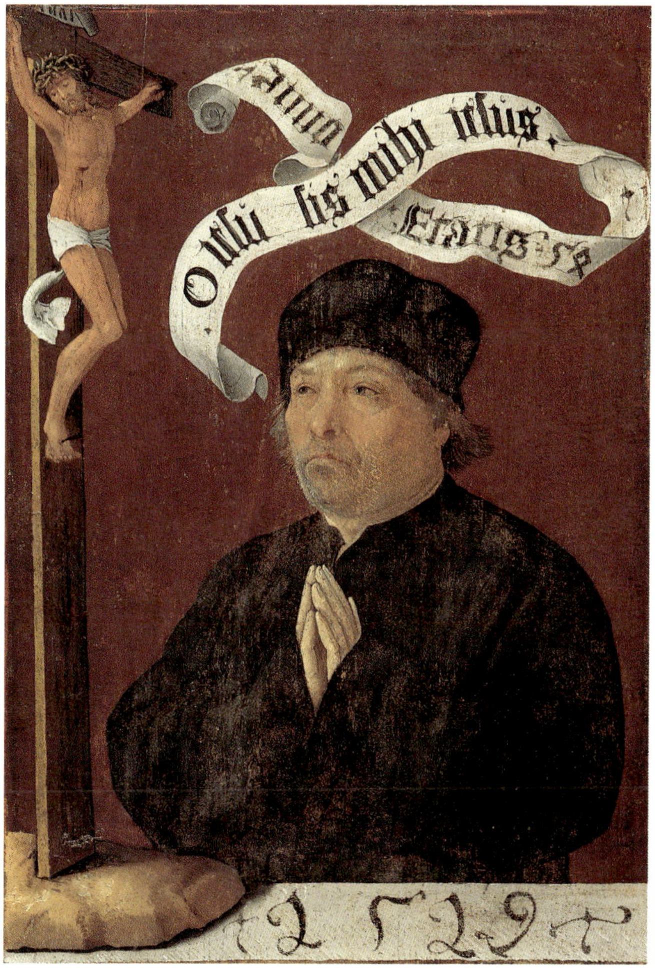

Gm 610

BILDNIS EINES GEISTLICHEN VOR DEM KRUZIFIXUS
1519

Brustbild nach links vor rotbraunem Grund. Der die Hände zum Gebet faltende Geistliche trägt einen schwarzen Talar und ebensolches Birett. Auf der Brüstung links ist auf einem Stein ein Kruzifixus befestigt. Das flatternde Spruchband enthält ein Gebet.

Buchenholz (Fagus sylvatica), 44,2 x 30 cm – Auf dem Spruchband in spätgotischen Buchminuskeln: ».O iesu sis mihi iesus. – anno.Etatis.54« = O Jesus, sei mir Jesus – Im Alter von 54 Jahren – Auf der Brüstung datiert: »1519« – Auf der Rückseite mit weißer Farbe »Gm 610« und fragmentarisch erhaltene Beklebung mit ornamentverziertem Papier.

Gm 610. Erworben vor 1893.

Einzelbrett, Stärke 0,6 cm. Beide Seiten weisen Hobelspuren auf, die Bildseite wurde vor der Grundierung nicht gut geglättet. In der rechten oberen Ecke angestücktes dreieckiges Buchenholzbrettchen, 4,2 x 3,7 cm. Starker Schädlingsbefall, dadurch ausgebrochene Ränder. Format original. – Rückseite: Mit ornamentverziertem Papier beklebt, Reste erhalten. In der Mitte ehemals Aufkleber. – Bildseite: Grundier- und Malkanten vorhanden. Grundierung: Sehr dünn, hellgrau, wahrscheinlich mit Steinkreide. Unterzeichnung: Locker, nicht präzise; Lendentuch des Kruzifixus und Augen des Geistlichen in der gemalten Ausführung nach oben versetzt. Metallauflage: Fragmentarisch erhaltenes Ornament auf braunrotem Hintergrund, wohl oxidiertes Zwischgold. Malerei: Farbauftrag überwiegend in *einer* Malschicht, Lichter aufgesetzt; schlechter Erhaltungszustand, Verputzungen z.B. in der rechten Wangen- und Kinnpartie des Geistlichen, in Schriftband und Jahreszahl; Verluste in Malschicht und Grundierung; Retusche bzw. Übermalung in Schriftband, Füßen und rechtem Arm des Gekreuzigten sowie Sockel des Kreuzes. Firnis: matter Ketonfirnis. – Rahmen: 1958 geändert. – Restaurierungen: 1964; 1982/83 mit Dokumentation. MG

»Der betende Mann blickt zu einem hölzernen, freilich naturalistisch bemalten Kruzifix auf, dessen Basis auf einer vorderen Brüstung steht. So mag der Bildbetrachter den Gekreuzigten, der ihm das Gesicht zuwendet, trotz der Abbildhaftigkeit und Kleinheit, ja Schwachheit als das ihm selber Nahestehende und geistig Primäre empfinden. Bildbetrachter und abgebildete Porträtfigur schauen gemeinsam auf den Erlöser, der nicht einfach »lebend« präsent erscheint, sondern eher bild- und zeichenhaft sich in Erinnerung ruft. Im Vergleich mit dem naiveren Realismus des Spätmittelalters ist dies ein neuer Zug« – soweit Koepplin, der die Konzentration auf den gekreuzigten Christus entsprechend in Cranachs Holzschnitt mit Georg Spalatin vor dem Gekreuzigten betend (1515) und im Messingepitaph des Dr. Anton Kress (1513, Nürnberg, Kirche St. Lorenz), das Peter Vischer d.J. zugeschrieben wird, wiederfand[1]. Aus dem Wortlaut des Gebetes, das hebräisch »Gott hilft« = »Erweise dich mir als der Erlöser« heißt, schloß Koepplin, daß der Geistliche die humanistisch philologische Bibelwissenschaft der Hebraisten in der Nachfolge Reuchlins hochschätzte.

Löcher schrieb das Porträt zunächst versuchsweise dem Meister des Angrer-Bildnisses zu[2]. Charakteristisch für die Werke dieses Künstlers sind der lapidare Aufbau der Büste, die innere Belebtheit des Kopfes, der rote Hintergrund und der mit hartem Pinsel hervorgerufene streifige Malduktus. Wie beim Bildnis eines Geistlichen in St. Louis, City Art Museum[3], werden die Bartstoppeln der rasierten Teile von Kinn und Wangen wiedergegeben. Dem Bildthema entsprechend spielt das heraldische Element bei Schriftband und Jahreszahl eine größere Rolle als auf den selbständigen Bildnissen. Zu bedauern ist der durch eine zu starke Reinigung geschädigte Zustand des Gemäldes. Koepplin akzeptierte die Zuschreibung an den Angrer-Meister. Lukas Madersbacher, der an der Personengleichheit des Angrer-Meisters mit Marx Reichlich festhält, lehnte sie ab[4]. Schleif reproduzierte das Votivbild versehentlich mit dem Entstehungsdatum 1529.

1 Der Holzschnitt abgebildet in Ausst.Kat. Nürnberg 1983, Nr. 134, das Epitaph bei Schleif 1990, Abb. 180.
2 Zum Meister des Angrerbildnisses vgl. Max J. Friedländer: Der Meister des Angrerbildnisses. In: Der Cicerone, Bd. 21, 1929, S. 1 – 6. – Erich Egg: Marx Reichlich der Meister des Angrerbildnisses: In: Zeitschrift für Kunstwissenschaft, Bd. 14, 1960, S. 1 – 18. – Lukas Madersbacher: Marx Reichlich und der Meister des Angrerbildnisses. Phil.Diss. Innsbruck 1994.
3 Vgl. Egg 1960 (wie Anm. 3), Abb. 6.
4 Freundl. mündl. Mitteilung vom 1. August 1991. Gm 610 wird bei Madersbacher (wie Anm. 2) nicht genannt.

Kat. 1893, Nr. 556. – Braune 1909, Nr. 610. – Löcher 1966, S. 15, Anm. 4. – Ausst. Nürnberg 1983: Luther, Kat.Nr. 490 (bearb. D. Koepplin) und Abb. – Zander-Seidel 1990, S. 212, Abb. 8. – Schleif 1990, S. 219 – 220, Abb. 182.

Ansbacher Kelterbild, Meister des

Er trägt seinen Notnamen nach einem Gemälde mit Christus in der Kelter in der Schwanenritterkapelle der Evang.-Luth. Pfarrkirche St. Gumbertus in Ansbach. Dürer zeichnete den Entwurf, den der Maler ausführte. Man hat daraus auf ein Werkstattverhältnis geschlossen. Der um 1510/20 in Nürnberg tätige Maler ist versuchsweise mit dem Dürer-Schüler Hans Springinklee identifiziert worden.

DIE HL. FAMILIE
um 1515/20

Maria und ihre Mutter Anna sitzen auf einer Rasenbank. Sie widmen sich liebevoll dem Christuskind, das in lebhafter Bewegung auf den Knien der Mutter steht. Hinter ihnen der Nährvater Joseph im Gespräch mit Annas Ehemann Joachim. Landschaft mit Weiherhaus.

Lindenholz (Tilia sp.), 73 x 56,2 cm – Auf dem Parkett mit weißer Farbe »G.1105.«; Klebezettel BStGS »Inv.Nr.9, Dürer-Schule, Hl. Familie«.

Gm 1105. Leihgabe der Bayer. Staatsgemäldesammlungen, Inv.Nr. 9. – Kammergalerie des Herzogs, späteren Kurfürsten Maximilian I. von Bayern, München; Inv. 1628/30; 1641/42, jeweils Nr. 31 – BStGS Inv.1822, Nr.101; 1905, Nr.1447 – Bis 1906 ausgestellt in München, Ältere Pinakothek – 1906 als Leihgabe an die Filialgemäldegalerie bei der Universität Erlangen – 1910 München, Ältere Pinakothek – Am 4. Dez. 1920 an das GNM – Das Bild trug schon bei seiner ersten Erwähnung die 1910 entfernte falsche Bezeichnung »JOAN DE MABUSE«.

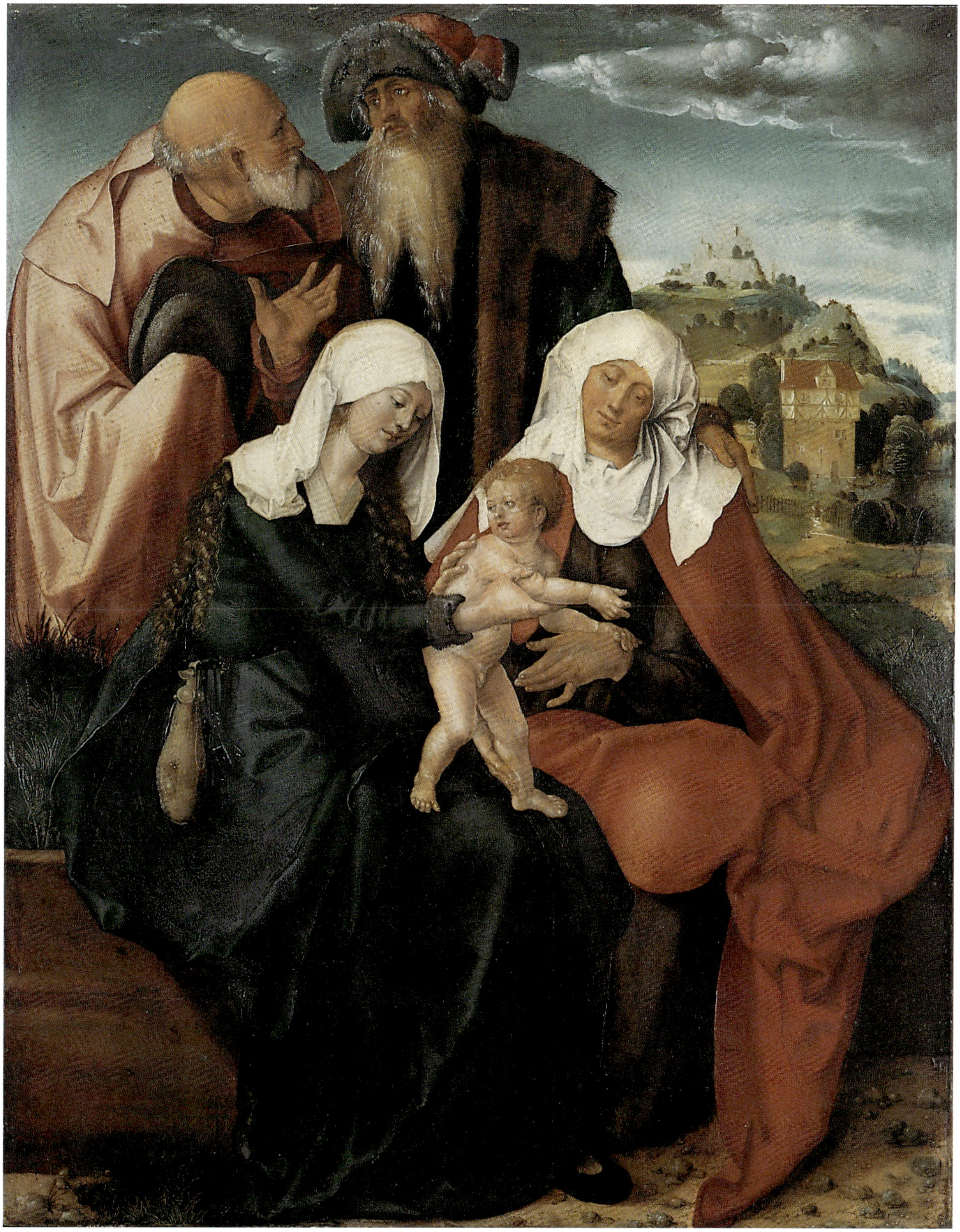

Gm 1105

4 Bretter, Breiten von links oben 19,6, 13,5, 16,2, 6,9 cm, unten 19,4, 11,2, 15,7, 9,9 cm. Stärke 0,8 cm. Format allseitig vermutlich geringfügig beschnitten. – Rückseite: Geglättet; Flachparkett. Braun gebeizt. – Bildseite: Tafel im Rahmen grundiert und bemalt, Grundier- und Malkanten seitlich und unten in Resten vorhanden, abgeschliffen und übermalt. Unterzeichnung: Pinsel; Kontur- und Binnenzeichnung, teils laviert, Schatten in dünnen Parallelstrichen; Augen des Joachim höher, jene der Anna schräger, auf dem Kopf Josefs einige Haare; über den Büschen ragen Baumäste hervor. Malerei: Feiner, gleichmäßiger Strich in Haaren, Pelzen, Gräsern und Lichtreflexen, vermutlich mit der Schnepfenfeder. Fingerabdruck des Malers in den Wolken. Blauer Mantel Mariä infolge alter Firnisse vergrünt, in den Schattenpartien nachgedunkelt, ebenso das Kleid der Anna. Ausbesserungen an der Malschicht entlang der Ränder und kleine Retuschen über die gesamte Bildfläche. Vergilbte Firnisreste an den Füßen des Kindes. – Restaurierungen: 1910 (BStGS, R.P. Nr. 251) parkettiert, »vollständig restauriert«, Abnahme von Übermalungen; 1959. AB

Die Hl. Familie, Maria mit dem Kind und der Nährvater Joseph, ist um die Eltern der Maria, Joachim und Anna, erweitert. Die Frauen halten zwischen sich den Christusknaben, der auf den Knien der Mutter steht und sich voran bewegt. Dieserart Dreiergruppen kommen auch allein und in skulpierter Form vor, so in dem bekannten Steinbildwerk des Niclas Gerhart van Leiden (Berlin, Skulpturenabteilung)[1]. Als »erster Schritt« haben sie Volkstümlichkeit gewonnen[2]. Geldkatze und Schlüssel weisen Maria als Hausfrau aus. Die intimen Züge mütterlicher und großmütterlicher Zuneigung und das vertrauensvolle Gespräch der Männer geben dem Bild eine persönliche Note. Die Ausführung ist von größter Akribie. In der Formensprache macht sich ein Zug ins Monumentale geltend, der an Gemälde Albrecht Dürers aus den Jahren 1516/19 gemahnt. Der Maler der Hl. Familie orientierte sich, wie Strieder feststellte, an Dürers Holzschnitten B. 96 und B. 97 von 1511. Der Landschaftsausblick ist ein betont fränkischer.

Man sieht zwei Burganlagen, im Hintergrund auf einem Hügel eine verfallene Burg mit eckigem Hauptturm, im Vordergrund ein großes Weiherhaus mit den für diese Architekturgattung typischen Komponenten: Massiver hoher Sockel mit leicht vorkragendem Fachwerkaufbau. Im Turmfuß eine rundbogige Tür direkt zur Wasserfläche hin, darüber zwei Geschosse mit Schlitzfenstern und einem doppelten, mit einem Bogen überfangenen Fenster. Das Fachwerk ist einfach und spärlich. Im Walmdach links ein giebelständiger Schornstein, auf der Längsseite ein Dacherker. An den Firstenden Kugeln mit aufgesetzter Wetterfahne und Wetterhahn. Insgesamt dürfte es sich um die getreue Wiedergabe eines typisch fränkischen Weihersitzes handeln[3].

Das Gemälde wurde aufgrund der späteren, falschen Signatur »IOAN DE MABVSE« dem Jan de Mabuse (= Jan Gossaert) zugeschrieben. Unter diesem Namen in den Inv. der Kammergalerie Maximilians I. von Bayern, 1628/30 und 1641/42, Nr. 31: »Unnser L. Frau mit dem Kindlein, unnd S.Anna, darhinder stehen S. Joseph unnd Zacharias, von ainem alten Niderlenndischen Maller, Joann de Mabuse, ist 2 Schuech 6 1/2 Zoll hoch, 1 Schuech 1 1/2 Zoll braith«[4].

Gm 1105 wird im Kat. der Erlanger Gemäldegalerie 1906 unter dem Namen Dürers als Schuldbild verzeichnet und Hans von Kulmbach angenähert. Röttinger stellte das Gemälde mit dem sog. Ansbacher Kelterbild und einer Beweinung Christi in der Galleria Franchetti (Venedig, Ca' d'Oro) zu einer Gruppe zusammen, die er zunächst dem Petrarcameister = Hans Weiditz, dann (1926) dem von ihm so genannten Brigittenmeister zuschrieb. Die Kat. der Älteren Pinakothek und des GNM spiegeln den Forschungsstand. Buchner setzte den Namen »Meister des Ansbacher Kelterbildes« durch. Gleich Dörnhöffer lehnten auch Tietze und Tietze-Conrat die Beweinung Christi als Werk des Meisters ab und schrieben ihm eine Geburt Christi im Museum von Cleveland zu. Lutze und Wiegand datierten um 1510/15 und schrieben das Gemälde versuchsweise Hans Dürer zu. Strieder, der alle vier Bilder auf der Ausst. »Meister um Albrecht Dürer« in Nürnberg versammelte, wollte den Künstler mit Hans Springinklee identifizieren. Er verwies auf die Verwandtschaft mit Dürers obengenannten Holzschnitten und datierte um 1515/20. Winkler erwog für die Gruppe mit Ausnahme der Geburt Christi die Autorschaft Baldungs. Knappe teilte Winklers Meinung allein in Bezug auf das Kelterbild. Die Geburt Christi und die Hl. Familie gab er einem eigenen, aufgrund der Benutzung datierter Dürer-Holzschnitte nach 1511 in Nürnberg tätigen Künstler. Die Beweinung Christi in Venedig schloß er ganz aus. Gmelin gab die Hl. Familie versuchsweise Sebald Beham, dessen Kohlezeichnung eines Mönchs von 1519 (Wien, Akademie der bildenden Künste)[5] er verglich, die Geburt Christi dem Georg Pencz. Goldberg erwog die Möglichkeit, daß es sich bei Gm 1105 um eine Schöpfung der Dürer-Renaissance handeln könnte. Kutschbach machte glaubhaft, daß der Maler Dürers um 1503/05 entstandenen Jabach-Altar (Flügel in München, BStGS, Alte Pinakothek) kannte und für die Figur Josefs auswertete. Das Motiv des vor der Brust gehaltenen Hutes findet sich bei Dürers Josef, die sprechende Geste der Hand bei dessen Joachim. Mißt man die Bilder an der gleichzeitigen Malerei in Nürnberg, dann rücken sie, die Beweinung Christi ausgenommen, trotz einiger Unterschiede zusammen durch die eminente Dürer-Nähe, die gelängten Proportionen und kleinen Köpfe der Frauen, den Duktus der Faltengebung und die sensible Ausführung.

Auf eine alte Wiederholung von Gm 1105 machte Frau Monika Rogowska, Krakau, aufmerksam[6]. Sie erwog die Möglichkeit, daß beide Gemälde auf dieselbe graphische Vorlage zurückgehen könnten, doch läßt sich eine solche nicht nachweisen. Die herkömmlicheren Faltenfiguren des Krakauer Bildes lassen auf einen altertümlicheren Künstler oder auf eine von ihm benutzte Zwischenstufe schließen.

1 Lexikon der Kunst, Bd. 1, 1987, S. 177 – 178. – Marienlexikon, Bd. 1, 1988, S. 159 – 160.
2 LCI 4, 1974, Sp. 126 – 127.
3 Freundl. schriftl. Mitteilung Joachim Zeune, Bamberg, 31. Okt. 1995. Vgl. dazu auch Freitag-Stadler 1972.
4 Vgl. Bachtler, Diemer u. Erichsen 1980; dort als »nicht identifiziert«.
5 Vgl. Joseph Schönbrunner u. Joseph Meder: Handzeichnungen alter Meister aus der Albertina und anderen Sammlungen, Bd. 9. Wien 1904, Tf. 696.
6 Freundl. schriftl. Mitteilung vom 23. Juni 1991, nebst Foto, an das GNM.

Kat. München, Hofgartengalerie, 1805, Nr. 103. – Kat. München, Ältere Pinakothek, 1838 – 1865, Nr. 57; 1884 – 1904, Nr. 251. – Weizsäcker 1902, S. 85 (ohne Erwähnung von Gm 1105). – Röttinger 1904, S. 48; dazu Dörnhöffer 1904, S. 65. – Binder 1906, S. 62. – Kat. Erlangen, Gemäldegalerie, 1906, Nr. 13. – Kat. München, Ältere Pinakothek, 1911 u. 1913, Nr. 251. – Rieffel 1911, S. 341 – 342. – Buchner 1924: Petrarcameister, S. 209, Anm. 7. – Röttinger 1926, S. 115. – Ausst. Nürnberg 1928: Dürer, S. 86. – Tietze 1932/33, S. 107 – 108. – Tietze u. Tietze-Conrat 1935, S. 87, Abb. 20. – Winkler 1936, S. 73. – Lutze u. Wiegand 1936-37, S. 57, Abb. 101. – Thieme-Becker, Bd. 37, 1950, S. 19. – Buchner 1950, S. 310. – Ausst. Nürnberg 1961: Meister um Dürer, Kat.Nr. 244 (bearb. P. Strieder), Tf. 43. – Winkler 1961, S. 271. – Knappe 1961, S. 250. – Oettinger u. Knappe 1963, S. 82 – 83. – Gmelin 1966, S. 55 – 56. – Freitag-Stadler 1972, S. 198. – Hütt 1973, S. 441 – 442. – Bachtler, Diemer u. Erichsen 1980, S. 232, XII,33, Nr. 31. – Goldberg 1980, S. 139 mit Anm. 118. – Osten 1983, bei Kat.Nr. F 106. – Greiselmayer 1993, S. 231, 242 (Hängeplan), 252. – Strieder 1993, S. 142, 247, Abb. 172, Kat.Nr. 119. – Kutschbach 1995, S. 58, Abb. 43.

Augsburg

Meister des Seifriedsberger Altars, tätig 1. Viertel 16. Jahrh.

Zwei Flügel eines Altars aus Seifriedsberg, um 1515

DIE HLL. JOHANNES EV., AFRA(?), GEORG, JAKOBUS D.Ä. UND KATHARINA

Die Heiligen sind durch ihre Attribute ausgewiesen: Johannes durch den Becher, dem das Gift in Gestalt einer Schlange entweicht, Afra(?) durch den Baumstamm, Georg als Ritterheiliger durch die Kreuzfahne mit Turnierlanzenschaft und den Drachen zu seinen Füßen, Jakobus durch den Pilgerhut, Katharina durch Schwert und Rad. Standfiguren auf gefliestem Boden vor Goldgrund. Linker Flügel, Innenseite.

DIE HLL. ANDREAS, URSULA, HL. PAPST (GREGOR?), THOMAS UND APOLLONIA

Vier der Heiligen sind durch ihre Attribute ausgewiesen: Andreas durch das Kreuz mit schräggestellten Balken, Ursula durch den Pfeil, Apollonia durch den Zahn in der Zange, Thomas durch die Lanze. Den Papst zeichnet die Tiara aus. Standfiguren auf gefliestem Boden vor ehemals blauem Grund. Linker Flügel, Außenseite.

Tannenholz (Abies sp.), 145,5 x 69,6 cm – Auf der bemalten Außenseite Klebezettel Slg. König Ludwig I. von Bayern, 1828, Nr. 249; WAF »H.G.607 (1936) Inv.S.No.249«, darunter links die Nr.252, rechts »R 137«; auf dem Rahmen mit weißer Farbe »Gem.252«.

Gm 252. Leihgabe des Wittelsbacher Ausgleichsfonds / Bayer. Staatsgemäldesammlungen, Inv.Nr. WAF 607. – Slg. Fürst Oettingen-Wallerstein, Grundbuch 1817-18, § CII, erworben in Seifriedsberg, Markt Ziemetshausen, Kreis Günzburg – Slg. König Ludwig I. von Bayern, erworben 1828, I.W. 249 – Ab 1829 ausgestellt in Nürnberg, Moritzkapelle – 1882 GNM.

DIE HLL. BARBARA, ELISABETH VON THÜRINGEN, MAURITIUS, PAULUS UND PETRUS

Die Heiligen sind durch ihre Attribute ausgewiesen: Barbara durch die Patene mit der darüber schwebenden Hostie, Elisabeth durch Spitzwecken und Kanne, Mauritius durch die Fahne mit dem Stern, Paulus durch das Schwert, Petrus durch den Schlüssel. Standfiguren auf gefliestem Boden vor Goldgrund. Rechter Flügel, Innenseite.

DIE HLL. DOROTHEA, SEBASTIAN, NIKOLAUS VON BARI, AGNES UND PHILIPPUS

Die Heiligen sind durch ihre Attribute ausgewiesen: Dorothea durch den Korb mit roten und weißen Rosen, Sebastian durch die Pfeile, der Bischof Nikolaus durch die drei Goldklumpen, Agnes durch das Lamm, Philippus durch Kreuzstab und Buch. Standfiguren auf gefliestem Boden vor ehemals blauem Grund. Rechter Flügel, Außenseite.

Tannenholz (Abies sp.), 145,6 x 69,5 cm – Auf der bemalten Außenseite Klebezettel Slg. König Ludwig I. von Bayern, 1828, Nr.250; WAF »H.G.606 (1936) Inv.S.No.440«, darunter links die Nr.251; auf dem Rahmen mit weißer Farbe »Gm.251«.

Gm 251. Leihgabe des Wittelsbacher Ausgleichsfonds / Bayer. Staatsgemäldesammlungen, Inv.Nr. WAF 606. – Slg. Fürst Oettingen-Wallerstein, Grundbuch 1817-18, § CIII, Herkunft wie Gm 252 – Slg. König Ludwig I. von Bayern, erworben 1828, I.W. 250 – Ab 1829 ausgestellt in Nürnberg, Moritzkapelle – 1882 GNM.

Stärke 1,6 cm. Formate original. Außenseiten: Eindrücke umgebogener Stifte an den Rändern. – Bildseiten: Grundier- und Malkanten erhalten, Falzbreite unterschiedlich. Grundierung: dünn, auf den Innenseiten etwas dicker als auf den Außenseiten, Maserung durchgewachsen. Unterzeichnung: Feine, dünne, kurze Schraffuren in den Gesichtern, genaue Anlage der Schatten, teils konturhaft mit anderem Zeichenmedium in breiteren langen Linien und variierender Strichbreite. Metallauflage: Nimben, Teile der Gewänder und Attribute mattvergoldet, auf der Außenseite aufgrund starker Verschmutzung kaum erkennbar. Malerei: Überwiegend dünn, Hintergründe der Außenseiten übermalt mit Farbe aus grobkörnigem, ausgemischtem, azuritfarbenem Pigment. Innenseiten: Originale Hintergründe mit schwarzblauem transparentem Überzug, darüber spätere Mattvergoldung. Firnis: Außenseite matt, Innenseite etwas glänzend; stark verschmutzte Oberflächen, v. a. bei den Außenseiten.

Gm 251: 3 Bretter, Breiten (auf der Außenseite gemessen) von links oben 21,2, 21,7, 26,6 cm, unten 18,9, 26,0, 24,4 cm. – Außenseite: In der unteren rechten Ecke wenig alter Schädlingsbefall. Unterzeichnung: Oben Mitte »x 157«. Malerei: Grobe Striche in der blauen Dalmatik des Hl. Nikolaus. Im Brusttuch der Hl. Dorothea in die nasse Farbe mit dünnem Werkzeug Rautenmuster eingeritzt. – Innenseite: Unterzeichnung: Unterschied zur gemalten Ausführung beim Schwertgriff des Paulus und dem nur angedeuteten Verlauf der Säume. Malerei: Flächig; unter alter Übermalung ursprünglicher Faltenverlauf; am Mantelsaum in originaler Malschicht Buchstabenfolge; guter Zustand, kleine Fehlstellen, im Hintergrund Reste des originalen Blau.

Gm 252: 3 Bretter, Breiten (auf der Außenseite gemessen), von links oben 22,7, 21,3, 25,6 cm, unten 19,6, 21,1, 25,6 cm. – Außenseite: Schädlingsbefall vor allem an rechter Kante. Unterzeichnung: Oben Mitte »158«. Malerei: Starke Ausbrüche in Malschicht und Grundierung in der Tafelmitte; durch Übermalung veränderter Faltenwurf der Hl. Apollonia, Ärmel mit grobem Pinsel, im Schultertuch in feuchte Farbe geritzte Linien. – Innenseite: Malerei: Helle Farben bindemittelreich, deshalb feine Frühschwundrisse. – Restaurierung: August 1950 Reinigen, Blasen Niederlegen, Firnissen, Schäden Austupfen. MG

Es handelt sich um den linken und rechten Flügel eines Altars, dessen (verlorener) Schrein vermutlich geschnitzte Figuren der Muttergottes und weiterer Heiliger enthielt. Alle Heiligen tragen Nimben. Die Mehrzahl von ihnen ist bei Braune bestimmt. Noch Buchner wollte in der Heiligenfigur mit dem Baumstamm die Hl. Afra erkennen, doch erscheint die Patronin von Bistum und Stadt Augsburg gewöhnlich mit einer Krone und an prominenter Stelle im Bild[1]. Es ist unwahrscheinlich, daß der Maler sie gegenüber den anderen weiblichen Heiligen so entschieden benachteiligt hätte. Die mützenartige Kopfbedeckung und der hochgeschlossene Kragen sprechen eher für einen Mann, nicht so der Haarknoten über der Stirn. Mit einem dürren oder dornigen Ast als Attribut wird der Hl. Achatius, einer der vierzehn Nothelfer, dargestellt[2]. Der Hl. Nikolaus erscheint bei Buchner in der Bildunterschrift versehentlich als Hl. Augustinus.

Die Scheibennimben hinterlegen die Köpfe ohne diese oder sich gegenseitig zu bedrängen. Von den Heiligen tragen zwei pontifikale Kleidung, der Papst Kasel, Dalmatik und Albe, der Bischof Pluviale, Dalmatik und Albe, jener als Kopfbedeckung die Tiara, dieser eine Mitra. Beider Bischofsstäbe sind mit dem Pannisellus versehen. An den Kleidersäumen der Heiligen laufen in Gelb Buchstabenfolgen in Majuskeln der Humanisten-Antiqua entlang: Gm 251, Innenseite, bei Barbara am unteren Kleidersaum, links: I B D (D spiegelverkehrt) G O H K L, rechts obere Zeile: I A C M I O N (N spiegelverkehrt), untere Zeile (über Kopf): I L W H; bei Petrus am unteren Saum des grünen Mantels (übermalt und schwer leserlich): N O .. G (spiegelverkehrt) H I K M A B C D (D spiegelverkehrt) E F G, am Kragen und am unteren Saum des Gewandes Buchstaben angenäherte Zeichen ähnlich Z C X C. – Außenseite, bei Sebastian am Kragen: A I, bei Philippus am Kragen, am Ärmel und Mantelumschlag unterhalb seiner rechten Hand und am unteren Saum des Kleides Buchstaben angenäherte Zeichen, ähnlich U und V, dazu Rauten und eine Doppelraute. – Gm 252, Innenseite, bei Johannes am Kragen: M T O H (?), an seinem rechten Ärmel, obere Zeile: I H C (oder G) B (spiegelverkehrt) E L O W N, untere Zeile: O T I E (oder F), an seinem linken Ärmel obere Zeile: H, untere Zeile: I A P (oder B), am unteren Saum: I K I H G F A B C D (D spiegelverkehrt) E I (oder F). Indem der Maler das Alphabet vor-

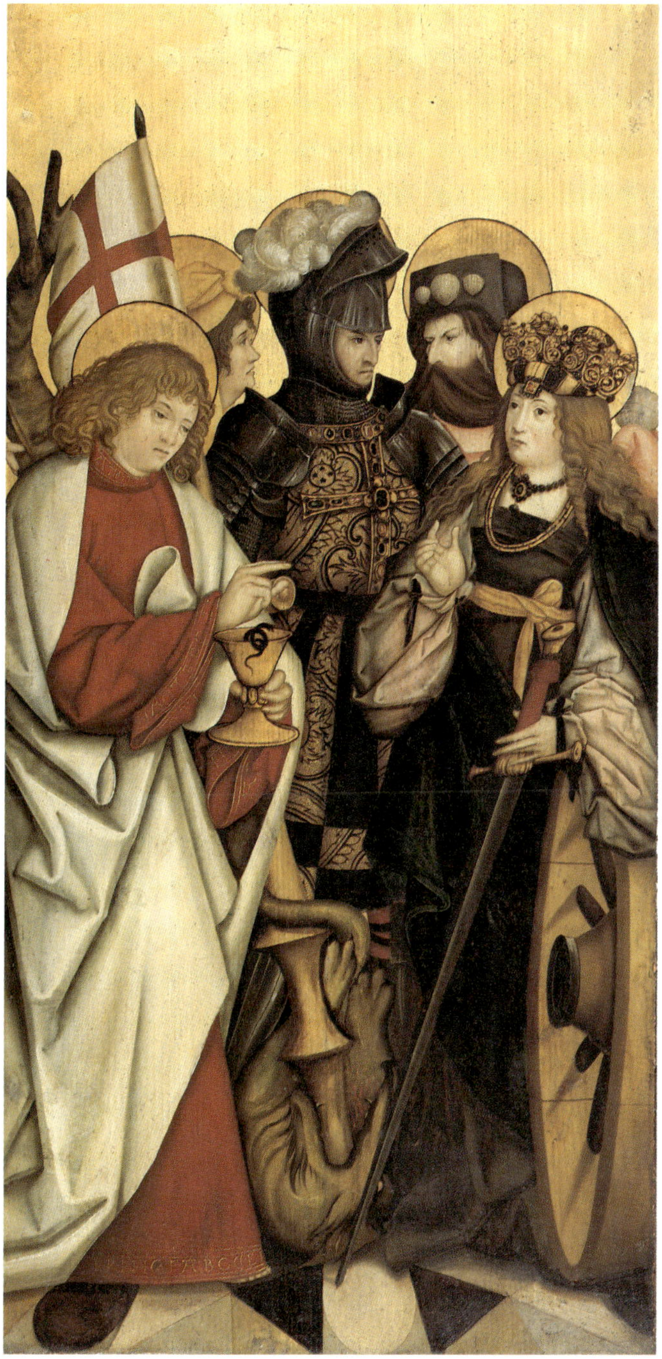

Gm 252

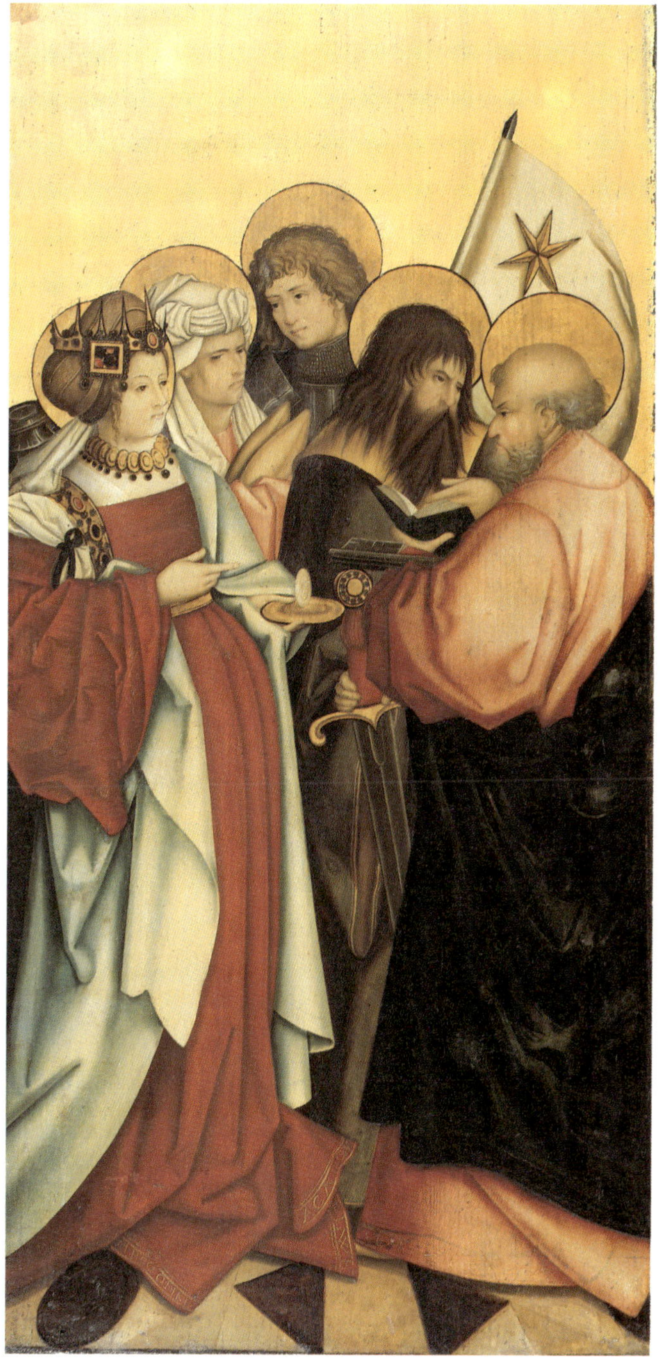

Gm 251

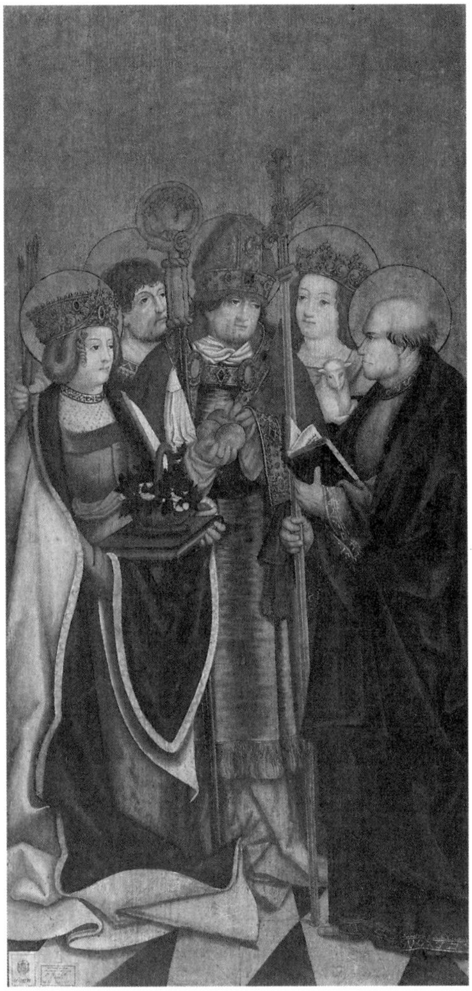
Gm 251

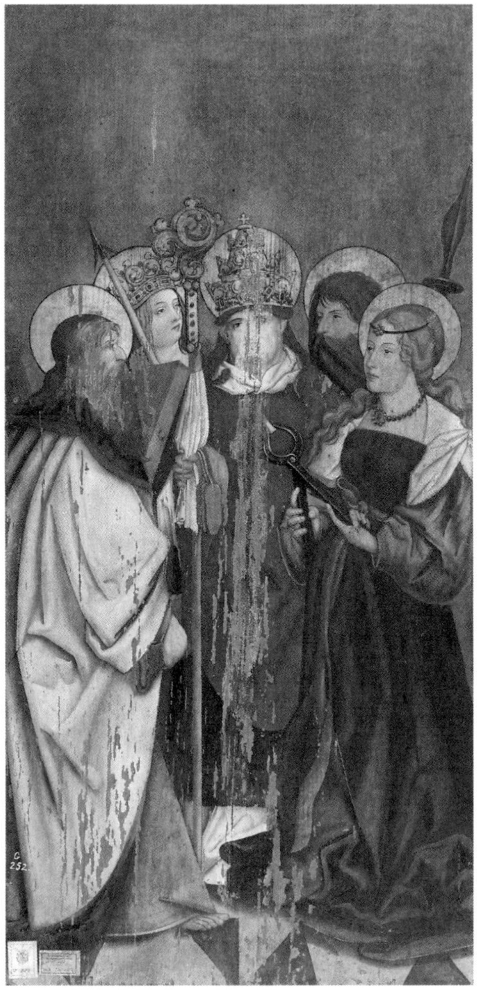
Gm 252

und rückwärts buchstabiert und Buchstaben außerhalb der alphabetischen Reihenfolge einstellt, suggeriert er verschlüsselte Texte, durch buchstabenähnliche oder geometrische Zeichen örtliche und zeitliche Ferne.

Einen Reiz der Heiligenversammlung macht der große Anteil der Goldschmiedekunst aus. Dazu gehören die Tiara des Papstes, die Kronen und der Schmuck der Frauen, Besatz und Schließe der Paramente, das Kreuz auf der Brust des Hl. Georg, Kreuzstab und Bischofskrümmen. Die Arme des Kreuzstabes sind als Lilien ausgebildet, Zeichen der Gnade (Jüngstes Gericht), eine der Krümmen enthält Weinblätter und Traube (Eucharistie). Der Anteil kunsthandwerklichen Details darf als Huldigung an die hochentwickelte Augsburger Goldschmiedekunst verstanden werden. Beim Kostüm sah der Maler, den brokatenen Waffenrock des Hl. Georg ausgenommen, auf ungemusterte Stoffe, unterscheidende Farbigkeit und großzügigen Faltenwurf. In den Faltenknittern und -brüchen lebt die Spätgotik fort. Bei den Schwertern der Hll. Katharina und Petrus fallen die langen Griffstücke (Hilzen) und die Quastenummantelung unterhalb der Knäufe auf.

Die Tafeln haben gelitten. Den ursprünglich blauen Hintergrund der Flügelinnenseiten deckt heute ein Goldgrund, der blaue Hintergrund der Flügelaußenseiten ist bis zur Unkenntlichkeit verschmutzt, ebenso dort die Vergoldung. Beim Petrus wurden offenbar unansehnlich gewordene Faltenfiguren rüde aufgefrischt und ihrer kristallinischen Prägnanz beraubt, die Buchstabenreihe dort übermalt.

Die Tafeln waren in der Slg. Oettingen-Wallerstein und in den Kat. der Moritzkapelle einem Maler Cramer (Kramer) von Ulm zugeschrieben. Waagen sah in ihm einen ungleich altertümlicheren, mehr handwerksmäßig ausgerichteten Vorläufer Martin Schaffners. Reber und Bayersdorfer ordneten die Tafeln in Kat. Moritzkapelle 1878 der fränkischen Schule zu, in Kat. 1882 der schwäbischen Schule um 1530, in Kat. 1885 der Schule Hans Burgkmairs, 1893 als schwäbisch um 1480 – 1490, Braune der Art des Meisters von Kirchheim. Lutze und Wiegand dachten aufgrund der »tiefen, satten Farbigkeit« an einen Augsburger, zumindest in Augsburg geschulten Maler. Buchner konnte ihn als Mitarbeiter Hans Burgkmairs an einem Marienaltar feststellen, von dem nur noch Teile erhalten sind[3]. Für den Hl. Georg auf Gm 252 wies er Burgkmairs Holzschnitt B. 3 von 1508 als Vorbild nach. Als für den Maler charakteristisch nannte er die »langezogenen, phlegmatisch gedehnten Gewandsäume, die gläsern-unstofflichen Faltenrücken und die dekorative Art der bald strohig sich lockenden, bald flaumig hingewischten Haare«. Anders als Lutze und Wiegand hielt er Gm 251 für den rechten, Gm 252 für den linken Flügel. Die entschiedene Kopfwendung der jeweils zentralen Figur gibt ihm recht. Die vergleichsweise simple und großflächige Ausführung steht hinter den feinfühligeren Entwürfen, wie sie die Unterzeichnung wiedergibt, zurück. Lutze und Wiegand und Buchner datierten die Altarflügel um 1520, doch zeigen sie noch etwas von der Vitalität und Frische der Frühzeit der Augsburger Renaissance.

1 Vgl. Künstle 1926, S. 35 – 36. – LCI 5, 1973, Sp. 38 – 41. – Schad 1992; auch auf einem Altarflügel in Augsburg, Dom, Gertrudenkapelle, führt die Hl. Afra mit einer Krone im Haar eine Gruppe weiblicher Heiliger an; vgl. Bruno Bushart: Neue Zuschreibungen an Leonhard Beck. In: Stefan Kummer und Georg Satzinger (Hrsgg.): Studien zur Künstlerzeichnung. Klaus Schwager zum 65. Geburtstag. Stuttgart 1990, S. 111, Abb. 2.
2 Vgl. Künstle 1926, S. 25 – 27. – LCI 5, 1973, Sp. 16 – 21.
3 Vgl. Buchner 1956, Abb. 1, 2, 13, 14; Rekonstruktionsversuch S. 35.

Kat.Slg. Oettingen-Wallerstein 1819, S. 53, Nr. 11, 12; 1826 u. 1827, Nr. 121, 122. – Moritzkapelle 1829 – 1846, Nr. 41, 43. – Kunstblatt 1829, S. 403. – Kugler 1836, S. 143. – Waagen 1843, S. 179 – 180, Nr. 41, 43. – Lotz 2, 1862, S. 338. – Moritzkapelle 1878 u. 1880, Nr. 59, 58. – Kat. 1882, Nr. 160, 161; 1885, Nr. 166, 167; 1893, Nr. 157, 158. – Braune 1909, Nr. 251, 252. – Reinach 3, 1910, S. 582, Abb. 1 (Gm 252, Innenseite), S. 651, Abb. 1 (Gm 251, Innenseite). – Grupp 1917, S. 93. – Schmoll 1918, S. 69. – Lutze u. Wiegand 1936-37, S. 170, Abb. 189 (Gm 251, Innenseite). – Buchner 1956, S. 38 – 42, 50, Abb. 3 – 6. – Schad 1993, Farbabb.S. 88 (Gm 252, Innenseite).

Baegert, Jan

Der sog. Meister von Cappenberg. Er führte diesen Notnamen nach einem Flügelaltar in der ehem. Prämonstratenser-Stiftskirche in Cappenberg bei Lünen. Geboren um 1465/70 wohl in Wesel, gestorben um 1530/35 ebenda, Sohn und Schüler des Malers Derick Baegert. Vermutlich war er auf der Wanderschaft in den Niederlanden. 1490/91 wird er in Wesel als Meister genannt, wo sein Name bis 1527 in zahlreichen Stadtrechnungen vorkommt. Bis zum Tod seines Vaters (1515) war er in dessen Werkstatt tätig, dann ihr Leiter. Nachrichten aus den Jahren 1517 bis 1522 beziehen sich auf seine Tätigkeit für das Benediktinerkloster Liesborn. Alfred Stange identifizierte den Meister von Cappenberg mit Jan Baegert.

EIN STIFTER IM JAGDKLEID (HL. HUBERTUS?)
um 1520/25

Halbfigur nach links mit zum Gebet gefalteten Händen. Der Dargestellte trägt ein Brokatkleid mit Hängeärmeln, ein rotes Samtwams, über einer Goldhaube die Gugel, eine Kapuze mit lappig ausgeschnittenem Schulterkragen, darüber einen Hut, dessen Krempe von einem Seidenband gehalten wird. Über der Brust sich kreuzende Ledergurte, die der Festigung des Gurtes mit dem Schwertgehänge zu seiner Linken dienen. Das Schwert zu anderthalb Hand zeigt ein Gefäß mit gedrücktem, kantigem Knauf und leicht geschwungenen gedrehten (»tordierten«) Parierstangen. Das Griffstück besteht aus einem mit Metallbändern umwickelten Holzkern. In der Außenseite der Scheide zwei Beimesser mit vergoldeten Metallgriffen. Die Führleinen links weisen auf den Jäger begleitende Jagdhunde hin. Oben Reste mehrerer Figuren. Fragment.

Eichenholz (Quercus), 33,5 x 25,1 cm, oben in ganzer Breite Anstückung von 2,8 cm – Auf der Rückseite in weißer Farbe »Gm. 34«; Klebezettel BStGS Inv.1855, Nr.5534; 1905, Nr.5749.

Gm 34. Leihgabe der Bayer. Staatsgemäldesammlungen, Inv.Nr.5534. – Zweibrücken, Galerie, Kat.1795, Nr.488 – Seit 1799 in München – BStGS Inv.1822, Nr.5153; 1905, Nr.5749 – Ab 1811 ausgestellt in Nürnberg, Burg; Inv. Centralgalerie 1817 und Verz. 1819, jeweils Nr. 223 – Ab 1840 im Landauerbrüderhaus – 1864 wieder auf der Burg – Ab 1876 Moritzkapelle – 1882 GNM.

Einzelbrett, oben Leiste von 2,8 cm Höhe angesetzt. Stärke 0,8 cm. Format allseitig beschnitten. – Rückseite: Allseitig über unterschiedliche Breite bei gleicher Schräge abgefast; rechts in der Mitte großer Ast, am unteren Rand kleinerer, der nicht bis auf die Vorderseite reicht. Am linken Rand in der Mitte Kerbe, oben in der Mitte drei Löcher, unten ein weiteres mit dem Rest eines Dübels. – Bildseite: Grundier- und Malkanten nicht vorhanden. Grundierung: Relativ dünn, an den Rändern ausgesplittert. Unterzeichnung: In Inkarnaten und in hellen Gewandpartien fein, mit lockerer Schraffur. Malerei: Pentiment: Unter linkem Arm Horn mit zwei Halterungen, die Öffnung zeigt nach hinten; Veränderung mit bloßem Auge zu erkennen; Auftrag leicht pastos; Brokat mit gemaltem Muster aus bleizinngelbfarbenen Parallelschraffuren und roten lackartigen Linien, diese teils zu blassem Rosa verändert. Retuschen im weißen Ärmelfutter, rotem Ärmel des Wamses und Hintergrund. Firnis: Gleichmäßig. – Restaurierungen: Januar 1950, 1952 barocke Übermalung des Hintergrundes abgenommen; Juni 1958. MG

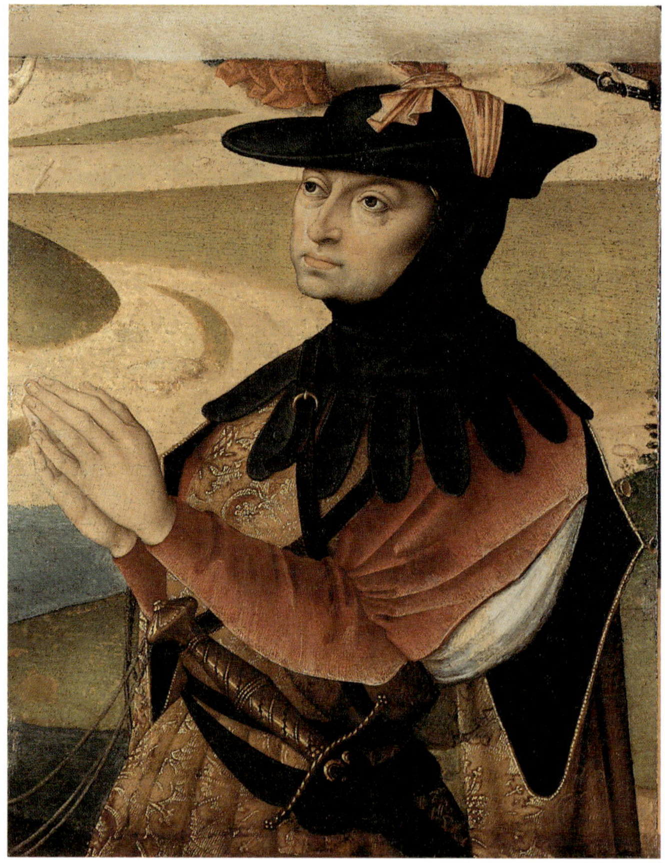

Gm 34

Die barocke Übermalung der Landschaft mit einem braunen Grund und schräg einfallendem Lichtstrahl gab dem Fragment das Aussehen eines selbständigen Bildes[1]. Die gefalteten Hände des Dargestellten sprachen für einen religiösen Zusammenhang. In den Inventarbänden der Nürnberger Burg war das Bild Lucas Cranach zugeschrieben, im Kat. des Landauer Brüderhauses läuft es als »Unbekannt. Der heil. Hubertus betet«. Reber und Bayersdorfer in Kat. 1882 ordneten es als niederdeutsch um 1520 ein. In Kat. 1885 ergänzten sie: »Er blickt nach der bekannten Vision empor, die jedoch außerhalb des Bildes zu denken ist«. Nach der Legende, wie sie Jacobus de Voragine übereinstimmend für den Hl. Eustachius (Fest 20. Sept.) in der Legenda aurea (1263/73) erzählt[2], erschien dem Hl. Hubertus (Fest 3. Nov.) auf der Jagd ein Hirsch mit einem Kruzifixus zwischen den Stangen seines Geweihs, was dazu führte, daß sich der Jäger zum Christentum bekehrte und taufen ließ[3]. Albrecht Dürer hat die Vision des Hl. Eustachius in einem berühmt gewordenen Kupferstich B. 57 dargestellt. In Kat.1893 sprachen Reber und Bayersdorfer Gm 34 als rechtsseitiges Flügelbild zu einem verlorenen Mittelbild an, das die Vision des Hl. Hubertus gezeigt hätte. In dem Dargestellten sahen sie den als Hl. Hubertus ausgestatteten Stifter des Altars. So auch Braune. Lutze und Wiegand schlossen auf ein wahrscheinlich rechtsseitiges Flügelbild eines Diptychons. Die Abnahme der barocken Übermalung des Hintergrundes 1952 förderte die Landschaft zutage und wies Gm 34 als allseitig beschnitten aus. Gundula (Tschira) van Oyen sah das Bild als Fragment eines Kalvarienberges an, dem sie 1953 insgesamt zehn Fragmente zuzählte, 1972 noch acht (hier mit ihren Kat.Nrn. gezählt), nämlich Reiterzug aus einem Tor, Teil der Kreuztragung (Nr. 14. Dortmund, Museum für Kunst und Kulturgeschichte), Kreuztragung, Hl. Veronika und Teil der Würfelszene (Nr. 15. Karlsruhe, Badisches Landesmuseum), Mariengruppe zur Kreuztragung gehörig (Nr. 16. München, Aukt. Helbing, 3. – 4. Mai 1933, Nr. 460), Teil des rechten Schächers, ein Männerkopf und eine männliche Halbfigur im Profil, über der linken Schulter ein Schild mit Doppeladler (Nr. 17. Rheinischer Privatbesitz), Schmerzensantlitz Mariens (Nr. 18. Niederländischer Privatbesitz), Trauernde aus der Mariengruppe unter dem Kreuz Christi (Nr. 19. Münster, Westfäl. Landesmuseum für Kunst und Kulturgeschichte), Halbfigur eines Stifters in Jagdkleidung (Gm 34) und Grablegung Christi (Nr. 21. Utrecht, Aartsbisschoppelijk Museum)[4]. Sie datierte um 1522. Den »Stifter« hielt sie für ein Mitglied des Jülichschen Herzoghofes. Appuhn und Pieper meldeten gegen die Rekonstruktion Bedenken an. Goldberg u. Scheffler bezweifelten aufgrund des abweichenden Verlaufs der Holzmaserung die Zugehörigkeit zu den Fragmenten des Kalvarienberges. Appuhn sah in dem Dargestellten von Gm 34 weiterhin den Hl. Hubertus[5]. Die dem geläufigen Stifterbild widersprechende Jagdausrüstung einerseits, der auszeichnende Brokat andererseits lassen auf eine Darstellung des genannten Heiligen schließen, die Reste figürlicher Malerei am oberen Bildrand aber nicht auf eine zu einem Jagdbild gehörende Staffage, eher auf eine andere Szene derselben Legende. Zu erklären wäre der Verzicht auf den Heiligenschein, doch fehlt er auch auf Dürers Stich. Baegert tilgte das Jagdhorn womöglich aus dem Grund, weil er es zur Linken des Jägers plaziert hatte, es gehört aber auf seine rechte Seite, wo es der spätere Maler mit gutem Grund anbrachte. Es wäre denkbar, daß sich der Auftraggeber in der Gestalt des Hl. Hubertus, der dann sein Patron gewesen sein müßte, abbilden ließ.

1 Im übermalten Zustand abgebildet bei Lutze u. Wiegand 1936–37.
2 Dt. Ausgabe von Richard Benz o.J. (1955), S. 821 – 828. Zur Ikonographie Künstle 1926, S. 220 – 221. – LCI 6, 1974, Sp. 194 – 199.
3 Zur Ikonographie Künstle 1926, S. 311 – 313. – LCI 6, 1974, Sp. 547 – 551.
4 Alle abgebildet bei Tschira von Oyen, 1954 und 1972.
5 Zur Diskussion der möglichen Rekonstruktion vgl. die von Goldberg und Scheffler in Kat. München 1972 zitierten Korrespondenzen.

Heller 1821, S. 213. – Nagler 3, 1836, S. 181. – Landauerbrüderhaus 1840 u. 1860, Nr. 188. – Heller 1854, S. 88. – Moritzkapelle 1878 u. 1880, Nr. 7. – Kat. 1882, Nr. 59; 1885, Nr. 59; 1893, Nr. 61. – Kaesbach 1907, S. 4, Nr. 27, S. 41. – Braune 1909, Nr. 34. – Eßwein u. Hausenstein 1923, Tf. 1. – Neuhaus 1935, S. 11, Bild 1. – Lutze u. Wiegand 1936-37, S. 93, Abb. 357. – Ausst. Münster 1937: Derick Baegert, Kat.Nr. 82. – Baudisch 1940, S. 2. – Ausst. Schaffhausen 1947: Meisterwerke, Kat.Nr. 82. – Thieme-Becker, Bd. 37, 1950, S. 173. – Buchner 1953, S. 39 – 40, Nr. 23, Abb. 23. – Oyen 1953, S. 24 ff, 158 ff, Nr. 13 – 23, besonders Nr. 23. – Oyen 1954, S. 104 – 114, Nr. 10, Abb. 44 (Rekonstruktion), 45. – Strieder 1954, S. 47. – Ausst. Cappenberg 1972: Jan Baegert, Kat.Nr. 18 (bearb. H. Appuhn), Tf. 27. – Goldberg u. Scheffler 1972, S. 37 – 40, Abb. 111. – Tschira van Oyen 1972, S. 33 – 35, Nr. 20, Abb.Tf. XXIX. – Osten 1973, S. 137. – Führer 1977 u. 1980, Nr. 277; 1985 u. 1994, Nr. 273, jeweils Farbabb. – Kat. Münster, Westf. Landesmuseum, 1986 (bearb. P. Pieper), bei Kat.Nr. 83.

Baldung, Hans, genannt Grien

Geboren zwischen Juli 1484 und Juli 1485 wahrscheinlich in Schwäbisch Gmünd, gestorben im Sept. 1545 in Straßburg. Maler, Zeichner für Glasgemälde und Holzschnitte. Er entstammte einer Familie von hohem Bildungsstand und öffentlicher Wirksamkeit. Um 1503/07 war er in Albrecht Dürers Werkstatt in Nürnberg tätig, zeichnete für den Holzschnitt (»Beschlossen Gart«, 1505) und lieferte Visierungen für Glasgemälde (Kreuzgang des Nürnberger Karmeliterklosters). Wohl auf Vermittlung Dürers malte er 1507 für den Erzbischof Ernst von Magdeburg und Halle zwei Altäre. Im April 1509 erhielt er das Bürgerrecht in Straßburg, bald darauf heiratete er. Um 1511/15 arbeitete er für den Markgrafen Christoph I. von Baden, von 1512 bis 1517 war er in Freiburg i.Br. ansässig, wo er den Hochaltar für die dortige Pfarrkirche, das heutige Münster, malte. Daneben entstanden umfangreiche Zyklen von Glasfenstern. Am 5. Mai 1917 erneuerte Baldung sein Straßburger Bürgerrecht, 1527 erwarb er ein Haus, ab 1533 bekleidete er eines der 15 Schöffenämter seiner Zunft, 1545 wurde er Ratsmitglied. Gleich Dürer beschäftigten ihn theoretische Studien.

Flügelaltar mit der Marter des Hl. Sebastian, 1507

DIE MARTER DES HL. SEBASTIAN

Sebastian, ein römischer Offizier unter Kaiser Diokletian, hat sich als standhafter Christ zu erkennen gegeben und wird zur Strafe mit Pfeilen beschossen. Hinter dem Heiligen das Selbstbildnis des Malers. Beide blicken den Betrachter an. Bergige Landschaft mit Wasser. Mitteltafel.

HL. STEPHANUS

Den Diakon weisen die Tonsur und die seitlich bis zu den Ärmeln hinauf geschlitzte, brokatene Dalmatik aus. Die Steine in der gerafften Dalmatika und am Boden sind das Attribut seines Martyriums. In seiner Linken das Evangelienbuch. Landschaft mit befestigter Stadt. Linker Flügel, Innenseite.

HL. CHRISTOPHORUS

Der Heilige, der einen Birkenstamm als Stecken benutzt, trägt das Christuskind auf der Schulter über den Fluß. Das Kind blickt den Betrachter an. Rechter Flügel, Innenseite.

HL. APOLLONIA

Attribut der Heiligen ist die Zange, mit der ihr die Zähne einzeln herausgerissen wurden. Landschaft mit befestigter Stadt. Linker Flügel, Außenseite.

HL. DOROTHEA

Ein Kind (Christus) bringt der Heiligen einen Korb mit Rosen, zum Zeichen, daß sie nach ihrem Martyrium ins Paradies kommen wird. Die Heilige blickt den Betrachter an. Landschaft. Rechter Flügel, Außenseite.

Lindenholz (Tilia sp.), Mitteltafel 121,4 x 78,7 cm, linker Flügel 121,4 x 32 cm, rechter Flügel 121,4 x 32,1 cm – Auf der Mitteltafel unten halblinks bez.: »·HG [ligiert]·/·1507·«.

Gm 1079. Leihgabe der Stadt Nürnberg. – Justizkommissar Wilke, Halle – Slg. Friedrich Lippmann, Wien; Aukt. H. O. Miethke, Wien, 1876 – Fräulein Gabriele Przybram, Wien – Slg. Mme. Hermann Goldschmidt, Brüssel; Aukt. Muller & Co., Amsterdam, 17. – 19. Juni 1924 – Erworben 1924 auf der Auktion Goldschmidt-Przybram.

Äste weitgehend entfernt und durch Kittmasse ersetzt. Innenseiten der Flügel mit fein gewobener Leinwand überzogen; auf den Außenseiten Brettfuge mit Leinwandstreifen kaschiert. Format der Flügel original. Tafeln im Nutrahmen grundiert und bemalt. Grundierung: Auf der Mitteltafel und den Innenseiten der Flügel dünner als auf den Außenseiten der Flügel. Unterzeichnung: Pinsel; Kontur-, Binnenzeichnung, Schatten in Schraffuren. Malerei: Goldfäden der Brokatstoffe in hellgelber Farbe. – Restaurierung: 1949.

Mitteltafel: 5 Bretter, mittlere Breiten von links 10,7, 15,7, 21,0, 12,3, 19 cm. Stärke auf 0,8 cm gedünnt. Ast im zweiten Brett auf Höhe des grünen Mantels des Künstlers entfernt, kleinere Vertiefungen im Holz aufgekittet. Bildträger durch Schädlingsbefall und Risse in der Bildmitte schwer geschädigt. Format allseitig geringfügig beschnitten. – Rückseite: Enges Flachparkett. Oben und unten zur Stabilisierung der Risse dünne Eichenfurniere. Offenliegende Fraßgänge noch vor der Parkettierung mit grauschwarzer Masse aufgekittet. Bildseite: Grundier- und Malkanten unten und seitlich vorhanden. Malerei: Starkes Gitterkrakelee in den Schatten der grünen Farbflächen. Kittungen und großflächige Retuschen entlang des Risses und am unteren Rand; schwarze Schnüre am Puffärmel des linken Schergen großenteils ergänzt; Braun der Haare und Schatten in den Inkarnaten teilweise verputzt und punktuell ausretuschiert. Punktretuschen im Körper Sebastians und im Gewand des gelbgekleideten Schützen. Randbereiche teilweise übermalt.

Linker Flügel: 2 Bretter, mittlere Breiten von links 14,2, 17,8 cm. Stärke ca. 1,0 cm. Ast auf Höhe der linken Hand Stephanus durch Holzintarsie ersetzt. Alter, geringer Schädlingsbefall. – Außenseite: Malerei: Pentiment: Gesicht der Hl. Apollonia verbreitert. Punktuelle Retuschen im Gewand. – Innenseite: Malerei: Pentiment: Kopf des Hl. Stephanus nach unten versetzt, sein Gesicht verbreitert. Verputzungen auf der Stirn, punktuelle Retuschen in seiner linken Gesichtshälfte, linke Hand übermalt.

Rechter Flügel: 2 Bretter, mittlere Breiten von links 16,0, 16,1 cm. Stärke ca. 0,9 cm. – Außenseite: Verputzung der Schatten im Gesicht der Hl. Dorothea, ihr linker Unterarm übermalt. – Innenseite: Im Hintergrund großflächige Ergänzungen, kleinere im roten Gewand des Christophorus und an seinem Baumstämmchen. AB

Es handelt sich um ein Triptychon mit beweglichen Flügeln. Der Altar stammt, wie Rolf Hünicken archivalisch nachweisen konnte[1], aus der 1523 von Kardinal Albrecht von Brandenburg eingeweihten Kollegiatskirche in Halle, dem sog. Dom. Der ursprüngliche Bestimmungsort des Altars ist nicht bekannt, doch soll er gleich dem Dreikönigsaltar (Berlin, Gemäldegalerie) zuvor in der Liebfrauenkirche in Halle gewesen sein. Den Auftrag dürfte Albrechts Amtsvorgänger Erzbischof Ernst von Wettin († 1513) erteilt haben. Er ist bekannt als Erbauer der Moritzburg.

Der Kult des Hl. Sebastian (Fest 20. Jan.) war in Deutschland weit verbreitet. Der Heilige, der um seines christlichen Glaubensbekenntnisses willen gemartert und nach seiner Wiedergenesung mit Keulen totgeschlagen wurde, zählt zu den vierzehn Nothelfern. Die Schützengesellschaften verehrten ihn als Schutzpatron. Sein Martyrium gehörte zu den meistbehandelten Themen der spätgotischen Malerei[2]. Märtyrer waren auch der Diakon Stephanus (Fest 26. Dez.) und der Riese Christophorus (Fest 25. Juli), ebenso die Hll. Apollonia (Fest 9. Febr.) und Dorothea (Fest 6. Febr.)[3].

Aufgabe für einen Maler der Sebastiansmarter war es, den gefesselten Heiligen und die auf ihn zielenden Kriegsknechte in einen glaubhaften räumlichen und funktionalen Zusammenhang zu bringen. Der erzählenden Graphik standen hier andere Möglichkeiten zur Verfügung als der repräsentativen Malerei. Auf einem Altarbild hatte sich der Märtyrer den ihn verehrenden und ihre Gebete an ihn richtenden Gläubigen zu präsentieren, ohne allzusehr in die Aktionen seiner Peiniger verflochten und von ihnen verdeckt zu sein. Erbarmungswürdig durch seine Leiden, mußte er doch den Eindruck erwecken, für seine Schutzbefohlenen wirksam werden zu können. Die auf ihn anlegenden Schützen konnten bei der notwendigerweise verkürzten Distanz zum Heiligen und ihrer aus Gründen der Hierarchie erfolgten Unterordnung trotz ihrer greifbaren Präsenz kaum mehr als attributive Funktion haben. Sie legen die Pfeile ein und spannen die Bogen, aber die Handlung bleibt markiert, könnte bei den vorgegebenen Positionen so nicht ablaufen. Der vordere Schütze, der im Begriff steht, den Pfeil abzuschießen, ist Linkshänder. Nichtdestoweniger

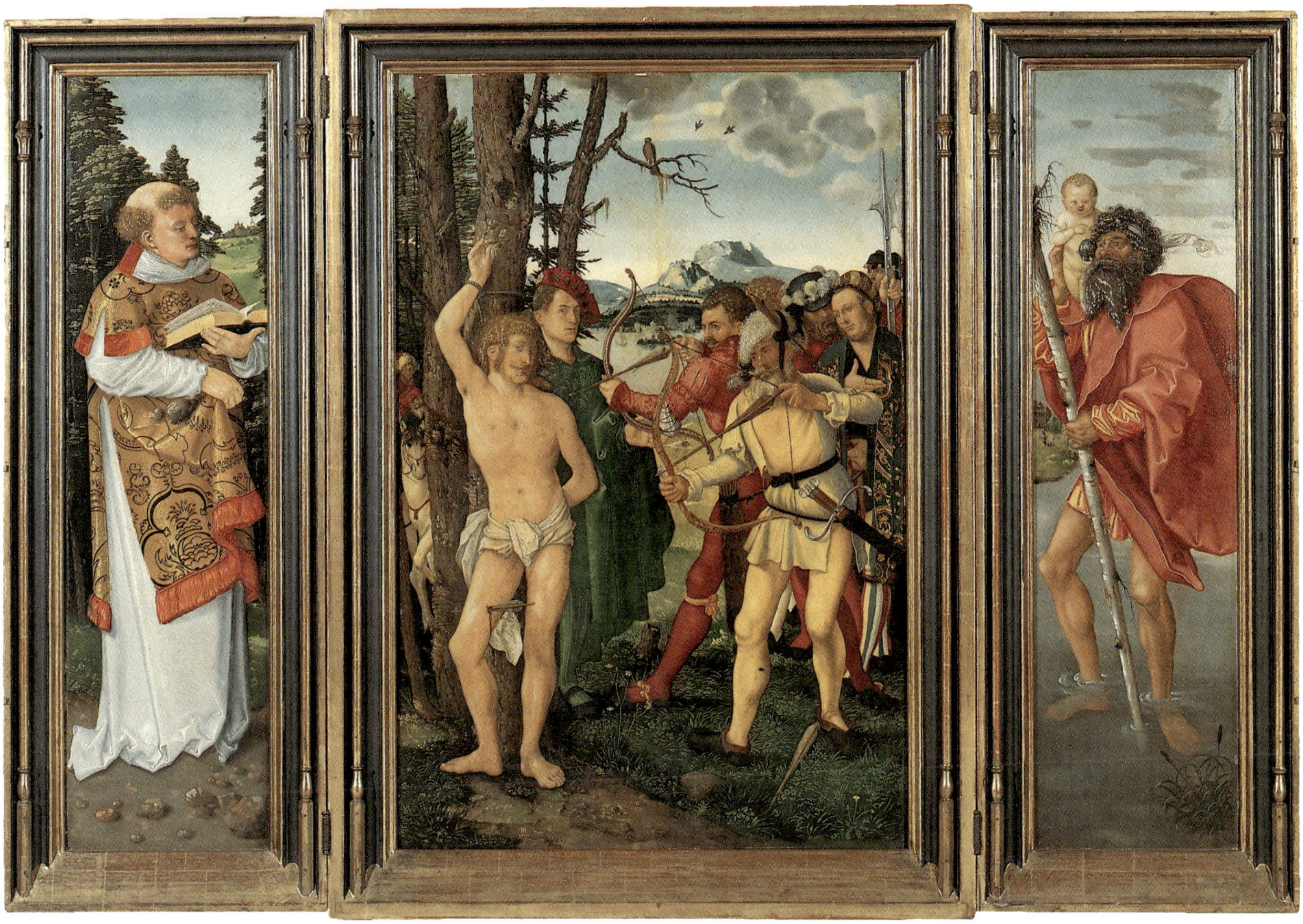

Gm 1079

trägt er das Schwert auf der linken Seite. Es zeigt s-förmig gebogene Parierstangen, zwei Beimesser und einen zwischen Scheiben- und Ohrenform vermittelnden Knauf. Die Bögen sind orientalische Reflexbögen mit türkischem Arabeskenmuster, die Geschosse zeigen die Befiederung von Armbrustbolzen, das eine eine Pfeil-, das andere eine Armbrustbolzenspitze. Der hintere Schütze trägt einen mit Pfeilen bestückten Köcher. Er ist fellbezogen mit den Haaren nach unten, um Nässe fernzuhalten[4]. Ihre Kleidung ist bunt und auffallend. Warum die Wahl des Auftraggebers auf den Hl. Sebastian fiel, beantwortete v.d. Osten dahingehend, daß der Heilige gut gegen Hautkrankheiten war und Bischof Ernst an einer syphilitischen Erkrankung litt, an der er 1513 starb.

Baldung hat sein eigenes Bildnis in der Gestalt des eleganten jungen Mannes nächst dem Heiligen angebracht, in eben jenes von ihm bevorzugte Grün gekleidet, das ihm den Namen »Grien Hans« eintrug. Er trägt ein modisches Barett mit eingeschnittener und genestelter Krempe. Indem er eine Statistenrolle übernahm, konnte er zur Größe des Heiligen aufwachsen – anders als Dürer, der im Rosenkranzfest von 1506 (Prag, Nationalgalerie) und in der Marter der 10 000 von 1508 (Wien, Kunsthistorisches Museum) eine Beobachterposition im Hintergrund bezog. Den Verfolgern des Heiligen zugesellt und doch von ihnen getrennt, bekennt sich der Maler als Sünder, der in die Gebete des frommen Betrachters einzuschließen wäre. Die sprechende Geste seiner linken Hand mag in diesem Sinne gedeutet

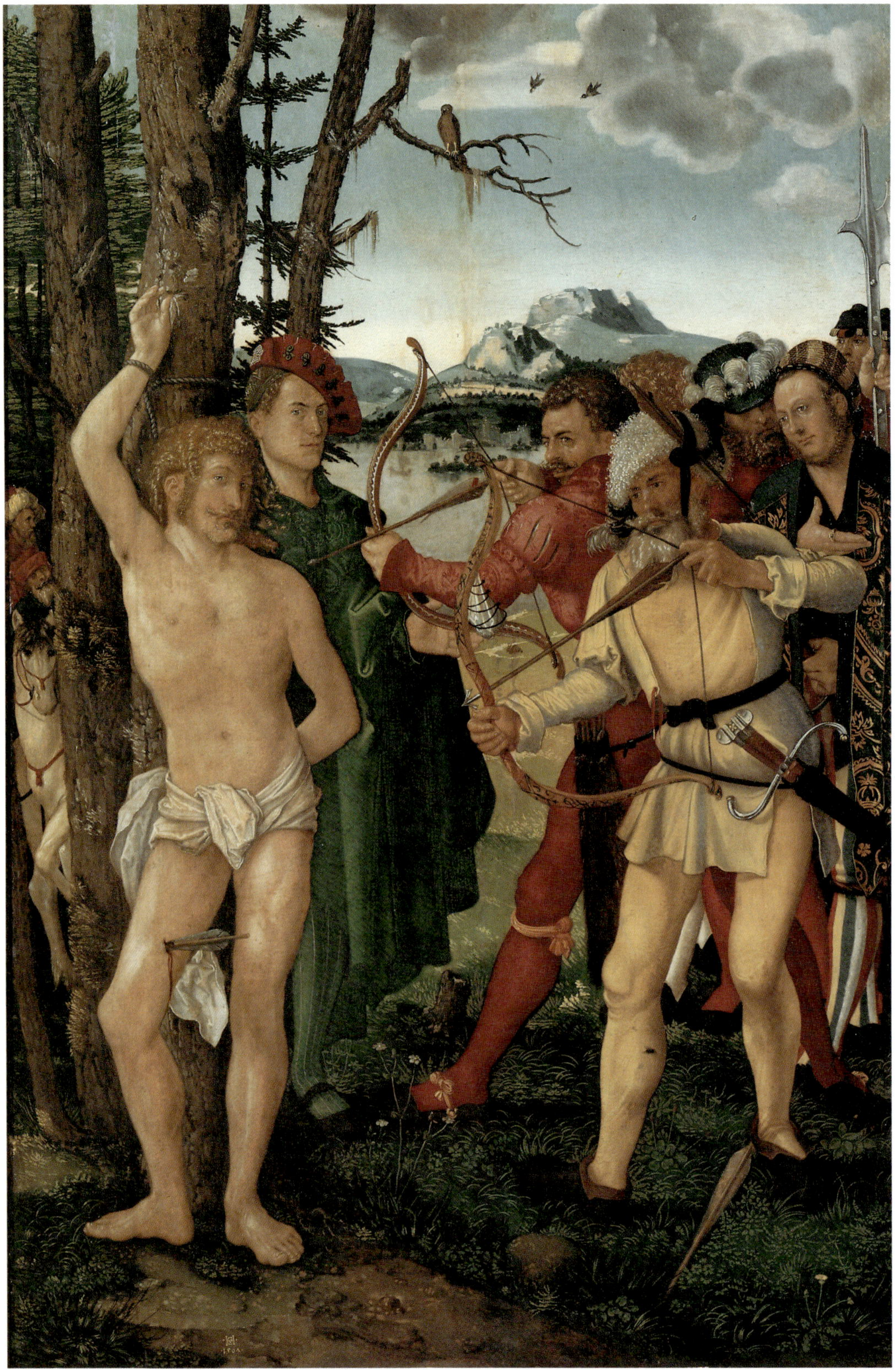

Gm 1079

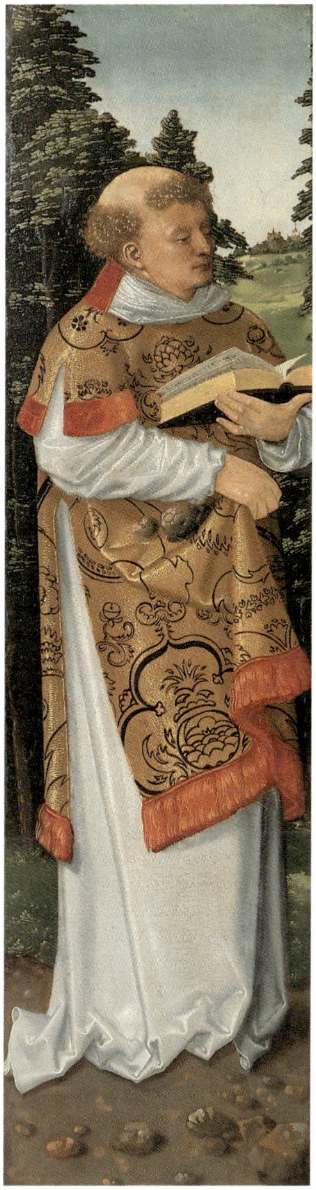
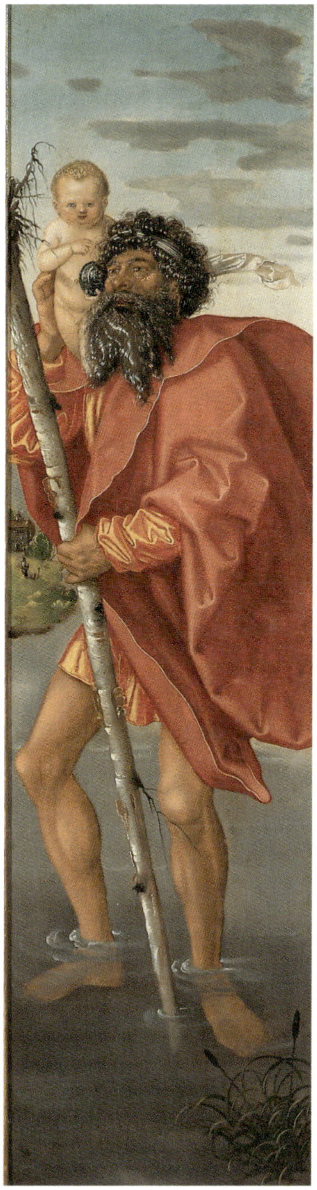

Gm 1079

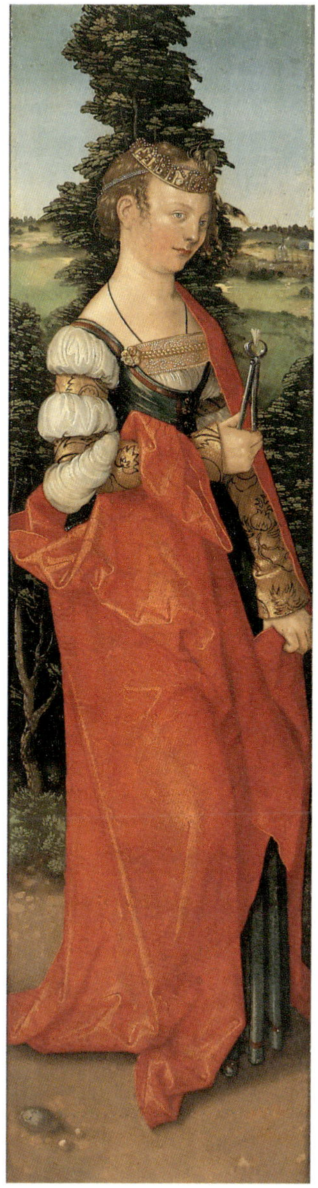
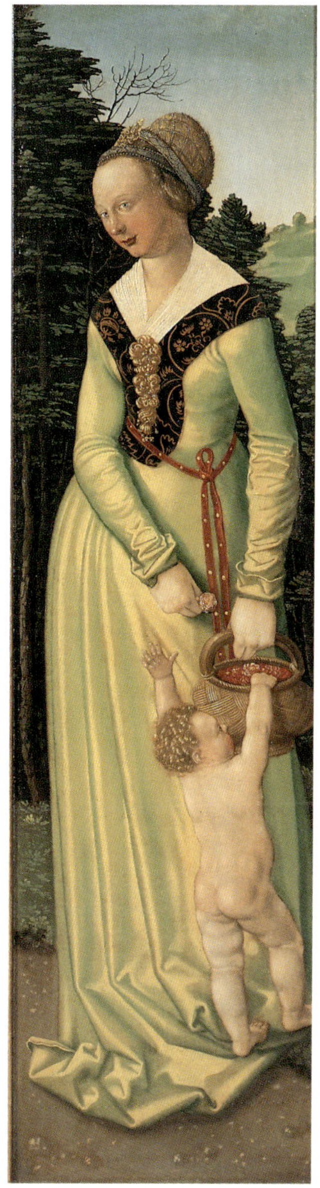

Gm 1079

werden. Daß Baldung frontal in die nächste Nähe des Heiligen rückt, markiert aber auch sein Selbstbewußtsein und darüberhinaus das des schöpferischen Künstlers. Koerner hat die »Verdoppelung« des Heiligen, das Maß der Identifikation des Künstlers mit ihm und die an Dürers Selbstbildnis gemahnende Imitatio angesprochen. Schon Hartlaub bemerkte, daß die Pfeile eigentlich auch den Künstler treffen müßten. Daß er im Bild so exponiert Stellung bezieht, macht es schwer, Namen für die anderen Männer zu finden. Sind sie nicht Porträt, so sind sie doch Modell. Am meisten interessiert der Mann mit der Haarhaube, der wohl eher der kaiserliche Präfekt als der Kaiser selbst ist. Rieffel (1892), auf der Suche nach Porträts von Zeitgenossen, sah in ihm den Humanisten Conrad Celtis, Baumgarten (1904) mit besseren Gründen den Stifter des Altars. Wenn es sich, wie v.d. Osten meinte, um den geistlichen Auftraggeber, Erzbischof Ernst, handelt, hätte er sich mit einer zweiten Rolle zufriedengegeben. Insgesamt erstaunt es, daß dem Maler eine derartige Freiheit eingeräumt wurde.

Koerner wollte in dem vom Baumstamm halbverdeckten Schimmel den »equus pallidus«, das bleiche Pferd der »Apokalypse«, das der Tod reitet, erkennen, doch pflegte Baldung seine Schreckgestalten unverblümter vor Augen zu stellen. Die Fliege am Bein des Bogenschützen ist Symbol des Bösen. Sie bezeichnet zusätzlich zu der als negativ erachteten gelben Kleidung das Verwerfliche seines Tuns, wirkt auf den Betrachter aber auch als Augentäuschung (»Trompe-l'oeil«)[5]. Der Baumfalke (Falco subbuteo), den die Mehlschwalben (Delichon urbica) angreifen oder verspotten, dürfte den Heiligen und seine Verfolger symbolisieren[6]. Nicht eindeutig ist der Gegenstand in der Hand des Christuskindes auf der Schulter des Hl. Christophorus. Zu der üblichen Weltkugel fehlen ihm Rundform und Kreuz.

Baldung hat der Vegetation und den Landschaftsräumen besondere Beachtung geschenkt. Von den Pflanzen auf dem Mittelbild läßt sich die Walderdbeere (Fragaria vesca) neben dem linken Fuß des vorderen Bogenschützen bestimmen. Die nierenförmigen Blätter hinter seinem rechten Fuß könnten vom Scharbockskraut (Ranunculus ficaria) sein. Ähnlich, jedoch dunkelgrün wäre die Haselwurz (Asarum europaeum). Die Blütenstände sind sicher Phantasie und passen nicht zu den Blättern[7]. In die Landschaftsgründe sind skizzenhaft angelegte Stadtbilder eingebettet, auf dem Wasser findet sich ein einmastiges Fahrzeug mit gesetztem Rahsegel[8]. Hinter dem Hl. Stephanus sieht man eine stattliche Burganlage oder befestigte Stadt. Dominant ist ein donjonartiger runder Eckturm mit größeren Fenstern und einem breiten Erker sowie einem ausgekragten Obergeschoß mit mehreren Erkertürmchen; dahinter ein spitziges Kegeldach. An den Rundturm schließen beiderseits Mauerzüge an, dahinter weitere Bauten mit Dächern. Rechts vom Rundturm ein viereckiger Turm mit Fachwerkaufbau. Dahinter ein langestrecktes Dach[9].

v.d.Osten (1983) wies mit Recht auf die »formelle Freiheit von der Dürerwerkstattt« hin. Sie schloß den Verzicht auf eine räumliche Entfaltung der Figurenkomposition ein. Die attackierende Farbigkeit gewann Baldung vermutlich aus seiner Beschäftigung mit der Glasmalerei, lieferte er doch ab 1505 Visierungen für die Fenster im Kreuzgang des Nürnberger Karmeliterklosters[10]. Ausführende Werkstatt war die Veit Hirsvogels d.Ä. Die Glasgemälde verblüffen durch die Kraft der geschlossenen Farbflächen. Es ist denkbar, daß Baldung auf einer Reise zum Hallenser Auftraggeber mit Werken Lucas Cranachs wie dessen Katharinenaltar von 1506 (Dresden, Gemäldegalerie) in Berührung kam. Der stark dekorative Anteil bei den weiblichen Heiligen, die Baldungs Frauenfiguren vom Paumgartner-Altar (Schwabach, Evang.-luth. Stadtkirche St. Johannes und St. Martin) an Farbe und Aufwand weit hinter sich lassen, legt, worauf Strieder hinwies, eine solche Begegnung nahe.

1 Mitgeteilt bei Lutze u. Wiegand 1936-37.
2 Künstle 1926, S. 524 – 528. – LCI 8, 1976, Sp. 318 – 324.
3 Vgl. LCI 8, 1976, Sp. 546 – 550, und die Artikel des LCI zu den einzelnen Heiligen.
4 Freundl. Hinweise Johannes Willers, GNM, April 1997.
5 Vgl. Kühnel 1989.
6 Die Bestimmung der Vögel durch Peter Mühling, Nürnberg, freundl. schriftl. Mitteilung vom 20. Mai 1996. Der Falke, soweit er mit Tauben erscheint, ist negativ besetzt, so daß die Deutung offenbleibt; vgl. Peters 1973, Sp. 1301 – 1305; freundl. schriftl. Hinweis Anna Bartl, GNM, 5. Okt. 1993.
7 Die botanischen Bestimmungen von Hermann Schmidt, Nürnberg, freundl. schriftl. Mitteilung vom 18. März 1996.
8 Freundl. Mitteilung Boye Meyer-Friese, Hamburg, 23. Okt. 1996.
9 Die Beschreibung der Burg von Joachim Zeune, Bamberg, freundl. schriftl. Mitteilung vom 30. Mai 1996.
10 Heute in Nürnberg-Großgründlach, Evang.-Luth. Pfarrkirche St. Lorenz, und Nürnberg-Wöhrd, Evang.-Luth. Pfarrkirche St. Bartholomäus; vgl. Ausst.Kat. Nürnberg – New York 1986, Nr. 174 (bearb. Rainer Kashnitz) mit Lit. u. Farbabb.

Ausst. Wien 1874: Privatbesitz, Kat.Nr. 195. – Eisenmann 1874, S. 156 – 158. – Woltmann 1876, S. 280. – Eisenmann 1878, S. 617, 619, 623, Nr. 1, 34. – Woltmann u. Woermann 1882, S. 441. – Rieffel 1892, S. 290. – Térey 1894, S. 43 – 44, Nr. 51. – Ders. 1895, S. 6. – Ders.: Gemälde I, 1896, Nr. 6 – 10. – Stiassny 1897/98, S. 225 – 237. – Baumgarten 1904, S. 4, Anm. 8. – Friedländer 1908, S. 403. – Gramm 1912, S. 470 – 471. – Schmitz 1919, S. 624. – Schmitz 1922, S. 10, Abb. 9, 10. – Curjel 1923: Baldung, S. 34 – 37, 148, Tf. 7, 8. – Ders. 1923: Baldung Studien, S. 193 – 194. – Aukt. Muller, Amsterdam, 1924: Slg. Goldschmidt-Przybram 1924, Kat.Nr. 3, Tf. 4, 5. – Buchner 1924: Baldung, S. 292. – Glaser 1924, S. 391. – Neuerwerbungen GNM 1921/24, Tf. 5

– 12. – Baldass 1926, S. 38. – GNM Festschrift 1927, Abb. S. 59. – Beenken 1928, S. 172. – Hugelshofer 1932: Baldung, S. 203 – 204. – Pariset 1934, S. 15. – Deusch 1935, S. 23, Tf. 22. – Lutze u. Wiegand 1936-37, S. 18 – 19, Abb. 234 – 238. – Fischer 1939, S. 7, 18, Abb. 2, 63 (Mittelbild und Selbstbildnis). – Pinder 1940, S. 380. – Koch 1941, S. 4, 24. – Möhle 1941/42, S. 215. – Schwemmer 1949, S. 170 – 171. – Koch 1953, S. 297. – Ausst. Karlsruhe 1959: Baldung, Kat.Nr. 4 – 8, Farb. Umschlagbild (Ausschnitt). – Schroth 1959, S. 71 – 72. – Knappe 1960, S. 78. – Ruhmer 1960, S. 83. – Hartlaub 1961, S. 12 – 13, Textabb. 1, Tf. 1. – Oettinger u. Knappe 1963, S. 32 – 35, 54, 85, bei Kat.Nr. 2, Kat.Nr. 3. – Osten 1965, S. 179 – 181. – Benesch 1966, S. 71. – Hütt 1973, S. 284, 452 – 453, Abb. 236. – Osten 1973, S. 107. – Kat. Berlin, Gemäldegalerie, 1975, S. 37, bei Nr. 603 A. – Walther 1975, S. 1, 5, Abb. 3 (Marter). – Führer 1977 u. 1980, Nr. 248 (Marter); 1980 u. 1994, Nr. 243 (Marter), jeweils Farbabb. – Shestack 1981, S. 8, Abb. 4 (Marter). – Osten 1983, S. 49 – 53, Nr. 6, Tf. 12 – 19. – Ausst. New York – Nürnberg 1986: Nürnberg 1300 – 1550, Kat.Nr. 178 (bearb. K. Löcher), Farbabb. u. Abb. – Grewenig 1987, S. 73, Abb. 47. – Kühnel 1989, S. 239, Abb. 7. – Kat. Donaueschingen 1990 (bearb. C. Grimm u. B. Konrad), S. 33, Anm. – Koerner 1990, S. 285. – Gross 1991, S. 105. – Mende 1992, S. 438, 440. – Koerner 1993, S. 279, 423 – 426, Abb. 141, 202. – Mellinkoff 1993, S. 40, Farbabb. II.14. – Strieder 1993, S. 139 – 140, 264.

Baldung, Hans, genannt Grien

RUHE AUF DER FLUCHT NACH ÄGYPTEN
um 1515

Maria mit dem Kind und der Nährvater Joseph fliehen vor den Soldaten des Königs Herodes, der alle neugeborenen Knaben bis zum Alter von zwei Jahren in Bethlehem töten läßt, nach Ägypten. Auf dem Weg dorthin legen sie unter einer Fichte eine Rast ein, trinken an der Quelle und essen Beerenfrüchte.

Lindenholz (Tilia sp.), 48,7 x 38,8 cm, ohne Anstückungen 47,3 x 37,4 cm – Unten auf einem Stein die aufgefälschte Bezeichnung »HS 1536«, darunter die Schaufel als Signet Hans Schäufeleins.

Gm 344. Leihgabe der Stadt Nürnberg, Inv.Nr. 101.

2 Bretter, Breiten von links oben 9,6, 29,2 cm, unten 9,0, 29,8 cm. Stärke auf 0,5 cm gedünnt. Geringer, alter Schädlingsbefall. Format allseitig beschnitten. An den Rändern je eine 0,7 cm breite Holzleiste, grundiert und mit schwarzer Farbe überstrichen. – Rückseite: In den offenliegenden Fraßgängen weiße Salzausblühungen eines modernen Holzschutzmittels. Hochparkett. Gelblich schellackiert. – Bildseite: Oben schmale Reste von gerissenen Grundier- und Malkanten. Unterzeichnung: Pinsel; feine, teilweise enge Parallelschraffuren in den Schattenpartien. Malerei: Pentiment: Trinkender Kinderengel an der Quelle (Abb. S. 50) während des Malvorganges herausgekratzt und übermalt, Kopf in Dreiviertelansicht. Reflexlichter in den Bäumen und Pflanzen pastos. Monogramm und Jahreszahl »HS 1[5]26« mit gleichen Alterungsspuren als Untergrund. Malschichtverlust entlang der Brettfuge. Auf den Grün- und Braunpartien, besonders im Baumlaub sowie im Gras, alte braun-gelbe Lackreste. Verputzungen in den dürren Baumästen. Blauer Himmel früh, womöglich noch in der Werkstatt großflächig übermalt. Im weißlichen Bereich spätere Überarbeitung, auch der Baumäste. AB

Das Thema hat seinen Platz in der Jugendgeschichte Christi, wennschon es nicht biblisch belegt ist, sondern erst in den Apokryphen erscheint[1]. Bildthema und -format sprechen gleich der beschaulichen Stimmung für ein privates Andachtsbild. Die Darstellung der Hl. Familie enthält, da der Esel als Reittier fehlt, keinen Hinweis auf die Flucht nach Ägypten, doch ist die Rast ikonographisch dort festzumachen, wie ein Vergleich mit Cranachs Gemälde von 1504 in der Berliner Gemäldegalerie zeigt[2]. Die Vögel auf dem Ast lassen sich als Rotkehlchen (Erithacus rubecula) und Stieglitz (Carduelis carduelis) bestimmen[3], die Pflanze in der rechten unteren Bildecke als Walderdbeere (Fragaria vesca), irrtümlich mit nur vier Blütenblättern zur Erd-

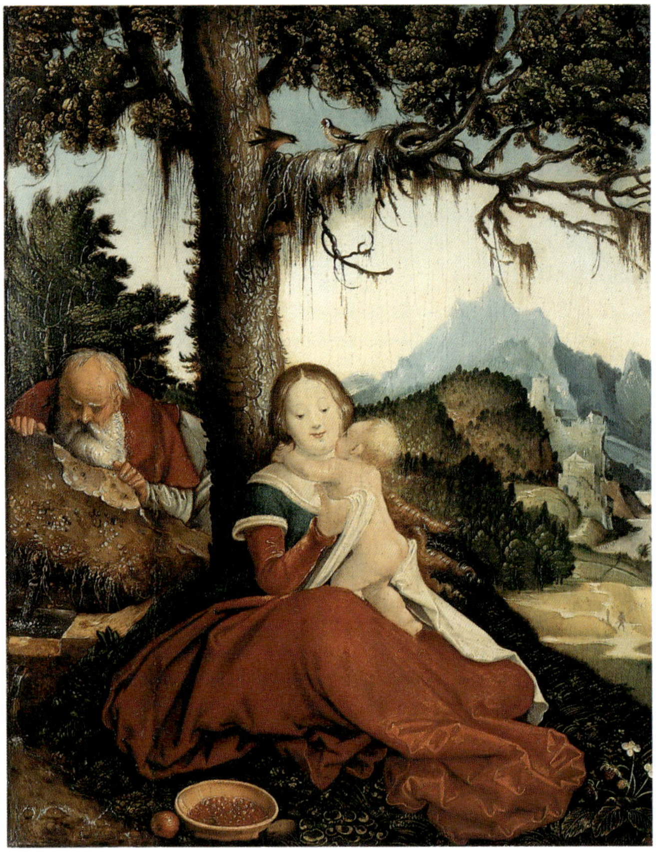

Gm 344

reiche Abweichungen im Detail, durch die buntere Farbigkeit und stärker plastische Formgebung. Neben der Quelle sitzt ein Engelputto, neben der Schale vorn kriecht eine Schnecke, dahinter wächst eine weißblühende Pflanze auf. Die Züge der Maria, zumal der Mund, sind pointierter. Demgegenüber tritt bei Gm 344 die Freude am zeichnerischen Detail zurück, der Putto an der Quelle wurde während des Malvorgangs zugedeckt, die Farbe ist malerisch eingestimmt, die Stimmung traulicher.

Reber und Bayersdorfer in Kat. 1882–1893 ordneten Gm 344 als Wiederholung des Wiener Bildes, 1882 als mögliche Schulkopie ein. Janitschek bezeichnete das Nürnberger Bild als Werkstattwiederholung, Térey (1894) sah darin eine zeitgenössische Kopie. Braun erwog Eigenhändigkeit, hielt das Nürnberger dem Wiener Bild »in der Feinheit der koloristischen Ausführung« sogar überlegen. Schmitz stimmte ihm zu. Curjel (1923) ließ im Text beide Bilder als »Fassungen« gelten, stellte im Verzeichnis aber Baldungs Autorschaft an dem Wiener Bild in Frage. Buchner sah weniger die Gemeinsamkeiten als die Unterschiede. Er datierte die »krause, frischere, ungelenkere Wiener Fassung« um 1513, die »ausgeglichenere, räumlich klarere Nürnberger Tafel«

beere[4]. Pflanzen und Tiere unterlagen vielfacher Deutung im Sinne marianischer und christologischer Symbolik[5]. Die Quelle läßt sich als Quelle des Lebens deuten[6]. Wie die Legende erzählt, sprudelte sie auf Befehl des Kindes in der Wüste hervor[7].

Im Hintergrund, am Ufer des Flusses, erhebt sich eine imposante Burganlage gestaffelter Architektur. Im Vordergrund eine Sperrmauer mit runder Toröffnung, seitlich flankiert durch eine Streichwehr, daneben ein Abtritterker. Hinter der Frontwand ein Bau ungewisser Grundform, mit Kegel- oder Pyramidendach. Dahinter als sehr hohe geschlossene Fassade die Kernburg mit zahlreichen gekuppelten Fenstern. Die Fassade geht links in einen schlanken Turm (Bergfried?) mit Eckerker über, rechts in einen ausgekragten Eckbau, den ein kleines Satteldach überragt[8].

Das Gemälde trägt die aufgefälschte Signatur Schäufeleins[9]. Eine weitgehend übereinstimmende Fassung befindet sich in Wien, Akademie der bildenden Künste[10]. Sie unterscheidet sich von dem Exemplar im GNM durch zahl-

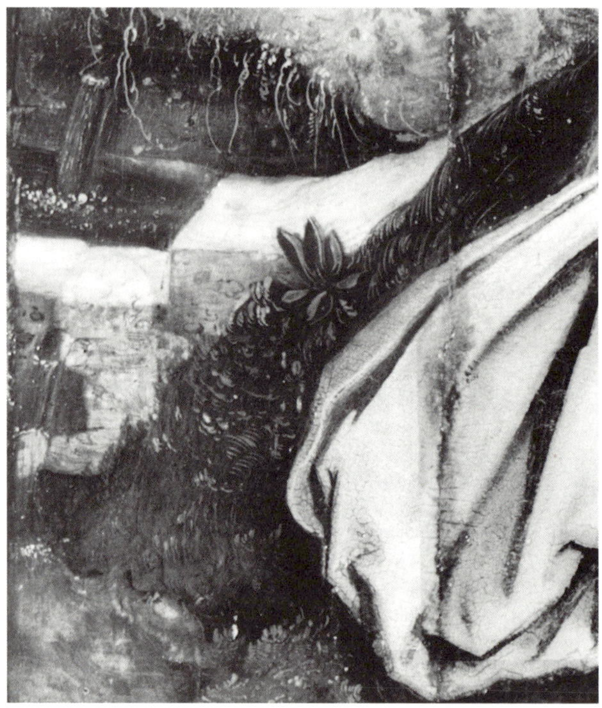

Gm 344 Ausschnitt, Infrarot

um 1515/16. Sein Urteil wurde für die nachfolgende Forschung mehr oder weniger bindend. Möhle bezweifelte einen größeren zeitlichen Abstand. Anläßlich der Ausst. Wien 1980 wurden technologische Untersuchungen beider Bilder durchgeführt, die Ergebnisse von Hutter u. Trnek publiziert. Allein Gross schrieb das Nürnberger Bild Baldung ab und demselben Baldung-Mitarbeiter zu, der die beiden Johannes auf den Flügeln des Schnewlin-Altars im Freiburger Münster malte.

1 Vgl. Schiller 1, 1966, S. 127 – 134.
2 Vgl. Friedländer-Rosenberg 1979, Nr. 10 u. Abb.
3 Freundl. schriftl. Mitteilung Peter Mühling, Nürnberg, 20. Mai 1996. Zum Stieglitz speziell vgl. Friedmann 1946.
4 Freundl. schriftl. Mitteilung Hermann Schmidt, Nürnberg, 18. März 1996. Zu Baldungs Pflanzendarstellungen vgl. Behling 1957.
5 Vgl. Marienlexikon, Bd. 1, 1994, S. 510 – 513 (Pflanzen); 6, S. 421 – 424 (Tiere).
6 Vgl. LCI 1, 1968, Sp. 330 – 336 (Brunnen); 3, 1971, Sp. 486 – 487 (Quelle).
7 Vgl. Schiller 1, 1966, S. 132 – 133.
8 Beschreibung Joachim Zeune, Bamberg, freundl. schriftl. Mitteilung 30. Mai 1996.
9 Reber und Bayersdorfer in Kat. 1882 – 1893 und noch Braune lasen »1526«. Lutze u. Wiegand 1936–37 berichtigten.
10 Inv.Nr. 545; vgl. v.d. Osten, Nr. 14, Farbtf. 3. Das Nürnberger und das Wiener Exemplar farbig abgebildet in Ausst.Kat. 1980.

Kat. 1882, Nr. 182; 1885, Nr. 188. – Janitschek 1890, S. 406, Anm. – Kat. 1893, Nr. 196. – Térey 1894, S. 43 – 44, Nr. 51. – Braun 1895, S. 106. – Térey 1895, S. 472. – Ders. 1, 1896, Tf. 25. – Baumgarten 1904, S. 66. – Braune 1909, Nr. 344. – Heidrich 1909, S. 268, Abb. 123. – Schmitz 1919, S. 627, Abb. 141. – Curjel 1923, S. 34, 75, 150 – 151, Tf. 40. – Eßwein u. Hausenstein 1923, S. 19 – 20, Tf. 94, 95. – Buchner 1924: Baldung, S. 292. – Ausst. Philadelphia 1936: German Art, Kat.Nr. 8 u. Farbabb. – Lutze u. Wiegand 1936-37, S. 19, Abb. 239. – Fischer 1939, S. 31, Farbtf. 1. – Pinder 1940, S. 379. – Perseke 1941, S. 56 – 58, 66, 87 – 88, Nr. 11. – Friedman 1946, S. 37, 59, 118, Abb. 28. – Weihrauch 1948, S. 8, Abb. 2. – Schwemmer 1949, S. 152. – Kunst und Kultur 1952, Farbtf. nach S. 128. – Koch 1953, S. 298. – Behling 1957, S. 154, Tf. CXIX. – Ausst. Karlsruhe 1959: Baldung, Kat.Nr. 35. – Möhle 1959, S. 128. – Weihrauch 1960, S. 44. – Strieder 1966: Dürerzeit, S. 5. – Hugelshofer 1969, S. 32, Abb. 2. – Hütt 1973, S. 455. – Osten 1973, S. 108. – Führer 1977 u. 1978, Nr. 249; 1985 u. 1994, Nr. 244, jeweils Farbabb. – Ausst. Wien 1980: Original – Kopie, Kat.Nr. 1 a, Farbabb. 5. – Hutter u. Trnek 1981, S. 161 – 164, Abb. 96. – Osten 1983, S. 21, Nr. 15, Tf. 43. – Gross 1991, S. 108 – 109. – Zink 1991, S. 106 – 107, Abb. 4, 4 a. – Wood 1993, S. 166, Abb. 117.

Baldung, Hans, genannt Grien

MARIA MIT DEM KINDE IM GEMACH
1516

Maria umfängt kniend das Kind. Die Taube des Hl. Geistes schwebt in einer Gloriole in dem Gemach. Ein Kinderengel blättert im Buche des Propheten, das auf den Erlösertod Christi vorausweist. Zwei weitere Engel machen sich am Vorhang zu schaffen. Auf dem Steinboden eine Schale mit Früchten und eine Dose mit Akelei-Deckel.

Lindenholz (Tilia sp.), 48,1 x 36,8 cm – Unten rechts an der Steinstufe bez.: »·HSB [ligiert]· 1530« – Auf der Rückseite mit Bleistift »Gm.Nr.903«, mit Kreide »8/54«. Klebezettel mit dem gedruckten Text: »La Vierge, L'Enfang Jésus et des Anges. Signé du monogramme«; Blechschild mit der Nr.903.

Gm 903. Bühnenschriftsteller Franz Wagenhoff, Paris – Erworben 1910 im Münchner Kunsthandel (A.S. Drey).

2 Bretter, Breiten von links oben 15,1, 21,7 cm, unten 15,3, 21,4 cm. Stärke minimal auf 0,6 cm gedünnt. Äste im Holz belassen. Durchgehender Riß in der rechten Hälfte nach der Parkettierung. Alter, erheblicher Schädlingsbefall, offene Fraßgänge teilweise mit wohl bleiweißhaltiger, weißer Masse als Holzschutz- und Stabilisierungsmittel gefüllt. Format vermutlich allseitig beschnitten. – Rückseite: Ehemals schwarz gestrichen. Flachparkett. – Bildseite: Wegen der Überarbeitungen am oberen und unteren Rand eventuell vorhandene Grundier- und Malkanten nicht feststellbar. Unterzeichnung: Pinsel; Kontur und Binnenzeichnung; modellierende Schatten des Körpers in sehr engen bogenförmigen Parallelschraffuren; gerade Parallellinien mit breiteren Abständen für großflächige, im mittleren Schattenbereich liegende Gewandzonen. Malerei: Braune, spätere Übermalung der Vorhangstange spart die originalen, gelben Vorhangringe aus; unter dem Braun vage originale Farben, Hellblau und Hellrot, erkennbar. Am unteren Rand braune, dunkelrote und teilweise dunkelgrüne spätere Übermalungen. Zahlreiche Ausbrüche der Malschicht infolge des Schädlingsbefalls, gekittet und retuschiert. Verputzungen im Vorhang und im weißen Gewand Mariä; demzufolge lasierende großflächige Übermalungen. Inkarnate partiell überarbeitet, rechtes Auge des Engels unter dem Vorhang ergänzt. Blau des Tellers sowie der Kugeln in der rechten oberen Bildecke teilweise später. Dunkler Fingerabdruck am oberen Rand des Vorhanges nicht original. – Restaurierungen: 1959; 1963; 1965 Reinigung, Retuschen. AB

Das kleine Bildformat und das Thema sprechen für ein privates Andachtsbild. Die Bildbühne ist ein mit roten Vorhängen zeltartig verkleideter Innenraum. Maria trägt ein weißes Kleid statt des durch Tradition geheiligten blauen. Sie preßt das ängstlich nach ihr verlangende Kind an sich.

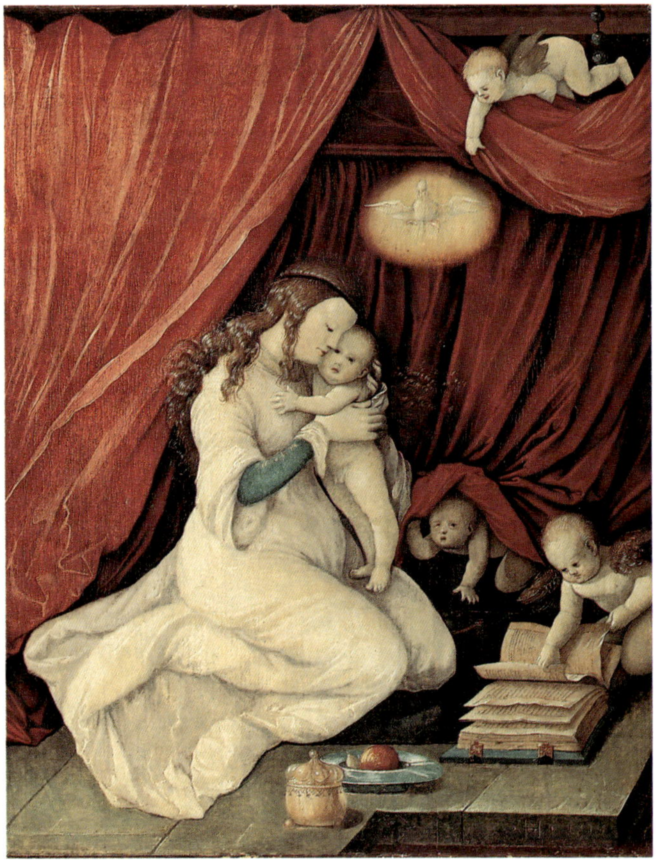

Gm 903

Auch die Engel, von denen einer vor Maria ein großes Buch aufblättert, erscheinen gedrückt bis schmerzbewegt. Die Darstellung ist keine der aufgrund einer längeren Bildüberlieferung geläufigen. Nach Koch (1952/53) geht sie auf die 1492 in Lübeck gedruckten, aber längst bekannten und von den Künstlern ausgewerteten Offenbarungen (»Revelationes«) der Hl. Birgitta von Schweden zurück[1]: Maria weiß aus den vor ihr liegenden Schriften der Propheten, welche Leiden dem Kind vorbestimmt sind. Ihr Schmerz überträgt sich auf das Kind[2]. Baldung gibt Maria als Hl. Jungfrau mit frei fallendem Lockenhaar wieder. Ihr weißes Gewand ist ebenso durch die Hl. Birgitta belegt wie die Abwesenheit Josephs bei der Geburt des Kindes. Das tiefe Weinrot des Vorhanges darf als »Passionsfarbe« angesehen werden.

Eine monogrammierte, aber nicht datierte Wiederholung befindet sich im Los Angeles County Museum[3]. Sie ist auf Lindenholz gemalt und mißt 47,6 x 37,5 cm. Térey (1912), Curjel (1923), Perseke (1941) und Hugelshofer (1969) sahen sie als eigenhändige Variante des Nürnberger Bildes an, Koch und v.d. Osten erkannten sie als Kopie. Curjel schreibt: »In Bezug auf wellenhaften Stil, der den fröhlichen und zugleich festlichen Hintergrundsvorhang kräuselt, stehen die Darstellungen den spätesten Teilen des Freiburger Hochaltars nahe. Die Farben sind im Vergleich zu der porzellanhaften Glätte der Freiburger Madonna von 1514 tief und gesättigt, warmes Rot beherrscht das Bild; möglich, daß Grünewalds Vorbild hier nachgewirkt hat«. Eine Nachzeichnung auf Papier nach Gm 903 befindet sich in Stuttgart, Staatsgalerie, Graphische Sammlung, Inv.Nr. C 12[4].

1 Zu Birgitta von Schweden vgl. Hans Traut, Gm 160, Die Hl. Birgitta, ihre Revelationes niederschreibend.
2 Dazu eingehend v.d. Osten 1983 unter Benutzung von Ludwig Clarus (Hrsg.): Leben und Offenbarungen der heiligen Brigitta. Regensburg 1856. Auszüge bei Sven Stolpe: Die Offenbarungen der heiligen Birgitta von Schweden. Frankfurt a.M. 1961.
3 Inv.Nr. 46.16.17; William Randolph Hearst Coll.; vgl. v.d.Osten 1983, Nr. 38 und Abb.
4 Feder und Pinsel in Schwarz und Weiß auf braun grundiertem Papier, 317 x 199 mm.

Scheibler 1887, S. 28. – Stiassny 1887, S. 721. – Anzeiger 1910, S. 26, 28, Tf. 1. – Térey 1912, S. 147. – Escherich 1916, Nr. 420, Abb. 1. – Aukt. Fischer, Luzern, 1922: Slg. Chillingworth, bei Kat.Nr. 40. – Curjel 1923, S. 75, 151, Tf. 44. – Eßwein u. Hausenstein 1923, Tf. 102. – Festschrift GNM 1927, Abb.S. 22. – Schulz 1923, Abb. S. 16. – Lutze u. Wiegand 1936-37, S. 20 – 21, Abb. 244. – Fischer 1939, S. 32, Abb. 13. – Perseke 1941, S. 56 – 58, 88, Nr. 12. – Ausst. Schaffhausen 1947: Meisterwerke, Kat.Nr. 10. – Ausst. Cappenberg 1951: Deutsche Kultur, Kat.Nr. 268 und Abb. – Koch 1952/53, S. 22. – Koch 1953, S. 298. – Ausst. Karlsruhe 1959: Baldung, Kat.Nr. 37. – Möhle 1959, S. 127. – Osten 1965, S. 182. – Strieder 1966, Abb. S. 50. – Hugelshofer 1969, S. 33, Abb. 3. – Hütt 1973, S. 454. – Pariset 1975/76, S. 150. – Führer 1977 u. 1980, Nr. 250; 1985 u. 1994, Nr. 245, jeweils Farbabb. – Löcher 1982: Marienbilder, S. 245, 247, Farbabb. 9. – Osten 1983, S. 24, Nr. 37, Tf. 100. – Löber 1988, S. 246, Abb. 188 (Detail: Dose, gezeichnet). – Kat. Donaueschingen 1990 (bearb. C. Grimm u. B. Konrad), S. 33, Anm. – Mende 1992: Baldung, S. 440.

Baldung, Hans, genannt Grien

JUDITH MIT DEM HAUPT DES HOLOFERNES
1525

Judith, eine Witwe in Bethulien, rettete das Volk Israel, indem sie ins Lager der die Stadt belagernden Assyrer ging, den Feldherrn Holofernes trunken machte und ihm das Haupt abschlug. Sie steht nackt und überlebensgroß vor dunklem Grund, in der rechten Hand die Hiebwaffe, mit dem sie Holofernes köpfte, in der linken das abgeschlagene Haupt. Sie trägt ein perlenbesetztes Stirnband zum flatternden Lockenhaar und schlägt ein Bein über das andere.

Lindenholz (Tilia sp.), 208,8 x 74 cm – Oben rechts Reste der Signatur und das Datum »(1)525«; in der Mitte in Majuskeln der Humanisten-Antiqua: »IVDIT«, unten Mitte spätere Nr.42 – Auf dem Parkett mit schwarzer Farbe »Galleria del Conte Costa«. Klebezettel, handschriftl. »Sig / Puazetti Herrua C / fermo in stazi… Torino«; handschriftl. »96994 H/40650 / Kleinberger«.

Gm 1093. Wahrscheinlich 1641 aus Straßburg an den Kaufmann Fatet, Basel – Slg. Conte Costa, Piacenza; alte Galerienr. 4 und 42 – 1913 bei den Erben Krämer, Paris – Erworben 1923 aus dem Pariser Kunsthandel (Kleinberger).

3 Bretter, mittlere Breiten von links 6,0, 25,5, 40,0 cm. Stärke auf 0,8 cm gedünnt. Kleiner Ast oben belassen, Ast unten durch keilförmiges Holzstück ersetzt. Anstückungen aus Kiefernholz, links 4,0 cm, rechts 8,8 cm breit[1]. Alter Schädlingsbefall. Brettfugen teilweise gelockert. Format allseitig beschnitten. – Rückseite: Flachparkett. – Bildseite: Reste von gerissenen Grundier- und Malkanten oben. Unterzeichnung: Pinsel; Kontur- und Binnenzeichnung; modellierende Schatten in Parallelbögen, bei Brüsten und Knie offene konzentrische Kreise; Schattentiefen in Kreuzschraffuren; Haarsträhnen fallen auf Schulter und Brust; leichte Verschiebungen der rechten Schulter, des Nabels und der Finger; Klinge breiter, mit 4 Zacken; Kopf des Holofernes flüchtiger. Malerei: Pentiment: Linke Ferse während des Malvorganges vergrößert. Bogen des »D« im Namen sowie die Hasten des »T« später retuschiert; mit gleicher Farbe linke Barthälfte des Holofernes ergänzt. Schwarzer Hintergrund naß in naß über rotbrauner Untermalung; später inklusive Inschrift und Nummerierung mit schwarzer Farbe unterschiedlich deckend überlasiert; teilweise liegt diese Lasur auf den Haaren des Holofernes und zieht sich entlang seiner rechten Wange zur Braue; Farbe hier frühschwundkrakeliert. Umgebung des Tuches später grünlich lasiert. Malerei über den Anstückungen ergänzt. Retuschen am linken Arm und den Beinen Judiths, kleinere Ausbesserungen am Hals und ihrem rechten Augenlid. – Restaurierung: 1949. AB

Das Thema ist dem apokryphen Buch Judith des Alten Testamentes entnommen. Baldung kürzte wie viele Künst-

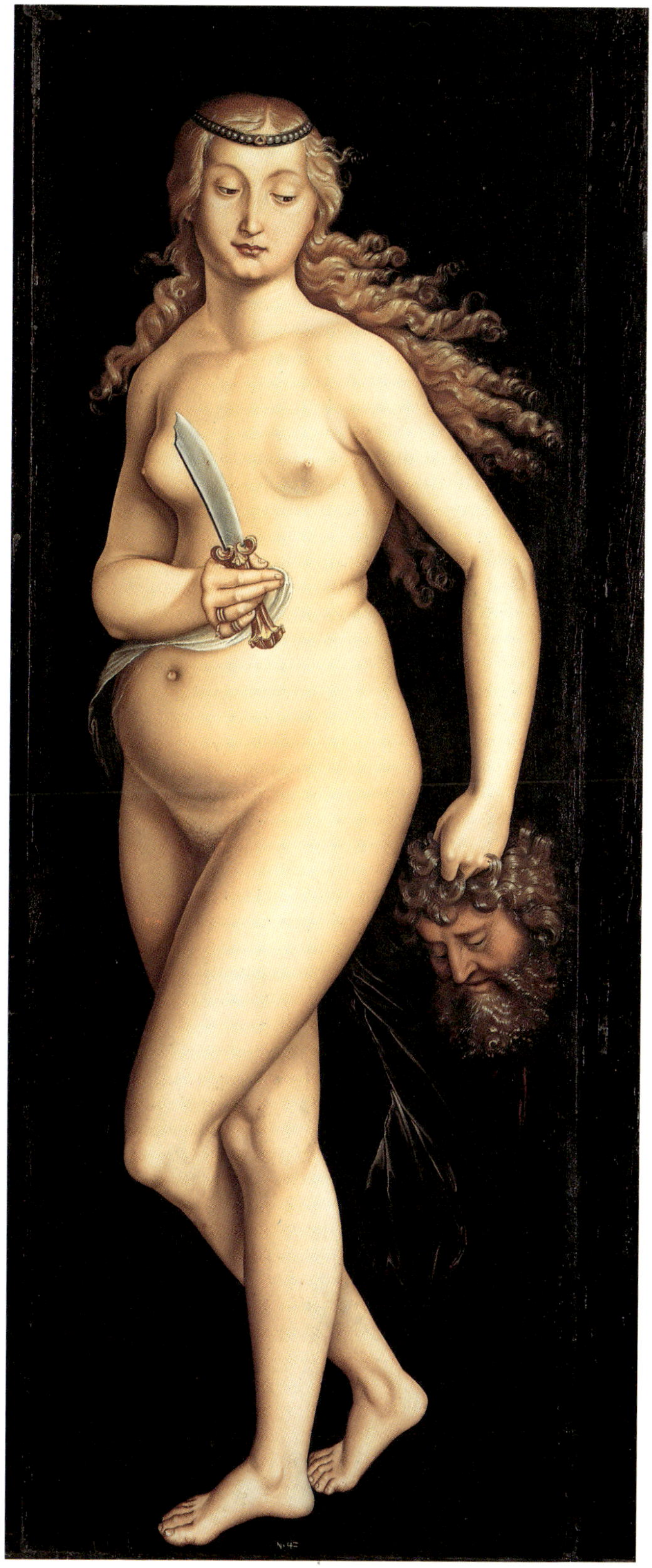

Gm 1093

ler vor ihm die Errettungstat auf die Wiedergabe der siegreichen Heldin ab. Ihre Nacktheit suggeriert Verführung, die denkmalhafte Erscheinung steigert ihr Abbild ins Heroische. Judith hält in der beringten rechten Hand den sog. Malchus, eine zumal im 15. Jahrh. gebräuchliche Hiebwaffe mit kurzer, gekrümmter Klinge, die an der Spitze doppelt konkav angeschnitten ist[2]. Ihr Blick sucht das Opfer, ihre Züge spiegeln kalt lächelnden Triumph. Der Kopf des Holofernes zeigt einen milden, leidenden, keinen schmerzverzerrten Ausdruck. Der monumentalen Erscheinung der Frau widersprechen die aufgewirbelten Haare und das unsichere Standmotiv. Es hat als gotische Reminiszenz das Mißfallen verschiedener Forscher gefunden[3]. v. d. Osten deutete das Stehen mit verschränkten Beinen als »Keuschheitsgeste«, die freilich mit der herausfordernden Nacktheit konstrastieren würde und auch durch das übergreifende Bildprogramm nicht legitimiert wäre. Dieselbe Stellung findet sich bei Dürers Eva des Sündenfalles auf einem Holzschnitt der Kleinen Passion B. 17. Die Darstellung des weiblichen Aktes vor dunklem Grund konnte Baldung bei Dürers Bildern des ersten Menschenpaares von 1507 (Madrid, Prado) und bei Cranachs Eva- und Venusbildern finden, aber auch bei den niederländischen Malern um Jan Gossaert. Sein Eigenes ist der Frauentypus mit rundem Bauch, mächtigen Oberschenkeln und kleinem Kopf, die volle Plastizität, die doch immer an eine flächenhafte Wirkung gebunden bleibt, und die starke erotische Ausstrahlung.

Die biblische Heldin Judith wurde als Retterin ihres Volkes verstanden, »gleichfalls jedoch als überzeitliche Leitfigur des Alten Testaments« (Straten). Daß sie in Parallele zu den Neun Helden zusammen mit Esther und Jael den »drei guten Jüdinnen« zugezählt wurde[4], wertete Tilman Falk als eine »Aufwertung der Frau im bürgerlich-humanistischen Bereich«[5]. Ihre Tat ließ sich religiös deuten, aber auch im Sinne der Verteidigung städtischer oder republikanischer Freiheit. Ihr Triumph über die Feinde wurde im Zuge der Gegenreformation und weiterhin in Beziehung gesetzt zum Triumph der siegreichen Ecclesia über Heiden und Ketzer. Hans Schäufelein hat ihre Geschichte als beispielgebend für die Bundesstube des Schwäbischen Bundes im Nördlinger Rathaus gemalt, siehe bei Gm 392.

Als Frau, die den stärkeren Mann durch List bezwingt, ist Judith ein Beispiel für die im späten Mittelalter und in der frühen Neuzeit oft dargestellten »Weiberlisten«. Andere Vertreterinnen derselben sind Eva (und Adam), Bathseba (und David), Dalila (und Samson), Phyllis (und Aristoteles)[6]. Die Männer reagieren auf die überlegene Weiblichkeit als »Minnesklaven«[7]. Italienische Künstler wie Giorgione (St. Petersburg, Ermitage) zeigten Judith durchgehend bekleidet, die nordischen Künstler stellten sie vielfach nackt dar, so Konrad Meit in einer kleinen Alabasterfigur von 1514/15 (München, Bayer. Nationalmuseum) und im Kupferstich Barthel Beham. »Judith erhält etwas von der Aura einer antiken Göttin, gleichzeitig wird durch ihre Nacktheit jedoch das Ideal der Castitas in Frage gestellt oder zumindest angetastet« (Straten). Ihre Erscheinung läßt zumindest die Vorstellung zu, daß sie, um ihr Ziel zu erreichen, auch das größte Opfer nicht scheute und sich Holofernes hingab. Die Dichtung fand hier ein Feld der Imagination[8].

Der »Malchus« als ins Auge fallende Waffe kommt häufig auf Marterbildern in der Hand der Henker vor, aus demselben Grund als Attribut des Hl. Bartholomäus, dem die Haut abgezogen wurde[9]. Bringt der Malchus dort die Täter in Mißkredit, so im Falle der Judith den Feldherrn der Philister, der, ein Sklave seiner Triebe, einen unehrenhaften Tod erleidet. Praktisch gesehen ließ sich die handliche Waffe leicht im Gewand verbergen, ästhetisch gesehen ist sie von abenteuerlich geheimnisvoller Form. Daß sich der Maler durch die Wahl der Waffe von der Bluttat distanziert hätte, kann ernsthaft nicht erwogen werden. Auch in den Fällen, wo Judith unmißverständlich als Heldin und vorbildlich wiedergegeben ist, so bei Donatello und Schäufelein, ist sie mit einer Waffe gleicher Art ausgestattet.

Daß Baldung Judith nicht als Tugendheldin, sondern unter dem Blickwinkel der »Weibermacht« und der alles besiegenden Liebe dargestellt hat, zeigt der Zusammenhang, für den sie gemalt wurde. Wie Escherich archivalisch nachwies, gehörte sie zu einem größeren Bildprogramm, das als Raumausstattung diente. Die zugehörigen Gemälde sind eine Venus mit Cupido (Otterlo, Rijksmuseum Kröller-Müller)[10] und Adam und Eva (Budapest, Museum der bildenden Künste)[11]. Die ursprüngliche Zusammengehörigkeit belegt eine Erwähnung in den handschriftlichen »Humanae Industriae monumenta« des Remigius Faesch (Basel, Universitätsbibliothek), wonach einem lothringischen Kaufmann zu Basel 1641 aus Straßburg vier Gemälde Baldungs zugeschickt wurden, jedes eine Aktfigur in Lebensgröße darstellend:»IV. Tabulae huius Baldungi manu olim pictae quarum quaeque unam solam figuram contivet hominis nudi statura iusta hominis. Adami, II. Evae, III. Juditae cum capite Holopherni, IV. Veneris«[12]. Baldung setzte den Amorknaben auf eine Kugel und spielte damit auf das launische Glück der Liebe an, dem zu vertrauen gefährlich ist. Die Botschaft ist nicht weit entfernt von der, die Cranachs Venus-Darstellungen, zumal Gm 1097, vermitteln, nur ist Baldungs Beispiel brutaler. Mit der Vorstellung des Reizes wird der Betrachter gemahnt, seine Triebe zu zügeln. Das moralische Exempel erlaubte oder forderte die Darstellung des Nackten. Es gibt keine gemalte private

Raumausstattung nördlich der Alpen, bei der sie eine vergleichbare Rolle spielte.

1 Alle zur Serie gehörenden Tafeln weisen annähernd gleich große, seitliche Anstückungen, jedoch in verschiedenen Hölzern auf: Kiefernholz bei »Venus und Amor« in Otterlo, Eichenholz bei »Adam« und »Eva« in Budapest.
2 Der Name »Malchus« leitet sich vom Knecht des Hohenpriesters her, der Christus am Ölberg gefangennehmen ließ und dem Petrus mit eben dieser Waffe ein Ohr abschlug. Zur Waffe vgl. Nickel 1974: Waffenbuch, S. 174.
3 Vgl. v.d. Osten 1983.
4 Zu den Neun Helden vgl. Robert L. Wyss: Die neun Helden. Eine ikonographische Studie. In: Zeitschrift für Schweizerische Archäologie und Kunstgeschichte, Bd. 17, 1957, S. 73–106.
5 In: Ausst.Kat. Hans Burgkmair. Das graphische Werk. Staatsgalerie Stuttgart, Graphische Sammlung, 1973, Nr. 109, Abb. 111.
6 Zur »Weibermacht« vgl. Jenny Schneider: Die Weiberlisten. In. Zeitschrift für Schweizerische Archäologie und Kunstgechichte, Bd. 20, 1900, S. 147 – 157. – LCI 3, 1971, Sp. 269 – 270 (»Minnesklaven«).
7 LCI 3, 1971 (wie Anm. 6).
8 Vgl. Martin Bocian: Lexikon der biblischen Personen. Stuttgart 1989, S. 289 – 294.
9 Vgl. Gm 263, Hans Maler, Marter des Hl. Bartholomäus.
10 208,3 x 84 cm; vgl. Osten 1983, S. 26 – 27, Nr. 55 u. Abb.
11 Je ca. 209 x 83 cm. Osten 1983, S. 26 – 27, Nr. 57 u. Abb.
12 Abgedruckt bei Escherich.

Escherich 1916, S. 31, Nr. 55. – Curjel 1923, S. 114, 152. – Eßwein u. Hausenstein 1923, Tf. 105. – Buchner 1924: Baldung, S. 293, 300, Abb. 167. – Parker 1924, S. 253. – Baldass 1926, S. 17 – 18, 21, 23. – Neuerwerbungen GNM 1921-24, Tf. 13. – Lutze u. Wiegand 1936-37, S. 20, Abb. 245. – Fischer 1939, S. 11, 48, Abb. 24. – Pinder 1940, S. 382. – Koch 1941, S. 10. – Weihrauch 1948, S. 15. – Koch 1953, S. 298. – Koch 1953: NDB, S. 556. – Ausst. Karlsruhe 1959: Baldung, Kat.Nr. 45. – Schroth 1959, S. 75. – Göpel 1959, Nr. 15, S. 15. – Tolzien 1964, S. 188. – Bussmann 1966, S. 21 – 22, 182, Abb. 5. – Hugelshofer 1969, S. 36. – Hütt 1973, S. 457. – Osten 1973, S. 243. – R.A. Koch 1974, S. 19. – Führer 1977 u. 1980, Nr. 252; 1985 u. 1994, Nr. 247, jeweils Farbabb. – Talbot 1981, S. 28, Abb. 23. – Schatzkammer 1982, Farbabb. 81. – Osten 1983, S. 26 – 27, Nr. 56, Tf. 124. – Straten 1983, S. 30 – 33, Kat. Nr. 4. – Grewenig 1987, S. 94, Abb. 87. – Talbot 1988, S. 92, Farbabb. S. 97. – Kat. Donaueschingen (bearb. C. Grimm u. B. Konrad), S. 33, Anm. – Mende 1992: Baldung, S. 439 – 440. – Binion 1993, Abb. 49. – Koerner 1993, S. 302 – 303.

Baldung, Hans, genannt Grien

BILDNIS EINES 29JÄHRIGEN MANNES
1526

Brustbild, Dreiviertelansicht nach links, vor grünblauem Grund. Der Dargestellte blickt den Betrachter aus den Augenwinkeln an. Er hat blaue Augen, rötlich braunes Haar und Bart. Er erhebt seine allein sichtbare linke Hand wie zum Reden. Er trägt ein schwarzes Wams oder Goller mit granatapfelgemusterten Seidenärmeln. Den gestickten Hemdkragen überlappt ein Zipfel weißen Leinens. An der im Ausschnitt verschwindenden schwarzen Kordel darf man sich einen Anhänger, vielleicht eine Schaumünze, vorstellen.

Lindenholz (Tilia sp.), 67,4 x 52,8 cm – Oben links achtzeilige Inschrift in Majuskeln der Humanisten-Antiqua: »TEMPORE QVO IN CLERVM / NOBILESQVE SEVIEBAT IN OMNES / ARMIS GENS RVSTICA NON / SANE INSTRVCTA FIDE / HEC MIHI TVNC FORMA TALIS / QVOQVE FVIT IMAGO / QVAM ADIMET SOLVS / MIHI QVI CVNCTA POTEST« = Zur Zeit, da das Bauernvolk in Waffen gegen die Geistlichkeit und den ganzen Adel wütete, schlecht belehrt durch den Glauben, war so mein Antlitz, meine Gestalt, die mir nur der nimmt, der mir alles nehmen kann. Rechts dreizeilige Inschrift in Antiqua-Majuskeln: »ANNO AETATIS SVE 29 / 1526 / ·HB·[ligiert]« – Auf der Rückseite mit blauem Farbstift »G-5«, mit Bleistift »241–24« und »Gem.1086«. Klebezettel des Hauptzollamtes München von 1924 »Zollstück«; in die oberste Vertikalleiste des Parketts eingeprägt »W. MORRILL«.

Gm 1086. Englischer (?) Privatbesitz – Lord Joicy and other Collectors Sale, London 4. Juli 1913, Nr. 140, als Hans Brosamer – Stephan Bourgeois, Paris, 1914; Aukt. Frederick Muller, Amsterdam, 1918 – Wahrscheinlich 1923 bei Demotte, Paris – Paul Cassirer, Amsterdam und Böhler u. Steinmeyer, Luzern – Erworben 1924 im Münchner Kunsthandel.

3 Bretter, Breiten von links oben 14,0, 20,1, 18,7 cm, unten 15,6, 18,5, 18,6 cm. Stärke auf 0,4 cm gedünnt. Im rechten Brett oben rautenförmige Holzintarsie von ca. 4,5 x 7,0 cm, geschrumpft. Geringer, alter Schädlingsbefall. Leichte Verwölbung des Holzes entlang der dritten vertikalen Parkettleiste. Format oben und unten vermutlich geringfügig beschnitten. – Rückseite: Dünner, gelber, wasserlöslicher Anstrich. Offenliegende Fraßgänge vor der Parkettierung gekittet. Flachparkett. – Bildseite: Tafel im Rahmen grundiet und bemalt. Grundier- und Malkanten seitlich vorhanden. Grundierung: Hellrot. Weiße Imprimi-

tur(?) gleicher Stärke. Diese obere Schicht v.a. im Bereich des Wamses als offensichtlich mit einem Zahneisen horizontal, vertikal und diagonal bearbeitet hervortretend, wodurch an den Graten eine wohl zufällige helle textilähnliche Oberflächenstruktur in Erscheinung tritt. Unterzeichnung: Keine erkennbar. Malerei: Azuritfarbener Hintergrund einschichtig und teilweise dünn gestupft, wodurch der weiße Untergrund punktuell sichtbar bleibt. Inschrift mit pastoser, hellgelber Farbe. Absplitterungen der Malschicht an den Kanten der Holzintarsie. Auf dem Hintergrund Reste einer dünnen, rotbraunen, öligen Lasur aus späterer Zeit, infolgedessen Farbigkeit vergrünt. Vereinzelte Retuschen. – Restaurierung: 1959. AB

Die Inschrift wurde zuerst von Friedländer mitgeteilt, übersetzt und gedeutet. Sie läßt an einen Auftraggeber denken, der nur mit Mühe und Not den Bauernkrieg im Elsaß oder in Schwaben überstand, der vielleicht Besitz, vielleicht ihm nahe stehende Menschen verlor. Er vertraut sich mit der Inschrift dem Ratschluß Gottes an. Den Kopf pointieren die mit schmalem Rücken spitz vortretende Nase, die hochsitzenden Backenknochen und der Blick aus den Augenwinkeln. Schnurr- und Kinnbart sind gepflegt, dieser dicht gekräuselt. Von dem halblangen, mit Stirnfransen versehenen Haupthaar stehen am Hinterkopf aufgrund eines Wirbels drei Büschel auf. Mit Sorgfalt sind die Fältchen um die Augen wiedergegeben. Der Verzicht auf das standesgemäße Barett oder die Drahthaube, auch auf Schmuck oder Abzeichen, machen es schwer, den Dargestellten einzuordnen. Das dunkle Kleid, dessen Seidenärmel ein Granatapfelmuster schmückt, das gepflegte Äußere und wohl auch das in der Inschrift angesprochene Schicksal sprechen für adlige Herkunft. Der Mangel an standesgemäßer Deutlichkeit kann darauf hinweisen, daß der Mann zu Baldung in einem freundschaftlichen Verhältnis stand oder daß die Schmucklosigkeit auf den Verlust seiner Habe anspielt und Programm ist. Sein Blick sucht den Betrachter, dessen Aufmerksamkeit prüfend. Die Geste ist die des Redners, löst sich freilich so wenig vom Körper, daß sie an den deutschen Bildnissen der Dürerzeit geläufigen »Willensgriff«[1] in die Schaube erinnert. Olbrichs Fragestellung, ob sich Baldung mit der Aussage der Inschrift identifiziert hätte – soll wohl heißen: nein – entsprang offenbar dem Bemühen, die großen Maler der Dürerzeit wenn irgend möglich der bauernfreundlichen Partei zuzuschlagen[2]. v.d.Osten wies mit Recht darauf hin, daß nicht nur ein Altgläubiger als Auftraggeber und / oder Dargestellter in Frage kommt. Die Textstelle »schlecht belehrt durch den Glauben« könnte auch die Meinung eines Lutheraners oder Zwinglianers wiedergeben. Der von v.d. Osten im Vergleich mit dem 1525 datierten Porträt des Freiherrn von Morsperg (Stuttgart, Staatsgalerie) festgestellte Eindruck eines minder geradlinigen Charakters beruht wohl auf der differenzierenden

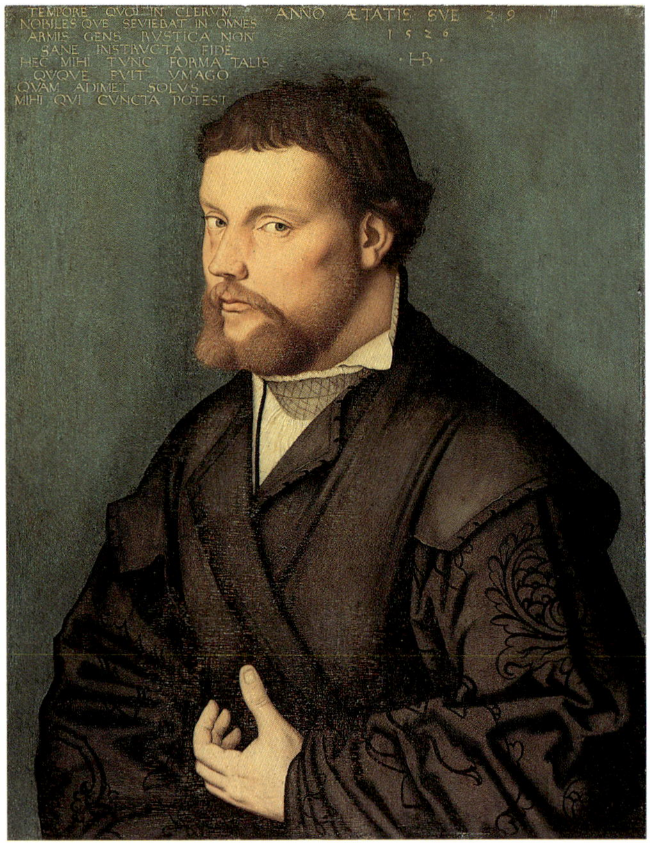

Gm 1086

Betrachtung Baldungs, der sich hier mehr als sonst psychologisch in sein Gegenüber einfühlte. Das »Verraten und Verbergen eines unfreien, wenig starken Wesens« (v.d. Osten 1973) ist Unterstellung, doch lassen sich bei dem Dargestellten bis zu einem gewissen Grade Mißtrauen und ein bohrendes Interesse an der Reaktion des angesprochenen Gegenüber feststellen. v.d. Osten empfand die allein dargestellte linke Hand als plastisches Gegengewicht zum Gesicht, die Geste aber als leer. Wir denken, daß sie mit dem bekenntnishaften Text der Inschrift und dem zur Zwiesprache auffordernden Blick des Dargestellten korrespondiert. Die Lichtführung von vorn links ruft auf der Wand einen die Figur begleitenden Schlagschatten hervor. Er kennzeichnet den Raum als Innenraum, ohne doch den Eindruck der neutralen Folie aufzuheben. Die schöne und akurate Inschrift in Versform sieht nicht nach einer späteren Zutat aus, war aber wohl nicht von Anfang an in Wortlaut und Umfang festgelegt und flächenmäßig verteilt, sondern mußte sich mit dem vorhandenen Platz begnügen. Nach v.d. Osten ist sie »vielleicht später, aber doch wohl unter Baldungs Aufsicht aufgebracht worden«.

Gm 1086 ist gleich bedeutend als Kunstwerk wie als historisches Dokument. Koch (1941) nannte es ein Bildnis »von wunderbar klarer Struktur, bei überlegener Beherrschung der Kunstmittel«, Fischer (1939), der den »schön geschlossenen Aufbau, die kristallene Schärfe und den tieftönigen Farbenwohlklang dieser Reifezeit« rühmte, sprach von einer »klaren, fast formelhaften Bildanschauung«. Bussmann sah »in der psychologischen Zuspitzung des Ausdrucks, in der scharfen Gespanntheit der Form eine manieristische Tendenz«. Vorbehalte gegen die Bildnisse der zwanziger Jahre meldete Friedländer (1918) an. Auch Buchner (1925) zog die frühen Werke den »kälteren, artistischeren Tafeln« der späteren Jahre vor.

1 Zu Motiv und Begriff vgl. D. Koepplin in: Ausst. Basel 1974: Lukas Cranach, Gemälde, Zeichnungen, Druckgraphik, Bd. 1, Kat.Nr. 3, Abb. 5 (Jacopo de' Barbari, Bildnis des Herzogs Heinrich von Mecklenburg, 1507, Den Haag, Mauritshuis) und Kat.Nr. 166, Farbtf. 10 (Lucas Cranach d.Ä., Männerbildnis, um 1508/09, Kreuzlingen, Slg. Heinz Kisters).

2 Dieselbe Frage wird an Albrecht Dürer gestellt, mit besser brauchbaren Ergebnissen an Jörg Ratgeb.

Aukt. Muller, Amsterdam, 1918: Oude Meesters, Nr. 1. – Friedländer 1918, S. 88, Abb. 1. – Térey 1918/19, S. 262. – Curjel 1923, S. 153; dazu Buchner 1924: Baldung, S. 300 mit Anm. 1. – Neuerwerbungen 1921–24, Tf. 14. – Festschrift GNM 1927, Abb. S. 51. – Hugelshofer 1932, S. 197. – Lutze u. Wiegand 1936-37, S. 21, Abb. 243. – Fischer 1939, S. 57. – Koch 1941, S. 11. – Ders. 1952/53, S. 23. – Ders. 1953, S. 298. – Ausst. Karlsruhe 1959: Baldung, Kat.Nr. 49. – Bussmann 1966, S. 91–92, 183, Nr. 16, Abb. 41. – Osten 1973, S. 243, Abb. 191. – Olbrich 1972, S. 159. – Hults 1981, S. 44, 46, Abb. 43. – Löcher 1982: Bildnisse, S. 546–547. – Osten 1983, S. 27, Nr. 60, Tf. 132. – Löcher 1985: Slg. Schäfer, S. 45. – Kat. Donaueschingen 1990, S. 33, Anm. – Kat.Slg. Thyssen-Bornemisza 1991 (bearb. I. Lübbeke), S. 136, bei Nr. 30, Fig. 2. – Mende 1992: Baldung, S. 440.

Baldung, Hans, genannt Grien

MARIA MIT DEM KIND
1530

Maria sitzt vor einer Thron- und Nischenarchitektur, über die ein Engelputto schaut. Sie hat die Brust entblößt, um das Christuskind zu stillen. Es steht auf ihrem Schoß, mit einem Fuß in den Seiten des Buches, das die Mutter hält, und umschlingt mit der Linken ihren Hals. Sie drückt das Kind mit der Rechten an sich. Vorne links verschiedene Edelsteine.

Lindenholz (Tilia sp.), 99 x 68 cm – Unten links an der Steinstufe bez.: »·HSB[ligiert]·1530«.

Gm 1000. Fürst Liechtensteinsche Gemäldegalerie, Wien; Aukt. Paris, Hotel Drouot, 4./5. März 1881 – Jean Dollfuß, Paris; Aukt. Georges Petit, Paris, 1912, Nr. 33 – François Kleinberger, Paris – Erworben 1912.

3 Bretter, Breiten von links oben 22,5, 25,9, 18,6 cm, unten 20,2, 27,3, 19,5 cm. Stärke auf 0,6 – 0,8 cm gedünnt. Ast am linken Bildrand durch zwei aufeinandergelegte, je 3 x 4 cm große, kreuzweise übereinandergelegte Holzintarsien ersetzt, auf der Bildseite vermutlich mit Papier kaschiert. Falz am unteren Rand unregelmäßig abgehobelt. Geringer alter Schädlingsbefall. Format seitlich geringfügig beschnitten. – Rückseite: dünner farbloser Überzug. Italienisches Parkett. – Bildseite: Gerissene Grundier- und Malkanten oben und unten vorhanden. Unterzeichnung: Keine erkennbar. Malerei: Mehrschichtig bei den Personen, einschichtig im Hintergrund mit teilweise durchscheinender Grundierung. Das von v.d. Osten (1983) als spätere Zutat angesehene Hemd der Maria original. Hintergrund *vor* den Personen gemalt, keine Überschneidungen; lediglich der grüne und der rote Edelstein auf den unteren Steinstufen wenige mm breit unter dem Gewand Mariä. Farbigkeit, besonders im Blau, sehr gut erhalten; lediglich die Grünpartien leicht bräunlich gefleckt. Retuschen über die ganze Bildfläche. Frühschwundkrakelee der Gewandschatten später dunkel überlasiert. Bräunliche Firnisreste im Hintergrund lassen die Thronarchitektur stellenweise fleckig erscheinen. – Restaurierung: 1959. AB

Maria mit dem Kind war das bevorzugte Thema privater Andachtsbilder. Die innige Verbindung von Mutter und Kind, deren Wangen sich berühren, entspricht dem byzantinischen Typus der Maria Eleüsa[1]. Die italienischen Maler schon des 14. Jahrhunderts machten ausgiebig Gebrauch davon. Baldungs Gemälde geht auf ein Madonnenbild des Niederländers Jan Gossaert gen. Mabuse[2] zurück. Stiassny erkannte den Zusammenhang und wollte demgemäß Gm 1000 Baldung abschreiben und in die Gossaert-Werkstatt versetzen. Gossaerts Bild ist weder bezeichnet noch datiert.

Es gilt als ein Muster für die Einflußnahme der römischen Hochrenaissance, der es den pyramidalen Aufbau der Gruppe und das an Raffael erinnernde, zärtliche Einvernehmen der Mutter mit dem auf ihrem Schoß stehenden Kind verdankt. Baldung lernte die Komposition, worauf Weiß hinwies, durch eine vom Madrider Bild abweichende (verschollene) Fassung kennen. Weiß hielt diese für das Gegenstück zum Bildnis eines Mannes mit einem Rosenkranz (London, National Gallery)[3], der vor einer spiegelbildlich der Baldungschen entsprechenden Architektur steht. Repliken eines solchen Marienbildes sind in Brüssel, Privatbesitz, und in Philadelphia, John G. Johnson Collection, erhalten[4]. Beide stimmen mit Baldungs Bild in der einseitig gewichteten Thronarchitektur überein, aber auch in der den Betrachter ausschließenden Blickrichtung der Maria und ihrem über die Schulter fallenden weißen Kopftuch. Auf einen möglichen Adoranten nehmen sie, anders als das Madrider Bild, keinen Bezug. Baldung hielt sich, wohl auf Wunsch des Auftraggebers, eng an das Vorbild. Er fügte den Kinderengel hinzu und prüfte Einzelheiten an der Natur nach, so die entblößte Brust der Maria, die bei Gossaert aus dem Zirkelschlag gewonnen war und eine vollkommene Halbkugel bildete. v. d. Ostens Annahme, daß Baldung eine Nachzeichnung von anderer Hand benutzt hätte, können wir im Hinblick auf die exakte Wiedergabe der Architektur nicht teilen. Es handelt sich um eine marmorverkleidete, halbrunde Nische, die mit ihrer Seitenwand jäh in die Tiefe führt und oben durch ein scharf profiliertes Gebälk mit Konsolenfries abgeschlossen ist.

Das Bild gibt, wie immer bei Baldung, zu denken. Die aufwendige Thronarchitektur kann auf die geläufige Vorstellung von Maria als Thron Salomonis verweisen[5]. Daß das Kind unbekümmert in die Seiten des Buches tritt, dürfte, wie Bussmann erkannte, mit der Vision der Hl. Birgitta zusammenhängen, die Baldung schon in GM 903 verwertete: Maria weiß aus den Büchern der Propheten von Christi Leiden[6]. Wohl aus diesem Grund blickt sie nicht den Betrachter an, sondern nachdenklich vorausschauend vor sich hin. Sie ist durch das Perlendiadem mit drei Edelsteinen als Königin des Himmels ausgewiesen. Eine originäre Zutat Baldungs sind die Edelsteine in der Bearbeitungsform von Trommelsteinen auf der Thronwange und am Sockel derselben. Sie spielten in der mittelalterlichen Mariensymbolik eine Rolle, vertraten Tugenden der Maria[7]. Koch[8] wollte in den drei oberen Steinen einen schwarzgrünen Onyx und zwei dunkle Saphire erkennen, unter den sieben Steinen der nächsten Gruppe zwei Rubine und drei Onyxe, bei den fünf Steinen ganz unten einen Rubin und zwei Saphire, im übrigen Karneole. Jülich modifizierte: »Auf dem oberen Absatz erkenne ich zwei kissenförmig geschliffene, dunkelblaue Steine (Lapislazuli?) und einen ovalen, dunklen Stein (Onyx?). Auf der Ebene darunter drei große ungeschliffene, grüne Steine (Smaragd?), zwei rötliche Steine, einen hellblauen Stein (Saphire?) und einen ungeschliffenen rötlichen Stein. Die mineralogische Bestimmung der Steine muß natürlich spekulativ bleiben. (...) Ziemlich eindeutig erscheint mir die Anspielung bei der smaragdartigen Weltkugel des Jesuskindes zu sein. Das kristallene Meer als äußerste Sphärenhülle, geschildert in der Apokalypse, wird schon in karolingischen Buchmalereien als smaragdfarben dargestellt. Auch der Regenbogen vor dem Thron Gottes wird in der Apokalypse als smaragdähnlich geschildert. (...) Grundätzlich gilt, daß die Deutung der Edelsteine stets polyvalent ist und man am besten beraten ist, wenn man sich auf den allgemeinsten Bedeutungsbereich zurückzieht. Nur in ganz seltenen Fällen kann man bei dargestellten Edelsteinen die genaue Textquelle benennen, die der Darstellung zugrunde liegt.«[9]. v. d. Osten sah in dem Kinderkopf panartige Züge (Pan = griech. Naturgott) und suchte dementsprechend auch die Edelsteine einem humanistischen Konzept zuzuordnen. Die These überzeugt nicht.

Waagen hat als erster einer Reihe kritischer Stimmen die künstlerischen Qualitäten des Bildes in Frage gestellt. Er sah die Übersetzung ins große Format als nicht bewältigt an. Koch (1941) wollte in dem »Ausdruck müder Leerheit« einen Abglanz der Trauer erkennen, die der Straßburger Bildersturm beim Künstler hinterlassen hätte. Man ersieht daraus, daß die Gruppe von Mutter und Kind offensichtlich nicht die Erwartungen erfüllt, die üblicherweise an ein Marienbild gestellt werden. Die Elemente der Renaissance verwendende Architektur ist von einer beinahe stereometrischen Einfachheit der Grundformen und sehr wuchtig. Die Farbe tendiert zu kühlen, weißlich-grau gebrochenen Tönen. Entsprechend dem Spätstil Baldungs und gefördert durch das niederländische Vorbild erscheinen die Bildelemente intellektualisiert und monumentalisiert. Die augenscheinliche Kälte schließt das Intime und Persönliche der Beziehung von Mutter und Kind jedoch nicht aus.

1 LCI 3, 1971, Sp. 170 – 172. – Schiller 4,2, 1980, S. 24 – 25. – Marienlexikon, Bd. 2, 1989, S. 318 – 321.

2 Madrid, Museo Nacional del Prado, Inv.Nr. 1930, Abb. – Zu Gossaerts Madonnenbild nebst Repliken: Friedländer 8, 1972, Tf. 33.

3 Vgl. Friedländer 8, 1972, Tf. 55.

4 Holz, 55,9 x 42,3 cm; vgl. John G. Johnson Collection, Catalogue of Flemish and Dutch Paintings, Philadelphia, Pa., 1972, S. 42, Nr. 390, Abb. S. 178. – Eine Kopie des 18. oder 19. Jahrh. in Brügge; vgl. Bruges Musées Communaux, Catalogue des tableaux du 15e et 16e siècle, bearb. von Dirk de Vos. Brügge 1979, S. 128, Nr. O.677, mit Abb.

5 Vgl. C.Michna: Maria als Thron Salomonis, Phil. Diss. Wien 1950.

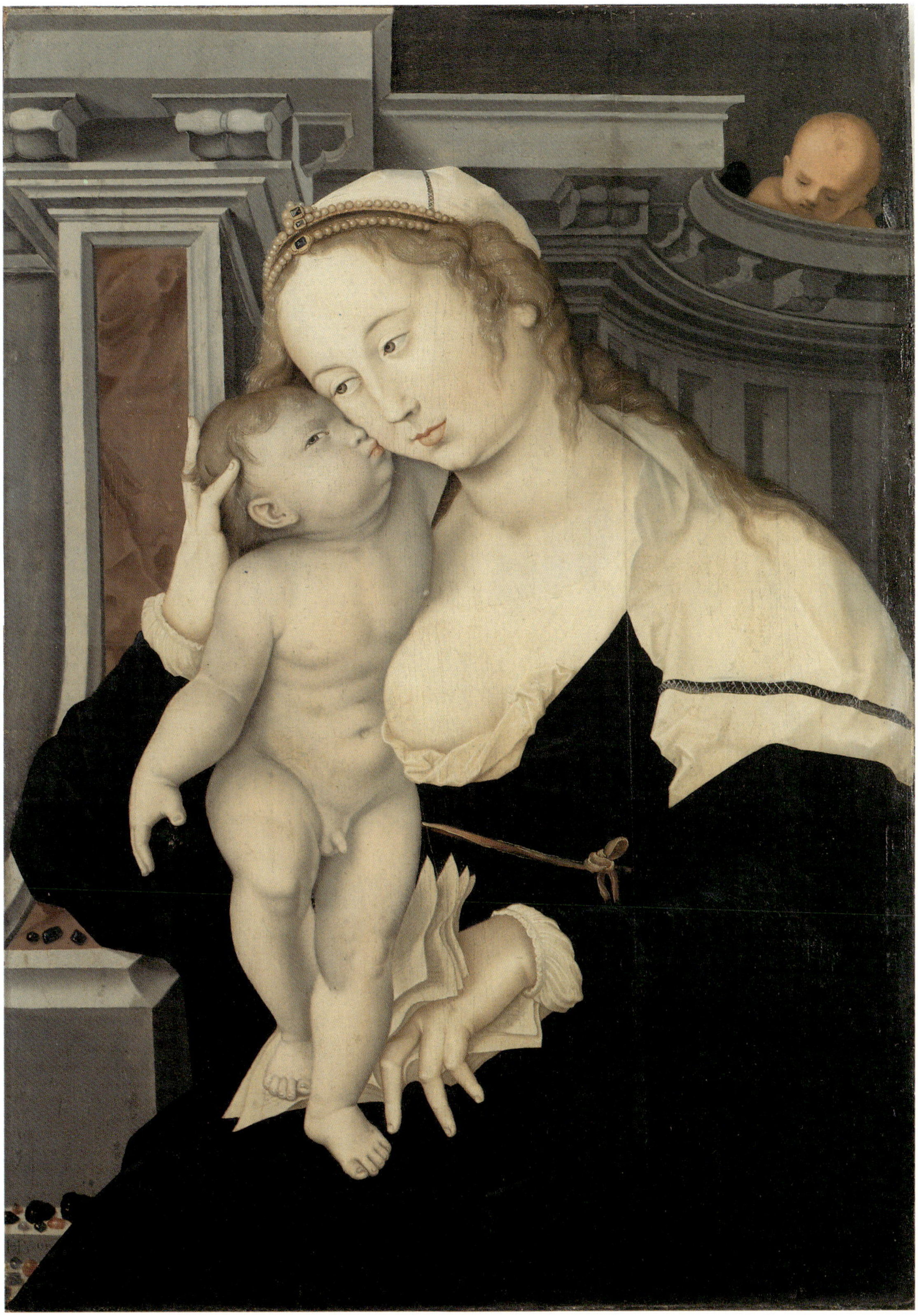

Gm 1000

6 Vgl. Sven Stolpe: Die Offenbarungen der heiligen Birgitta von Schweden. Frankfurt a.M. 1961, S. 115.
7 Zu Edelsteinen als Mariensymbolen vgl. Anselm Salzer: Die Sinnbilder und Beiworte Mariens in der deutschen Literatur und lateinischen Hymnenpoesie des Mittelalters. Linz 1893.
8 Mitgeteilt bei v.d. Osten 1983.
9 Freundl. schriftl. Mitteilung Dr. Theo Jülich, Darmstadt, 21. Juni 1995, mit Hinweis auf Philipp Schmidt: Edelsteine – ihr Wesen und ihr Wert bei den Kulturvölkern. Bonn 1948. – Christel Meier: Gemma spiritalis, Teil 1 (Münstersche Mittelalter-Schriften, Bd. 34,1). München 1977. – Marienlexikon, Bd. 2, 1993, S. 279 – 280 (»Edelsteine«).

Waagen 1866, 1, S. 276. – Kat. Fürstlich Liechtensteinische Bildergalerie, Wien, 1863 und 1873, Nr. 1040. – Woltmann 1876, S. 289. – Eisenmann 1878, S. 624, 628, Nr. 33. – Woltmann u. Woermann 1882, S. 443. – Ausst. Paris 1885: Exposition, S. 12, Kat.Nr. 4. – Janitschek 1890, S. 408. – Stiassny 1893/94, Sp. 224. – Térey 1894, S. 45, Nr. 52. – Anzeiger 1912, S. 77. – Térey 1912, S. 150, Anm. 17. – Térey 1913, S. 142, Abb. S. 143. – Weiß 1913: Térey 1913, S. 374. – Ders. 1913, S. 536, Abb.S. 537. – Curjel 1923, S. 117, 124, 154, Tf. 77. – Eßwein u. Hausenstein 1923, Tf. 99. – Parker 1924, S. 255 – 257, Abb. 5. – Bautier 1925, S. 89, 91, Abb. – Baldass 1926, S. 25, 27. – Friedländer 8, 1930, S. 156, Nr. 35 a. – Hugelshofer 1933, Abb. S. 175. – Lutze u. Wiegand 1936-37, S. 21, Abb. 241. – Fischer 1939, S. 52. – Koch 1941, S. 11. – Kunst und Kultur 1952, Abb. S. 123. – Koch 1953, S. 298. – Schwarz 1953, S. 163 -164, Anm.28. – Ausst. Karlsruhe 1959: Baldung, Kat.Nr. 57. – Halm 1960, S. 124. – Ausst. Rotterdam 1965: Gossaert, bei Kat.Nr. 25. – Osten 1965, S. 184. – Bussmann 1966, S. 98, 120, 127 – 132, 139 – 140, 145, 167, 178, 184, Abb. 62. – Friedländer 8, 1972, S. 95, Nr. 35 b, Tf. 33. – Osten 1973, S. 242. – Löcher 1982: Marienbilder, S. 248. – Osten 1983, S. 27 – 28, Nr. 68, Tf. 142. – Kat. Donaueschingen 1990, S. 33, Anm. (bearb. C. Grimm und B. Konrad). – Mende 1992: Baldung, S. 440.

Baldung, Hans, genannt Grien

MARIA MIT DEN PAPAGEIEN
1533

Maria steht hinter einer Brüstung unter einem baldachinartig gespannten Vorhang. Sie gibt dem Kind, das auf der Brüstung sitzt, die Brust. Ein Engel spielt mit ihrem Schleier. Von den beiden Papageien zwickt sie der größere in den Hals. Mutter und Kind suchen, aus dem Bild herausschauend, die Aufmerksamkeit des Betrachters.

Lindenholz (Tilia sp.), 91,5 x 63,3 cm – Links unten bez.: »BALDVNG / 15 FECIT 33« – Auf der Rahmenrückseite Klebezettel, handschriftl.: »Gm 1170 / Hans Baldung / Madonna mit den Papageien / Tannenholz 91 x 63 cm / G.M.«; ein weiterer einer japanischen Transportfirma.

Gm 1170. Spanischer Prinz – Wiener Privatbesitz (laut Notiz Max J. Friedländer 1918 bei einem österr. Hauptmann) – Slg. Dr. Singer, Wien, 1924 – Erworben 1925 im Wiener Kunsthandel (Galerie St. Lukas).

4 Bretter, mittlere Breiten von links 19,6, 16,2, 14,8, 12,7 cm. Stärke auf 0,6 cm gedünnt. Format original. – Rückseite: Italienisches Parkett. Braun gebeizt. – Bildseite: Tafel im Rahmen grundiert und bemalt. Unterzeichnung: Pinsel; Kontur- und Binnenzeichnung; linker Arm und Finger der linken Hand des Kindes größer; einzelne auf die Brust Mariä fallende Haarsträhnen und das Hemd, das die linke Brust und Schulter verdeckt, nicht verwendet. Malerei: Azuritblau mit Weiß gemischte Farbe des Kleids und Mantel umbrabraun untermalt und mit einer heute schwarzen Lasur verschattet. Verputzungen in den Schattenpartien der Inkarnate. Übermalung an Brust und Bauch des Papageis. Retuschen entlang der mittleren Brettfuge und im Inkarnat Mariä, ein Lichtreflex in ihrem rechten Auge von späterer Hand. Hintergrund retuschiert, die rechte Hälfe großflächig. Grundier- und Malkanten übermalt, am unteren Rand Motiv des roten Tuches in der Retusche fortgeführt. – Restaurierungen: 1950, 1958. AB

Das Bild der ihr Kind stillenden Muttergottes leitet sich vom byzantinischen Typus der Maria lactans ab[1]. Das intime Thema kam dem privaten Andachtsbild entgegen. Baldung bereicherte es um den Kinderengel, der wie auf Gm 903 den Vorhang hebt, und um zwei exotische Vögel, deren größerer sich als Graupapagei (Psittacus erithacus) bestimmen läßt, während es sich bei dem kleineren wahrscheinlich um ein Halsbandsittichweibchen (Psittacula krameri) handelt[2]. Engelkinder als Mittler zwischen Himmel und Erde kommen auf der Mehrzahl der religiösen Bilder Baldungs vor. Der hier dargestellte ist von düsterem Ausdruck. Nach Ausweis der Unterzeichnung, die Linienzeichnung ohne Schraffur ist, sollte das Haar Mariä über die Schultern auf die Brust fallen und ihr Ärmel nebst geöffnetem Mieder am linken Arm und Brust noch gerade sichtbar werden. Der abgestützte Arm des Christuskindes war leicht nach links versetzt, schlanker und mit kürzeren Fingern. Die Handhaltung der Maria ist »Ergebenheitsgeste«, aber auch real zu deuten. Indem sie die Brust streicht, fördert sie den Zufluß der Milch. Die Vögel haben verschiedenerlei Interpretation erfahren. Bussmann, der sich eingehend und präzise auf den komplexen Charakter des Bildes eingelassen hat, wies auf das Vorkommen eines Papageien auf einem Kupferstich Martin Schongauers B. 29 hin. Er hob auf den »exotisch-luxuriösen Akzent« ab, doch symbolisiert der ungelernt »Ave« sprechende Vogel, dessen grünes Gefieder – nach Konrad von Würzburg[3] – auch bei Regen nicht naß wird, die Jungfräulichkeit Mariä[4]. Überdies heißt es, daß er

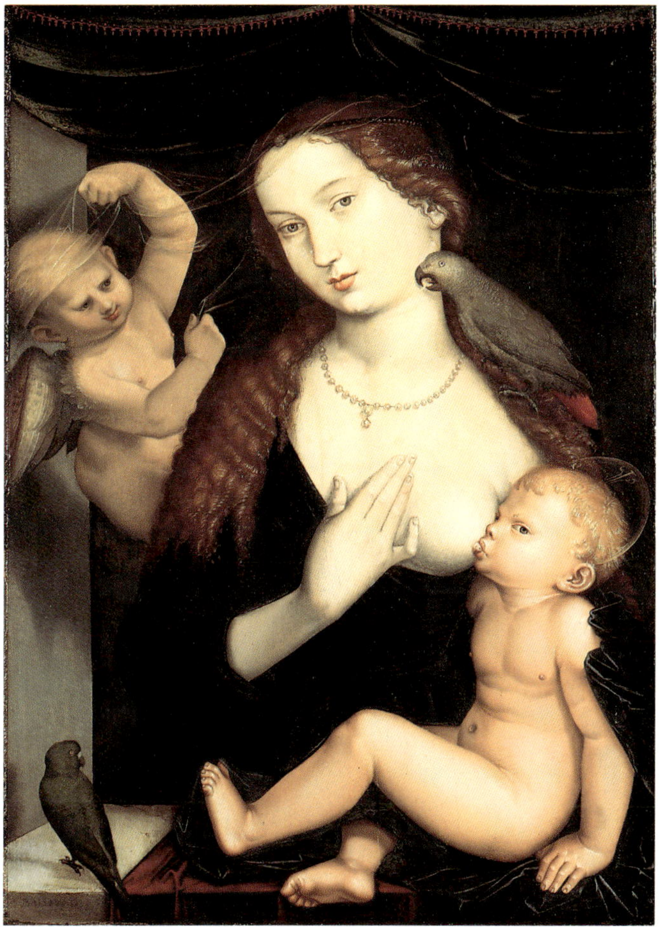

Gm 1170

fähig sei, den König zu erkennen. Bussmann und v.d. Osten haben die Frage nach der »Säkularisierung« des Themas gestellt, doch läßt schon der Kreuznimbus über dem Kopf des Kindes keine Zweifel am religiösen Ernst der Darstellung.

Buchner und Friedländer führten das damals noch im Wiener Privatbesitz befindliche Marienbild in die Literatur ein. Jener datierte um 1520, dieser in die Spätzeit, Baldass – erneute Anregungen Dürers vermutend – sicher nicht vor 1525. Lutze und Wiegand teilten die Bezeichnung nebst der schwer leserlichen Jahreszahl »1525 (?)« mit. Fischer dachte das Bild in der ersten Häfte oder um die Mitte der dreißiger Jahre entstanden. Er führte den Bildtypus auf Rogier van der Weyden zurück, sagte dem Christusknaben römische Formen nach und fühlte sich bei dem Putto an Correggio und Parmigianino erinnert. Koch (1941) sah in einer Zeichnung des Städelschen Kunstinstitutes in Frankfurt a.M.[5] eine Vorstufe für die Hand der gemalten Maria und erkannte den gezeichneten Sittich im Karlsruher Skizzenbuch[6] als Vorzeichnung für das Gemälde. Borries konnte ebenda den Graupapagei, freilich in einer vom Gemälde abweichenden Ansicht, nachweisen[7]. Koch (1951) setzte das Gemälde an das Ende der zwanziger Jahre, »kurz vor dem Bildersturm und Baldungs künstlerischer Krise«. Er bezog versuchsweise eine Eintragung im Einnahmen- und Ausgabenbuch des Straßburger Bischofs Wilhelm v. Honstein auf Gm 1170: Unter dem 13. Juli 1527 erhielt Baldung eine Zahlung von 18 Pfund und 18 Schilling für ein Bild, das der Bischof für seine Kapelle in Zabern bestellt hatte[8]. Eine im Juli 1993 erfolgte Infrarot-Untersuchung läßt deutlich die Jahreszahl 1533 erkennen.

1 Marienlexikon, Bd. 3, 1991, S. 701 – 702.
2 Freundl. schriftl. Mitteilung Peter Mühling, Nürnberg, 20. Mai 1996. Von ihm der Hinweis auf Rosemarie Low: Das Papageienbuch. Stuttgart 1989, S. 179 – 180.
3 Gestorben 1287 in Basel; vgl. Marienlexikon, Bd. 3, 1991, S. 622 – 623.
4 Zum Papagei als Mariensymbol vgl. Anselm Salzer: Die Sinnbilder und Beiworte Mariens in der deutschen Literatur und lateinischen Hymnenpoesie des Mittelaltares. Linz 1893, S. 58. – Manfred Lurker: Wörterbuch der Symbolik. Stuttgart 1979, S. 361. – Roth-Bodjadzhiev 1985. – Marienlexikon, Bd. 5, 1993, S. 83 – 84 mit Abb.
5 Koch 1941, Nr. 128 u. Abb.
6 Blatt 7 r; vgl. Martin 1950, S. 40 – 41 u. Abb.
7 Skizzen Blatt 44 v; vgl. Martin 1950, S. 76 – 77 u. Abb. – Borries 1986/87, Abb. 57.
8 Vgl. Hans Rott: Quellen und Forschungen zur südwestdeutschen und schweizerischen Kunstgeschichte im 15. und 16. Jahrhundert. III. Der Oberrhein. Quellen I. Stuttgart 1936, S. 218.

Buchner 1924: Baldung, S. 292, 296, Abb. 166. – Friedländer 1924/25, S. 74. – Baldass 1926, S. 27, Abb. 12. – Hampe 1927/28, S. 99, Abb. – Neuerwerbungen GNM 1925/29, Tf. 28. – Hugelshofer 1932, S. 200, 204. – Lutze u. Wiegand 1936-37, S. 20, Abb. 240. – Poensgen 1937, S. 38 – 39. – Fischer 1939, S. 52, Abb. 34. – Koch 1941, S. 37, 47 und bei Nr. 128. – Möhle 1941/42, S. 216. – Ausst. Schaffhausen 1947: Meisterwerke, Kat.Nr. 13. – Martin 1950, S. 40 – 41. – Koch 1951, S. 70. – Ders. 1952/53, S. 23. – Ders. 1953, S. 298. – Ausst. Karlsruhe 1959: Baldung, Kat.Nr. 51, Abb. 21. – Ruhmer 1960, Abb. S. 85 . – Rieth 1963, S. 53. – Strieder 1964, Nr. 20. – Bussmann 1966, S. 123 – 127, 139, 163, 167, 168, Abb. 61. – Strieder 1966, Abb.S. 53. – Olbrich 1972, S. 159. – Führer 1977 u. 1980, Nr. 251; 1885 u. 1894, Nr. 246, jeweils Farbabb. – Hults 1981, S. 52, 54, Abb. 48. – Löcher 1982: Marienbilder, S. 247 – 248. – Osten 1983, S. 180 – 183, Nr. 63, Tf. 135. – Roth-Bodjadzhiev 1985, S. 50 – 51, Abb. 50. – Ausst. Heidelberg 1986: Renaissance, Kat.Nr. C 2 (bearb. Monika Kopplin). – Borries 1986/87, S. 70 – 71. – Ausst. Tokyo 1987: Space, Kat.Nr. 67 u. Abb. – Kat. Donaueschingen 1990 (bearb. C. Grimm u. B. Konrad), S. 33, Anm. – Mende 1992: Baldung, S. 440. – Nietz 1993: Marienlexikon, S. 83 – 84, Abb.

Beham, Barthel

Geboren 1502 in Nürnberg, gestorben 1540 auf einer Reise in Italien. Maler, Kupferstecher und Zeichner für den Holzschnitt. Er wurde Ende Januar 1525 nach kurzem Prozeß zusammen mit seinem Bruder Sebald und Georg Pencz wegen unchristlicher und obrigkeitsfeindlicher Äußerungen aus Nürnberg ausgewiesen, durfte aber im November desselben Jahres zurückkehren. Seit 1527 ist er in München nachweisbar, wo er Mitglieder des Patriziates, seit 1530 überwiegend die herzogliche Familie, auch in Serien, porträtierte. Vielleicht bereiste er 1528/29 die Niederlande. An dem Zyklus von Historienbildern für Herzog Wilhelm IV. von Bayern war er 1530 mit der »Erprobung des Hl. Kreuzes durch die Hl. Helena« beteiligt. Für 1537/38 schloß er einen Vertrag mit Herzog Ludwig X. von Bayern, der in Landshut residierte. Daß Beham 1540 auf einer Studienreise in Italien verstarb, berichtet Johann Neudörfer.

BILDNIS EINER 31JÄHRIGEN DAME
1535

Hüftbild nach links, mit übereinandergelegten Händen. Sie hat blaue Augen und blondes Haar. Sie steht neben einem Vorsprung der grauen Wand. Ihr Kleid aus gedeckt purpurfarbenem Seidendamast zeigt ein Herzblattmuster und ist mit schwarzen Samtbesätzen versehen. Sie trägt ein goldenes Stirnband und ein schwarzes Samtbarett. Den Stehkragen ihres reichgefältelten Hemdes ziert in Goldstickerei ein die Flügel breitender Adler, flankiert von Ornamenten, das vollständig sichtbare zeigt einen Delphinkopf. Ihren Schmuck bilden eine doppelt geschlungene Goldkette mit kleinem Anhänger und sieben Fingerringe.

Nadelholz, 78,4 x 59,2 cm, auf eine Eichenholzplatte aufgedoppelt – Oben links dreizeilige Inschrift in Antiqua-Majuskeln: »ANNO D(OMI)NI MDXXXV / IRES [R verbessert aus L] ALTERS IM XXXI« = Im Jahre des Herrn 1535. Ihres Alters im 31sten – Auf der Rückseite 2 x mit weißer Farbe »Gm. 1611«.

Gm 1611. Slg. Nathaniel de Rothschild, Wien – Erworben 1958 von der Kunsthandlung Julius Böhler, München.

4 Bretter, Breiten von links oben 18,5, 18,9, 16,7, 5,6 cm, unten 15,6, 18,6, 16,6, 8,4 cm. Stärke auf ca. 0,1 cm gedünnt und mit einer 0,8 cm dicken Eichenholzplatte hinterlegt. Seitenränder mit dünnem Eichenfurnier abgeklebt. Alter Schädlingsbefall. Linke Brettfuge und Riß im rechten Brett verleimt. Format allseitig vermutlich nur geringfügig beschnitten. – Rückseite: Hochparkett. – Bildseite: Unterzeichnung:

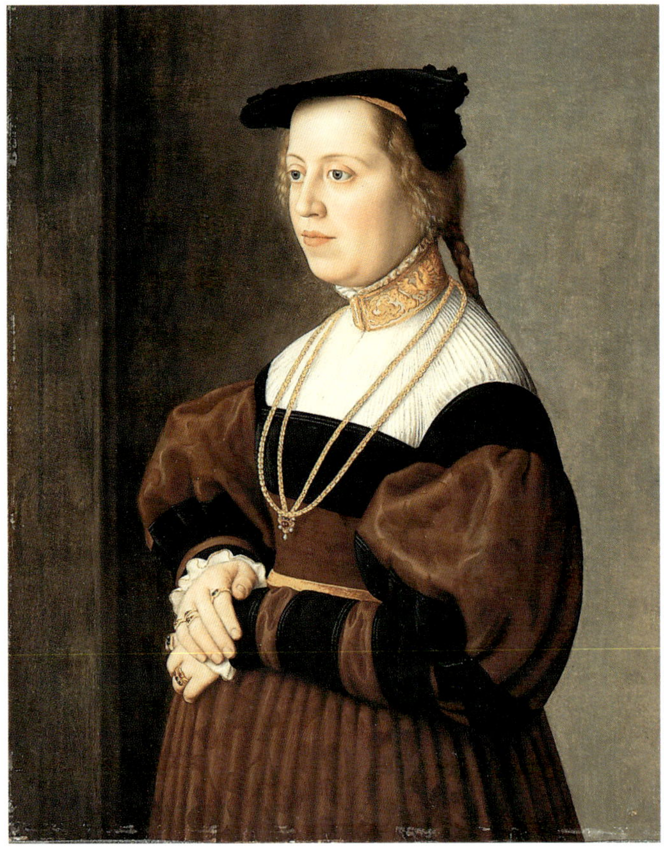

Gm 1611

Stift; Kontur- und Binnenzeichnung, nur an den Händen und an der Kette erkennbar. Malerei und Metallauflagen: Naß in naß. Mattvergoldung an Hemdkragen, Kette, Gürtel, Ringen und Ärmelsaum ohne Anlegemittel. Edelsteine gelüstert. Lichter der Unterlippe, Verschattung des Halses und der rechten Wange retuschiert. Im Barett die äußersten rechten Zierknöpfe später teilweise dünn überlasiert. Retuschen im rechten und linken Teil des Rockes. Hintergrund im rechten Bildteil großflächig dünn überarbeitet, im linken streifig retuschiert. Vergoldung stellenweise abgerieben. AB

Das von Baldass dem Augsburger Christoph Amberger zugeschriebene Bildnis wurde von Ernst Buchner mündlich auf Barthel Beham bestimmt und von Fudickar überzeugend in dessen Werk eingeordnet. Die vermutlich nach München gehörende Dargestellte ist aufgrund ihres Schmuckes und des Anteils an Vergoldung im Patriziat oder am herzoglichen Hof zu suchen. Das über der Stirn schirmartig abgeflachte Barett und das in einem Zopf geflochtene Haar waren der Münchner wie der Augsburger Frauenmode geläufig. Die Muster des Seidenkleides sind nicht schablonenmäßig aufgetragen, sondern passen sich dem Faltenwurf an. Der graue Hintergrund ist durch den Wandvorsprung als ein architektonischer charakterisiert. Die Entwicklung der Bildnismalerei nach Dürer kennzeichnet der bis zu den Hüften erweiterte Bildausschnitt, mit dem die Dame vom Betrachter abrückt. Die aus der Drehung sich ergebende abrupte Verkürzung des rechten Unterarms und die daraus folgende Vereinzelung der Hand entsprechen manieristischer Gestaltung. Der wie geistesabwesende und ein wenig starre Blick findet sich häufig bei Beham. Anders als manche seiner gleichzeitigen Hofbildnisse wurde dieses offensichtlich nach dem Leben gemalt. Die Frage, ob es ein zugehöriges Männerbildnis gab, bleibt offen.

Baldass 1932, S. 178, 180, Abb. S. 179. – Fudickar 1942, S. 23 – 25, 132, Nr. 30. – Ausst. München 1958: Meisterwerke bei Böhler, Kat. Nr. 15. – Ausst. Nürnberg 1961: Meister um Dürer, Kat.Nr. 36 (bearb. P. Strieder) und Abb. – Löcher 1967, S. 55, 58. – Hütt 1973, S. 451, Abb. 234. – Eisler 1977, S. 38. – Führer 1977 u. 1980, Nr. 211; 1985 u. 1994, Nr. 196, jeweils mit Abb. – Zander-Seidel 1990: Textiler Hausrat, S. 73, Abb. 60. – Löcher 1994: Beham, S. 289.

Beham, Barthel

Zugeschrieben

Zwei Flügel vom ehem. Hochaltar (Welseraltar) der Frauenkirche in Nürnberg, um 1522/24

BEGEGNUNG AN DER GOLDENEN PFORTE – GEBURT MARIÄ

Oben: Joachim und Anna, die Eltern Mariä, umarmen sich unter dem kassettierten Bogen eines Tordurchgangs. Die Goldene Pforte in Jerusalem ist das Symbol für die unbefleckte Empfängnis Mariä. Die Männer ziehen in Verehrung ihre Hüte. Unten: Anna liegt in einem Himmelbett, unter einer Decke aus Goldbrokat. Frauen kümmern sich um die Wöchnerin, die eine bringt ihr zu Essen, die andere badet das neugeborene Kind, Maria. Eine vornehme Besucherin macht ihre Aufwartung und wird mit einem Willkomm begrüßt. Linker äußerer Flügel, Innenseite.

Lindenholz (Tilia sp.), 243 x 122 cm.

Gm 188. Leihgabe der Protestant. Kirchenverwaltung Nürnberg I.St.(Nr. 6). – Ab 1811 ausgestellt in Nürnberg, Burg – 1867 GNM.

MARIÄ TEMPELGANG – DARBRINGUNG CHRISTI IM TEMPEL

Oben: Von ihren Eltern und Verwandten geleitet, steigt die dreijährige Maria die 15 Stufen zum Tempel hinauf, wo sie der Hohepriester Zacharias und ein zweiter Priester ewarten. Die Eltern verharren am Fuß der in der Untersicht noch steiler erscheinenden Treppe. Unten: Im Tempel wird das Jesuskind als Erstgeborener dem Hohenpriester Simeon dargebracht und damit Gott geweiht. Eine Gevatterin Mariä bringt zwei Tauben im Käfig als Opfergabe. Eine ernste Zeugenschaft wohnt dem Ritual bei. Über dem Altar Baldachin und Feston. Rechter äußerer Flügel, Innenseite.

Lindenholz (Tilia sp.), 243 x 122 cm.

Gm 187. Leihgabe der Protestant. Kirchenverwaltung Nürnberg I.St.(Nr. 6). – Ab 1811 ausgestellt in Nürnberg, Burg – 1867 GNM.

BEWEINUNG CHRISTI

In der Bildmitte steht das leere Kreuz, an dessen Querbalken eine Leiter lehnt. Der vom Kreuz genommene Hl. Leichnam wird von Johannes gestützt, von Maria und Maria Magdalena betrauert. Vorn in der Mitte liegt ein die Schädelstätte (Golgatha) bezeichnender Knochen, rechts Christi Dornenkrone, links das Salbgefäß der Maria Magdalena. An der Leiter stehen Joseph von Arimathia und Nikodemus, weiter zurück die weiblichen Verwandten der Muttergottes, Maria Cleophae und Maria Salome. Landschaftsausblick mit Stadt und Burgen. Der senkrechte Kreuzbalken betont und kaschiert die Trennung der Bildhälften. Außenseiten der beiden äußeren Flügel.

Stärke 1,6 – 1,8 cm[1]. Brettfugen auf beiden Seiten mit feinem Werg kaschiert. Äste im Holz belassen. Ehemalige Verschlußvorrichtung an oberer und unterer Ecke der beweglichen Seite. Tafeln konvex verwölbt (Standpunkt Innenseite). Alter Schädlingsbefall. Risse und offene Brettfugen. Formate original. – Außenseiten: Tafeln im Rahmen grundiert und bemalt. Unterzeichnung: Breitpinsel[2]; Kontur- und Binnenzeichnung im lockeren Duktus; in den Stoffen wenig Schattierung in Bogenreihen; geringfügige Verschiebungen der Proportionen in den Gesichtern. Malerei: Weniger sorgfältig als auf den Innenseiten. Pentiment: Leichnam Christi zunächst von Gewändern der Trauernden teilweise bedeckt; in der Korrektur unverhüllt. – Gesamte Außenseite zur Festigung aufstehender Malschichten großflächig dick mit Bienenwachs überstrichen. Bei Gm 188 links, bei Gm 187 rechts ca. 16 cm breiter, durch profilierte Holzleiste abgesetzter, holzsichtiger Vertikalstreifen, Fuge mit Werg kaschiert, braun gebeizt. – Innenseiten: Unterzeichnung wie Außenseiten, jedoch im Detail lebendiger (Abb. S. 64); Schraffuren unterschiedlicher Richtungen lassen einen

Wechsel von der rechten zur linken Hand vermuten. Malerei und Metallauflagen: Differenzierter als auf den Außenseiten. Inkarnate in Lasuren. Glanzvergoldung der Hintergründe auf rotem Bolus und mit transparentem Überzug. Mattvergoldung von Brokatstoffen, Schmuck, Säulenbasen und -kapitellen, Girlandenschmuck und Quastenschäften. Metallauflage am Küchengeschirr vermutlich Silber mit Goldlack. Verschattung mit braunen Lasuren. Pentiment: Bei den Szenen oben über den Säulenkapitellen bzw. Abakus schalenartiges Gefäß, im Zuge des Malvorganges mit Steinfarbe übermalt. – Rahmen: Innenseiten: Eichenholz, Leiste oben und unten original, ehemalige Fassung abgebeizt, seitliche Leisten später. Außenseiten: Seitliche Leiste und schmale Trennleiste links und rechts vor dem unbemalten Vertikalstreifen in Kiefernholz, ehemals aufgedübelt, original braun gebeizt. – Restaurierungen: 1952, 1958.

Gm 188: 8 Bretter, Breiten oben nicht meßbar, unten 20,0, 14,3, 14,3, 15,1, 17,5, 20,0 11,5, 10,5 cm. – Außenseite: Unterzeichnung: Farbangaben für Kopfbedeckung der Frau links außen »rot«, für die Schärpe Josefs von Arimathia »gelb«; bei der weißgekleideten Frau links ein das Kinn verhüllendes Tuch; Leiter etwas weiter rechts; im Hintergrund weiterer Gebirgszug mit kleiner Häusergruppe. Malerei und Metallauflagen: Pentiment: Grün-roter Kleiderstoff der Maria Magdalena ursprünglich über die Zehen des Leichnams gebreitet, Fersen durch das Leichentuch verdeckt, über den Schienbeinen Zipfel des blauen Mantels Mariä; Beine während des Malvorganges über diese Stoffe gemalt. Mattvergoldung auf rötlicher Unterlage auf der Hemdbordüre der Maria Magdalena, den Schmuckborten ihrer Haube sowie der Halskette Josephs von Arimathia; braun ablasiert. Dunkles Grün der Schaube des Nikodemus frühschwundkrakeliert, später mit dunkler Farbe übermalt. Partiell krepierte Malschicht. Aufstehende Farbschollen über die gesamte Bildfläche. Vergilbter Firnis. – Innenseite: Unterzeichnung: Farbangaben (Begegnung an der Goldenen Pforte) im Gewand Joachims und hohem Hut des Mannes hinter ihm »rot«; im Mantel des Mannes rechts von Anna »bla« [blau]; im Kleid der Anna »br« [braun]; (Geburt Mariä) in der Schürze der oberen und im Hemd der das Kind badenden Frau »weiß« (Abb. S. 64), in ihrem Mieder »br« [braun]. Modifikationen (Begegnung an der Goldenen Pforte): Der Mann rechts hinter Anna mit Buch ohne Beutel; (Geburt Mariä) unterhalb des Kissens schräg aufgerichtete Latte mit einem Laken darüber. Malerei und Metallauflagen: Die Farbangaben wurden befolgt. Annas brauner Mantel heute rot infolge von Verputzung oder Ausbleichen der gelben Lasur. Malerei im Bereich der Brettfugen am oberen und unteren Bildrand ergänzt. Glanzvergoldung teilweise erneuert. Bogenarchitektur bei der Begegnung großflächig übermalt.

Gm 187: 8 Bretter, Breiten von links oben 10,5, 12,5, 22,3, 15,0, 15,3, 20,0, 12,2, 14,7 cm, unten nicht meßbar. Alter, klaffender Riß über die gesamte Länge der Tafel; vor längerer Zeit neu verleimt, oben und unten mit Schwalbenschwänzen stabilisiert. Format an der inneren Kante minimal beschnitten. – Außenseite: Unterzeichnung: Ausführlich der Oberkörper Christi und das Gesicht Mariä; Bäume und Gebüsch oberhalb der Kirchtürme rechts nicht verwendet. Malerei: Pentiment: Roter Mantel des Johannes zunächst bis unter das Leichentuch Christi reichend; während des Malvorganges wurde der Fuß des Johannes sichtbar gemacht, der rote Mantelzipfel mit brauner Farbe übermalt und dem Boden zugeordnet. Über dem Kopf Christi unter dem roten Mantel des Johannes ockergelbe und blaue Farbreste (nicht interpretierbar). Blau des Marienmantels infolge vergilbter Überzüge vergrünt. Rechter Rand übermalt. Riß auf beiden Bildseiten wohl zur Zeit der Neuverleimung durch je einen neu gemalten Baum kaschiert. Himmel partiell überlasiert. Ausbrüche und hochstehende Malschicht über die gesamte Bildfläche. Oberfläche später mit unlöslichem Lack

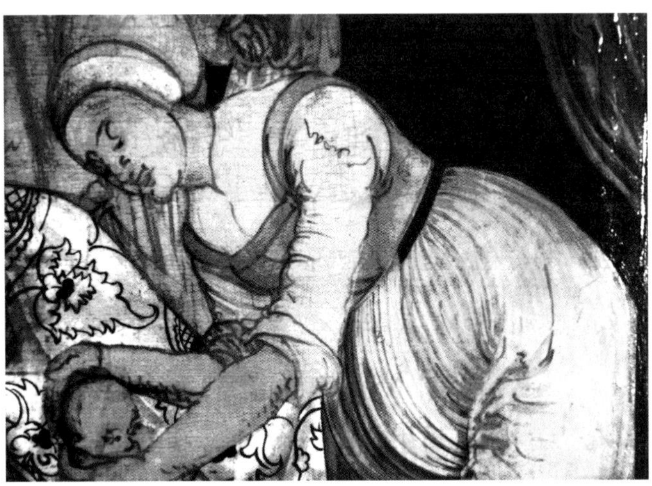

Gm 188 Ausschnitt. Infrarot

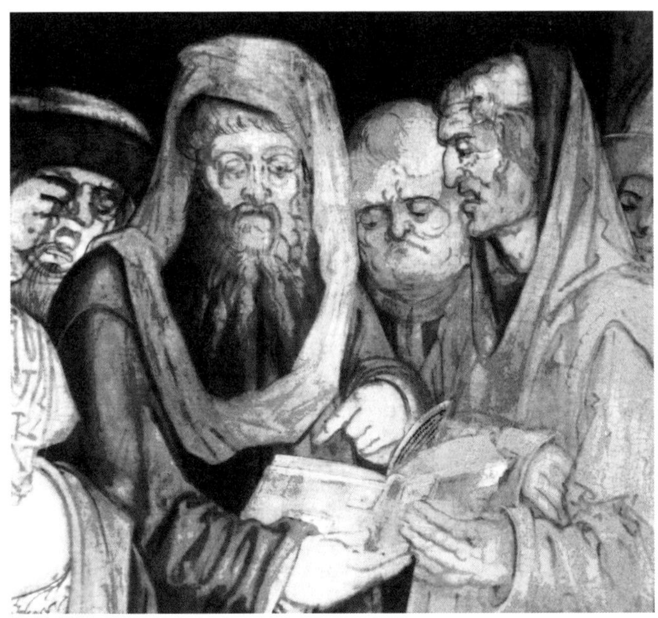

Gm 187 Ausschnitt. Infrarot

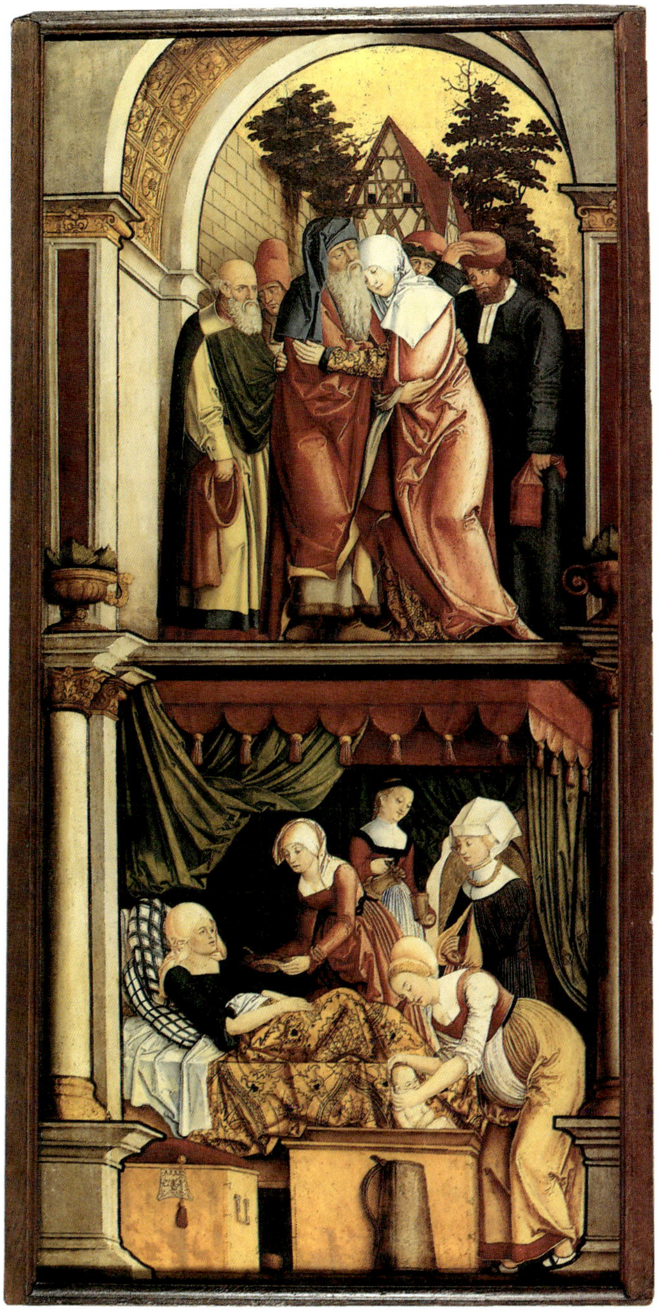
Gm 188

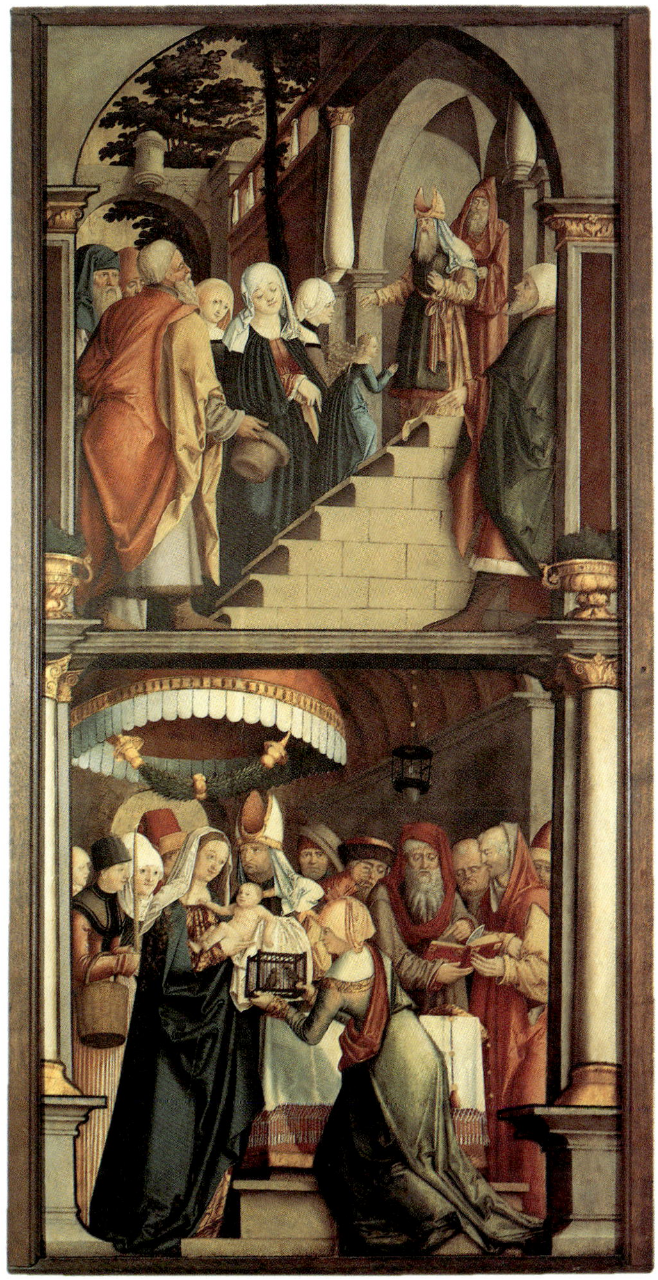
Gm 187

überzogen, der aufgrund seiner Spannung und schlechter Haftung der Malerei auf der Grundierung inzwischen ganze Partien schollenartig zum Hochstehen brachte. – Innenseite: Unterzeichnung: Unter dem braunen Kapuzenmantel des Mannes hinter dem Hohenpriester »braun«; Quaste auf der Darbringung im Tempel weiter oben. Malerei und Metallauflagen: Bogenarchitektur bei Mariä Tempelgang teilweise übermalt bzw. überlasiert. Krakelee der grauen Tempelmauer überlasiert. Oberer Rand gekittet und retuschiert. Verputzungen im Gesicht und in den Haaren Mariä bei der Dastellung im Tempel, retuschiert. Vergoldung teilweise ergänzt. – Restaurierung: 1995 Festigung der hochstehenden Farbschollen; 1997 Abnahme des Bienenwachses und des Lackes. AB

Der Welseraltar war das größte Altarwerk der Dürerzeit in Nürnberg, kurz vor der Einführung der Reformation ein glanzvolles Zeugnis der Marienverehrung. Sein Aufbau läßt sich anhand eines Kupferstichs von Johann Ulrich Krauss nach einer Zeichnung von Johann Andreas Graff von 1696 rekonstruieren.

Die von Rasmussen so genannte »mächtige Pilasterfassade« barg im Schrein ein geschnitztes Muttergottesbild aus dem 15. Jahrh. Oberhalb des Architraphs waren unter drei Arkaden Szenen des Marienlebens – Verkündigung, Heimsuchung und Christi Geburt – in plastischen Figuren dargestellt. Sie stammen nach Johann Neudörfer[3] von Veit Stoß und wurden von Heinz Stafski dem Hans Peisser zugeschrieben. Wie auf dem Stich zu sehen, trennten Säulen den Schrein von den Flügeln. Diese mußten demnach auf Schienen um die Halbsäulen herumgeführt werden, damit sich die Flügelaußenseiten zu einer einheitlichen Bildkomposition zusammenschließen konnten. Im Falle des inneren Flügelpaares war das der auf zwei Flügelaußenseiten verteilte »Tod Mariä«, beim äußeren Flügelpaar ist es die »Beweinung Christi«. Rasmussen, der den Welseraltar beschrieb, analysierte und stilistisch einordnete, schreibt: »Die zur Drehung der Flügel notwendigen Schienen waren dem Anschein nach derart um die Säulenschäfte herumgelegt, daß sie wie die Fugen zwischen den einzelnen Schafttrommeln aussahen«.

Die gemalten Flügel haben Bilder der Geschichte Mariä und Christi zum Thema. Das innere Flügelpaar Gm 886 und 887 zeigte auf den Innenseiten links die Anbetung der Könige und die Ausgießung des Hl. Geistes, rechts die Auferstehung Christi und die Krönung Mariä, auf den Außenseiten, beide Flügel übergreifend, den Tod Mariä. Die Tafeln verbrannten zu Ende des Krieges 1945. Die gemalte Architektur wiederholt das plastische architektonische System des Altaraufsatzes, hält aber an einer horizontalen Teilung fest. Säulen tragen die Zwischendecke, Pfeiler den Arkadenbogen. Pilaster, Säulen und die kassettierte Tonne sind »antikisch«, fortschrittlich im Sinne der Renaissance auch die auf den Standort des Betrachters bezogene Untersicht bei der oberen Bildreihe, deutlich sowohl bei dem Blick ins Tonnengewölbe der Begegnung an der Goldenen Pforte wie bei den abrupt verkürzten Treppenstufen des Tempelganges. Die innerbildliche Logik jedes einzelnen Bildraumes bleibt von dem architektonischen Rahmen unberührt[4]. Dekorative Blickpunkte sind die Blattgirlande (Laurus nobilis) und die mit Laub gefüllten Töpfe. Das von Murr erwähnte Predellenbild »Leichenbegängnis Jakobs« ist nicht mehr nachweisbar. Es dürfte sich nach Lutze und Wiegand eher um die Grabtragung Mariä gehandelt haben. Die plastischen Bestandteile des 1815/16 abgebrochenen Altars waren, soweit erhalten, auf der Veit Stoß – Ausstellung 1933 in Nürnberg, GNM, zusammengestellt.

Der Altar wurde von dem Nürnberger Kaufherrn Jakob Welser und seiner Ehefrau Ehrentraut Thumer von Thumenberg gestiftet. Welser, der 1468 in Augsburg geboren wurde, machte sich 1490 in Nürnberg ansässig, wo er 1493 heiratete. Er befreundete sich mit dem Humanisten und Ratsherrn Christoph Scheurl und wurde 1504 selbst in den Rat gerufen, ohne doch – aus Gründen geschäftlicher Verpflichtungen – in diesem aktiv werden zu können. Als Teilhaber verschiedener Handelsgesellschaften und anderer Unternehmen kam er zu Vermögen. Er starb am 10. Febr. 1541[5]. Die von dem Ehepaar in die Nürnberger Frauenkirche gestifteten, in Bruchstücken erhaltenen sog. Welserfenster sind 1522 datiert. Die Frauenkirche wurde erst 1530 protestantisch, doch dürfte der Altar schon vor 1524/25, als der Rat der Stadt Nürnberg zur Reformation übertrat, vollendet und aufgestellt gewesen sein. Von dem Stifterehepaar ist zumindest die Frau, Ehrentraut Thumer, im Bild präsent – als Nürnberger Patrizierin in Kirchenhaube und seidengefüttertem Kirchenmantel, geschmückt mit einer Goldkette[6]. Sie besucht die Hl. Anna und versichert sich damit der Fürsprache der Heiligen.

Murr vermutete Hans von Kulmbach als Maler, gleich ihm Waagen – »wegen der Kompositionen, der Schönheit der Köpfe und der Klarheit der Färbung«. Reber und Bayersdorfer in Kat. 1882 schrieben die Altarflügel mit Vorbehalt dem später in Nördlingen tätigen Sebastian Dayg zu. In Kat. 1885 suchten sie den Maler »in der Richtung des Hans von Culmbach, vielleicht einer der beiden Lautensack«. Auch Braune und Lutze u. Wiegand ordneten die Flügel der »Dürerschule, in der Art des Hans von Kulmbach« zu. Da Kulmbach den Entwurf für das Welser-Thumersche Stiftungsfenster in der Frauenkirche lieferte, lag es nahe, ihm eine Beteiligung auch an den Malereien des Altarretabels einzuräumen. Nach Strieder erfolgte die Ausführung nach Kulmbachs Tod (1522) durch einen schwächeren Werkstattgehilfen, der sich in einzelnen Sze-

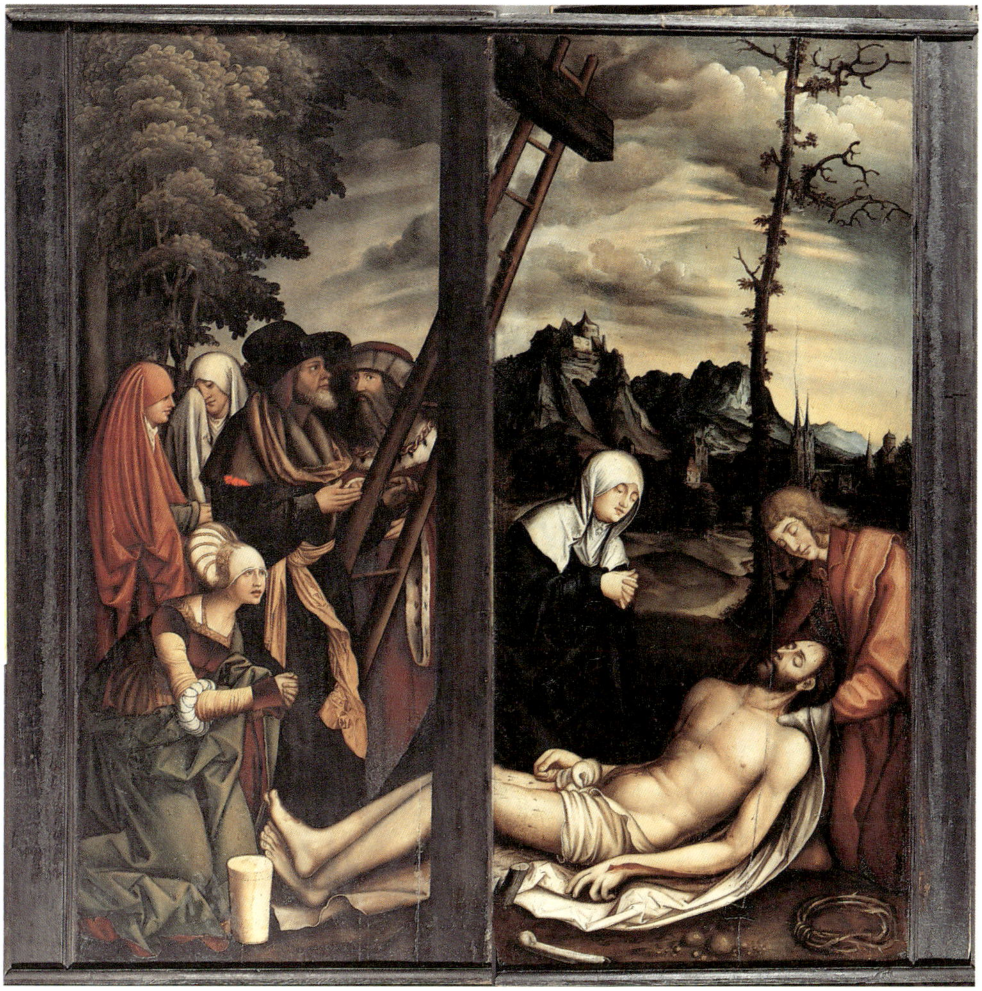

Gm 187/188

nen mehr oder weniger eng an Holzschnitte Dürers anschloß. Es sind dies bei den erhaltenen Flügeln aus dem Marienleben B. 79 Begegnung an der Goldenen Pforte, B. 80 Geburt der Maria, B. 81 Tempelgang der Maria und B. 88 Darbringung im Tempel, bei den verlorenen Flügeln aus der Kleinen Passion B. 51 Ausgießung des Hl. Geistes, aus der Großen Passion die Auferstehung Christi B. 15, aus dem Marienleben die Krönung der Maria B. 94.

Der Maler der Altarflügel Gm 188 und 187 kann sich mit Hans von Kulmbach, dessen Namen die Bilder trugen, nicht messen, aber er hatte eigene, weiterführende Vorstellungen, sowohl in der Beachtung der Realien wie im Umgang mit den Elementen der Renaissance. Die dargestellten Menschen erscheinen dieseitig, Leute aus dem Nürnberger Land nach Gebaren und Kleidung. Die Architektur ist stabil, aber von der antikisierenden Art mit Säulen und geraden Gesimsen ohne einen Rest gotischer Schnörkel. Die perspektivische Linienführung rechnet mit einem festgelegten Betrachterstandpunkt, die Verkürzungen erfolgen radikal, aber überzeugend. Die Schauplätze enthalten immer auch Hinweise auf die eigene Umwelt. Im Hintergrund der »Begegnung« sieht man ein Fachwerkhaus in Giebelansicht mit mehreren Andreaskreuzen und deutlich erkennbaren Verblattungen, dazu zwei kleine quadratische Fenster[7]. Anatomische Einzelheiten wie die Zeichnung der Augen im Profil, zeigen die Schwächen des Anfängers. Am besten gelangen dem Maler die männlichen Charakterköpfe bei der Darbringung im Tempel. Sie weisen gleich dem

Umgang mit den Bauformen auf Eignungen Barthel Behams voraus, der vor 1524 in Nürnberg das Malerhandwerk lernte und mit gewachsenem Können 1531 für den bayerischen Herzog Wilhelm IV. eine vielfigurige Erprobung des Hl. Kreuzes (München, Alte Pinakothek)[8] malte, die ihre Stärke nicht zuletzt aus dieserart Charakterköpfen und einer makellos gezeichneten Architektur beziehen. Winkler schrieb die Flügel des Welseraltars versuchsweise Barthel Beham, bzw. seinem Umkreis zu. Peter Strieder bestätigte die Zuschreibung an Beham. Die von Rasmussen und Dettenthaler versuchte und von Pechstein hingenommene Zuschreibung der Malereien an Hans Springinklee wurde von Butts mit Recht zurückgewiesen. Die Schwächen in der Zeichnung der Augen einerseits, aber auch der neue realistische Ansatz wären dem damals bereits vollausgebildeten Dürerschüler nicht zuzumuten.

1 Die Tafeln konnten wegen der Größe und der Gefahr der weiteren Verwerfung des Bildträgers nicht aus ihren Nutrahmen genommen werden.
2 Nach Ingo Sandner, freundl. mündl. Mitteilung vom 26. Jan. 1995, eindeutig Feder, m.E. ein härterer Breitpinsel.
3 Des Johann Neudörfer Schreib- und Rechenmeisters zu Nürnberg Nachrichten von Künstlern und Werkleuten daselbst aus dem Jahre 1547, hrsg. von G.W.K. Lochner (Quellenschriften für Kunstgeschichte und Kunsttechnik des Mittelalters und der Renaissance, hrsg. von R. Eitelberger v. Edelberg, Bd. 10). Wien 1875, S. 84.
4 Hinweis Joachim Zeune, Bamberg, 30. Mai 1996.
5 Welser 1917, S. 77 – 92.
6 Vgl. Zander-Seidel 1990.
7 Freundl. schriftl. Hinweis Joachim Zeune, 30. Mai 1996.
8 Vgl. Kat. München, Alte Pinakothek, 1963, Abb. S. 297.

Zion 1733, S. 42. – Murr 1778, S. 137. – Murr 1801, S. 90. – Murr 1804, S. 7. – Waagen 1843, S. 167. – Rettberg 1846, S. 168. – Lotz 2, 1863, S. 346. – Kat. 1882, Nr. 243, 244; 1885, Nr. 248, 249; 1893, Nr. 217, 218. – Braune 1909, Nr. 187, 188. – Loßnitzer 1912, S. 154 – 157, Anm. 453 – 456, 464, 465. – Ausst. Nürnberg 1928: Dürer, Kat.Nr. 91. – Ausst. Nürnberg 1933: Veit Stoß, Kat.Nr. 57. – Lutze u. Wiegand 1936 - 37, S. 56 – 57, Abb. 113 – 116. – Schwemmer 1949, S. 138, 139. – Stafski 1951, S. 13. – Ausst. Nürnberg 1961: Meister um Dürer, Kat.Nr. 178 (bearb. P. Strieder). – Winkler 1961, S. 271. – Pechstein 1974, S. 38 – 42. – Rasmussen 1974, S. 80 – 91, Abb. 19 (Rekonstruktion). – Butts 1985, S. 211. – Zander-Seidel 1990: Textiler Hausrat, S. 28, 125, Abb. 23, 112 (Geburt Mariä, Darbringung im Tempel). – Strieder 1993, S. 154 – 155, Farbabb. 193, 194, Kat.Nr. 159, Abb. 600 – 602. – Löcher 1994: Beham, S. 288.

Besser, Hans

Der sogen. Meister der Pfalz und Markgrafen. Geboren um 1505/10 in Aachen, gestorben nach 1558. Als Wiedertäufer 1537 aus Köln vertrieben, erhielt er nach erfolgter »Reinigung« das Bürgerrecht in Speyer. Er renovierte dort 1538/40 Tafelbilder im Kreuzgang des Domes (zerstört). Als Hofmaler des in Heidelberg residierenden Kurfürsten Friedrich II. des Weisen von der Pfalz wurde er »Hans von Köln« genannt. König Ferdinand (als Ferdinand I. Kaiser) wollte ihm 1553 die Ausführung des Hochaltarretabels der Innsbrucker Hofkirche übertragen. 1558 wird der Künstler letztmals erwähnt. Seine manieristisch kühlen Hofbildnisse, die niederländische Erinnerungen bewahren, enthalten als Hintergrund zuweilen grüne Tapeten. Sie sind als eingefärbte Holzschnitte angesehen worden, auf die Besser ein Privileg besaß.

BILDNIS DES MARKGRAFEN PHILIBERT VON BADEN
1549

Hüftbild, sitzend, annähernd frontal, mit Blick auf den Betrachter. Er hat braune Augen und Haar. Er trägt eine dunkle Schaube mit Zierknoten aus gezwirnten Goldfäden, Wams und Hose in roter Seide, die im Licht gelb reflektiert. Das Wams ist mit schwarzen Samtstreifen besetzt und am Hals mit einem roten Band, dessen Enden in Goldhülsen stecken, genestelt, der Hemdkragen goldbestickt. Seine rechte Hand liegt auf dem Gefäßkorb des Degens. An seiner linken vier Ringe, auf der Brust eine Goldkette. Das Barett ist mit Goldapplikationen, einem künstlichen Blütenkranz, Federn und Goldflindern und einem Medaillon geschmückt, das den Hl. Georg als Drachentöter zeigt. An einem Band um den Hals eine Pfeife. Damaszierter grüner Grund.

Leinwand, 70,5 x 61,4 cm – Oben zu beiden Seiten des Kopfes zweizeilige Inschrift in Majuskeln der Humanisten-Antiqua: »PHILIBERTVS MARC HIO BADENSIS / ANNO D(OMI)NI 1549 – ANNO AETATIS 13« = Markgraf Philibert von Baden im Jahre des Herrn 1549 im Alter von 13 Jahren – Auf der Rückseite mit weißer Farbe »G.329«, mit weißer Kreide »2/55«; auf dem Keilrahmen mit Bleistift die Nr.276; Klebezettel Schloß Dachau Inv.1760, Nr.239; BStGS Inv.1822, Nr.6368; 1855, Nr.3261; 1905, Nr.4251.

Gm 329. Leihgabe der Bayer.Staatsgemäldesammlungen, Inv.Nr.3261. – München, herzogl. Kunstkammer, Ficklersches Inv.1598, Nr.3060 – Dachau, Schloß, Inv.1754, Nr.241; 1760, Nr.239; 1770 und 1789, Nr.228 – 1802 nach München, Verz. vom 29. Juli, Nr. 239 – BStGS Inv.1822, Nr.6338; 1905, Nr.4251 – 1833 Schleißheim – 1877 an das GNM.

Feine Leinwand, 20 x 22 Fäden pro cm^2, auf noch feinere, 23 Kettfäden x 29 Schußfäden pro cm^2, doubliert; Fehlstellen in der originalen Leinwand. – Rückseite: Stark verschmutzt. Keilrahmen an Rand und Rückseite mit zwei Lagen Papier überklebt, vor 1905[1]. Keile des Rahmens mit Stiften fixiert. – Bildseite: Grundier- und Malkanten durch Abklebung nicht einsehbar. Grundierung: Hell, dünn, gleichmäßig. Mit Ausnahme der Inkarnate rotbraune Imprimitur auf der Grundierung. Unterzeichnung: Keine erkennbar. Metallauflage: Metallene Teile von Schmuck und Waffen mattvergoldet auf rotbrauner Schicht. Malerei: Mehrschichtig, mit Lasuren. Damaszierter Hintergrund mit hellem Grün vorgelegt, das in Bändern stehenbleibt, dunkelgrüne Lasur auf optisch tiefer liegenden Schichten. Entlang der hellen Bänder Lichtlinien und Schattenkanten. Schrift im Hintergrund auf getrockneter Malschicht. Firnis: Ungleichmäßig, teils matt, teils glänzend. – Rahmen: Alt, nicht original, starker Schädlingsbefall. – Restaurierung: 1950. MG

Markgraf Philibert von Baden, Sohn des Markgrafen Bernhard III. von Baden und der Franziska von Luxemburg, geboren am 22. Jan. 1536, fiel im Dienst König Karls IX. von Frankreich in der Schlacht von Montcontour am 3. Okt. 1569. Zunächst unter der Vormundschaft des Pfalzgrafen Johann II. von Simmern, des Grafen Wilhelm von Eberstein und des Herzogs Wilhelms IV. von Bayern stehend, regierte er seit 1556 selbständig. 1557 heiratete er Mechthild von Bayern, eine Tochter Herzog Wilhelms IV.[2].

Der jugendliche Fürst ist sitzend dargestellt. Das Gefäß des Degens zeigt einen Spangenkorb nächst dem sog. Schnepf oder Schweizersäbel[3]. In der Außenseite der Scheide stecken Beimesser mit vergoldeten Metallgriffen. Der Anhänger an der Kette ist eine Gefäßflöte, bei der der Ton entsteht, indem durch ein Rohr gegen den scharfen Rand des Blaslochs des kugelförmigen Gefäßes geblasen wird. Als das Blasrohr ummantelnde oder begleitende Motive wurden Delphine und Sirenen bevorzugt, wohl eher aufgrund einer allgemeinen Vorliebe der Renaissance für diese Thematik, denn als Hinweis auf die Herkunft der Pfeife von der Kapitänspfeife. Das Instrument diente bei der Jagd und in der Hofhaltung, war Gebrauchsgegenstand, Autoritätssymbol und Schmuck. Es kommt ausschließlich auf Bildnissen von Hofleuten vor[4]. Das Porträt des Markgrafen Philibert ist ein Muster des höfischen Manierismus. Die in der Fläche verspannte, durch das Abwinkeln der Arme gespreizt erscheinende Figur ist mit dokumentierendem Interesse wiedergegeben. Selbst dem aufgeweckten Knabenkopf eignet eine gewisse maskenhafte Unbeweglichkeit.

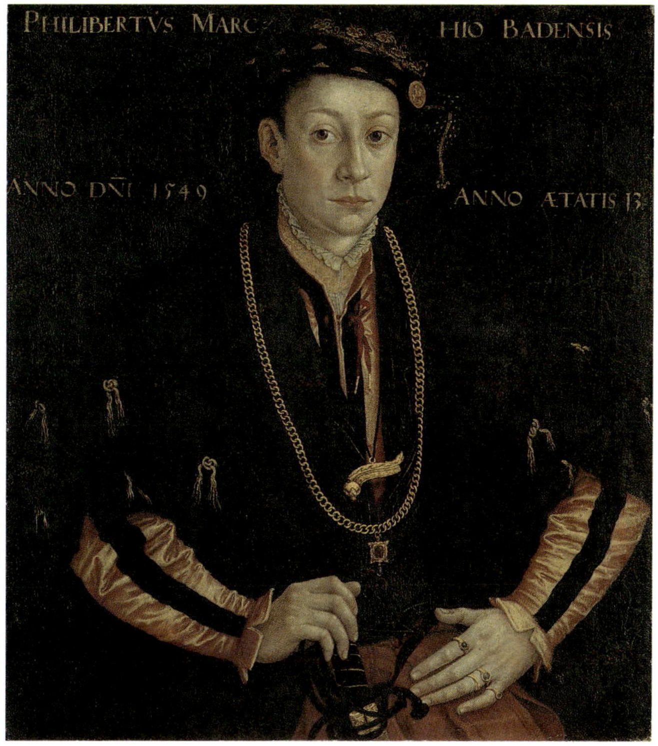

Gm 329

In Ficklers Inv. der herzogl. Kunstkammer in München von 1598 werden unter der Nr.3060 und 3380 je ein Bildnis des Markgrafen Philibert genannt, das erste »seines Alters im 13. Jahr«, unter der Nr.3097 ein Bildnis des Markgrafen Christoph in seinem 12ten Lebensjahr 1549 gemalt. Reber hielt das letztere für verschollen und identifizierte die genannten Bildnisse Philiberts mit Gm 329 und dem unbeschrifteten Exemplar Inv.Nr.740 der BStGS. Dieses sprach er als ein Duplikat an. Von beiden Bildern gibt es alte, auf das Brustbild ohne Hände beschränkte Kopien in der Porträtslg. des Erzherzogs Ferdinand[5]. Kenner, der die Verbindung der Kopien zu den Originalen herstellte, erkannte in dem »Duplikat« das von Reber als verschollen gemeldete Bildnis des Markgrafen Christoph und fand zwei weitere, nur noch in Kopien überlieferte Bildnisse desselben Künstlers hinzu – das des Pfalzgrafen, späteren Kurfürsten Ludwig (VI.)[6] und das des Grafen Johann Heinrich III. von Ortenburg[7]. Ladner, der das Original zum Bildnis des Pfalzgrafen Ludwig[8] nachweisen konnte, hielt das unbeschriftete Prinzenporträt der BStGS für eine Replik des verschollenen Porträts des Markgrafen Christoph, Holst das Nürnberger Exemplar für eine seitlich verbreiterte, spätere und nicht eigenhändige Replik nach dem Münchner Bild. Dieses wurde oben verkürzt, wobei offensichtlich die Inschrift verlorenging, und wieder angestückt. Alle genannten Bildnisse jugendlicher Adliger gehören zu derselben, wohl vom markgräflich badischen Hof in Auftrag gegebenen Serie.

Umstritten war die Meisterfrage. Reber und Bayersdorfer in Kat. 1882, Reber 1893 und noch Lutze und Wiegand dachten an den Münchner Hofmaler Hans Schöpfer d.Ä., Holst an den pfalz-neuburgischen Hofmaler Peter Gertner. Buchner lokalisierte den von ihm so genannten Meister der Pfalz- und Markgrafen in Heidelberg. Rott identifizierte den Anonymus überzeugend mit Hans Besser[9]. Kopplin-Geissler[10] nahm an, daß es sich bei den farbigen, gemusterten Wandbespannungen um Papiertapeten handelt, deren Muster Besser selbst entwarf. Da die Ornamente offenbar erhaben auf dem Fond stehen, denkt man an ein textiles Muster, eher noch an eine Prägung in Leder.

1 Der Inventarzettel von 1905 klebt auf dem Papier, die älteren befinden sich darunter.
2 Vgl. Allgemeine deutsche Biographie, Bd. 25. Leipzig 1889, S. 739 – 741 (bearb. Krieger).
3 Vgl. Eduard Wagner: Hieb- und Stichwaffen. Prag 1966, S. 165, Tf. 1, Bild 2; Nickel 1974: Waffenbuch, S.168, oben links.
4 Vgl. Löcher 1985: Slg. Schäfer, S.46.
5 Ehem. Schloß Ambras bei Innsbruck, jetzt Wien, Kunsthistorisches Museum; vgl. Ladner 1932, Tf. G 28, G 29.
6 Ladner 1932, Tf. G 11.
7 Ladner 1932, Tf. G 128.
8 Angeblich in Schloß Blankenburg/Schweden, doch läßt sich dort ein Schloß dieses Namens nicht nachweisen.
9 H. Rott 1936, S. 7, 13, 34, 52, 53, 56.
10 In Ausst.Kat. Heidelberg 1986.

Kat. 1882, Nr. 255; 1885, Nr. 260; 1893, Nr. 275. – Reber 1893, S. 17 – 19. – Kenner 1894, S. 171, Nr. 28. – Braune 1909, Nr. 329. – Kat. Augsburg 1912, S. 74, bei Nr. 300. – Holst 1930, S. 33, 40, 45, 63. – Ladner 1932, S. 46, Nr. 28. – Ladner 1935, S. 386 – 387, bei G 28. – Lutze u. Wiegand 1936-37, S. 164 – 165, Abb. 289. – Rott 1938, S. 19 – 20, Abb. 11. – Fudickar 1942, S. 120, 155, Nr. 96 b. – Thieme-Becker, Bd. 37, 1950, S. 271. – Ausst. Cappenberg 1951: Deutsche Kultur, Kat.Nr. 143. – Löcher 1982: Bildnisse, S. 548. – Ausst. Heidelberg 1986: Renaissance, Bd. I, S. 158 – 159, Abb. C 7 (bearb. Monika Kopplin). – Geschichte Badens 1993, Abb. S. 105. – Löcher 1995: Besser, S. 208 – 209. – Ders. 1997: Besser, S. 83 – 88, Abb. 9.

Bodensee

Matthäus Gutrecht d.Ä. (um 1450 – Frühjahr 1505) zugeschrieben.

Flügel eines unbekannten Altars, um 1505

CHRISTI GEBURT

Im Stall von Bethlehem kniet Maria anbetend vor dem neugeborenen Kind, das von Engeln versorgt wird. Joseph tritt mit einer Laterne durch die Türöffnung, Hirten schauen zum Fenster herein. In der Tiefe des Stalles Ochse und Esel, in landschaftlicher Ferne Hirt und Herde. Maria hinterfängt ein großer vergoldeter Nimbus, das Kind ein Kreuznimbus. Goldgrund. Innenseite eines Altarflügels.

Fichtenholz (Picea sp.), 125,8 x 89,5 cm – Auf der Rückseite mit weißer Farbe »G. 517«.

Gm 517. Erworben vor 1856. Herkunft unbekannt.

DIE AUFERWECKUNG DES LAZARUS

Lazarus steigt, in das Leichentuch gehüllt und mit gebundenen Händen, aus der Grabhöhle, deren Steinverschluß am Boden liegt. Christus fordert dazu auf, seine Fesseln zu lösen, was durch Petrus, den die Stirnglatze kenntlich macht, geschieht. Von den Jüngern ist weiterhin der am Boden kniende jugendliche Johannes benennbar. Maria Magdalena und Martha, die Schwestern des Lazarus, wohnen der Wundertat bei. Mit Ausnahme des Lazarus tragen alle Beteiligten Nimben. Landschaftlicher Hintergrund. Oberer Abschluß in Form eines gemalten Bogens. Abgesägte Außenseite des vorgenannten Altarflügels.

Tannenholz (Abies sp.), 124,5 x 88,5 cm – Auf dem Parkett mit weißer Farbe »Gm 526«.

Gm 526. Erworben vor 1856. Herkunft unbekannt.

Vorder-und Rückseite eines Altarflügels. Gespalten, Stärke jeweils auf ca. 0,4 cm gedünnt. Formate original. – Rückseiten: Flachparkett. – Bildseiten: Grundier- und Malkanten vorhanden. Grundierung: Hell. Unterzeichnung: Kräftige Linien mit starkem Duktus als Kontur; feinere Binnenschraffuren; breite Linien, die Faltentiefen andeuten.

Gm 517: 6 Bretter, Breiten von links oben 13,2, 15,4, 20,3, 14,7, 17,3, 7,8 cm, unten 11,4, 15,6, 19,1, 15,1, 14,9, 13,2 cm. Zahlreiche, leicht

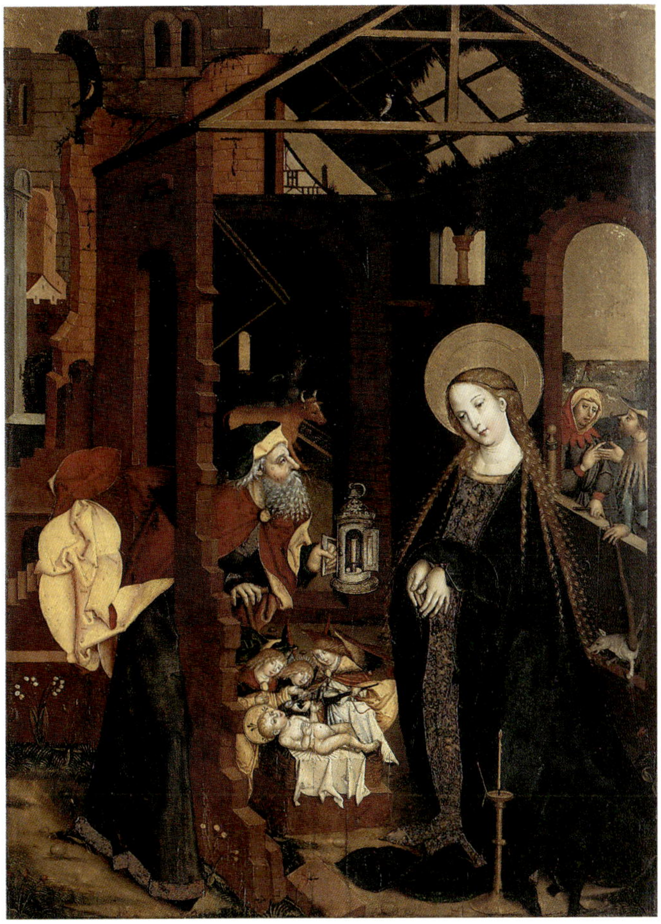

Gm 517

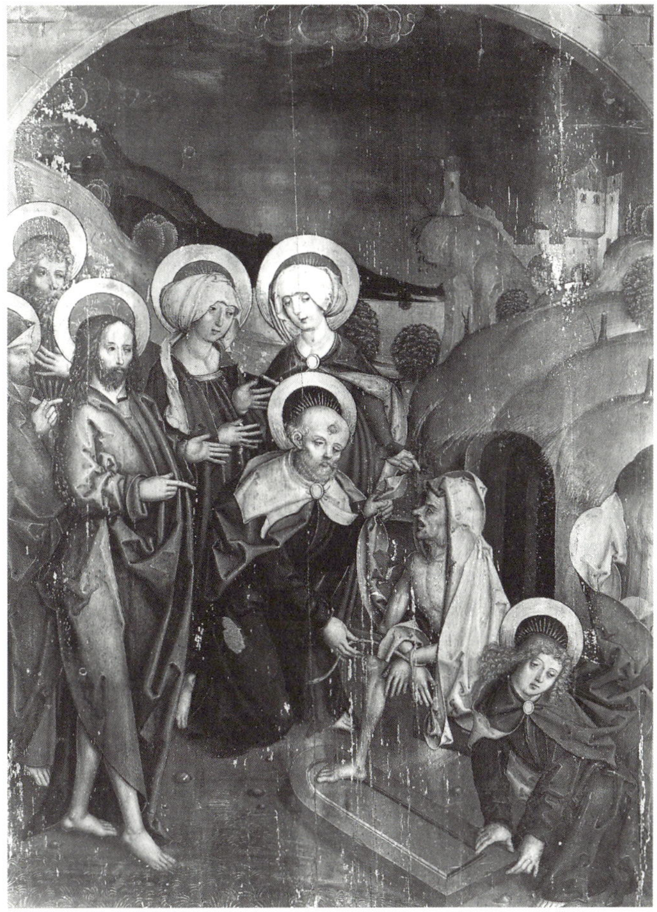

Gm 526

klaffende, jüngere Risse v.a. vom unteren Rand ausgehend. Kleine Äste kaum sichtbar; in der oberen Bildzone rautenförmige Ritzungen zur besseren Haftung der Grundierung; Leinwandkaschierung, nicht flächendeckend, unterschiedlich große, unregelmäßige Stücke, Gewebedichte 11 x 13 Fäden pro cm², weitgehend im Fadenverlauf auf die Maserung ausgerichtet. Grundierung: Relativ dick, Ritzungen als Kontur für Vergoldung. Unterzeichnung: Ösenförmige Faltenenden. Metallauflage: Polimentvergoldung von Hintergrund und Nimben mit bräunlich transparentem Überzug; auf Josephs Laterne Blattsilberauflage mit lackartigem Überzug und Schattenschraffuren, Reste einer späteren Versilberung; Preßbrokat mit Metallfolie, Ausbrüche bei Kleidern. Malerei: Partiell rotbraune Imprimitur auf der Grundierung; helle Farben pastos; zahlreiche Variationen innerhalb eines Farbtones durch unterschiedliche Pigmentbeimengungen; einige Partien alla prima, Münder, Augen, Wimpern durch Verziehen der noch nassen Farbe mit spitzem Gegenstand; das Grün der Pflanzen im Mauerwerk verbräunt. Firnis: Gleichmäßig, leicht vergilbt. – Restaurierung: 1950.

Gm 526: 6 Bretter, Breiten von links oben 8,2, 16,5, 15,1, 20,3, 15,3, 12,9 cm, unten 13,3, 14,8, 15,3, 18,9, 15,8, 10,5 cm. Kanten oben, links und unten bestoßen oder ausgebrochen. Äste v.a. in der linken Bildhälfte sichtbar. Rißbildung infolge breiter Parkettleisten, Mitte und rechts durchgehender Riß. Schädlingsbefall, teils gekittete Ausfluglöcher und Gänge. – Rückseite: Behobelt, Reste einer Beizung. – Grundierung: Sehr dünn, Ausbrüche bis auf den Bildträger. Unterzeichnung: Modifikationen in der gemalten Ausführung bei den Baumgruppen. Metallauflage: Mattvergoldung mit transparentem, leicht bräunlichem Überzug, an den Mantelschließen, den Gewändern der Frauen, dem Gürtel des Mannes ganz hinten. Malerei: Bildfeldbegrenzung mit schwarzer Linie; Farbauftrag überwiegend einschichtig, Schatten der Gewänder in dicken Lasuren, Lichter mit dünnem Pinsel. Strahlen der Nimben gelblich auf zinnober- und azuritfarbenem Grund; Himmel mit azuritfarbenem, kristallinem Pigment, Grünpartien leicht verbräunt; schlechter Erhaltungszustand, zahlreiche Ausbrüche, blätternde Malschicht, Kittungen unten an den Rissen. Firnis: Matt, verbräunt, teilweise fleckig. MG

Gm 517 und 526 bildeten, wie Anzahl und Maße der Bretter unstrittig zeigen, Vorder- und Rückseite derselben Tafel. Die Themen sind dem Neuen Testament entnommen. Der Maler benutzte für die Darstellung der Geburt Christi Dürers Holzschnitt B. 85 aus dem Marienleben. Dem Holzschnitt sind die Gesamtanlage, der ruinöse Stall mit dem schadhaften Strohdach und dem inneren Bretterdach und die Treppe entnommen. Die gegenüber der Architektur vergrößerte Maria folgt einem vergleichsweise altertümlichen Typus, ebenso der hereintretende Joseph, dessen wehender Mantel eine den Bildwerken des Veit Stoß verwandte Ohrenform bildet[1]. An Schongauers Stich B. 4 gemahnen die Hirten am Fenster, deren einer die Kopf und Schultern bedeckende Gugel trägt. Besonderes Interesse verwandte der Maler auf die mit Blattsilber unterlegte und gleich einem Turm mit einem Zinnenkranz versehene Laterne. Gegenüber Dürer stellte er einige Motive realistischer dar, so den Engel, der eine mit Brei gefüllte Kasserole hält und das Kind mit dem Löffel füttert. An die Kerze rechts ist seitlich ein brennender Kienspan angeklebt. Die angezündeten Lichter weisen die Tageszeit als »heilige Nacht« aus. Der Stall von Bethlehem ist – frei nach Dürer – ein palasartiger, durch einen Bogen zweigeteilter Innenraum mit einem hochsitzenden, durch eine Säule geteilten Doppelfenster, offenem Dachstuhl und infolge der schadhaft gewordenen Strohdeckung freiligenden Sparren. Links und rechts schneiden je eine rundbogige Türöffnung in die Wand ein. Die rechte ist durch eine halbhohe zweiflüglige Holztüre verschließbar, deren Angel in Form eines gedrechselten Pfostens mit Knauf und Eisenhalterung an der Torleibung befestigt ist. Reste einer wehrhaften Architektur schließen nach hinten an. Zwei Vögel sitzen an einem Mauervorsprung und auf dem Balken des Dachstuhls. Von den Blumen sind die Maiglöckchen (Convallaria majalis) bestimmbar[2]. Ein wenig überzeugender Einfall des Malers war es, einen Hund die schadhafte Holztüre durchbrechen zu lassen.

Die Auferweckung des Lazarus, wie sie Johannes 11, 1–45 berichtet, ist eine der Wundertaten Christi. Für sie gab es eine bis ins frühe 3. Jahrh. zurückreichende Bildüberlieferung[3]. Der Evangelist Johannes beschreibt das Grab als eine mit einem Stein verschlossene Höhle, Lazarus als mit Grabtüchern an Füßen und Händen gebunden und sein Gesicht mit einem Schweißtuch verhüllt. Der Maler hielt sich weitgehend daran. Für den Kopf des Lazarus gab vielleicht der des Hannas in Martin Schongauers Kupferstich der Vorführung Christi vor Hannas B. 11 die Anregung. Den lockenhaarigen Johannes vorn rechts, der die Grabplatte anfaßt, fand der Maler in Dürers Holzschnitt der Beweinung Christi B. 13 aus der Großen Passion, wo die Abwendung des Kopfes durch den Schmerz motiviert ist. Auffälligstes Kriterium für die Übernahme ist der Mantelumschlag über seiner rechten Schulter. Der Evangelist deutete die Auferweckung des Lazarus als Verheißung der Auferstehung für jeden Gläubigen, das erklärt ihre Bedeutung innerhalb der christlichen Bildthematik und ihre zentrale Rolle in der Sepulkralkunst[4]. Daß Petrus dem Lazarus die Handfesseln löst, wurde im späten Mittelalter als Bestätigung seiner – und damit seiner Nachfolger auf dem päpstlichen Stuhl – Lösegewalt angesehen[5]. Der Maler verzichtete auf die geläufige Wiedergabe der Juden, die sich vor dem Verwesungsgeruch des Lazarus die Nase zuhalten. Auf dem Berg eine Art Talsperre oder Klause, bestehend aus Torturm, Barbakane (Vorwerk), Brücke mit Wächterhäuschen und Traverse mit Wachturm[6]. Eine Sonderheit des Gemäldes sind die rot und blau eingefärbten inneren Kreise der vergoldeten Nimben. Vergoldet sind weiterhin die Mantelschließen, die Halsborte einer der Frauen und der Gürtel des Jüngers links oben.

In Denkschriften 1856 werden die Gemälde als oberdeutsche Schule 16. Jahrh. eingeordnet, die Auferweckung des Lazarus (Gm 526) als abgesägte Rückseite der Geburt Christi (Gm 517) ausgewiesen. Reber und Bayersdorfer, die nicht mehr von dem Zusammenhang der Bilder wußten, ordneten Gm 517 in Kat. 1882 als schwäbisch um 1480, in Kat. 1893 um 1480/90 ein, Gm 526 der oberdeutschen Schule um 1500. Braune nannte Gm 517 oberdeutsch um 1490, Gm 526 fränkisch Ende 15.Jahrh. Lutze und Wiegand, auf die Zugehörigkeit der Malereien zu einer und derselben Tafel verweisend, ordneten dieselben als mainfränkisch um 1490/1500 ein. Nach ihrer Meinung läßt den gemeinsamen mainfränkischen Charakter die Verwandtschaft mit einem Flügelaltar aus der Stiftskirche in Aschaffenburg (BStGS)[7] erkennen. Sie stellten fest: »Die reizvolle Geburtsdarstellung ist bedeutender als die derb gemalte Außenseite«. Konrad erkannte in einer Darstellung der Hl. Sippe (Philadelphia Museum of Art, John G. Johnson Collection)[8] ein Werk derselben Hand und versetzte den Maler mit guten Gründen an den Bodensee. Er sah in ihm den in Konstanz tätigen, im Frühjahr 1505 als verstorben gemeldeten Matthäus Gutrecht d.Ä. Da Gm 517 wegen der Verwertung des Dürerschen Marienlebens kaum vor 1505 datiert werden darf, käme eher der jüngere Matthäus Gutrecht als Urheber in Frage[9]. Er läßt sich seit 1506 archivalisch in Konstanz nachweisen und starb 1533 oder 1534.

Für den Maler charakteristisch sind die kleinen und beweglichen Hände mit den geblähten Handballen und -rücken (»Meister der feisten Handrücken«), die aus den noch nassen Schatten des Augenlids mit dem Pinsel herausgezogenen Wimpern, die aufgewirbelten und verdrehten

Gewandteile mit farblich – bevorzugt rot-gelb – kontrastierenden Futterstoffen, die Streifenlichter auf den Faltenstegen und das unvermittelte Nebeneinander glatter und geknitterter Gewandflächen. Man muß bei den Malereien der Flügelinnen- und -außenseite keine Händescheidung vornehmen. Unterschiede ergeben sich daraus, daß die Innenseite mit Leinwand abgeklebt, dicker grundiert, mit einem Goldgrund versehen und von einer mit Ausnahme der Brokate intakten Oberflächenerscheinung ist. Demgegenüber ist der Firnis der dünn grundierten Außenseite verbräunt, die Oberfläche verschmutzt, der Erhaltungszustand schlecht und zumal der blaue Himmel geschädigt.

1 Vgl. dessen Stiche mit der Auferweckung des Lazarus und der Beweinung Christi. Dazu Fritz Koreny: Die Kupferstiche des Veit Stoß. In: Veit Stoß. Die Vorträge des Nürnberger Symposions, hrsg. vom Germanischen Nationalmuseum Nürnberg und vom Zentralinstitut für Kunstgeschichte München. München 1985, Abb. 87 u. 96.
2 Freundl. schriftl. Mitteilung Hermann Schmidt, Nürnberg, 18. März 1996.
3 Vgl. Schiller 1, 1966, S. 189 – 194, zahlreiche Abb.
4 LCI 3, 1971, Sp. 33 – 38.
5 Wie Anm. 3.
6 Freundl. schriftl. Mitteilung Joachim Zeune, Bamberg, 9. Sept. 1995.
7 Inv.Nr 6254 – 6258, Meister des Wendelin-Altares; vgl. Kat. BStGS, Galerie Aschaffenburg, München 21975, S. 128 – 130.
8 Konrad 1992, S. 85, Abb. 7, Kat.Nr. I. Auf der abgespaltenen Tafelrückseite die Darstellung der Wurzel Jesse, Verbleib unbekannt; siehe ebenda, Abb. 8.
9 Bernd Konrad, Berlin, freundl. schrift. Mitteilung vom 18. Febr. auf meine Anfrage vom 13. Febr. 1996, denkt unter der Voraussetzung einer Datierung der Tafel nach 1505 an Gesellen und Mitarbeiter, die »das Ältere in die Nach-Gutrecht d. Ä.-Ära tranportiert hätten«.

Kat. 1882, Nr. 140 (Gm 517), Nr. 414 (Gm 526); 1885, Nr. 148 (Gm 517), Nr. 422 (Gm 526); 1893, Nr. 159 (Gm 517), Nr. 456 (Gm 526). – Braune 1909, Nr. 517, 526. – Lutze u. Wiegand 1936-37, S. 86, Abb. 142 (Gm 517). – Konrad 1992, S. 90 – 91, Abb. 10, 11.

Bondysches Marienleben, Meister des

Er trägt seinen Notnamen nach 5 Täfelchen eines Marienlebens, die aus der Sammlung Richard von Kaufmann in Berlin in die Sammlung Bondy in Wien gelangten. Tätig um 1515/20 vermutlich im Alpenvorland. Friedländer schrieb demselben Künstler zwei später zu *einem* Bild vereinte Altarflügel mit der Verkündigung an Maria in Augsburg, St. Jakob, zu. Ernst Buchner nannte ihn danach den Meister der Augsburger Verkündigung.

DAS HL. ABENDMAHL
um 1512/15

Christus und die Jünger sitzen um den Tisch. Johannes schläft an der Brust des Herrn. Christus reicht über den Tisch weg den Bissen an Judas, der damit als Verräter gekennzeichnet wird. Judas hält in der Linken den Beutel mit den 30 Silberlingen, um die er Christus an die Juden verkauft hat.

Lindenholz (Tilia sp.), auf ein zweites Brett aufgedoppelt, 20,4 x 19,9 cm – Auf der Rückseite mit weißer Farbe »G. 1245«, mit Bleistift »Gm Nürnberg«.

Gm 1245. Erworben 1930 im Berliner Handel (Ossip Kofmann).

Einzelbrett, Stärke 0,2 cm. Wahrscheinlich gespalten, gedünnt und auf ein zweites Brett aufgedoppelt. Format allseitig beschnitten. – Rückseite: Flachparkett. – Bildseite: Grundier- und Malkanten unten vorhanden. Grundierung: Dünn, weiß. Unterzeichnung: Feine bewegte Linien, oft in knötchenartigen Punkten endend, die Faltentiefen anzeigen; wenige kurze Schraffuren. Malerei: Sehr fein; changierende Töne mit zahlreichen Lasuren; Ausmischungen mit azuritfarbenem kristallinem Pigment; Weißhöhungen leicht pastos; feine Risse; Reste von Metallflittern, wohl von der originalen Rahmung herrührend. Firnis: Gleichmäßig, leicht glänzend, wenig vergilbt. MG

Das Thema ist dem Neuen Testament, Johannes 13, 21 – 30, entnommen. Allein hier findet sich die Textversion, daß der Jünger Johannes während des Abendmahls an der Brust des Herrn ruht[1]. Der Komposition liegt Dürers Holzschnitt B. 24 aus der Kleinen Holzschnitt-Passion von 1511 zugrunde. Der Maler drehte die Jünger links und rechts von Christus zur Mitte, variierte andere Figuren und versah Wand und Sitzbänke mit gemusterten Textilien. Einzelne Motive wie den trinkenden Jünger, den mit dem Finger wei-

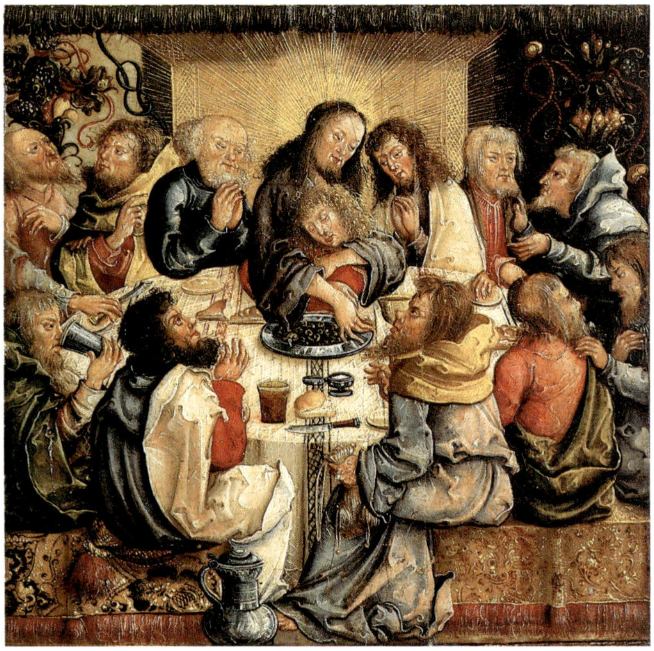

Gm 1245

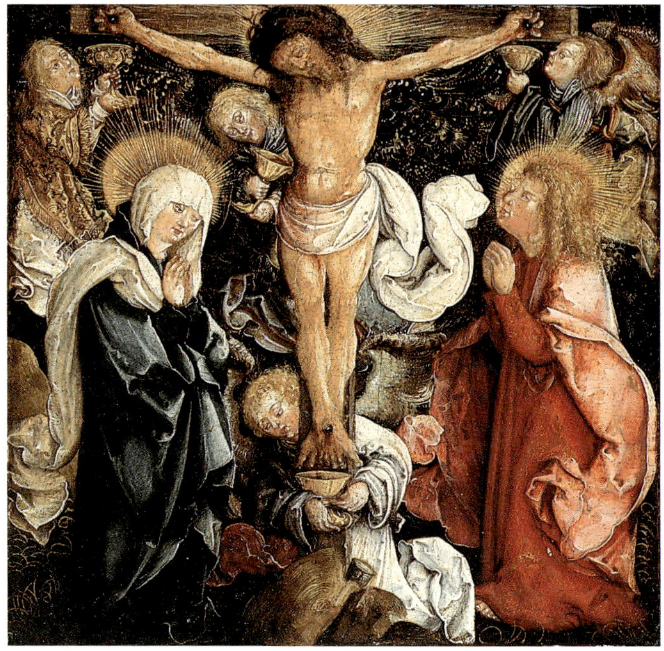

Gm 1712

senden Jünger in der oberen Bildreihe links und die greifend erhobene Hand des Judas findet man in Hans Schäufeleins Holzschnitt aus dem Speculum passionis von 1507. Besondere Merkmale der Malerei sind die rote Konturierung der Finger und das bei den Kleidern angewendete Changean von Weiß nach Rosa und Blau, von Blau nach Rosa.

Gm 1245 ist bei Lutze und Wiegand als ein Werk des Meisters des Bondyschen Marienlebens ausgewiesen. Die zu einem und demselben Altar gehörenden vier kleinen Bilder des Marienlebens aus der Sammlung Bondy in Wien sind heute auf verschiedene Sammlungen aufgeteilt: Anbetung des Kindes und Darstellung im Tempel im Worcester Art Museum; Heimsuchung im Art Museum der Princeton University; Verkündigung 1973 in der Galerie Fischer, Luzern[2].

Reber und Bayersdorfer in Klassischer Bilderschatz 1893 schrieben die vier Marienbilder mit Vorbehalt Matthias Grünewald zu, den sie für den Autor der sog. Schleißheimer Kreuzigung von 1503 in München, Alte Pinakothek, hielten. Friedländer (1894) sah in den Marienbildern und in einer Verkündigung in der Augsburger Kirche St. Jakob Werke derselben Hand und eines eigenen Meisters. Wie bereits Vischer bei der Augsburger Verkündigung sah er bei

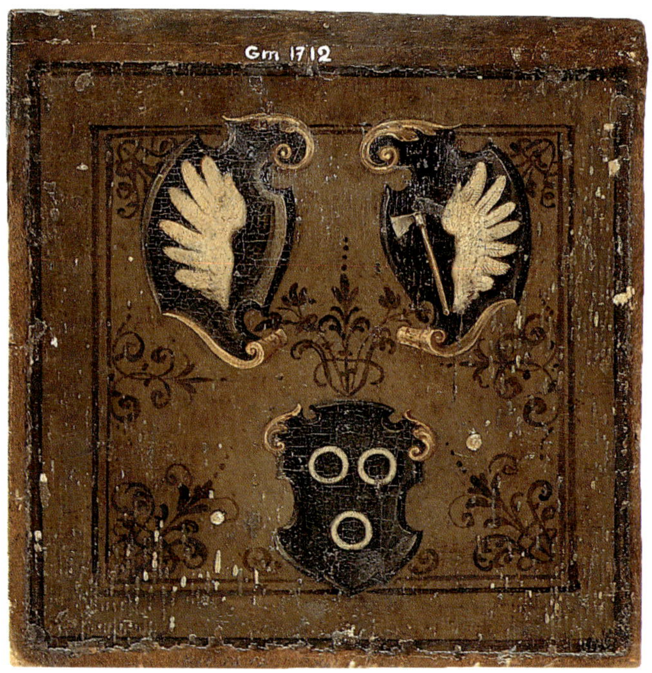

Gm 1712 Rückseite

der ganzen Gruppe von Bildern Beziehungen zu den Stichen der aus Kaufbeuren stammenden, in Augsburg tätigen Künstlerfamilie Hopfer. Rieffel bestätigte den Zusammenhang der genannten Bilder mit der Schleißheimer Kreuzigung, die er als ein Werk Lucas Cranachs d. Ä. erkannte. Flechsig und Voss sprachen sich vorschlagsweise für die Zuweisung an Daniel Hopfer aus. Jener datierte in das zweite Jahrzehnt des 16. Jahrh. Dieser, die »zappelnde Art der Ornamentik, die wie getrieben erscheinende Faltengliederung« als Kriterien anführend, wollte die Gruppe um ein Bildnis Papst Hadrians VI. von 1523 in Hannover (Niedersächsische Landesgalerie)[3], erweitern, Beenken den unbekannten Künstler mit Hans Dürer (1490–1534), dem Bruder Albrechts, identifizieren. Buchner (1938) lieferte nach Friedländer die treffendste Charakterisierung seiner Kunst, die »tropisch wuchernde Formphantasie mit höchstem koloristischen Raffinement« verbindet. Sein Versuch, den Maler in den bayerischen Raum zu lokalisieren und der Donauschule zuzuzählen, wurde von Koch abgelehnt. Stange suchte den Meister wieder im Kreis der Allgäuer Maler, schloß aber die Mitglieder der Familie Hopfer aus. Ein vollständiges Literaturreferat bei Strieder 1973.

Gm 1245 bildete den Teil eines Hausaltärchens, das auf Nahsicht berechnet und entsprechend detailliert ausgeführt war. Neben Albrecht Dürer erweist sich der phantasievolle, koloristisch begabte Meister als ein solcher der kleinen Form, kurzatmig und nervös. Das Bild entstand bald nach Dürers Kleiner Passions, die es zitiert, um 1512/15.

1 Vgl. LCI 1, 1968, Sp. 10 – 18. – Schiller 2, 1968, S. 43 – 51.
2 Vgl. Benesch 1972.
3 Städt.Gal. KM 155; vgl. Kat. Hannover, Niedersächsisches Landesmuseum – Landesgalerie: Die deutschen und niederländischen Gemälde bis 1550, bearb. Michael Wolfson, Hannover 1992, S. 47–48 mit Lit. u. Abb.

Lit. bis 1930/31 ohne Gm 1245. – Waagen 1845, S. 68 – 69 (Augsburger Verkündigung). – Vischer 1886, S. 610 (Augsburger Verkündigung). – Klass. Bilderschatz 5, 1893, Nr. 638, 645, Abb.; 8, 1896, Nr. 1090, Abb. – Friedländer 1894, S. 474. – Reber 1894, S. 247. – H.A. Schmid 1894; Wiederabdruck 1933, S. 90 – 91. – Rieffel 1895, S. 425 – 428. – Ausst. Berlin 1898: Kunstgeschichtl. Gesellschaft, Kat.Nr. 110, S. 32 (Text Max J. Friedländer). – Friedländer 1899, S. 5 – 34. – Flechsig 1900: Cranachstudien, S. 78 – 79. – Voss 1907, S. 208 mit Anm. 68 (Augsburger Verkündigung). – Kat.Slg. Kaufmann 1917, 2 (bearb. Max J. Friedländer), S. 278, Nr. 144. – Benesch 1928, S. 114, Abb. 161 – 164; wiederveröffentlicht von Eva Benesch 1972, S. 68 – 69, Abb. 60 – 63. – Beenken 1930/31, S. 94. – Tietze 1931, S. 15 mit Abb. – Lutze u. Wiegand 1936-37, S. 49, Abb. 276. – Ausst. München 1938: Altdorfer, Kat.Nr. 631 (bearb. E. Buchner). – Koch 1938, S. 230. – Thieme-Becker, Bd. 37, 1950, S. 51. – Buchner 1950, S. 311. – Stange 1965, S. 151. – Strieder 1973, S. 166 – 169. – Kat. Worcester, Mass., 1974, S. 301 – 305.

Bondysches Marienleben, Meister des

CHRISTUS AM KREUZ MIT MARIA UND JOHANNES
um 1512/15

Christi Augen sind geschlossen, sein Kopf geneigt. Maria und Johannes halten die Hände betend gefaltet. Vier Engel in liturgischen Gewändern fangen in goldenen Kelchen das Blut auf, das aus Christi Wunden fließt. Der mittlere Engel hat Flügel aus Pfauenfedern. Der Kreuzstamm ist im Boden verkeilt. Schwarzer Grund.

Lindenholz (Tilia sp.), 23 x 21,9 cm – Auf der Rückseite in einer mit Ornamenten verzierten rechteckigen Rahmung drei Wappenschilde mit weißen Heroldszeichen auf schwarzem Grund, oben links Flug, rechts Flug mit Axt, unten drei Ringe. Oberhalb des gerahmten Bildfeldes mit weißer Farbe »Gm 1712«.

Gm 1712. Erworben 1973 aus dem Kunsthandel mit Spenden der Firmen Kugelfischer, Georg Schäfer u. Co, Schweinfurt, Sandoz AG, Nürnberg, Vereinsbank in Nürnberg.

Einzelbrett. Stärke ca. 0,6 cm. Bildträger beidseitig grundiert und bemalt. Format original, am oberen Rand Leiste von 2,0 cm Höhe mit Stiften angestückt. – Rückseite: Grundier- und Malkanten links, rechts und unten vorhanden; Übergang zur Anstückung gekittet und retuschiert. Grundierung: Dünn. Unterzeichnung: Keine erkennbar. Malerei: Sehr fein, detailiert; unter der Wappenmalerei zeichnet sich in Streiflicht, IR und Röntgen ein übermalter Wappenschild einer Höhe von ca. 6 cm ab, ebenso an Ausbrüchen der deckenden Malschicht; originales Wappen mit azuritfarbenem Pigment und Blattmetall auf grünlichem, mit Erdpigment ausgemischtem Hintergrund; bei der nachfolgenden Wappenmalerei schwarzer Hintergrund des (heraldisch) linken Flügels auf mit azuritfarbenem Pigment ausgemischtem Grau; feinere Binnenstruktur, als der (heraldisch) rechte Flügel; weiße Farbe pastos; braunes Zierornament transparent. Firnis: Leicht glänzend, etwas verbräunt. – Vorderseite: Grundier- und Malkanten links, rechts und unten vorhanden. Grundierung: Dünn. Unterzeichnung: Überwiegend konturhaft mit bewegter Linienführung, teilweise in Knötchen endend, im Mantelumschlag des Johannes flächige Schraffuren. Metallauflage: An den Rändern Reste von Metallflittern, wohl von der ursprünglichen Rahmung. Malerei: Überwiegend sehr dünn, feine Lasuren zur Modellierung von Falten, für changierende Stoffe, Licht und Schatten; Lichter teils pastos; kristalline Pigmentstruktur im azuritfarbenen blauen Mantel Mariä, beim Kleid des knienden Engels blaue Lasur im Trocknungsprozeß zu dunklen Pünktchen zusammengezogen; Grünpartien am unteren Bildrand stark verbräunt; bei Ausbruchstellen in der linken unteren Ecke kommt grüne lackartige Farbschicht zum Vorschein. Firnis: Glänzend, leicht vergilbt, mit älteren

Resten; Fingerabdrücke im Bereich von Kopf- und Schultern Mariä. – Restaurierungen: 1973 obere Anstückung und Behebung von Schäden[1]. Ausbrüche in Kopf und Nimbus Christi ergänzt. MG

Das Thema ist dem Neuen Testament entnommen, doch ist die Historie ins Mystische vertieft. In der frühen Bildüberlieferung fängt Ecclesia das Blut Christi in einem Kelch auf, später sind es Engel[2]. Dürer hatte das Thema in den Holzschnitten B. 11 (Große Passion) und B. 58 verbildlicht. Gleich Martin Schongauer im Kupferstich B. 25 betraute der Maler von Gm 1712 vier Engel damit, das Blut aus der Seitenwunde Christi im Kelch aufzufangen. Der linke obere Engel ist als Diakon gekleidet. Strieder veröffentlichte das Gemälde als ein Werk des Meisters des Bondyschen Marienlebens. Er zählte es demselben Altar zu wie das Abendmahl Gm 1245. »Da die Bilder aus der Passionsfolge das eucharistische Thema herausgreifen und dieses auf der Kreuzigung durch das Auffangen des Blutes in Kelchen (...) noch besonders betont ist, könnte es sich um eine leicht transportable, als Diptychon gebildete Devotionalie für die Meßfeier außerhalb der Kirche gehandelt haben«. Daß die übermalte Rückseite nach dem technologischen Befund schon ursprünglich ein Wappen zeigte, bestätigt Strieders Überlegung, in dem Bild den Teil eines Diptychons zu sehen. Die Wappenbilder, die sich bisher nicht bestimmen ließen, sah er mit guten Gründen, aber mit Vorbehalt als Phantasiewappen an. Das kleine Bild ist voll innerer und äußerer Bewegung und von einer tiefen, blühenden Farbigkeit. Auffallend bei den Körperproportionen sind die großen Köpfe, bei den Gewändern die aufrauschenden Einzelteile, bei der Malweise das Aufsetzen von Pünktchen. Der Engel am Kreuzfuß erinnert in der Haltung an Dürers Maria Magdalena aus dem Kreuzigungsholzschnitt B. 59 von ca. 1503.

1 Der Bildträger war auf der Höhe des Kopfes Christi eingedrückt. Von der Rückseite wurde mit einem 10 mm-Bohrer bis unter die Grundierung der Vorderseite gebohrt und mit einem Dübelholz gegen den Einschlag gedrückt.
2 LCI 1, 1968, Sp. 309 – 312 (»Blut, Heiliges«).

Lit. wie Gm 1245, bis 1950 ohne Gm 1712. – Strieder 1973, S. 166 – 169, Abb. 1, 2 (Vorder- und Rückseite).

Breslau

Meister des Andreas Hertwig
tätig im 2. Drittel des 16. Jahrh.

BILDNIS EINES DREISSIGJÄHRIGEN MANNES, ANGEBLICH ANDREAS HERTWIG
1541

Brustbild nach rechts vor einer Wand mit Rücksprung und einem Landschaftsausblick. Der Mann hat braune Augen, dunkelblondes Haar, einen fast schwarzen Schnauz- und Backenbart. Er trägt eine Schaube mit Samtbesatz und Pelzkragen, ein Wams aus Reliefsamt mit einem Muster aus belaubten Ästen und ein Barett, alles in Schwarz. Zum Wams gehört vermutlich der braune Pelz. Der Hemdkragen ist schwarz bestickt. Er faßt mit beiden Händen, deren eine bekleidet ist, den zweiten Handschuh. An seiner Linken zwei Ringe.

Lindenholz (Tilia sp.), 67,2 x 49,5 cm – Oben links dreizeilige Inschrift in Majuskeln der Humanisten-Antiqua: »·M·D·XXXXI· / ·D·VIII·MAI / AETATIS· XXX·« = 1541, den 8. Mai, seines Alters 30. – Der Ring zeigt eine Hausmarke: – Auf der Rückseite von späterer Hand in Kanzleischrift des 16. Jahrh.: »Hl: Andreas Hertwig. alt 30 Jahr / Konigl: Fiscal in Schlesien. Ao: 1541«; mit Kreide »OMP KJ 506 / ? RI?I« und »44 ... JULY 90«; schwarze Schablonenschrift »KJ 506«; mit schwarzem Stift »Gm. 1945«.

Gm 1945. Dauerleihgabe des Ministeriums des Innern der Bundesrepublik Deutschland. – Aukt. Christie's, London, 1990. Erworben von der Kunsthandlung Heide Hübner, Würzburg, 1991.

4 Bretter, Breiten von links oben 6,1, 15,0, 8,7, 19,2 cm, unten 8,7, 14,2, 8,8, 17,2 cm. Stärke ca. 1,3 cm. Alter Schädlingsbefall. Bildträger konvex verwölbt, Abstand von der Ebene in der Mitte 2,1 cm[1]. Format allseitig beschnitten. – Rückseite: Mit Schropphobel bearbeitet, gebeizt, links gekittete Fehlstellen, wohl Äste; oben und unten horizontal je eine schwalbenschwanzförmige Nut von ca. 0,5 cm Tiefe und ca. 3,0 cm Breite, ohne Gratleisten, die Rückseite parallel zu den Kanten der Nut geglättet; helle Felder einer ehemaligen Sicherung durch Klötzchen; mittlere Brettfuge mit Dübelverbindung, braunrot gekittet; an den Vertikalrändern jeweils drei Kerben, wohl von einer Befestigung. – Bildseite: Grundier- und Malkanten nicht vorhanden; mittlere Brettfuge durchgehend sichtbar. Grundierung: Dünn, gleichmäßig, Maserung leicht durchgewachsen. Unterzeichnung: In den Inkarnaten wenige sichtbare Linien mit geringfügigen Unterschieden zur gemalten Ausführung bei den Händen. Malerei: Überwiegend in einer deckenden Schicht, naß in naß, wenig Tiefenlicht mangels Lasuren;

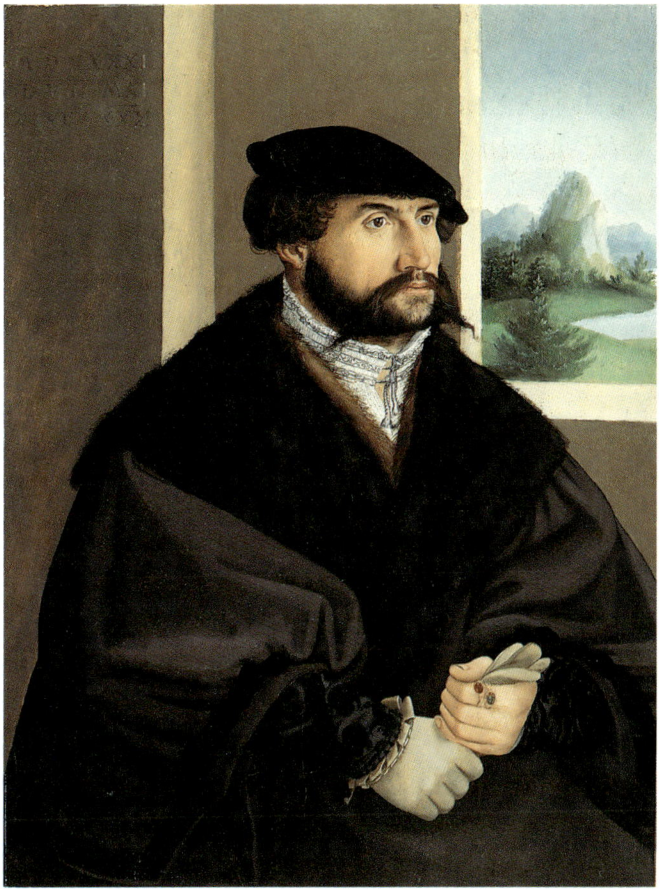

Gm 1945

Inschrift original, in dunkler, braunschwarzer Farbe durch Krepierung schwer leserlich. Zahlreiche neue Retuschen über die gesamte Bildfläche. Firnis: Gleichmäßig, leicht glänzend. MG

Andreas Hertwig, geboren in Breslau am 14. März 1513, gestorben ebenda am 9. Febr. 1575, war Patrizier und Humanist. 1541 wurde er Doktor beider Rechte, 1551 königlicher Rat. Er war Kammerfiskal und Rat des Bischofs von Breslau. 1557 erhielt er eine Wappenverbesserung. 1564 besaß er in Breslau ein Haus »Unter den Mälzern« (Karlsstraße). Er diente den Herzögen Georg II. von Liegnitz-Brieg und Joachim Podiebrad. Er war in erster Ehe mit Polixena de Corona aus Padua, in zweiter Ehe mit Lukretia Boner, geborene Huber, verheiratet, die das von ihrem Mann Jakob Boner erbaute Schloß in Woinowitz (Zindel), Kreis Neumarkt, erbte. Hertwig hat das Schloß 1560 mit einem Wappenrelief verziert. Seine juristische Bibliothek überließ er der Maria-Magdalena-Bibliothek in Breslau[2].

Das Bildnis, das später auf der Rückseite mit seinem Namen beschriftet wurde, gibt eine Standesperson ohne jeglichen Hinweis auf persönliche Eigenart und Vorlieben wieder. Löcher[3] und Steinborn[4] schrieben es demselben, vermutlich in Breslau tätigen, Porträtisten zu, der 1541 ein durch Inschrift und Wappen ausgewiesenes Bildnis Andreas Hertwigs (Breslau, Historisches Museum, als Leihgabe des Nationalmuseums in Warschau)[5] malte. Dieses galt zeitweise als eine Arbeit des Münchners Hans Mielich. Marek Pierchzala gab das Hertwig-Epitaph (Warschau, Nationalmuseum) demselben Künstler[6]. Steinborn hegte im Hinblick auf Hertwigs Geburtsdatum Zweifel an der Inschrift auf der Bildseite von Gm 1945. Sie werden durch die technologische Untersuchung nicht bestätigt.

Daß es sich um ein Bildnis Hertwigs handelt, ist zweifelhaft. Das Hertwigsche Wappen zeigt in Blau ein rotes Herz, aus welchem zwei von einander gebogene Zweige hervorgehen, der rechte mit 3, der linke mit 2 grünen Kleeblättern. Kleinod: die beiden Zweige aus der Krone wachsend. Decken: blau – rot[7]. Der Ring des auf Gm 1945 Dargestellten gibt statt des Hertwigschen Wappens eine bisher nicht bestimmte Hausmarke wieder, die Altersangabe versieht sich gegenüber Hertwigs Geburtsdatum, wie sie das Warschauer Bild mitteilt, um zwei Jahre. Man wird also nach einer anderen, vermutlich in Schlesien wirkenden Persönlichkeit suchen müssen. Löcher erweiterte das Œuvre des Malers versuchsweise um Bildnisse in Prag, Warschau und Berlin[8]. Gemeinsame Merkmale sind der weitgefaßte Ausschnitt des Brustbildes, der die Wiedergabe der Hände zuläßt, die ruhige Repäsentation, die gerüsthaft eingesetzten beleuchteten Brüstungen und Fensterleibungen, die kulissenhaft staffelnden Landschaftsausblicke und bei einigen der Porträts die auf den Tag genaue Datierung.

1 Steigungswinkel der Seitenbretter ca. 9°.

2 Vgl. Oskar Pusch: Die Breslauer Rats- und Stadtgeschlechter in der Zeit von 1241 bis 1741, B. 1 – 5. Dortmund 1986 – 1991, hier Bd. 2, 1987, S. 157 – 162. – Marek Pierzchała: Fundacje artystyczne wrocławskiego patrycjusza Andrzeja Hertwiga (1513 – 1575). In: Sztuka miast i mieszczaństwa XV – XVIII wieku w Europie Środkowowschodniej. Warschau 1990, S. 345 – 360.

3 Brief vom 8. Juni 1990 an Christie's, München, und 1991.

4 Bożena Steinborn: Stellungnahme zu den Porträts des Andreas Hertwig in Breslau und Würzburg, Maschinenschrift vom 5. Mai 1991. Frau Dr. Steinborn stellte mir mit Brief vom 19. Dez. 1996 großzügig ihr noch ungedrucktes Manuskript des Katalogtextes zum Warschauer Bildnis Hertwigs zur Verfügung.

5 Aus dem Schlesischen Museum für Kunstgewerbe in Breslau. Seit 1945 Warschau, Nationalmuseum, als Leihgabe im Nationalmuseum Wrocław; vgl. Muzeum Narodowe we Wrocławiu. Portret na Śląsku XVI–XVIII, bearb. Eva Houska, 1984, Kat.Nr. 75, Abb. 60. – Pierzchała (wie Anm. 2), mit Abb. – Bożena Steinborn: Schle-

sische Malerei 1520 – 1620. In: Studia Muzealne, Posen, Bd. 16, 1992, S. 11 – 41, hier S. 26 – 29, Abb. 15 (Bildnis), 16 (Epitaph).
6 Steinborn (wie Anm. 5), S. 11 – 41, hier S. 26 – 29, Abb. 15 (Bildnis), 16 (Epitaph).
7 Siebmacher, Bd. 17. Nachdruck 1977 Neustadt a. d. Aisch. Abgestorbener Adel Teil 1, S. 43.
8 Von derselben Hand vermutlich ein Männerbildnis ehemals Prag, Galerie Nostitz, Nr. 27, fotografiert von J. Löwy, Wien, 1899.

Aukt. Christie's, London, 6. Juli 1990, Kat.Nr. 44 und Farbabb. – Löcher 1991, S. 134, zu S. 84, Nr. 1200. – Weltkunst 1991, Farbabb. S. 2804. – Firmenkatalog Heide Hübner, Würzburg, 1993, S. 46, Farbabb. S. 47.

Breu, Jörg der Ältere

Geboren um 1475 in Augsburg, gestorben 1537 ebenda. Maler, Zeichner für Glasmalereien und Holzschnitte. Er lernte bei Ulrich Apt d. Ä., der ihn 1493 der Zunft als Lernknaben vorstellte. Breu verbrachte seine Wanderjahre in Österreich, wo er Altäre für die Stifte Zwettl, Aggsbach und Melk malte. Vermutlich arbeitete er in der Werkstatt eines Meisters in Krems, aber offenbar so selbständig, daß er mit seinem eigenen Namen signierte. 1502 erwarb Breu in Augsburg die Malergerechtigkeit. Bis 1536 ist er regelmäßig in den Steuerbüchern vertreten. Er war in Augsburg zumal für die Fugger tätig, denen er die Orgelflügel für ihre Kapelle bei der Kirche St. Anna in Augsburg malte und für die er Wandbilder im Fuggerhaus ausführte. Herzog Wilhelm IV. von Bayern gab ihm zwei große Historienbilder in Auftrag. Von Breus Wandmalereien, u. a. an der Fassade des alten Augsburger Rathauses, hat sich so gut wie nichts erhalten. In der Reformation stand der Maler auf seiten der Bilderstürmer. Er schrieb eine persönlich gefärbte Chronik, beinhaltend die Jahre 1512 bis 1537. Sie liegt nur in einer Abschrift vor und dürfte von anderer Hand zuende geführt worden ein.

Zwei Flügelbilder vom Aggsbacher (auch: Herzogenburger) Altar, 1501

FLUCHT NACH ÄGYPTEN

König Herodes läßt alle Knaben bis zu zwei Jahren in Bethlehem und Umgebung töten. Durch einen Engel gewarnt, machen sich Maria mit dem Kind und der Nährvater Joseph mit dem Esel auf den Weg nach Ägypten. Maria und das Kind sind durch goldene Scheibennimben hervorgehoben. Joseph, der eine Pilgerflasche an der Seite trägt, segnet die Mutter und das Kind. Im Hintergrund die Stadt Bethlehem mit dem berittenen Herodes, dessen mit Schwertern und Hellebarden ausgerüstete Kriegsleute die Kinder verfolgen und töten.

Fichtenholz (Picea sp.), 92,2 x 129,7 cm.

Gm 1153. Aus der Kartause Aggsbach N.Ö. – Erworben 1927 im Wiener Handel als Jubiläumsgeschenk des Bayerischen Staates.

KREUZIGUNG CHRISTI

Der dornengekrönte Christus am Kreuz zwischen den nackten Schächern. Links die trauernden Anhänger Christi mit Maria, Johannes und der das Kreuz umfassenden Maria Magdalena, alle mit Strahlennimben. Rechts der berittene Hauptmann, der von Christi Gottessohnschaft überzeugt wird. Vorn ein spottender Kriegsknecht, rechts ein kindlicher Knabe im offenen Hemdchen neben einer eingefaßten Quelle. Im Hintergrund die Stadt Jerusalem.

Fichtenholz (Picea sp.), 92,2 x 128,8 cm – In das Balsaholzparkett leicht eingetieft »G Gm 1152«.

Gm 1152. Herkunft wie Gm 1153.

Gm 1152: 7 Bretter, Breiten von links oben 10,7, 9,8, 15,0, 31,7, 22,6, 18,4, 20,6 cm, unten 9,6, 12,2, 13,6, 31,1, 22,1, 17,7, 21,8 cm. Gespalten, Stärke auf 0,2 – 0,3 cm gedünnt. Riß im 4. Brett wie bei Gm 1153. Wenige Äste, starker Schädlingsbefall. Format seitlich und unten beschnitten. – Rückseite: Balsaholzparkett. – Bildseite: Grundier- und Malkante oben vorhanden. Faserkaschierung, vor allem an den Fugen. Am zweiten Brett von links und am rechten Brett kleine quadratische Kaschierungen mit der Kantenlänge von ca. 3 cm, die im Röntgenlicht reflektiert; im Gesicht des Kindes rautenförmige Kratzspuren, die an der Oberfläche nicht zu erkennen sind. Grundierung: Grobe unregelmäßige Pinselstruktur. Unterzeichnung: Locker, konturhaft, an stark verschatteten Stellen Schraffuren, unterschiedliche Strichbreiten; »w«-Zeichen für den in Weiß auszuführenden Turban des Reiters und das Hemd des Kindes. Malerei: Mehrschichtig, feine Schattenlasuren; eingebrochene Malschicht und Grundierung durch Schädlingsbefall; Fehlstellen vorwiegend entlang der Brettfugen; rechts oben übermalte Wolke. Firnis: Neu. – Rahmen: Alt, nicht original. – Restaurierungen: 1970, mit Dokumentation, waschbrettartige Verwerfung des Bildträgers und schollenartig abspringende Blasen; Blasenbildung unter der Grundierung. Malschicht gesichert. Rückseitiges Parkett nach Dünnung der Tafel durch doppelte Lage Balsaholz mit versetzten Fugen ersetzt. Abnahme der Retuschen in Himmel und weißen Gewändern, Firnisabnahme, Reinigung der Tafel, Verkitten der Fehlstellen, Retuschen.

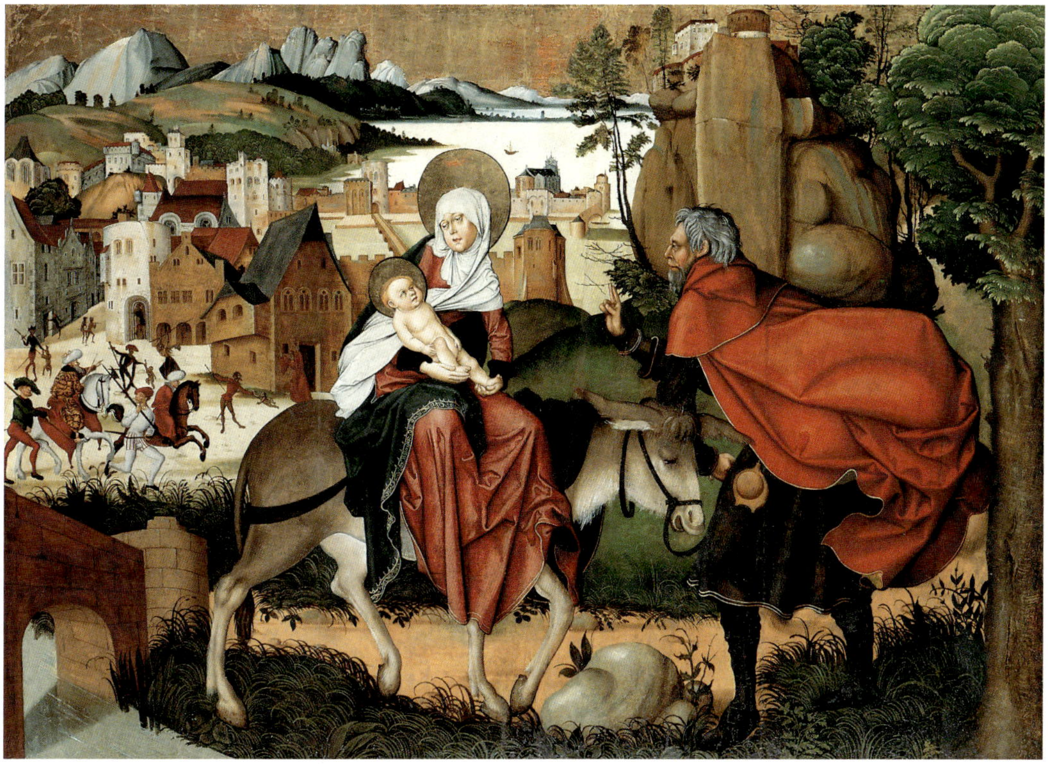

Gm 1153

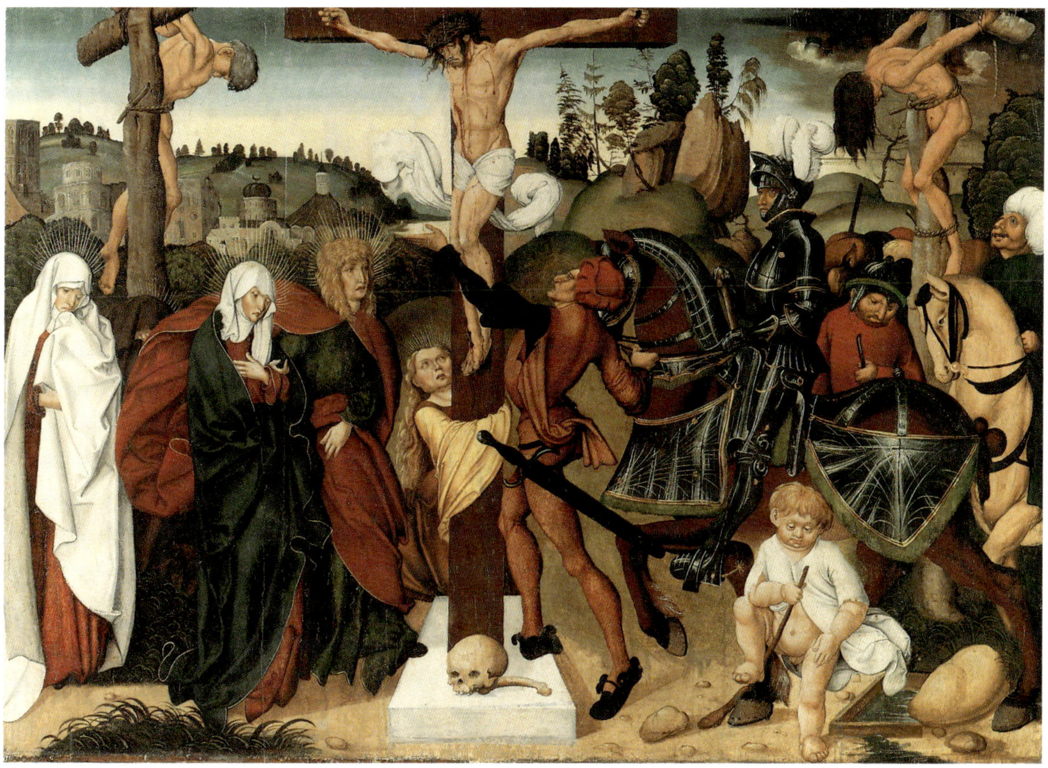

Gm 1152

Gm 1153: 7 Bretter, Breiten von links oben 19,9, 19,0, 22,5, 32,5, 14,5, 10,3, 10,1 cm, unten 21,6, 18,4, 21,9, 31,7, 13,7, 11,4, 9,4 cm. Stärke auf 0,2 – 0,3 cm gedünnt, auf 1,8 cm starke Tischlerplatte aufgeleimt. Format seitlich leicht beschnitten. Schräg verlaufender durchgehender Riß im 4. Brett, ca. 1,0 cm klaffend, ausgespant und retuschiert. – Rückseite: Tischlerplatte. – Bildseite: Grundier- und Malkanten oben und unten vorhanden, seitlich in der unteren Hälfte beschnitten; in der oberen Bildhälfte Leinwandkaschierung in Leinenbindung mit maserungsparallelem Fadenlauf und unregelmäßigen Rändern, Gewebedichte ca. 12 Fäden in vertikaler und 14 Fäden in horizontaler Richtung pro cm^2; unten Brettfugen mit Fasern kaschiert. Grundierung: Relativ dick; an den vertikalen Rändern Übergänge zur Tischlerplatte mit weißem Kitt gefüllt. Unterzeichnung: Locker, konturhaft; Unterschiede zur gemalten Ausführung in der Landschaft; Soldaten der Kindermordszene nicht unterzeichnet; Faltenwürfe sparsam angelegt. Metallauflage: Polimentvergoldung; an den Übergängen zur Malerei gravierte Konturen; Vergoldung der Nimben nicht original; über der Metallauflage transparenter Überzug. Malerei: Mehrschichtig, mit Lasuren; Ausmischungen mit verschiedenen Pigmenten innerhalb einer Farbe; Malschicht an der Oberfläche leicht abgerieben; zahlreiche Ausbrüche mit größeren Retuschen; grüner Lack bei Gräsern am Wegsaum leicht verbräunt; Modellierungen durch Beimischen von Schwarz oder Weiß im Grundton. Firnis: Dünn, gleichmäßig, leicht glänzend. – Restaurierungen: Schrumpfung durch Trockenheit, Aufstehen der Malschicht, waschbrettartige Verwerfung, Blasenbildung bis hin zu abspringender Malschicht. Maßnahme 1970/72: Sicherung und Niederlegen der Malschicht. Entfernen des Parketts, Auseinanderziehen und Verkitten der Vertikalfuge, so daß die Konturen des vorderen Eselsbeines wieder fluchten, Aufziehen der Tafel auf Tischlerplatte, Verkitten, Retuschieren, Schlußfirnis. MG

Die Themen sind dem Neuen Testament entnommenen. Die Flucht nach Ägypten ist das erste Leid, das Christus zugefügt wird, aber auch Errettung aus drohender Gefahr und damit wichtige Station auf dem Heilsweg, der im Selbstopfer des Erlösers am Kreuz kulminiert. Das extrem breite Bildformat bewog Breu, die Kompositionen friesartig zu strecken, so daß sich die Figuren nur geringfügig überschneiden. Die Bildbühne, auf der die Hauptfiguren agieren, ist jeweils nur von geringer Tiefe. Bei der Flucht nach Ägypten erlaubte sie ein räumlich gesehenes Stadtbild und ein weites Landschaftspanorama anzuschließen, bei der Kreuzigung bewirkte sie eine abrupte maßstäbliche Verkleinerung der drei Gekreuzigten gegenüber den Figuren im Vordergrund. Das Kreuz Christi ist Zimmermannsarbeit, die Kreuze der Schächer sind aus unbearbeiteten Stämmen zusammengefügt. Christus ist mit drei Nägeln befestigt, die Schächer mit Stricken, die durch Knebel angezogen werden. Der rechte, unbußfertige Schächer nimmt den Baumstamm zwischen die Beine, während sein Oberkörper neben demselben herabhängt. Der linke Schächer ist schräg vom Rücken gesehen und dementsprechend teilweise vom Kreuzstamm verdeckt. Mit dem bewegt agierenden Soldaten könnte einer derjenigen gemeint sein, die Christus vom Kreuz herabsteigen hießen. Daß allein Christus, der die Menschheit mit seinem Blut erlöst hat, genagelt ist, die Schächer aber mit Stricken befestigt sind, entspricht einer tradierten Bibelauslegung[1]. Eine Befestigungsart, die den Schächern den Blutverlust ersparte, wäre auch ein Grund dafür, daß sie Christus überlebten und daß ihnen die Glieder zerschlagen werden mußten, um sie zu töten[2].

Breu beweist schon hier ein späterhin noch wachsendes Interesse an Bauten. Die Flucht nach Ägypten zeigt eine Höhenburg in spektakulärer Gipfellage auf einem rundum senkrecht steil abfallenden Fels nahe einer Stadt. Sie stellt ein Konglomerat aus verschiedenen Bauelementen dar. Ganz vorne am Fels, das Tal beherrschend, ein rondellartiger Bau mit hölzernem Obergeschoß. Von ihm zieht eine mehrfach gekrümmte Ringmauer mit gedecktem Wehrgang (Schießfenster) am Felsrand entlang. Dahinter ein hoher viereckiger Palas oder Wohnturm mit Fenstererkern, Kreuzstockfenstern und Biforien. Am rechten Ende der Burganlage wohl Wirtschaftsbauten. Der Bilddatierung entspricht die noch nicht voll ausgebildete Umrüstung der Burg auf Artilleriewaffen. Die inhomogene Stadtbefestigung besteht aus wahllos aneinander gereihten Turmbauten, denen ein möglichst exotisches Aussehen verliehen wurde. Die Architektur der Stadt, zerstückelt durch Fels und Wasser, ist verworren. Besonders kurios sind zwei mächtige Rundtürme mit großen Rundbogentoren, breiten Fensterarkaden und platten Abschlüssen. Die Wehrarchitekturen sind nicht zeitgemäß; offenbar wollte der Künstler der Stadt optisch ein höheres Alter geben. Das Stadtbild der Kreuzigung Christi zeigt mehrere Turmbauten teils runder, teils viereckiger Gestalt, mit zahlreichen Biforien oder Occuli. Deutlich erkennbar ist der Versuch, den Bauwerken ein möglichst exotisches Aussehen zu verleihen[3]. Der Halbmond auf dem Rundtempel und der Turban des Reiters am rechten Bildrand erinnern einerseits daran, daß das Hl. Grab damals in den Händen der Mohammedaner war, andererseits, daß die Türken, die 1453 Konstantinopel erobert hatten, das Abendland bedrohten. Das Schiff auf dem Wasser ist nur noch ein Kürzel der typischen Seitenansicht von Rumpf mit Heckkastell und Bugaufbau eines Holk oder einer Karacke. Mast, Rah und Wanten sind klar erkennbar, aber ein Segel ist nicht gesetzt. Das Schiff wird von an Bord erkennbaren Personen mit Riemen fortbewegt[4].

Breu bediente sich womöglich Anregungen aus der Druckgraphik, doch läßt sich der an Schongauer erinnernde, vor dem Kreuz tänzelnde Kriegsknecht nicht nachweisen. Vielleicht entstammte er einem der zahlreichen Altäre, die Breu auf seinem Weg von Augsburg nach Süden in den bayerischen Pfarr- und Klosterkirchen sah. Der berittene Hauptmann weist auf Hans Burgkmairs Holzschnittbildnis Kaiser Maximilians I. von 1508 und auf Albrecht Dürers Ritter aus dem Kupferstich »Ritter, Tod und Teufel« von 1514 voraus. Er trägt einen Harnisch aus gebläutem Stahl mit Goldrändern und einer damals schon historisierenden geschifteten Brust[5], in den gepanzerten Fäusten den Kommandostab. Das Pferd schützt ein Roßharnisch mit Roßstirn, halbem Kanz (geschobener Halspanzer, der nur den Mähnenteil bedeckt), Brustpanzer oder Fürbug und, an breiten, über die Kruppe laufenden Gurten, den Seitenteilen des Geliegers. Zum Zaumzeug gehört der Zügel mit Zügelblechen[6]. Der Soldat am Kreuz führt ein Schwert mit birnenförmigem Knauf und S-förmig geschwungener Parierstange mit sich. Originell erfunden ist der im offenen Hemdchen dasitzende Knabe mit dem Stock neben der Wasserquelle. Sie läßt sich als Quelle des Lebens auf den Erlösertod Christi beziehen[7]. Es scheint, daß der Knabe den Knotenstock, mit dem er den Kreuztragenden boshaft begleitet hatte, mit einem Fußtritt zerbricht – auch er ein zum Guten Bekehrter. Der Totenschädel zu Füßen des Kreuzes verweist auf Golgatha (= Schädelstätte) und soll Adam zugehören[8]. Bezeichnet das Symbol des Todes den Sündenfall des ersten Menschenpaares und die Folgen, so Christus am Kreuz die Erlösung der Menschheit. Die Pflanzen vor dem linken Fuß Josephs lassen sich als gemeine Wegwarte (Cichorium intybus), ohne Blüte, und Mittel-Wegerich (Platago media), bestimmen[9].

Die Gemälde gehören der ersten schöpferischen Phase in Breus Schaffen an, die mit seinem Aufenthalt in Niederösterreich verbunden ist. Buchner (1928) hat den Aggsbacher Altar treffend charakterisiert, hat die ebenso einfachen wie bühnenmäßig wirksamen Kompositionen, die schlichten, großflächigen, klar leuchtenden Farben, die Fülle scharf beobachteter Wirklichkeitszüge, den eminenten Natursinn des Künstlers, aber auch das Unausgegorene des »Übergangswerks«, die Härten und Knicke benannt – »Aber das Entscheidende ist die Kühnheit, mit der die herkömmlichen Darstellungsschemata durchbrochen, und die beschwingte Phantasie, mit der die Szenen von innen heraus erlebt und neu gestaltet werden«. Die Ausdrucksfigur Josephs, dessen wie vom Sturm aufgewirbelter Mantel den dramatischen Aspekt der Flucht offenbart, und die schmerzerfüllt in ihren weißen Mantel sich hüllende Begleiterin der Maria unter dem Kreuz gehören zu den großartigen Eingebungen altdeutscher Kunst. Die Gemälde – auseinandergesägte Vorder- und Rückseite derselben Tafel – gehören zu den Flügeln eines Altars aus der Kartäuserkirche »ad Portam Sanctae Mariae« in Aggsbach N.Ö. Der Altar, dessen Mittelstück (Schrein mit geschnitzten Figuren?) verloren ist, zeigte auf den Flügelinnen- und -außenseiten je drei Darstellungen übereinander, innen solche des Marienlebens, außen solche der Passion Christi. Eine Tafel ging verloren. Auf der Innenseite war vermutlich die Verkündigung, auf der Außenseite das Gebet am Ölberg oder die Gefangennahme Christi dargestellt. Erhalten blieben aus dem Marienleben Heimsuchung, Geburt Christi, Beschneidung, Anbetung der Könige und Flucht nach Ägypten, aus der Passion Christus vor Kaiphas, Dornenkrönung, Geißelung, Kreuztragung und Kreuzigung. Die Themen waren dem Gläubigen sämtlich durch eine lange Bildüberlieferung vertraut. Die Gemälde befinden sich mit Ausnahme von Gm 1152 und 1153 im Augustiner-Chorherrenstift Herzogenburg N.Ö. Buchner (1928) rekonstruierte den Altar mit einer jeweils von oben nach unten verlaufenden Szenenfolge, Menz aus Gründen der Häufigkeit und der Bildkompositionen mit einer jeweils von links nach rechts verlaufenden Szenenfolge[10]. Die Geburt Christi ist bez. »JORG. PREW. VON. AV[GSBVRG]«. Die Beschneidung Christi trägt die unvollständige Jahreszahl »1501«. Dasselbe Datum findet sich, später hinzugefügt, auf den anderen Bildern des Marienlebens. Nach Buchner[11] wurde das Datum möglicherweise vom (verlorenen) Originalrahmen hierher übertragen. Stiassny vermutete als erster, daß die Gemälde während der Wanderschaft Breus in Österreich entstanden seien.

Das für den Altar zu errechnende Breitenmaß von insgesamt 5,50 m spricht für einen Haupt- oder Choraltar. Dworschak[12] wollte in einem Holzrelief mit der Darstellung des Marientodes[13] das Mittelstück der verlorenen Predella erkennen. Um die Klärung theologischer Ideen, die auf Wunsch des Auftraggebers in das Werk eingeflossen wären, bemühte sich Menz. Das Pferd des Reiterhauptmannes in der »Kreuzigung« führte er auf eine oberitalienische Vorlage zurück, die moderne Form des Harnischs auf die Kenntnis der Augsburger Plattnerkunst, zumal der Arbeiten des Kolman Helmschmied. Sein Vorschlag, in dem Charakterkopf des Hauptmanns die Züge des Königs, späteren Kaisers Maximilian I. wiederzufinden, überzeugt nicht. Zink sah in der »Neigung zu jäh-sprunghafter Geländeerfassung (...) bayerische Darstellungsgewohnheit«. Die stark-wellige Bodenwiedergabe fand er bei Jan Polack und in der Baumburger Kreuzigung (1491, München, Bayer. Nationalmuseum)[14] wieder, das Interesse an Wolken- und Wettermotiven bei Lucas Cranach d.Ä. und bei Hans Burgkmair.

1 Vgl. Josef Blinzler: Der Prozeß Jesu, Regensburg ^{4}1969, S. 357–384. Literaturhinweis von Hans-Peter Weigel, dem hier gedankt wird.

2 Wie Anm. 1.

3 Beschreibungen von Burg und Stadtbildern durch Joachim Zeune, Bamberg, freundl. schriftl. Mitteilung 30. Mai 1996.
4 Beschreibung des Schiffes durch Boye Meyer-Friese, Hamburg, freundl. schrift. Mitteilung 23. Okt. 1996.
5 Der Harnisch in allen seinen Teilen beschrieben von Müller 1957: Waffen, S. 96 – 97, Abb. 139 – 140. Weiterführende Hinweise werden Johannes Willers, GNM, verdankt.
6 Vgl. Müller 1957: Waffen, S. 106 – 107, Abb. 152. – Nickel 1974: Waffenbuch, S. 151, Abb.S. 135.
7 Vgl. LCI 1, 1968, Sp. 330 – 336 (Brunnen); 3, 1971, Sp. 486 – 487 (Quelle).
8 LCI 4, 1972, Sp. 343.
9 Freundl. schriftl. Mitteilung Hermann Schmidt, Nürnberg, 18. März 1996.
10 Jeweils mit Rekonstruktionsschema, Buchner, S. 276; Menz S. 49.
11 Ausst. Altdorfer, München 1938.
12 Ausst. Herzogenburg 1964.
13 Vgl. Kat. Herzogenburg. Das Stift und seine Kunstschätze. Im Augustiner-Chorherrenstift Herzogenburg, N.Ö., o.J. (1964), Nr. 76, Farbabb. 5.
14 Kat. München, Bayerisches Nationalmuseum, Gemälde, 1908, Tf. 35.

Lit. bis 1926 ohne Gm 1152 und 1153. – Stiassny 1893, S. 289. – Dörnhöffer 1897, S. 14 – 15. – Röttinger 1909, S. 31. – Ders. 1910, S. 594. – Schmitz 1919, S. 648. – GNM Festschrift 1927, Abb. nach S. 94 und nach S. 96. – Hampe 1927/28, S. 104, Abb. S. 102, 103. – Buchner 1928: Breu, S. 276 – 291, Abb. 201, 206. – Neuerwerbungen GNM 1930, Tf. 26, 27. – Lutze u. Wiegand 1936-37, S. 30 – 31, Abb. 161, 162. – Ausst. München 1938: Altdorfer, Kat.Nr. 381, 382. – Baldass 1938, S. 133. – Zink 1941, S. 104. – Oettinger 1942, S. 30, Tf. 77. – Ausst. Schaffhausen 1947: Meisterwerke, Kat.Nr. 19 (Gm 1153) – Kunst und Kultur 1952, Abb. S. 91 (Gm 1153). – Ausst. Augsburg 1955: Augsburger Renaissance, Kat.Nr. 49. – Ausst. Krems 1959: Gotik in Niederösterreich, bei Kat.Nr. 52 – 55. – Stange 1964, S. 59 – 60, 138, Nr.2. – Kat. Herzogenburg 1964, S. 56, bei Nr. 41 – 44. – John 1964, S. 11 – 14. – Strieder 1964, Nr. 21 (Gm 1153). – Ausst. Linz – St. Florian 1965: Donauschule, Kat.Nr. 8 – 12 (Gm 1152). – Benesch 1966, S. 57. – Strieder 1966: Dürerzeit, S. 12, Abb. S. 62, 63. – Anzelewsky 1968, S. 193, Abb. 137 (Gm 1153). – Osten u. Vey 1969, S. 115, Abb. 101 (Gm 1153). – Hütt 1973, S. 406, Abb. 199 (Gm 1152). – Osten 1973, S. 120 – 121, Abb. 87 (Gm 1153). – Führer 1977 u. 1980, Nr. 242 (Gm 1153); 1985 u. 1994, Nr. 237 (Gm 1153), jeweils Farbabb. – Menz 1982, S. 48 – 72, Abb. 17, 23. – Boockmann 1986, S. 36, Abb. 66 (Gm 1153). – Mellinkoff 1993, S. 39, Farbabb. II.10 (Gm 1152). – Berger 1993, Abb. S. 29. – Däubler 1996, S. 165, 166.

Breu, Jörg d. Ä.

KREUZIGUNG CHRISTI
um 1520

Christus am Kreuz zwischen den Schächern. Die Inschrift »INRI« weist ihn als Jesus Nazarenus Rex Judaeorum (= Jesus aus Nazareth, König der Juden) aus. Der linke, gute Schächer blickt zu ihm auf. Der rechte, unbußfertige, schaut verstockt nach unten. Ein Knecht steigt die Sprossen der Leiter hinauf, um dem guten Schächer mit einer Art Keule die Knochen zu brechen. Auch am rechten Kreuz lehnt eine Leiter. Vorne links die trauernden Frauen mit der die Hände ringenden Muttergottes. Johannes wird von einem Kriegsknecht bedroht. Im Hintergrund auf einem Pferd der Hauptmann, der Christus als Gottes Sohn erkennt. Sein Pferd ist gepanzert, Fürbug und Gelieger mit Goldstoff überzogen. Vor dem Kreuz vom Rücken gesehen der berittene Longinus, der Christus mit einer Lanze die Seitenwunde öffnete und den das an der Lanze herablaufende Blut sehend machte, d.h. bekehrte. Hinter dem Kreuz rechts Stephaton mit dem Essigschwamm, den er dem dürstenden Christus reichte. Johannes und die Frauen tragen ringförmige Heiligenscheine, Christus einen Strahlennimbus in Kreuzform. Mittelalterlicher Stadtprospekt (Jerusalem) und Goldgrund.

Fichtenholz (Picea sp.), 111,4 x 87,8 cm, links und unten je 3 cm angestückt – Unten in der Mitte (später hinzugefügt) gerahmter Tondo mit zweizeiliger Inschrift in Antiqua-Majuskeln: »ANDREAS LIGSALTZ / 15 RENOVIERT. 82«, darunter (heraldisch) rechts das Wappen Ligsalz: In Rot ein silberner (hier: weißer) Schrägbalken, darin ein schwarzer Pfeil; links das Wappen Pronner, das die Familie seit 1579 führte: Quadriert, 1. und 4. Stammwappen: In Gold (hier: Gelb) ein schwarzer Röhrenbrunnen auf (rotem) Dreiberg stehend, 2. und 3. in Silber (hier: Weiß) nebeneinander zwei rote Wecken[1] – Auf der Rückseite Klebezettel »G.M. 93.«; auf dem Parkett mit weißer Farbe »Gm. 284«.

Gm 284. Herkunft unbekannt. Erworben vor 1856.

6 Bretter, Breiten von links oben 10,5, 18,1, 13,2, 16,6, 13,8, 12,4 cm, zuzüglich 2,8 cm Anstückung, unten 10,5, 18,1, 13,2, 16,6, 13,8, 12,4 cm, zuzüglich 2,8 cm Anstückung. Stärke auf 0,6 – 0,8 cm gedünnt. Format allseitig beschnitten. Schädlingsbefall. – Rückseite: Offenliegende Fraßgänge, Reste eines dunklen Anstrichs; Flachparkett; aufgeleimte Holzklötzchen an klaffenden Rissen. – Bildseite: Grundier- und Malkanten nicht vorhanden; Brettfugen teils sichtbar; Risse. Grundierung: Relativ dick; parallellaufende Kratzspuren z.B. am

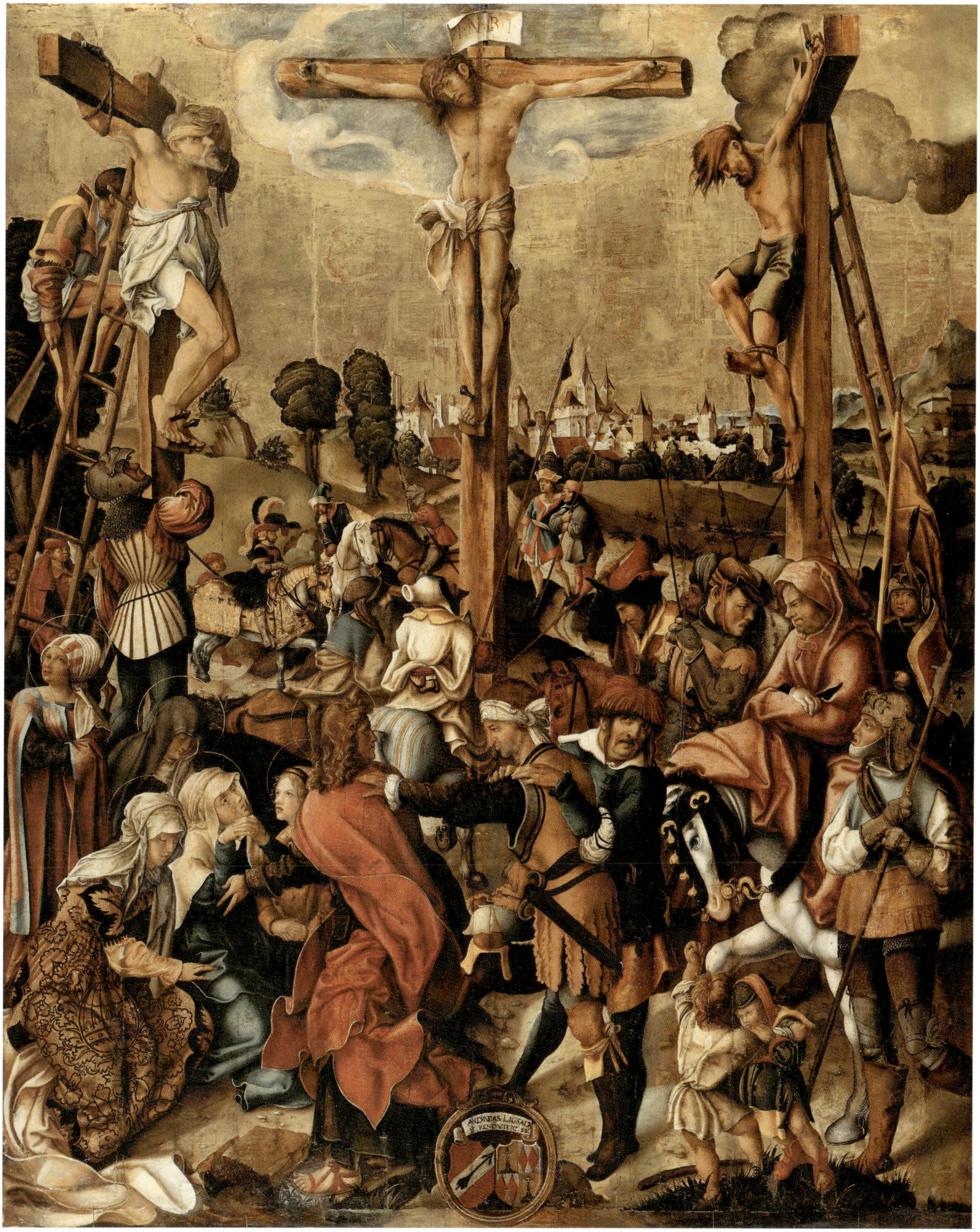

Gm 284

Haar des linken Schächers, wohl von der Bearbeitung der Grundierung. Unterzeichnung: Fein, detailliert, überwiegend konturhaft, Schraffuren für Schatten; einige Stellen beziffert oder bezeichnet (Abb.)[2]. Metallauflage: Hintergrund glänzende Polimentvergoldung, Konturen zur Malerei graviert; einige Stellen auf großen Kittungen retuschiert; bei den Figuren Mattvergoldungen. An den Schleifen auf den Oberschenkeln des rechten Soldaten reflektiert dunkelgraues Metall im Röntgenlicht, vermutlich Wismut. Malerei: Zahlreiche Übermalungen, v.a. an Rissen und über die Fehlstellen hinausreichende Retuschen; Bereibungen; Inkarnate der Schächer aufgrund von Bleiweißverseifung leicht transparent. Firnis: Dünn, gleichmäßig, leicht vergilbt. MG

Das Thema ist dem Neuen Testament entnommen. Breu malte die Kreuzigung Christi als »Kalvarienberg«, d. h. als volkreiche Kreuzigung »mit Gedräng«. Christus und die Schächer stehen auf Fußbrettern (lat. Suppedaneum)[3]. Christus, der gebrochenen Auges das Haupt neigt, ist mit drei Nägeln befestigt, von denen einer durch beide Füße geht. Die Arme des guten Schächers sind mit Stricken am Kreuzbalken befestigt, seine Füße einzeln genagelt. Dem unbußfertigen Schächer sind die Beine mit einem Strick zusammengebunden, aus denen er im Todeskampf einen Fuß zu lösen sucht. Breu stellte, anders als bei Gm 1152, die Variation über eine grundsätzliche Unterscheidung der Befestigungsart. Die Kreuzstämme sind annähernd gleich bearbeitet, der Querbalken des Kreuzes Christi nur auf der Vorderseite. Motive von persönlicher Eigenart sind die möglicherweise einem Passionsspiel entnommene Begegnung des Johannes mit dem Kriegsknecht, der dem Jünger einen Fußtritt versetzt und nach dem Schwert greift, und die – anstelle der üblichen, um Christi Rock würfelnden Soldaten – miteinander in Streit geratenen Kinder. Der Hauptmann, dem Breu im Aggsbacher Altar Gm 1152 eine hervorragende Position zuwies, tritt in den Hintergrund. Beim Kostüm bevorzugte Breu das pittoreske Element, mischte er zeitgenössische, historische und antik römische Bestandteile. So waren die Zaddeln des Wamses, das der nach Johannes greifende Kriegsknecht trägt, ein Merkmal der burgundischen Mode, das in Fastnachtskleidern weiterlebte, die den Harnisch des Hellebardiers rechts am Bildrand säumenden Lederstreifen römischen Ursprungs, während der seinen Kameraden beschwichtigende Kriegsknecht nach Rockverschluß, Haartracht und Kopfbedeckung osteuropäisch anmutet. Die Farbigkeit hat unterscheidende Funktion, ist aber von dekorativer Fülle. Breu legte, wie die technologische Untersuchung ergab, das Farbkonzept schon in der Unterzeichnung fest. Die schriftlich eingefügten Farbangaben wurden in der Ausführung befolgt. Im Einzelfall, so bei dem Brokatkleid einer der trauernden Frauen, setzte die Farbigkeit Akzente, die inhaltlich

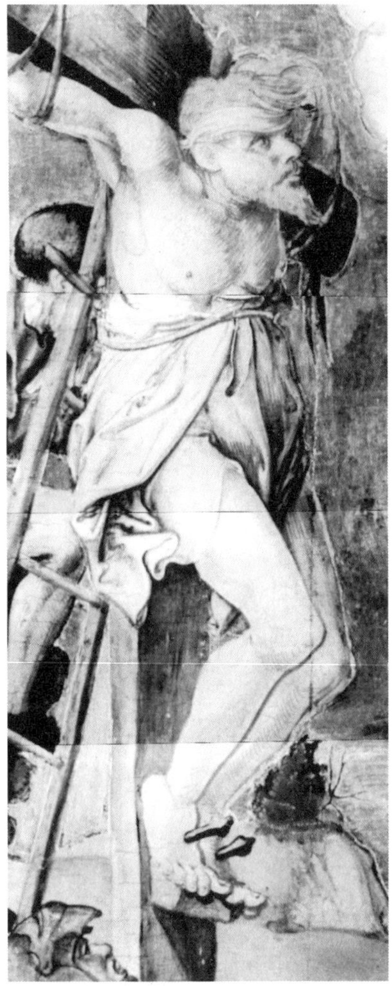

Gm 284 Ausschnitt. Infrarot

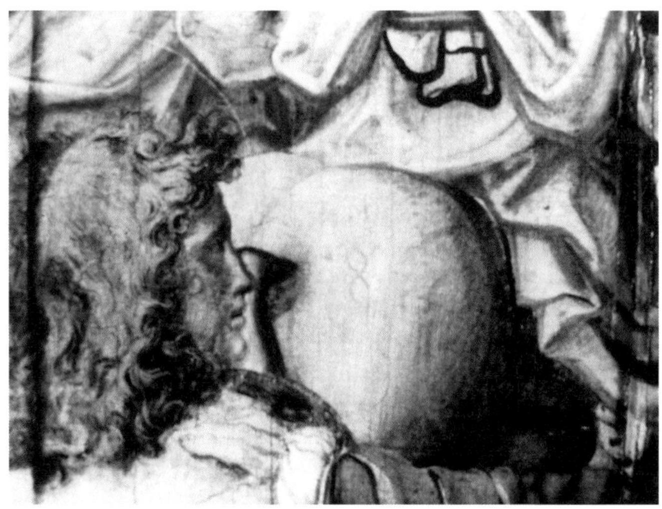

Gm 284 Ausschnitt. Infrarot

nicht gedeckt sind. Der Blickfang zieht das Interesse von der Muttergottes ab. Der Anteil mattvergoldeter Teile ist vergleichweise gering, dazu gehören die Halsberge des Hauptmanns, der Roßharnisch und der Mantel des benachbarten Reiters, die metallenen Teile des Zaumzeugs beim Schimmel vorne rechts und die Schildumrandung des Ritters dahinter. Im Stadtbild entdeckte Buchner Augsburger Motive: Domkirche und Fünffingertürme[4].

Man sieht eine extrem turmreiche Stadtsilhouette, überragt von einem zweitürmigen Gotteshaus. Ansonsten wird die Stadtansicht von den vielen Mauertürmen mit ihren Eckerkern geprägt, zwischen denen ausschnitthaft die zinnenbewehrte Stadtmauer immer wieder erscheint. Weitere Kirchen und Profanbauten vervollständigen die Ansicht. Rechts abseits der Stadt auf einem Hügel eine Burganlage. Sie besteht aus einem hohen Festen Haus mit Satteldach, das von einer niedrigen gedeckten Mauer umfriedet wird. Mittwegs am Hügelhang eine noch niedrigere Zwingermauer mit mehreren kleinen Rundtürmen, die flache Kegeldächer tragen[5].

Das Gemälde ist in Denkschriften 1856 als ein Werk Hans Schäufeleins ausgewiesen. Reber und Bayersdorfer in Kat. 1882 lösten das Wappen irrig für die Nürnberger Familie Stark auf und ordneten Gm 284 dementsprechend in die Nürnberger Schule ein. Sie wiesen auf die inschriftlich bezeugte spätere Erneuerung hin und datierten um 1510/30. Dem Goldgrund trauten sie nicht. Buchner erkannte das Wappen als das des Andreas (Andre) Ligsalz, der das Gemälde 1582 renovieren ließ. Lutze und Wiegand bestimmten das zweite Wappen als das der Familie Pronner. Andreas II. Ligsalz von Ascholding aus der bekannten Münchner Familie war äußerer, seit 1569 innerer Rat, auch Bürgermeister in München und Landschaftskommissar. In zweiter Ehe heiratete er 1569 Sabina Pronner von Aichbichl, die gleichfalls aus einer der Münchner Ratsfamilien kam. Er starb vor 1601, sie 1603[6]. Beim Allianzwappen verkehrt das Ligsalzsche Wappenbild, der Pfeil, aus Gründen heraldischer Courtoisie die Seiten und wendet sich den Wappenbildern der Ehefrau zu. Ob Breus Gemälde einen Münchner Auftraggeber hatte oder ob es erst später und überhaupt in Münchner Besitz gelangte, bleibt offen. Die nachträglich hinzugefügten Wappen nebst dem Stifternamen deuten darauf hin, daß das Gemälde damals der Öffentlichkeit zugänglich, das heißt in einer Kirche zu sehen war. Braune, ohne Hinweis auf ältere Kataloge, schrieb es mit Vorbehalt Jörg Breu d.J. zu. Buchner bestimmte es überzeugend als eine Arbeit des Vaters. Er ordnete es um 1520 ein, »an der Schwelle zwischen dem fühlbar von Burgkmair beinflußten Stil des zweiten Jahrzehnts und der späteren, von italienischen Einflüssen stärker berührten Kunstweise«. Für die Anordnung der Kreuzigungsgruppe verwies er auf Albrecht Dürers Holzschnitt B. 59 aus den Jahren um 1503. Im ganzen ging es Breu um Variation. Die Vielzahl der Figuren und ihrer verschiedenen Kleidungsstücke und Waffen bedingte eine sorgfältige Vorbereitung schon im Zustand der Unterzeichnung, wie die hineingeschriebenen Farbangaben zeigen. Das hohe Maß an realistisch gesehenem Detail und die vielen das Auge beschäftigenden Einzelaktionen vereiteln einen geschlossenen Gesamteindruck und enthalten Elemente des Manierismus. Entstanden um 1520.

1 Vgl. Siebmacher Bd. 22. Nachdruck 1971. Abgestorbener bayerischer Adel, Teil 1, S. 19, 24, Tf. 16, 20; Teil 2, S. 120 – 121; Teil 3, S. 21, Tf. 13, 14.

2 Deutlich lesbar die »8« für »blau« für den Saum des Mantels der Frau ganz links, das Kleid Mariä, das Wams des mittleren der drei Berittenen ganz oben, den Rock des Reiters direkt über dem Kopf des Johannes, die Pferdedecke rechts neben diesem und den Rock des Fußgängers rechts hinter dem Kreuz Christi sowie die Kopfbedeckung des ersten Reiters der rechten Reitergruppe. Eine übereinstimmende Ziffer bei Bolz von Rufach für »Lasur« = Blau; vgl. Von Rufach, Valentinum Bolz. Illuminierbuch (nach 1. Aufl von 1549), München 1913. Varianten eines »w«-Zeichens finden sich unter den weißen Kleidungsstücken des Ritters am linken Kreuz, des Reiters unter dem Kreuz Christi und der Brust des Schimmels vorn rechts.

3 Fußbrett = Suppedaneum, vgl. LCI 2, 1970, Sp. 570; 4, 1972, Sp. 228. Es scheint heute gesichert, daß die nach römischem Brauch Gekreuzigten zur Verlängerung ihrer Leiden auf einen am Kreuzstamm befestigten Sitzpflock (Sedile) gesetzt wurden, was ein Suppedaneum überflüssig machte; vgl. dazu Josef Blinzler: Der Prozeß Jesu, Regensburg [4]1969, S. 357 – 384.

4 Vgl. Barbara Schock-Werner: Bamberg ist Jerusalem – Architekturporträt im Mittelalter. In: Ausst. Nürnberg 1986: Traum vom Raum, S. 45–55.

5 Freundl. schrift. Mitteilung Joachim Zeune, Bamberg, 30. Mai 1996.

6 Helmuth Stahleder: Beiträge zur Geschichte Münchner Bürgergeschlechter im Mittelalter. Die Ligsalz. In: Oberbayerisches Archiv, Bd. 117/118, 1993/94, S. 175 – 260, bes. S. 222 – 224.

Denkschriften 1856, S. 128. – Kat. 1882, Nr. 433; 1885, Nr. 441; 1893, Nr. 475. – Braune 1909, Nr. 284. – Buchner 1928, S. 346 – 348, Abb. 250. – Lutze u. Wiegand 1936-37, S. 31, Abb. 163. – Blankenhorn 1974, S. 48. – Däubler 1996, S. 166.

Brixen

Meister Klaus von Brixen (nachweisbar 1486/87–1509) zugeschrieben

STEINIGUNG DES HL. STEPHANUS
um 1510

Der Heilige kniet mit blutendem Scheitel. Er faltet die Hände im Gebet und blickt himmelwärts. Er trägt die Kleidung des Diakons mit weißleinener Albe, seitlich geschlitzter Dalmatik und dem den Hals umschließenden Amikt. Links die Peiniger, von denen zwei Steine werfen, einer Steine aufhebt und in seinen Kittel sammelt. Hinter ihnen der junge Saulus, der ihre Gewänder hütet. In Wolken Christus, der den Märtyrer segnet. Landschaftshintergrund mit Gebäuden. Fest montierte Außenseiten zweier ehemals beweglicher Altarflügel.

Zirbelkiefer (Pinus cembra), 103,9 x 89 cm, aus zwei Tafeln zusammengefügt – Auf dem Parkett mit weißer Farbe »G.1099«; Klebezettel der BStGS Inv.1855, Nr.6245; auf der Rahmenrückseite genagelt alte Bildbeschriftung auf Karton.

Gm 1099. Leihgabe der Bayer. Staatsgemäldesammlungen, Inv.Nr. 6245. – Aus der Klosteraufhebung 1804, angeblich aus Kloster Polling; Zweibrücker Nachtrag Nr.2113 – BStGS Inv.1822, Nr.1142; 1905, Nr.3278 – 1902 ausgestellt in Aschaffenburg, Schloßgalerie – Seit 1911 in München, Ältere Pinakothek – Am 6. Dez. 1920 an das GNM.

2 Tafeln, je 2 Bretter, nachträglich verleimt, Breiten von links oben 24,4, 20,1, 18,8, 25,6 cm, unten 23,3, 21,2, 19,3, 25,1 cm. Gespalten; Stärke auf ca. 0,4 cm gedünnt. Äste teils ausgebohrt und durch Intarsien ersetzt. Links vermehrt Schädlingsbefall. Format allseitig beschnitten. – Rückseite: Flachparkett. – Bildseite: Grundier- und Malkanten rechts nicht vorhanden, andere Seiten Malkanten mit Bildkanten identisch, schwach sichtbare Schropphobelspuren, Faserkaschierungen über seitlichen Brettfugen. Grundierung: Hell, leicht gelblich, dünn. Unterzeichnung: Grob, mit breitem Strich, bis zu mehreren Millimetern, zahlreiche Unterschiede zur gemalten Ausführung in Gesicht und Albe des Heiligen, Stein in der Hand des stehenden, Knopfreihe des weißgekleideten Peinigers. Landschaft nur angedeutet. Malerei: Überwiegend mehrschichtig, pastose Partien, Lichter auf Bäumen und Haaren, grobe Pinselstriche; Landschaft mit lockeren, ungenauen, breiten Strichen; ausgeprägte Borkenkrakeluren im dunklen Rot, Pentiment am Fuß des knienden Peinigers; Übermalungen an Brettfuge; matte Gesamterscheinung des Kolorits. Firnis: Schwach glänzend, leicht vergilbt. – Rahmen: Alt, nicht original. – Restaurierungen: März 1950. MG

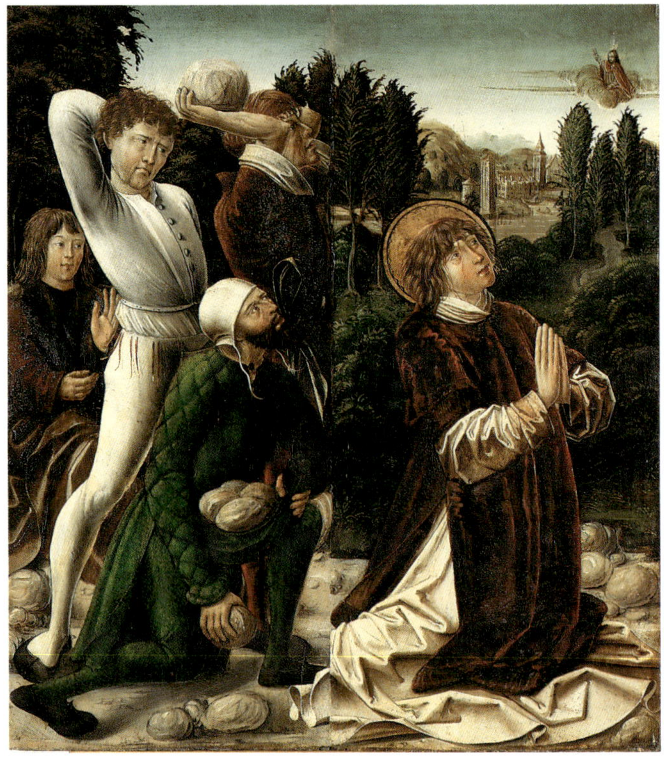

Gm 1099

Das Thema ist der Apostelgeschichte des Lukas 7, 54 – 59, entnommen. In der Legenda aurea (1263/73) des Jacobus de Voragine[1] erfuhr der Bericht reiche Ausgestaltung. Die Martyrien der Erzmärtyrer Stephanus (Fest 26. Dez.) und Laurentius gehörten zu den meistgemalten in der christlichen Kunst[2]. Kennzeichnend für den Heiligen ist die aus dem Glauben gewonnene innere Festigkeit und Ruhe, die ihn gleichsam unabhängig macht von dem wilden und boshaften Treiben seiner Peiniger. Diese sind als Zeitgenossen des Malers wiedergegeben, der eine mit gestepptem Wams und Kappe, der andere mit genestelten Hosen. Charakteristisch für den Maler sind u.a. die schmalen Nasenrücken und kleinen Nasenflügel, die wedelartigen Bäume und die schwungvolle Pinselschrift, die mit pastos aufgesetzten Wellenlinien arbeitet. Einen Blickpunkt besonderer Art bilden die Gebäude im Hintergrund.

Die Gebäudekomposition an einem Fluß- oder Seeufer ist ohne sinnvollen Zusammenhang. Isoliert steht vorne im Wasser ein extrem schlanker und hoher Viereckturm, dessen öffnungsarme Wände durch Lisenen untergliedert werden; oben schließt der Turm mit einem Pyramidendach ab. Er erinnert an französische Vorbilder. Linkerhand des Turmes steht ein niedriger Rundturm mit Kegeldach, der durch eine Mauer mit einem Gebäude verbunden scheint, das sich rechterhand des Viereckturms erstreckt. Dieses Rechteckgebäude ist nur zwei oder drei Geschosse hoch; seine Giebelseite weist einen Treppengiebel, mehrere Fenster und eine große Türöffnung auf; die Traufseite schließt über den Schlitzfenstern des Erdgeschosses und den gekuppelten Fenstern des 1. Stockes mit Zinnen ab. Das Dach ist als Satteldach mit mehreren Schornsteinen ausgebildet. Dieses Gebäude ist am ehesten als befestigter Saalbau oder Hallenbau anzusprechen. Rechts davon erhebt sich ein weiterer hoher Turm, dessen Dach einen schmaleren Aufsatz trägt und der somit in seiner Form einem sog. Butterfaßturm ähnelt. Er scheint übereck an ein großes Gebäude mit steilem Giebel zu stoßen. Die Gebäude stehen ohne jeden Bezug zueinander wie wahllos zusammengewürfelte Versatzelemente[3]. Hütt wollte in dem Gebäudekomplex das Kloster Neustift bei Brixen erkennen.

Bassermann-Jordan hielt Flügelbilder mit den Legenden der Hll. Stephanus und Laurentius, damals in der Gemäldegalerie Augsburg[4], für zugehörig und schrieb Gm 1099 wie diese der Schule Michael Pachers zu. Pächt dachte an den in Tirol, später in Salzburg tätigen Marx Reichlich und dessen Werkstatt, Lutze und Wiegand an seine Art. Sie verwiesen auf »ein Gegenstück, abgesägte Rückseite(?), 1852 versteigert«[5]. Eine Verbindung mit den Legendenbildern in Augsburg lehnten sie ab. Nach Oberhammer, der in Ausst.Kat. 1950 die Zuschreibung an Reichlich akzeptierte[6], mischen sich in dessen Stil unverkennbar augsburgische Züge (Burgkmair), die eine Entstehung des Bildes außerhalb Tirols vermuten lassen. In einer maschinenschriftlich nachgetragenen Berichtigung des Ausst.Kat. wird Gm 1099 Reichlich ab- und einem Brixener Meister vom Anfang des 16. Jahrh. zugeschrieben, von dem sich dreimal zwei Altarflügel in Innsbruck, Tiroler Landesmuseum Ferdinandeum, befinden[7]. Rasmo erwog als Maler den urkundlich genannten Klaus, Maler zu Brixen = Niccolo' da Bressanone Pittore[8]. Sein Vorschlag wurde akzeptiert. Egg[9] setzte den Maler mit Nikolaus Stürhofer gleich.

1 Dt. Ausgabe von Richard Benz o.J. (1955), S. 58 – 65.
2 Künstle 1926, S. 544 – 547. – LCI 8, 1976, Sp. 395 – 403.
3 Beschreibung Joachim Zeune, Bamberg, freundl. schriftl. Mitteilung 30. Mai 1996.
4 Kat. Augsburg, K. Gemälde-Galerie, 1905, Nr. 156 und 157.
5 Gemeint sind die Hll. Jakobus und Stephanus von Marx Reichlich, BStGS, Inv.Nr. 8571, zurückerworben 1909; vgl. Kat. München, Alte Pinakothek (bearb. von C.A. zu Salm und G. Goldberg), 1963, S.174–176.
6 Ausst.Kat. Gotik in Tirol 1950.
7 Ausst.Kat. Gotik in Tirol 1950, Nr. 174 – 176; vgl Erich Egg: Die spätgotische Malerei in Brixen. In: Veröffentlichungen des Tiroler Landesmuseum Ferdinandeum, Bd. 48, 1968, S. 10 – 15, Abb. 2.
8 1486/87 in Bozen.
9 Egg 1968 (wie Anm. 7).

Kat. Schleißheim 1810, Nr. 1510; 1831, Nr. 116. – Kat. Aschaffenburg 1902, Nr. 32. – Bassermann-Jordan 1907, Tf. 4. – Kat. München 1911, Nr. 1547; dsgl. 1913, 1920. – Pächt 1929, S. 81. – Lutze u. Wiegand 1936-37, S. 154, Abb. 307. – Ausst. Innsbruck 1950: Gotik in Tirol, Kat.Nr. 138 (bearb. V. Oberhammer). – Rasmo 1955, S. 3 – 6, Abb. 8. – Ausst. Wien 1973: Spätgotik in Tirol, bei Kat.Nr. 9. – Hütt 1973, S. 100, 351, Abb. 69.

Brixen

Philipp Diemer oder Haug Spengler zugeschrieben

CHRISTUS ALS WELTENRICHTER MIT DEN VIER EVANGELISTENSYMBOLEN
um 1518

Christus thront auf dem Regenbogen, umgeben von den Symbolen der vier Evangelisten: Adler (Johannes), Engel (Matthäus), Stier (Lukas) und Löwe (Markus), zu seinen Füßen die Weltkugel. Die Strahlenglorie umgibt ihn in Form einer Mandorla. Er zeigt die Wundmale seines am Kreuz erlittenen Erlösertodes, erhebt segnend und auf den Himmel verweisend die rechte Hand und senkt verdammend und auf die Hölle verweisend die linke. Die Spruchbänder sind unbeschriftet. Schreinrückseite.

Zirbelkiefer (Pinus cembra), 185 x 132 cm – Auf der Schreininnenseite mit dunkler Farbe »J.P. 186 [Inv. Pöttickh ?]«.

Gm 1250. Aus dem Nachlaß des Erzbischofs Eduard Gaston Graf Pöttickh von Pettenegg – Erworben 1931 im Wiener Handel.

5 Bretter, Breiten von links oben 27,0, 23,6, 26,7, 29,8, 27,9 cm, unten 27,3, 26,5, 25,0, 30,9, 25,3 cm. Stärke 1,2 – 1,4 cm. Äste im Holz belassen. Bereich der Vergoldung auf der Innenseite und beidseitig Fugen mit Werg kaschiert, diese auf der Innenseite 7 cm vor dem unteren Rand endend. Alter Schädlingsbefall. Untere Ecken bestoßen. Fugen teilweise geöffnet. Format original. – Innenseite: Glatt gearbeitete Rückwand eines Schreins mit Aussparungen für 3 Figuren, die mittlere doppelt breit; in das Holz geritzte Konturen, die vertikalen ca. 35 cm vor dem unteren Rand endend; nicht bestimmbare Bleistiftskizze in der mittleren Aussparung vermutlich original. Links davon auf der

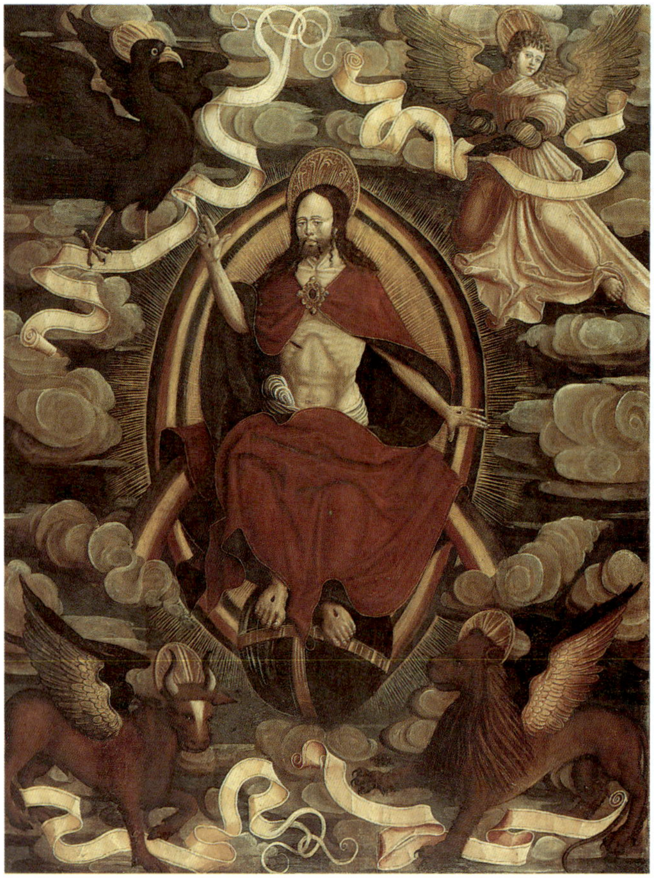

Gm 1250

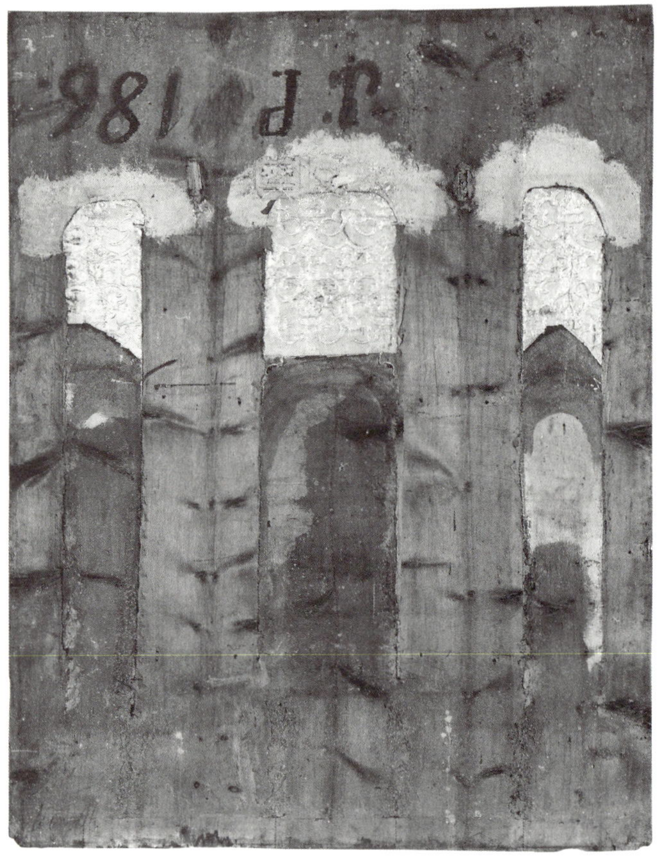

Gm 1250

Sockelzone gelb bemaltes Feld, ca. 30 x 20 cm. Über den Köpfen begrenzte Flächen glanzvergoldet auf rotem zweischichtigem Poliment; Brokatmuster graviert, Innenflächen tremoliert. Oberhalb der Vergoldungen weißer haubenförmiger Anstrich; dazwischen je eine tiefe, vertikale Nut zur ehemaligen Verankerung der Schreinarchitektur, mit Holzklötzchen gefüllt und mit Papier kaschiert. Blaue Farbspuren an den Rändern der Figurenfelder, Dübel bzw. Dübellöcher an der oberen Kante und zwischen den Skulpturen. Der Verschmutzungsgrad gibt Hinweis, daß Skulpturen und Maßwerk *vor* der Schreinarchitektur entfernt wurden. – Außenseite: Tafel im Rahmen grundiert und bemalt. Grundierung: Mit breitem Pinsel kreuz und quer aufgestrichen. Unterzeichnung: Pinsel; Kontur- und Binnenzeichnung in leicht schlingernden Linien; geringfügige Modifikationen, so der Engelskopf etwas kleiner, linker Fuß Christi weiter links; Faltenwurf des Mantels bewegter: Malerei: Dunkelroter Lack frühschwundgerissen und geronnen. Stärkere Krakelierung über Wergkaschierung. Vereinzelte Ausbrüche. – Restaurierung: 1997 Schmutz entfernt, offene Fugen neu verleimt. AB

Christus inmitten der Evangelistensymbole thronend ist das Thema der »Majestas Domini«, wie sie ihre vollendetste Ausprägung an den skulpierten Westportalen französischer Kathedralen im 11./12. Jahrh. fand, so an St. Trophime in Arles und an der Kathedrale von Chartres[1]. Auf Gm 1250 umgeben die Evangelistensymbole den Weltenrichter, der auf dem Regenbogen thront, seine Wundmale zeigt und die Seligen von den Verdammten scheidet. Ihm sind gewöhnlich Maria und Johannes der Täufer als Fürbitter zugeordnet[2]. Die Verbindung von Weltenrichter und Evangelistensymbolen kommt vergleichweise selten vor, so in einer Miniatur im Berliner Stadtbuch (Berlin, Stadtarchiv) aus den Jahren um 1400. Dort bestätigen Lilie und Schwert das Richteramt[3].

Das Gemälde gehörte zu einem Altar, dessen Flügel nicht mehr nachweisbar sind. Es bildete die Außenseite der Rückseite des Schreins, vor deren Innenseite plastische Figuren standen. Die unterschiedlich großen gravierten Goldbrokate lassen auf eine sitzende Muttergottes zwischen zwei Heiligenfiguren schließen. Das Jüngste Gericht, hier auf den Weltenrichter beschränkt, kommt auf Schreinrückseiten häufig vor. Lutze und Wiegand ordneten Gm 1250 als tirolisch um 1520 ein. Für den Maler charakteristisch sind beim Körper Christi die rechtwinklig aufeinandertreffenden Halsmuskeln und Schlüsselbeine und der Brustkorb mit den herausgearbeiteten Rippen, weiterhin das Lendentuch aus dünnem Stoff mit seitlichem Bausch, beim Engel die röhrenförmigen, metallisch glänzenden Haarlocken, insgesamt die wie in Metall gedrückten Gewandfalten mit den an Äste im Holz erinnernden Eindruckstellen und die runden Fladenwolken mit der helleren, spiralförmigen Binnenzeichnung. Dieselben Merkmale zeigt ein querformatiges Gemälde mit Christus als Schmerzensmann im Grab stehend zwischen Maria und Johannes (Schweinfurt, Slg. Georg Schäfer)[4]. Es wurde einem Salzburger Meister um 1520 zugeschrieben und bildete offenbar die Rückseite einer Predella, während die Vorderseite als Folie für plastische Figuren diente. Wie Löcher ausführte, gehörte das Gemälde sehr wahrscheinlich zu demselben Altarwerk wie Gm 1250, mit dem es das Breitenmaß teilt. Hier wie dort fällt die retrospektive Tendenz auf, die darauf beruht haben kann, daß der Maler seine Vorbilder im 15. Jahrh. fand. Der Altar stand frei und wurde offenbar von den Kirchgängern mit Gebeten umrundet. Auf die Rückseite der Predella sind zahlreiche Namenszeichen geschrieben oder gekratzt, was für den Gebrauch als Wallfahrtsaltar spricht.

Engste stilistische Beziehungen bestehen zu zwei Altarflügeln in Brixen, Diözesanmuseum[5]. Sie stellen die Auferstehung und Himmelfahrt Christi, die Ausgießung des Hl. Geistes und die Schutzmantelmaria dar. Muhle machte auf den Zusammehang aufmerksam. Eine Verbindung der Malereien zur Potsch-Werkstatt wird allgemein angenommen. Egg schrieb die Malereien 1968 dem zwischen 1499 und 1516/17 in Brixen nachgewiesenen Philipp Diemer zu, der zeitweise in einer Werkstattgemeinschaft mit dem älteren Rupert Potsch arbeitete und 1512 als bischöflicher Hofmaler genannt wird. 1985 schlug derselbe Autor Haug Spengler als Maler vor, der von St. Gallen kam und erstmals 1517 in Brixen aktenkundig wird, wo er 1519 das Bürgerrecht und damit die Meistergerechtigkeit erwarb[6]. Gemalte Flügel eines Paulus-Altars von demselben Meister befinden sich in der Gemäldeslg. des Kloster Neustift bei Brixen[7], ein verwandter Altar steht in der Kirche von Villnöß nahe Brixen am ursprünglichen Platz[8]. Damit läßt sich der Meister in Brixen lokalisieren.

1 Vgl. LCI 3, 1971, Sp. 136 – 142. – Schiller 3, 1971, S. 246. – Peter K. Klein: Programmes eschatologiques, fonction et réception historiques des portails du XIIe s.: Moissac – Beaulieu – Saint-Denis. In: Cahiers de civilisation médiévale X^{e} – XIIe, Jg. 33, 1990, S. 317 – 349.
2 Vgl. LCI 4, 1972, Sp. 513 – 526. – Craig Harbison: The Last Judgement in Sixteenth Century Northern Europe. A Study of the Relation between Art and the Reformation. New York-London 1976. Vgl. auch Gm 270, Schwaben um 1530, Jüngstes Gericht.
3 Vgl. Georg Troescher: Weltgerichtsbilder in Rathäusern und Gerichtstätten. In: Wallraf-Richartz-Jahrbuch, Bd. 11, 1939, S. 155 – 156, Abb. 112.
4 Inv.Nr. 4191, Holz, 72 x 132 cm; vgl. Löcher 1997: Ein Südtiroler Wallfahrtsaltar, mit Lit. u. Abb. 3.
5 Vgl. Erich Egg: Die spätgotische Malerei in Brixen. In: Veröffentlichungen des Tiroler Landesmuseum Ferdinandeum, Bd. 48, 1968, S. 28 – 33, Abb. 11 – 13. – Ders.: Gotik in Tirol. Die Flügelaltäre. Innsbruck 1985, S. 138, Abb. 89. – Löcher 1997 (wie Anm. 4), mit Abb. 4 – 6.
6 Egg 1985 (wie Anm. 5), S. 139, Abb. 93.
7 Vgl. Egg 1985 (wie Anm. 5).
8 Egg 1968 (wie Anm. 5), S. 26 – 28, Abb. 7 – 9. – Ders.: 1985 (wie Anm. 5), S. 137 – 138, Farbabb. 87.

Lutze u. Wiegand 1936-37, S. 181, Abb. 310. – Muhle 1987/88, S. 128 – 130. – Löcher 1997: Ein Südtiroler Wallfahrtsaltar, S. 87 – 101, Abb. 1, 2 (Vorder- und Rückseite).

Brosamer, Hans

Geboren um 1495, wahrscheinlich in Fulda, gestorben um 1554 in Erfurt. Maler, Kupferstecher, Zeichner für den Holzschnitt und Formschneider. Seine Lebensstationen lassen sich allein aus seinen Werken erschließen, deren einige wenige Ortsangaben enthalten. Demnach war er um 1536/40 in Fulda und im fürstlich fuldischen Dienst tätig, dann in Erfurt. Mit ihm wird der HB monogrammierende Maler identifiziert, der zwischen 1519 und 1529 eine Reihe von Bildnissen schuf, die überwiegend Nürnberger Bürger, so aus den Familien Winkler, Haller und Fürleger, darstellen und seine Anwesenheit in Nürnberg voraussetzen. Zeitweise wurde er mit dem sog. Monogrammisten HB mit dem Greifenkopf verwechselt, einem vermutlich in Magdeburg tätigen Künstler aus dem Cranach-Umkreis.

BILDNIS DES GEORG VOLCKAMER

datiert 1520 (Kopie)

Brustbild nach rechts vor grünem Grund. Er hat blaue Augen und blondes Haar, das in Locken gedreht ist. Er trägt eine braune Schaube mit breitem Schulterkragen und

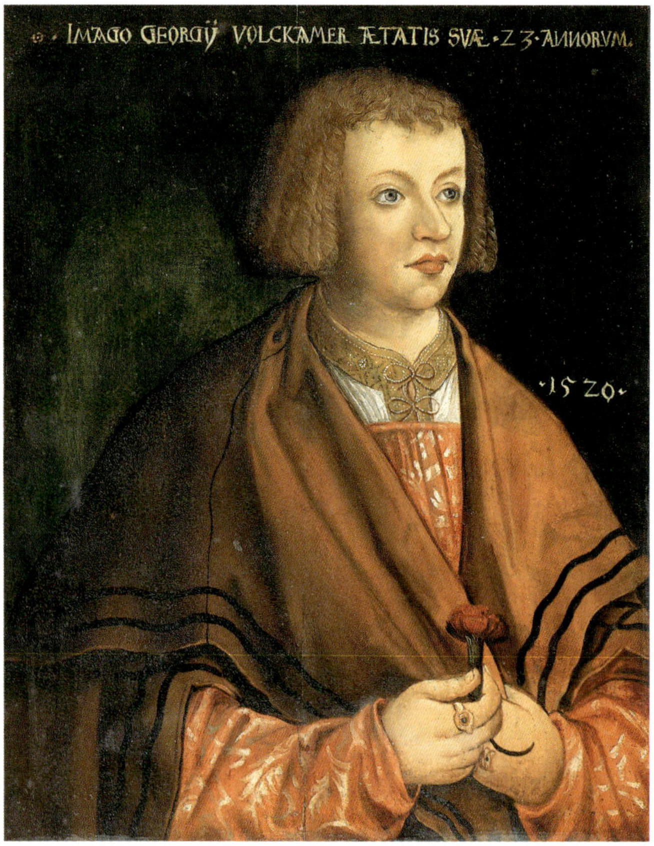

Gm 1437

schwarzen Zierstreifen, ein rotes gemustertes Seidenwams, ein weißes Hemd mit breiter goldener Kragenborte und Schleifenverschluß. In seiner rechten Hand eine Nelke. Am rechten Zeigefinger Wappenring, am linken Ringfinger zwei Goldringe mit Steinen.

Lindenholz (Tilia sp.), 39,3 x 30 cm – Oben einzeilige Inschrift in Antiqua-Majuskeln: »·IMAGO GEORGII VOLCKAMER AETATIS SVAE· 23· ANNORVM·« = Bildnis Georg Volckamers im Alter von 23 Jahren, auf halber Höhe rechts: »·1520·«, darunter in Schwarz das Monogramm »IZ« [ligiert] – Auf der Rückseite Aufschrift des 19. Jahrh.: »Von Loeffelholtz«, darunter Klebezettel mit handschriftlicher Notiz: »Gegenwärtiges Porträt ist ein Original-Gemälde von Ao 1520, vermutlich von einem Schüler Albrecht Dürers. Es war lange Zeit im Besitz des Freiherrn von Löffelholz u. wurde im Mai 1891 von dem k. österr. Hauptmann Carl Freiherr von Löffelholz käuflich erworben. – Mit dem Künstler Zeichen IZ [ligiert] unter der Jahreszahl 1520, das Porträt stellt den 23 Jahr alten Stammvater des Gesamt-Geschlechts der v. Volckamer, nämlich den Georg Volckamer geb. 1497, vor. Er war anfänglich Assessor u. Schöpf am »Stadt- und Ehe« Gericht, 1536 Senator, 1544 alter Bürgermeister, 1548 Septemvir, 1552 Triumvir. Er starb 1554 d. 29. Septem u. liegt in St. Sebald begraben. Ao 1529 d. 29. Juli vermählte er sich mit Catharina Nüzlin. – Wert 4500 Mark. Guido von Volckamer.«; mit schwarzer Farbe »Von Loeffelholz«; Klebezettel »Guido v. Volckamer auf Kirchensittenbach München« und »Stiftung v. Volckammer«. – Auf der Rahmenrückseite mit weißer Farbe »Gm 1437«.

Gm 1437. 1811 aus dem Besitz Frhr. von Löffelholz in den Besitz Frhr. von Volckamer – Erworben als Geschenk aus dem Vermächtnis Guido v. Volckamer, München, 1940[1].

2 Bretter, Breiten von links oben 16,5, 14,5 cm, unten 16,1, 14,9 cm. Ebenmäßiger Wuchs, Format allseitig beschnitten. – Rückseite: Parallele Spuren eines Zahnhobels. An den seitlichen Kanten jeweils zwei, oben eine diagonal eingeschnittene Kerbe. Ränder leicht bestoßen, untere Ecke abgesplittert. Über der Fuge oben Reste einer Faserkaschierung, unten kleinere Leinwandkaschierung; Fläche dunkel gebeizt. – Bildseite: Grundier- und Malkanten nicht vorhanden. Grundierung: Dünn, dreischichtig: hellgrau, weiß mit wenig Rotpigment, hellgrau mit wenig azuritfarbenem Pigment; weiße Schicht nur in der rechten Bildhälfte. Unterzeichnung: Keine erkennbar. Metallauflage: Unter deckender, leicht pastoser, weißer Farbschicht feine goldene gebundene Metallflitter. Malerei: Mehrschichtig mit Lasuren; in die noch feuchte, grüne Hintergrundfarbe feine Linie für die Schrift eingezogen; in der Schaube links glatter, gleichmäßiger Farbauftrag; in Inkarnat, Wams und Schaube rechts gröbere Oberflächenstruktur durch breiteren Pinsel; Fingerabdrücke; Hintergrund mit grober Pigmentstruktur. Inschriften original, hellgelb, in unterschiedlich dickem Auftrag, Initialen »IZ« mit schwarzer Farbe. Firnis: Gleichmäßig, nicht ganz zum Rand reichend, leicht glänzend, vergilbt. – Rahmen: Alt, nicht original. MG

Georg (V.) Volckamer (6. Aug. 1497 – 29. Sept. 1554) aus der bekannten Nürnberger Patrizierfamilie kam, wie die auf der Bildrückseite aufgeklebte Notiz ausweist, in seiner Vaterstadt zu großen Ehren[2]. Die Blume in seinen Händen ist eine Gartennelke, gefüllt (Dianthus caryophyllus)[3]. Sie ist üblicherweise Zeichen des Brautstandes[4], doch vermählte sich Volckamer erst 1529 mit Katharina Nützel. Das verlorene Originalgemälde dürfte von Hans Brosamer gemalt gewesen sein[5]. Noch die Kopie teilt mit dessen Bildnissen die steife Haltung, den weitgehend freigestellten Umriß und die zu einem Blickpunkt zusammengefaßten Hände, auch einen gewissen Sinn für Muster und Stickerei. Sie stammt wohl noch aus dem 16. Jahrh. Laut Eintrag im Inv. des GNM kommt als Maler des verlorenen Originals

»vielleicht ein Mitglied der Augsburger Malerfamilie Zan« in Frage. Uns erscheint das von der vergoldeten Inschrift und Jahreszahl abgesetzte Monogramm als Signatur des Kopisten.

1 Testament vom 29. Nov. 1940. Zum Stifter der Bildes vgl. Pohl 1963–64, S. 554 – 559.
2 Biedermann 1748, Tab. DXXXIV. – Friedrich 1994, S. 193 – 194.
3 Freundl. schriftl. Mitteilung Hermann Schmidt, Nürnberg, 18. März 1996.
4 Auch das unbedeckte Haar könnte für das Bildnis eines Bräutigams sprechen.
5 Zu Brosamer vgl. Irene Kunze: Der Meister HB mit dem Greifenkopf. Ein Beitrag zur Brosamer-Forschung. In: Zeitschrift des deutschen Vereins für Kunstwissenschaft, Bd. 8, 1941, S. 209 – 238. – Irene Kühnel-Kunze: Hans Brosamer und der Meister HB mit dem Greifenkopf. Ein weiterer Beitrag zur Brosamer-Forschung. Ebenda, Bd. 14, 1960, S. 57–80. – I. Kalden-Rosenfeld: Brosamer, Hans. In: Saur. Allgemeines Künstlerlexikon, Bd. 14, 1996, S. 384 – 385.

Jahresbericht 1942, S. 17. – Pohl 1963-64, S. 559, Anm. 17. – Wilckens 1985: Jamnitzer, S. 90.

Bruyn, Bartholomäus der Ältere

Geboren 1493 in Wesel oder Köln, gestorben am 22. April 1555 in Köln, wo er seit 1515 nachweisbar ist. Er lernte seit ca. 1505 in der Werkstatt des Jan Joest van Kalkar. Werkstattgenosse war der um etwa acht Jahre ältere Joos van Cleve. Um 1512 ging Bruyn nach Köln und war dort zunächst in der Werkstatt eines eingesessenen Meisters tätig. Zwischen 1515 und 1518 heiratete er. Von seinen Söhnen wurden Arnt und Bartholomäus d.J. gleichfalls Maler. Urkunden von 1522 belegen Arbeiten Bruyns 1522 für den herzogl. Hof in Düsseldorf und für den Hochaltar im Münster des Damenstifts zu Essen. 1529 schloß er mit dem Xantener Stift einen Vertrag über den zu liefernden Hochaltar der Stiftskirche ab. 1533 erwarb er in Köln zwei Häuser. In den Jahren ab 1547 arbeitete er mit seinen Söhnen an einer Bilderfolge für den Kreuzgang des Kölner Karmeliterklosters. 1549 und 1553 gehörte er dem Rat der Stadt Köln an. Der vielbeschäftige Künstler bezog dauerhaft Anregungen aus der niederländischen Malerei, seit 1529 von den italienisch geschulten Niederländern (Romanisten) Jan van Scorel und Marten van Heemskerck. Hauptwerk der späteren Jahre ist der Hochaltar der St. Victorskirche in Xanten.

Flügel eines unbekannten Altars, um 1520/22

HL. KATHARINA MIT STIFTERIN

Die Stifterin kniet mit gefalteten Händen an einem Betpult, das ihr Wappen trägt. Die Heilige hält das Buch als Ausweis ihrer Gelehrsamkeit und Frömmigkeit, das Schwert als Zeugnis ihres Martyriums. Brüstung und landschaftlicher Hintergrund. Rechter Flügel, Innenseite.

BEWEINUNG CHRISTI

Der tote Christus wird von Maria, Maria Magdalena, die durch das Salbgefäß zu ihren Füßen ausgewiesen ist, und zwei weiteren Frauen betrauert. Rechts der Jünger Johannes. Landschaftlicher Hintergrund. Rechter Flügel, Außenseite.

Eichenholz (Quercus), 93,4 x 41,5 cm – Am Betstuhl das Wappen der Stifterin: Drei zwei zu eins aufrecht gestellte Fische (Grisaille) – Auf der Außenseite oben rechts in weißer Farbe »Gm. 45«; Klebezettel WAF »H.G. 106 (1936) Inv.S.No.176«, darunter rechts »R 138«; am linken Falz mit weißer Farbe »G 45«.

Gm 45. Leihgabe des Wittelsbacher Ausgleichsfonds / Bayer. Staatsgemäldesammlungen, Inv.Nr. WAF 106. – Slg. Boisserée, Verz. 1827, Nr. 138, erworben vor 1812 von dem Kölner Kunsthändler Dethier – Slg. König Ludwig I. von Bayern, erworben 1827, I.B. 131 – Schleißheim 1827/28 – Ab 1829 ausgestellt in Nürnberg, Moritzkapelle – 1882 GNM.

Einzelbrett. Stärke 0,5 cm. Linke Falzleiste in Nadelholz angestückt. Format oben und links (Standpunkt Bildseite) beschnitten. – Außenseite: Bild im Rahmen grundiert und bemalt. Aufbau wie Innenseite, jedoch nur wenig Unterzeichnung erkennbar. Rosafarbene Imprimitur. Malerei: Firnis unregelmäßig aufgetragen und verbräunt, ehemals blauer Marienmantel infolgedessen vergrünt. Großflächiger Malschichtverlust im Bereich der Köpfe und in der linken Bildhälfte. Bei einer früheren Restaurierung lose Schollen mit rotbraun gefärbtem Harz-Wachs-Gemisch gefestigt, Ausbruchstellen und Malränder damit angefüllt bzw. angefärbt. Fehlstellen teilweise gelb retuschiert. – Innenseite: Tafel mit dicker Leimschicht abgesperrt. Unterzeichnung: Pinsel; Kontur- und Binnenzeichnung; Kopf der Stifterin stärker ins Profil gedreht. Weiße Imprimitur, im unteren Bildteil rosafarben. Malerei: Pentiment: Hermelinbesetzter Mantelsaum der Stifterin gegenüber der Untermalung verkürzt, Gras flüchtig graugrün darübergemalt. Brokatmuster des Kleides der Heiligen schablonenmäßig über die Falten hinweg. Nimbenstrahlen in Pastiglia, Lichtreflexe mit Pinselgold. Verputzungen und Retuschen am rechten Ärmel und Brust der Heiligen, in der Landschaft und Architektur im Hintergrund, im Gebetsstuhl, unterhalb des Familienwappens und entlang der Ränder. – Restaurierungen: 1886 (BStGS, R.P. No. 5) Blasen niedergelegt; 1950; 1992 gefestigt. AB

Rechter Flügel eines Altars. Die Innenseite zeigt im Vordergrund die Stifterin, die ihre Handschuhe abgestreift und auf das Betpult gelegt hat und kniend ihre Andacht verrichtet. Ihr Kostüm – dunkles Kleid mit weiten Ärmeln, goldene Flügelhaube und Goldschmuck – ist das in Köln übliche, eine besondere Kostbarkeit der Hermelin als Futter. Die Hl. Katharina (Fest 25. Nov.) trägt ein goldbrokatenes über einem weißen hemdartigen Kleid, auf dem Haupt die Krone der Königstochter, die sie nach der Legende war[1]. Der Kopfputz mit Stirnband und an den Schläfen aufgesteckten Zöpfen (»Affenschaukeln«) weist sie als Braut, d.h. als Braut Christi, aus[2]. Die Pflanze rechts im Vordergrund ist eine Akelei[3]. Entgegen älterem Gebrauch hat sich das Wappen entfärbt, seinen heraldischen Eigenwert aufgegeben und sich dem Möbel angeglichen. Das am linken Rand beschnittene Gemälde ist in der Weise zu ergänzen, daß das Medaillon mit dem Wappen sich rundet und das fragmentierte Hündchen, dessen Hinterbeine man sieht, ganz sichtbar wird. Das Schwert der Heiligen ist nach dem zweigeteilten Griffstück zu schließen ein solches zu anderthalb Hand[4]. Der Knauf zeigt Pilzform, die Klinge ist mit einem breiten Hohlschliff (Blutrille) versehen. Die Enden der gleich dem Knauf goldenen Parierstange sind als sich öffnende Blüten ausgebildet.

Der Landschaftsausblick wird durch Bauwerke akzentuiert. Die Höhenburg steht auf einem Hügel, den eine durch eine Steinbrücke überspannte Schlucht vom angrenzenden Gelände trennt. Die Burgarchitektur ist wenig wehrhaft, da zahlreiche große Öffnungen die Mauern durchbrechen. Neben der Brücke ein mehrteiliger Torbau, an den eine niedrige Ringmauer anschließt. Im hinteren, d.h. linken Burgbereich ansatzweise turmartige Bauten, die im Bildrahmen enden. Im See ein befestigter Wassersitz, teilweise verdeckt vom Kopf der Hl. Katharina. Erkennbar ist eine komplexe Anlage: Links ein hoher Viereckturm mit hohem Pyramidendach, Eckerkern und Sockel, rechts der Wohnbau mit mehreren größeren Fenstern im Obergeschoß und einem steilen, extrem hohen Walmdach. Zwischen Turm und Wohnbau ein kleiner Baukörper mit auskragendem Obergeschoß. Am linken Bildrand ein repräsentativer Turmbau mit großem Rundbogentor, an das eine Palisade anschließt. Der Turmbau besitzt einen Sockel mit Lisenen; darüber das Wohngeschoß mit mehreren Biforien mit Maßwerk unter Blendbögen. An der Turmkrone ein runder Eckerker, kleine Zinnen und ein Walmdach mit Schornstein. An den Turmbau stößt links ein niedrigeres Wohnhaus an. Im Hintergrund ein hölzernes Wohnhaus[5]. Auf halber Höhe ein vielteiliger ruinöser Bau in römischen Formen. Auf dem Weg ein Berittener und zwei Fußgänger.

Daß die Stifterin in demselben Figurenmaßstab wie die sie empfehlende Heilige wiedergegeben ist und daß diese in die zweite Reihe rückt, entsprach den Gewohnheiten der niederländischen Malerei seit Jan van Eyck. Voll ausgebildet erscheint der Typus bei Joos van Cleve. Dessen um 1520 entstandener Altar mit der thronenden Muttergottes in Wien (Kunsthistorisches Museum)[6] bietet, wie Tümmers erkannte, auf den Flügeln mit den Stiftern und Heiligen die Gesamtanlage und die Mehrzahl der Motive, die Bruyns Flügelbild bestimmen, das sind ein Betpult entsprechender Bauart mit eingeritzter Hausmarke (statt des Wappens), Brüstung und Landschaftsausblick und sogar das Hündchen zu Füßen der Stifterin. Bruyn ist seiner Natur nach gemessener, weniger auf die Wiedergabe der Realien bedacht.

Die Außenseite des Flügels zeigt den Leichnam Christ in sitzender Haltung auf dem Schoß der Mutter. Die Darstellung entspricht dem auch in skulpturaler Form vorkommenden Vesperbild. Die niederländischen Maler seit dem 15. Jahrh. bevorzugten den gestreckten Körper Christi. Der nur fragmentarisch erhaltene Johannes ist durch den hier kreisförmigen Heiligenschein ausgewiesen. Er nimmt Christus die Dornenkrone vom Kopf. Maria trägt einen Strahlennimbus, Christus einen Kreuznimbus. Die Landschaft zeigt Felsen und Buschwerk, der Vordergrund großblättrige Pflanzen. Die Männer in der Grabeshöhle bereiten offensichtlich die Grablegung vor. Auf der Außenseite des zugehörigen (verlorenen) Flügels wäre eine weitere, vorausgehende Szene der Passion vorzustellen, die Kreuzigung oder die Kreuzabnahme. Goldberg und Scheffler nahmen mit Vorbehalt an, daß es sich bei der Darstellung der Grablegung schon aufgrund des höheren Zerstörungsgrades um die Außenseite des Flügels handelte. Mehr noch muß man annehmen, daß die Stifter die Flügelinnenseiten bevorzugten, um dem Gegenstand ihrer Verehrung, wie ihn der Schrein oder das Mittelbild zeigte, nahe zu sein.

Die Brüder Boisserée hielten das Wappen am Betpult der Stifterin für das der Familie Karpfenberg. Vogts bestimmte es als das der Bars genannt Oligsleger. Dieses zeigt drei silberne Fische in blauem Feld. Der klevische Landmeister Henrich Oligsleger hatte zwei Töchter, Margarete und Anna, die mit zwei Vettern aus der Familie Rinck, Peter und Johann, verheiratet waren. Vogts, der die Heilige irrig als Margarete ansprach, folgerte, daß die Stifterin »mit ziemlicher Sicherheit Margarete Bars, die Frau des Peter Rinck, des Sohnes von Hermann ist«. Auf dem zugehörigen linken Altarflügel wären notwendigerweise das Bildnis des Ehemannes und die Darstellung eines oder einer weiteren Heiligen anzunehmen.

Das Gemälde war zum Zeitpunkt seiner Erwerbung durch die Brüder Boissereé dem Johann von Melem zuge-

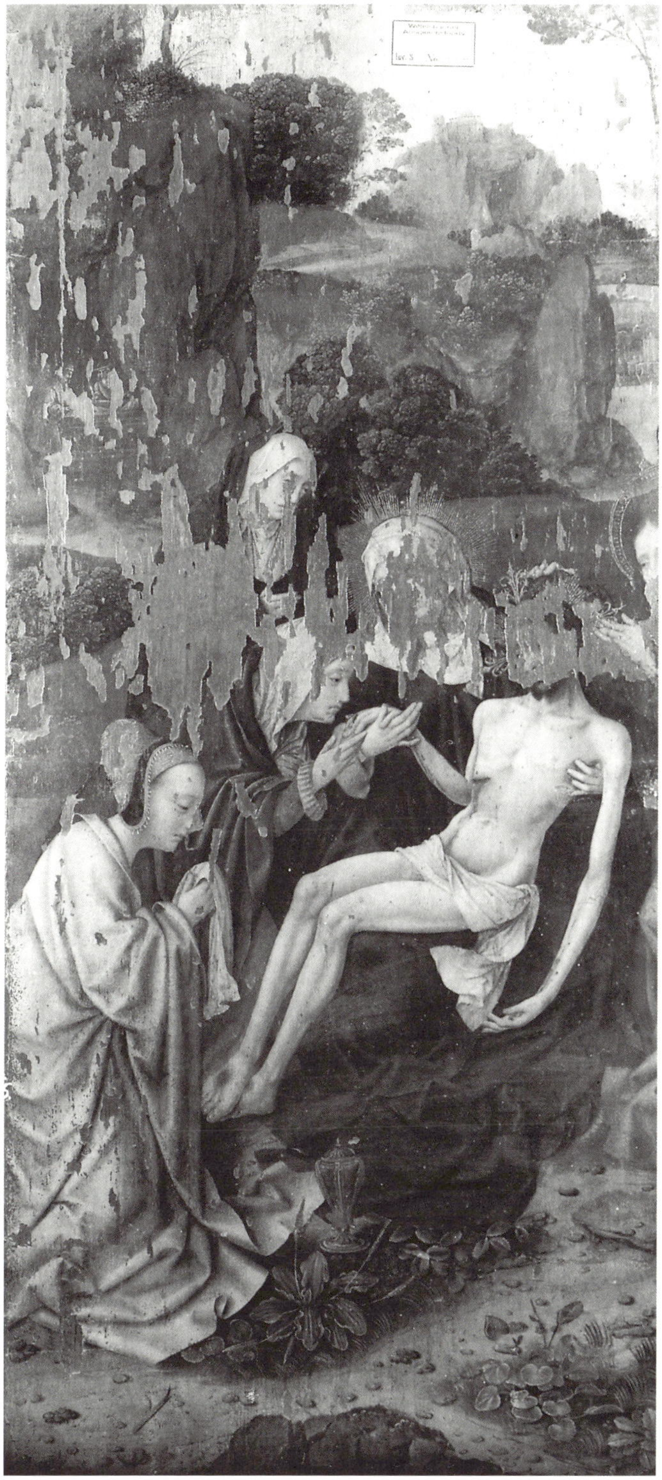

Gm 45

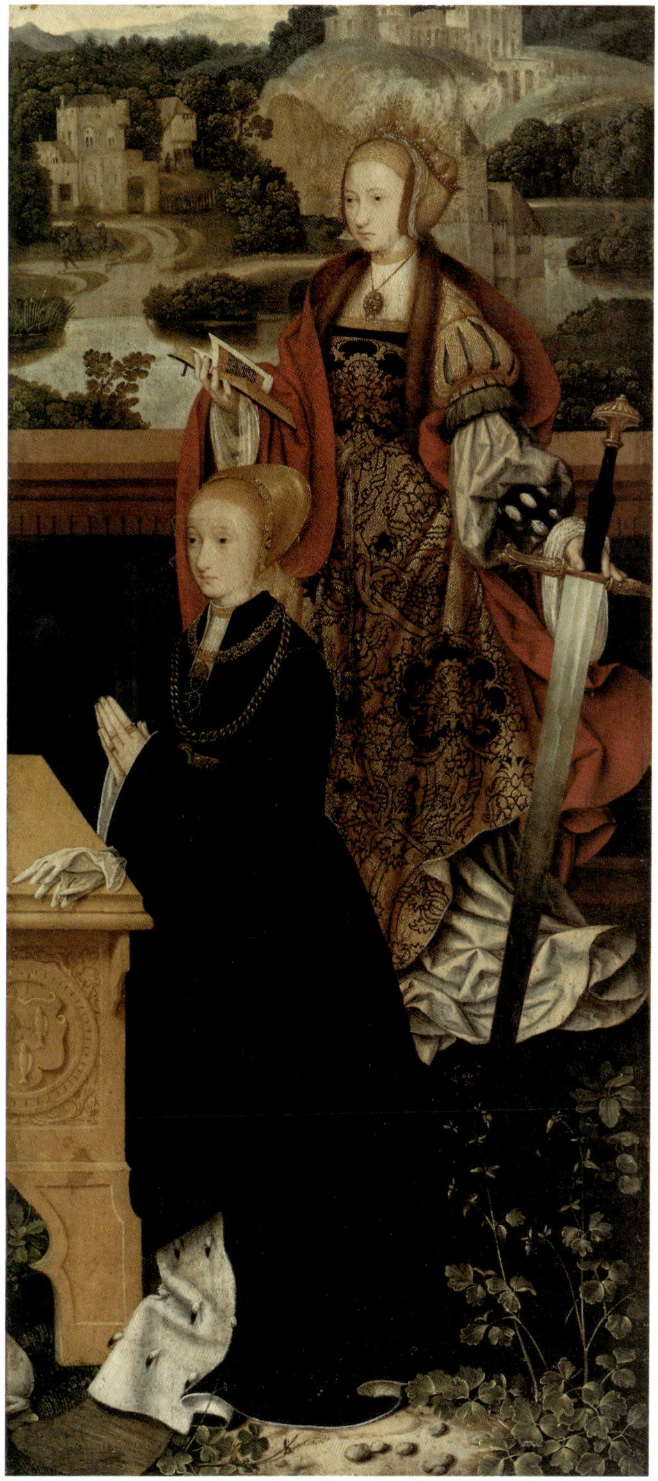

Gm 45

schrieben. In den Kat. der Moritzkapelle bis 1833 heißt es »in der Art wie Schoreel«[7]. Waagen brachte es in Verbindung mit dem niederländischen Meister vom Tode Mariä, dessen namengebendes Hauptwerk (München, Alte Pinakothek. Aus der Slg. Boisserée) bis dahin als ein Werk Scorels galt. Müller und Förster schlossen sich Waagens Vorschlag an. In Kat. Moritzkapelle 1878 wird Gm 45 der Schule des Jan Joest van Calcar zugeschrieben. Woltmann und Woermann, Reber und Bayersdorfer in Kat. 1882 bestimmten den Maler als Barthel Bruyn. Lutze und Wiegand datierten in die Frühzeit des Künstlers, Goldberg und Scheffler um 1520/22, Tümmers um 1525/30. Zehnder stellte eine Übereinstimmung der Gesamtkomposition eines Altarflügels mit dem Hl. Anno und einer Stifterin aus der Familie van Clapis (Köln, Wallraf-Richartz-Museum) mit Gm 45 fest. Er datierte jenen um 1530. Gotische Nachklänge in der Figurenbildung und die den Niederländern noch sehr nahe Erschließung des landschaftlichen Raumes sprechen für das frühere Entstehungsdatum.

1 Zur Legende vgl. Jacobus de Voragine: Legenda aurea, dt. Ausgabe von Richard Benz o.J. (1955) S. 917 – 927. – Zur Ikonographie Künstle 1926, S. 369 – 374. – LCI 7, 1974, Sp. 289 – 297.
2 Zu den gleichzeitigen Bildnissen heiratsfähiger Kölner Bürgertöchter vgl. Westhoff-Krummacher 1965, S. 59 – 61.
3 Aquilegia vulgaris; verblüht, z.T. fruchtend; freundl schriftl. Mitteilung Hermann Schmidt, Nürnberg, 18. März 1996. – Elisabeth Wolffhardt: Beiträge zur Pflanzensymbolik. Über die Pflanzen des Frankfurter Paradiesgärtleins. In: Zeitschrift für Kunstwissenschaft, Bd. 8, 1954, S. 177 – 197, hier S. 182 – 183.
4 Vgl. Müller 1957: Waffen, Abb. S. 38.
5 Beschreibungen Joachim Zeune, Bamberg, 30. Mai 1996.
6 Friedländer 9, 1972, Tf. 38, 40.
7 Jan van Scorel (1495 – 1562), nach einem Italienaufenthalt seit 1524 tätig in Utrecht.

Hellwig 1812, S. 383. – Moritzkapelle 1829 – 1846, Nr. 29; 1833, Tf. 7. – Kunstblatt 1829, S. 322. – Waagen 1843, S. 176 – 177, Nr. 29. – Förster 1853, S. 174. – H.A. Müller 1853: Kunstblatt, S. 174. – H.A. Müller 1858, S. 233. – Lotz 2, 1863, S. 337, Nr. 29. – Parthey 2, 1864, S. 525, Nr. 2. – Moritzkapelle 1878 u. 1880, Nr. 41. – Kat. 1882, Nr. 53. – Woltmann u. Woermann 1882, S. 497. – Seidlitz 1883, S. 72. – Kat. 1885, Nr. 53. – Janitschek 1890, S. 522. – Firmenich-Richartz 1891, S. 118, Nr. 53. – Kat. 1893, Nr. 67. – Wurzbach 1, 1906, S. 216. – Braune 1909, Nr. 45. – Firmenich-Richartz 1911, S. 155 – 156. – Firmenich-Richartz 1916, S. 476, Nr. 138. – Lutze u. Wiegand 1936-37, S. 31 – 32, Abb. 342 (Hl. Katharina u. Stifterin). – Ausst. Köln 1955: Bruyn, Kat.Nr. 149. – Vogts 1957, S. 326. – Zinserling 1957, S. 315. – Tümmers 1964, Nr. A 69 (Hl. Katharina), 70 und Abb. – Goldberg u. Scheffler 1972, S. 49 – 53, Abb. 166, 167. – Kat. Köln, Wallraf-Richartz-Museum, 1990: Altkölner Malerei (bearb. F.G. Zehnder), S. 50, bei N. 261. – Goldberg 1995, Nr. 131 mit Abb.

Bruyn, Bartholomäus d. Ä.

Zwei Flügel eines Altars der Kölner Patrizierfamilie Rinck, um 1530

MARIA AUF DER MONDSICHEL UND DER STIFTER HERMANN RINCK

Maria, die eine Bügelkrone trägt, reicht dem auf ihrem Arm sitzenden Christuskind einen Apfel. Der bürgerliche Stifter kniet mit gefalteten Händen neben seinem Wappen. Er trägt eine Schaube mit Pelzfutter und -kragen und eine goldene Haarhaube. Landschaftlicher Hintergrund.

Eichenholz (Quercus), 75,5 x 25,6 cm – Wappen: In Gelb (statt Gold) nach links schreitender schwarzer Adler (eigentlich ein Rabe) mit ausgebreiteten Flügeln und Ring im Schnabel – Auf der Rückseite Klebezettel WAF »H.G.105 (1936) Inv.S.No.177«, darunter links die Nr.48, rechts »R 138«.

Gm 49. Leihgabe des Wittelsbacher Ausgleichsfonds / Bayer. Staatsgemäldesammlungen, Inv.Nr. WAF 103. – Joseph Adam Schülgen, Kaufmann und Rittergutsbesitzer, Köln – Slg. Boisserée, Verz. 1827, Nr. 169 – Slg. König Ludwig I. von Bayern, erworben 1828, I.B. 177 – Spätestens ab 1841 ausgestellt in Nürnberg, Moritzkapelle – 1882 GNM.

DIE HL. ANNA SELBDRITT UND DIE GATTIN DES STIFTERS, SIBILLA GEB. KANNEGIEßER

Die jugendliche Maria hält das Christuskind, dem ihre Mutter Anna einen Apfel reicht. Die Ehefrau des Stifters kniet mit gefalteten Händen neben ihrem Wappen. Sie trägt ein dunkles Kleid mit weiten Ärmeln und goldenem Brustlatz, eine goldene Haube mit transparentem Schleier, goldenen Halsschmuck und Gürtel. Landschaftlicher Hintergrund.

Eichenholz (Quercus), 75,6 x 25,9 cm – Wappen: In Schwarz weißer (silberner) oben und unten gezinnter Balken (Wechselzinnenbalken). Helmzier: fünfzackige Krone, aus der ein bärtiger Mann in Halbfigur herauswächst. Er trägt spitzen Hut und auf seinem schwarzen Gewand den Wechselzinnenbalken – Auf der Rückseite Klebezettel WAF »H.G. (1936) Inv.S.No.191«, darunter links die Nr.50, rechts »R 138«.

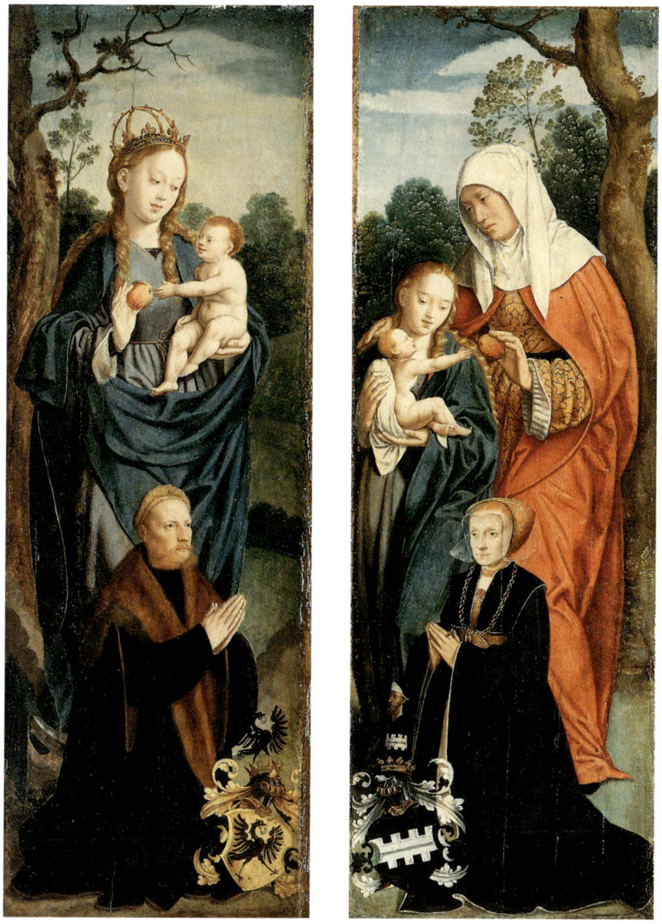

Gm 49/50

Gm 50. Leihgabe des Wittelsbacher Ausgleichsfonds / Bayer. Staatsgemäldesammlungen, Inv.Nr. WAF 104. – Joseph Adam Schülgen, Kaufmann und Rittergutsbesitzer, Köln – Slg. Boisserée, Verz. 1827, Nr. 170 – Slg. König Ludwig I. von Bayern, erworben 1827, I.B. 178 – Spätestens ab 1841 ausgestellt in Nürnberg, Moritzkapelle – 1882 GNM.

Tafel gespalten, Stärke bis zu 0,2 cm gedünnt und auf eine 1,8 cm starke Tischlerplatte aufgeleimt. Risse am oberen und unteren Rand wohl im Zuge der Spaltung entstanden. – Bildseiten: Tafeln im Rahmen grundiert und bemalt, Grundier- und Malkanten allseitig vorhanden, an den beschnittenen Seiten in Resten. Unterzeichnung: Pinsel; Kontur- und Binnenzeichnung; Schatten in den Gewändern in regelmäßigen Parallel- und Kreuzschraffuren; mit bloßem Auge, aber nicht unter IRR sichtbar, auf Röntgenaufnahmen als schwarze Linien gut auf Gm 49, kaum auf Gm 50 zu erkennen. Imprimitur: Weiß, mit wenigen roten Pigmenten versetzt, auf Röntgenaufnahmen streifig erscheinend. Malerei: Farbe in wechselnder Dichte aufgetragen, teilweise scheint die Imprimitur durch und wird durch ihre Helligkeit Teil des Kontrastbildes. In Dunkelzonen, vor allem im Blau, pastoserer Farbauftrag. Brokatmuster schablonenartig über die Falten hinweg. Vergilbte, in hellen Partien reduzierte Firnisse dämpfen die Farbigkeit. Oberste Farblasuren neigen zum Abblättern, was zu häufigen Restaurierungen Anlaß gab. – Restaurierungen: 1912 (BStGS, R. P. Nr. 5386) von den Flügeln rückseitig aufgeleimte Querleisten abgenommen und neu parkettiert, Blasen niedergelegt; 1950 Blasen niedergelegt, gereinigt, Firnis regeneriert, kleine Schäden ausgetupft; 1956 Blasen niedergelegt, gereinigt, von Spritzern unbekannter Herkunft befreit.

Gm 49: Format oben geringfügig beschnitten.- Bildseite: Unterzeichnung: Enge Parallelschraffuren im Gewand der Maria und des Stifters. Malerei und Metallauflagen: Hintergrund auf alter Substanz zweifach erneuert: Ursprünglich hellrot (Glorie?) und lila (Himmel?); um Maria und das Kind Kranz von gelblichen pastosen Strahlen, Kopf des Kindes mit Kreuznimbus[1]. Der Bereich der Glorie mit Ausnahme der oberen Zone später mattvergoldet, gegen diese unregelmäßig abgegrenzt. Der heutige Landschaftshintergrund vermutlich aus dem 18. oder 19. Jahrh.[2]. Großflächige Ergänzungen der Kittung und Malerei sowie Übermalungen in der linken Bildhälfte im Kleid der Maria und des Stifters, kleinere Retuschen in der Landschaft rechts vom Kind. Reste alter, verbräunte Firnisse auf Gewändern und Boden.

Gm 50: Ast oben im Holz belassen. Risse, langer Riß von oben bis zum Kopf Mariä. – Bildseite: Unterzeichnung dunkelrot. Malerei: Bäume hellrot untermalt. Ergänzungen im Bereich der Risse, im Gewand der Hl. Anna und der angrenzenden Landschaft. Verputzungen in den Schatten des Kopftuches der Hl. Anna. AB

Maria und der Stifter nehmen gegenüber der Hl. Anna und der Ehefrau des Stifters jeweils den (heraldisch) rechten, also vonehmeren Platz ein. Maria auf der Mondsichel vertritt den Typus des apokalyptischen Weibes aus der Offenbarung des Johannes[3]. Sie trägt als Himmelskönigin und als Hl. Jungfrau eine Bügelkrone über dem gelöst fallenden Haar, Anna die Haube der verheirateten Frau mit Weihel und Wimpel. Mutter und Großmutter reichen dem Kind jeweils einen Apfel. Im Sinne älterer Bildüberlieferung erscheint Maria neben der Hl. Anna attributiv als Halbwüchsige und ungekrönt, doch ist das Christuskind im Maßstab auf sie und nicht wie üblich auf ihre Mutter bezogen. Das mit untergeschlagenem Fuß sitzende Kind folgt einem italienischen Muster. Die Stifter erscheinen spätmittelalterlichen Gepflogenheiten entsprechend im kleineren Maßstab als ihre Patrone. Ihre Wappen sind in heraldischer Courtoisie einander zugeneigt. Das bürgerliche Paar gehörte Kölner Ratsfamilien an und tat sich durch fromme Stiftungen hervor. Hermann (III) Rink wurde wohl 1490 geboren. Er studierte zunächst an der Artistenfakultät, seit 1513 an der juristischen Fakultät der Kölner Universität, vermutlich auch in Italien. Er starb 1541. Seine ihm 1516 angetraute Ehefrau Sibylla Kannegießer wurde wohl 1493 geboren, ihr Todesjahr ist unbekannt[4].

Die Flügel gehören zu einem von drei annähernd gleichgroßen, nachmals in ihre Teile zerlegten und durch Abspalten der bemalten Außenseiten geschädigten Altarretabeln, die das Ehepaar sehr wahrscheinlich in die Kirche St. Mauritius in Köln gestiftet hatte. Bei Gm 50 deckt die Malerei wie üblich die weiße Grundierung, bei Gm 49 sind Baum, Landschaft und Himmel über eine spätere Vergoldung gemalt, die offensichtlich um Maria eine Gloriole bildete, bzw. die originale Lichtgloriole materialisierte. Der qualitative Abstand der spiegelbildlich wiederholten Landschaft zu der originalen auf Gm 50 ist deutlich.

Die Altarflügel galten als niederländisch. Sie wurden dem Niederländer Marten van Heemskerck (1498–1574) zugeschrieben. Waagen erkannte sie als Arbeiten Bruyns. Ein zweites Flügelpaar von der Hand Bruyns zeigt dieselben Stifter nach denselben Modellaufnahmen gemalt mit den Hll. Katharina und Barbara (BStGS, Inv.Nr. WAF 110, 111). Handhabe für die Konstruktion eines Altars mit Gm 49 und 50 bot zunächst eine Notiz von Sulpiz Boisserée: »Rückseite: Mauritius, Benedictus«. Firmenich-Richartz (1916) fügte hinzu: »Vormals Schleißheim, Kgl. Galerie N 13 Mauritius und im Depot der Münchener Pinakothek St. Benedikt, vielleicht Werkstattrepliken der Bilder 165, 166, aber vollständig übermalt«. Die aus der Slg. König Ludwigs stammenden, später verkauften Bilder mit den Hll. Benedikt und Mauritius wurden 1960 vom Kurpfälzischen Museum in Heidelberg erworben[5]. Wahrscheinlich bildeten sie die (abgespaltenen) Rückseiten der Tafeln mit Maria und Anna[6]. Einen Hinweis auf das zugehörige Mittelbild gab die Aufschrift auf einem Gemälde mit der Dornenkrönung Christi, Gm 48. Sie gibt die dargestellte geistliche Stifterin als Anna Rinck aus und die Flügel mit Maria und Anna als zugehörig. Firmenich-Richartz (1891) nahm irrtümlich an, daß die Tafeln »wahrscheinlich zu einem aus der St. Barbarakapelle in Köln stammenden Altarwerk« gehörten. Tümmers stellte die Zusammengehörigkeit der Rinckschen Stifterbilder mit der Dornenkrönung Christi mit Recht in Frage. Die offensichtlichen Standardmaße erlauben, die Tafeln zu einem Flügelaltar zusammenzustellen, nicht aber der unbefriedigende Wechsel vom Innenraum zum Außenraum und der wechselnde Figurenmaßstab zwischen der gesitlichen Stifterin und dem bürgerlichen Stifterpaar. Daß es Goldberg und Scheffler und Schmidt nicht gelang, eine Nonne namens Anna unter den Mitgliedern der Familie Rinck auszumachen, ist ein Grund mehr, an der Zusammengehörigkeit der Rinckschen Stifterbilder mit der Dornenkrönung zu zweifeln.

Die Gemälde werden mit Rücksicht auf die rückseitig (später) datierte Dornenkrönung allgemein in das Jahr 1538 gesetzt. Allein Tümmers und Wackernagel stritten den Altarzusammenhang ab und datierten aufgrund »früher« Formen um 1530. Sie widersprechen damit Goldberg und Scheffler, die zwar den altertümlichen Maßstabwechsel konstatierten, aber daraus keinen Grund für eine Frühdatierung ableiteten. Der deutliche Größenunterschied der Stifter zu den Heiligen und die aufgrund der Plazierung der Wappen zuzüglich beengte Räumlichkeit sprechen für eine Entstehung vor 1530.

1 Vgl. Barthel Bruyn, Maria auf der Mondsichel, linker Flügel eines Triptychons, Köln, Wallraf-Richartz-Museum, WRM 254. Auf dem rechten Flügel ist der Hl. Stephanus mit dem Stifter Johannes Hilpoet vor einer Gebirgslandschaft dargestellt.
2 Ob ihre Entstehungszeit in die Zeit der Brüder Boisserée fällt, in deren Besitze sich die Tafel befand, wäre im Vergleich mit bekannten Restaurierungen nachzuprüfen. Die letzte Bemalung entstand nach der Beschneidung der Tafel.
3 LCI 1, 1968, Sp. 145 – 150. – Marienlexikon, Bd. 1, 1988, S. 190 – 193.
4 Vgl. W. Schmidt 1994, mit Lit.
5 Poensgen 1960, Abb. S. 98, 99.
6 Der Fragenkomplex wird behandelt bei Goldberg u. Scheffler 1972.

Moritzkapelle 1841 – 1846, Nr. 21, 27. – Waagen 1843, S. 174. – Lotz 2, 1863, S. 337, Nr. 21, 27. – Moritzkapelle 1878 u. 1880, Nr. 35, 36. – Kat. 1882, Nr. 54, 55; 1885, Nr. 54, 55. – Firmenich-Richartz 1891, S. 115, 118. – Kat. 1893, Nr. 68, 69. – Münzenberger u. Beissel 2, 1895 – 1905, S. 214. – Wurzbach 1, 1906, S. 216. – Braune 1909, Nr. 49, 50. – Burger 1913, S. 474. – Firmenich-Richartz 1916, S. 480, Nr. 172. – Lutze u. Wiegand 1936-37, S. 32, Abb. 348. – Clemen 1937: Kunstdenkmäler, Köln 2,3, S. 98. – Poensgen 1949, S. 186, Nr. 18 b – c. – Ausst. Köln 1955: Bruyn, Kat.Nr. 181. – Poensgen 1960, S. 82. – Deus 1961, S. 32, 41 – 42. 41 – 42. – Hilger 1962, S. 173, Abb. 195, 196. – Tümmers 1964, Nr. A 84, A 85, Abb. Tf. 184. – Westhoff-Krummacher 1965, S. 151, bei Nr. 75. – Wackernagel 1968, S. 187, Anm. 25, Abb. 10. – Goldberg u. Scheffler 1972, S. 81 – 88, Abb. 188, 189. – Führer 1977 u. 1980, Nr. 276; 1985 u. 1994, Nr. 269, jeweils Farbabb. – Kat. Köln, Wallraf-Richartz-Museum, 1990: Altkölner Malerei (bearb. F.G. Zehnder), S. 56, bei Nr. 259. – W. Schmidt 1994, S. 208 – 215, Abb. 53. – Goldberg 1995, Nr. 177, 178 mit Abb.

Bruyn, Bartholomäus d. Ä.

BILDNIS EINES 61JÄHRIGEN MANNES
1533

Brustbild nach rechts, hinter einer Brüstung, auf die er seine rechte Hand legt. Blick auf den Betrachter. Er hat braune Augen und graues Haar. Er trägt eine blaue Schaube mit weißrotem Fuchspelzkragen und ein schwarzes Barett. In seiner Linken der Rosenkranz aus weißen Perlen. Hintergrund grau, infolge Lasur braun erscheinend.

Eichenholz (Quercus), 24,9 x 18 cm – Oben einzeilige Inschrift in Majuskeln der Humanisten-Antiqua: »A° · 1533· AETATIS · 61« = 1533 im Alter von 61 Jahren – Auf der Rückseite, aufgeklebt, ehemals das Brustbild eines bartlosen Mannes in mittleren Jahren auf rotbraunem Grund; Pergament, schlecht erhalten, vermutlich 15. Jahrh.; 1932 abgelöst und auf ein Nadelholzbrett aufgezogen, Gm 46 a.

Gm 46. – Erworben 1899 aus Münchner Privatbesitz.

Einzelbrett. Stärke 0,8 cm. Format rundum beschnitten. – Rückseite: Grundierung: Dünn. Mennigeroter Anstrich, braun lasiert, bei Abnahme des Pergaments Gm 46 a teilweise abgelöst. Kein Falzrand entsprechend der Bildseite. Klebstoff- und Pergamentreste. Tiefergehende Bestoßungen im unteren und rechten Teil mit brauner Farbe retuschiert. – Bildseite: Bild im Rahmen grundiert und bemalt, Grundier- und Malkanten seitlich und oben vorhanden. Grundierung: Dünn. Unterzeichnung: Keine sichtbar. Malerei: Glatter Auftrag, Schattenpartien im Gesicht fein gestrichelt. Hintergrund graufarben mit heute brauner Lasur. Malschicht teilweise verpreßt und an den Schollenkanten abgerieben. Die Inschrift zeigt neben Frühschwundrissen ein mit der darunterliegenden Malschicht identisches Alterskrakelee. Zahlreiche Retuschen über die gesamte Bildfläche, der untere Teil der Steinbrüstung noch vor der Beschneidung des unteren Randes später ablasiert. – Restaurierungen: 1932 (BStGS Z.R. Nr 18430/1932, handschriftliche Notiz auf der Rückseite von Gm 46 a) Abnahme von Gm 46 a; 1950. AB

Es dürfte sich um einen Kölner Kaufherrn handeln. Das lebensvolle Bildnis des frommen und selbstbewußten Mannes, der den Bildbetrachter mit abwägender Distanz anschaut, enthält den für Bruyns Porträtkunst typischen direkten Zugriff auf Physiognomie und Wesen des Modells, die gewohnten Bildelemente wie die seitlich angeschnittene Büste und die gegeneinander versetzten Hände, dazu die auf den umgebenden Luftraum eingehende, prägnante Modellierung. Die zum Teil stärkeren Bereibungen der Oberfläche, so der Hände, mindern den Eindruck. Die Ziffern und Buchstaben der Inschrift sind auffallend groß,

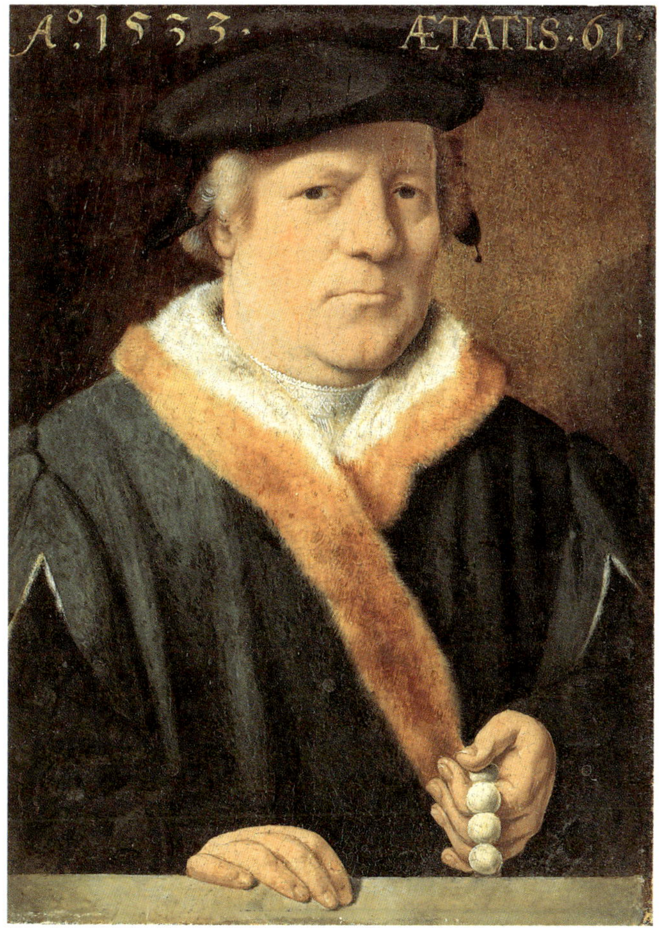

Gm 46

beeinträchtigen den Bildeindruck und entsprechen nicht dem üblichen Duktus Bruynscher Inschriften, doch läßt sich technologisch keine spätere Anbringung nachweisen. Braunfels bezweifelte nicht die Qualität des Bildes, aber die Richtigkeit der Zuschreibung. Das von der Bildrückseite abgelöste Männerbildnis wird im Zusammenhang der Gemälde des 15. Jahrh. behandelt werden.

Braune 1909, Nr. 46, 46 a. – Ausst. Köln 1955: Bruyn, Kat.Nr. 21, 21 a. – Braunfels 1955, S. 225. – Westhoff-Krummacher 1965, Nr. 27, Abb. S. 119. – Osten u. Vey 1969, S. 203 – Dülberg 1990, Nr. 249, Abb. 350, 351. – Kat. Köln, Wallraf-Richartz-Museum, 1990: Altkölner Malerei (bearb. F.G. Zehnder), S. 57 – 58.

Bruyn, Bartholomäus d. Ä.

BILDNIS EINER FRAU MIT ENTBLÖSSTEM OBERKÖRPER
um 1535

Hüftbild, sitzend, mit nacktem Oberkörper. Um Schulter und Hüfte liegt eine pelzgefütterte rote Seidenschaube. Die Dargestellte wendet den Kopf und legt die rechte beringte Hand über die linke, mit der sie den Knauf des Stuhls umfaßt. Sie hat grüne Augen und rötlich blondes Haar, das in Zöpfen aufgesteckt ist. Hinter ihr ein geraffter grüner Vorhang mit Blick in eine Berglandschaft. Vorn Steintisch mit Stiefmütterchen.

Eichenholz (Quercus), 71 x 53,8 cm – Auf der Rückseite mit weißer Farbe »Gm 47«, auf der Rahmenrückseite mit Bleistift zweimal die Nr. 484.

Gm 47. Erworben vor 1882.

3 Bretter, Breiten von links oben 11,0, 26,0, 16,8 cm, unten 14,7, 21,9, 17,2 cm. Stärke 0,7 – 0,8 cm. Linke Fuge oben neu verleimt und mit zwei Holzklötzchen rückseitig gesichert. Format original. – Rückseite: Dunkel gebeizt. Kante oben, unten und rechts abgefast. – Bildseite: Tafel außerhalb eines Rahmens grundiert und bemalt. Grundierung: Dünn. Unterzeichnung: Pinsel, Kontur- und Binnenzeichnung; Gewandfalten locker angedeutet. Malerei: Rot des Mantels ausgeblichen und leicht verbräunt (Realgar?), die ursprünglich kräftig rote Farbe unter dem Zierrahmenfalz erhalten. Malschichtausbrüche entlang der Fuge oben links, Kratzer unten rechts im Mantel ausgebessert; Ausbrüche der Malschicht unten links. Im grünen Vorhang Verputzungen, Retuschen in den helleren Partien; linke Gesichtshälfte verputzt und retuschiert. Leicht gegilbter und partiell krepierter Firnis, ältere Firnisreste erhalten. – Zierrahmen: Original. Lindenholz. Kern: Ecken verplattet; Profilierung: Ecken auf Gehrung geschnitten; Fassung: Schwarze Farbe auf Mattvergoldung, Kontur des Ornaments aus dem Schwarz herausgeritzt (Sgraffito). Rückseitig oben Mitte Metallring. – Restaurierung: 1950. AB

Das Bildnis als Halb-Akt besitzt Seltenheitswert. Vorbild war ein Gemälde des Niederländers Joos van Cleve[1], das seinerseits auf eine der gemalten Varianten zurückging, die Leonardos Mona Lisa (Paris, Louvre) in der Form des Halb-Aktes zeigen[2]. Max J. Friedländer (1931) erkannte den Zusammenhang. Handelte es sich bei den italienischen Mona Lisa-Varianten um Idealbildnisse, so zeigt schon van Cleves Frauenbildnis vergleichsweise individuelle Züge. Das ist noch deutlicher bei Bruyn der Fall. Die sitzende und die Arm-Haltung werden beim Vorbild durch einen Armlehnstuhl motiviert, von dem hier aufgrund der darübergelegten Schaube nur der vordere geschnitzte Pfosten und Knauf in Volutenform sichtbar sind[3]. Bei der steineren Brüstung charakterisieren die Ausbrüche am Rand das Material.

Die Entblößung der Frau ist ein Kennzeichen der von Westhoff-Krummacher so genannten »Kurtisanenbildnisse«. Dieser Bildnistypus war im höfischen Bereich zuhause. Aldenhoven deutete das Wildstiefmütterchen (Viola tricolor) auf der Brüstung als Wappenzeichen der Kölner Familie Jabach, die es nach P.P. Trippen[4] freilich zeitweise nicht geführt haben soll. Als Dargestellte sprachen Aldenhoven und Westhoff-Krummacher die Kölner Bürgertochter Katharina Jabach an. Sie war die Mätresse des Johann Gebhard von Mansfeld, der 1538 Domherr in Köln, 1548 Propst von St. Georg und Afterdekan des Doms, 1558 Erzbischof und Kurfürst von Köln wurde. Katharina hatte mit ihm zwei Kinder, Sibille und Dorothea. Für diese Kinder schenkte ihr Johann Gebhard 1557 das Haus zur Glocke am Kölner Waidmarkt. 1565 heiratete Katharina den Wilhelm von Mühlheim, einen ehemaligen Kanoniker von St. Georg[5]. Vogts wollte dieselben Züge auf einem Andachtsbild von 1544 wiedererkennen, auf dem Johann Gebhard die Madonna verehrt[6]. Lutze und Wiegand datierten Gm 47 um 1530/35, Westhoff-Krummacher unter Bezug auf das Vorbild, das offenbar durch den Aufenthalt des Joos van Cleve 1529 am Hof Franz I. von Frankreich angeregt wurde, nach 1529, im Vergleich mit entsprechenden Frauenfiguren auf dem Xantener Altar um 1535/36. Akzeptiert man die Datierung, kann Katharina Jabach, die damals noch ein junges Mädchen war, nicht die Dargestellte sein.

Bruyn schuf mit dem ungewöhnlichen Bild ein Meisterwerk. Westhoff-Krummacher, mit gutem Gespür für die Eigenart des Kölner Malers, vereinfacht im Vergleich mit dem höfischen Vorbild doch zu sehr, wenn sie meinte, Bruyn hätte »ungeschönt eine ländlich robuste Geliebte« gemalt. Das auf Überhöhung und Idealität abzielende Nackte wird durch den individuellen Kopf im Sinnlichen festgehalten, ohne doch der Würde und des Respekts zu ermangeln. Die den Eigenwert der Farbe einschränkende Behandlung im Licht, die Wiedergabe des an den Faltenwölbungen aufbrechenden Pelzes zeigen Bruyns Malerqualitäten. Der Schmuck – ein Perlenreif im Haar und ein Anhänger in Dreipaßform auf der Brust – ist erlesene Huldigung, nicht Materialwert. Reber und Bayersdorfer in Kat. 1882 hielten Gm 47 für ein Werk aus der Schule Barthel Bruyns. Firmenich-Richartz, auf Ludwig Scheibler sich berufend, ordnete es überzeugend in dessen eigenhändige Werke ein.

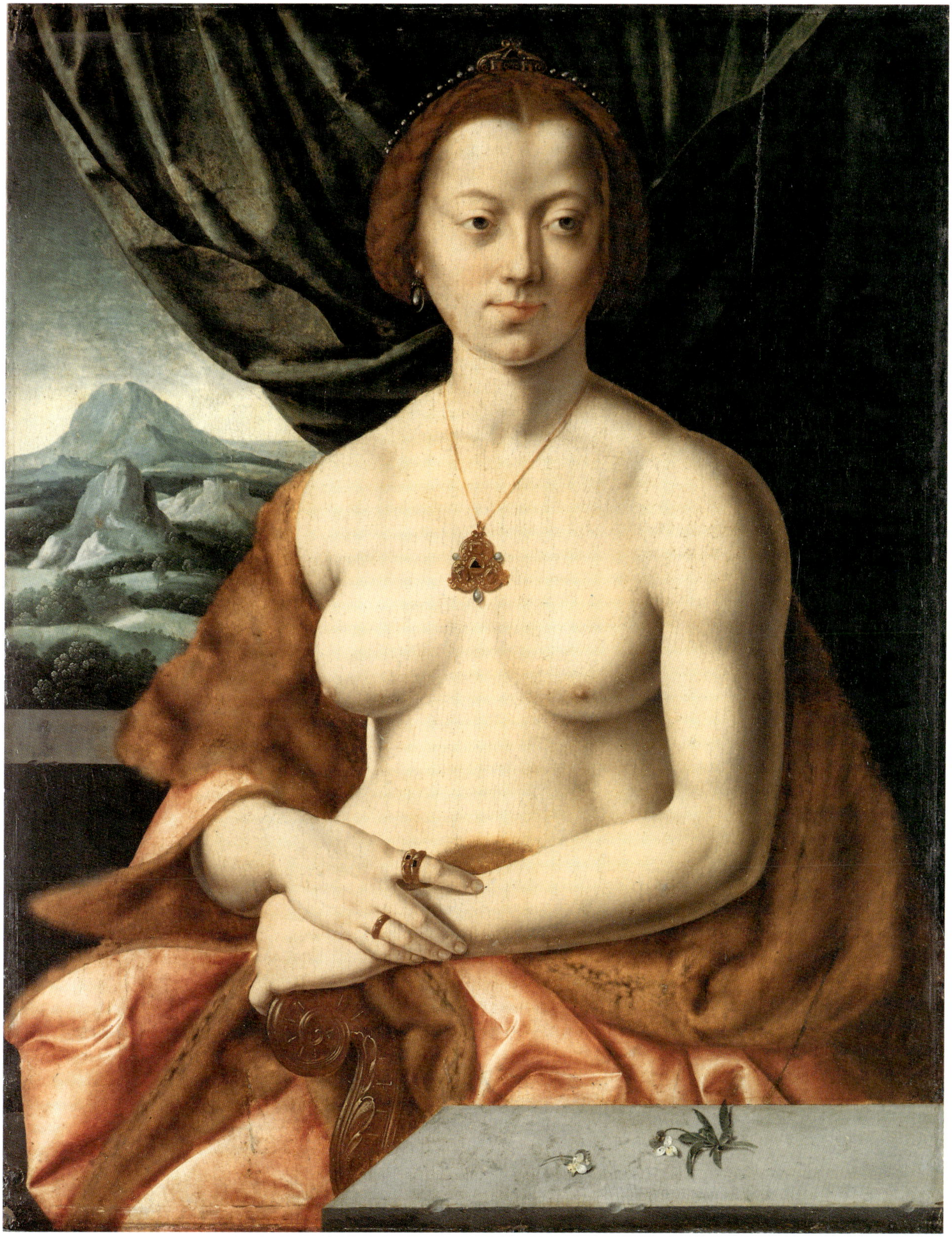

Gm 47

1 Friedländer 1972, Tf. 118.
2 Zu den Leonardo-Kopien vgl. Wilhelm Suida: Leonardo und sein Kreis. München 1929, S. 148 – 149, Abb. 144. – Herbert Cook: The newly-discovered »Leonardo«. In: The Burlington Magazine, Nr. 74, Bd. 15, 1909, S. 108 – 113, mit Abb. – Angela Ottino della Chiesa: L'Opera completa di Leonardo pittore, Presentazione di Mario Pomilla. Mailand 1967, Nr. 31, mit zahlreichen Abb.
3 Laut Martin Meyer, GNM, freundl. schriftl. Mitteilung vom 7. Sept. 1995, sprechen Form und Blattwerkschnitzerei des Pfostens für ein Möbel italienischer Provenienz, der warme Braunton für Nußbaumholz. Vergleichsbeispiele u. a. bei Herbert Hoffmann: Sitzmöbel aus sechs Jahrhunderten. Stuttgart 1938, Abb. 78.
4 P. P. Trippen: Jabach, die »Fugger-Familie« des Westens. Köln 1938, S. 16.
5 Umfassende Auskunft zu Katharina Jabach verdanke ich Dr. Huiskes, Historisches Archiv der Stadt Köln, Brief vom 6. Sept. 1995.
6 Ehem. Köln, Slg. Dr. Richard v. Schnitzler; vgl. Tümmers 1964, Nr. A 150 und Abb.

Kat. 1882, Nr. 58; 1885, Nr. 58. – Firmenich-Richartz 1891, S. 119. – Kat. 1893, Nr. 71. – Aldenhoven 1902, S. 324 – 325, Anm. 565. – Wurzbach 1, 1906, S. 216. – Braune 1909, Nr. 47. – Holst 1930, S. 64. – Friedländer 9, 1931, S. 55, Tf. LXIII. – Poensgen 1937, S. 39. – Ausst. Schaffhausen 1947: Meisterwerke, Kat.Nr. 22. – Ausst. Nürnberg 1952: Aufgang der Neuzeit, Kat. S. 16, Nr. C 28. – Ausst. Brüssel 1954–55: L'Europe humaniste, Kat.Nr. 15. – Ausst. Köln 1955: Bruyn, Kat.Nr. 211. – Braunfels 1955, S. 225. – Vogts 1957, S. 327. – Westhoff-Krummacher 1965, S. 26 – 27, 44 – 45, Nr. 114, Abb. S. 183. – Osten u. Vey 1969, S. 203 – 204. – Friedländer 9, 1972, S. 36, Pl. 118 A. – Führer 1977 u. 1980, Nr. 278; 1985 u. 1994, Nr. 271, jeweils Farbabb. – Löcher 1982: Bildnisse, S. 544. – Ders. 1985: Slg. Schäfer, S. 32. – Grewenig 1987, S. 106 – 107, Abb. 144. – Tümmers 1996, S. 615.

Bruyn, Bartholomäus d. Ä.

DORNENKRÖNUNG CHRISTI
1538

Die Knechte des römischen Statthalters Pilatus drücken Christus mit Stöcken die Dornenkrone aufs Haupt, um sich die Hände nicht zu verletzen. Einer reicht ihm kniend in vorgeblicher Huldigung einen Palmzweig als Szepter. In dem beturbanten Mann mit dem Hermelinpelz darf man Pilatus sehen. Vorne rechts kniet eine Benediktinerin als Stifterin.

Eichenholz (Quercus), 76 x 61,2 cm – Auf der Rückseite Aufschrift (von späterer Hand): »Jonffer Anna Rinck«, in einer Schrift des 19. Jahrh. hinzugefügt »Datu(m) anno 38«[1] und: »Auf den hierzu gehörigen Flügelstücken: Maria und Anna, befinden sich die Bildnisse der Joncker Hermann Rinck und seiner Frau, der Jonffer Sibilla Kannegiesser, welche auch auf den ganz ähnlichen Flügelstücken: Catharina und Barbara vorkommen, wo diese Namen auf den Rahmen angegeben waren.«. Klebezettel Slg. König Ludwig I. von Bayern, 1827, Nr.180; WAF »H.G.105 (1936) Inv.S. No. 177«, darunter links die Nr. 48, rechts »R 138«.

Gm 48. Leihgabe des Wittelsbacher Ausgleichsfonds / Bayer. Staatsgemäldesammlungen, Inv.Nr. WAF 105. – Joseph Adam Schülgen, Kaufmann und Rittergutsbesitzer, Köln – Slg. Boisserée, Verz. 1827, Nr. 172 – Slg. König Ludwig I. von Bayern, erworben 1827, I.B. 180 – Schleißheim 1827 – Ab 1829 ausgestellt in Nürnberg, Moritzkapelle – 1882 GNM.

2 Bretter, Breiten von links oben 44,2, 16,0 cm, unten 52,9, 18,0 cm. Stärke 1,4 cm. Rechte Ecke unten auf 8 cm Länge abgebrochen. Format rechts geringfügig beschnitten. – Rückseite: Glatt bearbeitet, schräg verlaufende Hobelspuren. An der rechten und unteren Seite zu den Rändern hin abgefast. Umlaufender Falz. Braun lasiert. Mit Ausnahme der Kopfzeile Hilfslinierung für die Inschrift eingeritzt. Am Namen »Sibilla« Textkorrektur. – Bildseite: Bild im Rahmen gefertigt, Grundier- und Malkanten allseitig vorhanden. Unterzeichnung: Pinsel; schwach sichtbar; Verschattung der Gewänder in regelmäßigen Parallel- und Kreuzschraffuren; Strich meist leicht gebogen mit nach rechts gerichteten Häkchen am Ende. Weiße, mit wenigen roten Pigmenten versetzte Imprimitur, auf der Röntgenaufnahme streifig erscheinend. Malerei: Farbe in wechselnder Dichte strichelnd aufgetragen, teilweise scheint Imprimitur durch und wird durch ihre Helligkeit Teil des Kontrastbildes. Brokatmuster schablonenartig über die Falten hinweg. Vergilbte Firnisse an den Weiß- und Blaupartien gedünnt. Oberste Farblasuren neigen zum Abblättern, was zu häufigen Restaurierungen Anlaß gab. – Restaurierungen: 1950 gereinigt, Blasen niedergelegt, Firnis regeneriert, kleine Schäden ausgetupft; 1955 Blasen niedergelegt; 1956 Blasen niedergelegt, gereinigt, von Spritzern unbekannter Herkunft befreit, kleine Schäden ausgetupft. AB

Das Thema ist dem Neuen Testament, Matthäus 27, 28 – 30, entnommen. Das Richthaus als Schauplatz der Dornenkrönung ist von römischen Formen mit Pilastern und muschelgekrönten Nischen und dem Blick auf eine Ädikula mit eingetieften Tondi. In den Fliesenboden ist vorn ein ummauerter und mit Eisenklammern versehener Abgang eingeschnitten. Keiner der Büttel ist durch Harnisch oder Waffe als Kriegsknecht ausgewiesen. Der Mann in der Kapuze mit dem Schulterkragen soll wohl den Hohenpriester Kaiphas darstellen[2], doch berichtet Johannes 18, 2 – 8, ausdrücklich, daß die Juden mit Rücksicht auf den Sabbath das Richthaus nicht betraten. Daß Christus die Hände mit einem Strick gebunden sind, ist geläufig, daß ihm statt des Rohrs ein Palmzweig gereicht wird, die Ausnahme. Er wird so als Märtyrer und als Friedensfürst ausgewiesen[3]. Bruyn

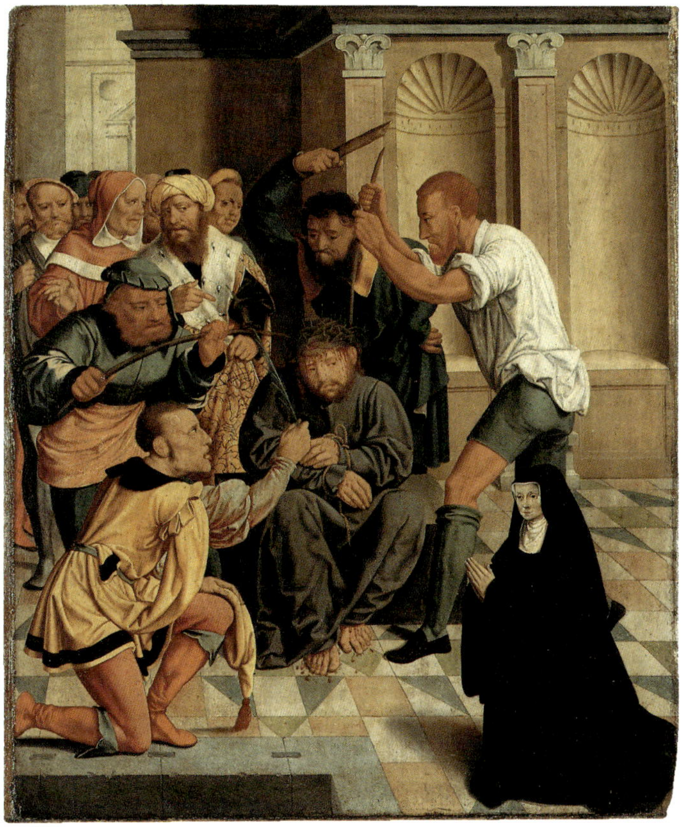

Gm 48

setzte die Handlung durch bewegte Einzelfiguren ohne übergreifende Kompositionslinien in Szene, so daß das rhetorische das dramatische Element überwiegt. Es ist nicht ausgeschlossen, daß ihm Lucas Cranachs d. Ä. Holzschnitt aus der Passionsfolge von 1509[4] bekannt war, der in den Figuren der Schergen seitenverkehrt anklingt. Die kalte Architektur und der hell ausgeleuchtete Schauplatz isolieren die gedrängte Figurengruppe.

Gm 48 wurde in den Kat. der Moritzkapelle dem Niederländer Marten van Heemskerk (1498–1574) zugeschrieben, unter dessen Einfluß Bruyn während der Arbeit am Xantener Altar zunehmend geriet. Waagen, der Gm 48 als ein Werk Bruyns erkannte, nannte es ein spätes und sehr schwaches Bild. Die Inschrift auf der Rückseite wies die Tafel als Mittelbild zu den Altarflügeln Gm 49 und 50 mit Maria und Anna selbdritt und dem zu ihren Füßen knienden Stifterpaar aus, siehe dort. Goldberg und Scheffler und Zehnder in Kat. Köln 1990 hielten an dem Zusammenhang fest. Tümmers lehnte ihn mit guten Gründen ab. Bei den intakten Flügelaltären des Künstlers wechselt vom Mittelbild zu den Flügeln weder der Innen- zum Außenraum – oder umgekehrt –, noch läßt sich in unserem Falle die Darstellung der Passion Christi inhaltlich und ästhetisch befriedigend mit der Muttergottes und der Hl. Anna selbdritt verbinden. Auch wäre es schwer zu verstehen, warum die geistliche Stifterin im kleineren Maßstab wiedergegeben ist als ihre bürgerlichen Verwandten auf den Flügeln und warum ihr, anders als diesen, das Familienwappen vorenthalten wird. Die manieristische Komponente tritt bei der bewegten Figurenkomposition klarer hervor als bei heiligen Gestalten auf den Flügeln, so daß die auf der Tafelrückseite mitgeteilte Jahreszahl 1538 akzeptiert werden kann. Daß es Goldberg und Scheffler, die allen mit dem »Rinckschen Altar« zusammenhängenden Fragen akribisch nachgingen, und noch Schmidt (1990) nicht gelang, eine Nonne namens Anna unter den Mitgliedern der Familie Rinck zu finden, ist ein Grund mehr, an der Zusammengehörigkeit der Rinckschen Stifterbilder mit der Dornenkrönung zu zweifeln.

1 Goldberg u. Scheffler (1972) denken hier an eine Abschrift der originalen Inschrift auf dem (verlorenen) Rahmen.
2 Es ist noch immer derselbe, den Martin Schongauer für den Kupferstich der Großen Kreuztragung, B. 21, erfand und der bis weit in 16. Jahrh. hinein von den Künstlern übernommen oder variiert wurde.
3 LCI 3, 1971, Sp. 364 – 365 (Palme).
4 Vgl. Max Geisberg: The German Single-Leaf Woodcut 1500 – 1550, revised and edited by Walter L. Strauss. New York 1974, Bd. 2, S. 515, G. 549 mit Abb.

Moritzkapelle 1829 – 1846, Nr. 36. – Waagen 1843, S. 178, Nr. 36. – Lotz 2, 1863, S. 337, Nr. 36. – Parthey 1, 1863, S. 566. – Kat. München, Ältere Pinakothek, 1865 u. 1869, S. 145; 1879, S. 118. – Moritzkapelle 1878 u. 1880, Nr. 48. – Kat. 1882, Nr. 57. – Kat. München, Alte Pinakothek, 1884, S. 17. – Kat. 1885, Nr. 57. – Kat. München, Alte Pinakothek, 1885, S. 16; 1886, S. 17; 1888, S. 17; 1891, S. 17. – Firmenich-Richartz 1891, S. 119, Nr. 57. – Kat. 1893, Nr. 70. – Kat. München, Ältere Pinakothek, 1893, S. 17; 1896 – 1904, S. 19. – Aldenhoven 1902, S. 325. – Münzenberger u. Beissel 1895 – 1905, S. 214. – Wurzbach 1, 1906, S. 216. – Kat. München, Alte Pinakothek, 1908, S. 19. – Braune 1909, Nr. 48. – Firmenich-Richartz 1916, S. 480, Nr. 172. – Förster 1931, S. 144, Anm. 191. – Lutze u. Wiegand 1936-37, S. 33 – 34, Abb. 347. – Clemen 1937: Kunstdenkmäler, Köln 7,3, S. 98. – Poensgen 1949, S. 186, Nr. 18 a. – Ausst. Köln 1955: Bruyn, Kat.Nr. 181. – Zinserling 1957, S. 317. – Poensgen 1960, S. 82, Abb. S. 98 – 99. – Deus 1961, S. 32. – Hilger 1962, S. 172. – Tümmers 1964, Nr. A 133 u. Abb. – Westhoff-Krummacher 1965, bei Nr. 74, 75. – Pilz 1965, S. 14. – Osten u. Vey 1969, S. 203. – Goldberg u. Scheffler 1972, S. 81 – 88, Abb. 187. – Osten 1973, S. 199 – 200. – Führer 1977 u. 1980, Nr. 276; 1985 u. 1994, Nr. 269, jeweils Farbabb. – Boisserée 1978 – 1995, 1, 1978, S. 389. – W. Schmidt 1994, S. 208 – 215, Abb. 51. – Goldberg 1995, Nr. 180 mit Abb.

Bruyn, Bartholomäus d. Ä.

Altar der Kölner Familie Siegen, gegen 1540

KREUZTRAGUNG CHRISTI

Vor den Mauern der Stadt Jerusalem bewegt sich der Zug in Richtung Kalvarienberg. Christus, der unter dem Kreuz zusammenbricht, wendet Kopf und Blick zur Hl. Veronika, die ihm das Schweißtuch hinhält, mit dem er sein Gesicht trocknen wird. Knechte treiben Christus voran, Simon von Kyrene hilft ihm das Kreuz tragen. In der Bildtiefe die zusammengebrochene Maria mit dem Jünger Johannes. Links zu Pferde Pilatus, rechts im Zuge halbnackt und mit gefesselten Händen die beiden Schächer. Mitteltafel.

Eichenholz (Quercus), 108,1 x 174 cm, geschweifter oberer Abschluß – Auf der Rückseite mit weißer Farbe »Gm.51-876/77«. Klebezettel Slg. König Ludwig I. von Bayern, 1827, Nr. 148; WAF »H.G.100 (1936) Inv.S.No.215«, darunter links die Nr. 51.

Gm 51. Leihgabe des Wittelsbacher Ausgleichsfonds / Bayer. Staatsgemäldesammlungen, Inv.Nr. WAF 100. – Slg. Boisserée, Verz. 1827, Nr. 156 – Slg. König Ludwig I. von Bayern, erworben 1827, I.B. 148 – Ab 1829 ausgestellt in Nürnberg, Moritzkapelle – 1882 GNM.

DER KÖLNER BÜRGERMEISTER ARNOLD VON SIEGEN KNIET ALS STIFTER MIT VIER SÖHNEN VOR DEN HLL. HELENA UND KAISER HEINRICH

Der auf einem Kissen kniende Vater trägt einen Harnisch, die Söhne tragen schwarze Schauben und Hemden mit gerüschtem Kragenabschluß. Ihr Haar ist in der Form der Kolbe geschnitten. Die Hl. Helena, als Kaiserin mit Krone und im Brokatkleid, hält das von ihr aufgefundene Kreuz Christi, Kaiser Heinrich das Modell des von ihm gegründeten Bamberger Doms. Am Betpult das Wappen der Familie Siegen. Brüstung mit Säulen und Ausblick in eine Landschaft. Linker Flügel, Innenseite.

ECCE HOMO

Christus wird dem Volke gezeigt. Pilatus holt die Meinung der Juden ein. Bewaffnete geben Obacht. Im Kellerloch warten die verurteilten Schächer. Das Richthaus ist ein Palast im Stil der Renaissance mit Pilastergliederung. Spielende Knaben, Hunde und ein Affe. Linker Flügel, Außenseite.

Eichenholz (Quercus), 107,1 x 78,4 cm, geschweifter Bogenabschluß – Auf dem Betpult das Wappen der Kölner Familie von Siegen: Sechsmal mit drei blauen und drei gelben (statt goldenen) Spitzen geteilter Schild. Helmzier: Auf fünfzackiger Krone ein blaues und ein gelbes Büffelhorn – Auf der Rahmenunterseite Klebezettel WAF »H.G.101 (1936) Inv.S.No.650«, darunter links die Nr. 876.

Gm 876. Leihgabe des Wittelsbacher Ausgleichsfonds / Bayer. Staatsgemäldesammlungen, Inv.Nr. WAF 101. – Slg. Boisserée, Verz. 1827, Nr. 157 – Slg. König Ludwig I. von Bayern, erworben 1827, I.B. 149 – München, Ältere Pinakothek – 1909 GNM.

DES STIFTERS GATTIN KATHARINA VON SIEGEN, GEB. WOLFF, KNIET MIT VIER TÖCHTERN VOR JOHANNES EV. UND DER HL. KATHARINA

Die Mutter kniet auf einem Kissen. Sie trägt ein hochgeschlossenes schwarzes Kleid, eine weiße Haube und, gleich der nächstfolgenden Tochter, eine Kette mit Tau-Zeichen. Die verheirateten Töchter bedecken ihr Haar mit einem Schleier unter den goldfarbenen Hauben, die unverheirateten zeigen ihre aufgesteckten Zöpfe. Die Kleider sind schwarz oder dunkelblau, die Ärmel weit. Goldketten und Gürtel dienen als Schmuck. Eine der Töchter ist durch die Perlenstickerei der Haube, den unbedeckten Brustlatz und die weißen Pelzärmel herausgehoben. Von den Heiligen hält Johannes Evangelist den Kelch, Katharina Schwert und Buch. Am Betpult das Wappen der Familie Wolff. Brüstung mit Säulen und Ausblick in eine Landschaft. Rechter Flügel, Innenseite.

KREUZANHEFTUNG CHRISTI

Kriegsknechte nageln den dornengekrönten Christus ans Kreuz. Offiziere überwachen den Vorgang, Pilatus und der Hohepriester sehen als Berittene zu. Im Hintergrund die Stadt Jerusalem. Rechter Flügel, Außenseite.

Eichenholz (Quercus), 107,1 x 78,3 cm, geschweifter Bogenabschluß – Am Betpult das Wappen der Kölner Familie Wolff zum Stern: Rot und weiß gespaltener Schild, belegt mit natürlichem, seitwärts nach rechts gewendetem Wolf. Helmzier: Rotweißer Wulst, aus dem ein weißer und ein roter Flügel hervorgehen – Auf der Rahmenunterseite Klebezettel WAF »H.G.1902 (1936) Inv.S.No.651«, darunter links die Nr. 877.

Gm 877. Leihgabe des Wittelsbacher Ausgleichsfonds / Bayer. Staatsgemäldesammlungen, Inv.Nr. WAF 102. – Slg. Boisserée, Verz. 1827, Nr. 158 – Slg. König Ludwig I. von Bayern, erworben 1827, I.B. 150 – München, Ältere Pinakothek – 1909 an das GNM.

Bretter diagonal geschroppt, Grate zeichnen sich auf der Oberfläche ab. Fugen teilweise geöffnet. Formate, mit Ausnahme der Oberkanten der Flügel, original. Tafeln im Rahmen grundiert und bemalt. Unterzeichnung: Pinsel. Kontur- und Binnenzeichnung, Schatten in Parallellinien. Malerei[1]: Ausführung bei allen Tafeln mit Ausnahme der Inkarnate identisch. Detaillierte und sorgfältige Wiedergabe von Schmuck, Harnischen und Kleidung einzelner Personen, ansonsten einfacher und dünnschichtiger Farbauftrag. Stifterseiten aufgrund der eingelassenen Schwalbenschwänze bei Gm 877 als ursprüngliche Außenseiten erkennbar; heute dienen sie aufgrund der halben Kielbogenabschlüsse als Innenseiten. Planänderung offenbar schon im Verlauf des Arbeitsprozesses. Offen bleibt der Grad der Vollendung der Stifterseiten zu diesem Zeitpunkt[2]. Beide Flügelrahmen (20. Jahrh.) weisen Löcher verlorengegangener Scharniere an beiden Seiten auf, offenbar Seiten in jüngerer Zeit vertauscht. Bogenform am oberen Rand der Flügel vermutlich im 19. Jahrh. durch Anstückung begradigt, diese 1912 abgenommen. Aus der Zeit der Anstückung stammt wohl die schwarze Lasur im Himmel auf der Seite der männlichen Stifter sowie die ungleichmäßige, gelbbraune Lasur im Hintergrund auf beiden Stifterbildern. Malschicht neigt zur Blasenbildung. – Rahmen: 19. Jahrh. – Restaurierungen: 1912 (BStGS, R. P. Nr. 5386), 1950; 1959; 1995 Malschicht gefestigt.

Gm 51 (Kreuztragung): 3 Bretter, horizontal verleimt, Breiten von oben links 27,4 (Mitte 40,4), 25,9, 43,1 cm, rechts 29,5, 29,6, 36,9 cm. Stärke 1,0-1,7 cm. Vereinzelt alter Schädlingsbefall, offenbar wurde minderwertigeres Splintholz mitverwendet. Rahmenfalz am Kielbogen auf eine Länge von 14,4 cm abgehobelt. Format original. – Rückseite: Rand ca. 3 cm breit abgefast, Falz seitlich und unten später. Fugen nachträglich mit ca. 5 – 7 cm breiten Leinwand-(Riet)streifen, später zusätzlich an den Rändern mit Holzklötzchen gesichert. Dunkler Schellacküberzug. – Bildseite: Unterzeichnung detailreich und schwungvoll; plastische Körperpartien in leicht gebogenen Parallellinien; Stirn der Hl. Veronika von der Haube bedeckt; der Landsknecht über dem Kreuz schwingt in der Rechten eine Peitsche; beides nicht verwendet; kleinere Abweichungen in der Landschaft; wegen hohen Schwarzanteils der Farbe sowie durch Verseifung der Bindemittel Unterzeichnung mit bloßem Auge sichtbar. Weiße Imprimitur. Malerei[2]: Retuschen im Himmel, entlang der Brettfugen links, im Gewand Veronikas und des Hauptmanns. – Restaurierungen: 1914 (BStGS) Risse verleimt und mit Holzklötzchen rückseitig gesichert.

Gm 876 (Ecce-Homo): 3 Bretter, Breiten von links oben 35,1, 35,0, 8,2 cm, unten 34,0, 37,5, 6,5 cm. Stärke 0,6 – 0,8 cm. Linkes und mittleres Brett mittels 4 Holzdübel in gleichmäßigen Abständen verbunden, Fuge geöffnet. Oberer Rand geringfügig abgefast. Unterzeichnung: In der rechten Hand Christi schräg verlaufender Stab, in der Malerei durch senkrechten Palmenzweig ersetzt (Abb. S. 106). Imprimitur: Weiß, mit wenigen roten Pigmenten versetzt. – Restaurierungen: 1912 (BStGS, R. P. Nr. 5386) obere Bogenanstückung entfernt, Sprünge geleimt, neuer Rahmen gefertigt; 1914 (BStGS) Malschicht gefestigt, Beschädigungen gekittet, retuschiert.

Gm 877 (Kreuzannagelung): 3 Bretter, Breiten von links oben 11,2, 36,7, 29,5 cm, unten 10,8, 36,0, 31,1 cm. Stärke 0,6 – 0,8 cm. Unterzeichnung: Dritter Schächer von rechts mit hängendem Schwertgurt. Imprimitur: Weiß, mit wenigen roten Pigmenten versetzt. Malerei: Zahlreiche Ausbrüche der Mal- und Grundierschicht ergänzt. Zwei Kratzer über Kopf und Oberkörper Christi. Oberer Rand übermalt. – Restaurierungen: Wie Gm 876.

Gm 876 (Männliche Stifter): Unterzeichnung: Kontur- und Binnenzeichnung vage erkennbar; schmaler Strich[3]. Imprimitur: Weiß. Malerei: Streiflicht, IRR und Röntgenaufnahmen lassen Pentimenti erkennen: 8 Stifterfiguren zu verschiedenen Zeitpunkten der Ausführung geplant, Anzahl auf 5 reduziert. 3 kleinere Köpfe am linken Bildrand mit weißer Farbe abgedeckt und mit stark sikkativierter und daher früh geschwundener Farbe im Ton der Mauer übermalt; der äußerste linke Kopf im Gegensatz zu den beiden oberen klar als vollständig ausgeführt zu erkennen, die beiden oberen lediglich untermalt[4]. Zweiter Stifter von links nachträglich über den bereits fertig gemalten Kreuzstamm eingefügt[5]. Lasierende Übermalung im Himmel. Ältere Kratzer und Beschädigungen vor allem unten und am linken Rand oben.

Gm 877 (Weibliche Stifter): Mittlere Fuge in der oberen Hälfte durch zwei eingelassene Schwalbenschwänze gesichert; in der unteren Hälfte ein Dübel, Fuge geöffnet, oberer Rand wenig beschnitten, geringfügig abgefast. Malerei: Streiflicht, IRR und Röntgenaufnahmen lassen Pentimenti erkennen (Abb. S. 106). 8 Stifterfiguren zu verschiedenen Zeitpunkten der Ausführung geplant, Anzahl auf 5 reduziert. Zu den heute sichtbaren Frauen eine ältere zwischen der zweiten und dritten Stifterin, sowie zwei jüngere oberhalb der beiden Frauen am rechten Rand vollständig ausgeführt; die erste übermalt, die beiden letzten mit weißer Farbe abgedeckt und mit stark sikkativierter und daher früh geschwundener Farbe im Ton der Mauer übermalt. Röntgenaufnahme zeigt Bekleidung und Schmuck der älteren nahezu identisch mit jenen der ganz rechts stehenden Stifterin. Fingerabdruck im blauen Gürtel der Hl. Katharina. Farbausbruch am Kapitell der rechten Säule sowie in der Haube der mittleren Stifterin noch im Verlauf des Malprozesses retuschiert. Brüchige Malschicht an den Fugen der Bretter und Schwalbenschwänzen. AB

Die Themen der Passion sind dem Neuen Testament entnommen. Die Kreuztragung Christi mit den sie begleitenden Darstellungen des Ecce homo und der Kreuzannagelung bilden eine optische Einheit aus volkreichen, bewegten Szenen von bunter Anschaulichkeit. Christus und Pilatus werden auf allen drei Bildern als personengleich wiedererkannt. Pilatus, ein ins Profil gerückter edler Greisenkopf mit wallendem weißen Bart, erscheint bei der Schaustellung Christi an dessen Seite mit einem astreichen langen

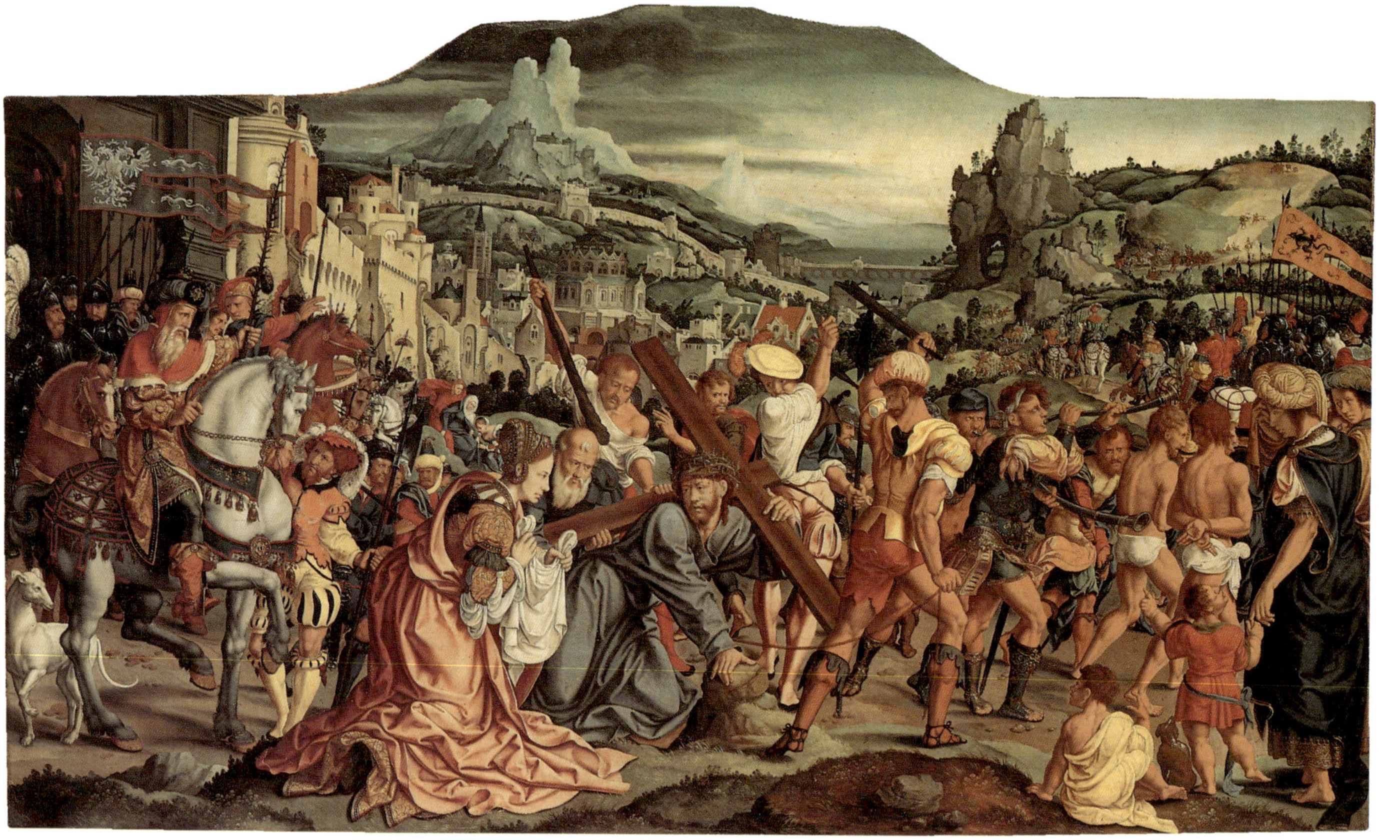

Gm 51

Stecken, bei der Kreuztragung mit demselben Stecken zu Pferde und noch einmal bei der Kreuzanheftung, gleich dem Hohenpriester beritten, diesmal mit einem Stab.

Das Kostüm der Beteiligten wechselt zwischen der »zerhauenen« Landsknechtstracht, zu der die geschlitzten und gepufften Ärmel, die geschlitzten Hosen und die Federbarette gehören, und antikisierenden Reminiszenzen. Als »römisch« sind die körperbetonenden Muskelpanzer mit Rankenverzierung und Reihen von Lederstreifen und die Beinbekleidung mit Zehenfreiheit anzusehen[6]. Die Unterarmröhren des Offiziers bei Christi Schaustellung sind ebenso Phantasieprodukt wie der an der zeitgenössischen Sturmhaube orientierte Helm. Der Schulterschutz des Soldaten, der Christi Kreuz anbohrt, trägt einen plastischen Löwenkopf. Hier und da, zumal bei den Turbanen, wird der Orient zitiert. Die Waffen sind weitgehend die zu des Malers Zeit gebräuchlichen, doch werden sie wie der kartuschenartig verformte Schild des vom Rücken gesehenen Soldaten bei der Schaustellung Christi dekorativ überwuchert. Das Krummschwert ebenda ist der sog. Malchus mit asymmetrischem Griff und entsprechend der Scheide doppelt konkav angeschnittener Spitze. Unter den Stangenwaffen findet man die Lanze, die Helmbarte mit konvexer Beilklinge und die messerähnliche, am Klingenrücken mit einer Nebenspitze versehene Gläfe[7]. Bei der Kreuzannagelung sind von den nötigen Werkzeugen Löffelbohrer und Lattenhammer im Gebrauch, die anderen in einem Werkzeugkasten gesammelt oder musterhaft ausgelegt. Man unterscheidet Stichsäge, Zimmermannsbeil (»Breitaxt«), Lattenhammer, zwei Handbohrer und Nägel. Im Holzkasten je zwei Hohleisen und Stemmeisen, Holzhammer (»Klüpfel«) und Hobel[8]. Vielleicht wird hier ein Satz aus den »Revelationes« der Hl. Birgitta von Schweden verbildlicht: »Als ich [Maria] zugleich mit ihm zur Stätte der Pein gekommen war, sah ich alle Werkzeuge für seine Hinrichtung dort bereit liegen«[9].

Die Architektur zeigt vielfältige Form. Das durch Pilaster gegliederte Richthaus des Ecce homo steht auf einem

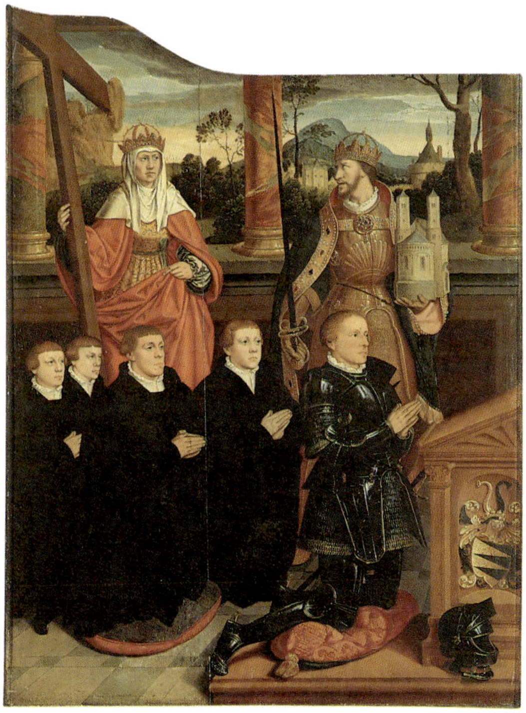

Gm 876

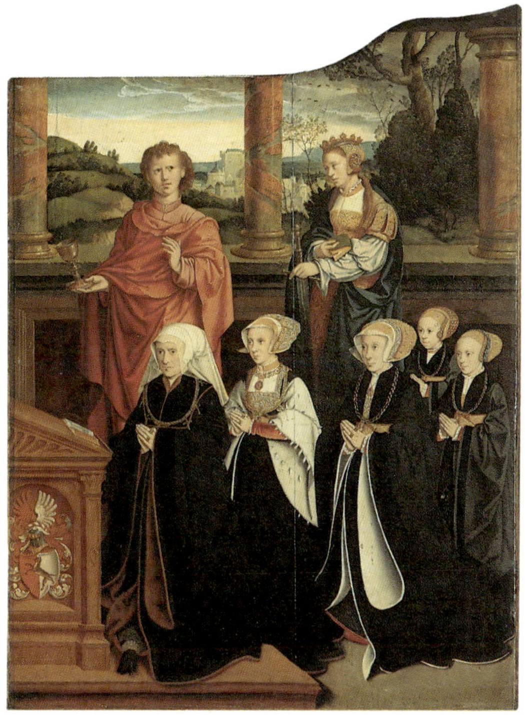

Gm 877

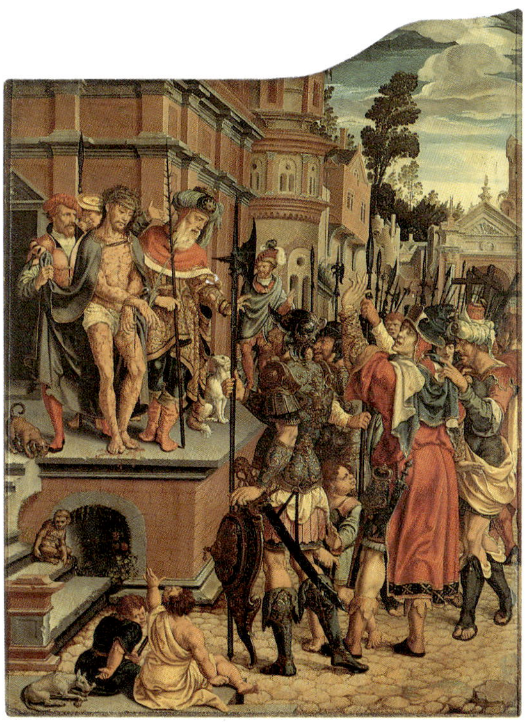

Gm 876

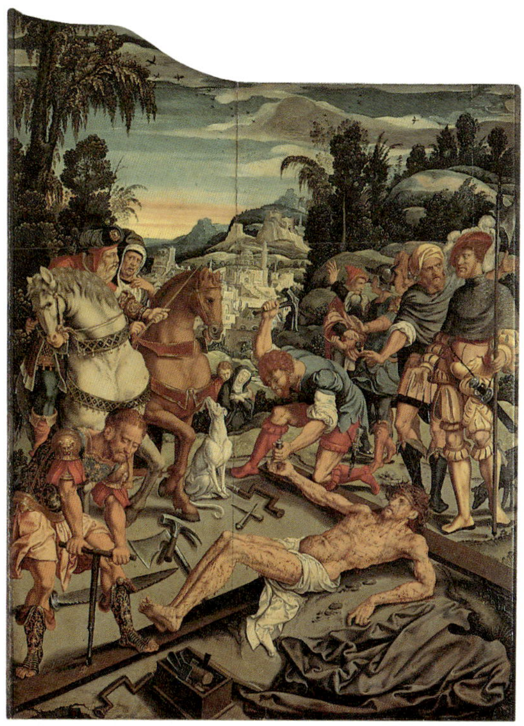

Gm 877

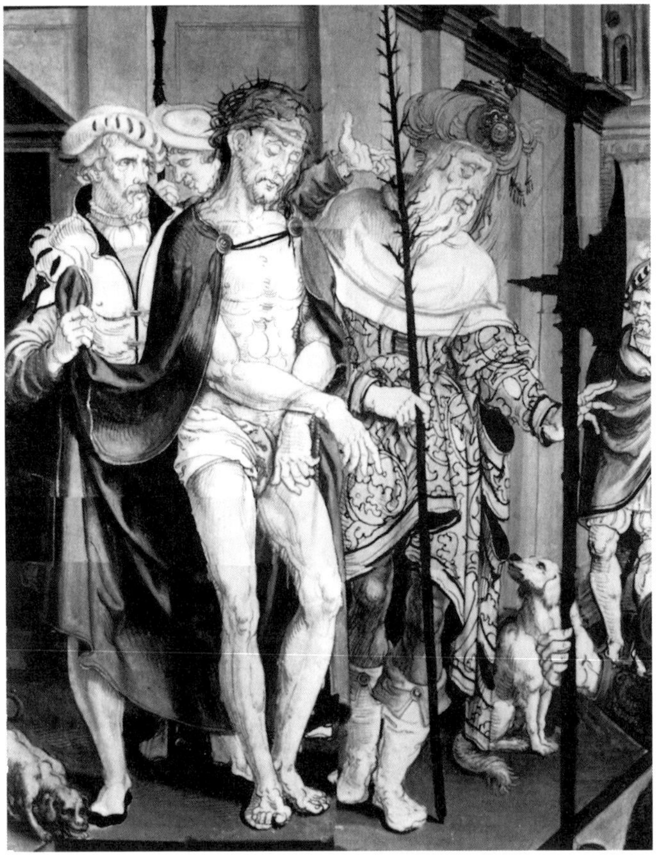

Gm 876 Ausschnitt. Infrarot

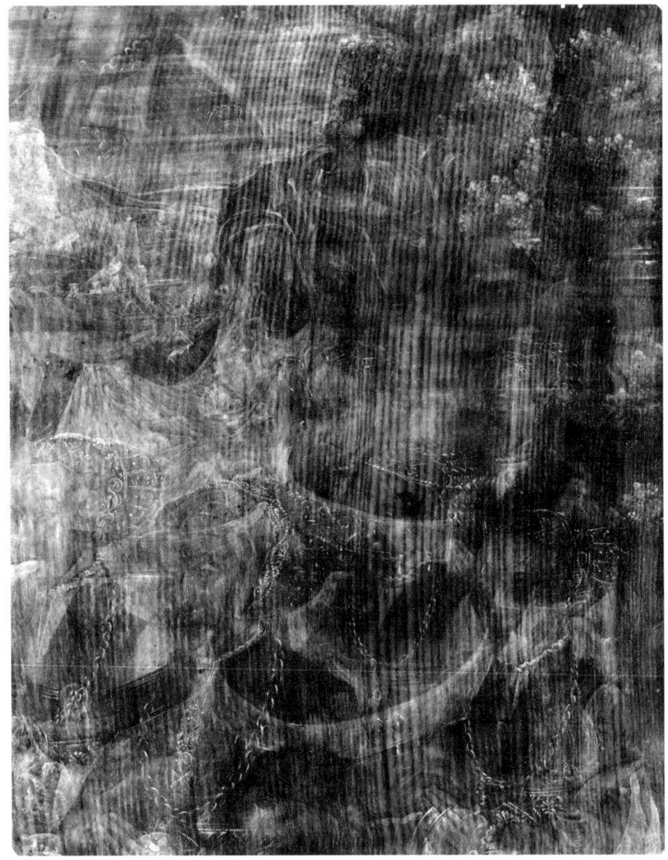

Gm 877 Ausschnitt. Röntgen

Podest, der als Schauplatz des Geschehens benutzt wird. Hinten weitere Gebäude, bei denen sich anspruchsvolle romanische und Renaissancearchitekturformen mit bürgerlichem Wohnbau auffallend mischen. Das Stadtbild Jerusalems wird beherrscht vom Zentralbau des Tempels. Andere Gebäude und die Stadtmauer weisen italienische Architekturformen auf. Die Wehrmauer ist mit Zinnen, Maschikulis, Pechnasen und Schießscharten versehen[10]. Die Höhenburg der Kreuztragung mit donjonartigem Wohnturm mit Ecktourellen und großer Vorburg wirkt belgisch-französisch. Beim Ecce homo findet sich eine Stadtansicht mit hohem, im Grundriß T-förmigem Wohngebäude, rechts ein wuchtiger bewohnbarer Rundturm mit Bifore, darüber ein ausgekragtes Obergeschoß mit zinnenbekröntem Wehrgang, auf dem steilen Helm mit großem Schornstein vielleicht eine Signallaterne[11].

Tscheuschner sah in der Kreuztragung ein Beispiel für die Wechselbeziehung der deutschen Passionsbühne und der deutschen Malerei des 15. und 16. Jahrh., doch gibt es für seine These sicher bessere Beispiele. Die vielfigurige Kreuztragung verbindet mancherlei Anregungen – die Hauptgruppe mit Christus und der Hl. Veronika kam aus Dürers Holzschnitt B. 10 der Großen Passion, Christus freilich in der Gestalt, die ihm Raffael[12] gab, von Raffael auch der ausschreitend sich Umwendende; von Israhel van Meckenem, (B. 23) seitenverkehrt nach Martin Schongauer (B. 21), die vorangehenden Schächer. Beim Ecce homo ist noch immer die Erinnerung an den Stich Israhels van Meckenem (B. 16) wach, dem auch das Rundbogenfester des Gefängnisses und der Affe entsprechen. Das Hündchen links auf dem Podest ist Schongauers Stich der Anbetung der Könige (B. 6) entlehnt[13].

Die Szenen enthalten eine Fülle an Einzelbeobachtung und ausschmückendem Detail, aber keine das Verständnis der Vorgänge vertiefenden Züge oder weiterführenden Ideen. Ungewöhnlich sind die dem Kreuztragenden voranschreitenden Hornbläser. Trompeter haben in Triumphzügen ihre Funktion. Die Signalhörner[14] bei der Kreuztragung würden in jedem Fall eine Pervertierung des Feldherrntriumphs bedeuten, in unserem Falle wohl auch eine die Qualen Christi steigernde Lärmbelästigung, wie sie z.B. bei Christi Abstieg in die Vorhölle von Teufeln auf Krummhörnern zur abschreckenden Wirkung ausgeführt wird[15].

Die vielköpfige Stifterversammlung zieht mehr Interesse auf sich als die Zweiergruppen von Heiligen, zu deren voller Größe sie, wennschon kniend, aufgewachsen sind. Tümmers identifizierte den gekrönten Heiligen mit Kaiser Konstantin, Goldberg und Scheffler hielten an Kaiser Heinrich II. fest. Sein Riefelharnisch ist von historisierender Form, womit die »entlegene Zeit« zum Ausdruck gebracht wird. Das Kirchenmodell in seinen Händen zeigt eine Kirche mit halbrunder Apsis und Chorflankentürmen, die in ihrem Charakter rheinisch wirkt. Katharina hält ein Schwert der klassischen Kreuzform, Heinrich einen extrem schlanken Degen. Das Gefäß mit den horizontal 8-förmig geschwungenen Parierstangen entspricht dem des sog. Katzbalgers. Die von den beiden Frauen nächst dem Betpult getragenen Ketten wurden von Hansmann und Kriss-Rettenbeck (1966) aufgrund der Tau-Zeichen für »Antoniterketten« ausgegeben. Sie sollen u.a. vor Untergang, Krankheit und Not bewahren. Zum Kelch des Johannes, dem nicht wie üblich die Schlange entweicht, vgl. die romantisch-psychologisierende Deutung im Kunstblatt 1829.

Der Stifter, Arnold von Siegen (1484 – 8. Jan. 1579), gehörte zum Kölner Patriziat. Er war ein Sohn des Kölner Reeders und Ratsherrn Gerhard von Siegen. Er wurde 1527 von Kaiser Karl V. in den Reichsritterstand erhoben. Er vertrat die Stadt, deren Bürgermeister er von 1529 bis 1541 war, auf den Reichstagen in Speyer (1529), Regensburg (1532) und Worms (1545). Er hatte das Amt des Kirchenmeisters von St. Johann Baptist inne. Seine Ehefrau Katharina Wolff war die Tochter des reichen Färbers Goswin Wolff. Sie schenkte ihrem Mann siebzehn Kinder, von denen acht dargestellt sind. Das Testament des Paares von 22. Mai 1563 hat sich erhalten[16]. Die enge Beziehung des Stifters zur Kirche St. Johann Baptist macht die Nachricht, daß der Altar aus dieser Kirche stammt, wahrscheinlich.

Die »Kreuztragung« war in der Slg. Boisserée und in den Kat. der Moritzkapelle bis 1880 Marten van Heemskerck zugeschrieben, obwohl Waagen schon 1843 Barthel Bruyn als Maler genannt hatte. Die zugehörigen Flügel galten schon in Strixners Lithographien als Arbeiten Barthel Bruyns[17]. Kugler und nach ihm Merlo hielten die von Strixner herauskopierten Köpfe der Heiligen jeweils für das ganze erhaltene Bild. Im Kat. der Älteren Pinakothek von 1863 ist die Zusammengehörigkeit der in München verbliebenen Flügel mit dem nach Nürnberg ausgeliehenen Mittelbild erkannt. Problematisch ist die Montage.

Die Passionsbilder gehören zusammen, stammen von einer und derselben Hand und sollten aufgrund der dargestellten Ereignisse und ihrer Abfolge in *einer* Ansicht zu sehen sein. Die jeweils beidseitig am oberen Rand rüde angeschnittenen Bildkompositionen der Flügel weisen auf einen Eingriff hin, der die rechteckigen in geschweifte Abschlüsse verwandelte. Das gilt nicht für das Mittelbild, dessen geschweifter Abschluß original ist. Die These, daß die Stifterbilder ursprünglich die Flügelaußenseiten besetzten, wird durch die Untersuchung von Bartl, die auf dieser Seite ins Holz eingelassene Schwalbenschwänze feststellte, bestätigt. Zum Entstehungsprozeß des Altaretabels wurden verschiedene Vorschläge gemacht. Nach Stein dienten die Stifterbilder als Flügel zu einem Reliquienkasten in der Kirche St. Johann Baptist in Köln. Tümmers, der sie um 1538 datierte, nahm an, Bruyn selbst hätte um 1555 den Reliquienschrein durch eine gemalte Mitteltafel ersetzt und in diesem Zuge alle drei Passionsszenen gemalt. Nach Goldberg und Scheffler wurde mit der Malerei auf den Flügeln, Vorder- und Rückseite, ohne größeren zeitlichen Abstand, begonnen. Da sich die Familie entschloß, auf den Innenseiten der Flügel zu erscheinen, wurden diese gedreht und die oberen Abschlüsse dem des Mittelbildes angepaßt. Der Vorschlag leuchtet ein, umso mehr als die Stifterbilder als Flügelaußenseiten geplant waren. Die Frage nach dem oder den ausführenden Künstlern ist schwerer zu beantworten. Goldberg und Scheffler gaben nur die Stifterbilder Bruyn, die Passionsszenen aber einem selbständigen Kölner Meister, der stärkere Anregungen von den Niederländern empfing oder vielleicht sogar Niederländer war. Sie stellten die Zuschreibung an Marten van Heemskerk wieder zur Diskussion. Zehnder in Kat. Köln 1990 bestätigte die Zuschreibung an einen »kölnischen Künstler um 1540«. Die Datierung der Stifterbilder ergibt sich bis zu einem gewissen Grade aus den biographischen Daten der Dargestellten. Siegen ist im besten Alter, ohne ein graues Haar. Da er 1486 geboren wurde und auf dem Bild um die Fünfzig erscheint, kann dieses nicht nach 1540 gemalt worden sein. Die Passionsszenen stehen der (nachträglich) 1538 datierten Dornenkrönung, Gm 48, nahe. Selbst wenn man bei dem Maler der Passionsbilder an einen eigenständig entwerfenden Künstler denkt, liegt es doch nicht nahe, die Bilder in einer Werkstatt, die nicht diejenige Barthel Bruyns oder seiner Maler-Söhne war, entstanden zu denken.

1 In der neueren Lit. wurden stilistische Unterschiede in der Malweise zwischen den Passionsszenen und den Stifterbildnissen diskutiert. Nach Goldberg und Scheffler (1972) handelt es sich um zwei verschiedene Künstlerhände, die die Passionsszenen und die Stifterbildnisse ausgeführt hätten. Tümmers (1964) dagegen schreibt den ganzen Altar Bruyn zu, datiert die Stifterbilder jedoch früher als die Passionsszenen.
2 Nach Goldberg u. Scheffler (1972) bereits fertiggestellt mit oben geradem Abschluß.
3 Diese Eigenheit teilen diese Szenen mit den im Wallraf-Richartz-Museum befindlichen und eindeutig Bruyn zuschriebenen Gemälden.
4 Goldberg u. Scheffler (1972) sahen im Streiflicht nur die beiden oberen Figuren. Auf dem Röntgenbild erscheint nur die bereits vollständig ausgeführte.
5 Von Lutze u.Wiegand (1936-37) bereits vermerkt.
6 Zum Muskelpanzer vgl. Klaus Stemmer: Untersuchungen zur Typologie, Chronologie und Ikonographie der Panzerstatuen (Deutsches Archäologisches Institut. Archäologische Forschungen, Bd. 4). Berlin 1978. Die römischen Soldaten trugen feste Sandalen und Beinschienen, bzw. geschlossene Stiefel; vgl. ebenda.
7 Zu den Stangenwaffen vgl. Müller 1957: Waffen, S. 64 – 75 mit Abb.
8 Zu den Werkzeugen vgl. Edgar Finsterbusch u. Werner Thiele: Vom Steinbeil zum Sägegatter. Ein Streifzug durch die Geschichte der Holzbearbeitung. Leipzig 1987. Hilfe beim Bestimmen der Werkzeuge leisteten Martin Meyer und Wolfgang Löscher, GNM.
9 Vgl. Die Offenbarungen der heiligen Birgitta von Schweden, ausgewählt und eingeleitet von Sven Stolpe. Frankfurt a.M. 1961, S. 117.
10 Freundl. mündl. Hinweise von Barbara Schock-Werner, Nürnberg, 9. April 1997.
11 Freundl. schriftl. Mitteilung Joachim Zeune, Bamberg, vom 31. Okt. 1995.
12 Gemälde der Kreuztragung in Madrid, Prado; vgl. Oskar Fischel: Raphael. Berlin 1962, Abb. 257. Nachstich von Marcantonio Raimondi; vgl. The illustrated Bartsch, hrsg. von Walter L. Strauss, Bd. 26. New York 1978, Abb. S. 44, B. 28-I.
13 Zur Diskussion der Vorlagen vgl. auch Goldberg u. Scheffler 1972.
14 Bestimmt durch Dieter Krickeberg, freundl. mündl. Mitteilung vom 13. Juni 1995. Vgl. John Henry van der Meer: Musikinstrumente. Von der Antike bis zur Gegenwart. München 1983, S. 18, 20, Abb. 12, 24.
15 The illustrated Bartsch (wie Anm. 12), Bd. 25, 1. New York 1980, Abb. S. 31 (Andrea Mantegna, Christus in der Vorhölle).
16 Biographische Daten bei Goldberg und Scheffler 1972.
17 Zu den verschiedenen graphischen Reproduktionen vgl. Goldberg u. Scheffler 1972.

Schopenhauer 2, 1822, S. 147 – 148. – Speth 1828, S. 42. – Moritzkapelle 1829 – 1846, Nr. 33 (Gm 51). – Kunstblatt 1829, S. 323 (Gm 51). – Kugler 1836, S. 399. – Kat. München, Pinakothek, 1838–1863, Nr. 95, 97 (Gm 876, 877). – Füßli 1841, S. 74. – Waagen 1843, S. 177 – 178 (Gm 51). – Merlo 1850, S. 73, 74 (Gm 876, 877). – Boisserée 1856, S. 113 (Gm 876). – Lotz 2, 1863, S. 337, Nr. 33 (Gm 51). – Parthey 1, 1863, S. 566, Nr.8, 20, 22 (Gm 876, 877. Heemskerk, Martin). – München, Ältere Pinakothek, 1865 – 1869, Nr. 95, 96 (Gm 876, 877); 1872 – 1881, Nr. 687, 688 (Gm 876, 877). – Moritzkapelle 1878 u. 1880, Nr. 45 (Gm 51). – Stein 1880, S. 174 – 175 (Gm 876, 877). – Kat. 1882, Nr. 56 (Gm 51). – Woltmann u. Woermann 1882, S. 497. – Kat. München, Ältere Pinakothek, 1884 – 1908, Nr. 84, 85 (Gm 876, 877). – Esser 1885, S. 87 – 90. – Janitschek 1890, S. 523. – Firmenich-Richartz 1891, S. 60, 116, 118 – 119. – Keussen 1892, S. 195 – 196. – Kat. 1893, Nr. 72. – Merlo 1895, S. 136. – Hüffer 1896, S. 10. – Aldenhoven 1902, S. 325. – Günter 1904, Abb. S. 73 (Gm 876, Ausschnitt). -Tscheuschner 1904, S. 502. – Münzenberger u. Beissel 1895 – 1905, S. 216. – Wurzbach 1, 1906, S. 216. – Braune 1909, Nr. 51, 876, 877. – Keussen 1910, S. 47. – Firmenich-Richartz 1911, S. 156. – Clemen 1911: Kunstdenkmäler, Köln 2,1, S. 113, 116. – Firmenich-Richartz 1916, S. 478 – 479, Nr. 156 – 158. – Oidtmann 1921, S. 255. – Heyderhoff 1924, S. 290. – Reiners 1925: Rheinische Kunst, S. 29, Abb. 244. – Reiners 1925: Kölner Malerschule, S. 246 – 248, Abb. 298. – A. Schmidt 1928, S. 39. – Oidtman 1931, S. 105 – 106, Abb. 7, 8. – Lutze u. Wiegand 1936-37, S. 33 – 34, Abb. 344 – 346. – Clemen 1937: Kunstdenkmälder Köln 2,3, S. 113. – Reiners 1938, S. 31. – Baudisch 1940, S. 104. – Poensgen 1949, S. 186. – Ausst. Köln 1955: Bruyn, Kat.Nr. 190. – Braunfels 1955, S. 226. – Tümmers 1964, S. 37, 41, S. 100 – 101, 109 – 110, Nr. A 142 – 143, 174 – 176, Abb. – Westhoff-Krummacher 1965, S. 50, 52, 57 – 58. – Pilz 1965, S. 14, 19, 216, Kat.Nr. 148. – Hansmann u. Kriss-Rettenbeck 1966, S. 152, Abb. 417. – Vogts 1966, S. 452 – 453. – Wackernagel 1968, S. 181, 191 – 193, Abb. 14. – Osten u. Vey 1969, S. 203. – Goldberg u. Scheffler 1972, S. 95 – 107, Abb. – Kat. Köln 1990: Altkölner Malerei (bearb. F. G. Zehnder), S. 69 zu Nr. 276, 277, S. 72 zu Nr. 679, 242, S. 80 zu Nr. 558, 281. – W. Schmid 1994, S. 261, 263. – Goldberg 1995, Nr. 148 – 150 mit Abb.

Burgkmair, Hans der Ältere

Geboren zwischen dem 1. Jan. und 10. Mai 1473 in Augsburg, gestorben zwischen Mai und August 1531 ebenda. Maler und Zeichner für den Holzschnitt. Er lernte bei seinem Vater Thoman Burgkmair. Auf seiner Wanderschaft 1488/89 besuchte er Martin Schongauer in Colmar. Am 3. Juli 1497 wurde er in die Augsburger Zunft der Maler, Glaser und Bildschnitzer aufgenommen, am 3. Juli 1498 heiratete er Anna, Tochter des Kürschners Jörg Allerlay. Er beteiligte sich am Zyklus der Basilika-Bilder für die Kirche St. Katharina in Augsburg. Möglicherweise bereiste er 1503 Köln und die Niederlande. Er arbeitete 1505 für Kurfürst Friedrich III. den Weisen von Sachsen, seit 1512 im großen Umfang für Kaiser Maximilian I., dem er die Bücher »Theuerdanck« und »Weißkhunig« mit Holzschnitten illustrierte, 1528/29 für Herzog Wilhelm IV. von Bayern, dem er zwei Historienbilder lieferte. Kaiser Maximilian verlieh ihm als Zeichen der Anerkennung 1516 ein Wappen. Reisen Burgkmairs nach Köln um 1503 und nach Oberitalien um 1507 sind nicht verbürgt, aber vom Werk her wahrscheinlich. Seine Wandmalereien für die Familie Fugger sind verloren.

BILDNIS DER GEISTLICHEN BETRÜGERIN ANNA LAMINIT
1502/03

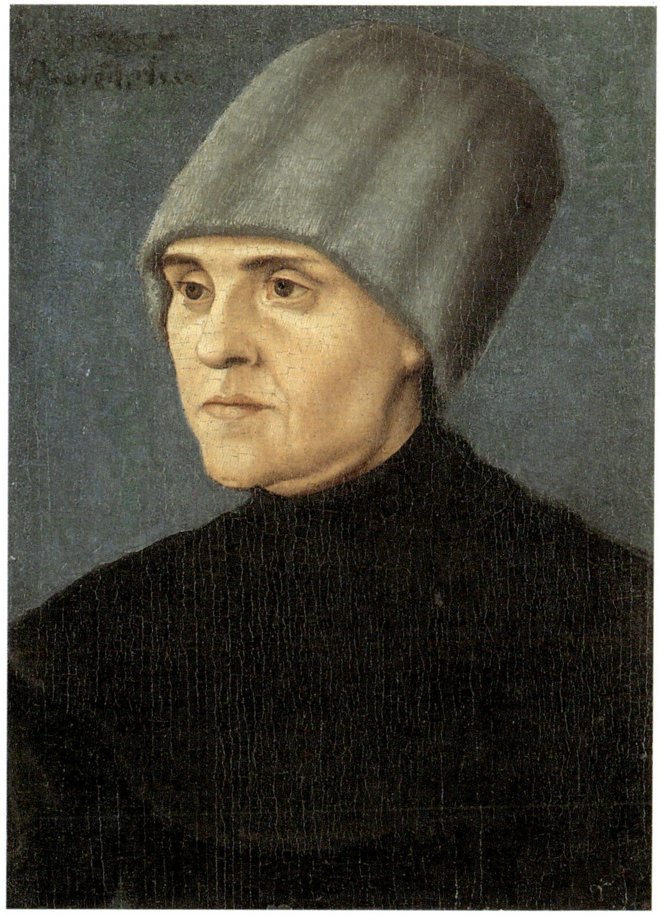

Gm 1554

Brustbild nach links, ohne Hände, vor blauem Grund. Sie hat braune Augen. Sie trägt ein schwarzes Kleid und einen Schultern und Brust bedeckenden schwarzen Goller, dazu eine hohe Pelzmütze.

Fichtenholz (Picea sp.), 28,9 x 20,9 cm – Oben links (später) zweizeilige Inschrift in Antiqua-Majuskeln: »AMALITLIN FALSA PROPHETISSA« – Auf der Rückseite Abschrift (18. Jahrh.) der Beschreibung des Bildes im Ficklerschen Inv. 1598, die im Original lautet: »No 2801 Ein ander Dafel, darauf ein Conterfeht eines weibsbildt so die Amelithin genannt worden, welche die Leuth zu München vnd Augspurg mit erdichter heiligkeit: als wenn sie nichts esse, vnd nur allein durch die Gnaden Gottes erhalten würdt, beredet, aber auf die Letst, nach dem ihr betrug offenbar worden, sich von Augspurg an dem Rheinstrom gethan, daselbst ain Mann genomen, sein sie baide Ihres verhaltens halber der Mann gehenckh das weib ertrenckh worden.«

Gm 1554. München, herzogl. bayerische Kunstkammer, Ficklersches Inv.1598, Nr.2801 – Zuletzt nachgewiesen in Dachau, Schloß, Inv.1789, Nr.188 – Slgn. William Graham, Esq. und Lord Muir Mackenzie, England – Erworben 1952 im Londoner Handel (Firma Frank T. Sabin).

Einzelbrett, Stärke 0,8 cm. Format vermutlich allseitig leicht beschnitten. – Rückseite: Schwarz gestrichen; spätere Randabklebung teilweise entfernt. – Bildseite: Grundier- und Malkanten nicht vorhanden. Unterzeichnung: Pinsel; Schattenzonen im Gesicht in präzisen, dünnen Parallelschraffuren, selbst der Schattenbereich der Lippen aufs feinste schraffiert. Malerei: Farb- und Schattentöne im Inkarnat weich vertrieben. Ursprünglicher grüner Hintergrund, entsprechend der Lichtführung von links hellem, nach rechts dunklem Graublau untermalt und mit gelbem Lack abgetönt; später verpreßt und weitgehend mit blauer Farbe übermalt, die die ursprüngliche Lichtführung nicht berücksichtigt. In die Übermalung Krakeleeimitation mit spitzem Pinsel eingezeichnet. Spätere, aber noch aus dem 16. Jahrh. stammende Inschrift mit einer Mischung aus hell- und dunkelblauen sowie malachitgrünen Pigmenten. Alterungsspuren weitgehend identisch mit dem originalen Hintergrund. Farbe teilweise abgefallen und verpreßt, das Wort »FALSA« mit Blau übermalt. Retusche über ihrem linken Auge, in ihrem rechten Ärmel und am unteren Bildrand. – Restaurierung: 1960. AB

Anna Laminit (1481–1518) kehrte 1502/03 in ihre Vaterstadt Augsburg zurück, aus der sie wegen »Bübereien« und Kuppelei vertrieben worden war. Sie gab vor, allein vom Genuß der Hostie zu leben, und wurde schon aus diesem Grunde wie eine Heilige verehrt. In ihrem Nachnamen (»Laß mich nicht«) klingt, wie Boockmann unter Berufung auf Hermann Heimpel feststellte, Psalm 26,9 an. Kaiser Maximilian I. suchte die Laminit persönlich auf und wies Jakob Fugger 1508 an, der »junkfrauen so nichts isst« und ihrer Magd gutes schwarzes Tuch zu Röcken zu geben. Der Laminit wurde in der Augsburger Kreuzkirche ein eigener abgeschirmter Betstuhl eingerichtet. Sie gab vor, Zukünftiges voraussagen zu können und einen Kruzifixus zu besitzen, der Blut schwitze, doch nahm der Bischof ihr denselben nach strenger Untersuchung ab. Des Kaisers Schwester, die bayerische Herzoginwitwe Kunigunde, lud die Laminit 1511 in die Münchener Residenz ein und entlarvte die angebliche Hungerkünstlerin, die unter ihrer Schürze Pfefferkuchen aufbewahrte, als Betrügerin. Mit Hilfe Anton Welsers, der ihr Knecht und Wagen zur Verfügung stellte, gelang ihr kurz vor der bevorstehenden Verhaftung 1514 die

Flucht aus Augsburg. In Freiburg im Uechtland heiratete sie einen Armbrustmacher. Da das Paar nicht von seinen Betrügereien ließ – so zog die Laminit Pflegekosten für einen bereits seit sechs Jahren verstorbenen »natürlichen« Sohn Anton Welsers ein – wurde der Mann gehängt, die Frau ertränkt[1].

Martin Luther hatte die »Jungfrau Ursel« auf seiner Heimreise von Rom 1511 aufgesucht. Er erzählte in einer seiner Tischreden, »daß, als er Anno 1511 wäre von Rom kommen, und durch Augsburg gezogen, wäre daselbst eine Hure gewesen, genannt Jungfrau Ursel, die hätte fürgeben, daß sie nicht äße, trünke, oder andere natürliche Leibs-Nothdurft thäte; und dementirete diese Vettel den Kaiser Maximilianum und alle Fürsten des Reichs, daß sie gläubten, Jungfrau Ursel äße noch trünke nichts.« Und sagte D. L: »Er hätte sie selber gesehen, und hätte ein Capellan ihn zu ihr gefuhrt. Er hätte auch mit ihr davon disputirt, und gesaget: Liebe Ursel, du möchtst eben so mehr todt seyn, und möchtst unsern Herrn Gott bitten, daß er dich sterben ließ. »O nein«, sagte sie, »hie weiß ich, wie es zugehet; dort weiß ich nicht, wie es zugehet.« Solches hat D.L. sehr fur den Kopf gestoßen; darum hat er zu ihr gesagt: Ursel, schau nur daß recht zugehe.« »O« sprach sie, »behüt mich Gott«; und nahm mich und den Kaplan, und führet uns hinauf in ihr Kämmerlin, da sie ihre Andacht hatte. Da hatte sie zween Altar stehen, und darauf zwey Cruzifix, die waren mit Harz und Blut also gemacht, in Wunden, Händen und Füßen, als tröffe Blut heraus. Aber es war mit ihr lauter Bescheißerey. Und sie kriegte große Geschenk von Fürsten und Herren, daß sie in die funfzehen hundert Gülden zusammen brachte. Endlich ließ sie die Herzogin aus Bayern zu sich fodern, da kam man dahinter, daß es mit ihr Betrug wäre. Denn man gefunden, daß sie Pfefferkuchen unter dem Schürztuche gehabt, den sie hätte gessen. Da bat die Fürstin für sie, sonst wäre sie in Unglück kommen. Darnach hing sie sich an einen jungen Gesellen, und zog mit dem Gelde zum Thor hinaus[2].

Das Bildnis trägt privaten Charakter. Burgkmair konzentrierte sich ganz auf den Kopf der Frau unter der helmartigen Pelzmütze, auf die markanten Formen des Schädels, den durchdringenden Blick der tiefliegenden dunklen Augen, den Zug von Geringschätzung um den herben Mund. v.d. Osten (1973) konstatierte zu Recht »einen medialen, asketischen Einschlag«. Falk sah in der »umdunkelten Augenpartie mit dem etwas stechenden Blick (...) die ganze Fremdartigkeit ihres pathologischen Charakters« ausgeprägt. Buchner datierte das Porträt bald nach dem Wiederauftreten der Laminit in Augsburg 1502/03. Annähernd gleichzeitig hielt Hans Holbein d.Ä. sie in einer Zeichnung (Berlin, Kupferstichkabinett) fest; sie trägt dort eine Kopfbedeckung vergleichbar dem »Schleier« einer Klosterfrau.[3]. Auch hier findet sich ein herrischer Zug deutlich ausgeprägt. Nach Falk knüpfte Burgkmair im Farbklang des Bildes und dem »großen, in sich undifferenzierten Brustabschnitt« an das 1490 datierte Bildnis des Johannes Gailer von Kaysersberg (Augsburg, Staatsgalerie) an. Oertel konstatierte eine völlige Überwindung des spätgotischen Formgefühls. Die »fast monumental zu nennende Schlichtheit« erinnerte ihn an gleichzeitige Bildnisse des Venezianers Giovanni Bellini. Als Auftraggeber des Porträts der Anna Laminit kommt einer ihrer Augsburger Anhänger, womöglich Anton Welser, in Frage. Eine Kopie, bezeichnet »AMALITLIN AVGVSTANA«, befindet sich in der Porträtsammlung des Erzherzogs Ferdinand[4]. Eine weitere Wiederholung 1977 im Münchner Privatbesitz[5].

1 Ausführlich die Chronik des Clemens Sender und die Cronica newer geschichten von Wilhelm Rem; vgl. Die Chroniken der deutschen Städte vom 14. bis 16. Jahrhundert, Bd. 23 u. 25: Die Chroniken der schwäbischen Städte. Augsburg, Bd. 4, Leipzig 1894, S. 116, 117; Bd. 5, 1896, S. 11 – 20. – Johann Michael von Welser: Die Welser. Nürnberg 1917, S. 72.

2 D. Martin Luthers Werke. Kritische Gesamtausgabe (Weimarer Ausgabe). Tischreden, Bd. 6, 1921, Nr. 7005; Bd. 4, 1916, Nr. 4925.

3 Woltmann 1, 1874, S. 72; Bd. 2, S. 77. – Lieb u. Stange 1960, S. 106, Nr. 253 mit Abb. Reber, noch in Unkenntnis des Originalgemäldes von Burgkmair, hatte eine Abhängigkeit des im Ficklerschen Inv. 1598 genannten Porträts von Holbeins Zeichnung erwogen, schrieb aber das Urbild zur Kopie Burgkmair zu (mitgeteilt bei Kenner 1894, S. 253 – 254, Nr. 158 mit Abb).

4 Aus Schloß Ambras bei Innsbruck. Wien, Kunsthistorisches Museum; vgl. Kenner 1894. – Ladner 1932, Tf. G, Nr. 158.

5 Brief vom 20. April 1977 an Direktor Dr. Peter Strieder, GNM.

Reber 1892, S. 164 – 165. – Kenner 1894, S. 253 – 254, Nr. 158 mit Abb. der Kopie. – Buchner 1953, S. 93 – 95, Nr. 95, Abb. 92. – Ausst. Augsburg 1955: Renaissance, Kat.Nr. 95. – Oertel 1959, S. 194. – Löcher 1967, S. 38. – Falk 1968, S. 33, 54, Abb. 24. – Osten u. Vey 1969, S. 111, Abb. 97. – Osten 1973, S. 117, Abb. 92. – Führer 1977 u. 1980, Nr. 216; 1985 u. 1994, Nr. 202, jeweils Abb. – Löcher 1982: Bildnisse, S. 540, 544, Abb. 5. – Ausst. Nürnberg 1983: Luther, Kat.Nr. 73 (bearb. H. Boockmann u. K. Löcher), mit Abb. – Bott, Ebeling u. Möller 1983, Nr. 46 mit Abb. – Jakupski 1984, S. 44 – 45. – Löcher 1985: Slg. Schäfer, S. 32. – Boockmann 1986, S. 266, 278, Abb. 422.

Burgkmair, Hans d. Ä.

Zwei Flügel eines Sigismund-Sebastians-Altars, 1505

DIE HLL. EUSTACHIUS UND VALENTIN

Dem Eustachius erschien auf der Jagd ein Hirsch mit dem Kruzifixus zwischen den Stangen seines Geweihs. Der Jäger ließ von der Verfolgung ab, bekehrte sich mit seiner Familie zum christlichen Glauben und erlitt das Martyrium. Der Bischof Valentin heilte einen Fallsüchtigen (Epileptiker) und wird daher mit einem zu seinen Füßen liegenden Kranken, den er segnet, dargestellt. Goldgrund mit eingeritztem Maßwerk und Nimben. Linker Flügel, Innenseite.

HL. ROCHUS

Ein Engel pflegt die Pestwunden des Heiligen, der auf einer Pilgerreise in Italien erkrankte. In seiner Hand der Rosenkranz, am Hut die Abzeichen seiner Pilgerfahrt nach Rom: Veronikabild, gekreuzte Schlüssel mit der Tiara und Apostelbild. Er steht unter einem Portal aus schön geflammtem Rotmarmor. Der Rundbogen des oberen Abschlusses überschneidet sich mit den gekehlten Profilen der rechteckigen Leibung. Dunkler Grund. Linker Flügel, Außenseite.

Tannenholz (Abies sp.), 116,6 x 57,9 cm – In Schulterhöhe des Heiligen ein Zettel mit zweizeiliger Inschrift in der römischen Capitalis nachempfundenen Majuskeln: »SANNCTVS· / ROCHIVS·«. – Auf der Außenseite rotes Siegel mit den Initialen K S zwischen einer Krone über dem Wappen, Umschrift nicht lesbar.

Gm 897. Leihgabe der Bayer. Staatsgemäldesammlungen, Inv.Nr.707. – Gemalt für Kurfürst Friedrich III. den Weisen von Sachsen – Kammergalerie des Kurfürsten Maximilian I. von Bayern, ohne Nachweis – München, Residenz, vor 1729 – Schleißheim, Gemäldegalerie, 1748 – 1780 nachgewiesen – München, Bildergalerie, seit 1780 – BStGS Inv.1822, Nr.1207; 1905, Nr.765. Ab 1838 München, Pinakothek (Ältere Pinakothek) – 1910 an das GNM.

DIE HLL. CHRISTOPHORUS UND VEIT

Der Hl. Christophorus, ein Mann von riesenhaftem Wuchs, wollte nur dem mächtigsten Herrn dienen. Er trug ein Kind über das Wasser, das sich ihm als der die Last der ganzen Welt tragende Erlöser offenbarte. Der Riese benutzt einen Baum als Stecken, das Kind trägt die Weltkugel mit dem Kreuz. Der auf festem Grund stehende reich gekleidete Knabe Veit hält eine Öllampe. Dem zum christlichen Glauben bekehrten, von seinem Vater eingesperrten Knaben erschienen in einer Vision zwölf Lampen, die den Raum in ein überirdisches Licht tauchten[1]. Vom ehemaligen Goldgrund sind das geritzte Maßwerk und der Nimbus des Hl. Veit zu sehen.

HL. CYPRIANUS

Der Heilige im Ornat des Bischofs hält in der einen Hand den Bischofsstab, in der anderen das erhobene Schwert als Zeugnis seines Martyriums. Er steht unter einem Portal aus schön geflammtem Rotmarmor. Der Rundbogen des oberen Abschlusses überschneidet sich mit den gekehlten Profilen der rechteckigen Leibung. Dunkler Grund. Rechter Flügel, Außenseite.

Tannenholz (Abies sp.), 116,9 x 57,2 cm – In Schulterhöhe des Heiligen ein Zettel mit zweizeiliger Inschrift in der römischen Capitalis nachempfundenen Majuskeln: »SANNCTVS / CIPRIANVS«.

Gm 281. Leihgabe der Bayer. Staatsgemäldesammlungen, Inv.Nr.5382. – Kammergalerie des Kurfürsten Maximilian I. von Bayern, Inv. 1641/42, Nr. 34 – München, Residenz, vor 1729 – Schleißheim, Gemäldegalerie, 1748 – 1780 dort nachgewiesen – München, Bildergalerie, seit 1780 – BStGS Inv.1822, Nr.1236; 1905, Nr.748 – Ab 1829 ausgestellt in Nürnberg, Moritzkapelle – 1882 GNM.

Stärke ca. 1,0 cm. Äste im Holz belassen. Innenseiten mit Leinwand kaschiert. Tafeln im Nutrahmen beidseits grundiert und bemalt. – Außenseiten: Grundier- und Malkanten allseitig vorhanden. Unterzeichnung: Pinsel verschiedener Stärke; Kontur- und Binnenzeichnung. Schatten in den Gewändern durch abfallende Parallelschraffuren. Form der Nimben und angrenzende Konturen in den Grund geritzt. Malerei und Metallauflagen: Nimben mattvergoldet auf gelbem Anlegemittel. – Innenseiten: Grundier- und Malkanten allseitig vorhanden. Unterzeichnung: Pinsel; Schatten in den Inkarnaten häufig breit laviert, so in Kinn- und Halsbereichen und Beinen; Lavur als Teil der modellierenden Verschattung der Gesichtsformen verwendet. Parallellinien in den Gewändern. Nimbenstrahlen und -kreise, Maßwerk und an Vergoldung angrenzende Konturen in die Grundierung geritzt. Malerei und Metallauflagen: Hintergrund – bei Gm 281 ehemals – glanzvergoldet auf rotem Poliment. Inkarnate mehrschichtig in stark sikkativierten Farben, woraus vor allem beim Hl. Christophorus zahlreiche kleine Frühschwundrisse resultieren. Farbigkeit unter den Firnissen weitgehend gut erhalten.

Gm 897: 3 Bretter, Breiten von links oben 17,7, 20,5, 19,7, cm, unten 18,7, 20,5, 18,2 cm. Langer Riß im mittleren Brett. Format rechts geringfügig beschnitten. – Außenseite: Unterzeichnung: Hutband über

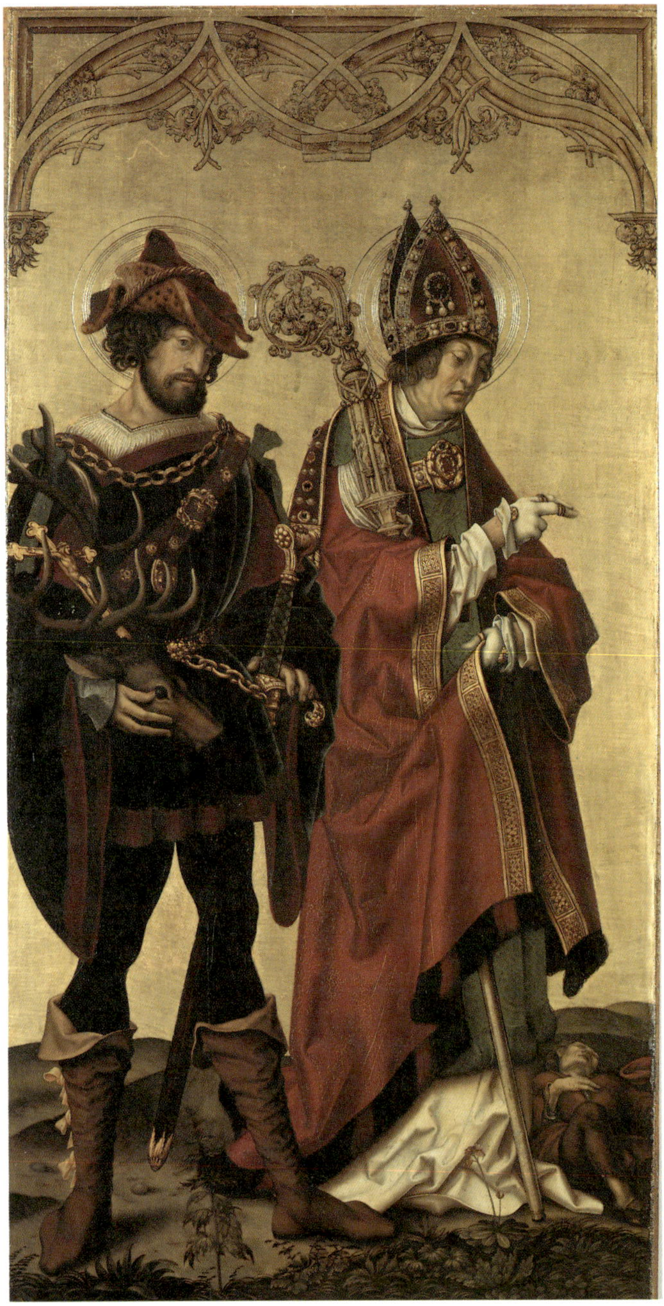

Gm 897

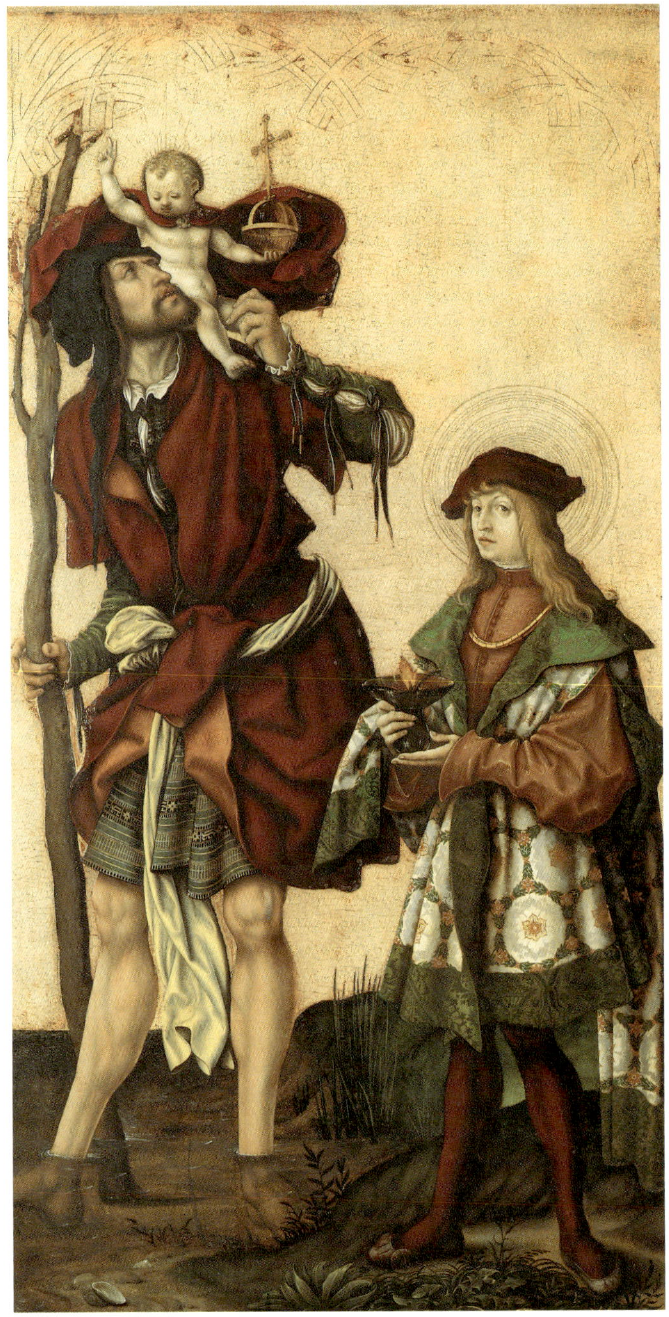

Gm 281

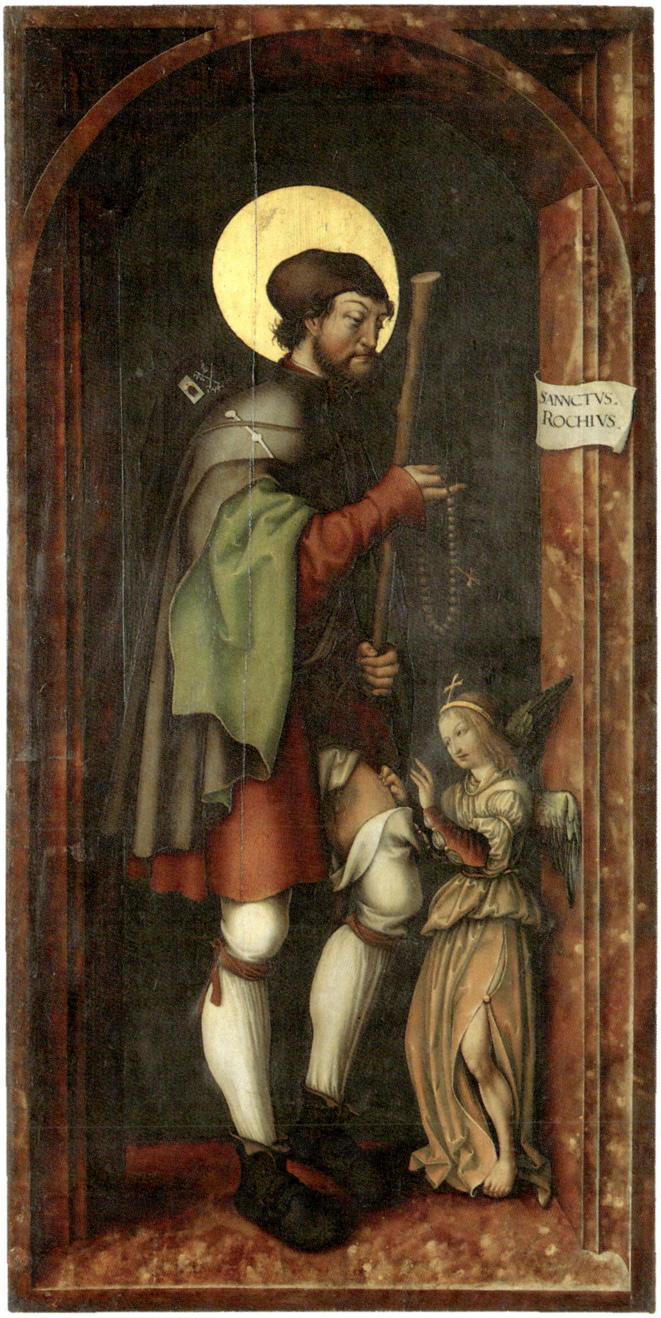

Gm 897

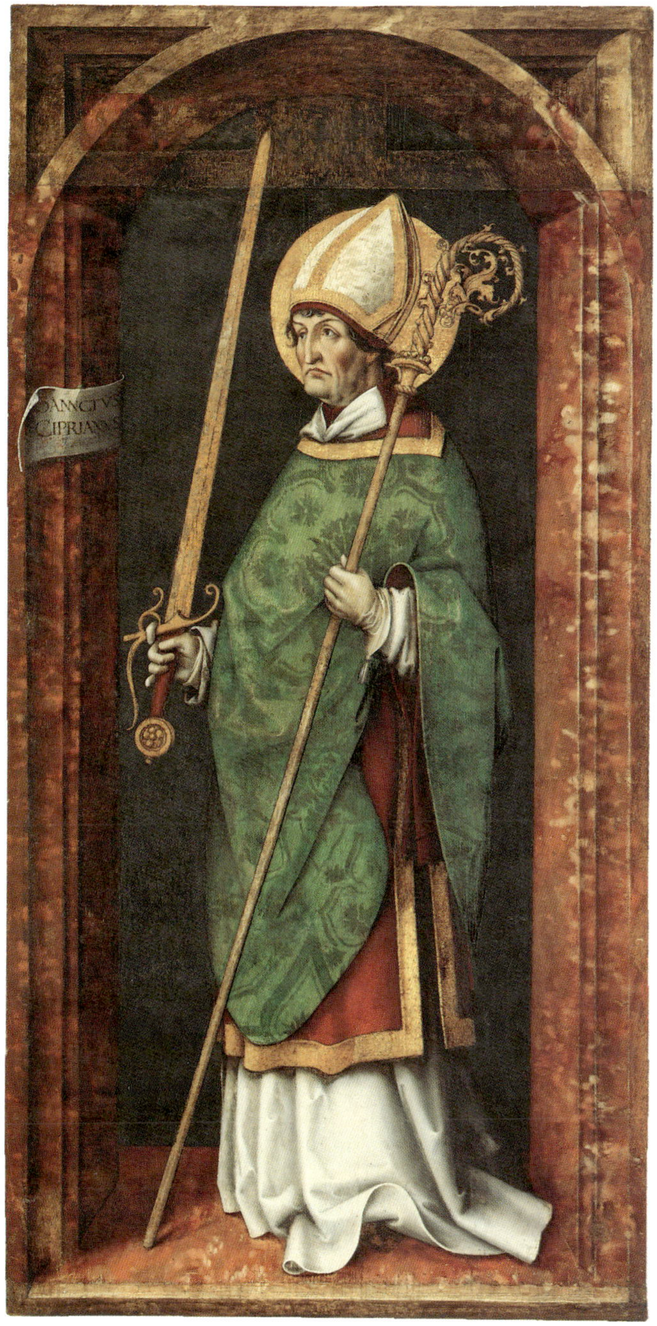

Gm 281

der Schulter weiter unten. Malerei und Metallauflagen: Grauer Mantel infolge eines verbräunten Firnisses heute graubraun; grünes Mantelfutter partiell verbräunt; weiße Beinlinge teilweise ergänzt und übermalt; azuritblauer Hintergrund vergrünt[2]. Kreuze, Stirn- und Armreif, Gürtel und Knöpfe des Engels mattvergoldet auf gelbem Anlegemittel. Malschicht über den Ästen aufgebrochen. Retuschen im Bereich der Risse und im Grün des Mantelfutters. Schrammen auf der linken Seite und im Bereich der Beine. – Innenseite: Unterzeichnung: Schattenzone zwischen rechtem Auge und Nase des Hl. Valentin in feinen Linien schraffiert; Augen des Hl. Eustachius halb geschlossen. Pentiment: In einem ersten Entwurf Faltenverlauf des Pluviale des Hl. Valentin vermutlich in die Grundierung geritzt (Röntgenbefund); vorgesehen war ein gleichmäßiges Herabfließen des Stoffes über dessen rechtem Arm. Malerei und Metallauflagen: Frühschwundkrakelee über den Ritzungen im roten Pluviale des Hl. Valentin. Dunkelgrüne Strümpfe des Hl. Eustachius verschwärzt. Bischofsstab und Krümme glanzvergoldet auf rotem Poliment. Metallimitierende Teile mattvergoldet auf gelbem Anlegemittel. Braune, lasierende Zeichnung des Maßwerks und des Bischofstabes partiell abgerieben.

Gm 281: 3 Bretter, Breiten von links oben 15,5, 20,5, 21,1 cm, unten 16,1, 19,7, 21,4 cm. Oben auf eine Höhe von 17 cm teilergänzt, vollständig davon die obersten 4 cm. Die übrigen 13 cm von der Außenseite her aufgeschnitten, aufgeplattet und mit Leinwand kaschiert[3]. Unterhalb der Ergänzung links schräger, 8 cm langer Sägeschnitt in das Originalbrett. Unterer Bildrand 1,5 cm breit angestückt. Format oben und unten leicht behobelt. – Außenseite: Malerei und Metallauflagen: Brokatmuster der grünen Kasel schablonenmäßig über die Gewandfalten hinweg. In den dunkelgrünen Bereichen auch ohne Vergrößerung zahlreiche, hellgrün-transparente Pigmente erkennbar, die teilweise aus dem Farbverbund ausgebrochen sind und kraterförmige Löcher hinterlassen haben. Nimbus, Mitra, Bischofskrümme und Borte der Dalmatik glanzvergoldet, Schwert und Bischofsstab glanzversilbert, jeweils auf gelbem Poliment. Tafelseite ehemals vollständig mit erdroter Farbe übermalt, zwischen 1931 und 1936 entfernt. Verputzungen im Gesicht, an den Händen und in der Kasel, Metallauflagen weitgehend abgerieben. Malerei über den Holzanstückungen ergänzt. – Innenseite: Unterzeichnung: Verschattung der Beine des Hl. Christophorus sowohl gestrichelt wie laviert. Malerei und Metallauflagen: Brokatmuster des Hl. Veit berücksichtigt Faltengebung; eigenhändige Fingerabdrücke. Weltkugel mit Kreuz glanzvergoldet. Feuerflamme, Halskette des Hl. Veit und die verstärkten Enden der Ärmelnesteln mattvergoldet. Goldgrund vermutlich schon im 17. Jahrh. abgenommen (Goldberg 1983). Grundierung teilweise abgeschliffen. Malerei am oberen Rand in Form einer Neutralretusche ergänzt[4]. Nimbenringe des Hl. Veit nachgezogen. An den Falzrändern hellblaue Farbreste aus der Zeit der Bemalung des Hintergrundes mit einer Landschaft stammend. – Restaurierungen: 1931 – 1936: Abnahme von Anstückungen und Übermalungen des 17. Jahrh., 1952 fertigrestauriert[5]. AB

Es handelt sich um die beiden Flügel eines Triptychons, das im Mittelbild die Hll. Sigismund und Sebastian zeigt (Abb. S. 115). Das Mittelbild ist 1505 datiert und mit dem vollen Namen des Künstlers bezeichnet: »IOANN BVRGKMAIR PICTOR AVGVSTANVS FACIEBAT MDV«[6]. Burgkmair malte das Altarretabel laut archivalischem Beleg im Auftrag des Kurfürsten Friedrich III. des Weisen von Sachsen[7]. Das Bildprogramm umfaßte Nothelfer und – mit den Hll. Rochus und Cyprianus – Pestheilige. Ihre Attribute verweisen auf ihre Legenden[8].

Burgkmair bot mit den Heiligenfiguren ein Äußerstes an Variation, Schönheit der Erscheinung, Vielfalt an kostümlichen Details, Anschaulichkeit der Gesten und Blicke. Eustachius (Fest 20. Sept.), der als Attribut den Kopf des Hirsches mit dem Kruzifixus in der Hand hält, trägt einen luchsfellgefütterten Jägerhut mit Goldkranz, einen kurzen Rock mit weiten, pelzbesetzten und -gefütterten Ärmeln. Der schräg über die Brust laufende, mit Metallbeschlägen versehene Ledergurt dient der Festigung des Gurtes mit dem Schwertgehänge. Das Gefäß des an einer Kette befestigten Schwertes hat einen Knauf in Ohrenform und eine in Knospen auslaufende Parierstange. Die Beine des Heiligen stecken in Strümpfen und mit Schleifen verzierten Stiefeln. Zu seinen Füßen wächst die Arzneipflanze Herzgespann oder Löwenschwanz[9]. Valentin (Fest 14. Febr.) trägt den Ornat des Bischofs, das sind die weißleinene Albe, die Dalmatik mit Fransensaum, das den Hals umschließende Amikt und das Pluviale, ein über der Brust mit einer Schließe zusammengehaltener Radmantel, dessen Vordersäume mit Zierborten versehen sind. Die Mitra ist mit Edelsteinen besetzt. Die Krümme des Bischofsstabes umschließt die aus einem Blütenkelch aufwachsende Muttergottes mit dem Kind; am Schaft zwischen den Diensten stehen auf Konsolen die Hll. Katharina mit dem Schwert und Barbara mit dem Kelch und der darüber schwebenden Hostie, alle mit Nimben. Zu Füßen des Heiligen wächst die Primel[10]. Christophorus (Fest 25. Juli), der üblicherweise im schlichten Kleid des Fährmannes dargestellt wird, trägt hier einen Rock von gemustertem Stoff. Die Nesteln an seinen Ärmeln stecken in Goldhülsen. Vitus (»Veit«, Fest 15. Juni) ist als Sohn aus reichem Hause dargestellt. Sein Haar fällt in langen Locken, die Schaube über dem hochgeschlossenen Seidenwams ist aus italienischem Seidendamast. Sie zeigt ein auch in originalen Geweben erhaltenes Muster aus Blattkränzen, Rosetten und Granatapfelmotiven[11]. Eine Goldkette ziert die Brust. Rochus (Fest 16. Aug.) vertritt nicht das gängige Bild des Pilgers. Der Pilgerhut hängt ihm auf dem Rücken. Statt des Pilgerstabes führt er einen Knotenstock mit sich. Den zierlichen Engel, der kokett ein Bein zeigt, sieht man als ein kleines Mädchen an. Cyprianus (Fest 14. Sept) trägt als

Bischof die nur mit einem Kopfdurchlaß versehene Kasel, die hier aus grünem Seidendamast besteht. Sie diente bei der Meßfeier als liturgisches Gewand. In seiner Rechten hält er das blanke Schwert. An dem phantasievoll verformten Gefäß fallen die doppelt abgewinkelte Parierstange und der Fingerbügel auf, durch den der Heilige seinen Zeigefinger um die Parierstange herum krümmt, um die Waffe besser in der Gewalt zu haben[12]. Das Erscheinungsbild der Heiligen vor dem Goldgrund ist preziös, doch wird die Vergoldung gezielt eingesetzt und, die Borten der geistlichen Gewänder ausgenommen, nur bei metallenen Teilen. Das gemalte Maßwerk besteht aus gekurvten Rippen mit gekappten Enden, in Kielbogen und Kreisformen, die von Astwerk durchwachsen sind. Sie entsprechen den modernsten Formen der in Augsburg gebauten Architektur des Burkhard Engelberg. Er war seit 1477 als Parlier, dann bis zu seinem Tod 1512 als Bauleiter an der Kirche St. Ulrich und Afra in Augsburg tätig[13].

Der Erhaltungszustand der Tafeln ergibt sich aus einer späteren Übermalung und deren Abnahme zwischen 1931 und 1936. Nach Aussage des Inv. 1641/42 war damals das Triptychon bereits in seine Bestandteile zerlegt. Gm 897, angestückt und mit einer Landschaft versehen, diente als Flügel des Johannes-Altars von Hans Burgkmair (München, Alte Pinakothek)[14]. Auch das zugehörige Mittelbild[15] wurde verändert. Es zeigt die Hll. Sigismund und Sebastian – Sigismund im Hermelinmantel mit Krone, Szepter und Schwert, Sebastian bis auf ein Lendentuch entkleidet mit Hut, Mantel und den Pfeilen seines Martyriums, hinter ihnen drei Engel, die einen horizontal verlaufenden Behang halten. Die heute sichtbare Halle, Fliesenboden und Landschaftsausblick sind das Ergebnis einer im Auftrag des bayer. Kurfürsten erfolgten Übermalung. Sie ersetzte die ursprüngliche Doppelarkade, deren oberen Abschluß sich überlagernde Kielbögen bildeten und deren mittlere Säule die Hll. Sigismund und Sebastian trennte, dazu die als Rasen ausgewiesene Standfläche und den Goldgrund[16]. Im originalen Zustand herrschte der Gesamteindruck einer Figurenreihe bei nur schwach betonter Mitte. Die Reihung der Heiligen und die Beibehaltung des Goldgrundes gaben dem Altarretabel einen vom Auftraggeber offenbar gewollten retrospektiven Charakter. Dormeier, der den Altar unter dem Blickpunkt der »Laienfrömmigkeit in den Pestzeiten des 15./16. Jahrhunderts« untersuchte, hielt es für möglich, daß der Auftraggeber »mit dem Heilzauber des kostbaren Edelmetalls rechnete«. Kaiser Sigismund wurde zunächst als römischer Kaiser Diokletian oder Maximian angesehen, dann bis zu der durch Heinrich Feurstein erfolgten richtigen Bestimmung[17] als Kaiser Konstantin. Bischof Valentin galt noch bei Rupé 1912 als Bischof Liborius. Passavant (1846) wollte Gm 897 dem Thoman Burgkmair zuschreiben. Noch in dem durch spätere Übermalung und Ab-

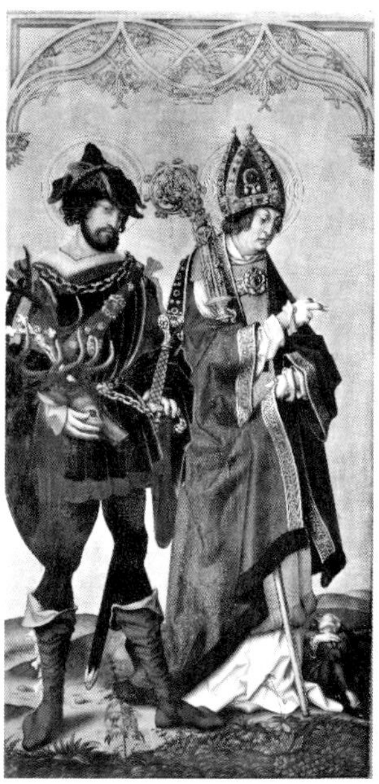

Gm 897

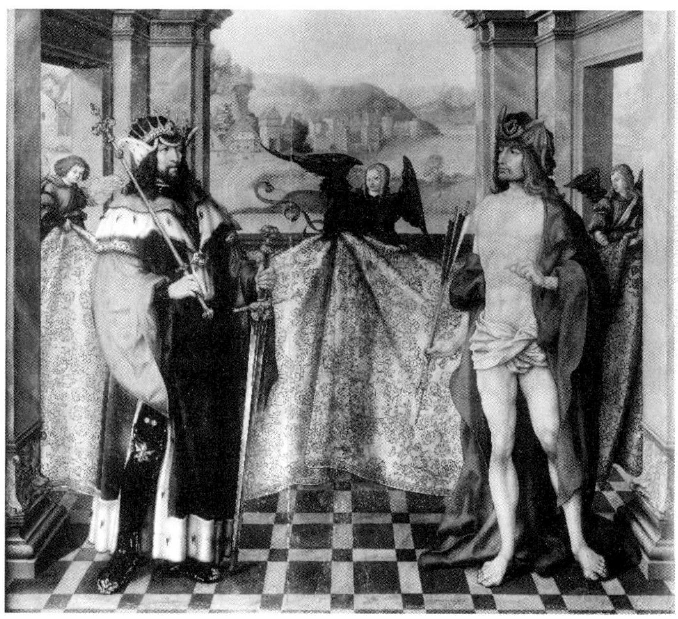

[Gm 280]

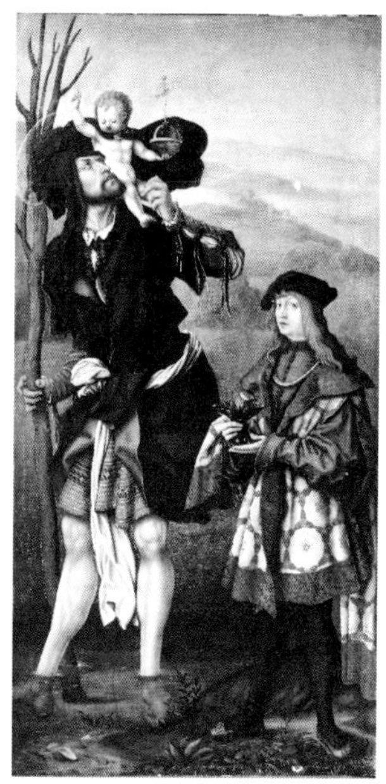

Gm 281

nahme derselben geschädigten Zustand stellt sich der Flügelaltar als ein inspiriertes und in der Ausführung subtiles Werk dar.

Eine Vorzeichnung zum Hl. Valentin in Hannover, Bibliothek der technischen Hochschule, wurde von Halm angezweifelt[18]. Eine Kopie nach einer Vorzeichnung zu Gm 281, die Hll. Christophorus und Veit, befindet sich in Erlangen, Universitätsbibliothek[19]. Ein Tafelbild mit Augustus und der Sibylle[20], frühestens aus dem 16. Jahrh., gibt dem römischen Kaiser die Gestalt des Hl. Sigismund von Burgkmair.

1 Dormeier 1989, S. 274 – 275.
2 Ob die Verbräunung durch Überzüge oder Bindemittel bedingt ist, kann nicht entschieden werden.
3 Diese Anstückung aus dem 17. Jahrh. ist auf einer Fotografie wohl aus den 30er Jahren dieses Jahrh. (Restaurierungsarchiv der BStGS) belegt. Sie war von der Außenseite her verplattend befestigt und an den 2 querrechteckigen Feldern im Bereich des Bogens eingehängt, wodurch diese mit noch originaler Bemalung erhalten blieb.
4 Das im Kat. der Burgkmair-Ausst. 1931 erwähnte Pentiment im linken Bein des Hl. Vitus ist weder mit Mikroskop noch mit Röntgenstrahlen festzustellen; vgl. Goldberg 1983, S. 159, Anm. 40.
5 BStGS, Inv.Nr. 685, 21, 195, 120; vgl. Goldberg 1983, S. 158 – 159, Anm. 39.
6 Kat. Augsburg 1931, Nr. 8, Abb. 20.
7 Vgl. Bruck 1903, S. 296.
8 Zu den Hll. vgl. Künstle 1926 und LCI 5 – 8, 1974 – 1976.
9 Leonurus cardiaca, Lippenblütler (Lamiaceae) mit unangenehmem Geruch.
10 Mehl(?)primel, Primula (farinosa?), ähnlich bei Behling 1957, Abb. CXXI. Freundl. schriftl. Mitteilung von Hermann Schmidt, Nürnberg, 18. März 1996.
11 Vgl. Kunstgewerbemuseum der Stadt Köln. Europäische Seidengewebe des 13. – 18. Jahrh., bearb. Barbara Markowsky, 1976, Nr. 85 mit Abb. Freundl. mündl. Hinweis Jutta-Zander-Seidel, GNM, 22. April 1997.
12 Vgl. Seitz 1965: Blankwaffen, S. 168.
13 Beschreibung und Einordnung des Maßwerks durch Barbara Schock-Werner, freundl. mündl. Hinweis vom 19. April 1997. Die Formen entsprechen denen auf GM 273, Hans Holbein d.Ä., sog. Gossenbrot-Madonna, siehe dort.
14 Kat. München, Alte Pinakothek, 1963 (bearb. Chr.A. zu Salm u. G. Goldberg), S. 53 , Abb. S. 280.
15 Tannenholz, 114,5 x 123 cm. Ehemals Gm 280. Leihgabe der BStGS, Inv.Nr. 5782. Nürnberg, Moritzkapelle, seit 1829. 1882 GNM. 1936 mit der Absicht der Reinigung und Restaurierung von den BStGS zurückgezogen.
16 Vgl. Falk 1968, S. 40 – 42. – Goldberg 1983.
17 Mitgeteilt in Kat. Ausst. Augsburg 1931.
18 Halm 1962, S. 106.
19 Die Zeichnungen in der Universitätsbibliothek Erlangen, bearb. von Elfried Bock. Frankfurt a.M. 1929, Kat.Nr. 757. – Halm 1962, S. 112–113.
20 Aukt. Lempertz, Köln, 21. Juni 1990, Kat.Nr. 115, Tf. 14.

Kat. München, Bildergalerie, 1787, S. 40, Nr. 210. – Kat. Schleißheim 1810, Nr. 1547, 1571 (Gm 897, 281); 1831, Nr. 182 (Gm 897). – Moritzkapelle 1829 – 1846, Nr. 44 (Gm 281), Nr. 105 (Gm 280). – Kunstblatt 1829, S. 417 (Gm 280, Gm 281). – Kat. München, Pinakothek, 1838 – 1869, (Cab.) Nr. 24 (Gm 897). – Waagen 1843, S. 180 – 181, 193 (Gm 281, 280). – Passavant 1846, S. 186 (Gm 897). – Rettberg 1846, S. 162 (Gm 281, 280). – H.A. Müller 1858, S. 233 – 234 (Gm 281, 280). – Sighart 1862, S. 601. – Lotz 2, 1862, S. 338 (Gm 281, 280). – Parthey 1, 1863, S. 219, Nr. 15 (Gm 281), 22 (Gm 897), 25 (Gm 280). – Kat. München, Altere Pinakothek, 1872 – 1881, (Cab.) Nr. 619 (Gm 897). – Moritzkapelle 1878 u. 1880, Nr. 61 (Gm 281), 93 (Gm 280). – Kat. 1882, Nr. 152 (Gm 281), 151 (Gm 280). – Kat. München, Ältere Pinakothek, 1884 – 1908, Nr. 221 (Gm 897). – Muther 1884, S. 343. – Kat. 1885, Nr. 158 (Gm 281), 157 (Gm 280). – Muther 1886, S. 411. – A. Schmid 1888, S. 22 – 23. – Janitschek 1890, S. 424 – 425. – Gröschel 1892, Sp. 517. – H. A. Schmid 1892, Sp. 580. – Kat. 1893, Nr. 169 (Gm 281), 168 (Gm 280). – Bach 1900, S. 440. – Bruck 1903, S. 126, 296. – Braune 1909, Nr. 281, 280. – Heidrich 1909, S. 272. – Reinach 3, 1910, Abb. S. 672. – H.A. Schmid 1911, S. 253. – Rupé 1912, S. 53 – 54. – Weil 1920, S. 306. – Ausst. Augsburg 1931: Burgkmair, Kat.Nr. 8 (bearb. Karl Feuchtmayr), Abb. 19, 20, u. Nachtrag S. 27. – Burkhard 1934, S. 41 – 42, Abb. 18, 19, 20. – Lutze u. Wiegand 1936-37, S. 34 – 35, Abb. 157 – 159. – Pinder 1940, S. 302. – Halm 1962, S. 112 – 113, Abb. 43. – Benesch 1966, S. 45. – Falk 1968, S. 40 – 42, Abb. 19, 20 (Rekonstruktion der Mitteltafel). – Alex 1976, S. 5. – Diemer 1980, S. 141, 146. – Bachtler, Diemer u. Erichsen 1980, S. 232, XII,36, Nr. 34, 235, XII,58. – Goldberg 1980, S. 138, Anm. 78. – Dieselbe 1983, S. 156 – 159, Abb. 6, 8. – Jakupski 1984, S. 48 – 53. – Dormeier 1989, S. 274 – 276, Abb. 1 (Hl. Rochus). – Kat. Donaueschingen 1990 (bearb. C. Grimm und B. Konrad), S. 33, Anm. – Seelig 1997, S. 281.

Burgkmair, Hans d. Ä.

MARIA MIT DEM KIND
1509

Maria sitzt im Garten auf einer marmornen Bank. Sie hat die Finger in den Seiten eines Buches und nimmt mit der Rechten das Kind bei der Hand, das zwischen ihren Knien steht und einen aufgeplatzten Granatapfel hält. Die halbhohen, marmorverkleideten Wände des Thrones grenzen im Garten einen eigenen geschützten Bereich ab. Oberhalb des Gesimses werden sie durch Segmentbögen abgeschlossen, deren Bogenfeld und oberer Rand mit Grotesken aus Alabaster geschmückt sind. Blumen, sieben Vögel und Landschaftsblick.

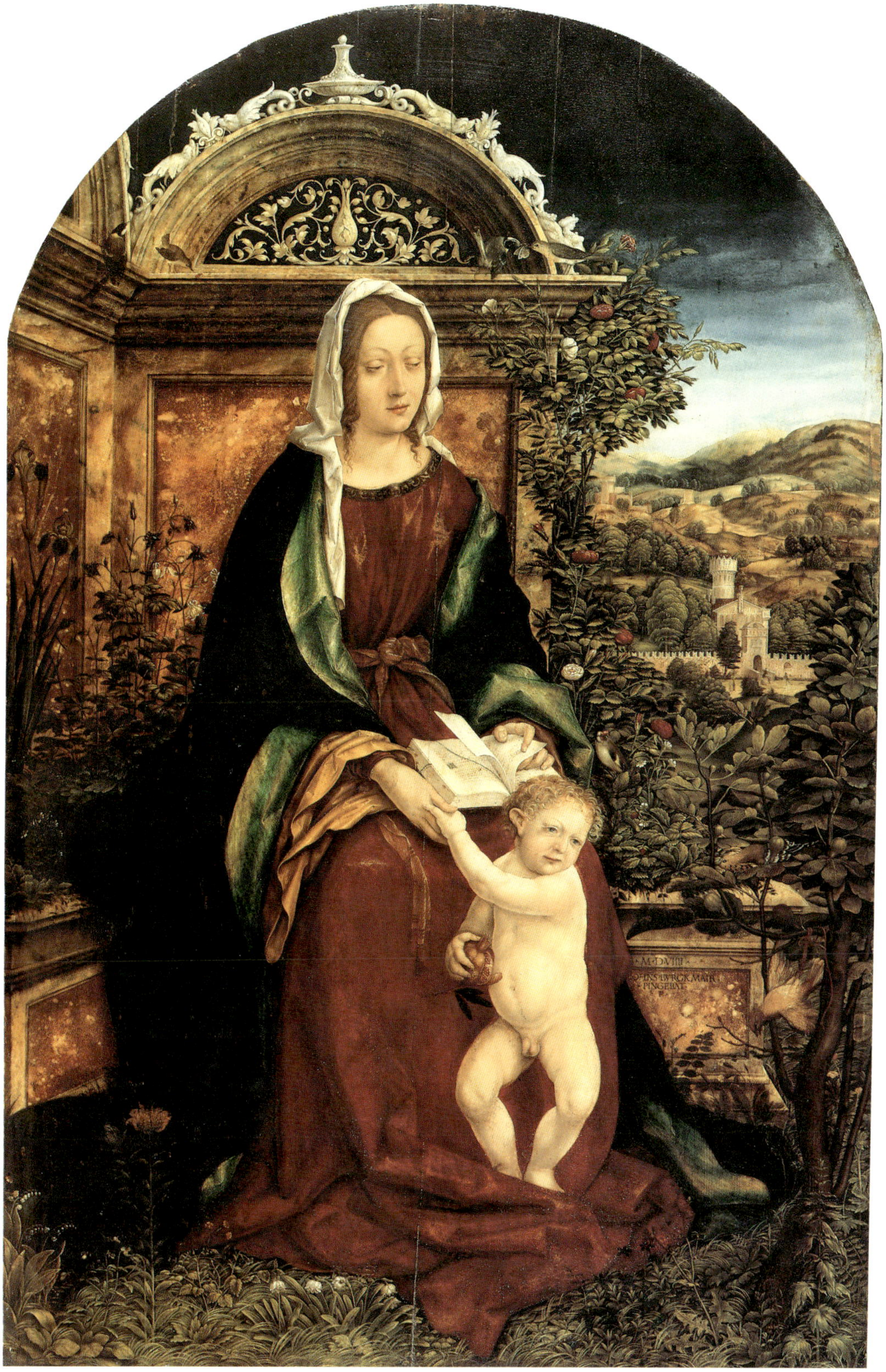

Gm 282

Tannenholz (Abies sp.), 164,8 x 103,2 cm, oben halbkreisförmig geschlossen – An der Bank rechts in Majuskeln der Humanisten-Antiqua bez.:»·M·D·VIIII· / IOH(A)N(NE)S·BVRGKMAIR· / ·PINGEBAT·« – Auf der Rückseite mit Bleistift die Inv.Nr. 282, Inventarzettel der Stadt Nürnberg Nr. 1.

Gm 282. Leihgabe der Stadt Nürnberg, Inv.Nr. 1. – Aus der Slg. des Handelsgerichtsassessors Johann Jakob Hertel, Nürnberg, aufgrund eines Vergleichs vom 24. Nov. 1862 in das Eigentum der Stadt Nürnberg übergegangen, weitere Herkunft unbekannt[1].

5 Bretter, Breiten am Bogenansatz von links 20,0, 22,3, 21,1, 23,5, 16,3 cm, im unteren Viertel 18,3, 23,2, 18,8, 26,5, 16,1 cm. Stärke 1,6 – 2,0 cm. Äste im Holz belassen. Mitte gerissen und nachgeleimt, kürzere Risse im Bogensegment. In der Mitte oben spätere Holzintarsie, ca. 2 x 2 cm. Alter Schädlingsbefall. Format an den Seiten und am Bogen beschnitten. – Rückseite: Brettfugen durch 8 horizontale Wergbahnen gesichert; weiß grundiert und einschichtig caput mortuumfarbig gestrichen. Risse durch Holzklötzchen gesichert; zwei Klötzchen über Mittelriß am unteren Rand ersatzlos entfernt. – Bildseite: Tafel im Rahmen grundiert und bemalt. Unterzeichnung: Pinsel; Kontur- und Binnenzeichnung; Schatten regelmäßig schraffiert; in den tieferen Dunkelzonen bis zur Lavur verbreitert und geschlossene Schattenflächen bildend, die durch darüberliegende Farbschichten als Körpermodellierung scheinen; Tor des italienischen Landsitzes bis unter das oberste Geschoß reichend, die Brücke mit einer Bogenöffnung. Malerei: Pentimenti: Dunkler, azuritblauer Mantel Mariä ursprünglich hellrot mit dunkelrotem Lack in den Schatten[2]; grünes Mantelfutter in dieser Version über ihrer linken Schulter ausladender, der lange Zipfel entlang ihres rechten Beines Teil der späteren Version. Azuritblau des Mantels entspricht mikroskopisch dem des Himmels; beide mit einer heute dunkel erscheinenden Lasur überzogen. Der Hintergrund des mit Arabesken verzierten Halbrundes über der Gartenbank imitierte zunächst dunklen Marmor, ehe die Zwischenräume mit einer helleren, grünlichen Farbe deckend übermalt wurden. Graublaue Untermalung der dunklen Himmelszone beim plastischen Schmuck auf dem Bogen als Verschattung durchscheinend. Sämtliche Vögel ohne Aussparung auf den Hintergrund gemalt. Frühschwundrißbildung. Ausbrüche der blauen Malschicht im blauen Marienmantel retuschiert. Firnisse in Inkarnaten und mit Weiß ausgemischten Farben gedünnt. – Restaurierung: 1990 Festigung der Rückseite. AB

Die Darstellung der »Maria im Rosenhag« oder im »beschlossenen Garten«, der ihre Jungfräulichkeit symbolisiert, hatte bereits eine längere Tradition, als Burgkmair das Thema aufgriff[3]. Er kannte Martin Schongauers Marienbild in Colmar (Dominikanerkirche St. Martin), von dem er bald nach seiner Wanderschaft eine freie Wiederholung fertigte[4]. Was Gm 282 von Schongauer und von Burgkmairs frühem Bild trennt, sind die Renaissanceelemente – der Marmorthron mit dem dekorierten Segmentbogen, der aristokratische Typus der Maria und das wie bei Michelangelo oder Raffael zwischen den Füßen der Mutter stehende, wiewohl ganz nordisch anmutende, Kind. Es entfielen beider Strahlennimben.

Schiller beschrieb und deutete die Vegetation, im Einzelfall auf die Untersuchungen Behlings sich berufend. Die Gegenüberstellung des Feigenbaumes mit dem weißen Rosenstrauch interpretierte sie im Sinne einer Allegorie des Lebens- und Todesbaumes, wobei der Feigenbaum, der auch als Baum des Sündenfalls vorkommt, im Gegensatz zur Rose und den blühenden Blumen als Baum des Verderbens figuriert, dessen negative Deutung darauf zurückgeht, daß er für die Pflanzen in seiner Nähe schädlich sei. Den »wehmütig wissenden« Ausdruck der Maria bezog Schiller auf die aus dem Buch der Propheten gewonnene Kenntnis der Muttergottes von den Leiden des Kindes und der Schuld der Menschen, um deretwillen er leidet. Hier war die Vision der Hl. Birgitta von Schweden maßgebend[5].

Burgkmair setzte eine Fülle von Naturstudien um. Auf der Höhe der Muttergottes sieht man die Akelei (Aquilegia vulgaris), blau- und weißblütig, zu ihren Füßen Maiglöckchen (Convallaria majalis), wildes Stiefmütterchen (Viola tricolor), Feuerlilie (Lilium bulbiferum), Gamander-Ehrenpreis (Veronica chamaedrys) und Frühlingsknotenblume (Leucojum vernum)[6]. Akelei, Schwertlilie, zur Erde geneigte rote Erdbeeren und Feuerlilien weisen nach Schiller auf die Leiden Christi hin. Das Maiglöckchen, eine vielverwendete Heilpflanze, galt als Sinnbild für Christus als Salus Mundi = Heil der Welt, der Granatapfel, wie ihn das von der Mutter wegstrebende Christuskind hält, in der Antike als Fruchtbarkeits- und Lebenssymbol, im christlichen Sinne als Zeichen des geistlichen Lebens und der Auferstehung[7]. Sieben Vögel sind auf dem Bild zu sehen. Roth-Bodjadzhiev hat sie, auf die exakte Beobachtung und die »artcharakteristischen Haltungen« abhebend, bestimmt und gedeutet: Der an den Füßen aufgehängte Vogel[8] läßt »an die Psalmstelle vom gefangenen Vogel 124,7 denken, wo die Hoffnung auf Gottes Hilfe, die Seele gleich dem gefangenen Vögelein aus dem Netz des Vogelstellers zu bergen, beschrieben wird«. Negativ eingestuft wird der lauernde Wiedehopf (Upupa epops) darüber. Der Stieglitz (carduelis carduelis) ist bekanntes Christussymbol[9], die Vögel links und rechts auf dem Gesims lebhaft und unbeschwert, wobei freilich zwei von ihnen einen Schmetterling zwischen den Schnäbeln halten. Wir sehen von links nach rechts Kohlmeise (Parus major), Zaunkönig (Troglodytes troglodytes), Blaumeise (Parus caeruleus) und Rotkehlchen (Erithacus rubecula). Nach Jakupski hat das Spiel der Vögel auch »einen narrativen Wert (...), der über das eigentliche Bildthema hinausführt«. Burgkmair malte das Bild – Figurengruppe und Steinbank – weitgehend fertig, legte die »große Form« fest, bevor er sie durch das spontan anmutende Hinzufügen von Blumen und Vögeln motivisch und inhaltlich umspielte und bereicherte. Wie A. Bartl feststellte, verwandelte Burgkmair den bereits vollendeten roten Mantel der Maria durch Übermalung in einen blauen und trennte sich damit ebenso von der Farbgebung Schongauers wie von der seines eigenen frühen Bildes. Das Ergebnis entspricht der geläufigen Ikonographie, doch ist es müßig zu fragen, ob damit eine Trübung der künstlerischen Qualität erfolgte oder womöglich eine Vertiefung.

Im Mittelgrund erscheint ein kleiner befestigter italienischer Landsitz, die Ummauerung mit Schwalbenschwanzzinnen bewehrt, geschützter portikusartiger Torbau, dahinter der Palas mit aufwendig gearbeiteten, zum Teil ausgekragten Schornsteinen, dominiert von einem schlanken, mehrfach vertikal untergliederten Rundturm mit vorkragendem Prunkgeschoß[10]. Weiter hinten gleiten die Höhen weich und melodisch ineinander.

Die Bildkomposition erscheint durch den seitlichen Beschnitt entschieden schlanker als ursprünglich, der runde Bogen wurde zum Segment fragmentiert, das gotische Element gegenüber dem renaissancemäßigen verstärkt. Den farbigen Gesamteindruck des Bildes bestimmen die Wahl der Farben, ihre Brechung und ein durch den eingeschlagenen Firnis verstärkter honigfarbener »Ton«, der die Buntwerte in einem vollen und reifen Farbklang aufgehen läßt. Burgkmairs Marienbild Gm 282 lebt vom Ausgleich des Gegensätzlichen, wie ihn das Miteinander von gebauter und gewachsener Form, von Nähe und Ferne, von der vornehmen Distanz der Mutter und der anrührenden Natürlichkeit des Kindes offenbaren.

Die Frage nach einem Aufenthalt Burgkmairs in Italien, der ihm die Kenntnis italienischer Originalwerke vermittelt hätte, wird zuerst und besonders im Zusammenhang mit diesem Bild erörtert und allgemein bejaht. Schmid verglich den »aus kostbaren Holzarten«[11] gefertigten Marienthron mit denen des Venezianers Carlo Crivelli, desgleichen die Farbe, die wie bei diesem »etwas an Holzintarsien« erinnere. Auch das in der deutschen Kunst vorher nicht nachweisbare Motiv der Maria mit dem auf der Erde stehenden Kind fand Schmid in der italienischen Kunst, so bei Michelangelos marmorner Brügger Madonna. Er wollte Burgkmairs italienischen Aufenthalt aber nicht bis in das Jahr des Venezianerkrieges 1508[12] hinaufschieben. Feuchtmayr schloß einen unmittelbaren Zusammenhang mit Signorelli oder Michelangelo aus, akzeptierte aber den angenommenen Crivelli-Einfluß. Schiller fand den Typus der Gottesmutter auf einem Thron mit hoher Rückwand in Italien. Daß Burgkmair in Venedig seinen Farbengeschmack[13] gebildet hätte, wird allgemein angenommen. Demgegenüber wollte Burkhardt in der ferraresischen Kunst einen »verwandten Formengeschmack« nachweisen. Jakupski konstatierte das Unzureichende der Beweisführungen für einen Italienaufenthalt Burgkmairs, da sie durch keinen archivalischen Beleg gestützt werden können.

Gm 282 ist eines der vollkommensten Werke der deutschen Renaissance im Zusammenklang von Idealvorstellung und Natursinn. Sulpiz Boisserée und Waagen rühmten das Bild, doch stieß sich dieser an der »seltenen Häßlichkeit« und »geschmacklosen Stellung« des Kindes, die seiner Meinung nach den »Gesamteindruck des Bildes auf eine so unangenehme Weise stören«[14]. Auch Glaser wunderte sich, »daß das krummbeinige unglückliche Stehen des Kindes den Maler befriedigte«. Winkler empfand das Bild zwiespältig im Verhältnis von Figur und Landschaftsauffassung. Es ist eine Frage der persönlichen Einstellung, ob einen der Anblick des ungeschönten Kindes mit den großen geknautschten Ohren und krummen, noch wenig standfesten Beinen anrührt oder befremdet. Einig sind sich die Forscher im Lob der Farben.

Zu den Wappen der Familien Fugger und Thurn und Taxis auf dem Empire-Rahmen schreibt Feuchtmayr: »In den Zwickeln des klassizistischen, aus der ersten Hälfte des 19. Jahrh. stammenden Rahmens links (heraldisch: rechts) das Wappen der Familie Thurn und Taxis, rechts (heraldisch: links) das der Familie Fugger. Zu der Zeit, aus der der Rahmen stammt, hat eine Heirat von Angehörigen der Häuser Fugger und Thurn und Taxis nicht stattgefunden. Die Wappen sind demnach aufgrund einer Tradition angebracht worden. Die einzige Verbindung zwischen den beiden Familien, die der heraldischen Anordnung der Wappen (rechts männlicher, links weiblicher Teil) entsprechen würde, ist (nach Mitteilung des Fuggerschen Familien- und Stiftungs-Archivs Augsburg) die 1689 erfolgte Vermählung des Grafen Lamoral von Thurn und Taxis (geb. 1653 zu Brüssel, gest. 1713 zu Innsbruck) mit Gräfin Maria Claudia Franziska Fugger (geb. 1668 zu Matsies, gest. 1721 zu Konstanz).«

Eine mit dem Gemälde weitgehend übereinstimmende Zeichnung befindet sich in Berlin, Kupferstichkabinett[15]. Schmid und wieder Halm und Jakupski hielten sie für einen Entwurf zum Gemälde, Rupé dachte an eine barocke Kopie, ebenso Bock[16]. Neumeyer sah das Blatt mit guten Gründen als Kopie des 17. Jahrh. nach dem originalen Entwurf Burgkmairs an. Seine Meinung teilte Falk. Gegenüber dem Gemälde fallen bei der Zeichnung vor allem die Breitendehnung der Komposition, die Ansätze eines Bogens am oberen Bildrand und die Statuetten neben dem Segmentbogenaufsatz auf, von denen die rechte als Moses mit den Gesetzestafeln erkennbar ist.

1 Vgl. Schwemmer 1949.
2 Demnach waren Kleid und Mantel der Maria gleichermaßen rot, entsprechend Martin Schongauers Maria im Rosenhag von 1476 in Colmar, Dominikanerkirche St. Martin.
3 Zu Maria im Rosenhag vgl. Schiller 4, 2, 1980, S. 206 – 210. – Marienlexikon, Bd. 5, 1993, S. 548 – 552 (»Rose«), hier S. 551.
4 Schweinfurt, Slg. Georg Schäfer, Inv.Nr. 4462, als Leihgabe in den Kunstsammlgn. der Veste Coburg; vgl. Ausst. Schweinfurt 1985: Slg. Schäfer (bearb. I. Lübbeke), Nr. 6, Farbabb. S. 67.
5 Zur Hl. Birgitta vgl. Gm 903, Hans Baldung Grien, Maria mit dem Kinde im Gemach.
6 Bestimmung durch Hermann Schmidt, Nürnberg, freundl. schriftl. Mitteilung 18. März 1996.
7 Marienlexikon, Bd. 2, 1989, S. 701.
8 Laut Peter Mühling, Nürnberg, freundl. schriftl. Mitteilung 20. Mai 1996, warscheinlich Seidenschwanz (Bombycilla garrulus).
9 Dazu Friedman 1946.
10 Freundl. schriftl. Mitteilung von Joachim Zeune, Bamberg, 31. Okt. 1995.
11 In Wahrheit aus Marmor.
12 Zum Krieg mit Venedig vgl. Hermann Wiesflecker: Kaiser Maximilian I. Das Reich, Österreich und Europa an der Wende zur Neuzeit, Bd.1–4. München 1971 – 1981, hier Bd. 4, S. 1–23.
13 So Glaser 1924.
14 Schäfer diagnostizierte Rachitis.
15 Inv.Nr. 5012, Rötel und Tinte, 202 x 148 mm, bez. von späterer Hand »Hans Burgkmaier von Augspurg«; vgl. Bock I, S. 18, Nr. 50. – Halm 1962, mit Abb. 45.
16 Kat. Staatl. Museen zu Berlin: Die deutschen Meister. Beschreibendes Verzeichnis sämtlicher Zeichnungen, bearb. Elfried Bock. Berlin 1921, S. 18 (Inv.Nr. 5012).

Kat.Slg. Hertel 1841 (bearb. Georg M. Remshard), Nr. 36. – Waagen 1843, S. 289. – Rettberg 1846, S. 162 – 163. – H.A. Müller 1858, S. 239. – Sighart 1862, S. 601. – Parthey 1, 1863, S. 219, Nr. 10. – Kat. 1882, Nr. 153. – Woltmann u. Woermann 1882, S. 448. – Seidlitz 1883, Berichte S. 70. – Muther 1884, S. 347. – Kat. 1885, Nr. 159. – Muther 1886, S. 413, Nr. 21. – A. Schmid 1888, S. 37 – 38. – Janitschek 1890, S. 426. – Kat. 1893, Nr. 170. – Heidrich 1902, S. 272, Abb. 170. – Braune 1909, Nr. 282. – Heidrich 1909, S. 46, 272, Abb. 170. – H.A. Schmid 1911: Burgkmair, S. 252. – Firmenich-Richartz 1916, S. 351. – Glaser 1916, S. 238, Abb. 186. – Schmitz 1919, S. 645. – Eßwein u. Hausenstein 1923, S. 21, Tf. 65. – Schulz 1923, Tf. nach S. 20. – Glaser 1924, S. 368 – 369, Abb. 249. – Neumeyer 1928, S. 64. – Rupé 2, 1928, S. 204, Anm. 1. – Ausst. Augsburg 1931: Burgkmair, Kat.Nr. 12 (bearb. Karl Feuchtmayr), Abb. 26. – Wölfflin 1931, S. 106, Abb. 43. – Burkhard 1934, S. 50, Abb. 26, 27 (Ausschnitt: Landschaft). – Deusch u. Winkler 1935, S. l9, Tf. 78. – Lutze u. Wiegand 1936-37, S. 36, Abb. 156. – Haug 1938, S. 46 – 47, Abb. 30. – Pinder 1940, S. 303. – Fischer 1942, S. 273, Abb. S. 272. – Friedmann 1946, S. 59, Tf. 29. – Ausst. Schaffhausen 1947: Meisterwerke, Kat.Nr. 23. – Schwemmer 1949, S. 152. – Kunst und Kultur 1952, Tf. 114. – Behling 1957, S. 151 – 153, Tf. CXVIII. – Halm 1962, S. 113 – 115, Abb. 44. – Benesch 1966, S. 74. – Strieder 1966: Dürerzeit, S. 11, Farbabb. S. 60. – Falk 1968, S. 31, 62, 64 – 65, Abb. 39. – Osten u. Vey 1969, S. 112, Abb. 94.- Hütt 1973, S. 403. – Osten 1973, S. 118, Abb. 90. – Alex 1976, S. 7 – 8, Farbabb. 11. – Führer 1977 u. 1980, Nr. 240; 1985 u. 1994, Nr. 235, jeweils Farbabb. – Kaiser 1978, S. 103, 207, 282, Abb. A 70c. – Schiller 4, 2, 1980, S. 209, Abb. 835.- Löcher 1982: Marienbilder, S. 244 – 245, Farbabb. 8. – Schatzkammer 1982, Farbabb. 74. – Jakupski 1984, S. 64 – 70. – Ausst. Schweinfurt 1985: Slg. Georg Schäfer (bearb. I. Lübbeke), bei Kat.Nr. 6, mit Abb. – Roth-Bodjadzhiev 1985, S. 45 – 47, Abb. 45. – Löber 1988, S. 124, Abb. 90 (Akelei, gezeichnet). – Kat. Donaueschingen 1990 (bearb. C. Grimm u. B. Konrad), S. 33, Anm. – Schäfer 1992, S. 194 mit Abb. – Seelig 1997, S. 216.

Burgkmair, Hans d. Ä.

MARIA MIT DEM KIND
1510

Maria sitzt auf einer Rasenbank vor einem Knüpfteppich. Sie reicht dem auf ihrem Schoß sitzenden Kind eine Traube. Es greift mit der rechten Hand danach und verschiebt mit der linken die Seiten des Buches, in dem die Mutter liest. Starke Baumstämme mit unbelaubten Ästen, sechs Singvögel. Landschaftshintergrund mit Burg.

Lindenholz (Tilia sp.), 40,3 x 28 cm – Auf dem Zettel am Baum dreizeilige Inschrift in Antiqua-Majuskeln: »·M·D·X· / JOH(ANNE)S· BVRGKMAIR· PINGEBAT / IN AVGVSTA· VINDELICORVM = 1510 hat Johannes Burgkmair [das Bild] in Augsburg gemalt – Auf der Rückseite Klebezettel BStGS Inv.1905, Nr.752 und neuerer Zettel mit der Inv.Nr.5397; auf dem Parkett mit Bleistift die Nr.283.

Gm 283. Leihgabe der Bayer.Staatsgemäldesammlungen, Inv.Nr.5397. – München, herzogl. Kunstkammer, Ficklersches Inv.1598, Nr.2701; Kammergalerie des Herzogs, späteren Kurfürsten Maximilian I. von Bayern, Inv.1607, fol.2v; um 1628/30, Nr.47; 1641/42, Nr.36 – BStGS Inv.1822, Nr.4946; 1905, Nr.752 – Schleißheim, Gemäldegalerie, dort nachgeweisen zwischen 1761 und 1775 – München, Bildergalerie (1787) – Augsburg, kgl. Gemäldegalerie (1806)[1] – Ab 1829 ausgestellt in Nürnberg, Moritzkapelle – 1882 GNM.

2 Bretter, Breiten von links oben 15,9, 11,8 cm, unten 16,5, 11,5 cm. Stärke auf 0,5 cm gedünnt. Format seitlich und oben geringfügig beschnitten. – Rückseite: Flachparkett. Schellackiert. – Bildseite: Tafel im Rahmen grundiert und bemalt, Grundier- und Malkanten allseitig vorhanden. Unterzeichnung: Pinsel; Kontur- und Binnenzeichnung; Schatten im Gewand in abfallenden Schraffuren; Haarsträhne Mariä vor dem rechten Ohr bis zum Ausschnitt fallend, dieser und der rechte Schulteransatz des Kleides durch Bordüre verziert; das Kind schiebt

mit Daumen, Zeige- und Mittelfinger die Buchseite zurück (Abb. S. 121); in der gemalten Ausführung legt es die ganze Hand auf das Buch; Stirnhaare des Kindes nach oben gerichtet. Malerei: Sämtliche Vögel ohne Aussparung auf den Hintergrund gemalt. Oberste Lasur oder Firnis im rechten Gewand- und Mantelteil der Maria krepiert. Farbigkeit infolge verbräunten Firnisses gedämpft, rotes Kleid und grünes Mantelfutter verbräunt. AB

Das Thema, die Intimität der Darstellung und das kleine Bildformat kennzeichnen das private Andachtsbild. Die Traube als Symbol der Eucharistie weist auf den Erlösertod Christi hin[2], die unbelaubten (abgestorbenen) Bäume wohl auf die Erlösungsbedürftigkeit der Welt. Die Vögel in den Bäumen lassen sich als Kohlmeise (Parus major), Stieglitz (Carduelis carduelis) und Rotkehlchen (Erithacus rubecula) bestimmen, die Vögel am Teppich als Stieglitz und Kohlmeise[3]. Sie sind nach Roth-Bodjadzhiev »mehr erzählerische Beigabe denn gewichtiges Symbol«, doch werden auch mit ihnen »einzelne kleine Bedeutungsaspekte« verbunden. Das Buch dürfte als Gebetbuch gemeint sein, kann aber auch auf die Bücher der Propheten verweisen, die den Leidensweg Christi voraussagen[4]. Der Teppich hebt durch seine Kostbarkeit Maria hervor, die gleich dem Kind nicht länger durch einen Nimbus ausgezeichnet ist. v. Wilckens nannte ihn die erste ihr bekannte Darstellung eines Knüpfteppichs in der deutschen Malerei. Sie unterschied drei Bordüren, wobei die innerste, in kleinen Rechteckfeldern untereinander, laufende Vierfüßler (Löwen?) zeigt. Sie bezeichnete den Dekor als charakteristisch für spanische Teppiche aus Alcaraz und schloß auf ein Importstück. Ein reizender Einfall des Malers war es, den Zettel mit einem Nagel an dem Baumstamm zu befestigen.

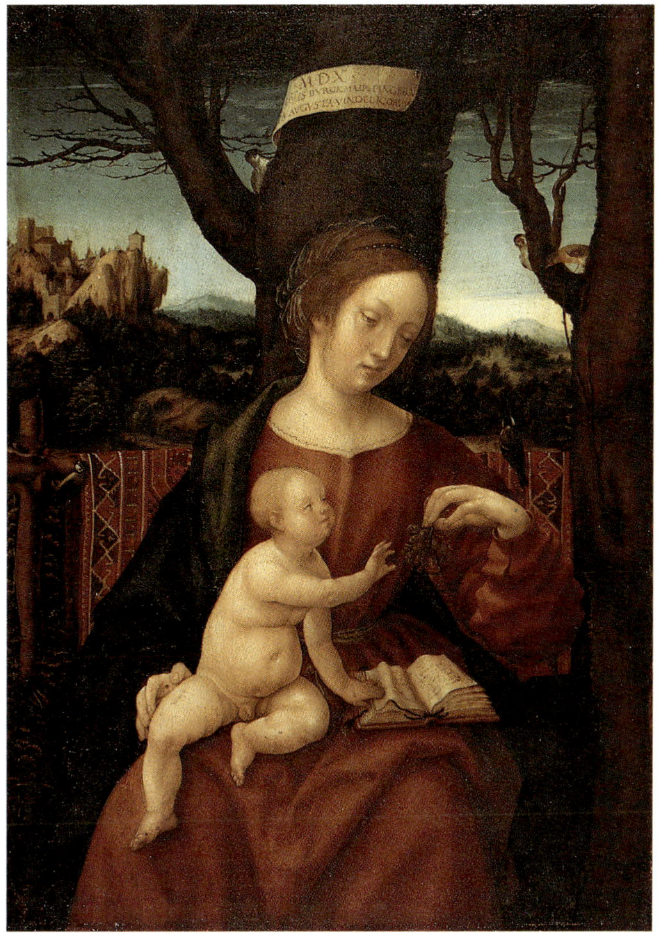

Gm 283

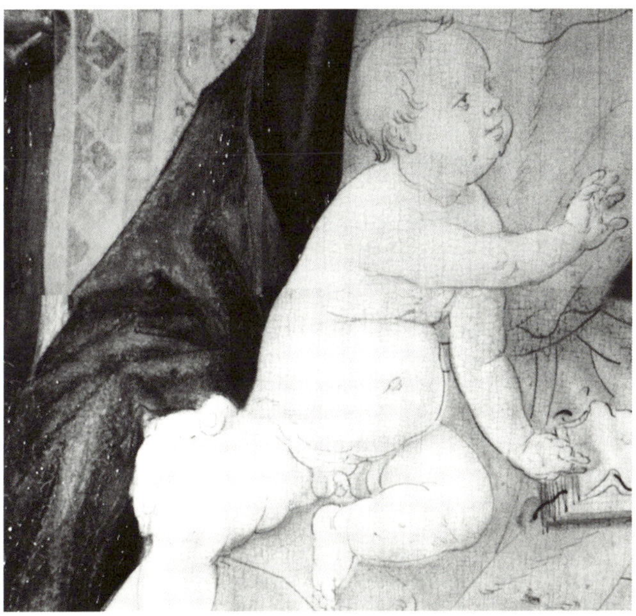

Gm 283 Ausschnitt. Infrarot

Die dreiteilige Burganlage im Hintergrund nutzt zwei hohe Felsen. Auf dem linken sieht man die Hauptburg mit einem mächtigen viereckigen Bergfried, an den mehrere palasartige Häuser angebaut sind, auf dem rechten, durch eine Bogenbrücke mit der Hauptburg verbunden, einen isoliert stehenden Rundturm (Artilleriewerk?) mit hölzernem Aufbau, der das Tal direkt überblickt. Zwischen den beiden Felsen eine turmreiche Vorburg[5].

Rupé und Feuchtmayr sahen Komposition und Motiv durch den Leonardokreis angeregt. Rupé fand die Haltung des Jesuskindes auf Gemälden des Pseudo-Boltraffio in London (National Gallery) und Berlin (Gemäldegalerie)[6] wieder, Feuchtmayr besonders bei Francesco Melzi[7]. Eine in schwarzer Kreide und Kohle gezeichnete Studie zu Gm 283 aus der Slg. Christian Langaard befindet sich seit 1918 in Stockholm, Nationalmuseum[8]. Da sie dieselben Maße hat wie das Gemälde, diente sie wahrscheinlich als »Karton«. Schon Halm erklärte »die harte, präzisierende, einem zweiten Arbeitsgang angehörende Verstärkung der Konturen« aus einer Übertragung. Die Gruppe ist in der Zeichnung um den Nährvater Joseph, der ausgesprochen jugendlich erscheint, erweitert. Burgkmair verzichtete im Gemälde auf ihn, übernahm aber die Hand, mit der Joseph dem Kind die Traube reicht, mit nur geringen Veränderungen für Maria, so daß die Haltung ihrer Hand nun ein wenig unorganisch und gespreizt erscheint. Ursprünglich hielt Maria mit der Linken das Buch. Aus den vertikalen Linien hinter ihrem Kopf schloß Falk auf die Absicht einer architektonischen Gestaltung. Die Andeutung von Bodenfliesen links auf halber Höhe bestätigt seine Überlegung. Rupé nahm an, daß Joseph aus kompositionellen Gründen und weil er die Symmetrie störte, entfiel. Es ist aber auch denkbar, daß die aktive Rolle Josephs das Marien- und Andachtsbild zu sehr in die Richtung des Handlungs- und Genrebildes lenkte, um vom Auftraggeber oder vom Künstler selbst akzeptiert werden zu können. Jakupski, die Zeichnung in die Bildgenese des Gemäldes einbeziehend, hielt einen Rückgriff auf italienische Vorbilder bei dem Gemälde nicht für notwendig. Am Beispiel der erst nach weitgehender Fertigstellung des Bildes »spontan« hineingesetzten Vögel sieht man, daß sich Burgkmair in der Unterzeichnung noch nicht endgültig festlegte, sondern sich einen Freiraum offenhielt, der es ihm erlaubte, während des Malvorgangs die Komposition zu modifizieren und das Gemälde motivisch und inhaltlich zu beleben und zu bereichern.

Die auffällige Künstlerinschrift mit der erstmals bei Tacitus[9] vorkommenden Bezeichnung »Augusta Vindelicorum« spricht für das Selbstwertgefühl des Malers, kann aber auch den Wunsch des Auftraggebers ausdrücken, ein unmißverständlich bezeichnetes Werk des prominenten Künstlers zu besitzen. Waagen (1843) beschrieb das Marienbild eingehend und rühmte es als »weit das schönste Cabinetbildchen, so mir je von diesem Meister vorgekommen«. Bewundert werden allgemein das edle Oval des Marienkopfes, die tiefen und warmen Farben, die Lebhaftigkeit des Kindes, die »Poesie und naturwahre Luftperspektive der Landschaft (Schmidt)« und die freie, italienisch angeregte Formauffassung. Allein Burckhard, der bereits die oberitalienischen Vorbilder bemäkelte, wertete Burgkmairs Gemälde als Ganzes und im Einzelnen ab. Reber erkannte in Gm 283 die Inv.Nr. 2701 der herzogl. Kunstkammer in München. Eine vereinfachende, wohl um 1600 entstandene Kopie befindet sich im Besitz von Hans Veit Graf zu Toerring-Jettenbach, Schloß Frauenbühl, Winhöring/Obb.[10].

1 Im Zuge der Einrichtung einer Gemäldegalerie auf der Nürnberger Burg wurden aus den Gemäldegalerien in Bamberg und Augsburg 1811 eine Reihe von Bildern abgezogen; vgl. Haupt-Verzeichnis der königl. Gemäldeslg. zu Augsburg, handschriftl., 25. Dez. 1806 bis 18. Juli 1811 in 6 Transporten, Nr. 12 (Augsburger Kat.Nr. 5). BStGS Sign: Inv. Au A 806/1.
2 Vgl. Marienlexikon, Bd. 6, 1994, S. 701 – 702 (»Weinrebenmadonna«).
3 Freundl. schriftl. Mitteilung Peter Mühling, Nürnberg, 20. Mai 1996.
4 So bei der Hl. Birgitta von Schweden, siehe auch bei Baldung, Gm 903, Maria mit dem Kind.
5 Beschreibung der Burg von Joachim Zeune, Bamberg, 30. Mai 1996.
6 Vgl. Wilhelm Suida: Leonardo und sein Kreis. München 1929, S. 195, 232, Abb. 223, 302, 303.
7 Dessen Hl. Familie, vormals Slg. Marcell von Nemes, München; vgl. Suida (wie Anm. 6), Abb. 303.
8 Kat. Stockholm, Nationalmuseum, 1972: German Drawings, bearb. von Per Bjurström, Nr. 25 mit Abb.
9 Tacitus, Annalen, Buch 2, Kap. 17. – Tacitus, Germania, Kap. 41. – Vgl. auch Wolfgang Hübener: Zum römischen und frühmittelalterlichen Augsburg. In: Jahrbuch des Römisch-Germanischen Zentralmuseums Mainz, Bd. 5, 1958, S. 154 – 238, bes. S. 154 – 156.
10 Holz, 84,5 x 66 cm. Dem Besitzer wird für sein freundliches Entgegenkommen gedankt.

Kat. Schleißheim 1775, Nr. 893. – Kat. München, Bildergalerie, 1787, S. 38, Nr. 195. – Moritzkapelle 1829 – 1846, Nr. 132. – Kugler 1837, S. 124. – Waagen 1843, S. 197 – 198. – Rettberg 1846, S. 162. – Sighart 1862, S. 601. – Waagen 1862, S. 256 – 257. – Parthey 1, 1863, S. 219, Nr. 9. – Huber 1874, S. 315, 316. – Moritzkapelle 1878 u. 1880, Nr. 155. – Kat. 1882, Nr. 154. – Woltmann u. Woermann 2, 1882, S. 448. – Seidlitz 1883, Berichte S. 69. – Muther 1884, S. 347, Abb. S. 341. – Kat. 1885, Nr. 160. – Muther 1886, S. 414, Nr. 25. – A. Schmid 1888, S. 39. – Janitschek 1890, S. 426. – Reber 1892, S. 153. – Kat. 1893, Nr. 171. – Braune 1909, Nr. 283. – Schmitz 1919, S. 645. – Eßwein u. Hausenstein 1923, Tf. 64. – Rupé 1928, S. 195, 196, Abb. 142 (Zeichnung), Abb. 143. – Ausst. Augsburg 1931: Burgkmair, Kat.Nr. 13 (bearb. Karl Feuchtmayr), Abb. 28. – Burkhard 1934, S. 56, Abb. 28. – Lutze u.Wiegand 1936-37, S. 36, Abb.154. – Ausst. Augsburg 1955: Renaissance, Kat.Nr. 97. – Pinder 1940, S. 303. – Halm 1962, S. 115. – Strieder 1964, Nr. 18. – Falk 1968, S. 31, 65 – 66. – Fischaleck 1970, S. 91. – Führer 1977 u. 1980, Nr. 215; 1985 u. 1994, Nr. 203, jeweils Farbabb. – Ausst. München 1980: Um Glauben und Reich, Kt.Nr. 804 (bearb. G. Goldberg) und Abb. – Diemer 1980, S. 132, 170 mit Abb. – Bachtler, Diemer u. Erichsen 1980, S. 232, XII. – Goldberg 1980, S. 138 mit Anm. 76. – Löcher 1982: Marienbilder, S. 245. – Wilckens 1982, S. 34 – 35, Abb. 7 (Ausschnitt: Teppich). – Jakupski 1984, S. 70 – 71. – Wilckens 1986, S. 141, Abb. 3 (Ausschnitt: Teppich). – Kat. Donaueschingen 1990 (bearb. C. Grimm und B. Konrad), S. 33, Anm.

Cranach, Lucas der Ältere

Geboren 1472 (?) in Kronach, Franken, gestorben am 16. Okt. 1553 in Weimar. Maler und Zeichner für den Holzschnitt. 1501 in Coburg aktenkundig, ca. 1501/04 in Wien tätig, wo er zur Universität und zum Humanistenkreis um Konrad Celtis Verbindung hatte. 1505 kursächsischer Hofmaler in Wittenberg. 1508 bereiste er zusammen mit seinem Herrn, dem Kurfürsten Friedrich dem Weisen von Sachsen, die Niederlande, und hielt sich in Mecheln auf. 1512/13 heiratete er Barbara Brengbier, eine Gothaer Ratsherrentochter. 1519 – 1544/45 gehörte er dem Wittenberger Rat an, 1537/38 bis 1543/44 mit Unterbrechungen als Bürgermeister. 1520 erhielt er in Wittenberg das Apothekenprivileg. Von 1523 bis 1528 betrieb er eine Druckerei, bis 1533 auch einen Buchhandel. Um 1524/25 beschäftigten ihn umfangreichere Arbeiten für Kardinal Albrecht von Brandenburg. Infolge der von Kurfürst Johann Friedrich von Sachsen gegen Kaiser Karl V. verlorenen Schlacht bei Mühlberg 1547 und der Gefangenschaft des Kurfürsten mußte Cranach bis 1550 auf seine Einkünfte als Hofmaler verzichten. 1550/52 arbeitete er in Augsburg bei dem gefangenen Kurfürsten, dann an dessen Hof in Weimar. Von Cranachs Söhnen waren Hans († 1537) und Lucas d.J. in der väterlichen Werkstatt tätig. Man darf davon ausgehen, daß Cranach d.Ä. die Themen stellte und die Grundformen ihrer künstlerischen Realisierung nebst möglichen Variationen festlegte. Es ist schwer, einzelne Mitarbeiter der Werkstatt auseinanderzuhalten, Eigenhändigkeit zweifelsfrei festzustellen und Werkstattwiederholungen zeitlich exakt zu bestimmen, so daß nachfolgend nicht datierte Bilder nach Maßgabe der thematischen Erstfassungen chronologisch eingeordnet werden und die Meister-Diskussion jeweils beim Bild erfolgt. Als Signet diente eine in Variationen vorkommende geflügelte Schlange.

BILDNIS EINES JURISTEN
1503

Vielleicht Johann Stephan Reuss, Rektor der Wiener Universität. Brustbild nach rechts. Er trägt einen granatapfelgemusterten, roten, pelzgefütterten und -verbrämten Rock, den Chaperon und eine rote Kappe. Er hat blaue Augen und braunes Haar. Am Rock und am Ärmel des Untergewandes Goldknöpfe. Die mit insgesamt fünf Ringen geschmückten Hände ruhen in den Seiten eines aufgeschlagenen Buches. Dieses liegt auf einer marmorierten Brüstung. Hinter dem Dargestellten ein abgestorbener Baum und eine blühende Baumgruppe. Auf einem der kahlen Äste ein Vogel, auf den zwei andere Vögel zufliegen. Landschaftshintergrund mit Gehöft, Burg und Hochgebirge. Auf dem Weg Lasten tragende Fußgänger und ein Reiter.

Fichtenholz (Picea sp.), 54 x 39 cm – Oben in vergoldeten Antiqua-Majuskeln: »1503 / VIXI·AN(NNOS)· 41« = 1503. Ich hatte 41 Jahre gelebt – Auf der Rückseite ehemals die Bleistiftnotiz: »Joan Stephanus Reuss Constant. J... D. Rector Vniversitatis Anno 1503«; auf der Rahmenrückseite mit Bleistift »Lucas Cranach, Joh. Reuß«; Klebezettel der Cranach-Ausst. Berlin 1937 und Basel 1974.

Gm 207. Erworben 1889 aus der Slg. Sulkowski, Feistritz bei Wien.

Einzelbrett. Stärke auf 0,4 – 0,6 cm gedünnt. Oben links 3,2 x 4 cm große Holzintarsie mit Wergkaschierung. Weitere Äste im Holz belassen. Alter, sehr starker Schädlingsbefall. Durchgehender Riß in der Tafelmitte. Bildträger seitlich beschnitten. – Rückseite: Flachparkett. – Bildseite: Gerissene Grundier- und Malkanten oben und unten. Unterzeichnung: Pinsel; linkes Auges in mehreren breiten Strichen; rechte Wange mit absteigenden Schraffuren verschattet; einzelne wehende Haarsträhnen am linken Gesichtsrand nicht verwendet, ebenso kleinere Details in der Landschaft. Malerei und Metallauflagen: Rote Farbe für Kragenkapuze und Kappe gestupft, um weichen Stoff zu imitieren; Frühschwundrisse hier noch vor der Abschattung mit dunkler, krapproter Lasur entstanden. Ringe und Knöpfe mattvergoldet und mit brauner Lasurfarbe verziert. Edelsteine der Ringe in Rot, Blau und Rosa auf Gold gelüstert. Inschrift und Datierung in hellgelber, pastoser Farbe vorgelegt und darauf vergoldet. Tisch überschneidet lt. Röntgenbefund das Brokatmuster. Ausbrüche in der Malschicht an den Rändern der Holzintarsie an der linken oberen Ecke mit jüngeren Kittungen und Retuschen. Kleinere korrigierte Fehlstellen im Mantel, in den Bäumen und in der Landschaft. Aufstehende Malschicht entlang der Astränder. Unterer und rechter Rand unten mit schwarzer Farbe nachgezogen. Verbräunung dunkelroter Lasuren im Gewand und dunkelgrüner in den Blättern der Bäume. Gold geringfügig abgerieben. – Restaurierungen: 1988 Erneuerung des Firnis. AB

Der Dargestellte wird an seiner Kleidung als Jurist und Akademiker erkannt. Über dem roten Rock trägt er den ebenfalls roten Chaperon, der im 15. Jahrh. zum Bestandteil der akademischen Kleidung, besonders der Juristen geworden war. Als Typus liegt ihm die mittelalterliche Gugel mit Kopfteil und langem Zipfel oder Sendelbinde zugrunde[1]. W. Schmidt (1892) teilte die Aufschrift von der Tafelrückseite mit, die den Dargestellten namentlich ausweist. Flechsig löste die Anfangsbuchstaben »J« und »D« für »Juris« und »Doctor« auf und ergänzte »Juris Vtriusque Doctor«. Er las die Inschrift demgemäß »Johann Stephan Reuss, aus Konstanz gebürtig, beider Rechte Doktor, Rektor der Universität im Jahre 1503«. Daß die spätere Aufschrift einen

Gelehrten von einem vergleichsweise geringen Bekanntheitsgrad benennt und ihn nicht für eine berühmte Persönlichkeit ausgibt, macht sie unverdächtig. Flechsig nahm mit guten Gründen an, daß sie vom Originalrahmen auf die Tafelrückseite übertragen wurde. Es gelang ihm, Johann Stephan Reuss biographisch festzumachen. Geboren in Konstanz, war er seit 1497 an der Wiener Universität immatrikuliert. 1498 wurde er in die Juristenfakultät aufgenommen, deren Dekan er 1500, 1504 und 1509 war. 1504 wurde er zum Rektor gewählt. Er starb 1514[2]. Zum Bildnis des Juristen gehört das seiner Ehefrau. Bayersdorfer und W. Schmidt erkannten dieselbe Hand, Friedländer (1905) die Zusammengehörigkeit als Gegenstücke. Das Frauenbildnis wurde 1923 aus der Sammlung Fürst Schwarzburg-Rudolstadt, Schloß Heidecksburg, Rudolstadt, für die Berliner Gemäldegalerie erworben[3]. Nach den bis 1534 geltenden Statuten der Wiener Universität hatten die Rektoren ledig zu sein[4]. Koepplin lehnte daher die Identifizierung des Dargestellten mit Johann Stephan Reuss ab.

Das Bildnis des Juristen bildete zusammen mit dem seiner Ehefrau vermutlich ein Diptychon aus durch Scharniere verbundenen, gegeneinander beweglichen und verschließbaren Flügeln. Die das Paar aufnehmende Landschaft ist als ein die vertikale Trennung negierender einheitlicher Raum aufgefaßt. Das Buch ist als »Liber Quartus« ausgewiesen und in zwei Spalten geschrieben oder gesetzt, die Seite CCI (rechts) aufgeschlagen. Man darf davon ausgehen, daß ein juristisches Standardwerk gemeint ist. In Frage kommen Justinians Corpus juris civilis oder Gratians Decretum, deren Text in den bei Anton Koberger in Nürnberg 1486 und 1493 gedruckten Ausgaben zwar zweispaltig gesetzt, aber auf den Seiten jeweils vom Kommentar umgeben ist (»Kommentarsatz«) und am oberen Bildrand weder Kolummnentitel noch Paginierung aufweist[5].

Im Hintergrund eine spektakulär verschachtelte Burg von beträchtlicher Höhenausdehnung. Sie besteht aus drei Teilen. Rechts ein turmartiges Vorwerk mit Bogenbrücke zur Vorburg. Diese setzt sich aus mehreren erkergeschmückten Baukörpern zusammen, die sich übereinander staffeln und dadurch einen fast fließenden Übergang zur Hauptburg bilden. Letztere erhebt sich auf einem hohen steilen Felsen und besteht ihrerseits auch aus mehreren turmartigen Bauten mit Erkern. Die gesamte Burgarchitektur erinnert an Südtiroler, bzw. dolomitische Burgen (z.B. Andraz)[6].

Der Bildtypus mit der Halbfigur zwischen Brüstung und landschaftlichem Raum war nicht neu, wohl aber ist es die lebendige Korrespondenz zwischen Mensch und Natur. Die Gesamtanlage läßt sich der des sog. Anton Neubauer im Besitz der Hessischen Hausstiftung vergleichen. Dieses wird noch heute zuweilen Albrecht Dürer zugeschrieben[7]. Für die verästelten Bäume wurden Dürers Holzschnitte herangezogen, so von Voss 1907. Gm 207 gehört zu den frühen deutschen Bildnissen vor landschaftlichem Grund, wobei die Landschaft nicht als Prospekt und »Gegend«, sondern als nah herangezogener, umgebender Raum und »Natur« aufgefaßt ist. Unmittelbar voraus ging Cranachs ebenfalls in Wien gemaltes, an emblematischen und kosmologischen Anspielungen reicheres Bildnispaar des fränkischen Humanisten und Wiener Universitätsgelehrten Johannes Cuspinian und seiner ihm eben angetrauten Ehefrau Anna Putsch (Winterthur, Slg. Oskar Reinhart)[8]. Auch bei Gm 207 möchte man aus dem Kontrast des abgestorbenen und der dicht belaubten Bäume eine Lehre ziehen, die mit der zeitlichen Begrenzung des Menschenlebens, mit Tod und Auferstehung zu tun hat[9]. Die Vögel, wenn sie mehr sind als nur belebende Zutat, lassen sich als die nach Erlöung verlangende menschliche Seele sehen.

Reuss' Bildnis steht dem des Johannes Cuspinian kaum nach. Fehlen ihm dessen innere Bewegung und Fülle der Erscheinung, so ist es mindestens so lebenswahr, schärfer beobachtet, rationaler im Bildaufbau. Allein Baldass (1922) sah in den Cuspinian-Porträts jüngere, in der Formanschauung freiere Werke. Friedländer (1902) bemängelte die falsche Augenstellung und die »Unfähigkeit, die in halber Seitenansicht abgewendete Gesichtshälfte mit der vorderen Hälfte zu verbinden in rechter perspektivischer Verkürzung, Überschneidung und Verschiebung«. Eingehend charakterisierten das Männerbildnis und das Bildnispaar Buchner, Koepplin und Rebel.

Bayersdorfer in Kat. Schleißheim 1885 schrieb Gm 207 demselben Meister zu, der die sog. Schleißheimer Kreuzigung von 1503 (München, Alte Pinakothek) malte und den er für Matthias Grünewald hielt. Noch Janitschek[10] und Friedländer (1894) teilten seine Meinung. W. Schmidt (1892) suchte den Maler in der Nähe Wolf Hubers. Rieffel schrieb mit der Schleißheimer Kreuzigung auch das Porträt des Juristen überzeugend Lucas Cranach d.Ä. zu[11]. Allein Woermann (1900) und Michaelson hielten an Grünewald fest. Baldass und Benesch nahmen das Bildnispaar zum Ausgangspunkt für weitere, von der Forschung nicht akzeptierte, Zuschreibungen an Cranach, die er während seiner Wiener Jahre gemalt haben soll.

Einblick in das Wiener Umfeld der Bildnisse Cranachs geben Deckfarbenkopien im Porträtbuch des Hieronymus Beck, um 1570/80 (Wien, Kunsthistorisches Museum). Sie halten Persönlichkeiten des städtischen Wiener Lebens fest. Einige der Kopien könnten auf Originalwerke Cranachs zurückgehen[12]. Dörnhöffer wollte Johann Stephan Reuss

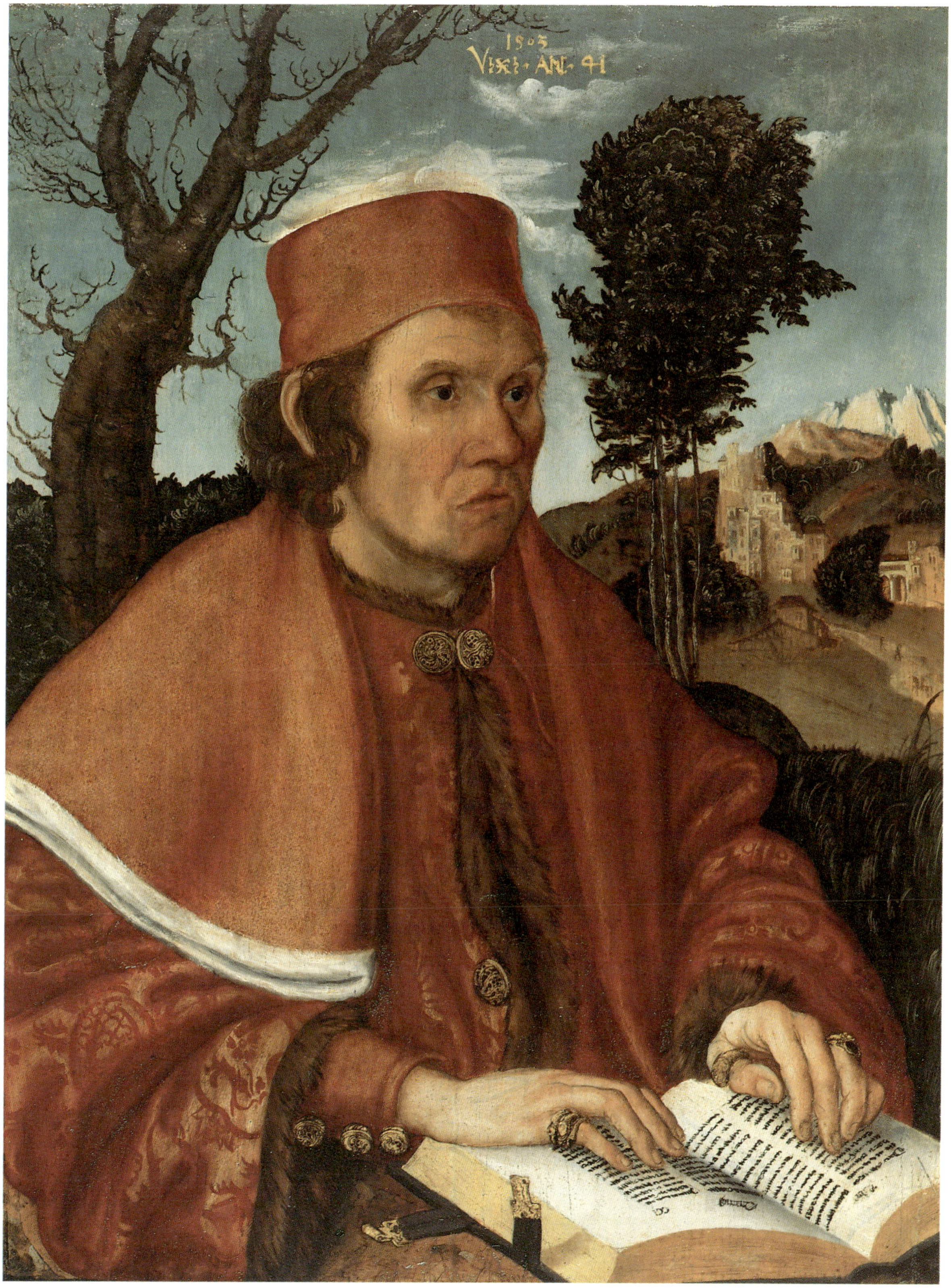

Gm 207

unter den Bildnisköpfen auf Cranachs Marter der Hl. Katharina von 1506 (Dresden, Gemäldegalerie)[13] wiedererkennen. Der Vorschlag überzeugt nicht.

1 W.N. Hargreaves-Mawdsley: A History of Academical Dress in Europe until the End of the Eighteenth Century. Oxford 1963, S.39, 192 – 193. Literaturhinweis Jutta Zander-Seidel, GNM, 18. April 1997.
2 Vgl. auch Ankwicz-Kleehoven 1922 und Joseph R. v. Aschbach: Geschichte der Wiener Universität, Bd. 2. Wien 1877, S. 104.
3 Gal.Nr. 1907. Friedländer u. Rosenberg 1979, Nr. 9 u. Abb.
4 Vgl. Koepplin 1973, S. 270.
5 Für freundl. Hinweise wird Eduard Isphording, GNM und Frau Dr. Anneliese Schmitt, Berlin, Mitteilung vom 2. Okt. 1995, gedankt.
6 Beschreibung Joachim Zeune, Bamberg, 30. Mai 1996.
7 Vgl. Buchner 1953, S. 146, Nr. 167, Abb. 168. – Achilles-Syndram 1994, S. 210, Nr. 148 mit Lit., Abb. 2.
8 Winterthur, Slg. Oskar Reinhart »am Römerholz«; vgl. Kat. Slg. Oskar Reinhart am Römerholz, Winterthur, 1970, Nr. 36 mit Farbtf. – Koepplin 1973. – Friedländer u. Rosenberg 1979, Nr. 6, 7 u. Abb.
9 Vgl. dazu auch Gm 220/21, Allegorie auf Gesetz und Gnade.
10 Janitschek 1890, S. 392.
11 Die von Bayersdorfer (Klassischer Bilderschatz, hrsg. von F. v. Reber u. A. Bayersdorfer, Bd. 5, München 1893, Nr. 638, 645) vorgenommene, von Rieffel bestätigte Zuschreibung des sog. Bondy'schen Marienlebens an denselben Meister überzeugte nicht; vgl. unsere Inv.Nr. Gm 1245.
12 Vgl. Heinz 1975, S. 177 – 180, Abb. 422, 424 – 429, 432 – 433. – Löcher 1979, S. 20 – 22, Abb. 8 – 11.
13 Vgl. Friedländer u. Rosenberg 1979, Nr. 14 u. Abb.

W. Schmidt 1892, S. 118. – Kat. 1893, Nr. 252. – H.A. Schmid 1894, S. 90 (Wiederabdruck 1933); dazu Friedländer 1894: Grünewald, S. 474. – Reber 1894, S. 247. – Rieffel 1895, S. 425 – 428. – Ders. 1897, Sp. 170. – Woermann 1898/99, S. 153. – Ausst. Dresden 1899: Cranach, Kat.Nr. 148 (bearb. K. Woermann). – W. Schmidt 1899/1900, Sp. 146. – Flechsig 1900: Cranach 1, S. 71 – 78, 284, 292; dazu W. Schmidt 1900–01, Sp. 101. – Flechsig 1900: Tafelbilder, Tf. 1 und Erläuterung. – Woermann 1900, S. 25. – Friedländer 1902, S. 232 – 233. – Michaelson 1902, S. 32. – Dörnhöffer 1904, S. 175 – 198. – Friedländer 1905, S. 8, Kat.Nr. 119 b, Tf. V. – Voss 1907, S. 102. – Heyck 1908, S. 18, 20, Abb. 1. – Braune 1909, Nr. 207. – Vogel 1909, S. 545. – H.A. Schmid 1911: Grünewald, S. 284. – Friedländer 1913, S. 56. – Glaser 1916, S. 267. – Ders. 1921, S. 33 – 34, Abb.S. 33. – Grimschitz 1921, S. 148. – Ankwicz-Kleehoven 1922, S. 58 – 65. – Baldass 1922, S. 75, Tf. 18. – Eßwein u. Hausenstein 1923, S. 12, Tf. 124. – Schulz 1923, Abb. S. 13. – Glaser 1924, S. 413. – Auerbach 1925, S. 55 – 56, 115 – 116. – Benesch 1928, S. 77. – Holst 1930, S. 40. – Friedländer u. Rosenberg 1932, Nr. 8 und Abb. – Lutze u. Wiegand 1936-37, S. 37, Abb. 366.- Ausst. Berlin 1937: Cranach, Kat.Nr. 6, Tf. 10; dazu Lauts 1937, S. 168 mit Abb. – Baldass 1938, S. 137. – Hugelshofer 1939, S. 234. – Hager 1940, Farbtf. III. – Pinder 1940, S. 294. – Lill 1942, S. 244. – Posse 1942, S. 33, Tf. 8. – Lilienfein 1944, S. 12, Abb. 8. – Ausst. Schaffhausen 1947: Meisterwerke, Kat.Nr. 28. – Kunst und Kultur 1952, Tf. 96. – Buchner 1953, S. 164 – 165, Nr. 187, Abb. 188. – Ausst. Weimar u. Wittenberg 1953: Cranach, Kat.Nr. 80 (nicht ausgestellt, Foto). – Jahn 1953, S. 30, Abb. 19. – Brücker 1963, Anm. 146 zu S. 46. – Stange 1964 u. 1971, S. 58 – 59, 138, Abb. 66. – Thöne 1965, S. 3 – 4, Farbtf.S. 32. – Strieder 1966: Dürerzeit, S. 8. – Ausgewählte Werke 1971, Abb. 82. – Koepplin 1973, S. 266 – 272. – Osten 1973, S. 133. – Ausst. Basel 1974: Cranach, Kat.Nr. 88 (bearb. D. Koepplin). – Schade 1974, S. 19, 378, Anm. 75, Farbtf. 14, 15. – Strieder 1975: Cranach, S. 168. – Führer 1977 u. 1980, Nr.256; 1985 u. 1994, Nr. 251, jeweils Farbabb. – Friedländer u. Rosenberg 1979, Nr. 8 und Abb. – Löcher 1982: Bildnisse, S. 539. – Ausst. Stockholm 1988: Cranach, S. 32 – 33, Kat.Nr. 5 und Abb. – Klein 1994, S. 195. – Rebel 1994, S. 131– 32, Farbabb. A 70.

Cranach, Lucas d. Ä.

Kopie?

BILDNIS DES KURFÜRSTEN FRIEDRICH III. DES WEISEN VON SACHSEN
1507/08 oder 2. Hälfte 16. Jahrh.

Halbfigur nach rechts, den Rosenkranz betend, an einem Betpult. Er hat braune Augen, Haar und Bart. Er trägt eine Schaube aus Goldbrokat mit über den Schultern verbreitertem braunem Pelzkragen und eine goldene Haarhaube. Die zweifarbenen Ärmel sind mit geknoteten Goldkordeln verziert, die Perlen des Rosenkranzes Goldkugeln. An seinen Händen sieben Ringe. Das Betpult, auf dem ein Buch liegt, ist mit einem Stoff gleich dem der Schaube verkleidet. Ehemals grüner, verbräunter Grund.

Lindenholz (Tilia sp.), 111,5 x 88,3 cm – Unten vierzeilige, Inschrift in Fraktur: »Von gnaden gots Fridrich hertzog zu Sa=/ chssen des heiligen Reichs Ertzmarschalh un(d) Cur / furst Landgrave in doringe(n) und Marggrave zu / Meyssen Romischer· k·M· un(d) des ·R· Stathalter general« – Auf der Rückseite mit weißer Farbe »G. 223«; Klebezettel, mit Schablone die Nr.259 und »Stadt Nürnberg, »No.7«. Auf der Rahmenrückseite Klebezettel Cranach-Ausst. Basel 1974, Nr.32.

Gm 223. Stadt Nürnberg, Inv.Nr. 7. – Aus dem Nürnberger Dominikanerkloster, dort bis 1807 – Ab 1811 auf der Burg, Verz. 1819, Nr. 486 – 1882 GNM.

3 Bretter, Breiten von links oben 31,9, 29,9, 26,2 cm, unten 28,2, 29,7, 30,4 cm. Stärke 2,3 – 2,8 cm. Äste im Holz belassen. Kante zur Ecke rechts unten hin ausgerissen. Alter Schädlingsbefall. Format original; vordere Kante allseitig vermutlich mit der Ziehklinge abgezogen. –

Rückseite: Waagerecht geschroppt. Umlaufender Falz. 2 waagerechte, profilierte Einschubleisten aus Nadelholz in der unteren und oberen Hälfte in Schwalbenschwanzführung zur Stabilisierung eingenutet. Stoß- und Schleifspuren 36 cm vor dem unteren Rand endend. – Bildseite: Tafel außerhalb eines Rahmens grundiert und bemalt. Unterzeichnung: Pinsel; spärlich sichtbarer Kontur im Gesicht und an der rechten Hand. Hellrote Imprimitur. Malerei und Metallauflagen: Farbe im Gesicht naß in naß mit dem Pinsel gestrichen, gestupft sowie mit dem Finger modelliert. Linker Gesichtskontur und Breite der Hände während des Malvorgangs korrigiert. Oberste Lasur des grünen Hintergrunds verbräunt, vermutlich später; ältere Reinigungsprobe oben rechts. Breite Schramme auf der Stirn sowie zahlreiche kleine Ausbrüche im Gesicht und Hals retuschiert. Originale Ausbesserungen in der Randzone zwischen Bart- und Pelzhaaren sowie im Hintergrund gedunkelt. Haube, Schaube, Ringe, Rosenkranzkugeln und Tuch des Betpultes mattvergoldet auf bräunlich-transparentem Anlegemittel. Am rechten Rand Ausbesserungen, Ornamentik in dunkelgrünen und braunen Lasurfarben ergänzt. Das offenbar aus späterer Zeit stammende Schriftfeld mit seinem grünschwarzen Hintergrund durch eine ca. 3,5 bis 4 cm breite Horizontalborte in Mattgold vom Porträtteil abgegrenzt; diese Borte später schwarzgrün übermalt. Text in Bleigelb mit Schreibpinsel auf Hilfslinien geschrieben[1]. Farbe der Schrift naß auf die stehende Tafel aufgetragen, so daß es zur Bildung von »Farbnasen« kam. Möglicherweise fand die Beschriftung des Bildes in situ statt[2]. Unter IRR und Röntgen spätere Ausbesserungen in der Grundierung und schwarzen Farbe vor allem im Bereich der Goldborte erkennbar; diese später mit matter, schwarzer Farbe übermalt, Schrift teilweise ausgebessert, der Rahmenfalz nachgezogen. – Restaurierung: 1959.

AB

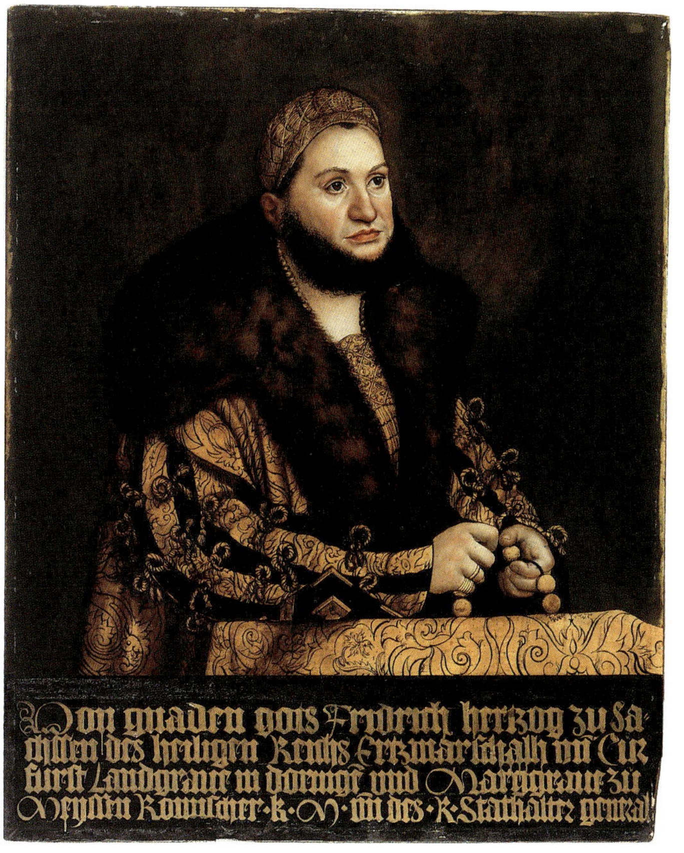

Gm 223

Friedrich III. der Weise von Sachsen (17. Jan. 1463 – 5. Mai 1525, Kurfürst 1486), der spätere Schirmherr Martin Luthers und der Reformation, hielt sich als Statthalter des Reichsregimentes zwischen 1500 und 1503 mehrfach für längere Zeit in Nürnberg auf. Er knüpfte Verbindungen zu Albrecht Dürer und stiftete Gemälde in Nürnberger Kirchen, darunter den heute im Wiener Diözesanmuseum befindlichen Kreuzigungs-Altar aus Ober St. Veit, den Dürer entwarf und Hans Schäufelein ausführte. Den Titel eines Reichs-Erzmarschalls erwarb er 1507[3]. Sein Bildnis ist Staatsporträt und Abbild eines frommen Mannes.

Schwarz (1737) berichtet von einem Bildnis Friedrichs in der ehemaligen Dominikanerkirche in Nürnberg. Es war mit drei weiteren Tafeln an der Empore auf der Epistelseite gegenüber der Kanzel neben der Orgel angebracht. Zwei der Tafeln zeigten das kursächsische Wappen, die dritte zwei Engel mit einem »Zettel«, auf dem geschrieben stand: »Fridericus dei gracia dux saxonie sacri rom(ani) imperii archi marchalcus et p(ri)nceps el(e)ctor ro(ma)noru(m) regie maiestatis imperiique regiminis locum tenens«, dazu Darstellungen der Geburt und Passion Christi[4]. Das Bildnis des Kurfürsten trug die Inschrift: »Von Gnaden Gots Fridrich Hertzog zu Sachsen des heiligen Reichs Erzmarschall vn(d) Curfürst Landgrave in doringe(n) vnd Marggrave zu Meyssen Römischer k.M. vn(d) des R. Stathalter general. 1507.«. Murr nennt dasselbe Datum und Lucas Cranach als Maler. Daß sich ein Bildnis des Kurfürsten schon 1507/08 im Nürnberger Dominikanerkloster befand, erhält Bestätigung von anderer Seite. Als der Medailleur Hans Krug ein Münzbildnis Friedrichs fertigen sollte, wurde ein im Gang der Predigerkirche aufgehängtes »Täfelchen« mit dessen Bildnis abgenommen, um dem Künstler als Vorlage zu dienen. Es war dazu geeignet, weil es den Kurfürsten bereits mit der neuen Haartracht zeigt – kurz gehalten und von einer Haube bedeckt[5]. Anton Tucher fragte mit Brief vom 13. Mai 1508 aus Nürnberg bei Friedrich an, ob das Münzbild ihn mit langem Haar oder mit dem gekürzten Haar und der Haube zeigen solle. Die Übereinstimmung der von Schwarz und Zion überlieferten Angaben mit dem Porträt Gm 223 erlaubte, dieses als das Bild aus der Dominikanerkirche anzusehen, jedoch nicht, es ohne Bedenken mit dem bereits 1508 dort vorhandenen »Täfelchen« zu identifizieren. Gm

223 gelangte später in die Gemäldegalerie auf der Nürnberger Burg und galt als eine Arbeit des Hans von Kulmbach[6], so bei Heller. Waagen dachte an Hans Burgkmair. Reber und Bayersdorfer in Kat. 1882 schrieben es wieder Cranachs d. Ä. oder seiner Werkstatt zu, so in den Kat. bis zu Braune 1909. Flechsig hielt es für das Original von 1507 und für eine eigenhändige Arbeit Cranachs. Er argumentierte: Der 8. Aug. 1507, an dem der Kurfürst zum Reichs-General-Statthalter ernannt wurde, gibt den terminus post quem für die Auftragserteilung an; als »Romischer Koniglicher Mayestat vnnd desselben Reichs Stathalter General« bezeichnet sich Friedrich auch im Eingang des Wappenbriefs, den er am 6. Jan. 1508 in Nürnberg für Lucas Cranach ausstellte; die Initialen »k. M.« des Gemäldes sind folgerichtig für »Königliche Majestät« aufzulösen; »Römischer Kaiser« nannte sich Maximilian I. erst seit dem 4. Februar 1508. Loßnitzer sah keine Beziehung des Gemäldes zu Cranach. Er ging davon aus, daß der Kurfürst den Bildnisauftrag einem Nürnberger Künstler erteilte und argumentierte für Wolf Traut. Braune gab das Bild Cranachs Werkstatt oder Schule, Friedländer und Rosenberg und die nachfolgende Forschung bezeichneten es als späte Kopie nach dem Original von 1507. Lutze und Wiegand argumentierten mit Malweise, Inschrifttafel und Format. Die lebensgroße Darstellung des Kurfürsten und die leichte Untersicht waren durch die Anbringung des Bildes an einer Empore und die Fernsicht gefordert, die Darstellung des gläubig aufblickenden Fürsten, der den Rosenkranz betet, durch den kirchlichen Standort. Koepplin, der Gm 223 für eine Kopie hielt, machte auf den Zusammenhang des Bildtypus mit voll- und reliefplastischen Grab- und Sifterfiguren des Spätmittelalters aufmerksam. Das Porträt Fiedrichs zeigt einen für Cranach unüblichen verbräunten grünen Grund, ist aber in der Zeichnung der Muster und Kordeln ebenso präzise wie flüssig und darüberhinaus von bedeutender Gesamtwirkung. Es zeigt keine manieristischen Züge wie üblicherweise die Kopien der Dürer-Renaissance um 1600 und sollte ein Gegenstand der Forschung bleiben.

Eine Kopie von Franz Wolfgang Rohrich (1787–1834) im Staatl. Museum Schwerin, Inv.Nr. G 577; eine weitere auf der Aukt. Lempertz, Köln, 19. Nov. 1994, Nr. 1439 (F. W. Rohrich zugeschrieben) und Abb.

1 Eine Analyse mittels der Optischen Emissionsspektralanalyse wurde von Achim Unger, Rathgen Forschungslabor, Berlin, durchgeführt. Am Doerner-Institut München konnte mittels der Röntgendiffraktometrie Bleizinngelb I ($Pb_2 SnO_1$) mit Zinndioxid spezifiziert werden. Beiden Institutionen wird gedankt.

2 Der Auftrag weist auf eine unfachmännische Hand hin und möglicherweise wurden die Unsauberkeiten wegen eines größeren Abstandes des Bildes zum Betrachter toleriert.

3 Zur Person vgl. Ingetraut Ludolphy: Friedrich der Weise. Kurfürst von Sachsen 1463 – 1525. Göttingen 1984.

4 Bis 1807 am alten Standort nachgeweisen; vgl. Verz. der in der Dominikaner-Kirche befindlichen Gemälde, Statuen und Basreliefs. »Consignirt Nürnberg, den 13. Mai 1807. Joh. Sig. Christoph Joachim Frhr. Haller von Hallerstein«. Staatsarchiv Nürnberg, Regierung von Mittelfranken, Kammer des Innern, Abgabe 1932, Titel X, Nr. 6180. Freundl. schriftl. Hinweis Dr. Peter Fleischmann, Staatsarchiv Nürnberg, 9. April 1997. – Vgl. auch Gm 542 – 546, 1111, Meister des (Nürnberger) Dominikanerzyklus.

5 Vgl. W. Rossmann: Über die unter dem Namen Albrechts des Beherzten vorhandenen Bildnisse. In: Repertorium für Kunstwissenschaft, Bd. 1, 1876, S. 45 – 67.

6 So in den handschriftl. Verzeichnissen 1817 und 1819.

Zion 1733, S. 117. – Schwarz 1737, S. 14. – Murr 1801, S. 77. – Heller 1821, S. 215. – Waagen 1843, S. 161. – Rettberg 1846, S. 163. – Heller 1854, S. 89. – Waagen 1862, S. 257. – Kat. 1882, Nr. 233; 1885, Nr. 238; 1893, Nr. 269. – Flechsig 1900, S. 84 – 85. – Michaelson 1902, S. 26. – Braune 1909, Nr. 223. – Lossnitzer 1912, S. 8, Abb. 3. – Reinach 4, 1918, S. 637, Abb. 2. – Glaser 1921, S. 226. – Bock 1924, S. 199. – Gümbel 1926, S. 47, 49. – Friedländer u. Rosenberg 1932, bei Nr. 57. – Lutze u. Wiegand 1936-37, S. 45, Abb. 374. – Ausst. Nürnberg 1959: Frühzeit, Kat.Nr. 42. – Ausst. Basel 1974: Cranach, Kat.Nr. 32 (bearb. D. Koepplin), Abb. 31. – Friedländer u. Rosenberg 1979, bei Nr. 64. – Ausst. Nürnberg 1983: Luther, Kat.Nr. 247 und Abb.

Cranach, Lucas d. Ä.

HL. STEPHAN KÖNIG VON UNGARN
um 1510

Standfigur auf steinigem Boden vor schwarzem Grund. Er hat braune Augen, Haar und Bart. Er trägt eine Bügelkrone, Schwert und Reichsapfel, eine knöchellange Schaube in Goldbrokat mit breitem Kragen und geschlitzten Ärmeln, um den Hals eine Hobelspankette. Strahlennimbus. Oben zweigeteiltes Ornament in Form von Fruchtständen.

Lindenholz (Tilia sp.), auf Lindenholztafel aufgedoppelt, 101 x 30,2 cm – Auf dem Parkett mit Bleistift »Dr Bremen«, mit blauem Stift die Nr.3118, mit weißer Farbe »Gm.1666«.

Gm 1666. Erworben 1967 aus Privatbesitz (Dr. Walter Bremen, Krefeld).

2 Bretter, Breiten von links oben 6,6, 23,2 cm, unten 5,9, 23,9 cm[1]. Stärke auf ca. 0,1 cm gedünnt und auf eine 0,5 cm starke Lindenholzplatte aufgeleimt. Risse im Bildträger oben und unten. Format origi-

nal. – Rückseite: Flachparkett. Ungleichheiten im Holz mit Leinwand ausgeglichen. – Bildseite: Tafel im Rahmen grundiert und bemalt. Unterzeichnung: Pinsel; Kontur- und Binnenzeichnung, ausführlicher im Gesicht; geschwungene Linien auf dem Nasenrücken wirken wie blaue Äderungen, so daß die Unterzeichnung hier mehrdeutig erscheint. Ein querrechteckiges Feld durchschneidet die obere Hälfte des Reichsapfels, ähnlich einem Schwertgriff. Malerei und Metallauflagen: Inkarnat in dünnen Lasuren. Der ursprünglich hellblaue Gewandkragen mit einer heute bräunlichen Lasur verschattet. Schwarzer Hintergrund mit erdroter Farbe untermalt[2]. Mattvergoldung der Krone, des Reichsapfels, Schwertes und Hintergrundes; Anlegemittel hellbraun-transparent. Hintergrund schwarz ablasiert. Dürermonogramm »AD« später in den Hintergrund stumpf eingedrückt, vermutlich mit schwarzer Farbe überlasiert. Leichte Verputzungen in den Schatten des Inkarnates. Auf der Brust Abrieb im Goldmantel, Gold teilweise ausgebessert. AB

König Stephan von Ungarn (um 975 – 1038), Sohn des Großfürsten Geza von Ungarn, regierte ab 997. Er war mit Gisela, einer Schwester Kaiser Heinrichs II., vermählt. Er vollendete die christliche Bekehrung der Ungarn. Er gründete das Erzbistum Gran und nahm 1001 den Königstitel an. 1087 wurde er heiliggesprochen. Sein Festtag ist der 16. Aug. (bis 1970: 2. Sept.), in Ungarn der 20. Aug. Kaiser Maximilian I. aus dem Haus Habsburg zählte ihn zu seinen Vorfahren. Stephan der Heilige von Ungarn wurde üblicherweise mit Szepter, Globus und Kreuz als Zeichen seiner missionarischen Tätigkeit dargestellt[3]. Schwert und Reichsapfel auf dem Nürnberger Bild könnten auch für Karl den Großen sprechen, der 1165 heiliggesprochen wurde[4]. Sein Schwert zeigt eine Klinge mit breiter Mittelrinne, das Gefäß ein Griffstück zu anderthalb Händen mit geriffelt konischem Knauf.

Ernst Buchner[5] schrieb Gm 1666 Lucas Cranach d. Ä. zu. Er datierte um 1510 und verwies auf einen zugehörigen Flügel mit dem Hl. Hieronymus in den BStGS, den er demselben Meister gab[6]. Christian Altgraf Salm und Gisela Goldberg in Kat. Aschaffenburg (1964) ordneten diesen als mitteldeutsch um 1520 ein. Sie machten (ebenda, 1975) auf eine silberne Figur des Hl. Hieronymus aus der Wittenberger Stiftskirche aufmerksam, die ein Holzschnitt Cranachs d. Ä. im Wittenberger Heiligtumsbuch unter »Der Drit gangk dis heiligthums Zum. XV. Ein silberen Bildt sant Jeronimi« wiedergibt. Sie hielten es für möglich, daß auch das Gemälde die genannte Silberfigur reproduzierte. Die übereinstimmende Wendung der Figuren nach rechts und die ungleichen Bodenhöhen sprechen dagegen, daß die Bilder in *einer* Ansicht zu sehen waren. Bei Gm 1666 bestätigen die Pentimenti – Veränderungen während des Arbeitsprozesses – sowie die feine und lebendige Durchführung Buchners Zuschreibung.

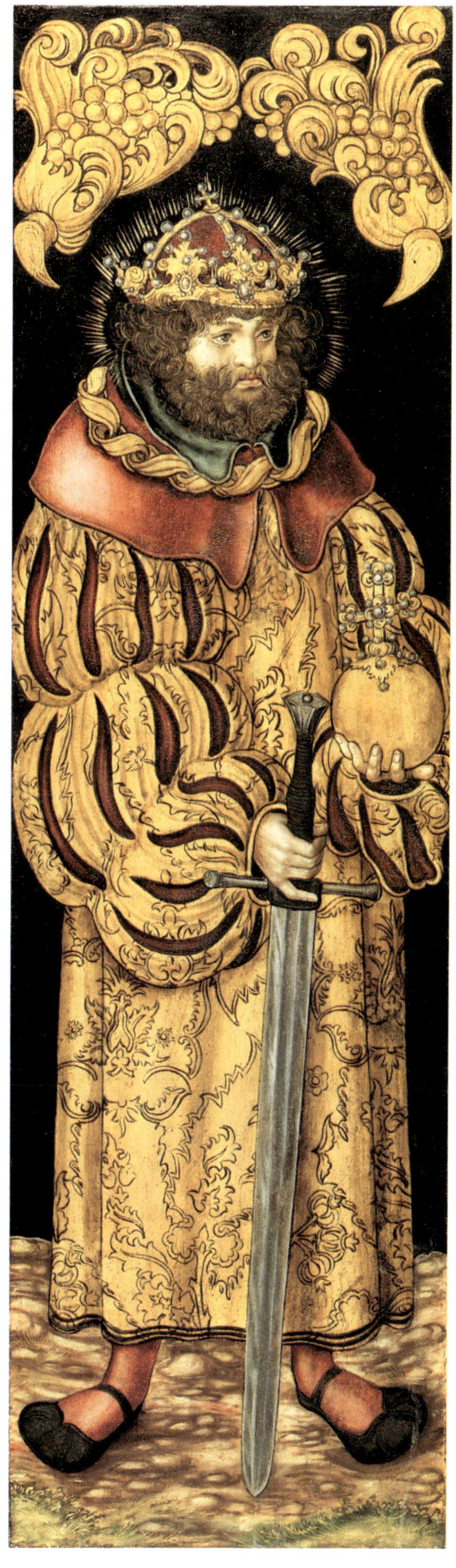

Gm 1666

1 Der Untersuchungsbericht von Birgit Hölzer vom 11.3.1991 wurde verwendet.
2 Die histochemische Untersuchung wurde von Bernd Hering, GNM, 1991 durchgeführt.
3 LCI 8, 1976, Sp. 407 – 409.
4 Durch den unrechtmäßigen Papst Paschalis III., so daß er im kirchlichen Sinne nicht zu den Heiligen gerechnet werden kann; vgl. Künstle 1926, S. 367 – 369. – LCI 7, 1974, Sp. 276 – 282.
5 Mündlich, laut Eintrag von Peter Strieder auf der Karteikarte des GNM.
6 Inv.Nr. 12369, erworben 1956; zuvor in der Slg. Franz Hardy, Benndorf. – Kat. München, Alte Pinakothek, 1957, S. 6. – Kat. Aschaffenburg, Galerie Aschaffenburg, 1964, S. 108 – 109; 1975, S. 131.

Lit.: Nicht bei Friedländer u. Rosenberg (1932 und 1979).

Cranach, Lucas d. Ä.

DIE ENTHAUPTUNG DER HL. KATHARINA
nach 1515

Die Heilige erwartet kniend und mit gebundenen Händen ihre Hinrichtung durch das Schwert. Der Henker greift ihr ins Haar. Links zu Pferde Würdenträger und Offiziere, rechts zu Fuß Kriegsknechte. Im Hintergrund setzen Blitz- und Hagelschlag das Rad, mit dem die Hl. Katharina gemartert werden sollte, in Flammen und ihre Verfolger außer Gefecht.

Lindenholz (Tilia sp.), 76,4 x 58,3 cm – Auf der Rückseite Klebezettel BStGS Inv.1822, Nr.1333; 1855, Nr.1464; 1905, Nr.1150, überklebt mit kleinerem Zettel mit der Nr.180.

Gm 212. Leihgabe der Bayer. Staatsgemäldesammlungen, Inv.Nr. 1464. – Aus der Galerie in Zweibrücken, Inv.Nr.696 rot – BStGS Inv.1822, Nr.1333; 1905, Nr.1150 – Schleißheim, Gemäldegalerie – 1877 an das GNM.

5 Bretter, Breiten von links oben 12,0, 12,0, 11,9, 11,9, 10,3 cm, unten 11,4, 12,2, 12,2, 11,8, 10,7 cm. Stärke 0,5 – 1,2 cm. Spuren von Ziehklingen. Äste, auch große, im Holz belassen. Unvollständige Wergkaschierung entlang der Fugen und Äste. Alter Schädlingsbefall. An der rechten unteren Ecke ein Holzstückchen, 4 x 1 cm, in jüngerer Zeit eingesetzt; Ecke links unten beschädigt. Mittlere Brettfuge neu verleimt und auf der Rückseite mit Holzklötzchen gesichert. Kleinere Einläufer. Format oben und unten beschnitten. – Rückseite: Mit Schropphobel bearbeitet. In neuerer Zeit Seiten und unterer Rand zur Kante hin abgeschrägt bzw. eventuell vorhandene originale Abschrägung nachgearbeitet. Schellacküberzug. – Bildseite: Tafel außerhalb eines Rahmens grundiert und bemalt. Unterzeichnung: Keine erkennbar. Malerei: Dünnschichtig, Lichter pastos; bei feinen Strichen in Haaren und Ornamenten vermutlich Schnepfenfeder verwendet. Blaue Partien infolge vergilbter Firnisse vergrünt, oberste Lasur der grünen Partien verbräunt. Schwarzer Rand an beiden Seiten original, verputzt. Malschicht und Grundierung im Bereich der zweiten Fuge von rechts großflächig ausgebrochen und restauriert. Kleine längliche Malschichtausbrüche über die gesamte Bildfläche. Stark krakelierende und hochstehende Malschicht über der Wergkaschierung. Stellenweise alte Firnisreste. – Restaurierungen: 1912 (BStGS, R.P. Nr. 5386) Fuge neu verleimt und durch Klötze gesichert. AB

Das Thema ist der Heiligenlegende entnommen, wie sie Jacobus de Voragine in der Legenda aurea (1263/73)[1] erzählt: Die zum Christentum bekehrte Königstochter Katharina von Alexandria, die ihrerseits zahlreiche Heiden und auch die Kaiserin zum Christentum bekehrte, sollte nach dem Urteilsspruch des Kaisers Maxentius durch das Rad sterben, doch fing das mit Messern und Nägeln besetzte Rad durch ein Unwetter Feuer und die Verfolger wurden durch Hagelkörner erschlagen. Daraufhin ließ der Kaiser die Heilige durch das Schwert hinrichten. Engel überführten ihren Leichnam (in einem Leintuch) auf den Berg Sinai, wo sie ihn begruben. Da Katharina (Fest 25. Nov.) zu den Hauptheiligen der christlichen Kirche und zu den vierzehn Nothelfern gehörte, ist ihr Martyrium immer wieder dargestellt worden[2]. Cranach konnte auf eine lange Bildüberlieferung zurückgreifen, doch brachte er einige Sonderheiten ein. Der Henker holt noch nicht zum Schlag aus, sondern faßt der Heiligen ins Haar, um ihren Hals für den Schwertstreich freizulegen. Die Gruppe der Würdenträger begleitet die Exekution hoch zu Roß. Die zarte und liebenswürdige Heilige ist der waffenstarrenden Schar hilflos ausgeliefert. Die Radmarter ist wie üblich in den Hintergrund verlegt.

Cranach gibt die Legende im Kostüm seiner Zeit wieder, doch weicht er in Details vom Herkömmlichen und Bekannten ab. Orientalische (»türkische«) Turbane weisen den die Marter befehligenden Kaiser und seinen Ratgeber, dem der runde Schild auf dem Rücken hängt, als Andersgläubige und feindlich aus. Die Grundformen spätmittelalterlicher Rüstungen sind beachtet, doch werden real mögliche, phantastisch verformte und dekorativ übersponnene Harnischteile bunt gemischt. Der Berittene links zeigt musterhaft die Rückenansicht eines maximilianischen Harnischs[3] mit geschobenem Kragen, die Schulterblätter schützenden Hinterflügen, Armzeugen, geschobenen Gesäßreifen und einem – damals nicht mehr üblichen – Kettenpanzer, dazu das Beinzeug mit Kniekacheln und den »modernen« Kuhmaulschuhen. Zur Drahthaube trägt der Reiter ein kleines Barett mit zerschnittener Krempe. Die

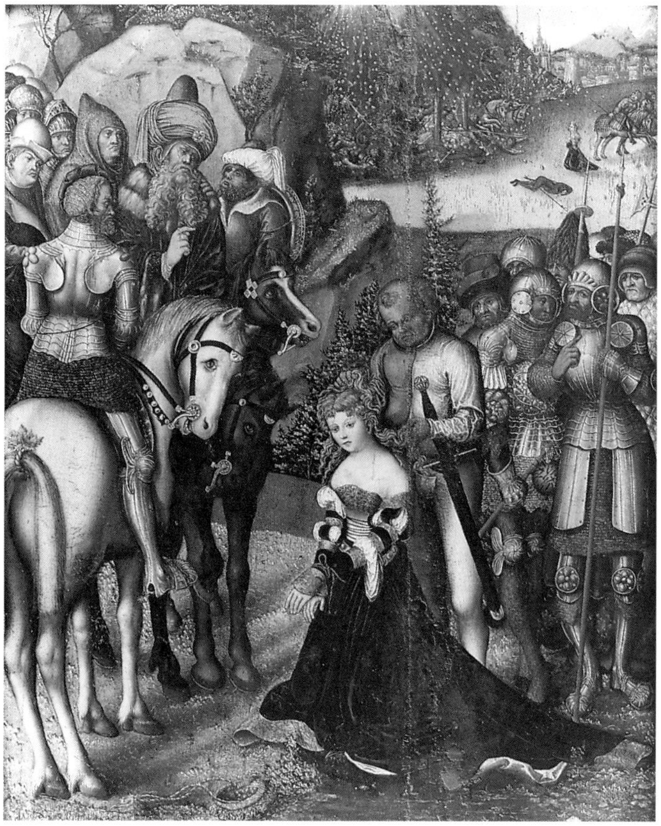

Gm 212

Helme der übrigen Soldaten wirken durch die Schläfenscheiben und den Verzicht auf Visiere archaisch, doch stellt sich durch den Stirnstulp und die Streifen (Pteryges) an dem Flug des einen auch ein Erinnerung an Römisches ein. Bei dem Ritter rechts bilden die Schwebescheiben an den Achseln, die als Knieschutz den Beinzeugen aufgesetzten Rosetten und die extrem langen Beintaschen über dem die Oberschenkel deckenden Kettenpanzer Punkte der Aufmerksamkeit. Unter den Waffen findet der Kettenmorgenstern – eine mit Stacheln versehene Kugel, die mit einer mehrgliedrigen Kette an einem Schaft hängt – besondere Beachtung[4]. Die Stangenwaffen sind als Ahlspieß, Lanze und Helmbarte ausgewiesen[5]. Der Henker ist in Blau und Gelb »mi parti« gekleidet[6]. Sein Schwert hat ein Griffstück (Hilze)zu anderthalb Hand. Einen Blickfang bildet der Schmuck aus Eichenlaub am Schwanz des Pferdes. Der erhobene Zeigefinger des Befehlshabers unterstreicht den Hinrichtungsbefehl: Dieselbe Geste beim Ritter rechts, der aus dem Bild schaut, kann als Appell an den Betrachter gemeint sein, die Heilige um ihres Martyriums willen zu verehren. Daß mit ihr zugleich Jugend und Schönheit im Sinne anziehender Weiblichkeit einem grausamen Richtspruch geopfert werden, ist für Cranach ein Grund mehr, ihren Tod zu beklagen.

Gm 212 ist eine Werkstattarbeit. Cranach malte 1515 eine Enthauptung der Hl. Katharina als Gegenstück zu einer Enthauptung Johannes des Täufers für den Olmützer Bischof Stanislav Thurzo, dessen Wappen die Johannesmarter zeigt (Kremsier, Erzbischöfliches Palais)[7]. Das Originalgemälde enthält oben eine Engelschar mit einem Tuch, die bei Gm 212 durch Beschnitt wegfiel. Demgegenüber zeigt Gm 212 Motive, die beim Original durch die Verkürzung der Tafel teilweise oder ganz entfielen, am rechten Bildrand den Mann im gesteppten Wams, darüber die vollständige Gruppe eines flüchtenden Reiterpaares, am unteren Bildrand die mit einem textilen Wulst und der Befestigung dienenden Kordeln versehene Krone der Heiligen. Der Werkstattmitarbeiter, der Gm 212 malte, verzichtete auf die Sattelriemen beim linken Pferd und auf die Schnüre zwischen Ober- und Unterärmeln der Hl. Katharina, er versah das Zaumzeug des linken Pferdes mit einer Reihe von Goldknöpfen. Die Ausführung ist vergleichsweise bescheiden, auf Vergoldung ist verzichtet, die entsprechenden metallenen Teile sind gemalt.

Reber und Bayersdorfer in Kat. 1882–1885 schrieben Gm 212 Lucas Cranach d.Ä. zu, ebenso Braune. Janitschek hielt das Bild für eine Werkstattwiederholung nach einem Gemälde Cranachs aus dessen Frühzeit. Die Wiederauffindung des Originals in Kremsier gab ihm recht. Nach Friedländer und Rosenberg (1932) befand sich eine weitere Werkstattkopie 1922 bei H.O. Miethke in Wien. Dieses Bild ist vielleicht identisch mit demjenigen, das Stange als eigenhändiges Werk Cranachs d.Ä. publizierte[8]. Das Gemälde, das im Bildausschnitt und Detail mit dem Oiginal in Kremsier übereinstimmt, wurde von der Kunsthandlung L.N. Malmedé, Köln, 1951/52 an einen Sammler in Süddeutschland verkauft. Eine weitere Kopie, laut Inschrift gemalt 1623 von Elias Haupner in Olmütz, befand sich 1969 im süddeutschen Privatbesitz[9].

1 Dt. Ausgabe von Richard Benz o.J. (1955), S. 917 – 927.
2 Vgl. Künstle 1926, S. 369 – 374. – LCI 7, 1974, Sp. 289 – 297. Vgl. auch Gm 1534/35, Monogrammist HG von 1514 und Gm 1190, sächsischer Meister.
3 Vgl. Müller 1957: Waffen, S. 94 – 105, Abb. 139 – 140. – Nickel 1974: Waffenbuch, S. 104 – 155 mit Abb.
4 Vgl. Müller (wie Anm. 3), S. 54 – 55 mit Abb. – Seitz 1965: Blankwaffen, S. 399 – 405 mit Abb. – Nickel (wie Anm. 3), S. 209 – 210.
5 Vgl. Müller (wie Anm. 3), S. 64 – 75 mit Abb. – Seitz (wie Anm. 4), S. 221 – 236 mit Abb. – Nickel (wie Anm. 3), S. 210 – 217 mit Abb.

6 Vgl. Veronika Mertens: Mi-parti als Zeichen. Zur Bedeutung von geteiltem Kleid und geteilter Gestalt in der Ständetracht, in literarischen und bildnerischen Quellen sowie im Fastnachtsbrauch vom Mittelalter bis zur Gegenwart (Kulturgeschichtliche Forschungen, Bd. 1). Remscheid 1983.
7 Vgl. Friedländer u. Rosenberg 1932, Nr. 65, 66 und Abb.; 1979, Nr. 74, 73 und Abb.
8 Vgl. Stange 1953, S. 3 mit Abb.
9 Lindenholz, 94,5 x 64 cm. Die Kopie reproduziert das Originalgemälde im Zustand vor der Beschneidung. Die Kenntnis der Kopie verdanke ich Dr. Gisela Goldberg, freundl. mündl. Mitteilung vom 4. April 1996.

Kat. Schleißheim 1810, Nr. 62. – Heller 1821, S. 21. – Kat. Schleißheim 1831, Nr. 312; 1875, Nr. 179. – Kat. 1882, Nr. 227; 1885, Nr. 232. – Janitschek 1890, S. 493, Anm. – Kat. 1893, Nr. 258. – Braune 1909, Nr. 212. – Friedländer u. Rosenberg 1932, bei Nr. 66. – Lutze u. Wiegand 1936-37, S. 212, Abb. 378. – Stange 1953, S. 3. – Friedländer u. Rosenberg 1979, Nr. 74 A.

Cranach, Lucas d. Ä.

BILDNIS DES MARKGRAFEN KASIMIR VON BRANDENBURG-KULMBACH

1522 oder später

Brustbild nach rechts vor dunklem Grund. Er hat blaue Augen, rötlich blondes Haar und Bart. Er legt die Hände ineinander. Er trägt eine Schaube mit Pelzkragen, hochgeschlossenes Wams und Haarhaube, alles in Schwarz, dazu die Kette des Schwanenritterordens.

Lindenholz (Tilia sp.), 62 x 39,7 cm – Oben einzeilige Inschrift in Majuskeln der Humanisten-Antiqua (erneuert): »CASIMIRVS MARCHRONES BRANDENBURG (ENSIS)« = Markgraf Kasimir von Brandenburg – Auf dem Parkett Klebezettel BStGS Inv.1855, Nr.3210; 1905, Nr.1162; mit Bleistift die Nr.278.

Gm 215. Leihgabe der Bayer. Staatsgemäldesammlungen, Inv.Nr. 3210. – München, kurfürstliche Galerie – Schleißheim – BStGS Inv.1822, Nr.6287; 1905, Nr.1162 – 1877 an das GNM.

3 Bretter, Breiten von links oben 14,0, 18,5, 6,9 cm, unten 11,4, 19,3, 8,3 cm. Stärke auf 0,4 cm gedünnt. Bildträger im Bereich des Kopfes und der Hände großflächig auf der Bildseite mit Werg kaschiert. Fugen neu verleimt. Alter, starker Schädlingsbefall. Rechter und unterer Rand beschnitten. – Rückseite: Flachparkett; gemeinsam mit Rückseite goldbraun gebeizt. – Bildseite: Tafel im Rahmen grundiert und bemalt, Grundier- und Malkanten links und unten erhalten, oben übermalt. Unterzeichnung: Nicht erkennbar. Malerei: Hintergrund ursprünglich einschichtig rot-schwarz. Beide Brettfugen über die ganze Länge in früher Zeit großflächig gekittet und überarbeitet. Kollane möglicherweise aus dieser Zeit. Die Buchstaben »A« bei CASIMIRUS und das Anfangs »M« bei MARCHRONES retuschiert. Barthaare und Haupthaare am rechten Gesichtsrand verputzt und teilweise ergänzt. Retuschen im Gesicht. – Restaurierung: 1959. AB

Markgraf Kasimir von Brandenburg-Kulmbach (27. Sept. 1481 – 21. Sept. 1527), aus dem Haus Hohenzollern, residierte im fränkischen Kulmbach. Seit 1518 war er mit Susanna, Tochter Herzog Albrechts IV. und Schwester Herzog Wilhelms IV. von Bayern, verheiratet. Seit er 1515 seinen geisteskranken Vater Markgraf Friedrich d. Ä. abgesetzt hatte und auf der Plassenburg in Gewahrsam hielt, regierte er die zollerischen Markgrafentümer formell gemeinsam mit seinem Bruder Georg, der meist auf seinen schlesischen Gütern oder am ungarischen Königshof weilte, tatsächlich aber führte er alleine das Regiment. Er war ein geübter Kriegsmann und Diplomat im Dienste des habsburgischen Kaiserhauses und suchte die wirtschaftlichen Verhältnisse seines stark verschuldeten Territoriums zu heben. Seine Haltung der Reformation gegenüber war schwankend und führte zu dem zwiespältigen Landtagsabschied über die religiösen Zeremonien von 1524 und 1526. Den Bauernaufstand in Franken schlug er rücksichtslos nieder[1].

Als Mitglied des Schwanenordens trägt Kasimir dessen Kollane. Kurfürst Friedrich II. von Brandenburg (1413 bis 1471) hatte den Ritterorden, der vor allem in Franken blühte, 1440 und 1443 gestiftet. Auch adlige Damen waren zugelassen. Die Ordenskette besteht aus 13 Gliedern in der Form einander zugekehrter Sägestücke, die sich jeweils um ein rotes Herz schließen. Der Anhänger zeigt in Halbfigur die apokalyptische Maria mit dem Kind über der Mondsichel vor einem Strahlenkranz, darunter einen Schwan mit ausgebreiteten Flügeln in einem zur Schleife verschlungenen Tuch, dessen Enden mit goldenen Kettchen geziert sind[2].

Die Ordenskette, die Haltung, die Wendung nach rechts (heraldisch: links), der Blick und die ineinandergelegten Hände erwecken den Eindruck, das selbständige Bildnis wäre aus einem Stifterbildnis des Markgrafen entwickelt worden, dem auf der Gegenseite ein Bildnis der Markgräfin Susanna entsprochen hätte. Bei dem zugehörigen, von den Bildnissen flankierten Mittelbild könnte es sich um eine Muttergottes mit Heiligen gehandelt haben, ähnlich dem Dessauer Triptychon mit Kurfürst Friedrich III. dem Wei-

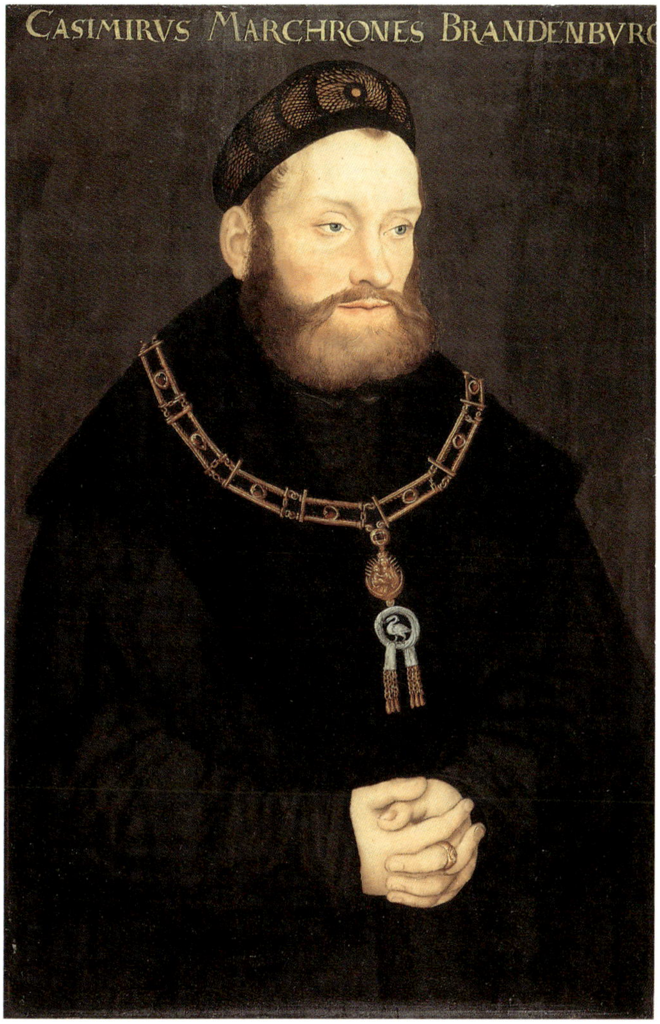

Gm 215

holung an. Lutze und Wiegand hielten es für eine »doch wohl eigenhändige Arbeit«. Dieselbe Bildnisaufnahme liegt der Miniatur im Gebetbuch der Markgräfin Susanna von Brandenburg, die die Ehegatten nebeneinander zeigt (Karlsruhe, Badische Landesbibliothek), zugrunde. Sie ist 1520 datiert[5].

Dem Bildnis Gm 215 fehlt es an Leben, dem dekorativen Detail an plastisch zeichnerischer Durchbildung. Die Ordenskette, die fromm gefalteten Hände und die Inschrift geben ihm einen vergleichsweise offiziellen Charakter. Der fein geschnittene Kopf, wie ihn das Urbild zeigt, ist auch in der Wiederholung noch wirksam. Erinnerungen an Kulmbachs Bildnis des Markgrafen von 1511[6] stellen sich ein. Gm 215 belegt die ausgezeichneten Fähigkeiten der Werkstattkräfte.

1 NDB 11, 1977, S. 315 – 316, mit Lit.
2 Vgl. Ferdinand Frhr. von Biedenfeld: Geschichte und Verfassung aller geistlichen und weltlichen, erloschenen und blühenden Ritterorden, Bd. 1. Weimar 1841, S. 67 – 68.
3 Vgl. Friedländer u. Rosenberg 1979, Nr. 20 u. Abb.
4 Inv.Nr. 883. – Friedländer-Rosenberg 1932, Nr. 129; 1979, Nr. 152, jeweils mit Abb. – Ausst. Wien 1972: Cranach, Kat.Nr. 7.
5 Hs Durlach 2. Ausst. Heidelberg 1986: Renaissance, Kat.Nr. G 6, mit Farbabb.
6 München, BStGS, Alte Pinakothek, Inv.Nr. 9482.

Kat. 1882, Nr. 224; 1885, Nr. 229; 1893, Nr. 261. – Reber 1893, S. 21. – Friedländer u. Rosenberg 1932, bei Nr. 129. – Lutze u. Wiegand 1936-37, S. 39, Abb. 373. – Ausst. Nürnberg 1959: Frühzeit, Kat.Nr. 57, Abb. 2. – Ausst. Wien 1972: Cranach, bei Kat.Nr. 7. – Führer 1977 u. 1980, Nr. 262; 1985 u. 1994, Nr.257, jeweils Abb. – Friedländer u. Rosenberg 1979, Nr. 152 A. – Klein 1994, S. 195.

sen von Sachsen und seinem Bruder Herzog Johann, die von Heiligen empfohlen werden[3].

Im Ficklerschen Inv. der herzogl. bayer. Kunstkammer von 1598 werden unter den Nrn. 2744 und 3104 zwei Bildnisse des Markgrafen Kasimir aufgeführt, die nach Reber mit Gm 215 und einem weiteren Exemplar in den BStGS, Inv.Nr. 3574, identisch sein dürften. Als Original Lucas Cranachs d.Ä. gilt das 15[2]2 datierte Exemplar in Wien, Kunsthistorisches Museum[4]. Dort ist auf die Kollane des Schwanenordens verzichtet. Reber und Bayersdorfer in Kat. 1882 und Braune schrieben Gm 215 Lucas Cranach d. Ä. zu. Friedländer und Rosenberg sprachen das Bild unter Hinweis auf das Wiener Exemplar als eine Werkstattwieder-

Cranach, Lucas d. Ä.

BILDNIS KÖNIG CHRISTIANS II. VON DÄNEMARK
1523

Brustbild nach rechts, mit Händen, vor grünem Grund. Er hat braune Augen, dunkelblondes Haar und Bart. Er ist schwarz gekleidet. Er trägt eine Schaube mit breitem Schulterkragen, Wams und Barett, an einem Band auf der Brust das Emblem des Ordens vom Goldenen Vlies – das Widderfell. An seinem linken Daumen ein Goldring. Rechts oben das königlich dänische Wappen.

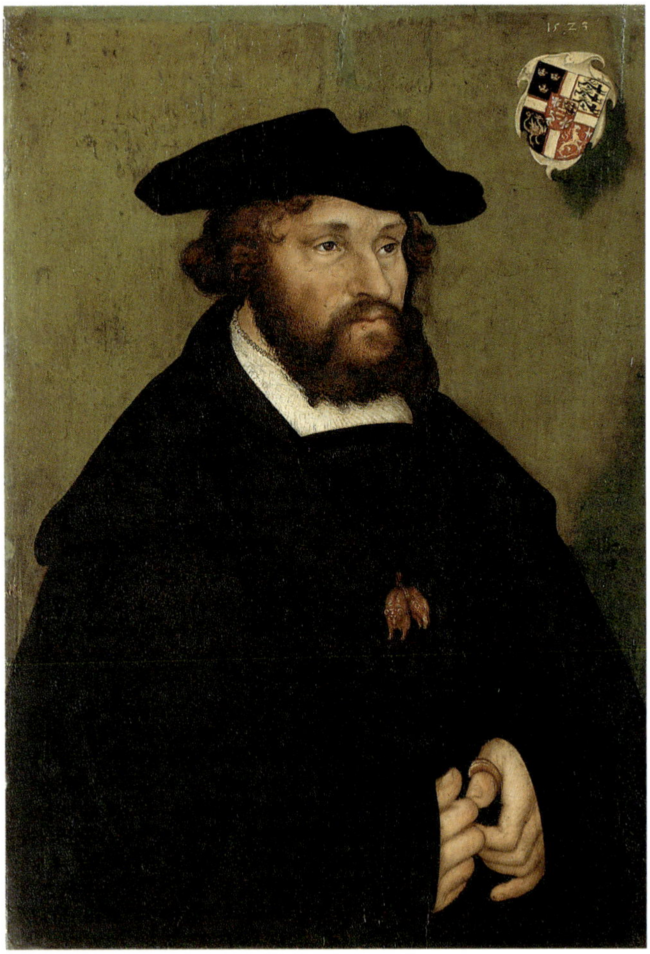

Gm 214

Lindenholz (Tilia sp.), 55,2 x 38 cm – Links bez. mit dem Signet: Schlange nach rechts mit stehenden Fledermausflügeln. Oben rechts »1523«. Darunter Wappen: Durch das Danebrogkreuz (silbern mit roten Seitenrändern) geviertter Hauptschild mit aufgelegtem Mittelschild. Dieser ist geviertet mit gespaltenem Herzschild. Der Hauptschild hat 1. in Gold übereinanderschreitend drei gekrönte blaue Löwen (Dänemark), 2. in Schwarz drei goldene Kronen zwei zu eins, 3. Löwe mit Hellebarde, 4. In Schwarz goldener Drache mit roter Zunge (Königreich der Wenden) geviertet von Dänemark (die Löwen gekrönt), Oldenburg, Jütland (oder Gotenreich) und Wenden (König der Wenden) – Auf dem Parkett mit weißer Farbe »Gm.214«; Klebezettel WAF »H.G.172 (1936) Inv.S.No.377« – Auf der Rahmenrückseite mit Bleistift die Rahmenmaße 38 1/2 x 55 1/2, mit weißer Kreide »0/52«, mit gelbem Stift die Nr.4; Klebezettel der Cranach-Ausst. in Berlin 1937.

Gm 214. Leihgabe des Wittelsbacher Ausgleichsfonds / Bayer. Staatsgemäldesammlungen, Inv.Nr. WAF 172. – Slg. Fürst Oettingen-Wallerstein, Grundbuch 1817-18, § CCII – Slg. König Ludwig I. von Bayern, erworben 1828, I.W. 380 – Ab 1829 ausgestellt in Nürnberg, Moritzkapelle – 1882 GNM.

3 Bretter, Breiten von links oben 11,8, 12,4, 13,7 cm, unten 11,7, 12,6, 13,7 cm. Stärke auf 0,7–1,0 cm gedünnt. Äste im Holz belassen. Bildseite mit grobem Werg kaschiert. Risse oben und unten. Alter Schädlingsbefall. Format an den Seiten leicht behobelt; oberer Rand wegen Übermalung nicht einsehbar. – Rückseite: Flachparkett; gemeinsam mit der Rückseite braun gebeizt. – Bildseite: Tafel außerhalb eines Rahmens grundiert und bemalt. Unterzeichnung: Pinsel; Kontur- und Binnenzeichnung, im Gesicht nur Konturen der Augen sichtbar, Position der Augen weiter oben; Wappen unterzeichnet. Malerei: Grüne Farbe des Hintergrundes nachgedunkelt. Fingerabdruck neben der Schlange möglicherweise original. Dunkelbraune Farben stark frühschwundkrakeliert, Krakelees später weitgehend zuretuschiert. Oberer Rand später mit grüner Farbe überstrichen; mit gleicher Farbe verlorene Malschicht im Bereich der Risse retuschiert. – Restaurierung: 1950. AB

König Christian II. von Dänemark (1. Juli 1481 – 25. Jan. 1559) war seit 1515 mit Elisabeth, einer Enkelin Kaiser Maximilians I. und Schwester des späteren Kaisers Karls V., vermählt. Er herrschte über die drei skandinavischen Königreiche Dänemark, Norwegen und Schweden. 1522 vertrieben ihn die Untertanen von seinem Thron und aus seinem Land. Er hielt sich zunächst in Deutschland auf, im Sept. 1523 in Wittenberg. Einer alten Nachricht zufolge soll er damals bei Cranach gewohnt haben. Anschließend lebte er in den Niederlanden. Bei dem Versuch, seine nordischen Länder zurückzuerobern, wurde er 1531 gefangengenommen. Er lebte später auf Schloß Sönderborg, ab 1546 auf Kalundborg[1].

Der Dargestellte wird im Kat. der Slg. Oettingen-Wallerstein von 1826 als Herzog von Sachsen ausgewiesen, im Kat. der Moritzkapelle von 1829 allgemein als Herzog, 1832 als König Friedrich I. von Dänemark, 1841 richtig als König Christian II. von Dänemark. Schon der Herausgeber des Kunstblattes 1829 hatte in dem Dargestellten einen dänischen König gesehen. Gm 214 gilt zurecht als ein eigenhändiges Werk Lucas Cranachs d.Ä.. Allein Michaelson sprach es als Werkstattarbeit an. Es gehört zu den psychologisch und in der detaillierten Wiedergabe der Züge feinsten des Malers. Cranach trug den Anforderungen des Hofbildnisses Rechnung, indem er das heraldische Element auch in der pointierten Flächenform der Büste stärkte. Eine zweite, veränderte Fassung zeigt den König vor blauem Grund (Leipzig, Museum der bildenden Künste)[2]. Die Holzschnitte von

1523[3] gehen auf dieselbe Aufnahme zurück. Die Neigung des Wapppenschildes nach (heraldisch) links und die Spiegelverkehrung der Wappenbilder lassen auf ein ehemals vorhandenes oder jedenfalls geplantes Gegenstück, am ehesten ein Bildnis der Gemahlin Elisabeth, schließen. Von der Hand Cranachs läßt sich ein solches nicht nachweisen.

1 Vgl. Dansk Biografisk Lexikon, Bd. 3. Kopenhagen 1889, S. 481 – 490.
2 Vgl. Museum der bildenden Künste Leipzig, Kat. der Gemälde, bearb. Harri Nündel u.a., 1967, S. 37, Nr. 44, Abb. 4.
3 Hollstein 6 (1959), Nr. 124, 125 mit Abb.

Kat.Slg. Oettingen-Wallerstein 1819, S. 129, Nr. 4; 1826 u. 1827, Nr. 252. – Moritzkapelle 1829 – 1846, Nr. 69. – Kunstblatt 1829, S. 419. – Heller 1854, S. 87 – 88. – Parthey 1, 1863, S. 694 – 695, Nr. 285. – Schuchardt 3, 1871, S. 253 – 254. – Moritzkapelle 1878 u. 1880, Nr. 91. – Kat. 1882, Nr. 222; 1885, Nr. 227; 1893, Nr. 260. – Braune 1909, Nr. 214. – Firmenich-Richartz 1916, S. 488 – 89, Nr. 3. – Michaelson 1902, S. 83. – Friedländer-Rosenberg 1932, Nr. 127 u. Abb. – Lutze u. Wiegand 1936-37, S. 39, Abb. 368. – Ausst. Berlin 1937: Cranach, Kat.Nr. 47, Abb. Tf.59. – Ausst. Weimar u. Wittenberg 1953: Cranach, bei Kat.Nr. 24 (bearb. Heinz Lüdecke u. Walther Scheidig). – Ausst. Weimar 1972: Cranach, bei Kat.Nr. 22. – Schade 1974, S. 54, Tf. 122. – Friedländer u. Rosenberg 1979, Nr. 150 und Abb.

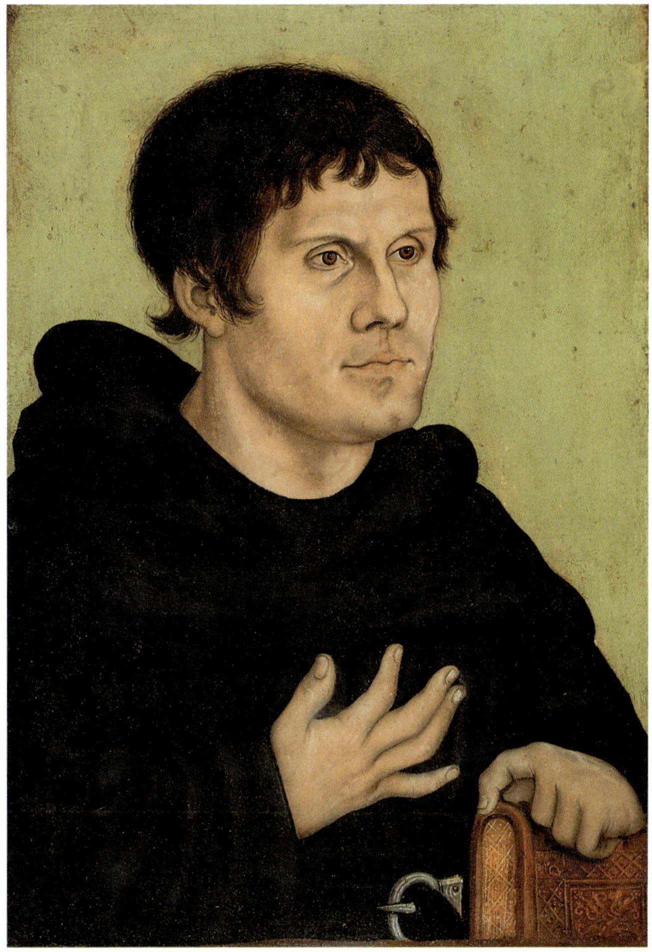
Gm 1570

Cranach, Lucas d. Ä.

BILDNIS MARTIN LUTHERS ALS AUGUSTINERMÖNCH
um 1523/24

Brustbild nach rechts vor grünem Grund. Er hat braune Augen und braunes Haar. Er legt die rechte Hand beteuernd auf die Brust, die linke auf ein in Leder gebundenes Buch. Er trägt die Mönchskutte, aber keine Tonsur.

Pergament, auf Buchensperrholzplatte aufgeleimt, 43,6 x 29,8 cm – Auf der Rückseite und Rahmenrückseite Reste von je 2 roten Siegeln der Merkelschen Familienstiftung.

Gm 1570. Leihgabe der Paul Wolfgang Merkelschen Familienstiftung, 1960.

Pergament, Ränder ausgefranst; auf Buchensperrholzplatte geleimt. Format weitgehend original. – Bildseite: Nicht grundiert. Unterzeichnung: Kontur- und Binnenzeichnung. Malerei: Irrtümlich die Haarseite des Pergaments bemalt; daher zahlreiche mikroskopisch kleine Ausbrüche der Malschicht über den Haarwurzelporen. Die in die noch nasse Hintergrundsfarbe gemalten Haare sprechen für eine zügige Entstehung. Rotbrauner Rand später übermalt. Zahlreiche Retuschen aus verschiedenen Zeiten, die mit Weiß ausgemischten im Inkarnat stark aufgehellt. – Restaurierungen: 1956 Pergament neu aufgeleimt, Blasen niedergelegt, gefestigt und retuschiert; 1959. AB

Martin Luther, der deutsche Reformator, wurde am 10. Nov. 1483 in Eisleben geboren und starb am 18. Febr. 1546 ebenda. Er wurde 1507 zum Priester geweiht. Auf Veranlassung von Johann von Staupitz, Generalvikar der deutschen Observanten-Kongregation und 1. Dekan der theologischen Fakultät der Universität Wittenberg, lehrte er seit 1508 an der Universität Wittenberg, später in Erfurt. 1510/11 reiste er nach Rom. Seit 1512 war er Doktor der Theologie und Professor. Wegen der Auswüchse des Ablaßhandels veröffentlichte er 1517 in Wittenberg die 95

Thesen, mit denen er die Reformation einleitete. Er nahm teil am Reichstag in Regensburg 1518. 1519 wurde er exkommuniziert. 1521 hatte er sich auf dem Reichstag in Worms vor dem Kaiser und den Reichsständen zu verantworten. Unter dem Schutz des Kurfürsten Friedrichs III. des Weisen von Sachsen übersetzte er auf der Wartburg 1521/22 das Neue Testament. 1522 verließ er die Wartburg, um in Wittenberg durch Predigten Aufruhr und Bildersturm zu schlichten. 1529 führt er das Reformationsgespräch mit Zwingli in Marburg. 1530 erfolgte auf dem Reichtag zu Augsburg in seiner Abwesenheit die Übergabe der »Augsburger Konfession«[1], der evangelischen Bekenntnisschrift.

Gm 1570 verbindet die Merkmale zweier populärer Bildnisse Luthers von der Hand Lucas Cranachs d. Ä. – das Kupferstich-Bildnis B. 5 des tonsurierten Mönchs von 1520 mit der beteuernd oder redend vor der Brust erhobenen Hand und das Holzschnitt-Bildnis des Junkers Jörg von 1522[2] mit Bart und gewachsenem Haupthaar. Das Gemälde zeigt Luther mit gewachsenem Haupthaar, schon wieder bartlos, aber noch in der Mönchskutte. Es muß zwischen 1522 und 1525 entstanden sein. Am 13. Juni 1525 legte der Reformator das Mönchskleid ab und heiratete.

Gm 1570 ist unter Cranachs Luther-Bildnissen ein Einzelgänger, einprägsam, aber ohne die Merkmale eines originären, eigenhändigen Werks. Es fehlen die als »Verzeichnungen« wirkenden Eigenheiten der Flächenprojektion und der Ausdruck innerer Anspannung. Die Gürtelschnalle tritt über Gebühr ins Blickfeld. Das Bildnis des Mönches Luther auf dem linken Flügel eines Triptychons von Veit Thiem, 1572, in der Stadtkirche St. Peter und Paul in Weimar[3] zeigt ihn mit der Tonsur, aber eine Gm 1570 entsprechende Handhaltung, Buch, Kutte und Gürtel. Möglicherweise gehen beide auf dasselbe Vorbild zurück oder der jüngere Maler wollte den Mönchsstand Luthers gegenüber dem »Junker Jörg« auf dem rechten Flügel und dem aus der Schrift predigenden Reformator im Mittelbild deutlicher machen. Das Lutherbildnis Gm 1570 ist seit der Ausst. 1983, der es als Plakat und Katalogumschlag diente und die es allgemein bekannt machte, vielfach reproduziert worden.

1 NDB 15, 1987, 549 – 561 (bearb. Gerhard Müller).
2 Vgl. Kat.Ausst. Nürnberg 1983, Nr. 215 mit Abb, Nr. 260 mit Abb.
3 Vgl. Koerner 1993, S. 67 – 68, Abb. 28.

Ausst. Cappenberg 1951: Deutsche Kultur, Kat.Nr. 359. – Ausst. Nürnberg 1959: Frühzeit, Kat.Nr. 4. – Ausst. Nürnberg 1983: Luther, Kat.Nr. 363 (bearb. Jutta Zander-Seidel) mit Abb.

Cranach, Lucas d. Ä.

ALLEGORIE AUF GESETZ UND GNADE
nach 1529

Der sündige Mensch wird nackt und schutzlos von Tod und Teufel dem Höllenfeuer und der Verdammnis zugetrieben. Er fällt unter das Gesetz, wie es Moses mit den Gesetzestafeln in der Gruppe der Propheten vertritt. Der Grund des Übels liegt im Sündenfall des ersten Menschenpaares – Adam und Eva mit der Schlange unter dem Baum der Erkenntnis, von dessen Früchten sie gegen das Gebot Gottes essen. Auf der Weltkugel thront der Weltenrichter, Engel rufen mit Signalhörnern zum Jüngsten Gericht. Die Äste des Baumes bleiben auf der Bildseite des »Gesetzes« kahl. Am unteren Rand, teils übermalt, Textstellen aus der Bibel. Linke Bildhälfte.

Buchenholz (Fagus sylvatica), 72,7 x 60,2 cm, abgesägte linke Hälfte von Gm 221 – Auf der Rückseite Klebezettel Slg. Oettingen-Wallerstein »8. Zimmer«, Slg. König Ludwigs I. von Bayern 1828, Nr.382; WAF »H.G.185 (1936) Inv.S.No. 381«, darunter links die Nr.220, rechts »R 143«; neuerer Zettel »22/3«.

Gm 220. Leihgabe des Wittelsbacher Ausgleichsfonds / Bayer. Staatsgemäldesammlungen, Inv.Nr. WAF 185. – Slg. Graf Rechberg – Slg. Fürst Oettingen-Wallerstein, Grundbuch 1817–18, § CCXIII, erworben 1815 – Slg. König Ludwig I. von Bayern, erworben 1828, I.W. 382 – Ab 1829 ausgestellt in Nürnberg, Moritzkapelle – 1882 GNM.

Johannes der Täufer führt den gläubigen Menschen zu Christus, der für ihn am Kreuz gestorben ist und dessen Blutstrahl, begleitet von der Taube des Hl. Geistes, die Brust des Sünders trifft. Das Lamm ist Symbol für den Opfertod Christi, die Kreuzfahne Siegeszeichen. Rechts erscheint vor der leeren Grabtumba der Auferstandene als Sieger über Tod und Teufel. Die Eherne Schlange im Hintergrund ist alttestamentliche Präfiguration des Gekreuzigten[1]. Drei Szenen in der oberen Bildzone verbildlichen Anfang und Erfüllung des Heilsweges: Das Kind mit dem Kreuz seines künftigen Erlösertodes fliegt zum Zweck der Menschwerdung Gottes auf die Jungfrau (Maria) zu, Engel verkündigen den Hirten die Geburt Christi, der Auferstandene fährt gen Himmel. Auf der Seite der »Gnade« sind die Äste des Baumes belaubt. Am unteren Rand, teils übermalt, Textstellen aus der Bibel. Rechte Bildhälfte.

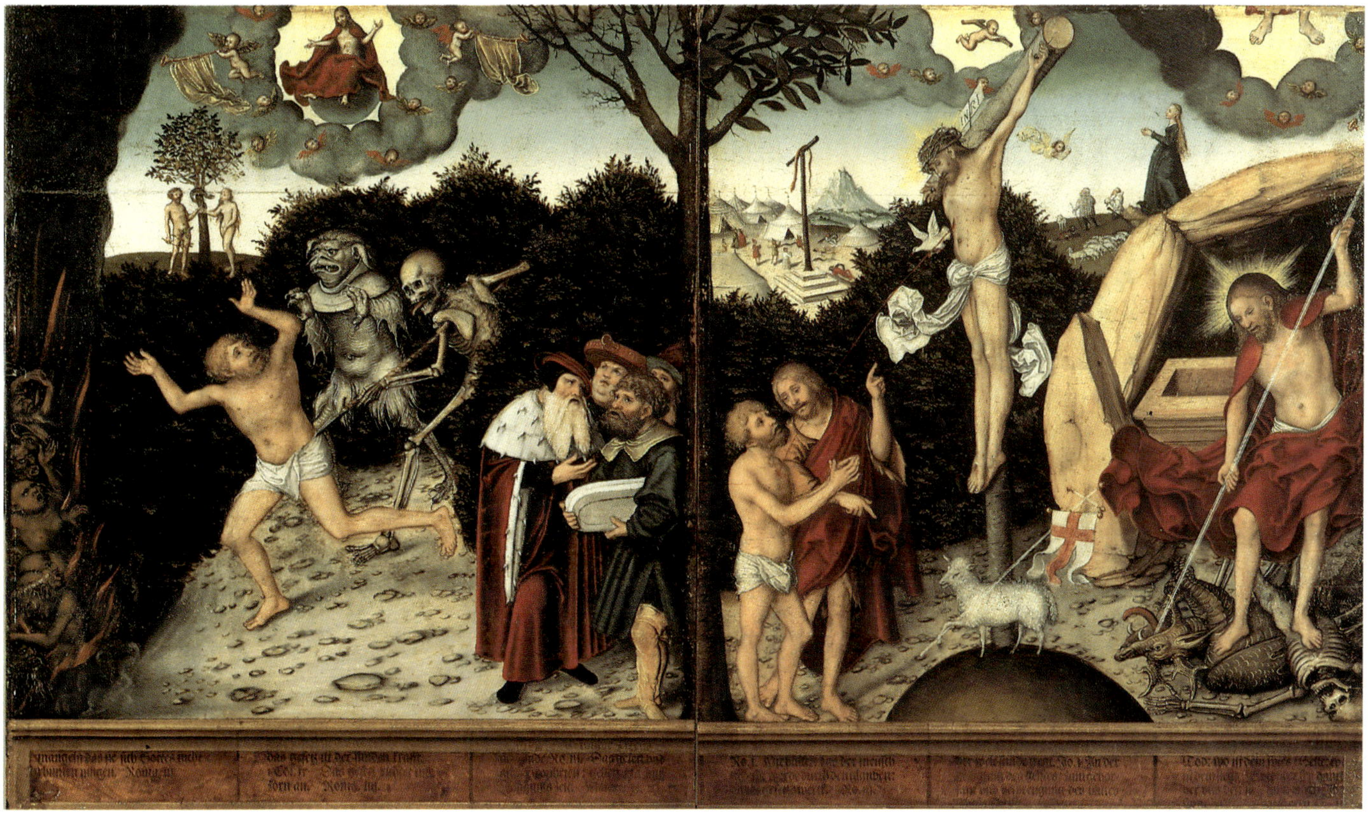

Gm 220/221

Buchenholz (Fagus sylvatica), 72 x 59,7 cm, abgesägte rechte Hälfte von Gm 220 – Am Flügel des überwundenen Drachen bez. mit dem Signet: Geflügelte Schlange nach links – Auf der Rückseite mit schwarzer Farbe »H 4(?)146, mit Bleistift die Nr. 242; Klebezettel Slg. König Ludwig I. von Bayern, 1828, Nr.383; WAF »H.G.173 (1936) Inv.S. No.382«, darunter links Nr.221, rechts »R 143«; neuerer Zettel »22/5«.

Gm 221. Leihgabe des Wittelsbacher Ausgleichsfonds / Bayer. Staatsgemäldesammlungen, Inv.Nr. WAF 173. – Slg. Graf Rechberg – Slg. Fürst Oettigen-Wallerstein, Grundbuch 1817-18, § CCXIV, erworben 1815 – Slg. König Ludwig I. von Bayern, erworben 1828, I.W. 383 – Ab 1828 ausgestellt in Nürnberg, Moritzkapelle – 1882 GNM.

Ursprünglich Einzeltafel aus 4 horizontal verleimten Brettern, vor 1817/18 vertikal geteilt. Stärke 1,5 – 1,7 cm. Fugen beidseitig mit Werg kaschiert, einige inzwischen geöffnet. Alter Schädlingsbefall. Formate rundum geringfügig beschnitten, am oberen Rand erheblicher. – Rückseiten: Geschroppt; Ränder mit Ausnahme an den Schnittkanten eingefalzt. Brettfugen mit bleiweißem Anstrich versehen; offene Fugen später mit Holzklötzchen gesichert. Braun schellackiert. – Bildseiten: Unterzeichnung: Weiches Zeicheninstrument; Kontur- und Binnenzeichnung. Malerei: Dünne Strahlen am Nimbus Christi vermutlich mit der Schnepfenfeder ausgeführt. Kontur der Steine in noch feuchtem Zustand mit weichem Pinsel verwischt, wodurch »Weichzeichnung« entstand. Ursprünglich schwarzer Rand. Am oberen Rand links, unter dem schwarzen Rauch der Hölle bei Gm 220, bei Gm 221 rechts zwischen Kreuzbalken und Wolkenkranz ein ca. 11,5 cm breites und 3 cm hohes Papierband unter der Malerei; möglicherweise mit Inschrift versehen, Text nicht mehr eruierbar. Inschriften am unteren Bildrand auf Papiersegmente gedruckt, die zum Zeitpunkt des Aufklebens bereits etwas schadhaft waren; infolge einer Planänderung wurde die Imitation einer Steinbrüstung mit Marmorfeldern darüber gemalt. Grünlasuren verbräunt. Malschicht über Wergfasern krakeliert und teilweise abgesprungen. Malschichtverluste an den Rändern, kleinere Retuschen über die gesamte Bildfläche. Fleckig vergilbte Firnisreste. – Restaurierung: 1912 (BStGS, R.P. Nr. 5386[2]) gereinigt, kleine Schäden ausgebessert; stark verschmutzter Lack belassen; 1959.

Gm 220: Breiten der Bretter von oben links 16,9, 11,0, 23,5, 21,3 cm, rechts 16,9, 11,4, 23,0, 21,4 cm. – Bildseite: 2 in der Unterzeichnung vorhandene Engelsköpfe im unteren Wolkenkranzbereich nicht verwendet.

Gm 221: Breiten der Bretter von oben links 16,8, 11,4, 23,1, 20,7 cm, rechts 16,6, 11,8, 22,7, 20,9 cm. AB

Die beiden auseinandergesägten Tafeln bildeten ehemals eine durchgehende Bildkomposition, wie Cranachs Darstellung gleichen Themas in Gotha, Schloßmuseum[3], und der wenig jüngere Holzschnitt[4] zeigen. Die aufgeklebten, gedruckten Textstellen sind zum Teil übermalt, lassen sich aber im Vergleich mit dem Weimarer Exemplar[5] lesen, von links nach rechts: »Sie sind alle zumal sunder: vnd / mangeln das sie sich Gottes nicht / rhümen mügen. Roma iij [Römerbrief 3,23]«. »Die sunde ist des todes spies: aber / das gesetz ist der sunden krafft. / 1.Cor.15. [1. Korintherbrief, 15,56]«. »Das Gesetz richtet nur / zorn an. Roma. iiij. [Römerbrief 4,15]«. »Durchs Gesetz kompt erkentnis / der sünde. Ro.iij.[Römerbrief 3,20]«. »Das gesetz vnd / alle Propheten: gehen bis auff / Johannis zeit. Matthei xi« [Matthäus 11,11]«. »Der gerecht lebt seines glaubens / Ro.i. Wir halten das der mensch / gerecht werde durch den glauben: / on des gesetzs werck. Ro.iij. [Römerbrief 3,28]«. »Sihe: das ist Gottes lamb: welchs / der welt sünde tregt. Jo.i. [Johannes 1,29]«. »In der / heiligung des geistes: zum gehor=/ sam vnd besprengung des blutes / Ihesu Christi. 1.Petri.i [Brief Petri, 1, 2]«. »Der tod ist verschlungen ym sieg / Tod: wo ist dein spies: Helle: wo ist dein sieg. Gott aber sey danck der vns den sieg gibt: dvrch Ihe= / sum Christu(m)s vnsern Herrn. 1.Cor.1 [1. Korintherbrief 1,55 und 57]«.

Die Allegorie verbildlicht Luthers Lehre von der Rechtfertigung jedes einzelnen Menschen allein durch den Glauben. Die Erkenntnis fand er in den Briefen des Apostels Paulus bündig formuliert. Der Mensch, unfähig das von Moses ihm übermittelte Gesetz aus eigenen Kraft zu erfüllen und seiner Sündhaftigkeit bewußt, wird von Tod und Teufel der Hölle zugetrieben. Nicht die Werke können ihn retten, sondern nur der Glaube an den gekreuzigten Christus, auf dessen Gnade er hoffen darf. Der ewigen Verdammnis (Höllenfeuer und kahler Baum) steht das ewige Leben (Das den Sünder treffende Erlöserblut Christi und der grünende Baum) gegenüber. Luther wußte um den Nutzen der Bilder (»Merkbilder«) zum Zweck der Glaubensvermittlung. Daß er auf Cranachs Allegorie von Gesetz und Gnade direkten Einfluß genommen hätte, läßt sich nicht belegen. Möglicherweise war Philipp Melanchthon als Ratgeber beteiligt. 1529 lag der Bildtypus in zwei Versionen vor. Der »Prager Typ«[6], der den Menschen gleich »Herkules am Scheideweg«[7] zwischen das Alte und das Neue Testament setzt, steht der überkommenen Vorstellung von Sündenfall und Erlösung noch näher, obwohl gerade bei einem Exemplar dieses Typus[8] das Begriffspaar »Gesetz« und »Gnad« inschriftlich in das Bild integriert ist. Göransson (1957) sah in einem Holzschnitt des Franzosen Geofroy Tory die Vorlage für den Prager Typ, doch ist die Datierung des Holzschnittes umstritten[9]. Erst die Zweiteilung der Bildkomposition und das zweimalige Vorkommen des Menschen, wie sie der Gothaer Typ zeigt, machte die Antithese als solche deutlich. Typologische Zuordnungen von Szenen des Alten Testamentes zu solchen des Neuen Testamentes kannten bereits der »Heilsspiegel« und die »Armenbibel«[10], ebenso war die Antithese Ecclesia und Synagoge[11] geläufig, die Mittlerrolle Johannes des Täufers im »Agnus Dei« (Predigt des Johannes)[12] vorgegeben. Schade (1974) fand in Cranachs Allegorie einen »Rest hussitischer Bildgegenüberstellung«. Neu und humanistisch begründet ist die hohe Bewertung des Menschen als Bezugspunkt der Heilsgeschichte.

Das von Cranach formulierte Bildthema ist, übereingehend mit der Ausbreitung der Reformation, immer wieder gemalt und in Holz geschnitten worden. Das Material ist beinahe unübersehbar breit und vielfältig, dementsprechend die wiss. Literatur. Als »Urbild« oder zuverlässigste Überlieferung des für Gm 220, 221 benutzten Typus gilt das Exemplar von 1529 in Gotha[13]. Kein Motiv daraus ist unmittelbar in das Nürnberger Bild eingegangen. Es variiert vielmehr die Weimarer Fassung[14]. Auch die gedruckten Textstellen der Sockelzone stimmen überein. Im Unterschied zu Gm 220, 221 ist Adam im Weimarer Bild völlig nackt, wird er einem Höllenfeuer zugetrieben, das sonst keinen Sünder enthält, weist Moses mit dem Finger auf ihn, wendet sich Johannes der Täufer dem Sünder nicht zu, gibt es zwei Textstellen mehr am oberen Bildrand. Alle vom Weimarer Exemplar abweichenden Motive finden sich in einer Miniaturmalerei Lucas Cranachs d. J. von 1544[15]. Die Sünder im Höllenfeuer kennt schon der obengenannte Holzschnitt.[16]. Den terminus post quem liefert das Gothaer Exemplar von 1529, das als ein eigenhändiges Werk Lucas Cranachs d. Ä. angesehen wird. Die abweichenden Versionen, Repliken und Kopien entstanden mit Beteiligung der Werkstatt im folgenden Jahrzehnt und darüberhinaus.

Im Grundbuch der Slg. Oettingen-Wallerstein sowie in den Katalogen bis 1882 sind Gm 220 und 221 als Werke Lucas Cranachs d.J. ausgewiesen, doch werden sie mit besseren Gründen der Werkstatt Cranachs d. Ä. zugeschrieben. Schuchardt (1851), der die Bilder als Teile eines zerschnittenen Ganzen erkannte, sah sie 1871 als jeweils in sich abgeschlosse Kompositionen und von verschiedenen Händen gemalt an. Feurstein führte die Allegorie in ihrem Ursprung, den er bei Hans Schäufelein verbildlicht sah[17], auf die birgittinischen Offenbarungen zurück. Lutze und Wiegand nannten als dem Thema verpflichtete Zeichnungen Cranachs je eine in Dresden, Kupferstichkabinett und Frankfurt a.M., Städelsches Kunstinstitut[18] und Braunschweig, Herzog Anton Ulrich-Museum[19].

1 Moses (21, 6-9) errichtet auf Gottes Geheiß eine eherne Schlange zur Rettung des Volkes vor Schlangenbissen; vgl. LCI 1, 1968, Sp. 583 – 586.
2 Die Eintragung in das Restaurierungsbuch der BStGS gilt streng genommen nur für Gm 220, doch weist Gm 221 dieselben Restaurierungsmerkmale auf wie Gm 220.
3 Friedländer u. Rosenberg 1979, Nr. 221 u. Abb.
4 Geisberg 2, 1974, S. 582, G 615 mit Abb. – Ausst. Nürnberg 1983: Luther, Nr. 538 mit Abb. (bearb. Gottfried Seebaß).
5 Rotbuchenholz, 54 x 102 cm; Kat. Weimar 1990 (bearb. H. Hoffmann), Nr. 16 mit Farbabb. – Friedländer u. Rosenberg 1979, Nr. 221 A. – Eine schwächere Replik ehem. im Königsberger Schloß; vgl. Friedländer u. Rosenberg 1979, Nr. 221 B. – Thulin 1955, Abb. 171.
6 Prag, Nationalgalerie; vgl. Friedländer u. Rosenberg 1979, Nr. 221 C.
7 Vgl. Schuster in Ausst.Kat. Hamburg 1983.
8 Prag, Nationalgalerie, Inv.Nr. O-9619.
9 Zu dem gesamten Fragenkomplex und den einzelnen Bildversionen vgl. die nachfolgend aufgeführte Literatur.
10 Vgl. LCI 1, 1968, Sp. 293 – 298 (»Biblia pauperum«); 4, 1972, Sp. 182 – 185 (»Speculum humanae salvationis«). – Lexikon der Kunst, Bd. 1, 1987, S. 262 (»Armenbibel«); 3, 1991, S. 190 (»Heilsspiegel«).
11 Vgl. LCI 1, 1968, Sp. 569 – 578. – Lexikon der Kunst, Bd. 2, 1989, S. 255 – 257.
12 Vgl. Lexikon der Kunst, Bd. 1, 1987, S. 54 – 55 (»Agnus Dei«).
13 Wie Anm. 3.
14 Wie Anm. 5.
15 Im dritten Teil der Bibel von 1541 enthalten. Aus der Bibliothek des Fürsten Georg von Anhalt, Dessau, Stadtbibliothek, Georg 1476; vgl. Ausst. Berlin 1983, Kat.Nr. F 36.2 (bearb. W. Schade), Farbabb. S. 414. Ein übereinstimmendes Gemälde, Lucas Cranach d. J. zugeschrieben und von D. Koepplin um 1550 datiert, auf der Ausst. Basel 1974–76: Cranach, Kat.Nr. 335, Abb. 275.
16 Prag, Nationalgalerie; vgl. Friedländer u. Rosenberg 1979, Nr. 221 C. Abb.
17 Vgl. Gm 292, Hans Schäufelein, Christus am Kreuz mit Johannes d.T und König David.
18 Vgl. Jakob Rosenberg: Die Zeichnungen Lucas Cranachs d.Ä. Berlin 1960, Nr. 52 – 53 mit Abb.
19 Inv.Nr. Z 30; vgl. Kat. Herzog Anton Ulrich-Museum Braunschweig: Die Handzeichnungssammlung, Bd. 3 (Tafelbd. 1). Von der Gotik zum Manierismus, bearb. von Christian von Heusinger. Braunschweig 1992, Abb. 64.

Kat.Slg. Oettingen-Wallerstein 1819, S. 131 – 132, Nr. 9, S. 133, Nr. 10; 1826 u. 1827, Nr. 254, 255. – Moritzkapelle 1829 – 1846, Nr. 112, 116. – Kunstblatt 1829, S. 419. – Kugler 1836, S. 143. – Waagen 1843, S. 194. – Schuchardt 2, 1851, S. 104; 3, 1871, S. 176. – Heller 1854, S. 87. – Parthey 1, 1963, S. 687, Nr. 154, 155. – Moritzkapelle 1878 u. 1880, Nr. 133, 134. – Kat. 1882, Nr. 236, 237; 1885, Nr. 241, 242. – Janitschek 1890, S. 498. – Dittrich 1890, Sp. 325. – Kat. 1893, Nr. 266, 267. – Braune 1909, Nr. 220, 221. – Meier 1909, S. 415 – 419. – Glaser 1921, S. 230. – Feurstein 1924, S. 160, Anm. 6. – Friedländer u. Rosenberg 1932, Nr. 183. – Kat. Donaueschingen 1934, bei Nr. 213. – Lutze u. Wiegand 1936-37, S. 43. – Ausst. Cappenberg 1951: Deutsche Kultur, Kat.Nr. 362 – 363. – Thulin 1955, S. 126 – 154, bes. S. 136, Abb. 172, 173. – Ausst. Nürnberg 1959: Frühzeit, Kat.Nr. 138, Abb. 12, 13. – Schiller 2, 1968, S. 174 – 175, Abb. 533, 534. – Ausst. Nürnberg 1979: Reformation, Kat.Nr. 138, Farbabb. nach S. 144. – Friedländer u. Rosenberg 1979, Nr. 221. – Ausst. Nürnberg 1983: Luther, Kat.Nr. 474, Farbabb. S. 87.

Vgl. Richard Foerster: Die Bildnisse von Johann Hess und Cranachs »Gesetz und Gnade«. In: Jahrbuch des Schlesischen Museums für Kunstgewerbe und Altertümer, Bd. 5, 1909, S. 117 – 143. – Karl Ernst Meier: Fortleben der religiös – dogmatischen Kompositionen Cranachs in der Kunst des Protestantismus. In: Repertorium für Kunstwissenschaft, Bd. 32, 1909, S. 415 – 435. – Heinrich Göbel: Heinrich von der Hohenmuel, Hugo vom Thale und Seger Bombeck, Wirker im Dienste Johann Friedrichs des Großmütigen. Ein Beitrag zur Geschichte der Bildteppichmanufakturen Torgau und Weimar. In: Monatshefte für Kunstwissenschaft, 14. Jg., Bd. 1, 1921, S. 70 – 96. – Wilhelm Junius: Die Erzgebirgische Künstlerfamilie Krodel. Ein Beitrag zur Geschichte der Cranach-Schule. Ebenda, S. 253 – 261. – Hans Preuss: Die deutsche Frömmigkeit im Spiegel der bildenden Kunst. Berlin 1926, S. 183 – 184. – Ernst Grohne: Die bremischen Truhen mit reformatorischen Darstellungen und Ursprung ihrer Motive. In: Schriften der Bremer Wissenschaftlichen Gesellschaft, Reihe D, 1936, S. 5 – 88. – Fritz Grossmann: A Religious Allegory by Hans Holbein the Younger. In: Burlington Magazine, Bd. 53, 1961, S. 491 – 494. – K. Morrison McClinton: The Lutheran Reformation Paintings of Lucas Cranach the Elder. In: Response in Worship, Music and the Arts, Bd. 4, 1962, Nr. 1. – Wanda Drecka: Allégorie de la Rédemption de Lucas Cranach le Vieux. In: Bulletin du Musée National de Varsovie, Bd. 4, Nr. 1, 1963, S. 1–17. – Donald L. Ehresmann: The Brazen Serpent, a Reformation Motif in the Works of Lucas Cranach the Elder and his Workshop. In: Marsyas. Studies in the History of Art, Bd. 13, 1966 – 67, S. 32 – 47. – Bożena Steinborn: Malowane epitafia mieszczánskie na śląsku w latach 1520 – 1620 (Gemalte Bürgerepitaphien in Schlesien 1520 – 1620). In: Rocznik sztuki śląskiej, Bd. 4, 1967, S. 7 – 133, bes. Kat.Nr. 15 u. 34, dt. Resumée S. 126 – 130. – Gertrud Schiller: Ikonographie der christlichen Kunst, Bd. 1. Gütersloh 1969, S. 175 – 177. – Herbert von Hintzenstein: Lucas Cranach der Ältere. Altarbilder der Reformationszeit. Berlin 1972, S. 27 – 29. – Hannelore Sachs, Ernst Badstübner u. Helga Neumann: Christliche Ikonographie in Stichworten. Leipzig 1973, S. 147. – Ausst. Basel 1974–76: Cranach, Bd. 2. 1976, S. 498 – 510 mit Nr. 354 – 356 (bearb. D. Koepplin). – Craig Harbison: The Last Judgement in Sixteenth Century Art and Reformation. New York – London 1976, S. 94 – 102. (Rezension von Christiane Andersson, in: The Art Bulletin, Bd. 110, Nr. 3, 1978, S. 553 – 555). – Christiane D. Andersson: Religiöse Bilder Cranachs im Dienste der Reformation. In: Humanismus und Reformation als kulturelle Kräfte in der deutschen Geschichte (Veröffentlichungen der Historischen Kommission zu Berlin, Bd. 51). Berlin –

New York 1981, S. 43 – 79. – Jean Wirth: Le dogme en image: Luther et l'iconographie. In: Revue de l'art, Bd. 52, 1981, S. 9 – 23. – Werner Busch: Lucas van Leydens »Große Hagar« und die augustinische Typologieauffassung der Vorreformation. In: Zeitschrift für Kunstgeschichte, Bd. 45, 1982, S. 97 – 129. – Carl S. Christensen: Reformation and Art. In: Reformation in Europe. A Guide to Research. St. Louis 1982, S. 254. – Ausst. Berlin 1983: Reformation, Nr. E 52.3. – Ausst. Hamburg 1983: Luther und die Folgen für die Kunst, Kat.Nr. 84 – 89 (bearb. Peter-Klaus Schuster). – Von der Macht der Bilder. Beiträge des C.I.H.A.-Kolloquiums Kunst und Reformation, hrsg. E. Ullmann. Leipzig 1983 ff. – Reiner Haussherr: Ausstellungen: Jubiläumsmaßnahmen. Rückblick auf einige Ausstellungen des Lutherjahres 1983. In: Kunstchronik, Jg. 37, 1984, S. 421 – 437. – Friedrich Ohly: Gesetz und Evangelium. Zur Typologie bei Luther und Lucas Cranach. Münster 1985. – Wolfhart Pannenberg u. Arthur Kaufmann: Gesetz und Evangelium. In: Bayerische Akademie der Wissenschaften, Philosophisch – Historische Klasse, Sitzungsberichte, Jg. 1986, Heft 2. – Susanne Urbach: Eine unbekannte Darstellung von »Sündenfall und Erlösung« in Budapest und das Weiterleben des Cranachschen Rechtfertigungsbildes. In: Niederdeutsche Beiträge zur Kunstgeschichte, Bd. 28, 1989, S. 33 – 63. – Kat. Weimar 1990. Kunstsammlgn. zu Weimar. Die deutschen Gemälde des 16. Jahrh. (bearb. Helga Hoffmann), Nr. 16, mit Farbabb. S. 53. – Koerner 1993, S. 370 – 373. – Jörg Rosenfeld u. Christoph Zindel: Ein Holzrelief des späten 16. Jahrhunderts aus Wittenberg. Bemerkungen zu Lucas Cranach d.J. und Wolfgang Schreckenfuchs. In: Zeitschrift für Kunsttechnologie und Konservierung, Jg. 7, 1993, S. 311 – 322. – Ausst. Eisenach, Museum der Wartburg 1994: Gesetz und Gnade. Cranach, Luther und die Bilder.

Cranach, Lucas d. Ä.

UNGLEICHES PAAR
um 1530

Eine junge Frau umarmt einen verliebten Greis und nimmt zugleich den Blickkontakt mit dem Bildbetrachter auf. Der bärtige Mann trägt eine pelzbesetzte Schaube, die Frau ein rotes, gelb changierendes Kleid mit Goldborten an Brust, Schultern und Ärmeln und einem perlenbestickten Brustlatz, als Schmuck Halsband und Hobelspankette. Die Haarhaube ist mit Edelsteinen besetzt. Kniestück vor dunkler Wand und Landschaftsausblick.

Lindenholz (Tilia sp.), 86,7 x 58,5 cm – Auf der Rückseite mit weißer Farbe »G.218.«; auf dem Parkett Klebezettel Slg. König Ludwig I. von Bayern, 1828, Nr.394; WAF »H.G.174 (1936) Inv.S.No.379«, darunter links Nr.218, rechts »R 122«.

Gm 218. Leihgabe des Wittelsbacher Ausgleichsfonds / Bayer. Staatsgemäldesammlungen, Inv.Nr. WAF 174. – Slg. Fürst Oettingen-Wallerstein, Grundbuch 1817/18, § CCXXIX, wohl aus der Slg. Graf Rechberg – Slg. König Ludwig I. von Bayern, erworben 1828, I.W. 394 – Ab 1829 ausgestellt in Nürnberg, Moritzkapelle – 1882 GNM.

5 Bretter, Breiten von links oben 12,0, 14,5, 10,5, 9,4, 11,8 cm, unten 14,7, 12,3, 11,8, 9,0, 10,7 cm. Stärke auf 0,5 cm gedünnt. Äste im Holz belassen. Bildseite großflächig mit Werg bedeckt, über einem Ast im Bereich des linken Armes der Frau Leinwandkaschierung. Geringer, alter Schädlingsbefall. Brettfugen partiell gelockert, mittlere und linke wohl im Zuge der Parkettierung neu verleimt. Risse. Format weitgehend original, rechte Kante geringfügig behobelt. – Rückseite: Geglättet, Flachparkett. Kurzer Riß am oberen Bildrand mit Holzklötzchen gesichert. Braun lackiert. – Bildseite: Tafel im Rahmen grundiert und bemalt. Unterzeichnung: Pinsel; bewegte Binnenzeichnung im Gesicht des Mannes (Abb.); Abweichungen von der Malerei: Oberlippenbarthaare verdecken Mund des Mannes, Gesicht der Frau schmaler, linke Schulter des Kleides weiter oben. Bleiweißschichten verseift, so daß die Unterzeichnung heute durchscheint. Malerei: Inkarnate in dünnen Schichten naß in naß. Einzelne Haare wohl mit der Schnepfenfeder gemalt; Goldfädenimitationen in Gewand und Haube in Farbe. Starkes Krakelee über der Wergkaschierung; Malschichtausbrüche entlang der Brettfugen, der Risse und über den Ästen. Großflächige Verputzungen im Kleid der Frau, vorwiegend in der unteren Hälfte bis teilweise zur Grundierung; retuschiert. Frühschwundrisse im Rücken des Kleides unterhalb der Taille später übermalt, Verschattung ergänzt. Zahlreiche kleinteilige Retuschen vor allem in Haar, Schaube und Daumenballen des Alten. Fleckige Reste eines alten Firnis. AB

Das Thema der »Buhlschaft« erfreute sich seit dem 15. Jahrh. großer Beliebtheit. Es korrespondiert mit den zur Warnung aufgestellten Exempeln der Weibermacht[1], die den sexuell hörigen Mann dem Gelächter und dem Spott, vielleicht auch dem Mitgefühl derjenigen preisgeben, die ihre Triebe zu zügeln wissen. Eine andere Quelle bildete die variationsreiche Darstellung des »Liebesnarren«, wie er in Liebesgärten und Freudenhäusern sich findet. Hans Baldung Grien behandelte das Thema des ungleichen Paares in einem Kupferstich 1507[2] und in Gemälden[3]. Bei Cranach gibt sich der lüsterne Alte, der lachend sein schadhaftes Gebiß zeigt, als uneinsichtiger und unwürdiger Vertreter des Greisenalters zu erkennen[4]. Die modisch gekleidete und reichgeschmückte junge Frau ist von lauernder Katzenhaftigkeit. Weisen die Pupillen des Alten nur einen schwachen Lichtreflex auf, so glänzen in den Augen der Frau vier helle Lichter in Fensterform, die ihren auf den Betrachter gerichteten Blick verstärken. Cranach hat dem Thema des ungleichen Paares eine Vielzahl von Varianten abgewonnen, im Ausnahmefall auch die liebestolle Alte mit dem jungen Burschen gemalt[5]. Da bei Gm 218 der sonst häufig dargestellte Griff der Frau in den Geldbeutel des Mannes unterbleibt, werden ihre unlauteren Absichten nicht in gleicher Weise

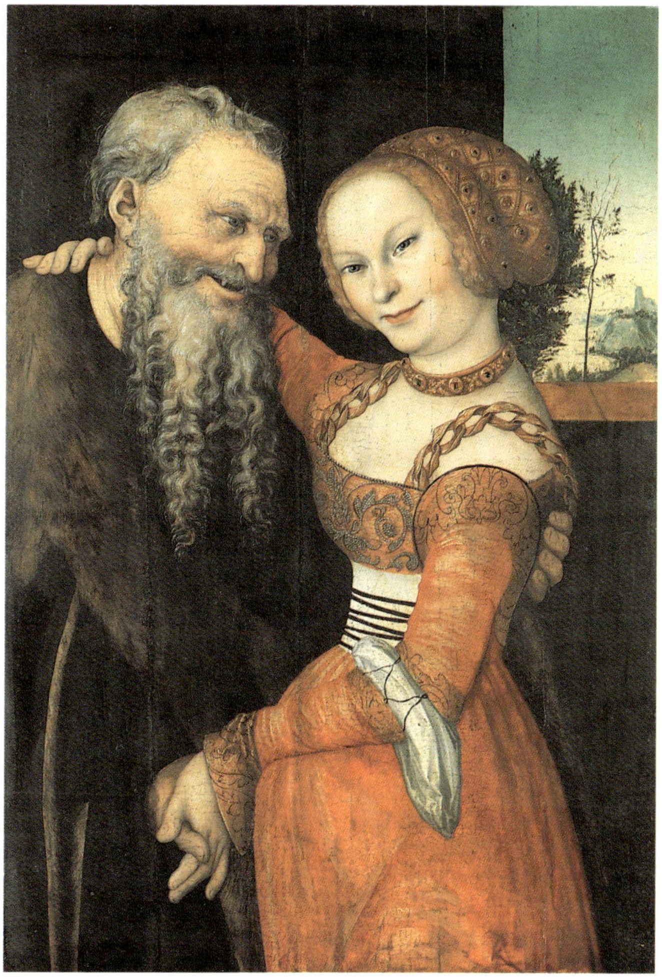

Gm 218

deutlich wie etwa beim Exemplar in Wien, Akademie der bildenden Künste[6]. Ihr beifallheischender Blick, der den Bildbetrachter ins Vertrauen zieht, macht diesen zum Mitwisser und Komplizen. Gm 218 ist als eigenhändiges Werk Lucas Cranachs d.Ä. unbestritten. Zu den künstlerischen Vorzügen des Bildes und seiner als zwiespältig empfundenen Wirkung äußerten sich Schorn im Kunstblatt 1829, Waagen und Schuchardt (1871). Friedländer und Rosenberg datierten unwidersprochen um 1530. Eine alte Kopie auf Holz, 46,5 x 34 cm, befindet sich im Musée Municipal de Cognac[7].

Das Oettingen-Wallersteinische Grundbuch gibt das ungleiche Paar als Bürgermeister Tucher von Nürnberg und seine Magd aus. Es heißt dort, die Verwandtschaft hätte das Bild ihm zum Spott malen lassen und damit erreicht, daß er die Magd heiratete. Die Quelle für die Anekdote war vermutlich eine Deckfarbenmalerei mit der Darstellung des sog. Tucherschen Münzorakels, Bild und Text im Pfinzingschen Geschlechterbuch aus den Jahren um 1620, Bl.11[8]. Es heißt dort, daß Berthold Tucher im Alter von 54 Jahren und unschlüssig, ob er nach erster, kinderloser Ehe noch einmal heiraten oder vielmehr sein Leben im geistlichen Stande vollenden sollte, ein junges Eheweib aus der Familie Pfinzing durch Werfen eines Händleinpfennigs erloste. Die Münze zeigte dabei die Hand, nicht das Kreuz, das ihn ins Kloster verwiesen hätte[9]. Es ist keine Frage, daß das Nürnberger Exemplar und kein anderes dem Miniaturisten zur Verfügung stand. Aller Wahrscheinlichkeit nach befand es sich damals in einer Nürnberger Sammmlung. Nicht der beschreibende Text, wohl aber die Illustration bewahrt die von Cranach vorgegebene kritische Distanz zu dem närrischen verliebten Greis und der kurtisanenhaften durchtriebenen Braut.

1 Zu den Exempeln der Weibermacht vgl. Jenny Schneider: Die Weiberlisten. In: Zeitschrift für Schweizerische Archäologie und Kunstgeschichte, Bd. 20, 1960, S. 147 – 157; LCI 3, 1971, Sp. 269 – 270; zu den Cranach vorausgehenden italienischen und niederländischen Beispielen vgl. D. Koepplin in: Ausst.Kat.Basel 1976: Cranach, S. 562 – 585.

2 Vgl. Matthias Mende: Hans Baldung Grien. Das graphische Werk. Vollständiger Bildkatalog der Einzelholzschnitte, Buchillustrationen und Kupferstiche. Unterschneidheim 1978, Nr. 547 und Abb.

3 1527 und 1528, Liverpool, Walker Art Gallery, und Karlsruhe, Staatliche Kunsthalle; vgl. von der Osten 1983: Baldung, Kat.Nr. 61, 62, Tf. 133, 134.

4 Lachend die Zähne zu zeigen ist ein Merkmal der Narrenbildnisse; vgl. Kat.Slg. Becker, I. Gemälde alter Meister. Dortmund 1967 (bearb. Rolf Fritz), Nr. 7 mit Abb. (Meister des Angrer-Bildnisses); Nr. 14 mit Farbabb. (Tiroler Meister).

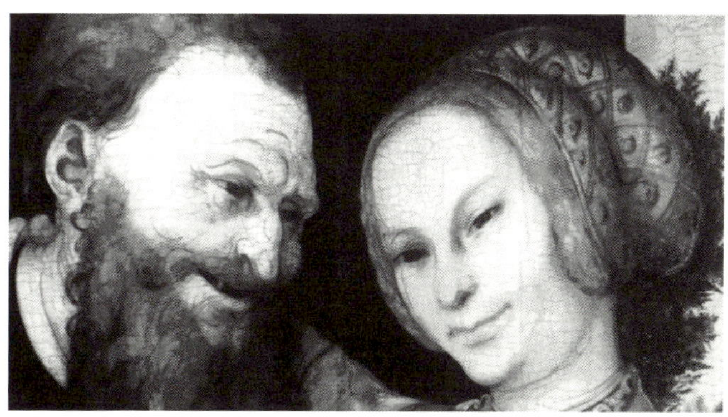

Gm 218 Ausschnitt. Infrarot

5 Budapest, Museum der bildenden Künste, Inv.Nr. 137, 37x30,5 cm; vgl. Friedländer u. Rosenberg 1932, Nr. 131; 1979, Nr. 154, jeweils mit Abb.
6 Vgl. Friedländer u. Rosenberg 1932, Nr. 232; 1979, Nr. 282, jeweils mit Abb.
7 Inv.Nr. 14.32; vgl. Catalogue sommaire des peintures, sculptures et objets d'art exposes, 1963, S. 4.
8 Frhr.v. Hallersche Familienstiftung, Pfinzing-Archiv GB 437, Nürnberg-Großgründlach.
9 Dazu Georg Frhr. v. Kreß: Aus einem Pfinzing'schen Geschlechtsbuche. In: Mitteilungen des Vereins für Geschichte der Stadt Nürnberg, Bd. 4, 1882, S. 212 – 214, mit dem vollständigen Abdruck des Textes zum Münzorakel. – Helmut Frhr. Haller von Hallerstein: Nürnberger Geschlechterbücher. Ebenda, Bd. 65, 1978, S. 212 – 235, hier S. 224. – Ludwig Veit: Amulett und Talisman. In: Ausst. Nürnberg 1982: Münzen in Brauch und Aberglauben. Germanisches Nationalmuseum, S. 65 – 80, Kat.Nr. 111, Farbabb. S. 43, Textauszug aus dem Pfinzingschen Geschlechterbuch, S. 79–80. – Für Literarturhinweise danke ich Bertold Frhr. von Haller, freundl. schriftl. Mitteilung vom 10. Febr. 1997.

Kat.Slg. Oettingen-Wallerstein 1819, S. 135, Nr. 14; 1826 u. 1827, Nr. 266. – Moritzkapelle 1829 – 1846, Nr. 117. – Kunstblatt 1829, S. 419. – Waagen 1843, S. 194, Nr. 117. – Schuchardt 2, 1851, S. 104, Nr. 377; 3, 1871, S. 175 – 176, zu Nr. 377. – Heller 1854, S. 87. – Lotz 2, 1862, S. 338, Nr. 117. – Parthey 1, 1863, S. 691, Nr. 218. – Moritzkapelle 1878 u. 1880, Nr. 137. – Kat. 1882, Nr. 231; 1885, Nr. 236. – Janitschek 1890, S. 501. – Kat. 1893, Nr. 264. – Braune 1909, Nr. 218. – Glaser 1921, S. 234. – Friedländer u. Rosenberg 1932, Nr. 235 und Abb. – Lutze u. Wiegand 1936-37, S. 218, Abb. 370. – Ausst. Wien 1972: Cranach, bei Kat.Nr. 14. – Friedländer u. Rosenberg 1979, Nr. 285 und Abb. – Klein 1994, S. 195.

Cranach, Lucas d. Ä.

DAVID IN DER WÜSTE SIPH
um 1530

Saul steht in goldener Rüstung mit seiner waffenstarrenden Kriegerschar in einem Hohlweg und blickt zu David hinüber, der mit seinen Kriegern über ihm auf einem Hügelrande steht. Beide tragen Kronen. Rechts und links Felsen.

Buchenholz (Fagus sylvatica), 53,7 x 103,1 cm – Auf der Rückseite mit weißer Farbe »Gm 219«. Klebezettel Slg. Oettingen-Wallerstein »8.Zimmer«; Slg. König Ludwig I. von Bayern, 1827, Nr. 391; WAF »H.G.186 (1936) Inv.S.No.380«, darunter links Nr.219, rechts »R 143«.

Gm 219. Leihgabe des Wittelsbacher Ausgleichsfonds / Bayer. Staatsgemäldesammlungen, Inv.Nr. WAF 186. – Slg. Fürst Oettingen-Wallerstein, Grundbuch 1817/18, § CCXXIV, erworben 1816 von dem Maler Müller in Nördlingen – Slg. König Ludwig I. von Bayern, erworben 1828, I.W. 391 – Ab 1829 ausgestellt in Nürnberg, Moritzkapelle – 1882 GNM.

3 Bretter, horizontal verleimt, Breiten von oben links 24,2, 9,2, 20,2 cm, rechts 24,5, 8,1, 21,1 cm. Stärke bis 1,5 cm. Äste im Holz belassen. Fugen auf beiden Seiten großflächig mit Werg kaschiert. Haarrisse. Alter Schädlingsbefall. Format oben und unten geringfügig beschnitten. – Rückseite: Tiefe Einkerbungen im oberen Brett rechts; Niveauunterschiede an den Fugen belassen; weiß grundiert und links 10 cm breit, rechts 37 cm breit schwarz gestrichen. – Bildseite: Tafel im Rahmen grundiert und bemalt, Grundier- und Malkanten allseitig vorhanden. Unterzeichnung: Pinsel; Kontur- und teilweise Binnenzeichnung erkennbar. Malerei: Pentiment: Rechte Hand des Ritters neben König David weiter links. Feinteiliges Frühschwundkrakelee in allen mit Schwarz ausgemischten Farben; schwarzer Rand später mit bräunlicher Lasur nachgezogen; aufstehende Malschicht über der Wergkaschierung, Schollenränder verputzt. Mal- und Grundierschichtausbrüche über die gesamte Bildfläche, vermehrt entlang der Risse und im Bereich des Felsens rechts im Vordergrund, vermutlich durch die Holzart bedingt[1]. – Restaurierung: 1959. AB

Das Thema ist dem Alten Testament, 1. Samuel 26, entnommen. Saul verfolgt mit seinen Heerscharen David. Dieser schleicht sich nachts in Sauls Lager und entwendet dessen Spieß und Trinkbecher, schont aber sein Leben. Anderntags vom erhöhten Standpunkt eines Berges aus beklagt David Sauls Mißgunst und läßt ihn den Spieß zurückholen. Saul gibt, durch Davids Großmut beschämt, die Verfolgung auf. Cranach wählte den Moment kurz bevor sich die Gegner trennen. Saul hat bereits den Spieß zurückgeholt und blickt staunend zu David hinauf, der zum Herrn betet.

Cranach kleidete die Beteiligten ins Kostüm seiner Zeit, mit Rückgriff auf den maximilianischen Harnisch. Die Spieße auf beiden Seiten bilden für die Hauptfiguren eine Art Spalier. Sie werden in der Nähe der Schlucht, wo die Männer dicht aufrücken, aufrecht getragen, da, wo mehr Platz ist, geschultert. Hier und da schmückt eine Quaste als Rangabzeichen den Schaft. Saul ist als Heerführer zusätzlich mit einem Dolch und einem Helmbusch von Straußenfedern ausgestattet. Schlanke Degen haben die mittelalterlichen Schwerter abgelöst. Im Einzelfall findet sich eine Hellebarde. Statt metallener Beinzeuge tragen die Krieger eng anliegende Beinkleider oder gebauschte und geschlitzte Hosen. Die beiden Figurengruppen sind zwischen die schroffen Felsen und begrünten Hänge eingebettet. Der Ausschnittcharakter des Bildes wird durch die leichte Verkürzung der Tafel am oberen und unteren Bildrand zusätzlich betont.

Gm 219 wird im Grundbuch der Slg. Oettingen-Waller-

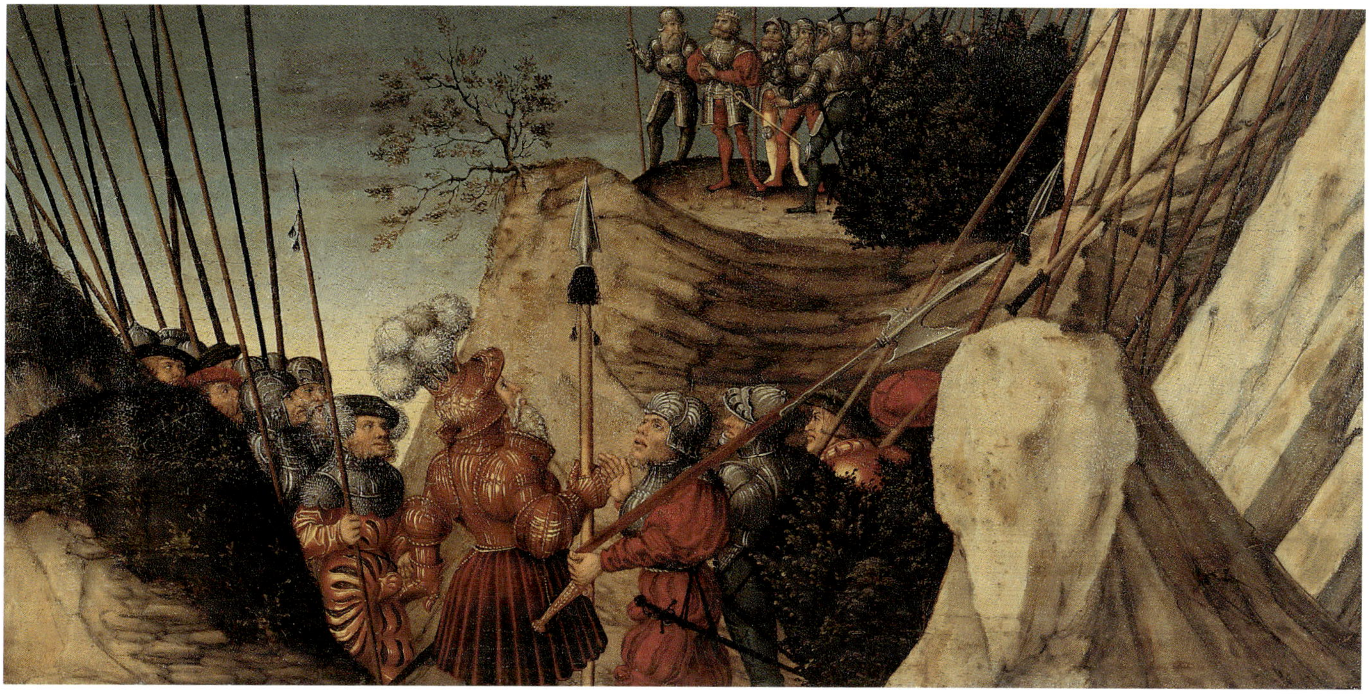

Gm 219

stein Lucas Cranach, in den Kat. der Moritzkapelle, bei Waagen und Parthey Lucas Cranach d. J. zugeschrieben. Schuchardt, der den Maler 1851 in Cranachs d. Ä. Schule oder Atelier suchte, zählte das Gemälde 1871 zu den »vorzüglichern Cranach'schen Bildern«. Reber und Bayersdorfer in Kat. 1882 – 1885 nahmen die Zuschreibung an Cranach d. J. wieder auf. In Kat. 1893 versetzten sie das Bild in Cranachs Werkstatt. Braune teilte ihre Meinung. Friedländer und Rosenberg sprachen den Untergang Pharaos von 1530 (BStGS)[2], den sie Cranach d. Ä. zuschrieben, als stilistisch nahe verwandt an. Sie datierten Gm 219 in dieselbe Zeit, hielten das Bild aber eher für eine Werkstattarbeit. Koepplin[3] nahm die Zuschreibung an Lucas Cranach d. J. wieder auf, mit der Bemerkung »später zu datieren als bei Friedländer-Rosenberg«. Die Bildidee ist Cranachs d. Ä. würdig, das Gemälde als Werkstattarbeit von ausgezeichneter Qualität, seine Funktion in einem möglicherweise übergreifenden Bildprogramm ungeklärt. Tacke (1992) erwog einen Zusammenhang mit den Passionsaltären, die der Cranachschüler Simon Frank in den Jahren vor 1525 für die Stiftskirche in Halle malte. Möglicherweise enthielten sie auf Predella und Mittelbild typologische Gegenüberstellungen des Alten und Neuen Testaments. Bei Gm 219 bilden Großmut gegenüber dem Verfolger und Gehorsam gegenüber Gott den inhaltlichen Kern.

1 Bernd Bünsche: Schäden der Grundier- und Farbschicht an Holztafelbildern. Die Struktur des hölzernen Trägers als Ursache. In: Maltechnik/Restauro, Heft 4, 1993, S. 246 – 249.
2 Inv.Nr.4558. Lindenholz, 82 x 117 cm; vgl. Friedländer u. Rosenberg 1932, Nr. 168; 1979, Nr. 203, jeweils mit Abb.
3 Brief vom Frühjahr 1970 an das GNM

Kat.Slg. Oettingen-Wallerstein 1819, S. 135, Nr. 15; 1826 u. 1827, Nr. 263. – Moritzkapelle 1829 – 1846, Nr. 107. – Waagen 1843, S. 193. – Schuchardt 2, 1851, S. 105, Anm. – Lotz 2, 1862, S. 339, Nr. 107. – Parthey 1, 1863, S. 700, Nr. 1. – Schuchardt 3, 1871, S. 177 – 178. – Moritzkapelle 1878 u. 1880, Nr. 126. – Kat. 1882, Nr. 235; 1885, Nr. 240; 1893, Nr. 265. – Braune 1909, Nr. 219. – Grupp 1917, S. 96. – Friedländer und Rosenberg 1932, bei Nr. 168. – Lutze u. Wiegand 1936-37, S. 42 – 43, Abb. 379. – Ausst. Nürnberg 1959: Frühzeit, Kat.Nr. 167 (bearb. Herwarth Röttgen). – Friedländer u. Rosenberg 1979, Nr. 203 A (irrtümlich als Gm 265). – Tacke 1992, S. 166 – 169, Abb. 105.

Cranach, Lucas d. Ä.

EINE FÜRSTLICH GEKLEIDETE JUNGE DAME
um 1530

Brustbild nach links mit Blick auf den Betrachter. Haarhaube und Brustlatz sind rautenförmig gemustert und perlensbestickt, das Kleid mit Besätzen in Goldbrokat versehen. Sie trägt ein rotes Samtbarett mit weißem Federschmuck, ein Halsband mit Edelsteinen, eine doppelt gelegte Hobelspankette und eine Gliederkette. Ihr Blick ist auf den Betrachter gerichtet. Neben der dunklen Wand Ausblick in eine bergige Landschaft. Ursprünglich handelte es sich um Salome mit dem Haupt Johannes des Täufers auf einer Schüssel. Der untere Teil des Bildes ging durch Beschnitt verloren.

Lindenholz (Tilia sp.), 58,6 x 59,8 cm – Auf der Rahmenrückseite genagelt alte Bildbeschriftung auf Goldkarton.

Gm 217. Leihgabe des Wittelsbacher Ausgleichsfonds / Bayer. Staatsgemäldesammlungen, Inv.Nr. WAF 182. – Slg. Boisserée, Verz.1827, Nr.206; erworben 1811 von Holzhausen in Frankfurt a. M. – 1811 – 1819 ausgestellt in Heidelberg – 1819 – 1827 ausgestellt in Stuttgart – Slg. König Ludwig I. von Bayern, erworben 1827, I.B. 209 – Ab 1829 ausgestellt in Nürnberg, Moritzkapelle – 1882 GNM.

4 Bretter, Breiten von links oben 14,9, 13,5, 18,3, 13,1, unten 13,9, 14,3, 17,7, 13,8 cm. Stärke 1,1 – 1,4 cm. Äste im Holz belassen. Geringer, alter Schädlingsbefall. Tafel bis 1977 waschbrettartig verworfen, danach planiert; Fugen 1983 neu verleimt und in der Klimakammer aufbewahrt; heute tonnenartig gewölbt. Format unten erheblich beschnitten. – Rückseite: Rand seitlich und oben eingefalzt. Mittlere Brettfuge ursprünglich mittels Schwalbenschwanz gesichert, hier auch alte Leinwandreste. Brettfugen ehemals durch Holzklötzchen, Riß neben der Mittelfuge heute mit Eichenholzplättchen stabilisiert. Links oben zwei große, aufgeleimte Holzklötze abgestemmt. – Bildseite: Tafel im Rahmen grundiert und bemalt. Unterzeichnung: Pinsel; Kontur- und Binnenzeichnung; im Bereich des Brustlatzes Pflanzenornament über dem Rautenmuster entsprechend dem Vorbild, heute in Budapest. Malerei: An der Schulter in die Kleidborte aus der noch nassen Farbe ornamentale Linien flüchtig gekratzt (Sgraffitto). Bereich der Kette pauschal rotbraun untermalt, Form der Ketten durch Licht- und Schattengebung herausmodelliert, Zwischenräume nachträglich aufgehellt. Dieser Prozeß kehrte sich durch das Verseifen des Bindemittels im Laufe der Zeit wieder etwas um, so daß diese Zwischenräume heute unverhältnismäßig stark rötlich erscheinen. Äußere Konturen der Schmuckketten verputzt. Firnis in hellen Bereichen partiell zu stark gereinigt; Augenbrauen ergänzt; kleinteiligere Ausbrüche und Ergänzungen über die ganze Bildfläche. Farbe der Fensterbrüstung teilweise entfernt. – Restaurierung: 1977–1986. AB

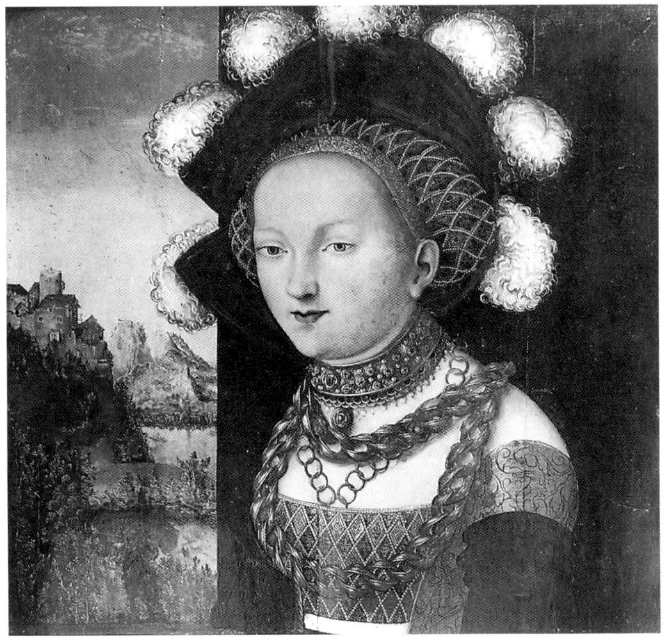

Gm 217

Die fragmentierte Darstellung läßt sich im Vergleich mit einem Gemälde im Museum der bildenden Künste in Budapest (Abb. 145)[1] zu einer Salome mit dem Haupt Johannes des Täufers ergänzen. Das Thema ist dem Neuen Testament, Matthäus 14,6–11, entnommen: Die Tochter der Herodias tanzte vor König Herodes und verlangte zum Lohn, von ihrer Mutter Herodias angestachelt, das Haupt Johannes des Täufers, das ihr auf einer Schüssel gereicht wurde[2]. Das Thema berührt sich mit solchen aus der Folge der Weibermacht, etwa mit Dalila, die Samson das Haar schert[3]. Halbfiguren der Salome mit dem Haupt des Täufers finden sich in der oberitalienischen Malerei, in der deutschen Kunst vor Cranach bei Hans Baldung Grien, Holzschnitt von 1511/12[4]. Gegenüber dem Exemplar in Budapest weist das unsere in der Wiedergabe des Schmuckes einige kleinere Mißverständnisse auf, die für eine stärkere Beteiligung der Werkstatt sprechen. Bei den modisch gekleideten biblischen Heldinnen Cranachs hat man an verkappte Bildnisse sächsischer Prinzessinnen gedacht, doch läßt sich ein Beweis für diese These nicht erbringen. Das Gemälde erregte im 19. Jahrh. Bewunderung. Schon Wilhelmine von Chezy, die es in Heidelberg sah, beschrieb es als das Fragment einer »Herodias« und folgerte »Die Hand mit dem Haupt des Johannes ist abgesägt worden«. Wilhelm von Hauff legte das Gemälde, das zwischen 1819 und 1827 in Stuttgart ausgestellt war, der Novelle »Die Bettlerin vom Pont des Arts« zugrunde[5]. Schorn in Kunstblatt 1829 glaubte die Dame aus dem Bilde einer Judith herausgeschnitten, Firmenich-Richartz wies sie wieder als Salome aus. So auch bei Friedländer und Rosenberg (1932). In Kat. Moritzkapelle 1846, bei Parthey und wieder bei Goldberg als ein Werk Lucas Cranachs d. J. Friedländer und Rosenberg sprachen das Nürnberger Bild als ein eigenhändiges Werk Cranachs d. Ä. aus der Zeit um 1530 an. Lutze und Wiegand bezeichneten es einleuchtend als Werkstattarbeit. Eine Lithographie danach von Johann Nepomuk Strixner 1825[6].

1 Inv.Nr. 132, Holz, 87 x 58 cm. – Friedländer u. Rosenberg 1932, Nr. 191; 1979, Nr. 232, jeweils mit Abb. – Kat. Budapest, Museum der bildenden Künste (bearb. A. Pigler). Tübingen 1968, S. 162.
2 LCI 4, 1972, Sp. 14 – 15.
3 Vgl. Jenny Schneider: Die Weiberlisten. In: Zeitschrift für schweizerische Archäologie und Kunstgeschichte, Bd. 20, 1960, S. 147 – 157.
4 Vgl. bei Gm 1093, Hans Baldung Grien, Judith.
5 Mitgeteilt von F.v. Reber und A. Bayersdorfer, in: Klassischer Bilderschatz. – Die Novelle wurde erstmals veröffentlicht in: Morgenblatt für gebildete Stände, Nr. 276 – 305 vom 18. Nov. bis 22. Dez. 1826. Vgl. Wilhelm Hauff: Sämtliche Werke in drei Bänden. Nach den Originaldrucken und Handschriften. Textredaktion und Anmerkungen von Sibylle von Steinsdorff. Mit einem Nachwort und einer Zeittafel (in Bd. III) von Helmut Koopmann. Bd. 1 – 3. München 1970, hier Bd. 2, S. 336 – 433. Freundl. schriftl. Mitteilung von Frau Karin Schmidgall, Schiller-Nationalmuseum, Deutsches Literaturarchiv, Marbach am Neckar, vom 14. Nov. 1996.
6 4. Lieferung, 3; vgl. Ausst. Neuss 1980: Boisserée (bearb. Irmgard Feldhaus), S. 55, Nr. 3 mit Abb. – Hauff (wie Anm. 5) behandelt auch die Lithographie.

Cranach d. Ä., Salome, Budapest

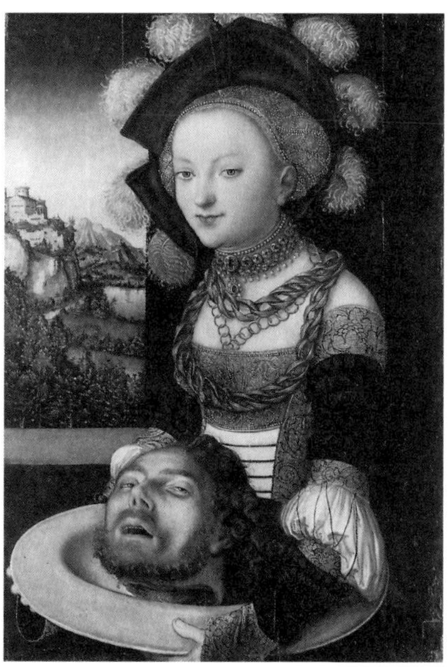

Chezy 1812, S. 120 – 121. – Hellwig 1813, S. 288. – Moritzkapelle 1829 – 1846, Nr. 113. – Kunstblatt 1829, S. 419. – Waagen, 1843, S. 193. – Schuchardt 2, 1851, S. 105, Nr. 380. – Heller 1854, S. 88. – Lotz 2, 1862, S. 339, Nr. 113. – Parthey 1, 1963, S. 703, Nr. 116. – Moritzkapelle 1878 u. 1880, Nr. 135. – Kat. 1882, Nr. 226; 1885, Nr. 231. – Klassischer Bilderschatz 10, 1889/90, Nr. 1335 und Abb. – Kat. 1893, Nr. 263. – Reinach 2, 1907, Abb. S. 258. – Braune 1909, Nr. 217. – Firmenich-Richartz 1916, S. 336, 485, Nr. 206. – Friedländer u. Rosenberg 1932, Nr. 242 u. Abb.. – Lutze u. Wiegand 1936 -37, S. 42, Abb. 380. – Bussmann 1966, S. 95, Abb. 58. – Boisserée 1978 – 1995, 1, 1978, S. 192; 2, 1981, S. 389. – Friedländer u. Rosenberg 1979, Nr. 303 u. Abb. – Löcher 1985: Slg. Schäfer, S. 56. – Goldberg 1995, Nr. 209 mit Abb.

Cranach, Lucas d. Ä.

Bildnisse der drei sächsischen Reformationsfürsten, 1532 oder später

Links:
KURFÜRST JOHANN DER BESTÄNDIGE VON SACHSEN

Brustbild nach rechts, mit Händen, vor blauem Grund. Er hat braune Augen, Haar und Bart. Er trägt ein schwarzes Wams und eine schwarze Schaube mit braunem Pelzkragen, ein weißes Hemd mit weißer Stickerei und ein schwarzes Barett.

Buchenholz (Fagus sylvatica), 51 x 25,8 cm – Auf der Rückseite auf Papier gedruckter Text in 3 Teilen. Mit weißer Farbe »Gm 222«.

Mitte:
KURFÜRST FRIEDRICH III. DER WEISE VON SACHSEN

Brustbild nach rechts vor blauem Grund. Er hat braune Augen, ergrauendes Haar und Bart. Er trägt eine schwarze Schaube mit breitem braunem Pelzkragen, in den er mit der linken Hand greift, schwarzes Wams, weißes Hemd mit Stickerei und schwarzes Barett

Buchenholz (Fagus sylvatica), 51 x 36 cm – Oben links Reste einer (späteren) Inschrift »A SCEPTRI / E TVO« – Auf der Rückseite Klebezettel Stadt Nürnberg, Inv.Nr. 2.

Rechts:
KURFÜRST JOHANN FRIEDRICH DER GROSSMÜTIGE VON SACHSEN

Brustbild nach links, mit Händen, vor blauem Grund. Er hat braune Augen, Haar und Bart. Er ist barhäuptig, sein Haar kurzgeschoren. Er trägt eine Pelzschaube, ein Hemd mit goldfarbenem Kragen, auf den in Perlen fortlaufend die Initiale »S« seiner Gemahlin Sibylle von Cleve gestickt ist.

Buchenholz (Fagus sylvatica), 51 x 25,8 cm – Auf der Rückseite auf Papier gedruckter Text in 2 Teilen. Auf der Rahmenrückseite mit weißer Farbe und Schablone »Gm 222«; Klebezettel mit der Nr.312.

Gm 222. Stadt Nürnberg, Inv.Nr. 2. – Herkunft nicht gesichert[1]. – Ab 1811 ausgestellt in Nürnberg, Burg, Inv.1817 und Verz. 1819, Nr.512 – Ab 1840 Landauerbrüderhaus – 1864 wieder auf der Burg – 1882 GNM.

Stärke 0,5 cm.- Bildseiten: Im Rahmen grundiert und Himmel gemalt, danach aus den Rahmen entfernt. Unterzeichnung: Keine erkennbar. Kleine Malschichtausbrüche über das Bild verteilt. – Restaurierung: 1959.

Mitteltafel: 2 Bretter, Breiten von links oben 6,1, 30,0 cm, unten 5,8, 30,2 cm. Fuge mit Werg kaschiert. Format links beschnitten. – Rückseite: Brettfuge mit Werg kaschiert und dünn weiß grundiert. – Bildseite: Schwarze Umrandung leicht verputzt.

Seitentafeln: Einzelbretter. Formate original. – Rückseiten: Grundierung: Dünn, weiß. Auf Papier gedruckter Text in mehreren Teilen; auf der linken Tafel (Johann) 3 Zettel mit den Maßen 6,8 x 12,7 cm, 6,8 x 11,7 cm, 26,8 x 23 cm; auf der rechten Tafel (Johann Friedrich) 2 vertikal aneinandergesetzte Zettel mit den Maßen 25 x 19,5 cm, 24 x 19,5 cm; Wasserzeichen identisch; Papiere mit schwarzer Farbe gefaßt. – Bildseiten: Linke Tafel: Oben rechts mit roter Farbe die Zahl »64« noch schemenhaft erkennbar, wohl Inv.- oder Galerienummer.

Martina Homolka

Friedrich der Weise (17. Jan. 1463 – 5. Mai 1525), Kurfürst 1486, Johann der Beständige (30. Juni 1486 – 16. Aug. 1532), Kurfürst 1525, und Johann Friedrich der Großmütige (30. Juni 1503 – 3. März 1554), Kurfürst 1532 bis 1547[2], sind als die »Reformationsfürsten« bekannt. Jener, obwohl der alten Kirche anhängend und eifriger Sammler von Reliquien, ermöglichte als Schirmherr Luthers, den er nach der Verhängung der Reichsacht 1521 auf der Wartburg verbarg, die Ausbreitung der Reformation, sein Bruder setzte sie in seinem Herrschaftsgebiet durch, dessen Sohn verteidigte sie als einer der Führer des 1530 ins Leben gerufenen Schmalkaldischen Bundes gegen Kaiser und Reichsstände, mußte aber nach der Schlacht von Mühlberg im Wittenberger Vertrag 1547 auf die Kurwürde verzichten und verlor den größten Teil seines Landes.

Es handelt sich um drei selbständige Bildnisse, die ehemals womöglich zu einem Triptychon mit beweglichen Flügeln nach Art des um 1535 datierten Hamburger Exemplars[3] vereinigt waren. Heute befinden sie sich in einem festen Rahmengerüst. Auf die Rückseiten der beiden äußeren Porträts sind auf Papier gedruckte Lobgedichte aufgeklebt[4].

(Johann der Beständige:)

Friderich der Drit: Chur- / fvrst vnd Herzog zu / Sachssen.
(daneben:) Johans der Erst: Chur- / furst vnd Herzog zu / Sachssen. (auf einem neuen Blatt darunter:)
Fridrich bin ich billich genand
Schönenfrid ich erhielt ym land.
Durch gros vernunfft: gedult und glück
Widder manchen ertzbösen tück.
Das land ich zieret mit gebew
Vnd stifft ein hohe Schul auffs new.
Zu Wittemberg ym Sachssenland
Inn der welt die ward bekand.
Denn aus derselb kam Gottes wort
Vnd ther gros ding an manchem ort.
Das Bepstlich Reich störtzt es nidder
Vnd bracht rechten glauben widder.
Zum Keisar ward erkoren ich
Des mein alter beschweret sich.
Dafur ich Keisar Carl erwelt
Von dem mich nicht wand gonst noch gelt.

(Johann Friedrich:)
Nach meines lieben bruders end
Bleib auff mir das gantz Regimend.
Mit grosser sorg vnd mancher fahr
Da der Bawr toll vnd töricht war.
Die auffruhr fast ynn allem land
Wie gros fewer ym wald entbrand.
Welches ich halff dempfen mit Gott
Der Deutsches land erret aus not.
Der Rottengeister feind ich war
Hielt ym land das wort rein vnd klar.
Gros dräwen: bittern hass vnd neid
Vmb Gottes wort willen ich leid.

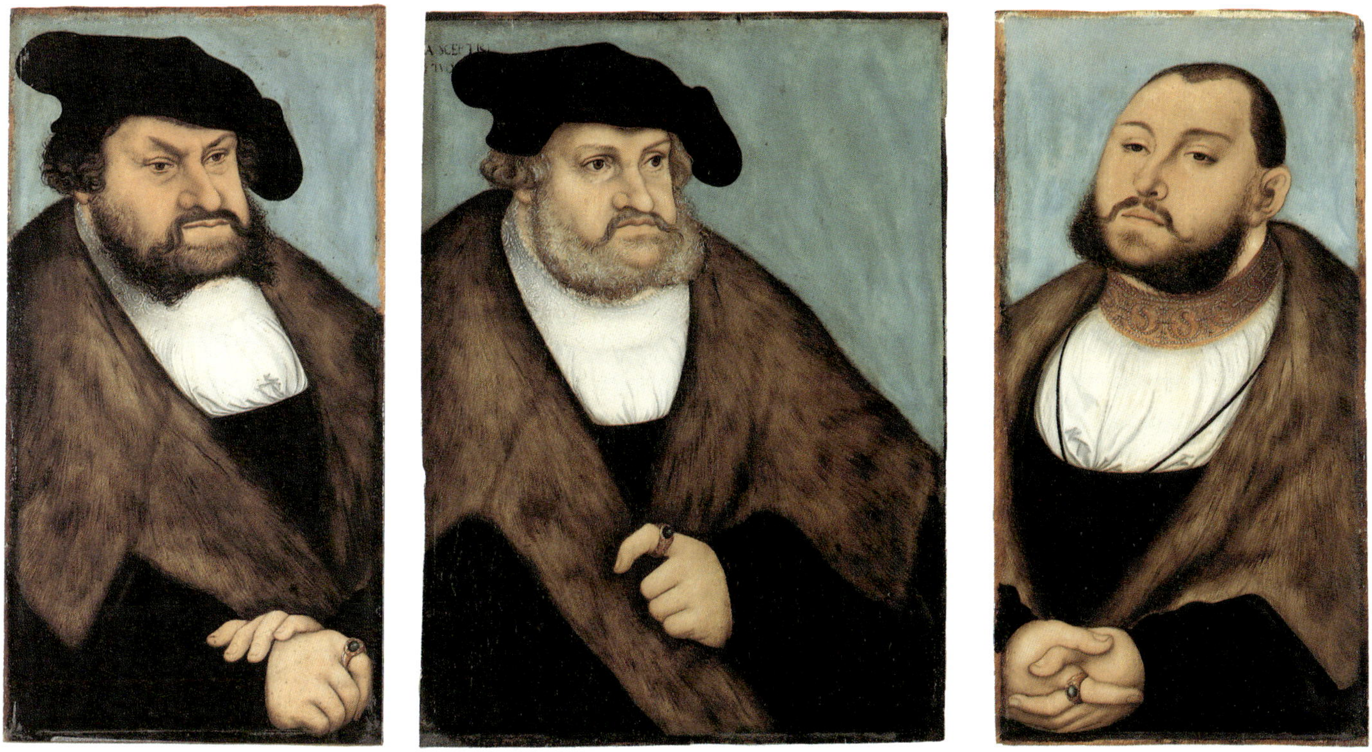

Gm 222

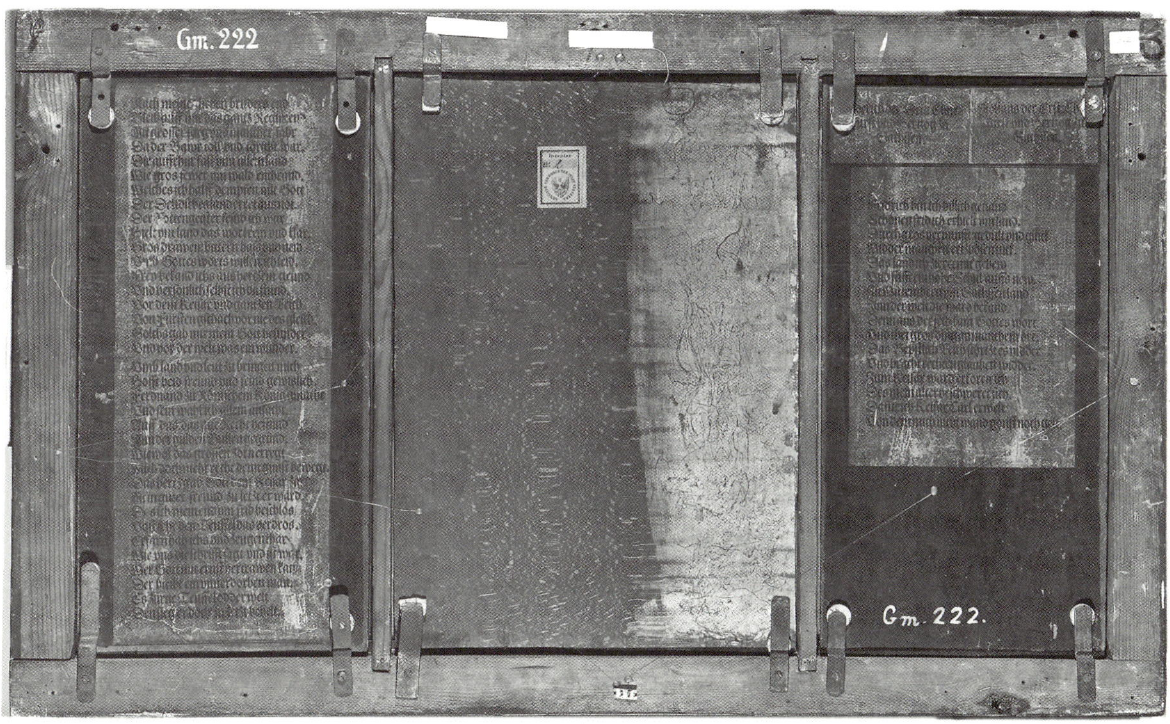

Gm 222

Frey bekand ichs aus hertzem grund
Vnd personlich selbst ich da stund.
Vor dem Keisar vnd gantzen Reich
Von Fursten gschach vor nie des gleich.
Solchs gab mir mein Gott besunder
Vnd vor der welt was ein wunder.
Vmb land vnd leut zu bringen mich
Hofft beid freund vnd feind gewislich.
Ferdnand zu Römischem König gmacht
Vnd sein wahl ich allein anfacht.
Auff das: das alte Recht bstünd
Inn der gülden Bullen gegründ.
Wiewol das grossen zorn erregt
Mich doch mehr recht denn gunst bewegt.
Das hertz gab Gott dem Keisar zart
Mein guter freund zu letzt er ward.
Das ich mein end ym frid beschlos
Vast sehr den Teuffel das verdros.
Erfarn hab ichs vnd zeugen thar
Wie vns die schrifft sagt vnd ist war.
Wer Gott mit ernst vertrawen kan
Der bleibt ein unverdorben man.
Es zürne Teuffel odder welt
Den sieg er doch zu letzt behelt.

Die Cranach-Werkstatt malte Bildnisse der sächsischen Kurfürsten schockweise (1 Schock = 60 Stück)[5]. Johann Friedrich, Kurfürst mit dem 16. Aug. 1532, gab sie noch im Jahr seines Amtsantritts in Auftrag. Sie sind kleinformatig und üblicherweise auf der Vorderseite mit gedruckten Texten versehen. Sie hatten einen politischen Auftrag. Johann Friedrich demonstrierte mit den Bildnissen seiner Vorgänger im Amt die Reichs- und Kaisertreue seines Hauses und durch die Zusammenstellung seines Porträts mit den ihren seine dynastische Legitimität. Darüberhinaus legte er ein nachdrückliches Bekenntnis zur Reformation ab. Anlaß waren das Veto der katholischen Reichsstände und die Weigerung des Kaisers, ihn nach dem Tod Johanns des Beständigen mit der Kurwürde zu belehnen[6]. Die Bildnisse ließen sich nach Bedarf zu Diptychen und Triptychen zusammenstellen und mit Texten auf der Vorder- oder Rückseite versehen. Alle drei Fürsten hatte Cranach nach dem Leben gemalt und ihren Porträts prägnante physiognomische Form gegeben[7]. Das Triptychon zwang zu Kompromissen. Die flankierenden Tafeln waren in ihrer Breitenausdehnung einzuschränken, die Büsten seitlich zu beschneiden. Nichtsdestoweniger wird bei den äußeren Bildnisfiguren durch Schrägstellung der Augenachsen der Eindruck perspektivischer Verkürzung und damit Verräumlichung erreicht. Die variablen Handhaltungen und bei Johann Friedrich der Verzicht auf das Barett verhindern Uniformität. Daß der amtierende Kurfürst barhäuptig erscheint, mag seinen Respekt vor den verstorbenen Vorgängern im Amt bezeugen. Die ursprüngliche Modellaufnahme zeigte ihn nach rechts gewendet, mit Blick auf den Betrachter, der der Adressat der politischen Aussage ist[8]. Die Seitenverkehrung schwächte die angestrebte Blickverbindung. Die Übertragung der Visierungen auf die grundierte Tafel erfolgte vielfach durch Pausen[9]. Das Nürnberger Triptychon wird allgemein der Cranach-Werkstatt zugeschrieben und gleich dem Hamburger Exemplar um 1535 datiert.

1 Georg Lang erwähnt 1711 als in der sog. Silberstube des Nürnberger Rathauses befindlich »die drei Contrefait der Herren Herzoge zu Sachsen, Gebrüdere, davon der mittlere Churfürst Johann Friederich mit der kaiserl. Krone in der Hand, sind von Lucas Cronach«; mitgeteilt bei Mummenhoff. Friedrich dem Weisen, nicht seinem Neffen Johann Friedrich war die Kaiserkrone angeboten worden. Auf Gm 222 fehlt sie. Eine Identifizierung mit den archivalisch belegten Stücken ist daher fragwürdig.

2 Rudolf Kötzschke u. Hellmut Kretzschmar: Sächsische Geschichte. Neuausgabe [3]1972.

3 Hamburg, Kunsthalle, Inv.Nr. 606. Hier nimmt Johann der Beständige die Mitte ein; vgl. Friedländer u. Rosenberg 1932, Nr 272 u. Abb.; 1979, Nr. 338 u. Abb.

4 Das Papier, auf das die Texte von Gm 222 gedruckt wurden, läßt sich anhand des Wasserzeichens auf die Jahre um 1530 datieren; vgl. Charles Moise Briquet: Les Filigranes, Bd. 1, 2. Amsterdam 1968, Nr. 4927 u. Abb.; Gerhard Piccard: Die Kronen-Wasserzeichen. Stuttgart 1961, S. 47, Nr. 45 – 48 u. Abb. Die Untersuchung wird Martina Homolka, GNM, Mai 1993, verdankt.

5 Am 10. Mai 1533 erhielt Cranach eine Zahlung von 109 fl. 14 gr. [fl. = Florin = Gulden, gr. = Groschen] für 60 Paar kleine Kurfürstenbildnisse und 3 gr. für einen Schrein dazu (StAW Reg. Bb. 4361, Bl.44a). Vgl. Schuchhardt 1851, S. 88; Schade 1974, S. 435.

6 Georg Mentz: Johann Friedrich der Großmütige 1503–1554, 3 Bde. (Beiträge zur neueren Geschichte Thüringens). Jena 1903–1908. – Karl Brandi: Kaiser Karl V. Werden und Schicksal einer Persönlichkeit und eines Weltreiches, 2 Bde. München [3]1941.

7 Vgl. dazu Friedländer u. Rosenberg 1932 und 1979. Ein qualitativ besseres Exemplar des Bildnisses Johann Friedrichs im Rijksmuseum Twenthe, hier mit der gestickten Devise »ALS IN ER(N)«; vgl. Friedländer u. Rosenberg 1979, Abb. 336; Kat. Enschede 1974–76, Nr. 66 mit umfassender Diskussion des Bildtypus und Abb.

8 Bildnisse in Paris, Louvre, Inv.Nr. 1184; Berlin, Gemäldegalerie, Nr. 590; vgl. Friedländer u. Rosenberg 1979, Abb. 334, 335.

9 Vgl. Gm 216, Lucas Cranach d. Ä., Bildnis Martin Luthers, mit Anm. 1.

Murr 1801, S. 379. – Heller 1821, S. 214. – Landauerbrüderhaus 1840, Nr. 170. – Waagen 1843, S. 215. – Heller 1854, S. 89. – Schuchardt 2, 1851, S. 103, Nr. 375; 3, 1871, S. 108. – Lotz 2, 1863, S. 347, Nr. 170. – Mummenhoff 1891, S. 290. – Kat. 1893, Nr. 268. – Braune 1909, Nr. 222. – Glaser 1921, S. 231. – Friedländer u. Rosenberg 1932, Nr. 272. – Lutze u. Wiegand 1936-37, S. 44, Abb. 377. – Schwemmer 1949, S. 98.

– Ausst. Nürnberg 1959: Frühzeit, Kat.Nr. 40, Abb. 5. – Parthey 1, 1963, S. 692, Nr. 227. – Ausst. Coburg 1967: Luther, Kat.Nr. 54, Abb. 21. – W. Pilz 1970, S. 16, Anm. 20. – Schade 1974, S. 435. – Kat. Enschede, Rijksmuseum Twenthe, 1974/76, bei Nr. 66. – Friedländer u. Rosenberg 1979, Nr. 338 A. – Ausst. Nürnberg 1983: Luther, Kat.Nr. 619 (bearb. Horst Rabe) u. Abb. – Dülberg 1990, S. 87, Nr. 260, Abb. 628, 629 (Rückseite). – Ausst. Mainz 1990: Albrecht von Brandenburg, Abb. 9.

Cranach, Lucas d. Ä.

BILDNIS MARTIN LUTHERS IM 50STEN LEBENSJAHR
1533

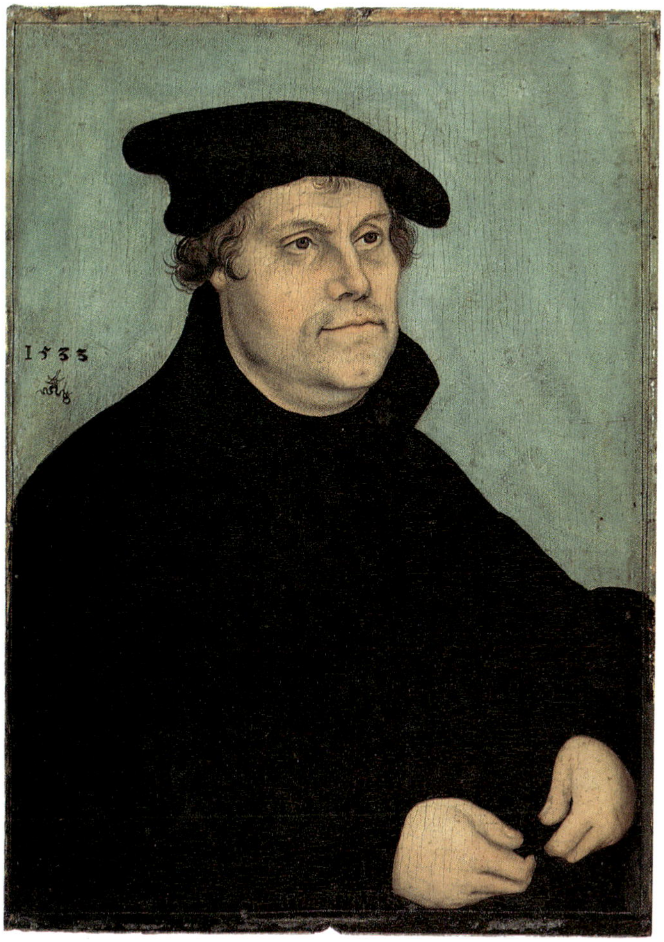

Gm 216

Brustbild nach rechts vor blauem Grund. Er hat braune Augen und mittelblondes Haar. Die rasierten Teile seines Gesichtes erscheinen grau. Er trägt als Amtstracht des evangelischen Geistlichen die schwarze Reformatorenschaube nebst Barett. In seinen Händen ein Buch.

Buchenholz (Fagus sylvatica), 20,5 x 14,5 cm – Am linken Bildrand »1535«, darunter bez. mit des Künstlers Signet: Schlange nach rechts mit stehenden Fledermausflügeln – Auf der Rückseite Klebezettel BStGS Inv.1822 (überklebt); 1855, Nr.5417; 1905, Nr.1136, 3 kleinere Zettel mit der Nr.1150. Auf der Rahmenrückseite Karton »Bildrahmen/ z.A. 1932, No.52/5«; Zettelrest »L 16 x.«.

Gm 216. Leihgabe der Bayer. Staatsgemäldesammlungen, Inv.Nr. 5417. – Zweibrücken, Galerie, Nr. 739 rot – BStGS Inv.1822, Nr.5015; 1905, Nr.1136 – Ab 1811 ausgestellt in Nürnberg, Burg, Inv. Centralgalerie 1817 und Verz. 1819, jeweils Nr.192 – Ab 1840 Landauerbrüderhaus – Ab 1864 wieder auf der Burg – Ab 1876 Moritzkapelle – 1882 GNM.

Einzelbrett, 109 Jahrringe. Format original. – Rückseite: Im Rahmen schwarz gestrichen. – Bildseite: Tafel außerhalb eines Rahmens grundiert und bemalt. Unterzeichnung: Pinsel; Kontur- und Binnenzeichnung; entlang der Ränder eine mit einer Meßskala (Maßeinheit 1,6 cm) versehene Linierung in die Grundierung geritzt; Linierung am unteren und rechten Rand um 2–2,5 mm aus der Achse nach innen verschoben, entsprechend der Dreiviertelansicht des Dargestellten nach rechts; Linie entlang des rechten Randes zweimal gezogen, die innere zieht im Verlauf von unten nach oben um 2,5 mm nach innen[1]. Kratzer im blauen Hintergrund, Punktretuschen im schwarzen Mantel. – Restaurierungen: 1949; 1953; 1959. AB

Zur Person des Dargestellten vgl. Gm 1570. Die Übergabe der »Augsburger Konfession» auf dem Reichstag von 1530 konstituierte mit der evangelisch-lutherischen eine eigene, von der römisch-katholischen Kirche unabhängige Konfession und Kirche[2]. Luther selbst, längst Autorität, erscheint nun als Institution. Der Bildnistypus von 1532/33, der den Reformator in der evangelischen Amtstracht mit schwarzer Schaube und Barett zeigt, trägt dem Rechnung. Die bekennerhaften und kämpferischen Züge der frühen Bildnisse sind einer das Behäbige streifenden, ruhigen Überzeugungskraft gewichen. Luther-Bildnisse dieses Typus treten gewöhnlich zusammen mit solchen des Reformators und Mitstreiters Philipp Melanchthon (1497 – 1560) auf[3]. Ein offenbar als Gegenstück zugehöriges Bildnis Melanchthons wurde zuletzt von Schuchhardt als im Landauer Brüderhaus, Nürnberg, befindlich erwähnt[4]. Es kann mit keinem der nachgewiesenen Exemplare identifiziert werden.

1 Vgl. Peter Frieß. Kunst und Maschine. 500 Jahre Maschinenlinien in Bild und Skulptur. München 1993, S. 67, Abb. 31, Lucas Cranach d. Ä. 1528. Pauszeichnung des Porträts von Martin Luther. Die Zeichnung weist entsprechend der Achsendrehung nach links, rundum schräg laufende Linien auf.

2 Zur »Augsburger Konfession« vgl. Evangelisches Kirchenlexikon, Bd. 1, 1986, Sp. 320 – 324.

3 Ein Bildnispaar in Dresden, Gemäldegalerie, Inv.Nr. 1918, 1919; vgl. Friedländer u. Rosenberg 1932, Nr. 252; 1979, Nr. 314, 315, jeweils mit Abb. – Kurt Löcher: Humanistenbildnisse – Reformatorenbildnisse. Unterschiede und Gemeinsamkeiten. In: Literatur, Musik und Kunst im Übergang vom Mittelalter zur Neuzeit. Berichte über Kolloquien der Kommission zur Erforschung der Kultur des Spätmittelalters 1989 – 1992. Hrsg. von Hartmut Boockmann u. a. Göttingen 1995, S. 352 – 390, hier S. 371 – 372.

4 Vgl. Landauerbrüderhaus 1840 u. 1860, Nr. 182. – Waagen 1843, S. 216 – 217, Nr. 182.

Heller 1821, S. 214. – Landauerbrüderhaus 1840 u. 1860, Nr. 181. – Waagen 1843, S. 216 – 217. – Schuchardt 2, 1851, S. 120, Nr. 374. – Heller 1854, S. 89. – Lotz 2, 1863, S. 347, Nr. 181. – Parthey 1, 1963, S. 696, Nr. 317. – Moritzkapelle 1878 – 1880, Nr. 37. – Friedländer u. Rosenberg 1932, Nr. 252 h. – Lutze u. Wiegand 1936-37, S. 40, Abb. 369. – Ausst. Gent 1955: Keizer Karel, Kat.Nr. 33. – Führer 1977 u. 1980, Nr. 260; 1985 u. 1994, Nr. 255, jeweils Farbabb. – Friedländer u. Rosenberg 1979, Nr. 314 D. – Löcher 1982: Bildnisse, S. 540. – Ausst. Nürnberg 1983: Luther, Kat.Nr. 39 (bearb. J. Zander-Seidel) mit Abb.

Cranach, Lucas d. Ä.

BILDNIS DES KANZLERS GREGOR BRÜCK
1533

Brustbild nach rechts, ohne Hände, vor blauem Grund. Er hat blaugrüne Augen, blondes Haar und Bart. Der Bart ist kantig gestutzt. Brück trägt ein schwarzes Barett, eine schwarze Schaube mit Schulterkragen, rotes Wams und weißes Hemd, alles mit goldfarbenen Borten und Perlenstickerei reich versehen. Der Halsreif hat die Form einer in sich selbst zurücklaufenden Schlange. An der längeren Goldkette eine Medaille mit dem Bildnis des Kurfürsten Johann Friedrich des Großmütigen von Sachsen, an der kürzeren eine Pfeife.

Lindenholz (Tilia sp.), 42,6 x 38,4 cm – Links »15 33«, geteilt durch das Signet des Künstlers: Schlange nach links mit stehenden Fledermausflügeln. Das Medaillenbildnis des Kurfürsten Johann Friedrich trägt die Umschrift »JOHANNES·FRIDERICH·CVRFVRST·ZV·SACHSSEN« – Auf der Rückseite mit rotem Stift »G 797«, mit blauem Stift die Nr.5739, mit Bleistift »36/40« und »Inv.847«. Aufdruck »Eigentum der Bundesrepublik Deutschland«; Klebezettel mit gedrucktem Text »Deutsches Museum Berlin«, darunter mit Schreibmaschine »Köln, Wallraf-Richartz-Museum / Sächsischer Herr«. Auf der Rahmenrückseite mit Kreide die Nr.797.

Gm 1649. 1897 Slg. Hofrat Gröbbels, Sigmaringen – Fürstlich Hohenzollernsche Sammlungen, Sigmaringen – 1928 Köln, Wallraf-Richartz-Museum – 1943 im Tausch abgegeben an Galerie für alte Kunst, München – 1966 aus ehem. Reichsbesitz überwiesen als Dauerleihgabe der Bundesrepublik Deutschland.

4 Bretter, horizontal verleimt, Breiten von oben links 4,2, 14,5, 12,3, 11,5 cm, rechts 4,0, 15,0, 12,2, 11,4 cm. Stärke auf 0,4 – 0,7 cm gedünnt. Fugen neu verleimt. Ecke rechts unten durch Lindenholz ersetzt. Alter starker Schädlingsbefall. Fugen neu verleimt, zerstörtes Holz an den Fugrändern durch Holzkitt ergänzt. Zahlreiche, durch Fraßgänge bedingte Risse in den beiden unteren Brettern. Einzelne Bretter leicht verworfen. Format unten und rechts beschnitten. – Rückseite: Oberer Rand 1,5 cm hoch und 0,2 cm tief eingefalzt und mit Nadelholzleiste aufgedoppelt. Risse unten mit weißlichem Leim, in der Tafelmitte mit Holzklötzchen gesichert. Falz rechts original. Hochparkett. – Bildseite: Oben gerissene Grundier- und Malkanten, links Grundierkanten mit Tafelkante identisch, Malkanten dagegen gerissen. Unterzeichnung: Stift; Kontur- und Binnenzeichnung. An helleren Stellen wie den Augenlidern gepunktet[1]; das Barett größer. Hellrote Imprimitur, mennigerote Pigmente mit Weiß vermischt, partienweise Weißanteil so hoch, daß das Rot z.B. im Gesicht punktuell nicht mehr erkennbar ist. Malerei: Geringfügige Korrekturen am Barett und am Schulterkragen. Ältere Kittungen und Ergänzungen am unteren Rand. – Restaurierung: 1967 Abnahme von Firnis und Übermalung, Fugen neu verleimt, verkittet und retuschiert. AB

Fabian identifizierte den Dargestellten. Dr. Gregor Brück, eigentlich Heintz (Henisch etc. 1483 oder 1484 – 15. oder 20. Febr. 1557) aus Brück in der Mark, war Doktor der Rechte und von 1519/20 bis 1529 »täglicher Hofrat« und Kanzler, danach »Rat von Haus aus« der sächsischen Kurfürsten. In diesen Ämtern wurde er in den Jahrzehnten bis zum Schmalkaldischen Krieg der wichtigste Gestalter der konkreten kursächsischen Politik. Auf dem Augsburger Reichstag von 1530 trat er als Wortführer aller protestierenden Reichsstände vor Kaiser und Reich[2]. Cranachs Bildnis Brücks stammt aus der beginnenden Regierungszeit seines dritten Landesherrn, des Kurfürsten Johann Friedrich, dessen Medaillenbildnis der Dargestellte trägt. Es kommt der von Matthes Gebel 1532 geschaffenen Schaumünze am nächsten[3], ersetzt aber die lateinische Umschrift durch eine für den Bildbetrachter bestimmte lesbare deutsche. Da

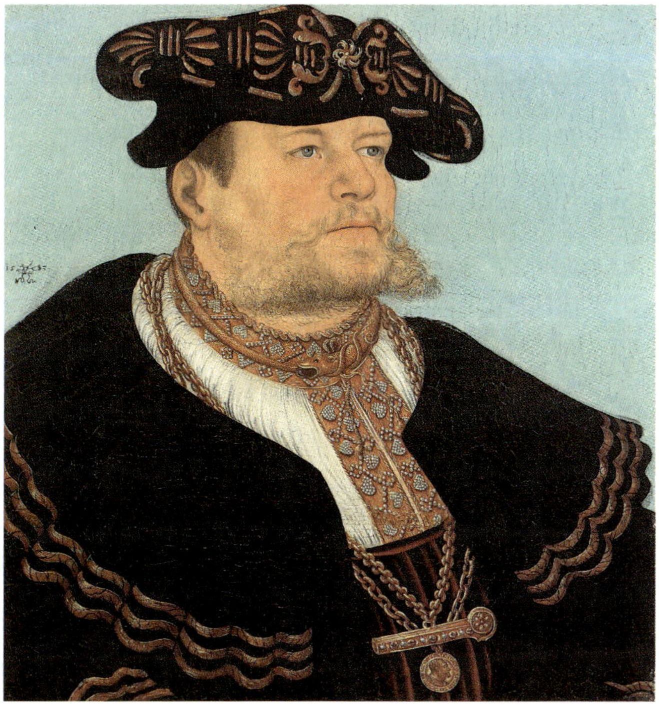

Gm 1649

2 Zur Biographie Fabian 1955, S. 653 – 654.
3 Vgl. Georg Habich: Die deutschen Schaumünzen des 16. Jahrhunderts, Bd. I,2. München 1931, Nr. 1077, Tf. CXXVII.
4 Siehe auch bei Gm 222, Lucas Cranach d.Ä., Bildnisse der drei sächsischen Reformationsfürsten.
5 Vgl. auch Gm 329, Hans Besser, Bildnis des Markgrafen Philibert von Baden.
6 Aukt. 1. Juni 1931, Nr. 67; dasselbe (?) Aukt. Neumeister, München, 22./23. Okt. 1975, Nr. 1152, Abb.
7 Holz, 25,5 x 21 cm, mit Wappen. Laut Aukt.Kat. bezeichnet mit Schlange und 1538.
8 Kat. Kunstsammlungen zu Weimar. Die deutschen Gemälde des 16. Jahrh. (bearb. Helga Hoffmann), 1993, Nr. 27 mit Farbabb.

Ausst. Frankfurt 1928: Slg. Sigmaringen, Nr. 80. – Friedländer u. Rosenberg 1932, Nr. 275 und Abb. – Buchner 1933/34, S. 311. – Ausst. Berlin 1937: Cranach, Kat.Nr. 97, Tf. 76. – Posse 1942, S. 64, Abb. 104. – Lilienfein 1944, S. 69 – 70, Abb. 94. – Fabian 1951. – Ders. 1952. – Ders. 1952/53, S. 43. – Ders. 1955, S. 654. – Ders. 1957, S. 16, Abb. 1. – Ders. 1964, S. 266 – 280. – Neuerwerbungen 1966, S. 182 (bearb. P. Strieder), Abb. 1. – Schade 1974, S. 55, Tf. 133. – Friedländer u. Rosenberg 1979, Nr. 341 und Abb. – Börner 1981, S. 16, Abb. S. 15. – Fabian 1981, S. 212 – 216. – Nickel 1982, S. 129, Abb. 14. – Ausst. Nürnberg 1983: Luther, Kat.Nr. 433. – Marcia 1987, S. 17, Abb. S. 64. – Ausst. Marburg / Lahn – Wartburg bei Eisenach, 1992: Hessen und Thüringen, Farbabb. S. 56. – Stievermann 1994, Abb. A 36.

Johann Friedrich gegen das Veto katholischer Stände 1532 das Amt des Kurfürsten angetreten hatte, kam der Verbreitung seines Porträts auf Medaillen wie in gemalten Bildnissen erhöhte politische Bedeutung zu[4]. Die Pfeife ist Gefäßflöte, bei der der Ton entsteht, indem durch ein Rohr gegen den scharfen Rand des Blaslochs des kugelförmigen Gefäßes geblasen wird. Sie war Gebrauchsgegenstand, Autoritätssymbol und Schmuck und kommt ausschließlich auf Hofbildnissen vor[5]. Das Bildnis des kursächsischen Kanzlers überrascht als Brustbild ohne Hände, da es durchaus offiziellen Charakter trägt und den Dargestellten ebenso einfühlsam wie in kostümlichen Details akribisch wiedergibt. Eine Wiederholung im kleineren Format ehemals in der Slg. Moltke, Kopenhagen[6], eine Kopie auf der Aukt. Neumeister, München, 22./23. Okt. 1975, Kat.Nr. 1152 und Abb.[7] Ein durch Inschrift gesichertes Bildnis Brücks von Lucas Cranach d.J., bezeichnet und 1557 datiert, gehört dem Schloßmuseum Weimar[8].

1 Knut Nicolaus. Gemälde. Untersucht – entdeckt – erforscht. Braunschweig 1979, Abb. 99, 100 kennt dieses Phänomen und nennt als Beispiel für die Begrenzung von Schattenlinien das Bildnis des Hans Besserer I von Martin Schaffner: »Die feinen Punkte deuten nicht auf ein Übertragungsverfahren mit der Lochpause hin, sondern dienten zur Begrenzung der Schattenpartien«.

Cranach, Lucas d. Ä.

DER MUND DER WAHRHEIT
1534

Eine des Ehebruchs angeklagte Frau rechtfertigt sich wahrheitsgemäß und betrügerisch zugleich in Gegenwart des Richters, ihres Ehemannes und anderer Zeugen. Indem sie ihre rechte Hand in den Löwenrachen (Mund der Wahrheit) steckt, bekennt sie, daß sie in keines anderen Mannes Armen gelegen hätte, als in denen ihres Ehemannes und des sie umfassenden Narren – ihres verkleideten Liebhabers. Der Narr wird nicht ernst genommen und bleibt unerkannt, der Löwe beißt nicht zu. Halbfiguren vor schwarzem Grund.

Buchenholz (Fagus sylvatica), 75,5 x 117,4 cm – Unten links »1534«, darunter bez. mit dem Signet: Schlange nach rechts mit stehenden Fledermausflügeln – Auf der Rückseite Klebezettel der BStGS Inv.1855, Nr.1461; 1905, Nr.1138. Auf der Rahmenrückseite Klebezettel der Cranach-Ausstellungen Berlin 1937, Nr.127, und Basel 1974, Nr.480.

Gm 1108. Leihgabe der Bayer. Staatsgemäldesammlungen, Inv.Nr.1461. – Aus Mannheim, Schloß, Gemäldegalerie, Inv. 1799, Nr.570 – BStGS Inv.1822, Nr.1325; 1905, Nr.1138 – Schleißheim, Gemäldegalerie – 1920 an das GNM.

4 Bretter, horizontal verleimt, Breiten von oben links 27,1, 28,1, 36,8, 25,4 cm, rechts 26,2, 29,0, 36,5, 25,6 cm. Stärke auf 0,2 – 0,4 cm gedünnt. Äste im Holz belassen. Rechte Brettfuge mit Werg kaschiert, am unteren Rand rechts davon eine ca. 7 x 7 cm große Abklebung. Langer, waagerechter Schnitt vom Kopf der Ehebrecherin zum Löwen reichend. Alter Schädlingsbefall. Am oberen Rand 10, am unteren 13 Dübel in unterschiedlichen Größen und Abständen im Bildträger versenkt, offenbar Relikte einer Rahmenbefestigung. Zahlreiche Risse verweisen auf ehemals waschbrettartige Verwerfung der Bretter, die vor der Parkettierung begradigt wurden. Format an den Rändern geringfügig beschnitten. – Rückseite: Flachparkett vor 1936[1]. Risse in den Parkettzwischenräumen durch Holzklötzchen gesichert. – Bildseite: Tafel außerhalb eines Rahmens grundiert und bemalt. Unterzeichnung: Schwach erkennbare Kontur- und Binnenzeichnung. Malerei: Runzelbildung des Bindemittels in den helleren Inkarnaten. Grünes Kleid der Ehebrecherin mit einer hellroten, streifigen Lasur überzogen, woraus der leicht rötliche Farbeindruck resultiert. Dunkelgrünes Kleid der Frau rechts außen heute nahezu schwarz. Krapprote Lasur auf der Schaube des Gelehrten partiell nachgezogen; das graue Rechteck auf dem Schriftstück vielleicht verschmutzte Kittmasse, um Unebenheiten entlang des Risses auszugleichen. Hintergrund in rot-schwarzen Lasuren. Die von Schuchardt (1851) angezweifelte Echtheit von Signatur und Datierung zeigt ein gemeinsames Alterungsbild mit der darunterliegenden Malschicht. Schwarze Ränder später. Rechte Gesichtshälfte der Ehebrecherin stärker gereinigt als die linke. Kittungen und ausgedehnte Retuschen entlang der zahlreichen Risse, Brettfugen und vor allem in den dunkleren Männergesichtern infolge von Verputzungen. Alte Retuschen mit handgeriebenen Farben, vermutlich zwischen 1851 und 1900[2]. – Restaurierung: 1949.
AB

Die angeklagte Ehefrau blickt aus dem Bild. Sie versichert sich des Interesses des Bildbetrachters, ebenso der Löwe, der nicht Bildwerk, sondern lebendiges Tier ist. Die Mehrzahl der Männer, deren einer die Anklageschrift in Händen hält, schaut auf den Mund der Wahrheit, d.h. auf das offene Maul des Löwen und die unbeschadet hineingestreckte Hand. Ein bartloser Junger und ein vollbärtiger Greis sind im Gespräch begriffen, ebenso die vorderen beiden einer Vierergruppe von Frauen. Der listige Ausdruck der rechten und ihre sprechende Geste lassen sie als eingeweiht erscheinen. Während der als Narr verkleidete Liebhaber die verklagte Ehefrau an sich zu ziehen sucht, hält sie ihn mit dem abgewinkelten Arm auf Distanz. Der Goldschmuck auf bloßer Haut unterscheidet sie von den reichgefältelte Hemdeinsätze tragenden anderen Frauen. Deren enganliegende feine Lederhandschuhe sind mit vielen kleinen Schlitzen versehen. Sie lassen sich über beringte Hände streifen und machen die Ringe sichtbar. Haarhauben und Brokate, Kolliers und Ketten sind gemalt und nicht vergoldet.

Die Fabel vom Mund der Wahrheit knüpft an eine Löwenmaske in der Vorhalle der römischen Kirche S. Maria in Cosmedin an[3]. Seit der Mitte des 15. Jahrh. erregte das Bildwerk das Interesse der Reisenden[4]. In der lateinischen Ausgabe der »Mirabilia Romae« von 1485 wird es erstmals als »Bocca della verità« aufgeführt[5]. Die Kaiserchronik[6] erzählt die Geschichte von der ehebrecherischen Gattin ausführlich. In den mittelalterlichen Legenden des Zauberers Vergil übernimmt – in Abwandlung der Fabel – eine Schlange den Part des Löwen[7]. Friedländer u. Rosenberg wiesen für die Behandlung des Themas zusätzlich auf den Florentiner Dichter Giovanni Boccaccio hin.

Die Künstler nahmen sich des Themas im 16. Jahrh. an, Lucas van Leyden in einem Holzschnitt von 1513/14, Cranach in einem Gemälde 1528. Es ist hochformatig und zeigt gleich einem Wandbild ganze Figuren[8]. Der Holzschnitt des Lucas van Leyden gehört zu einer Reihe weiterer Beispiele der Weibermacht, nämlich Sündenfall, Samson und Dalila, Salomos Götzendienst, Gastmahl des Herodes, Virgil im Korb und Aristoteles und Phyllis. Koepplin in Ausst.Kat Basel 1974–76 wies das Thema in ähnlichem Zusammenhang als Ätzmalerei Daniel Hopfers auf einem von Konrad Seusenhofer in Innsbruck geschlagenen Harnisch nach[9]. Er suchte Cranachs Gemälde in einer Reihe annähernd gleichgroßer Bilder verwandter Thematik unterzubringen und schlug das Gastmahl des Herodes, Samson und Dalia und Herkules im Dienst der Omphale vor[10]. Die zweischneidige Moral macht Gm 1108 dem Ungleichen Paar Gm 218 vergleichbar.

Nach Friedländer und Rosenberg handelt es sich um eine eigenhändige Arbeit Lucas Cranachs d.Ä. Flechsig dachte an Hans Cranach (um 1513–1537), einen der Söhne des Meisters. Lutze und Wiegand sahen in Gm 1108 eine Arbeit der Werkstatt Cranachs d.Ä. Koepplin argumentierte zugunsten Lucas Cranachs d. J. Wie in den meisten Fällen wird man die Bildidee und die Anordnung der Figuren im allgemeinen auf Lucas d. Ä. zurückführen dürfen. Die phlegmatischen Typen und der Verzicht auf kompositionelle Spannung lassen eher an eine Beteiligung des Sohnes Hans als an eine solche Lucas d. J. denken.

1 Bei Lutze u. Wiegand 1936-37 als parkettiert vermerkt.
2 Schuchardt beschrieb den Zustand als »so verdorben, daß man von der Schönheit der Ausführung kaum einige Spuren entdeckt«, Flechsig (1900) »Abgesehen von verschiedenen Übermalungen im Fleisch ist das Bild recht gut erhalten«.
3 Kugler 1852, Nr. 7, S. 61.

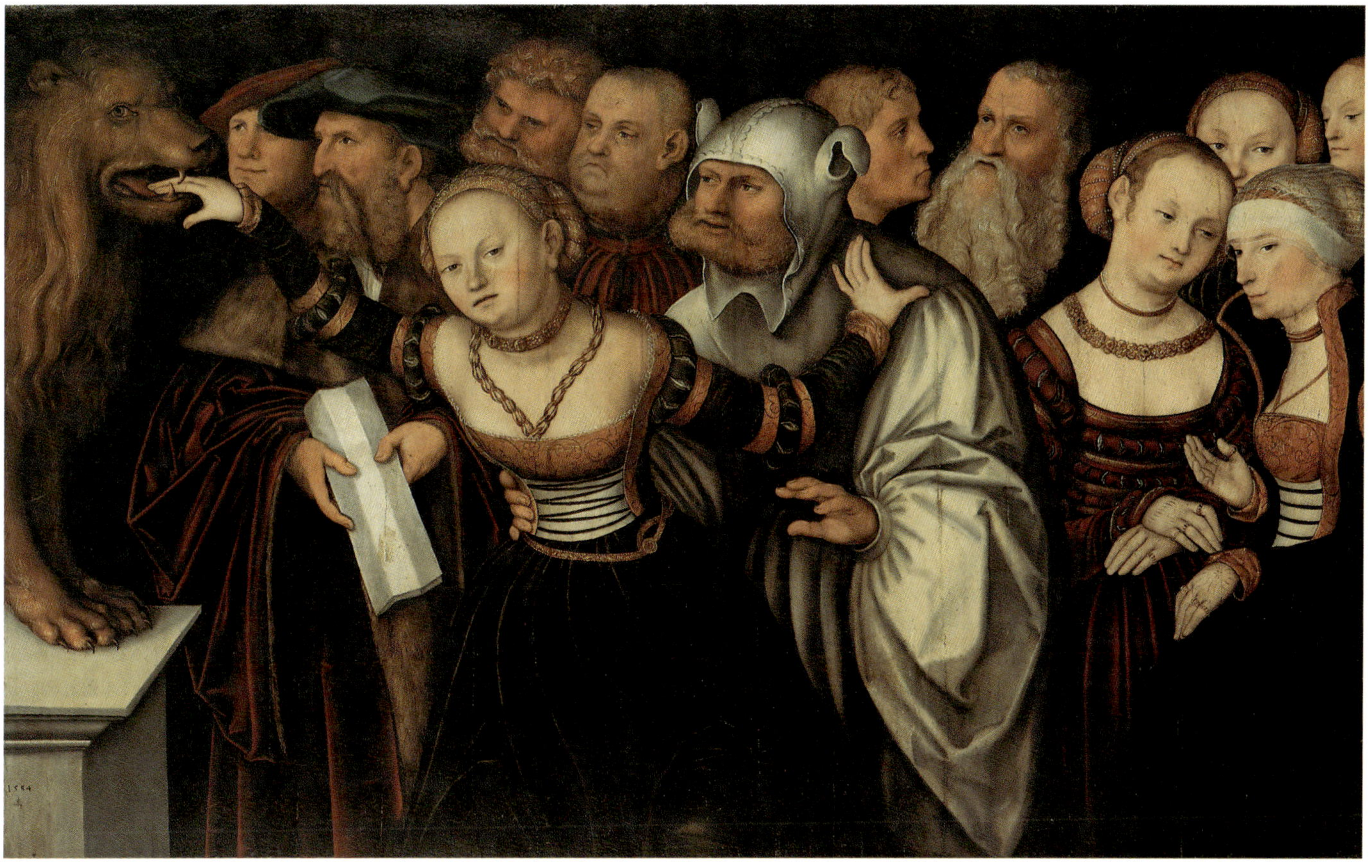

Gm 1108

4 Eingehend Cesare d'Onofrio: Un popolo di statue racconta. Storie fatti leggende della città di Roma antica medievale moderna. Rom 1990, S. 11 – 24.
5 Vgl. Betty Kurth: Des Zauberers Virgil Ehebrecherfalle auf Werken der nordischen Renaissance. In: Städel-Jahrbuch, Bd. 3–4, 1924, S. 49 – 54, bes. Anm. 5. – Ettlinger 1958, S. 786 – 791 (»Ehebrecherfalle«).
6 Vgl. Meyers Enzyklopädisches Lexikon, Bd. 13. Mannheim – Wien – Zürich 1975, S. 311.
7 Vgl. Kurth 1924 (wie Anm. 5), S. 49.
8 Vgl. Koepplin in Ausst.Kat. Basel 1976, bei Nr. 480.
9 Harnisch für Herzog Friedrich II. von Liegnitz; vgl. Paul Post: Ein Frührenaissanceharnisch von Konrad Seusenhofer mit Ätzungen von Daniel Hopfer im Berliner Zeughaus. In: Jahrbuch der preußischen Kunstsammlungen, Bd. 40, 1928, S. 177, Tf. 2a.
10 In Kat.Ausst. Basel 1974–76.

Kat. Schleißheim 1810, Nr. 1656; 1831, Nr. 320. – Heller 1821, S. 222; 1854, S. 96. – Kat. Schleißheim 1831, Nr. 320. – Schuchardt 2, 1851, S. 111; 3, 1871, S. 193. – Kugler 1852, S. 61. – Kat. Schleißheim 1875, Nr. 179; 1885, Nr. 190. – Ausst. Dresden 1899: Cranach, Kat.Nr. 62. – Flechsig 1900, S. 274, Nr. 62. – Kat. Schleißheim 1905, Nr. 186. – Heyk 1908, S. 112 – 113, Abb. 75. – Kat. Schleißheim 1914, S. 63, Nr. 3186. – Friedländer u. Rosenberg 1932, Nr. 229 und Abb. – Lutze u. Wiegand 1936-37, S. 44, Abb. 376. – Ausst. Berlin 1937: Cranach, Kat.Nr. 98, Tf. 80. – Lilienfein 1944, S. 83, Farbtf. gegenüber S. 57. – Ausst. Cappenberg 1951: Deutsche Kultur, Kat.Nr. 298. – Hanckel 1952, S. 187 – 188. – Ausst. Kronach 1953: Cranach, Kat.Nr. 20. – Ettlinger 1958, S. 787 mit Abb. – Osten 1973, S. 203. – Ausst. Basel 1974-76: Cranach, Kat.Nr. 480 (bearb. D. Koepplin). – Strieder 1975: Cranach, S. 170. – Friedländer u. Rosenberg 1979, Nr. 278 und Abb. – Klein 1994, S. 195.

Cranach, Lucas d. Ä.

VENUS MIT AMOR ALS HONIGDIEB

um 1537

Amor, der Liebesgott, hält eine Bienenwabe in der Hand. Er beklagt sich bei seiner Mutter Venus, der Göttin der Schönheit und Liebe, daß ihn die Bienen stechen. Sie belehrt ihn, daß seine Liebespfeile nicht minder verletzen. Ganze Figuren vor einem Buchenstamm und dichtem Gebüsch, Blick auf den blauen Himmel.

Lindenholz (Tilia sp.), 50,1 x 34,4 cm – Oben rechts auf einem umrandeten Feld vierzeilige Inschrift in Antiqua-Majuskeln: »DVM PVER ALVEOLO FVRATVR MELLA CVPIDO / FVRANTI DIGITVM CVSPITE [müßte heißen: CVSPIDE] FIXIT APIS / SIC ETIAM NOBIS BREVIS ET PERITVRA VOLVPTAS / QVAM PETIMVS TRISTI MIXTA DOLORE NOCET« = Während Cupido (= Amor) Honig aus der Höhle (des Baumstammes) sich stiehlt, stach die Biene dem Dieb in den Finger. So verletzt auch uns die kurze, vergängliche Wollust, die wir begehen: Mit herbem Schmerz ist sie verbunden. – Links unten bez. mit dem Signet des Künstlers: Geflügelte Schlange nach rechts – Auf der Rahmenrückseite mit Bleistift »4,IP,35/185, 22«, mit Kreide »2/5 (.), 29«; Klebezettel (Druck) »C.M.A.«, (Schreibmaschine) »Tr 5238/7); Karton »Nr.69 / Gm 213«; Ausst. L'Europe Humaniste, Paris.

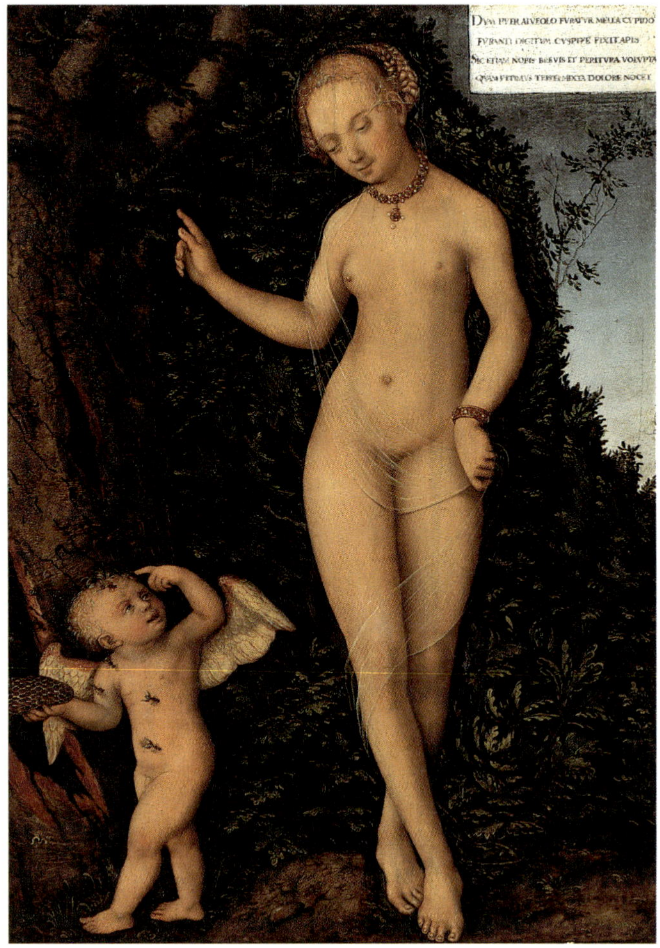

Gm 213

Gm 213. Slg. Gsell, Wien – Erworben 1886 als Geschenk von Eugen Felix, Leipzig.

2 Bretter, Breiten von links oben 23,4, 10,6 cm, unten 22,1, 12,1 cm. Stärke auf 0,5 cm gedünnt. Rechteckiges Stück Holz, ca. 6,5 x 4,3 cm, über dem Kopf der Venus bei gleichlaufender Maserung eingesetzt[1]. Kleine Äste im Holz belassen. Dünne, dunkle Fugenkaschierung unter dem Körper der Venus. Schmale Anstückung links in Lindenholz zur Begradigung des Formats bereits sehr früh. In der Wange der Venus lange vertikale Einkerbung. Risse vorwiegend am oberen Rand. Durchgehender Riß nach der Parkettierung. Alter Schädlingsbefall. Format seitlich wohl nur geringfügig beschnitten. – Rückseite: Flachparkett; gemeinsam mit der Rückseite lackiert. – Bildseite: Tafel außerhalb eines Rahmens grundiert und bemalt. Unterzeichnung: Pinsel; Kontur- und Binnenzeichnung; die am linken Arm und Füßen der Venus und am rechten Arm Amors durchscheinenden Striche können auch Adern bezeichnen. Malerei: Struktur der Baumrinde durch Abziehen der feuchten Farbe mit harten Pinselhaaren. Baumblätter rechts durch Himmel übermalt. Mittleres Grün in den Pflanzen mit breitem, borstigem Pinsel kreuz und quer gesetzt. Inschrift ohne Hilfslinien mit Schreibpinsel. Schwarzer Rand unten und oben original. Partielle Verputzungen der gelblichen Lasur im Gesicht und über dem rechten Knie der Venus sowie in der Modellierung der Beine. Schleiertuch in Teilen ergänzt; Kopfschleier über dem Hintergrund ebenso. Lasuren im Hintergrund entlang der Körperkonturen neu. Strichelnde Retuschen an Hals, Schulter und Arm sowie in den Schatten von Amors Körper. Verputzungen im Himmel. Farbschicht über dunkler Fugenabklebung von der linken Brust bis zum Knie retuschiert. Malschicht über Fraßgängen eingesunken. Firnis über Himmel und Inschrift gereinigt. – Restaurierung: 1959. AB

Das Thema ist der antiken Mythologie entnommen. Der griechische Dichter Theokrit (ca. 300 – 260 v. Chr.) gab ihm in seiner 19. Idylle »Kyriokleptes« Gestalt[2]. Albrecht Dürer illustrierte es 1514 in einer Zeichnung (Wien, Graphische Sammlung Albertina)[3]. Cranach hatte bereits einen 1506 datierten, aber wohl erst 1509 entstandenen Holzschnitt mit Venus und dem Amorknaben gefertigt[4]. 1509 malte er das Paar in Lebensgröße (St. Petersburg, Staatl. Ermitage)[5].

Amor erscheint beidemale als Bogenschütze. Als Honigdieb in Verbindung mit einem Distichon finden wir ihn erstmals 1527 (Schwerin, Staatl. Museum)[6]. Schon im Kat. der Schweriner Gemäldegalerie von 1882 war Theokrit als Quelle für den Bildgegenstand erkannt worden[7]. Bauch dachte an eine Vermittlung durch den humanistischen Dichter Caspar Ursinus Velius, der die Idylle in seine fünf Bücher Gedichte, Basel 1522, aufgenommen hatte, bzw. durch Melanchthon, der eine eigene Übersetzung in »Farrago aliquot epigrammatum Philippi Melanchthonis etc.«, Hagenau 1528, herausgab[8]. Leeman publizierte eine den Bildinhalt besser treffende Textstelle, die laut Johannes Thuilius' Edition der »Emblemata« des Andreas Alciatus (1621) einem Gemälde im Hause des Paduaner Juristen Aloysius Corradinus beigegeben war. In der vom Maler dieses Gemäldes benutzten, den originalen Text erweiternden Übersetzung des Ercole Strozzi[9] entwickelt sich zwischen Mutter und Sohn folgender Dialog. Der weinende Amor fragt: »Wie können diese kleinen Wesen so mächtig sein? Wie können sie mit so kleinen Stichen verletzen?« Die Mutter antwortet lachend: »Bist du nicht wie die Bienen, klein von Wuchs, und schaffst so grausame Schmerzen?«. Das nah hinterlegende Laubdickicht erhöht den romantischen und poetischen Reiz der Darstellung. Sie verbindet belehrende Deutlichkeit der Gestik mit kunstvoll gegenläufiger Bewegung der in sich gedrehten Figuren und juwelenhaft schimmernder Farbigkeit. Die kostbare Wirkung des Kolliers und des Armbandes auf der nackten Haut, aber auch die beunruhigende der Insekten auf dem Körper des Kindes sowie die doppelte Funktion des von Wilhelm Pinder[10] so genannten »Enthüllungsschleiers« sind voll ausgekostet.

Nach Reber könnte es sich bei GM 213 um die Nr. 2000 des Ficklerschen Inv. der herzogl. bayer. Kunstkammer von 1598 in München gehandelt haben: »Ein dafel darauf Venus in der grüen nackhendt gemahlt, bei deren Cupido mit einen ymppen Zelten [Immen = Bienen, Zelten = Wabe] daraus die ymppen an Ihne Cupidinem geflogen, darbey dise Vers Dum puer alueolo furatur mella Cupido Furanti digitum cuspide fixit apis« (nach Goldberg). Lutze und Wiegand hielten Gm 213 für eine eigenhändige Arbeit Lucas Cranachs d. Ä. Sie datierten um 1520/30. Friedländer und Rosenberg plädierten eher für Lucas Cranach d. J. und datierten nach 1537, ebenso Koepplin[11].

1 Vermutlich um den Ast leichter herausnehmen zu können, wurde vom Rand aus eingesägt.
2 Freundl. schriftl. Mitteilung Wolfgang Pülhorn 1996. Von ihm auch der Hinweis auf die Nachdichtung von Eduard Mörike.
3 Winkler 3, 1938, Nr. 665 u. Abb. Ein Holzschnitt gleichen Themas, Dürer zugeschrieben, bei Campbell Dodgson: Rare woodcuts in the Ashmolean Museum. In: The Burlington Magazine, Bd. 63, 1933, S. 23 – 24, Abb. A.
4 Mit dem Datum 1506; vgl. Max Geisberg: The German Single-Leaf Woodcut 1500 – 1550, Bd. 2. New York 1974, S. 583, G. 616, Abb.
5 Von Holz auf Leinwand übertragen, 213 x 102 cm; vgl. Friedländer u. Rosenberg 1979, Nr. 22 u. Abb.
6 Friedländer u. Rosenberg 1932, Nr. 204 a; 1979, Nr. 398 A; Ausst. Basel 1974: Cranach, Bd. 2, 1976, Kat.Nr. 570 (bearb. D. Koepplin), Abb. 321, mit Erläuterungen. Weitere Exemplare bei Friedländer u. Rosenberg 1979, Nr. 244, 247, 248, 395, 396, 398 – 400, jeweils mit Abb.
7 Großherzogl. Gemäldegalerie zu Schwerin. Beschreibendes Verzeichnis der Werke älterer Meister, bearb. von Friedrich Schlie, 1882, Nr. 160.
8 Gustav Bauch: Zur Cranachforschung, 5, Der Honigdieb. n: Repertorium für Kunstwissenschaft, Bd. 17, 1894, S. 434 – 435.
9 Im Wortlaut des Originals (mitgeteilt bei F.W.G. Leeman: A textual source for Cranach's »Venus with Cupid the honey thief«. In: Burlington Magazine, Bd. 76, 1984, S. 274 – 275: [...] Unde hae, tantillis vires animantibus? Unde / Exili possunt laedere aculeolo? / Cui Dea subridens inquit: Non tu quoque nate, / Corpore non magno, vulnera magna facis? «; vgl. Strozzi poetae pater et filius, Parisiis: Simonus Colinaeus [1530], S. 92.
10 Wilhelm Pinder: Die deutsche Kunst der Dürerzeit. Vom Wesen und Werden deutscher Formen, Bd. 3. Leipzig 1940, S. 298.
11 Freundl. schriftl. Mitteilung.

Eye 1880, S. 140. – Reber 1892, S. 142. – Eßwein u. Hausenstein 1923, Tf. 130. – Friedländer u. Rosenberg 1932, Nr. 321 a. – Ausst. Philadelphia 1936: German Art, Kat.Nr. 14, Farbabb. – Lutze u. Wiegand 1936-37, S. 38 – 39, Abb. 372. – Ausst. Schaffhausen 1947: Meisterwerke, Kat.Nr. 29. – Kunst und Kultur 1952, Abb. S. 125. – Ausst. Brüssel 1955: L'Europe humaniste, Kat.Nr. 26, Abb. 31. – Strieder 1964, Nr. 17. – Ders. 1966: Dürerzeit, S. 8, Farbabb. S. 42. – Hütt 1973, S. 271 – 272, Abb. 173. – Strieder 1975: Cranach, S. 170. – Führer 1977 u. 1980, Nr. 257; 1985 u. 1994, Nr. 253, jeweils Farbabb. – Friedländer u. Rosenberg 1979, Nr. 398 A. – Ausst. Tokyo 1984: Deutsche Kunst und Kultur, Kat.Nr. 34 und Farbabb.

Cranach, Lucas d. Ä.

VENUS MIT AMOR ALS HONIGDIEB
nach 1537

Ganze Figuren auf steinigem Boden vor schwarzem Grund. Venus stellt den Blickkontakt zum Bildbetrachter her. Zur Darstellung und Inschrift vgl. die Beschreibung des vorhergehenden Bildes.

Lindenholz (Tilia sp.), 175,4 x 66,3 cm – Oben vierzeilige Inschrift in Antiqua-Majuskeln: »DVM PVER ALVEOLO FVRATVR MELLA CVPIDO / FVRANTI DIGITVM CVSPIDE FIXIS APIS / SIC ETIAM NOBIS BREVIS ET PERITVRA VOLVPTAS / QVAM PETIMVS TRISTI MIXTA DOLORE NOCET«, darunter bez. mit dem Signet des Künstlers: Geflügelte Schlange nach links – Auf der Rückseite Klebezettel der BStGS Inv.1905, Nr.[11]55.

Gm 1097. Leihgabe der Bayer. Staatsgemäldesammlungen, Inv.Nr. 4300. – Aus Freising, Schloß, Steinerner Saal; aufgrund der Säkularisation bereits 1802/03 Eigentum des bayer. Staates, aber erst 1844 den Beständen der Centralgemäldegalerie eingegliedert – BStGS Inv.1822, Nr.8951; 1905, Nr.1155 – Schleißheim, Gemäldegalerie – Am 6. Dez. 1920 an das GNM.

3 Bretter, Breiten von links oben 27,4, 23,2, 15,7 cm, unten 19,2, 24,5, 22,6 cm. Stärke auf 0,7 cm gedünnt. Äste im Holz belassen, einer durch Trockenschwund herausgefallen. Bildseite großflächig mit Werg kaschiert. Geringer alter Schädlingsbefall. Linke untere Ecke und unterer Rand bestoßen, die Ausbrüche wurden teilweise mit Grundiermasse ausgefüllt. Format original. – Rückseite: Flachparkett. Braun gebeizt. – Bildseite: Tafel außerhalb eines Rahmens grundiert und bemalt. Unterzeichnung: Pinsel; Kontur und Binnenzeichnung, die auf Handrücken und Unterschenkeln in wenigen schlängelnden Linien durchscheint, vermutlich schon ursprünglich als Aderzeichnung beabsichtigt und nicht erst infolge der Verseifung sichtbar. Malerei: Wenige Farbreste der Übermalung aus dem 17. Jahrh. mikroskopisch feststellbar. Großflächige Verputzungen und Retuschen in den Inkarnaten und im Hintergrund. Das weiße Schleiertuch der Venus teilweise ergänzt, seine Form im Bereich des Oberkörpers durch Verputzungen und weißliche Krepierungen des Inkarnats verunklärt. Hintergrund in der direkten Umgebung der Venus übermalt. – Restaurierung: Zwischen 1878 und 1914 (BStGS, R.P. Nr. 4300) Abnahme der barocken Übermalung. AB

Zum Thema vgl. Gm 213. Die Figur der Venus war im 17. Jahrh. durch Übermalung in eine Hl. Juliana umgewandelt worden. Jedenfalls wird sie in den Galeriekatalogen seit 1854 so genannt. In Wahrheit handelte es sich, wie Gold-

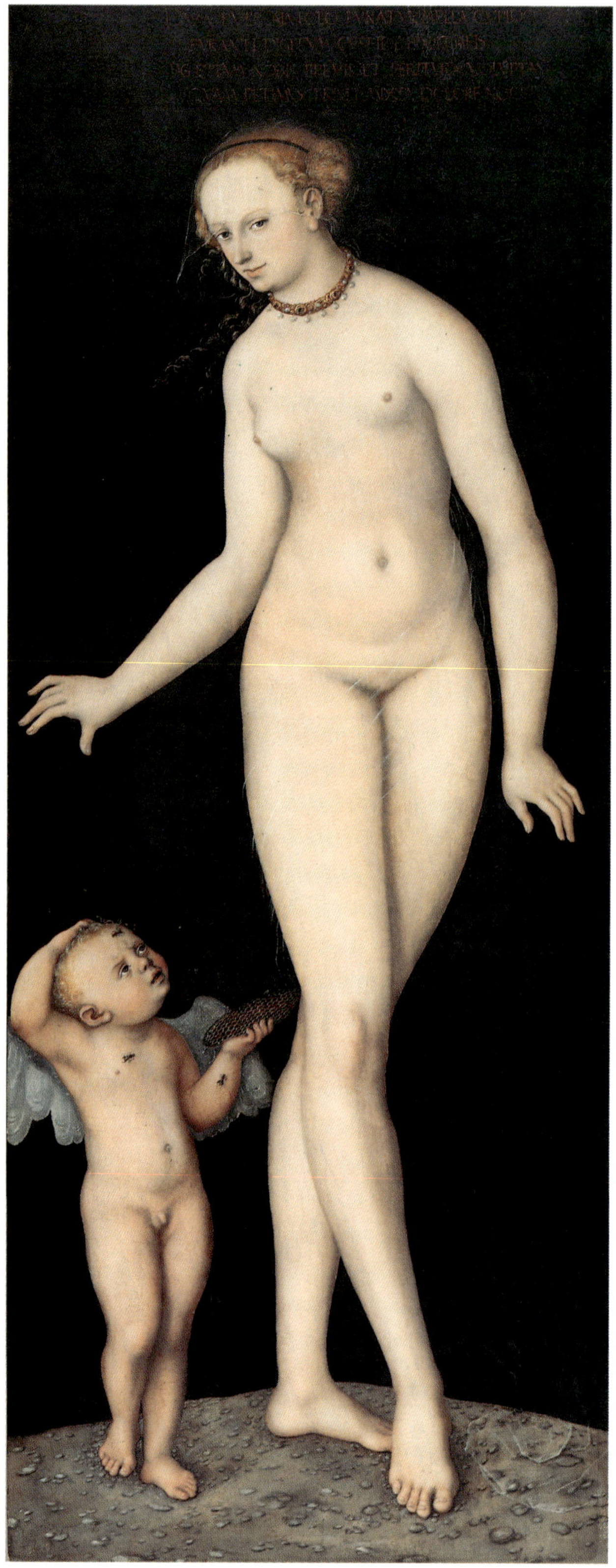

Gm 1097

berg (1983) zurecht vermerkte, um die Hl. Dorothea mit dem Christusknaben, der der Märtyrerin zum Zeichen ihrer Aufnahme in das Paradies Rosen bringt[1]. Schon Kat. Schleißheim 1885 teilt mit, daß es sich bei der Frauenfigur ursprünglich um eine Venus mit Amor handelte. Das Inv. der BStGS 1905 beschreibt die 1914 wieder entfernte Übermalung: »Sie neigt den Oberkörper leicht nach links, blickt gerade heraus, hat rötlich blondes Haar, Strahlennimbus mit Strahlenkranz, zarten Schleier, trägt über Haupt und Brüsten rotes Kleid mit grünen Streifen, blauen Mantel und hält in der Rechten eine Rose. Links ein kleiner bekleideter Amor mit Blumenkorb in der Linken, einer Rose in der Rechten und je einer Biene auf Stirn und linkem Unterarm. Hintergrund schwarz«[2]. Nach Goldberg (1980) ist Gm 1079 vielleicht identisch mit der im Ficklerschen Inv. der herzogl. bayerischen Kunstkammer in München von 1598, Nr. 2800, genannten Venusdarstellung, die Reber versuchsweise mit Gm 213 identifizierte, Beschreibung siehe dort. »in der grüen« = im Grünen, weist auf eine landschaftliche Umgebung hin, die dort vorhanden ist, hier aber fehlt. Den schwarzen Hintergrund und die mit Steinen belegte Standfläche konnte Cranach auf Dürers ganzfigurigen Stifterbildnissen des Paumgartner-Altars sehen[3]. Nackte Figuren vor schwarzem Grund zeigen Dürers Gemälde mit Adam und Eva von 1507 (Madrid, Prado), doch waren sie auch den Niederländern und Cranach selbst seit spätestens 1509 geläufig. Im Unterschied zu Gm 213 ist nicht das Kind, sondern der Bildbetrachter der Adressat der »Moral«. Sie mahnt zur Mäßigkeit und Vernunft in Liebesdingen und legitimiert auf diese Weise auch die lebensgroße Darstellung des Nackten und der »heidnischen« Götterwelt. Goldberg (1983) konnte wahrscheinlich machen, daß dem Bild der »Hl. Juliana« ein solches des Königs David mit der Harfe[4] als Gegenstück diente. Es ist am Stil Cranachs orientiert, hat annähernd dieselben Maße, zeigt eine den Übermalungen des Frauenbildes entsprechende Malweise und genau denselben Strahlennimbus. »Beide Bilder sind typische »Erzeugnisse« der Dürer-Renaissance: sie dokumentieren die Phänomene »Eingriff in den Originalbestand« und »Neuschöpfung im historisierenden Stil des 16. Jahrhunderts« (Goldberg). Gm 1079 wird in den Katalogen der älteren Pinakothek und noch bei Lutze und Wiegand als ein Werk Lucas Cranachs d. Ä. geführt. Friedländer und Rosenberg dachten eher an Lucas Cranach d. J. und datierten nach 1537. Nach Koepplin sprechen für diesen die weißliche Färbung des Inkarnats und Bodenstücks, die tonige Angabe der Haare und die dekorativ-gespannte Pose der Venus. Er datierte um 1540/50.

1 Zur Hl. Dorothea (Fest 6. Febr.) vgl. Künstle 1926, S. 187 – 190. – LCI 6, 1974, Sp. 89 – 92.
2 Mitgeteilt bei Goldberg 1980 und 1983, hier eine Abb. des übermalten, stellenweise schon wieder freigelegten Zustandes.
3 Siehe bei Gm 173/174, Kopien nach Dürer.
4 BStGS, Inv.Nr. 4299, Lindenholz, 177 x 71 cm. Goldberg 1983, S. 167, Abb. 18.

Kat. Schleißheim 1854, Nr. 1185; 1875, Nr. 181; 1885, Nr. 203. – Reber 1892, S. 143. – Kat. Schleißheim 1905, S. 50, Nr. 197. – Friedländer u. Rosenberg 1932, Nr. 321 b. – Lutze u. Wiegand 1936-37, S. 40 – 41, Abb. 371. – Ausst. Basel 1974: Cranach, Kat.Nr. 572 (bearb. D. Koepplin). – Strieder 1975: Cranach, S. 170. – Friedländer u. Rosenberg 1979, Nr. 398 B. – Goldberg 1980, S. 145 mit Anm. 185. – Dies. 1983, S. 165 – 169, Abb. 17, 19.

Cranach, Lucas d. Ä.

Zwei Passionsszenen, um 1538

BEWEINUNG CHRISTI

Am Kopfende Christi steht Joseph von Arimathia, an seinem Fußende Nikodemus. Johannes unterstützt den Hl. Leichnam, Maria Magdalena ergreift seinen Arm, Maria ringt die Hände. In zweiter Reihe Maria Cleophae, Maria Salome und eine dritte, nicht benennbare Frau. Blauer Grund. Übermalte halbe Wappenmedaillons am linken und rechten Bildrand.

Lindenholz (Tilia sp.) 27,1 x 53 cm – Auf der Rückseite Klebezettel mit Text, Schrift des 17. Jahrh., siehe unten. Aufschrift mit Bleistift »273« und »256«; mit weißer Farbe »210«. Klebezettel Slg. Wallerstein »8.Zimmer«; Slg. König Ludwig I. von Bayern, 1828, Nr.396; WAF »H.G.175 (1936) Inv.S.No.369«, darunter links Nr.210, rechts »R.143«.

Gm 210. Leihgabe des Wittelsbacher Ausgleichsfonds / Bayer. Staatsgemäldesammlungen, Inv.Nr. WAF 175. – Laut Klebezettel auf der Tafelrückseite angeblich vormals in der Stiftskirche von Hall/Tirol – Slg. Graf Rechberg – Slg. Fürst Oettingen-Wallerstein, Grundbuch 1817–18, § CCXXVII, erworben 1815 – Slg. König Ludwig I. von Bayern, erworben 1828, I.W. 396 – Ab 1829 ausgestellt in Nürnberg, Moritzkapelle – 1882 GNM.

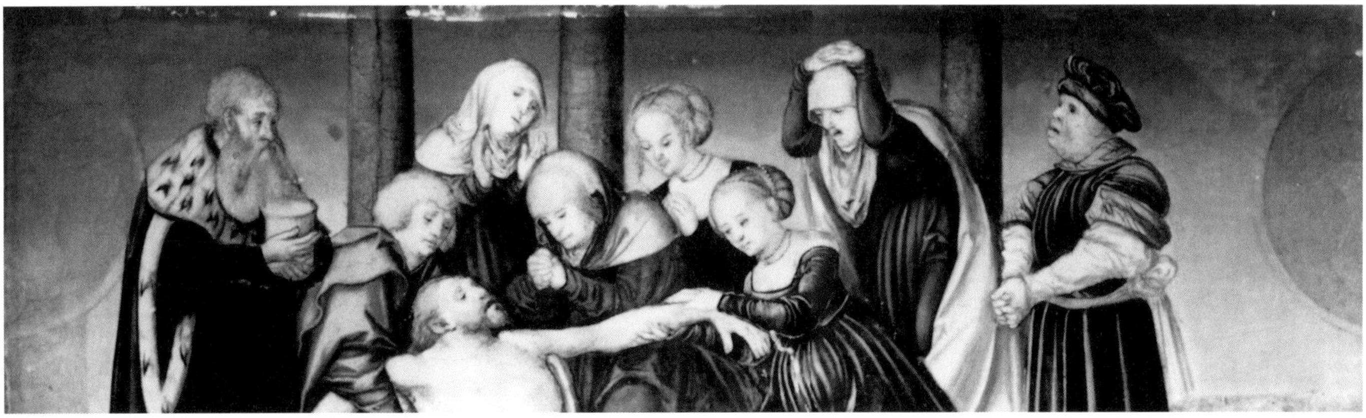

Gm 210 Ausschnitt. Infrarot

GRABLEGUNG CHRISTI

Nikodemus und Joseph von Arimathia legen den Hl. Leichnam gemeinsam in die Grabtumba. Der eine steht am Kopf-, der andere am Fußende. Hinter der Grabtumba Johannes, Maria und die Frauen. Vor dem Grab kniet weinend Maria Magdalena. Landschaftshintergrund. Übermalte halbe Wappenmedaillons am linken und rechten Bildrand.

Lindenholz (Tilia sp.), 26,7 x 52,5 cm – Auf der Rückseite Klebezettel, Schrift 18. Jahrh., siehe laufender Text. Aufschrift mit Bleistift »274«, »27« und »257«; mit weißer Farbe »211«. Klebezettel Slg. Wallerstein »8.Zimmer«; WAF »H.G.176 (1936) Inv.S.No.370, darunter links Nr.211, rechts »R 143«.

Gm 211. Leihgabe des Wittelsbacher Ausgleichsfonds / Bayer. Staatsgemäldesammlungen, Inv.Nr. WAF 176. – Herkunft wie Gm 210 – Slg. Graf Rechberg – Slg. Fürst Oettingen-Wallerstein, Grundbuch 1817–18, § CCXXVIII, erworben 1815 – Slg. König Ludwig I. von Bayern, erworben 1828, I.W. 397 – Ab 1829 ausgestellt in Nürnberg, Moritzkapelle – 1882 GNM.

Jeweils 2 aufeinander geklebte Tafeln etwa gleicher Stärke, horizontal verleimt. Äste im Holz belassen. Unterer Rand abgefast. Format seitlich beschnitten. – Rückseiten: Im Rahmen zweifach grün gestrichen, Farbe wasserlöslich. Wasserflecken. – Bildseiten : Gerissene Grundier- und Malkanten oben und unten vorhanden. Unterzeichnung: Pinsel; Kontur- und Binnenzeichnung in kurzen, gebogenen Strichen, mit bloßem Auge sichtbar. Malerei und Metallauflagen: An den Seiten unter der heutigen Malerei im Streiflicht Halbkreise mit einbeschriebenen Wappen vor den Pfeilern einer Bogenarchitektur erkennbar (Abb. S. 158). Wappenfelder jeweils rechts und links auf beiden Tafeln identisch: Mittels IRR kann auf den linken Wappen vage eine Adlerfigur, darüber eine Krone festgestellt werden; Wappen der rechten Seiten weitgehend unbestimmbar, eventuell Krone über dem Wappen. An wenigen Ausbrüchen eine Vergoldung und die Farben Rot, Blau und Schwarz erkennbar; das Rot optisch identisch mit jenem in den Gewändern. Wappen, Architektur und der ursprünglich dunklere blaue Himmel in sehr früher Zeit übermalt, die drei Kreuzpfähle nach oben verlängert und der untere Bodenbereich teilweise ablasiert. Fingerabdrücke am unteren Rand vermutlich aus dieser Zeit. Originale Malerei frühschwundkrakeliert mit Ausnahme der grünen Gewandpartien, diese verbräunt.

Gm 210: Bildseite: Unterzeichnung: In den Gesichtern und im Körper Christi Punkte, die bei letzterem als Blutstropfen; bei den Gesichtern als Tränen interpretiert werden könnten. Malerei: Brauner Arm des Nikodemus sowie braune Haare aller Personen verputzt. Alter Firnis über den roten Gewändern krepiert. Kleinere Malschichtausbrüche.

Gm 211: Bildseite: Malerei und Metallauflagen: Beim rechten Wappen unter Mikroskop Blau mit Schwarz abgetönt erkennbar, an den Rändern zudem Rot sowohl auf wie unter dem Gold (Randzone?). Rötliche Ausbesserungen an Wange und Ohr der Maria Magdalena aus früher Zeit. Front des Sarkophages übermalt. Verputzungen und Übermalungen der schwarzen Schuhe. AB

Die Themen sind dem Neuen Testament entnommen. Cranach hatte die Passion Christi in einer Holzschnittfolge 1509[1] beispielhaft gestaltet. Hierher stammt das Motiv der vor der Grabtumba knienden Maria Magdalena. Die »Marien«, die den Schmerz der Mutter Jesu teilen, ließen sich nicht hinreichend unterscheiden. In dem würdigen Greis mit Hermelin darf man Joseph von Arimathia sehen, der sich von Pilatus den Leichnam Christi geben ließ, um ihn in seiner eigenen, noch nicht genutzten Grablege zu bestatten.

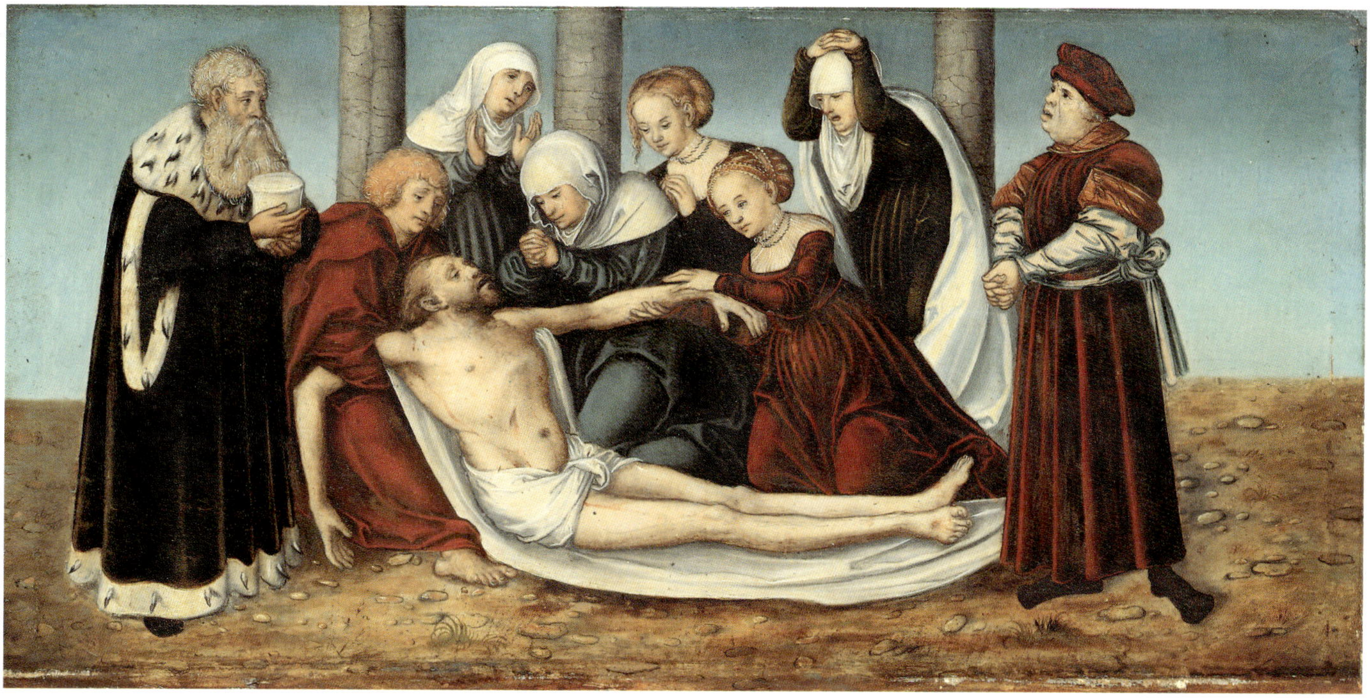

Gm 210

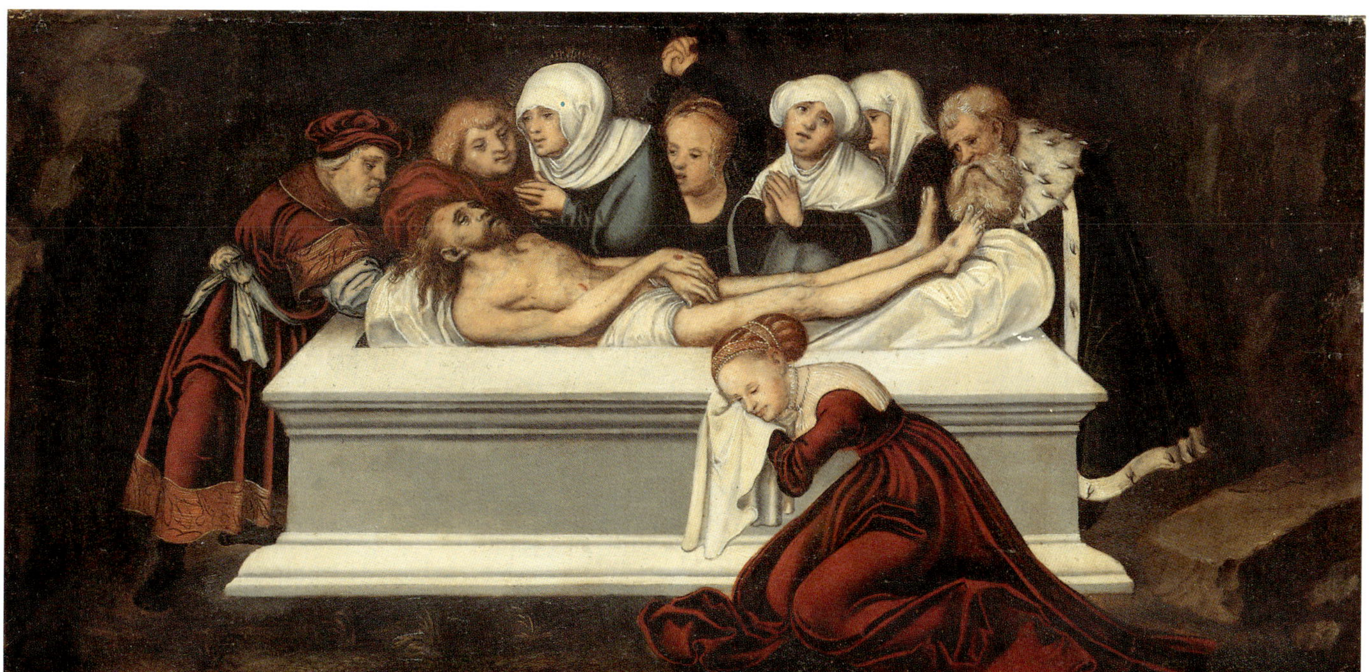

Gm 211

Der Klebezettel auf der Bildrückseite von Gm 211 teilt mit: » Dises gemähl ist zu Hall in der königl stiftkirchen auf einem seithenältärl unter einem altarblatt so das schweißtuch Veronicae ist gestanden. Man wüll es vor ain originale von Lucas Croniker halten, welicher die Mutter Gottes in Insprugg gemahlen. Lauth altarblatt ist dises so einer Hand gemahlen anno 1538. Das altarblatt besizet Carl von Weinharth. Das zeichen eines schlängls, so auf dem gemahl angezeichnet, ist das zeichen des Lucas Cranich. N.B. Nachdem die stiftfamilie dieses ältärl abgebrochen, haben sie dieses stückh denen Jesuitern in Hall verehrt welche dieses stückh bis zu ihrer aufhebung in ihrem reffectorio mit aller attention aufgehoben. Jos.Ant. Ritter med. Dok(...) (wahrist) Alterthum«[2]. Derselbe Text findet sich, etwas verkürzt, auf dem Klebezettel von Gm 210. Das Signet mit der Schlange spricht für eine Arbeit Cranachs oder seiner Werkstatt, doch bleibt die Frage offen, ob der genannte Altar für eine Kirche in Tirol in Auftrag gegegeben wurde oder erst später durch Ankauf oder als Geschenk dorthin gelangte.

Die Gemälde werden in den Kat. der Moritzkapelle und des GNM bis zu Braune 1909 Lucas Cranach d. Ä. zugeschrieben. Waagen dachte an eine Gesellenarbeit. Schuchardt bezeichnete die Bilder zunächst als Werkstattarbeiten, später mit der Begründung, »daß sie geistreich behandelt sind und vieles Einzelne schön ist«, als wohl eigenhändig. Nach Friedländer und Rosenberg handelt es sich um Werkstattarbeiten, aus den Jahren um 1518. Die friesartige Dehnung der Kompositionen, die spannungslose Reihung der Figuren und ihre puppenhafte Erscheinung lassen die Bilder als untergeordnete Arbeiten in einem größeren Altarzusammenhang erkennen. Die Farbskala kommt mit wenig mehr als Rot, Blau und Weiß aus. Nichtsdestoweniger sind die Bilder mit Fleiß behandelt, fein in den Linien, wirksam in der Überschaubarkeit. Die übermalten und angeschnittenen Tondoformen an den Bildrändern deuten auf eine Zweitverwendung bereits bearbeiteter Tafeln hin. Das für die Hl. Veronika in Hall mitgeteilte Datum 1538 muß nicht auf die Passionsbilder zutreffen, doch malte Cranach in diesen Jahren wieder größere und vergleichbare Passionsfolgen[3].

1 Max Geisberg: The German Single-Leaf Woodcut 1500–1550, revised and edited by Walter L. Strauss, Bd. 2. New York 1974, S. 509–522, Nr. G 543–556 mit Abb.

2 Gelesen von Irmtraud v. Andrian-Werburg, GNM, Febr. 1995.

3 Vgl. Andreas Tacke: Der katholische Cranach. Zu zwei Großaufträgen von Lucas Cranach d. Ä., Simon Franck und der Cranach-Werkstatt (1520–1540) (Berliner Schriften zur Kunst. hrsg. vom Kunsthistorischen Institut der Freien Universität Berlin, Bd. 2). Mainz 1992, S. 217–267.

Kat.Slg. Oettingen-Wallerstein 1819, S. 133 – 134, Nr. 11, 12; 1826 u. 1827, Nr. 268, 269. – Moritzkapelle 1829 – 1846, Nr. 131, 129. – Kunstblatt 1829, S. 419. – Waagen 1843, S. 197. – Schuchardt 2, 1851, S. 105, Anm.; 3, 1871, S. 175. – Heller 1854, S. 87. – Lotz 2, 1862, S. 339. – Parthey 1, 1863, S. 683, Nr. 94, 95. – Moritzkapelle 1878 u. 1880, Nr. 151, 150. – Kat. 1882, Nr. 230, 229; 1885, Nr. 235, 234; 1893, Nr. 256, 257. – Braune 1909, Nr. 210, 211. – Friedländer u. Rosenberg 1932, bei Nr. 93. – Lutze u. Wiegand 1936-37, S. 41 – 42. – Friedländer u. Rosenberg 1979, Nr. 106 E – F.

Cranach, Lucas d. Ä.

Zugeschrieben

BILDNIS EINER BRAUT

datiert 1523

Brustbild nach links, ohne Hände, vor blauem Grund. Sie hat graublaue Augen und an den Schläfen sichtbares blondes Haar. Sie trägt ein moiréseidenes rotes Kleid mit engen Ärmeln, geschnürtem Mieder und breiten gemusterten Boldborten, einen Brustlatz mit einer Darstellung der Jungfrau mit dem Einhorn, flankiert von zwei Personen (Jägern?), ein Schulterhemd mit Goldborten, einen goldenen Halsreif und Goldketten. Die Haube besteht aus aufgepolsterten dunkleren Zöpfen mit goldfarbenem perlenbesticktem Flechtrand und einem roten Bändchen.

Lindenholz (Tilia sp.), 41,9 x 33,5 cm – Oben links zweizeilige Inschrift in Antiqua-Majuskeln: »AETATIS SVAE· XXI / 1523·«, darunter Wappen: In Gold schräger Sparren von drei roten Rosenblüten belegt; Helmzier Strauß mit drei roten Rosen; Decken schwarz gold. Darüber in Kanzleischrift: »Magdalena von / Büritz« – Auf der Rückseite mit weißer Farbe und blauem Farbstift jeweils »Gm 614«; Reste zweier Siegel.

Gm 614. Erworben vor 1882.

Einzelbrett, Stärke 0,5 – 0,9 cm. An der rechten unteren Ecke 3,5 x 2 cm große Holzintarsie. Riß am rechten Bildrand durch Nägel von der Seite her gesichert, rückseitig auf 6 cm schmaler Holzspan eingesetzt. Tafel leicht konvex gewölbt. Alter Schädlingsbefall. Format am oberen Rand minimal, am unteren mindestens um die Breite der Abfasung, 4–5 cm, beschnitten. – Rückseite: Rand seitlich und oben abgefast. – Bildseite: Tafel im Rahmen grundiert und bemalt, Grundier- und Malkanten seitlich und oben vorhanden. Grundierung: Dünn, hellrot, waagerecht aufgestrichen[1]. Unterzeichnung: Stift; Kontur- und Binnenzeichnung; Form des rechten Oberarms in mehreren

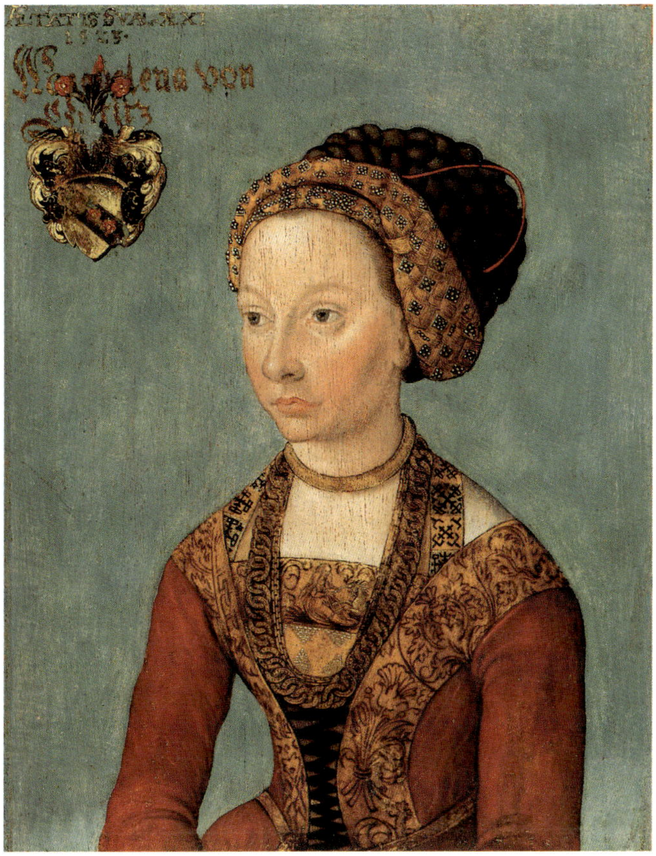

Gm 614

schlingernden Linien. Malerei und Metallauflagen: Besatz des Kleides und des Hemdes, Gürtel, Brustlatz, Halsketten sowie Stirnreif mattvergoldet, Reflexlichter mit weißer Farbe dünn aufgesetzt. Die Darstellung der Jungfrau mit dem Einhorn am Brustlatz schwarz gezeichnet und weiß gehöht, Gras mit grünem Lack gemalt. Die frühere, nicht originale Goldinschrift »Magdalena von Büritz« rotbraun pastos untermalt. Die spätere Inschrift mit Altersangabe und Datierung in bleizinngelber Farbe; Wappen zeitgleich mit ihr. Hintergrund ehemals grün übermalt. – Restaurierung: 1981–87 verbräuntes Grün über dem Hintergrund entfernt, dieses unter der Inschrift mit Altersangabe und dem Wappen noch vorhanden. Verputzungen und kleinteilige Farbverluste im Gesicht und am Brustlatz. Gold am Halsreif teilweise ergänzt. AB

Bei Braune als »Magdalena Görlitz, 21 Jahre alt. 1532«. Die letzten beiden Ziffern der Jahreszahl waren versehentlich aus »23« umgestellt. Der Kopfputz mit aufgepolstertem Haar und Stirnband (Jungfernbändel oder Schapel), wie er nächstverwandt bei Dürers Fürlegerin von 1497 (Berlin, Gemäldegalerie) vorkommt, und das gestickte Motiv auf dem Brustlatz weisen die Dargestellte als heiratsfähig aus[2]. Der Auftrag läßt auf ein Brautbild schließen. Gunnar Heydenreich erkannte die Übereinstimmungen des Porträts mit der Hl. Margarete auf dem rechten Flügel des Katharinenaltars von Lucas Cranach d. Ä. aus dem Jahr 1506 (Dresden, Staatl. Kunstsammmlungen, Gemäldegalerie)[3]. Sie betreffen den Schnitt des Kleides, die Stickerei auf dem Brustlatz und die Kristall-Ornamentik der Borten. Das breite Stirnband und der seitliche Haaransatz der jungen Dame kehren bei der Heiligen in der Unterzeichnung wieder. Heydenreich schloß, technologische Kriterien einbeziehend, auf einen dem Altar vorausgehenden Modello von der Hand Cranachs d. Ä. Die Familie von Buritz konnte er in Österreich-Ungarn nachweisen. Da Wappen und Namensinschrift auf Gm 614 erst im 17. Jahrh. hinzugefügt wurden, kommt ihnen Authentizität nicht zu. Es ist wenig wahrscheinlich, daß sie vom Originalrahmen auf das Bild übertragen worden wären. Ein Entstehungsdatum 1525 erscheint aus stilistischen Gründen einleuchtender als ein solches um 1505/06.

Die untere Schnittkante ist der Bildkomposition abträglich. Man darf auf ursprünglich dargestellte Unterarme und Hände, deren eine vielleicht eine Blume hielt, schließen. Erweitert man das Gemälde um diese ca. 10 cm, dann ergibt sich ein extrem steiles Bildformat. Es erfährt weder durch Cranachs vor 1504 entstandene Wiener Bildnispaare, noch durch die frühen Wittenberger Hofbildnisse eine Bestätigung. Der neutrale blaue Hintergrund wird nach 1530 in seinen Bildnissen geläufig, doch findet er sich vereinzelt schon vorher. Abschrägungen auf Tafelrückseiten kommen bei Cranachs Bildnissen sonst nicht vor, wohl bei der sog. Schleißheimer Kreuzigung von 1503 (München, Alte Pinakothek).

Der Zusammenhang des Porträts mit der genannten Hl. Margarete ist unbestreitbar. Für ein Originalwerk Cranachs zeigt Gm 614 zu wenig von dessen geschmeidigerer Linienführung, dekorativer Flächenausbreitung und durch Lasuren erzielter Oberflächenwirkung. Vielleicht gehen Bildnis und Heiligenbild, wie Heydenreich erwog, auf dieselbe Vorlage zurück. Das Bildnis zeigt demnach eine retrospektive, historisierende Tendenz, die einer Erklärung bedürfte.

1 Gunnar Heydenreich identifizierte mittels EDX (energiedispersive Röntgenmikroanalyse) bleihaltige Pigmente (Mennige und Bleiweiß) und Kreide.

2 Zum Einhorn vgl. Jürgen Werinhard Einhorn: Spiritualis Unicornis. Das Einhorn als Bedeutungsträger in der Literatur und Kunst des Mittelalters. München 1976.

3 Vgl. Friedländer u. Rosenberg 1979, Nr. 12 u. Abb.

Kat. 1882, Nr. 498; 1885, Nr. 514; 1893, Nr. 560. – Braune 1909, Nr. 614. – Pohl 1971, S. 37 – 44. – Heydenreich 1997, S. 7 – 11, mit Abb.

Cranach, Lucas d. Ä.

Zugeschrieben

STIGMATISATION DES HL. FRANZISKUS

um 1510/15

Auf dem Berg Alverna empfängt der Heilige, den die Kutte und die Tonsur als Mönch kenntlich machen, die Stigmata, das sind die Wundmale Christi, an Händen, Seite und Füßen. Christus fliegt als Gekreuzigter und mit Seraphsflügeln auf den Heiligen zu. Ein zweiter Mönch verschläft das Ereignis. Rechts eine Kapelle. Vorne in verkleinertem Maßstab der kniende Stifter im Gebet.

Lindenholz (Tilia sp.), 169,9 x 126,4 cm, mit angesetzten Leisten (Nadelholz) 171,5 x 128 cm – Am Baumstumpf links falsches Dürer-Monogramm »AD [= D in A]« – Auf der Rückseite Klebezettel wohl einer englischen Transportfirma (J. Chenue French Packer); auf der Rahmenrückseite Klebezettel Cranach-Ausst. Berlin 1937.

Gm 1352. London, Privatbesitz – Erworben 1936 in Nürnberg (Dr. Zimmermann).

7 Bretter, Breiten von links oben 12,0, 31,0, 18,5, 14,4, 10,0, 15,0, 25,6 cm, unten 16,9, 27,2, 20,0, 16,5, 10,9, 14,5, 22,3 cm. Stärke auf 0,9 – 1,1 cm gedünnt. Kleine, rechteckige Holzintarsie zwischen Stifter und Franziskus. Rechte Bildseite erheblich von vorne demoliert: Oberhalb des Kopfes des schlafenden Mönchs ca. 25,5 x 14,5 cm großes Feld aus dem Bild gesägt und »repariert«[1]. Großflächige Wergkaschierungen über den Ästen. Fugen und zahlreiche Risse restauriert. Starker alter Schädlingsbefall. Format allseitig geringfügig beschnitten. Ränder mit 0,8 cm breiten Nadelholzleisten angestückt. – Rückseite: Offenliegende Fraßgänge breit mit heller Holzkittmasse und gelber Farbe überstrichen. Flachparkett. – Bildseite: Vermutlich die Grundierung mit Zahneisen verschiedener Zahnbreiten geglättet. Unterzeichnung: Pinsel; Kontur- und Binnenzeichnung weitgehend flüssig angelegt; die Kirche eine Kapelle mit Kreuz am First. Malerei: Die Signatur »AD« alt, Alterskrakelee identisch mit dem Untergrund. Bildschicht schwer geschädigt durch gewaltsame Einwirkung von außen; ausgebrochene Malschicht über Wergkaschierungen; Verputzungen – mit Ausnahme am Seraphim – der braunen Lasuren in Inkarnaten, Mönchskutten und Landschaft; im Mantelkragen des Stifters die Farbe bis auf die Grundierung abgenommen. Kratzspuren. Reste brauner, erdgrüner und schwarzer Farbe lassen auf einen ursprünglich braunen Pelz schließen. Kittungen mehrfach ausgebessert, Ränder zu den Anstückungen hin vermittelt. Gesicht des schlafenden Mönchs und Bewaldung am Berg weitgehend ergänzt. – Restaurierungen: Kat. GNM 1936 »Gerostet. Beschädigt und stellenweise ausgebessert«; 1959; 1984–86 Abnahme der Übermalungen, Ausbesserungen an Fugen und Rissen. AB

Der Hl. Franziskus (1181–1226. Fest 4. Okt.) wurde in Assisi als Sohn eines Tuchhändlers geboren. Er gründete den durch Bettelarmut ausgezeichneten Franziskanerorden, mit der Hl. Clara 1212 den Clarissenorden und zuletzt die Terzianer, eine Bußbruderschaft für religiöse Laien. In Alverna bei Arezzo, wohin sich Franziskus 1224 zurückzog, wurden ihm im September desselben Jahres die Stigmata zuteil. Nach Thomas de Celano[2] erschien ihm ein seraphähnlicher und ans Kreuz gehefteter Mann, nach Bonaventura[3] blickte ihn Christus in Form eines Seraphs an. Schon 1228 wurde Franziskus heiliggesprochen. Darstellungen seiner Stigmatisation waren in Italien geläufig, kommen aber im 15. Jahrh. auch in Deutschland vor[4], zumal auf Einblattholzschnitten, die als »Gebete« gehandelt wurden[5]. Sie sind oftmals Bildern des büßenden Hl. Hieronymus gegenübergestellt. Gemalte Beispiele solcher Diptychen finden sich bei Cranach[6] und Albrecht Altdorfer[7]. Durchwegs, wie auch hier, gewinnt die Landschaft besondere Aufmerksamkeit.

Links im Bildhintergrund sieht man eine befestigte Stadt, dominiert durch einen spätgotischen Kirchenbau mit hohem Turm, davor die Stadtmauer mit einem großen halbrunden Torturm, zu dessen Tor eine hölzerne Brücke über einen breiten Fluß führt. Über dem Tor sitzt ein Gußerker an der leicht vorgekragten Brustwehr. Links setzt sich die Stadtmauer fort, zeigt dort weitere Guß- oder Abtritterker und Rundtürme. Rechts schließt eine offene Bebauung aus Häusern an, überragt von einigen Rundtürmen. Rechts von der befestigten Stadt auf einem hohen senkrechten Felskegel erhebt sich eine bemerkenswert komplexe Burganlage ungewöhnlicher Gestalt. Sie besteht im wesentlichen aus einer extrem hohen Mantelmauer, mit Gußerker oder Streichwehren sowie mindestens einem breiten Strebepfeiler. Der Grundriß scheint rundförmig zu sein. Dahinter erkennt man zwei hausartige Gebäude, die von einem hohen Rundturm beherrscht werden. Alle Dächer sind flach gehalten. Rechts führt ein Arkadengang zu weiteren Häusern. Sein Pendant am linken Burgende ist wesentlich höher ausgeführt, mit zwei hohen Bögen; am äußersten Ende sitzt ein großer Erker, vermutlich ein Abtritt. Ähnlich wie bei der Burg Trifels in der Pfalz könnte der Arkadengang aber auch zu einem Brunnenturm führen[8]. Die Kapelle rechts ist aus Bruchsteinen errichtet, zeigt Satteldach und Dachreiter, ein mit Maßwerk gefülltes Rundfenster im Chorgiebel und eine angesetzte halbrunde Apsis, deren Bogenfenster mit Maßwerk gefüllt ist[9]. Die dargestellten Pflanzen sind in der Wiedergabe zu allgemein, um schlüssig bestimmt werden zu können. Bei der Pflanze unterhalb des linken Fußes des Heiligen handelt es sich wohl um eine Kratzdistel (Cirsium vulgare), die Blätter sind jedoch eher die einer Mannstreu- (Eryngium) Art. Die ährenblühtige Pflanze neben seinem

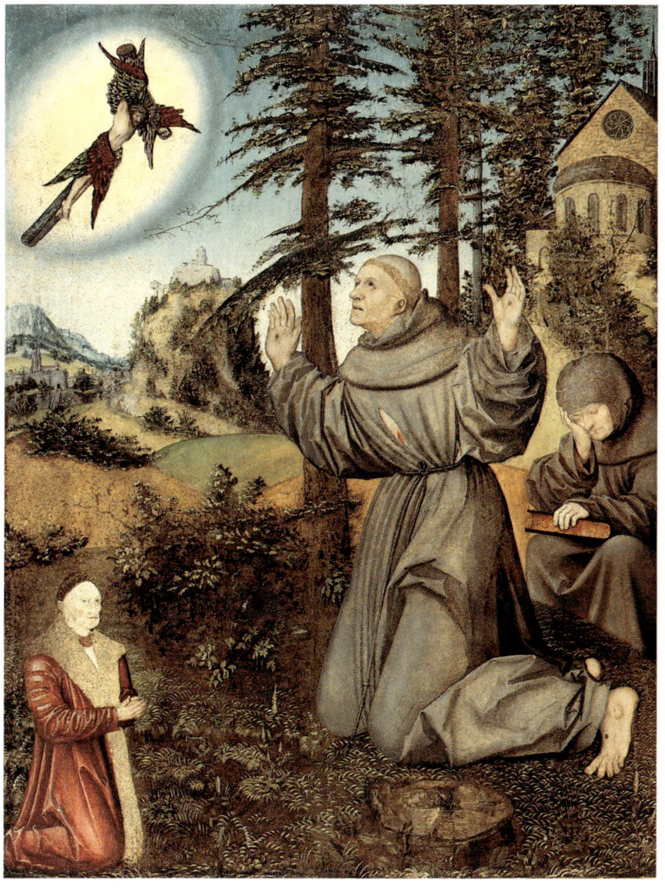

Gm 1352

Knie ist vielleicht der weißblühende Lavendel (Lavandula latifolia), weiter links Maiglöckchen (Convallaria majalis)[10]. Die spielenden oder kämpfenden Eidechsen am Baumstumpf lassen sich nicht schlüssig deuten[11].

Nach Lutze und Wiegand handelt es sich bei Gm 1352 um ein Frühwerk Cranachs d.Ä., entstanden zu Beginn der Wittenberger Zeit 1505/06. Treu erwog die Möglichkeit, daß es sich bei dem Gemälde um dasselbe handelte, das Cranach für das Franziskanerkloster in Torgau malte und das beim 1525 erfolgten Sturm auf das Kloster »vom Franziskusaltar herabgeworfen, zerbrochen und zerschlagen«[12] wurde. Cranach hatte für das »sehr schöne Gemälde« 50 Gulden erhalten, »ohne die Geschenke für seine Gesellen«. Nach Treu könnte dieses mit dem Gemälde identisch gewesen sein, für das der Torgauer Bürger Michael Protzel 1520 60 Gulden gestiftet hatte. Der Preis liefert keine ausreichenden Kriterien für den Umfang des Auftrags, doch sprechen die Geschenke an die Gesellen dafür, daß es bei der Aufstellung um eine aufwendigere Installation ging, als sie das Nürnberger Gemälde fordern würde. Mehr noch verrät das große, rasch gemalte Bild in der Anlage zwar die Hand eines erfahrenen Meisters, gibt sich aber nicht zweifelsfrei als Arbeit des älteren Cranach oder seiner Werkstatt zu erkennen. Das gilt zumal für die Behandlung der Vegetation mit dem wie gestichelten textilen Rasen und den ärmlich ausgestatteten Bäumen. Eindrucksvoll ist die ikonenhafte Erscheinung des Gekreuzigten, mit Phantasie gestaltet der landschaftliche Fernblick. Der kniende Stifter ist merkwürdig klein und isoliert und darin altertümlich. Sein hagerer Kopf mit der Haarhaube zeigt Charakter, die rote Schaube setzt einen kräftigen Farbakzent, der Pelz ist verputzt. Der schlechte Erhaltungszustand erschwert eine Beurteilung des Bildes. Koepplin lehnte die Zuschreibung an Cranach ab[13]. Rosenberg nahm das Bild nicht in das Werkverzeichnis der zweiten Auflage (1979) von Friedländer u. Rosenberg auf.

1 Den Spuren nach zu urteilen, wurde der von vorne eingedrückte Tafelbereich ausgesägt, der Bildträger davon weitgehend abgetragen, die demolierte Bildschicht von hinten so gut es ging geglättet und wieder eingesetzt. Der entfernte Bildträger wurde mit Holzkitt ergänzt.
2 Thomas de Celano: Vita prima/secunda Sancti Francisci (1228–29/1249). In: Analecta Francorum, Bd. 10, 1894, S. 91–96, 112–114.
3 Bonaventuras Legenda Sancti Francisci, in der Übersetzung der Sibilla von Bondorf hrsg. von David Brett-Evans (Texte des späten Mittelalters, hrsg. von Wolfgang Stammler u. Ernst A. Philippson, Heft 12).
4 Künstle 1926, S. 237–254. – LCI 6, 1974, Sp. 260 – 315.
5 LCI 6, 1974, Sp. 295 – 301. – Wilhelm Ludwig Schreiber: Handbuch der Holz- und Metallschnitte des 15. Jahrhunderts, Bd. 3. Leipzig 1927, S. 91–96.
6 Wien, Akademie der bildenden Künste; vgl. Friedländer u. Rosenberg 1979, Nr. 3 u. Abb.
7 Berlin, Staatliche Museen preußischer Kulturbesitz, Gemäldegalerie. Winzinger 1975, Nr. 3 u. 4 u. Abb.
8 Beschreibung Joachim Zeune, Bamberg, 30. Mai 1996.
9 Freundl. mündl. Hinweis Barbara Schock-Werner, Nürnberg, 19. April 1997.
10 Freundl. schriftl. Mitteilung Hermann Schmidt, Nürnberg, 18. März 1996.
11 LCI 4, 1972, Sp. 11–12 (Salamander).
12 Ferdinand Doelle: Der Klostersturm von Torgau im Jahre 1525 (Franziskanische Studien, Beiheft 14). Münster 1931, S. 34ff. – Felician Gess: Akten und Briefe zur Kirchenpolitik Herzog Georgs von Sachsen, 2 Bde. Leipzig. Berlin 1917, Reprint Leipzig 1985, S. 755–757.
13 Brief vom Frühjahr 1970 an das GNM.

Lutze u. Wiegand 1936-37, S. 38, Abb. 367. – Ausst. Berlin 1937: Cranach, Kat.Nr. 9, Tf. 14. – Klein 1994, S. 195. – Treu 1995, S. 25 – 26, Abb. 8.

Cranach, Lucas der Jüngere

Geboren 14. Okt. 1515 in Wittenberg, gestorben 25. Jan. 1586 in Weimar. Maler und Zeichner für den Holzschnitt. Er lernte bei seinem Vater Lucas d. Ä., in dessen Werkstatt er weiterhin tätig war. Seit etwa 1535 wird seine Mitarbeit auch in Abrechungen des Vaters erkennbar. 1541 heiratete er Barbara, die Tochter des kurfürstlich sächsischen Kanzlers Gregor Brück[1]. Als Lucas d. Ä. 1550 dem seines kurfürstlichen Amtes enthobenen Herzog Johann Friedrich von Sachsen in die Augsburger Gefangenschaft folgte, übernahm Lucas d. J. die Leitung der Werkstatt. Er gehörte von 1549 bis 1568 dem Wittenberger Rat an, stieg zum Kanzler auf und zuletzt zum Bürgermeister.

BEKEHRUNG DES SAULUS
1549

Saulus verfolgt mit einer Reiterschar die Christen. Auf dem Weg nach Damaskus umleuchtet ihn plötzlich ein Licht vom Himmel, er stürzt mit dem Pferd und ist geblendet. Christi Stimme fragt ihn: Saul, Saul, was verfolgest du mich? Die Vorausgerittenen verharren und blicken erschreckt auf ihren Anführer. Die nachfolgenden Pferde und ihre Reiter geraten in Panik, einer eilt dem Anführer zu Hilfe. Als Reiter und aufgrund ihrer Waffen sind sie als Offiziere ausgewiesen. Die Stadt Damaskus erscheint als eine Ansicht des Schlosses Mansfeld.

Lindenholz (Tilia sp.), 115 x 167,2 cm – Unten halblinks »1549«, darunter bez. mit des Künstlers Signet: Geflügelte Schlange nach links – Auf dem Parkett Klebezettel WAF »H.G.183 (1936) Inv.S.No.297«, darunter links die Nr.226, rechts »R 124«.

Gm 226. Leihgabe des Wittelsbacher Ausgleichsfonds / Bayer. Staatsgemäldesammlungen, Inv.Nr. WAF 183. – Slg. Fürst Oettingen-Wallerstein, Grundbuch 1817–18, § CCXX, 1811 aus dem Oettingenschen Schloß Hohenaltheim[2] – Slg. König Ludwig I. von Bayern, erworben 1828, I.W. 384 – Ab 1829 ausgestellt in Nürnberg, Moritzkapelle – 1882 GNM.

8 Bretter, horizontal verleimt, Breiten von oben links 11,4, 14,3, 20,4, 23,2, 12,2, 10,0, 15,8, 7,8 cm, rechts 12,6, 17,1, 19,5, 23,2, 9,0, 11,5, 12,8, 9,3 cm. Stärke auf 1 cm gedünnt. Äste im Holz belassen. Wergkaschierungen großflächig über Fugen und Äste. Alter geringer Schädlingsbefall. Fugen trotz enger Parkettierung geöffnet, lange Risse vor allem im mittleren und dritten Brett rechts. Holz an der dritten Fuge von unten beschädigt. Format oben und unten geringfügig beschnitten. – Rückseite: Nahezu vollständig abgedeckt durch Flachparkett aus Nadelholz, Risse außerhalb des Parketts am Rand mit je einem Klötzchen gesichert; braun gebeizt. – Bildseite: Tafel außerhalb eines Rahmens grundiert und bemalt. Unterzeichnung: Keine erkennbar. Malerei: Bereich der Brettfugen aufgekittet und retuschiert, die zahlreichen Ausbrüche der Malschicht über den Wergfasern teilweise ergänzt. Verputzungen in den Bäumen rechts oben und an den hochstehenden Schollen. Beschädigte Malerei an der dritten Fuge von unten mit schwarzem Kitt ausgebessert. Wolken partiell übermalt. Reste eines alten, vergilbten Firnisses. – Restaurierungen: 1912 (BStGS, R. P. Nr. 44) Querleisten abgenommen, Risse verleimt, Blasen niedergelegt, parkettiert; 1949; 1952 sollte es neu zusammengesetzt werden, wurde jedoch nur gefirnißt; 1959 AB

Saulus, der Christenverfolger, wurde durch ein Christuserlebnis bekehrt. Er nannte sich seither Paulus und wurde als Apostel ein Streiter für Christus. Als solcher erlitt er den Märtyrertod. Das Thema des »Sturzes« ist der Apostelgeschichte des Lukas 9, 3 – 8, entnommen. »Die Paulinischen Briefe, besonders der Römerbrief, über den Luther 1515/16 in Wittenberg eine Vorlesung hielt, spielten eine wesentliche Rolle in Luthers Entwicklung zum Reformator und in seiner Einsicht, daß der Mensch aus seinem wesensmäßigen Sündersein durch die Gnade Christi errettet wird. Von daher ist auch die Bedeutung der Bekehrung des Saulus zu verstehen.«[3]. Der Maler wählte zur Vergegenwärtigung des biblischen Ereignisses Schutz- und Angriffswaffen seiner Zeit, doch gibt es neben dem Feldharnisch und der Sturmhaube auch Bestandteile älterer militärischer Ausrüstung, so die ganzen Harnische und die archaischen Helme, die auf das 15. Jahrh. verweisen. Modern ist der Verzicht auf Panzerung bei den Pferden, sind die schlanken Degenformen und zumal die Radschloßpistolen[4], deren Kolben und Abzugsbügel aus den Holsten (= Pistolentaschen) schauen. Paulus, der Reiter vorn links und der bärtige Reiter auf dem Braunen rechts führen dieserart Pistolen mit sich, die seit 1520/30 in Deutschland im Gebrauch waren und die Führungsposition ihrer Träger bezeichnen. Der vom Rücken gesehene Mann vorne rechts hält eine Streitaxt als Kommandozeichen[5]. Er ist ein Muster für die seit dem Reichstag von 1547/48 auch in Deutschland sich durchsetzende »spanische Tracht«, ganz in Schwarz, mit kurzem Mantel und hohem Hut. Paulus ist aus der hochrangigen Schar durch kompositionelle Mittel, aber auch durch die geätzten und vergoldeten Bordüren seines Harnischs und durch den beinernen und mit Einlegearbeit versehenen Kolben seiner Pistole hervorgehoben. Die Landschaft, Bäume und Büsche, sind stilisiert. Schorn in Kunstblatt 1829 hielt die topographische Ansicht im Hintergrund für die Wartburg, Roch erkannte sie als Schloß Mansfeld in Sachsen-Anhalt.

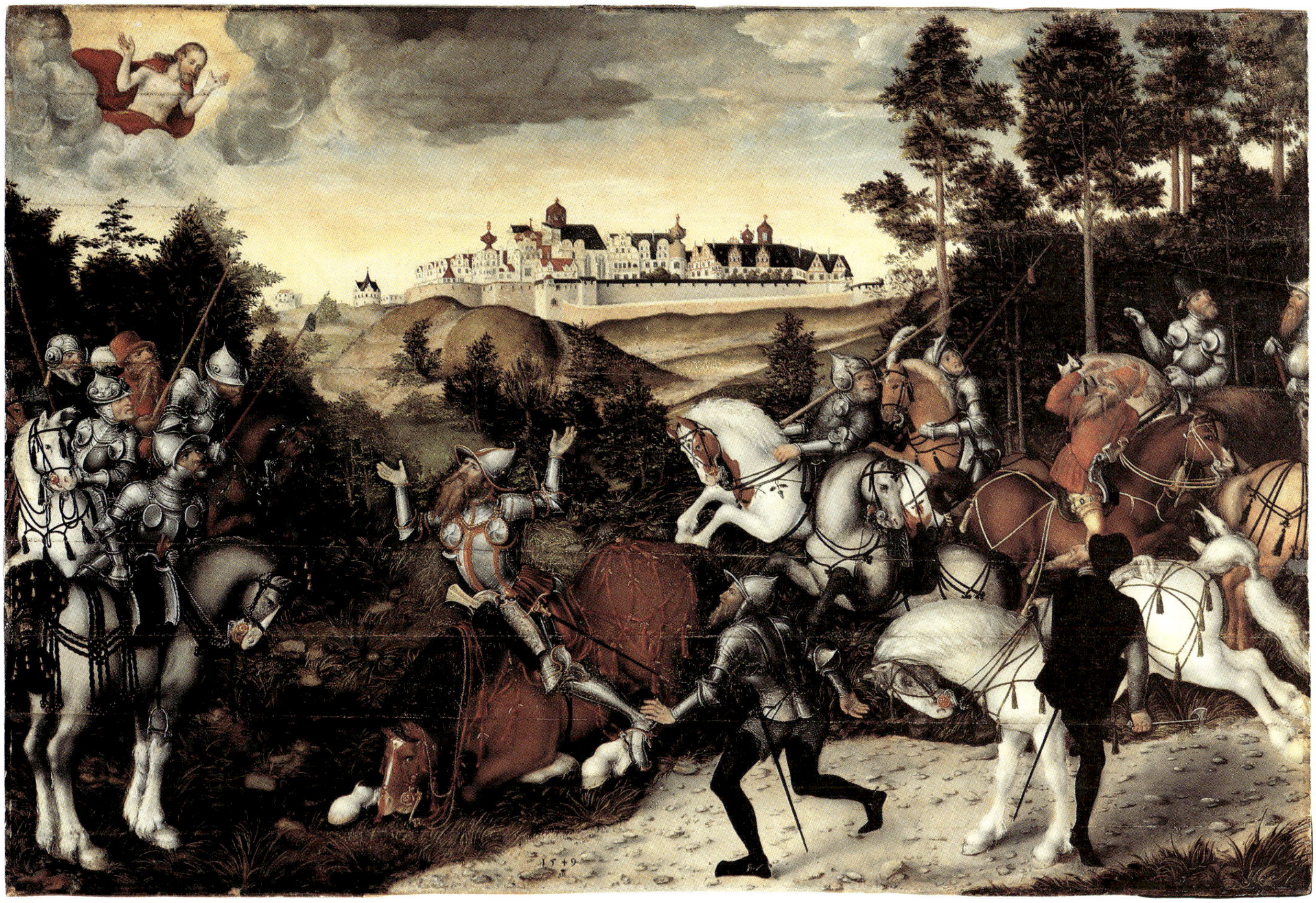

Gm 226

Der langgezogene Schloßbau setzt sich aus den drei Schlössern Vorderort, Mittelort und Hinterort zusammen. Das in den Jahren 1509 – 1532 erbaute Renaissance-Schloß war zwischen 1517 und 1549 zu einer trutzigen Festung verstärkt worden. Insofern sollte sich die Darstellung Cranachs d.J. stärker von jener, die sein Vater zwanzig Jahre zuvor angefertigt hatte, unterscheiden als sie es tut: Sie fällt eigentlich mit dem Abschluß der Festungsbautätigkeiten zusammen. Deutlich erkennbar sind die Renaissanceformen der Bauten, Dächer und Giebel, wobei die Zwiebelhauben weitaus phantasievoller ausgestaltet sind als auf der Darstellung Cranachs d.Ä. Am linken und rechten Ende des Schlosses erheben sich Artilleriebollwerke[6].

Schade vermutete in dem Bild ein Epitaph für den 1546 auf einem Kriegszug Kaiser Karls V. verstorbenen und in Stuttgart begrabenen Grafen Wolff I. von Mansfeld. Das datierte und mit dem Signet der geflügelten Schlange bezeichnete Bild wird allgemein als ein charakteristisches Werk Lucas Cranachs d.J. angesehen. Allein Waagen hielt es des Malers nicht für würdig, vielmehr für ein »sehr geringes und sehr verwaschenes Machwerk der so fruchtbaren Kranach'schen Werkstatt«. Friedländer und Rosenberg kritisierten das »turbulente Wesen« der Figuren und empfanden den »unangenehmen Beigeschmack der Originalitätssucht, die beim ersten Hervortreten nach so langer Abhängigkeit von der Kunst des Vaters psychologisch verständlich erscheint«. Daß sich der jüngere Cranach hier als ein Eigener zu erkennen gibt, ist richtig, die Verurteilung des Bildes ungerecht. Die Bekehrung Pauli ist von jeher als ein die zentrifugalen Kräfte freisetzendes Ereignis begriffen worden. Cranach hat in den durchgehenden, bockenden, sich abwendenden Pferden den Eindruck der plötzlichen Lichterscheinung wiedergegeben. Christus erscheint mit seinen Wundmalen im geöffneten Himmel und wendet sich an den Gestürzten, der ihn erkennt, während die Begleiter die Stimme offenbar nicht orten können. Es ist bemerkenswert, daß Saulus mit der Geste Christi auf diesen reagiert. Über das durch den Handlungsablauf nicht legitimierte, augenfällige Motiv des auf sein Pferd steigenden Mannes, der vom Rücken gesehen ist, kann man in diesem Zusammenhang streiten. Es ist denkbar, daß sich Cranach bei der Wiedergabe der Pferde an Hans Baldungs Holzschnitt mit kämpfenden Hengsten B. 56 von 1534 orientierte. Die Reitergruppe links ist solchen des älteren Cranach vergleichbar wie derjenigen der Katharinenmarter Gm 212.

1 Vgl. Gm 1649, Lucas Cranach d.Ä., Bildnis des Kanzlers Gregor Brück.
2 Der Hofgärtner Speiser(?) entdeckte die Tafel, mit der Maurer eine Kalkgrube abdeckten, und brachte sie in die Schloßkapelle.
3 Herwarth Röttgen in Ausst. Kat. Nürnberg 1959. Zur Ikonographie vgl. LCI 8, 1976, Sp. 128 – 147.
4 Vgl. Arne Hoff: Feuerwaffen I (Bibliothek für Kunst- und Antiquitätenfreunde, Bd. 9). Braunschweig 1969.
5 Freundl. mündl. Hinweise zu den Waffen und ihren Trägern von Johannes Willers, GNM.
6 Beschreibung Joachim Zeune, Bamberg, 30. Mai 1996.

Kat.Slg. Oettingen-Wallerstein 1819, S. 127, Nr. 1; 1826 u. 1827, Nr. 256. – Moritzkapelle 1829 – 1846, Nr. 128. – Kunstblatt 1829, S. 419. – Waagen 1843, S. 197. – Schuchardt 2, 1851, S. 293. – Parthey 1, 1963, S. 701, Nr. 18. – Moritzkapelle 1878 u. 1880, Nr. 149. – Kat. 1882, Nr. 234. – Woltmann u. Woermann 1882, S. 433. – Kat. 1885, Nr. 239; 1893, Nr. 270. – Braune 1909, Nr. 226. – Grupp 1917, S. 93. – Friedländer u. Rosenberg 1932, Nr. 351 und Abb. – Lutze u. Wiegand 1936-37, S. 46, Abb. 382. – Lilienfein 1944, S. 102 – Ausst. Nürnberg 1959: Frühzeit, Kat.Nr. 136 (bearb. H. Röttgen), Abb. 10. – Roch 1967, S. 45 – 50. – Dies. 1973, S. 114 – 116. – Schade 1974, S. 89, Tf. 206. – Führer 1977 u. 1980, Nr. 258; 1985 u. 1994, Nr. 252, jeweils Farbabb. – Friedländer u. Rosenberg 1979, Nr. 433 und Abb.

Cranach, Lucas d.J.

Flügelaltar in Herzform (Colditzer Altar), 1584

KREUZIGUNG CHRISTI

Kalvarienberg. Christus am Kreuz zwischen den Schächern, von denen der linke, gute, gläubig zu ihm aufblickt, während der rechte, unbußfertige, sich verstockt abwendet. Unter dem Kreuz links die Freunde mit Maria, Johannes und den Frauen, rechts die um Christi Rock streitenden Kriegsknechte. Zu Pferd im Ritterharnisch der gläubige Hauptmann. Im Hintergrund waffenstarrende Truppen. Mittelbild.

Lindenholz (Tilia sp.), 159 x 145,5 cm – Am Kreuzstamm zu Füßen Christi »1.5.84.«, darunter bez. mit des Künstlers Signet: Geflügelte Schlange nach links mit stehenden Flügeln.

CHRISTI GEBURT

Maria, Joseph und eine Schar nackter Kinderengel verehren das Jesuskind, das auf einem Futtertrog liegt, den ein Leintuch bedeckt. Hirten nahen mit Wurfschaufel und Dudelsack, winterlich gekleidet und mit Fäustlingen. Vorne, fressend, Ochse und Esel. In Wolken, die sich herabsenken, singende Engel mit einem Spruchband »Ehre sey Gott in der Höhe undt Friede auff Erden und den Menschen ein Wohlgefallen«. Linker Flügel, Innenseite.

Lindenholz (Tilia sp.), 156 x 62,5 cm.

AUFERSTEHUNG CHRISTI

Christus mit der Kreuzfahne auf der von der Grabtumba verrückten Deckplatte. Von den schlafenden, stark bewaffneten Grabwächtern fährt einer erschreckt auf. Im Hintergrund nahen die Frauen. Der Zugang zur Grabhöhle macht den Eindruck eines Triumphtores. Rechter Flügel, Innenseite.

Lindenholz (Tilia sp.), 156 x 63 cm.

SÜNDENFALL

Im Paradies nimmt Adam unter dem Baum der Erkenntnis, der reich an Früchten ist, von Eva den Apfel entgegen, den zu pflücken die Schlange sie überredet hat. Vorne paarweise Füchse und Hasen, im Mittelgrund Rot- und Schwarzwild. Linker Flügel, Außenseite. Abgesägte Rückseite der Geburt Christi.

VERKÜNDIGUNG AN MARIA

Der Erzengel Gabriel verkündigt Maria die Geburt des Herrn. Sie kniet an einem Bet- und Lesepult. Von den aufgeschlagenen Büchern ist eines auf den Bildbetrachter ausgerichtet. Über Maria die Taube des Hl. Geistes, vorn in einer Vase Lilien, Akelei und Maiglöckchen, hinter der Brüstung ein Himmelbett. Rechter Flügel, Außenseite. Abgesägte Rückseite der Auferstehung Christi.

Gm 1116. Aus der Schloßkirche in Colditz bei Grimma – Am Anfang des 19. Jahrh. im Hamburger Privatbesitz (Slg. Kroger), dann in Schloß Flechtingen, Kreis Gardelegen, Prov. Sachsen – Erworben 1925 aus Privatbesitz.

Äste im Holz belassen, auf den Flügeln, mit Ausnahme der Innenseite des rechten Flügels, großflächig mit grobem Werg kaschiert. Brettfugen später teilweise neu verleimt. Flügel gespalten, Holz vielfach gerissen. Formate original. – Rückseiten: Enges Hochparkett. – Bildseiten: Tafeln außerhalb eines Rahmens grundiert und bemalt. Am getrockneten Grundier- und Malgrat entlang mit freier Hand Linierung geritzt[1]. Unterzeichnung: Weicher Stift, an den Flügelinnenseiten mit Pinsel; Kontur- und Binnenzeichnung; zahlreiche Abweichungen gegenüber der gemalten Ausführung. Weiße Imprimitur. Malerei und Metallauflagen: Farbe gestupft bei Imitation von Woll- oder Filzstoffen. Die feinen Haarsträhnen wohl mit der Schnepfenfeder. Der blaue Mantel Mariä im Lauf der Zeit infolge vergilbter Firnisse vergrünt, bei einer früheren Restaurierung mit einem grünen Lack übermalt, der inzwischen wieder abgenommen wurde. Nimbus Mariä mattvergoldet. Malschichtausbrüche über den Wergkaschierungen. Farbverluste entlang den Fugen und Rissen. Weißlicher, sehr spröder Firnis auf allen fünf Tafeln verunklärt teilweise die Farbigkeit (Feuchtigkeitsschaden?). – Restaurierungen: 1958, 1959.

Kreuzigung: 12 Bretter, mittlere Breiten von links 10,5, 15,1, 11,1, 18,2, 9,6, 9,8, 14,6, 11,3, 12,5, 10,8, 13,4, 8,6 cm. Stärke geringfügig auf 2,2 cm gedünnt. Fugen teilweise gelockert, kleinere Risse am oberen und unteren Rand. Ausbruch oben links. – Rückseite: Holz partiell infolge des Sägens eingerissen. Braun gebeizt. – Bildseite: Unterzeichnung: Unter dem Hals des Pferdes ganz rechts nicht zu interpretierende Zeichnung, vielleicht reich verziertes Pferdegeschirr; an der Hüfte des Mannes am linken Bildrand hängt das Schwert nach rechts. Im Verhältnis zur Malerei Positionen gelegentlich leicht verschoben. Malerei: Mützenaufschlag eines Mannes am rechten Rand in Sgraffitto-Technik. Rechter Fuß des den Mantel Christi zerteilenden Schergen nach vorne versetzt. Unterschiedliche Frühschwundrisse in den Ocker-, Rot-, Blau-, Braun- und Schwarztönen, die vermutlich schon früh zu Übermalungen Anlaß gaben; breite Krakelees im Rot, noch ehe die oberste, verschattende Lasur darübergemalt wurde. Schattierungen in den blauen und grünen Gewandpartien verbräunt. Verseifung der bleiweißhaltigen Farben, wodurch es bei Überschneidungen zum Durchscheinen des unteren Motivs kommt. Eingedrückte Bildschichte und alte Kratzer vorwiegend im oberen und unteren Bereich. Alte Malschichtausbrüche im Gesicht und Marienmantel retuschiert. Reinigungsprobe über dem linken Arm Christi.

Geburt Christi: 4 Bretter, mittlere Breiten von links 18,8, 12,7, 16,5, 15,0 cm. Stärke auf 0,8 cm reduziert. Lange Risse rechtsseitig. – Rückseite: Sägespuren. Rückseite und Parkett rotbraun gebeizt. – Bildseite: Die Tafel wurde während des Entstehungsprozesses mehrmals aus- und eingerahmt, Grundier- und einzelne Malschichten teils gerissen, teils bis zur Bildkante reichend. Unterzeichnung: Kaum sichtbar, wohl mit Pinsel; Jesusknabe in Stoff gehüllt als Wickelkind, die einzelnen Stoffbahnen breit lasiert. Zu seinen Füßen ein Kissen. Malerei: Zahlreiche Goldflitter im Umkreis des Nimbus Mariä. Korrektur der Malerei am Halsausschnitt des Mantels. Retuschen in den Körpern der das Spruchband haltenden Engel. Auf der Malschicht heute mehrere alte, vergilbte Firnisse. Ein besonders dicker Lack auf dem Mariengewand, Eselsrücken, Mauerecke und Himmel bildete infolge seiner Sprödigkeit ein Gitternetz von Blasen aus.

Auferstehung: 4 Bretter, mittlere Breiten von links 14,5, 23,5, 18,0, 7,0 cm. Im Unterschied zur Außenseite (Verkündigung) keine Schwalbenschwänze. Stärke auf 1,1 cm gedünnt. – Bildseite: Falzrand teilweise mit Holzkitt überzogen. Unterzeichnung: Pinsel und Stift; Kontur der Grabplatte wohl mit Stift. Malerei: Korrekturen an der Breite der Beine des Auferstandenen während des Malvorgangs. Grün des Hutes gestupft, was ihm eine weiche Materialität verleiht. Großflächige halbkreisförmige Ergänzung von der Brust Christi über die Landschaft rechts von ihm zum Stab der Siegesfahne reichend[2]. Ergänzung und deren Umfeld mit dickem, gelblichem Reißlack überlasiert; auf der Brust Christ stellenweise entfernt. Nimbus partiell verputzt.

Sündenfall: Brettfolge seitenverkehrt zur Innenseite (Geburt Christi). Stärke auf 0,7 cm gedünnt. Lange Risse im linken Bildteil. – Bildseite: Aufbau wie Innenseite. Malerei: Pentiment: Hirsch und vorderer Fuchs nachträglich.

Verkündigung: Brettfolge seitenverkehrt zur Innenseite (Auferstehung). 1. und 2. Brettfuge mit je einem großen, sanduhrförmig gebauchten Schwalbenschwanz im Bereich der Spitze unten gesichert. Bildträger bei der Spaltung im oberen Teil durchgeschlagen. – Rückseite entsprechend der Innenseite. Sägespuren. – Bildseite: Aufbau wie Bildseite der Innenseite. Unterzeichnung: Blumenvase weiter unten; Position der Flügelfedern Gabriels gegenüber der Ausführung leicht verändert. Malerei: Marienmantel teilweise verputzt. Großflächige Ergänzung im oberen Bildteil. Retuschen im linken Flügel der Taube. Kratzspuren und Farbverluste in den Engelsflügeln. Malschicht entlang der Schwalbenschwanzkanten ergänzt. Retuschen im Chormantel des Gabriels und im Boden. Vergilbte Firnisreste. AB

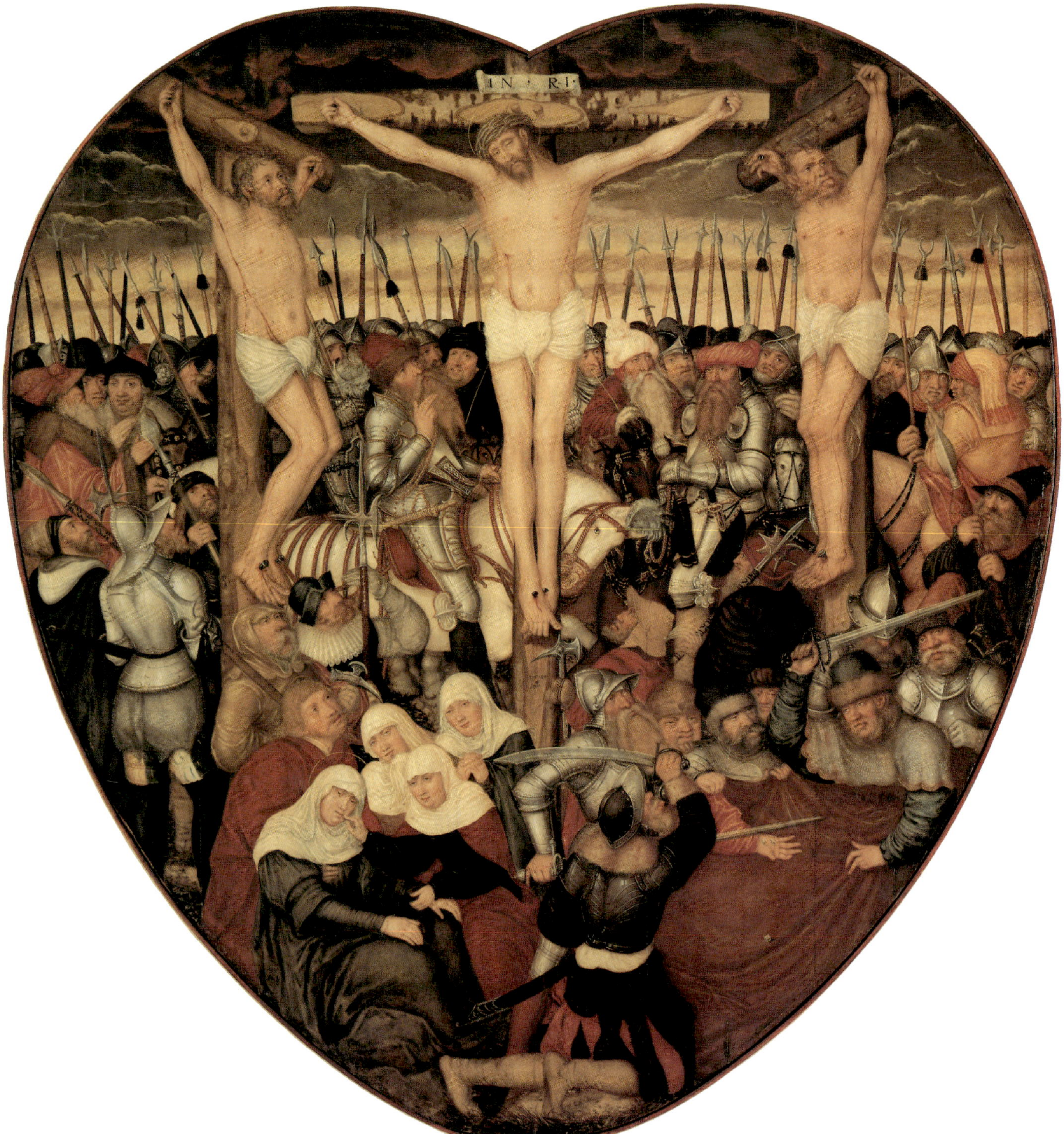

Gm 1116

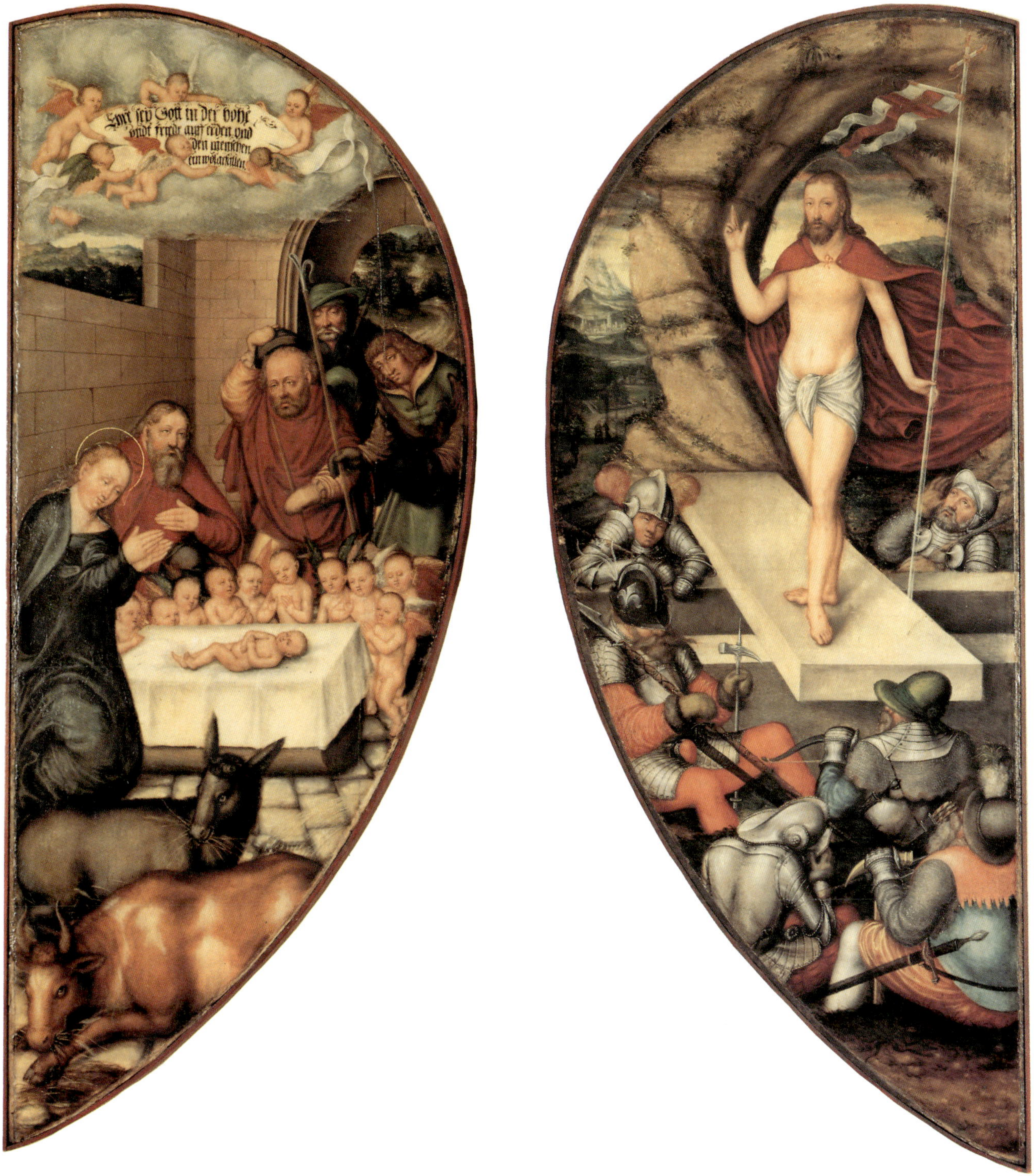
Ehr sey Gott in der hohe
vndt friede auff erden vnd
den menschen
ein wolgefallen

Gm 1116

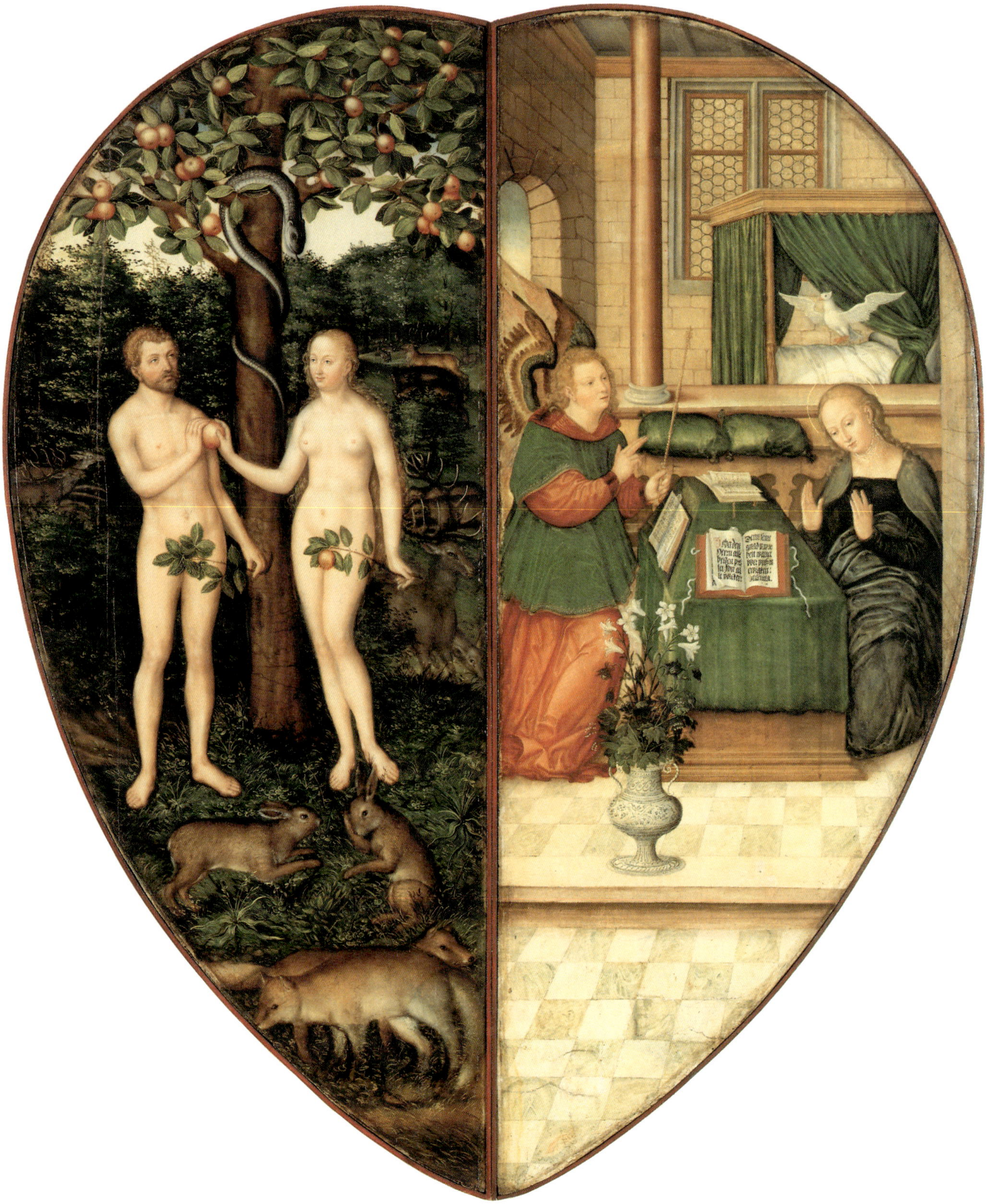

Gm 1116

Akten im Staatsarchiv Dresden halten die Entstehung des Altars von der Planung und der Auftragserteilung durch Kurfürst August von Sachsen bis zur Vollendung und Ablieferung fest (nach Schade, Reg. 528 – 534, 538, 539):

1583, 8. Nov., Colditz: Kurfürst August von Sachsen weist Cranach an, ein rundes oder herzförmiges Altarwerk für die Schloßkirche zu Colditz zu malen (Wölbung des Kirchenbaus seit 22. Juli 1583), Gedinge und Lohn sollen nach Vorliegen der Visierung erklärt werden. StAD Copial 484, Bl. 399 b.

11. Nov., Wittenberg: Cranach in Beantwortung des kurfürstlichen Schreibens vom 8. Nov.: er sei in Colditz gewesen, wo er die alte Tafel, den Raum und alle Gelegenheit gemessen habe. Rät von einer runden Tafel der Figuren wegen ab. Das Altarwerk mit Flügeln soll sechseinhalb Ellen breit werden. StAD Loc. 9126, Artillerie- und Bausachen 1576 bis 1584, Bl.438.

29. Nov., Wittenberg: Cranach schickt dem Kurfürsten zwei Entwürfe zum Colditzer Altar, einen herzförmigen, »daneben auch ein ander art«. Voranschlag über 500 Taler für alles Mal-, Holz-, Schnitz- und Tischlerwerk. Ebenda, Bl.446.

29. Nov., Wittenberg: Cranach in Beantwortung eines kurfürstlichen Schreibens vom 27. November. Das Colditzer Altarwerk soll 6 Ellen breit und 7 Ellen hoch werden. Ebenda, Bl. 447 – 448.

3. Dez., Augustusburg: Kurfürst August entscheidet sich für das herzförmige Muster zum Colditzer Altar und erklärt sich mit dem Preis von 500 Talern einverstanden. StAD Copial 484, 1583, Bl.415 b.

1584, 2. Jan.: Der Kurfürst weist den Kammermeister an, Cranach für das Colditzer Altarwerk 150 fl. auszahlen zu lassen. StAD Copial 492, 1584, Bl.2.

2. Jan.: Mitteilung des Kurfürsten an Cranach, daß die bei dem Kammermeister Gregor Schilling beantragte Summe bewilligt sei. Hofft auf rasche Erledigung des Auftrags für Colditz. Ebenda, Bl.3.

28. Aug., Colditz: Der Kurfürst bittet Cranach, das nach dem Bericht des Malers vom 26. August vollendete Altarwerk mit eigener Fuhre nach Colditz bringen zu lassen. Ebenda, Bl.100 b.

1585, 26. März, Dresden: Der Kurfürst läßt Cranach durch dessen Enkeltochter ausrichten, er habe das Altarwerk in Colditz noch nicht besichtigt. StAD Copial 501, 1585, Bl.25 b.

Im Colditzer Kirchenbuch findet sich folgender Eintrag: »Den 6. September 1584, war der Sonntag nach Aegidii, wurde der neu Altar in der Schloßkirche gesetzt durch Lucas Mahlern und bürgermeistern zu Wittenbergk (und Meister Wolff Schreckenfuchs Tischler und Bildschnitzer zu Wittenbergk, welcher gemeldeten Altar geschnitzt und gemacht)«[3]. Der Colditzer Altar verfolgt die Heilsgeschichte vom Sündenfall des ersten Menschenpaares über die Verkündigung an Maria und die Geburt Christi bis zum Erlösertod Christi am Kreuz und zu seiner Auferstehung. Inhaltlich, nicht formal, bestehen Beziehungen zur protestantischen Allegorie von Gesetz und Gnade[4], deren Protagonisten – Moses mit den Gesetzestafeln und Johannes der Täufer, aber auch der sündige Mensch und die ihm zusetzenden Tod und Teufel – auf dem Colditzer Altar nicht dargestellt sind. Vielmehr geht es um eine Verbildlichung des Heilsweges im Sinne des tradierten Begriffspaares von Sündenfall und Erlösung. Die Menschwerdung Christi auf den Sündenfall, Maria als die neue Eva auf die Urmutter zu beziehen, hatte seine Vorläufer: Der Genter Altar der Brüder van Eyck und Rogier van der Weydens Columba-Altar in München[5]. Bei Cranach ist Maria als Muttergottes weiterhin durch einen Nimbus ausgezeichnet, doch sind die deutschen Inschriften der Verkündigung und der Geburt Christi Luthers Septembertestament entnommen. Löber beschreibt den Strauß als gebunden aus drei Lilienstengeln mit zehn Blüten, zwei Akeleitrieben mit 7 Blüten und Knospen sowie vielen Maiblumen[6]. Die aufgeschlagene Bibel enthält den Text des Psalm 117: »Lobet den Herrn alle heiden, preiset Ihn alle völcker! / Denn seine gnad v. warheit waltet über vnß in ewigkeit: Alleluia.«. Die vom Auftraggeber geforderte Herzform macht den Altar zum Unikum, doch gab es in Colditz eine weitere herzförmige Tafel mit der Hl. Dreifaltigkeit, die 1879 an die Dresdener Galerie gelangte[7]. Sie ist von anderer und schwächerer Hand als die Malereien am Altar, doch bildete sie offenbar den Auszug zu diesem[8]. Röttgen wollte die Herzform »wohl als symbolisch-mystische Anspielung auf die Liebe Christi« verstanden wissen[9]. Koepplin legte sie im Sinne Luthers aus[10]. Uns erscheinen die retrospektiven Tendenzen in dem Altarwerk mindestens so stark wie die weiterführenden. Der Gekreuzigte erinnert im Typus an den Dürerschen, den die bekannte Wiederholung in der Dresdener Galerie festhält und der auch Lucas Cranach d.Ä. und seiner Werkstatt vertraut war[11]. Nach Roth, der das Bild unter dem Blickpunkt dermatologischer Veränderungen diagnostizierte, findet sich auf der linken Wange des bösen Schächers »ein kirschgroßer, gut umgrenzter, runder, halbkugeliger rotbrauner Tumor«. Er wird als Ausweis der Unbußfertigkeit des Verbrechers angesehen.

Die Kreuzigung ist als volkreicher »Kalvarienberg« wiedergegeben. Der große Anteil von Kriegsleuten gab Cranach Gelegenheit, Schutz und Angriffswaffen in aller Breite und Vielfalt vorzuführen. Dabei werden zeitgenössische mit historisierenden Formen phantasievoll gemischt. Man findet den Feldharnisch, Pluderhosen und eine Halskrause, die Sturmhaube mit Augenschirm, Kamm und Nackenschutz, aber auch ältere Typen des Helms, das Schwert mit gerader (»Katzbalger«) und das mit gekrümmter Klinge und mit schräg angeschnittener Spitze (»Malchus«), Lanze und Hellebarde. Die Hauptleute sind durch Radschloßpistolen, deren beinerne Kolben reiche Einlegearbeit zeigen[12], ausgewiesen. Von eigenem Interesse ist die im Hintergrund aufgestellte Phalanx von mehr als 40 teils benennbaren, teils phantastisch verformten Stangenwaffen. Man findet Lanze und Spieß, die Sturm- oder Kriegsgabel, die zwei bis drei Zinken hat, den zur Turnierlanze gehörenden Krönig, ein

Eisen mit drei oder vier Spitzen, die Hellebarde mit konkav oder konvex geschliffenem Beil, als Abart den Friauler Spieß mit zunächst aufwärts gerichteten, dann nach unten gebogenen Nebenspitzen, die Couse (couteau, franz.= Messer) mit messerförmiger Hieb- und Stoßklinge und Mischformen wie die Partisanenhellebarde[13]. Die Kleidung führt Mischformen vor, orientalische Turbane und Pelzmützen und die feierliche Kopfbedeckung des berittenen Hohenpriesters ganz rechts. Von simplerem Zuschnitt sind die Kleider und Harnischteile der Grabwächter bei der Auferstehung Christi. Die Wächter tragen Helme oder Hüte, Harnisch oder Kettenpanzer, als Waffen Lanze, Schwert und Armbrust. Der Streithammer weist den Offizier aus.

Der Gesamtentwurf für den Altar ist auf Lucas Cranach d.J. zurückzuführen, an den der Auftrag erging. Bei der Ausführung bediente er sich der Hilfe der Werkstatt. Nach Zimmermann malte der Meister selbst die Mitteltafel und Teile der Geburt Christi. Nur einer Gesellenhand traute er die Auferstehung zu. Die Flügelaußenseiten gab er einem weiteren Gesellen, der sich vielleicht an Werken niederländischer Manieristen geschult hätte.

1 Diese Ritzung verhinderte vermutlich bei der Herausnahme des Bildes vom Rahmen das Abplatzen von größeren Teilen der Grundier- und Malschichten entlang der Kanten; nach Gunnar Heydenreich (unveröffentlichtes Manuskript).
2 Nach Aussage von Restaurator Josef Pröll handelt es sich bei der stark glänzenden Kittung um den von dem Restaurator Karl Barfuß benutzten Relinlack; der Altar wird in den Arbeitsbüchern nicht erwähnt.
3 Der in Klammern gesetzte Nachtrag wies den Bildschnitzer Wolfgang Schreckenfuchs aus; mitgeteilt bei Zimmermann 1953, ebenda die Nachricht aus dem Colditzer Schloßinv. von 1696, daß das Kurfürstliche Wappen von den Schwedischen zerhauen wurde. Möglicherweise war damit die Rahmenarchitektur soweit geschädigt, daß sie abgebrochen wurde. Zu Schreckenfuchs ausführlich Rosenfeld u. Zindel 1993.
4 Vgl. Cranach d.Ä., Gm 220, 221.
5 Marienlexikon, Bd. 2, 1989, S. 419 – 421.
6 Weiße Lilie oder Madonnenlilie, Lilium candidum; gemeine Akelei, Aquilegia vulgaris, ein Stengel fruchtend; Maiglöckchen, Convallaria majalis; freundl. schriftl. Mitteilung von Hermann Schmidt, Nürnberg, 18. März 1996.
7 Inv.Nr.1933. Vgl. Zimmermann 1953, Abb. 3.
8 Vgl. Zimmermann 1953.
9 In Ausst.Kat. Nürnberg 1959.
10 Dieter Koepplin: Kommet her zu mir alle. Das tröstliche Bild des Gekreuzigten nach dem Verständnis Luthers. In: Martin Luther und die Reformation in Deutschland. Vorträge zur Ausstellung im GNM 1983, hrsg. von K. Löcher. Nürnberg 1988, S. 154 – 174.
11 Dazu D. Koepplin in Ausst. Nürnberg 1983: Luther, Kat.Nr. 494.
12 Zu den Feuerwaffen vgl. Gm 226, Bekehrung des Saulus, von demselben Künstler.
13 Zu den Stangenwaffen vgl. Müller 1957: Waffen, S. 64 – 75 mit Abb. – Seitz 1965: Blankwaffen, S. 221 – 236. – Nickel 1974: Waffenbuch, S. 210 – 217 mit Abb. – Zum Krönig vgl. Müller, S. 105; Seitz, S. 235 mit Abb.

Heller 1821, S. 198. – Bau- und Kunstdenkmäler 1898: Sachsen, S. 44 – 45. – Zimmermann 1924/25, S. 171 – 176, Abb. 72, 73, 74. – Festschrift GNM 1927, S. 74, Abb. (Kreuzigung). – Holst 1930, S. 12. – Lutze u. Wiegand 1936-37, S. 46 – 47, Abb. 384, 385, 386. – Ausst. Berlin 1937: Cranach, Kat.Nr. 153, Tf. 119. – Ausst. Cappenberg 1951: Deutsche Kultur, Kat.Nr. 360. – Zimmermann 1953, S. 212 – 215, Abb. 3. – Ausst. Nürnberg 1959: Frühzeit, Kat.Nr. 140, Abb. 14, 15 (Sündenfall und Verkündigung, Kreuzigung). – W. Pilz 1970, S. 299, Nr. 167. – Schade 1974, S. 95 – 96, Tf. 254. – Führer 1977 u. 1980, Nr. 259 (Sündenfall, Verkündigung); 1985 u. 1994, Nr. 254 (Sündenfall, Verkündigung), jeweils Farbabb. – Roth 1978, S. 442 – 444, Abb. 1 (Kreuzigung, Ausschnitt). – Ausst. Nürnberg 1983: Luther, Kat.Nr. 496 (bearb. D. Koepplin), Abb. (Sündenfall, Verkündigung, Kreuzigung). – Koepplin 1988, S. 81 – 82. – Löber 1988, S. 63, Abb. 46 (Verkündigung. Blumenvase, Umrißzeichnung). – Rosenfeld u. Zindel 1993, S. 320, Anm. 5.

Cranach, Lucas d.J.

Art des

BILDNIS DES NÜRNBERGER PREDIGERS VEIT DIETRICH
um 1550

Brustbild nach links, ohne Hände, vor blauem Grund. Der braunäugige Dargestellte erscheint barhäuptig mit kurzgeschorenem braunem Haar. Er trägt eine schwarze Schaube, ein schwarzes Wams und ein weißes Hemd mit Rüschenkragen. Unten auf einem ausgesparten Feld eine Inschrift, welche die Verdienste des Predigers und Reformators rühmt.

Lindenholz (Tilia sp.), 64,5 x 49,7 cm. Unten in zwei Kolumnen lateinische Inschrift in Majuskeln der Humanisten-Antiqua: »EFFIGIEM.VITI. PICTVRA HAEC MONSTRAT INANEM / CONVENIENS NOMEN CVI THEODORVS ERAT. / CLARA PIOS DEDIT HUIC VRBS NORICABERGA PARENTIS, / ADDIDIT INGENIO SED SVA DONA DEVS. / IPSIVS MORES CASTI ET SINE LABE FVERVNT, / ET TE IVSTIFICA CHRISTI FIDE COLVIT / SPARSIT ET IN PATRIA CONSTANTI ROBORE MENTIS / PVRA EVA(N)GELII SEMINA VOCE SVA / INGENII MONVMENTA SVI SED PLVRA LVTHERI EDIDIT, HIS NOBERVNT SECIA FVTVRA FRVI« – Auf der Rückseite

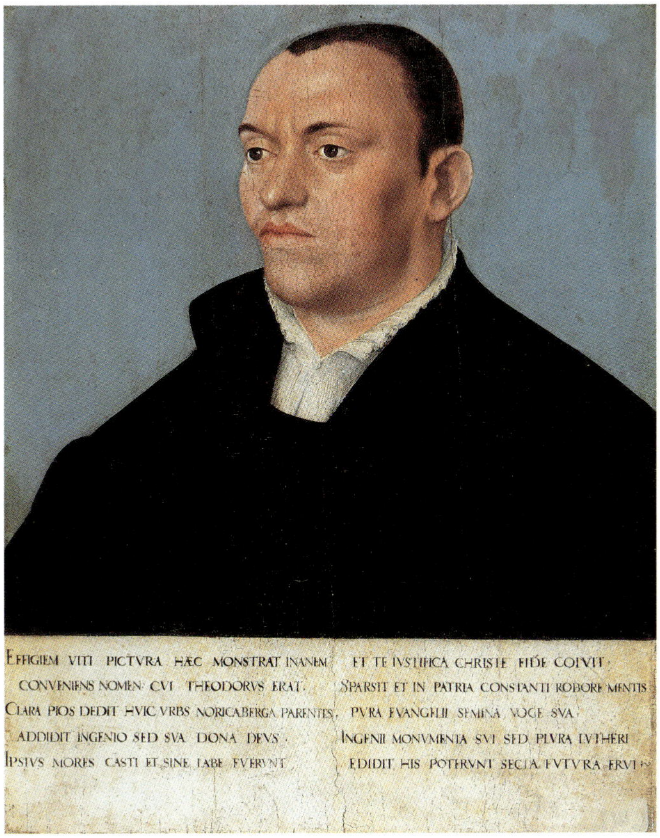

Gm 974

mit weißer Farbe »Gm 219«, mit brauner Tinte die Nr.228, mit Bleistift »870/32«, mit rotem Farbstift »Bildnis d. Veit Dietrich um 1550«, mit Kreide »3/5[?]9[?].

Gm 974. Erworben 1911 als Geschenk des Fürsten Johann von und zu Liechtenstein. Herkunft unbekannt.

3 Bretter, Breiten von links oben 15,0, 17,4, 17,3 cm, unten 18,0, 18,1, 13,0 cm. Stärke 1,5 cm. Äste im Holz belassen. Brettfugen restauriert. Riß in der Bildmitte. Rechtes Brett leicht konvex gewölbt. Alter Schädlingsbefall. Format original. – Rückseite: Oben, Mitte und unten ehemals Horizontalleiste, um der Verwerfung des Bildträgers entgegenzuwirken, Bildträger dafür 0,6 cm tief ausgespänt. Mittlerer Riß und Fugen mit Werg kaschiert; seitlicher Falz später, Ränder hier später mit blauem Papier abgeklebt. – Bildseite: Tafel außerhalb eines Rahmens grundiert und bemalt, oben und unten von Stabilisierungsleiste gehalten. Unterzeichnung: Stift; Kontur- und Binnenzeichnung; einzelne Haarsträhnen hängen über der Schläfe ins Gesicht. Malerei: Pentiment: Kopf an der linken Seite verschmälert, linke Kragenseite der Schaube nachträglich hochgeschlagen. Inschrift ohne Hilfslinien mit einem nicht eindeutig als Schreibpinsel zu identifizierenden Gerät geschrieben. Braune oder schwarze Farbmischungen frühschwundkrakeliert und verputzt. Buchstaben verputzt. AB

Die Inschrift lautet übersetzt: Dieses Gemälde zeigt das vergängliche Bildnis des Vitus, der den gewöhnlichen Namen Theodorus hatte. Fromme Eltern gab ihm die (hoch)berühmte Stadt Nürnberg, Gott aber gab ihm zum Geist seine gute Begabung hinzu. Seine Gesittung war rein und ohne moralische Flecken; auch verehrte er dich, Christus, in rechtschaffenem Glauben. Und er verbreitete in seiner Vaterstadt in ständiger Stärke des Geistes mit seiner Stimme die Saat des reinen Evangeliums. Seines Geistes Denkmale, aber mehr die von Luther gab er heraus. Davon können künftige Geschlechter Nutzen ziehen[1].

Der Nürnberger Prediger Veit Dietrich (8. Dez. 1506 – 25. März 1549) war Luthers Vertrauter und sein Begleiter beim Marburger Religionsgespräch 1529. Seit 1535 war er Pfarrer an St. Sebald in Nürnberg. Er unterzeichnete 1537 als Vertreter der Stadt Nürnberg die Schmalkaldischen Artikel, 1546 in gleicher Mission auf dem Colloquium in Regensburg. Er verfaßte Schrifterklärungen zu Luthers Arbeiten und Kirchenlieder.[2] Im Briefwechsel Herzog Albrechts von Preußen mit der Witwe Dietrichs ist ein Bildnis des Predigers von der Hand Cranachs überliefert, das der Herzog als Andenken an den Toten haben wollte, das aber die Witwe wegen seiner »Unform« nicht wert hielt abzusenden[3]. Die Inschrift verleiht dem posthumen Bildnis des Predigers und Reformators Epitaphiencharakter. Es dürfte unmittelbar nach seinem Tod gemalt worden sein. Der ursprüngliche Platz wäre in einer Kirche, am ehesten in der Sebalduskirche, vorzustellen. Die Büste vor blauem Grund zeigt einen vierschrötigen, willensstarken Mann mit lebensvollen Zügen, denen es nicht an Wärme fehlt. Nach den Pentimenti an Stirn und Schulter zu urteilen, waren Schädel und Büste zunächst noch ein wenig wuchtiger geplant. Den Bildnistypus mit dem abgesetzten Schriftfeld kennt man von Lucas Cranach und seiner Werkstatt[4]. Der Maler gehörte vielleicht in ihren Umkreis. Panzer führt eine Reihe druckgraphischer Bildnisse Veit Dietrichs auf[5]. Das von Virgil Solis gestochene zeigt keinerlei Ähnlichkeit mit dem gemalten[6].

1 Übersetzung nach Kaster, redigiert von Wolfgang Pülhorn.
2 Zur Biographie vgl. Bernhard Klaus: Veit Dietrich, Leben und Werk, (Einzelarbeiten aus der Kirchengeschichte Bayerns, Bd. 32), Nürnberg 1958, bes. S. 31 – 34.
3 Vgl. Johannes Voigt: Briefwechsel der berühmtesten Gelehrten des Zeitalters der Reformation mit Herzog Albrecht von Preußen. Königsberg 1841, S. 215. – Klaus (wie Anm. 2). – Werner Schade: Die Malerfamilie Cranach. Dresden 1974, S. 106, Reg. 388.

4 Bildnisse der sächsischen Kurfürsten; vgl. Friedländer-Rosenberg 1979, Abb. 338, Exemplar in Hamburg, Kunsthalle, um 1535.
5 Georg Wolfgang Panzer: Verzeichnis von Nürnbergischen Portraiten aus allen Ständen. Nürnberg 1790, S. 37.
6 Vgl. Ilse O'Dell-Franke: Kupferstiche und Radierungen aus der Werkstatt des Virgil Solis. Wiesbaden 1977, Nr. h 48, und Abb.

Lutze u. Wiegand 1936-37, S. 47, Abb. 381. – Ausst. Cappenberg 1951: Deutsche Kultur, Kat.Nr. 360. – Ausst. Nürnberg 1959: Frühzeit, Kat.Nr. 17, Abb. 3. – Ausst. Coburg 1967: Luther, Kat.Nr. 75, Abb. 9. – Ausst. Nürnberg 1979: Reformation, Kat.Nr. 96 (bearb. Georg Kaster), Farbabb. 4.

Crispinuslegende, Meister der

Er trägt seinen Notnamen nach einer Darstellung der Hll. Crispinus und Crispinianus in der Schusterwerkstatt im Museum mittelalterlicher österreichischer Kunst in Wien. Er war um 1510/25 in Thüringen tätig, wo er den großen Flügelaltar malte, der später in den Besitz des Münchner Malers Eduard Grützner gelangte und 1930, in seine Teile zerlegt, versteigert wurde. Der Maler empfing offensichtlich Anregungen von der Kunst Frankens und der Donauschule, aber auch von Lucas Cranach d. Ä. In Thüringen haben sich von ihm mit Malereien versehene Altarretabel am ursprünglichen Standort erhalten, so einer in Molschleben mit der Jahreszahl 1518. Der Maler wurde mit dem Monogrammisten HD identifiziert, der zwischen 1534 und 1547 die Illuminationen in der Matrikel der Erfurter Universität zu den Rektoraten schuf.

Vier Flügelbilder eines unbekannten Altars, um 1515

DER HL. VALENTIN

Valentin trägt den Ornat des Bischofs mit Mitra und Bischofsstab. Sein Scheibennimbus ist vergoldet. Vor ihm auf dem gefliesten Boden liegt ein Kranker (Fallsüchtiger). An einer Stange ein roter Behang mit einer Goldborte oben und einem breiten mehrfarbigen Fransensaum unten. Steinplattenboden und schwarzer Grund. Linker Flügel, Innenseite.

Tannenholz (Abies sp.), 93,4 x 40,7 cm – Auf der Rückseite mit weißer Farbe »Gm. 1226«.

Gm 1226. Nach Angabe des Vorbesitzers von dessen Vater in Rothenburg ob der Tauber gekauft – Erworben 1930 aus Münchner Besitz.

HIOB

Hiob trägt über dem nackten, mit Schwären übersäten Körper eine rote, mit schwarzem Seidendamast gefütterte Schaube. An den Ärmelschlitzen ist sie mit zu Schleifen gebundenen Goldkordeln versehen. Er hält ein Spruchband, blickt den Betrachter an und zeigt in der rechten Hand eine zu Gold gewandelte Kruste seiner Schwären. Sein Scheibennimbus ist vergoldet. An einer Stange ein grüner Behang mit einer goldenen Borte oben und einem breiten mehrfarbigen Fransensaum unten. Steinplattenboden und schwarzer Grund. Rechter Flügel, Innenseite.

Tannenholz (Abies sp.), 93,3 x 40,6 cm – Auf dem Spruchband: »Sit · nomen · dom(in)i · benedictum ·« = Gesegnet sei der Name des Herrn – Auf der Rückseite mit weißer Farbe »Gm. 1229«.

Gm 1229. Herkunft wie Gm 1226.

APOSTEL JAKOBUS MAIOR

Der Blick des Apostels sucht den Betrachter. Den Pilger weisen der hier gleich einem Spieß mit einer Klinge versehene Stab und der vorn aufgekrempte Hut aus. An der Krempe die Jakobmuschel und gekreuzte Pilgerstäbe als Abzeichen. Der Heilige trägt einen langen Rock, darüber einen Mantel, anliegende Beinkleider und Stiefel. In seiner Rechten ein Buch. Der Schrittstand deutet auf seine Wanderschaft. Farbiger luftiger Nimbus. Steiniger Boden mit wenig Vegetation. Schwarzer Grund. Linker Flügel, Außenseite, abgespalten von Gm 1229.

Tannenholz (Abies sp.), 93,3 x 40,8 cm – Auf der Rückseite mit weißer Farbe »Gm. 1227«.

Gm 1227. Herkunft wie Gm 1226.

JOHANNES DER TÄUFER

Der Heilige und Vorläufer Christi hält auf den Händen das Lamm Gottes, das durch die Kreuzfahne als Christus ausgewiesen ist. Er ist bärtig. Er trägt ein Kamelfell, dessen Haut nach außen und dessen Haar als wärmendes Futter nach innen gekehrt ist, darüber einen Mantel. Farbiger luftiger Nimbus. Steiniger Boden mit wenig Vegetation. Schwarzer

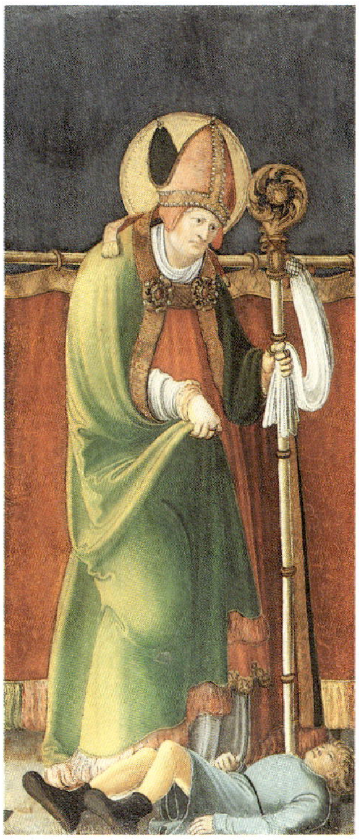

Gm 1226

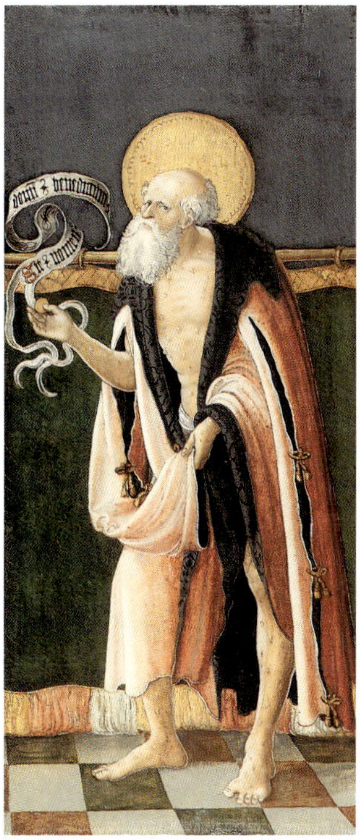

Gm 1229

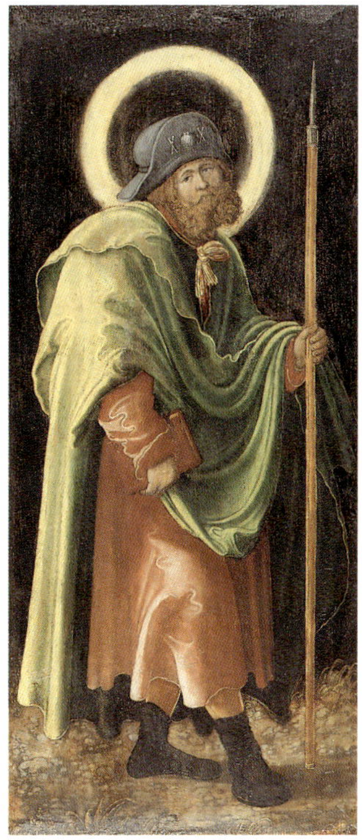

Gm 1227

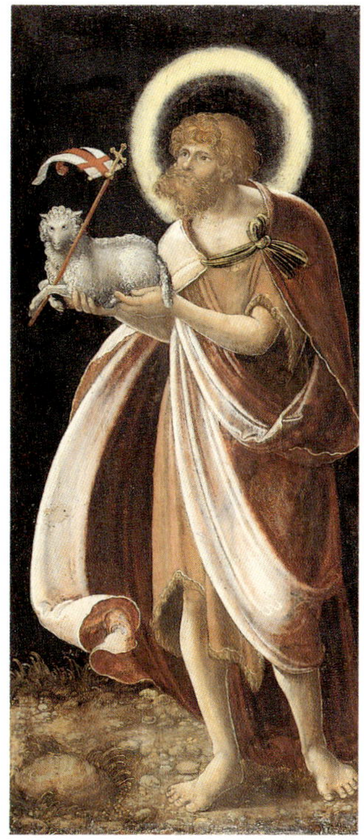

Gm 1228

Grund. Rechter Fügel, Außenseite, abgespalten von Gm 1226.

Tannenholz (Abies sp.), 93,6 x 41 cm – Auf der Rückseite mit weißer Farbe »Gm. 1228«.

Gm 1228. Herkunft wie Gm 1226.

Vor 1930 gespalten, Stärke auf 0,3 -0,4 cm gedünnt. Äste im Holz belassen. Oberer und unterer Rand quer zur Faserrichtung abgefast, dadurch waschbrettartig aufgerissen. Ränder geringfügig behobelt. Bei Gm 1228 links, bei Gm 1229 rechts auf der Seitenmitte Aussparung für ehemaliges Scharnier. – Rückseiten: Flachparkett. Braun gebeizt. – Bildseiten: Tafeln im Rahmen grundiert und bemalt, Grundier- und Malkanten allseitig vorhanden. Unterzeichnung: Pinsel; Kontur- und Binnenzeichnung; minimale Abweichungen gegenüber der gemalten Ausführung. Malerei und Metallauflagen: Innenseiten aufwendiger als Außenseiten: Intensivere Farben, Edelmetalle, Sgraffitotechnik beim Granatapfelmuster des Vorhangs, feinerer Pinsel für die Haarsträhnen. Azuritblauer Himmel mit Schwarz untermalt, wodurch er dunkler erscheint. Farben der Außenseiten, auch die Inkarnate, weniger leuchtend. Hintergrund einschichtig schwarz.

Gm 1226: 2 Bretter, Breiten von links oben 13,6, 27,0 cm, unten 13,7, 27,0 cm. Alter geringfügiger Schädlingsbefall. Riß in der rechten Hälfte. – Bildseite: Unterzeichnung: Mitra mit Steinen in filigraner Fassung. Malerei und Metallauflagen: Farbauftrag im grünen Pluviale gestupft. Nimbus glanzvergoldet auf rotem Poliment; Saum des Pluviale und des Vorhangs, die Chormantelschließen, Ringe, Krümme des Bischofstabs, Circulus und Titulus der Mitra mattzwischvergoldet. Nimbus und Krümme grün gelüstert, die anderen Metallauflagen mit einer rotbraunen Lasur verschattet. Fingerabdrücke im Saum des Pluviale. Azuritblauer Hintergrund auf schwarzer Untermalung, partiell überarbeitet. Retuschen im Gesicht.

Gm 1229: 2 Bretter, Breiten von links oben 27,3, 13,5 cm, unten 27,5, 13,5 cm. Aussparung für das Scharnier heute mit Holzkittmasse gefüllt. – Bildseite: Unterzeichnung: Schleifen der Ärmel versetzt. Malerei und Metallauflagen: Pentiment: Während des Malvorganges rechte Wange verbreitert. Farbauftrag wechselnd streifig und gestupft. Nimbus glanzvergoldet auf rotem Poliment; Mantelschleifen, Münze, Vorhangsaum und -ringe mattzwischvergoldet, grün gelüstert. Azuritblauer Hintergrund partiell überarbeitet.

Gm 1227: 2 Bretter, Breiten von links oben 27,0, 13,5 cm, unten 27,1, 13,6 cm. – Bildseite: Malerei: Oberste Farbschicht des gelben Nimbus aufgestupft, dadurch die Grenzen unscharf. Verputzungen und punktuelle Abplatzungen der Malschicht, ergänzt. – Restaurierungen: 1956 Blasen niedergelegt; 1977 vergilbter Firnis abgenommen, gekittet und retuschiert.

Gm 1228: 2 Bretter, Breiten von links oben 13,3, 27,3 cm, unten 13,5, 27,2 cm. – Bildseite: Unterzeichnung: Mantel am Hals geschlossen, Verschlußband versetzt; die dichten Bäusche des Mantelzipfels nicht verwendet. Malerei: Abplatzungen der Malschicht im Hintergrund, ergänzt, Verputzungen im Lamm. – Restaurierung: 1977 wie Gm 1227.

AB

Johannes d. Täufer (Fest 24. Juni) und der Apostel Jakobus major (Fest 25. Juli) sind biblisch bezeugt[1], desgleichen Hiob, der nur ausnahmsweise als Heiliger verehrt wurde[2]. Der von Satan geprüfte Hiob war vorbildlich in Geduld, Gerechtigkeit und Glauben. Er war Schutzpatron der Aussätzigen. Auf den vormaligen Reichtum des heimgesuchten Mannes weist die kostbare Kleidung hin. Der Hl. Valentin (Fest 7. Jan.) wirkte als Missionar in den beiden Rätien und starb um 470 zu Mais in Tirol. Seine Gebeine wurden nach Trient, durch Herzog Tassilo II. 761 nach Passau verbracht. Indem der Kult des Hl. Valentin von Terni auf den Hl. Valentin von Mais-Passau übertragen wurde, fiel letzterem auch dessen Attribut zu – der Krüppel oder Epileptiker zu seinen Füßen, der ursprünglich der Sohn des Rhetors Kraton war, den Valentin von Terni in Rom heilte[3]. Als Bischof trägt er den Ornat – die Dalmatik über der weißleinenen Albe, das den Hals umschließende Amikt und das die Figur einhüllende, mit Zierborten versehene Pluviale, einen Radmantel. Seinen kostbaren Schmuck bildet die Schließe. Zur Mitra gehören die rückwärts herabfallenden Zierbänder, zum Bischofsstab, dessen Krümme einen Fruchtstand umschließt, der Pannisellus, das ist ein vom Knauf herabhängendes Velum, bestehend aus einem zumeist gestickten Kopfstück und dem bis zu 60 cm langen, batistartigen feingefältelten Tüchlein. Der Kranke zu seinen Füßen erscheint im schlichten Kittel, Strumpfhosen und Schuhen als Vertreter des niederen Standes

Die Heiligenbilder bildeten die Innen- und Außenseiten zweier Altarflügel, die vermutlich einen geschnitzten Schrein flankierten. Man darf vermuten, daß es sich um ein äußeres Flügelpaar handelte und daß das (verlorene) innere Flügelpaar auf der Außenseite weitere Heilige vor farbigem Vorhang, auf der Innenseite Reliefs oder Bilder vor Goldgrund zeigte. Jakobus und Johannes waren vielleicht die Patrone des Altars oder der Kirche, für die er bestimmt war. Es ist denkbar, daß sie noch einmal geschnitzt im Schrein vorkamen, wo sie möglicherweise eine Muttergottesstatue flankierten. Sie sind entschieden temperamentvoller und raumfüllender als die Heiligen der Flügelinnenseiten. Bei der Wiedergabe des Fallsüchtigen erprobten die Maler gern ihre Fähigkeit perspektivisch verkürzter Menschendarstellung[4]. Roth beschrieb unter medizinischem Gesichtspunkt die im Bereich der unbedeckten Hautareale (Kopf, Brust und Extremitäten) in Knotenform auftretenden rötlichbraunen Herde und das Fehlen der Augenbrauen bei gutem Bartwuchs als Leprasymptome.

Tietze hielt den Maler für den des Altars der Evang.-Luth. Pfarrkirche ehem. St. Johannes Bapt. und Laurentius im fränkischen Gutenstetten nahe Neustadt a.d. Aisch[5]. Lutze und Wiegand erkannten den Zusammenhang mit einem Altar aus der Slg. Oskar Eisenmann-Kassel, von dem Flügelbilder mit den Hll. Wolfgang und Severus in das Budapester Museum gelangten[6]. Buchner erweiterte das Oeuvre des Meisters um die Tafel mit den Hll. Crispinus und Crispinianus in Wien[7] und um mehrere Bilder des Marienlebens von einem Flügelaltar aus Münchner Privatbesitz, von denen zwei für das Museum in Regensburg erworben wurden. Stange hielt die Nürnberger Heiligen für von anderer Hand gemalt als die Wiener Crispinustafel. Während Lutze und Wiegand und Löcher[8] den Meister in Mainfranken suchten, glaubten ihn Buchner und zunächst auch Hausberger im Salzburgischen tätig. Hausberger sah einen möglichen Schulzusammenhang mit je zwei Tafeln, welche die Hll. Silvester und Nikolaus (München, Bayer. Nationalmuseum)[9], bzw. die Hll. Martin und Sixtus (Schliersee, Martinskirche) zeigen und dem Salzburger Kunstkreis zugehören. Lübbeke (= Hausberger, 1984) gelang es, den unbekannten Meister in Thüringen zu lokalisieren. Ihre Hypothese, in einer »Anbetung der Könige« (Weimarer Schloßmuseum)[10] das Mittelbild zu den Nürnberger Flügeln zu sehen, wurde von Hoffmann, die das Bild aus dem Oeuvre des Meisters der Crispinuslegende ausgliederte, abgelehnt. Hoffmann identifizierte den Meister der Crispinuslegende mit dem Monogrammisten HD, der zwischen 1534 und 1547 die Illuminationen in der Matrikel der Erfurter Universität zu den Rektoraten schuf. Der Maler vermittelt zwischen den Schulen. Er verbindet fränkische Figurenauffassung mit der freieren malerischen Form der Donauschule. Die aufgrund der Kostüme seiner weiblichen Heiligen sich einstellenden Erinnerungen an Cranach entfallen bei den männlichen Heiligen.

1 Künstle 1926, S. 316 – 324 (Jakobus), S. 332 – 340 (Johannes d. Täufer). – LCI 7, 1974, Sp. 23 – 39 (Jakobus), Sp. 164 – 190 (Johannes d. Täufer).

2 LCI 2, 1970, Sp. 407 – 414 (Job).

3 Künstle 1926, S. 574 – 576. – LCI 8, 1976, Sp. 529 – 530.

4 Vgl. auch Hans Burgkmairs Hl. Valentin vom Sebastiansaltar, Gm 897.

5 Vgl. Italo Bacigalupo: Der Gutenstettener Altar. Ein Werk der Nürnberger Meister Hanns Peheim und Veit Wirsberger. In: Ars Bavarica, Bd. 45/46, 1987.

6 Museum der bildenden Künste, Budapest. Kat. der Galerie alter Meister, bearb. von Andor Pigler. Tübingen 1968, S. 427 – 428 (Inv.Nr. 4123).
7 Kat. des Museums mittelalterlicher österreichischer Kunst, bearb. von Elfriede Baum. Wien 1971, Nr. 84 (Inv.Nr. 4882).
8 Mitgeteilt bei Lübbeke 1984, S. 14.
9 Inv.Nr. D 28.
10 Kat. Kunstsammlungen zu Weimar. Malerei und Plastik des Mittelalters, bearb. Helga Hoffmann. Weimar 1990, Nr. 63 mit Abb.

Lit. bis 1930 noch ohne Erwähnung der Nürnberger Bilder: Fischer 1908, S. 150 – 151. – Österreich. Kunsttop. 10, 1913, S. 180 – 181. – Weinberger 1930, S. 23 – 24, Abb. 2, 3. – Tietze 1931, S. 15. – Lutze u. Wiegand 1936-37, S. 86 – 87, Abb. 138 – 141. – Ausst. München 1938: Altdorfer, bei Kat.Nr. 632 (bearb. E. Buchner). – Ausst. Würzburg 1952: Franconia sacra, Kat.Nr. D 47. – Stange 1964, S. 153. – Ausst. Linz – St.Florian 1965, bei Kat.Nr. 198 (bearb. F. Winzinger). – Löcher 1965, S. 346. – Holter 1965, S. 30. – Ausst. Salzburg 1972: Spätgotik, Kat.Nr. 194 (bearb. I. Hausberger = Lübbeke), Tf. 78. – LCI 8, 1976, Sp. 529 – 530 mit Abb. (Gm 1226, 1229). – Roth 1978, S. 213 – 215, Abb. 2. – Lübbeke 1984, S. 14 -46, bes. S. 14 – 17, 42 – 43, Abb. 4, 5. – Dies. 1993, S. 12. – Dies. 1993: Master of the Crispin Legend-Altargemälde, S. 452, Abb. 11 (Gm 1227, 1228). – Hoffmann 1995, S. 394.

Dayg (auch: Taig), Sebastian

Geboren um 1488 in Nördlingen, gestorben 1554 ebenda. Angeblich Schüler Hans Schäufeleins, doch nur wenig jünger als dieser. Tätig in Nördlingen, wo er zwischen 1508 und 1554 anhand der Steuerlisten nachweisbar ist. Sein 1511 für die Zisterzienser-Klosterkirche in Heilsbronn gemalter Flügelaltar befindet sich noch am alten Standort.

STEINIGUNG DES HL. STEPHANUS
um 1520

Der Heilige erlitt in der Nachfolge Christi den Märtyrertod. Die Tonsur, die seitlich geschlitzte Dalmatik über der langen, weißleinenen Albe und das den Hals umschließende Amikt kennzeichnen den Diakon. Vier Männer werfen Steine auf ihn. Rechts ein junger Mann, der Steine in seinen Kittel gesammelt hat, links ein alter, der die Aufsicht führt. Landschaftlicher Schauplatz und blauer Himmel.

Tannenholz (Abies sp.), 31,9 x 92 cm – Auf der Rückseite mit weißer Farbe »Gm 305«; Klebezettel Slg. Wallerstein »6. Zimmer«; Slg. König Ludwig I. von Bayern, 1828, Nr.308 (die 8 herausgekratzt und durch eine 5 ersetzt); WAF »H.G.194 (1936) Inv.S.No.607«, darunter links die Nr.305, rechts »R 124«.

Gm 305. Leihgabe des Wittelsbacher Ausgleichsfonds / Bayer. Staatsgemäldesammlungen, Inv.Nr. WAF 194. – Slg. Fürst Oettingen-Wallerstein, Grundbuch 1817–18, § CLXXII, 1812 aus dem Zisterzienserinnenkloster Kirchheim[1] – Slg. König Ludwig I. von Bayern, erworben 1828, I.W. 305 – Ab 1829 ausgestellt in Nürnberg, Moritzkapelle – 1880 an das GNM.

Einzelbrett, horizontale Maserung. Stärke 3,1 cm. Äste im Holz belassen. Alter schwerer Schädlingsbefall[2]. Holz an den Kanten ausgerissen. Haarrisse. Format allseitig geringfügig beschnitten. – Rückseite: Glatt gehobelt; nach 1828 schellackiert. – Bildseite: Tafel im Rahmen grundiert und bemalt, Reste von Grundier- und Malkanten oben und unten. Unterzeichnung: Pinsel; Kontur- und Binnenzeichnung; Schatten in gleichmäßig engen Parallelschraffuren (Abb.), selbst die Schatten der Füße auf dem Boden fixiert; körpermodellierende Linien in lockerer Folge; Beine des rotgekleideten Mannes rechts enger gestellt, bei dem zum Heiligen stürmenden Mann wehen Haare nach vorne. Malerei und Metallauflagen: Lichter flächig. Dalmatik, Nimbus des Heiligen und Haarhaube des Schergen links mattvergoldet; verschattende, schwarze Strichzeichnung in der Art der Unterzeichnung. Pentiment: Geringfügige Veränderung der Beinstellung des Schergen links neben Stephanus. Ausbesserungen der Malschicht in der Albe und im Hintergrund, spätere Lasur um den Kopfes des mittleren Schergen. – Restaurierung: 1950 gereinigt, Blasen niedergelegt, Firnis regeneriert, kleine Schäden ausgetupft. AB

Das Thema ist der Apostelgeschichte des Evangelisten Lukas 7, 54 – 59, entnommen. Jacobus de Voragine erzählt in der Legenda aurea (1263/73)[3] die Legende ausführlich. Der Hl. Stephan (Fest 26. Dez.) wurde, da noch von den Aposteln als Diakon eingesetzt, als »Erzmärtyrer« verehrt, sein Martyrium häufig dargestellt[4]. Gm 305 wird schon im Grundbuch der Slg. Oettingen-Wallerstein Sebastian Dayg zugeschrieben. Reber und Bayersdorfer wichen nur in Kat. 1893 auf die allgemeinere Bestimmung »Art des Sebastian Dayg« aus. Laut Grundbuch »von einem alten Altärchen in der Kirche zu Kloster Kirchheim«. Nach Lutze und Wiegand handelt es sich vielleicht um den Rest einer Predella. Der die Aufsicht bei der Steinigung führende Greis läßt sich nicht benennen. Saulus, der spätere Paulus, der während des Martyriums auf die abgelegten Kleider der Peiniger achtgab, kann nicht gemeint sein. Er war damals noch ein junger Mann. Vielleicht dürfen wir ihn in dem Helfer, der die Steine bereithält, wiedererkennen[5]. Für Dayg charakteristisch sind die übertrieben bewegten Einzelfiguren und die zur Karikatur neigenden Pysiognomien. Schon Waagen bemängelte sie. Die Qualität des Entwurfs und der Aus-

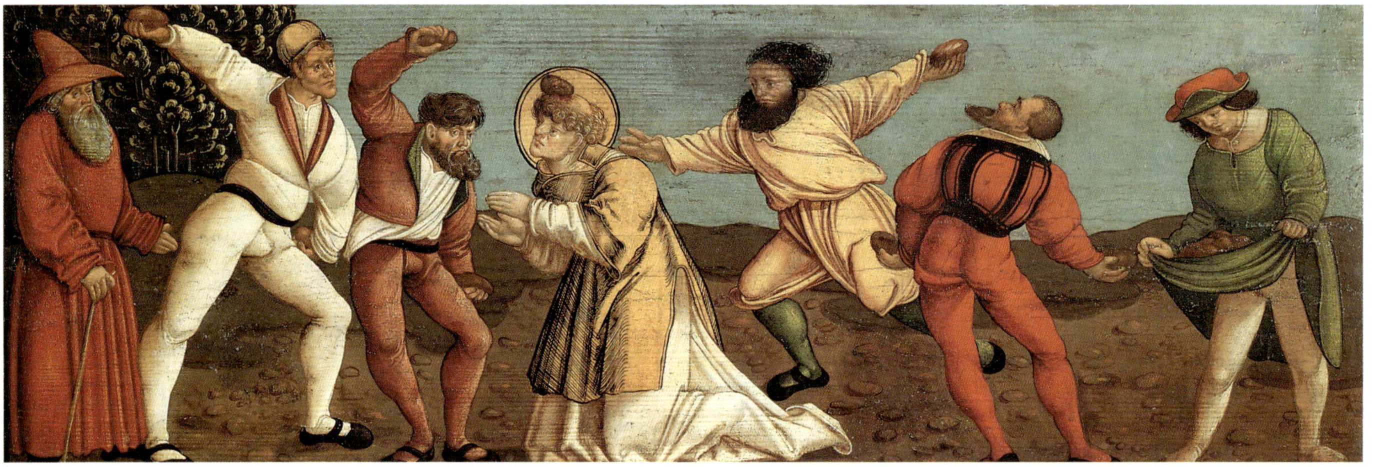

Gm 305

führung reichen an Daygs Werke im Nördlinger Stadtmuseum und im Heilsbronner Münster nicht heran[6]. Wescher-Kauert hat den »Reifestil« Daygs treffend charakterisiert: »Ein Raumschema, das sich mit der Darstellung einer – zwar nicht horizontal konstruierten – aber doch planwirkenden Bodenebene und einer abschließenden vertikalen Bildwand begnügt, vermag die Illusion des von diesen Grenzwerten umschlossenen kubischen Inhaltes so wenig zu erzeugen, daß letztlich der Eindruck zweier unverbundener Ebenen bleibt, auf und vor denen sich die figuralen wie gegenständlichen Körper in lösbarer Selbständigkeit abheben. Durch immer zackigere Konturierung erhalten die Körper eine unwirkliche, weil resonanzlose Plastizität«. Da Nördlingen 1521 die Reformation einführte, sollte daß Heiligenbild kaum später als 1520 entstanden sein, doch kann es für einen auswärtigen altgläubigen Besteller gemalt worden sein.

1 Kirchheim am Ries, heute Baden-Württemberg, nahe Nördlingen. Das Kloster war dem Abt von Kaisheim zur Visitation unterstellt.
2 Bei den großen Fraßgängen im Frühholz und dem eiförmigen Kot könnte es sich um den Anobium Xestobium rufovillosum (Gescheckter Nagekäfer) in Verbindung mit dem Parasitoid exarator (parasitische Wespe) mit seinen auffallend kleinen Fraßgängen und Ausfluglöchern handeln: Herbert Weidner. Bestimmungstabellen der Vorratsschädlinge und des Hausungeziefers Mitteleuropas. Stuttgart-Jena-New York [5]1993, S. 181, 185–186.
3 Dt. Ausgabe von Richard Benz o.J. (1955), S. 58 – 65.
4 Vgl. Künstle 1926, S. 544 – 547. – LCI 8, 1976, Sp. 395 – 403.
5 Ein sitzend die Kleider bewachender Saulus findet sich auf Gm 1099, Brixner Meister.
6 Vgl. Wescher-Kauert 1928, Tf. 1, 6.

Kat.Slg. Oettingen-Wallerstein 1819, S. 107, Nr. 39; 1826 u. 1827, Nr. 177. – Moritzkapelle 1829 – 1846, Nr. 72. – Nagler 3, 1836, S. 311. – Waagen 1843, S. 188, Nr. 72. – Rettberg 1846, S. 171 – 172. – Lotz 2, 1863, S. 338. – Parthey 2, 1864, S. 604, Nr. 7 (»Taig«). – W. Schmidt 1868, S. 272. – Moritzkapelle 1878 u. 1880, Nr. 11. – Kat. 1882, Nr. 238; 1885, Nr. 243; 1893, Nr. 238. – Braune 1909, Nr. 305. – Gräff 1913, S. 493. – Grupp 1917, S. 91. – Wescher-Kauert 1928, S. 28. – Lutze u. Wiegand 1936-37, S. 48, Abb. 216.

Gm 305 Ausschnitt. Infrarot

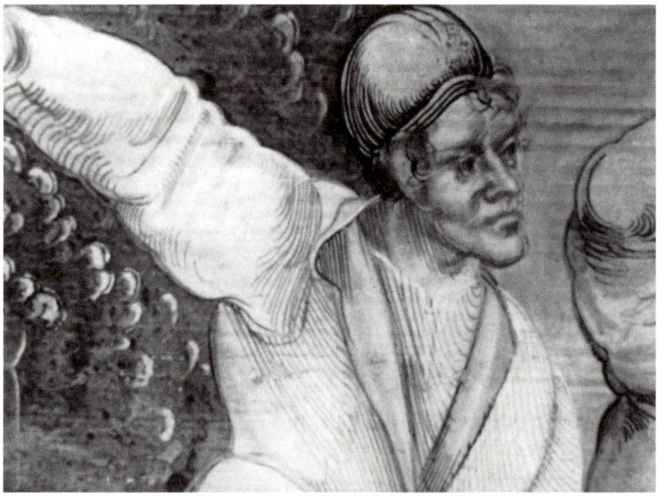

Dayg, Sebastian

Zugeschrieben

Zwei Flügel einer Predella, um 1517/20

HL. JAKOBUS MAIOR – HL. GEORG

Der Apostel Jakobus hält in der linken Hand den Pilgerstab, in der rechten den Rosenkranz, den er einem Behältnis entnimmt. Er trägt einen blauen Rock, einen roten Mantel mit breitem braunem Schulterkragen. Am Gürtel Pilgertasche und Napf, am Hut Pilgerzeichen: Jakobsmuschel und gekreuzte Pilgerstäbe. Georg hält in der Linken die Kreuzfahne, mit der Rechten den erlegten Drachen. Er trägt einen Harnisch mit einem roten Kreuz auf der Brust, eine gelbe Schärpe um die Hüften und ein federgeschmücktes rotes Barett mit mehrfach eingeschnittener Krempe. Halbfiguren. Große Goldnimben mit innerem Strahlenkranz. Steinbrüstung und Silbergrund. Rechte und linke Flügelinnenseite, seitenverkehrt montiert.

DAS MARTYRIUM DER HL. URSULA

Die Hl. Ursula fährt mit 11 000 christlichen Jungfrauen zu Schiff von Basel nach Köln. Papst Cyriakus hat sich mit anderen Vertretern der Kirche, darunter ein Kardinal, Bischöfe und Ordensbrüder, ihnen angeschlossen. Er ist gleich Ursula durch den Nimbus als Heiliger ausgewiesen. Bei der Ankunft in Köln werden alle von den Hunnen mit Pfeil und Bogen getötet. Auf dem geblähten Segel das Kreuz, darüber die (veränderte) Jahreszahl 1500, auf der Flagge am Bug des Schiffes der doppelköpfige Reichsadler. Linke und rechte Flügelaußenseite, gemeinsam montiert.

Nadelholz, zwei Predellenflügel, fest montiert, 54 x 93,5 cm – Auf dem Segel der Ursula-Marter die Jahreszahl »1500« – Auf dem Behelfsrahmen mit weißer Kreide »G 473«, mit blauem Stift »13«; Klebezettel mit grünem Stift »G 1691«.

Gm 162. Erworben 1866 als Geschenk des Fabrikbesitzers Johannes Zeltner, Nürnberg. Herkunft unbekannt.

2 Flügel, heute in *einem* Rahmen fest montiert[1]. Gemeinsam vermutlich 9 Bretter, 7 vertikal verleimt, Breiten von links oben 5,5, 4,0, 13,6, 29,3, 28,6, 18,0, 5,5 cm, unten 5,5, 3,8, 14,2, 29,3, 30,8, 15,6, 5,5 cm, oben und unten horizontal verleimt, Höhe je 5,5 cm. Äste im Holz belassen. Innenseiten weitgehend, auf den Außenseiten die Fugen mit Leinwand kaschiert. In der Mitte der rechten Hälfte der Außenseite horizontaler Leinwandstreifen. Kanten mit Hobel teilweise abgeschrägt, Axtspuren an der unteren Kante. In der linken Tafel, Außenseite, klaffender Riß. Format original. – Außenseite: Ursprünglich 2 Scharniere seitlich oben und unten aufgenagelt und mit Leinwand abgedeckt; die oberen fehlen. Keine eindeutige Schließvorrichtung in der Mitte erkennbar. Unterzeichnung: Pinsel; Konturen und Binnenzeichnung; motivisch reicher als die Ausführung; auf der Fahne undefinierbare Zeichen, die nicht mit dem Kreuz übereinstimmen; die Dame mit Goldhaube trägt ein Brusttuch, die weiße Haube der Dame zu ihrer Linken gemustert. Malerei und Metallauflagen: Brokatkleid der Heiligen, Saum des Pluviale, Schließe und Tiara des Papstes, Circulus und Titulus der Mitren, Schmuckketten und Haube der Dame zur Rechten des Bischofs in Pinselgold. Nimbus und Krone der Hl. Ursula in Zwischgold. Rotes Kreuz über dem Papst etwas später. Bei der Datierung die »15« original, Rest ergänzt. Stark rostende Scharniere führten zum Abplatzen der darüberliegenden Bildschicht; zu unterschiedlichen Zeiten ergänzt. Fleckiger Firnis. – Innenseite: Tafeln im Rahmen grundiert und bemalt. Unterzeichnung wie oben; Schatten in Parallelschraffuren; Nase des Hl. Jakobus maior weiter rechts, das linke Auge des Hl. Georg etwas höher, die Haarlocken fallen tiefer in die Stirn; auf seinem Brustpanzer 2 sich kreuzende Schärpen. Malerei und Metallauflagen: Pentiment: Im Zuge des Malprozesses Muschel auf dem Pilgerhut des Jakobus maior nach links verschoben. Nimben glanzvergoldet auf rotem Poliment. Polierspuren. Hintergrund versilbert mit Goldlack. – Falzrahmen der Innenseiten original. Ecken auf Gehrung geschnitten, Innenprofile vergoldet. Wasserschlag. – Restaurierung: 1996/97 gefestigt, gereinigt, abgeplatzte Grundier- und Malschichten gekittet und retuschiert. AB

Der Apostel Jakobus d. Ä. (Fest 25. Juli) genoß als Schutzheiliger der Pilger, der Hl. Georg (Fest 23. April) als Schutzheiliger der Kreuzfahrer Verehrung[2]. Das Schiff der Hl. Ursula (Fest 21. Okt.) war seit dem 14. Jahrh. geläufiges Symbol für eine gute Fahrt in die Ewigkeit[3]. In unserem Falle bietet es nach Ausweis der Embleme auf Segel und Fahne den Vertretern der geistlichen und der weltlichen Stände als Schiff des Glaubens Schutz im Glauben. Die fromme Versammmlung der Reisenden gerät nur an der Peripherie in Bewegung, wo über Bord gegangene Gefährtinnen geborgen werden. Die Hunnen als Urheber der Greuel werden nicht gezeigt.

Meyer-Friese[4] schreibt dazu: »Aus dem navigatorischen Blickwinkel betrachtet sagt das Gemälde nicht viel aus: Es ist zwar ein Seestück der Heiligenlegende, Wasser und Boot sind da, es gibt einen Mast mit Segel, und auch Paddel und Riemen werden benutzt, und es ist hoffnungslos überladen. Bedeutungsvoll wird die Aussage hingegen, wenn alle diese Gegenstände als Symbole betrachtet werden. Dann sind die Menschen, die sich in dem Schiff (Gefäß des Überlebens) befinden, an dem Ort, den schon die frühen Christen »navis ecclesia« nannten. Das Segel mit dem Kreuz darauf ist das Kirchenbanner. Gleichzeitig kann das Wasserfahrzeug auch Staatsschiff sein; denn die Flagge mit Doppeladler am Heck symbolisiert diesen. Repräsentanten von Kirche und Staat,

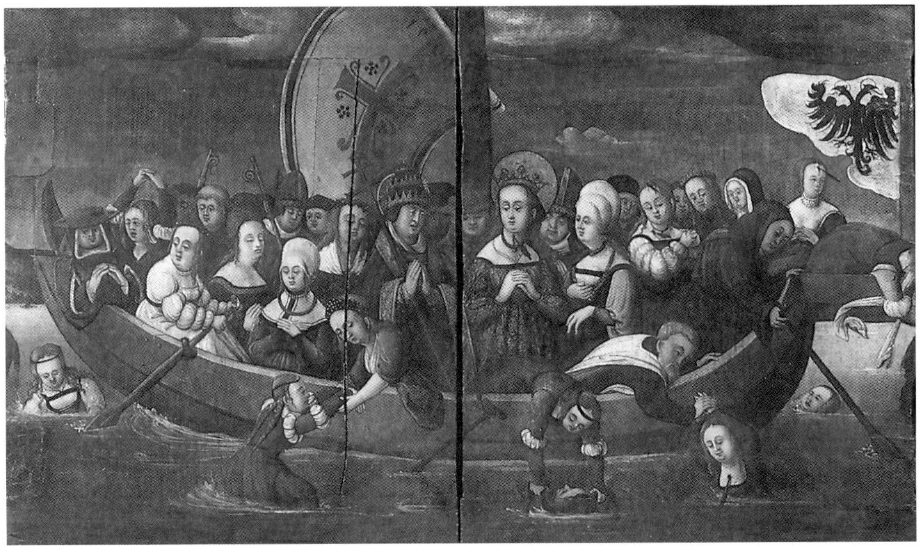

Gm 162

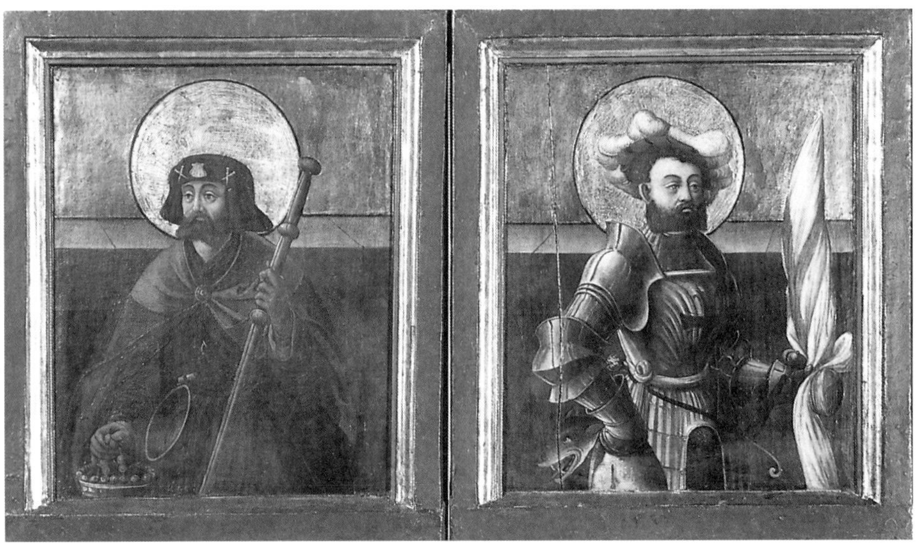

Gm 162

Papst und Königstochter Ursula sowie hohe Würdenträger machen ohnedies nahezu die Hälfte der Personen aus. Das Thema auf einen kurzen Nenner gebracht müßte heißen: Angriff der Ungläubigen und Feinde auf die Kirche und den Staat.«

Zur Marter der Hl. Ursula vgl. auch Gm 287, Meister der Philippuslegende. Von der Jahreszahl sind nur die ersten beiden Ziffern original. Reber und Bayersdorfer in Kat. 1882 – 1893 ordneten das Gemälde der fränkischen Schule zu und datierten 1510 – 30. Braune las die Jahreszahl »1500«, stellte aber ihre Echtheit in Frage. Lutze und Wiegand datierten um 1510/15, doch bietet sich aufgrund der Ausstattung des Hl. Georg eine Datierung um 1518/20 an. Er trägt den geriefelten Harnisch in der reifen Ausprägung der maximilianischen Zeit und ein Federbarett mit eingeschnittener Krempe, wie sie nach 1516 modern wurde. Die Zuschreibung der lahmen Heiligenfiguren und des in der Reihung der Schiffsinsassen unlebendigen, in der vereinzelten Aktion matten Marterbildes an Dayg ist unsicher.

1 Die Tafeln wurden während der Untersuchung in den originalen Falzrahmen belassen.
2 Zu ihren Legenden vgl. Jacobus de Voragine: Legenda aurea, dt. Ausgabe von Richard Benz o.J. (1955), S. 300 – 306 (Georg), 487–497 (Jakobus). Zur Ikonographie LCI 6, 1974, Sp. 365 – 390 (Georg), LCI 7, 1974, Sp. 23 – 39 (Jakobus).
3 Zur Legende vgl. Jacobus de Voragine (wie Anm. 2), S. 807 – 812. – Zur Ikonographie LCI 8, 1976, Sp. 521 – 527. – Weiterhin Ausst.Kat. Die Hl. Ursula und ihre elftausend Jungfrauen, Köln, Wallraf-Richartz-Museum, 1978. Bearbeitet von Frank Günter Zehnder.
4 Boye Meyer-Friese, Hamburg, freundl. schriftl. Mitteilung 23. Okt. 1996.

Kat. 1882, Nr. 431; 1885, Nr. 439; 1893, Nr. 473. – Braune 1909, Nr. 162. – Lutze u. Wiegand 1936-37, S. 48, Abb. 218 (Ursula-Marter).

Dominikaner-Zyklus, Meister des

Auch Meister des Nürnberger Dominikaner-Zyklus. Er trägt seinen Notnamen nach einer Passionsfolge, die im 18. Jahrh. die Empore der Dominikanerkirche in Nürnberg verkleidete. Tätig um 1510/15 in Nürnberg. Unter dem Einfluß Dürers und seiner Schüler. Seine »Himmelfahrt Mariä« (USA) gehörte als angebliches Werk Michael Wolgemuts zu den Hauptstücken der Pellerschen Gemäldesammlung in Nürnberg.

Sechs Tafeln einer Passionsfolge aus der ehemaligen Dominikanerkirche St. Marien in Nürnberg, um 1511/13

CHRISTUS VOR KAIPHAS

Kriegsknechte führen Christus vor den Hohenpriester Kaiphas, den die mitraartige Kopfbedeckung und der Hermelin ausweisen. Einer holt mit der Faust zum Schlag gegen Christus aus. Neben Kaiphas der Ankläger.

Tannenholz (Abies sp.), 111,9 x 135,6 cm – Unten in der Mitte die Wappen des Hans Unbehauen und seiner Ehefrau Katharina, geb. Kötzler (geb. 1464) – Auf der Rückseite mit weißer Farbe »Gm. 542«; Klebezettel der Stadt Nürnberg Inv. Nr.46 und der Protestant. Kirchenverwaltung »PKV 9«.

Gm 542. Leihgabe der Protestant. Kirchenverwaltung I.St., Nr.9 (1875). – Aus der ehemaligen Dominikanerkirche in Nürnberg, dort bis 1807 – Seit 1811 auf der Nürnberger Burg nachgewiesen – 1875 an das GNM.

CHRISTUS IN DER VORHÖLLE

Zwischen Tod und Auferstehung steigt Christus in die Vorhölle hinab, um die im Fegefeuer schmachtenden Vertreter des Alten Bundes, darunter Adam und Eva, zu erlösen. Die Kreuzfahne kennzeichnet ihn als Sieger über Tod und Teufel. Ein Teufel sucht die Vorhölle mit einer zweizinkigen Forke zu verteidigen, ein zweiter, in Drachengestalt, kriecht über den aus den Angeln gerissenen Torflügel.

Tannenholz (Abies sp.), 112,7 x 119,7 cm – Die Stifterwappen des Wilhelm II. Haller (1478 – 1534/35) und seiner Ehefrau Dorothea, geb. Landauer (geb.1481, vermählt 1497, †1528) wurden übermalt – Auf der Rückseite mit weißer Farbe »G.543«; Klebezettel der Stadt Nürnberg Inv. Nr.42 und der Protestant. Kirchenverwaltung »PKV 10«.

Gm 543. Leihgabe der Protestant. Kirchenverwaltung I.St., Nr.10 (1875). – Herkunft wie Gm 542 – 1875 an das GNM.

AUFERSTEHUNG CHRISTI

Der Auferstandene im Garten Gethsemane. Die Wundmale weisen seinen Erlösertod am Kreuz aus. Die Kreuzfahne kennzeichnet ihn als Sieger über Tod und Teufel. Ein Engel erklärt den nach dem Grabe sehenden Frauen die Abwesenheit Christi. Landschaftlicher Raum.

Tannenholz (Abies sp.), 103 x 98,5 cm – Unten halblinks die Wappen der Familien Nützel und Groß – Auf der Rückseite mit weißer Farbe »Gm 1111«, mit Kreide »r [oder v] I«.

Gm 1111. Herkunft wie Gm 542 – 1811 Nürnberg, Burg – 1811 im Tausch an die BStGS, offenbar 1852/53 verkauft – Erworben 1924 von Jakob Spaeth, München.

NOLI ME TANGERE

Der auferstandene Christus gibt sich im Garten Gethsemane Maria Magdalena zu erkennen. Er bittet sie, ihn nicht zu berühren: Noli me tangere. Christus ist an der Kreuzfahne kenntlich. Der Spaten weist darauf hin, daß Maria Magdalena ihn zunächst für den Gärtner hielt. Landschaftlicher Raum.

Tannenholz (Abies sp.), 111,5 x 106,3 cm – Unten am linken und rechten Bildrand die Wappen des Michael VII. Behaim († 1511) und seiner Ehefrau Margarethe, geb. Winter (vermählt 1486, † 1519) – Auf der Rückseite mit weißer Farbe »Gm 544«; Klebezettel der Stadt Nürnberg Inv. Nr.45« und der Protestant. Kirchenverwaltung »PKV 11«.

Gm 544. Leihgabe der Protestant. Kirchenverwaltung I.St., Nr.11 (1875). – Herkunft wie Gm 542 – 1875 an das GNM.

HIMMELFAHRT CHRISTI

Auf dem Berg, von dem Christus zum Himmel auffährt, bleibt der Abdruck seiner Füße zurück. Zeugen seiner Himmelfahrt sind Maria und die Jünger mit dem im Vordergrund knienden Petrus.

Tannenholz (Abies sp.), 111,3 x 114,6 cm – Die Stifterwappen der Familien Behaim und Winter unten Mitte wurden durch die des Hans Rech und seiner Ehefrau Helena, geb. Sauerzapf (vermählt 1485, † 1510) ersetzt – Auf der Rückseite mit weißer Farbe »Gm. 545«; Klebezettel der Stadt Nürnberg »No.43« und der Protestant. Kirchenverwaltung »PKV 12«.

Gm 545. Leihgabe der Protestant. Kirchenverwaltung I.St., Nr.12 (1875). – Herkunft wie Gm 542 – 1875 an das GNM.

AUSGIESSUNG DES HL. GEISTES (PFINGSTEN)

Der Hl.Geist, symbolisiert durch die Taube, setzt sich in Form von Flammenzungen auf die Häupter der um Maria versammelten Jünger. Fortan können sie, die zum Apostelamt berufen sind, in fremden Zungen reden. Die Herabsendung des Hl. Geistes gilt als die Gründung der Kirche. Links Petrus, rechts Johannes.

Tannenholz (Abies sp.), 103,5 x 103 cm – Unten Mitte die Wappen der Familien Muggenhofer und Tracht – Auf der Rückseite mit weißer Farbe »Gm 546«.

Gm 546. Stadt Nürnberg, Inv.Nr.80. – Herkunft wie Gm 542 – 1875 an das GNM.

Äste im Holz belassen, auf den Bildseiten mit Ausnahme von Gm 546 (Pfingsten) mit Werg kaschiert, obere Ränder geringfügig abgefast[1]. Alter, teils schwerer Schädlingsbefall. Formate original mit Ausnahme von Gm 546. – Rückseiten: Glatt bearbeitet; oben und unten je eine originale, profilierte Einschubleiste in Schwalbenschwanznutführung, Längen unterschiedlich. Braun gebeizt. – Bildseiten: Tafeln außerhalb eines Rahmens grundiert und bemalt. Unterzeichnung: Pinsel; flüssiger Duktus; Kontur- und Binnenzeichnung. Schatten in Gesichtern und Körpern in locker hingeworfenen Bögen, in den Gewändern ungleichmäßige Schraffuren oder kurze Bögen; häufig girlandenförmig (Ausnahme Gm 546). Gräser rundblättrig. Unterzeichnung lebendiger als die farbige Ausführung. Malerei: Kräftiger, oft pastoser Pinselduktus mit häufig hart gegeneinandergesetzten Lichtern und Schatten. Unterschiedliche Ausführung gleicher Motive wie Christi Nimbus und Himmel. Farbigkeit mit Ausnahme von Gm 546 gut erhalten. Wappen nicht original, Auftrag zu unterschiedlichen Zeiten, die kleineren früher; handgeriebene Pigmente, Bindemittel stark frühschwundkrakeliert und gerunzelt.

Gm 542 (Christus vor Kaiphas): 9 Bretter, Breiten von links oben 13,6, 14,2, 13,0, 16,4, 11,4, 19,0, 13,3, 20,7, 14,0 cm, unten 15,7, 11,6, 13,4, 14,0, 13,5, 17,5, 17,2, 18,5, 13,6 cm. Stärke 2,3 cm. – Rückseite: Einschubleisten ca. 10 cm vor dem linken Rand endend, untere entfernt. – Bildseite: Unterzeichnung: Kontur- und Binnenzeichnung; detailreich vor allem in den Gesichtern; Falten der Gewänder in gezackten Linien; Modellierung des Thronkissens in engen, schmalen Parallellinien; Brokatmuster des Baldachins versetzt; Malerei: Farbigkeit getönt durch gebräunten Überzug. Ehemals grünes Kissen stark nachgedunkelt. Großflächige Verputzungen in der Malschicht, so im Bart Christi, im Gewand des Kaiphas, den Rüstungen der Schergen und im Hintergrund. Zahlreiche alte Übermalungen. Wappen wie bei Gm 1111; teilweise schlechte Haftung am Untergrund.

Gm 543 (Christus in der Vorhölle): 7 Bretter, Breiten von links oben 5,8, 16,0, 27,2, 20,0, 14,8, 18,2, 17,1 cm, unten 5,7, 16,6, 24,0 19,5, 19,3, 15,5, 19,2 cm. Stärke 2,4 cm. Ast auf der Rückseite infolge Trockenschwund des Holzes ausgebrochen. Rahmenbefestigung gewaltsam mit Holzverlusten entfernt. Riß unten rechts. – Rückseite: Einschubleisten 8 cm vor dem rechten Rand endend, am linken Rand später geringfügig gekürzt. Zweite Brettfuge von links nachgeleimt. Riß unten ausgespänt. Holzausbrüche teilweise mit Holzkitt gefüllt. – Bildseite: Unterzeichnung: Gesichter im Hintergrund detaillierter als die im Vordergrund. Die gegen das Bein Christi züngelnde Zunge des Drachenteufels nicht verwendet. Malerei: Ausbrüche in der Malschicht entlang der Brettfugen, gekittet und retuschiert. Großflächige Verputzung, infolgedessen Retuschen und lasierende Übermalungen im Bereich des Bauches und Halsansatzes des Drachens; die UV-Fluoreszenz zeigt hier schemenhaft ehemals 2 einander zugeneigte Wappen. Verputzungen in den dunklen Braunfarben so in den Haaren

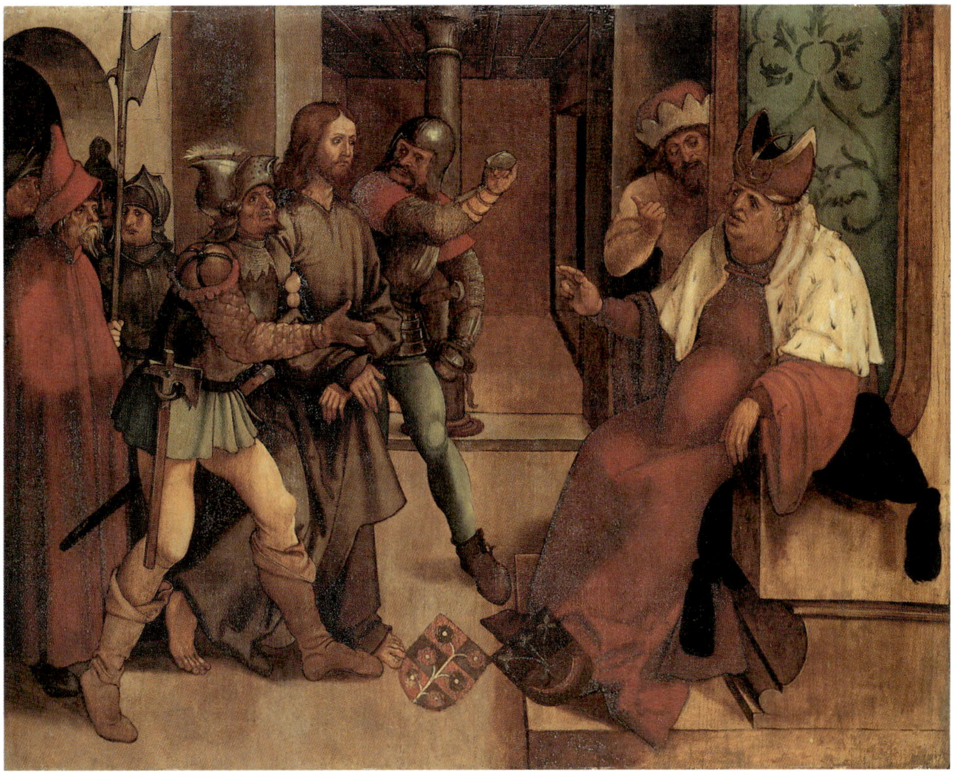
Gm 542

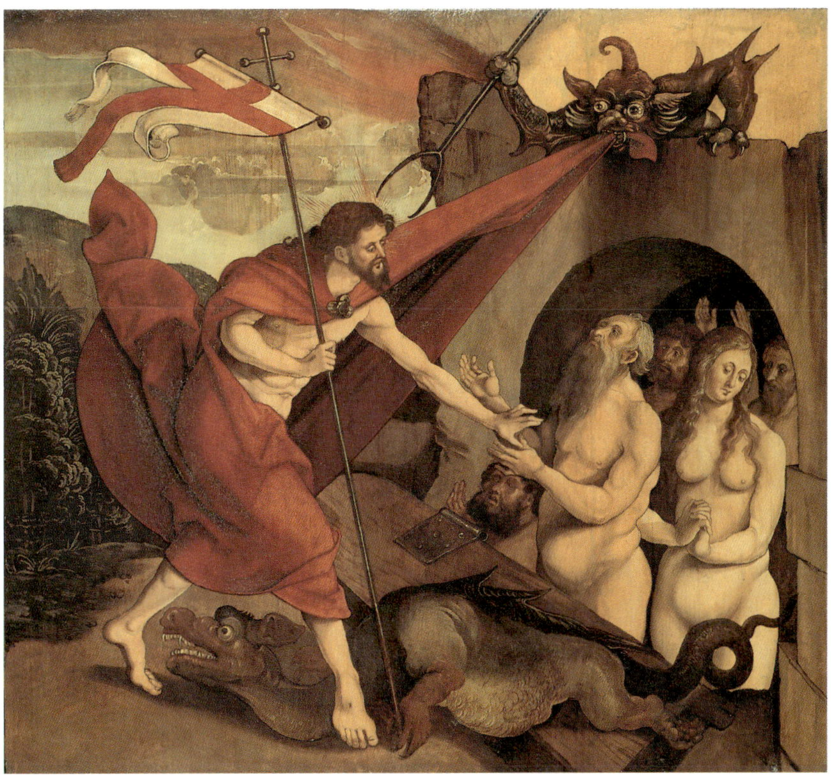
Gm 543

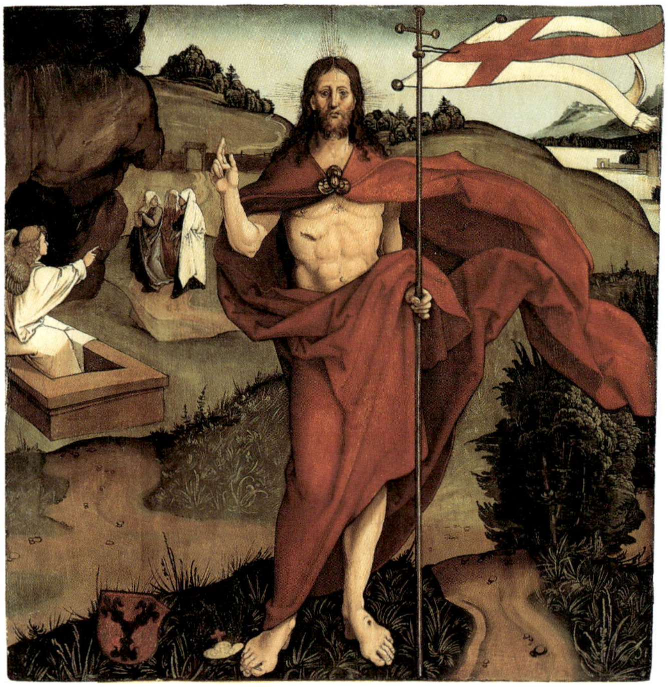

Gm 1111

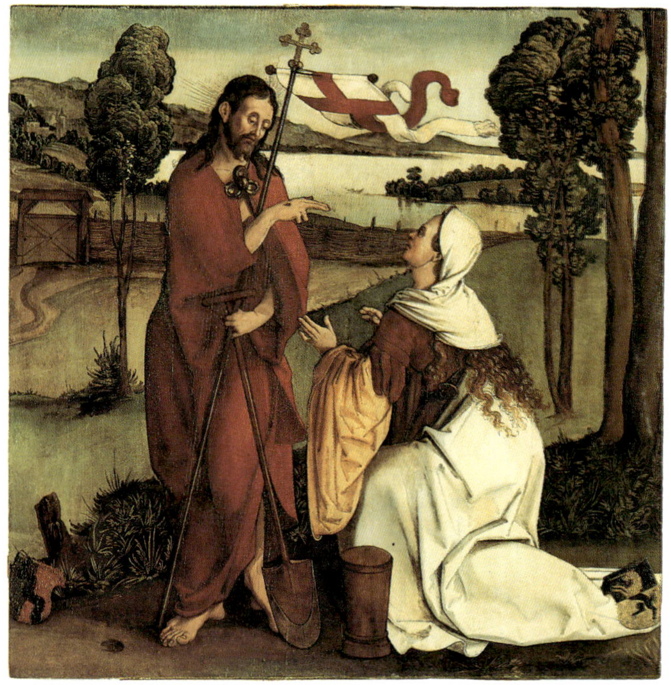

Gm 544

Christi und Evas wie in den Gesichtern im Hintergrund, dort zahlreiche punktuelle Retuschen. Farbigkeit durch gebräunten, jüngeren Firnis gedämpft. – Restaurierung: 1961.

Gm 1111 (Auferstehung): 6 Bretter, Breiten von links oben 10,0 13,5, 24,3, 21,0 23,0 8,7 cm, unten 6,5, 16,5, 29,0 24,0 21,0 1,5 cm. Stärke 2,7 cm. Linke obere Ecke durch querliegendes Stück Kiefernholz, 9 x 12,2 cm, ersetzt. Riß oben rechts. – Rückseite: Einschubleisten seitlich vorkragend. Riß mit zwei Holzklötzchen gesichert. – Bildseite: Malerei: Ergänzung über dem Holzeinsatz in angrenzende, originale Malerei reichend[2]. Vereinzelte größere Ausbrüche vorwiegend im Gewand Christi und Himmel, ergänzt. Bleiweiß geringfügig verseift. – Restaurierung: 1991, Festigung, Firnisreinigung, Kittung, Retusche.

Gm 544 (Noli me tangere): 7 Bretter, Breiten von links oben 7,8, 18,6, 22,2, 18,3, 21,6, 13,3, 5,5 cm, unten 10,7, 16,1, 18,0, 24,2, 13,9, 18,8, 4,6 cm. Stärke 2,7 cm. Einige Äste infolge Trockenschwund des Holzes herausgefallen. Alter, schwerer Schädlingsbefall, Ausfluglöcher teilweise auf der Bildseite. Kleinere Risse am unteren Rand. – Rückseite: Einschubleisten seitlich vorkragend, die untere links abgearbeitet. – Bildseite: Unterzeichnung: Wundmale Christi auf linker Hand und rechtem Fuß, nicht verwendet; kreisrunder Nimbus. Malerei: Zahlreiche Ausbrüche der Malschicht über die gesamte Bildfläche, vorwiegend jedoch im Himmel und Gewand Christi, retuschiert. – Restaurierung: 1991, Festigung, Firnisreinigung, Kittung, Retusche.

Gm 545 (Himmelfahrt): 7 Bretter, Breiten von links oben 12,5, 25,8, 27,5, 15,6, 22,4, 7,8, 3,0 cm, unten 15,5, 20,6, 23,6, 18,5, 29,1, 3,4, 2,8 cm. Stärke 2,7 cm. Riß rechts unten. – Rückseite: Einschubleisten seitlich vorkragend. Oberer Rand später geringfügig abgefast. Riß mit Leinwandstreifen gesichert. – Bildseite: Unterzeichnung: Rechter Ärmel des Mariengewandes genestelt; bei einigen Aposteln Mantel an der Schulter geknüpft. Malerei: Untergewand Mariä in gleicher, jedoch hellerer Farbe als ihr Mantel, Schatten im Mantel heute verdunkelt. Im Himmel alte Firnisreste oder bräunliche Lasuren. Die zunächst einheitlich hellblaue atmosphärische Luftschicht in noch feuchtem Zustand vom Maler horizontal verwischt, um aufgebrochene Wolkenfelder eines Abendhimmels zu imitieren. Zahlreiche kleinere und größere Farbausbrüche. Aufstehende Malschicht entlang der Fugen und Risse. Blaue Farben teilweise verputzt und vergrünt. Grüne Lackpartien punktuell verbräunt. Verputzungen in den Wolken. – Restaurierung: 1991, Festigung, Firnisreinigung, Kittung, Retusche.

Gm 546 (Pfingsten): 8 Bretter, Breiten von links oben 0,5, 16,2, 16,2, 17,6, 16,6, 15,3, 17,1, 3,7 cm, unten 3,9, 17,0 14,8, 15,8, 17,2, 15,7, 15,5, 3,5 cm. Stärke 2,5 cm. Einzelne Brettfugen leicht gelockert. Format seitlich beschnitten. – Rückseite: Einschubleisten seitlich vorkragend, beweglich. Oberfläche der Rückseite bis auf ca. 23 cm zum unteren Rand hin stark durch Fußtritte beschädigt. – Bildseite: Unterzeichnung: Ausführliche Kontur- und Binnenzeichnung, zackige Gewandfalten; Schatten in strengen Parallelschraffuren, die im Hintergrund

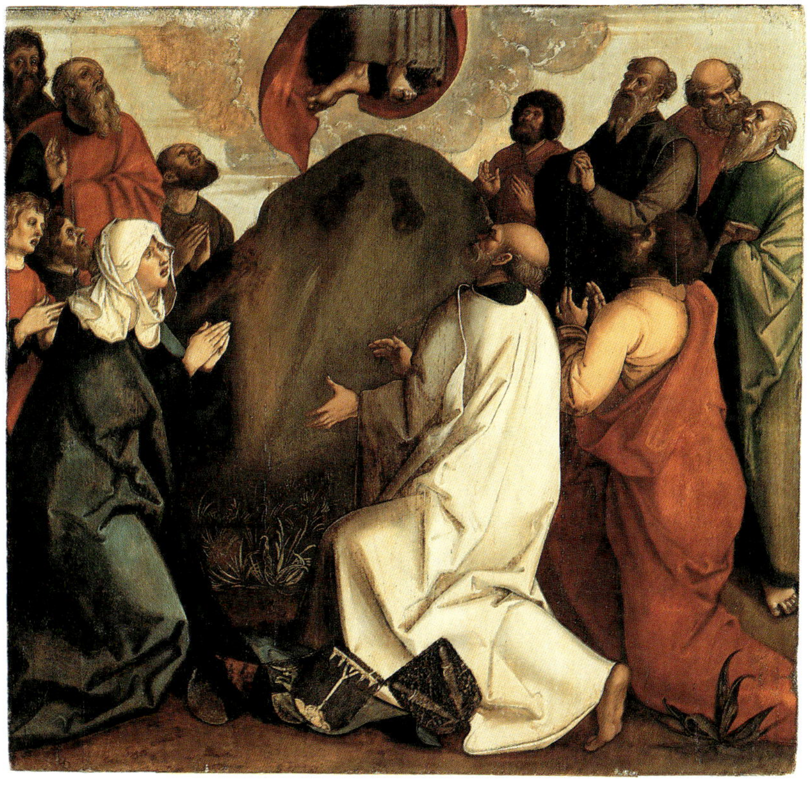

Gm 545

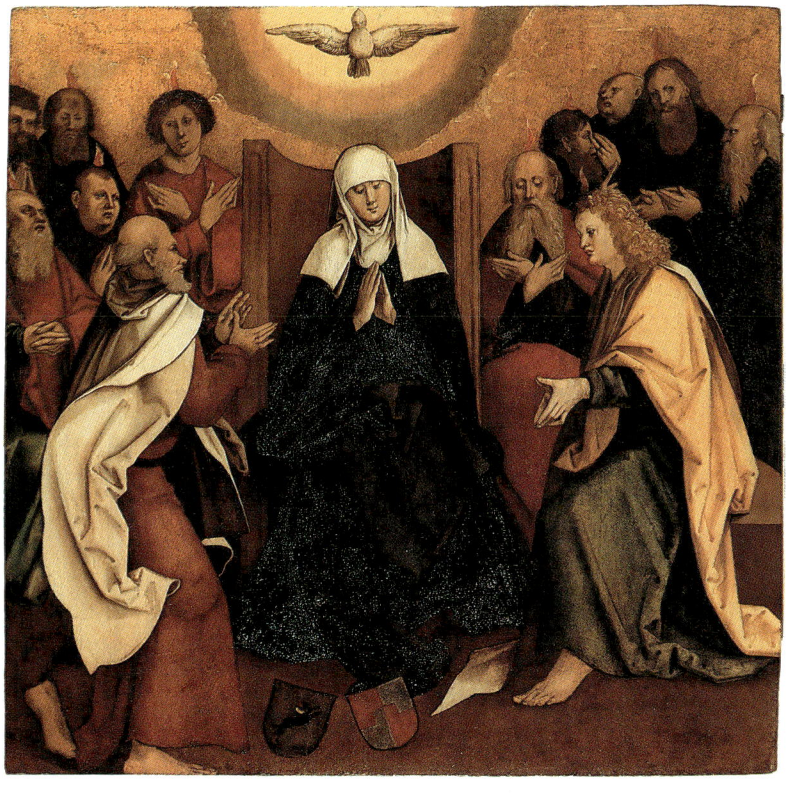

Gm 546

Dunkelzonen motivübergreifend zusammenfassen; modellierende Verschattung durch gebogene Striche auf Personen im Vordergrund. Malerei[3]: Pentiment: Bei dem Mantel des Apostels rechts im Hintergrund übermalte der Künstler das kräftige Krapprot mit einem grünen Lack, vermutlich, um farblichen Kontrast zum lilafarbenen Mantel des rechts angrenzenden Apostels zu erzielen. Starkes Krokodilskrakelee und Verschwärzung in den blauen oder mit Blau ausgemischten Farben wie im Mantel Mariä und des Apostels rechts außen sowie der lilafarbenen Gewänder des zweiten Apostels von rechts und des vierten von links. Hellblaue Höhung des Marienmantels später mit grünem Lack übermalt. Starke Verbräunung der dunkelgrünen Farben. Krapprote Schattierungen in den roten Gewändern teilweise verputzt und in einer späteren Restaurierung ergänzt; in den dunkelsten Bereichen gebräunt. Originale Malerei stark beschädigt durch zahlreiche Ausbrüche der Malschicht und Verputzungen der Lasuren über die gesamte Bildfläche. Über die ursprüngliche Farbigkeit des Himmels kann nur bedingt eine Aussage gemacht werden, er wurde weitestgehend entfernt. Weißliche Farbreste lassen einen hellen, dünnschichtigen, mit gelblichem Hintergrund und graublauen Wolken vermuten. – Restaurierung: 1991 – 1996 Festigung, Abnahme von Firnis und Übermalungen, Erneuerung von Kittungen und Retuschen. AB

Die Passionsbilder verkleideten im 18. Jahrh. die Empore der ehemaligen Dominikanerkirche in Nürnberg. Dort erwähnten sie Zion und Murr, der Hans von Kulmbach für den Maler hielt. In einem Verz. von 1807 werden die Gemälde letztmals als in der Dominikanerkirche befindlich aufgeführt[4]. Eine die Wappen in gezeichneter Form [] einschließende Beschreibung lieferte Schwarz:

In opposito des Hoh-Altars.
An der BrustHöh der Empohr Kirche ist das Leiden, Sterben, Begräbnus etc. Christi in unterschiedliche Theile abgemalt zusehen, nemlich:
Die Verspottung und Crönung Christi, mit Pfinzing und 4. Söhnen, uxor Schnödin, nebst 3. Töchtern, deren die erste einen Ölwanger, die andere einen Deichsler hatte, kniend zusehen.
Die Abnehmung Christi vom Creuz mit [Wappen] 7. Söhn, uxor [Wappen] 6 Töchtern.
Das Abendmal des Herrn, mit Schreyer uxor Camerari Wappen.
Christus am Ölberg mit [Wappen] uxor [Wappen] Wappen.
Christus vor dem Hohen-Priester Caipha, mit Unbehauen uxor Közlerin Wappen.
Die Geißlung Christi mit Haller, uxor 1. Pfinzingin, 2. Schürstäbin Wappen.
Christus vor dem Richthaus Pilati mit Semler Wappen.
Die Ausführung Christi mit Semler uxor Toplerin.
Die Abnehmung Christi vom Creuz, mit Semler uxor [Wappen]
Christi Beylegung ins Grab mit Semler Wappen.
Die Niederfahrt Christi zur Höllen mit Haller uxor Landauerin Wappen.
Die Erscheinung Christi Mariä Magdalenä mit Behaim und Winter Wappen.
Die Auffart Christi mit Rech uxor Sauerzapfin Wappen.
Das jüngste Gericht mit Melber uxor Rechin Wappen.
An der Empohr-Kirche und zwar an der Mitte ist ein von Holz geschnittenes Cruzifix, worunter die Mutter Gottes, ohne Wappen.

Und weiter:
An der Empohr Kirche gegen die Canzel neben der Orgel, wird in dem ersten Feld von zweyen Engeln ein Zettel gehalten mit folgender Schrift: [hier nicht mitgeteilt]
An dem 2ten Feld der Empohr-Kirche ist das Sächsische Wappen angemalet. In dem dritten Feld der Churfürst zu Sachsen in Effigie mit folgender Schrift: [hier nicht mitgeteilt]
Die übrigen Felder an der Empor Kirche stellen vor die Geburt, Leben, Leiden und Sterben unseres Heilands und in dem letzten Feld der Empohr-Kirche ist der Schluß abermal das Sächsische Wappen.
Gleich daran in der Quer Empohr Kirche, an der Brusthöh, ist der Herr Christus mit der Siegesfahnen angemalet, mit Stromer, ux: Grossin Wappen.
Nechst diesem die Sendung des heiligen Geistes mit [Wappen] uxor [Wappen] Trachtin Wappen.

Von dem Bildzyklus haben sich weiterhin erhalten: Abendmahl, mit den Wappen des Sebald Schreyer († 1520) und seiner Ehefrau Margarethe Kammermeister (vermählt 1475, † 1516); Geißelung, mit den Wappen des Alexius Haller († 1501) und – auf einem gevierteten Wappenschild – denen seiner Ehefrauen Anna Pfinzing († 1459) und Martha Schürstab (vermählt 1461); Ecce homo, mit dem Wappen Semler; Kreuztragung, mit den Wappen des Martin Semler und seiner Ehefrau Martha, geb. Topler (vermählt 1482); Beweinung, mit den Wappen der Familien Semler und Lidwach; Grablegung, mit dem Wappen Semler (alle genannten Gemälde in Nürnberg, St. Jakob) und Christus am Ölberg, mit dem bisher nicht identifizierten Vogel-Wappen des Mannes und Rosenwappen seiner Ehefrau (München, BStGS)[5]. Kreuzabnahme, Dornenkrönung und Jüngstes Gericht sind verschollen, ebenso die plastische Gruppe mit dem Gekreuzigten und Maria. Sie vertrat vermutlich die in der Gemäldefolge ausgesparte Kreuzigung. Die nicht mehr nachweisbare Geburt Christi kann den Auftakt gebildet haben, die Verspottung ist mit der Dornenkrönung identisch. Zum Bildnis des Kurfürsten Friedrich III. des Weisen von Sachsen siehe bei Gm 223, Lucas Cranach d. Ä. Die nachträglich aufgemalten Wappen waren zunächst wohl an anderer Stelle, vielleicht unterhalb der Bilder, angebracht.

Die Stifterwappen der Gemälde im GNM werden nachfolgend in alphabetischer Reihenfolge beschrieben: Behaim von Schwarzbach: Von Silber und Rot gespalten mit einem schräglinken schwarzen Fluß (Schwarzbach)[6]. – Groß: In Silber auf einem goldenen Dreiberg ein aus einem roten Kreuz hervorwachsender grüner Lindenzweig[7]. – Haller von Hallerstein: In Rot ein silberner (oder weißer), schwarzgefüllter schrägrechter Sparren[8]. – Kötzler: Von Schwarz und Silber geteilt; unten ein rotes Jagdhorn, auf welchem eine grüne Linde mit drei Wurzeln, oben drei Äste, deren jeder in drei grünen Laubblättern endet[9]. – Landauer: Eine rote

Spitze im silbernen Feld mit 2,1 Lindenblättern verwechselter Tinktur[10]. – Muggenhofer: In Silber schreitender schwarzer Hund mit Halsband[11]. – Nützel: In Rot ein gestürztes silbernes Dreieck an den Spitzen mit halben silbernen Lilien besteckt[12]. Rech von Rechenberg: In Schwarz auf goldenem Dreiberg ein goldener Rechen. – Sauerzapf: In Blau zwei schräggestellte Zapfen, die Spitzen im Grund des Schildes zusammengestellt, mit Widerhaken[13]. – Tracht: Mit einer aufsteigenden Stufe von Rot und Silber (hier weiß) geviert. – Unbehauen: Zweimal geteilt und gespaltene Pfahlleiste in jeder der sechs Plätze eine Rose, rot silber, alles verwechselter Tintur, die silbernen Rosen rot, die roten Rosen golden besamt. – Winter: Blau gold geteilt, darin ein Einhorn verwechselter Tinktur[14]. Die Wappen sind einander in heraldischer Courtoisie zugeneigt, die männlichen mit verkehrten Wappenbildern[15].

Aus den Daten der Auftraggeber lassen sich laut Bader für die zeitliche Einordnung der Bilderfolge keine brauchbaren Daten gewinnen, da einige der mit ihren Wappen vorgestellten Persönlichkeiten bei Auftragserteilung bereits verstorben waren[16], andere weit über den Abschluß der Arbeiten hinaus lebten[17]. Auch die Daten der Eheschlüsse, soweit nachweisbar, geben für eine Datierung keine Anhaltspunkte, wohl aber die 1516 erfolgte Trennung der Dorothea Landauer von ihrem Ehemann Wilhelm II. Haller[18]. Da die Streitigkeiten Matthäus Landauers mit seinem Schwiegersohn bereits in den Jahren 1512/13 voll im Gange waren und die Ehe der Dorothea zerrüttet war, wird man mit einer Auftragserteilung der »Vorhölle« an den Maler vor diesem Zeitpunkt rechnen müssen. Es waren, von den Haller, Pfinzing und Stromer abgesehen, nicht die ersten Nürnberger Familien, die sich an der Stiftung beteiligten. Die Pfinzing, die in Person auf den von ihnen gestifteten Bildern erschienen, dürften bei dem Unternehmen eine führende Rolle gespielt haben.

Die Evangelisten berichten von der Passion Christi in unterschiedlicher Bewertung der Ereignisse. An Altarwerken oder in druckgraphischen Folgen machten der Einzug Christi in Jerusalem oder das Abendmahl, meistens aber das Gebet am Ölberg den Anfang, die Auferstehung als Gewähr für die Vollendung des Erlösungswerks oftmals das Ende, doch konnten weitere Szenen wie das Noli me tangere, der ungläubige Thomas, die Jünger in Emmaus, die Himmelfahrt Christi, die Ausgießung des Hl. Geistes und oftmals das Jüngste Gericht folgen[19]. Der Maler der Passionsfolge sah nicht auf erzählerische Ausschmückung, sondern behalf sich mit dem Nötigen. Er verankerte die biblische Historie weder durch eine genauere Beachtung des Kostüms und die Wiedergabe bekannter Lokalitäten in seiner eigenen Zeit, noch versetzte er sie durch orientalisches Ambiente und römische Uniform an ihren historischen Ort. Allein beim Ecce homo und beim Abendmahl finden sich fränkisch anmutende Stadtbilder.

Im Hintergrund des Noli me tangere sieht man eine kleine Burganlage, die sich hauptsächlich aus einem (runden?) bewohnbaren Bergfried oder Wohnturm und einem Palas zusammensetzt. Der Turm weist einen Abtritterker und einen Dacherker auf und schließt mit einem spitzigen hohen Kegel- oder Pyramidendach ab. Ein niedriger Gebäudetrakt mit Zinnen und zwei Fenstergruppen in Blendbögen führt zu dem höher aufragenden Palas, der gleichfalls zwei Fenstergruppen aufweist; von seinem Außeneck springt ein Erker mit hohem Pyramidendach hervor[20].

Der Maler suchte wie Dürer den größeren Rahmen einer zwischen den Zeiten vermittelnden Geschichte. Die Gegner Christi sind teils als Angehörige des geistlichen Rates mit hohem Hut und langem Mantel ausgewiesen, teils als Soldaten. Als solche tragen sie Waffen – bei der Vorführung Christi vor Kaiphas Schwerter und eine Streitaxt, dazu Harnischteile wie Kettenkragen, Schulterstücke und Helme, deren einer mit geschobenem Nackenschutz und Visier versehen ist, und Faustpanzer.

Der Maler des Nürnberger Dominikaner-Zyklus bediente sich druckgraphischer Arbeiten Dürers und seiner Schüler als Vorlagen, so der Kleinen Passion Dürers und der Holzschnitte Hans Schäufeleins zum Speculum passionis, Nürnberg 1507. Er empfing aber auch Anregungen von Gemälden Dürers in Nürnberger Kirchen, so vom Glimm-Epitaph mit der Beweinung Christi (München, Alte Pinakothek)[21], und er hatte womöglich Einblick in Dürers Werkstattmaterial. Die Auffassung des Auferstandenen im Garten Gethsemane (Gm 1111) berührt sich mit Dürers Entwurf für den sog. Ober St. Veiter Altar[22]. Bei der Vorführung vor Kaiphas ist die Gruppe mit Christus und dem nach ihm zum Schlag ausholenden Soldaten nah an Dürers Blatt der Kleinen Passion. Die kniende Magdalena des Noli me tangere erinnert an Dürers Joachim aus der Verkündigung an Joachim, einen Holzschnitt des Marienlebens. Die Himmelfahrt Christi folgt im Ganzen und in Details Schäufeleins Holzschnitt aus dem Speculum passionis. Im Einzelfall (Ecce homo) griff der Maler auf Cranachs Holzschnittfolge der Apostelmartyrien von ca. 1510 zurück.

Die Maße der Gemälde weichen im Einzelfall deutlich voneinander ab. Sämtliche Rückseiten sind unbearbeitet, was einen Altarzusammenhang ausschließt. Der ursprüngliche Standort ist unbekannt. Die Gemälde können für die Dominikanerkirche und schon mit dem Zweck, die Empore zu verkleiden, gemalt worden sein. Außer den genannten sprechen folgende Kriterien dafür: Die Gemälde sind auf das vergleichsweise preiswerte Nadelholz gemalt, rasch und mit breitem Pinsel, also nicht für die Nahsicht geschaffen. Die bauliche Situation der Dominikaner-(Prediger-)kirche ist nicht genug geklärt, um genauere Vorstellungen zu gewinnen. Der 1271 geweihte Bau wurde nach einem Brand 1396 wiederhergestellt, das Kloster aufgrund der 1525 erfolgten Einführung der Reformation in Nürnberg 1543 aufgelassen, die Kirche 1807 wegen Baufälligkeit abgerissen[23]. Es gibt keine Beschreibung und keine Abbildung (z.B. gestochene Innenansicht) des originalen Bauzustandes. Die Zeichnung und die Radierungen von Georg Christoph Wilder stellen den ruinösen Zustand der Kirche in den Jahren 1807/08 dar[24]. Sie enthalten keinen Hinweis auf eine Empore.

Murr nannte die Passionsbilder Arbeiten des Hans von Kulmbach. Waagen akzeptierte die Zuschreibung, ordnete die Bilder aber als »sehr geringe Fabrikarbeiten (...) Die Behandlung ist faustmäßig« ein. Reber und Bayersdorfer in Kat. 1882 – 1893, auf die zugehörigen Bilder in der Jakobskirche verweisend, zählten der Bildfolge irrig den Abschied Christi, Gm 541[25] zu. Sie ordneten die Tafeln als »Nürnberger Schule, 1510–1530« ein. Dörnhöffer wollte dem Meister des Dominikaner-Zyklus Altarflügel mit den Hll. Katharina und Barbara (Schwabach, Evang.-luth. Stadtkirche St. Johannes und St. Martin) zuschreiben, die Karl Oettinger später als Werke Hans Baldungs erkannte[26]. Braune datierte um 1510 – 1520, Weinberger, der mit dem Wappen Sebald Schreyers auf 1520 als terminus ante quem kam, aufgrund der Tatsache, daß der Maler die Kleine Passion Dürers kannte, um 1512 – 1515. Bock zählte die ganze Reihe der Bilder auf, eingeschlossen die damals gerade erworbene Auferstehung GM 1111, kannte aber noch nicht das Münchner Gebet am Ölberg[27]. Wescher-Kauert, die den Ölberg schlüssig in den Zyklus einordnete, machte auf die divergierenden Höhenmaße der Tafeln aufmerksam. Ihr Versuch, dem Künstler weitere Tafelbilder zuzuschreiben, überzeugte nicht. Die Dürer-Ausst. 1928 vereinte alle nachgewiesenen Bilder der Folge mit Ausnahme des Gebetes am Ölberg, das noch als verschollen verzeichnet wurde. Der schon von Bock als zugehörig bezweifelte Abschied Christi, Gm 541, ist mit Recht ausgeschieden.

Bayersdorfer schrieb den Münchner Christus am Ölberg Hans Schäufelein zu, Thieme mit Vorbehalt dessen Schüler Sebastian Dayg. Unter diesem Namen in den Katalogen Schleißheim 1905, S. 33, und 1914, S. 66. Weinberger erkannte den Ölberg als ein Werk derselben Hand wie die Nürnberger Passionstafeln, hielt ihn aber für später entstanden. Wescher-Kauert zählte ihn mit Recht derselben Bildfolge zu. Knappe schrieb demselben Maler eine Hl. Sippe in Schlüsselau nahe Bamberg zu[28], Löcher die aus der Pellerschen Gemäldegalerie in Nürnberg stammende Himmelfahrt Mariä[29].

Daß die Passionsbilder offensichtlich schnell gemalt wurden, förderte die rauhe und unkultivierte Seite des Malers, der mit der Himmelfahrt Mariä ein entschieden sorgfältigeres Muster seiner Kunst bot. Er war stark in der Beachtung der Anatomie bei der Wiedergabe des nackten männlichen Körpers (Christus). Charakteristisch für ihn ist die Neigung zur stereometrischen Form, sowohl bei den Köpfen wie beim Faltenwerk, aber auch der ins Düstere gesteigerte Ausdruck mancher Gesichter. Man denkt, daß er Dürers Heller-Altar in Frankfurt gesehen hatte.

1 Die dendrochronologische Untersuchung ergab, daß Bretter aus demselben Baum für alle Tafeln verwendet wurden. Der jüngste Jahrring, datierbar auf 1489, findet sich bei Gm 544.

2 Auf der Tafel »Ecce Homo« in der Jakobskirche in Nürnberg wurde rechts unten ein ähnlich großes Stück Holz eingesetzt; die Bilder waren offenbar einem gegebenen Architekturrahmen angepaßt worden. Auf den Tafeln in der Jakobskirche befinden sich die Inventarnummern auf der Bildseite rechts unten. Bei »Ecce homo« steht diese Zahl oberhalb dieses Einsatzes, sie wurde demnach vor der Ergänzung aufgetragen.

3 Im Zuge der Restaurierung von 1991–1995 wurden Malschichtproben entnommen und von Bernd Hering, GNM 1991 mikrochemisch analysiert. Es wurden die Pigmente Bleiweiß, Ockerfarben, Bleizinngelb, Zinnober, Krapplack und Kupferblau bestimmt; der Auftrag erfolgte sowohl in Schichten wie naß in naß. Das Blau des Marienmantels wurde von Hans-Peter Schramm, Akademie Dresden, nach einer Verseifung des Bindemittels einer kleinen Probe optisch als Azurit identifiziert. Eine ausführliche Auswertung kann den Restaurierungsprotokollen und dem erweitertem Befundprotokoll entnommen werden.

4 Verz. der in der Dominiker-Kirche befindlichen Gemälde, Statuen und Basreliefs. »Consignirt Nürnberg, den 13. Mai 1807. Joh. Sig. Christoph Joachim Frhr. Haller von Hallerstein«. Staatsarchiv Nürnberg, Regierung von Mittelfranken, Kammer des Innern, Abgabe 1932, Titel X, Nr. 6180. Freundl. schriftl. Hinweis Dr. Peter Fleischmann, Staatsarchiv Nürnberg, 9. April 1997.

5 Inv.Nr. 1493. Daß es sich bei dem Vogel um das Wappen der bayerischen Familie von Amsheim handelt, ist unwahrscheinlich. Die von Bader beanstandete Seitenverkehrung des Wappenbildes ergibt sich aus der heraldischen Courtoisie. Für die Farbbeschreibung der Wappen des deponierten Bildes danke ich Gisela Goldberg. Nach Dr. K. Frhr. v. Andrian-Werburg und Dr. Peter Fleischmann, Staatsarchiv Nürnberg, handelt es sich bei dem Vogel- und dem Rosenwappen nicht um solche von Nürnberger Familien, freundl. schriftl. Mitteilung vom 3. Febr. 1992.

6 Im gemalten Wappen, Gm 545, statt Silber fälschlich Gold.

7 Im gemalten Wappen, Gm 1111, Dreiberg nicht gold, Lindenzweig vergangen.

8 Laut Genealogisches Handbuch des Adels, Adelslexikon Bd. 4, 1978, S. 406 – 408, Artikel Haller von Hallerstein. Freundl. schriftl. Hinweis Bertold Frhr. v. Haller, Nürnberg-Großgründlach, 10. Febr. 1997.

9 Zu den Kötzel vgl. Andreas Würfel: Historische, genealogische und diplomatische Nachrichten zur Erläuterung der Nürnbergischen Stadt- und Adelsgeschichte, 2 Bände. Nürnberg 1766/67, hier Bd. 2, S. 744.
10 Zu der komplizierten Ehegeschichte der Dorothea Landauer vgl. Albert Gümbel: Dorothea Hallerin. Nürnberg 1925. – Joachim Ahlborn: Die Familie Landauer. Vom Maler zum Montanherrn. Nürnberger Forschungen 11. Nürnberg 1969, S. 28 – 34. Die Übermalung der Wappen des Paares erklärt sich aus der Tatsache, daß Dorothea 1516 ihren Mann verließ, von dem sie 1517 geschieden wurde.
11 Beim gemalten Wappen, Gm 546, das Silber vergangen.
12 Im gemalten Wappen, Gm 1111, statt Silber Schwarz. Oxydiert? Die Wappen der Familien Nützel und Stromer von Reichenbach sind identisch. Schwarz bestimmte die Wappen auf dem Gemälde als die der Familien Stromer und Groß. Eine Allianz der beiden Familien läßt sich nicht belegen, wohl aber der Familien Groß und Nützel. Siegmund Groß, Genannter des Nürnberger Rates seit 1502, war verheiratet mit Barbara Nützel; vgl. Würfel (wie Anm. 9), Bd.1, S. 336, Nr. 57. Die Wappen auf dem Gemälde wären demnach vertauscht. Auf die richtige Fährte führte mich Prof. Wolfgang von Stromer, freundl. mündl. Mitteilung vom 27. März 1996.
13 Im gemalten Wappen, Gm 545, Farben stimmen nicht. Zur Familiengeschichte vgl. Hans Nikol: Die Herren von Sauerzapf. Geschichte eines Hammerherrengeschlechts der Oberpfalz. In: Verhandlungen des Historischen Vereins für Oberpfalz und Regensburg, Bd. 114, 1974, S. 127–214, bes. Stammtaf. II, Nr. 16.
14 Im gemalten Wappen, Gm 545, das Blau schwarz erscheinend.
15 Die Daten der Stifter, wenn nicht anders vermerkt, nach Biedermann; die Wappen nach Siebmacher.
16 Alexius Haller † 1501.
17 Sebald Schreyer † 1520, Dorothea Landauer † 1528, Wilhelm Haller † 1534/35; vgl. Elisabeth Caesar: Sebald Schreyer, ein Lebensbild aus dem vorreformatorischen Nürnberg. In: Mitteilungen des Vereins für Geschichte der Stadt Nürnberg, Bd. 56, 1969, S. 1–213. Zu Wilhelm Haller und Dorothea Landauer vgl. Anm. 10.
18 Wie Anm. 10.
19 Schiller 2, 1968 (Die Passion Jesu Christi). – LCI 3, 1971, Sp. 39 – 85 (Leben Jesu).
20 Beschreibung Joachim Zeune, Bamberg, 30. Mai 1996.
21 Anzelewsky 1971, Nr. 70, Abb. 69 – 72, Farbabb. 5; 1991, Nr. 70, Abb. 77 – 81, davon 3 farbig.
22 Der Altar in Wien, Diözesanmuseum; die Vorzeichnung in Frankfurt a. M., Städelsches Kunstinstitut, vgl. Winkler 2, 1937, Nr. 321 und Abb.; Löcher 1994, S. 9, Abb. 8, 9.
23 G. P. Fehring und A. Ress: Die Stadt Nürnberg. Bayerische Kunstdenkmale, hrsg. von Heinrich Kreisel und Adam Horn, Bd. 10. München-Berlin 1961, S. 149.
24 Abbildungen bei Bock 1924.
25 Nürnberg gegen 1490; Lutze u. Wiegand 1936-37, S. 134; Tietze u. Tietze-Conrat 1928, Abb. S. 279.
26 von der Osten 1983: Baldung, Nr. 2, Tf. 2.
27 Ölberg und Auferstehung wurden auf Wunsch des Galerieinspektors Georg Dillis für die BStGS im Tausch von der Stadt Nürnberg erworben. In einem Verz. vom 10. Jan. 1810 werden sie als Werke des Hans von Kulmbach auf der Nürnberger Burg erwähnt (BStGS, Altregistratur). Zum Ölberg vgl. Kat. Schleißheim 1914, S. 66 – 67.
28 Knappe 1961, S. 155, Abb. 2.
29 Löcher 1994, mit Farbabb. 1.

Zion 1733, S. 117. – Schwarz 1737, S. 13, 16, 17. – Murr 1778, S. 55. – Ders. 1787, S. 44. – Waagen 1843, S. 159 (Gm 542, 544), 161 (Gm 543, 545). – Lotz 2, 1863, S. 345 (Gm 542, 543, 544, 545). – Kat. 1882, Nr. 440 – 444; 1885, Nr. 448 – 452. – Thieme 1892, S. 156 – 157. – Kat. 1893, Nr. 482 – 486. – Dörnhöffer 1906, S. 463 – 464. – Weinberger 1921, S. 229 – 230 mit Anm. 80, Tf. XXIX, Abb. 2 (Gm 543). – Bock 1924, S. 199. – Wescher-Kauert 1924, S. 17 – 19. – Wescher-Kauert 1928, S. 25, Anm. 2. – Ausst. Nürnberg 1928: Dürer, Kat.Nr. 84 b, h, i, k, l, m. – Buchner 1928: Dürer-Ausstellung, S. 289. – Cicerone 1928: Dürer-Sonderheft. – Lutze u. Wiegand 1936-37, S. 54 – 55, Abb. 120, 121 (Gm 543, 545). – Kiesskalt 1945 (ungedruckt). – Ausst. Nürnberg 1961: Meister um Dürer, Kat.Nr. 245 (Gm 542, 543). – Knappe 1961, S. 255 – 256, Abb. – Winkler 1961, S. 271. – Pilz 1964, S. 56. – Löcher 1986: Dürer-Ersatz, S. 66. – Bader 1993. – Löcher 1994: Himmelfahrt Mariä, S. 1 – 12, Abb. 9 (Gm 1111).

Donauschule

MARTYRIUM DES HL. LEODEGAR VON AUTUN
um 1515

Dem am Boden liegenden Heiligen, der den bischöflichen Ornat und die Mitra trägt, werden mit einem Bohrer die Augen ausgebohrt. Den König, der die Marter anordnet und überwacht, weisen das Szepter und die Mitrakrone aus. Hofleute und Kriegsknechte, von denen die beiden rechten Hellebarde und Spieß halten, wohnen der Marter bei. Der eine schneuzt sich. Andere sind im Gespräch begriffen. Herbstlandschaft mit Blick auf eine Stadt am Zusammenfluß zweier Flüsse.

Fichtenholz (Picea sp.), 169,7 x 107,7 cm – Auf der Rückseite Aufschrift: »Zurück aus der Kirche in Loibersdorf, Pfarramt Schnaitsee, Bezirksamt Wasserburg«; Klebezettel BStGS Inv.1855, Nr.7817; Inv.1905, Nr.2395.

Gm 1181. Leihgabe der Bayer. Staatsgemäldesammlungen, Inv.Nr. 7817. – Aus der Kirche St. Peter in Kirchloibersdorf bei Wasserburg 1891 als Geschenk erworben[1]; Inv.1905, Nr.2395 – Am 5. Juli 1894 nach Schleißheim – Von 1902 bis 1921 in der Galerie zu Burghausen – 1936 an das GNM.

4 Bretter, Breiten von links oben 37,5, 21,7, 15,0, 33,5 cm, unten 31,8, 26,1, 18,0, 31,1 cm. Stärke auf 1,2 cm gedünnt. Fugen und Äste mit Leinwandstreifen kaschiert. Äste im Holz belassen. Alter Schädlingsbefall, infolge dessen Holz an den Ecken links oben und rechts unten ausgerissen; untere linke Ecke später angestückt. Rechte Fuge später neu verleimt. Risse am unteren Rand. Allseitig geringfügig behobelt. – Rückseite: Hochparkett. Brauner öliger Anstrich. Riß in der Mitte unten mit Klötzen gesichert. – Bildseite: Tafel im Rahmen grundiert und bemalt, Grundier- und Malkanten allseitig vorhanden. Unterzeichnung: Pinsel; Kontur- und Binnenzeichnung in locker hingeworfenen Strichen; Linien oftmals wiederholt, was die Zeichnung partiell verunklärt; der weiß gekleidete Scherge scheint Strümpfe zu tragen; ein Giebel über dem Doppelfenster am obersten Turm und ein Baum hinter der unteren Burganlage nicht verwendet. Malerei: Farbigkeit durch vergilbten Firnis gedämpft, Blau vergrünt, Grün verbräunt. Malschicht- und Grundierungsausbrüche am unteren Bildrand – hier vermutlich infolge aufsteigender Feuchtigkeit – und entlang der rechten Fuge in früher Zeit restauriert. – Restaurierung: 1990 kleinere Ausbrüche mit Aquarell ergänzt. AB

Das Thema ist der Heiligenlegende, wie sie Jacobus de Voragine in der Legenda aurea (1263/73) erzählt[2], entnommen: Der Hl. Leodegar (Fest 2. Okt.) erlitt sein Martyrium als Bischof von Autun um das Jahr 680. Er hatte sich bei der Belagerung von Autun, um die Stadt zu retten, freiwillig den Feinden gestellt. Ihm wurden auf Befehl des Majordomus Ebroinus bzw. des Königs Theodoricus III. die Augen ausgestochen, später die Zunge herausgeschnitten, schließlich das Haupt abgeschlagen, doch heißt es, daß er noch nach seinem Tode Wunder wirkte[3]. Im Bilde liegt er im bischöflichen Ornat, mit gefesselten Händen und Füßen, am Boden. Die Komposition schließt, worauf Weinberger erstmals aufmerksam machte, an Dürers Holzschnitt B. 117, »Die Marter der Zehntausend«, an. Dem Holzschnitt sind u.a. der der Marter beiwohnende König und die Position des liegenden Märtyrers entnommen. Der den Bohrer bedienende Henker erinnert nach Haltung und Stellung im Bild an den Kriegsknecht, der im Stich Israhels van Meckenem B. 18 die Kreuzannagelung Christi vorbereitet. Für die große Rückenfigur – Mantel, Muster und Fußstellung – vermittelten vielleicht Kupferstiche des Monogrammisten MZ (= Matthäus Zasinger)[4] Anregungen. Die durch Schlagschatten auf dem Boden unterstützte Verräumlichung der Figurenkomposition und die mit Hilfe der Finger disputierende Männergruppe, aber auch kostümliche Details wie die in Oberdeutschland ungewohnten Hutformen lassen an oberitalieniche Vorbilder denken.

Bei den Stangenwaffen traf der Maler eine Auswahl, die offensichtlich lokale Gewohnheiten verrät. Zweimal wird der aus dem 15. Jahrh. stammende, in Österreich geläufige sog. Ahlspieß vorgeführt. Er hat eine lange, dünne, vierkantige Klinge und am unteren Ende des Spießeisens eine große runde Parierscheibe. Der Soldat am rechten Bildrand präsentiert ihn gut sichtbar[5]. Von den Helmbarten zeigen zwei die Form des 15. Jahrh.: Die Beilklinge hat eine gerade Schneide, die in eine breite Spitze zum Stoß ausläuft. Am Rücken besitzt das Beil einen Reißhaken, den wegen seiner Form so genannten Rabenschnabel[6]. Die Helmbarte rechts entspricht dem italienischen »Roßschinder« des 15. und 16. Jahrh. »Mit ihrer sichelförmigen Nebenspitze sollen den Pferden die Sehnen durchgerissen worden sein (…) Die Beilklinge ist im 15. Jahrh. sehr breit, langestreckt und läuft in einer Stoßklinge aus. Auf dem Klingenrücken sitzt oft ein gerader, spitzer Haken, und am Klingenende befinden sich an der Tülle zwei »Ohren«. Das sichelförmige Eisen sitzt am oberen Beilende und ist leicht nach unten gebogen«[7]. Die Formphantasie spielte bei dieserart »paradebetonten Trabantenwaffen«[8] eine größere Rolle als der militärische Gebrauchswert. Nach Italien weist auch der über der Krone des Königs sichtbare Schefflin oder Javelin, ein leichter Wurfspeer mit einer langen Klinge, die zur Verringerung des Gewichts hohlgeschmiedet war[9]. Die Waffe des mit erhobenem Zeigefinger redenden Mannes ist aufgrund der leicht gekrümmten Form als »türkischer« Säbel anzusehen.

Der Zusammenfluß dreier Flüsse gibt, wie Buchner fest-

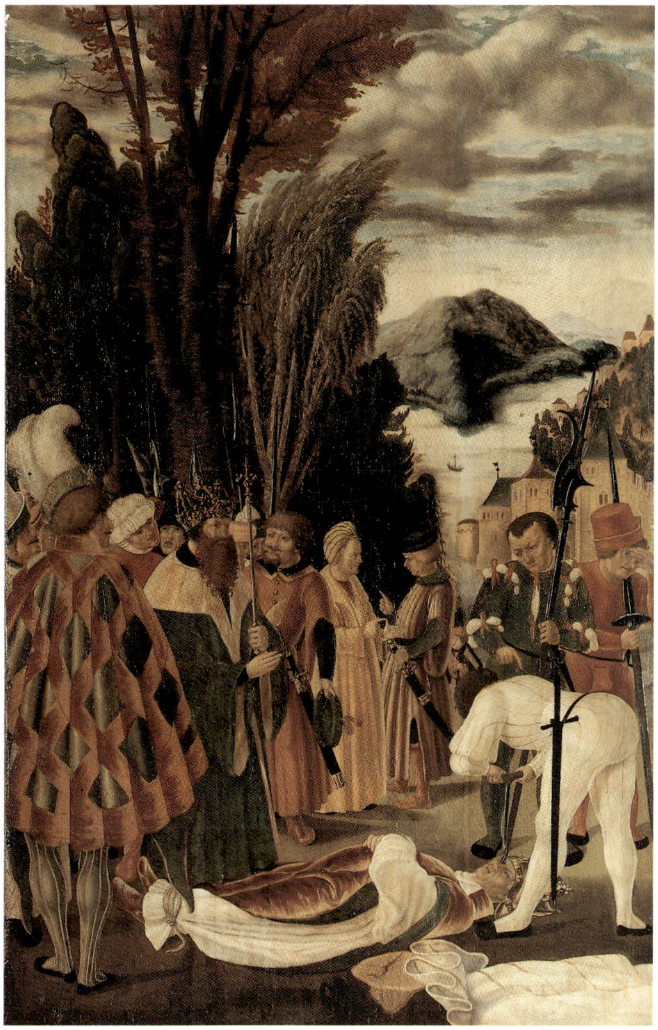

Gm 1181

stellte, die örtliche Situation der Stadt Passau wieder[10]. Im Vordergrund findet sich, teilweise an und in den Fluß gebaut, eine befestigte Stadtarchitektur aus mehreren hintereinander gestaffelten Turmbauten, die durch kurze Mauerstücke miteinander verbunden sind und schließlich in einen winzigen Rundturm mit Kuppeldach münden. Mehrere gekuppelte Rundbogenfenster in Blendnischen weisen die Türme als bewohnbar aus. Auf einem Berg- oder Hügelkamm eine turmreiche Burganlage, die durch eine turmbewehrte Traverse mit dem Flußufer, wo ein Torturm den Weg sperrt, verbunden ist. Die Gesamtsituation erinnert an Passau mit der Burg Oberhaus[11]. Auf dem Wasser ein zur Personenbeförderung genutzter Lastkahn, ähnlich einer »Schachtel«[12].

Charakteristisch für Gm 1181 sind der bedeutende Anteil der Landschaft und die nah herangezogenen großen Baummotive mit den dicken Stämmen und Laubwedeln, die Verwendung von Rückenfiguren und die sprunghafte maßstäbliche Verkleinerung der Figuren zum Mittelgrund, das herbstliche Kolorit und die streifige Malweise mit breitem Pinsel. Bei den Beteiligten äußert sich das Mitleid deutlicher als die Bosheit. Der Kriegsknecht am rechten Bildrand schneuzt sich, wie man es ähnlich auf Bildern des Abendmahls Christi findet[13]. Er reinigt sich von der bösen Tat oder er leugnet durch eine beiläufige Triebäußerung seinen aktiven Anteil an dem Geschehen[14]. Er tut, als wenn er nicht dazugehört. Den Henker weisen das knapp sitzende Kostüm und zumal die hautengen gestreiften Beinkleider aus[15].

Die Kunstdenkmale beschreiben die Figuren als »in mantegnesker Weise gruppiert«. Voss sah die Landschaft als »wahrhaft malerisch und zugleich poetisch gedacht« an und rühmte den »pathetischen Schwung« des Gemäldes. In Kat. Burghausen 1902 und 1908 und wieder bei Eßwein und Hausenstein wird Gm 1181 Wolf Huber[16] zugeschrieben. Voss, Buchner, Winzinger und zunächst auch Hausberger gaben die Tafel dem Meister von Mühldorf[17]. Weinberger sah nur einen losen Schulzusammenhang mit diesem. Winzinger glaubte neben altertümlichen Zügen, die an Pacher und Reichlich erinnern, auch den Einfluß des jüngeren Rueland Frueauf[18] zu spüren. Hausberger konstatierte eine gegenüber dem Mühldorfer Altar nachlassende Lebendigkeit der Gestaltung und datierte um 1520. Die Zuschreibung an den Meister von Mühldorf überzeugt nicht und wird auch von Hausberger-Lübbeke nicht länger vertreten[19]. Die italienischen Anklänge sprechen für einen im bayerischen oder österreichischen Alpengebiet tätigen Künstler.

1 In den Kunstdenkmalen 1902 als noch dort vorhanden erwähnt. Der Klebezettel auf der Bildrückseite läßt darauf schließen, daß die BStGS das Gemälde der Kirche in Kirchloibersdorf noch einmal leihweise überließen.
2 Dt. Ausgabe von Richard Benz o.J. (1955), S. 764 – 766.
3 Zur Ikonographie vgl. Künstle 1926, S. 402 – 405. – LCI 7, 1974, Sp. 391 – 392.
4 The illustrated Bartsch, hrsg. von Walter L. Strauss, Bd. 9.1. New York 1981, Abb. S. 361 – 376.
5 Vgl. Müller 1957: Waffen, S. 66, Abb. 89. – Seitz 1965: Blankwaffen, S. 222 – 224, Abb. 144 C.
6 Vgl. Müller (wie Anm. 5), S. 70, Abb. 94, 96 und S. 147, rechts. – Seitz (wie Anm. 5), S. 221 – 224, Abb. 142 C.
7 Müller (wie Anm. 5), S. 71, Abb. 102.

8 Seitz (wie Anm. 5), S. 223, Abb. 144 H.
9 Vgl. Müller (wie Anm. 5). Freundl. mündl. Hinweis Johannes Willers, GNM, 9. Nov. 1995.
10 Zur Topographie: Passau in der Druckgraphik, hrsg. von der Ostbayerischen Kulturstiftung der Zahnradfabrik Passau GmbH. Passau o.J. (1994).
11 Beschreibung und Einordnung von Stadt und Burg durch Joachim Zeune, Bamberg, freundl. schriftl. Mitteilung 30. Mai 1996.
12 Freundl. Mitteilung Boye Meyer-Friese, Hamburg, 23. Okt. 1996.
13 So bei Jörg Ratgeb, Herrenberger Altar (Stuttgart, Staatsgalerie) und Meister MS von Zwolle, Kupferstich B. 2.
14 Vgl. Nobert Elias: Über den Prozeß der Zivilisation, Bd. 2, Wandlungen des Verhaltens in den weltlichen Oberschichten des Abendlandes (suhrkamp taschenbuch wissenschaft 158). Frankfurt a.M. 1976, S. 194 – 207. Literaturhinweis Wolfgang Brückner, Würzburg, 24. Mai 1995.
15 Dazu Mellinkoff 1993.
16 Tätig in Passau von spätestens 1515 bis (†) 1553.
17 Sehr wahrscheinlich identisch mit Wilhelm Pätzsold, tätig in Mühldorf seit spätestens 1511, dort archivalisch greifbar seit 1517, gestorben 1521; vgl. Hausberger 1973, S. 125 – 132.
18 Tätig in Passau von spätestens 1497 bis nach 1545.
19 Freundl. mündl. Mitteilung vom 1. Juli 1990, bestätigt am 16. Febr. 1994.

Kunstdenkmale Oberbayern 1,2, 1902, S. 2009. – Kat. Burghausen 1902 und 1908, Nr. 18. – Voss 1907, S. 201 – 202. – Reber 1909, S. 192. – Voss 1920, S. 148. – Eßwein u. Hausenstein 1923, S. 25, Tf. 138. – Künstle 1926, S. 402. – Weinberger 1930, S. 222. – Lutze u. Wiegand 1936-37, S. 48 – 49, Abb. 273. – Ausst. München 1938: Altdorfer, Kat.Nr. 651 (bearb. E. Buchner). – Winzinger 1940, S. 114. – Ders. 1968, S. 22. – Hausberger 1973, S. 90 – 92, Abb. 23. – Mellinkoff 1993, S. 25, Abb. I.60.

Gm 165 Ausschnitt. Infrarot

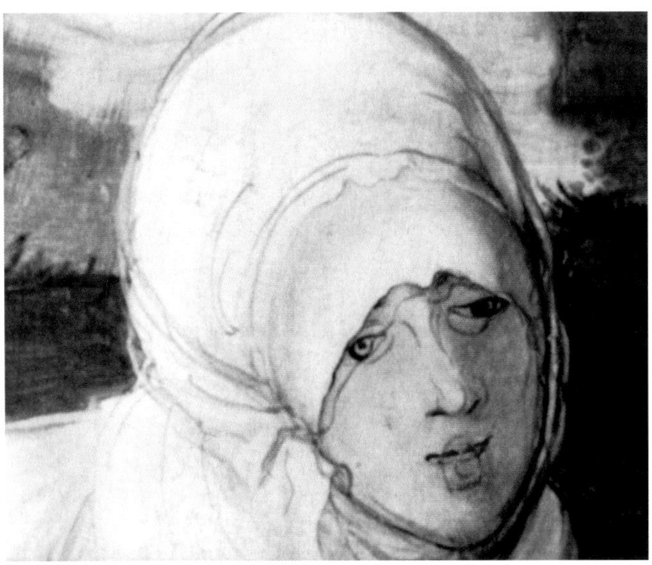

Dürer, Albrecht

Geboren am 21. Mai 1471 in Nürnberg, gestorben am 6. April 1528 ebenda. Maler, Kupferstecher, Zeichner für den Holzschnitt und Glasgemälde, Kunsttheoretiker. Sohn des aus Ungarn nach Nürnberg zugewanderten Goldschmieds Albrecht Dürer d. Ä. und seiner Ehefrau Barbara Holper. Er lernte zunächst bei seinem Vater, vom 30. Nov. 1486 bis zu Ende des Jahres 1489 bei dem Maler Michael Wolgemut in Nürnberg. Die Jahre der Wanderschaft 1490/93 verbrachte er am Oberrhein, in Colmar, Basel und Straßburg. Zurück in Nürnberg, heiratete er am 7. Juli 1494 Agnes Frey, Tochter eines Nürnberger Goldschmiedekollegen des Vaters. Vom Herbst 1494 bis zum Frühjahr 1595 bereiste er Oberitalien und Venedig, dann wieder vom Spätsommer 1505 bis zum Januar 1507. 1509 wurde er in den Größeren Nürnberger Rat berufen. In demselben Jahr kaufte er das Haus am Tiergärtnertor. Seit 1512 war er mit umfangreichen Arbeiten für Kaiser Maximilian I. betraut, der ihm 1515 ein »leibgeding« von jährlich 100 Gulden gewährte. 1518 besuchte Dürer den Reichstag zu Augsburg. Vom Juli 1520 bis Sommer 1521 bereiste er die Niederlande. In Aachen nahm er an der Kaiserkrönung Karls V. teil. Hauptwerk der späten Jahre sind die Tafeln mit den Vier Aposteln in München, Alte Pinakothek. Von den theoretischen Schriften sind die Unterweisung der Messung und die Vier Bücher von menschlicher Proportion die bekanntesten.

Epitaph der Nürnberger Familie Holzschuher

DIE BEWEINUNG CHRISTI
um 1498/1500

Christus ist vom Kreuz genommen, das mit daran gelehnter Leiter im Hintergrund steht. Die Schächer hängen noch an ihren Kreuzen. Johannes faßt den Hl. Leichnam, ihn aufrichtend, unter den Achseln, aber so, daß das weiße Leintuch eine direkte Berührung durch den Jünger ausschließt. Maria und Joseph von Arimathia beugen sich über den Toten, ihn beklagend. Nikodemus, der in einem Gefäß Myrrhen bringt, steht abseits, Maria Magdalena mit dem Salbgefäß hochaufgerichtet über der Gruppe. Eine Verwandte der Maria, Maria Cleophae oder Maria Salome, äußert ihren Schmerz mit emporgeworfenen Armen. Vorne liegt übergroß die Dornenkrone. Unten knien in stark verkleinertem Maßstab die Stifter, links Karl III. Holzschuher mit seinen Söhnen, rechts seine Ehefrau Gertraud Gruber mit ihren Töchtern, die männlichen Mitglieder und die Ehefrau

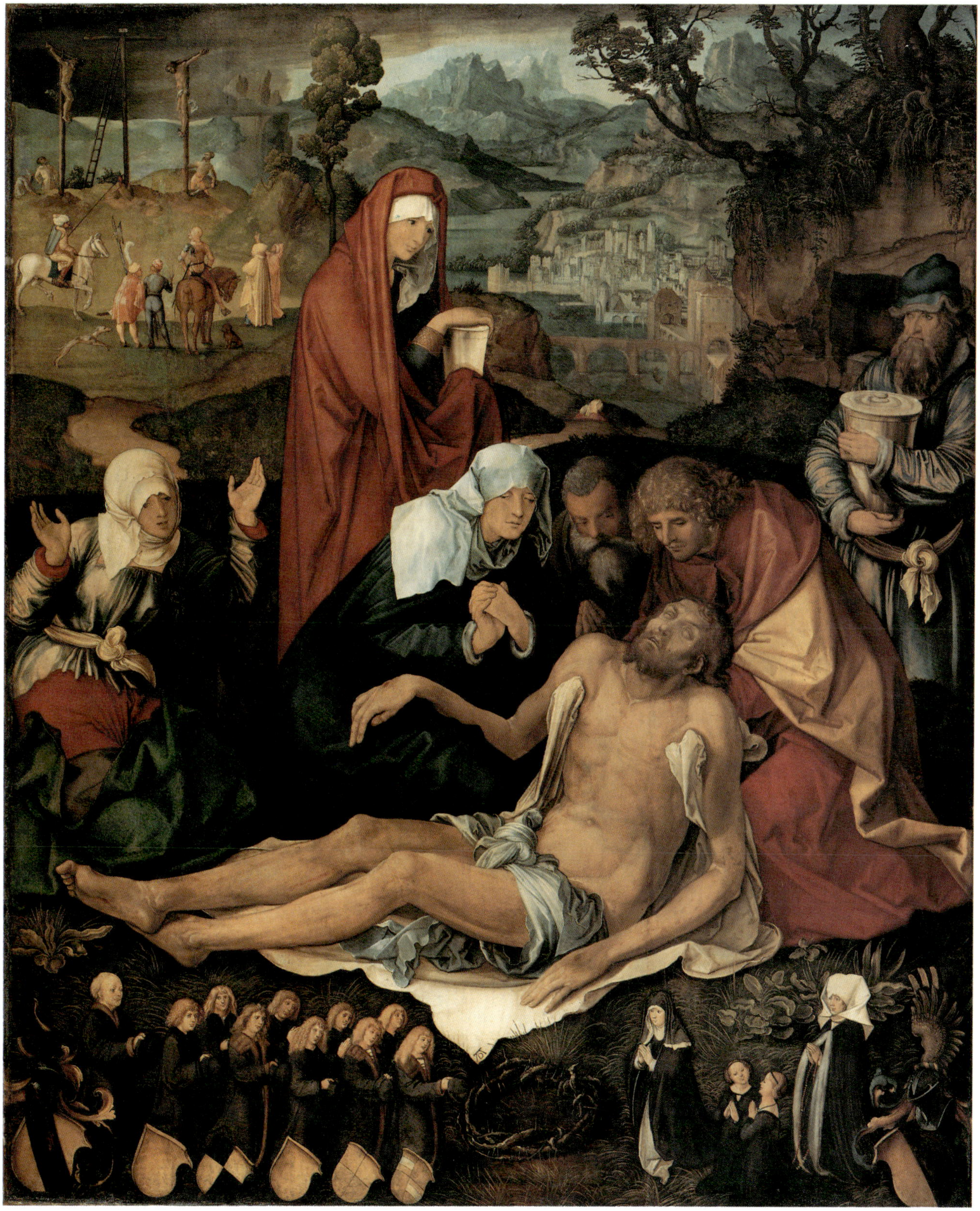

Gm 165

des Stifters jeweils mit ihren Wappen, deren Bilder später getilgt wurden. Im Flußtal vor einem Gebirgspanorama die Stadt Jerusalem.

Kiefernholz (Pinus sylvestris), 150 x 120 cm – Auf dem Zipfel des Leintuchs des Künstlers Monogramm »AD [= D in A]«, spätere Zutat. – Auf der Rückseite Klebezettel Slg. König Ludwig I. von Bayern, 1827, Nr.191; WAF »H.G.231 (1936) Inv.S.No.220«, darunter links die Nr.165; auf der Stützleiste mit weißer Farbe »Gm 165«.

Gm 165. Leihgabe des Wittelsbacher Ausgleichsfonds / Bayer. Staatsgemäldesammlungen, Inv.Nr. WAF 231. – Nürnberg, Holzschuherkapelle bei St. Johannis, bis 1566 – Durch die Erben Veit Holzschuhers († 1580) nach St. Sebald verbracht – Slg. Peller, Nürnberg, erworben am 18. Dez. 1620 von Christoph Neidlinger für 1000 Gulden – Slg. Boisserée, Verz. 1827, Nr. 193, erworben am 17./18. Juni 1816 von Sulpiz Boisserée aus dem Pellerhaus in Nürnberg – Slg. König Ludwig I. von Bayern, erworben 1827, I.B. 191 – Ab 1829 ausgestellt in Nürnberg, Moritzkapelle – 1882 GNM.

6 Bretter, Breiten von links oben 30,4, 23,8, 24,9, 23,3, 8,2, 9,6 cm, unten 30,0 28,0 21,0 21,6, 7,8, 12,2 cm. Äste nicht erkennbar. Unter dem Leichnam Christi und dem Flußlauf großflächige Wergkaschierung. Entlang der Grundier- und Malgrate Linierung eingeritzt[1]. Bildträger infolge von Schädlingsbefall vor allem in den beiden rechten Brettern schwer geschädigt. Brettfugen teilweise gelockert, zweite Fuge von rechts nachgeleimt. Format original. – Rückseite: Für die Größe ungewöhnlich glatt gehobelt; Ränder abgefast; ganzflächig mit grobem Werg bedeckt. Mittlere Fugen später zusätzlich mit Leinwandstreifen gesichert, diese bis auf wenige Reste entfernt; äußere Fugen mit Klötzchen an den Rändern, dritte Fuge von links mit 6 cm breiter Holzleiste stabilisiert. Grobe Kerben an den Kanten lassen gewaltsames Entfernen aus einem früheren Rahmen vermuten. – Bildseite: Tafel im Rahmen grundiert und bemalt. Bleiweißhaltige Imprimitur mit breitem Pinsel streifig kreuz und quer aufgetragen[2]. Unterzeichnung: Pinsel; Kontur- und Binnenzeichnung schwungvoll festgelegt; Rand des Kopftuches der Frau am linken Bildrand bedeckt ihr rechtes Auge, kreisartige Lippenform nicht verwendet (Abb.); Augen aller geringfügig verschoben; kleine Änderungen in der Stadtansicht; Kreuzesbalken Christi nebst Leiter weiter rechts, die Gestalten am Fuße des linken Kreuzes weiter oben. Malerei: Farbauftrag unterschiedlich deckend, gelegentlich bei Gewändern Imprimitur durchscheinend. Pentimenti: Zwei Zehen des linken Fußes Christi mitsamt Imprimitur herausgenommen und mit grünem Gewand der Frau links übermalt; vordere Zipfel des Grabtuches in der Untermalung nach unten vergrößert und stärker gerundet; während des Malprozesses mit Farbe des Wiesengrundes überdeckt. Fingerabdruck unterhalb des linken Knies Christi auf dem Leichentuch. Signatur alt. Alle heraldischen Motive der Wappen herausgekratzt, das der Ehefrau und Helmzier des Ehemannes übermalt: Der den Helm bekrönende Mohr des linken Wappens durch zwei zueinander gebogene Büffelhörner ersetzt, Zwischenraum als Wiesengrund einretuschiert. Hellrote Gewandzipfel des Mohren später mit schwarzbrauner Farbe überdeckt, Frühschwundrisse in den Übermalungen. Rote Blutspuren in den Haaren Christi später aufgefrischt, Füße braun ablasiert; Stirn des Josef von Arimathia am Haaransatz überarbeitet; großflächiger Malschichtverlust bei der Flußlandschaft, am Golgathahügel, im Grabhügel sowie auf Schultern und Unterärmel des Nikodemus ergänzt. Kleinere Retuschen über die ganze Bildfläche. Blauer Marienmantel leicht vergrünt. Bleiweißpartien verseift. – Restaurierungen: 1816 (BStGS) von Restaurator Koester »gewaschen (...) und von (...) übermalten Stellen befreit«[3]. 1881 (Sammlung Boisserée) Wappenfelder durch Restaurator Hauser sen. abgedeckt[4]; 1952 Blasen niedergelegt, Farbränder gefestigt; 1970 für die Dürerausstellung Schmutz entfernt. AB

Das Thema ist dem Neuen Testament entnommen. Die Beweinung Christi als Moment zwischen Kreuzabnahme und Grablegung wird in den Evangelien nicht eigens behandelt, gewann aber in der betrachtenden Frömmigkeit und Liturgie Bedeutung[5]. Gm 165 wurde angeblich in die Holzschuherkapelle bei St. Johannis in Nürnberg gestiftet, doch wurde diese erst 1508 erbaut und diente erst seit 1523 der Familie Holzschuher als Grablege[6]. Die Erben des Veit Holzschuher († 1580) überführten das Bild in die Sebalduskirche. Eine alte Kopie an der ehemaligen Stelle des Originals zeigt noch die Wappen Groland, Müntzer, Bühl. Die knienden Personen sind Karl III. Holzschuher (1423 – 1480), oberster Stadthauptmann in Nürnberg, und die ihm 1447 vermählte Gertraud Gruber, sowie deren neun Söhne, von denen sechs archivalisch greifbar sind, und drei Töchter. Das sind Karl IV. (1472 verheiratet mit Agnes Groland), Paulus (1460 – 1532), Barbara, Brigitta (beide Klosterfrauen zu Pillenreuth), Jakob († 1512), Hieronymus (1469 – 1529, 1498 verheiratet mit Dorothea Müntzer), Magdalena († 1517, Klosterfrau zu Regensburg), Leonhard († 1484), Lazarus (am 3. Juli 1496 verheiratet mit Katharina Bühl, † 1523)[7]. Da die drei verheirateten Söhne mit den Wappen ihrer Ehefrauen erscheinen, ergibt das späteste Heiratsdatum, das Hieronymus Holzschuhers, den terminus post quem für die Entstehung des Bildes, das demnach zwischen 1498 und 1500 entstanden sein dürfte. Lutze und Wiegand nahmen an, daß Hieronymus, der spätere Freund Dürers, der im Jahr 1500 mit dem Amt des Losungers betraut wurde, das Epitaph in Auftrag gab. Eine Dürer zugeschriebene Entwurfszeichnung, bei der ein Hauptaugenmerk auf dem Rahmen des Bildes liegt, befindet sich in der Graphischen Sammlung in München[8]. Die Hauptgruppe mit Christus ist annähernd der gemalten Ausführung entsprechend festgelegt, das Motiv der Grabhöhle größer und näher herangerückt, der Blick in die Ferne durch keine Figur verstellt. Den Rahmen ziert ein von Akanthus umwundener Stab. Bemerkenswert ist, daß Dürer hier an eine umfangreichere Epitaphinschrift auf einer Tafel unten in der Bildmitte dachte. Vielleicht gab es eine solche auf einer separaten Tafel. Die Figurengruppe des Gemäldes bildet eine Pyramidenform, in der sich die klagende Frau vereinzelt, während Nikodemus »abgehängt« erscheint.

Der Hintergrund zeigt eine stark befestigte Stadt an einem großen Fluß, dargestellt in mehreren Betrachtungsebenen. Ganz vorne eine den Fluß überquerende Steinbrücke über drei Bögen, die seitlich in ein Torwerk mündet. Dieses besteht aus einem viereckigen Vorwerk, einem dahintergestellten Rundturm und einem weiteren, diesmal etwas niedrigeren, Viereckturm. Alle Baulichkeiten, durch die der Hauptzugang zur Stadt führt, stehen im Wasser. Der vordere Viereckturm ist in ein etwas dunkleres Sockelgeschoß und ein helleres, verputztes Obergeschoß farblich unterteilt. Schön dargestellt sind die dunkle Läufer-Binder-Eckquaderung und die teils vermauerten Kleinfenster der Turmkrone mit den Miniaturzinnen. Der Rundturm mit seinem gedrückten Kegeldach weist Schlüsselscharten auf. Die mittlere Betrachtungsebene nimmt die vieltürmige, komplexe Stadtarchitektur ein: Zum Wasser hin eine zinnenbewehrte Mauer mit Stützpfeilern, die weit in das Wasser hineinreicht und mit einer weiteren Turmburg dort abschließt. Auch hier finden sich Schlüsselscharten. Die hinterste Betrachtungsebene umfaßt die turmartig hochaufragende Stadtburg mit großem Tor sowie die landseitige Stadtmauer. Letztere besitzt mehrere flankierende Turmbauten und einen Wehrgang über Innenarkaden[9]. Nahe der Anlegestelle zwei einmastige Wasserfahrzeuge, vor der Brücke ein Kahn, der von einem Mann gestakt oder gerudert wird. Er steht wie ein Gondoliere auf dem Achterdeck und hat seine Stakstange auf der Backbordseite[10]. Tietze u. Tietze-Conrat, Musper (1965) und nachdrücklich Löhn machten auf die Verwandtschaft der Brückenarchitektur mit der auf Gm 166, Herkules und die stymphalischen Vögel, aufmerksam. Walther Fries im Ausst.Kat. Dürer 1928 sprach die Gebirgslandschaft als Brennerlandschaft an.

Epitaphien waren Gedächtnisbilder für Verstorbene. Sie wurden von den Nachkommen zugleich für das eigene Seelenheil gestiftet. Das Thema – Totenklage und Abschiednehmen – drückt den Schmerz der Hinterbliebenen aus. Ein prominentes Beispiel vor Dürer bietet in Nürnberg Michael Wolgemuts Epitaph gleichen Themas für Georg Keipper in St. Lorenz[11]. Dürer reihte traditionsgemäß die Stifter – nach männlichen und weiblichen Familienmitgliedern getrennt und im stark verkleinerten Maßstab – in der unteren Bildzone auf, gab ihnen aber kein eigenes, gegen die Historie abgegrenztes Bildfeld mehr. Der Bildniswert der Stifterfiguren ist gering, doch sind sie – schon wegen der reizenden Rückwendung des einen der kleinen Mädchen – mit Recht bewundert worden. Christus hat, wie üblicherweise bei Dürer, Übermenschenmaß und ist von kräftig muskulösem Gliederbau. Die Aura lautloser, nach innen gekehrter Trauer wird nur von der heftig agierenden Frau links durchbrochen. Wie bei Dürers Beweinungs-Epitaph für den Nürnberger Goldschmied Albrecht Glimm (München, Alte Pinakothek) und beim Holzschnitt B. 13 aus der Großen Passion gipfelt die Komposition in einer einzelnen, aufrecht stehenden Figur, hier in Maria Magdalena mit dem Salbgefäß. Die durch die Stifterreihe geforderte Anhebung der Figurenkomposition kam dieser zugute. Nach Agthe vertreten die beiden Hunde am Kalvarienberg Gut und Böse, der helle, frei herumlaufende Windhund die Gerechtigkeit, der dunkle, zu Füßen der Obrigkeit sitzende das Unrecht.

Die Holzschuhersche Beweinung war in der Pellerschen Sammlung als ein Werk Dürers hochbewertet. Wann die Wappen der Stifter getilgt, bzw. in »ideale« verwandelt wurden, ist unklar. Möglicherweise lag Martin Peller daran, seiner Familie den ständigen Vergleich mit dem patrizischen Vorbesitzer zu ersparen. Sulpiz Boisserée[12], der das Gemälde 1816 erwarb, nannte es eine der größten und schönsten Kompositionen des Künstlers. Johanna Schopenhauer, die es in Heidelberg sah, verglich es nicht zu seinen Gunsten mit den altniederländischen Bildern derselben Sammlung. Der Zustand des Bildes wurde auch noch nach seiner 1816 erfolgten »glücklichen Wiederherstellung« durch den Restaurator Christian Philipp Koester[13] weiterhin bemängelt. In der Frage der Eigenhändigkeit und der zeitlichen Einordnung gingen und gehen die Meinungen auseinander. Spätestens mit Heller war entschieden, daß von den beiden übereinstimmenden Exemplaren der Beweinung in St. Sebald und in der Pellerschen Sammlung letztere das Original sei[14]. Waagen, der die Autorschaft Dürers mit kritischer Distanz zu dem Bild bestätigte, datierte es um 1515/18. Eye unterschied zwischen der bedeutsamen Erfindung und der handwerksmäßigen Ausführung. Thausing konstatierte im Vergleich mit der Glimmschen Beweinung die »freier angeordnete Pyramide«. Seidlitz hielt das Bild für »nicht ganz vollendet«. Janitschek, der die Holzschuhersche Beweinung als eine »freie gegenseitige Kopie« der Glimmschen ansprach, vermißte Dürers persönliche Art und schloß auf Gehilfenhände. Wölfflin stellte einen Widerspruch zwischen altertümlichen und – im »klassischen Bewegungstypus« der Christusfigur – modernen, über das Jahr 1504 hinausweisenden Züge fest, die ihn bewogen, das Bild nur in einen entfernteren Zusammenhang mit Dürer zu bringen. Weisbach gestand dem Maler nur die Benutzung Dürerscher Motive zu. Er erklärte das Monogramm für falsch. Gleich ihm schloß Waldmann Eigenhändigkeit der Ausführung aus. Bock erwog die Beteiligung Matthias Grünewalds. Dörnhöffer dachte an den Mitarbeiter Dürers, dem der Schreyer-Altar in Schwäbisch Gmünd[15] verdankt wird. Röttinger stimmte ihm zu, hielt aber an einem Dürer-Entwurf für die Beweinung fest. In dem Maler sah er zunächst Hans Wechtlin, dann den sog. Brigittenmeister, der allerdings nur als Graphiker nachweisbar ist. Schilling zog die obengenannte Zeichnung in der Graphischen Sammlung in München, die er aufgrund des geschleuderten Monogramms in das Jahr 1498 datierte, als Vorarbeit heran[16]. Aus den biographischen Daten der Dargestellten gewann er das Jahr 1498 als terminus post quem und das Jahr 1499 (Tod Karls IV. Holzschuhers) als wahrscheinlichen terminus ante quem für den Auftrag. Im Vergleich mit der Glimmschen Beweinung argumentierte er für eine frühere Ansetzung. Die Mehrzahl der Forscher folgte ihm, so Winkler, Musper, Anzelewsky und Strieder. Pfötsch, das Verhältnis von Farbe und Linienrhythmus in beiden Bildern vergleichend, ließ sie nah beieinander. Andere meldeten Widerspruch an. Weinberger sah Motive der Glimmschen Beweinung mit jüngeren Elementen verbunden, datierte um 1516, sah Erhard Schön als den ausführenden Maler an und die 1517 verstorbene Magdalena Holzschuher, eine Nonne, als Stifterin des Epitaphs. Tietze und Tietze-Conrat hielten das Gemälde für eine Werkstattarbeit, um 1502 womöglich unter der Beteiligung Hans Schäufeleins entstanden, Flechsig für eine freie Wiederholung des Holzschnittes der Großen Passion, Panofsky für das Werk eines die Glimmsche Beweinung mit dem Holzschnitt kombinierenden Dürer-Nachahmers. Oehler, die das Gemälde nach 1507 datierte, wollte beim Monogramm die Hand des Sebald Beham erkennen, der freilich erst 1518 mit bezeichneten Werken greifbar wird. Während Châtelet, auf Strieder (1971) sich berufend, die Holzschuhersche Beweinung nur noch als Werkstattbild gelten ließ, plädierte Mende wieder für Eigenhändigkeit. Ein Holzschnitt Hans Baldungs mit der Beweinung Christi, der um 1505/07 datiert wird[17], steht nicht nahe genug, um das Gemälde zeitlich absichern zu können. Während Thausing die mit erhobenen Händen wehklagende Frau des Gemäldes auf Mantegna zurückführte und auch Wölfflin und Schilling das italienische Element hervorhoben, führten Schürer und Anzelewsky die Komposition auf niederländische Vorbilder, zumal auf Geertgens Beweinung Christi vom Hauptaltar der Johanniter in Haarlem (Wien, Kunsthistorisches Museum), zurück. Sie schlossen auf einen während der Wanderjahre erfolgten Aufenthalt Dürers in den Niederlanden. In jüngster Zeit beschäftigte sich Kalveram mit Dürers gemalten Darstellungen der Beweinung Christi. Sie schrieb die obengenannte Zeichnung Dürer ab, sagte der Holzschuherschen Beweinung epigonalen Charakter nach und gab sie einem der Mitarbeiter Dürers, die nach 1507 in seiner Werkstatt tätig waren. Die Vorbehalte gegen das Gemälde und gegen Dürers Autorschaft sind gut begründet, die Versuche, das Bild anderwärtig einzuordnen, vage und unbefriedigend. Der technologische Befund liefert keine Argumente für die eine oder andere These.

Es wäre ungewöhnlich, daß Dürer die Arbeit für eine der führenden Nürnberger Familien Schülerhänden überlassen hätte, zumal von einer »Dürer-Werkstatt« vor 1500 nichts bekannt ist, doch wollte der Auftrag womöglich schnell erledigt sein, was Schülerhilfe erforderte und sich fraglos auch im Preis niederschlug. Die Gruppenbildung ist minder geschlossen als bei der Glimmschen Beweinung, die plastisch-zeichnerische Durchbildung der Figuren wie auch des Stadtbildes und des Bergpanoramas matter und detailärmer, die Farbigkeit durch den Wechsel geschlossener Farbflächen in der Bildmitte und changierender Farben bei den äußeren Figuren gebrochen. Im Sinne räumlicher Klärung ist die Holzschuhersche Beweinung jener wie auch dem Holzschnitt der Großen Passion überlegen. Eine Kopie auf Holz, ohne die Stifterfiguren, vermutlich aus der Zeit um 1600, befand sich 1985 im Münchner Privatbesitz[18]. Eine vereinfachende Miniaturkopie findet sich im Holzschuherschen Familienbuch von 1724[19]. Eine Lithographie unter Auslassung der Stifterfiguren fertigte Johann Nepomuk Strixner 1828[20].

1 Nach Gunnar Heydenreich (bislang unveröffentlichtes Manuskript zu Werktechniken Lucas Cranachs d.Ä., 1997, S. 10) könnte diese Linierung eine Vorsichtsmaßnahme sein, um das Absplittern der Grundier- und Malschicht bei der Herausnahme des Bildes aus dem Arbeitsrahmen zu verhindern.

2 Die Bindemittel- und Pigmentanalysen wurden am Doerner-Institut München im Okt. 1996 vorgenommen.

3 Sulpiz Boisserée am 9. Juli 1816 in seinem Tagebuch, im Brief vom 27. Juli 1816 an Goethe erwähnt, zitiert bei Rudi 1995, S. 74 – 75.

4 Protokoll vom 22. Jan. 1881.

5 LCI 1, 1968, Sp. 278 – 282. – Schiller 2, 1968, S. 187 – 192.

6 Vgl. Kurt Pilz: St. Johannis und St. Rochus in Nürnberg. Die Kirchhöfe mit den Vorstädten St. Johannis und Gostenhof. Nürnberg 1984, S. 110 – 112. Dazu Kalveram 1983, S. 48.

7 Zur Familie Holzschuher vgl. Biedermann 1748, Tab. CLXXI, CLXXIII, CLXXIV. – Johann Christoph Gatterer: Historia Genealogica Dominorum Holzschuherorum. Nürnberg 1755, S. 234 – 241. – Friedrich 1994, S. 71 – 76.

8 Inv.Nr. 37933; vgl. Winkler 1936; Walter L. Strauss: The Complete Drawings of Albrecht Dürer, Bd. 1. New York, 1974, Nr. 1498/5 mit Abb. Die Autorschaft Dürers an der Zeichnung ist nicht unbestritten.

9 Beschreibung Joachim Zeune, Bamberg, 30. Mai 1996.

10 Freundl. Mitteilung Boye Meyer-Friese, Hamburg, 23. Okt. 1996.

11 Strieder 1993, Nr. 52, Abb. 318.

12 Brief vom 17. Juni 1816; vgl. Boisserée 1862 (1970), S. 307.

13 Alle Daten bei Rudi 1995.
14 Vgl. auch die handschriftl. Notizen von Johann Andreas Börner in einem Exemplar von Roth 1791; GNM, Signatur Dürer 8° Da 179/1.
15 Teile des Altars im GNM, Gm 191, 192. Zum Künstler siehe daselbst.
16 Zur Münchner Zeichnung vgl. Oehler 1959, zum »geschleuderten« Dürer-Monogramm dort und 1973.
17 Matthias Mende: Hans Baldung Grien. Das graphische Werk. Unterschneidheim 1978, Nr. 4 und Abb.; zur Abhängigkeit des Holzschnittes von Gm 165 vgl. Ausst.Kat. Washington 1981.
18 Korrespondenz und Foto im GNM.
19 Historia Familiae Holtschuherianae, 1724, Nr. 57; GNM, Sign. Hs. 28883.
20 22. Lieferung, 1; vgl. Irmgard Feldhaus in Ausst.Kat. Neuss 1980, S. 63 mit Abb. – Dies.: Die Lithographien Johann Nepomuk Strixners. In: Gethmann-Siefert u. Pöggeler 1995, S. 152 – 174, hier S. 159, Abb. 13, 14.

Holzschuher 1724. – Zion 1733, S. 9. – Murr 1778, S. 36, 515, Nr. 31. – Roth 1791, S. 89. – Murr 1801, S. 464. – Schopenhauer 1818, S. 186 – 188. – Weise 1819, S. 94, Nr. 24. – Heller 1827, S. 212 – 214, 245 – 246. – Moritzkapelle 1829 – 1846, Nr. 64. – Kunstblatt 1829, S. 407 – 408. – Kugler 1836, S. 100. – Ders. 1837, S. 104 – 105, Nr. 34. – Nagler 1837, S. 82. – Waagen 1843, S. 186, 234. – Rettberg 1846, S. 156 – 157. – Müller 1858, S. 234. – Eye 1860, S. 205, 403 – 405. – Boisserée 1862, Bd. 1, S. 307 – 308, 312, 543; Nachdruck 1970. – Sighart 1862, S. 624. – Waagen 1862, S. 212 – 213. – Parthey 1, 1863, S. 362, Nr. 24. – Ausst. Nürnberg 1871: Dürer, S. 5. – Thausing 1876, S. 135 – 136; ^{2}1884, S. 180 – 181. – Moritzkapelle 1878 u. 1880, Nr. 90 – Woltmann u. Woermann 1882, S. 374. – Seidlitz 1883: Berichte, S. 70. – Vischer 1886, S. 206. – Janitschek 1890, S. 336. – Eye 1892, S. 61 – 62. – Reber 1894, S. 231, 237. – Hoff 1898, S. 80 – 81. – Zucker 1900, S. 59. – Bock 1904, S. 41 – 42. – Scherer 1904, S. 368 zu Abb. S. 14; 31908, S. 389 zu Abb. S. 17. – Reinach 1, 1905, Abb. S. 460. – Wölfflin 1905, S. 62, Anm. 1; ^{9}1984, S. 85, Anm. 5. – Dörnhöffer 1906, S. 88. – Weisbach 1906, S. 88 – 89. – Wustmann 1906, S. 42. – Röttinger 1907, S. 14. – Braune 1909, Nr. 165. – Spemann 1909, Anhang S. 73. – Killermann 1910, S. 39. – Hoffmann 1912, S. 170. – Firmenich-Richartz 1916, S. 250 – 257. – Waldmann 1919, S. 86. – Schilling 1920, S. 25 – 31. – Hampe 1920, S. 45. – Friedländer 1921, S. 96. – Weinberger 1921, S. 205 – 207. – Röttinger 1926, S. 111 – 115. . – Pauli 1927, S. 39. – Flechsig 1, 1928, S. 395; 2, 1931, Nr. 238. – Ausst. Nürnberg 1928: Dürer, Kat.Nr. 50 (bearb. Walther Fries); dazu Buchner 1928, S. 288. – Beenken 1928, S. 114. – Tietze u. Tietze-Conrat 1928, S. 92, Nr. W 24, Abb. S. 217. – Winkler 1928, S. 410 zu Abb. S. 23. – Winkler 1, 1936, bei Nr. 193. – Lutze u. Wiegand 1936-37, S. 50 – 51, Abb. 91. – Schürer 1937, S. 197 – 198. – Lutze 1939, S. 72, Abb. 31. – Ernstberger 1940–53, S. 164. – Martin 1941, Anm. 85. – Zink 1941, S. 66. – Panofsky ^{3}1948, 1, S. 61 – 62; 2, Nr.17; dt. Ausgabe 1977, S. 82 – 84. – Schwemmer 1949, S. 127. – Musper 1952, S. 64, 66, 70, Abb. S. 94. – Ernstberger 1954, S. 164 – 165. – Winkler 1957, S. 84. – Oehler 1959, S. 65, 84, 167 – 168. – Poensgen 1960, Tf. III, Nr. 7. – Strieder 1964, Nr. 13. – Grote 1965, S. 51 – 52, 55 – 56. – Musper 1965, S. 22. – Benesch 1966, S. 22. – Ottino Della Chiesa 1968, Nr. 70 mit Abb. 9. – Boisserée 1970, wie 1862. – Anzelewsky 1971, S. 37, 60 – 61, 159 – 160, Nr. 55, Abb. 57. – Ausst. Nürnberg 1971: Dürer, Kat.Nr. 589 (bearb. Peter Strieder). – Goldberg 1971, S. 339. – Mende 1971, S. 695, Anz. 55. – Kuhrmann 1973, S. 292. – Oehler 1973, S. 72 – 74. – Pfötsch 1973, S. 157 – 165. – Châtelet 1975, S. 56 – 57, Abb. 7. – Mende 1976, S. 68, Farbabb. 27, 27 a (Ausschnitt). – Führer 1977 u. 1980, Nr.209; 1985 u. 1994, Nr. 195, jeweils Farbabb. – Strieder 1977, Nr. 21 u. Abb. – Boisserée 1978 – 1995, 1, 1978, S. 327, 343 – 345, 348, 360; 2, 1981, S. 172, 389. – Salvini 1979, S. 21 – 27, Abb. 6 – Strieder 1979, Nr. 67 mit Abb. – Anzelewsky 1980, S. 84. – Ausst. Neuss 1980: Boisserée, S. 63, Nr. 65 mit Abb. (Lithographie) – Ausst. Washington – New Haven 1981: Baldung, bei Kat.Nr. 8 (bearb. Gregory Clark), Abb. 8 a. – Strieder 1981, S. 83, Farbabb. 264. – Seibold 1982, S. 75, Abb. 10. – Kalveram 1983. – Agthe 1987, S. 78, 81 – 82, Abb. 52. – Boockmann 1988, S. 26, Abb. 33. – Grote 1990, S. 54, 56, Farbabb. S. 52. – Schulz 1990, S. 292, Abb. 10. – Zander-Seidel 1990: Textiler Hausrat, S. 25, 163, Abb. 21, 154 (Ausschnitt: Die männlichen Stifter). – Anzelewsky 1991, S. 60 – 61, S. 160 – 162, Nr. 55, Farbabb. 64. – Löhn 1992, S. 37 – 38. – Mende 1992: Dürer, S. 143. – Zittlau 1992, S. 69, Abb. 38. – Löcher 1994: Himmelfahrt Mariä, S. 3, 9. – Goldberg 1995, S. 120, 123 – 124; Anhang, Nr. 191 mit Abb. – Kutschbach 1995, S. 11, 25, 132. – Rudi 1995, S. 74 – 75. – Vaisse 1995, S. 79, 81. – Wechssler 1995, S. 177. – Goldberg u. Heimberg 1998 (in Vorbereitung).

Dürer, Albrecht

HERKULES IM KAMPF GEGEN DIE STYMPHALISCHEN VÖGEL
1500

Die stymphalischen Vögel, die um den See Stymphalos in Arkadien hausten, waren nach der griechischen Sage Raubvögel, die ihre Federn wie Pfeile abschießen konnten und unter Menschen und Vieh große Verwüstungen anrichteten. Herkules scheuchte sie mit Eisenklappern aus dem Gebüsch auf, erlegte die einen mit Pfeil und Bogen und vertrieb so die anderen. Der Held ist nackt bis auf den Fellschurz. Dieser weist ihn als Sieger über den nemeischen Löwen aus, dessen Kopf man hinter seinen Beinen sieht. Herkules spannt den Bogen, zu dem der reich ornamentierte Bogenköcher gehört. Die Pfeile stecken in einem Köcher, der an einem Gurt über seiner Schulter hängt. Zu seinen Füßen liegt die Keule. Die geflügelten feindlichen Fabelwesen vereinen weibliche, aber behaarte Oberkörper mit Hundepfoten und ornamentalen Schwänzen. Der linke und der obere »Vogel« wurden bei einer späteren Beschneidung des Leinwandbildes fragmentiert. Die Landschaft zeigt eine Stadt am Wasser.

Leinwand, 84,5 x 107,5 cm, oben beschnitten – Bez. unten auf einem Stein »1500 / AD [= D in A]« – Auf der Rückseite Klebezettel BStGS Inv.1905, Nr.1418; 1971 [Inv.1856], Nr.5379.

Gm 166. Leihgabe der Bayer. Staatsgemäldesammlungen, Inv.Nr. 5379. – Kammergalerie des Herzogs, späteren Kurfürsten Maximilian I. von Bayern, Inv. 1628/30, Nr.64; um 1635 u. 1641/42, jeweils Nr.50 – Schleißheim, Inv. 1761, Magazin, Nr. 32 – BStGS Inv.1822, Nr.1192; 1905, Nr.1418 – Ab 1829 ausgestellt in Nürnberg, Burg – Ab 1840 Landauerbrüderhaus – Ab 1864 wieder auf der Burg – 1876 an das GNM.

Tüchlein, 2 Teile, vertikal vernäht, Breiten von links ca. 66,5, ca. 63,5 cm; Leinenbindung, Fadendichte ca. 30 x 23 pro cm². Später im Querformat eng gerollt und platt gedrückt, woraus Quetschfalten mit Farbabsplitterungen resultieren. Im 19. Jahrh. wurde eine Marouflage beobachtet, seit 1877 und erneut 1971 dubliert. In der linken oberen Bildecke Leinwand vertikal mit Verlust gerissen. Diese und eine größere, vertikal verlaufende Fehlstelle im Bildträger rechts oben 1877 mit einer industriell weiß grundierten Leinwand intarsiert. Weitere Risse und Leinwand 1971 restauriert. Tüchlein infolge späteren Firnissens mit Ölen und Harzen stark oxidiert und brüchig. Format allseitig geringfügig beschnitten[1], Ränder teilweise ein- bzw. ausgerissen. – Rückseite: Fotoaufnahme von 1971 zeigt weitgehendes Durchdringen der ersten Malschicht durch die Leinwand. – Bildseite: Weder Grundierung noch Unterzeichnung erkennbar. Malerei und Metallauflagen: Bindemittelanalyse des 19. Jahrh. ergab Leim als Bestandteil[2], wegen der Stabilität bei feuchten Behandlungen während der Restaurierung 1971 wurde Kaseinmalerei vermutet[3]. Pentimenti: Herkules stand in einer ersten Version mit beiden Fußsohlen auf dem Boden; der Reflexbogen war zunächst dicker und wurde während des Malvorgangs verschmälert. Pinselgold für Ornamente, Reflexlichter und Gürtelschnalle. Datierung und Signatur auf dem Stein im Vordergrund alt, jedoch wie die übrige Malerei ohne Krakelee, so daß keine Aussage über die angezweifelte Originalität oder über den Zeitpunkt ihrer Entstehung gemacht werden kann[4]; Zahlen »1« und »5« nachgezogen. Das Gemälde hat im Laufe der Zeit schwer gelitten. Weitgehend verloren die hellblaue Augenfarbe, das dunkle Rot der Lippen, der Bart, dessen Untermalung schwarz war, und die Reflexlichter in den Haaren. Ungeklärt ist die Frage, ob der im Vergleich grob gemalte Bogenköcher von Dürers eigener Hand stammt, eine darunterliegende Ausführung nicht sichtbar[5]; das azuritene Blau durch falsches Firnissen verdunkelt, großflächige Ausbesserungen aus jüngerer Zeit. Zahllose kleinere Farbausbrüche über die ganze Bildfläche, großflächigere Verluste in Pastositäten der Landschaft. – Restaurierungen: 1877 (BStGS, R.P. Nr. 8, Hauser sen.) Abnahme der bräunenden Überzüge und Übermalungen, Dublierung und Einsetzen von Leinwandintarsien, weiterreichende Ergänzungen der Malschichtverluste; vor 1935 Abnahme von Retuschen und Übermalungen; 1971 Neudublierung und Abnahme von bräunenden Überzügen. Punktretuschen und Ergänzungen entlang der Leinwandnaht und der Risse. AB

Das Thema ist den Taten (»Arbeiten«) des antiken Heroen Herkules (griech. Herakles) entnommen, die in der literarischen Gestaltung der Apollodoros, Diodor von Sizilien und Apollonius Rhodius bekannt waren[6]. Welche schriftlichen Quellen Dürer benutzte oder ob er nur Bildzeugnisse zurate zog, steht zur Diskussion. Da Herkules, der die Welt von Ungeheuern befreite, in Parallele zu Christus gesetzt wurde, gewannen seine Taten Vorbildlichkeit. In der humanistischen Literatur spielte er, der am Scheideweg zwischen Tugend und Laster die Tugend wählte, eine wichtige Rolle[7]. Auch die humanistisch angeregte Kunst nahm sich seiner an[8].

Dürer zeigt Herkules als Bogenschützen in Ausfallstellung mit angewinkeltem linken und ausgestrecktem rechten Bein, die linke Hand am Bogen, die rechte, nicht sichtbare, mit eingelegtem Pfeil die Sehne spannend. Der Kopf erscheint im Profil, das flatternde Lockenhaar markiert die Bewegung. Alle Muskeln sind angespannt. Die feindlichen Vögel sind wenig mehr als Attribute des Helden, aber doch gefährlich. Die breit und tief sich entfaltende Landschaft ist ferngerückt, aber bedeutend durch den dargestellten Brückenkopf.

Am linken Bildrand erstreckt sich eine in das Meer vorgeschobene Wehrarchitektur aus drei Komponenten, die

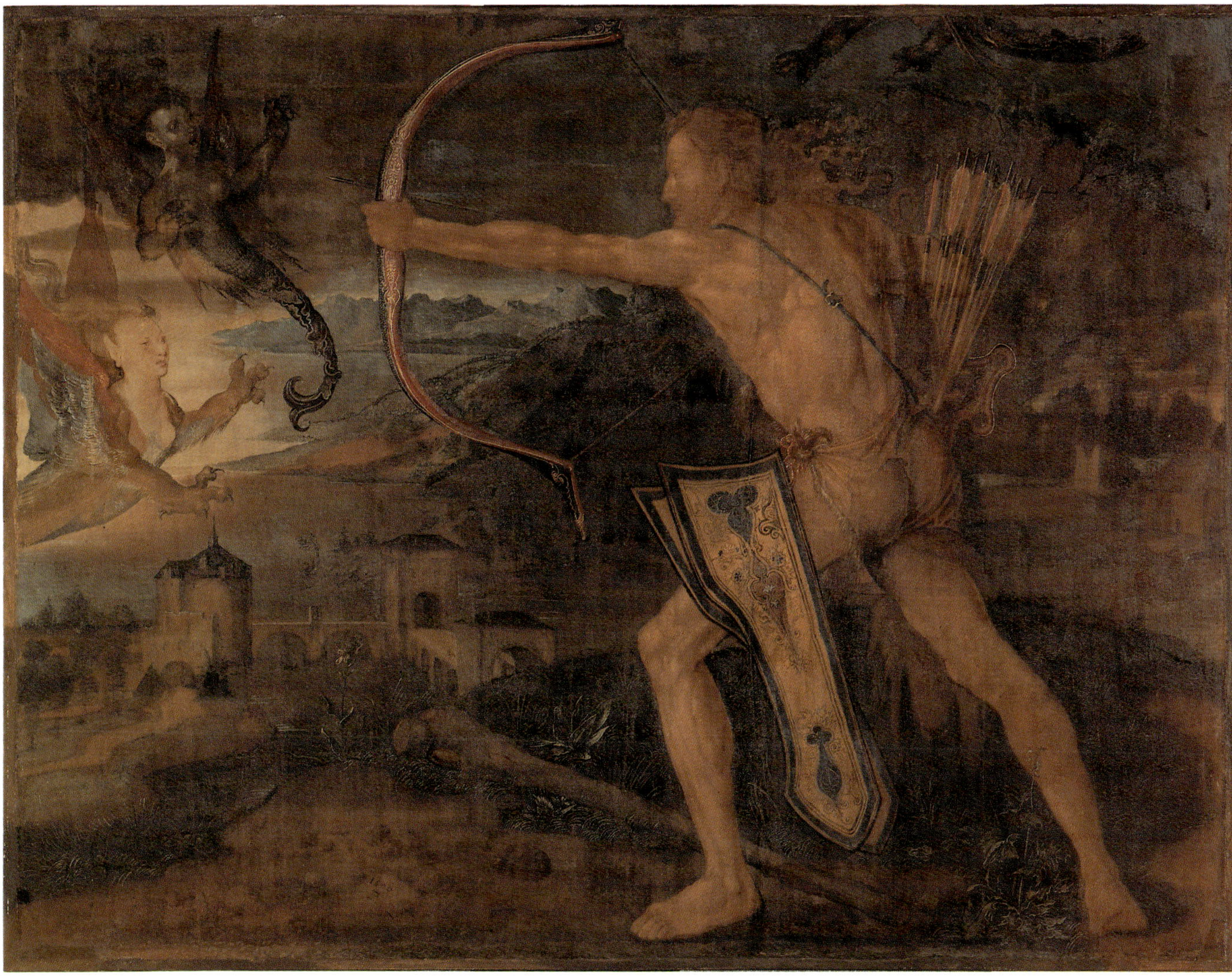

Gm 166

durch steinerne Bogenbrücken miteinander verbunden sind: Links ein bulliger Rundturm, rechts ein schmuckloser Viereckturm mit großem Rundbogentor; davor ein weiterer, wesentlich niedrigerer Viereckturm. Das stark gedrückte Kegeldach des Rundturmes weist einen Dacherker, ein Dachfenster und einen kleinen Aufsatz auf. Links schließt ein kleiner Viereckbau direkt an. Vom Rundturm erstreckt sich meerwärts eine hohe, aber schon baufällige Ringmauer mit großem Rundbogentor, in das ein Landweg mündet. Sie ist mit mehreren Schlüsselscharten versehen. Ob diese Bauten zu einer Burg oder einer Stadt gehören, ist nicht klar[9]. Unter dem linken Brückenbogen sieht man einen Kahn mit einem Mann, der im Achterschiff steht und das Fahrzeug mit einer Stakstange vorantreibt[10]. Tietze und Tietze-Conrat und ausführlich Löhn machten auf die Verwandtschaft des Brückenkopfes mit dem auf Gm 165, Beweinung Christi, aufmerksam.

Dürer legte Wert auf die Wiedergabe der Vegetation. Killermann dachte zunächst an eine Rheinlandschaft, bestimmte die Pflanzen als Wegerich, Disteln und Goldlack (Cheirantus cheiri L.), der in mittelalterlichen Burgärten gehegt worden wäre. Die Keule zu Füßen des Helden hielt er für einen Hainbuchenstock. Später (1953) beschrieb er das fremdartige Baumgewächs als Pinie oder als die Zwergpalme Chamaerops, die gelbblühende Pflanze links als den großen gelben Gamander (Teucrium flavum L.), der an steinigen, felsigen Abhängen im Süden wächst und als Heilmittel für Schlangengift und Wunden im Gebrauch stand. Die Pflanze an der rechten Wade des Herkules hielt er wegen der gespaltenen Blätter für Eisenhut (Aconitum), der zum Vergiften von Pfeilen verwendet wurde. Nach Wustmann wächst dem von Verwundung bedrohten Herkules eine große Salbeipflanze zwischen den Füßen – »Salbei war die geschätzteste Heilpflanze des späten Mittelalters«.

Der Zustand des Gemäldes, das mit Wasserfarben auf Leinwand gemalt und später mit die Farben schwärzenden Ölfirnissen behandelt wurde, ist beklagenswert. In der Literatur gilt es als verdorben, auch wenn Bergau nach der 1877 erfolgten Reinigung erfreut mitteilte, es sei »nur gereinigt, sonst unberührt, zu alter Schönheit erstanden«. Derselbe Autor ließ 1875 dem bis dahin wenig beachteten und geachteten Bild erstmals Gerechtigkeit widerfahren. Vischer vermutete für Dürers Komposition Anregungen des Florentiner Malers und Stechers Antonio Pollaiuolo (um 1430–1498). Wölfflin, Howard und Weisbach konnten die These durch den Hinweis auf Pollaiuolos Zeichnung eines bogenschießenden Herkules und auf das Gemälde mit dem Raub der Deianeira (New Haven, Harvard University, Fogg Art Museum), die eben von Beckerath publiziert und reproduziert worden waren[11], verifizieren. Die von Dürer 1495 vermutlich nach Pollaiuolo in zwei Ansichten gezeichnete männliche Figur einer Frauenraub-Gruppe (Bayonne, Musée Bonnat)[12] ist, wie Haendcke erkannte, ein Schritt auf dem Weg zum Herkules. Hauttmann wollte das Vorbild für diesen in einer antiken Apollo-Statue, die sich angeblich im Besitz Raymund Fuggers befand und nur in einem Holzschnitt überliefert ist[13], wiederfinden. Panofsky wendete sich gegen die Tendenz, den deutschen Künstler von Italien zu emanzipieren. Es ist »nicht die originale, sondern die ins Italienische übertragene Antike, unter deren Eindruck Dürer sein Vorbild im Sinne klassischer Empfindung umgestaltet. (...) In Dürers Nürnberger Herkulesbild von 1500, dem einzigen auch inhaltlich antikischen Gemälde seiner Hand, spricht sich der Wille zur Wiederbelebung des Altertums gewissermaßen programmatisch aus: heroische Nacktheit, plastisch-organische Körperdurchbildung, starke Bewegung«. Haendcke und nach ihm Tietze und Tietze-Conrat fanden den schlanken und muskulösen Körpertypus des Herkules in Pollaiuolos »dieci nudi«-Stich wieder. Allein de Hevesy suchte die von Dürer benutzte Vorlage bei dem Venezianer Jacopo de Barbari. Eine gewisse quattrocenteske Sperrigkeit der Figur wurde auch im Gemälde nicht überwunden. Bei der lange Zeit dem Gemälde vorgezogenen, gefälligeren Zeichnung in Darmstadt, Hess. Landesmuseum[14], handelt es sich offenbar nicht, wie angenommen wurde, um einen Entwurf von Dürers Hand, sondern um die Kopie nach einem solchen[15].

Die Bildüberlieferung ist so dicht, daß es einer literarischen Quelle für Dürers Gestalt des Herkules nicht bedürfte. Carstensen fand nichtsdestoweniger eine Beschreibung bei dem jüngeren Philostratos[16], zu der sich Dürers Bild wie eine Illustration verhält, zumal der Held auch dort auf einem Vorsprung des Gestades stehend beschrieben wird. Der Fund wird dadurch relativiert, daß Dürer die Ausfallstellung nach Vorgaben der älteren Kunst modifizierte und nicht erfand.

Das Gemälde zeigt musterhaft des Künstlers Bemühen um die Wiederbelebung der Antike, sowohl in der Wahl des Stoffes wie im Naturstudium und in dem Bemühen um die idealen Maßverhältnisse (Proportion) des menschlichen Körpers, der hier in Bewegung erscheint. Die Figur beherrscht die Bildfläche und verstellt den Bildraum. »Die Dramatik des Nahkampfes wurde nicht erreicht, weil sie in einem solchen Thema nicht enthalten war. Es ist ein Vogelschießen« schreibt Winkler 1957. Daß Herkules modellhafte Züge trägt, wurde früh gesehen, von Schorn im Kunstblatt 1831 und von Eye kritisiert, von Bergau, der in dem antiken Helden den »echt deutschen Mann« erkennen wollte, beifällig aufgenommen. Versah Dürer bereits die Nase des Mannes der Zeichnung in Bayonne mit einem Höcker, so zeigt doch erst der gemalte Herkules das charakteristische Dürer-Profil. Bergau, Roh und Oettinger nahmen demgemäß mit mehr oder weniger Bestimmtheit an, daß es sich beim Herkules um ein Selbstbildnis Dürers handele. Ein Vergleich mit dem Profil des Medaillenporträts von Hans Schwarz[17] gibt ihnen recht. Der schmale Schädel mit der schön geformten, hohen Stirn und dem Lockenhaar findet sich auch auf Dürers gemalten Selbstbildnis von 1500 (München, Alte Pinkothek).

Die Waffen des Herkules sind orientalischer Herkunft. Heideloff datierte den Bogenköcher ins 15. Jahrh., verwies auf ähnliche Köcher asiatischer Völker und stellte fest, daß er nach der Natur gemalt sei. Eine vergleichbare Waffengarnitur im GNM, Leihgabe der Friedrich v. Praunschen Familienstiftung, gibt ihm in diesem Punkt recht, beweist aber die Herkunft der von Dürer gemalten Gegenstände aus dem osmanischen Bereich. Zur Kritik stehen in Dürers Bild die Bogenform und die unfachmännische Benutzung desselben durch Herkules, aber auch die Zierformen des Köchers, die möglicherweise das Ergebnis einer späteren Übermalung sind oder aufgefrischt wurden[18].

Die stymphalischen Vögel sind bei Dürer halbmenschliche Mischwesen mit weiblichen Köpfen und Brüsten, aber behaart und mit Hundepfoten, deren Krallen ausgefahren sind. Die Leiber gehen in Schwänze von vegetabilischer oder borkenartiger, jedenfalls rein ornamentaler Form über. Tietze u. Tietze-Conrat verwiesen auf die Schreckgespenster in Mantegnas Stich B. 5, »Christus in der Vorhölle«, als mögliche Vorbilder. Die »Vögel« werden in der Literatur wechselweise als Harpyien oder Sirenen angesprochen. Simon setzte sie den im Mythographus Vaticanus beschriebenen Harpyien gleich, Strieder (1981) fand dieselben in Dantes »Divina Comedia«. Als Sirenen bezeichnete Rosenthal sehr ähnliche Mischwesen einer Miniatur des Etymologium magnum graecum[19]. Bartl, auf Katrin Wacker sich berufend, verwies auf die Beschreibung der Skylla in Vergils Aeneis II, 215 ff.

Als Darstellung aus der antiken Mythologie bildet der Herkules eine Ausnahme in Dürers Malerwerk, doch war der Künstler, wie sein Kupferstich B. 73 und der Holzschnitt B. 127 zeigen, auf den Themenkreis vorbereitet. Er griff das Thema noch einmal als Randzeichnung für das Gebetbuch Kaiser Maximilians I. auf[20]. Es fehlt in seiner 1511 gezeichneten Folge von 12 kleinen Medaillonbildern zu den Arbeiten des Herkules (Bremen, Kunsthalle, derzeit in Rußland)[21].

Nicht leicht zu klären ist die Frage nach der Absicht, die der Künstler mit dem Bild verband. Die christliche Sinngebung, wenn eine solche enthalten wäre, drängt sich nicht vor. Sie läßt sich eher aus der Randzeichnung zum Gebetbuch Kaiser Maximilians herauslesen[22], die freilich mehr als zehn Jahre jünger ist. Simon sah den allegorischen Sinn des Gemäldes »in der Bekämpfung der von den Harpyien verkörperten Habsucht durch Herkules, den Paladin der Tugend«. Hermann-Fiore ging davon aus, daß Dürer dem Herkules nicht nur seine Züge lieh, sondern daß er mit ihm eins wird und kämpferisch seine künstlerische und Denkarbeit im Sinne einer humanistisch definierten Auffassung von »labor« (Arbeit) demonstriert. Den Kampf brachte sie auf die Formel Virtus und Invidia – Tugend und Neid. Auch Lavin sah in dem Bogenschützen eine Personifikation des »Ingegno«. Löhn suchte nach einer komplizierteren allegorisch-christlichen Sinngebung. Daß die Tat des Herkules als vorbildlich erachtet wird, steht außer Frage. Abwegig ist Bergaus Vermutung, das Bild hätte als Fahne einer Nürnberger Schützengilde gedient.

Das in die Reihe der Herkules-Taten sinnvoll eingeordnete Thema der Bekämpfung der stymphalischen Vögel ist für ein einzelnes Bild ungewöhnlich, die Leinwand (»Tüchlein«) spricht für einen eher dekorativen Auftrag, der in kurzer Zeit erledigt sein wollte. Panofsky schloß daraus auf eine Bildfolge von Taten des Herkules, zu der Gm 166 gehört hätte. Er erwog die Möglichkeit, daß das Bild als Teil einer Wanddekoration für Kurfürst Friedrich III. den Weisen von Sachsen und dessen Schloß in Wittenberg geschaffen worden wäre. Magister Andreas Mainhardi nennt 1508 bei der Beschreibung des Schlosses im »Aestuarium« vier Gemälde zur Herkules-Sage, darunter den Kampf mit den Stymphalischen Vögeln[23]. Anzelewsky (1971) stellte sich das beschnittene Bild in der Form einer Lünette vor. Koepplin machte darauf aufmerksam, daß die Figur des Herkules, der einen stymphalischen Vogel erlegt hat, einen Pokal im Halleschen Heiligtumsbuch schmückt, also ein dem Kurfürsten vertrautes Sinnbild war[24]. Der dekorative Auftrag würde die Raumlosigkeit der Figurenkomposition erklären. Wenn sich der Auftraggeber in der Gestalt des Tugenhelden Herkules wiedererkennen wollte, durfte dieser allerdings nicht, wie Oettinger zurecht feststellte, die Züge des Künstlers tragen. Der Vorschlag, den Auftraggeber in Dürers Freundeskreis zu suchen oder an ein Werk Dürers für den eigenen Bedarf zu denken, hat Fürsprecher in Oettinger und Hermann-Fiore.

Dürers Autorschaft an dem Bild ist nur ausnahmsweise bestritten worden, auch wenn Flechsig Jahreszahl und Monogramm als Zutat von anderer Hand erkannte. Die möglicherweise von einem der abgeschnittenen Leinwandstücke hierher übertragene Jahreszahl 1500 wird allgemein akzeptiert. Oehler plädierte bei dem Gemälde und der Darmstädter Zeichnung für den Dürerschüler Hans Springinklee und für ein viel späteres Entstehungsdatum, Mende hielt an dem Dürerbildnis fest, nicht an Dürer als Autor. Er schrieb den »Herkules« versuchsweise Hans von Kulmbach zu[25]. Eine alte Kopie des Gemäldes in Wien, Kunsthistorisches Museum[26], reproduziert bereits den fragmentierten Zustand des Originals.

1 Bartl, 1995, S. 106. Fragliche Rekonstruktion von Anzelewsky 1991, S. 172 -173, Abb. 58.

2 Bergau 1875.

3 Restaurierungsbericht von 1971, in Auszügen publiziert von Thomas Brachert: Anmerkungen zur Problematik des Tüchleinbildes. In: Maltechnik/Restauro, Bd. 90, 1985, Heft 2, S. 34 – 37.

4 Tietze u. Tietze-Conrat 1928, S. 51. – Flechsig 1928, S. 382.

5 Die Vermutung von Carstensen 1982, S. 106, daß die Vogelkörper auf das bereits fertige Bild aufgesetzt worden seien, findet keine technologische Bestätigung.

6 Lexikon Iconographicum Mythologiae Classicae (LIMC), Bd. 4,1. Zürich-München 1988, S. 728 – 731 (»Herakles«); Bd. 5,1, 1990, S. 54 – 57 (»Herakles – Stymphalische Vögel«).

7 Erwin Panofsky: Herkules am Scheidewege und andere antike Bildstoffe in der neueren Kunst (Studien der Bibliothek Warburg, hrsg. von Fritz Saxl, Bd. 18). Leipzig-Berlin 1930. – Gotthard Karl Galinsky: The Herakles Theme. The Adaptations of the Hero in Literature from Homer to the Twentieth Century. Oxford 1972,

bes. S. 270 – 271. – Dieter Wuttke: Die Histori Herculis des Nürnberger Humanisten und Freundes der Gebrüder Vischer, Pangratz Bernhaubt gen. Schwenter (Beihefte zum Archiv für Kulturgeschichte, hrsg. von Herbert Grundmann u. Fritz Wagner, Heft 7). Köln-Graz 1964.

8 Dieter Koepplin in: Ausst. Basel 1974-76: Cranach, Bd. 2, S. 604 – 612, mit Lit.

9 Beschreibung Joachim Zeune, Bamberg, 30. Mai 1996.

10 Freundl. Mitteilung Boye Meyer-Friese, Hamburg, 23. Okt. 1996.

11 A.v. Beckerath: Über einige Zeichnungen florentinischer Maler im königl. Kupferstichkabinett in Berlin: In: Repertorium für Kunstwissenschaft, Bd. 28, 1905, S. 219 – 230.

12 Winkler 1, 1936, Nr. 82 u. Abb.

13 Hauttmann 1921, Abb. 1 u. 3.

14 Inv.Nr. AE 383; vgl. Winkler 1, 1936, Nr. 250 u. Abb.

15 Tietze u. Tietze-Conrat (1928/29) schrieben die Zeichnung Dürer ab und Hans von Kulmbach zu und datierten sie in die 20er Jahre des 16. Jahrh.

16 Philostratos Neoteros, 13 Hesione; dt. Ausgabe: Flavius Philostratus des Älteren Werke. 2. Abt. Die Gemälde, nebst den Gemälden des jüngeren Philostratus und den Standbildern des Kallistratus. Übers. A.F. Lindau (Griechische Prosaiker in neuen Übersetzungen. Hrsg. von C.N. Osiander u. Gustav Schwab, 126, 130, 131). Stuttgart 1832, 1833.

17 Matthias Mende: Dürer-Medaillen. Nürnberg 1983, S. 57 – 68, Nr. 7, Abb. 23.

18 Dazu Bartl 1995.

19 Aus dem Besitz Willibald Pirckheimers. Rosenthal verglich die Miniatur mit dem Gemälde Dürers und schrieb sie versuchsweise diesem zu, mit Abb. 21.

20 Hans Christoph von Tavel: Die Randzeichnungen Albrecht Dürers zum Gebetbuch Kaiser Maximilians. In: Münchner Jahrbuch der bildenden Kunst, 3. Folge, Bd. 16, 1965, S. 55 – 120. – Ewald M. Vetter u. Christoph Brockhaus: Das Verhältnis von Text und Bild in Dürers Randzeichnungen zum Gebetbuch Kaiser Maximilians. In: Anzeiger des Germanischen Nationalmuseums 1971/72, S. 70–121.

21 Winkler 2, 1937, Nr. 490 – 501 u. Abb.

22 Wie Anm. 20.

23 Gustav Bauch: Zur Cranachforschung, 3. Der Bilderschmuck des kurfürstlichen Schlosses in Wittenberg. In: Repertorium für Kunstwissenschaft, Bd. 17, 1894, S. 432. – Andreas Meinhardi: Über die hochberühmte und herrliche Stadt Wittenberg. Aus dem Lateinischen. Übersetzung, Einleitung und Anmerkungen von Martin Treu. Leipzig 1986, S. 139 – 158, hier S. 156 – 157.

24 Emil Delmár: Zwei Goldschmiedewerke von Ludwig Krug. In: Zeitschrift für Kunstwissenschaft, Bd. 4, 1950, Abb. S. 61.

25 Matthias Mende, freundl. mündl. Mitteilung vom 16. April 1997, hält den »Herkules« für ein zweifelsfreies Werk Dürers.

26 Genannt im Ausst. Kat. Dürer 1928, reproduziert bei Anzelewsky 1971, Abb. 44; 1991, Textabb. 57.

Kat. Schleißheim 1775, S. 130, Nr. 530; 1810, Nr. 1545. – Weise 1819, S. 96, Nr. 5. – Heller 1827, S. 196, Nr. 12. – Kunstblatt 1831, S. 231. – Kugler 1936, S. 100. – Ders. 1837, S. 105, Nr. 37. – Nagler 1837, S. 28. – Heideloff o.J (1838/39), S. 22, Tf. 4. – Landauerbrüderhaus 1840 u. 1860, Nr. 163. – Waagen 1843, S. 214. – Rettberg 1846, S. 157. – H.A. Müller 1858, S. 232. – Eye 1860, S. 129. – Lotz 2, 1863, S. 347. – Sighart 1862, S. 622. – Waagen 1862, S. 204. – Parthey 1, 1863, S. 364, Nr. 55. – Ausst. Nürnberg 1871: Dürer, S. 6. – Bergau 1875, S. 345 – 349. – Thausing 1876, S. 147, 234. – Bergau 1877, Sp. 404. – Ephrussi 1882, S. 60 – 61. – Kat. 1882, Nr. 184. – Woltmann u. Woermann 1882, S. 374. – Thausing 1884, S. 195 – 196, 279, 317. – Kat. 1885, Nr. 190. – Vischer 1886, S. 190 mit Anm. 1. – Janitschek 1890, S. 336. – Kat. 1893, Nr. 205. – Haendcke 1898, S. 168. – Zucker 1900, S. 67, 70. – Rapke 1902, S. 18. – Bock 1904, S. 41. – Reber 1904, S. 452. – Scherer 1904, S. 369 zu Abb. S. 15; ^{3}1908, S. 389 zu Abb. S. 18. – Wustmann 1904, S. 156. – Wölfflin 1905, S. 94 mit Anm. 1; ^{9}1984, S. 119 – 120. – Howland 1906, S. 63 – 64 u. Abb. – Weisbach 1906, S. 48 – 50. – Reinach 2, 1907, S. 730, Abb. 1. – Braune 1909, Nr. 166. – Killermann 1910, S. 21 – 22. – Bredt 1913, Tf. 8. – Roh 1916, S. 15. – Waldmann 1919, S. 26, 86 zu Abb. 25. – Friedländer 1921, S. 97 – 98. – Hauttmann 1921, S. 38 – 41, Abb. 4 (Ausschnitt). – Leidinger 1922, S. 24. – Panofsky 1921/22, S. 7 – 11, Abb. 3(Ausschnitt). – Ausst. Nürnberg 1928: Dürer, Kat.Nr. 49. – Flechsig 1, 1928, S. 383 – 384; 2, 1931, Nr. 235. – Friedländer 1928, S. 8. – Hevesy 1928, S. 36 – 37. – Pauli 1928, S. 71. – Rosenthal 1929, S. 26. – Tietze u. Tietze-Conrat 1, 1928, S. 51, Nr. 165, Abb. S. 182. – Winkler 1928, S. 410 zu Abb. S. 19. – Tietze u. Tietze-Conrat 1928/29, S. 209 – 210. – Kehrer 1934, S. 59, A.I. – Waetzold 1935, S. 43, 88, Abb. 158. – Winkler 1, 1936, bei Nr. 250. – Lutze u. Wiegand 1936-37, S. 51, Abb. 90. – Ausst. Schaffhausen 1947: Meisterwerke, Kat.Nr. 36. – Panofsky ^{3}1948, S. 35, 45, Nr. 105; dt. Ausgabe 1977, S. 46, 60, 122, Appendix, Nr. 105. – Musper 1952, S. 70. – Killermann 1953, S. 14. – Winkler 1957, S. 96. – Levey 1964, S. 28, 33, Tf. 14. – Tavel 1965, S. 108. – Benesch 1966, S. 18 – 19. – Ottino della Chiesa 1968, Nr. 60 u. Abb. – Anzelewsky 1971, S. 36, 81 – 82, S. 168 – 170, Nr. 67, Abb. 65, 66. – Ausst. Nürnberg 1971: Dürer, S. 263, Kat.Nr. 518 (bearb. Erika Simon). – Klauner 1971, S. 18, Abb. 13. – Mende 1971, S. 695, Nr.Anz. 67. – Mende 1971: Apelles, S. 31. – Oettinger 1971, S. 1828, Farbabb. S. 1829. – Kuhrmann 1973, S. 304. – Oehler 1973, S. 62 – 63. – Ausst. Basel 1974/76: Cranach (bearb. D. Koepplin), S. 214, 610 f., Nr. 522. – Mende 1976, S. 68, Farbabb. 17 (Ausschnitt). – Führer 1977 u. 1980, Nr. 206; 1985 u. 1994, Nr. 192, jeweils Farbabb. – Denkmale Wittenberg 1979, S. 238. – Herrmann-Fiore 1979, S. 116 – 117. – Strieder 1979, S. 32, Abb. 57. – Ausst. München 1980: Um Glauben und Reich, Kat.Nr. 263 und Abb. – Diemer 1980, S. 132, 174 mit Abb. – Bachtler, Diemer u. Erichsen 1980, S. 237, Nr. XIII, 4. – Goldberg 1980, S. 319. – Strieder 1981, S. 189, Farbabb. 221. – Carstensen 1982, S. 103 – 108. – Anzelewsky 1983, S. 75 – 76. – Bialostocki 1986, S. 171 – 175, 341, 348, Abb. 79. – Herrmann-Fiore 1989, S. 262 – 268, Abb. 19. – Anzelewsky 1991, S. 34, 81 – 82, 171 – 173, Nr. 67, Farbabb. 75, Abb. 76. – Lavin 1992, 163 – 164, Abb. 7. – Löhn 1992. – Mende 1992: Dürer , S. 142 – 143. – Ausst. Wien 1994: Dürer (bearb. Karl Schütz), Kat.Nr. 38 u. Abb. – Bartl 1995, S. 102 – 109. – Vaisse 1995, S. 63 – 64. – Goldberg u. Heimberg 1998 (in Vorbereitung).

Dürer, Albrecht

Die Kaiserbilder, 1511/13

IDEALBILDNIS KAISER KARLS DES GROSSEN

Kniestück vor dunklem Grund. Karl hält in der bekleideten Rechten das Reichsschwert, in der bekleideten Linken den Reichsapfel. Auf seinem Kopf die Reichskrone. Der Ornat besteht aus der Adlerdalmatica, der über der Brust gekreuzten Stola und dem um die Schultern gelegten Mantel. Alles ist reich mit Perlen und gefaßten Edelsteinen geschmückt. Die Frontalität, der ernste Blick, wallendes Haar und Bart, Kleid und Insignien geben dem Bild Feierlichkeit und Würde. Oben das deutsche Adler- und das französische Lilienwappen. Um den Rahmen läuft eine Umschrift.

Lindenholz (Tilia sp.), 187,7 x 87,6 cm, mit Rahmen 215 x 115,3 cm – Oben das deutsche Adler- und das französische Lilienwappen. Darunter zu beiden Seiten des Kopfes zweizeilige, gotischen Minuskeln nachempfundene Inschrift: »Karolus magnus / imp(er)avit Annis·14·«. Auf dem zugehörigen Rahmen in einer gotischen Minuskeln nachempfunden Schrift: »Dis ist der gstalt vnd biltnus gleich / kaiser karlus der das Remisch reich. Den teitschen under tenig macht· / Sein kron vnd klaidung hoch geacht / zaigt man zu nurenberg alle Jar· / Mit andern haltum offenbar·«. Auf der Rückseite dieselben Wappen, darunter sechszeilige Inschrift: »Dis·ist·keiser·karlus·gstalt· / sein·kran·vnd·kleidung manigfalt· / zu·nurenberg·offenlich·zeige(n)·wirt· / mit·anderm·heiltum·wie·sich·gepirt· / kung·pippinus·sun· auß·franckreich· / vnd·remischer·keiser·auch·geleich·«.

Gm 167. Leihgabe der Stadt Nürnberg, Inv. Nr.78. – Nürnberg, Schoppersches (später Fütterisches) Haus am Hauptmarkt – 1526 ins Rathaus verbracht, dort noch 1791 im Zimmer neben der Silberstube – Ab 1811 ausgestellt auf der Burg – Ab 1840 Landauerbrüderhaus – Ab 1864 wieder auf der Burg – 1876 an das GNM.

BILDNIS KAISER SIGISMUNDS

Kniestück, nach links, vor dunklem Grund. Er trägt eine gotische Bügelkrone. In seinen Händen hält er Szepter und Reichsapfel. Er trägt einen Mantel aus Goldbrokat mit breiten Schmuckbändern, über der Brust gekreuzt eine Stola mit aufgesetzten Kreuzen. Den Kopf kennzeichnen die lange und gekrümmte Nase, der zweigeteilte Bart und gezwirbelte Schnurrbart und der Blick aus den Augenwinkeln auf den Betrachter. Oben die fünf Wappen seiner Kronländer. Um den Rahmen läuft eine Umschrift.

Lindenholz (Tilia sp.), 188,3 x 87,5 cm, mit Rahmen 214,6 x 115 cm – Oben 5 Wappen: Hl. Röm. Reich deutscher Nation (Doppeladler), Böhmen, Alt- und Neu-Ungarn, Luxemburg. Darunter zu beiden Seiten des Kopfes zweizeilige, gotischen Minuskeln nachempfundene Inschrift: »Sigismund(us) imp(er)avit / Annis· 28« – Auf dem zugehörigen Rahmen in einer gotischen Minuskeln nachempfundenen Schrift: »Dis bildt ist Kaiser Sigmunds gstalt / Der diser stat so manig falt· Mit sundern gnaden was genaigt· / fil haltums das man Jarlich zaigt· / Das bracht er her gar offenbar· Der klein zahl fyer vn(d) zwainczig Jar· M·CCCC·«. – Auf der Rückseite dieselben Wappen, darunter sechszeilige Inschrift: »Dis·bildung·ist·kaiser·sigmund· / Der·niernberg· zu· aller·stund· / zu·sunder·gnade(n)·was·genaigt· / fil·heiltums· des·man·jaerlich·zaigt· / prach(t)·Er·vo(n)·praug·auß· pehemer· lant· / Mit·sunder·gnaden·fil·bekant«.

Gm 168. Leihgabe der Stadt Nürnberg, Inv. Nr. 79. Herkunft wie Gm 167.

Je 3 Bretter. Stärke 2,8 cm. Äste im Holz belassen. Innen- und Außenseiten mit Zahneisen geglättet. Formate original. – Außenseiten: Kanten abgeschrägt. Grundierung: Dünn. Schwarzer Anstrich. Später schwarz übermalt. Malschichtausbrüche in den Wappen großflächig retuschiert. – Innenseiten: Tafeln im Arbeitsrahmen grundiert und bemalt. Unterzeichnung: Pinsel; Kontur- und Binnenzeichnung. Konturen unter der Vergoldung freihändig in die Grundierung geritzt[1]. Malerei und Metallauflagen: Farbe in den Gewändern aufgestrichen, teilweise mit dem Finger angetupft, Lichter gestupft. Dalmatik, Stolen, Kronen, Reichsapfel und Szepter, Wappen links oben auf der Sigismund-Tafel, Kronen der Löwen in den Wappen rechts und Klauen des Löwen im Wappen rechts unten mattvergoldet; Schwert in der Hand Karls versilbert. Gold mit Ausnahme an den Löwenklauen ganzflächig angeschossen; Edelsteine gelüstert; Anlegemittel frühschwundgerissen. Inschriften mit ockergelber Farbe pastos untermalt und offenbar nur an den Lichtseiten vergoldet (musiert). Gold heute stark berieben. – Rahmen, Lindenholz, original: Zweifach gezapfte Falzrahmen, Ecken verplattet; die seitlich in die Rahmen eingesetzten Stücke Holz mit Nagellöchern verweisen auf ehemals dort angebrachte Angeln, bei Sigismund links, bei Karl rechts. Innenkante der Außenseite von Gm 168 gekehlt; rückseitig Marmor-Imitation. Profile und Inschrift (Pastiglia) glanzvergoldet, Blau im Schriftfeld wohl Lapislazuli[2], 1971 von einer dunkelblauen Übermalung freigelegt und partiell ergänzt. Profile mattvergoldet, untere Leiste mit Wasserschlag und Rundstab in Schlagmetall ausgebessert. – Restaurierung: 1971 Firnisabnahme. AB

Den Inschriften ist zu entnehmen: Karl der Große regierte vierzehn Jahre. Er war der Sohn des Frankenkönigs Pippin und römischer Kaiser. Er machte das Römische Reich den Deutschen untertan. Seine Krone und Kleidung werden all-

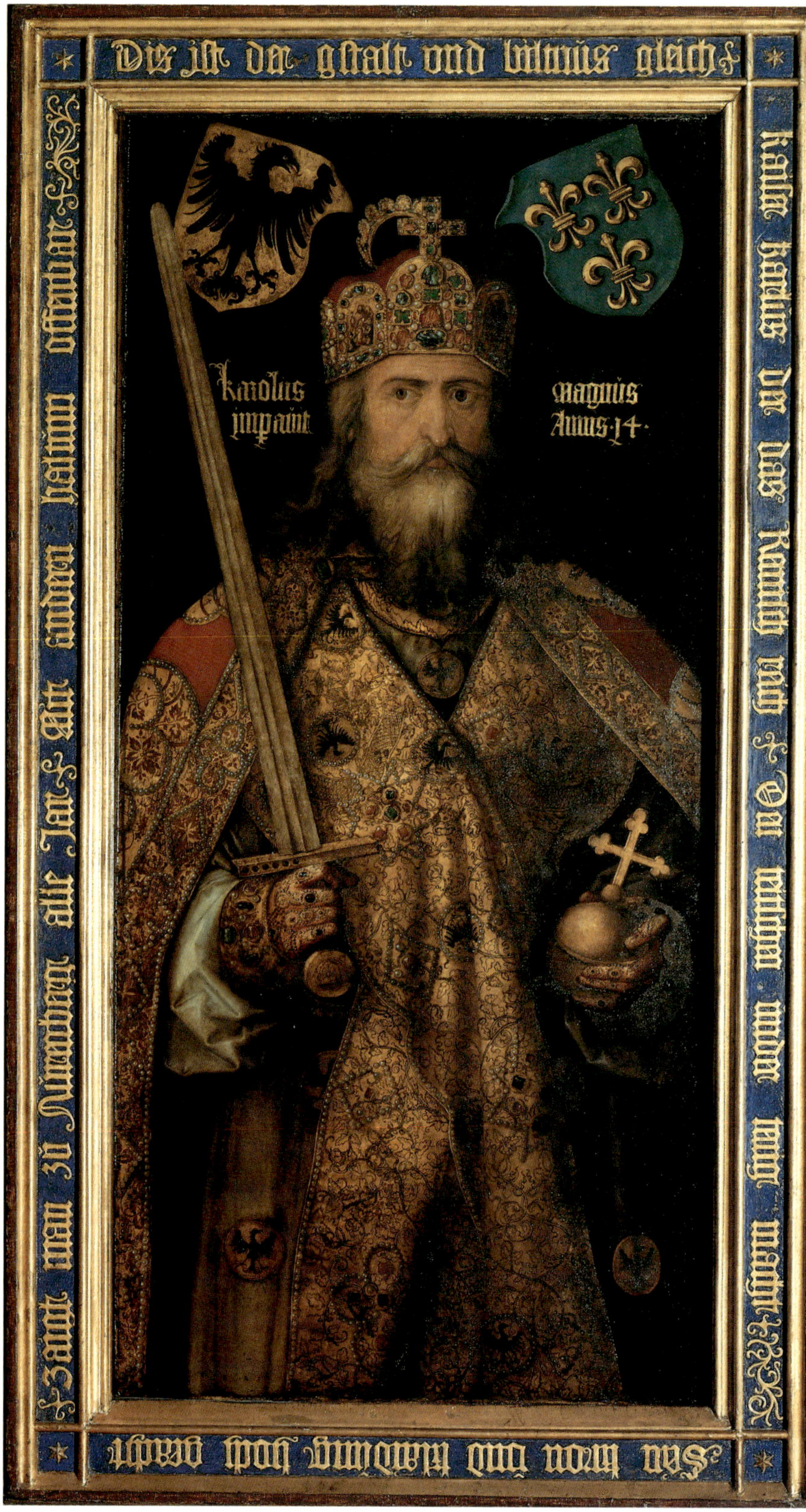

Gm 167

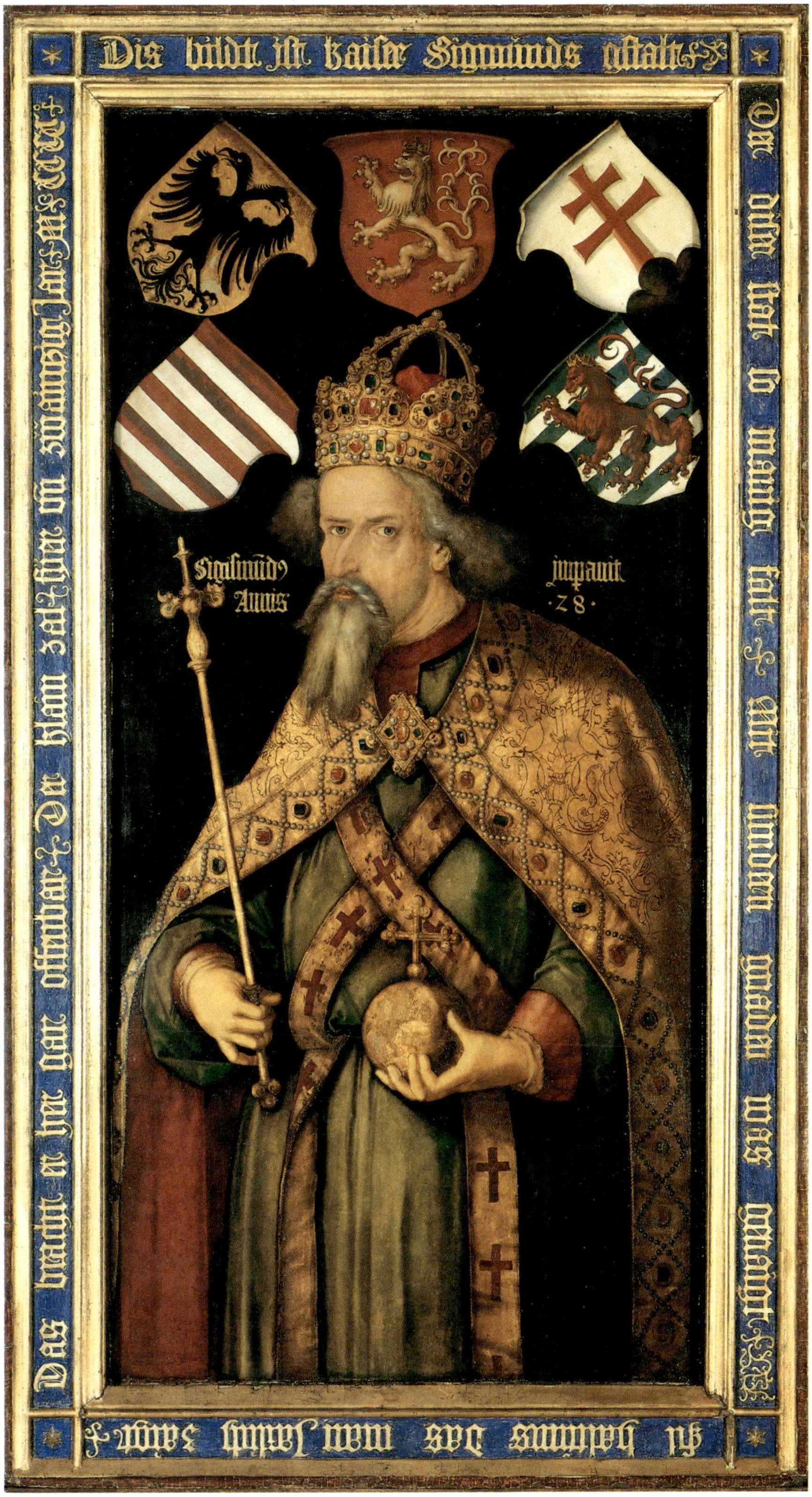

Gm 168

jährlich in Nürnberg mit anderen Heiligtümern öffentlich ausgestellt. Kaiser Sigismund regierte 28 Jahre. Er war der Stadt Nürnberg dauerhaft gewogen und zeichnete sie durch vielfältige und besondere Gnadenbeweise aus. Im Jahr 1424 brachte er aus Prag das Heiltum hierher, das man seither alljährlich zeigt.

Das in den Inschriften genannte »Heiltum«, das sich heute, um wenige Stücke dezimiert, in der weltlichen Schatzkammer in Wien befindet, setzte sich zusammen aus den Reichsreliquien und den Regalien. Zu jenen gehörte die Heilige Lanze mit einem in das Lanzenblatt eingelassenen Eisenstück, das als Nagel vom Kreuz Christi bezeichnet wird, weiterhin ein Span vom Kreuz Christi, der Zahn Johannes des Täufers und das Armbein der Hl. Kunigunde, das später als ein solches der Hl. Anna aufgewertet wurde. Die Regalien sind die Reichsinsignien nebst den Krönungsgewändern[3]. Da man annahm, Karl der Große habe sie als erster getragen, kam auch ihnen als Hinterlassenschaft des heiliggesprochenen Kaisers Reliquiencharakter zu. Der Kronschatz begleitete die deutschen Kaiser als Zeugnis ihrer Rechtsansprüche. Kaiser Karl IV. überführte die Reichskleinodien nach Prag, sein Sohn Sigismund, damals römisch-deutscher König, übergab sie 1423 der freien und Reichsstadt Nürnberg »auf ewige Zeiten, unwiderruflich und unanfechtbar«[4]. 1796 wurden die Reichskleinodien vor der französischen Rhein-Mosel-Armee über Passau nach Wien geflüchtet, wo sie trotz der berechtigten Ansprüche der Stadt Nürnberg und mehrfacher Reklamationen verblieben[5].

In Nürnberg wurden die Reliquien in der Kirche des Heiliggeist-Spitals in einem eigens für sie angefertigten Schrein (Nürnberg, GNM) aufbewahrt und alljährlich bei der »Heiltumsweisung« öffentlich zur Schau gestellt. Der Besuch des Heiltumsfestes war für die Teilnehmer mit einem Ablaß, das heißt einem Nachlaß zeitlicher Sündenstrafen, die im Fegefeuer zu verbüßen waren, verbunden. Die Heiltumskammer, in der die Reichskleinodien in der Nacht vor der Weisung aufbewahrt wurden, befand sich im Schopperschen Haus am Hauptmarkt. Wohl anläßlich einer erfolgten oder geplanten Umgestaltung des Raumes erhielt Dürer vom Rat der Stadt Nürnberg den Auftrag, Bildnisse der Kaiser Karl und Sigismund zu malen. Am 16. Febr. 1513 erfolgte die Bezahlung von 85 Gulden, 1 Pfund Pfennige neu und zehn Schillingen an Dürer »fur zwo groß Tafel die pildnuß kayser Carls und kayser Sigmunds gestalt zu malen in die heilthums kammer«[6]. Schon zwischen dem 19. und 21. Juli 1511 hatte der Künstler von der Stadt sechzig Gulden »für 2 pild« erhalten, vielleicht als Anzahlung auf die Kaiserbilder[7].

Die Tafeln flankierten drehbar eine Art Schrein oder Wandvertiefung, welche die Krönungsgewänder und Reichsinsignien in der Nacht vor der Weisung aufnahm. Im geöffneten Zustand waren die beiden Kaiser zu sehen, im geschlossenen die Inschriften mit den Wappen. Wie Strieder (1973) anhand der Spuren der ehemals verhandenen Angeln an den Rahmen nachweisen konnte, waren die Porträts durch doppelte Bildbreite voneinander getrennt. Das ist bei der Beurteilung des kompositionellen Gesamtkonzeptes zu bedenken. Während Karl bis gegen den oberen Bildrand hinaufwächst, drücken die Wappen Sigismund herab. Der langwierige Entstehungsprozeß der Gemälde war der Bedeutung des Auftrags angemessen. Kuhrmann (1964) ist umfassend auf das Verhältnis von Vorzeichnung und ausgeführtem Werk bei den Kaiserbildern eingegangen.

Das früheste erhaltene Zeugnis für den Auftrag ist der undatierte Entwurf aus der Slg. Graf Seilern in London (University of London, Courtauld Intitute)[8]. Die aquarellierte Federzeichnung zeigt die Porträts zu einem Diptychon verbunden. Sie setzt noch kein Studium der in Nürnberg verwahrten Reichskleinodien voraus und spart die Mehrzahl der Wappenbilder aus. Karl trägt eine gotische Bügelkrone, Sigismund einen Blattkranz im Haar. 1510 beschäftigte sich Dürer erneut und unter veränderten Voraussetzungen mit dem Thema. Eine datierte Federzeichnung in Wien[9] zeigt eine männliche Standfigur mit dem Krönungsornat und den Reichsinsignien. Sie trägt die Aufschrift: »Das ist des heilgen großen keiser karels habitus«. Die Zeichnung zeigt den Ornat am Modell, doch ist sie bereits Entwurf, wie das erhobene Schwert zeigt. Löcher schloß daraus auf den vorübergehenden Plan, den oder die Kaiser in ganzer Figur darzustellen. Tatsächlich wirkt das Bildnis Karls durch seine Frontalität und rahmensprengende Monumentalität wie der Rest eines Ganzfigurenbildes. Es stellt sich nicht, wie noch beim gezeichneten Diptychon, auf das als Gegenstück dienende des Nachfolgers ein. Winzinger (1977) sah in der Zeichnung einen Entwurf zu einem Bronzestandbild für das Grabmal Kaiser Maximilians I. in Innsbruck, doch sollten die Habsburger-Ahnen nach dem ersten Plan Kerzen in den Händen halten[10]. Die aquarellierten Einzelstudien, von denen die zur Reichskrone, zum Schwert und zum Reichsapfel in Nürnberg verblieben (Hz 2574, 2575, 2576)[11], halten die Gegenstände nur ausnahmsweise in der Ansicht fest, die sie hernach im Gemälde einnehmen.

Schon 1430 hatte der Nürnberger Rat für die Heiltumskammer im Schopperschen Haus ein Gemälde bestellt[12]. Die Annahme liegt nahe, daß es eine Funktion im Rahmen der Aufbewahrung der Reichskleinodien hatte, vermutlich sogar dieselben Kaiser darstellte. Thausing nahm an, daß

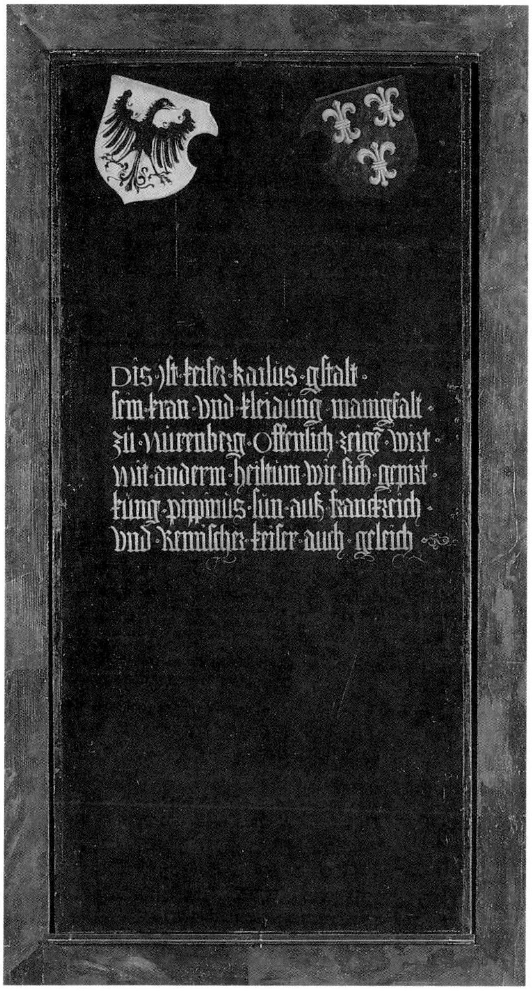

Gm 167

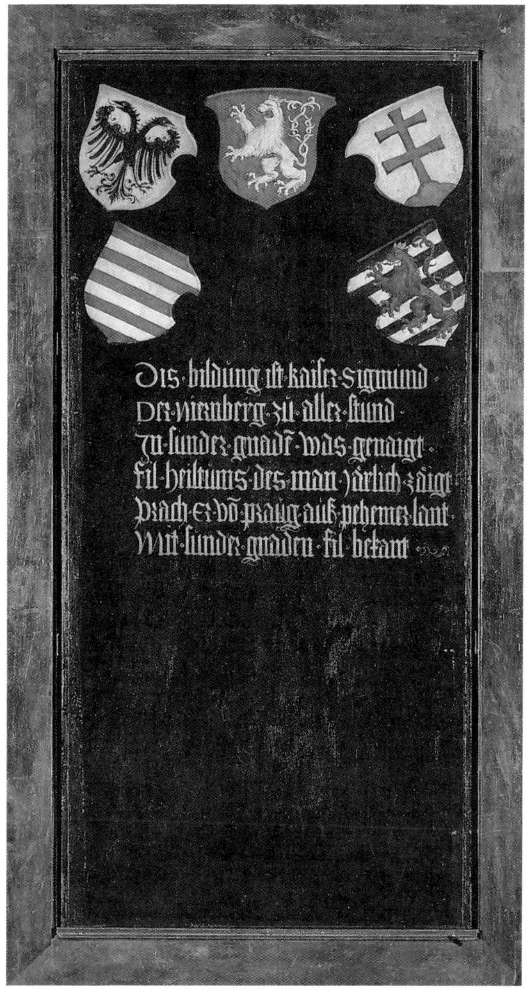
Dis bildung ist kaiser sigmund
Der nirnberg zu aller stund
zu sunder gnadt was genaigt
fil heiltums des man järlich zaigt
pracht er von praug auß pehemer lant
Mit sunder gnaden fil bekant

Gm 168

Dürer dort das Vorbild für sein Porträt Kaiser Sigismunds und dessen befangene Haltung fand. Die Vorlage, die Dürer zur Verfügung stand und die auch in einer Miniaturkopie im Porträtbuch des Hieronymus Beck von Leopoldsdorf (Wien, Kunsthistorisches Museum) überliefert ist, muß die physiognomischen Merkmale bis an die Grenze des Karikierenden geführt haben[13]. Kuhrmann fühlte sich durch die »fast reine Profilansicht« des Kopfes an die Tradition römisch-antiker Münzporträts erinnert. Den Ornat nachzuweisen gelang nicht[14]. Lord Twining erwog die Möglichkeit, daß Dürer die Regalien des Georg von Podiebrad abgebildet und Sigismund als König von Böhmen dargestellt hätte. Fritz hielt es für möglich, daß die gemalte rautenförmige Mantelschließe Sigismunds das in der Wiener Schatzkammer erhaltene sog. Monile Karls des Großen meint, ein Reliquiar, das laut Inschrift einen Partikel des Hl. Kreuzes enthält. Insgesamt flossen die Quellen für das Bildnis Kaiser Sigismunds reicher als für das Kaiser Karls[15]. Die Inschriften auf den Bildrahmen unterscheiden ja zwischen einem Bildnis, das der Gestalt gleich ist, und einem solchen, das die Gestalt selbst ist. Ein authentisches Bildnis Karls des Großen, das seine Züge unmißverständlich überliefert hätte, gibt es nicht, wohl literarische Zeugnisse. Das zuverlässigste lieferte der Geschichtsschreiber Einhard, der zum engsten Umkreis des Kaisers gehörte. Die späteren Berichte vermittelten bereits ein Idealbild des Herrschers, in dem das Greisenaltar durch die Macht der Persönlichkeit überwunden schien. Das französische Heldenepos und der sog. Pseudo-Turpin taten am meisten dazu[16]. Die von Dürer gewählte Frontalansicht verleiht dem Kaiser eine richterliche Würde und Strenge, die sich am vera icon, am wahren Abbild Christi, und an Darstellungen Gottvaters als Weltenrichter orientiert. Thausing hielt den Kopf Karls für ein idealisiertes Porträt des Dichters, Historikers und Mathematikers Johannes Stabius, der 1512 Kaiser Maximilian I. bei seinem Besuch in Nürnberg begleitete und in der Folgezeit Dürer bei seinen Projekten für den Kaiser beriet.

Waren die Rahmeninschriften lange bekannt, so teilte Fuhse auch die der Bildrückseiten mit. Der Wortlaut aller Inschriften war sicher nicht vom Maler festgelegt worden, sondern von einem historisch und literarisch ausgewiesenen Gewährsmann des Rates. Der Anlaß, dem die Kaiserbilder ihr Entstehen verdanken, ist im Verhältnis der freien Reichsstadt Nürnberg zum Reichsoberhaupt begründet, in ihrer Loyalität und ihren Ansprüchen[17]. Kaiser Friedrich III., der Vater Maximilians I., hatte den Nürnbergern die Reichskleinodien streitig machen wollen. 1508 nahm Maximilian mit Zustimmung des Papstes die Kaiserwürde an. Möglichen Erwägungen des neuen Reichsherrn, Ansprüche auf die Reichskleinodien anzumelden, kamen die Nürnberger zuvor, indem sie das Recht, diese zu verwahren, durch ihren prominentesten Künstler malen ließen. Maximilian I. zählte Karl d.Gr. zu seinen Ahnherren. Es fällt auf, daß der Künstler die Gemälde nicht signiert hat. Hier sollte wohl kein Rest eines persönlichen Anteils sichtbar werden.

Im Zuge der Einführung der Reformation in Nürnberg wurde die Heiltumsweisung aufgehoben. Die Kaiserbilder kamen 1526 ins Rathaus[18]. Während die Mehrzahl der Werke Dürers aus Nürnberg abwanderte, blieben diese zurück. In den Verhandlungen mit Kaiser Rudolf II. über die »Vier Apostel«, kamen offenbar auch die Kaiserbilder ins Spiel, aber sie »wurden nit begert, weil schlechte Kunst daran«[19]. Ungeachtet der Popularität, die das Bildnis Kaiser Karls des Großen genoß, verhielt sich die Kunstgeschichte gegenüber den Kaiserbildern reserviert. Sie tadelte die Bedingungen, die Dürers künstlerische Freiheit eingeschränkt hätten, und/oder bemängelte den Erhaltungszustand der Tafeln. Waagen (1843) ließ den Bildern Gerechtigkeit widerfahren. Verschiedentlich wurden den Nürnberger Kaiserbildern auf Brustbilder reduzierte Wiederholungen im Zürcher Privatbesitz als mögliche eigenhändige Arbeiten Dürers zur Seite gestellt oder gar vorgezogen[20]. Stange, Musper, Winzinger und Brachert sprachen sich für Dürer aus, Strieder, Anzelewsky, Löcher und Mende gegen ihn. Eine Rolle in der Diskussion spielen die übermalte Inschrift, die Karl d.Gr. zunächst als Karl IV. ausgab, und das gelegentliche Arbeiten mit den Fingern anstelle des Pinsels[21]. Eine anläßlich der Dürer-Ausstellung 1971 erfolgte Reinigung erbrachte den Nachweis, daß die Nürnberger Kaiserbilder vorzüglich erhalten sind. Nach Panofsky stellen sie einen Kompromiß zwischen volkstümlicher Vorstellung und archäologischer Genauigkeit dar. Schon Vischer konstatierte beim Bildnis Karls die »sich aufdrängende Grundform kirchlicher Wirkung«. Braunfels im Ausst.Kat. 1965 sah im gestreckten Format, der Anordnung der Wappen, der sorgfältigen gotischen Auf- und Umschrift und der unbewegten Haltung des Kaisers einen Bezug zu gotischen Grabplatten. Zumindest das Porträt Karls des Großen widerlegt die Meinung, Dürer hätte den Auftrag lustlos und mit weitgehender Schülerhilfe ausgeführt. Die Figur ist groß gesehen, der Ausdruck der Augen zwingend. Vor dem dunklen Grund werden die warmleuchtenden Farben zu einer reichen und feierlichen Wirkung gebracht. Die Modellierung der Edelsteine in variierenden Lichtreflexen und die Verschattung des Goldstoffes sind bewundernswert. Während Sigismund im einschränkenden Sinne Porträt bleibt, wird Karl zur Symbolfigur. Thausing konstatierte »Der Fuchs neben dem Löwen«. Durch die Verbindung eines idealen Typus mit der nahsichtigen Beweisführung der leibhaftigen Gegenwart des Kaisers ist dem Künstler ein Bild gelungen, das die Frage nach seinem realen Aussehen vergessen läßt. Wie ihn Dürer malte, ist Karl der Große in das Bewußtsein der Nachwelt eingegangen.

Von den Nürnberger Kaiserbildern wurden verschiedentlich Kopien angefertigt. Aus Nürnberger Ratsverlässen geht hervor, daß Georg Pencz 1532 solche für den sächsischen Kurfürsten malte[22]. 1570 ließ Willibald Imhoff das Bildnis Karls des Großen für einen Auftraggeber kopieren[23]. Der Korrespondenz Philipp Hainhofers mit Herzog Philipp II. von Pommern-Stettin ist zu entnehmen, daß Dr. Matthioli in Augsburg zwei Kopien besaß, die er als Originalwerke Dürers verkaufen wollte. In einem Schreiben vom August 1611 berichtet Hainhofer etwas genauer von den »zwen Kaysers kopfen«[24]. Die erhaltenen Kopien zeigen verschiedene Bildausschnitte: Dreiviertelfiguren, mit Rahmen, mit den Originalen übereinstimmend, auf Leinwand gemalt, in Wien, Kunsthistorisches Museum, Inv.Nr. 2771, 2770[25]; Karl der Große in halber Figur: München, Bayer. Staatsgemäldesammlungen, Inv.Nr. 2438; Büsten, ohne Hände: Schweizer Privatbesitz[26]; Wien, Kunsthistorisches Museum, Inv.Nr. 4416, 4417[27]; Friedrich Ferdinand Prinz zu Schleswig-Holstein[28].

1 Nach Th. u. A. Brachert 1989, S. 23, verwendete Dürer einen Karton. Die deutlich freihändige Zeichnung und Ritzung widersprechen dieser These.
2 Der Nachweis wurde mittels einer IR-Falschfilmaufnahme geführt, auf der Lapislazuli rot erscheint.
3 Murr 1801, S. 213 – 377. – Hermann Fillitz: Die Insignien und Kleinodien des Heiligen Römischen Reiches. Wien – München 1954. – Ernst Günter Grimme: Karl der Große in seiner Stadt. In: Karl der Große. Lebenswerk und Nachleben, hrsg. von Walter Braunfels, Bd. 4, 1967, S. 257.
4 Julia Schnelbögl: Die Reichskleinodien in Nürnberg 1424 – 1523. In: Mitteilungen des Vereins für Geschichte der Stadt Nürnberg, Bd. 51, 1962, S. 78 – 159. – Alfred Wendehorst: Die Reichsstadt Nürnberg von den Anfängen bis zum Ende ihrer großen Zeit. In: Ausst. New York/Nürnberg 1986: Nürnberg 1300 – 1550, S. 13 – 16. – Zur weiteren Geschichte der Reichskleinodien Albert Bühler: Die Flüchtung der Nürnberger Reichskleinodien und ihre Reklamierungen nach deutschen Quellen. In: Mitteilungen des Vereins für Geschichte der Stadt Nürnberg, Bd. 46, 1955, S. 481 – 510.
5 Vgl. Bühler (wie Anm. 4).
6 Gümbel 1908, S. 138 – 140. – Rupprich 1, 1956, S. 247, Nr. 6.
7 Gümbel (wie Anm. 6). – Rupprich (wie Anm. 6).
8 Winkler 2, 1937, Nr. 503 u.Abb.
9 Wien, Graph.Slg. Albertina, Inv.Nr. 3125, D 96; vgl. Winkler 2, 1937, Nr. 504 u. Abb. – Kotschatzky u. Strobl 1971, Nr. 74 mit Abb.
10 Vgl. Vinzenz Oberhammer: Die Bronzestandbilder des Maximiliangrabmales in der Hofkirche zu Innsbruck. Innsbruck-Wien-München 1935, S. 169.
11 Vgl. Winkler 2, 1937, Nr. 507, 505, 507 u. Abb. – Kat. Germanisches Nationalmuseum Nürnberg, Handzeichnungen, bearb. von Fritz Zink, 1968, S. 53 – 55, mit Abb. – Kat. Nürnberg 1971: Dürer, Nr. 255 – 257.
12 Baader 1862, S. 7 – 8.
13 Vgl. Heinz 1975, Nr. 63, Abb. 190.
14 Lord Twining 1960.
15 Vgl. Otto Fischer: Zwei Bildnisse des deutschen Kaisers Sigismund von Pisanello. In: Jahrbuch der Preußischen Kunstsamlungen, Bd. 54, 1933, S. 5 – 15. – Paul Wescher: Über ein Bildnis Kaiser Sigismunds. In: Die Graphischen Künste, N.F., Bd. 3, 1938, S. 1 – 2. – Baum 1941. – Andreas Pigler: Das Problem der Budapester Kreuzigung. In: Phoebus, Bd. 3, 1950/51, S. 12 – 25, Abb. 4. – Nicoló Rasmo: Contributi alla Storia dell' Arte Veronese-Tridentina. In: Cultura Atesina, Bd. 9, 1955, S. 7 – 17. – Baum 1957. – Jarmila Krcálová: Videnská Podobizna Krále Zikmunda. In: Umeni, Bd. 5, 1957, S. 316 – 339. – Kéry 1972.
16 Clemen 1889, S. 185 – 271; 1890, S. 1 – 147.
17 Vgl. Albrecht Kircher: Deutsche Kaiser in Nürnberg. Eine Studie zur Geschichte des öffentlichen Lebens der Reichsstadt Nürnberg 1500 – 1612 (Freie Schriftenfolge der Gesellschaft für Familienforschung in Franken, Bd. 7). Nürnberg 1955. – Ausst.Kat. Nürnberg 1962: Der Kaiser in Nürnberg.
18 Gümbel 1908, S. 139, Anm. 9. – Rupprich 1, 1956, S. 243, Nr. 24.
19 Staatsarchiv Nürnberg, Urk. u. Akten des Losungsamtes S 1 L 148 Nr. 26, fol. 11. Dazu Strieder 1973, S, 156.
20 Zuerst gutachtlich von Max J. Friedländer 5. Aug. 1939. – Isarlo 1947. – Stange 1957, Abb. 1, 2. – Musper 1969, mit Farbabb. 1, 2. – Winzinger 1977, mit zahlreichen Belegen, Abb. 1, 2. – Ausst. Reichsstädte in Franken (Veröffentlichungen zur Bayer. Geschichte und Kultur, Nr. 14/87, hrsg. von Claus Grimm, Haus der Bayer. Geschichte). München 1987, Kat.Nr. 309 – 310 (bearb. T. Brachert, C. Grimm), mit Abb.
21 Vgl. Th. u. A. Brachert 1989 und Holzheu 1989.
22 Vgl. Hampe 1, 1904, S. 276, Nr. 1937. – Gmelin 1966, S. 62, identifizierte die Bilder versuchsweise mit denen, die sich heute im Zürcher Privatbesitz befinden; vgl. Anm. 20.
23 Vgl. Hampe 2, 1904, S. 1, Nr. 1.
24 Vgl. Des Augsburger Patriciers Philipp Hainhofer Beziehungen zum Herzog Philipp II. von Pommern-Stettin, hrsg. von Oscar Doering (Quellenschriften für Kunstgeschichte und Kunsttechnik des Mittelalters und der Neuzeit, N.F., Bd. 6), Wien 1894, S. 173.
25 Aus Schloß Ambras; Anzelewsky 1971, Textabb. 89, 90; 1991, Textabb. 109, 110.
26 Wie Anm. 20. Anzelewsky 1971, S. 48 – 49, Textabb. 93, 94; 1991, S. 47 – 49, Textabb. 113, 114.
27 Aus Schloß Ambras. Anzelewsky 1971, Textabb. 91, 92; 1991, Textabb. 111, 112.
28 Anzelewsky 1991, Textabb. 116, 117.

Mander 1617; Ausgabe 1906, S. 93. – Sandrart 1675; Ausgabe 1925, S. 67. – Will 1764, S. 391, Nr. 18 u. 19. – Schöber 1769, S. 72. – Murr 1778, S. 411 – 412. – Roth 1791, S. 85. – Murr 1801, S. 377. – Weise 1819, S. 94, Nr. 12, 13. – Heller 1827, S. 208, Nr. 3 – 4. – Kugler 1837, S. 105, Nr. 36. – Nagler 1837, S. 28. – Landauerbrüderhaus 1840 u. 1860, S. 43, 44. – Waagen 1843, S. 201 – 202. – Rettberg 1846, S. 156. – Kugler 1848, S. 83 – 84. – Eggers 1857, S. 243 – 244. – H.A. Müller 1858, S. 232. – Eye 1860, S. 341 – 342. – Sighart 1862, S. 624. – Waagen 1862, S. 211. – Lotz 2, 1863, S. 346, Nr. 43, 44. – Parthey 1, 1863, S. 365, 366, Nr. 75, 82. – Ausst. Nürnberg 1871: Dürer, S. 4 – 5. – Thausing 1876, S. 367 – 369; ^{2}1884, 2, S. 111 – 114. – Ephrussi 1882, S. 167 – 169. – Woltmann u. Woermann 1882, S. 386 – 387. – Kat. 1882, Nr. 186, 187. – Seidlitz 1883: Berichte, S. 70. – Kat. 1885, Nr. 192, 193. – Festing 1884, S. 86. – Vischer 1886, S. 213. – Clemen 1889, S. 184 – 271. – Ders. 1890, S. 92 – 94. – Janitschek 1890, S. 352. – Eye 1892, S. 62. – Kat. 1893, Nr. 207, 208. – Fuhse 1895, S. 8 – 9. – Bezold 1900, S. 47. – Zucker 1900, S. 84. – Scherer 1904, S. 371 zu Abb. S. 45 – 46; ^{3}1908, S. 393 zu Abb. S. 50 – 51. – Wölfflin 1905, S. 212, Anm. 1; ^{9}1984, S. 223, Anm. 42. – Ausst. Nürnberg 1906: Historische Ausstellung, Kat.Nr. 199 (Gm 167); dazu Dörnhöffer 1906, S. 460. – Gümbel 1908, S. 138 – 140. – Braune 1909, Nr. 167, 168. – Killermann 1910, S. 37. – Waldmann 1919, S. 49, Abb. 50, 51. – Friedländer 1921, S. 168. – Schulz 1923, S. 19, Tf. gegenüber S. 16. – Ausst. Nürnberg 1928: Dürer, Kat.Nr. 77. – Flechsig 1928, 1, S. 411; 2, 1931, Nr. 767, 768. – Wenke 1928-29, S. 17. – Winkler 1928, S. 415 zu Abb. 56, 57. – Wilde 1930, S. 216 – 217, Abb. 230 (Ausschnitt). – Waetzold 1935, S. 22, 261 – 262, Abb. 248, 249. – Ausst. Nürnberg 1937. – Tietze u. Tietze-Conrat 2/1, 1937, Nr. 504–505, Abb. S. 229. – Winkler 2, 1937, bei Nr. 503. – Baum 1941, S. 26. – Martin 1941, S. 154 – 155. – Isarlo 1947. – Panofsky ^{3}1948, S. 132 – 133, Nr. 51, 65; dt. Ausgabe 1977, S. 177 – 179, Abb. 177. – Schwemmer 1949, S. 98. – Kunst und Kultur 1952, Abb. S. 108, 109. – Musper 1952, S. 261 – 262. – Fillitz 1954, S. 27, 56, 59, 61. – Rupprich 1, 1956, S. 207, 243, 247. – Baum 1957, S. 43. – Stange 1957, S. 1 – 24, Abb. 3, 4. – Steck 1957, S. 92 – 93 mit Abb. – Winkler 1957, S. 211 – 212. – Lord Twining 1960, S. 8, 67 – 68, Tf. 5c (Gm 168). – Engel 1962, S. 101 mit Abb. 9, S. 125 mit Abb. 39. – Kuhrmann 1964, S. 67 – 96. – Levey 1964, S. 83, Abb. 49, 50. – Ausst. Aachen 1965: Karl d.Gr., Kat.Nr. 764 (Gm 167), Abb. 156. – Musper 1965, S. 24. – Schoenen 1967, S. 274 – 276, Farbtf. V. – Ottino della Chiesa 1968, Nr. 140, 141 u. Abb. – Musper 1969, mit Abb. 4, 5. – Landolt 1970, S. 17. – Musper 1970, S. 826, 829. – Panofsky 1970, S. 55 – 56. – Anzelewsky 1971, S. 48, 80 – 81, Nr. 123, 124, Abb. 151 – 154. – Ausst. Nürnberg 1971: Dürer, Kat.Nr. 251, 252 (bearb. Peter Strieder) mit Abb. – Goldberg 1971, S. 338. – Klauner 1971, S. 18. – Mende 1971, S. 696, Anz. 123 – 124. – Musper 1971, S. 21, 58 – 59. – Kéry 1972, S. 144 – 145, Abb. 108 – 110 (Gm 168). – Hütt 1973, S. 264. – Kuhrmann 1973, S. 293. – Pfötsch 1973, S. 157 – 165. – Strieder 1973, S. 155 – 156. – Stechow 1974, S. 261. – Führer 1977 u. 1980, Nr. 205 (Gm 167); 1985 u. 1994, Nr. 190 (Gm 167), jeweils Farbabb. – Strieder 1977, S. 34, Nr. 45, 46, Farbab. S. 126, Abb. S. 27. – Winzinger 1977, S. 17 – 50, Abb. 3, 4. – Strieder 1979, S. 70, Abb. 110, 111. – Anzelewsky 1980, S. 147, Abb. 135, 136. – Strieder 1981, S. 70 – 71, Farbabb. 70, 71. – Fritz 1982, S. 187 zu Abb. 34. – Löcher 1982: Kaiserbilder, S. 305 – 330, Abb. 1, 2, Farbabb. 3, 4. – Schatzkammer 1982, Farbabb. 70, 71. – Smith 1983, S. 28 – 30, Abb. 25. – Löcher 1985: Slg. Schäfer, S. 40. – Silver 1985, S. 7 – 8, Abb. 1, 2. – Ausst. Braunschweig 1986: Flußperlmuschel, Abb. 31. – Ausst. New York / Nürnberg 1986: Nürnberg 1350 – 1550, Kat.Nr. 128 (bearb. K. Löcher), mit Farbabb. und Abb. (Rückseiten). – Ausst. Rothenburg 1987: Reichsstädte, bei Kat.Nr. 309, 310. – Th. u. A. Brachert 1989, S. 22 – 39, Abb. 1, 2. – Holzheu 1989, S. 40 – 43. – Hutchison 1990, S. 112 – 113. – Anzelewsky 1991, S. 47 – 49, 80 – 81, Nr. 123, 124, Textabb. 107, 108 (Rückseiten), Farbabb. 148, 149, Abb. 150, 151. – Mende 1992, S. 147 – 148. – Baumgartl, Lauterbach u. Otto 1993, S. 86. – Börtlein 1994. – Vaisse 1995, S. 123 – 124. – Rebel 1996, S. 311. – W. Schmid 1996, S. 131.

Dürer, Albrecht

BILDNIS DES NÜRNBERGER MALERS MICHAEL WOLGEMUT
1516

Brustbild nach rechts, ohne Hände, vor grünem Grund. Er hat graugrüne Augen, trägt eine Schaube mit braunem Pelz und eine grauschwarze seidene Haarhaube. Wolgemut war der Lehrer Albrecht Düreres.

Lindenholz (Tilia sp.), 29,8 x 28,1 cm – Oben rechts siebenzeilige Inschrift in spätgotischer Buchkursive: »Das hat albrecht durer abconterfet noch / seine(m) Lermeister michel wolgemut in jor / 1516 [und nach dem Tod Wolgemuts hinzugefügt:] vnd er was 82 jor / vnd hat gelebt pis das man / zelet 1519 jor do ist er ferschiden an sant endres dag [30. Nov.] frv ee dy / sun awff gyng«. Bez. rechts unten »1516 / AD [= D in A]«. – Auf der Rückseite in Tinte: »Albrect Dürer Handt No 2«, darunter mit Bleistift die Nr.173; Klebezettel Slg. Praun, Pergament, mit der Nr.120, darunter mit Bleistift die Nr.139; Nr.2399; BStGS Inv.1822, Nr.1196; 1855, Nr.700; 1905, Nr.1427; Pappkarton, genagelt, »Bildrahmen Z.R.1932 N° 52/3«.

Gm 885. Leihgabe der Bayer. Staatsgemäldesammlungen, Inv.Nr. 700. – Praunsches Kunstkabinett, Nürnberg – Kunsthändler Johann Friedrich Frauenholz, Nürnberg, erworben 1801 – Slg. König Ludwig I. von Bayern, erworben 1809; am 10. April 1810 nach Schleißheim; Zweibrücker Nachtrag Nr.2399 – BStGS Inv.1822, Nr.1196; 1905, Nr.1427 – Bis 1910 in München, Ältere Pinakothek – 1911 an das GNM.

3 Bretter, Breiten von links oben 4,7, 16,5, 6,9 cm, unten 5,1, 16,0, 7,0 cm. Stärke 0,5 cm. Holz am oberen Rand ausgerissen, linke Brettfuge neu verleimt, 1954 verwölbte Tafel planiert. Format an den Seiten geringfügig beschnitten. – Rückseite: Mit Hobel in Faserrichtung geglättet. Ränder ungleichmäßig abgefast. 1954 mit rohem Leinöl eingelassen. Linierung an den Rändern später. – Bildseite: Tafel im Rahmen grundiert und bemalt, Grundier- und Malkanten allseitig vorhanden. Unterzeichnung: Pinsel; Kontur- und Binnenzeichnung; Schatten im Gesicht in wenigen Schraffuren. Malerei: Malprozeß auf der Röntgenaufnahme ablesbar: Zunächst wurden Kopf und Pelzkragen untermalt, dann der hellgrüne Hintergrund zweischichtig aufgetragen. Mit Spitzpinsel ummalte Dürer den Kopf Wolgemuts, an vorstehenden Stirn-, Wangen- und Kieferknochen neu angesetzt. Pentiment: Das in der Untermalung leicht abstehende Ohr korrigiert. Farbauftrag im Inkarnat in dünnen Lasuren. Inschrift: Schreibduktus und -gerät nach dem Datum »1516« gewechselt. Langgezogene, vertikale Fehlstelle im Bereich der unteren Datierung und Signatur, die Zahl »5« und Teile des Monogramms ergänzt. Unter der zweiten »I« mittels IRR eine ausgedünnte »0« erkennbar. Inschrift, Signatur und Datierung zeitlich später als der Hintergrund. Verschattung der linken Wange Wolgemuts größtenteils ergänzt, Farbverlust in seinem linken Auge. Ausbesserungen entlang der linken Brettfuge. Hintergrund partiell mit einer gräulichen Farbe überlasiert. Kleinteilige Retuschen über das ganze Bild verteilt. – Restaurierungen: 1950 gereinigt, Blasen niedergelegt; 1954 Bildträger planiert, mittlere Fuge und Riß verleimt; 1960; 1964. AB

Michael Wolgemut (1434 oder 1437 – 30. Nov. 1519), prominenter und vielbeschäftigter Nürnberger Maler mit Unternehmerqualitäten, war Dürers Lehrmeister von 1486 bis 1490. Ausgebildet in München bei Gabriel Mäleßkircher, heiratete er in Nürnberg die Witwe des Malers Hans Pleydenwurff. Dem Meister und seiner Werkstatt werden umfangreiche Altarwerke, Glasfenster und illustrierte Bücher verdankt[1]. Dürer brachte seinem Lehrer dauerhafte Verehrung entgegen. Die Frage, wer das Bildnis in Auftrag gab, ist schwer zu beantworten. Wolgemut könnte es bestellt haben. Dürer könnte es als Geschenk für ihn gemalt haben

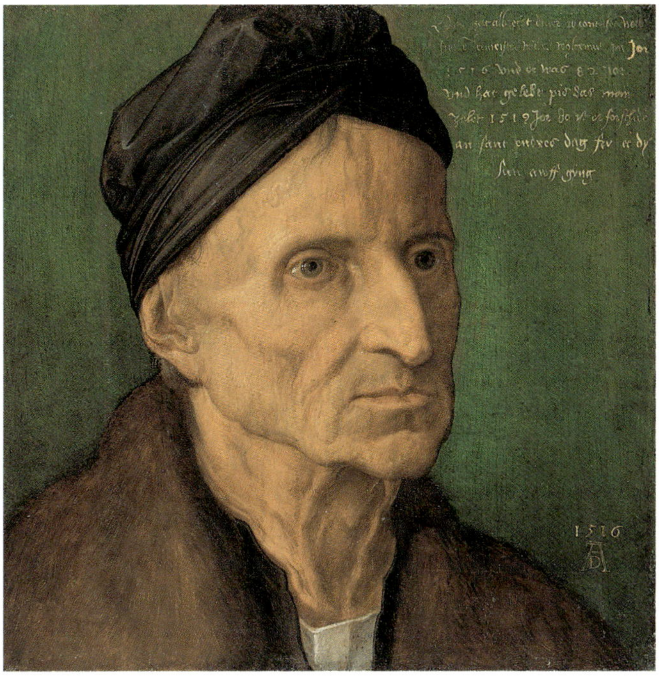

Gm 885

oder für sich selbst »aus dem Willen (...) zur Dokumentierung und Tradierung der eigenen Lebens- und Entwicklungsstufen« (Strieder in Ausst.Kat. 1971). Letzteres liegt nahe, auch aufgrund der aus mehreren Brettern (Verschnitt) zusammengesetzten Tafel. Jedenfalls war das Bildnis nach Wolgemuts Tod für Dürer erreichbar, so daß er die Inschrift ergänzen konnte. In der zweiten Zeile wurde das Wort »jor« womöglich von anderer Hand hinzugefügt. Ob man den ersten Teil der dritten Zeile inhaltlich der älteren oder der jüngeren Inschrift zuweisen muß, bleibt offen. Er besagt entweder, daß Wolgemut 82jährig war, als Dürer ihn porträtierte, oder daß er im Alter von 82 Jahren starb[2].

Der enge Bildausschnitt, die schmucklose Haube anstelle eines Baretts und die in Schreibschrift und deutscher Sprache aufgebrachte Inschrift bezeichnen den privaten Charakter des Porträts. Dürer hielt das Greisenantlitz in seinem markanten Knochenbau und der erschlaffenden Haut fest, zeichnete die tiefliegenden Augen und die Adlernase in aller Schärfe nach, ohne es an Respekt und Wärme fehlen zu lassen. Eindringlicher ließ sich das Widerspiel verfallender Körperkraft und widerstehender Geistes- und Willenskraft nicht darstellen.

Die Augen zeigen das übliche Spiegelbild eines Fensterkreuzes. Es fällt auf, daß die Pupille des rechten Auges nicht scharf gerandet erscheint. Im seitlichen unteren Quadranten ist eine inkomplette Verwachsung der Regenbogenhaut mit der darunter liegenden Augenlinse zu sehen. Diese Verwachsung ist so zutreffend dargestellt, daß eine dabei typischerweise zu beobachtende Lücke in Art eines runden Lochs ebenfalls sichtbar ist. Daneben sieht man eine lokalisierte Trübung der Linse. Sucht man nach möglichen Diagnosen, so käme eine Pupillenstörung mit inkompletter Verwachsung nach Regenbogenhautentzündung (Iridocyclitis = Kombination Grüner Star und Grauer Star) in Frage[3].

Strieder (1964, 1981) sah im Bildnis Wolgemuts »das früheste gemalte Bild eines Malers, das kein Selbstbildnis ist«, was soviel heißt, daß es das erste nachweisbare ist. Obwohl ein unbestreitbares Meisterwerk, hat es in der Literatur zunächst nur selten eine angemessene Würdigung erfahren. Der Maler Johann Heinrich Wilhelm Tischbein (»Goethe-Tischbein«), der es bei einem Besuch in Nürnberg im Praunschen Kunstkabinett sah, rühmte und charakterisierte es eindringlich, Kugler beschrieb es als »ein seltsam scharfes, knochiges, strenges Gesicht«, Waagen (1862) zollte ihm Respekt, Eye geriet über die Betrachtung ins Fabulieren. Thausing (1876) zog dem Gemälde eine übereinstimmende Zeichnung in der Albertina, Wien[4], vor. Er sah in der zweiten Ziffer 1 der Jahreszahl 1516 die übermalte 0 und schloß auf eine um 1506 entstandene Vorarbeit, die Dürer dem Gemälde zugrunde gelegt hätte. Auf Frizzoni sich berufend, sprach er es 1884 als eine Kopie oder die vollständige Übermalung eines Dürerschen Originals an. Voll (1897) erkannte die Zeichnung der Albertina als Nachzeichnung. Er datierte das Gemälde, Jahreszahl und Monogramm in Zweifel ziehend und im Vergleich mit den Stifterbildern des Paumgartner-Altars, um 1500. Seit Zucker wird die Jahreszahl unbestritten als 1516 gelesen. Lehmann rechnete anhand des Porträts mit Wolgemut als Mensch und Künstler ab. Er sah hinter der »biederen Miene den klugen und arbeitstüchtigen, aber herzenskalten, nüchternen, phantasielosen, eigensinnigen und eigennützigen Geschäftsmann«. Wölfflin hat das Wolgemut-Bildnis wegen seines angeblich schlechten Erhaltungszustandes nur gestreift, aber er erkannte doch den »großen Stil«, wie »die Augen machtvoll und ruhig im Kopfe sitzen und die Schatten bedeutsam füllend sich in die Höhlen legen«. Eingehend beschäftigten sich Lutze (1936), Winkler (1957) und Musper (1952 u. 1965) mit der Wiedergabe des Dargestellten. Flechsig dachte sich das Bild als Teil eines Diptychons mit dem Bildnis der Ehefrau als Gegenstück. Mende (1982) zählte es den »Freundschaftsbildern« zu. Selbstverständlich fehlt es in keiner Publikation über Wolgemut[5].

Das Inv. des Praunschen Kunstkabinetts von 1616, fol. 11r

nennt: »Albrecht Dührers lehrmeisters Michel Wolgemuths conterfect von öelfarb in einer schwarzen rahm, eines schuchs hoch und breit«[6], das Inv.1719, Nr.120 unter dem Namen Albrecht Dürers: »Michael Wolgemuts, Albr(echt) Dürers lehrmeisters contrefait, von öelfarb, in einer schwarzen rahm, mit einen schüber«[7]. Murr, 1778, teilte erstmals die Inschrift mit. Johann Andreas Boerner vermerkte in seinem Handexemplar von Roth, 1791: »A.o 1809 an den Kronprinzen von Baiern verkauft per 300 Kreuzer. Zu Schleißheim N.o 1553«, ähnlich in seinem Handexemplar von Murr, 1797. Christian von Mannlich, Direktor sämtlicher Kurpfalzbayerischen Kunstsammlungen, stellte 1815 auf Wunsch König Ludwigs dem Bildhauer Konrad Eberhard das Gemälde als Vorlage für eine Marmorbüste Wolgemuts zu Verfügung, die in der Walhalla bei Regensburg ihren Platz finden sollte[8].

Eine auf Pergament gemalte Wiederholung aus dem späten 16. Jahrh. (Slg. Georg Schäfer, Schweinfurt) wurde von Friedrich Winkler[9] und Anzelewsky[10] als ein dem Münchner Bild vorausgehendes, eigenhändiges Werk Dürers angesehen. Das Bild wurde 1992 wieder auf dem Kunstmarkt angeboten[11], aber nicht verkauft.

1 Vgl. Strieder 1986, S. 28 – 41, mit Lit.
2 Zur Diskussion von Inschrift, Jahreszahl und Monogramm vgl. Voll 1908; Rupprich 1956; Strieder in Ausst.Kat. 1971.
3 Die Diagnose wird Prof. Dr. Rainer Rix, Nürnberg, freundl. schriftl. Mitteilung vom 11. April 1997, verdankt.
4 Inv.Nr. 4838 D II. G.4; vgl. Koschatzky u. Strobl 1971, Nr. 154 mit Abb., als Kopie nach dem Gemälde.
5 Diese können hier nicht eigens aufgeführt werden; vgl. dazu Mende 1992, S. 348 – 349.
6 Achilles-Syndram 1994, S. 113, Nr. 55.
7 Achilles-Syndram 1994, S. 201, Nr. 113.
8 Vgl. Messerer 1966, S. 398 – 399, Brief Nr. 337 vom 31. Dez. 1814.
9 Gutachten vom 5. Febr. 1962.
10 Anzelewsky 1971, S. 241, Nr. 131, Abb. 160 – 161; 1991, S. 50, 90, 247, Tf. 145.
11 Aukt. Sotheby's, London, 9. Dez. 1992, Kat.Nr 27 mit Lit. u. Abb. – Mende 1992.

Murr 1778, S. 470, Nr. 120. – Roth 1791, S. 92, Nr. 120. – Murr 1797, S. 15, Nr. 120. – Murr 1801, S. 455. – Kat. Schleißheim 1810, S. 41, Nr. 1553; 1831, Nr. 177. – Weise 1819, S. 94, Nr. 19; S. 96, Nr. 11. – Heller 1827, S. 196, 231. – Kugler 1836, S. 107. – Kugler 1837, S. 109, Nr. 46. – Nagler 1837, S. 29. – Kat. München, Pinakothek, 1838 – 1872, Nr. 139 (Cab.). – Eye 1860, S. 23 – 26. – Sighart 1862, S. 624. – Waagen 1862, S. 211. – Parthey 1, 1863, S. 366, Nr. 86. – Thausing 1876, S. 70, 384. – Frizzoni 1878, 15, S. 251 – 265; 16, S. 5 – 45. – Kat. München, Ältere Pinakothek, 1878 – 1881, Nr. 731. – Ephrussi 1882, S. 179 – 180. – Woltmann u. Woermann 2, 1882, S. 386. – Seidlitz 1883: Wohlgemut, S. 176. – Kat. München, Ältere Pinakothek, 1884 – 1908, Nr. 243. – Thausing 1884, 1, S. 93, 94; 2, S. 52, 133. – Klassischer Bilderschatz 5, 1889/90, V. Tf. 650. – Janitschek 1890, S. 358. – Hirth 1891, Sp. XVII, Tf. 133. – Eye 1892, S. 18 – 19. – Seidlitz 1893, Text u. Tf. 13. – Voll 1897, Nr. 263, S. 1 – 4. – Lehmann 1900, S. 164. – Zucker 1900, S. 13, 110, Abb. 6. – Dodgson 1902, S. 3, Nr. I, Tf. V. 1. – Bruck 1903, S. 126. – Scherer 1904, S. 371 – 372 zu Abb. S. 51. – Wölfflin 1905, S. 210 – 211; [9]1984, S. 222. – Reinach 2, 1907, S. 689, Abb. 2. – Scherer 1908, S. 393 zu Abb. S. 56. – Voll 1908, S. 120. – Glaser 1916, S. 148 – 149. – Waldmann 1919, S. 13, 89 zu Abb. 58. – Friedländer 1921, S. 18. – Tischbein 1922, S. 111 – 112. – F.T. Schulz 1923, Abb. S. 5. – Ausst. Nürnberg 1928: Dürer, Kat.Nr. 106, Tf. 19; dazu Buchner 1928, S. 288; Friedländer 1928, S. 11. – Flechsig 1, 1928, S. 411 – 412; 2, 1931, Nr. 950. – Winkler 1928, S. 416 zu Abb. S. 62. – Lutze 1934, S. 262 u. Abb. – Waetzold 1935, S. 185 – 186, Abb. 42. – Lutze 1936: Deutsche Kunst, mit Farbabb. – Lutze u. Wiegand 1936-37, S. 53, Abb. 95. – Tietze u. Tietze-Conrat, 2/1, 1937, S. 118, Nr. 661, Abb. S. 278. – Martin 1941, S. 156 – 160. – Ausst. Schaffhausen 1947: Meisterwerke, Kat.Nr. 38. – Panofsky [3]1948, 1, S. 4 – 5, 192; 2, S. 16, Nr. 70. Additions, S. 170, Nr. 70. – Lutze 1950, Abb. S. 24. – Kunst und Kultur 1952, Abb. S. 110. – Musper 1952, S. 264, Abb. S. 242. – Killermann 1953, S. 66, Abb. 1. – Lüdecke u. Heiland 1955, S. 135 – 136. – Rupprich 1, 1956, S. 209, Nr. 66. – Winkler 1957, S. 267 – 268. – Strieder 1964, S. 12, Nr. 14. – Messerer 1966, S. 398 – 412. – Musper 1965, S. 24, Nr. 32 mit Farbabb. – Benesch 1966, S. 95. – Ottino della Chiesa 1968, Nr. 147 und Abb. – Bialostocki 1970, S. 159, Abb. 5 (Ausschnitt). – Pohl 1970, S. 44, Nr. 28. – Anzelewsky 1971, S. 50, 241, Nr. 132, Abb. 162. – Ausst. Nürnberg 1971: Dürer, Kat.Nr. 536 (bearb. P. Strieder), Farbabb. nach S. 64. – Hofmann 1971, S. 25 – 27. – Mende 1971, S. 696, Anz. 132. – Musper 1971, S. 59. – Pohl 1971, S. 37 – 44, Nr. 28. – Sutton 1971, S. 4, Abb. 4. – Kuhrmann 1973, S. 293, 311. – Oehler 1973, S. 70. – Osten 1973, S. 64. – Rowlands 1973, S. 212. – Kaplan 1974, S. 50, Anm. 1. – Stechow 1974, S. 261, Nr. 131-32. – Eisler 1977, S. 17 – 18. – Führer 1977 u. 1980, Nr. 203; 1985 u. 1994, Nr. 189, jeweils Farbabb. – Strieder 1977, S. 148, Abb. S. 140 u. Abb. 48. – Anzelewsky 1980, S. 188 – 189, 191, Farbabb. 182 (versehentlich 1517 datiert). – Strieder 1981, S. 242, Farbabb. 281. – Löcher 1982: Bildnisse, S. 539 – 540, Farbbabb. 4. – Mende 1982: Nützel, S. 132, 136, 138. – Schatzkammer 1982, Farbabb. 73. – Ausst. New York u. Nürnberg 1986: Nürnberg 1300–1550, S. 81, Kat.Nr. 139 (bearb. K. Löcher) und Farbabb. – Strieder 1986, S. 29 – 30 u. Abb. – Luther 1988, S. 73. – Hutchison 1990, S. 25, Abb. 5. – Zander-Seidel 1990: Textiler Hausrat, S. 228. – Anzelewsky 1991, S. 50, S. 247, Nr. 132, Farbabb. 161. – Mende 1992: Dürer, S. 149 – 150. – Strieder 1993, S. 123, Kat.Nr. 111, Farbabb. 141. – Achilles-Syndram 1994, S. 113, Nr. 55, S. 201, Nr. 113, Abb. 7. – Ausst. Nürnberg 1994: Praunsches Kabinett, Kat.Nr. 164 (bearb. K. Löcher), Farbabb. S. 99 – Vaisse 1995, S. 17 – 18. – Rebel 1996, S. 43. – Goldberg u. Heimberg 1998 (in Vorbereitung).

Dürer, Albrecht

BILDNIS KAISER MAXIMILIANS I.
1519

Brustbild nach links vor blauem, ursprünglich grünem Grund. Er hat braune Augen und mittelblondes Haar mit weißen Lichtern. Er trägt über einem hochgeschlossenen dunklen Wams eine rote Seidenschaube mit breitem Schulterkragen, dazu ein schwarzes Barett mit einer Medaille, die in halber Figur Maria mit dem Kind zeigt. In den Händen hält er einen Granatapfel. Oben eine die Vorzüge des Kaisers preisende Inschrift mit Daten zu seinem Leben. Links Wappen und Kollane des Ordens vom Goldenen Vlies.

Leinwand, 86,2 x 67,2 cm – Links Wappen: Doppeladler mit Habsburger Bindenschild, umrahmt von der Kollane des Ordens vom Goldenen Vlies, gekrönt von der Kaiserkrone; oben auf einem aufgeklebten Pergamentstreifen Inschrift in Fraktur: »Der Allergrosmechtigist vnuberwindlichist Kayser Maximilian der in vernunfft schicklicheit Weisheit vnd manheit / bey seinen Zeiten menigklich vbertroffen Auch merckliche grosse sachen vnd getatten gevbt hat · Ist geborn den xix tag / Des monats marcy Im MCCCCLviiij·Jar · hat gelebt Lviiij·Jar·ix monat vnnd xxv tag · Vnnd ist mit tod ver / schiden Zu Welß seiner Mayestat erblannd Den · xix tag / des monats January in dem MCCCCC·xix Jar·/ Der Allmechtig geruche der Seele sein gotliche Barmhertzigkeit gnedigklichen mitzuteylen« – Auf dem Rückseitenschutz mit Filzstift »Gm.169«.

Gm 169. Slg. Willibald Imhoff, Nürnberg, Verz. 1573, Nr. 8, noch 1650 im Besitz des Hans Imhoff. – Erworben 1860 aus der Erbschaft des Johann Sigmund Christoph Joachim Frhr. Haller von Hallerstein.

Tüchlein, Einzelstück, Leinenbindung, Fadendichte ca. 25 x 25 pro cm^2. Mehrere lange Risse vertikal und horizontal, so im Kopf und am Rücken des Dargestellten, im unteren Bereich über die ganze Bildbreite. Dubliert mit Leinwand in Fischgrätbindung, Papier als Zwischenlage. Aussagen zum Format wegen Randabklebung nicht möglich. – Rückseite[1]: Untermalung auf die Rückseite durchgeschlagen. – Bildseite: Grundierung: Keine. Unterzeichnung: Stift; Kontur- und Binnenzeichnung; Ordenskette oberhalb der gemalten und rund verlaufend wie bei der Entwurfszeichnung (Abb.)[2]. Malerei und Metallauflagen: Über der Unterzeichnung schlechte Haftung der Farbe. Vom Hintergrund ausgespartes Wappen vermutlich in Pinselgold, Lichter in den Zacken der Krone und seitlichen Blättern später in gleicher Technik ergänzt. Edelsteine auf der Krone rot und grün gelüstert. Gold der Kollane und Medaille mit feinem Pinsel auf die darunterliegende braune Farblasur musiert. Hintergrund azuritblau; darauf wenige Reste eines älteren malachitgrünen und eines jüngeren kobaltblauen Anstrichs. Inschrift mit brauner Tinte auf sehr dünnem Pergament[3], von der Bemalung des Hintergrundes ausgespart. Pergament links beschnitten, teilweise eingerissen und gebrochen, durch alte Firnisse oxydiert und gedunkelt. – Restaurierungen: 1900 (BStGS, Alois Hauser sen.) auf neue Leinwand und neuen Keilrahmen aufgezogen. Im Schriftverkehr mit dem GNM wird eine nicht mehr von der Malschicht zu trennende Ölschicht vermerkt[4]; 1953 wird kobaltblauer Hintergrund und Abnahme verschiedener Lackschichten, die dem Bild eine braun-grüne Färbung gäben, beschrieben; 1954 Bild neu dubliert, »unter Schwierigkeiten« Hintergrund von einer Ölfarbe befreit, Übermalungen beseitigt, die Fehlstellen in Tempera erneuert, Gold im Wappen ergänzt; 1959; 1965. AB

Maximilian von Österreich (22. März 1459 – 12. Jan. 1519), Sohn Kaiser Friedrichs III. und der Eleonore von Portugal, ist als der »letzte Ritter« in die Geschichte eingegangen. Seine Heirat mit Maria von Burgund, der Tochter und Erbin Herzog Karls des Kühnen, und seine Ansprüche in Oberitalien führten zu Auseinandersetzungen mit der französischen Krone, dem Heiligen Stuhl und der venezianischen Republik. Probleme schufen die Eigeninteressen der deutschen Territorialherren und die beginnende, quer durch Europa schneidende Reformation. 1486 König, 1508 Kaiser, festigte und erweiterte Maximian die habsburgische Hausmacht durch Allianzen von weitreichender Bedeutung. Sein Sohn Philipp heiratete Juana von Kastilien. Seine Enkel Ferdinand und Maria wurden den Kindern König Wladislaws von Böhmen und Ungarn versprochen. Unbestritten sind seine Verdienste um das deutsche Geistesleben, um die Förderung des Humanismus und der Künste. Sein Grabmal in der Innsbrucker Hofkirche mit bronzenen Standbildern seiner habsburgischen Ahnen blieb unvollendet[5].

Zu Dürer trat Maximilian I. während seines Nürnberger Aufenthaltes 1512 in Verbindung, wahrscheinlich über den kaiserlichen Rat Willibald Pirckheimer, der Nürnberger Bürger und mit Dürer befreundet war. Dürer erhielt seit 1515 vom Kaiser eine jährliche Rente (»leibgeding«) von 100 Gulden. Er schuf für ihn die großen Holzschnitte der »Ehrenpforte« und des »Triumphzuges«, für die er helfende Kräfte heranzog, und versah des Kaisers persönliches Gebetbuch mit Randzeichnungen[6]. Am 28. Juni 1518 zeichnete Dürer ihn in Augsburg nach dem Leben – »hoch oben auf der Pfalz in seinem kleinen Stüble«[7]. Diese Zeichnung (Wien, Graph. Slg. Albertina)[8] legte er den in Holz geschnittenen und gemalten Bildnissen des Kaisers zugrunde, die offenbar sämtlich erst nach dessen Tod entstanden. Flechsigs von Anzelewsky geteilte Überlegung, daß Dürer das Nürnberger Exemplar noch 1518 in Augsburg gemalt hätte, ist hinfällig, da es eine Vorzeichnung zu den Händen mit dem Granatapfel (Wien, Graphische Sammmlung Albertina)[9] gibt, die das Datum 1519 trägt. Crawford Luber fand heraus, daß die Bildniszeichnung für alle von Dürer geschaffenen Bildnisse des Kaisers, die gemalten wie die in Holz geschnittenen, als Visierung diente, also maßgleich ist. Der Orden vom Goldenen Vlies, dessen Kollane der Kaiser trägt, war der vornehmste der europäischen Ritterorden und burgundischer Abkunft. Maximilian stand ihm als Schwiegersohn Herzog Karls des Kühnen von Burgund († 1477) als Ordenssouverän vor[10]. Die Glieder der Ordenskette bestehen aus Feuerstahl und Feuerstein, aus denen Flammen hervorspringen. Das Emblem ist ein goldenes Widderfell, das an einem goldenen, blau emaillierten Feuerstein hängt, aus dem Flammen sprühen und der von einem goldenen Feuerstahl getragen wird, auf dessen blauem Email die Worte stehen: Pretium laborum non vile = Nicht geringer Preis der Anstrengungen[11]. Dürers Wiedergabe weicht davon ab. Den Granatapfel, der hier den Reichsapfel vertritt, hatte sich Maximilian in Erinnerung an die 1492 erfolgte Eroberung Granadas durch Ferdinand von Aragon, den Schwiegervater seines Sohnes Philipp, gewählt. Er wird als Herrschaftssymbol, als Auferstehungssymbol, aber auch als Symbol des Überflusses und der Fruchtbarkeit gedeutet[12].

Als nicht grundiertes und wenig widerstandsfähiges »tüchlein«, durch die in anderem Material aufgeklebte Inschrift und das Fehlen der Künstlersignatur erweist sich das Nürnberger Bild als »modello« für das 1519 auf Holz gemalte Kaiserbildnis Dürers in Wien, Kunsthistorisches Museum[13]. Der modello ging an den Auftraggeber, wurde von diesem korrigiert und an den Maler zurückgeschickt, der danach die endgültige Version malte. In unserem Falle war Dürer genötigt, die deutsche durch eine lateinische Inschrift zu ersetzen[14], das Wappen zu verkleinern, die Damastschaube gegen eine solche mit einem breiten Pelzkragen einzutauschen und die Hände zu verändern. Oberhammer, der in Gm 169 eine vorbereitende Arbeit für das Wiener Bild sah, schloß aus der heutigen Bilderscheinung zu unrecht auf eine Beteiligung von Hilfskräften. Das Nürnberger Bild ist inspiriert und feinfühlig, weniger festgelegt als das mit aller Sorgfalt auf Holz gemalte. Das Verfahren, ein Gemälde durch einen modello vorzubereiten, spricht für einen hochoffiziellen Auftrag und für einen auswärtigen Besteller, dem daran lag, das Konzept zu überprüfen. Ebenso ging Dürer beim Bildnis des Augsburger Kaufmannes Jakob Fugger vor[15], der Kaiser Maximilian in Geldgeschäften verbunden war und als Auftraggeber auch des Kaiserporträts in Frage kommt. Es ist denkbar, daß Fugger es dem Enkel Maximilians, Karl V., dessen Wahl zum Kaiser er finanziell unterstützte und letztlich ermöglichte, zum Geschenk machen wollte oder machte. Besser hätte sich die Anhänglichkeit des Augsburger Großkaufmannes an das Reichsoberhaupt kaum demonstrieren lassen. Schon Stegmann stellte die Frage, ob nicht die deutsche Inschrift mit Rücksicht auf Karl. V., der bekanntlich kein Deutsch sprach, durch die lateinische ersetzt worden wäre. War ein Fugger der Auftraggeber des Kaiserbildes, dann wäre womöglich dem Augsburger Humanisten, Stadtschreiber und kaiserlichen Rat Konrad Peutinger (1465–1547) die Aufgabe zugefallen, die Insignien und den Text zu redigieren. Daß Dürer das unbezeichnete Leinwandbild mit der aufgeklebten Inschrift der Statthalterin Margarete in Mecheln als Geschenk angeboten hätte, wie Tietze und Tietze-Conrat und nach ihnen Panofsky unter Bezug auf einen Eintrag in Dürers Tagebuch der niederländischen Reise vom 6. Juni 1521[16] erwogen, leuchtet nicht ein. Überdies berichtet der Künstler am 29. Juni[17], daß er es gegen ein »weiß englisch Tuch« eingetauscht hätte. Gm 169 gelangte aber offensichtlich mit Dürers Nachlaß in den Besitz des Willibald Imhoff. Eye publizierte die Eintragungen in den Verz. des Willibald Imhoff 1573 und 1574, Nr. 8, »Keyser Maximilian der Erst wasserfarb hat Albrecht Dürer gewislich gemalt«, im Inv. der Erben W. Imhoffs 1580, Nr. 8, »Item Kayser Maximilianus der erste von Wasserfarben Albrecht Dürrerß Hanndt vmb fl. 8« und in dem Verz., das Kaiser Rudolf II. 1588 nach Prag zuging, unter den Werken Dürers »Item Kaysßer Maximilianus von Wasserfarben«[18]. Eye identifizierte irrigerweise ein auf Papier gemaltes, Strigel nahestehendes Aquarell (Erlangen, Universitätsbibliothek) damit[19]. Thausing ließ das im Anzeiger 1861 als ein Werk Dürers publizierte Gemälde nur als Kopie gelten.

Anders als Bernhard Strigel, der private oder offizielle Bildnisse des Kaisers schuf, gewichtete Dürer das Persönliche und das Offizielle, den Menschen und sein Amt, in vorbildlicher Weise. Er läßt die geistige Bedeutung des Monarchen in den prononcierten Habsburgerzügen lebendig werden. Das noch Unfertige, Variable des Nürnberger Kaiserporträts ist im Wiener Exemplar fertig ausgeschrieben. Eine alte Kopie nach GM 169, aus dem Nürnberger Rathaus stammend und früher Paul Juvenel zugeschrieben, befindet sich in den Museen der Stadt Nürnberg, Inv.Nr. 45[20]. Vom Wiener Exemplar des Kaiserbildes gibt es zahlreiche gemalte Kopien[21].

1 Die Rückseite ist auf einer Zustandsaufnahme vor der Dublierung überliefert.

2 Luber, 1991, S. 30 – 47.

3 Es handelt sich vermutlich entweder um ein sehr fein geriebenes Kalbs- oder Ziegenpergament oder um eine Felline, freundlicher Hinweis von Georg Reinwald, GNM.

4 Schreiben von 1900 des Direktor v. Reber, München, an die Direktion des GNM vom 27. Juli 1900, Akten GNM Fasz. 77.

5 Vgl. Hermann Wiesflecker: Kaiser Maximilian I., Bd. 1 – 4. München 1971 – 1981.

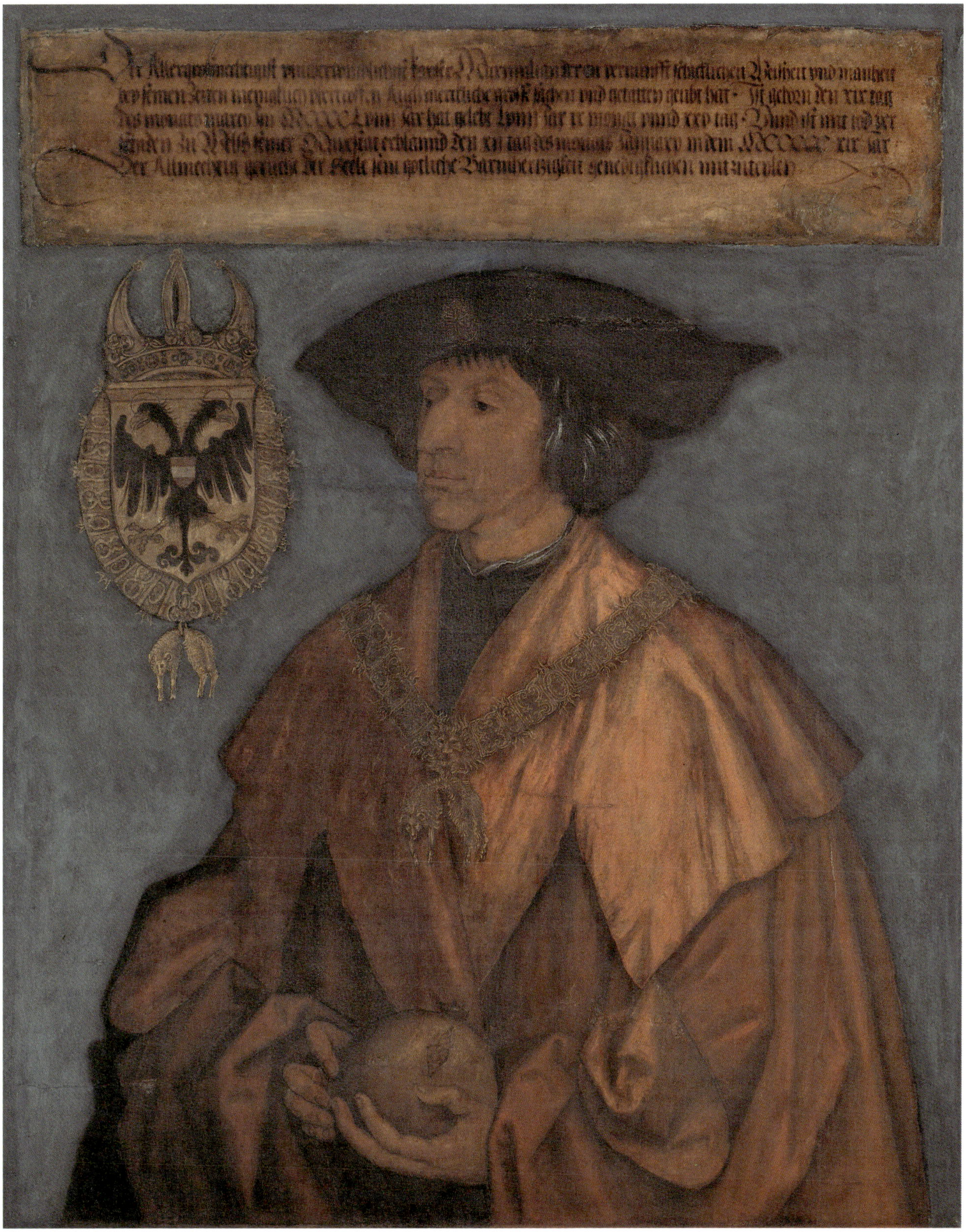

Gm 169

6 Ludwig Baldass: Der Künstlerkreis Maximilians. Wien 1923.
7 Vgl. Rupprich 1956.
8 Inv.Nr. 4852, D 133; vgl. Winkler 3, 1938, Nr. 567 u. Abb. – Koschatzky u. Strobl 1971, Nr. 113 mit Abb.
9 Inv.Nr. 26332, D 134; vgl. Winkler 3, 1938, Nr. 635 u. Abb. – Koschatzky u. Strobl 1971, Nr. 115 mit Abb.
10 Ausst. Het Gulden Vlies. Vijf Eeuwen Kunst en Geschiedenis, Brügge, Stedelikjk Museum voor Schone Kunsten, 1962.
11 Ferdinand Frhr. von Biedenfeld: Geschichte und Verfassung aller geistlichen und weltlichen, erloschenen und blühenden Ritterorden, 2 Bde. Weimar 1841, Bd. 2, S. 41 – 47.
12 Zum Granatapfel vgl. LCI 2, 1970, Sp. 198 – 199 (bearb. C.Dutilh und Oberhammer).
13 Vgl. Anzelewsky 1971, Nr. 146, Abb. 169 – 170, 173. – 1991, Nr. 146, Farbabb. 171.
14 Wie Baldass (1913/14) feststellte, enthalten beide Inschriften einen Fehler: »Nach der angegebenen Lebensdauer (59 Jahre, 9 Monate, 25 Tage) müßte, wenn man den Geburts- und Sterbetag einrechnet, das Geburtsdatum mit dem 19., nicht mit dem 9. März angegeben werden. (...) In Wirklichkeit ist Maximilian am 22. März geboren«.
15 Vgl. Anzelewsky 1971, Nr. 143, Abb. 168; 1991, Nr. 143, Farbabb. 167.
16 Vgl. Rupprich 1, 1956, S. 173.
17 Vgl. Rupprich 1, 1956, S. 176.
18 Eye 1860, Übersichtstafel des Besitzstandes der bedeutendsten Dürerschen Arbeiten in der Imhoff'schen Slg. Vgl. auch Pohl 1992 u. Budde 1996.
19 Die Zeichnungen in der Universitätsbibliothek Erlangen, bearb. von Elfried Bock. Frankfur a. M. 1929, Kat.Nr. 749. – Mackowitz 1960, S. 39, Nr. 7, Abb. 20.
20 Leinwand, 66x63 cm, ohne den oberen Teil mit der Inschrift. Freundl. schriftl. Hinweis von Matthias Mende, Nürnberg, Mai 1997.
21 Vgl. Anzelewsky 1971 u. 1991, bei Nr. 146, 147. – Klauner 1971, S. 15. – Mende 1971, S. 696, bei Anz. 146, 147. – Schütz in Ausst. Wien 1964, bei Kat.Nr. 7.

Eye 1860, S. 387 – 388. – Eye 1861, Sp. 11 – 13 u. Abb. – Thausing 1876, S. 399, Anm. 1. – Kat. 1882, Nr. 188. – Thausing 1884, 2, S. 152, Anm. 2. – Kat. 1885, Nr. 194; 1893, Nr. 209. – Stegmann 1901, S. 132 – 146. – Wölfflin 1905, S. 210; ^{9}1984, S. 222. – Scherer 1904, S. 372 zu Abb. S. 55; ^{3}1908, S. 393 zu Abb. S. 60. – Braune 1909, Nr. 169. – Killermann 1910, S. 37. – Baldass 1913, S. 280 – 283. – Ausst. Nürnberg 1928: Dürer, Kat.Nr. 66, dazu Buchner 1928, S. 289. – Flechsig 1, 1928, S. 413; 2, 1931, S. 591. – Winkler 1928, S. 417 zu Abb. S. 69. – Lutze u. Wiegand 1936-37, S. 53 – 54, Abb. 92. – Tietze u. Tietze-Conrat II/1, 1937, Nr. 725, Abb. S. 295. – Winkler 3, 1938, bei Kat.Nr. 567, 635. – Panofsky ^{3}1948, 1, S. 192 – 193, 205, 232; 2, Nr. 60; dt. Ausgabe 1977, S. 257 – 258, 274, 281 – 282. – Ausst. Cappenberg 1951: Deutsche Kultur, Kat.Nr. 1. – Lieb 1952, S. 273. – Musper 1952, S. 264, 266. – Ausst. Brüssel 1955: L`Europe humaniste, Kat.Nr. 33, Abb. 21. – Rupprich 1, 1956, S. 173, 176, 209, Nr. 68. – Winkler 1957, S. 269. – Ausst. Nürnberg 1959: Maximilian I., Kat.Nr. 3. – Pope-Hennessy 1963, S. 169, 171, Abb. 187. – Levey 1964, S. 113. – Musper 1965, S. 118, Nr. 35 mit Farbabb. – Benesch 1966, S. 136. – Ottino della Chiesa 1968, Nr. 157 mit Abb. – Musper 1969, S. 44, Abb. 26. – Oberhammer 1969, S. 2 – 14, Abb. 3, 7, 10. – Pohl 1970, S. 44, Nr. 34. – Anzelewsky 1971, S. 52, 86, 90 – 91, 250 – 253, Nr. 145, Abb. 169, 170, 173. – Ausst. Nürnberg 1971: Dürer, Kat.Nr. 258 (bearb. P. Strieder), Farbabb. nach S. 144. – Hofmann 1971, S. 67 mit Anm. 182. – Ausst. Brüssel 1977: Dürer, Kat.Nr. 50 mit Farbabb. – Musper 1971, S. 59. – Führer 1977 u. 1980, Nr. 204; 1985 u. 1994, Nr. 191, jeweils Farbabb. – Strieder 1977, Nr. 56, Abb. S. 147. – Anzelewsky 1980, S. 202. – Strieder 1981, S. 74 – 78, Farbabb. 72. – Bosshard 1982, S. 41. – Löcher 1982: Kaiserbilder, S. 328, Farbabb. 7. – Ders. 1982: Bildnisse, S. 548. – Ders. 1985: Slg. Schäfer, S. 50 – 51. – Silver 1985, S. 8, Abb. 3. – Ausst. New York – Nürnberg 1986: Nürnberg 1300 – 1550, S. 85, Kat.Nr. 140 (bearb. K. Löcher) und Farbabb. – Grote 1990, S. 103, 105. – Hutchison 1990, S. 112 – 113. – Anzelewsky 1991, S. 51 – 52, 85 – 86, 92, 256 – 257, Nr. 145, Farbabb. 168, Abb. 169, 170. – Crawford Luber 1991 , S. 30–47, Abb. 4, 9 u. 10 (Infrarot). – Löhn 1992, S. 77. – Mende 1992: Dürer, S. 149. – Pohl 1992, S. 81, 298. – Ausst. Wien 1994: Dürer, bei Kat.Nr. 7 (bearb. Karl Schütz), Abb. 7 a. – Vaisse 1995, S. 162 – 163. – Budde 1996, S. 157–158, G/9. – Rebel 1996, S. 310.

Dürer, Albrecht – Kopien

Zwei Flügel des Paumgartner-Altars, 1613

DER NÜRNBERGER PATRIZIER LUKAS PAUMGARTNER ALS HL. GEORG

Der Ritterheilige steht, den rechten Fuß leicht nachziehend, auf einem mit Steinen belegten Boden vor dunklem Grund. Mit der Rechten hält er den Turnierlanzenschaft, an dem das Banner der Kreuzfahrer flattert, mit der Linken den erlegten Drachen. Er trägt einen Harnisch unter Verzicht auf Helm, Beinröhren und Eisenschuhe. Aus einem der Schlitze des die Brust bedeckenden Waffenrockes tritt der Rüsthaken hervor. Das Haar bedeckt eine Haarhaube mit zentral auf einen Punkt führenden Stegen. Der Knauf des Schwertes hat geriffelt konische Form. Linker Flügel, Innenseite.

MARIA DER VERKÜNDIGUNG

Sie steht nach rechts gewendet, kreuzt die Hände über der Brust und senkt demütig den Blick. Sie trägt einen graublau verschatteten weißen Mantel über einem gleichfarbenen Kleid, ihr Haar bedeckt ein ockerfarbenes Tuch. Der Boden vor dem dunklen Grund ist mit Steinen belegt. Unten rechts das Wappen Paumgartner. Linker Flügel, Außenseite.

Tannenholz (Abies sp.), lichte Maße ca. 155,5 x 60,3 cm, mit Rahmen 164,2 x 69 cm – Wappen: Von Silber und Schwarz geteilt, oben ein grüner Sittich mit rotem Halsband, unten eine silberne Lilie.

Gm 173. Leihgabe der Protestant. Kirchenverwaltung Nürnberg. – Aus der Katharinenkirche in Nürnberg – Nürnberg, Burg – 1882 GNM.

DER NÜRNBERGER PATRIZIER STEFAN PAUMGARTNER ALS HL. EUSTACHIUS

Der Ritterheilige steht mit einem durchgedrückten und einem angewinkelten Bein auf dem mit Steinen belegten Boden vor dunklem Grund. In der Rechten hält er einen Turnierlanzenschaft. Das daran flatternde Banner zeigt sein Attribut, einen Hirschkopf mit dem Kruzifixus zwischen den Stangen des Geweihs. Seine Rechte liegt am Schwert. Er trägt einen Halbharnisch. Die Flüge mit den Brechrändern und die Schwebescheibe bilden dessen ins Auge fallende Bestandteile. Das Haar bedeckt eine Haarhaube mit zentralen auf einen Punkt führenden Stegen. Die sich kreuzenden Ledergurte über der Brust dienen zur Festigung des Schwertgurtes. Die Hilze des Schwertes zu zwei Händen zeigt geriffelt konische Form. Rechter Flügel, Innenseite.

ENGEL DER VERKÜNDIGUNG

Der Erzengel Gabriel schreitet nach links, hält in der linken Hand den Heroldstab des Himmelsboten und erhebt segnend die rechte. Er trägt über seinem schleppenden hellroten Gewand ein gerafftes gelbes, im Haar ein Perlenband mit dem Kreuz. Seine Flügel sind mehrfarbig. Der Boden vor dem dunklen Grund ist mit Steinen belegt. Unten links das Wappen Volckamer. Rechter Flügel, Außenseite.

Tannenholz (Abies sp.), lichte Maße 155,2 x 60,3 cm, mit Rahmen 164,2 x 69,2 cm – Wappen: Von Weiß [statt Silber] und Braun geteilt, oben ein halbes Rad mit drei Speichen, unten eine gelbe Lilie [eigentlich: Von Silber und blau geteilt, oben ein halbes Rad mit drei Speichen, unten eine silberne Lilie][1].

Gm 174. Leihgabe der Protestant. Kirchenverwaltung Nürnberg. – Aus der Katharinenkirche in Nürnberg – Herkunft wie Gm 173 – 1882 GNM.

Stärke ca. 1,1 cm[2]. – Bildseite: Tafeln im Rahmen grundiert und bemalt. Malerei. Aufbau naß in naß mit wechselnder Stärke.

Gm 173: 2 Bretter, lichte Breiten von links oben 27,4, 32,6 cm, unten 28,1, 29,9. Oben Riß. Format original.- Außenseite: Grundierung: Dünn, mennigerot, kreuz und quer aufgestrichen. Unterzeichnung: Nur an der Lippe Konturlinie feststellbar. Malerei: Rote Grundierung in die Farbgebung integriert. Wappenschild zeitlich vor dem Steinboden, seine Form mit schwarzer Farbe auf der Grundierung vorskizziert. Weißliche, großflächig lasierende Retuschen im Gesicht und Hals Mariä und in ihrem Mantel auf Höhe des rechten Unterschenkels. – Innenseite: Grundierung: Keine Malerei: Aufbau der Malschicht wie oben. Frühschwundrisse in den roten und braunen Farben. Retuschen in der Panzerung der linken Hand des Georgs, auf seiner rechten Schulter, im Gesicht und in der Fahne.

Gm 174: 3 Bretter, lichte Breiten von links oben 21,5, 17,5, 21,3 cm, unten 18,5, 18,5, 23,3 cm, vom gleichen Baum stammend. Äste im Holz belassen. Format rechts beschnitten; hier 0,5 cm breite Leiste in Nadelholz angestückt. – Außenseite: Grundierung: Keine. Holzporen mit gelblich transparenter Substanz geschlossen. Unterzeichnung: Keine erkennbar. Malerei: Entlang der Gewandstege und des Heroldstabes gelblich glänzender Holzgrund, in die Malerei einbezogen. Wappen auf den Steinboden gemalt. Fleckige Reste eines gebräunten, öligen Firnisses. Malschichtverlust an der rechten, zum Segensgestus erhobenen Hand und auf der Schulterpuffe des rechten Armes, diese holzsichtigen Flächen teilweise mit grauer Masse bestrichen. Grüne Ärmel nachgedunkelt, kaum noch vom schwarzen Grund abgesetzt. Angestückte Leiste anthrazitfarben gestrichen. – Innenseite: Wie außen. In der Fahne unter der Malschicht mit Stift »32« und »oben« notiert. Malerei wie Außenseite. Reste eines gebräunten, öligen Firnisses. Ausbrüche der Malschicht grob retuschiert. AB

Die Heiligen sind an ihren Attributen kenntlich. Georg führt den erlegten Drachen mit sich, Eustachius das Emblem des Hirschkopfes mit dem Kruzifixus zwischen den Stangen des Geweihs. Die patrizischen Haarhauben verweisen auf die bürgerlichen Stifter der Bilder, in deren Gestalt die Heiligen auftreten. Die Fahnenschäfte sind die von Turnierlanzen, ohne Brechscheiben. Stefan Paumgartner scheint der lebenserfahrenere der Brüder, Lukas der energischere. Die Figuren der Verkündigung sind gegenüber den Ritterheiligen und ihrem branstigen Rot von blasser Farbigkeit, aber keine Grisaillen[3].

Es handelt sich um Kopien nach den Flügeln des sog. Paumgartner-Altars in München, Alte Pinakothek[4]. Er bestand aus drei, bzw. fünf Teilen. Das Mittelbild zeigt die Geburt Christi nebst Mitgliedern der Stifterfamilie Paumgartner[5]. Auf den Innenseiten der Flügel sind die Hll. Georg und Eustachius wiedergegeben – nach Aussage einer handschriftlichen »Beschreibung der Reichsstadt Nürnberg« aus dem 17. Jahrh.[6] mit den Bildniszügen der Herren Stefan und Lukas Paumgartner. Die Außenseiten der Flügel zeigten Maria und den Engel der Verkündigung. Maria ist erhalten, der Engel ging verloren. Der Altar stand in der Katharinenkirche in Nürnberg, in die ihn die Paumgartner gestiftet hatten. 1613 wurde er an Herzog Maximilian von Bayern, den späteren Kurfürsten, verkauft. Der Rat der Stadt Nürnberg, der die Verhandlungen führte, hatte versucht, die Gemälde in einem schlechten Licht erscheinen zu lassen, aber der Herzog gab nicht nach. Daraufhin bestellte

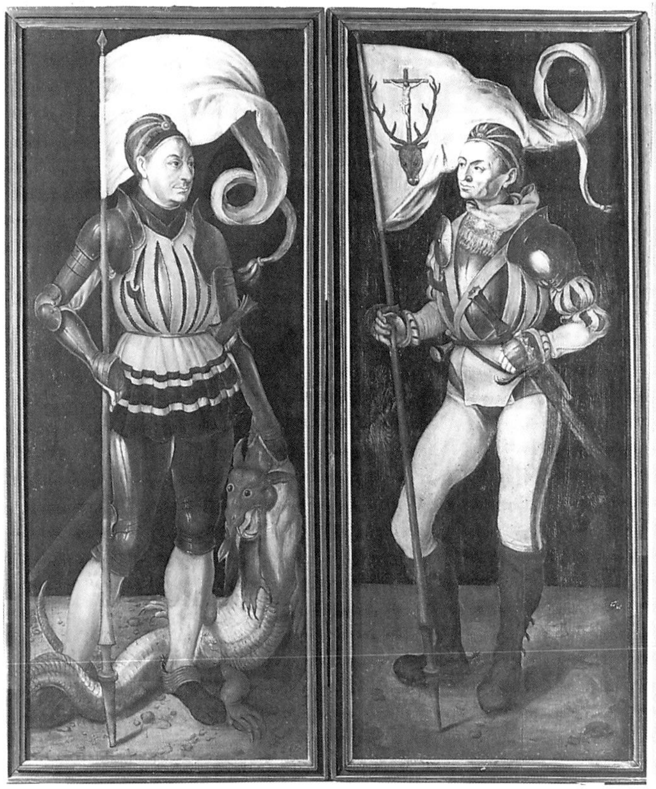

Gm 173 Gm 174

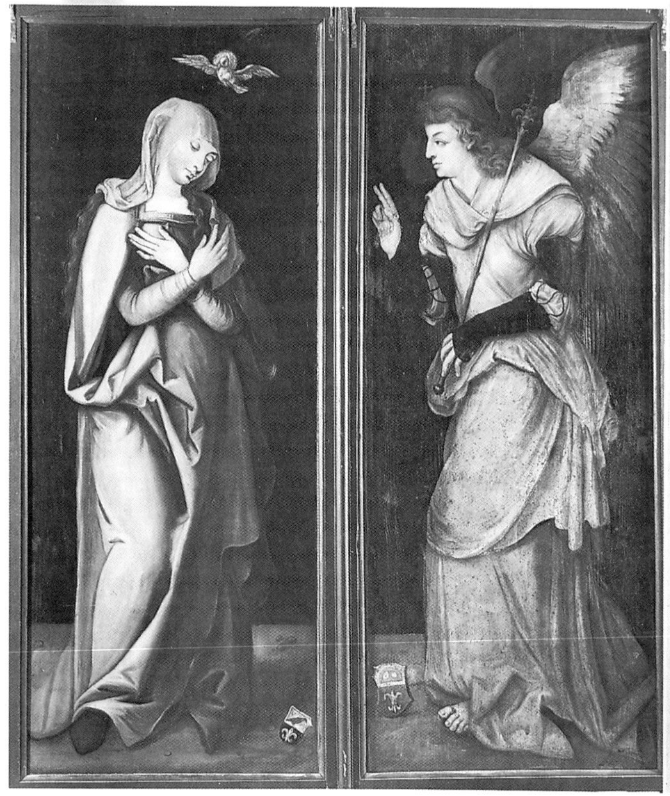

Gm 173 Gm 174

der Rat auf eigene Kosten bei dem Maler Jobst Harrich Kopien der Gemälde. Das originale Mittelbild wurde vor dem 10. März 1613 nach München geschickt, die Kopien der Flügel sollten bis zum 18. März fertiggestellt sein[7]. Nicht alle Teile des Altars wurden von Herzog Maximilian erworben und dementsprechend durch Kopien ersetzt. Murr nannte bei Beschreibung des Altars in der Katharinenkirche zwei weibliche Heilige, Katharina und Barbara, als zugehörig. Oettinger[8] erkannte diese in zwei Tafeln der Evang.-Luth. Stadtkirche St. Johannes und St. Martin in Schwabach[9]. Er schrieb sie überzeugend Hans Baldung Grien zu, der um 1503/05 in der Werkstatt Dürers tätig war. Die obengenannte Handschrift nennt als Vollendungsdatum des Altars das Jahr 1498. Braune konnte das Datum bestätigen, da die dargestellte Barbara Baumgartner-Reich als verheiratete Frau, aber noch nicht als Witwe erscheint. Das grenzt die Zeit auf 1497 (Heirat) bis 1499 (Tod des Gatten) ein. Eine Bestätigung mehr für das Vollendungsdatum der Flügelbilder ergibt sich daraus, daß Stephan Paumgartner 1498 mit Herzog Heinrich von Sachsen eine Pilgerfahrt nach Jerusalem antrat.

Die Diskrepanz zwischen den Ritterheiligen vor dunklem Grund und dem perspektivisch konstruierten Mittelbild wurde früh gesehen und festgestellt. Tietze und Tietze-Conrat interpretierten sie im Sinne eines zeitlichen Abstandes von 5 bis 6 Jahren, Panofsky verkürzte auf höchstens zwei Jahre, wollte aber mit der Entstehung des Altars nicht vor 1500 zurückgehen. Salm und Goldberg in Kat. München 1963, Anzelewsky 1971 und 1991, Koller 1989 und Steinraths 1993 haben den Forschungsstand aufgearbeitet. Löcher hielt das Mittelbild für ein selbständiges Epitaphbild. Er argumentierte mit dem Thema der Geburt Christi, das sich häufig auf gemalten Nürnberger Epitaphien findet, mit den Maßen der Tafel, die denen der anderen Epitaphbilder Dürers entsprechen, und mit der Ausbreitung der Stifterfamilie über die ganze Bildbreite. Er nahm an, die »Geburt Christi« wäre mit vorhandenen Flügeln zu einem Altar zusammengefügt und von Mitarbeitern der Werkstatt um die Verkündigung und die weiblichen Heiligen ergänzt worden. Wahrscheinlich waren aber die Außenseiten der Flügelgemälde bereits bemalt. Koller hielt an dem Vollendungsdatum 1498 für den ganzen Altar fest. In den weiblichen Heiligen sah sie Dürer-Kopien oder Werkstattbilder. Anzelewsky (1991) präzisierte das Entstehungsdatum des Paumgartneraltars nicht. Kutschbach widersprach Löchers These. Sie datierte das Triptychon um 1500/02, die weiblichen Heiligen um 1505/06. Sie hielt an Baldungs Autorschaft für die Standflügel fest, sah sich aber aufgrund des späteren Entstehungsdatums genötigt, ihre Zugehörigkeit zum Paumgartner-Altar in Frage zu stellen.

Der dokumentarische Wert der Kopien liegt darin, daß sie den Zustand der Dürerschen Originalgemälde vor ihrer in München 1618 durch Johann Georg Fischer vorgenommenen Übermalung[10] zeigen, die erst 1902/03 wieder abgenommen wurde[11]. Ihr Vorhandensein ist umso höher zu bewerten, als der originale Verkündigungsengel verloren ging. Auf der Rückseite der Münchner Tafel mit dem Hl. Eustachius finden sich, wie Salm und Goldberg in Kat. 1963 mitteilten, keine Spuren einer Rückseitenbemalung. Die Kopie Gm 173 scheint den Engel einigermaßen zuverlässig wiederzugeben. Die originale Verkündigungsmaria wird allgemein als Arbeit eines Gehilfen Dürers eingestuft. Das zu den Nürnberger Flügeln gehörende Mittelbild, das in der Katharinenkirche das Original ersetzte, ist nicht identisch mit dem in der Nürnberger Kirche St. Lorenz, aber auch nicht mit dem die Komposition seitenverkehrt wiedergebenden in Frankfurt a.M. (Historisches Museum)[12], das Jobst Harrich 1617 mit vollem Namen bezeichnete[13]. Die Nürnberger Flügelbilder werden mit jenen identifiziert, die Harrich im Auftrag des Nürnberger Rates malte. Die Arbeit kann nicht viel Zeit in Anspruch genommen haben. Der Maler entledigte sich seiner Aufgabe rasch und geistlos. Das Ergebnis ist roh. Die Volumina werden im Sinne des frühen Barock stärker herausgebildet, auch durch die breit aufgesetzten blanken Reflexlichter auf den Harnischteilen. Man darf bezweifeln, daß der renommierte Jobst Harrich die Kopien schuf. Ein zweites kopiertes Flügelpaar befand sich in der Slg. Klinkosch, Wien, auf vier Tafeln verteilt, da die Flügel gespalten, d.h. die Vorder- und Rückseiten voneinander getrennt wurden[14]. Frimmel hatte die Unterschiede der Bilder zu den Münchner Flügeln beschrieben[15], Voll rekonstruierte anhand der Kopien den Originalzustand der damals noch übermalten Originale und ließ die Übermalungen abnehmen. Detailvergleiche anhand von Fotografien erlauben, den Kopien der Slg. Klinkosch einen höheren künstlerischen und dokumentarischen Wert zuzugestehen als denen im GNM. Sie waren zeitweise im GNM deponiert. Die Paumgartner-Heiligen gelangten in amerikanischen Privatbesitz.

1 J. Siebmachers Großes Wappenbuch, Bd. F: Historische Familienwappen in Franken, bearb. Eugen Schöler. Neustadt a.d. Aisch 1975, Tf. 129, Nr. 11.
2 Die Tafeln wurden zur Untersuchung in ihren derzeitigen Nutrahmen belassen.
3 So bei Panofsky 31948 und Pfaff 1971.
4 Inv.Nr. 701, 702 der BStGS, das Mittelbild Inv.Nr. 706; vgl. Anzelewsky 1971, Nr. 50 – 53, Abb. 51 – 53; 1991, Nr. 50 – 53, Textabb. 45, Farbabb. 57 – 59, Abb. 60 – 63. – Kutschbach 1995, S. 11 – 32, Farbabb. 23 – 29, Abb. 22.
5 Hofmann bestimmte nach Abnahme der Übermalungen anhand der Wappen die dargestellten Mitglieder der Familie Paumgartner; vgl. Friedrich H. Hofmann: Die Donatoren auf Dürers Paumgartner-Altar. In: Die Christliche Kunst, 1. Jg., 1904/05, S. 169 – 174, 205 – 209.
6 Publiziert von Braune 1909: Paumgartneraltar.
7 Zum Schicksal des Paumgartner-Altars seit 1612 vgl. Voll 1903.
8 Zuerst mitgeteilt bei Carl Koch: Zwei Altarflügel mit Gemälden Baldungs aus seiner Nürnberger Epoche. In: Zeitschrift für Kunstwissenschaft, Bd. 12, 1958, S. 157 – 162 mit Abb. 3, 4.
9 Oettinger u. Knappe 1963, S. 21 – 22, Nr. 1, Farbtf. II, III, Abb. 1 – 5. – Osten 1983, Nr. 2 a, b u. Abb.
10 Abbn. des übermalten Zustandes bei Anzelewsky 1971, Textabb. 35; 1991, Textabb. 44. – Goldberg 1983, Abb. 13, 14 (nur die Flügelbilder).
11 Vgl. dazu Voll 1903; Goldberg 1983.
12 Anzelewsky 1971, Textabb. 38; 1991, Textabb. 48.
13 Die Kopien zusammengestellt und diskutiert bei Steinraths 1993.
14 Josef Carl Ritter von Klinkosch († 8. Juni 1888). Die Flügelaußenseiten mit der Verkündigung bei Winkler 1961, Abb. 2, 3; der Engel bei Oettinger u. Knappe 1963, Abb. 148 b.
15 Theodor Frimmel: Berichte und Mitteilungen aus Sammlungen und Museen, über staatl. Kunstpflege und Restaurationen, neue Funde. Gemäldesammlungen in Wien. In: Repertorium für Kunstwissenschaft, Bd. 14, 1891, S. 233 – 234.

Murr 1778, S. 291; 1801, S. 115. – Kat. 1882, Nr. 453, 452; 1885, Nr. 461, 460; 1893, Nr. 495, 494. – Voll 1903, S. 39 – 47, bes. S. 40. – Hofmann 1904/05, S. 169 – 174, 205 – 209. – Braune 1909, Nr. 173, 174. – Ders. 1909: Paumgartneraltar, S. 258 – 259. – Weizsäcker 1923, S. 192, 321. – Fries 1924, S. 103 – 104. – Winkler 1928, S. 411. – Tietze u. Tietze-Conrat 1928, 1, Nr. 153, S. 47. – Panofsky [3]1948, Bd. 2, Nr. 5. – Dölling 1957, S. 53 – 54. – Winkler 1957, S. 168, Anm. 3. – Kat. München, Alte Pinakothek, 1963 (bearb. Chr.A. zu Salm u. G. Goldberg), S. 75. – Oettinger u. Knappe 1963, S. 82, Anm. 484. – Anzelewsky 1971, bei Nr. 50 – 54, Textabb. 36, 37 (Verkündigung). – Pfaff 1971, S. XXIV, Nr. 47. – Goldberg 1980, S. 171. – Dies. 1983, S. 162 – 164. – Ausst. New York / Nürnberg 1986: Nürnberg 1300 – 1550, S. 368 – 370, bei Kat.Nr. 175 (bearb. K. Löcher). – Koller 1887, bes. S. 35 – 45. – Anzelewsky 1991, bei Nr. 50 – 55, Textabb. 46 (Verkündigung). – Steinraths 1993, S. 51 – 55. – Kutschbach 1995, S. 11 – 41. – Goldberg u. Heimberg 1998 (in Vorbereitung).

Dürer, Albrecht – Kopien

siehe auch bei Hoffmann, Hans

Dürer, Albrecht – Nachahmer

DIE MUTTERGOTTES MIT DER MEERKATZE
um 1580

Maria sitzt auf einer befestigten Rasenbank vor einer Flußlandschaft. Sie trägt über einem goldbrokatenen Kleid einen roten Mantel. Ihre linke Hand liegt auf einem Buch. Die Krone weist sie als Königin des Himmels aus. Das Christuskind auf ihrem Schoß lockt mit einem Futtersäckchen einen Vogel. Zu Füßen der Maria an Kette und Lederriemen befestigt eine Meerkatze. Landschaft mit Weiherhaus. Nach Dürers Kupferstich B. 42.

Lindenholz (Tilia sp.), 41 x 28,2 cm – Auf dem Parkett mit weißer Farbe »Gm.1625«; Klebezettel, Maschinenschrift, »Stiftung v. Volckammer«.

Gm 1625. Vermächtnis Guido von Volckamer, München, 1940[1].

2 Bretter, Breiten von links oben 12,0 15,8 cm, unten 13,1, 15,2 cm. Oben und unten Risse. Alter Schädlingsbefall. Format links um die Breite des Rahmenfalzes beschnitten. – Rückseite: Farbloser Überzug. Hochparkett, braun gebeizt. – Bildseite: Tafel im Rahmen grundiert und bemalt, Grundier- und Malkanten allseitig vorhanden. Unterzeichnung: Pinsel; Kontur- und Binnenzeichnung; engliegende Parallelschraffuren im Körper des Kindes und rotem Mantel ähnlich der Stichvorlage; Faltenwurf des Mantels in kantigen Linien. Malerei und Metallauflagen: Die Inkarnatsfarbe mit zarten Lasuren abgedeckt; in allen blauen oder mit Blau ausgemischten Partien hochwertiges, grobkörniges azuritenes Blaupigment als oberste Schicht verwendet. Kleid Mariä und Buchschnitt mattvergoldet, Untermalung im Marienkleid kraterförmig aufgerissen; Brokatmuster schablonenartig über Falten hinweg. Nimbus ursprünglich mit schmalem vergoldetem Außenring. Alter, nachgedunkelter Firnis, in den hellen Partien abgenommen. AB

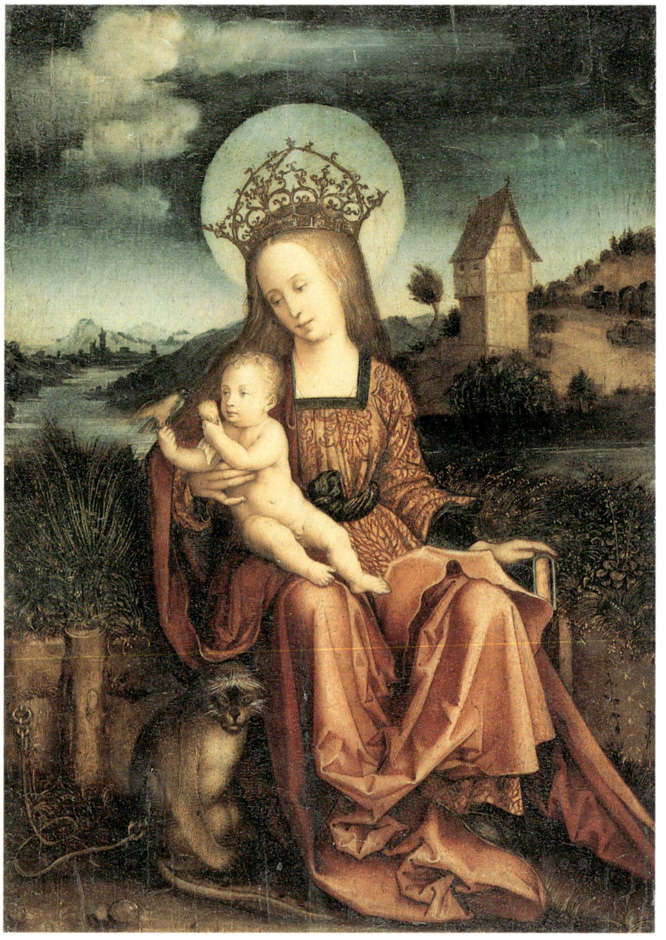

Gm 1625

Der Kupferstich Albrecht Dürers, dem das Gemälde nachfolgt, wird um 1494/96 datiert. Das Gemälde weicht durch die Farbigkeit als solche, das Brokatmuster des Kleides und die Krone von der Vorlage ab. Die in Krone und Brokat sich zeigende neue Bewertung der Gottesmutter als Himmelskönigin geht mit den Bestrebungen der Gegenreformation überein[2]. Heinrich Kohlhaußen im Jahresbericht 1942 ordnete das Gemälde als »Augsburg, um 1560« ein. Es handelt sich um ein Beispiel der Dürer-Nachahmung, wobei der Maler die Linienzeichnung des Stiches sorgfältig kopierte, die Farbigkeit dagegen auf einen warmen Ton stimmte, der den Werken Dürers und seiner Schule fremd ist. Eine ältere Kopie nach demselben Stich in Weimar, Kunstsammlungen, Schloßmuseum[3].

1 Zum Stifter des Bildes vgl. Pohl 1963–64, S. 554 – 559.
2 Siehe auch bei Gm 900 – 902, Christoph Schwarz, Marienaltar.
3 Inv.Nr. G 128. Kat. Weimar 1993, Nr. 32 mit Abb.

Jahresbericht 88, 1942, Abb. S. 14. – Pohl 1963-64, S. 559, Anm. 17. – Kat. Weimar, Kunstsammlungen (bearb. Helga Hoffmann), 1993, bei Nr. 32.

Dürer, Albrecht – Nachahmer

DIE HL. FAMILIE
um 1580

Maria, die auf einer Rasenbank sitzt, gibt dem Kind die Brust. Links ihre Eltern Anna und Joachim, beide mit Büchern, rechts mit verehrend gefalteten Händen der Nährvater Joseph. Zu ihren Füßen ein violinespielender Engel und ein Hasenpaar. Oben Gottvater, die Taube des Hl. Geistes und zwei Engel mit der Krone, die Maria als Himmelskönigin ausweist. Landschaftlicher Raum.

Leinwand, 115 x 96 cm, Originalleinwand 109 x 90 cm – Auf dem Keilrahmen mit weißer Farbe 2 mal »Gm.172«.

Gm 172. Herkunft unbekannt – Erworben vor 1882.

Tüchlein, Einzelstück, Leinenbindung, Fadendichte 18 x 18 pro cm². Fehlstellen oberhalb Josefs Kopf und rechts in Höhe seiner Hüfte. Dubliert auf altem, nicht originalem Spannrahmen. Vor der Dublierung nur einmal aufgespannt. Umschlag abgeschnitten. – Bildseite: Grundierung: Keine. Unterzeichnung: Keine erkennbar[1]. Malerei: Verschmutzung und Übermalungen haben die ursprünglich helle Farbigkeit weitgehend getrübt. Übermalungen: Azuritfarbenes Kleid Mariä in den hellen Partien grünlich, das ursprünglich hellgrüne und in den Schatten grünblaue Kleid der Hl. Anna dunkel, die blaue Kopfbedeckung Joachims graugrün, der dunkelblaue Mantel Josefs dunkelgrau, Himmel in den hellblauen Zwickeln dunkelblau übermalt; Wolken mit ihren ursprünglich sphärischen Farben dunkel ablasiert; Flügel des geigenden Engels vormals grün. Zahlreiche Abriebstellen vor allem in den Pastositäten, so fehlt dem Jesusknaben die linke Wange. AB

Die Heilige Familie ist um die Eltern Mariä erweitert[2]. Albrecht Dürer behandelte das Thema in den Holzschnitten B. 96 und B. 97 von 1511. Ohne Vorbild bei Dürer ist der Engel. Nach Bär deutet die Haltung des Instruments darauf hin, daß der Künstler eine Viola da braccio (Violine) abbilden wollte. Gewisse Merkmale wie die relativ große Zargenhöhe und die C-förmigen Schallöcher scheinen jedoch eher der Viola da gamba entlehnt. Möglicherweise benutzte der Künstler als Vorlage ein Musterbuch[3]. Reber und Bayersdorfer in Kat. 1882–1893 gaben Gm 172 einem späteren Nachahmer Dürers. Heidrich sah das Bild als zuverlässige Kopie nach einem verlorenen Originalgemälde Dürers von 1508/09 bis spätestens 1511 an. Braune dachte an eine Schülerarbeit nach einer Zeichnung Dürers. Nach Burger »radebricht [das Bild] den Dürerschen Grundgedanken der Komposition wie eine schlecht gelernte fremde Sprache«.

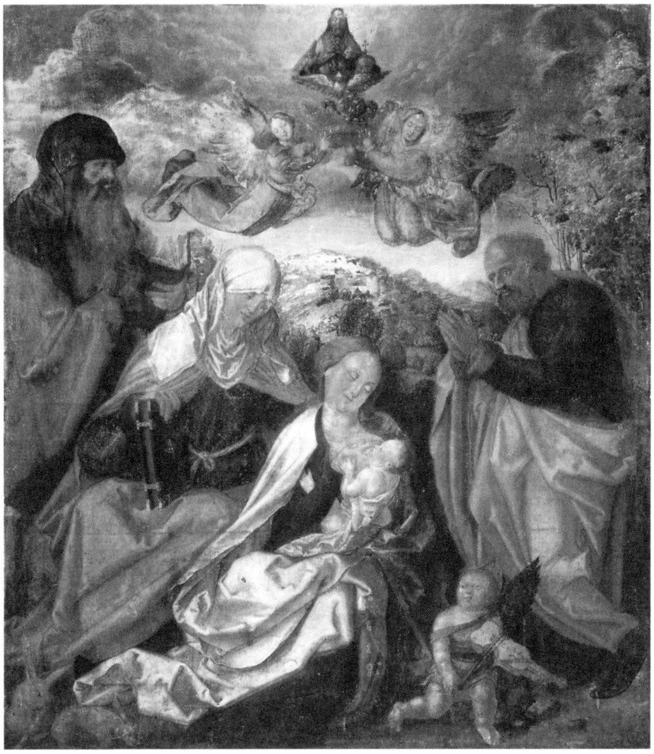

Gm 172

Lutze und Wiegand ordneten es einleuchtend als »Nachempfindung späterer Zeit« ein. Sie sahen darin eine Kompilation nach Dürerschen Motiven. Die Figur der Maria mit dem musizierenden Engel fand Glück übereinstimmend auf einem Gemälde in Graz, Museum Joanneum, wieder. Strzygowski[4] hatte dieses Dürer selbst geben wollen. Daß dem Nürnberger Bild kein Originalgemälde Dürers zugrunde liegt, zeigt schon die unübliche Vermischung von Hl. Familie und Maria als Himmelskönigin[5]. Die Übernahmen aus graphischen Blättern Dürers sind in keinem Falle von kopienhafter Genauigkeit, sondern Variationen bekannter Motive – Maria seitenverkehrt nach der Hl. Familie mit fünf Engeln, Holzschnitt B. 99 von 1500/05, die Engel mit der Krone nach der Maria von zwei Engeln gekrönt, Kupferstich B. 39 von 1518. Die diagonale Zweiteilung der Bildfläche mit der übergewichtigen linken Hälfte, die unproportional klein geratene Gestalt Josephs und der raumlose Eindruck insgesamt lassen die Komposition als gestückelt, die Teile als nicht integriert erscheinen. Entstanden als ein Werk der sog. Dürer-Renaissance um 1580.

1 Bei der mit bloßem Auge sichtbaren Zeichnung handelt es sich um eine nachträgliche Konturierung mit Pinsel.
2 Siehe bei Bernhard Strigel, Mindelheimer Sippenaltar, Gm 254 und folgende.
3 Freundl. schriftl. Mitteilung von Frank P. Bär, GNM, 15. April 1997. – Vgl. auch John Henry van der Meer: Musikinstrumente von der Antike bis zur Gegenwart. München 1983, S. 50 – 54.
4 Josef Strzygowski: Dürers Madonna vom Jahre 1519. Sein und Holbeins Verhältnis zu Leonardo. In: Zeitschrift für bildende Kunst, NF, Bd. 12, 1901, S. 235 – 238 mit Abb.
5 Dazu Gm 279, Hans Holbein d.Ä., Maria mit dem Kind.

Kat. 1882, Nr. 459; 1885, Nr. 467; 1893, Nr. 501. – Heidrich 1906, S. 197 – 204, Abb. 26. – Braune 1909, Nr. 172. – Glück 1909, S. 16, Abb. 14. – Burger 1913, S. 85, Abb. 78. – Lutze u. Wiegand 1936-37, S. 57– 58.

Faber von Creuznach, Conrad

Früher Meister der Holzhausen-Bildnisse genannt. Geboren um 1495, gestorben zwischen dem 10. Sept. 1552 und dem 16. Mai 1553 in Frankfurt am Main. Der Name spricht für eine Herkunft der Familie aus Kreuznach. Er war in Frankfurt am Main tätig, wo er seit 1524 urkundlich nachweisbar ist. 1526 arbeitete er als Geselle in der Werkstatt des Malers Hans Fyoll. 1537 heiratete er in zweiter Ehe Katharina Husen. 1544/46 war er in Lich für Graf Reinhard von Solms tätig. 1547 übernahm er das Amt des städtischen Eisenwiegers und das städtische Uhrstelleramt. 1552 wurden ihm 4 Taler für eine Zeichnung zum Frankfurter Belagerungsplan verehrt. Faber war der bevorzugte Porträtist der Frankfurter Adelsgesellschaft Alt-Limpurg. Monogrammierte Werke finden sich zwischen 1526 und 1551. Sein Sinn für die Landschaft und bestimmte Landschaftsmotive lassen auf eine Reise an die Donau und nach Passau schließen. Seine Witwe heiratete 1553 den Maler Jacob Lassmann.

BILDNIS DES FRANKFURTER PATRIZIERS HANS BROMM
1535

Brustbild nach links. Der Dargestellte hat braune Augen, in der Form der Kolbe geschnittenes mittelblondes Haar und einen Schnauzbart. Er trägt ein schwarzes Wams mit weiten Ärmeln. Der breite Schulterkragen der moiréeseidenen Schaube ist aus vielen kleinen Fellstücken zusammengenäht und mit einem dunkleren Pelzstreifen eingefaßt, das schwarze Tellerbarett mit breiten Bändern besetzt. Das über der Brust geteilte Hemd liegt am Hals und an den Handgelenken in Krausen an. Den goldverzierten Hemdkragen verschließen Knöpfe und Schlaufen. Mit der linken Hand, deren Zeigefinger ein Siegelring schmückt, faßt er den Degen. Der Hintergrund zeigt unter blauem Himmel einen Fluß oder See und hohe Berge.

WAPPEN DES HANS BROMM
1535

Oben »M.D.XXXV.«, darunter das Künstlermonogramm mit den Initialen »CVC [ligiert]«, darunter im Medaillon Wappen: In Rot 3 (2,1) silberne Brombeerblätter. Auf dem Helm mit silber roten Decken offener roter Flug mit je 1 silbernen Brombeerblatt mit Beeren. Rückseite des Bildnisses.

Lindenholz (Tilia sp.), 47 x 33,9 cm – Auf der Rückseite Klebezettel, mit Tinte die Nrn. 96 und 131, mit Bleistift die Nr.74; auf Tafel- und Rahmenrückseite je 2 Stempel, auf dem kleineren lesbar »125 N.« [5 nicht eindeutig].

Gm 1597. Slg. Eltz, Eltville – Slg. H. Creutzer(?), Schloß Saaleck, Hammelburg, Ufr. – Kunsthändler Rosenbaum, Frankfurt a.M. – Kunsthändler A.S. Drey, München, 1928 – L. Rosenthal, Bern – Kunsthändler A.S. Drey, New York 1936 – Fred Stern, New York, 1945[1] – Erworben 1957.

3 Bretter, Breiten von links oben 14,6, 5,6, 13,7 cm, unten 17,2, 4,5, 12,1 cm. Stärke 0,4 – 0,5 cm. Oben und unten ehemals Leisten angestückt. Format oben beschnitten. – Rückseite: Wappen ohne Grundierung auf das Holz gemalt, die Tafel befand sich zu dem Zeitpunkt in einem Rahmen. Die leicht geöffneten Brettfugen unten durch je ein Holzklötzchen gesichert. – Bildseite: Tafel außerhalb eines Rahmens grundiert und bemalt. Unterzeichnung: Zeicheninstrument nicht bestimmbar; Konturzeichnung spärlich mit bloßem Auge an der rechten Hand erkennbar. Malerei und Metallauflagen: Inkarnat in Lasuren; Lichtreflex in den Augen später. Azuritblauer Himmel, ehemals mit künstlicher blauer Farbe übermalt. Hemdkragen und Ring mattvergoldet auf gelblichgrauer Untermalung, Anlegemittel am Hemdkragen transparent. Stein des Ringes rot gelüstert mit blauer, deckender Umrandung. Geflammtes Ornament am unteren Kragenrand, Borten am Hemdschlitz und Halsrüsche mit Pinselgold auf gelber, lasierender Untermalung. Rautenmuster an den Borten des Hemdschlitzes schwach eingekerbt. Verputzungen und Retuschen. AB

Nach Brücker ist nicht der ältere Hans Bromm (1486 – 1536), sondern dessen Sohn Hans (1510 – 1564) dargestellt[2]. Der gleichfalls erwogene Claus Bromm[3] kommt wegen seiner Lebensdaten (geb. 1517) nicht in Frage, da er 1535 erst achtzehn Jahre zählte. Der Kaufmann Hans Bromm d. J., wohnhaft in Frankfurt im Eckhaus Reifenberg auf dem Roßmarkt, war in erster Ehe seit 1533 mit Marga-

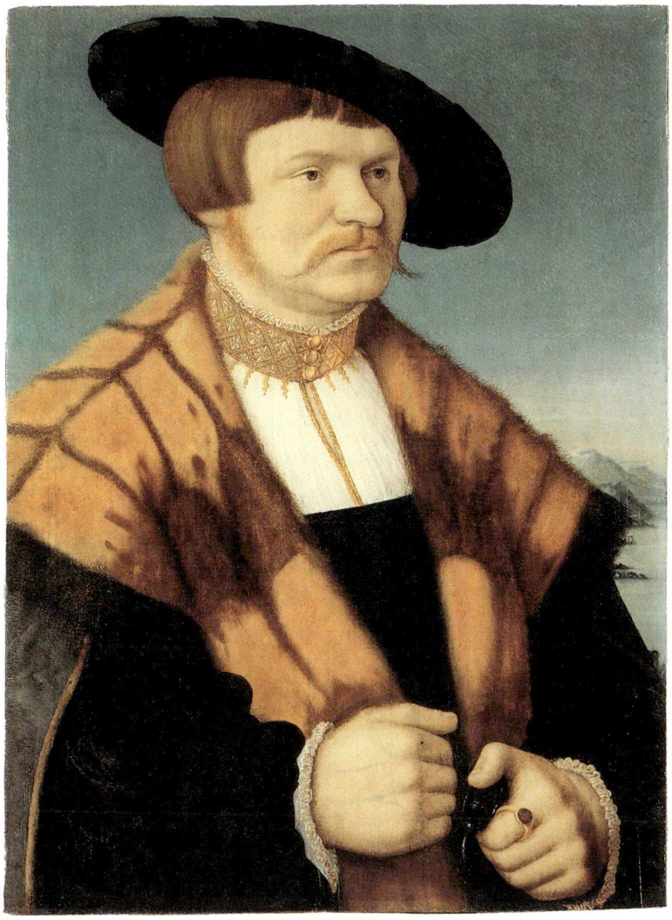

Gm 1597

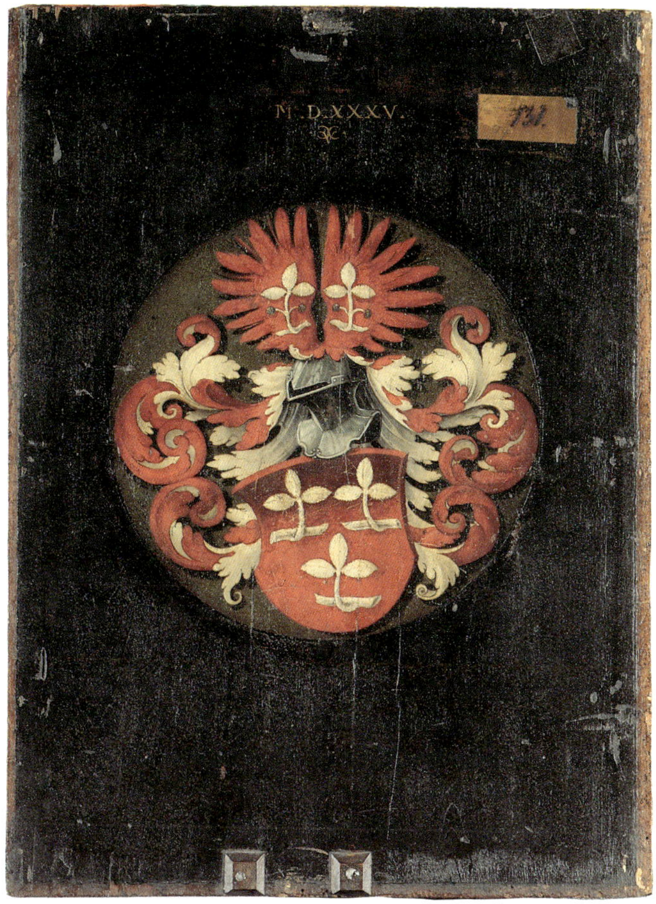

Gm 1597 Rückseite

rete Völker verheiratet. 1537 war er Ratsmitglied, später Schöffe, 1556 Älterer Bürgermeister. In der Gesellschaft Alt-Limpurg nahm er die Rangfolge 81 ein. Der Anteil an den Handelgeschäften seines Bruders Claus führten auch ihn in den geschäftlichen Ruin und hatten seine Ausweisung aus Alt-Limpurg zur Folge.

Bromms Bildnis ist ruhig und ausgewogen, die Hände groß und in den Blick gerückt. Der Griff an den Degen demonstriert patrizisches Selbstverständnis. Die Frankfurter setzen sich hier von den Bürgern anderer Reichsstädte, so von denen in Nürnberg und Augsburg, ab, die im Bildnis nur ausnahmsweise Waffen vorweisen. Den »Willensgriff« der in den Pelz greifenden rechten Hand teilt das Bildnis mit vielen anderen der Dürerzeit[4], doch fehlt es dem Motiv an Energie. Die Wendung nach (heraldisch) links läßt auf ein Pendant schließen. Brücker sah in einem Bildnis der Margarete Völker[5] das mögliche Gegenstück. Gegenüber anderen Bildnissen Fabers erscheint der Dargestellte beinahe flächenfüllend, die Landschaft untergeordnet. Das nach Aussage der Reproduktion im Gesicht womöglich übermalte Bildnis der Ehefrau gibt der phantastischen Fluß- und Gebirgslandschaft größere Ausdehnungsmöglichkeiten. Faber verarbeitete in manchen seiner Landschaftshintergründe Erinnerungen an die örtliche Situation der Stadt Passau mit dem Zusammenfluß dreier Flüsse[6]. In keinem Falle ließ sich bisher eine Verbindung der Vedute zur Biographie des Dargestellten feststellen. Gm 1597 gehört in eine Reihe patrizischer Bildnispaare, die sämtlich nach 1525 entstanden. Nach durch den Bauernaufstand begünstigten Aufstandsbewegungen Frankfurter Bürger gegen den Rat der Stadt 1525 und deren Befriedung dienten die Standesporträts der Bestätigung der wiedergewonnenen Macht des Patriziates, dessen Mitglieder mehrheitlich in der adligen Gesellschaft Alt-Limpurg zusammengefaßt waren[7].

1 Angaben nach Götz, Notizen; mitgeteilt bei Brücker.
2 Wie Anm. 1.
3 Vgl Abschrift aus einem Schreiben der Stadt Frankfurt a.M., Historisches Museum, vom 7. Febr. 1952 an Schaeffer Galleries, New York, unterzeichnet von Herrn Bingemer.
4 Zum »Willensgriff« vgl. Dieter Koepplin bei Gm 1086, Hans Baldung, Bildnis eines 29jährigen Mannes, Anm. 1.
5 Unbekannter Besitz; vgl. Brücker 1963, S. 55 – 56, Nr. 29, Abb. 30.
6 Passau in der Druckgraphik, hrsg. von der Oberbayerischen Kulturstiftung der Zahnradfabrik Passau GmbH. Passau o.J. (1994).
7 Vgl. Hans Körner: Frankfurter Patrizier. Historisch-Genealogisches Handbuch der Adeligen Ganerbschaft des Hauses Alten-Limpurg zu Frankfurt am Main. München 1971.

Götz 1928, S. 65. – Holst 1930, S. 60. – Meier-Graefe. In: Creative Art, Mai 1931, Abb. S. 346. – Zülch 1935, S. 310. – Brücker 1963, S. 55 – 56, Nr. 28, Abb. 29, 75 (Vorder- und Rückseite). – Dülberg 1990, Nr. 63, Abb. 536, 538 (Vorder- und Rückseite).

Feselen, Melchior

Geboren um 1490/95, gestorben 10. April 1538 in Ingolstadt. Vermutlich schwäbischer Abkunft. Seit 1521 in Ingolstadt als selbständiger Meister tätig. Er arbeitete zwischen 1529 und 1536 wechselweise für Herzog Wilhelm IV. von Bayern, für den er Historienbilder malte, und für den Pfalzgrafen Ottheinrich. Seine Wandmalereien im Schloß zu Neuburg an der Donau haben sich nicht erhalten.

DIE ANBETUNG DER HL. DREI KÖNIGE
1522

Die Könige bringen dem Christuskind, das auf dem Schoß seiner Mutter Maria sitzt, Geschenke. Einer zeigt auf den Stern von Bethlehem, der ihnen den Weg gewiesen hat. Joseph begrüßt die Gäste. In Wolken singende Engelputten. Ein Renaissancebau vertritt den Stall von Bethlehem. Statt des üblichen, auch exotischen Gefolges der Könige wohnen bürgerlich gekleidete Zeitgenossen des Malers der Anbetung des Kindes bei. Links Ausblick in eine Berglandschaft.

Fichtenholz (Picea sp.), 139 x 154,6 cm – Bez. rechts unten: »MF [ligiert] / 1522« – Auf der Rückseite mit weißer Farbe »Gm.326.«

Gm 326. Aus dem Benediktinerkloster Andechs – 1803 infolge der Klosteraufhebung in bayer. Staatsbesitz – Angeblich Schleißheim, Gemäldegalerie, vor 1856 verkauft – Erworben 1856 im Kunsthandel.

8 Bretter, Breiten von links oben 16,7, 23,0, 25,2, 20,3, 17,2, 23,4, 23,0, 5,8 cm, unten 15,0, 22,0, 21,8, 20,7, 19,5, 26,0, 24,0, 5,4 cm. Stärke 1,3 – 1,6 cm. Fugen beidseitig partiell mit Werg kaschiert. Äste im Holz belassen. Spuren verschiedener Zahnhobel auf der Bildseite. Alter Schädlingsbefall. Risse vorwiegend im Bereich der Brettfugen. Holz an den unteren Ecken ausgebrochen. Format links beschnitten. – Rückseite: Mit Schropphobel geglättet. Oben und unten abgefast. 7. Fuge ehemals mit 3 Schwalbenschwänzen stabilisiert. Brettfugen später leicht behobelt und mit Klötzchen gesichert. – Bildseite: Tafel im Rahmen grundiert und bemalt. Unterzeichnung: Pinsel; detaillierte Kontur- und Binnenzeichnung, Schatten in den Gesichtern in feinen Schraffuren; im Bereich von Josefs Mantel »pr«, wohl für Farbanweisung »praun« = braun; zahlreiche Abweichungen gegenüber der gemalten Ausführung, siehe unten; die rechte Fassadenkante wird zunächst vollständig gezeichnet, anschließend vom Wolkenrand überdeckt; im Bereich des Burgenkomplexes nur die gotischen Häuser vorhanden; wenige Engel im Wolkenfeld über der Ruine, meist als flügellose Köpfchen über den Wolkenrändern. Malerei und Metallauflagen: Pentimenti: Das segnende Kind und Teile der Architektur waren bereits untermalt, als der Künstler Planänderungen vornahm; die 3 musizierenden Engel kamen im Zuge des Malvorganges hinzu. Goldkästchen, Kelche und Ketten mattvergoldet, Linien, Ornamente und Schatten mit brauner oder schwarzer Lasur. Das Rot im Mantel Josephs ausgeblichen. Fehlstellen entlang der Brettfugen und Astansätze restauriert, der Stern von Bethlehem weitgehend ergänzt. Verputzungen in den Braun- und Schwarztönen. Von Braune 1909 als »stark restauriert« bezeichnet. – Restaurierungen: 1950 Blasen niedergelegt, Bildschäden ausgetupft, Firnis erneuert; 1981 von vergilbtem Firnis, Retuschen und Übermalungen befreit, Fehlstellen ergänzt. AB

Das Thema ist dem Neuen Testament entnommen. Die Epiphanie, das ist die Erscheinung Gottes in der Welt und seine Anbetung durch die Weisen des Orients, nimmt auf spätmittelalterlichen Flügelaltären vielfach die zentrale Stelle ein[1]. Bei Gm 326 handelte es sich offenbar um eine einzelne Tafel. Motivische Anklänge an Dürers Holzschnitt B. 87 aus dem Marienleben kommen der Hauptgruppe mit Maria, dem knienden König und Joseph unter dem Bogen zugute. Bemerkenswert ist die den Mohrenkönig ausnehmende unaufwendige Kleidung der Könige, deren einer ein Barett trägt ähnlich der bürgerlichen Zeugenschaft. Goldketten bilden ihren einzigen Schmuck. Die schön geformten Deckelpokale treten zumal durch die Vergoldung in Erscheinung. Das Gefolge der Könige verharrt in drei getrennten Reitertrupps, die durch Wimpel ausgewiesen sind, in der Bildtiefe. Auf halber Höhe sieht man Ansammlungen von Bauten, darüber eine Burg, dann kahle Berge.

Abweichungen der Malerei gegenüber der Unterzeichnung und Pentimenti lassen auf einen komplizierten Entstehungsprozeß schließen. Das Kind stand näher an dem knienden König, der offenbar eine Krone tragen sollte. Es erhob segnend die Hand, die jetzt gesenkt nach dem Geschenk greift, die Hand der Mutter reichte weiter vor, der

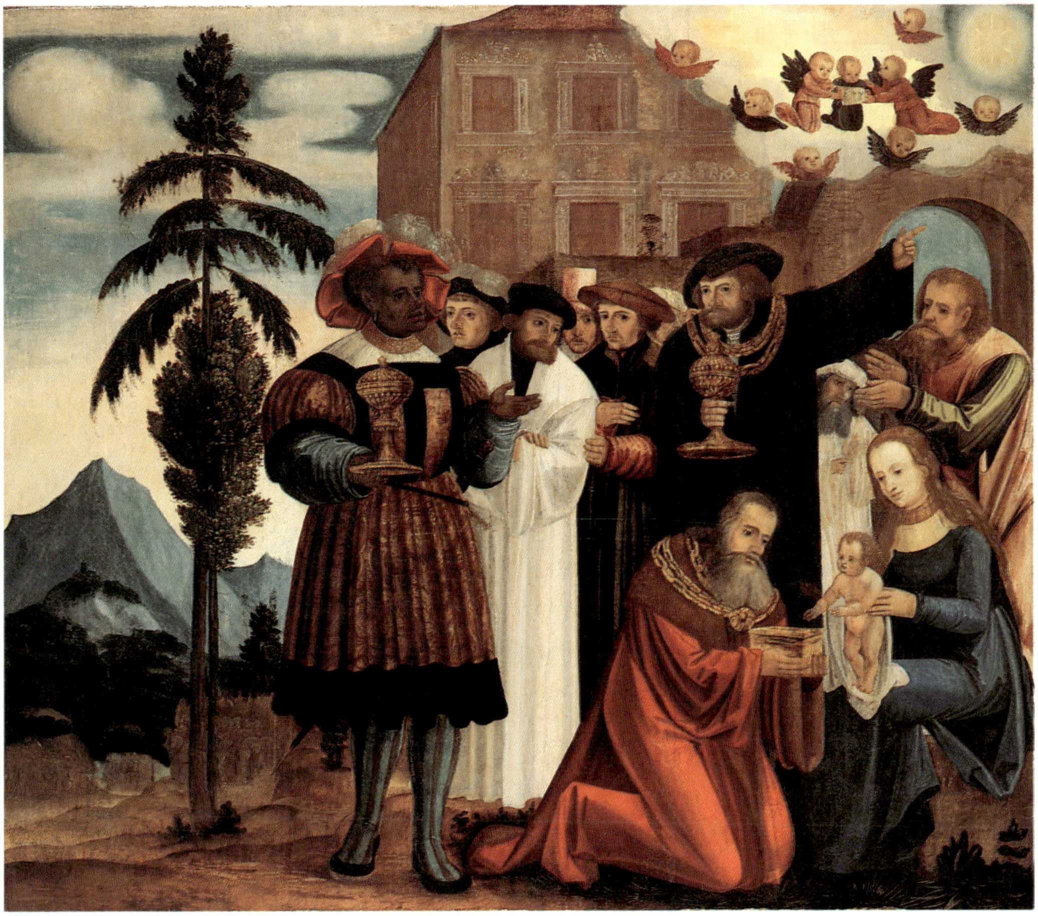

Gm 326

Gm 326 Ausschnitt. Infrarot

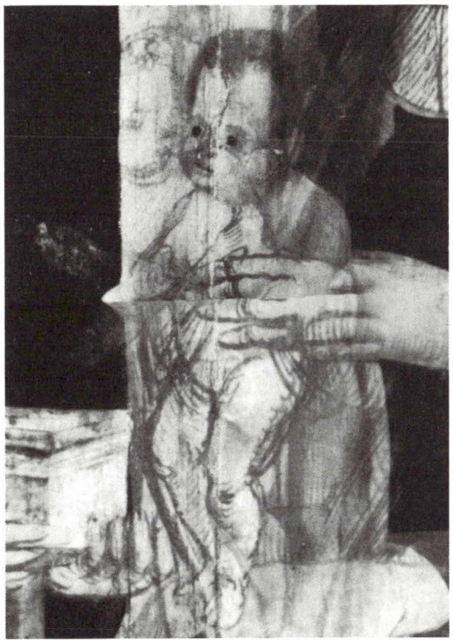

zurückstehende beturbante Mann in Weiß hielt einen Deckelbecher in den Händen, das Bauwerk war mit einem Satteldach und nur im unteren Geschoß vorn und auf der Seite mit je zwei schlanken gotischen Fenstern versehen. Im Endzustand vertritt die Stallruine von Bethlehem ein mehrstöckiger Renaissancebau mit großen, regelmäßig angeordneten Fenstern. Sie sind mit einer plastischen Umrahmung versehen. Diese besteht, wie die Seitenansicht zeigt, aus Pilastern und oberen und unteren Gebälkstücken. Der ornamentale und figürliche Schmuck scheint gemalt. Für das Entstehungsjahr des Gemäldes ist die Architektur erstaunlich modern[2]. Der sich herabsenkende Himmel überdeckt unregelmäßig Teile des Baues und den davor stehenden gemauerten Bogen. Mangelndes Volumen läßt den Wolkenhimmel als Folie erscheinen und erweckt den Eindruck, Wohnbau und Schutzmauer seien gleich Ruinen fragmentiert.

Die offenbar auf Wunsch des oder der Auftraggeber eingefügten Bildnisse bürgerlicher Standespersonen lassen darauf schließen, daß Feselen auch als Porträtist tätig war. Vielleicht malte er das Bildnis eines jungen Mannes in der Wernher Collection, Luton Hoo bei London. Gm 326 wurde in demselben Jahr vollendet wie der Hochaltar der Georgskirche in Ingolstadt. Eine zweite Anbetung der Könige von Feselen, monogrammiert und 1531 datiert, Teil eines Marienaltars, befindet sich seit 1925 im Schloßmuseum ebenda. Sie wird hier erwähnt, weil sie von 1829 – 1925 dem GNM als Leihgabe der BStGS überlassen war[3].

1 Schiller 1, 1966, S. 120 – 124. – LCI 1, 1968, Sp. 539 – 549. – Ausst. Kat. Köln, Wallraf-Richartz-Museum, 1982: Die Heiligen Drei Könige – Darstellung und Verehrung.
2 Zur Architektur erhielt ich freundl. Hinweise von Barbara Schock-Werner, Nürnberg.
3 Ehemals Gm 327. BStGS, Nr.5429; vgl. Peter Strieder: Melchior Feselens Marienaltar von 1531. In: Münchner Jahrbuch der bildenden Kunst, 3. Folge, Bd. 12, 1961, S. 184 – 196 mit Abb.

Nagler 4, 1870: Monogrammisten, S. 553. – Brulliot 1, 1832, Nr. 1992. – Meillinger 1833, S. 131. – Kat. 1882, Nr. 212. – Woltmann u. Woermann 1882, S. 418. – Kat. 1885, Nr. 217. – Janitschek 1890, S. 421. – Kat. 1893, Nr. 249. – Voss 1907, S. 51. – Braune 1909, Nr. 326. – Richter 1909, S. 201 – 202, 206 – 212, Tf. 1. – Reinach 3, 1910, S. 105, Abb. 1. – Baldass 1915, S. 501. – Schmitz 1919, S. 667. – Lutze u. Wiegand 1936-37, S. 61, Abb. 275. – Grohn 1965, S. 357.

Franken

Wolf Traut zugeschrieben

Epitaph für einen unbekannten Auftraggeber

ABSCHIED CHRISTI VON SEINER MUTTER
um 1510

Christus nimmt am Gründonnerstag in Bethanien Abschied von seiner Mutter, um nach Jerusalem zu gehen, wo er seinen Leidensweg antreten wird. Neben Maria ihre Verwandten Maria Cleophae und Maria Salome, hinter Christus die wartenden Jünger, von denen zwei bereits auf dem Weg nach Jerusalem sind. Im Hintergrund die Stadt Bethanien in Gestalt einer Burg. Unten Reste von Stifterfiguren. Goldgrund.

Fichtenholz (Picea sp.), 130 x 107,2 cm, die untere Zone mit den Stifterfiguren wurde zu einem unbekannten Zeitpunkt weitgehend zerstört und übermalt. 1990/91 wurden im GNM die Übermalungen entfernt.

Gm 1937. Geschenk von Frau Gertrud Schrömbgens, Karlsruhe, 1997.

7 Bretter, Breiten von links oben 13,5, 27,6, 16,3, 14,5, 14,7, 13,7, 6,9 cm, unten 12,6, 29,3, 16,1, 13,6, 16,8, 12,7, 5,9 cm, Fugen und Bereich des Goldgrunds mit Leinwand kaschiert[1]. Stärke 0,8 – 1,8 cm; Ränder abgefast. Zahlreiche Äste, im Holz belassen. Risse oben und unten. Alter geringer Schädlingsbefall. Format unten beschnitten. – Rückseite: Mit Schropphobel in Faserrichtung geglättet. Später mit einem zweischichtigen, unten bleiweißen, oben braunen Anstrich versehen. Riß oben mit Holzklötzchen gesichert. – Bildseite: Tafel im Rahmen grundiert und bemalt. Unterzeichnung: Pinsel; bewegte Kontur- und Binnenzeichnung, Schatten in den Gewändern gelegentlich schraffiert, hier wechselnde Pinselstärken; geringfügige Abweichungen bei der Architektur, ein zweiter Erker an der Burgmauer links nicht ausgeführt. In den Goldgrund reichende Konturen eingeritzt. Malerei und Metallauflagen: Goldgrund glanzvergoldet auf rotem Poliment, punziertes Rautenmuster mit girlandenartiger Rahmung. Grüne Farben leicht gebräunt. Großflächige Malschichtverluste vor allem im unteren Bereich (Wasserschaden?) haben zu einer weitgehenden Übermalung der Tafel geführt. – Restaurierung: 1991/92 Übermalungen entfernt, Fehlstellen mit Aquarell in Stricheltechnik retuschiert. AB

Der Abschied Christi von seiner Mutter ist durch die Evangelien nicht belegt, hatte aber einen festen Platz in den Passionsspielen und in den betrachtenden Schriften schon des späten 13. und 14. Jahrh.[2]. Das Thema des Abschiednehmens kam dem Epitaph, das waren Gedächtnisbilder für Verstorbene, entgegen. Albrecht Dürer gab ihm im Holzschnitt des »Marienlebens« einprägsame Gestalt. Auch der Holzschnitt Hans Schäufeleins aus dem »Speculum passionis« von 1507 diente als Vorbild für gemalte und geschnitzte Versionen des Themas. Der Maler von Gm 1937 war offenbar sein eigener Erfinder. Die Stifterfiguren nebst ihren Wappen sind soweit verloren, daß eine Bestimmung der Familienzugehörigkeit nicht mehr möglich ist. Links sieht man die vier jüngsten einer Gruppe von Söhnen, nicht mehr den Vater, rechts zwei Frauen mit Hauben, vielleicht die erste (verstorbene) und die zweite Frau des Stifters, vielleicht aber auch die Mutter mit einer verheirateten Tochter. Das Gemälde wurde Wolf Traut zugeschrieben und ist vermutlich fränkisch, läßt sich aber nicht schlüssig in den engeren Umkreis eines der bekannten Nürnberger Künstler einordnen. Der Maler hatte Sinn für eine harmonische Farbgebung, für weiche Gewandfalten und kurvierende Säume. Ins Auge fallen der weiße Mantel des vom Rücken gesehen Jüngers und der bis ins Weiß aufgehellte Mantel Christi, dazu die tiefen Blautöne der Kleider der drei mittleren Personen und das leuchtende Rot der Randfiguren. Die

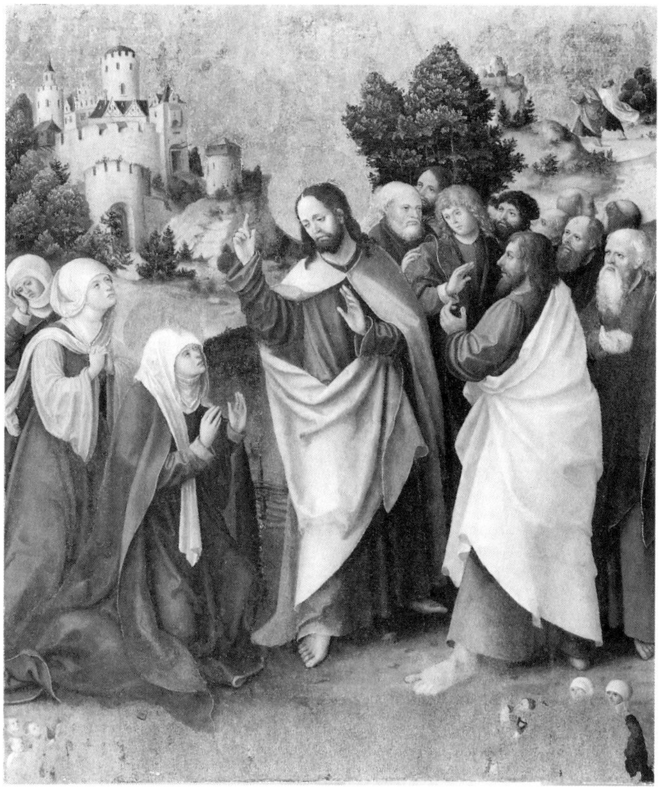

Gm 1937

schließende gekrümmte Ringmauer zeigt zwischen ihren Zinnen noch die hölzernen Zinnenläden zum Verschließen der Zwischenöffnungen. Diese Läden wurden zum Schießen hochgekippt. Vor dem linken Ende der Ringmauer springt in Zinnenhöhe eine hölzerne Streichwehr mit kleinen Schießfenstern hervor. Die Bauten hinter der Ringmauer zeigen eine ansprechende Architektur: Neben einem butterfaßförmigen Rundturm einen spätgotischen Stufengiebel, teilweise verdeckt durch die Traufseite eines Wohngebäudes mit mehreren Fenstergruppen in Blendnischen und zwei Dachgauben mit Fachwerk. Überragt wird die Anlage durch einen gewaltigen Rundturm mit Zinnenkranz und gedrücktem Kuppeldach. Die Burganlage entspricht in ihren Details und Bauformen der Zeit um 1500. Von der zweiten, auf steilem Felsen liegenden Burg ist eine niedrige Ringmauer mit zwei gedrungenen Flankierungstürmen sowie einem hohen Wohnturm als Kernbau erkennbar[3].

1 Dorothea Preyß sah bei ihrer Restaurierung 1991/92 8 Bretter, sowie die Leinwandkaschierungen. Der Röntgenbefund ergab wegen des rückseitigen bleiweißen Anstrichs kein Ergebnis.
2 LCI 1, 1968, Sp. 35 – 37 mit Lit. – Marienlexikon, Bd. 1, 1988, S. 20 mit Lit.
3 Beschreibung der Burgen von Joachim Zeune, Bamberg, freundl. schriftl. Mitteilung 31. Okt. 1995.

Keine Literatur.

Gesten sind verhalten, die Köpfe zeigen wenig Eigenart. Es fällt auf, daß die Frauen nicht die in Nürnberg üblichen gestärkten Hauben tragen, die zur Kirchenkleidung gehörten; vgl. z. B. die wenig jüngere Darstellung desselben Themas auf Gm 195, Meister des Fürther Hochaltars.

Auf dem Gemälde sind zwei Burgen dargestellt. Die linke, voll verputzte bzw. weißgetünchte Burg erhebt sich auf einem Hügel und überblickt die gesamte Landschaft und Szenerie. Der isoliert davor stehende runde Torturm ist in eine Außenmauer eingebunden. Der Burgweg passiert vor dem Burgtor einen weiteren Außenturm. Dieser ist gleichfalls rund, trägt aber einen polygonalen hölzernen niedrigen Aufbau. Dieser ist am ehesten als Schildwand oder Bretesche mit Schießfenstern zu deuten. Im Turmsockel öffnen sich Schlüsselscharten. Eine Zugbrücke vermittelt über den Burggraben zum Burgtor. Sie wird durch Schwungruten bewegt. Das Burgtor wird zusätzlich im Obergeschoß des viereckigen Torturmes durch einen Gußerker mit kleiner Schlüsselscharte bewehrt. Auf dem spitzigen Pyramidendach sitzen Dachgauben. Die links an den Torturm an-

Franken

Zwei Standflügel eines unbekannten Altars, um 1520

HL. GEORG

Der Heilige erscheint ritterlich gerüstet, mit der Kreuzfahne und dem erlegten Drachen, aus dessen Gewalt er die Prinzessin befreite. Wandbehang mit Granatapfelmuster, oberer Goldborte und unterem Fransensaum. Oberer Bildabschluß in Form eines Sichelbogens mit durchhängendem Feston, den Goldkugeln zieren.

Fichtenholz (Picea sp.), 127,4 x 43,8 cm – Auf der Rückseite mit Bleistift alte, kaum lesbare dreizeilige Aufschrift: »Hic fuit .../ Hic fuit s(an)c(t) Georg r(..)stan / Hic fuit Conr(ad) h(.)«, mit weißer Farbe »G.285«, mit Bleistift »198«; mit blauem Stift »11«.

Gm 285. Erworben vor 1855. Herkunft unbekannt.

HL. MAURITIUS

Der Heilige erscheint als Mohr, ritterlich gerüstet, mit Kreuzfahne und Schild, den ein stilisierter »römischer« Adler schmückt. Als Anführer der thebäischen Legion fand Mauritius mit 10 000 christlichen Soldaten den Märtyrertod in Gallien. Wandbehang mit Granatapfelmuster, oberer Goldborte und unterem Fransensaum. Oberer Bildabschluß in Form eines Sichelbogens mit durchhängendem Feston, den ein geflügeltes Engelsköpfchen ziert.

Fichtenholz (Picea sp.), 127,2 x 43 cm – Auf der Rückseite mit weißer Farbe »G.286«; mit Bleistift »199«; mit schwarzer Farbe »V(or) Nässe zu bewahren«, darunter »V.S No. 4«.

Gm 286. Erworben vor 1855. Herkunft unbekannt.

Äste im Holz belassen, auf der Bildseite, nebst der Brettfuge, mit Werg kaschiert. Geringer alter Schädlingsbefall. Formate allseitig vermutlich geringfügig beschnitten. – Rückseiten: Glatt gearbeitet, Holz an den Ästen aufgerissen. Fugen oben neu verleimt. – Bildseiten: Tafeln im Rahmen grundiert und bemalt, Grundier- und Malkanten seitlich vorhanden. Unterzeichnung: Pinsel; Kontur- und Binnenzeichnung; Positionen gegenüber der Malerei geringfügig verschoben. Malerei und Metallauflagen: Feston, Nimbus, Speerspitze, Schwertknauf, Parierstange und Dolch mattversilbert, mit Ausnahme des Festons und der Speerspitze mit Goldlack (Goldimitation). Feston in den Schatten rot, grün und braun gelüstert. Über der Wergkaschierung aufstehende Malschicht. Beide Tafeln in einer früheren Restaurierung am Falzrand grundiert und mit grüner Farbe bestrichen, die goldimitierenden Metallauflagen mit Gold überfaßt.

Gm 285: 2 Bretter, Breiten von links oben 15,1, 28,7 cm, unten 14,0, 19,3 cm. Stärke 2,0 – 2,8 cm. Rechte Seite mit der Axt bearbeitet, linke gesägt. – Rückseite: Brettfuge unten mit Sackleinen gesichert. Wasserränder am unteren Rand. – Bildseite: Unterzeichnung: Position der Beine geringfügig verschoben; Kinnband des Baretts nicht verwendet; aufgrund der Bleiweißverseifung in den Weißpartien mit bloßem Auge sichtbar. Malerei: Fingerabdrücke im Kniepanzer. Der grüne und ursprünglich bläulichere Vorhang nachgedunkelt. – Restaurierung: 1981 Abnahme von Firnis und seitlicher Übermalungen.

Gm 286: 2 Bretter, Breiten von links oben 28,1, 14,3 cm, unten 29,7, 13,3 cm. Stärke 2,4 – 2,7 cm. – Rückseite: Offene Harzgallen. Brettfuge oben mit Klötzchen, in der Mitte mit Leinwandstreifen gesichert. Holz oben links eingestemmt. – Bildseite: Malerei und Metallauflagen: Pentiment im Rock des Heiligen: Ein am Gürtel hängender Beutel übermalt. Nimbus, Schwertknauf und Parierstange später mit Gold überfaßt. – Restaurierung: 1997 vergilbter Firnis entfernt. AB

Die Legenden der Hll. Georg und Mauritius hat Jacobus de Voragine in der Legenda aurea[1] erzählt. Die Heiligen wurden in Deutschland allgemein verehrt, Georg (Fest 23.

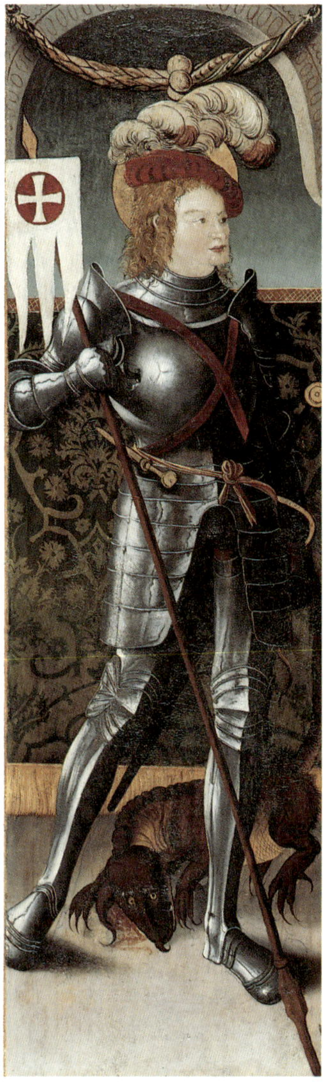

Gm 285

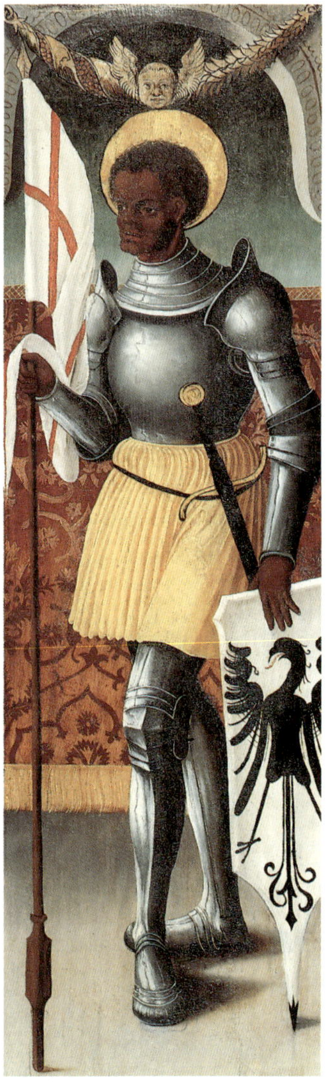

Gm 286

April) besonders im Bistum Bamberg, dessen Patron er war[2]. Mauritius (Fest 22. Sept.) war der Patron des Erzbistums Magdeburg, zu dem das von Kaiser Heinrich II. wiedergegründete Bistum Merseburg gehörte[3].

Georg trägt einen Harnisch mit glatter Kugelbrust und Rüsthaken, Flug mit aufgestelltem Brechrand[4], dazu Schwert und Scheibendolch. Sein Haupt schmückt ein kleines Barett mit Straußenfedern als Abzeichen seines militärischen Ranges. In der Rechten hält er eine übermannshohe Fahnenlanze mit einem Kriegsfähnlein, dem sog. Gonfanon, mit drei gleichlangen Lätzen und weißem Kreuz im roten Rund. Der Gonfanon war nicht wie bei den in Kriegszügen mitgeführten Fahnen mit einer Längsseite am Schaft befestigt, sondern, wie bei Kirchenfahnen üblich, an einem Querstab[5]. Eben diese Fahne wird im kurz vor 1380 angelegten Reliquienverzeichnis des Bamberger Doms beschrieben[6], im Bamberger Heilstumsbuch von 1508/09 abgebildet[7] und ebenda noch einmal in der Hand des ritterlich gerüsteten Heiligen, dessen Helm das Wappen des Hochstifts Bamberg ziert[8]. Das angeblich vom Himmel gefallene Fähnlein des Patrons von Dom und Stift Bamberg wurde alljährlich in der Fronleichnamsprozession mitgeführt und alle sieben Jahre in der sog. Heiltumsweisung gezeigt. 1524 scheint es zum letzten Mal über den Domplatz getragen worden zu sein. Wenige Jahrzehnte später war die Verehrung des Heiligen in Bamberg erloschen, das Fähnlein verloren[9].

Mauritius, Hauptmann der thebäischen Legion und Ritterheiliger, trägt einen Harnisch ähnlich dem des Hl. Georg, darüber einen Waffenrock. Sein krauses Haar ist unbedeckt. Sein Schwert, das das Griffstück als ein solches zu anderthalb Hand ausweist, zeigt deutlicher als das Georgs die S-förmige Schwingung der Parierstangen. Der Knauf ist jeweils als Scheibe ausgebildet. Auch dem Hl. Mauritius war im Bamberger Dom ein Altar geweiht. In unserem Zusammenhang interessanter ist es, daß der Mauritius, gleich Georg am Westchorgestühl, am Ostchorgestühl einen prominenten Platz einnahm. Die »negroiden Züge« dürften die Schnitzfigur eindeutig ausweisen[10].

Die Brettstärken von bis zu 280 mm und die unbearbeiteten Rückseiten, vielleicht auch die extreme Breite der Malränder weisen die Tafeln als Standflügel, das sind feststehende Flügel, aus.

Das paarweise Auftreten der Heiligen und das offensichtlich Autopsie voraussetzende Georgsfähnlein erlauben den Schluß, daß die gemalten Altarflügel Gm 285 und 286 nicht nur im Bistum Bamberg ihren Standort hatten, sondern vielleicht im Bamberger Dom. Das Datum 1524 dürfte den terminus ante quem für den Auftrag bezeichnen. Dem Maler ging es um ein lebhaftes und elegantes Erscheinungsbild, bei dem die Glanzlichter auf dem Metall eine besondere Rolle spielen. Die besondere Form der Schrittstellung des Mauritius bleibt der Spätgotik verhaftet[11]. Der Hl. Georg verdankt seinen unsicherem Kontrapost mit nachgezogenem Spielbein Albrecht Dürers Adam aus dessen Adam und Eva-Stich B.1 von 1504.

Die Gemälde wurden im Anzeiger 1855 und zunächst noch bei Reber und Bayersdorfer in Kat. 1882 und 1885 der Schule Hans Burgkmairs zugeschrieben. In Kat. 1893 und bei Braune als schwäbisch um 1520. Lutze und Wiegand schlossen aufgrund der unbearbeiteten Rückseiten auf Standflügel. Sie datierten um 1525. Fortgeschritten im Sinne der Renaissance sind die gemalten Arkaden und der Festonschmuck, die räumlich vertiefte Bildbühne und die freie Beweglichkeit der Standfiguren, deren Schlagschatten auf den Boden fallen. Der noch von Lutze und Wiegand als schwäbisch angesehene Maler dürfte aus den obengenannten Gründen in Franken und im Bistum Bamberg zu suchen sein. Suckale-Redlefsen wollte den Maler eher im sächsischen Bereich ansiedeln, auf einer Stufe mit dem Ehrenfriedersdorfer Altar des Hans von Köln.

1 Dt. Ausgabe von Richard Benz o.J. (1955), S. 300 – 306 u. S. 727 – 732.

2 Künstle 1926, S. 263 – 279. – Braun 1943, Sp. 283 – 289. – LCI 6, 1974, Sp. 365 – 390.

3 Künstle 1926, S. 448 – 449. – Braun 1943, Sp. 528 – 531. – LCI 7, 1974, Sp. 610 – 613. – Gude Suckale-Redlefsen: Mauritius. Der heilige Mohr. Unter Mitarbeit von Robert Suckale. Vorwort von Ladislas Bugner. Related Menil Foundation Publications. Houston u. München-Zürich 1986.

4 Eine Definition aller Einzelteile des Harnischs bei Müller 1957: Waffen, S. 96 – 97, Abb. 139 – 40.

5 Vgl. Renate Baumgärtel-Fleischmann: Georgs-Reliquien im Bamberger Domschatz. In: Ausst.Kat. St. Georg. Ritterheiliger, Nothelfer, Bamberger Dompatron. Schriften des Historischen Museums Bamberg, hrsg. von Lothar Henning, 1992, S. 115 – 130.

6 Abschriften desselben in München, Bayer. Staatsbibliothek, Cgm. 267, und Landesbibliothek Coburg, Ms.Sche. 16; vgl. Baumgärtel-Fleischmann (wie Anm. 5), S. 120 – 125.

7 London, British Museum, Add. 15 689, fol. 2r; vgl. Baumgärtel-Fleischmann (wie Anm. 5), S. 102 mit Abb. 21.

8 Wie Anm. 7; vgl. Baumgärtel Fleischmann (wie Anm. 5), S. 124 – 125 mit Abb. 23.

9 Vgl. Baumgärtel-Fleischmann (wie Anm. 5).

10 Vgl. dazu: Franz Hoffmann: Die Darstellungen des heiligen Georg in Bamberg vom 13. – 16. Jahrhundert. In: Ausst.Kat. Bamberg 1992 (wie Anm. 5), S. 227 – 250, mit Abb.

11 Ein extremes Beispiel bietet Veit Stoss' geschnitzter Tobias aus der »Schutzengelgruppe« in Nürnberg, GNM, abgebildet in Ausst.Kat. Veit Stoß in Nürnberg. GNM. München-Berlin 1983, Farbabb. 38.

Anzeiger 1855, Sp. 37. – Denkschriften 1856, S. 128. – Wegweiser 1868, S. 108. – Kat. 1882, Nr. 155, 156; 1885, Nr. 161, 162; 1891, Nr. 198, 199. – Braune 1909, Nr. 285, 286. – Lutze u. Wiegand 1936–37, S. 171, Abb. 224. – Suckale-Redlefsen 1986, Nr. 135, Abb. S. 125.

Franken

FLÜGELALTAR DES WOLF CHRISTOPH VON WIESENTHAU MIT GESCHNITZEM SCHREIN UND GEMALTEN FLÜGELN

nach 1523

Schrein: Kalvarienberg, geschnitzt. Schreinwangen: Ornamentale Füllungen, gemalt.

Linker Flügel, Innenseite. Oben: **Johannes der Täufer** im Fellkleid mit dem Lamm, vor einer Landschaft. Unten: **Der Stifter Wolf Christoph von Wiesenthau mit zwei Söhnen** und seinem Wappen. Landschaft mit Burg.

Rechter Flügel, Innenseite. Oben: **Hl. Wolfgang** im bischöflichen Ornat mit dem Kirchenmodell. Unten: **Die Stifterin Sibylla von Bibra, Ehefrau des Wolf Christoph von Wiesenthau, mit zwei Töchtern** und dem Wappen der von Bibra. Landschaft mit Büschen und Bäumen.

Linker Flügel, Außenseite. Oben: **Apostel Andreas** mit dem Kreuz, dessen Balken schräggestellt sind. Unten: **Hl. Sebastian** als Ritter mit einer Krone, den Pfeilen seines Martyriums und der Keule, mit der er erschlagen wurde.

Rechter Flügel, Außenseite. Oben: **Hl. Christophorus** mit dem Christuskind. Unten: **Hl. Sebaldus** im königlichen Ornat mit dem Modell der Nürnberger Sebalduskirche.

Schrein und Flügel Eichenholz (Quercus), Reliefgruppe Nußbaumholz (Juglans regia), Höhe des Schreins 112,5 cm, Breite des geöffneten Schreins 113 cm, des geschlossenen Schreins 57 cm – Linker Flügel 109,2 x 28,3 cm. Wappen: In Silber ein aus quergelegten (5 1/2) roten Wecken gebildeter Pfahl. Auf dem Helm zwei schwarze Büffelhörner, in deren Mündungen je eine silberne Kugel steckt. Decken schwarz gold – Rechter Flügel 109,5 x 28,4 cm. Wappen: In Gold schwarz aufspringender Biber. Auf dem Helm offener goldener Flug, jederseits mit einem Biber belegt. Decken schwarz gold.

Pl.O. 141. Aus dem Anton Paul Heinleinschen Kunstkabinett in Nürnberg – Versteigert bei Johann Andreas Boerner in Nürnberg 1832; ersteigert von Herrn v. Reinprechter, laut handschriftlicher Notiz von J.A. Boerner in einem Exemplar des Aukt.Kat. im GNM – Erworben 1872 im Nürnberger Kunsthandel.

Schrein: Schrein und Kreuze Eichenholz, Reliefgruppe Nußbaumholz, mit Kiefer angestückt, Figuren vollplastisch. Bei 2 Pferden unter dem Kreuz je ein Ohr verloren, Lanze im oberen Teil ergänzt. Fassung: Teile der Kleidung, der Sattel- und Zaumzeuge versilbert und farblich gelüstert. Kreuzstämme an 3 Seiten Silber mit Goldlack (Goldimitation). Dornenkrone grün pigmentiert, unter den Höhen Goldflitter; Weiß der Inschrifttafel am Kreuz Christi mit Zinnfolie unterlegt. Maßwerk und Rahmenprofile weitgehend vergoldet. Architektur der Schreinrückseite: Chorwand ehemals grün, Gewölbe azuritblau gefaßt, später weiß übermalt; Maßwerk der Fenster und Gewölberippen vergoldet, partiell ausgebessert; Fenster versilbert, mit schwarzem Rautenmuster, Silber sulfidiert. – Restaurierung: 1997 Abnahme von Übermalungen und Schmutz.

Flügel[1]: Einzelbretter. Stärke 0,7 cm. Formate original. – Tafeln im Rahmen grundiert und bemalt. – Außenseiten: Unterzeichnung: Pinsel; Kontur- und Binnenzeichnung. Malerei und Metallauflagen: Weitgehende Übermalung einer früheren Malerei auf beiden Flügelseiten, Motive über Röntgenbefund nicht klärbar. Nach dem mikroskopischen Befund weitgehende Kongruenz bei den dargestellten Heiligen, dagegen nicht bei den Stifterbildern. Farben der ersten Bemalung meist heller und feiner, die Stoffe reicher ornamentiert. Nimben auch ursprünglich versilbert mit Goldlack, die des Christuskindes und des Lammes mit krapprotem Lack verziert; in der Übermalung mit gelber Bronze. Über der originalen Malerei dunkle Firnisschicht, teilweise weiße, grundierungsartige Trennschicht, z.B. beim Mantel des Hl. Sebastian und der Stifterin. Vertiefungen in der Oberfläche und unterschiedliche Absorption der Röntgenstrahlung verweisen auf großflächige Malschichtverluste, die womöglich Grund für eine Neubemalung waren. Mittlere Trennleiste auf den Innenseiten ursprünglich gleich breit wie auf den Außenseiten. Aufgenagelte Trennstege auf den Innenseiten verloren. – Restaurierung: 1997 gefestigt, Abnahme von Schmutz.

Linker Flügel, Außenseite: Malerei: Lackartiges Grün der Pflanzen und Bäume verbräunt. Blaues oder grünes Gewand des Andreas verdunkelt. – Innenseite: Malerei und Metallauflagen: Linke Hälfte des roten Mantels Johannes d.T. original. Auf dem Stifterbild im Himmel im Streiflicht eine halbrunde und dreieckige Form erkennbar. Unter dem Stifter rote und grüne Farben. Erheblich größerer Wappenschild unter dem Stifterwappen. Am Horizont über dem Kopf des älteren Knaben Reste einer Zwischgoldauflage mit geschwärztem Silber[2].

Rechter Flügel, Außenseite: Malerei: Blaues oder grünes Gewand des Hl. Christophorus nachgedunkelt. Unter dem gelben Gewand des Hl. Sebaldus ein gelbes mit krapprotem Ornament. Der heute braune Mantel ursprünglich leuchtend azuritblau, gelbe Lilien auch dort. – Innenseite: Mauerwerk im Kirchenmodell des Hl. Wolfgang original. Daneben, im Himmel und im Boden Malschichtenverluste. Erheblich größerer Wappenschild unter dem Wappen der Stifterin, jeweils mit bleizinngelber Farbe und schwarzem Motiv. Unter dem braunen Mantel der Stifterin zweischichtiges Rot.

Schreinwangen: Grundierung: Keine. Malerei: Farbe dick, Pigmente grob gerieben, durch vergilbten Überzug und Verschmutzung verdunkelt. – Restaurierung: 1997 Abnahme von Schmutz. AB

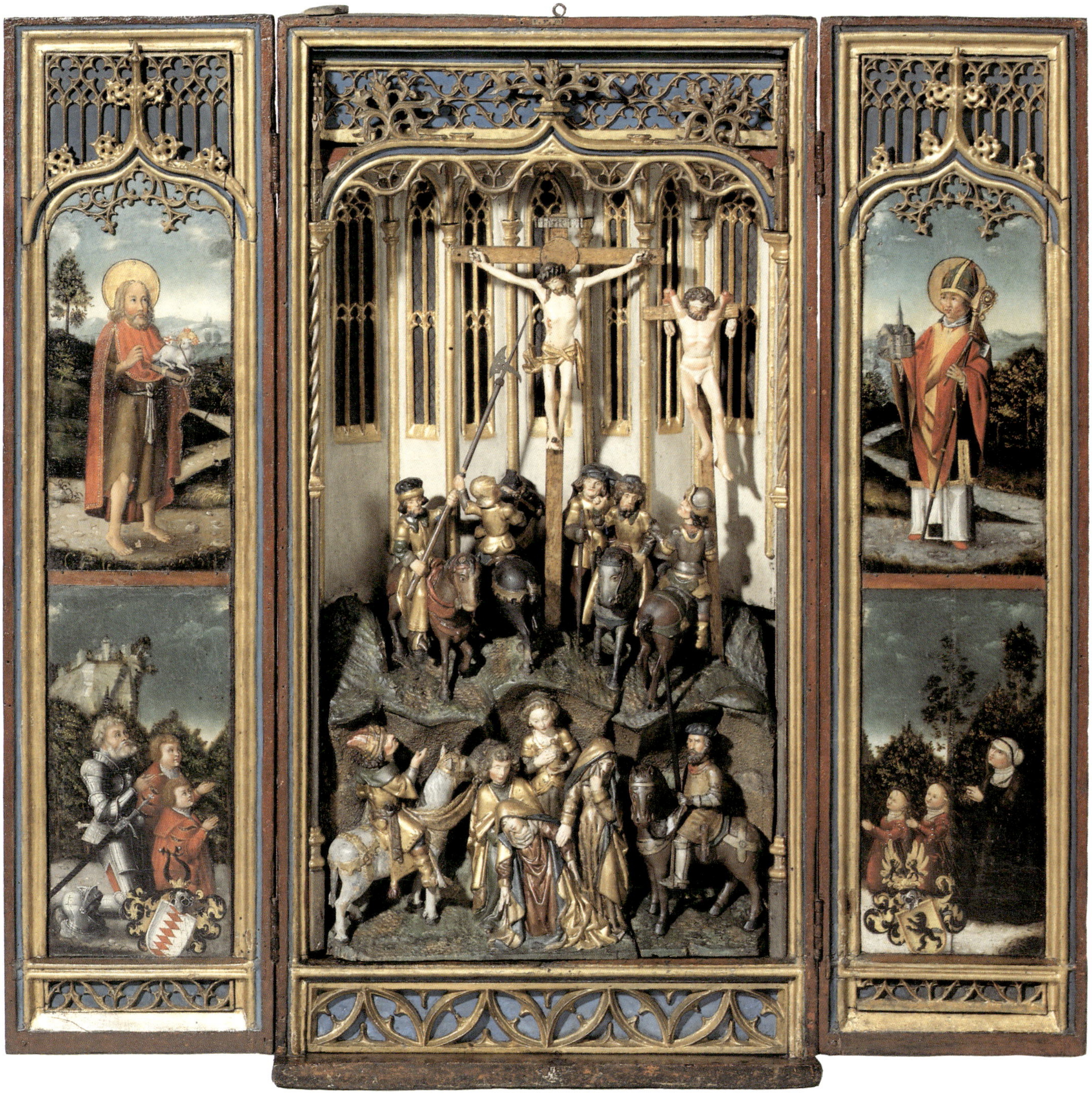

Pl. O. 141

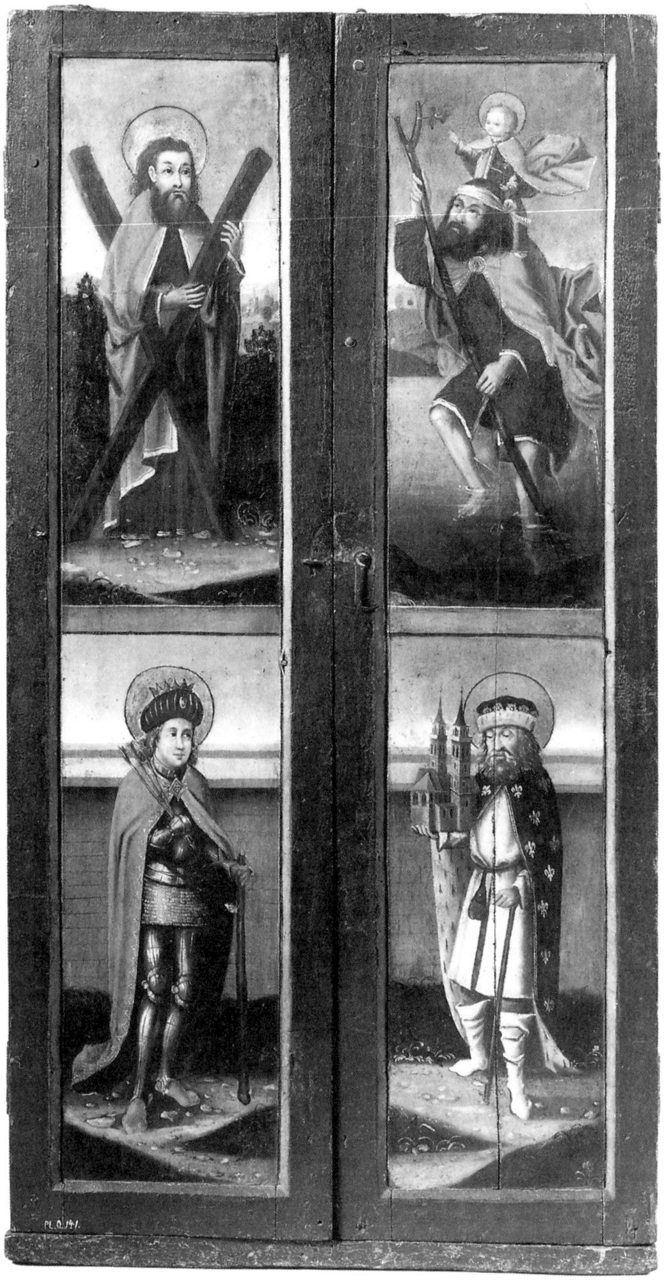

Pl. O. 141

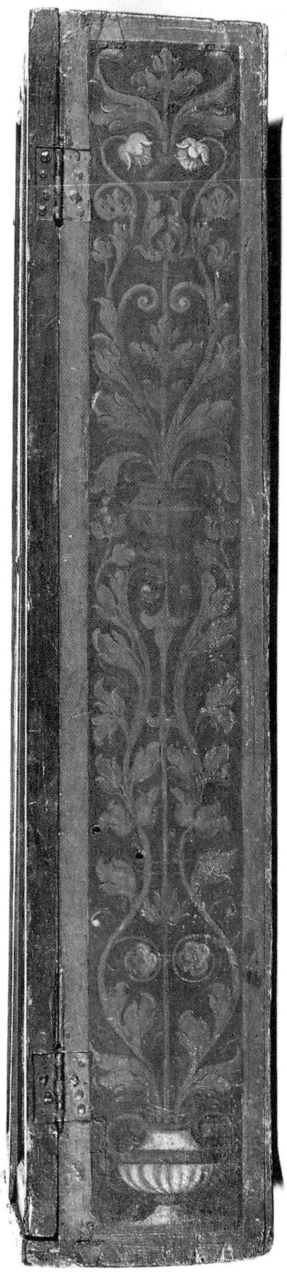

Pl. O. 141

Das Kostüm des Hl. Sebaldus weist auf seine vornehme Herkunft hin. Nach der Legende war er ein dänischer Königssohn[3]. Josephi hielt den Ritter mit Turban und Krone für den Hl. Edmund[4], doch sprechen die Pfeile ebenso für den Hl. Sebastian wie die Keule, mit der er schließlich erschlagen wurde[5]. Das Leben der Mehrzahl der dargestellten Heiligen erzählt Jacobus de Voragine in der Legenda aurea (1263/73)[6]. Der gepanzerte Stifter hat seinen Helm mit geöffnetem Visier abgelegt. An seiner Rechten hängt das mit einem aufwendigen Gefäß versehene Schwert[7], zur Linken der Dolch. Die Söhne tragen geschlitzte Röcke mit breiten Schulterkragen, die Gemahlin des Stifters eine pelzgefütterte Schaube und eine Haube, die Töchter im offenen Haar ein Haarband.

Der Stifter Wolf Christoph von Wiesenthau († 1541) war laut Biedermann »Hochfürstlich Bambergischer Ober-Schultheiß zu Forchheim wie auch Hochfürstlich Brandenburg Onoldsbachischer (= Ansbachischer) Obrister im Bauern-Krieg und Amtmann in Schwabach«. Er war in erster Ehe mit Anna von Wolffstein († 1523) verheiratet, in zweiter Ehe mit Sibylla von Bibra († 1567), deren Wappen der Altar trägt. Sibylla war in erster Ehe mit Christoph von Thüngen vermählt. Die dargestellten Söhne sind wahrscheinlich die aus erster Ehe Wolf Christophs von Wiesenthau stammenden Wolf Bruno und Georg Wilhelm[8]. Der Altar entstand demnach bald nach 1523, in den ersten Jahren der Ehe Wolf Christophs mit Sibylla von Bibra. Der Sitz der Familie, Schloß Wiesenthau im Landkreis Forchheim, war vor 1383 Bamberger Lehen. Die Familie besaß weiterhin Besitzungen um Forchheim und Bamberg.

Der Altar wird im allgemeinen nach Unterfranken lokalisiert. Schuette hielt die Schreinplastik für flämisch, sah bei den Stifterbildnissen Cranach-Einfluß und bezweifelte die ursprüngliche Zugehörigkeit der Flügel zum Schrein. Hampe lokalisierte den Altar zwischen Nürnberg und Würzburg und verwies insbesondere auf den »verwandten« Hochaltar der Pfarrkirche in Neustadt a.d. Aisch. Josephi schloß aus der genauen Wiedergabe des Kirchenmodells des Hl. Sebaldus auf eine Nürnberger Herkunft des Altars, den er als Hausaltar der Familie von Wiesenthau ansprach. Schuettes von Jaap Leeuwenberg[9] bestätigte Zuweisung der Skulptur an einen südniederländischen Künstler überzeugt. Die Skulptur dürfte, obwohl sich bestimmte Formen dieser flandrischen Exportstücke über Jahrzehnte beinahe unverändert hielten, zwischen 1500 und 1520 entstanden sein[10]. Modern im Sinne italienischer Vorlagen ist die ornamentale Bemalung der Schreinseiten mit Vasen und Akanthus. Sie kommt einem Stich des Zoan Andrea verblüffend nahe[11].

Die Staatl. Ermitage in St. Petersburg besitzt einen bis in Details der Kleidung und der Landschaft übereinstimmenden Flügel mit einem Stifter und seinen beiden Söhnen, jedoch mit einem anderen Wappen: Geviert von Weiß und Rot[12]. Das Wappen ist, wie zuerst Nemilow mitteilte[13], das der Familie Schott. Die Schott, die in Schottenstein im Landkreis Staffelstein ihren Sitz hatten, zählten wie die Wiesenthau zu den Bamberger Ministerialen[14]. Hans Schott von Schottenstein zu Ipthausen war Vizeregent Kurfürst Friedrichs III. des Weisen von Sachsen in Coburg. Er ist mit seinen Söhnen Hans und Veit dargestellt. Sehr wahrscheinlich zeigte der (verschollene) zugehörige rechte Altarflügel die Stifterin, womöglich mit einer oder mehreren Töchtern. Bei dem Gemälde in St. Petersburg ist an denselben Maler zu denken wie bei Pl.O. 141.

Man darf davon ausgehen, daß der Maler die Stifterbildnisse jeweils ohne Kenntnis der Personen malte und daß es genügte, wenn die Wappen sie unmißverständlich auswiesen. Daß der eine Stifter blond, der andere dunkelhaarig ist, spricht für bestimmte Vorgaben, an die sich der Maler jeweils zu halten hatte. Die Burg ist nicht Stammburg oder Besitz, sondern offenbar gleich dem Felsen, auf dem sie steht, Versatzstück ohne Porträtcharakter.

Es handelt sich um eine Höhenburg auf dem Gipfel eines nach drei Seiten senkrecht abfallenden Felsens. Sie zeigt mehrere zinnenbewehrte Türme, davon einer bergfriedartig dominant, durch die gedeckte Ringmauer miteinander verbunden. Dahinter sieht man einen Palas/Kapellenbau mit Glockentürmchen(?). Bemerkenswert ist der Fachwerkerker, der am rechten Ende der Burganlage weit in den Abgrund hinauskragt[15].

Die Stifterbildnisse bieten einen befriedigenderen Anblick als die Heiligen, die zu einem späteren Zeitpunkt übermalt, d.h. nach Maßgabe der vorhandenen Malereien neu erfunden wurden. Zur Nürnberger Malerei bestehen keine Beziehungen, eher zur Cranach-Schule. Das Bild der Ermitage wird Lucas Cranach d.Ä. zugeschrieben, der Hl. Franziskus auf der Bildrückseite einem anderen Künstler.

1 Die Tafeln wurden zur Untersuchung in ihren originalen Nutrahmen belassen.
2 Die Überlegung, daß ein Goldgrund geplant oder ausgeführt war, findet durch das vergleichbare Gemälde in St. Petersburg keine Bestätigung, vgl. Anm. 12.
3 LCI 8, 1976, Sp. 316 – 318.
4 LCI 6, 1974, Sp 107 – 108.
5 LCI 8, 1976, Sp. 318 – 324.
6 Dt. Ausgabe von Richard Benz o.J. (1955).
7 Mit einem Griff zu anderthalb Händen. Wiesenthau trägt das Schwert gegen die Gewohnheit auf der rechten Seite, vermutlich, um es im Bild zur Schau zu stellen. Andernfalls müßte man auf einen Linkshänder schließen. Siehe dagegen Leonhard von Völs, Gm 332, Meister der Habsburger, Maria als Königin des Himmels.
8 Zur Genealogie der Familie von Wiesenthau vgl. Johann Gottfried

Biedermann: Geschlechts-Register der Reichs-Frey-unmittelbaren Ritterschaft Landes zu Francken löblichen Orts-Gebürg. Bamberg 1747, Tab. CCLV. – Gustav Voit: Der Adel am Obermain. Genealogie edler und ministerialer Geschlechter vom 11. bis 14. Jahrhundert (Die Plassenburg. Schriften für Heimatforschung und Kulturpflege in Ostfranken, Bd. 28). Kulmbach 1969, S. 396 – 404. – Zur Genealogie der Familie von Bibra vgl. Wilhelm Frhr. von Bibra: Beiträge zur Familien-Geschichte der Reichsfreiherrn von Bibra, Bd. 2. München 1882, S. 64 – 65. – Zu den Wappen vgl. Siebmacher, Bd. 22. Nachdruck Neustadt a.d. Aisch 1971, Bayerischer Adel, Freiherrn, S. 27, Tf. 23; Abgestorbene bayerische Geschlechter I, S. 62, Tf. 63.

9 Freundl.schriftl. Mitteilung vom 14. Dez. 1960 an Heinz Stafski, GNM. Leeuwenberg datierte den Schrein wie Stafski um 1500.

10 Freundl. schrift. Mitteilung Frank Matthias Kammel, GNM, 14. April 1997.

11 Vgl. The illustrated Bartsch, hrsg. von Walther L. Strauss, Bd. 25,2. New York 1984, Nr. .034 S2 mit Abb.

12 Inv.Nr. 5452, 32,5 x 12,5 cm, allseitig beschnitten; vgl. Kat. Leningrad, Ermitage, 1987, Nr.17 u. Abb. – Michael Liebmann: Deutsche Malerei in den Museen der Sowjetunion. Leningrad 1972, Nr. 19 u. Farbabb.

13 Alexander Nemiloff: Die Ikonographie des Altarflügels von Lucas Cranach d.Ä. In: Mitteilungen der Staatl. Ermitage, Bd. 16, 1959, S. 32 – 34 (russ.); ders.: Die Gemälde von Lucas Cranach d.Ä. in der Staatl. Ermitage. In: Bildende Kunst 1959, S. 173 – 178.

14 Vgl. Voit (wie Anm. 8), S. 336 – 338.

15 Beschreibung Joachim Zeune, Bamberg, freundl. schriftl. Mitteilung 10. März 1997.

Aukt. Boerner, Nürnberg 1832: Slg. Heinlein, Kat.Nr. 416. – Kat. 1890: Skulpturen, Nr. 343. – Tönnies 1900, S. 173. – Schuette 1907, S. 131, 232, Tf. 39. – Hampe 1909, S. 188. – Josephi 1910, Nr. 353, Abb. S. 205. – Lutze u. Wiegand 1936-37, S. 64 – 65.

Fries, Hans

Geboren in Freiburg/Uechtland um 1470, gestorben in Bern nach 1518. Er lernte bei dem Stadtmaler Heinrich Bichler und empfing Anregungen von dem Berner »Meister mit der Nelke«. Als Geselle wanderte er nach Basel, wo er sich 1487 in die Himmelszunft einkaufte. Noch 1497 wird dort ein Hans Fries erwähnt. 1499 kehrte er nach Freiburg zurück, wo er von 1501 bis 1510 als Stadtmaler mit festem Gehalt tätig war. 1503 bis 1509 gehörte er dem Rat der 200 als Vertreter der Oberstadt an. 1508 bestätigte er als Gutachter in dem berüchtigten Jetzer-Handel, daß die Tränen eines Madonnenbildes echt seien. Vielleicht zog er schon 1512 wieder nach Bern, doch wäre in diesen Jahren eine vermutete Reise unterzubringen, die ihn nach Augsburg führte, wo er Anregungen von den Werken Hans Burgkmairs empfing. Erst 1517 wird Fries im Freiburger Ratsmanual wieder erwähnt. Von seinem großen Marienlaltar befindet sich die Mehrzahl der Tafeln im Kunstmuseum in Basel.

Zwei Teilbilder eines Marienaltars, 1512

TEMPELGANG MARIÄ

Die dreijährige Maria steigt die 15 Stufen zum Tempel hinauf, wo unter einem Baldachin der Hohepriester Zacharias sie erwartet. Ihre durch Nimben ausgezeichneten Eltern Joachim und Anna verharren am Treppenfuß. Die Frau rechts nimmt die Blickverbindung zum Betrachter auf. Eine Rundbogenarkade mit je einem leeren Wappenschild in den oberen Zwickeln rahmt das Bild.

Tannenholz (Abies sp.), 106,5 x 63,4 cm – Am linken Sockel »(1)512«, am rechten bez. mit dem Monogramm: »H BH [B und H ligiert]«.

Gm 338. Leihgabe des Wittelsbacher Ausgleichsfonds / Bayer. Staatsgemäldesammlungen, Inv.Nr. WAF 287. – Slg. Fürst Oettingen-Wallerstein, Grundbuch § CXXXV, aus dem Oratorium der St. Anna-Schloßkapelle zu Wallerstein[1] – Slg. König Ludwig I. von Bayern, erworben 1828, I.W. 315 – Ab 1829 ausgestellt in Nürnberg, Moritzkapelle – 1882 GNM.

VERMÄHLUNG MARIÄ

Der Hohepriester legt die Hände Josephs und Mariä ineinander. Joseph hält den grünenden Stab, der ihn vor den Mitbewerbern auszeichnet. Unter den Männern ist Joachim, unter den Frauen Anna durch einen Nimbus als die Eltern Mariä kenntlich gemacht. Der Mann links nimmt die Blickverbindung zum Betrachter auf. Eine Rundbogenarkade mit je einem leeren Wappenschild in den oberen Zwickeln rahmt das Bild.

Tannenholz (Abies sp.), 107 x 56 cm – Am linken Sockelprofil »1512«, am rechten bez. mit dem Monogramm »H BH [B und H ligiert]« – Auf Parkett und Rahmenrückseite mit weißer Farbe »G.339«; Klebezettel WAF »H.G.286 (1936), darunter links die Nr.339, rechts »R 122«.

Gm 339. Leihgabe des Wittelsbacher Ausgleichsfonds / Bayer. Staatsgemäldesammlungen, Inv.Nr. WAF 286. – Slg. Fürst Oettingen-Wallerstein, Grundbuch 1817-18, § CXXXVI, Herkunft wie Gm 338 – Slg. König Ludwig I. von Bayern, erworben 1828, I.W. 314 – Ab 1829 ausgestellt in Nürnberg, Moritzkapelle – 1882 GNM.

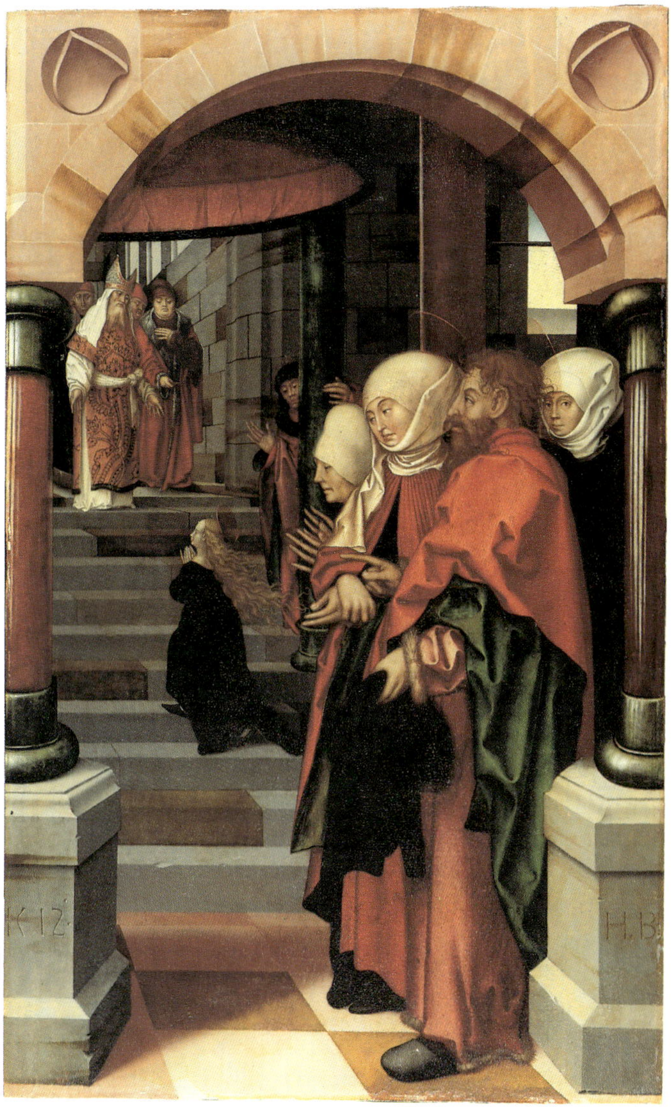

Gm 338

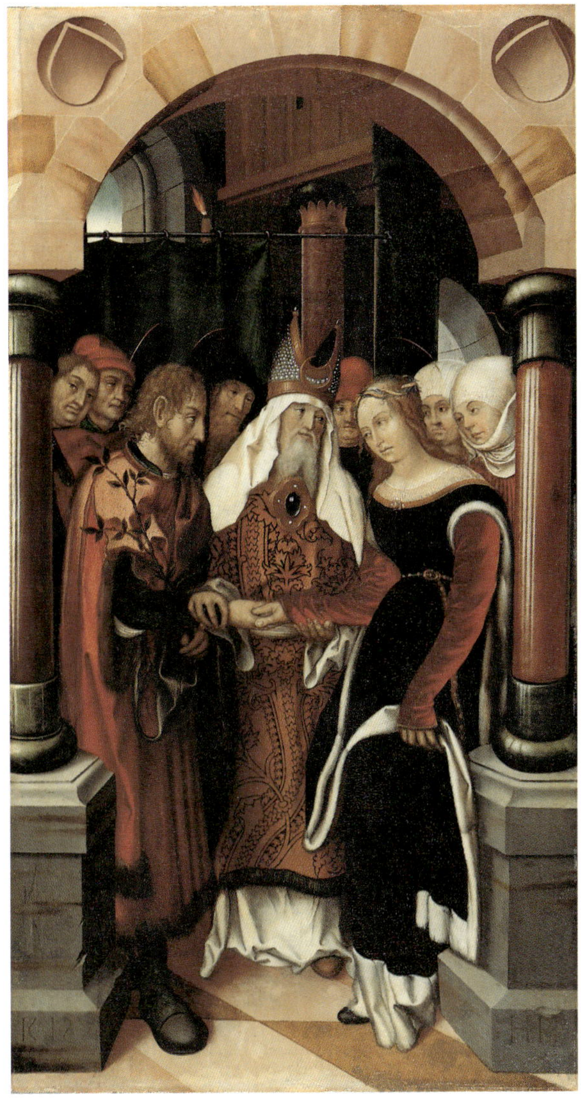

Gm 339

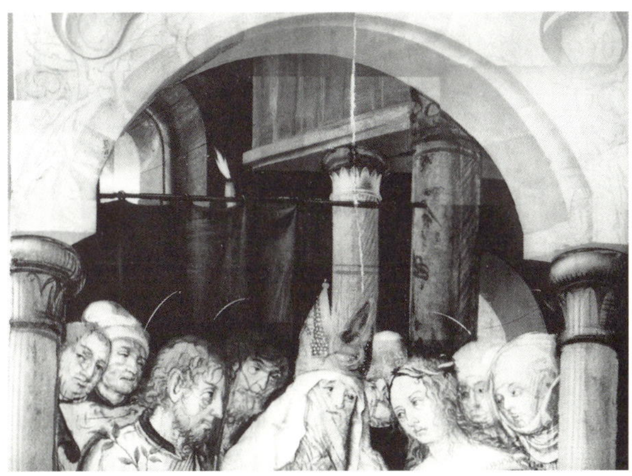

Gm 339 Ausschnitt. Infrarot

Äste im Holz belassen. Bildseiten bis nahe an die Ränder vollständig mit locker gewebter Leinwand kaschiert. Gespalten. Vermutlich aufgrund starker Verwerfung auf 0,6 cm starke Fichtenholzplatten (jeweils 3teilig) aufgeleimt; Bretter seitenverkehrt zu jenen des originalen Bildträgers, um Bewegungen entgegenzuwirken. Die Röntgenaufnahme zeigt in den oberen Tafelhälften Wergkaschierungen auf der Rückseite, vermutlich zur Begradigung vor der Aufdoppelung. Geringer alter Schädlingsbefall auf beiden Trägerplatten. Formate wohl allseitig geringfügig beschnitten, eventuell nur Formatbegradigung. – Rückseiten: Flachparkett. Braun gebeizt. – Bildseiten: Unterzeichnung: Pinsel; Kontur- und Binnenzeichnung; detailreich; zu den zahlreichen Abweichungen gegenüber der gemalten Ausführung siehe unten; Schatten in breiten und energisch gesetzten Parallelschraffuren, infolge der Bleiweißverseifung bläulich durch die Malerei hindurchscheinend. Malerei: Ehemals blaue Kleider Mariä infolge verbräunten Bindemittels geschwärzt. Datierungen und Signaturen auf beiden Tafeln teilweise verputzt und ergänzt, das »B« beidemale offensichtlich original. Großflächige Ergänzungen im Mauerwerk. Leinwandstruktur und Äste im Holz wohl infolge Pressung augenfällig. Vergilbter Firnis. – Restaurierungen: 1912 (BStGS, R. P. Nr. 5386) rückseitig drei aufgeleimte Querleisten abgenommen; 1949; 1957 (nach Transportschaden).

Gm 338: 3 Bretter, Breiten von links oben 26,4, 18,6, 18,4 cm, unten 25,9, 18,8, 18,7 cm. Stärke auf 0,2 – 0,5 cm gedünnt. Ecke rechts unten ausgebrochen und mit Holzkitt ergänzt. – Bildseite: Reste gerissener Grundier- und Malkanten oben vorhanden. Unterzeichnung: Rechte Säule und Schaft der linken Säule weiter in den Raum hinein versetzt, die Frau am rechten Bildrand von der Säule fast verdeckt. Malerei: Pentiment: Maria in der Ausführung leicht nach rechts versetzt. Malschichtausbrüche ergänzt. Signatur und Datierung: Die Bäuche des »B«, der Querbalken des zweiten »H« und die erste »1« der Jahreszahl geringfügig überarbeitet.

Gm 339: 3 Bretter, nur am oberen Rand ungefähr meßbar[2], Breiten ca. 16,2, 26,5, 13,3 cm. Stärke auf 0,15 – 0,4 cm gedünnt. Riß vom oberen Rand zur Bildmitte, auf der Rückseite durch 4 Holzklötzchen gesichert. – Bildseite: Malerei und Metallauflagen: Band im Haarkranz der Maria mattvergoldet. Gesichter und Haare teilweise verputzt und retuschiert. Signatur und Datierung: Lichtakzent auf dem oberen Bauch des »B« der Signatur vermutlich original. – Restaurierung: 1912 (BStGS R. P. Nr. 5387) »Bild war fourniert; Querleisten, wodurch Bild zerriß, abgenommen, Sprünge geleimt«. Blasen niedergelegt, Schäden restauriert.

AB

Die Szenen stellen freudenreiche Ereignisse aus dem Leben Mariä dar, wie sie teils im Neuen Testament und in erweiterter Form im apokryphen Jakobusevangelium 7,1 – 8,3[3] geschildert werden. Fries orientierte sich für den Altar, worauf zuerst Haendcke hinwies, an Albrecht Dürers Holzschnitten zum »Marienleben«. Die Mittelgruppe von Gm 339 entnahm er Dürers Holzschnitt B. 82, den Joachim in Gm 338 dem Holzschnitt B. 81 dieser Folge. Er milderte den graphischen Eigenwert der Vorlagen und konzentrierte die Personenzahl. Die Figuren greifen nicht in den Raum aus, sondern bleiben in Gruppen dicht beieinander. Konnte Dürer als Illustrator auf die Nimben verzichten, so macht Fries sie in feinen Linien sichtbar. Die Hauben der Frauen wurden den heimischen Gewohnheiten des Malers angepaßt. Das Besondere bekommt etwas Alltägliches. Maria ist wie bei Dürer durch die Pelzverbrämung des Kleides hervorgehoben, Joseph entgegen der Überlieferung ein junger Mann. Der Zweig in seiner Hand ist vermutlich ein in der Erscheinung stark reduzierter Zweig des wilden Ölbaums[4]. Die warme Farbigkeit der Bilder basiert auf den Komplementärfarben Rot und Grün. Eigenwert hat die architektonische Rahmung.

Der gemauerte Bogen ist aufgrund des Farbtons als Sandstein anzusehen. Er wird getragen von roten Säulen aus hochglänzendem Material (Marmor?), die grüne Basen und Kapitelle in derselben Polsterform haben. Sie stehen auf hohen profilierten Piedestalen aus stumpfem Sandstein, in deren Front (Gm 338) bzw. Sockelprofil (Gm 339) Jahreszahl und Monogramm »eingemeißelt« sind. Ausbruch- und Schadstellen lassen das Steinwerk »echt« erscheinen. Beim Bild des Tempelganges sind in die graubraunen Steine der Sandsteinarchitektur von Boden, Treppe und oben anschließender Halle andersfarbige Quader eingefügt. Bei der Vermählung Mariä teilt ein Vorhang die Trauszene von einer rückwärtigen Halle ab, in die ein auf Marmorsäulen ruhendes hölzernes Halbgeschoß eingezogen ist. Ein romanisches Rundbogenfenster gibt den Blick auf ein Stück blauen Himmels frei[5]. Die rahmenden Säulen finden sich ähnlich auf Strigels Sippenaltar, Gm 254 f., den Fries auf seinem Weg nach Augsburg gesehen haben kann oder eigens aufsuchte. Kelterborn-Haemmerli, der sorgfältige Analysen von Gm 338 und 339 verdankt werden, kam auf die Anregungen, die Fries von Strigel empfing, zu sprechen.

Wie die technologische Untersuchung ausweist, war in der oberen Bildzone statt des gemauerten Bogens jeweils gemaltes Astwerk aus ringförmig gebogenen Ästen geplant. Beim Tempelgang Mariä weicht die Malerei nur geringfügig von der Unterzeichnung ab. Gravierend sind die Veränderungen gegenüber der Unterzeichnung bei der Vermählung Mariä. Auch hier war als oberer Abschluß ein gemalter Astwerkschleier vorgesehen, die Vorhangstange saß deutlich tiefer, die stärkere Raffung des Vorhangs ließ zwischen oberem Saum und Stange größere, spitzwinklige Durchblicke frei. In der Bildtiefe stand eine weitere Säule, die Kapitelle der seitlichen Säulen waren von metallisch wirkenden, stilisierten Blättern umgeben, wie sie die mittlere Säule weiterhin zeigt. Die spiegelbildliche Wiederholung von Kapitell und Basis wurde beibehalten. Der Hohepriester neigte sich in der Unterzeichnung Joseph zu. Über die Köpfe ragten die dürren Stecken der glücklosen Freier hinaus. Die Veränderungen dienten insgesamt einer Beruhigung der Form.

Die Bilder gehören zu einem aufgelösten Marienaltar, von dem sich folgende Gemälde erhalten haben: Die Wahl des Opferlamms durch Joachim und Anna, die Begegnung von Joachim und Anna an der Goldenen Pforte, die Geburt Mariä (alle drei Basel, Öffentl. Kunstsammlung), der Tempelgang Mariä, die Vermählung Mariä (GM 338, 339), die Heimsuchung Mariä, die Rückkehr der Hl. Familie aus Ägypten, der zwölfjährige Jesus im Tempel (alle drei Basel, Öffentl. Kunstsammlung)[6], die Marienkrönung (Hamburg, Kunsthalle)[7]. His-Heusler erkannte die Nürnberger Bilder als Werke des Hans Fries und zu demselben Marienaltar gehörend wie die in Basel. Ganz (zuerst 1924) würdigte sie: »Es herrscht mehr Überlegung als früher, die Figuren sind großartiger, feierlicher aufgefaßt, die Gruppen von ruhiger Schönheit, die Gewänder fließender und natürlicher gefaltet. Der wundervollen Stimmung entsprechen die gemessene Handlung; die tiefleuchtend farbigen Gewänder und die feierlich kühle Steinarchitektur«. Vier der Bilder, darunter Gm 338 und 339, konnte er aufgrund des durchgehenden, zweifarbig geschachten Fliesenbodens als eine Reihe ausmachen, da »der Fluchtpunkt der Perspektive für alle vier Bilder in der Mitte der gesamten Komposition liegt«. Die schweren steinernen Arkadenbögen »schließen die tiefenräumigen Darstellungen monumental nach dem Beschauer hin ab«. Die schönen, aber spannungsarmen Bilder verbinden Dürersche Figurenzeichnung mit augsburgischem Kolorit, wirken gegenüber dem Frühwerk des Künstlers traditionell und atmen laut Ganz (1952) »bürgerliche Behaglichkeit«. Daß offenbar statt der Zurückweisung des Opfers im Tempel die Wahl des Opferlammes, statt der Flucht nach Ägypten die Rückkehr dargestellt ist, engt den Kreis der Themen auf die »freudenreichen« ein, was bei einer Rekonstruktion des Marienaltars zu berücksichtigen ist.

Ganz nahm einen Schreinaltar mit insgesamt 16 gemalten Szenen des Marienlebens in zwei Reihen auf der Vorder- und Rückseite zweier beweglicher Flügel an, doch muß er sieben Bildfelder davon verloren geben und allein zwischen die Wahl des Opferlamms und die Begegnung an der Goldenen Pforte drei weitere Szenen einfügen. Eine davon wäre die Verkündigung an Joachim. »Unter Berücksichtigung von Maßen, Perspektive, Rahmung und Thema« kam er zu einer einleuchtenden Rekonstruktion[8]. Nur *eine* beidseitig bemalte Tafel ist aus der oberen Reihe erhalten. Sie hält die Architektur in leichter Untersicht fest. Alle anderen zeigen die Standflächen in Aufsicht, also bei erhöhtem Standpunkt des Betrachters. Nach Ganz würden Tempelgang und Vermählung Mariä bei geschlossem Zustand des Altars auf dem rechten Flügel die beiden unteren Felder (Nr. 7 u. 8 seiner Rekonstruktion) einnehmen.

Das Datum 1512 ist verbindlich. Die Signatur wird als »H.B.« gelesen, ist aber deutlich aus den Initialen B und BH [ligiert] zusammengesetzt. His-Heusler ging davon aus, daß sie aus »H. F.« verändert wurde, doch läßt sich diese These mithilfe der Technologie nicht bestätigen. Die Bilder wurden aufgrund der Signatur Hans Burgkmair zugeschrieben. Ganz dachte an ein nachträglich hinzugefügtes Monogramm Hans Baldungs. Waagen hielt Gm 338 für eine »rohe Fabrikarbeit, vielleicht von Gesellen in seiner Werkstatt beschafft«, Gm 339 für etwas besser. His-Heusler, der auf die zugehörigen Bilder in Basel aufmerksam machte, traf die Bestimmung auf Hans Fries. Unter diesem Namen finden sich die Bilder in den Katalogen seit 1878. Allein Braune dachte an »Kopien, die zu Ende des 16. Jahrh. im Auftrag des Sammlers Frisch, aus dessen Besitz sie kamen, nach H. Fries angefertigt wurden«. Kelterborn-Haemmerli sprach Gm 339 ohne ausreichende Gründe als eine Gesellenarbeit an. Es liegt nahe, daß sich Fries bei der Ausführung der Malereien des Marienaltars helfender Hände bediente, doch sind die Entwürfe ebenso auf ihn zurückzuführen wie die Entscheidungsfreiheit voraussetzenden Abweichungen von der Unterzeichnung. Das Monogramm bleibt zunächst ein Rätsel. Offensichtlich wurde der Altar in Bern gemalt, da Fries auf den Fußboden der Mariengeburt eine Berner Münze (» Berner Batzen«) legte[9].

1 Grundbuch 1817–18: »...soll vor etlichen 20 Jahren von dem Kunsthändler Ruming [Ruring?] aus der Schweiz gekauft worden sein«; vgl. auch Grupp 1917, hier der Händler unter dem Namen Ruminy.
2 Die Bretter konnten wegen der Leinwandabklebung selbst auf den Röntgenbildern nicht sicher bestimmt werden.
3 Apokryphe Bibel. Die verborgenen Bücher der Bibel. Hrsg. von Erich Weidinger. Augsburg 1991, S. 277 – 279. – Marienlexikon, Bd. 6, 1994, S. 369 – 370.
4 Freundl. schriftl. Mitteilung von Hermann Schmidt, Nürnberg, vom 18. März 1996, mit dem Hinweis auf einen entsprechenden Zweig auf Botticellis Bild der Minerva mit Kentaur von 1482 (Florenz, Uffizien).
5 Beschreibung der Architektur von Barbara Schock-Werner, Nürnberg, freundl. Mitteilung vom 17. April 1997.
6 Die Basler Bilder vollzählig abgeb. bei Ganz 1952.
7 Inv.Nr.750. Tannenholz, mit Leinwand überzogen, 106,5 x 63,5 cm. Das Hamburger Bild abgebildet bei Gustav Pauli: Die Sammlung Wedells in Hamburg. In: Pantheon, Jg. 10, Bd. 19, 1937, S. 133.
8 Ganz 1952, Schemata des Altars im geschlossenen und im geöffneten Zustand auf S. 106.
9 Zuerst mitgeteilt bei His-Heusler.

Kat.Slg. Oettingen-Wallerstein 1819, S. 74 – 75, Nr. 19, 20; 1826 u. 1827, Nr. 187, 186. – Moritzkapelle 1829 – 1846, Nr. 121, 138. – Waagen 1843, S. 195, Nr. 121 und S. 198, Nr. 138. – Lotz 2, 1862, S. 338, Nr. 121, 138. – Parthey 1, 1863, S. 219, Nr. 5, 2. – His-Heusler 1869,

S. 57 – 58. – Moritzkapelle 1878 u. 1880, Nr. 140, 141. – Woltmann u. Woermann, 2, 1882, S. 483 – 484. – Kat. 1882, Nr. 166, 167; 1885, Nr. 172, 173. – Haendcke 1890, S. 179 – 180. – Janitschek 1890, 2, S. 479 und Abb. (Vermählung Mariä). – Kat. 1893, Nr. 176, 177. – Haendcke 1893, S. 122. – Türler 1896. – Lehmann 1900, S. 130. – Berthier 1901, Tf. XVI, XVII. – Zemp 1905, S. 501 – Voss 1908, S. 98. – Braune 1909, Nr. 338, 339. – Leitschuh 1916, S. 481. – Grupp 1917, S. 97. – Ganz 1924, S. 142 – 143, Tf. 102. – Kelterborn-Haemmerli und Büchi 1927, S. 87 – 88, 99, 103, Tf. 16, 17. – Lutze u. Wiegand 1936-37, S. 65 – 66, Abb. 249, 250. – Pauli 1937, S. 138. – Ganz 1950, S. 125. – Ders. 1952, S. 103 – 111, Tf. 37. – Ausst. Freiburg i.Üe. 1957, Kat.Nr. 22, 23. – Pfister-Burkhalter 1961, S. 607 – 608. – Stange 1965, S. 472. – Wüthrich 1996, S. 787 – 788.

Fürther Hochaltar, Meister des

Er trägt seinen Notnamen nach dem ehemaligen Hochaltar der Pfarrkirche St. Michael in Fürth, der 1815 verkauft wurde und seit 1829 in der röm.-kath. Pfarrkirche St. Salvator in Nördlingen als Hochaltar dient. Der Maler war im 1. Viertel des 16. Jahrh. in Nürnberg tätig, wo sich in verschiedenen Kirchen ihm zugeschriebene Tafelbilder befinden.

Meister des Fürther Hochaltars
Zugeschrieben

Epitaph für Clara Münsterer, geborene Ortolff

ABSCHIED CHRISTI VON SEINER MUTTER
um 1510

Christus nimmt am Gründonnerstag in Bethanien von seiner Mutter Abschied. Er segnet sie, sie ringt im Schmerz die Hände. Maria Cleophae und Maria Salome trauern mit ihr oder spenden Trost. Die Jünger sind bereits auf dem Weg nach Jerusalem. Unten der Stifter Leonhard Münsterer mit fünf Söhnen, daneben sein Wappen. Rechts seine Gattin Clara, geborene Ortolff mit vier Töchtern und ihrem Wappen. Sie betet den Rosenkranz. Im Hintergrund die Stadt.

Tannenholz (Abies sp.), 145,8 x 102,1 cm – Wappen, links: In Rot ein mit 3 roten Rosen belegter weißer (statt silberner) Balken[1], rechts: In Schwarz eine mit 3 gelben (statt goldenen) Lilien besteckte gelbe (statt goldene) Leiste – Auf der Rückseite mit blauem Stift »G 195«; mit Bleistift »219«. Auf der Rahmenrückseite mit Bleistift »219«; Klebezettel der Stadt Nürnberg Nr.97, darübergeklebt Nr. 90, weiterhin Nr.113.

Gm 195. Leihgabe der Stadt Nürnberg, Inv. Nr. 90. – Herkunft unbestimmt, wahrscheinlich aus der Augustinerkirche[2] oder aus der Kirche des Heiliggeist-Spitals in Nürnberg.

5 Bretter, Breiten von links oben 20,8, 19,9, 22,7, 21,7, 17,0 cm, unten 21,3, 21,0, 19,4, 18,6, 21,2 cm. Stärke 1,5 – 2,6 cm. Äste im Holz belassen. Spuren eines feinen Zahneisens. Alter Schädlingsbefall. Linke untere Ecke mit Holzkitt ergänzt, linke obere bestoßen. Format links geringfügig behobelt. – Rückseite: Geschroppt und geschlichtet, Holz am mittleren, rechten und linken Brett teilweise aufgerissen. Allseitig zur Kante hin 4,5 bis 5,5 cm breit wohl original abgefast. Rechte Fuge und Riß mit Klötzchen gesichert, Holzoberfläche hier mit Zahneisen aufgerauht. Wasserspuren. Roter, wasserlöslicher Farbfleck in der Mitte des oberen Randes. – Bildseite: Tafel im Rahmen grundiert und bemalt, Grundier- und Malkanten allseitig vorhanden. Unterzeichnung: Pinsel; Kontur- und Binnenzeichnung; wenige locker hingeworfene Pinselstriche in den Gewändern sichtbar. Malerei und Metallauflagen: Kräftiger, streifiger Pinselduktus, pastos in den Lichtern. Licht und Schatten oft hart nebeneinander, Schatten in den Kleidern gestrichelt. Untergewand Mariä mattvergoldet, mit bräunlicher Lasur modelliert. Muster in rotem Lack schablonenmäßig über die Falten hinweg. Bei den Stiftern schwerer Malschichtverlust, später ergänzt. Linkes Wappen vollständig übermalt, rechtes am unteren Segment. Malschichtverluste, Verputzungen und Retuschen über die gesamte Bildfläche. Starke Krakelees, fleckige Firnisreste, Tendenz zur Blasenbildung. – Restaurierungen: 1950 Abnahme der stark nachgedunkelten Farblackschicht und Austupfen der Bildschäden; 1959; 1993 Malschichtfestigung.
AB

Der Abschied Christi von seiner Mutter ist durch die Evangelien nicht belegt, hatte aber einen festen Platz in den Passionsspielen und in den betrachtenden Schriften schon des späten 13. und 14. Jahrh.[3]. Das Thema des Abschiednehmens kam dem Epitaph, Gedächtnisbild für Verstorbene, entgegen. Der Stifter des Bildes, Leonhard Münsterer, war 1500 Genannter des Größeren Nürnberger Rates. Seine Ehefrau Clara Ortolff starb 1505. Ihr Grabmal befand sich in der Kirche des Nürnberger Heiliggeist-Spitals, wohin die Familie Ortolff häufig stiftete[4]. Möglicherweise wurde das Epitaph anläßlich des Todes der Frau in Auftrag gegeben. Der Maler kannte die Holzschnittbilder von Albrecht Dürer B. 92 aus dem »Marienleben« und von Hans Schäufelein aus dem »Speculum passionis« von 1507, trug aber dem repräsentativen Auftrag des gemalten Epitaphs Rechnung, vergrößerte die Figuren innerhalb der Bildfläche und wendete die Köpfe Christi und Mariä soweit zum Bildbetrachter, daß dieser Verbindung zu ihnen aufnehmen kann. Der abgestorbene Baum vor den üppig grünenden verweist auf Tod und Auferstehung.

Christus trägt eine einfache graue Tunika, Maria unter dem blauen Mantel ein Brokatkleid, die Frau hinter ihr den in Nürnberg üblichen Goller, die ihr Tuch zu den Augen führende Frau am Gürtel einen Schlüsselbund. Den männlichen Mitgliedern der Stifterfamilie fallen die Haare bis auf die Schultern und werden über der Stirn gerade abgeschnitten. Ihre pelzgefütterten Schauben sind mit breiten Pelzkrägen versehen. Von den weiblichen Familienmitgliedern trägt die Frau Kirchenhaube (»Sturz«) und -mantel. Die Töchter, deren Haar von einem Band gehalten oder aufgesteckt ist, zeigen ihre Kleider. Bei zweien bedeckt der Goller Hals und Brust. Im Vergleich mit den üblicherweise gereihten und gemessen agierenden Stiftern auf Epitaphien fallen hier die kreisförmige, Rückenansichten bedingende Gruppierung der Kinder und der beredte Ausdruck der Kopfwendungen und -neigungen auf, der den familiären Zusammenhalt auch als eine innere Übereinstimmung definiert. Der Maler ist empfindungsstark genug, um den Abschied Christi von seiner Mutter, dem die Passion folgt, überzeugend wiederzugeben. Den bewegten Faltenwurf charakterisieren dreieckige Mulden und in sich selbst zurücklaufende Säume. Gleich Dürer legte der Maler Wert auf die Wiedergabe der befestigten Stadt Bethanien, die bei ihm allerdings entschieden leichter zugänglich ist.

Links innerhalb des Torbogens sieht man eine teilverfallene Burg. Im Zentrum steht ein wuchtiger Rundturm mit Kegeldach. Sein Quadermauerwerk mündet an der Turmkrone in einem Rundbogenfries. Die Fenster sind schlitzartig ausgebildet, auch das dreiteilige in einer Blendnische. Auf dem Dach sitzen zwei Fachwerkerker. Vor dem Turm verläuft eine Mauer mit ähnlichen Fensteröffnungen und einem Eckerker aus Fachwerk. Dahinter erhebt sich ein Fachwerkhaus mit Schopfwalmdach, rechts davon ein – für die fränkische Gegend typischer – kleiner Viereckturm mit weit vorkragendem Fachwerkaufbau. Rechts vom Torbogen steht ein ruinöser Rundturm, davor ein weiteres Fachwerkhaus mit tief herabgezogenem Schopfwaldmdach. Die umwehrte Stadt im Hintergrund rechts zeigt einerseits gängige Nürnberger Befestigungsweisen (viereckiger Torturm, Rundturm), andererseits auch für diese Gegend unübliche Bauformen (Butterfaßturm), die wohl die Ferne des Handlungsortes betonen sollen. Hoch über der Stadt auf einem weit entfernten Berg liegt eine kleine Burganlage mit großem Wohnturm[5].

Reber und Bayersdorfer in Kat.1882 schrieben das Bild einem Nürnberger Maler und Nachahmer Dürers zu. Dörnhöffer dachte an einen Nachfolger des Hans von Kulmbach. Reber und Bayersdorfer erwogen in Kat. 1893 die Autorschaft eines »der beiden Lautensack«. Braune unter Berufung auf die Tafelbilder eines signierten Marienaltars von 1511 in München, Bayerisches Nationalmuseum[6], bestätigte die Zuschreibung. Lutze und Wiegand setzten das Bild in Lautensacks »von Dürer abhängige Frühzeit«. Aufsess

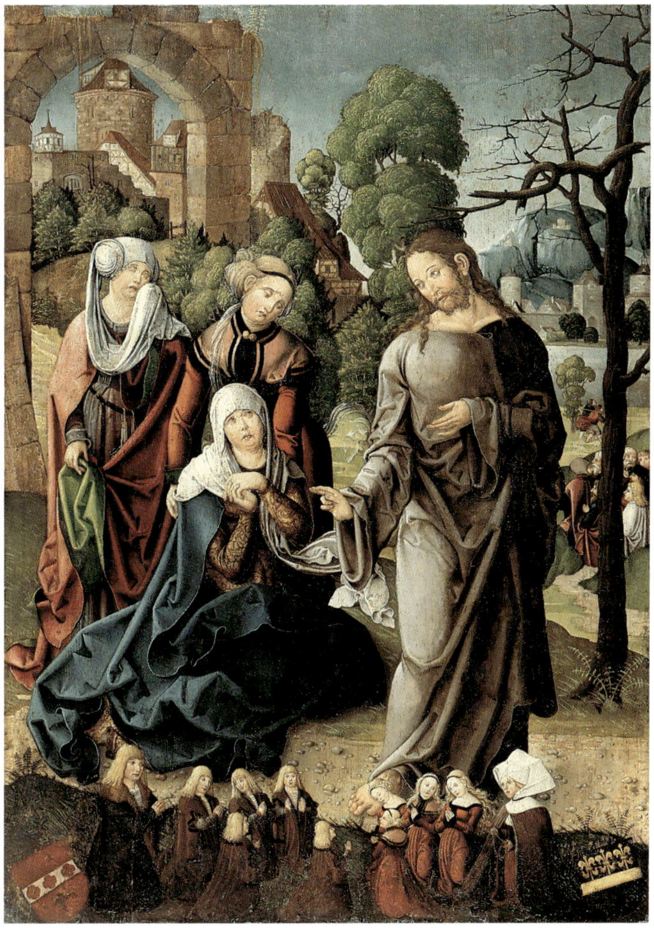

Gm 195

und Baumgärtel-Fleischmann, die Lautensacks künstlerische Herkunft in Bamberg lokalisierte, lehnten die Zuschreibung ab und schrieben das Bild einem Nürnberger Künstler um 1510 zu. Tatsächlich lassen sich die trockenen, bunten und zeichnerisch geschärften Bilder, die für Lautensack gesichert sind, nur schwer mit Gm 195 vergleichen. Das Gemälde ist trotz der »zaghaft changierenden Farben« (Osten) von einem volleren Farbklang. Dettenthaler, auf Abraham sich berufend, schrieb es mit guten Gründen dem von ihm so genannten Meister des ehemaligen Fürther Hochaltars zu.

1 Das Wappen Münsterer enthält abweichend von dem gemalten Wappen einen Schrägbalken; vgl. J. Siebmachers Großes Wappenbuch, Bd. F: Historische Familienwappen in Franken, bearb. Eugen Schöler. Neustadt a.d. Aisch 1975, Tf. 49 (Ortolff), 55 (Münsterer). Entweder irrte der Maler oder es handelt sich um einen anderen Stifter. Freundl. schriftl. Mitteilung Frhr. Klaus von Andrian-Werburg, 22. April 1997.
2 Murr S.82.
3 LCI 1, 1968, Sp. 35 – 37 mit Lit. (J. Emminghaus). – Marienlexikon, Bd 1, 1988, S. 20 mit Lit.(F. Tschochner).
4 Zur Person Münsterers vgl. Handschrift im GNM, Sign. HR 146, II, 80; zur Familie Ortolff vgl. Verzeichnuß und Wappen derjenigen adelichen und erbaren Familien, welche in allhießigen bürgerRecht von A. 1400 biß 1500 gefunden werden [von Carl Wilh. Wölcker von Wölckern], Handschrift, ebenda, Sign. Hs. 94402.
5 Beschreibung der Burgen von Joachim Zeune, Bamberg, 30. Mai 1996.
6 Kat. VIII, Nr. 389 – 398.

Kat. 1882, Nr. 246; 1885, Nr. 251; 1893, Nr. 219. – Dörnhöffer 1906, S. 462. – Braune 1909, Nr. 195. – Abraham 1912, S. 215 – 216. – Zoff 1917, S. 6. – Fries 1924, S. 112 – Thieme-Becker, Bd. 22, 1928, S. 464 – Lutze u. Wiegand 1936-37, S. 77 – 78, Abb. 124. – Aufsess 1963, S. 13, 92, Anm. 22. – Baumgärtel-Fleischmann 1968, S. 232, Anm. 823. – Dettenthaler 1971, S. 107 – 108. – Osten 1973, S. 101. – Dettenthaler 1978, S. 19 – 20, Nr. 10, Abb. 9.

Gertner, Peter

Geboren gegen 1500, wohl in Franken. Er lernte vermutlich bei dem Dürerschüler Wolf Traut in Nürnberg. 1521 Meister und Bürger in Nürnberg; ca. 1523/27 für Markgraf Kasimir von Brandenburg-Kulmbach und den Ansbacher Hof tätig. Seit 1529/30 in den Diensten des Pfalzgrafen Ottheinrich in Neuburg a.d. Donau, der 1529 die Witwe Kasimirs, Susanna von Bayern, geheiratet hatte. 1536 als »Meister Peter Hofmaler« genannt, 1541 mit einem datierten Bildnis der Pfalzgräfin Susanna zuletzt greifbar. Beinahe ausschließlich als Porträtist tätig und mit umfangreichen Familiengalerien der Pfälzer Wittelsbacher beschäftigt.

BILDNIS EINES HERRN VON SICKINGEN
um 1525/28

Brustbild nach links vor grünem Vorhang. Er hat braune Augen, braunes Haar und Oberlippenbart. Er trägt ein hochgeschlossenes dunkles Wams mit roten, um den Kragen und quer über die Brust verlaufenden Borten, geschlitzte Hosen in Schwarz und Gelb, ein graues Barett mit eingeschnittener, mit breiten schwarzen Samtstreifen besetzer Krempe. In seiner linken Hand, deren Zeigefinger ein Wappenring schmückt, eine rote Nelke. Gebirgslandschaft mit Stadt, Fluß und Schloß.

Lindenholz (Tilia sp.), 48,3 x 34,8 cm, untere Ecken angesetzt. Wappen der Familie v. Sickingen: In Gold fünf zwei zu eins zu zwei gestellte Kugeln. Helmzier: Schwan, dessen Hals mit drei Granatäpfeln besetzt ist – Auf der Rückseite Reste von 8 roten Siegeln.

Gm 2051. Regensburg, Historischer Verein, Liste 1893, Nr. 232 – Slg. Georg Schäfer, Schweinfurt, Inv.Nr. 3570 – Erworben 1995.

2 Bretter, Breiten von links oben 18,5, 16,3 cm, unten 18,1, 16,7 cm. Stärke 0,5 – 0,7 cm. Untere Ecken später ergänzt. Alter Schädlingsbefall. Format unten geringfügig, oben um mindestens die Breite des Falzrandes beschnitten. – Rückseite: Schwarzer Anstrich, vermutlich original, gerissene Malkanten seitlich vorhanden. Kanten allseitig ungleichmäßig abgefast. Brettfuge mit industriell gewebtem Leinwandstreifen abgeklebt; darüber oben, Mitte und unten quer je ein ca. 13 cm breites und 3 cm langes Holzplättchen geleimt. – Bildseite: Tafel im Rahmen grundiert und bemalt, Grundier- und Malkanten seitlich und unten vorhanden. Grundierung: Sehr dünn. Unterzeichnung: Pinsel; Kontur- und Binnenzeichnung, wenige Schatten in Parallelschraffuren; Abweichungen am linken Ohr und am Hals, Kopf schmaler, Schultern höher. Malerei und Metallauflagen: Wappen und Zierborten des Wamses mattvergoldet, kein Anlegemittel erkennbar; rautenförmiges Muster in Gold schwarz übermalt und teilweise ergänzt; schwarze Vertikalfältelungen spätere Zutat. Lasierende Übermalungen am linken Ärmel. Retuschen entlang der Brettfuge, an Unterlippe, Stirn und Ärmel. Farbigkeit verändert, Kontraste gedämpft durch künstlich patinierten Firnis; blauer Stein im Ring vergrünt. AB

Das Wappen ist das der Herren von Sickingen, deren bekanntester Vertreter der Reichsritter Franz von Sickingen (2. März 1481 – 7. Mai 1523) war. Die heraldische Unterscheidungen nivellierende Vergoldung ist offenbar dekorativ begründet. Als Dargestellter könnte einer der Söhne Franz' in Frage kommen – Schweickhard (1500 – 1562) oder Hans (1511 – 1546), wohl kaum Franz Konrad (1511 – 1575). Ein Beweis läßt sich ohne nähere Kenntnis ihrer Lebensumstände nicht führen[1]. Der Dargestellte ist, wie an der Schlitzung der Hosen und der auf dem Schenkel aufliegenden rechten Hand ablesbar, in sitzender Haltung wiedergegeben. Der Bildnistypus mit glattem Wandbehang und Landschaftsausblick kam in Nürnberg bei Dürer vor, so bei dessen Bildnis des Owolt Krel von 1499 (München, Alte Pinakothek). Hans Traut nahm die Bildform um 1516 mit einem frei fallenden Vorhang wieder auf[2]. Gertner wählte sie für die Bildnisse des Friedrich VII. Behaim und seiner Ehefrau Clara Imhof 1527 (Maastricht, Bonnefan-

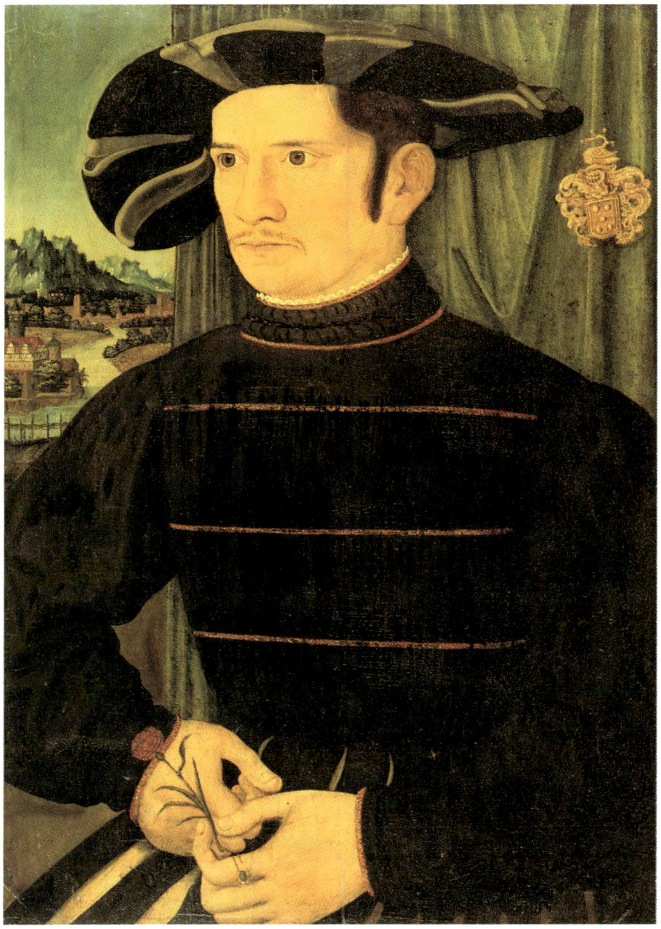

Gm 2051

tenmuseum, und Coburg, Kunstsammlungen der Veste)[3]. Auch dort akzentuiert ein architektonisches Motiv, diesmal ein Turmhaus, die Gebirgslandschaft. Das im Obergeschoß mit Fachwerk versehene Schlößchen auf Gm 2051 kann Besitz des Dargestellten, aber auch topographisches Versatzstück zur Belebung der Landschaft sein. Es erinnert an fränkische Weiherhäuschen. Marcuard schrieb das Porträt Melchior Feselen zu, Richter und Wynen dachten an Michael Ostendorfer. Fudickar gab das Porträt mit guten Gründen Peter Gertner, hielt es aber nur eines Werkstattgenossen für würdig. Löcher schrieb es Gertner selbst zu. Es ist in dessen fränkische Jahre zu datieren. Das Barett mit den die Abschnitte der Krempe besetzenden schwarzen Samtstreifen war damals in Mode[4]. Die Wendung des Mannes nach (heraldisch) rechts läßt nicht auf ein zugehöriges Bildnis der Ehefrau schließen, wohl aber die Nelke auf den Brautstand des Dargestellten.

1 Vgl. Otto Beuttenmüller: Die Herren von Sickingen. In: Archiv für Sippenforschung, 50. Jg., Heft 93, 1984, S. 343 – 358. – Michael Benz: Sickingen-Bildnisse. Oberrheinische Quellen und Forschungen, hrsg. vom Freiherrlich Gayling von Altheim'schen Gesamtarchiv Schloß Ebnet. Freiburg i. Br., Bd. 1. München 1985. – Die Literaturhinweise verdanke ich Herrn Erwin Breitinger, Oberderdingen, Brief vom 9. Nov. 1992.
2 Bildnis eines Herrn Behaim, Wien, Kunsthistorisches Museum, und Bildnis des Abtes Sebald Bamberger, Heilsbronn, Münster; vgl. Ludwig Baldass: Die Bildniskunst der Dürerschule I. Die Bildniskunst des Wolf Traut und H.L. Schäuffelein. In: Pantheon, Bd. 26, 1940, S. 225, Abb. 226, 227, und Ausst. Nürnberg 1961: Meister um Dürer, Kat.Nr. 367, Abb. 72.
3 Vgl. Löcher 1993, Abb. 6, 7.
4 Vgl. z.B. Hans Wertingers Bildnis des Hans Fieger von 1526 (Innsbruck, Tiroler Landesmuseum Ferdinandeum).

Marcuard 1896, S. 26. – Richter 1909, S. 238. – Fudickar 1942, S. 103, Nr. 90. – Wynen 1961, Nr. 191, 193. – Ausst. Nürnberg 1986: Traum vom Raum, Kat.Nr. 21 (bearb. B. Schock-Werner) mit Farbabb. – Löcher 1993, S. 30 – 31, Abb. 17.

Habsburger, Meister der

Der Maler trägt seinen Notnamen nach den Habsburger-Bildnissen auf einer fragmentarisch erhaltenen Anbetung der Könige in Wien, Museum mittelalterlicher österreichischer Kunst. Er war in Tirol um 1490 – 1510 tätig. In seinem Werk treffen niederländische und italienische Einflüsse auf die heimische Überlieferung. Egg wollte den Künstler mit Niclas Reiser identifizieren, der von 1498 bis 1512 in Schwaz / Tirol archivarisch nachgewiesen ist.

Votivbild für Leonhard von Völs

MARIA ALS KÖNIGIN DES HIMMELS
1507/08

Maria sitzt mit dem Kind auf einer steineren Thronbank. Zwei schwebende Engel halten eine Krone über sie, die damit als Königin des Himmels ausgewiesen wird. Von den Engeln ihr zur Seite greift der eine in ihren Mantel; der andere hält einen Stieglitz auf der Hand. In Wolken segnend Gottvater. Unten kniet im verkleinerten Figurenmaßstab die Stifterfamilie – der Tiroler Landeshauptmann Leonhard von Völs-Colonna, zwei seiner Ehefrauen und zwei Söhne. Der Stifter trägt einen Harnisch, darüber einen Waffenrock, auf dem Haupt ein Federbarett. Der Helm liegt mit geschlossenem Visier am Boden. Von den Frauen trägt die eine die Haube der verheirateten Frau, die andere über einer Haarhaube ein Barett mit Goldschmuck. Links das gewappnete Streitroß des Stifters.

Tannenholz (Abies sp.), 152,5 bzw. 122 x 107,1 cm – Auf der Rückseite mit weißer Farbe »Gm 332«; mit Bleistift »Badmeini[?]«.

Gm 332. Bis 1845 in der Schloßkapelle der Freiherren von Völs in Prösels bei Völs am Schlern – 1902 Kunständler Carrer, Venedig, laut Hugo von Tschudi (mitgeteilt bei Weizsäcker) – Erworben 1906 im Venezianer Kunsthandel.

7 Bretter, Breiten von links oben am Giebelansatz 14,4, 14,4, 15,4, 16,6, 17,6, 15,6, 11,5 cm, unten 13,1, 15,4, 15,3, 17,9, 16,7, 16,2, 12,5 cm. Stärke 2,6 cm. Äste im Holz belassen. Alter, teilweise schwerer Schädlingsbefall. Untere Ecken ergänzt. Format rechts um die Breite des Falzes beschnitten, unten geringfügig behobelt. – Rückseite: Fugen mit Werg kaschiert. Weißer (Grundier?-)Anstrich. Falz umlaufend gekehlt, ehemals Rahmung aufgesteckt, seitlich Dübellöcher. – Bildseite: Tafel außerhalb eines Rahmens grundiert und bemalt. Unterzeichnung: Pinsel. Kontur- und Binnenzeichnung, Schatten in langen gleichmäßigen Parallelschraffuren; Christuskind am Unterkörper mit Tuch bekleidet, Köpfe der Engel kleiner und schmaler, der linke Engel, der die Krone Mariä hält, blickt nach oben; Pferdezügel nicht verwendet. Malerei und Metallauflagen: Hintergrund, Marienkrone, Brokatgewänder, Mantelsäume, Rüstungsteile und Reflexlichter im blauen Marienkleid mattvergoldet, Pinselgold bei den Strahlennimben. Pentimenti: Nach Vollendung der Stifterbildnisse, aber noch während des Malvorganges, wurde die Steinstufe links eingefügt; Rock und Beine des kleineren Knaben mußten auf engerem Raum neu gemalt werden, Schwertgriff und -knauf des Stifters blieben überschnitten, goldener Steigbügel des Pferdes nach oben versetzt, die Fahne kleiner, aber stärker gebauscht. Infolge Hitzeschaden pastose Farben und bindemittelreiche Lasuren, vor allem die Brauntöne, zu Kügelchen geronnen; dunkelfarbige Ornamente dadurch teilweise bis zur Unkenntlichkeit verzerrt, die mattvergoldeten Reflexlichter des blauen Kleides Mariä punktartig verteilt. Brokatmuster, unter den Haaren und ihrer rechten Hand durchlaufend, »durchgewachsen«. Oberfläche verpreßt. Verputzungen vorwiegend in den Schatten der Inkarnate und im Fußboden. Firnis in den Inkarnaten, im Kleid Mariä, im blauen Wolkenband und im Fußboden gedünnt.– Restaurierungen: 1950 Malschicht gesichert, Firnis erneuert; 1969 Malschichtausbrüche infolge eines Transportes am linken und rechten Bildrand gekittet und retuschiert. AB

Im Inv. der Burg Prösels/Südtirol vom Anfang des 17. Jahrh. wird »ain schöner wol vergulter und gemalter Altar mit Mariabildnus« erwähnt[1]. Nach Atz stand bis 1845 in der Pröseler Annenkapelle eine Bildtafel mit Goldgrund, die in der oberen Hälfte die Schutzheilige der Kapelle[2] und unten die Stifterfamilie des Leonhard von Völs mit seinen beiden ersten Frauen zeigte. Egg erkannte Gm 332 in dem genannten Gemälde wieder. Es zeigt auf schwarz-weiß-schwarzer Fahne, die einer der Knaben hält, im Mittelfeld ein rotes Kreuz, das Stammwappen der Herren von Völs. Leonhard von Völs (1458 – 1530), aus einer Tiroler Adelsfamilie, war von 1491 bis 1501 Salzmaier von Hall. Er zeichnete sich 1499 im Engadiner Krieg aus, nahm als Feldobrist am Krieg gegen Venedig (1508 – 1516) teil und bekleidete von 1498 bis zu seinem Tod das Amt des Landeshauptmanns an der Etsch und Burggrafen zu Tirol. Er war dreimal verheiratet, mit Regina von Thun († 1498), Katharina von Firmian († 1507) und Ursula Montfort († 1525). Er genoß die persönliche Freundschaft Kaiser Maximilians I. Mit diesem teilte er die Vorliebe für einen humanistisch geprägten Ahnenkult[3]. Da Völs den Ursprung seines Geschlechts auf die römischen Fürsten Colonna zurückführte, fügte er dem Stammwappen der Familie die silberne Säule der Colonna hinzu und nannte sich Leonhard Colonna Freiherr von Völs[4]. Von Leonhards Baumaßnahmen ist der Ausbau der väterlichen Burg Prösels zu einer modernen Schloßanlage die bedeutendste[5].

Die Darstellung von Maria als Himmelskönigin war verbreitet, die Symbole waren vertraut[6]. Der Stieglitz ist Christus zugeordnet, die Lilien und Rosen in der Vase der Muttergottes. Die ursprüngliche Funktion des Bildes, das in einer Privatkapelle hing, ist nicht eindeutig zu bestimmen. Es kann sich um ein Altarbild gehandelt haben oder um ein Votivbild, das noch zu Lebzeiten der zweiten Ehefrau des Leonhard von Völs, vor 1507, in Auftrag gegeben wurde, oder um ein Epitaphbild, das aus Anlaß ihres Todes bald danach entstand. Daß am rechten Bildrand der einköpfige oder Königsadler erscheint, spricht für eine Entstehung bis 1508. Nach der am 4. Februar zu Trient erfolgten Kaiserproklamation Maximilians I. wurde der doppelköpfige oder Reichsadler obligat[7]. Das Bildthema und der relativ große Figurenmaßstab der dargestellten Familienmitglieder sprechen für ein Votivbild, die im Dreieck abschließende Bildform, die deckende Flügel erwarten läßt, für das Mittelbild eines Flügelaltars. Da die Söhne Leonhards von Völs aus erster Ehe – Melchior und Christoph Mathes – dargestellt sind, darf man in der kleineren der Frauen Regina Thun erkennen, doch fällt es auf, daß sie nicht die obligate Haube der verheirateten Frau trägt, sondern ein Barett.

Das gepanzerte Roß ist eine auf Altarbildern seltene Beigabe. An der unteren Borte des Roßharnischs läuft eine Inschrift in Antiqua-Majuskeln entlang. Sie ist verderbt, aber teilweise leserlich: »MIT TREIIEN STE(D)T (..)VGN(.) (...) / DA(S) SINEM HER(RN) (M)EIN H (AB)«. Es ist denkbar, daß das Pferd und/oder der Panzer ein Geschenk waren, vielleicht des Kaisers, aber auch, daß das Pferd Leonhard von Völs im Venezianer Krieg diente und ihm womög-

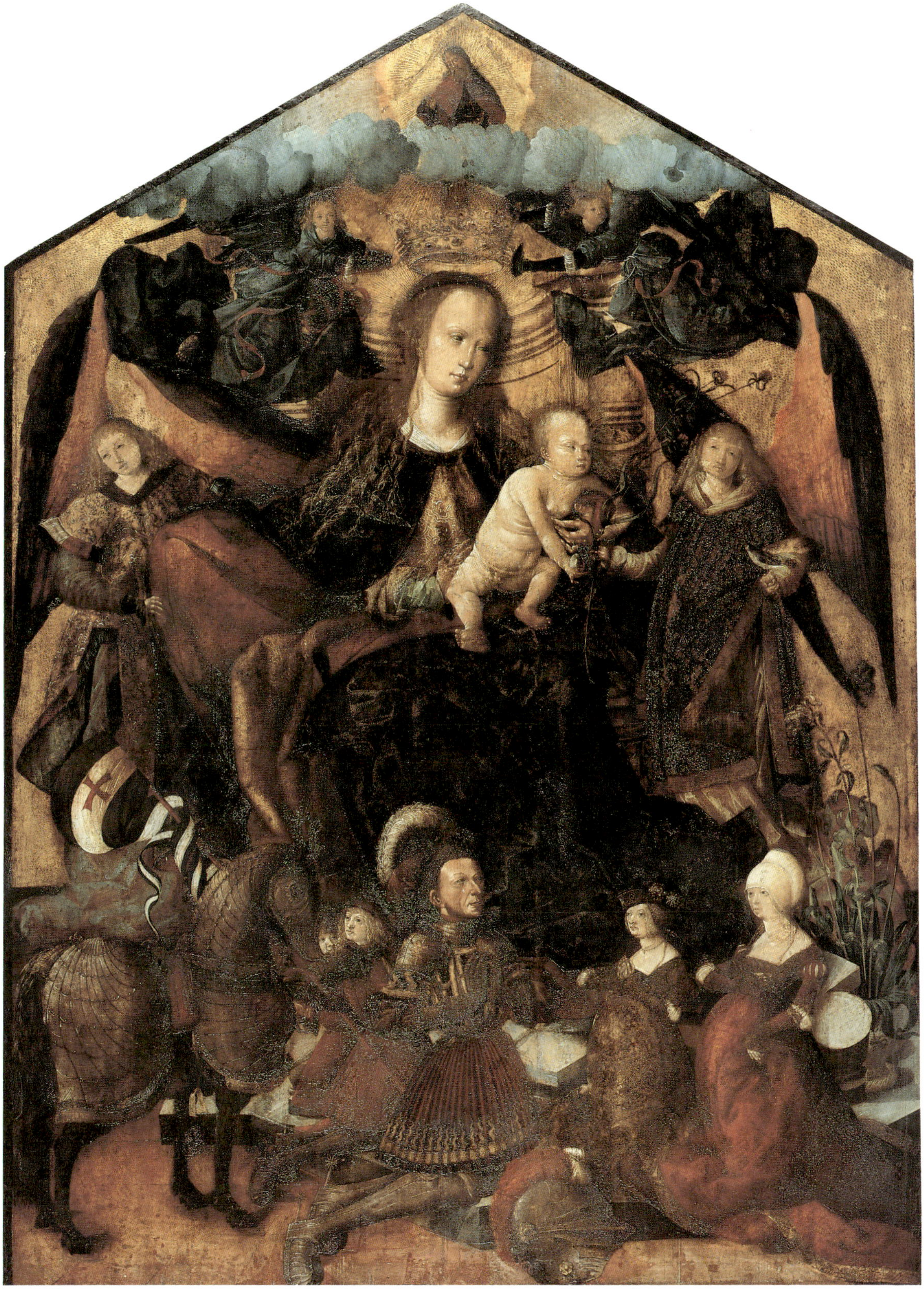

Gm 332

lich, wie Hugelshofer erwog, das Leben rettete. Damit wäre die Voraussetzung für ein Votivbild gegeben.

Der Meister der Habsburger, auch wenn er Anregungen Michael Pachers und Marx Reichlichs verarbeitete, nimmt in der Tiroler Malerei eine Sonderstellung ein. Bei Gm 332 hob die Forschung die italienischen Einflüsse im Bildtypus und die niederländischen Einflüsse in der Malkultur hervor. Die breit entfaltete Darstellung der thronenden Maria mit symmetrisch angeordneten Engeln erinnert an italienische Altarbilder. Winkler bezeichnete den Steinthron als »eine nordische Nachahmung der bekannten Säulenthrone der Cossa, Tura usw.«. Das auf dem Schoß der Mutter strampelnde, über den eigenen Körper hinausgreifende Kind, die in die Körperfalten sich einnistenden Halbschatten (»Sfumato«) und die ganze geheimnisvolle Stimmung sind nicht denkbar ohne die Kenntnis von Werken des Leonardo da Vinci[8] und seiner Nachfolge. Auch den Kopftypus der Engel mit dem breiten Untergesicht und den konkav eingezogenen Unterlidern findet man in lombardischen Malereien, so bei Gaudenzio Ferrari, wieder[9]. Den Italienern fremd sind das weitgehende Verbergen und die Verschachtelung der doch monumental gemeinten Thronarchitektur und die ungeklärte Räumlichkeit. Niederländisch beeinflußt sind des Malers Sinn für Goldbrokate und Teppiche, die Technik der Ölmalerei und die Behandlung des durch farbige Striche im Sinne einer Textilie strukturierten Goldgrundes, wie ihn, gleichfalls in Kenntnis niederländischer Quellen, Hans Holbein d. Ä. bei der sog. Gossenbrot-Madonna, Gm 273, verwendete. Benesch[10] und Hugelshofer machten auf den Zusammenhang aufmerksam.

Tschudi wollte die Tafel demselben Frankfurter Künstler geben, der die »Darstellung im Tempel« (Frankfurt a. M., Historisches Museum, als Leihgabe im Städelschen Kunstinstitut) malte und der nachmals als Martin Caldenbach identifiziert wurde[11]. Simon sah das von Braune als oberdeutsch um 1510 eingeordnete Bild eher in der augsburgischen oder Tiroler Tradition. Baldass schrieb es überzeugend dem von Franz Martin Haberditzel[12] so genannten Meister der Habsburger zu, den Egg versuchsweise mit Niclas Reiser identifizierte. Am nächsten stehen die Anbetung der Könige im Museum mittelalterlicher österreichischer Kunst in Wien[13] und die Mitteltafeln zweier Annenaltäre im Tiroler Landesmuseum Ferdinandeum in Innsbruck[14]. Ob der Maler in Nord- oder Südtirol zu lokalisieren sei, bleibt zunächst offen. Hugelshofer rühmte Gm 332 unter den Gemälden des Künstlers als das bedeutendste von allen, Lutterotti hob es »sowohl wegen der reichen Komposition, als auch wegen der sicher ehemals rauschenden, heute leider getrübten Farbenpracht« über die anderen Arbeiten des Meisters hinaus. Die Zersetzung der Farben in den dunklen Partien macht es dem Betrachter schwer, die besonderen künstlerischen Qualitäten des Bildes zu würdigen.

1 Innsbruck, Tiroler Landesarchiv, Inv. A 176/2 bzw. A 176/5.
2 Von Atz irrig als Hl. Anna ausgewiesen.
3 Vgl. Stephan von Mayrhofen: Genealogien des tirolischen Adels, Bd. 7, orig. Handschrift 18. Jahrh. Innsbruck, Tiroler Landesmuseum Ferdinandeum, Hs. 6187/7. – Jakob Andrä Frhr. von Brandis: Die Geschichte der Landeshauptleute von Tirol. Innsbruck 1850, S. 346 – 559. – Flavian Orgler: Leonhard Colonna Freiherr von Völs, Landeshauptmann an der Etsch und Burggraf von Tirol, v.J. 1498 – 1530. In: IX. Programm des K.K. Gymnasiums zu Bozen. Bozen 1859, S. 3 – 30. – Anselm Sparber: Aus der Geschichte der Völser Pfarrgemeinde. In: Der Schlern, 11. Jg., 1930, S. 153 – 159. – Rudolf Granischstaedten-Czerva: Beiträge zur Familiengeschichte Tirols. I. Nordtiroler Familien. II. Tiroler Amtswalter 1486 – 1953. Mit einem Anhang über Ständische Einrichtungen. In: Schlern-Schriften, Bd. 131, 1954, S. 230 – 231. – Werner Köfler: Land – Landschaft – Landtag. Geschichte der Tiroler Landtage von den Anfängen bis zur Aufhebung der landständischen Verfassung 1808 (Veröffentlichungen des Tiroler Landesarchivs, Bd. 3). Innnsbruck 1985, S. 508 – 509, 613. – Für Literaturhinweise danke ich Dr. Christian Fornwagner, Tiroler Landesarchiv, freundl. schriftl. Mitteilung mit Unterlagen vom 29. April 1997.
4 Das Recht dazu gab ihm ein vor 1505 ausgestellter Filiationsbrief des in venezianischen Diensten stehenden Generals Marcus Antonius Colonna; vgl. Sparber (wie Anm. 3), S. 156.
5 Vgl. Trapp 1977.
6 Marienlexikon, Bd. 3, 1991, S. 589 – 596.
7 Vgl. Franz Heinz Hye: Die heraldischen Denkmale Maximilians I. in Tirol. In: Der Schlern, 43. Jg., 1969, S. 56 – 77.
8 Zu denken wäre an dessen Madonnenbilder in München, Alte Pinakothek; St. Petersburg, Staatl. Ermitage, und Paris, Louvre.
9 So auf einem Gemälde der Hl. Anna selbdritt in Turin, Galleria Sabauda; vgl. Ausst.Kat. Gaudenzio Ferrari, Vercelli, Museo Borgogna, 1956, Nr. 10, Tf. 11.
10 Otto Benesch: Oberschwäbische Bildnisse aus den Alpenländern. In: Das Schwäbische Museum, Jg. 1930, S. 76.
11 Hüneke mit Lit.
12 Mitgeteilt bei Lutterotti 1959.
13 Hugelshofer 1932, Abb. 86.
14 Vgl. Egg 1985, Abb. 263, Farbabb. 264.

Weizsäcker 1902, S. 85, Anm. 5. – Atz u. Schatz 1905, S. 275. – Braune 1909, Nr. 332. – Simon 1912, S. 130. – Baldass 1922, S. 76. – Winkler 1926, S. 47 – 49, Abb. 2. – Pächt 1929, S. 81. – Sussmann 1929, S. 342. – Wescher 1929, S. 436. – Hugelshofer 1932: Habsburger, S. 81 – 86, Abb. 88. – Lutze u. Wiegand 1936-37, S. 89, Abb. 308. – Ausst. Innsbruck 1950: Gotik in Tirol, Kat.Nr. 209. – Thieme-Becker, Bd. 37, 1950, S. 133. – Dörrer 1957, Anm 10, Tf. XIV, XV. – Lutterotti 1959, S. 159, 162 – 165, Abb. 36. – Hüneke 1965, S. 216, Nr. 15. – Egg 1966, S. 11, 12, 14, 25 – 29, Abb. 8, 9. – Trapp 1977, S. 396 – 398, Abb. 271 (Ausschnitt). – Egg 1985, S. 336. – Weingartner 1985, S. 435. – Stampfer 1986, S. 21. – Strieder 1990, S. 240 – 242, Abb. 141.

Hagenbuch, Caspar d. Ä.

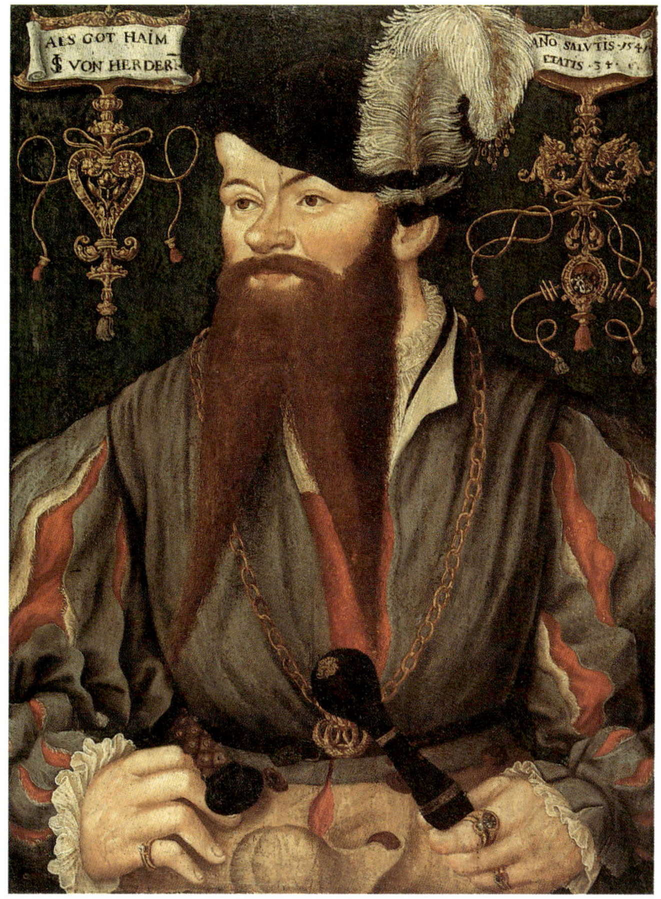

Gm 340

Von 1525 bis 1553 in St. Gallen, Schweiz, nachgewiesen. Maler religiöser Bilder und Porträtist. Sein Sohn Caspar d. J. war ebenfalls Maler.

BILDNIS DES FREIBURGER ARZTES JOACHIM SCHILLER VON HERDERN

1541

Hüftbild, sitzend, frontal, mit leicht nach links gewendetem Kopf. Braune Augen, Haar und zweigeteilter, in Spitzen zulaufender Bart. Er trägt ein geschlitztes Wams über einem roten Wollhemd, auf den Seiten Dolch und Degen, an der linken Hand einen Siegelring, auf dem Kopf ein schwarzes Barett mit weißer Feder. Zu beiden Seiten des Kopfes Schriftbänder und Ornamente. Grüner Grund.

Lindenholz (Tilia sp.), 60,8 x 44,5 cm – Auf den Schriftbändern zu beiden Seiten des Kopfes jeweils zweizeilige Inschrift in Antiqua-Majuskeln, links: »ALS GOT HAIM / I S [IS ligiert = Joachim Schiller] VON HERDER(E)N«, rechts: »AN(N)O SALVTIS 1541· / ETATIS· 34·« = Im Jahre des Heils 1541 34jährig. Im rechten Ornament Schillers Wappen: Gespalten und halbgeteilt von Silber, Blau und Silber, darin rechts schrägrechter schwarzer Strahl, links oben [schwer erkennbar] wachsendes goldenes Einhorn, unten schrägrechter schwarzer Strahl. Wappen des Ringes abweichend: 3. Feld [schwer erkennbar] in Gold blauer Balken[1] – Auf dem Parkett mit weißer Farbe »Gm 340«.

Gm 340. Alter Museumsbesitz, ehemals Slg. Aufsess.

2 Bretter, Breiten von links oben 21,4, 23,1 cm, unten 22,7, 21,7 cm. Stärke auf 0,8 cm gedünnt. Brettfuge auf der Bildseite mit Leinwandstreifen kaschiert. Durchgehender Riß in der Mitte. Geringer alter Schädlingsbefall. Format oben, unten und rechts vermutlich geringfügig beschnitten. – Rückseite: Flachparkett. – Bildseite: Tafel im Rahmen grundiert und bemalt, Grundier- und Malkanten, zumindest in Resten, allseitig erhalten. Unterzeichnung: Kontur- und Binnenzeichnung, kaum erkennbar. Malerei und Metallauflagen: Lichter im Gesicht mit dem Pinsel aufgestupft. Reflexlichter auf den Ornamenten und im Schmuck mattvergoldet. Malschicht zeigt – mit Ausnahme des grünen Hintergrundes – schlechte Haftung zum Untergrund, in weiten Teilen abgefallen und ergänzt, der rötliche Bart nahezu vollständig Retusche. Verluste im Gold mit bronzeähnlichem Material ersetzt. Hintergrund ehemals mit dunkelgrüner Farbe übermalt. AB

Joachim Schiller (1507 – vor dem 2. März 1556), der seinen erweiterten Namen nach dem später eingemeindeten Ort Herdern bei Freiburg i.Br. trägt, war Dichter, Botaniker und Doktor der Medizin an der Freiburger Universität. Er wurde im »Weiherschloß«, einem Gutshof in Herdern, als Sohn des damaligen Stadtarztes geboren. Er war im Juni 1523 in Freiburg immatrikuliert, am 2. Nov. 1526 in Tübingen. 1531 verfaßte er seine erste medizinische Schrift über die Pest »Pestis Britannicae commentarioli«. Vier Jahre war er auf Reisen. 1538 erschien der »clarissimus medicinae doctor« wieder in Freiburg. Da er als Militärarzt im Heer König Franz I. von Frankreich gedient hatte, um Studien über Seuchen und Wundarznei nachzugehen, der Dienst in einem fremden Heer aber einem Reichsdeutschen verboten war, war seine Familie 1536 vertrieben, seine Wohnung beschlagnahmt worden. Ihm selbst verweigerte die Stadt Freiburg bei seiner Rückkehr den Schlüssel zu seinem Haus, doch gelangte Schiller bald wieder zu Ehren. Eine Anstellung an der Hochschule, um die er sich schon 1531 beworben hatte, erhielt er allerdings nicht, wohl am 31. März 1542 eine Wappenbesserung. Zwischen 1539 und 1545 baute er in Freiburg das Haus »zum Rechen«, das von 1578 – 1891 der Universität als Kollegiengebäude diente und 1896 – 1901 als das jetzige »Neue Rathaus« für die Stadtverwaltung umgebaut wurde. Joachim Schiller ist ein Urahn des Dichters Friedrich von Schiller[2].

Auf seinem Bildnis trägt Schiller einen martialischen Bart, dessen Spitzen beinahe den Gürtel erreichen. Er sieht auf landsknechtshafte Verwegenheit in Erscheinung und Auftreten. Das Wams, dessen Ärmel geschlitzt sind, wirkt »zerhauen«. Als Söldneroffizier trägt er am Barett eine Straußenfeder, führt er ein Schwert und zusätzlich einen Dolch, was der Schweizer Malerei geläufiger war als der deutschen. Das Schwert zeigt einen glatten birnenförmigen Knauf, das Gefäß des Dolches zwischen zwei Scheiben ein »diamantgeschnittenes« Griffholz, wie es um 1500 in Burgund geläufig war[3]. Vielleicht handelt es sich hier um ein Erinnerungsstück aus Schillers französischen Dienstjahren. Seinen Schmuck bilden eine Goldkette mit einem Anhänger und verschiedene Ringe, darunter ein Siegelring. An der Straußenfeder die üblicherweise adligen Herren vorbehaltenen Goldflinder. Die Physiognomie mit der aufgeworfenen Nase, den kräftigen Backenknochen und den stechenden Augen und die ganze wie auf dem Sprung befindliche Gestalt verraten den Willensmenschen. Die sitzende Haltung kommt bei dem eingeschränkten Bildausschnitt nicht recht zur Geltung. Großen Wert legten Auftraggeber und Maler auf die jeweils eine Gesamtform bildenden Schriftbänder und Renaissance-Ornamente. Die geschlungenen Kordeln bilden »Liebesknoten«. Links begleiten sie ein Herz, an das oben und unten Vasenformen ansetzen, rechts ein dreiteiliges Ornament mit Drachen oben und dem Wappen im Medaillon unten. Die Devise meint: Alles Gott anheimstellen. Sie findet sich in Stein gehauen oberhalb des Reliefs mit der Einhornjagd an seinem Freiburger Haus[4].

Buchheit[5] schrieb das Porträt dem Zürcher Maler Hans Asper zu, v. Holst mit besseren Gründen Caspar Hagenbuch d. Ä. Rott publizierte Archivalien zu Hagenbuch, Vater und Sohn[6]. Ludwig Meyer[7] löste das Monogramm CH eines offenkundig Schweizer Männerporträts von 1530[8] für Caspar Hagenbuch auf. Es ist von anderer Hand als das Nürnberger Bild und stellt Hagenbuchs Autorschaft an diesem wieder in Frage.

1 Die gemalten Wappen halten sich nicht genau an die heraldischen Vorgaben. Die Wappen der Schiller werden ausführlich erörtert bei Peter P. Albert: Die Schiller von Herdern. Ein Beitrag zur hundertjährigen Wiederkehr von Schillers Todestag (Denkschrift der Stadt Freiburg i.Br. zum 9. Mai 1905). An Schillers Freiburger Haus sind die Wappenfiguren auf drei einzelne, in Stein gehauene Schilde verteilt.
2 Vgl. Albert (wie Anm. 1).
3 Vgl. Seitz 1965: Blankwaffen, Abb. 136, rechts. Zur Gesamtform ebenda Abb. 131.
4 Vgl. Albert (wie Anm. 1), S. 38, Abb. 6.
5 Mitgeteilt bei Braune 1909.
6 Rott 1, 1933, S. 235 – 236.
7 Freundl.schriftl. Mitteilung 9. Sept. 1990.
8 Aukt. Christie's, London, 6. Juli 1990, Kat.Nr. 13 u. Farbabb.

Kat. 1882, Nr. 501; 1885, Nr. 517; 1893, Nr. 563. – Braune 1909, Nr. 340. – Wartmann 1922, S. 44, Abb. 58. – Holst 1930, S. 12, 23, 33, 62 – 63, Tf. I. – Lutze u. Wiegand 1936-37, S. 66 – 67, Abb. 247. – Ausst. Cappenberg: Deutsche Kultur, Kat.Nr. 341. – Ausst. Freiburg i. Br. 1970: Kunstepochen, Kat.Nr. 318.

Hein, Franz

Getauft in Nürnberg am 26. März 1569. Tätig in Nürnberg. 1580 bis 1620 in Johann Hauers Malerbuch verzeichnet. 1607 Vorgeher der Malerzunft.

9 Bilder von einer Wandverkleidung, 1592

Die sieben Werke der Barmherzigkeit – Abrahams Opfer – Patientia

Südwand

1. HUNGRIGE SPEISEN

Körbe mit Broten warten auf die Hungrigen, ein Greis füllt aus einem Topf Suppe in einen ihm gereichten Napf. Hausleute beköstigen einen siechen Bettler. Hier wie auf den folgenden Bildern wohnt Christus dem guten Werk bei.

Leinwand, 90,5 x 92 cm, zusammen mit 2. und 3. gerahmt = lichte Maße 90,5 x 277,5 cm, Rahmen 119,5 x 303 cm – Auf der oberen Rahmenleiste in Fraktur: »Ich bin Hungerig gewesen Und Ir habt mich gespeisset«.

2. DURSTIGE TRÄNKEN

Ein Greis füllt aus einem Krug die ihm von den Durstenden hingehaltenen Trinkgefäße. Links stehend eine ältere Frau, sitzend eine jüngere, daneben zwei Kinder, rechts ein älterer Mann und eine Frau mit einem Kind in der Kiepe.

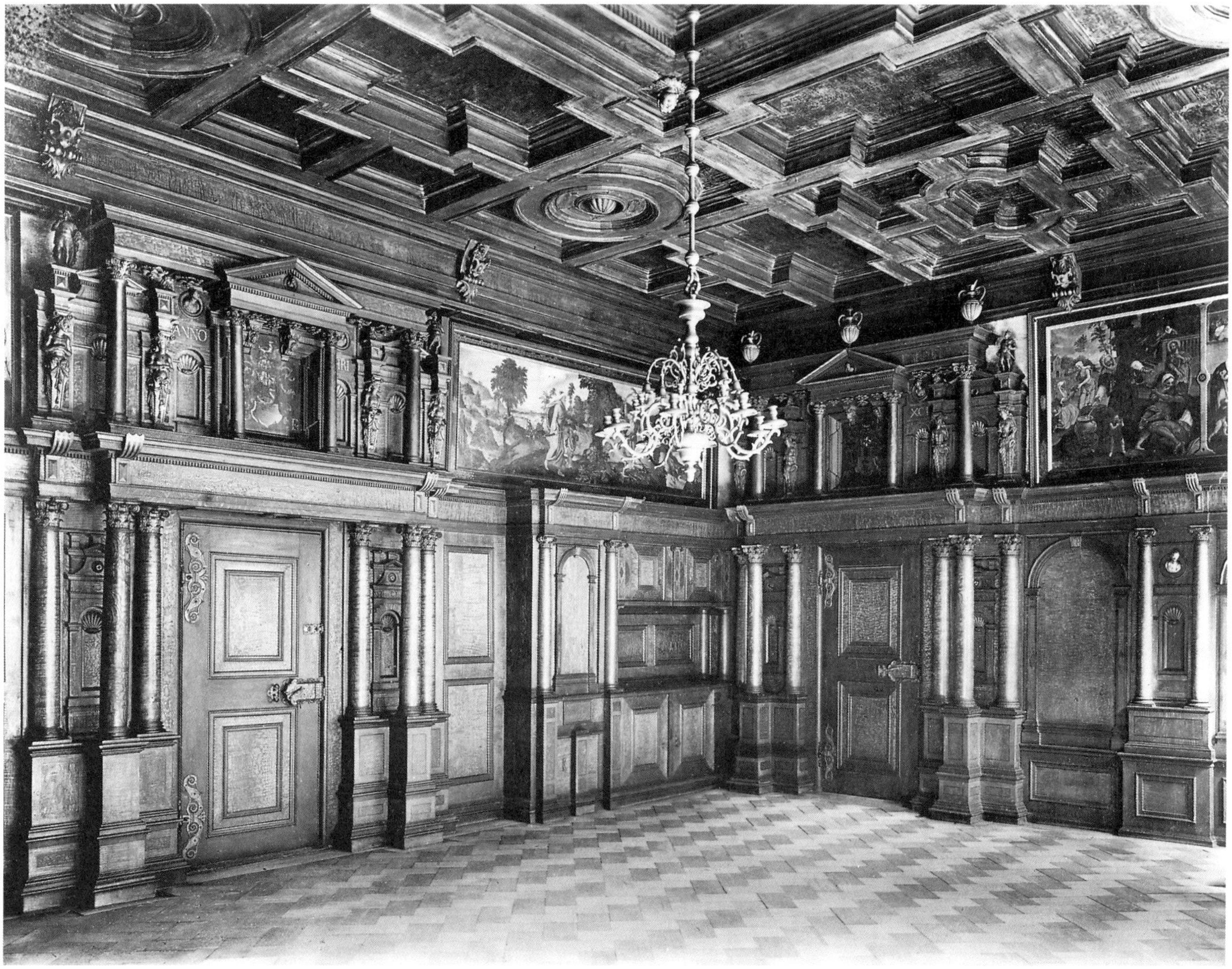

A 3387

Leinwand, 90,5 x 92,5 cm, zusammen mit 1. und 3. gerahmt – Auf der oberen Rahmenleiste in Fraktur: »Ich bin durstig gewesen Und Ir habt mich getrenckhet«.

3. FREMDE BEHERBERGEN

Ein Greis lädt Pilger, die an ihren Pilgerhüten und -stäben zu erkennen sind, in sein Haus ein. Ein Bursche trägt Holz in ein hinteres Zimmer, wo sich die Gäste am Kamin wärmen.

Leinwand, 90,5 x 93 cm, zusammen mit 1. und 2. gerahmt – Auf der oberen Rahmenleiste in Fraktur : »Ich bin ein Gast gewesen Und Ir habt mich beherberget. Mat:«.

Nordwand

4. NACKTE BEKLEIDEN

Ein Mann wird mit Hosen versehen, eine Frau erhält ein Hemd, der am Boden sitzende Mann einen Kittel.

Leinwand, lichte Maße 91,3 x 131 cm, zusammen mit 5. gerahmt = lichte Maße 91,3 x 262 cm, Rahmen 116,3 x 287 cm – Auf der oberen Rahmenleiste in Fraktur: »Ich bin nacket gewesen Und Ir habt mich Beklaidet«.

5. KRANKE BESUCHEN

In einem Spital werden Bettlägrige gespeist und getröstet.

Leinwand, lichte Maße 91,3 x 131 cm, zusammen mit 4. gerahmt – Auf der oberen Rahmenleiste in Fraktur: »Ich bin Kranckh gewesen Und Ir habt mich besucht Mat:«.

6. GEFANGENE TRÖSTEN

Gefangene, die im Stock oder in Ketten liegen, erhalten Speisen und Zuspruch. Ein Besucher gibt dem Aufseher Geld, um ihn versöhnlich zu stimmen.

Leinwand, 91 x 136 cm, zusammen mit 7. gerahmt = lichte Maße 91 x 272,5 cm, Rahmen 116 x 307,5 cm – Auf der oberen Rahmenleiste in Fraktur: »Ich bin gefangen gewesen und ihr seit zu mir kommen Und habt mich getröst. Matthei am 25«.

7. TOTE BEGRABEN

Leichen werden auf einer Bahre oder auf dem Rücken aus der Stadt getragen, um auf freiem Feld beerdigt zu werden.

Leinwand, lichte Maße 91 x 136,5 cm, zusammen mit 6. gerahmt – Auf der oberen Rahmenleiste in Fraktur: »Tobias Förchtet Gott mehr dann den König, darumb begrüb er die erschlagenen. Tobi./ 1592«.

Ostwand

8. ABRAHAMS OPFER

Abraham geht mit seinem Sohn Isaak, der Brennholz für das Opfer trägt, auf den Berg in Morija. Als er ihn mit dem Schwert töten will, gebietet ein Engel Einhalt. Abraham zückt einen Säbel.

Leinwand, 80 x 259,5 cm – Auf dem Opferstein bez.: »Anno 1592 FH [ligiert]« – Auf der oberen Rahmenleiste: »Abraham nimpt seinen Son Isaac vnd will ihn nach dem Wort des Herrn auf dem Berg In Moria schlachten Aber der Engel des Herrn will nicht daß er seine hand an den Knaben leg. Gene:«.

9. PATIENTIA – DIE GEDULD

Ihr Attribut ist das als geduldig angesehene Lamm.

Pappelholz (Populus tremula), 98,4 x 29,3 cm – Oben in Majuskeln der Humanisten-Antiqua: »PACIENCIA«.

A 3387. Leihgabe Hofrat Wilhelm Merkelsche Erben, vertreten durch Dipl.Ing. Sigmund Merkel, Nürnberg, 1946.

Werke der Barmherzigkeit: Einzelteile. Zur Installation im GNM auf Hartfaserplatten mit wachshaltigem Kleber aufgeleimt, plangepreßt und mit Ausnahme von »Abrahams Opfer« auf neuere Keilrahmen befestigt. Formate vermutlich original. – Bildseiten: Malerei: Ohne Grundierung und erkennbare Unterzeichnung in wenigen, deckenden Farbschichten. Schäden aufgrund ehemals schlechter Klimaverhältnisse; Malerei nur über den Keilrahmen nahezu vollständig erhalten. – Rahmen: Original; Nadelholz; Breite der Leisten 12,5 cm, schwarz gefaßt, Profile mattvergoldet, teils später mit gelber Bronze ausgebessert. Umschrift und Dekor in originaler Goldbronze. Ausbrüche und Bestoßungen.

Hungrige speisen etc.: Im linken Bildsegment Risse. – Bildseite: Malerei und Metallauflagen: Rosette im szenenteilenden Pfeiler mattvergoldet. Großflächige Malschichtverluste teils in Neutralretusche ergänzt. Retuschen ohne Kittung.

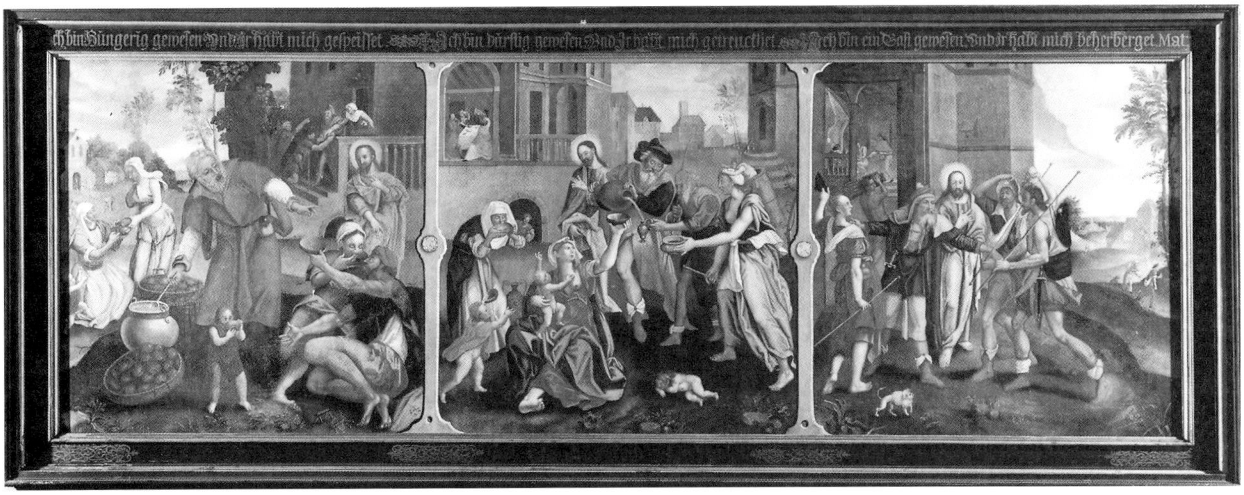

A 3387

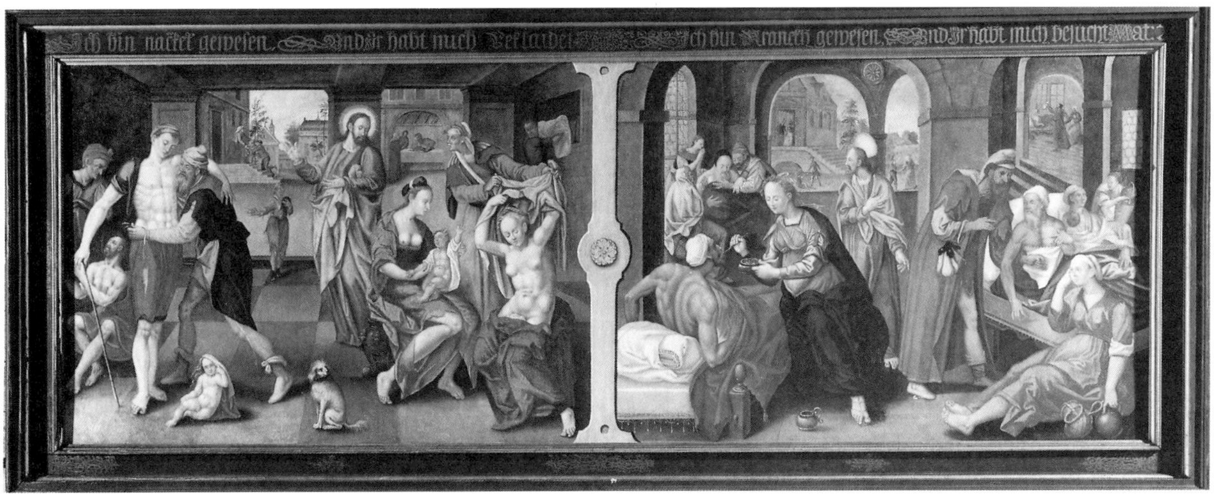

A 3387

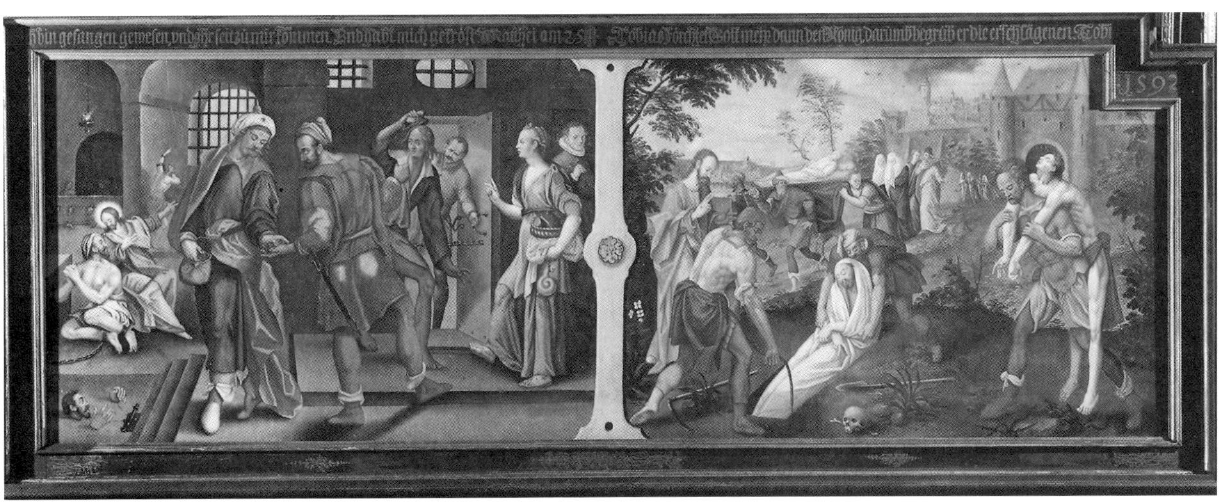

A 3387

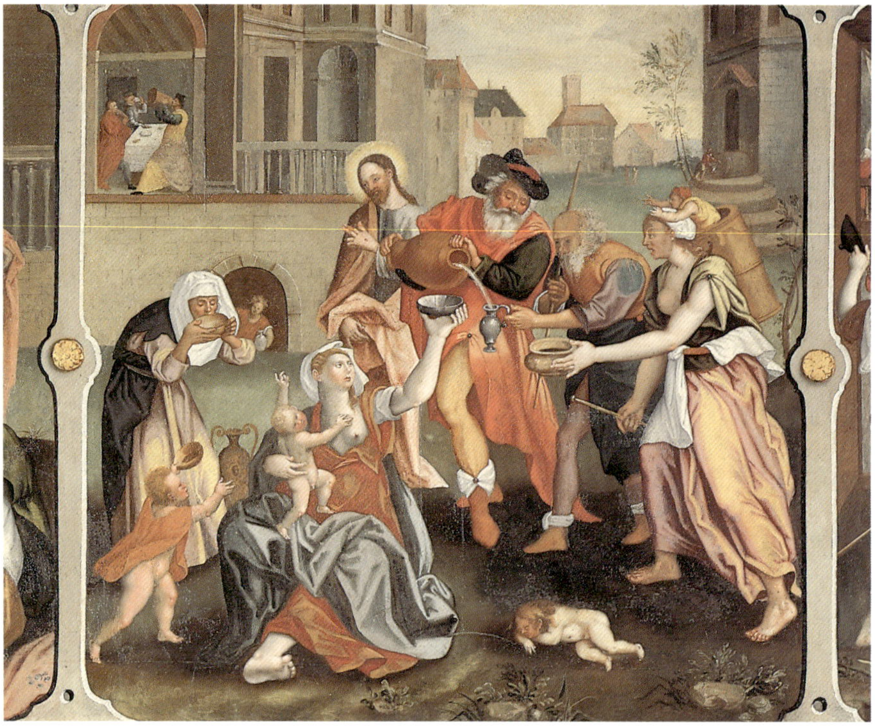

A 3387.2

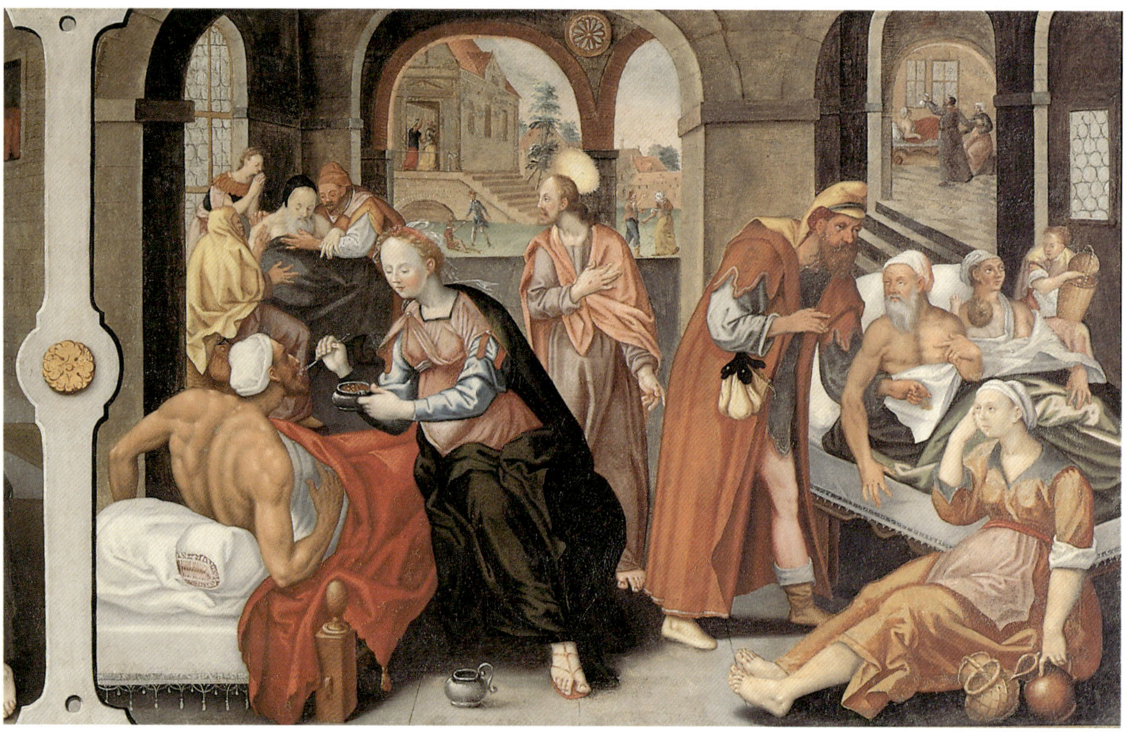

A 3387.5

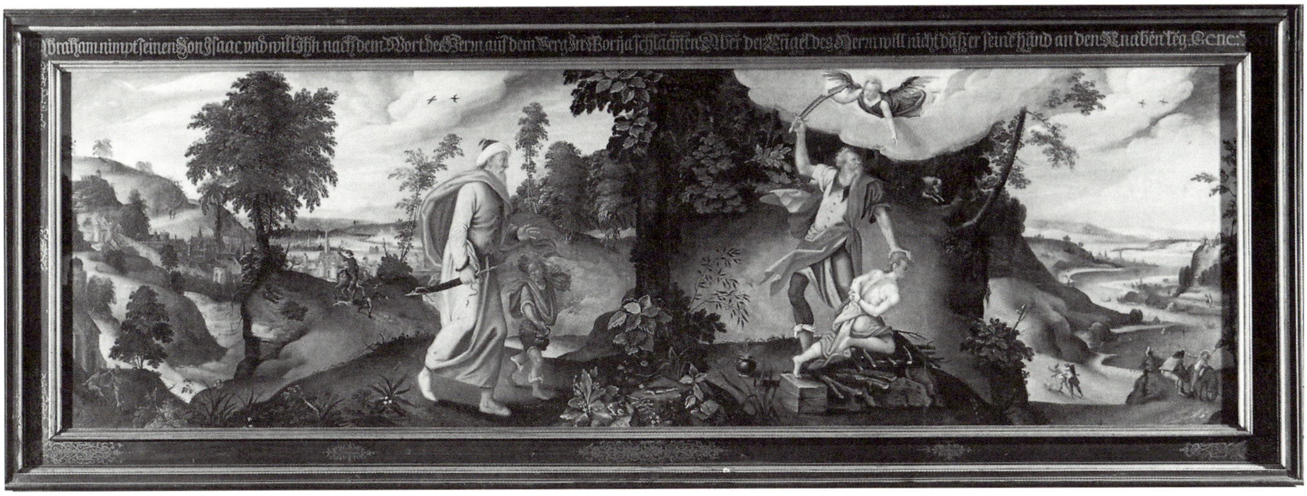

A 3387.8

Nackte bekleiden etc.: Bildseite: Malerei: Christi Nimbus nur hier mit blauem Rand. Der rote Lack seines Mantels ausgeblichen. Geringere Verluste als oben.

Gefangene besuchen etc.: Wie oben.

Abrahams Opfer: 2 Leinwände, vertikal vernäht, Breiten von links ca. 191 und 68,5 cm. Der Spannrahmen anhand der Nagelungen und Spanngirlanden als original ausgewiesen.

Patientia: 4 Bretter, Breiten von links oben 7,0, 8,2, 8,6, 5,7 cm, unten 9,2, 8,9, 6,3, 4,9 cm. Stärke 0,7 cm. Äste im Holz belassen. Bildseite mit Ziehklinge geglättet. Bildträger leicht verwölbt. Die beiden linken Brettfugen neu verleimt. Geringer Schädlingsbefall. Format original. – Rückseite: Mit Ziehhobel bearbeitet, Ausbrüche durch Holzkitt ersetzt; Sägespuren. – Bildseite: Tafel befand sich nur während der Bemalung des weißen Hintergrundes in einem Rahmen. Grundierung: Hellbraun. Unterzeichnung: Kontur- und Binnenzeichnug, mit bloßem Auge feststellbar. Malerei: Alla prima. Im Hintergrund weiße Malschicht partiell abgefallen, später mit grauer Farbe überlasiert. Inschrift und Schnörkel teilweise ausgebessert. Inschrift mit Hilfslinien. Blaue Farbpartien an der Oberfläche aufgeweißt. AB

Die Gemälde gehören zu einer Wandverkleidung aus dem am 2. Jan. 1945 durch Bomben kriegszerstörten Haus Karlstraße 3 in Nürnberg[1]. Die Vertäfelung aus geflammter ungarischer Esche ist mit vorgelegten Säulen, Blendarkaden, Nischen und verkröpftem Gesims reich gegliedert. Die beiden Türen sind durch freistehende Säulen und durch Giebelfelder, die ursprünglich die Wappen der Besitzer zeigten, zu aufwendigen Portalanlagen ausgebildet[2]. Sieben der zwischen Wandvertäfelung und Decke umlaufenden

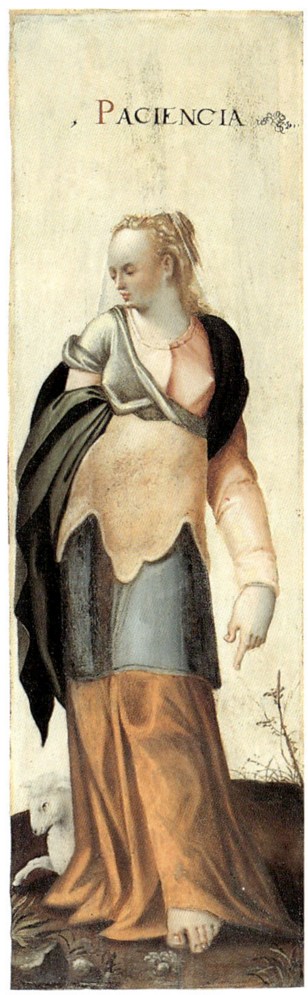

A 3387.9

Gemälde stellen die Werke der Barmherzigkeit dar. Zufolge der Bibelstelle Matthäus 25, 34 – 46, werden die Menschen beim Jüngsten Gericht nach 6 Werken der Barmherzigkeit beurteilt[3]. Die Thematik findet sich seit dem 12. Jahrh. mit zunehmender Häufigkeit in der bildenden Kunst[4]. Das 7. Werk der Barmherzigkeit, Tote zu bestatten, wurde erst mit dem 16. Jahrh. obligat. Die Thematik war geeignet für die Ausstattung karitativer Einrichtungen und findet sich häufig in den Niederlanden. Das Opfer Abrahams, 1. Mose 22, 1–19, gehörte zu den meistdargestellten Themen des Alten Testaments als Beispiel für den bedingungslosen Gehorsam, den der Mensch Gott schuldet[5]. Patientia, die Geduld, ist eine der sieben christlichen Kardinaltugenden[6], wie sie z. B. Hans Burgkmair um 1510 in einer Holzschnittfolge dargestellt hat.

Hein benutzte für die Sieben Werke der Barmherzigkeit eine Kupferstichserie gleicher Thematik. Sie schließt als 8. Bild das Jüngste Gericht ein. Die Vorzeichnungen schuf der Niederländer Maarten de Vos 1581[7]. Hein gab den Figuren mehr Raum, nahm aber ihre Körperlichkeit und Bewegung zurück, so daß seine Bilder vergleichsweise statisch wirken. Die drei ersten Werke sind gegenüber den Vorlagen mit verkehrten Seiten wiedergegeben, so daß die Personen als Linkshänder agieren. Immer wird die im Stich vorgegebene architektonische Szenerie aufgebrochen, öffnet sich der Blick in die Landschaft, verlieren die Bauten an Feinheit der Gliederung. Die quadratischen Bildfelder zwangen die Figurengruppen zu beschränken, so daß wirkungsvolle Motive entfielen. Beim 4. und 5. Werk hielt sich Hein weitgehend an die Vorlage, doch ersetzte er im Vordergrund des 4. Werks eines der Kinder durch ein Hündchen. Beim 6. Werk entfiel der über den Männern im Stock an einem Strick Aufgehängte. Das 7. Werk, Tote zu begraben, ist von einem Gelände im Stadtinneren vor die Mauern einer mittelalterlichen Stadt verlegt, wie es den städtischen Auflagen entsprach. Dementsprechend überwiegt das Naturbild die architektonische Szenerie. Die Malweise ist auf Fernsicht angelegt. Allein die Pflanzen im Vordergrund der Bilder sind nahsichtig behandelt. Die bunten Farben haben Unterscheidungswert. Bevorzugt werden manieristische Farbklänge wie Gelb/Violett, Violett/Rosa, Gelb/Rosa. Der Umgang mit der Landschaft und realistische Details verraten die Kenntnis niederländer Malerei. Bei der Darstellung des Besuchs im Gefängnis hat der damals 23 Jahre zählende Maler sein eigenen Bildnis angebracht. Das jugendliche Alter, die zeitgenössische Kleidung und der Blick auf den Betrachter machen ihn kenntlich. Die Rose in seiner Hand läßt auf seinen Brautstand schließen.

1 Ausweislich der Gebäudeschadensakten des Kriegsschädenamts (C 52/II Nr. 165), Nürnberg, Stadtarchiv; freundl. schriftl. Mitteilung Archivdirektor Dr. Michael Diefenbacher, 11. Febr. 1997.
2 Beschreibung nach Zugangsregister des GNM vom 20. März 1947, Z.R.Nr. 67.
3 Lexikon für Theologie und Kirche, Bd. 1, 1957, Sp. 56 – 59, hier S. 57. – LCI 1, 1968, Sp. 23 – 30.
4 Vgl. Andor Pigler: Barockthemen. Berlin 1956, S. 527 – 529. – Henri van de Waal: Iconclass, an iconographic classification system, Bd. 1. Amsterdam-Oxford-New York 1973, S. 252, Nr. 11 V. – Freundl. Hinweis Prof. Dr. Hans-Joachim Raupp, Bonn, 27. Nov. 1996.
5 Lexikon für Theologie und Kirche, Bd. 1, 1957, Sp. 56 – 59, hier Sp. 57. – LCI 1, 1968, Sp. 23 – 30.
6 LCI 4, 1972, Sp. 364 – 380.
7 Vgl. Hollstein's Dutch and Flemish etchings, engravings and woodcuts 1450 – 1700, Bd. 44-45, bearb. von Christian Schuckman. Rotterdam 1996, Nr. 621 – 628, mit Abb. – Freundl. schriftl. Hinweis von Hans Joachim Raupp (wie Anm. 4).

Ausst. Nürnberg 1962: Barock, Kat.Nr. A 18 (Opfer Abrahams). – Führer 1977 u. 1980, Nr. 304; 1985 u. 1994, Nr. 294, jeweils Raumbild.

Herneisen, Andreas

(Endres Herneysen) Geboren 1538 in Nürnberg, getauft am 28. Juli, gestorben am 13. April 1610. Vermutlich 1562 Meister. In diesem Jahr heiratete er und wurde er aufgrund eines »Schmähbildes« vorübergehend vom Rat inhaftiert, arbeitete aber bereits im Herbst an der Triumphpforte für Kaiser Maximilian II. 1567/68 war er im Zisterzienserkloster Aldersbach, Landkreis Vilshofen, als Freskant tätig. 1571 verkaufte er sein Haus am Laufer Platz und zog auf den Geyersberg. Nach dem Tod seiner ersten Frau heiratete er 1575 erneut. 1578 übersiedelte er nach Würzburg, wo er Aufnahme in die St. Lucas Bruderschaft der Maler-, Glaser- und Bildschnitzerzunft fand. Für den Bischof Julius Echter von Mespelbrunn war er im Dom, im Spital und in der Universität mit Malereien beschäftigt. 1579 gab er das Bürgerrecht in Nürnberg auf, kehrte aber Ende 1586 zur Neubemalung und Vergoldung des Schönen Brunnens nach Nürnberg zurück, wo er am 24. Mai wiederum das Bürgerrecht als Geschenk des Rates erhielt. 1575 und wieder 1590/92 arbeitete er für den Herzog von Württemberg in Stuttgart. 1593 heiratete er zum drittenmal. In dem 1596 geschaffenen Malerhandwerk war er der erste Vorgeher von 1596 bis 1600, was für sein Ansehen unter den Kollegen spricht. 1608 arbeitete er noch einmal im Würzburger

Dom. Umfangreichstes erhaltenes Werk Herneisens sind die Porträts Nürnberger Schützenmeister mit Daten zwischen 1565 und 1582, bekanntestes Werk sein Bildnis des Dichters Hans Sachs[1].

TILL EULENSPIEGEL BELEHRT DIE SCHNEIDER
(auch Bildnis des Nürnberger Meistersingers Hans Folz), um 1590

Lachender junger Mann mit einem Blütenkranz im Haar und Blick auf den Betrachter. Brustbild nach links. In der rechten Hand hält er eine Nadel mit Faden, in der linken Hand eine Narrenkappe mit Schellen. Dunkelgrauer Grund.

Lindenholz (Tilia sp.), 30,7 x 25,9 cm – Auf der Rückseite alter Klebezettel, handschriftl. in Tinte: »Till Eulenspiegel. / Ein weltbekannter Abenteuerer, der lange seine Schwänke / durch Niedersachsen und Westphalen trieb, starb ums Jahr / 1350. / Zu Mellen einem kleinen Städtchen 4 Meilen von Lübeck / An seinem Grabstein las man ehedem die Innschrifft: / Diesen Stein soll niemand erhaben / Hier steht Eulenspiegel aufrecht begraben. / Lucas von Leyden fertigte 1520 einen Kupferstich / von demselben.«. Mit weißer Farbe »Gm 1548«.

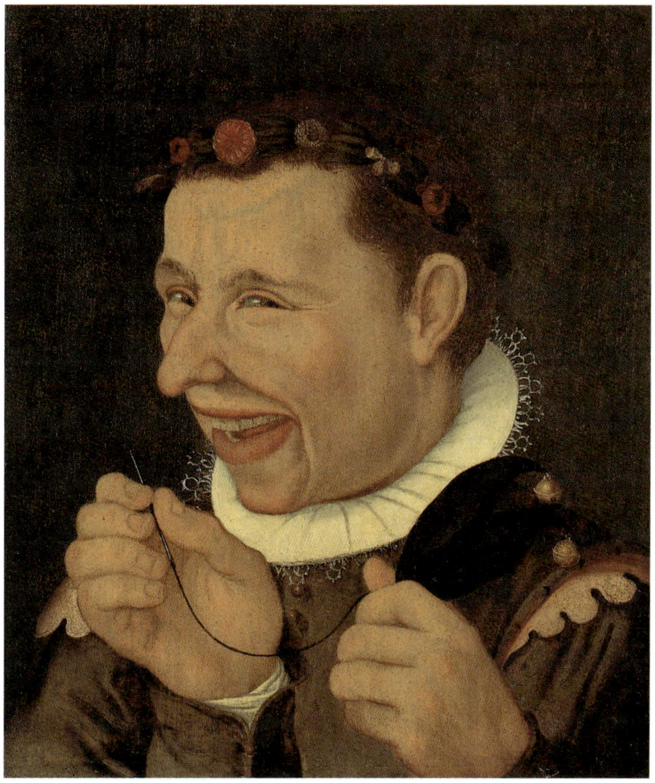

Gm 1548

Gm 1548. Leihgabe der Friedrich von Praun'schen Familienstiftung, 1952.

3 Bretter, Breiten von links oben 8,4, 15,9, 1,6 cm, unten 7,2, 16,5, 2,1 cm. Stärke 0,5 cm. Nagelloch in der Mitte oben. Format vermutlich beschnitten. – Rückseite: Glatt gehobelt, in Faserrichtung geriefelt. Seiten ehemals mit Papier kaschiert, Reste erhalten. – Bildseite: Nicht grundiert. Fragliche Reste einer gerissenen Malkante oben und unten. Unterzeichnung: Stift; Kontur- und Binnenzeichnung, linker Backenknochen mit wenigen Strichen verschattet; spärlicher Bartwuchs auf der linken Wange. Malerei: Hände, Kleidung und Hintergrund hellgrau untermalt. Schwarze Stirnadern aufgrund des darübergelegten Inkarnattones blau erscheinend. Kratzer in der Unterlippe, Malschichtausbrüche an der Halskrause, Retuschen. AB

Die Schellenkappe, das unverschämt zähnefletschende Lachen und der herausfordernd freche Blick auf den Betrachter weisen den Dargestellten als Narren aus. Von den Blumen in seinem Kranz lassen sich die zwei roten Blüten als Sommer-Adonisröschen (Adonis aestivalis), die blaue Blüte als Kugelblümchen (Globularia spec.), die drei Blütenknospen eines Korbblütlers eventuell als Geiskraut (Senecio) bestimmen[2]. Crispin de Passe hat nach einer Zeichnung von Hendrick Goltzius dieselbe Narrenfigur gestochen, hier zusammen mit einer alten Frau und einem Dialog in Versen, der sich auf die unsaubere Wirtschaft bezieht[3]. Ein nachfolgender Kupferstich, dem Aegidius Sadeler zugeschrieben[4], zeigt den Narren in der Weise verändert, die Gm 1548 entspricht: Er hantiert mit Nadel und Faden und faßt die über seiner Schulter liegende Schellenkappe. Hanckel vermutete darin eine Satire auf das Schneiderhandwerk oder den Kleidernarren[5]. Bei Gm 1585 handelt es sich eindeutig um eine Kopie nach diesem Stich. Keiner der Stiche enthält einen Hinweis auf eine benennbare Persönlichkeit. Erst die gemalten Kopien geben den Dargestellten als Till Eulenspiegel aus. Till Eulenspiegel († um 1350 in Mölln) war der bekannte Schalk oder Schelm und Held eines Schwankromans, Hans Folz (um 1450 – um 1515) einer der prominenten Nürnberger Meistersinger. Die Zuschreibung von Gm 1548 an den in Nürnberg tätigen Herneisen beruhte zunächst wohl auf der irrigen und in ihrer Herkunft nicht nachprüfbaren Identifizierung des Dargestellten mit Hans Folz. Vermutlich wurde der Blumenkranz als Preis im Sängerwettbewerb angesehen. Herneisen pflegte seine Gemälde zu monogrammieren und zu datieren. Quast nimmt daher an, daß die Bezeichnung bei der Verkürzung der Tafel verloren ging oder daß einer seiner Schüler sie malte. Als für den Künstler charakteristisch sieht sie die »Modellierung« der Gesichtszüge an: »Mit einfachen Pinselstrichen und wenigen Details werden Person und Charakter treffend dargestell«[6]. Der vom Maler dem Stichbild hinzugefügte Blütenkranz setzt einen dekorativen, aber wohl auch inhaltlichen Akzent, der noch zu deuten wäre. Sich den Narren als Bräutigam vorzustellen, liegt nicht nahe. Weitere gemalte Kopien: 1. Aukt. Dorotheum Wien, 18./19. März 1992, Kat.Nr. 282, Holz, 29 x 21 cm, Inschrift: SI CREDERE FAS EST, als Umkreis des Hendrick Goltzius. Seitenverkehrt zum Stich, 17. Jahrh. 2. Wolfenbüttel, Stadt- und Kreis-Heimatmuseum, Historische Schloßräume, Holz, mit der Inschrift: TYLL EULENSPIEGEL. Spätes 18. Jahrh.

1 Anett Quast: Andreas Herneisen (1538 – 1610). Maler in Nürnberg. Der Autorin wird für die Überlasssung des in Bearbeitung befindlichen Manuskripts gedankt, das die biographischen Daten des Malers und ein Verzeichnis seiner Werke enthält.
2 Freundl. schriftl. Mitteilung von Hermann Schmidt, Nürnberg, 18. März 1996.
3 Vgl. Walter L. Strauss (Hrsg.): The Illustrated Bartsch, Bd. 3/1. New York 1980, Abb. S. 348.
4 Vgl. Elfried Bock: Die deutsche Graphik. München 1922, Abb. 226.
5 Hadumoth Hanckel: Narrendarstellungen im Spätmittelater. Phil. Diss. Freiburg i. Br. Maschinenschrift 1952, S. 256.
6 Quast (wie Anm. 1).

Keine Literatur.

Herneisen, Andreas

GEDENKBILD AUF DIE ÜBERGABE DER AUGSBURGER KONFESSION
1599

Dargestellt sind die Übergabe der Augsburger Konfession an Kaiser Karl V. durch die evangelischen Stände auf dem Augsburger Reichstag 1530 und die Sakramente und gottesdienstlichen Handlungen der lutherischen Kirche.

Leinwand, 99,5 x 185 cm – Auf dem Altartuch zwischen den Einsetzungsworten für das Abendmahl und dem Vaterunser bez. in Rot: »15 AH [ligiert] 99« – Auf Rückseite und Keilrahmen mit weißer Farbe »Gm 556«.

Gm 556. Leihgabe der Stadt Nürnberg, Inv.Nr.115.

Einzelstück, Leinenbindung, Fadendichte 9 x 10 pro cm^2. Herausgerissene Teile durch Leinwandintarsien ersetzt, zahlreiche Risse vor allem im oberen Bildteil. Dubliert, Fadendichte der Dublierleinwand 13 x 13 pro cm^2. Umschlag ungleichmäßig abgerissen. Vor der Dublierung einmal aufgespannt. Grundierung: Keine. Unterzeichnung auf der Hintergrundsfarbe: Pinsel; Kontur- und Binnenzeichnung, die Konturlinien in der gemalten Ausführung beibehalten. Malerei: Einfacher Farbschichtaufbau, teilweise flüchtig mit Hell-Dunkel-Effekten. Hilfslinien für die Inschrift in den Wolken um Gottvater mit dem Zirkel. Signatur und Datierung teilweise verputzt. Firnis nachgedunkelt und fleckig. Intarsien und großflächigere Farbverluste gelb aufgekittet. – Restaurierung: 1996/97 gelbe Kittungen versäubert, retuschiert. AB

Schauplatz der Historie ist der Augsburger Reichstag 1530. Am Sonntag den 25. Juni traten die kursächsischen Kanzler Dr. Gregor Brück und Dr. Christan Beyer in der Bischöflichen Residenz mit dem lateinischen und dem deutschen Exemplar der Confessio Augustana vor Kaiser Karl V. und die Reichstagsmitglieder. Das deutsche Exemplar wurde verlesen, beide Exemplare dem Kaiser überreicht. Die Originale gingen verloren, doch existieren Abschriften und frühe Drucke. Die Confessio Augustana ist die Bekenntnisschrift der evangelisch – lutherischen Kirche. »Sie ist Bekenntnis und Apologie zugleich, dazu bestimmt, der Sache des Friedens zu dienen und den Vorwurf der Abweichung von der alten Kirchenlehre und der Gemeinschaft mit Irrlehrern zurückzuweisen. (…) Augustana und Apologie galten je länger desto mehr als die offiziellen Hauptbekenntnisse des evangelischen Kirchentums.«[1]

Das Gemälde zeigt verschiedene Schauplätze. Die Texte sind in Fraktur geschrieben. Unter einem goldbrokatenen Baldachin, den der doppelköpfige Reichsadler ziert, sitzt Kaiser Karl V. Neben ihm steht der durch sein Wappen und die Inschrift: »[Johan]nes h[er]tz[o]g [zu Sa]chssen Churfürst« ausgewiesene Kurfürst von Sachsen. Auf einem roten Kissen liegen die »Apologia«, die der Kaiser mit dem Szepter berührt, und die »Confessio Augustana«. Diese ist beschriftet »CONFESION / Oder Bekentnu[s] des glaubens / Etlicher fürsten vnd stedte vber=/ antwortet. Key.May. zu / augspurg ANNO. M.D. / XXX.«, jene »Apologia Der Confession / Verdeutschet aus dem Latein / Durch Justum Jonam«. Links knien die Reichsstände, das sind die Fürsten und die Vertreter der Städte, die die Confessio unterzeichneten. Über ihnen: »Ider man sei vnderthon der oberkeitt / den sie ist Gottes dinerin dir / zu gut: Romer. 13. Cap.«. Unterhalb des Kaisers die Inschrift: »…[zerstört] fürsten vnd stedt /… Welche sich der A [ugsbur] gischen Confesion / ANNO 30 vnder schriben vnd Keyer [sic!] Carolo dem 5. / vbergeben Mitt Beistandt götlicher genaden / steiff vnd vest dabei zu Bleiben. / so War in got Helff«, am unteren Bildrand die inschriftlich ausgewiesenen Wappen der

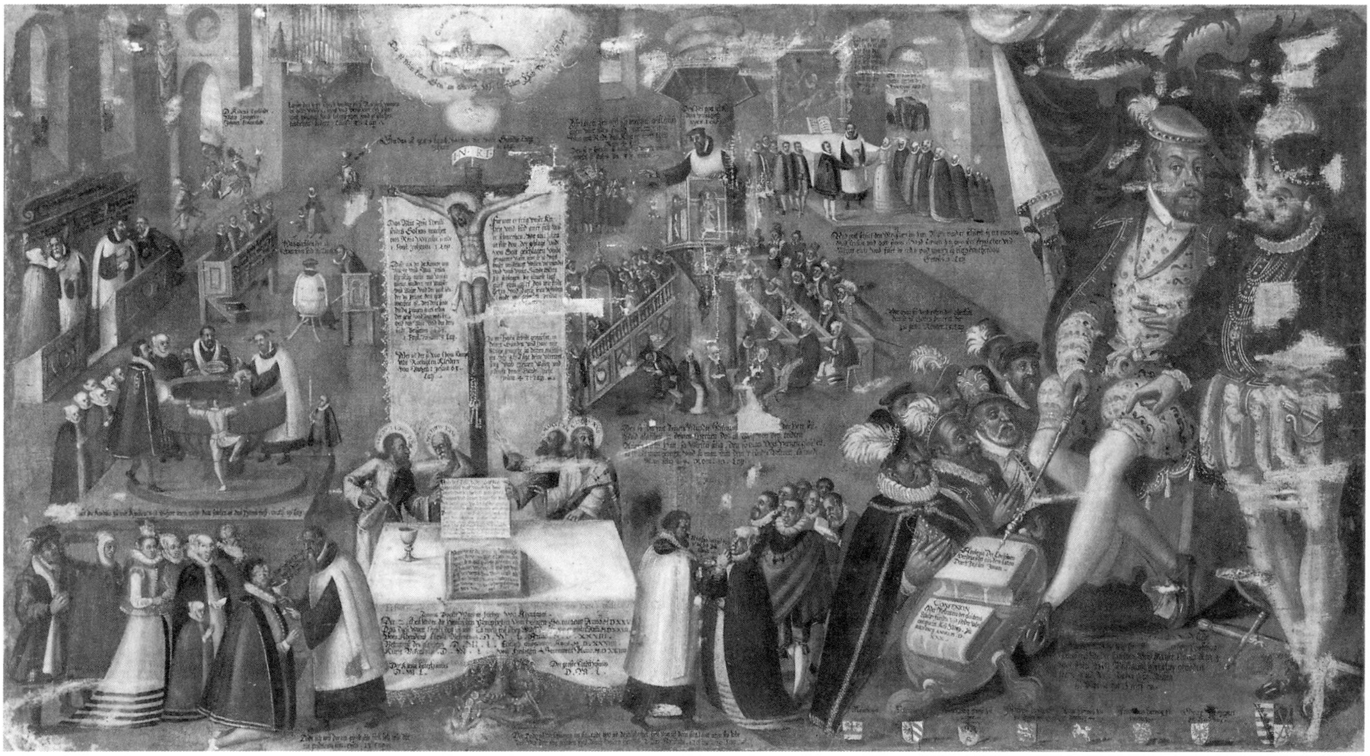

Gm 556

Unterzeichneten: »Reuttlingen, Nürmberg, Wolffgang Fürst zu anhalt, Philips Landgraff / zu Hessen, Ernst Hertzog zu / Lüneburg, Frantciscus Hertzog zu / Lüneburg, Georg Marggraff zu Brandenburg«.

Den größten Teil des Bildes nimmt die Darstellung der evangelischen Lehre nach Maßgabe der Confessio Augustana ein. In der Mitte ein weiß gedeckter Altartisch mit den Einsetzungsworten Christi für das Abendmahl: »Vnser Herr Jesus in der nacht da er / verrathen ward, Nam er das Brod / dancket vnd brachs vnd gabs seinen / jüngern vnd sprach: Nemet hin vnd / esset, das ist mein leib, der fur euch gegeben / wird. Solches thut ir meinem gedechtnuß / Desselbigen gleichen nam er auch den Kelch / nach dem Abendmal, dancket vnd gab in / den vnd sprachs: Trincket alle darauß das ist / mein Blut des neüen Testaments, Welches für / euch vnd für viel vergossen wird zur vergebung / der Sünden. Solches thut so offt ihrs trincket. Zu / meinem gedechtnus«.

Darauf (anstelle der Kanontafeln) das Vaterunser: »Vatter vnser der du bist im himmel Ge=/ heiliget werde dein Name, zukomme [uns] dein Reich. Dein will geschehe auff erden wie / im himmel. Vnser teglich brod gib vns / heut vnd vergib vns vnser schuld, als / auch wir vergeben vnsern schuldigern vnd / füre vns nicht inn versuchung sunder er= / löse vns vom übel Amen«.

Hinter der Mensa stehen Paulus (»S.PAVLVS. I.CORIN.II. CAP.«) und die Evangelisten Matthäus (»S.MATTHEVS. XXVI.«), Markus (»S.MARCVS. XIIII.«) und Lukas (»S.LVCAS. XXII.«), die die Einsetzungsworte aufgezeichnet haben.

Auf dem Altartuch: [in Rot:] »Er hatt ein gedechnus gestifftet seiner Wunder Der gegnedige vnd Barmhertzige Herr: psalm. iii.« / [in Schwarz:] »Zeugnis Docter Martin Luther von Abentmal / Der 2. theil wider die himlischen Phrophetten von heiligen Sacramentt Anno. M.D.XXV / Das diese Wortt Christi das ist mein leib noch fest st[e]hen Wider d[ie] Schwermergeister. Ann(o). M.D.XXVII / Vom Abendmal Christi Bekentnus D.M.L. Anno. M.D.XXVIII. / Bekentniß des glaubens. D.M.L. Erstlich außgangen Anno M.D.XXVIIII. / Kurtz Bekentniß. D.M.L. vom Heiligen Sacrament Anno .M.D.XLIIII.« / [links:]» Der Kleine Catechismus / D.M.L.« – [rechts:] »Der grosse Catechismus / D.M.L.«

Unter dem Altartuch hervorschauend Christi Fuß, der Tod und Teufel zertritt. Textstellen: »Todt ich wil dir ein giefft sein. Hell ich wil dir / ein pestelentz sein. Osea. 13 Cap. – Der Todt ist verschlungen im sig. todt wo ist dein stachel, hell wo ist dein sieg, gott aber sey lobe / der uns den sieg gegeben Hat, durch vnsern Herren Jesum Christum. I. Corint: 15. Cap.«

Oben der Gekreuzigte vor einem spitzengesäumten Tuch. Textstellen, links: »Das Blut Jesu Christi / seines Sohns machett / vns Rein von allen sünde[n]. / I. Epist. Johann I. Cap. – Diser ists der da Kompt mit / Wasser vnd Blut Jesus / Christus nicht mit Wasser / alleine, sundern mit Wasser / vnd Blutt. Vnd der geist ists, / der da zeuget, das geist / warheit ist. den drey sindt / die da zeugen auff erden / der geist vnd das wasser / vnd das Blut, vnd die drey / sindt Beisamen in der / I. Epist. Johann.5 Cap. – Wer ist der so von Edom Kompt / Mit Rötlichten Kleidern / von Batzra: Jesaiae 63. / Cap.« .

Rechts: »Für war er trug vnser Kranck= / heit, vnd lud auff sich vns= / er schmertzen. Wir aber hilten / in für den, der geblagt vndt / von Gott geschlagen vndt / gemartert were, aber er ist vmb / vnser missethatt willen verwundtt / vnd vmb vnser Sünde willen / zu [muß heißen: zer-] schlagen, die straffe ligt / auff Ihm auff das wir fride / hetten. Vnd durch seine wunden / sindt wir geheilett. Jesaiae: / 53 Cap. – Ja mir hastu arbeidt gemachet in / deinen sünden vnd hast mir / Mühe gemacht in deinen missetha=/ten. Ich Ich tilge deine vbertrett=/ ung vmb meinen Willen vnd / gedencke deiner Sünde nicht / Jesaiae. 43: Capi.«

Oberhalb des Gekreuzigten, mit ihm zusammen die Hl. Dreifaltigkeit bildend, Gottvater in Wolken und die Taube des Hl. Geistes. Textstellen: »GLORIA IN EXCELSIS DEO – Dis ist Mein Lieber Son an dem ich Wolgefallen Hab Den [sol]lt ihr hören – Sie das ist gottes Lamb, welches der welt Sündte Tregt / Johann I. Cap.«

Zu beiden Seiten des Altars teilen Geistliche das Abendmahl in beiderlei Gestalt aus. Textstelle: »Nim hin vnd Trinck / daß ist das Blut / Jesu Christi. – Nim hin vnd iss das / ist der leib Jesu Christi.«

Links die Taufe: Der Geistliche hält das Neugeborene über das Taufbecken. Dazu der Pate, die Eltern des Täuflings und ein Bruder desselben im Knabenalter und ein weiterer Knabe mit der Taufkerze. Textstelle: »Laset die Kindlein zu mir Komen vnd Wehret inen nicht dan solcher ist das Himelreich. math. 19. Cap.«

Darüber die Privatabsolution. Einer Frau und einem Mann wird sie jeweils durch einen Geistlichen erteilt. Textstellen: »Die drey stück einer warhafften Bus. / Rechte wahre rev vnd / seidt vber die sundte – Ein gewise zuver=/ sicht vnd glauben / an Jesum Christum – Ein guten fürsa [tz] vnd Besserung / des lebens.«

Rechts davon Katechismusunterricht. Frage: »Was glauben seid ihr / Warumb seidt ihr Christen«. Antwort: »Wir sindt Christen / Darumb das wir an Jesum / Christum glauben vnd in / seinem Namen getauff / sindt.«

Ganz hinten (oben) verwehren mit Helmbarten ausgestattete Wachen drei Gestalten den Eintritt, die als »D.[Doktor] Andreas Carlstadt. / Ulrich Zwingeler. / Johann Ecolombadt.« ausgewiesen sind. Andreas Bodenstein gen. Karlstadt, Huldrych Zwingli und Johannes Oekolampad galten den Anhängern der Confessio Augustana als Verfälscher des Evangeliums.

Links vom Gekreuzigten unter der Orgel: »Lasset das Wort Christi undter euch Reichlich wonen / in aller weisheit, lehrtt und vermahnet euch selbst / mitt psalmen und lobgesengen und geistlichen / lieblichen Liedern. Colos. 3. Cap.«

Rechts vom Gekreuzigten, annähernd in der Bildachse, der Prediger. Er steht vor einem Kirchenpfeiler auf der Kanzel. In den Kirchenbänken und unter dem Aufgang die Gläubigen. Links oben Sänger und Posaunisten, die vom Blatt musizieren. Textstellen: »Zur Letzen zeit wil ich meinen geist auss= / giesen vber alles fleisch. Joel 2. Cap. – Was gott Redt das Kan er auch thun. / Rom 4. Cap. – Den so er spricht so geschiehts vnndt wen er / gebeut so stehts da. 33. psalm.«

Über dem Prediger auf der Kanzel: »Den Bei gott ist Kein / ding unmüglich / LVCE. I. Cap.«

Unter den Zuhörern: »Den so du mit deinem Mundte Bekennest [Jesum, daß er] der Herr sey, / Vnd glaubest in deinen Hertzen das in Gott von den todten Aufferwecket hatt, so wirstu selig, den so man von Hertzen glaubett, / so wirdt man gerecht, vnd so man mitt dem Mundte Bekenett, so wirdt / Man selig. Rom: 10. Cap.«

Rechts darüber eine Trauung. Der Geistliche segnet den Bund. Textstellen, in Verbindung mit der gerahmten Wiedergabe der Erschaffung der Eva durch Gottvater: »Vnd gott der herr / sprach Es ist nicht / gutt das der / Mensch allein / sey. ich will im / ein gehülfen / machen die / vmb in sey / Genesy 2. / Cap. – Vnd gott schuff den Menschen im zum Bildte vnd er schufte sy ein menlein / vnd frulein vnd gott segnet sy vnd sprach zu inen seit fruchtbar vnd / Mehret euch vnd fület die erden vnd macht in euch vntherdon / Genesis i. Cap.«

Daneben ein Begräbnis. Männer tragen den mit einem Tuch verhängten Sarg. Textstelle: »Sellig sind die im / Herrn sterben den / Kein Quall Rördt sie an.«

Aufgabe des Malers war es, ein auf den Tag fixiertes historisches Ereignis wiederzugeben und zugleich theologisch-didaktische Inhalte zu vermitteln. Damit waren Regeln, die gewöhnlich für einen Maler gelten, außerkraft gesetzt. Die Abweichungen von der Norm betreffen die wechselnden, auf »Bedeutung« abgestimmten Größenverhältnisse der

Figuren und die simultan ablaufenden, das Bild in viele einzelne Zentren der Aufmerksamkeit aufteilenden Vorgänge. Gewohnheiten mittelalterlicher Malerei werden fortgeführt und mit Tendenzen des Manierismus verknüpft. Die Qualität des Bildes, auch wenn sie zu ihrer Zeit höher bewertet werden mochte, liegt nicht so sehr im Künstlerischen als vielmehr in der Vermittlung von Glaubens- und Lehrinhalten. Angelika Marsch hat die Konfessionsbilder, ihre Inhalte, ihren Zweck und die Entwicklung des Bildtypus umfassend dargestellt[2].

Es gibt Vorläufer. Auf dem Altarretabel Lucas Cranachs d.Ä. in der Stadtkirche zu Wittenberg von 1547 sind im Mittelbild das Abendmahl, auf den Flügeln die Taufe (durch Melanchthon) und die Beichte (von Bugenhagen abgenommen), auf der Predella die Predigt (durch Luther) dargestellt[3]. Michael Ostendorfer hielt sich beim Altarretabel für die Neupfarrkirche in Regensburg 1554/55 an dieses Programm: Bilder der beiden Sakramente, Taufe und Abendmahl, begleiten die in der Predigt erfolgende Verkündigung des Wortes Gottes[4]. Tafelbilder eines Altars von Jesse Herlin und Valentin Salomon, 1568 für die Kirche St. Georg in Nördlingen gemalt (heute im Reichsstadtmuseum), stellen die Sakramente und kirchlichen Handlungen nach lutherischem Ritus – Taufe, Abendmahl, Beichte, Predigt – den Überlieferungen aus der Heiligen Schrift – Taufe und Abendmahl Christi, Passahmahl, Aussendung der Apostel – gegenüber[5]. Zusätzliche Anregungen für den Bildtypus vermittelte vermutlich ein polemisches Flugblatt aus den Jahren um 1550, das aus protestantischer Sicht den Unterschied zwischen der alten und der neuen Kirche wiedergibt[6]. Mit dem historischen Ereignis der Übergabe der Confessio verbunden erscheinen die gottesdienstlichen Handlungen auf dem Gemälde im Herrenchor der St. Johannis-Kirche in Schweinfurt[7]. Es ist nicht datiert, und es kann nicht zweifelsfrei festgestellt werden, ob dieses oder ein ähnliches Bild als Muster für die Bilder Herneisens diente oder ob nicht vielmehr Herneisen als erster das Thema vorbildlich formulierte.

»Der Augsburger Religionsfrieden von 1555 hatte zwar einen äußeren Frieden zwischen Katholiken und Lutheranern gebracht, dennoch glaubten auch weiterhin beide Seiten, im Besitz der alleinigen Wahrheit zu sein. Doch auch innerhalb des Luthertums war es nach dem Tode des Reformators durch die unterschiedliche Auffassung von der reinen Lehre zu Streitigkeiten gekommen, die erst durch die Konkordienformel (1577) und das Konkordienbuch (1580) beseitigt werden konnten. Aber durch die scharfe Abgrenzung, die diese Schriften zum Calvinismus zeigten, war die Kluft zwischen den Lutheranern und der nicht in den Augsburger Religionsfrieden eingeschlossenen Reformierten Kirche noch größer geworden. (...) Aus dieser lutherisch-orthodoxen Einstellung heraus und nicht allein aus lehrhafter Absicht lassen sich wohl auch die sogenannten Konfessionsgemälde erklären, die vorwiegend im fränkischen Raum aus der Zeit um 1600 zu finden sind. Diese Tafelbilder beschränken sich nun in ihrer Ikonographie nicht mehr ausschließlich auf die Wiedergabe der kirchlichen Sakramente und gottesdienstlichen Handlungen, wie es die bisher genannten Bilder zeigen, sondern ihre Hersteller versuchten nun, die Zugehörigkeit zum Augsburger Bekenntnis noch stärker zu betonen, indem sie zusätzlich die Übergabe der Confessio Augustana allegorisch darstellten, auf einigen Bildern auch noch eine drastische Verurteilung der calvinistischen Lehre und der Schwarmgeister verschiedener Richtungen miteinfügten.«[8]

Gm 556 ist womöglich das erste einer Reihe von Bildern Herneisens zur Übergabe der Confessio Augustana, doch wurde er bereits 1593 vom Rat vermahnt, weil er ein Bild herausgehängt hatte, das die Calvinisten verspotte[9]. Weitere – jeweils variierende – Exemplare befinden sich, wie Pilz festellte, in der Ev. Pfarrkirche St. Nikolaus und Ulrich in Nürnberg-Mögeldorf, 1601 datiert[10]; im Rathaus der ehem. freien Reichsstadt (Bad) Windsheim, gleichfalls 1601 datiert; in der Ev. Kirche zu Kasendorf bei Kulmbach, 1602 datiert; ähnliche Bilder in den Ev. Kirchen St. Andreas in Weißenburg i. B. und St. Peter in Kulmbach. Da sie alle dem Exemplar des GNM nachfolgen, diesem also keine Anregungen vermittelten, bedürfen sie hier keiner Erörterung.

1 Helmut Baier: Die Augsburger Konfession, ihre Entstehung und Geschichte. In: Angelika Marsch: Bilder zur Augsburger Konfession und ihren Jubiläen. Mit einem Beitrag von Helmut Baier. Weißenhorn 1980, S. 10 – 32, hier S. 22, 31.
2 Marsch (wie Anm. 1).
3 Marsch (wie Anm. 1), S. 34 – 40, Abb. 7.
4 Vgl. Ausst. Nürnberg 1983: Luther, Nr. 539 (bearb. Gottfried Seebaß) mit Abb.
5 Marsch (wie Anm. 1), S. 33 – 40, Abb. 8 – 15. – Ausst.Augsburg 1980: Welt im Umbruch , Kat.Nr. 101 (bearb. Gode Krämer), mit Abb.
6 Marsch (wie Anm. 1), Abb. 36.
7 Marsch (wie Anm. 1), S. 41 – 47, Farbabb 16.
8 Marsch (wie Anm. 1), S. 40.
9 Anett Quast: Andreas Herneisen (1538 – 1610). Maler in Nürnberg. Der Autorin wird für die Überlasssung des in Bearbeitung befindlichen Manuskripts gedankt, das die biographischen Daten des Malers und ein Verzeichnis seiner Werke enthält.
10 Leinwand, 159,5 x 235 cm, bez. 16 AH 01. Vgl. Pilz 1970, S. 22 – 24 mit Abb. – Ausst. Nürnberg 1979: Reformation, Kat.Nr. 165 mit Abb. – Marsch (wie Anm. 1), S. 47 – 51, Farbabb. 23 – 25.

Kat. 1885, Nr. 464; 1893, Nr. 498. – Braune 1909, Nr. 556. – Pilz 1970, S. 22. – Ausst. Nürnberg 1979: Umbruch und Bewahrung, S. 158 – 160.

Heusler, Anton

Zwischen 1525 und 1562 in Annaberg in Sachsen nachweisbar. Für seine angebliche Herkunft aus Leipzig gibt es keinen Beleg. Er erwarb am Dreikönigstag 1525 in Annaberg das Haus des Bildhauers Christoph Walther, das er 1533 wieder verkaufte. Im Januar 1531 heiratete er Barbara Schreiter. Zwischen dem 30. Dez. 1561 und dem 17. Jan. 1562 starb er. Damals wird seine Witwe genannt. Heusler gehört nach Ausbildung und Stil in den weiteren Umkreis Lucas Cranachs d. Ä. Er schuf Porträts und Epitaphien und wurde 1554/55 für Restaurierungsarbeiten an dem damals noch vorhandenen älteren Annen-Altar in der St. Annenkirche bezahlt.

BILDNIS DES NIKOLAUS SEIDEL, RATSVERWANDTEN ZU ANNABERG
wohl 1534

Brustbild nach rechts vor grünem Grund. Seidel hat blaugraue Augen, weißes Haar und Bart. Sein Schädel ist kahl. Er trägt einen dunklen Rock, bei dem die Ärmel an den Schultern mit Seidenschlaufen, die in Hülsen stecken, befestigt sind, um die Körpermitte einen Ledergürtel mit Schnalle. Am Gürtel hängt eine Tasche. In seiner linken Hand ein Rosenkranz mit roten Perlen und Einhänger in Form einer größeren Kugel.

Lindenholz (Tilia sp.), 53,3 x 35 cm – Oben zu beiden Seiten des Kopfes jeweils zweizeilige Inschrift in Fraktur, links: »Una dies vivum crudeli funere patrem / Sustulit Ac fictum reddidit una dies«, rechts: »Vixit annos 67/ Obiit 26 / Augusti an(no): 1434 [sic!]« = Ein Tag nahm in einem schlimmen Begräbnis den Vater, ein Tag gab ihn gemalt zurück. Er hatte 67 Jahre gelebt. Er starb am 26. August 1434 – Auf den Metallbändern des Einhängers in Antiqua-Makuskeln von oben nach unten »ANTON«, von links nach rechts »HEVSLER« und »HRF[?]«. Am Zeigefinger der linken Hand Siegelring mit dem Seidelschen Wappen: Schild gespalten von Rot und Weiß, belegt mit einem liegenden Halbmond, darüber die Initialen »N S [gleich dem Wappenbild seitenverkehrt]« – Auf der Rückseite mit weißer Farbe »Gm 225«; in großen dunklen Buchstaben und mit Bleistift die Nr.3; mit weißer Kreide »H 52«.

Gm 225. Erworben vor 1882. Herkunft unbekannt.

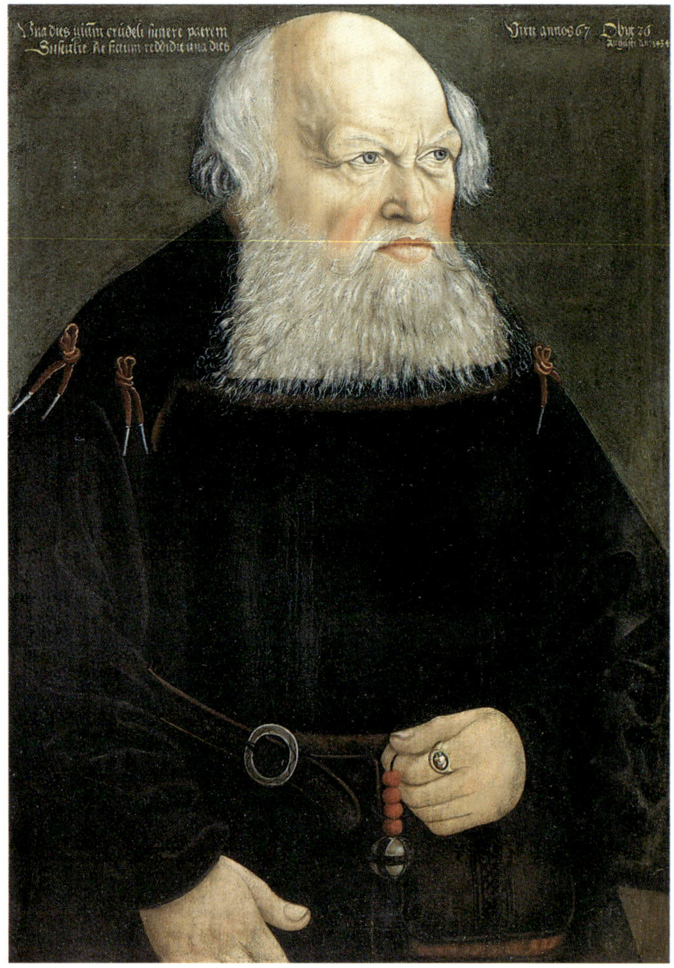

Gm 225

2 Bretter, Breiten von links oben 25,7, 9,3 cm, unten 25,5, 9,2 cm. Stärke 0,5 – 0,8 cm. Format seitlich geringfügig beschnitten. Schädlingsbefall in der linken Bildhälfte. – Rückseite: Mit Schropphobel bearbeitet, obere und untere Kante leicht abgefast; Kittungen mit Holzkitt. – Bildseite: Grundier- und Malkanten oben und unten vorhanden. Grundierung: Dünn, grau. Unterzeichnung: Nur Augen-, Nasen-, und Mundpartie mit wenigen genauen Strichen. Metallauflage: Kleine Metallflitter, von einem vergoldeten Rahmen. Malerei: Ursprünglich blauer Hintergrund, alt, wahrscheinlich original dunkelgrün übermalt; an den Fugen maserungsparallele, langgezogene Blasen mit dachförmiger Abhebung der Malschicht; leichte Verputzungen in Haaren, Bart und Händen; Kittungen an seiner linken Hand und über seiner rechten Schulter. Inschrift alt, wahrscheinlich original. Firnis: Relativ dick, glänzend. – Rahmen: Alt, nicht original, restauriert. – Restaurierung: 1989 Firnisabnahme, Reduzierung der alten Übermalung, Kittung, Retusche. MG

Nikolaus Seidel war Bürger zu Annaberg in Sachsen[1]. Er ist im Unterschied zur Mehrzahl seiner Zeitgenossen in den süddeutschen Reichsstädten barhäuptig dargestellt. Der Typus des bis zur Hüfte erweiterten Brustbildes war Lucas Cranach d.Ä. und seiner Werkstatt geläufig. Als Beispiel sei das Bildnis des hessischen Kanzlers Johann Feige oder eines älteren Mitgliedes dieser Familie (London, National Gallery of Art) genannt[2]. Seidels kahler Scheitel berührt fast den oberen Bildrand, während die rechte Hand vom unteren Bildrand angeschnitten wird. Der von einem Pelzbesatz gerahmte weiße Hemdausschnitt unterlegt den gestrählten weißen Bart in annähernd gleicher Umrißform. Ein auf Bildnissen selten dargestelltes Zubehör zur Kleidung ist die am Gürtel hängende Tasche. Sie findet sich ähnlich auf Cranachs obengenanntem Bildnis. Seidel betet als frommer Mann den Rosenkranz, was ihn oder den Auftraggeber des Gemäldes als Anhänger der alten Kirche ausweist[3]. Die Inschrift[4] entstand offenbar in einem Zug mit dem Bildnis und bezeichnet dieses als posthum. Es gibt den verstorbenen Vater, wennschon gemalt, seinen Kindern zurück, entstand also nach seinem Tod.

Der Dargestellte wurde aufgrund der Namensinschrift an der Kugel des Rosenkranzes als Anton Heusler angesehen. Reber und Bayersdorfer in Kat. 1882 datierten das Porträt um 1510 – 1520. Braune suchte den Maler in der Werkstatt und Schule Lucas Cranachs. Die Jahreszahl hielt er für falsch erneuert aus 1534[5]. Hentschel stellte den Maler Anton Heusler in Annaberg fest, Hans Buchheit[6] ebenda den Ratsherrn Nikolaus Seidel. Gemäß der 1509 von Herzog Georg von Sachsen getroffenen Anordnung setzte sich der Annaberger Rat aus je 12 regierenden und 12 ruhenden »Ratsverwandten« zusammen. Auf dem Rahmen des Epitaphbildes in der St. Annenkirche zu Annaberg, das Heusler mit seiner Familie zeigt, wird er inschriftlich als »Caspar Seidels, vornehmen Bürgers zu Dresden, Sohn, Ratsverwandten zu Annaberg« ausgewiesen[7]. Er war verheiratet mit Margarethe Röhling aus Freiberg und starb im 67sten Jahr am 26. Aug. 1534, seine Frau am 30. Nov. 1525[8].

Von mehreren mit dem Monogramm AH (= Anton Heusler) versehenen Bildnissen steht das eines Mannes von 1534[9] dem des Nikolaus Seidel am nächsten. Der Unbekannte trägt den gleichen kantig geschnittenen Bart. Für ein posthumes Bildnis ist das des Nikolaus Seidel von erstaunlicher physiognomischer Schärfe und menschlicher Präsenz. Zumal die Partie um die Augen mit den sog. Krähenfüßen und den Kerben über der Nasenwurzel, den Tränensäcken und schwellenden Schläfenadern ist kenntnisreich wiedergegeben. Offenbar ging eine Bildnisstudie, die noch zu Lebzeiten des Dargestellten entstand und die womöglich auch dem genannten Epitaph zugrunde liegt, voraus[10]. Es ist nicht ganz ausgeschlossen und die Inschrift läßt diese Überlegung zu, daß Seidel kurz vor Vollendung des Porträts, das in Arbeit war, starb. Seine Wendung nach (heraldisch) links würde auf ein als Gegenstück geplantes oder ausgeführtes Bildnis der Ehefrau schließen lassen. Da diese bereits 1525 verstorben war, hätte es sich um ein posthumes Bildnis gehandelt. Für Heusler charakteristisch sind gegenüber Cranach die härteren Grenzen zwischen Licht und Schatten.

1 Zum Maler, seinem Werk und seinen Auftraggebern vgl. das nur in Maschinenschrift vorliegende Manuskript von Hans Burkhardt: Anthonius Heusler. Ein unbekannter Maler in Annaberg im 16. Jahrhundert. Versuch einer Darstellung seines Lebens und seines Werkes. Annaberg 1985.
2 Inv.Nr.1925; vgl. Friedländer u. Rosenberg 1979, Nr. 181 und Abb.
3 Prof. Bernd Möller, Göttingen, Brief vom 31. März 1996, bestätigt diese Überlegung, lag doch das katholische Annaberg direkt an der Grenze zum lutherischen Kursachsen. Buchholz, das heute mit Annaberg eine Stadt bildet, war bereits kursächsich.
4 Die Inschrift wurde gelesen und übersetzt von Klaus Frhr. von Andrian-Werburg, März 1997, wofür ich ihm hier danke.
5 Ebenso Burkhardt (wie Anm. 1).
6 Mitgeteilt bei Lutze und Wiegand.
7 Vgl. Ernst Oswald Schmidt: Die St. Annenkirche zu Annaberg. 1908, S. 154, Tf. XIX. – Burkhardt (wie Anm.1), S. 11–13, Kat.Nr. 4. – Sandner 1993, S. 243. Nach Hans Burkhardt, freundl.schriftl. Mitteilung vom 16. April 1988, trägt das Epitaph die Jahreszahl 1536. Ingo Sandner verdanke ich eine Fotografie des Epitaphs.
8 Vgl. Paulus Jenisius: Annaberger Chronik, zusammengestellt und bearb. von Helmut u. Reinhart Unger. Leipzig 1994. – Chronik der Familie Röhling, (o.O.) ^{2}1994. Die Literaturhinweise werden Frau Kerstin Richter, Stadtarchiv Annaberg-Buchholz, Briefe vom 23. April 1996 und 15. März 1997, verdankt.
9 Aukt. Keller, Berlin, 1906, Kat.Nr. 29 u. Abb. – Sandner 1993, S. 243.
10 Hans Burkhardt, freundl.schriftl. Mitteilung vom 18. Mai 1991, hält das Bildnis auf dem Epitaph für eine nach Seidels Tod gemalte Kopie nach Gm 225.

Kat. 1882, Nr. 494; 1885, Nr. 510; 1893, Nr. 555. – Braune 1909, Nr. 225. – Hentschel 1924, S. 9. – Lutze u. Wiegand 1936-37, S. 67–68, Abb. 387. – Ausst. Meissen 1955: Alte Kunst in Sachsen, Kat.Nr. 92 und Abb. – Burkhard 1985, S. 10 – 13, Kat.Nr. 3. – Ausst. Berlin 1989/90: Dasein und Vision, Kat.Nr. A 9 und Abb. – Sandner 1993, S. 240, 243. – Kat. Leipzig 1994, bei Nr. 26, 27.

Heusler, Anton

BILDNIS EINES BRÄUTIGAMS
1535

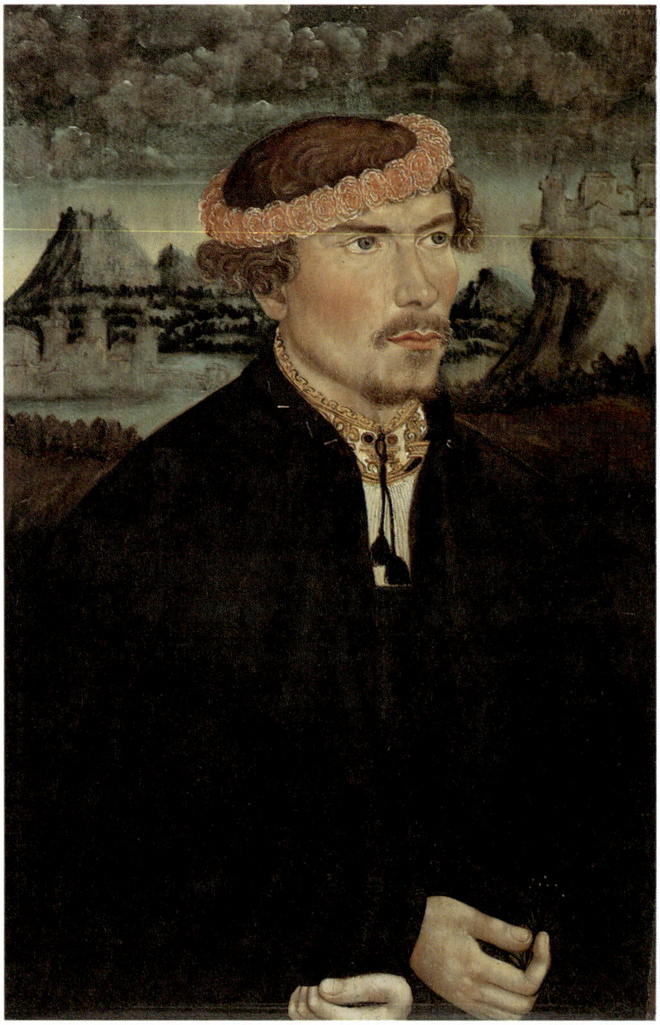

Gm 1462

Brustbild nach rechts, mit Händen, vor landschaftlichem Grund. Er hat blaue Augen, blondes Haar und Bart. Er trägt eine braune Schaube mit schwarzen Besätzen und ein schwarzes Wams mit geschlitzten Ärmeln, im Haar einen Kranz von roten Rosen und Vergißmeinicht in der rechten Hand.

Lindenholz (Tilia sp.), 60,8 x 38,9 cm – Oben einzeilige Inschrift in Antiqua-Majuskeln: »1·5·35· ANNORU(M)· AETATIS·21« = 1535. Im Alter von 21 Jahren – Auf dem Parkett in weißer Farbe »Gm 1462. Oberdeutscher Meister A.G. von 1535«.

Gm 1462. Slg. Oskar Berl, Wien; Aukt. Dorotheum, Wien, 1934 – Kunsthandel A.S. Drey, München; Aukt. Graupe, Berlin, 1936 – Erworben 1947 im Tausch von Herrn Valentin Mayring, Hollfeld bei Bayreuth.

2 Bretter, Breiten von links oben 23,2, 15,6 cm, unten 21,3, 17,6 cm. Stärke auf 0,6 cm gedünnt. Ergänzung in der rechten unteren Ecke ca. 1 cm breit, nach oben auslaufend. Format leicht beschnitten, unten und seitlich; der Falz etwas schmaler. Wenig alter Schädlingsbefall. – Rückseite: Hochparkett. – Bildseite: Grundier- und Malkanten vorhanden; Brettfuge im Gesicht des Dargestellten als feiner Riß sichtbar. Grundierung: Hell, sehr dünn, einschichtig; Aussplitterungen bis auf den Bildträger. Unterzeichnung: Stift, Wolken und Architektur angedeutet. Metallauflage: Verzierung am Kragen des Hemdes mattvergoldet, darauf Schattenlasuren, weiße und bunte Verzierungselemente. Malerei: Relativ dick, gleichmäßig; transparente Wirkung des Hintergrundes durch mehrere dünne blaue Schichten. Firnis: Dick, gleichmäßig, glatte glänzende Oberfläche. – Rahmen: Alt, nicht original. MG

Den Bräutigam kennzeichnen der Blumenkranz, das Sträußchen in seiner Hand und das »Brauthemd« mit goldverziertem Kragen. Es gehörte gleich dem Kranz zu den traditionellen Geschenken der Braut und wurde, wenn nicht von ihr selbst gefertigt, so doch von ihr in Auftrag gegeben und bezahlt[1]. Die Landschaft ist Phantasielandschaft. Inmitten einer Wasserfläche ist am linken Bildrand eine befestigte Stadt angedeutet, aber nicht detailliert ausgeführt. Man erkennt verschwommen mehrere Turmbauten viereckiger und runder Gestalt verschiedenster Höhen. Manche tragen Eckerker, manche kleinere Aufbauten. Rechts ein Stadttor mit Brücke über die Wasserfläche[2]. Auf einem senkrecht abfallenden hohen Felsklotz eine Burganlage.

Die Zeugnisse des Brautstandes und die Wendung des Mannes nach rechts (heraldisch links) lassen auf ein Bildnis der Braut als Gegenstück schließen. Vergleichbar sind die »AH« monogrammierten Bildnisse eines Brautpaares von 1534 in Leipzig, Museum der bildenden Künste, mit entsprechenden Inschriften[3]. Benesch (1938) schrieb das damals in der Sammlung Berl in Wien befindliche Porträt Gm 1462 dem Monogrammisten A G zu, von dem sich das namengebende Männerbildnis in den Slgn. des regierenden Fürsten von Liechtenstein, ehem. Wien, jetzt Vaduz, befindet[4]. Das GNM erwarb das Bräutigamsbildnis als »mitteldeutsch (Georg Lemberger?)«. Auch Ernst Buchner[5] lokalisierte es in Mitteldeutschland, vermutungsweise in Leipzig. Löcher schrieb es Anton Heusler zu.

1 Vgl. dazu Zander-Seidel 1990, S.202 – 206.
2 Beschreibung der Architektur durch Joachim Zeune, Bamberg, 30. Mai 1996.
3 Inv.Nr. 947, 948. Vgl. Hans Burkhardt: Anthonius Heusler: Ein unbekannter Maler in Annaberg im 16.Jahrhundert. Manuskript, Maschinenschrift. Annaberg 1985, S. 10, Kat.Nr. 1,2. – Herwig Guratzsch (Hrsg.): Von Lucas Cranach bis Caspar David Friedrich. Museum der bildenden Künste Leipzig. Stuttgart 1994, Nr. 26, 27 mit Farbabb.
4 Inv.Nr. 699. Vgl. Otto Benesch: Beiträge zur oberschwäbischen Bildnismalerei. Der Meister A G. In: Jahrbuch der Preußischen Kunstsammlungen, Bd. 54, 1933, S. 250 – 254, Abb. 10. – Reinhold Baumstark: Meisterwerke der Sammlungen des Fürsten von Liechtenstein. Zürich – München 1980, Nr. 129 u. Abb. 129.
5 Freundl. schriftl. Mitteilung an das GNM vom 6.Januar 1948.

Aukt. Dorotheum, Wien, 1934: Slg. Berl, Nr 112, Tf. 1. – Aukt. Graupe, Berlin 17. / 18.Juni 1936, Kat.Nr. 52 (Monogrammist A G), Abb.Tf. 18. – Benesch 1938, S. 142 mit Anm. 8. – Jahresbericht 93, 1948, S. 12 – 14, 16, Abb. 4. – Thieme-Becker, Bd. 37, 1950, S. 373. – Brücker 1963, S. 132, Anm. 238. – Führer 1977 u. 1980, Nr.202; 1985 u. 1994, Nr.188, jeweils Farbabb. – Löcher 1982: Bildnisse, S. 538. – Löcher 1985: Slg. Schäfer, S. 45. – Zander-Seidel 1990: Textiler Hausrat, S. 262 – 263, Abb. 238. – Sandner 1993, S. 243.

HG von 1514, Monogrammist

Der Maler trägt seinen Namen nach einem monogrammierten und datierten Gemälde mit der Enthauptung der Hl. Katharina in der Staatsgalerie Stuttgart. Er wird der sog. Donauschule zugezählt. Eine genauere Lokalisierung ist bisher nicht gelungen.

Zwei Tafeln von einem Katharinenaltar, 1514

GEIßELUNG DER HL. KATHARINA

Die gekrönte Heilige umfaßt, bis zu den Hüften entblößt, die Geißelsäule, an die sie gebunden ist. Schergen schlagen mit Geißeln und Ruten auf sie ein. Kaiser Maxentius, mit Krone und Szepter, wohnt der Marter bei. Gehäuseartige Architektur mit Treppenstufen.

Fichtenholz (Picea sp.), 74,5 x 47,4 cm – Auf Rückseite und Parkett mit weißer Farbe »Gm.1534«; auf dem Parkett mit Farbstift »7313«; roter Stempel »D.B/1+4«.

Gm 1534. Um 1820 im Besitz des Grafen von Vieregg – 1850 bei dem Großhändler Marx in München – Erworben 1952 aus Nürnberger Privatbesitz mit Hilfe der Jubiläumsspende der Firma Otto Ulscht, Fürth.

DIE KAISERIN FAUSTINA BESUCHT DIE HL. KATHARINA IM GEFÄNGNIS

Die lichtumflutete Heilige spricht durch das vergitterte Fenster mit der knienden Kaiserin. Hinter seiner Gemahlin steht mit gezücktem Schwert Kaiser Maxentius, um sie zu töten. Über dem Tordurchgang ein heidnisches Götterbild.

Fichtenholz (Picea sp.), 74,6 x 47,3 cm – Auf Rückseite und Parkett mit weißer Farbe »Gm.1535«; auf dem Parkett mit Farbstift »7314«, mit rotem Stift »1535«, mit Bleistift »I«; roter Stempel »D.B/1+A«.

Gm 1535. Herkunft wie Gm 1534.

Äste im Holz belassen. Fugen mit Werg kaschiert. Gespalten. Alter Schädlingsbefall. Formate allseitig beschnitten. – Rückseiten: Flachparkett, an stark gedünnten Stellen Holzplättchen eingeschoben. – Bildseiten: Unterzeichnung: Pinsel; Kontur- und Binnenzeichnung. An den Goldgrund angrenzende Konturen in die Grundierung geritzt. Malerei und Metallauflagen: Hintergrund glanzversilbert auf rotem Poliment mit Goldlack (Goldimitationen). Metallene Teile mattversilbert mit Goldlack. Vergilbte Firnisse über den Schatten. – Restaurierung: 1953.

Gm 1534: Wohl 2 Bretter[1], mutmaßliche Breiten von links oben 28,9, 18,5 cm, unten 28,8, 18,5 cm. Stärke auf 0,1 – 0,3 cm gedünnt. Äste und eine Harzgalle am rechten Rand unten mit Werg kaschiert. Unter dem imitierten Goldgrund und dem Körper der Heiligen Leinwandkaschierung. – Bildseite: Reste gerissener Grundier- und Malkanten oben; unten später schmal eingefalzt. Unterzeichnung: Hängetasche der Heiligen weiter unten, Stock in der linken Hand des rechten Schergen länger, seine Pluderhose endet in Zaddeln; die in die Grundierung geritzten Schwänze seiner Geißel sind steiler nach oben gerichtet. Malerei und Metallauflagen: Goldgrund hinter der die Fenster teilenden Säule durchgezogen. Horizontaler Farbauftrag im Mantel des Kaisers mit aufgefächertem Breitpinsel, so daß der Eindruck von schwerem Brokatstoff entsteht. Vergilbter Firnis über rotem Gewand der Heiligen. Verluste von Malschicht und Grundierung vorwiegend entlang der Ränder, Ausbruch an der Ecke links oben mit silbrigem Metall ergänzt und künstlich patiniert.

Gm 1535: Wohl 3 Bretter, mutmaßliche Breiten von links oben 24,7, 14,6, 8,0 cm, unten 24,3, 14,3, 8,4 cm. Stärke auf 0,2 – 0,4 cm gedünnt.

Zahlreiche Risse. – Rückseite: Oben, rechts und partiell links schmal eingefalzt. – Bildseite: Unterzeichnung: Augen des Kaisers und des Begleiters ganz links weiter oben. Malerei: Die gelben Gewandteile mit Rot untermalt, changierende Wirkung. Einschichtiger, azuritblauer Himmel. Lichter in den Inkarnaten der Frauen ergänzt. Blaue Kleidungsteile vergrünt. Bräunliche Flecken auf der Oberfläche durch die nicht völlig geglättete Grundierung bedingt. AB

Die Hl. Katharina (Fest 25. Nov.) soll unter Kaiser Maxentius 306 oder 307 zu Alexandrien den Märtyrertod erlitten haben. Ihre Legende wird ausführlich in der Legenda aurea (1263/73) des Jacobus de Voragine erzählt[2]. Im Zeitalter der eben erstehenden Universitäten kam ihr als Patronin der Philosophen besondere Verehrung zu. Auch unter den Nothelfern nahm sie eine bevorzugte Stelle ein. Schon in der spätbyzantinischen Kunst kamen zyklische Darstellungen aus der Katharinenlegende vor, wie sich aus den Anweisungen des Malerbuches vom Berg Athos ergibt[3]. Bei Gm 1535 faßte der Maler zwei Momente der Legende in einem Bild zusammen – den vor der Radmarter erfolgten Besuch der Kaiserin im Gefängnis, das »von unermeßlichem Glanz erleuchtet« ist, und ihre Bekehrung durch die Hl. Katharina und weiterhin den nach der Radmarter der Heiligen erfolgten Tod der Kaiserin durch das Schwert. Der Kaiser führt eine krumme Hiebwaffe (»Malchus«). Die Bilder sind trotz des volkstümlichen Legendentons fortschrittlich in der räumlichen Verteilung und maßstäblichen Verkleinerung der Figuren und durch die weitgehend gelungene Anwendung der Perspektive bei der Architektur. Diese Vorzüge verdanken sie Holzschnitten Albrecht Dürers. Die Bildbühne des Besuchs im Gefängnis variiert diejenige des Tempelgangs Mariä B. 81 aus dem Marienleben. Das antike Götterbild eines Jägers mit dem Hund verwandelte der Maler in ein heidnisches Idol mit einem Drachen. Die kniende Kaiserin kennen wir als die Frau mit den Tauben aus der Darstellung im Tempel B. 88 derselben Folge. Dürers Geißelung Christi B. 33 aus der Kleinen Passion diente dem Gemälde der Geißelung der Hl. Katharina als Vorbild. Die Heilige umfaßt gleich Christus die Geißelsäule, die drei Schergen kehren beinahe unverändert wieder. Die Architektur weist von Dürer vorgegebene Elemente auf, ist aber gleich einem Tabernakel gehäuseartig aufgebrochen. Der Künstlers hatte wenig Sinn für körperhafte Gestaltung, wohl aber für blühende, auch changierende Farben.

Die Gemälde Gm 1534 und Gm 1535 gehörten zu einem Katharinenaltar, von dem sich weitere Tafeln erhalten haben: Bekehrung der Hl. Katharina durch das Marienbild eines Einsiedlers; ihre Taufe durch den Einsiedler (Bukarest, Muzeul de Artá al R.S. Romania)[4]; Verbrennung der Philosophen (Stuttgart, Privatbesitz)[5]; Enthauptung der Hl. Katharina (Stuttgart, Staatsgalerie)[6]. Zwei zugehörige Tafeln sind verschollen. Nagler sah die Folge von 8 Bildern (bei ihm irrig als Legende der Hl. Elisabeth) um 1823 bei ihrem damaligen Besitzer; 1850 sah er sie bei dem Großhändler Marx in München zum Verkauf ausgestellt. Offenbar waren sie damals schon auseinandergesägt und gespalten. Das Gemälde der Enthauptung ist 1514 datiert und mit einem Monogramm bezeichnet, dessen Initialen »H G« eine Hausmarke flankieren. In Analogie zu anderen Bildfolgen der Katharinen-Legende stellten die verschollenen Gemälde vermutlich die mystische Vermählung der Heiligen mit Christus und ihre Disputation mit den heidnischen Philosophen dar, vielleicht auch die durch Engel erfolgte Überführung ihres Leichnams auf den Berg Sinai. Eine gemalte Darstellung der Vermählung befand sich ehemals in den E. and A. Silberman Galleries, New York[7]. Sie war als Vermählung der Hl. Katharina von Siena ausgewiesen. Ikonographische Sonderheit ist, daß die Heilige die mystische Vermählung im Bett schlafend gleich einem Traum erlebt[8]. Erwin Panofsky[9] erkannte Motive der Architektur als aus Dürers Holzschnitt B. 95, Verehrung Mariä, übernommen. Das Hans Holbein d. Ä. zugeschriebene Bild gleicht im Figurentypus und in der Zeichnung der Gewandfalten, mehr noch in der von Dürer abgeleiteten Gehäusearchitektur den Bildern des Monogrammisten H G. Die Tafel wurde offensichtlich allseitig beschnitten, die mitgeteilten Maße, ca. 70,5 x 56,6 cm, lassen sich mit denen von Gm 1534 und Gm 1535 nicht in Einklang bringen. Die Nimben sind konturierte Scheiben.

Es ist denkbar, daß die acht Szenen der Katharinenlegende auf die Außenseiten der Innenflügel und die Innenseiten der Außenflügel verteilt, aber auch, daß bei geschlossenem Schrein alle Szenen zu sehen waren. Ob der Schrein und die Innenseiten der Flügel Skulpturen enthielten, bleibt offen. Nagler machte zur Auflösung des Monogramms verschiedene, nicht akzeptable Vorschläge. Hans Rott[10] löste es versuchsweise für den 1508 bis 1519 in Freiburg i.Br. nachgewiesenen Heinrich Guller auf. Teodosiu, der im Zusammenhang der Bukarester Bilder auf die Vorbildlichkeit von Holzschnitten Dürers für den Maler hinwies[11], wollte ihn mit Albrecht Altdorfer identifizieren. Rosy Schilling[12] dachte an einen dem Kreis Wolf Hubers nahestehenden Meister der Donauschule, Ernst Buchner[13] an einen Tiroler Meister unter dem Einfluß der Donauschule, Bushart und zunächst auch Stange[14] an einen donauländischen Maler aus dem Umkreis des Meisters der Historia Friderici et Maximiliani[15].

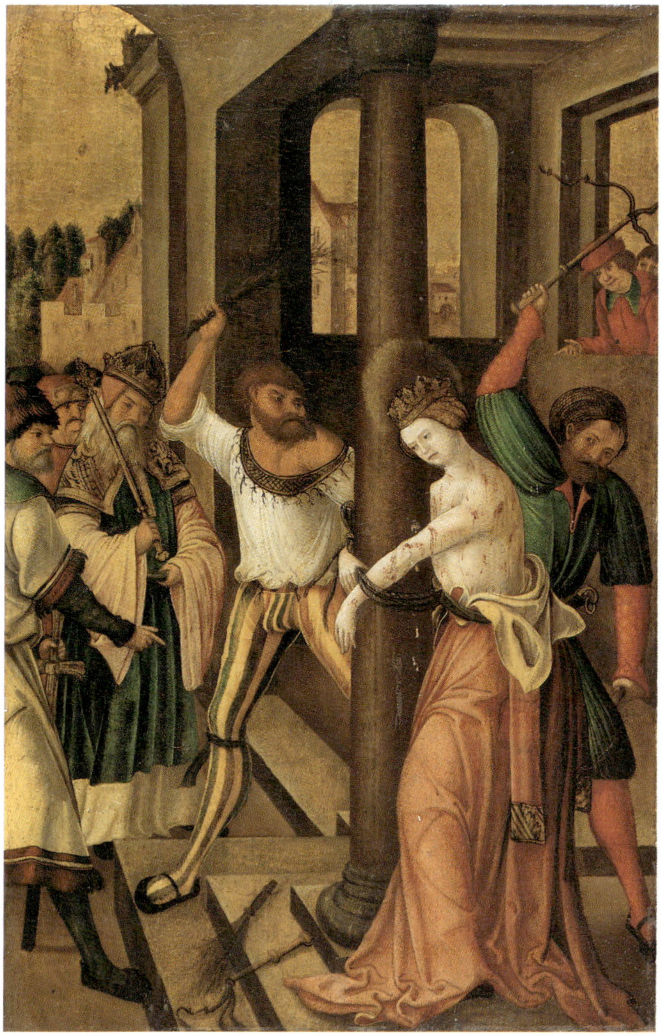

Gm 1534

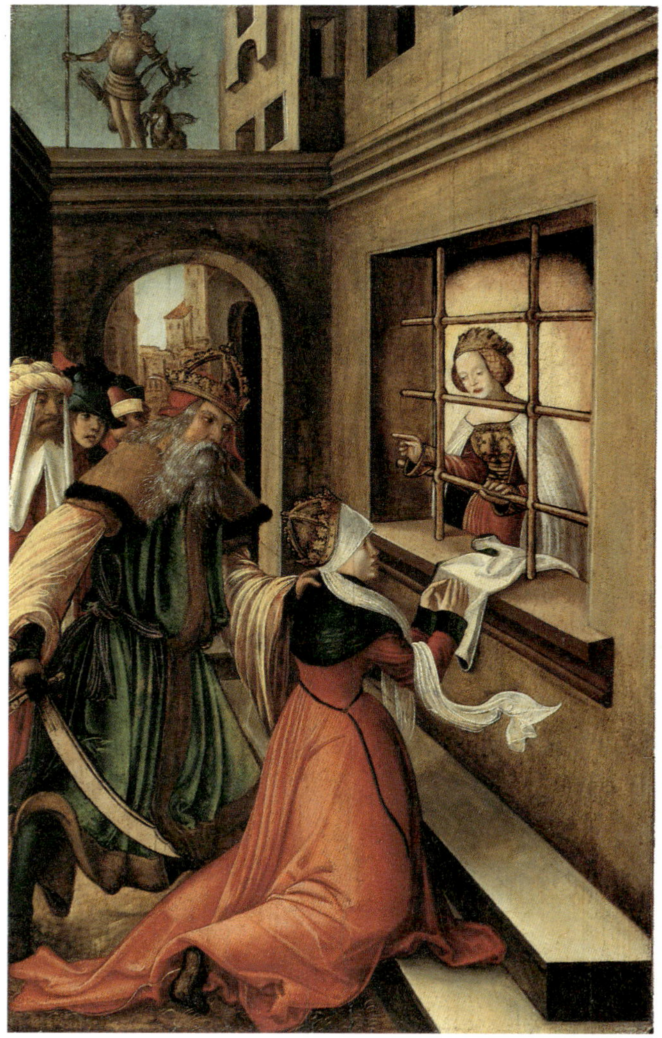

Gm 1535

1 Die Bretter auf beiden Tafeln wegen der Abklebungen nicht eindeutig zu bestimmen.
2 Dt. Ausgabe von Richard Benz o.J. (1955), S. 917 – 927.
3 Zur Ikonographie vgl. Künstle 1926, S. 369 – 374. – LCI 7, 1974, Sp. 289 – 297.
4 Inv.Nr. 151, 75 x 47,1 cm; Inv.Nr. 150, 75 x 46,4 cm. Vgl. Anatolie Teodosiu: Doua tablouri de Altdorfer in Muzeul de Arta al Republicii. In: Arta plastica, Bd. 78, 1966, S. 43 – 45, mit Abb. – Kat. Bukarest 1971, S. 19 – 20, mit Lit., Abb. S. 16. Den Hinweis auf den Katalog nebst Auszügen verdanke ich Dr. Viorica Guy Marica, Bukarest.
5 74,5 x 47 cm. Ausst. Stuttgart 1958/59: Meisterwerke, Kat.Nr. 116, Abb. 20.
6 Inv.Nr. 2287, 74,5 x 47 cm. Kat. Stuttgart, Staatsgalerie, 1992, S. 269 mit Abb.
7 Vgl. Ausst.Kat. Holbein and his contemporaries, The John Herron Art Institute, Indianapolis, Indiana, 1950, Nr. 32 mit Lit. und Abb.
8 Als früheres Beispiel ein Glasgemälde von Peter Hemmel, um 1470/75, in Straßburg, Wilhelmerkirche, Langhaus; vgl. Rüdiger Becksmann: Deutsche Glasmalerei des Mittelalters (Ausst. des Instituts für Auslandsbeziehungen). Stuttgart 1988, S. 166, Abb. 50.1.
9 Mitgeteilt in Ausst.Kat. Indianapolis (wie Anm. 7).
10 Mitgeteilt in Ausst.Kat. Slg. Dr.-Ing.e.h. Heinrich Scheufelen, Württ. Staatsgalerie, Stuttgart, 1948, S. 26 – 27.
11 Wie Anm. 4. – In Kat. Bukarest 1971 (wie Anm. 4) als Altdorfer-Schule.
12 (Bericht) Frankfurt a.M., Städelsches Institut: Ausstellung von Meisterwerken alter Meister aus Privatbesitz. In: Belvedere, Bd. 8, 1925, S. 88.

13 Schreiben vom 1. Sept. 1952 an das GNM.
14 Mitgeteilt im Ausst.Kat. Stuttgart 1958/59 (wie Anm. 5).
15 Auch »Meister des Pulkauer Altars« genannt; vgl. Otto Benesch u. Erwin M. Auer: Die Historia Friderici et Maximiliani. Berlin 1957. In jüngerer Zeit ist der Meister der Historia unter Ausschluß der ihm zugeschriebenen Gemälde wieder mit Albrecht Altdorfer identifiziert worden; vgl. Ausst.Kat. Albrecht Altdorfer. Zeichnungen, Deckfarbenmalerei, Druckgraphik, bearb. von Hans Mielke, Berlin-Regensburg, 1988, S. 68 – 83, Kat.Nr. 30.

Nagler 1863: Monogrammisten 3, 1863, Nr. 968. – Kat. Stuttgart, Staatsgalerie (bearb. B. Bushart), 1957, S. 166; 1962, S. 122 – 123. – Ausst. Stuttgart 1958/59: Meisterwerke, bei Kat.Nr. 116. – Stange 1964 u. 1971, S. 153. – Kat. Bukarest, Muzeul de Artá al R.S. Romania, 1971, S. 19, bei Kat.Nr. 15, 16.

Hoffmann, Hans

Geboren um 1545/50, gestorben zwischen dem 14. Okt. 1591 und dem 12. Juni 1592 in Prag. Vielleicht identisch mit dem 1557 in den Nürnberger Ratsakten erwähnten Maler gleichen Namens, der dort als Niederländer ausgewiesen ist. Daraus wurde geschlossen, daß er kalvinistischer Emigrant war. Seit 1576 ist er in Nürnberg nachgewiesen, 1584 war er vorübergehend am Münchner Hof tätig, seit 1585 Hofmaler Kaiser Rudolfs II. in Prag. Hoffmann war ein früher und der prominenteste Vertreter der sog. Dürer – Renaissance in der zweiten Hälfte des 16. Jahrh.

BILDNIS DES NÜRNBERGER PATRIZIERS HIERONYMUS HOLZSCHUHER

nach Albrecht Dürer, 1578

Brustbild nach links, ohne Hände, mit Blick auf den Betrachter. Er hat graugrüne Augen, weißes Haar und Bart. Er trägt eine Schaube mit breitem braunem Pelzkragen, schwarzes Wams und weiße Hemdrüsche. Grauer Grund.

Lindenholz (Tilia sp.) 51 x 36,8 cm – Oben rechts bez. mit des Künstlers Monogramm »Hh [ligiert]«, links auf einem gemalten Zettel zweizeilige Inschrift in Majuskeln der Humanisten-Antiqua: »AETATIS SVAE / LVII« = Seines Alters 57 – Auf der Rückseite in Bleistift, schadhaft: » Etatis sue 57 an[n]o/ ... holltzschuher vom hans hoffman abgemalt«; Reste von 5 roten Siegeln; Klebezettel des Praunschen Kunstkabinetts [Inv.1719], Nr. 38.

Gm 1417. Von 1616 bis 1797 im Praunschen Kunstkabinett in Nürnberg nachgewiesen – Im April 1801 von dem Kunsthändler Johann Friedrich Frauenholz in Nürnberg erworben – Vor 1804 von Herzog Ernst von Sachsen-Gotha für die Galerie in Gotha erworben[1] – Aus dieser 1942 für das GNM erworben – Von 1971 bis 1993 als Leihgabe in den Stadtgeschichtlichen Museen Nürnberg, Albrecht-Dürer-Haus, ausgestellt.

2 Bretter, mittlere Breiten 20,0, 16,8 cm. Stärke 1,0 cm. In die Brettfuge oben und unten je eine Holzfeder eingeschoben. Äste im Holz belassen. Format geringfügig beschnitten. – Rückseite: Mit Schropphobel geglättet, stellenweise breite Sägespuren, Holzausbrüche und Einkerbungen. Brettfuge mit ca. 3,5 cm breiten Leinwandstreifen kaschiert. Brauner, öliger Anstrich, geschwärzt. – Bildseite: Rest einer gerissenen Grundier- und Malkante oben vorhanden. Unterzeichnung: Stift; schmale Kontur- und Binnenzeichnung. Ockerbraune Imprimitur. Malerei: Inkarnat naß in naß. Kleine Retuschen im Hintergrund und Pelz. – Restaurierung: 1952 Oberfläche von einem »stark gebräunten Lack« gereinigt. – Rahmen original; Kiefernholz, einfach gezapft. Ecken der Profile in Gehrung geschnitten; schwarzbraune Fassung auf rötlicher Untermalung; Mattvergoldung der Profilleisten und Blattornamente auf der Fassung. Geringer, alter Schädlingsbefall. Profile bestoßen; Fassungsverlust und stellenweise Ausbesserungen an den Gehrungen. AB

Hieronymus Holzschuher (1469 – 9. Mai 1529) war Mitglied des Kleineren Rates in Nürnberg, 1500 jüngerer, 1509 älterer Bürgermeister und 1514 Septemvir. Er war verheiratet mit Dorothea Münzer. Bei der Durchführung der Reformation in Nürnberg gehörte er zu den konservativen Kräften[2]. Albrecht Dürer porträtierte ihn 1526. Das Originalgemälde wurde 1884 aus dem Besitz der Nachkommen Holzschuhers für die Berliner Museen erworben und befindet sich in der Berliner Gemäldegalerie[3]. Es trägt die Inschrift: »HIERONIM(VS) HOLTZSCHVER. ANNO.DO-(MI)NI. 1526 / .ETATIS. SVE 57« , oben rechts in Stirnhöhe des Künstlers Monogramm.

Das Inv. des Praunschen Kunstkabinetts von 1616 nennt unter den Gemälden Hans Hoffmanns »Eines Holzschuers conterfet, in einer ram zwen schuch hoch, sambt der coperta darüber«, im Inv. 1719, Nr.38 »Von Hannß Hoffmann. Ein herr Holzschuher auf holz gemacht, 1 schuh 8 zoll hoch und 1 schuh 2 zoll breit, darüber ein deckel, worauf ein grauer mann auf papier mit öelfarb gemahlt«[4]. Anders als der mit dem Wappen des Dargestellten bemalte Schiebedeckel des Originalgemäldes, war die »coperta« bei Hoffmann kein originaler Bestandteil des Porträts.

Wölfflin hat Dürers Gemälde treffend charakterisiert[5]. Pilz nahm an, daß ein Nachkomme Holzschuhers die Wiederholung in Auftrag gegeben hätte, doch widersprechen dem die bewußten Abweichungen vom Original und der

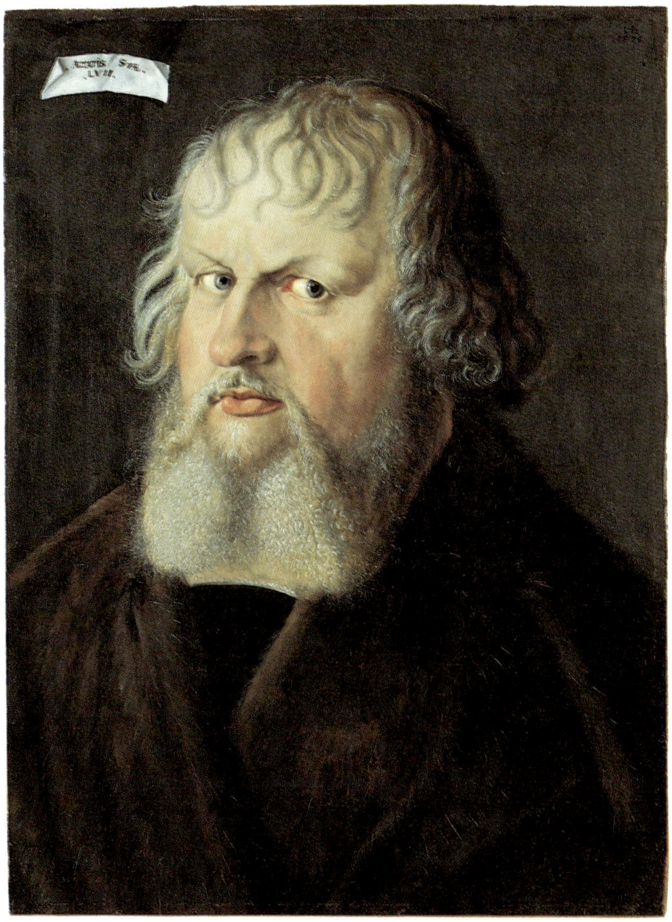

Gm 1417

Verzicht auf Dürers Monogramm. Hoffmann kopierte das Bildnis nicht als Holzschuhersches Familiendokument, sondern als Ausdrucks- und Charakterkopf. Er verzichtete auf die inschriftliche Benennung des Dargestellten und veränderte die physiognomische Erscheinung in der Weise, daß die Einzelformen des Gesichtes in einem hellen Licht plastisch und zeichnerisch überformuliert, der Blick der rollenden Augen gesteigert, das Haupthaar stärker in züngelnde Strähnen zerteilt werden. Das silberweiße Haar kontrastiert mit dem geröteten Fleischton. Den lichten blauen Hintergrund des Originalgemäldes ersetzt ein dem Geschmack des späteren 16. Jahrh. entsprechender grauer. Für das Verständnis des Bildes notwendig erschien dem Maler die Altersangabe. Als bezeichnetes Werk aus Hoffmanns Nürnberger Zeit ist es wichtig für die Bestimmung und Bewertung seines Stils. Eine Nachzeichnung nach Dürers Porträt, farbige Kreide auf Pergament, wurde von den Museen der Stadt Nürnberg, Graphische Sammlung, erworben. Die Vermutung, sie könnte von Hans Hoffmann stammen und eine Vorarbeit zu dessen gemaltem Porträt Holzschuhers sein, hat sich nicht erhärten lassen[6].

1 Vgl. Verz. der Gemälde bey der Herzoglichen Bildergallerie in Gotha (1826), Nr. 144, später hinzugefügt: 64; freundl. Hinweis von Allmuth Schuttwolf, Gotha, 20. Aug. 1996. Laut Heller wurde das Bild nach Coburg verkauft, was jedoch nicht den Tatsachen entspricht.
2 Vgl. Biedermann 1748, Tab. CLXXIII. – Zur Familie Holzschuher vgl. Friedrich 1994, S. 71 – 76.
3 Anzelewsky 1971 u. 1991, Kat.Nr. 179 und Abb.
4 Doppelmayr in einem handschriftl. Zusatz zu Johann Gabriel Doppelmayr: Historische Nachricht von den Nürnbergischen Mathematicis und Künstlern. Nürnberg 1730, notierte in seinem Handexemplar (GNM, Sign. 2 Hs 108 571 Bg 531 aa), S. 208: »das Portrait Hieronymi Holzschuers ... von A. 1578«; vgl. Ausst.Kat. Nürnberg 1976 und Achilles-Syndram 1994.
5 Wöfflin 1905, S. 272, 275.
6 Vgl. Mende 1990.

Murr 1778, S. 471; 1797, S. 7, Nr. 38. – Heller 1827, 2, S. 232. – Rathgeber 1835, S. 8. – Parthey 1, 1863, S. 594, Nr. 2. – Kat. Gotha 1883 (bearb. H.J. Schneider), Nr. 330. – Meyer 1885, S. 103, Anm. 5. – Kat. Gotha 1890 (bearb. C. Aldenhoven), S. 67, Nr. 310. – Peltzer 1924, S. 258. – Winkler 1928, S. 418 zu Abb. S. 76. – Ders. 1932, S. 80. – Tietze u. Tietze-Conrat 2/2, 1938, bei Nr. 957. – Kohlhaussen 1943, S. 19 – 20, Abb. 10. – Ausst. Nürnberg 1952: Aufgang der Neuzeit, Kat.Nr. P 5. – Pilz 1962, S. 249, Nr. 2, Abb. 2. – Anzelewsky 1971, bei Nr. 179 (als in Gotha befindlich). – Mende 1972, S. 36 (nicht paginiert). – Ausst. Nürnberg 1976: Nachleben Dürers (bearb. M. Mende), Kat.Nr. 70, Abb. 79. – Ausst. Nürnberg 1982: Caritas Pirckheimer, Nr. 156 a (bearb. P. Strieder). – Mende 1982: Albrecht-Dürer-Haus, S. 11, Farbabb. S. 21; ^{2}1989, S. 8, Farbabb. S. 21. – Smith 1983, S. 72. – Mende 1989, Nr. 7 und Farbabb. – Ders. 1990, bei Nr. 30. – Anzelewsky 1991, bei Nr. 179 (als in Gotha befindlich). – Ausst. Nürnberg 1994: Praunsches Kabinett, Kat.Nr. 171 mit Abb (bearb. K. Löcher). – Baumgartl, Lauterbach u. Otto 1993, Abb. S. 151. – Achilles-Syndram 1994, S. 116, Nr. 80, S. 183, Nr. 35, Abb. 33.

Hoffmann, Hans

BILDNIS EINES NÜRNBERGER GOLDSCHMIEDS
1580

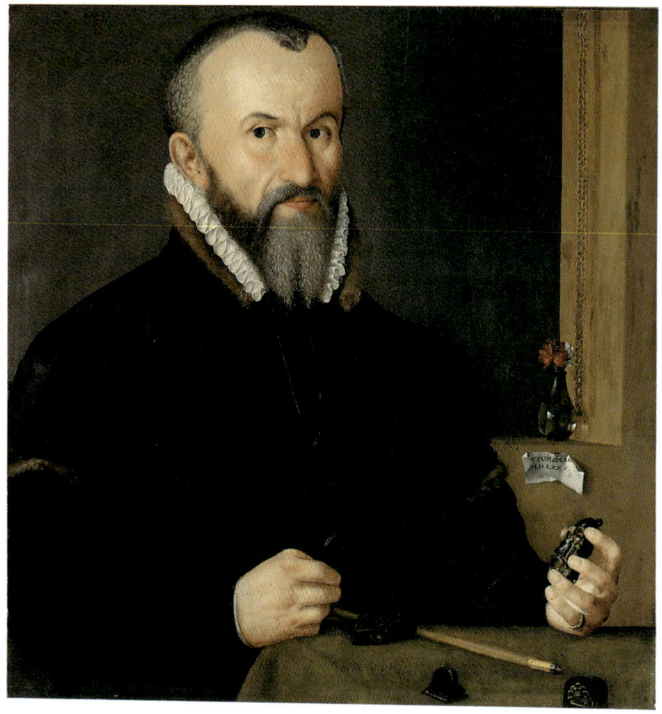

Gm 1585

Brustbild, leicht nach rechts, mit Blick auf den Betrachter. Er hat blaugraue Augen, ergrautes kurzgestutztes Haar, Schnurrbart und zweigeteilten, in Spitzen zulaufenden Vollbart. Er trägt ein schwarzes Wams, dessen Knopfleiste mit Tressenschmuck und Quasten versehen ist, darüber einen gleichfarbenen, mit braunem Pelz gefütterten, kurzärmligen moiréseidenen Rock und eine weiße Halskrause. In seiner linken, mit zwei Ringen geschmückten Hand ein Schmuckstück in Gold und Email, in seiner rechten eine Lupe. Auf dem mit einer grünen Decke verkleideten Tisch ein Armbrustbolzen, der Futteraldeckel für den Anhänger, ein Ständer mit Sockel und aufgelegtem Ring und der dazugehörige Deckel des Futterals. In der Wandnische eine Glasvase mit einer roten und einer weißen Nelke und eine herabhängende Goldkette.

Lindenholz (Tilia sp.), 61 x 56,4 cm – Auf einem gemalten Zettel unterhalb der Wandnische zweizeilige Inschrift in Antiqua-Majuskeln: ».AETATIS.SVAE.L.III /.MD L XXX.« = Seines Alters 53, 1580. Am Deckel des Ringbehälters über dem Goldornament in Schwarz bez. mit des Künstlers Monogramm »Hh [ligiert]« – Auf der Rückseite mit schwarzer Farbe »M.9.«, mit weißer Farbe »G.1858.«, mit weißer Kreide »4/56«.

Gm 1585. Erworben 1954 im Berliner Handel (Curt Weiss).

3 Bretter, Breiten von links oben 19,0, 15,3, 22,0 cm, unten 18,0, 13,6, 24,8 cm. Stärke 0,9 – 1,1 cm. Äste im Holz belassen, ein größerer im rechten Brett unten mit Papier oder Pergament kaschiert. Geringer alter Schädlingsbefall. Format vermutlich allseitig geringfügig beschnitten. – Rückseite: Glatt bearbeitet und braun gebeizt; entlang der Ränder Reste einer Papierabklebung. – Bildseite: Grundier- und Malkanten nicht vorhanden. Grundierung: Dünn. Unterzeichnung: Stift; Kontur- und Binnenzeichnung; in den Schatten mehrfach wiederholte Schlangenlinien. Malerei: Lichter und Schatten im Gesicht weich vertrieben, Haare mit feinem Pinsel oder mit der Schnepfenfeder. Ältere Retuschen; ein quer über die Nase verlaufender alter Kratzer, seit 1994 im Wams zwei Kratzer. AB

Der Dargestellte ist Goldschmied oder Juwelier oder beides. Das Schmuckstück zeigt eine geflügelte nackte weibliche Figur neben einem Baumstamm und farbige Steine, das zugehörige Futteral in Lederpressuung einen antiken Krieger (Linkshänder) mit erhobenem Schwert. Hackenbroch wollte in dem Schmuckstück eine niederländische Arbeit erkennen, was dann sinnvoll wäre, wenn sich der Goldschmied den niederländischen Emigranten zurechnen ließe. Konrad Ameln hielt den Dargestellten für den Nürnberger Goldschmied Paul Dulner (Tullner)[1], der 1553 Meister wurde und 1596 starb. v. Wilckens, in der Annahme, daß der Dargestellte 58 Jahre zählt, dachte an Erasmus Hornick. Der aus Antwerpen stammende Goldschmied ging um 1550 nach Augsburg, erwarb 1559 das Nürnberger Bürgerrecht, das er 1566 wieder aufgab, war ab 1578 erneut als Bürger von Augsburg tätig und vom 1. Sept. 1582 bis zu seinem Tod 1583 Kammergoldschmied am Hof Kaiser Rudolfs II. in Prag[2]. Der Bolzen verweist, wie Strieder annahm, auf die Zugehörigkeit zu einer Schützengesellschaft. Die rote Nelke ist vermutlich eine Gartennelke (Dianthus caryophyllus), halbgefüllt[3]. Daß der Scheitel des Dargestellten und der Futteraldeckel für den Ring die obere bzw. die untere Bildkante beinahe berühren, lag wohl nicht in der Absicht des Malers, sondern ist das Ergebnis der, wennschon geringfügigen, Verkürzung der Tafel. Das Ausbreiten der Gegenstände erinnert an Nicolas Neufchatel, die Wandnische mit dem Glas an Georg Pencz[4], doch handelt es sich nicht um historisierende Reminiszenzen, sondern um eine lebendige Fortführung der Überlieferungen der Nürnberger Bildnismalerei, wobei Hoffmann mit einem niederländisch anmutenden Sachinteresse vorging. Der Schmuck zeigt in der Wiedergabe eine vorbarocke Flüssigkeit der malerischen Handschrift.

1 Dr. Konrad Ameln, Lüdenscheid, Brief vom 18. Febr. 1981 an Leonie v. Wilckens, GNM.
2 Vgl. Hackenbroch 1979, S. 156 – 157, mit zahlreichen Abb.
3 Freundl. schriftl. Mitteilung Hermann Schmidt, Nürnberg, 18. März 1996.
4 Vgl. dessen Bildnis des Lienhard Hirschvogel von 1547 (Slg. Fritz Thyssen) und das einer unbekannten Dame (Minneapolis Institute of Arts); vgl. Gmelin 1966, Abb. 60, 61.

Jahresbericht 1951 – 1954: Neuerwerbungen, S. 17. – Strieder 1956, S. 134, Abb. 17. – Ausst. Nürnberg 1962: Barock, Kat.Nr. A 1. – Pilz 1962, S. 250, Nr. 3, Abb. 4. – Hackenbroch 1979, S. 243, Abb. 654 (Ausschnitt). – Wilckens 1980, S. 157 – 158. – Löcher 1985: Jamnitzer, Kat.Nr. 778, Abb. 148. – Baumgartl, Lauterbach u. Otto 1993, S. 150.

Hoffmann, Hans

Zugeschrieben

SCHMERZENSMANN
um 1580/90

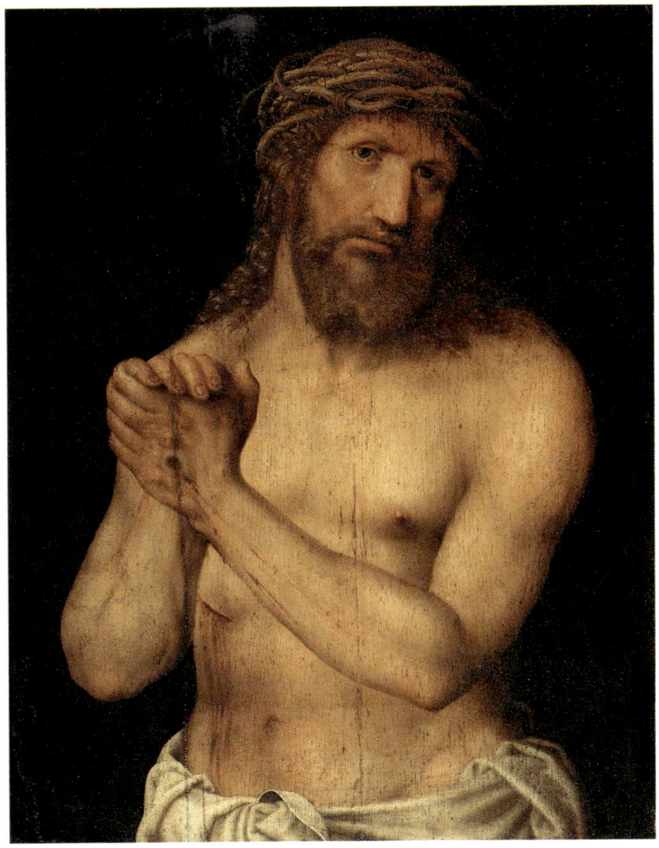

Gm 178

Christus, wie er vom Kreuz genommen wurde. Er trägt die Dornenkrone auf dem Haupt und ein Tuch um die Lenden. Er zeigt seine Wundmale und sucht mit dem Blick und den schmerzvoll gerungenen Händen die Aufmerksamkeit des Betrachters. Halbfigur, annähernd frontal, vor schwarzem Grund.

Eichenholz (Quercus), 68 x 49,8 cm, Breite mit späterer Anstückung in Tannenholz 52,5 cm – Auf der Rückseite mit weißer Farbe »Gm 178«; auf der Rahmenrückseite mit weißer Farbe »Gm 178«; Klebezettel Slg. Wallerstein »V. Zimmer«; Slg. König Ludwig I. von Bayern, 1828, Nr. 291; WAF Nr. 232; Ausst. Nürnberg 1986.

Gm 178. Leihgabe des Wittelsbacher Ausgleichsfonds / Bayer. Staatsgemäldesammlungen, Inv.Nr. WAF 232. – Slg. Graf Rechberg – Slg. Fürst Oettingen-Wallerstein, Grundbuch 1817/18, § CXLIX, erworben 1815 – Slg. König Ludwig I. von Bayern, erworben 1828, I.W. 291 – Ab 1829 ausgestellt in Nürnberg, Moritzkapelle – 1882 GNM.

2 Bretter, Breiten von links oben 25,2, 22,8 cm, unten 26,7, 21,1 cm. Stärke auf 0,6 cm gedünnt. Seitliche 2,7 cm breite Anstückung rechts, vor 1828[1]. Durchgehender Riß in der linken Bildhälfte. Format allseitig beschnitten. – Rückseite: Fuge ehemals mit 6 Schwalbenschwänzen und 4 alten Querleisten gesichert; Leimreste und schwarzer Anstrich in den Zwischenräumen. Fuge und Riß durch Holzklötzchen stabilisiert. – Bildseite: Grundier- und Malkanten nicht vorhanden. Unterzeichnung: Nicht erkennbar. Farbigkeit verdunkelt durch stark vergilbten Firnis. Älterer Firnis im Inkarnat stellenweise reduziert. Zahlreiche, teils großflächige Malschichtausbrüche im Hintergrund haben zu dessen Übermalung und in Teilen der Dornenkrone auf der rechten Bildseite geführt. Retuschen im Bart und Oberkörper Christi sowie entlang des Risses. AB

Christus ist als Schmerzensmann dargestellt[2]. Der für das Bild gebräuchliche Titel »Ecce homo« führt irre. Beim biblisch belegten Ecce homo stellte Pilatus den dornengekrönten Christus dem Volke vor. In unserem Falle zeigt Christus bereits die Wundmale seines Erlösertodes am Kreuz, ist also außerhalb der zeitlichen Abfolge der Historie zugleich als Lebender und als Toter dargestellt, auch nicht als Auferstandener. Zu vergleichen wäre der spätmittelalterliche Typus, wie ihn der Schmerzensmann mit Maria vom Meister des Bamberger Altars, Gm 1531[3], zeigt, doch fehlen dem späteren Bild die Idealität und mystische Versenkung. Christus ist von kräftig muskulöser Statur, nahbar durch den mitleidheischenden Ausdruck. Das Gemälde erfüllte die Funktion des privaten Andachtsbildes. Es ist einfühlsam in der Wiedergabe des halboffenen Mundes mit den sichtbaren Zähnen, den feinpinsligen Lichtern im blonden Haar und in der Abschattierung. Der Maler legte dem Bild das Titelbild B. 4 von Dürers Holzschnittfolge der Großen Passion zugrunde. In den Katalogen der Moritzkapelle bis 1846 lief das Bild noch als ein Originalwerk Dürers. Im Kunstblatt 1829 wird es als solches gerühmt. Waagen stellte Dürers Urheberschaft entschieden in Frage und gab das Bild überzeugend einem Dürer-Nachahmer. Er nannte den für den Münchner Hof tätigen Georg Vischer[4], der allerdings erst 1625 Meister wurde, Reber im Kat. der Moritzkapelle von 1878 mit Vorbehalt Hans Hoffmann. In den Katalogen des GNM bis 1893 wird dieser Name mehr oder weniger bestimmt beibehalten. Braune verzichtete auf einen Künstlernamen. Peltzer griff die Zuschreibung an Hoffmann wieder auf. Lutze und Wiegand akzeptierten sie, ebenso Walicki und Kuetgens, der den Schmerzensmann im Zusammenhang der Ecce Homo-Bilder des Künstlers besprach und neben den Einflüssen Dürers solche des Niederländers Quentin Massys feststellte. Anzelewsky dachte wieder an ein dem Gemälde zugrunde liegendes Originalwerk Dürers. Ob die 1628 dem bayerischen Kurfürsten angebotene Kopie eines »halbnackenden Christus« tatsächlich auf ein Originalwerk Dürers zurückging und ob ein Gemälde aus der Sammlung Giustinini dieses überliefert[5], gibt für Gm 178 wenig her, da es sich um einen anderen Typus handelt. Zu vergleichen ist der mit Sicherheit auf eine Komposition Dürers zurückgehende Schmerzensmann in der Slg. Graf Schönborn, Pommersfelden. Er galt als ein Originalwerk Dürers und wird heute versuchsweise Hans Hoffmann zugeschrieben[6]. Der Körper Christi ist dort entschieden fester gebaut und naturalistischer durchgebildet als bei Gm 178.

1 Der Inventarzettel der Slg. König Ludwigs I von Bayern sitzt auf der rechten Anstückung.
2 Zum Schmerzensmann vgl. Schiller 2, 1968, S. 198 – 210. – LCI 4, 1972, Sp. 87 – 95.
3 Vgl. Ausst. Nürnberg 1300 – 1550. Kunst der Gotik und Renaissance. GNM. München 1986, Kat.Nr. 28 mit Abb.
4 Bei Waagen: Fischer. Vgl. Thieme-Becker, Bd. 34, 1940, S. 416 (»Vischer«).
5 Vgl. Kurt Steinbart: Albrecht Dürers Schmerzensmann von 1511 als christomorphes Selbstbildnis. In: Zeitschrift für Kunstgeschichte, Bd. 14, 1951, S. 32 – 39. – Anzelewsky 1971 und 1991.
6 Vgl. Anzelewsky 1971, Nr. 170 K, Textabb. 114; 1991, Nr. 170 K, Textabb. 145. – Ausst. Nürnberg 1989: Schönborn, Kat.Nr. 275 (bearb. K. Löcher) mit Farbabb.

Kat.Slg. Oettingen-Wallerstein 1819, S. 86, Nr. 163; 1826 u. 1827, Nr. 163. – Moritzkapelle 1829 – 1846, Nr. 102. – Kunstblatt 1829, Nr. 102, S. 408. – Kugler 1836, S. 100. – Waagen 1843, S. 192, Nr. 102. – Moritzkapelle 1878 u. 1880, Nr. 120. – Kat. 1882, Nr. 262; 1885, Nr. 267; 1893, Nr. 285. – Braune 1909, Nr. 178. – Peltzer 1924, S. 258. – Lutze u. Wiegand 1936-37, S. 68. – Kuetgens 1954, S. 213 – 216, Abb. 128. – Walicki 1963, S. 76, Abb. 3. – Anzelewsky 1971, S. 285, Kat.Nr. 189 K. – Ausst. Nürnberg 1986: Ludwig I., Kat.Nr. 498. – Anzelewsky 1991, S. 292, Kat.Nr. 189 K, Textabb. 158. – Baumgartl, Lauterbach u. Otto 1993, S. 150.

Hoffmann, Hans

Zugeschrieben

BILDNIS DES NÜRNBERGER PATRIZIERS JAKOB MUFFEL

nach Albrecht Dürer, um 1580

Brustbild nach links, ohne Hände, vor grünem Grund. Er hat helle grüne Augen. Er trägt eine Schaube mit breitem rotbraunem Pelzkragen, pelzgefüttertes schwarzes Wams und weißes Hemd mit offenem Kragen, eine schwarze Haarhaube mit Goldbändern.

Lindenholz (Tilia sp.), 52,6 x 37,8 cm – Oben dreizeilige Inschrift in Majuskeln der Humanisten-Antiqua: »EFFIGIES· JACOBI·MVFFEL·/ AETATIS·SVAE·ANNO·LV./ SALVTIS·VERO· M·D·XXVI« = Bildnis des Jacob Muffel im Alter von 55 Jahren im Jahre des Heils 1526, darunter Dürers Monogramm AD (= D in A) – Auf der Rückseite mit Bleistift »Dürer Copie / Bildnis Jakob Muffel« und die Nr.177, mit weißer Farbe »G.177«; Reste von 3 roten Siegeln der Merkelschen Familienstiftung, sowie 2 Siegel auf der Rahmenrückseite; Klebezettel, Maschinenschrift, »Bildnis des Nürnberger Ratsherrn / Jakob Muffel. 1526 / Berlin. Kaiser Friedrich-Museum / Kopie aus der 2. Hälfte des 16./ Jahrhunderts«.

Gm 177. Depositum der Paul Wolfgang Merkel'schen Familienstiftung, 1874. – Slg. Paul Wolfgang Merkel, Nürnberg, spätestens 1822.

2 Bretter, Breiten von links oben 30,2, 7,8 cm, unten 28,3, 9,5 cm. Stärke 1,1 cm. Äste im Holz belassen. Bildträger an den Seiten konvex (Standpunkt Bildseite) verwölbt. Format original. – Rückseite: Holz stellenweise aufgerauht. Kanten abgefast. – Bildseite: Tafel außerhalb eines Rahmens grundiert und bemalt. Grundierung: Zweifarbig; untere Grundierschicht mennigerot, mit einer weißen abgedeckt[1]. Unterzeichnung: Konturlinie entlang des Nasenrückens erkennbar. Malerei: Lichter und Schatten im Gesicht weich vertrieben. Malschicht

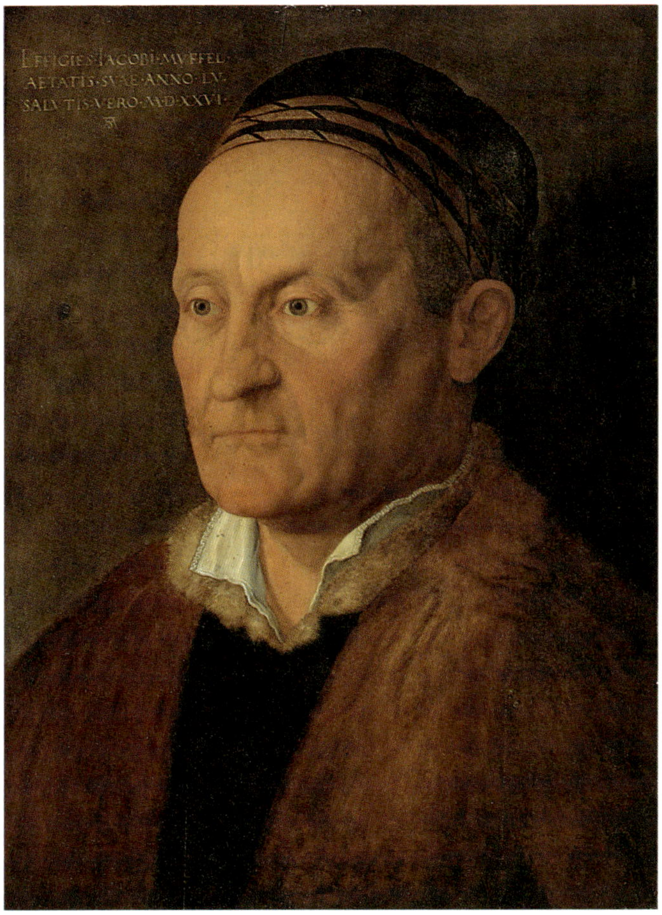

Gm 177

über den Ästen gelockert. Farbigkeit durch verbräunten Firnis verdunkelt. – Restaurierung: 1952 gereinigt u. kleinere Schäden ausgebessert, »starker brauner Lack vorhanden«. AB

Der Patrizier Jakob Muffel von und zu Eschenau (1471 – 19. April 1526) gehörte dem Kleineren Rat der freien und Reichsstadt Nürnberg an. Er war 1502 alter Bürgermeister und Rugsherr, 1513 Landpfleger, 1514 alter Bürgermeister, 1517 Kriegsherr und ab 1519 Septemvir. Mit seiner Ehefrau Agatha Schlüsselfelder hatte er acht Kinder. Bei der Durchführung der Reformation in Nürnberg nahm er, so in der Frage der Aufhebung der Klöster, eine mäßigende Haltung ein[2]. Dürer, dem er freundschaftlich verbunden war, porträtierte ihn 1526. Das Gemälde befand sich bis 1867 in der Graf Schönbornschen Gemäldegalerie in Pommersfelden und gelangte über die Slg. Narischkine, Paris, 1883 in die Berliner Gemäldegalerie[3]. Wölfflin hat das Bild treffend charakterisiert[4]. Paul Wolfgang Merkel (1756–1820), Handels-Appellations-Gerichts-Assessor und Marktvorsteher in Nürnberg, taxierte Gm 177 in einer undatierten, eigenhändigen Wertaufstellung für seine Bücher- und Kunstsammlungen mit 55 Gulden. Er nennt das Bild eine »sehr schöne Kopie nach Dürer, wahrscheinlich von Hans Hofmann«[5]. Eine weitere Kopie befand sich seit spätestens 1778 in der Pellerschen Gemäldegalerie in Nürnberg[6]. Alle drei Bildnisse wurden zu Zeiten Hellers als Werke Dürers angesehen. Der Kunstgelehrte wußte nicht zu entscheiden, welches das Original sei. Seibold hielt das Merkelsche Exemplar für identisch mit dem der Slg. Peller, doch blieb dieses zunächst unverkauft und befand sich, wie Seibold mitteilt, noch 1851 im »Schwarzen Pellerhaus«[7]. Gm 177 legt Zeugnis ab für die hohe Wertschätzung Dürers und für die handwerkliche Meisterschaft des Kopisten. Waagen bestimmte das Porträt als »eine alte, wiewohl sehr fleißige Kopie des Bildes zu Pommersfelden«. Rettberg beließ es im Oeuvre Dürers, Parthey ordnete es seiner »Art und Schule» zu. Reber und Bayersdorfer nahmen in Kat. 1885 die Zuschreibung an Hoffmann auf, dachten aber in Kat. 1893 nur an seine Art. Anders als das für Hoffmann gesicherte Bildnis Hieronymus Holzschuhers Gm 1417 ist das Jakob Muffels eine dokumentarisch getreue Wiederholung ohne eigene Ambitionen des Kopisten.

1 Ob es sich bei der weißen um eine Grundierungsschicht oder Imprimitur handelt, kann ohne Bindemittelanalyse nicht entschieden werden; die per definitionem üblicherweise dünne Imprimitur soll mittels einer höheren Bindemittelkonzentration die Saugfähigkeit der Grundierung vermindern, vgl. Knut Nicolaus: DuMont's Bild-Lexikon zur Gemäldebestimmung, Köln 1982, S. 105.
2 Vgl. Biedermann 1748, Tab. CCCCLXXXV. – Zur Familie Muffel vgl. Gerhard Hirschmann: Die Familie Muffel im Mittelalter. In: Mitteilungen des Vereins für Geschichte der Stadt Nürnberg, Bd. 41, 1950, S. 257 – 392. – Friedrich 1994, S. 101 – 103.
3 Inv.Nr. 557 D, von Holz auf Leinwand übertragen, 48 x 36 cm; vgl. Anzelewsky 1991, Nr. 178 und Farbabb.
4 Wölfflin 1905, S. 272, 275.
5 Beilage zur Nachlaßregelung nach dem Tode der Witwe von P.W. Merkel, 1831, GNM, Archiv Merkel-Röthenbeck BA 20; vgl. – Ausst.Kat. Nürnberg 1979, S. 51, Nr. A 60, und S. 55.
6 Vgl. Murr 1778, S. 515; dasselbe 1801, S. 465. – Seibold 1982, S. 77.
7 Vgl. Seibold 1982, S. 76, 80.

Heller 1827, S. 230. – Waagen 1843, S. 291. – Rettberg 1846, S. 158. – Parthey 1, 1863, S. 369, linke Spalte, Nr. 16. – Kat. 1882, Nr. 263; 1885; Nr. 268; 1893, Nr. 286. – Braune 1909, Nr. 177. – Ausst. Nürnberg 1928: Dürer, bei Kat.Nr. 71. – Winkler 1928, S. 419 zu Abb. S. 77. – Tietze u. Tietze-Conrat 1938, bei Nr. 956. – Anzelewsky 1971, bei Nr. 178 mit Abb. 117; 1991, bei Nr. 178 mit Abb. 151.2. – Ausst. Nürnberg 1979: Merkel, Kat.Nr. B 2 (bearb. K. Löcher), Tf. 1, Abb. 2. – Ausst. Nürnberg 1982: Caritas Pirckheimer, Kat.Nr. 156b (bearb. P. Strieder). – Seibold 1982, S. 77, Abb. 12.

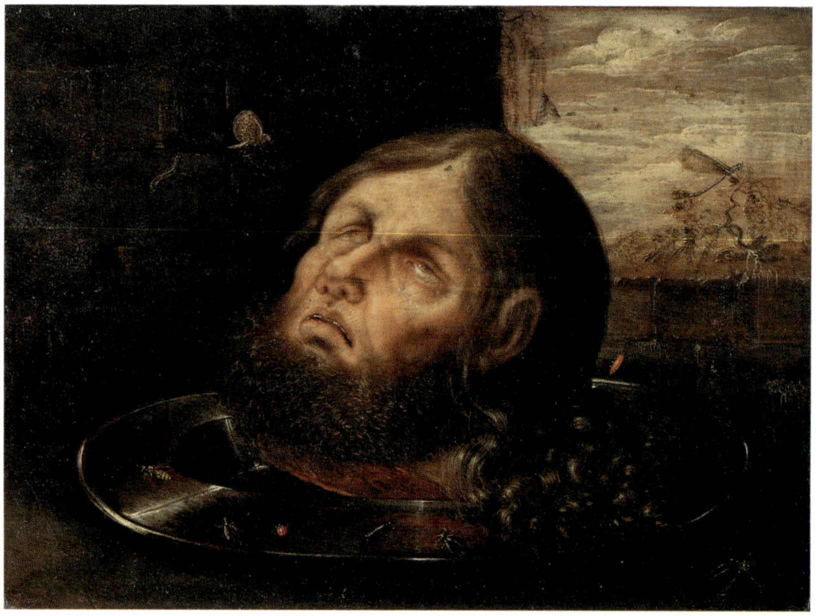

Gm 179

Hoffmann, Hans, Umkreis

JOHANNESSCHÜSSEL

Das Haupt Johannes des Täufers, um 1600/10

Auf einer metallenen Schüssel liegt das abgeschlagene Haupt Johannes des Täufers mit gebrochenem Blick und entblößter oberer Zahnreihe, umgeben von Insekten. Über der Brüstung Ausblick auf einen bewölkten Himmel.

Lindenholz (Tilia sp.), 36,6 x 49,4 cm, mit Anstückungen in Nadelholz 37,4 x 49,8 cm – Links neben der Schüssel falsches Dürermonogramm »A D [= D in A]« – Auf der Rückseite mit hellrotem Stift »50. Breiht / sowie 37. hoch«, mit weißem Stift »Gem.179«. Klebezettel, mit Tinte »77« und »Albert Dürer«; BStGS Inv.1855, Nr.7740; 1905, Nr. 1446.

Gm 179. Leihgabe der Bayer. Staatsgemäldesammlungen, Inv. Nr.7740. – Geschenk des bayer. Rittmeisters Frhr. von Varicourt, Flügeladjutant des Königs, 1885 – BStGS Inv.1905, Nr.1446 – Vor 1893 an das GNM.

2 Bretter, horizontal verleimt, Breiten von oben links 17,8, 18,6 cm, rechts 16,1, 20,3 cm. Stärke 0,6 – 0,8 cm. Am oberen Rand Mitte rechts Segmentbogen eingesetzt. Am linken Rand Bildträger über einige cm breit waschbrettartig eingerissen. Allseitige Anstückungen zur Begradigung des Bildformats später und vermutlich aus verschiedenen Zeiten, die obere und untere aus Nadelholz und genagelt, die seitlichen aus Lindenholz und geleimt. Format allseitig geringfügig beschnitten. – Rückseite: Flache Hobelspuren; Holz unbehandelt. – Bildseite: Reste einer gerissenen Grundier- und Malkante am rechten Bildrand vorhanden. Grundierung: Kräftiges Rot, uneinheitlich und streifig aufgetragen. Unterzeichnung: Keine erkennbar. Malerei: Die roten Grundierung als differenzierender Farbton oder als Schatten in die Malerei einbezogen. Im Inkarnat Licht und Schatten naß in naß weich vertrieben. Monogramm aus der Entstehungszeit. Grünlicher Hintergrund später lasierend übermalt. Vereinzelt kleine Ausbrüche aus der Malschicht. – Restaurierung: 1950. AB

Die Darstellung bezieht sich auf die besonderen Todesumstände Johannes des Täufers, wie sie die Evangelisten Matthäus 14, 12 und Markus 6, 29 berichten. Ihm wurde das Haupt abgeschlagen. Die sog. Johannesschüssel, die den abgeschlagenen Kopf des Täufers auf einer Schüssel zeigt, kommt im 15. und 16. Jahrh. in geschnitzter und gemalter Form vor[1]. Häufig wurde der Kopf in dieser Form mit dem

Bild der Salome verbunden, so bei Lucas Cranach d. Ä.[2]. Zusammen mit Insekten wird er zu einem Symbol der Vergänglichkeit (»Vanitas«). Auf Gm 179 lassen sich die folgenden Insekten identifizieren: Kleinschmetterling und Raupe, Marienkäfer der Familie Coccinellidae, Spinne (Ctenaria spec), Feuerkäfer (Pyrochroa coccinea) mit vier statt drei Beinpaaren, Libelle der Gattung Agrion (Azarjungfer) und ein weiterer Kleinschmetterling[3]. Unter dem Namen Dürers war 1826 in Berlin mit anderen Gemälden der Sammlung Giustiniani »Das Haupt des hl. Johannes auf einer Schüssel« ausgestellt[4]. Zwei Exemplare des Bildtypus tragen Dürers Monogramm und die Jahreszahl 1503[5]. Anzelewsky schloß daraus auf ein (verschollenes) Originalwerk Dürers[6]. Unbezeichnete Varianten mit Blick auf eine Stadt und auf den Himmel befinden sich in den Museen der Stadt Nürnberg und in unbekanntem Besitz[7]. Keines der nachgewiesenen Exemplare läßt auf ein ihnen zugrunde liegendes Originalwerk Dürers schließen. Rowlands dachte bei Gm 179 an eine flämische Arbeit um 1600. Nach Lutze und Wiegand steht Gm 179 nach Typus und Malweise den Arbeiten Hoffmanns nahe, doch wird dessen Entschiedenheit in der Formgebung vermißt.

1 Vgl. Hella Arndt und Renate Kroos: Zur Ikonographie der Johannesschüssel. In: Aachener Kunstblätter, Bd. 38, 1969, S. 243 – 328. – Lexikon der Kunst, Bd. 2. Leipzig 1971, S. 473.
2 Vgl. bei Gm 217, Bildnis einer jungen Dame (Salome).
3 Freundl. schriftl. Mitteilung Peter Mühling, Nürnberg, 20. Mai 1996.
4 Mitgeteilt bei Anzelewsky.
5 Ein Exemplar mit einer Dürer-Expertise von Prof. E. Schaffran, Wien, 31. Dez. 1957. Foto im GNM. Die Ansicht des Kopfes entspricht der auf Bildern der Salome mit dem Haupt des Täufers von Lucas Cranach d. Ä.; vgl. Anm. 2.
6 Wie Anm. 4.
7 Das Exemplar der Stadt Nürnberg mißt 27 x 41 cm. Von den anderen beiden Exemplaren befand sich das eine 1954 im amerikan. Kunsthandel. Fotos bzw. Farbdiapositive im GNM.

Kat. 1893, Nr. 287. – Braune 1909, Nr. 179. – Lutze u. Wiegand 1936-37, S. 68. – Anzelewsky 1971, Nr. 76 K, Textabb. 53. – Rowlands 1973, S. 211. – Stechow 1974, S. 261, Nr. 76 K. – Anzelewsky 1991, Nr. 76 K, Textabb. 69.

Holbein, Ambrosius

Geboren 1494/95 in Augsburg, gestorben 1519/20 wohl in Basel. Maler und Zeichner für den Holzschnitt. Sohn des Augsburger Malers Hans Holbein d. Ä., Bruder Hans Holbeins d. J. 1514 war er in Konstanz, 1515/16 als Gehilfe des Thomas Schmidt in der Abtei St. Georgen in Stein am Rhein tätig, 1516 in der Werkstatt Hans Herbsters in Basel. 1517 wurde er in die dortige Malerzunft und 1518 als Stadtbürger aufgenommen. Der Drucker und Verleger Johann Froben zog ihn zu Holzschnittillustrationen heran.

BILDNIS DES JOHANNES XYLOTECTUS (ZIMMERMANN)
1520

Brustbild nach links vor einer Architektur. Der Dargestellte spielt die Harfe. Er hat graublaue Augen und dunkelblondes Haar. Er trägt ein schwarzes Wams, einen seidengefütterten roten Rock, ein weißes Hemd und ein rotes Barett. Von rechts tritt der Tod als Skelett mit der Sanduhr heran. Die Architektur hat hinterlegende und rahmende Funktion. Es handelt sich um einen von Pilastern flankierten und mit einem rundbogigen Tympanon abgeschlossenen Durchgang. Der linke Pilaster hat einen mit Marmor gefüllten Spiegel. Auf seinem Gebälk findet sich die steinerne Gruppe von Samson als Löwenbezwinger. Dem stärker ausgebildeten rechten Pilaster ist zusätzlich eine Halbsäule vorgelegt. Auf ihrem abschließenden Profil stehen als plastische Gruppe zwei Wappenhalter mit dem Wappen des Dargestellten, das durch den Totenschädel und das Stundenglas zugleich als Wappen des Todes ausgewiesen ist. Das Tympanon füllt eine lateinische Inschrift.

Fichtenholz (Picea sp.), 57,2 x 43,1 cm – Oben sechszeilige Inschrift in Antiqua-Majuskeln: »MDXX PINGERE FALLACEM NON PRAVA ΦΙΛΑΥΤΙΑ FORMAM / FECIT SED PLACIDOS QVAE TERIT HORA DIES / VT VIDEAS ERI QVAM SIT MVTABILLIS AVRA / TEMPORE VEL MORBO FORMA CADATQVE BREVI / DVM SEX DIVINO COMPLEREM MVNERE LVSTRA / TALIS IOANNES TVNC XILOTECTVS ERAM«. = 1520. Nicht häßliche Eigenliebe ließ die trügerische Form malen, sondern die Stunde, welche uns heitere Tage vertreibt, damit du siehst, wie wandelbar die Gunst des Lebensalters sei und in wie kurzer Zeit oder durch Krankheit die Schönheit dahinsinkt. Als ich durch göttliches Geschenk sechs Lustren[1] vollendete, war ich Johannes Zimmermann so beschaffen – Wappen: Quadriert, 1. und 4. in Blau springender silberner Fisch über grünem Dreiberg, 2. und 3. in Gold schwarzes Winkelmaß aus zwei ineinander gesetzten rechten Winkeln – Auf der Rückseite Aufdruck einer englischen (Restaurierungs-?)Firma aus Manchester: »TAYLOR/[ ]ZENNONE[.]/ MANCHESTER /T S I E S«.

Gm 1195. Im 17. Jahrh. vielleicht in der Slg. Michel Le Blond, Amsterdam – Englischer Privatbesitz, Aukt. 1929 – Erworben 1929 im Münchner Handel (Julius Böhler).

Einzelbrett. Äste im Holz belassen. Alter Schädlingsbefall. Bildträger verwölbt. Format seitlich beschnitten. – Rückseite: Originaler Riß durch die Mitte mit Leinwandstreifen kaschiert. Ränder ungleichmäßig gefalzt. Ehemals weißer (Grundier?)-Anstrich in Resten vorhanden; darüber grünspan-ähnliche Lasur[2]. Spätere Papierhinterklebung, vermutlich 19. Jahrh., in Resten erhalten. Über der gesamten Fläche wasserlöslicher Überzug. – Bildseite: Gerissene Grundier- und Malkante oben und unten vorhanden. Unterzeichnung: Pinsel; Kontur- und Binnenzeichnung, in den Inkarnaten sowie in Hemd und Barett aufgrund der Bleiweißverseifung mit bloßem Auge sichtbar; Kopf leicht nach links geneigt. Malerei und Metallauflagen: Zu Planänderung und Pentimenti siehe unten. Inkarnat vollständig fertig gemalt, heute verseift und verputzt. Inschrift mattvergoldet, Anlegemittel nicht sichtbar. Malschichtausbrüche im Bereich einiger Astlöcher, ergänzt, Retuschen in Gesicht und Hals, Farbe an Hals und Hemd weißlich krepiert, wohl aufgrund unvorsichtiger Verwendung eines starken Lösemittels. Seitliche Ränder gekittet und retuschiert. – Rahmen alt, nicht original, aus 3 verschiedenen Hölzern bestehend, offenbar umgearbeitet. – Restaurierung: 1992 Ausbessern von Fehlstellen. AB

Johannes Zimmermann, lat. Xylotectus (1490 – 8. Aug. 1526) kam aus einer Luzerner Patrizierfamilie. Er war zum Geistlichen bestimt, studierte in Basel, erwarb 1508 den Grad des Baccalaureus philosophiae und 1510 den eines Magister artium. Später wurde er Chorherr am Stift Beromünster und Kanonikus am Stift St. Leodegar in Luzern. Als hochgebildeter Humanist und begabter lateinischer und deutscher Dichter pflegte er Umgang mit Vadian, Zwingli, Beatus Rhenanus und Myconius. Wegen seiner reformatorischen Neigungen mußte er 1523 von Luzern nach Basel fliehen. Schon 1522 hatte er eine Petition unterschrieben, die den Geistlichen die Heiratserlaubnis vermitteln sollte. 1524 heiratete er in Basel Margaritha Feer. 1526 starb er an der Pest[3]. Sein Wappen bestimmte Hampe (3. Nov. 1929): »Da er 1520 noch Geistlicher war, haben wir die Quadrierung des Wappenschildes so aufzufassen, daß die Felder mit dem Fisch über dem Dreiberg das Wappen seiner Mutter, die Felder mit dem Winkelmaß sein väterliches Wappen darstellen«. Wenig später (5. Nov. 1929) konnte er den Familiennamen der Mutter, einer Hofmeister aus Zürich und gleichfalls einem Ratsgeschlecht angehörend, nachtragen[4].

Joachim von Sandrart beschreibt in der »Teutschen Academie« 1675, ein Bild Holbeins, das er in der Slg. Michel Le Blond in Amsterdam gesehen hatte: »Ein Gelehrter, hinter dem der Tod mit der Uhr stehet, worbey ein schön Gebäu«[5]. Rowlands bezog die Nachricht versuchsweise auf Gm 1195.

Das Bildnis des Harfe spielenden und vom Tode bedrohten Mannes, der in lateinischen Distichen die Vergänglichkeit anmahnt, ist ein Sonderfall in der deutschen Bildniskunst des 16. Jahrh. Die Mehrzahl der Forscher schrieb das Porträt Hans Holbein d.J. zu, doch waren sie ihrer Sache nicht unbedingt sicher und die Zuschreibung blieb nicht unbestritten. Die Frage nach dem Autor hängt mit der Frage nach dem Bildzustand und dem Entstehungsprozeß zusammen. Schon Christoffel vermutete, daß das Skelett erst nach dem 1526 erfolgten Tode des Dargestellten hineingemalt wurde. Tatsächlich war die Architektur im Bilde – wie Streiflicht und Infrarot zeigen – anders geplant. Ein kassettierter Rundbogen sollte unterhalb des jetzigen Kämpfers ansetzen. Die Gestalt des Todes, Türsturz und Inschrift gehörten nicht zum ursprünglichen Bildbestand. Lutze und Wiegand dachten an Pentimenti, doch ist von einer Planänderung zu sprechen. H.A. Schmid (1948), der sich an Werke von Hans Baldung Grien erinnert fühlte, nahm an, Holbein d.J. hätte das Gemälde 1517 in Luzern begonnen und zurückgelassen, so daß es von anderer Hand vollendet worden wäre. Hugelshofer (1949), das Unbehagen an dem Bild teilend, hielt doch die Figurengruppe mit dem Wappen und den mit dem Löwen kämpfenden Samson, aber auch »die rahmende Architektur mit der forcierten perspektivischen Verkürzung Holbeins für würdig«. Im übrigen konnte er nachweisen, daß sich Zimmermann 1520 in Basel aufhielt, womit Schmids These relativiert wurde. Ganz nahm das

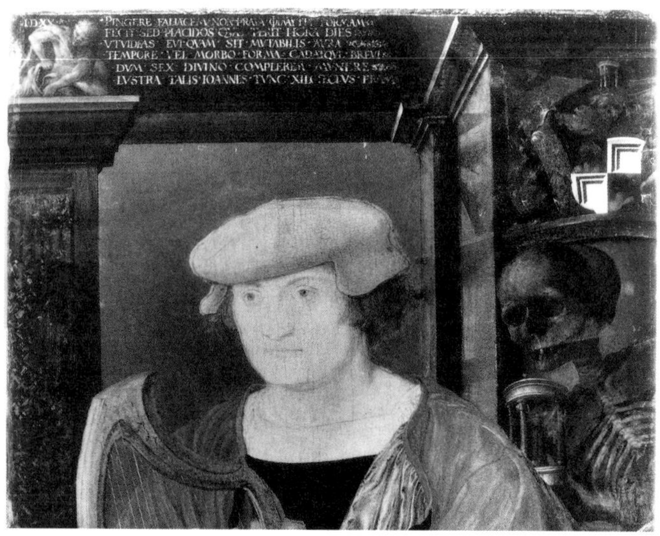

Gm 1195 Ausschnitt. Infrarot

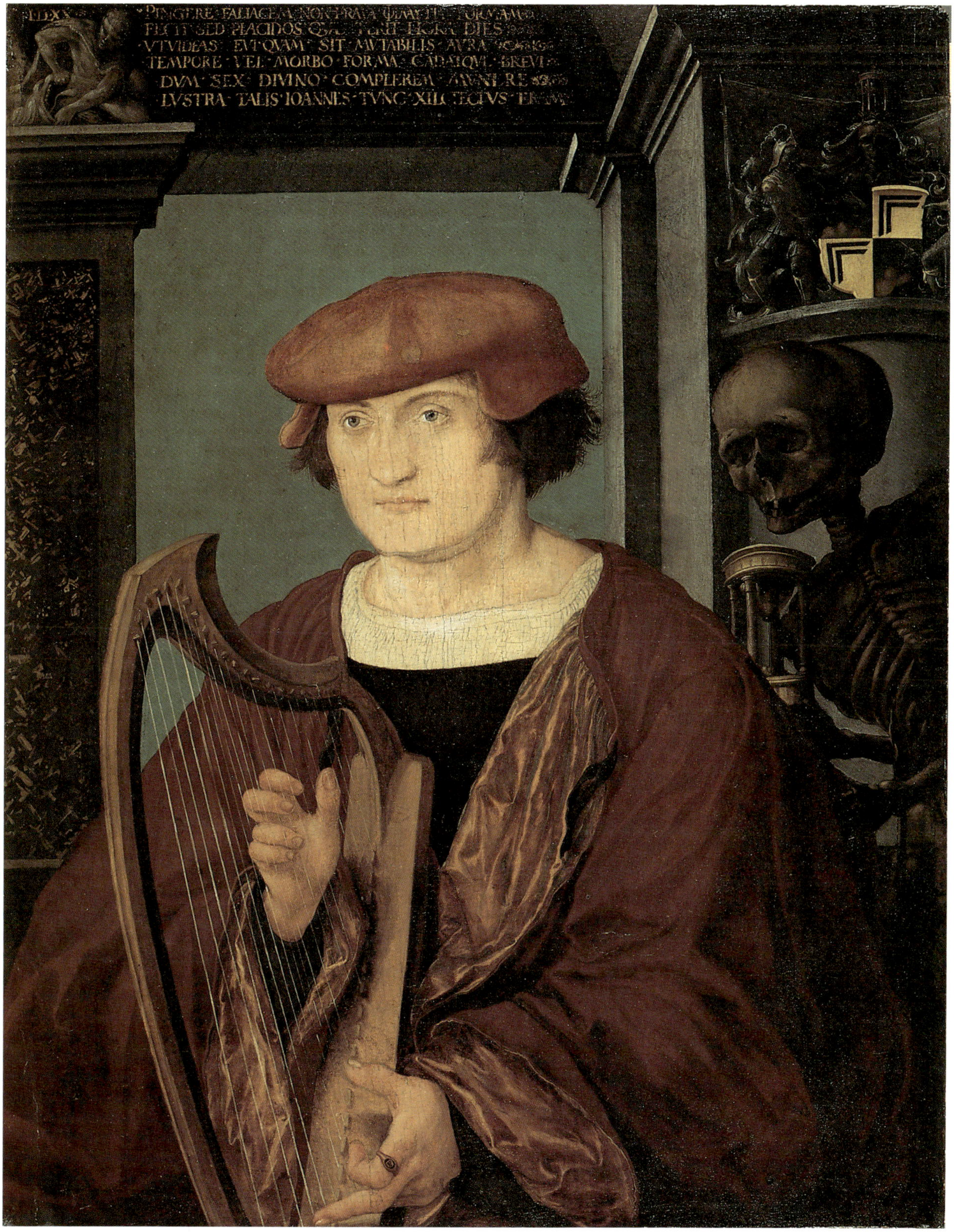
TEMPORE VEL MORBO FORMA
DVM SEX DIVINO COMPLEREM
LVSTRA TALIS IOANNES TVNC

Gm 1195

Porträt nicht in sein Verzeichnis der Gemälde Hans Holbeins d.J. von 1950 auf. Treu bemängelte die »dürftige Architektur« und hielt die Mitarbeit einer anderen Hand für überlegenswert. Reinhardt[6] sowie v.d. Osten und Vey, die zwei Sigmund Holbein zugeschriebene Flügelbilder mit Szenen des Marienlebens in der Slg. Georg Schäfer[7] verglichen, schrieben Gm 1195 diesem Künstler versuchsweise zu. Löcher, auf die Bildkomposition, die biographischen Daten Ambrosius Holbeins und den Entstehungsprozeß des Gemäldes sich berufend, folgerte: Ambrosius Holbein porträtierte Zimmermann nach Art des jungen Mannes von 1518 (St. Petersburg, Staatl. Ermitage) vor einem kassettierten Rundbogen. Als Holbein noch vor Vollendung des Bildes starb, ließ der vom jähen Tod des Malers erschütterte Auftraggeber den Tod in sein Bildnis malen und die Architektur verändern, so daß sie die auf das Lebensende anspielende Inschrift aufnehmen konnte. Daß Hans Holbein d.J. das Bild verändert und vollendet hätte, ist auszuschließen. Die unzureichende perspektivische Verkürzung des Gebälks und des Stundenglases sind ihm nicht zuzumuten. Auch hätte er aus Gründen der Pietät wohl nicht so radikal in das Werk des verstorbenen Bruders eingegriffen. Die bereits vollendete Bildnisfigur blieb von den Übermalungen unberührt.

Den Vorschlag, den rasch verklingenden Ton der Saiten den Todessymbolen zuzuzählen, lehnte Jenny mit Rücksicht auf die urpünglich andere Bildplanung ab. Die Harfe weist den Dargestellten als Poeten aus, doch kann sie auch Zeugnis praktischer Musikausübung sein. Musikinstrumente als Beigaben lassen sich auf deutschen Bildnissen vor 1520 nicht nachweisen und bezeichnen in der Folgezeit bürgerliche Dilettanten, nicht Berufsmusiker[8]. Das Bild des Todes, der den Menschen mitten im Leben überrascht, kam aus dem spätmittelalterlichen Totentanz, von dem es in Basel ein berühmtes Beispiel, die Wandmalereien an der äußeren Seite der Kirchhofsmauer des Großbaseler Dominikanerklosters, gab[9]. Wurden dort die anonymen Vertreter der Stände geholt, so war es neu und beklemmend, den leibhaftigen Tod mit dem Individuum zu verbinden. Allenfalls hatten bis dahin im Bildnis Totenkopf und Stundenglas als Symbole des Memento mori gedient. Überwiegend wurden die Zeugnisse der Vergänglichkeit auf die Rückseite der Tafeln verbannt[10]. Als Bildnis eines Musizierenden, durch die Todessymbolik in Bild und Wort und durch die klassische Architektur gehört Gm 1195 zu den herausragenden Porträts humanistischer Prägung. Rowlands akzeptierte die Zuschreibung an Ambrosius Holbein.

1 Lustrum = 5 Jahre.
2 Dieselbe, handgeriebene Farbe ist als Retusche auf der Bildseite entlang der linken Randleiste vorhanden, möglicherweise wurde sie als Holzschutzmittel verwendet, wie für das 18. Jahrh. belegt; vgl. Ulrich Schießl: Übersicht über einige historische Methoden der Holzkonservierung an polychromem Kunstgut. In: Probleme um den Bildträger Holz. Vortragstexte der ersten Fach- und Fortbildungstagung der Fachklasse Konservierung und Restaurierung an der Kunstgewerbeschule der Stadt Bern, 6. und 7. Sept. 1982. Bern 1983, S. 51.
3 Die wichtigsten Daten zu Biographie und Persönlichkeit bei Hampe. Nachzutragen war der Aufenthalt 1520 in Basel.
4 Auskünfte zum Wappen des älteren Luzerner Geschlechtes Zimmermann verdanke ich Dr. Ulrich Barth, Staatsarchiv des Kantons Basel-Stadt, freundl. schriftl. Mitteilung 28. Sept. 1995. Das Wappen mit dem Winkelmaß findet sich in Historisch-Biographisches Lexikon der Schweiz, Bd. 7, S. 662.
5 Sandrart 1675, hrsg. von R.A. Peltzer 1925, S. 102.
6 Ausst.Kat. Holbein, Basel 1960.
7 Schweinfurt, Slg. Georg Schäfer. Leihgabe an die Staatsgalerie Augsburg.
8 Vgl. Löcher 1985: Slg. Schäfer, S. 47.
9 Vgl. Hellmut Rosenfeld: Der mittelalterliche Totentanz (Beihefte zum Archiv für Kulturgeschichte, hrsg. von Herbert Grundmann u. Fritz Wagner, Heft 3). Münster-Köln 1954, hier S. 103 – 117.
10 Niederländische und deutsche Beispiele bei Dülberg 1990, Tf. 107 – 127.

E. Heinrich Zimmermann: Das Bildnis des Johannes Xilotectus von Hans Holbein d.J. (Flugblatt zur Erwerbung des Bildes). – Jahresbericht 1929, S. 2, Umschlagabb. – Hugelshofer 1929: Das Bildnis eines Luzerner Geistlichen. – Hampe 1929. – H.A. Schmid 1929. – Buchner 1930, Nr. 67, Abb. – Lutze u. Wiegand 1936-37, S. 73, Abb. 155. – Brändly 1941, S. 331–332 u. Abb. – Ausst. Schaffhausen 1947: Meisterwerke, Kat.Nr. 56. – H.A. Schmid 1, 1948, S. 68 – 69. – Hugelshofer 1948-49, S. 60, 64 – 67. – Christoffel 1950, S. 28. – Pinder 1951, S. 31, 69 – 70, Abb. 9. – Deutsche Kunst und Kultur 1952, Abb. S. 126. – Ausst. Basel 1960: Holbein, Kat.Nr. 155 (bearb. Erwin Treu). – Reinhardt 1960, S. 20. – Baldass 1961, S. 87. – Jenny 1962, S. 257, 296. – Osten u. Vey 1969, S. 101, Abb. 87. – Osten 1973, S. 110, Abb. 82. – Führer 1977 u. 1980, Nr. 253; 1985 u. 1994, Nr. 249, jeweils Farbabb. – Guy Marica 1981, S. 103, Abb. 27. – Löcher 1982: Bildnisse, S. 545 – 546, Farbabb. 7. – Ausst. Nürnberg 1983: Luther, Kat.Nr. 428 (bearb. M. Jenny) mit Abb. – Löcher 1985, Slg. Schäfer, S. 47 – 48. – Rowlands 1985, Nr. R 8, Abb. 212. – Jensma u.a. 1986, Abb. S. 125, 126. – Ausst. Luzern 1992: Hertensteinhaus, S. 31.

Holbein, Hans der Ältere

Geboren gegen 1465 in Augsburg, gestorben 1524 am Oberrhein, vielleicht in Basel. Maler, Zeichner für Glasgemälde. Sohn des Gerbers Michel Holbein. Auf der Wanderschaft vermutlich in Köln und vielleicht in den Niederlanden. 1493 vorübergehend Bürger in Ulm. Er schuf dort zusammen mit dem Bildhauer Michel Erhart einen Altar für das Benediktinerkloster Weingarten. Seit 1494 vorwiegend in Augsburg tätig, wo er 1496 ein Haus erwarb. 1500/01 in Frankfurt a.M. Er malte dort mithilfe seines

Bruders Sigmund und des Leonhard Beck den Hochaltar für die Dominikanerkirche. Tätig für Klöster und Stifte in und um Augsburg und bis ins Elsaß, mehrfach in Zusammenarbeit mit dem Bildhauer Gregor Erhart. Ein Hauptwerk war das »Augsburger Dombild«. Seit spätestens 1517 arbeitete Holbein am Oberrhein, in Isenheim und in Basel, wo seine beiden Söhne, Ambrosius und Hans, als Maler wirkten.

MARIA MIT DEM KIND
1499

Maria thront in einem imaginären Himmelssaal. Engel huldigen dem Christuskind, das auf dem Schoß der Mutter steht und sie liebkost. Einer überreicht dem Kind als Zeichen der Weltherrschaft den Reichsapfel, der andere hält ein Futtersäckchen, an dem ein Stieglitz pickt. Links in einer Vase Lilien als Symbol der Jungfräulichkeit Mariä. Oben gemaltes Maßwerk. Goldgrund.

Lindenholz (Tilia sp.) 46,6 x 32,2 cm – Auf der Vase links unten bezeichnet: »HANS. HOLBON. 1499«. In den oberen äußeren Zwickeln des Maßwerks Wappen, links Gossenbrot: Schild quadriert; 1. u. 4. In Gelb (statt Gold) Mannsrumpf in roter Kleidung mit goldenen Knöpfen und roter Schellenkappe; 2. u. 3. In Blau ein weißes (statt silbernes) Antoniuskreuz[1]; rechts Eggenberger: In Weiß (statt Silber) eine goldene Krone, begleitet von drei (2,1) gekrönten schwarzen Adlern, die beiden oberen schräggestellt, mit dem Kopf nach unten[2] – Auf der Rückseite alte Aufschrift: »HOLPAIN«; in weißer Farbe »Gm. 273«. Klebezettel mit der Nr.24; Slg. Wallerstein »8. Zimmer«; WAF, fragmentiert, »Leihgabe: Sammlungen König Ludwig I./H.G 378«.

Gm 273. Leihgabe des Wittelsbacher Ausgleichsfonds / Bayer. Staatsgemäldesammlungen, Inv.Nr. WAF 378. – Slg. Graf Rechberg – Slg. Fürst Oettingen-Wallerstein, Grundbuch 1817/18, § CCLXL, erworben 1816 – Slg. König Ludwig I. von Bayern, erworben 1828, I.W. 416 – Ab 1829 ausgestellt in Nürnberg, Moritzkapelle – 1882 GNM – Vom 22. Juni bis 20. Sept. 1928 in München.

2 Bretter, Breiten von links oben 16,0, 16,2 cm, unten 16,4, 15,8 cm. Format original. Rechts neben der durchgehend sichtbaren Brettfuge Riß in der Mitte des Bildträgers, dieser nur auf der Rückseite sichtbar. – Rückseite: Original, mehrschichtiger Farbauftrag, über zinnoberfarbenem Grund Marmorierung mit dunklen Rot- und Brauntönen. – Bildseite: Grundier- und Malkanten vorhanden, schmaler Falz. Grundierung: Relativ dick, leicht hochgewölbte Grate; Reste von rotem Bolus und Vergoldung unter den Rändern der Malschicht zeugen von einheitlicher Grundierung von Tafel und Zierrahmen. Unterzeichnung: Kontur- und Binnenzeichnung, Schraffuren bei besondes starken Verschattungen; Unterschiede gegenüber der gemalten Ausführung: Im Fliesenboden größere Anzahl von Fluchtlinien, Augenachse Mariä weniger schräg gestellt, Kinnpartie verändert, Wange des Jesusknaben weniger rund, linke Seite des Thrones schmaler und um ein Profil ärmer; hinter der Lilie bogenförmiges Detail und rankenartiges Gebilde, nicht verwendet. Metallauflage: Hintergrund Goldbronze auf ockerfarbenem Grund, darauf feine Punkte in rotem Lack über die gesamte Fläche, teilweise aufgrund schlechter Haftung verloren; schwarze Ornamentmalerei im Nimbus weitgehend abgeplatzt. Malerei: Subtil, mehrschichtig, weitgehend naß in naß, changierende Töne der Kleider mit zwei kontrastierenden Farben, Aufhellungen mit hohem Weißanteil. Firnis: Stark verbräunt, Oberfläche verschmutzt. – Rahmen: Alt, nicht original. – Restaurierungen: März 1954, bei der neu verwölbten Tafel Rückseite mit rohem Leinöl getränkt, an der Stelle stärkster Wölbung ein ca. 5 cm hohes und 10 cm breites Klötzchen aufgeleimt. MG

Besteller des Bildes waren Georg Gossenbrot zu Hohenfreyberg († 1502) und seine Ehefrau Radegundis Eggenberger († 1520), beide aus Augsburg und patrizischer Herkunft. Gossenbrot genoß bis 1470 das Augsburger Bürgerrecht. Für die Darlehen, die er Erzherzog Sigmund von Tirol gegeben hatte, kam er 1477 als Pfleger in den Besitz der Pfandschaft Ehrenberg. 1485 erhielt er die Herrschaft Hohenfreyberg bei Füssen als Pfand. Maximilian I., der nach der erzwungenen Abdankung seines Onkels Sigmund 1490 die Herrschaft in Tirol übernahm, betraute ihn mit der Leitung seiner Finanzgeschäfte. Das Ehepaar Gossenbrot förderte durch Stiftungen die Kartause in Buxheim, aus der das Bild laut Huber stammt[3]. Nach Grupp kam es aus Kaisheim.

Das Thema, die Intimität der Darstellung und das kleine Bildformat weisen das private Andachtsbild aus. Der Typus des die Mutter umhalsenden, seine Wange an die ihre schmiegenden Kindes, folgt dem byzantinischen Typus der Maria Eleüsa[4]. Der himmlische Thronsaal ist gegen den Goldgrund, der das Heilige (Himmlisches Jerusalem) symbolisiert, geöffnet. Der Engel links reicht dem Kind Blumen, wohl eine Glockenblumenart (Campanula spec.)[5], und den Reichsapfel als Zeichen seiner Weltherrschaft, der rechte hält ein Futtersäckchen mit einem daran pickenden Stieglitz (Carduelis carduelis)[6]. Der Stahlstich in Kat. Moritzkapelle 1833 gibt das in der Literatur zumeist nicht erkannte Motiv unmißverständlich wieder. Roth-Bojadzhiev interpretierte den Stieglitz (Distelfink) als Verkünder des Gotteslobes[7]. Den Vogel auf dem Thronpfosten bestimmte sie versuchsweise als Nachtigall. Peter Mühling sieht darin eine Blaumerle (Monticola solitarius)[8]. Der wuchtige Thron ist aus grünem Marmor. Die Kanten seines Sitzes sind risalitartig vorgezogen. Die Rückenlehne wird von zwei romanischen Säulchen mit attischen Basis und Würfelkapitell flankiert, auf dessen Deckplatte jeweils ein Kugelsegment aufliegt. Der textile Behang, der von der Rückenlehne des

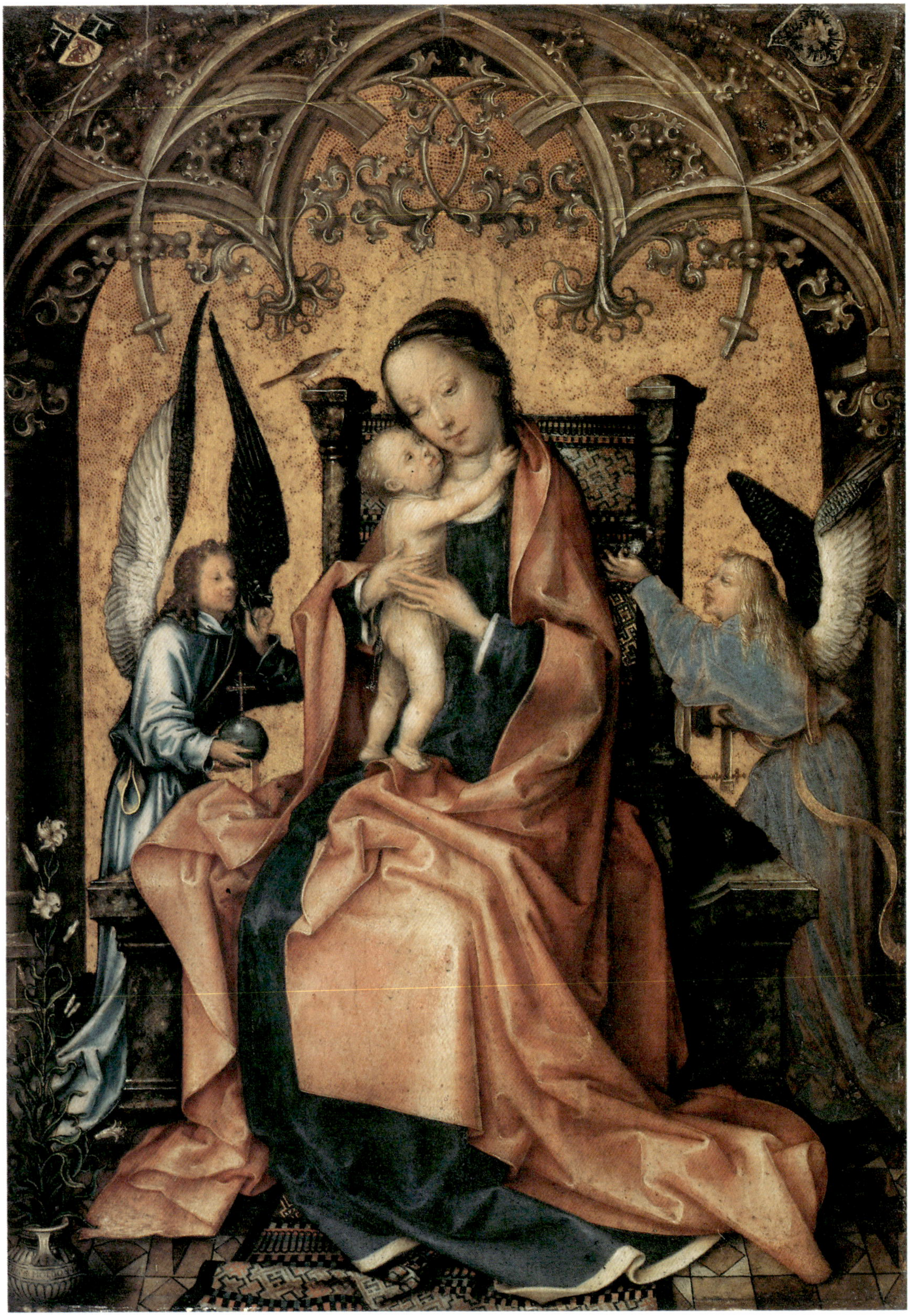

Gm 273

Thrones über den Sitz bis hinab auf den Fußboden reicht, ist nach v. Wilckens eine deutsche Deckweberarbeit. Die Blumenvase mit umlaufendem Band und Pfeifenornamenten in der unteren Hälfte zeigt nach Scheil italienischen Einfluß.

Das Stein imitierende gemalte Maßwerk, mit dem das Bild abschließt, setzt sich aus durchkreuzten Rippen zusammen, die teils gekappte Enden aufweisen, teils in Fialen auslaufen und mit auffallend bewegten vegetabilischen Formen durchsetzt sind. Wenn diese auch nur gemalt denkbar sind, so schließt doch der Bogen deutlich an in Augsburg gebaute Architektur an, die der Werkmeister an St. Ulrich und Afra, Burkhard Engelberg (nachweisbar seit 1477 – † 1512) geschaffen hat[9]. Zu vergleichen ist der 1492 errichtete Simpertusbogen im südlichen Seitenschiff der Kirche, ebenso das Rippenwerk des 1497 bestellten Grabmals des Abtes Konrad Mörlin (Augsburg, Maximiliansmuseum), das Gregor Erhart zugeschrieben wird[10]. Harnest stellte fest, daß Gm 273 »mit einem über dem oberen Bildrand liegenden Horizont und vollkommen uneinheitlicher Fluchtung ausgestattet ist«. Die Feinheit der Empfindung und die Malkultur gleichen die noch gotische Befangenheit und räumliche Enge des Marienbildes aus.

Die letzte Ziffer der Jahreszahl war umstritten, obwohl sie in den Kat. bis 1846 richtig mitgeteilt ist. Noch Woltmann (1874) las 1492 oder 1493. Bergau bestimmte die Jahreszahl eindeutig als 1499. Die Autorschaft Hans Holbeins d.Ä. wurde nur von His in Frage gestellt, der aufgrund der Zuschreibung des Marienbildes Gm 279 an Sigmund Holbein auch bei Gm 273 an diesen Künstler dachte. Waagen sah durch Friedrich Herlin vermittelten Einfluß der van Eyckschen Schule. Janitschek wies auf die Nähe zu Schongauer hin. Die Mehrzahl der Forscher sah Erinnerungen an die niederländische Malerei, zumal an Hans Memling, verarbeitet, so zuerst Crowe, dann vor allem Baldass und Beutler. Daß Holbein auf seiner Wanderschaft zumindest bis nach Köln kam, wo er auch niederländische Altarbilder sehen konnte, wird allgemein angenommen. Eine Zeichnung in Basel[11], die Burckhardt als Studie zu Gm 273 publizierte, gilt heute als eine kompilierende Werkstattarbeit. Ein signiertes Frühwerk des Ulmer Malers Martin Schaffner (Beziérs, Museum) schließt an Holbeins Bild an[12].

1 Vgl. Siebmacher, Bd. 22. Nachdruck Neustadt a. d. Aisch 1971. Abgestorbener bayerischer Adel, Teil 1, S. 72, Tf. 70; Teil 3, S. 175, Tf. 122. Letzteres Wappen entspricht dem gemalten.

2 Vgl. Siebmacher (wie Anm. 1), Teil 1, S. 68, Tf. 69.

3 Vgl. Ausst. Augsburg 1989: Schwaben und Tirol, Kat.Nr. 19.06, bearb. von H. Rischert. Dr. Helmut Rischert, Stadtarchiv Augsburg, wird für den Literaturhinweis gedankt. Zum Verhältnis des Ehepaares Gossenbrot zur Kartause Buxheim vgl. Gm 580, Bernhard Strigel, Triptychon mit dem Stammbaum der Kartäuserklöster.

4 Vgl. Marienlexikon, Bd. 2, 1989, S. 318 – 319 (bearb. Norbert Schmuck).

5 Freundl.schriftl. Mitteilung Hermann Schmidt, Nürnberg, 18. März 1996.

6 Freundl.schriftl. Mitteilung Peter Mühling, Nürnberg, 20. Mai 1996. Roth-Bojadzhiev, die auf den Vogel nicht zu sprechen kommt, hielt das Futtersäckchen für einen Lutschbeutel (Schnuller) und damit für ein Attribut des kindlichen Alters Christi.

7 So Roth-Bojadzhiev.

8 Freundl. schriftl. Mitteilung 20. Mai 1996.

9 Franz Bischoff: Engelberg, Burkhard. In: The Dictionary of Art, Bd. 10, 1996, S. 220 – 221.

10 Freundl. schriftl. Hinweis Barbara Schock-Werner, Nürnberg, 15. April 1997. Abb. der genannten Objekte in Bischoff (wie Anm. 9) S. 221, u. Michael Hartig (Hrsg.): Das Benediktiner-Reichsstift Sankt Ulrich und Afra in Augsburg (Germania Sacra, Serie B, 1). Augsburg 1923, S. 98.

11 Inv.Nr. U.III.38. Vgl. Kat. der Zeichnungen des 15. und 16. Jahrh. im Kupferstichkabinett Basel, bearb. von Tilman Falk, Teil I, Das 15. Jahrh. Basel 1979, Kat.Nr. 229 mit Lit., Tf. 60.

12 Vgl. Ausst. Ulm 1959: Schaffner, Kat.Nr. 4 (bearb. S. Lustenberger); Ausst. Augsburg 1965: Holbein, Kat.Nr. 137, Abb. 145.

Kat.Slg. Oettingen-Wallerstein 1819, S. 145, Nr. 37; 1826 und 1827, Nr. 288. – Moritzkapelle 1829 – 1846, Nr. 126; 1833, S. 5 – 6, Tf. 1. – Kunstblatt 1829, S. 403. – Kugler 1836, S. 74. – Waagen 1843, S. 196. – Passavant 1846, S. 183. – H.A. Müller 1858, S. 233. – Waagen 1862, S. 182. – Lotz 2, 1863, S. 338. – Parthey 1, 1863, S. 596, Nr. 23. – Woltmann 1, 1866, S. 73; 2, 1868, S. 466. – Crowe 1871, S. 425. – His 1871, S. 214 – 215. – W. Schmidt 1873, S. 59 – 60. – Zahn 1873, S. 195. – Woltmann 1, 1874, S. 47 – 48; 2, 1876, S. 87, Nr. 263. – Essenwein 1875, S. 235, Fig. 1. – Bergau 1876, S. 67 – 71. – Moritzkapelle 1878 u. 1880, Nr. 57. – Kat. 1882, Nr. 146. – Woltmann u. Woermann 1882, S. 117 mit Anm. 1. – Seidlitz 1883: Berichte, S. 69. – Kat. 1885, Nr. 152. – Vischer 1886, S. 611. – Janitschek 1890, S. 268. – Burckhardt 1892, S. 137 – 140. – Kat. 1893, Nr. 163. – Stoedtner 1896, S. 48 – 50. – Weis-Liebersdorf 1901, S. 50 – 51. – Seemann 1903, S. 203, Abb. S. 202. – Lorenz 1904, S. 4 – 5. – Reinach 1, 1905, S. 192, Abb. 1. – Glaser 1908, S. 35 – 36, Abb. S. 37. – Braune 1909, Nr. 273. – Grupp 1917, S. 95. – Schmitz 1919, S. 558. – Eßwein u. Hausenstein 1923, Tf. 32. – Glaser 1924, S. 292, Abb. 201. – Ders. 1924: Holbein, S. 334. – Huber 1926, S. 100. – Baldass 1928, S. 170 – 172. – Wescher 1935, S. 231. – Deusch 1936, S. 15, 30, Tf. 99. – Lutze u. Wiegand 1936-37, S. 69, Abb. 152. – Vietzen 1937, S. 74. – H.A. Schmidt 1941-42, S. 6 – 7. – Strieder 1947, S. 10 u. Abb. – Ausst. Paris 1950: Maîtres de Cologne, Kat.Nr. 25, Tf. 31. – Ausst. Cappenberg 1951: Deutsche Kultur, Kat.Nr. 66 und Abb. – Kunst und Kultur 1952, Abb. 90. – Lieb 1952: Holbein , S. 167. – Thiem 1954, S. 355 mit Anm. 8. – Stange 8, 1957: Gotik, S. 64, Abb. 132. – Feuchtmayr 1957, S. 131 – 133, Abb. 2. – Ausst. Ulm 1959: Schaffner, bei Kat.Nr. 4 mit Lit. (bearb. S. Lustenberger), Abb. 28. – Strieder 1959: Holbein , S. 253. – Beutler u. Thiem 1960, S. 47 – 48, 104, 126 (Nr. 12), 154, 194. – Börsch-Supan 1960, S. 3 – 7. – Lieb u. Stange 1960, S. 13, Nr. 13, Abb. 36. – Strieder 1964, Nr. 12. – Ausst. Augsburg 1965: Holbein d.Ä., Kat.Nr. 27 (bearb. B. Bushart), Abb. 28. – Stange 1970: Verz., Nr. 757. – Harnest 1971, S. 39 – 40, Abb. 14. – Führer 1977 u. 1980, Nr. 131; 1985 u. 1994, Nr. 113, jeweils Farbabb. – Scheil 1977, S. 123. – Löcher 1982: Marienbilder, S. 241, Farbabb. 7. – Schatzkammer 1982, Farbabb. 51. – Wilckens 1982, S. 36. – Roth-Bojadzhiev 1985, S. 51, 85, Abb. 51. – Bushart 1987, S. 31 – 32. – Morath-Fromm 1993, S. 212, 215.

Holbein, Hans d. Ä.

MARIA MIT DEM KIND
um 1502

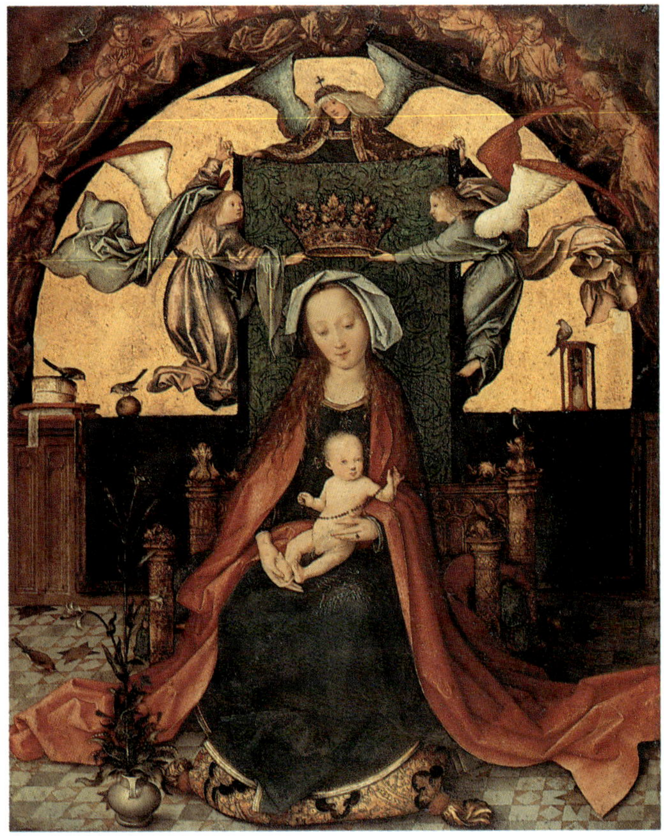

Gm 279

Maria thront mit dem Kind, das auf ihrem Schoß sitzt und einen Rosenkranz hält, in einem imaginären Himmelssaal. Sie ist als Königin des Himmels ausgewiesen. Zwei Engel halten gemeinsam mit dem Erzengel Gabriel einen gründamastenen Behang hinter und eine Krone über sie. Im Bogen darüber flügellose verklärte Gestalten in geistlichen Gewändern. Auf Schränkchen und Brüstung Spanschachtel, Apfel und Stundenglas, vorne links in einer Vase Lilien, die die Jungfräulichkeit Mariä symbolisieren. Fünf Vögel. Kleinteiliger Fliesenboden und Goldgrund.

Lindenholz (Tilia sp.), 63,6 x 49,3 cm – Aus dem Buch hängt ein Papierstreifen mit der spiegelverkehrten Inschrift: »S.HOLLPAIN.M.« – Auf der Rückseite oben die Aufschrift: »Dieses Bild hat meine liebe Gemahlin Maria Ursula vom Herzog Christian zu Rom geschenkt krigt 1502«; mit weißer Farbe »Gm.279«. Klebezettel Slg. Oettingen-Wallerstein »8.Zimmer«; WAF »H.G.379 (1936) Inv.S.No.589«; Slg. König Ludwig I. von Bayern 1828, Nr.407; neuerer Zettel mit der Nr. 23a.

Gm 279. Leihgabe des Wittelsbacher Ausgleichsfonds/Bayer. Staatsgemäldesammlungen, Inv.Nr. WAF 379. – Slg. Fürst Oettingen-Wallerstein, nicht im Grundbuch 1817-18 – Slg. König Ludwig I. von Bayern, erworben 1828, I.W. 407 – Ab 1829 ausgestellt in Nürnberg, Burg – Ab 1840 Landauerbrüderhaus – 1864 wieder auf der Burg – Ab 1876 Moritzkapelle – 1882 GNM – Vom 22. Juni 1928 bis 20. Sept. 1928 in München.

4 Bretter, Breiten von links oben 6,2, 11,3, 15,9, 16,7 cm, unten 2,9, 12,9, 16,7, 16,6 cm. Stärke ca. 0,9 cm. Wenig alter Schädlingsbefall. Format seitlich leicht beschnitten. – Rückseite: Original, keine Hobelspuren. Ränder über eine Breite von ca. 1,0 cm abgefast; brauner transparenter Überzug. – Bildseite: Grundier- und Malkanten vorhanden, seitlich Grundierung auf dem Falz. Grundierung: Mehrschichtig. Unterzeichnung: Genau, Parallel- und Kreuzschraffuren, vor allem in den Gewändern. Geringfügige Unterschiede zur gemalten Ausführung, z.B. gekreuzte Bänder vor der Brust des linken Engels, stärker zentralperspektivisch ausgerichtete Linien der Bodenplatten, die Vase zunächst weiter links angedeutet, noch in der Unterzeichnung zur Mitte gerückt. Metallauflage: Obere Bildhälfte vergoldet, Engelsglorióle farbig und lasierend modelliert, die Schraffuren mit spitzem Werkzeug ausgekratzt, ohne die Vergoldung zu beschädigen. Innerhalb des Bogens der originale Goldgrund mit Ölvergoldung übergangen, das Original im Krakelee und an den Rändern sichtbar. Chormantel und Kappe des Erzengels, Krone, Haarreif, Thron und Fußkissen mit Farbe und Lasuren über der Vergoldung; Pinselgold auf den Gewandsäumen Mariä, dem Kreuznimbus des Kindes, den roten Federn der Flügel und den Lichtern auf den Kugeln des Rosenkranzes. Malerei: Sehr fein und detailgenau, mehrschichtig, mit Lasuren; pastoser Auftrag z.B. in Brokat des Erzengels und Krone; weiße Farbe des Tüchleins über Jesu Bein durch Verseifungsprozeß transparent; rotbraune Brüstung vom Künstler selbst übermalt. Kleine Retuschen, z.B. Vögel; Krepierung im grünen Sitzkissen links. Firnis: Verbräunt, verschmutzt. – Rahmen: Alt, nicht original. – Restaurierungen: März 1950. MG

Das Thema, die intime Darstellung und das kleine Bildformat bezeichnen das private Andachtsbild. Von den drei Engeln ist der mittlere durch den Chormantel und die perlengestickte Kappe mit dem aufgesetzten Kreuz als Erzengel (Gabriel) hervorgehoben. Die dargestellten Gegenstände symbolisieren Eigenschaften und Bedeutungen Mariä, das Gebetbuch ihre Frömmigkeit, die Spanschachtel, die üblicherweise Wolle enthält[1], ihre Eigenschaft als Tempeljungfrau, die den Tempelvorhang webt, der Apfel die »neue Eva«[2], doch sind die Symbole oft mehrdeutig. Entsprechende Gegenstände finden sich vereint und in nächster Nähe des Lilienstraußes schon auf Gm 228, Augsburg um 1470, Verkündigung an Maria[3]; dort blickt man in die offene Spanschachtel. Vögel verkünden gleich den Engeln das Gotteslob. Sie lassen sich wie folgt bestimmen: Auf der Spanschachtel Blaumeise (Parus caeruleus), auf dem Apfel Kohlmeise (Parus major), am vorderen Thronpfosten und am Boden links Dompfaff (Pyrrhula pyrrhula), am Boden rechts Rosenstar (Pastor roseus)[4]. Die Sanduhr, die das Lebensende und damit die christlichen Pflichten des Gläubigen anmahnt, gehört zu den Requisiten des privaten Andachtsbildes. In Verbindung mit dem Vogel bezeichnet sie laut Roth-Bojadzhiev die Zeitlosigkeit des Paradiesgartens. Daß das untere Glas mit Sand gefüllt ist, die Zeit also nicht verrinnt, sondern stillsteht, mag ein Indiz für die Richtigkeit der Interpretation sein. Die vergoldeten, »verklärten« Gestalten im Halbrund werden als Engel angesehen, doch sind sie flügellos. Der Thron ist als »golden« anzusehen. Die hochgezogenen Eckpfosten ziert reiches spätgotisches Maßwerk. Die Krone und das perlengestickte Fußkissen der Maria sind kostbar und von Holbein akribisch behandelt.

Gm 279 wurde in Kat. Landauerbrüderhaus als ein Werk Hans Holbeins d. Ä. aufgeführt, aber mißverständlich als Krönung Mariä bezeichnet, die nach Maßgabe der Bildtradition durch Christus und Gottvater erfolgt. Es handelt sich vielmehr um den Typus der thronenden Himmelskönigin, wie ihn Martin Schongauer mit der Maria im Rosenhag (Colmar, Dominikanerkirche St. Martin) vorgegeben hatte. Auch dort halten Engel die Krone über Maria. Gottvater und die Taube des Hl. Geistes entfielen später durch Beschnitt[5], Holbein verzichtete von vornherein auf sie.

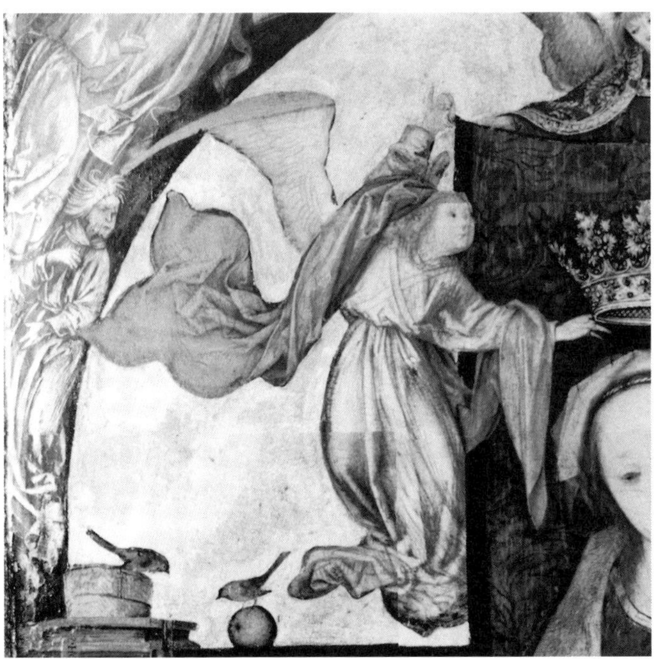

Gm 279 Ausschnitt. Infrarot

Das Bild wurde aufgrund des dem Familiennamen vorausgehenden »S« Sigmund Holbein zugeschrieben. Dieser wird 1501 als Mitarbeiter seines Bruders Hans erwähnt. Die Wohn- und Werkgemeinschaft bestand bis 1509. Sigmund übersiedelte 1518 nach Bern, wo er 1540 starb[6]. Waagen (1843) nannte dessen Namen zuerst. Auch Passavant, His, Werner, H. A. Schmid, zunächst auch Woltmann und Glaser und noch Feuchtmayr plädierten für Sigmunds Autorschaft. Crowe ergänzte die Inschrift einleuchtend »(HAN)S HOLPAIN«. Zahn akzeptierte. Woltmann und Woermann bemerkten zurecht, daß die Einordnung des Marienbildes in das Oeuvre Hans Holbeins d. Ä. keine Schwierigkeiten bereitet. Burckhardt fand den Marientypus ähnlich auf einer Zeichnung im Basler Kupferstichkabinett wieder, die jedoch nicht mehr als ein Original von der Hand des älteren Holbein angesehen wird[7].

Sulpiz Boisserée, der Gm 279 am 18. Juli 1829 auf der Nürnberger Burg sah, bemerkte eine zum Verwechseln nahe Beziehung des Bildes zu Werken niederländischer Kunst[8]. Baldass und Beutler verwiesen auf verwandte Werke Hans Memlings. Dem niederländischen Realismus widerspricht bei Holbein der, wennschon inhaltlich begründete, Anteil der Vergoldung. Zur Konstruktion des Bodenrasters äußerte sich Harnest: »(...) überspringt Holbein d. Ä., wie hier rechts hinten, die Kleinteilung des Rasters durch eine willkürliche Vergrößerung der Platten, so daß hinten im Vergleich zu vorne weniger Plattenreihen nebeneinander entstehen«. Vorbilder hierfür fand er am Niederrhein, beim Meister des Marienlebens in Köln und bei dem Stecher Israhel van Meckenem.

Umstritten ist der zumeist im Vergleich mit dem Marienbild von 1499, Gm 273, gewonnene Zeitpunkt der Entstehung. Die im Kat. der Slg. Oettingen-Wallerstein von 1827 mitgeteilte Jahreszahl »1502« läßt sich nicht feststellen, die Aufschrift auf der Bildrückseite gilt seit Zahn (1871) als gefälscht. In der älteren Literatur, so von Bergau, wird Gm 279 im Vergleich mit der Gossenbrot-Madonna Gm 273 früher angesetzt, seit Stoedtner, der aus der Inschrift eine »1501« herauslas, allgemein um 1500/05, d.h. annähernd zeitgleich mit dem Kaisheimer Altar und der Paulusbasilika[9]. Allein Bushart (zuerst in Kat. Augsburg 1965) argumentierte wieder für eine Datierung um 1493. Das Bild zeigt deutlich den Weg vom spitzen zum runden Bogen, von der Enge zur Weite, vom Höhenstreben zur Breitendehnung, die ihm eine renaissancemäßige Ruhe und Ausgewogenheit verleiht. Die Behandlung des Luftraumes und die Wiedergabe des Stofflichen lassen an eine erneute Begnung mit niederländischer Malerei denken.

1 Lutze u. Wiegand 1936–37, S. 14, Abb. 144.
2 Marienlexikon, Bd. 1, 1988, S. 186 – 188.
3 Lutze u. Wiegand 1936-37, S. 14, Abb. 144.
4 Freundl. schriftl. Mitteilung Peter Mühling, Nürnberg, 20. Mai 1996.
5 Vg. Ernst Buchner: Martin Schongauer als Maler. Berlin 1941, S. 79 – 98, Abb. 51.
6 Vgl. Ausst.Kat. Ausgburg 1965.
7 Vgl. Gm 273, Hans Holbein d.Ä., Maria mit dem Kind, Anm. 7.
8 »Ich würde es ohne Namen für Calcar gehalten haben«; vgl. Firmenich-Richartz 1916. Calcar = Jan Joest van Calcar.
9 Beide BStGS, Alte Pinakothek München und Staatsgalerie Augsburg.

Kat.Slg. Oettingen-Wallerstein 1819, S. 139, Nr. 24; 1826 u. 1827, Nr. 279. – Landauerbrüderhaus 1840 u. 1860, S. 47, Nr. 184. – Waagen 1843, S. 217. – Passavant 1846, S. 183. – H.A. Müller 1858, S. 232. – Sighart 1862, S. 592. – Waagen 1862, S. 182. – Lotz 2, 1863, S. 347, Nr. 184. – Parthey 1, 1863, S. 609, Nr. 2. – Woltmann 1, 1866, S. 184 – 185; 2, 1868, S. 466. – Crowe 1871, S. 425. – His 1871, S. 214, Anm. – Lützow 1871, S. 351. – Zahn 1871, S. 246, Anm. – W. Schmidt 1873, S. 59. – Zahn 1873, S. 195. – Woltmann 1, 1874, S. 48; 2, 1876, S. 86, Nr. 262. – Bergau 1876, S. 67 – 71. – Moritzkapelle 1878 u. 1880, Nr. 56. – Kat. 1882, Nr. 145. – Woltmann u. Woermann 1882, S. 117 mit Anm.1. – Seidlitz 1883: Berichte, S. 69. – His 1885, S. 4. – Kat. 1885, Nr. 151. – Vischer 1886, S. 611. – W. Schmidt 1887, S. 354. – Janitschek 1890, S. 268 mit Anm., Abb. S. 269. – W. Schmidt 1890, S. 277. – Burckhardt 1892, S. 137 – 140. – Kat. 1893, Nr. 162. – Stoedtner 1896, S. 50 – 54. – Weis-Liebersdorf 1901, S. 50. – Seemann 1903, S. 201 – 203 mit Abb. – Lorenz 1904, S. 4 – 5. – Glaser 1908, S. 170 – 177, Tf. XLIV. – Braune 1909, Nr. 279. – Werner 1912, bes. S. 5, 16. – Firmenich-Richartz 1916, S. 513. – Eßwein u. Hausenstein 1923, Tf. 33. – Glaser 1924: Holbein, S. 334. – Baldass 1928, S. 172. – Lutze u. Wiegand 1936-37, S. 69 – 70, Abb. 153. – H.A. Schmidt 1941/42, S. 6 – 7. – Friedmann 1946, S. 59. – Ausst. Schaffhausen 1947: Meisterwerke, Kat.Nr. 51. – H.A. Schmid 1, 1948, S. 18. – Kunst und Kultur 1952, Abb. S. 90. – Ausst. Augsburg 1955: Augsburger Renaissance, Kat.Nr. 256. – Feuchtmayr 1957, S. 134 mit Anm. 17. – Stange 8, 1957: Gotik, S. 70, Abb. 148. – Ausst. Ulm 1959: Schaffner, S. 66. – Ausst. Basel 1960: Holbein, Kat.Nr. 2. – Beutler u. Thiem 1960, S. 68, 130 (Nr. 16), 181, 194, 198, Farbtf. 1. – Lieb u. Stange 1960, S. 22 – 23, Nr. 22, Abb. 67. – Ausst. Augsburg 1965: Holbein d.Ä., Kat.Nr. 6, Abb. 6. – Strieder 1965, S. 294 – 295. – Stange 1970: Verz., Nr. 765. – Harnest 1971, S. 40. – Ausst. München 1972: Bayern, Kat.Nr. 284, Farbabb. nach S. 92. – Führer 1977 u. 1980, Nr.132; 1985 u. 1994, Nr. 114, jeweils Farbabb. – Löcher 1982: Marienbilder, S. 242 – 244. – Roth-Bojadzhiev 1985, S. 35 – 36, Abb. 40. – Bushart 1987, S. 68 mit Abb., Farbtf. (Detail) S. 69.

IB, Monogrammist

Tätig in Hessen 2. Hälfte 16.Jahrh.

Epitaph des Matthias Castritius und seiner Ehefrau Ottilia von Brussel

CHRISTUS ALS SIEGER ÜBER TOD UND TEUFEL
1568

Christus am Kreuz. Links und rechts knien die Stifter. Zwischen ihnen ihr Allianzwappen. Im Mittelgrund rechts der aus der Grabtumba auferstandene Christus mit der Kreuzfahne, links im Hintergrund die Stadt Jerusalem. Dunkler Wolkenhimmel.

Fichtenholz (Picea sp.), 127,2 x 82,6 cm – Über den Stiftern rechts und links vom Kreuz auf Schriftbändern je eine einzeilige Inschrift in Majuskeln der Humanisten-Antiqua: »MATTHIAS CASTRITI(VS) I(VRIS)C(ONSVL)T(VS) F(RIEDBERGENSIS) – OTILIA LVCIA BRVSSELLANA CO(N)IVX EI(VS)« = Matthias Castritius Ratsmitglied der Stadt Friedberg, Otilia Lucia von Brussel, seine Ehefrau – Rechts unten ».I B. 1568«. Unten vierzeilige Inschrift in Majuskeln der Humanisten-Antiqua: »SANCTISS(IMAE) TRINITATI.IN VNITATE.DIVINA. / COMPREHENSAE. S(CILICET) BONAE MEMORIAE CA(VS)A DESIDERAT / ISS(IMAE) ET INCOMPARAB[I]LI CONIVGI OTILIAE LVCIAE BRVS= / SELANAE QVAE.VIX(IT) CIRCIT(ER) XL. ANNOS VSVRAM. H(VIVS) LVCIS / RELIQVIT XIII CALENDAS OCTOBRIS VESPERI HORA 8va AN(NO) CHRI(ST)I 1566« = Der allerheiligsten Dreieinigkeit, die erfaßt ist in der göttlichen Einheit, nämlich wegen des guten Gedenkens an die unvergleichliche Gattin, die kaum 40 Jahre lang lebte und dieses Licht verließ an den 13. Kalenden des Oktober [19. Sept.], abends um 8 Uhr 1566[1]. – Allianzwappen, rechts: Im schwarz-weiß geteilten Schild auf einem balkenweise liegenden Ast, der links beblättert ist, ein linksgewendeter sitzender Vogel, links: In Weiß roter Rindskopf, darunter rote fünfblättrige Blüte. Gemeinsame Helmzier: Vogel zwischen weiß schwarz roten Büffelhörnern. Decken ebenso – Auf der Rückseite mit weißer Farbe »G.M 555«, mit weißer Kreide »Gm 555«, mit Bleistift »K.G.94«, mit Schablone »Germ.Nat.Museum Nürnberg«, mit rotem Stift »51«; mit blauem Stift »G.16.99«. Reste von 2 roten Siegeln. Klebezettel, betr. Transport von Friedberg nach Frankfurt.

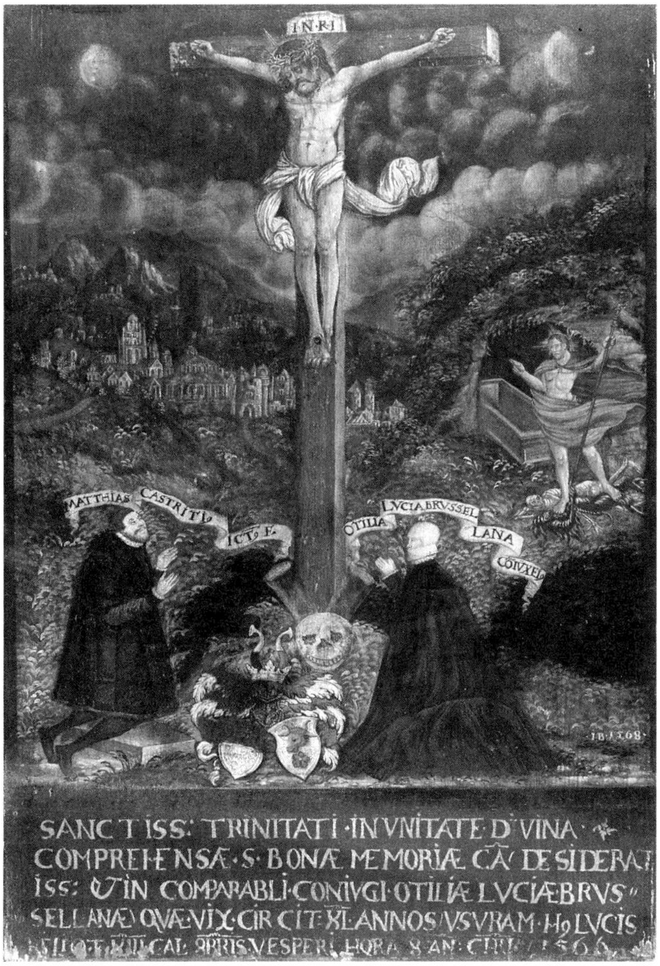
INRI
SANCTISS: TRINITATI·IN VNITATE D'VINA
COMPREHENSÆ·S·BONÆ MEMORIÆ
ISS: ET IN COMPARABLI·CONIVGI·OTILIÆ LVCIÆ BRVS
SELLANÆ QVÆ VIX·CIRCIT·XL ANNOS VSVRAM

Gm 555

Gm 555. Aus der Ev. Stadtkirche Unserer lieben Frau zu Friedberg/Hessen – Erworben als Geschenk von Herrn Dr. Ludwig Christian Matthias, Direktor der Taubstummenanstalt Friedberg[2].

6 Bretter, Breiten von links oben 16,7, 10,8, 12,4, 12,5, 12,4, 17,3 cm, unten 15,7, 13,3, 11,8, 12,6, 12,7, 16,5 cm. Stärke 1,7 cm. Äste im Holz belassen. Alter Schädlingsbefall. Holz rechts unten gerissen. Format original. – Rückseite: In der Mitte horizontale profilierte Einschubleiste in Schwalbenschwanznutführung, seitlich vorkragend. Ränder allseitig gefalzt, in der Mitte oben Eisenblatt als Rest einer ehemaligen Aufhängung. Ränder zeitweise mit Zeitungspapier kaschiert, Rückseite mit aufgenageltem Sackleinen abgedeckt. – Bildseite: Tafel außerhalb eines Rahmens grundiert und bemalt, unterer Rand demnach von Stabilisierungsleiste abgedeckt. Grundierung: Ungeschliffen. Unterzeichnung: Pinsel; Kontur- und Binnenzeichnung; die in die Wolken reichenden Baumäste nicht verwendet. Malerei und Metallauflagen: Grob, mit kaum vertriebenen Farbkonturen; rauhe Oberfläche, dadurch bedingte Schmutzablagerung in den Vertiefungen. Berge im Hintergrund auf die blaue Himmelsfarbe gemalt, die Farbe splittert hier in Schichten ab. Krone im Wappen mattvergoldet. Inschrift mattvergoldet auf gelber Untermalung mit Hilfslinierung jeweils am oberen und unteren Zeilenrand. Zwischen Bild und Schriftfeld Spuren einer ehemals aufgesetzten Leiste. Im Streiflicht schriftähnliche Zeichen und Hilfslinierungen unter dem Schwarz oberhalb der ersten Zeile; Text auf dem Röntgenbild nicht abgezeichnet, lediglich unterschiedliche Zusammensetzung der Grundierung bei Gemälde und Schriftfeld erkennbar. Oberfläche der Tafel frühzeitig beschädigt, Malschichtausbrüche ausschließlich in der unteren Schriftzeile. Gebräunter Firnis, blaue Farben vergrünt. AB

Der Auftraggeber, Dr.jur. Matthias Castritius († nach dem 17. Sept. 1579), stammte aus Darmstadt. Er studierte von 1545 bis 1551 bei dem namhaften Juristen Oldendorp an der Universität Marburg, dann in Heidelberg. Er war vom April 1552 bis zum August 1555 Magister an der Lateinschule in Friedberg mit einer Jahresbesoldung von 50 fl. 1554 wurde ihm eine Gehaltsaufbesserung von 10 fl. bewilligt, was für sein Ansehen spricht. Seit 1557 versah er das Amt des Burgschreibers, wurde aber weiterhin als Sachverständiger in Schulangelegenheiten zu Rate gezogen. Die 1553 von ihm verfaßte Halsgerichtsordnung blieb ungedruckt, sein Geschichtswerk über die hessischen Fürsten ging verloren. Er war verheiratet mit Ottilie von Brussel. Ihr Grabstein von 1566 in der Friedberger Kirche Unserer lieben Frau trägt die Wappen des Paares[3]. Der Tierkopf im Wappen der Frau wird als Schafs- oder Ziegenkopf angegeben.

Das Thema ist nach Maßgabe der protestantischen Ikonographie behandelt. Der Auferstandene als Sieger über Tod und Teufel kommt so auf Lucas Cranachs d.Ä. Darstellungen von Gesetz und Gnade vor[4]. Die Haltung Christi steht Albrecht Dürer und dessen Auferstehungs-Stich B. 17 von 1512 aus der Kupferstichpassion näher. Als Thema von Epitaphien läßt sich Christus als Überwinder von Tod und Teufel in Verbindung mit dem kniend dargestellten Verstorbenen seit etwa 1540 bei Lucas Cranach und seiner Werkstatt nachweisen[5]. Der übergroße Totenschädel zu Füßen des Kreuzes verweist auf Golgatha (= Schädelstätte) und soll Adam zugehören[6]. Er bezeichnet den Sündenfall des ersten Menschenpaares und die Folgen, Christus am Kreuz und seine Auferstehung die Erlösung der Menschheit. Künstlerisch ist das Gemälde wenig ergiebig, der IB monogrammierende Maler sonst nicht nachweisbar.

1 Transcription und Übersetzung Klaus Frhr. von Andrian-Werburg und Irmtraud Frfr. von Andrian-Werburg, 3. Juni 1997.

2 Zu Matthias vgl. Festschrift zur Jubiläumsfeier des 50jährigen Bestehens des Großherzoglichen Taubstummeninstituts zu Friedberg. Friedberg 1887, S. 22 – 24. – Festschrift zur Eröffnung der

neuen Taubstummenschule Friedberg mit Heim und Kindergarten. Butzbach 1957, S. 8 – 9.

3 Zu Castritius vgl. Georg Windhaus: Geschichte der Lateinschule zu Friedberg. Festschrift zum 350sten Jubiläum der Großherzoglichen Realschule und des Progymnasiums zu Friedberg in Hessen. Friedberg 1893, S. 42. – Friedrich Wilhelm E. Roth: Matthias Castritius, Rechtsgelehrter aus Darmstadt 1553. In: Hessische Chronik. Monatsschrift für Familie- und Ortsgeschichte in Hessen und Hessen-Nassau, 6. Jg., 1917, S. 66 – 67. – Carl Barnas: Bürgerwappen in Friedberg. Sonderdruck der Friedberger Geschichtsblätter. Friedberg 1930, S. 19. – Rhein-Mainisches Wappenbuch, hrsg. von Hermann Knodt, Bd. 1. Görlitz 1943, Sp. 8. – Helmut Castritius: Zur Geschichte des Darmstädter Familiennamens Castritius und seiner Träger. In : Hessische Familienkunde, Bd. 8. Darmstadt 1966/67, Sp. 227 – 232. – Die Hinweise auf die in Anm. 2 und 3 genannten Publikationen und Auszüge daraus verdanke ich Frau Rack, Stadtarchiv Friedberg, Briefe vom 22. Nov. 1995 und 7. Aug. 1996.

4 Vgl. Gm 220/221.

5 Vgl. Ausst. Nürnberg 1983: Luther, Kat.Nr. 475 (bearb. Dieter Koepplin) mit Abb.

6 LCI 4, 1972, Sp. 343.

Kat. 1882, Nr. 455; 1885, Nr. 463; 1893, Nr. 497. – Braune 1909, Nr. 555.

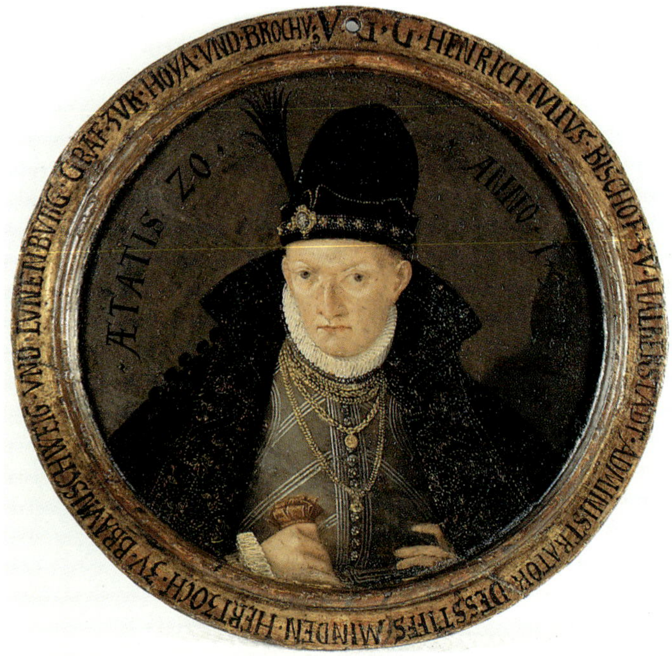

Gm 1223

IN, Monogrammist

Tätig in Niedersachsen, 2. Hälfte 16. Jahrh.

BILDNIS DES HERZOGS HEINRICH JULIUS VON BRAUNSCHWEIG-LÜNEBURG-WOLFENBÜTTEL
1584

Brustbild, Kopf leicht nach links, vor grauem Grund, auf den der Schatten des Dargestellten fällt. In der rechten seiner beiden sichtbaren Hände braune Handschuhe. Er trägt ein graues Wams mit Knopfleiste, einen schwarzen, goldbestickten Mantel mit aufgestelltem Kragen, eine weiße Halskrause und ebensolche Krausen an den Handgelenken, Goldketten mit Schaumünzen und einen hohen schwarzen Hut mit Schmuckband, gefaßter Gemme und schwarzen Reiherfedern. Rundbild.

Eichenholz (Quercus), Bild und Rahmen aus einem Stück, *d* 21 cm, bemalte Fläche *d* 17,3 cm – Oben umlaufende Inschrift in Majuskeln der Humanisten-Antiqua: »AETATIS·20·ANNO·1584 und bez. mit dem Künstlermonogramm »IN[ligiert]« – Am Rahmen umlaufende Inschrift in Antiqua-Majuskeln: »V·G·G·HENRICH · IVLIVS·BISCHOF·ZV·HALBERSTADT · ADMINISTRATOR · DES·STIFFS · MINDEN · HERTZOCH·ZV·BRAVNSCHWEIG·VND·LVNENBVRG·GRAF · ZVR·HOYA·VND·BROCHV-[SEN]« – Rückseite schwarz gestrichen, darauf mit weißer Farbe »G.1223«; Klebezettel, handschriftl. (18.Jahrh.?) in Tinte: »Heinrich Julius v. Braunschweig, Julius' ältester Sohn, legte 1589 nach dem Tode seines Vaters das / Bistum zu Halberstadt nieder, übertrat zum Luthertum und folgte das Werk seines Vaters somit, die / verschiedenen Provinzen seines Staates zu einem ganzen zu vereinen. Dies machte aber seine Regie=/ rung sehr unruhig und besonders war es die Stadt Braunschweig, die dem Herzog so kühn entgegen / trat, daß er sich zum Kaiser nach Prag flüchtete, um da gegen Braunschweig die Reichsacht zu erwirken. / Heinrich starb zu Prag 1613 und ward später in der Gruft seiner Väter zu Wolfenbüttel bestattet.« Aufschrift mit weißer Farbe »G 1223«.

Gm 1223. Erworben 1929 (Dr.M. Bernath, Stuttgart).

Einzelbrett. Maserung 25° aus der Waagerechten nach unten gedreht. 2 Risse, einer durchgehend. Format original. – Rückseite: Bohrloch in der Mitte, Holz in konzentrischen Kreisen profiliert, weiß grundiert und schwarz gestrichen. Farbe teilweise abgeblättert und ergänzt. – Bildseite: Unterzeichnung: Kontur- und Binnenzeichnung, schwach an der rechten Wange erkennbar. Malerei: Im Bereich der Risse abgesprungen und ergänzt. Unterhalb des Kragens kleines Loch. – Innerer Rahmen aus dem gleichen Brett herausgeschnitzt, glanzvergoldet auf rotem Poliment. Beschädigungen des inneren Profilkranzes im Bereich des oberen Risses gekittet und mit gelber Bronze retuschiert.

AB

Heinrich Julius Herzog zu Braunschweig-Lüneburg-Wolfenbüttel (15. Okt. 1564 – 30. Juli 1613), Graf zu Hoya und Bruchhausen, war ein Sohn des Herzogs Julius und dessen Gemahlin Hedwig, Tochter des Kurfürsten Joachim II. von Brandenburg. 1578 Bischof von Halberstadt, verwaltete er von 1582 bis 1585 als Administrator auch das Bistum Minden. Als sein Vater am 3. Mai 1589 starb, folgte ihm Heinrich Julius in der Regierung des Herzogtums. Er war ein gelehrter Fürst, in hohem Maße rechtskundig, der Alchemie aufgeschlossen, dramatischer Dichter und auf die Pläne der Architekten einwirkender Bauherr. Er führte eine aufwendige, die Staatsfinanzen unmäßig belastende Hofhaltung, unterdrückte die Juden und förderte die Hexenprozesse[1]. Das Porträt gibt etwas von der geistigen Beweglichkeit des Fürsten wieder. Medaillonbildnisse wie dieses wurden zu Geschenkzwecken gemalt und waren oft in Kapseln verschlossen. Der private Charakter schloß genaue inschriftliche Angaben zur Person – Alter, Titel und Ämter – nicht aus. Der Monogrammist, von dem man mehrere Bilder dieser Art erwarten darf, ist sonst nicht greifbar.

1 Zur Person ADB 11, 1880, S. 500 – 505 (F. Spehr); NDB 8, 1969, S.352 – 354 (Albrecht Eckhard), jeweils mit Lit.

Thieme-Becker, Bd. 37, 1950, S. 422.

Kirchheim, Meister von

Er trägt seinen Notnamen nach den Teilen eines Sippenaltars aus dem Zisterzienserinnenkloster Kirchheim bei Nördlingen. Weitere Werke werden oder wurden ihm zugeschrieben, darunter das Flügelpaar aus Seifriedsberg im GNM. Er war um 1500 und vermutlich in Nördlingen tätig.

Flügel und Predella eines Sippenaltars aus der St. Annakapelle des Zisterzienserinnenklosters Mariä Himmelfahrt in Kirchheim am Ries, um 1500/02

ESMERIA MIT ELISABETH UND ELIUD – ZACHARIAS MIT ELISABETH UND JOHANNES DEM TÄUFER

Oben: Ismeria hält ihre Tochter Elisabeth auf dem Schoß. Zu ihren Füßen ihr Sohn Eliud. Schriftbänder mit Inschriften in spätgotischen Minuskeln weisen die Dargestellten namentlich aus: »ismeria·ein·swester·anne – elisabeth – elivd«. Auf der Steinbrüstung links eine Alpenkrähe (Pyrrhocorax pyrrhocorax), rechts ein Eichelhäher (Garrulus glandarius)[1], neben Eliud ein Affe an einer Kette. Landschaftlicher Ausblick. – Unten: Zacharias und Elisabeth auf einer Steinbank sitzend, zu ihren Füßen ihr Sohn Johannes, der spätere Täufer. Schriftbänder weisen die Dargestellten namentlich aus: »Zacharias – Elisabeth – johannes baptista«. Auf der Steinbank links eine Meerkatze an einer Kette, rechts Vögel. Landschaftlicher Ausblick. Goldgrund. Linker Flügel, Innenseite. Heute mit dem Gegenflügel bei verkehrten Seiten zusammengefaßt. Außenseite abgespalten.

STOLLANUS MIT EMERENTIA UND ANNA – MEMELIA MIT DEM BISCHOF SERVATIUS

Oben: Vor dem sitzenden Elternpaar steht der Mutter zugekehrt Anna. Schriftbänder mit Inschriften in spätgotischen Minuskeln weisen die Dargestellten namentlich aus: »stallanuß – emerentia – anna«. Rechts eine geschnitzte, mit nackten Putten verzierte Thronwange. Unten: Schriftbänder weisen die sitzenden Dargestellten, Servatius und seine Mutter Memelia, aus: »Servacius eps [= Episcopus = Bischof] – memelia«. Er hält in den Händen Bischofsstab und Schlüssel, Nimben machen beide als Heilige kenntlich. Auf der Steinbrüstung vielleicht eine Sumpfmeise (Parus palustris), auf dem Knauf der Thronwange ein Stieglitz (Carduelis carduelis)[2]. Landschaftlicher Ausblick. Goldgrund. Rechter Flügel, Innenseite. Heute mit dem Gegenflügel bei verkehrten Seiten zusammengefaßt. Außenseite abgespalten.

Tannenholz (Abies sp.), je 107 x 45 cm – Auf der Rückseite von Gm 249 a mit weiße Farbe »I. Gm.249« und »Gm.249«, unten links »G.249«; Klebezettel Slg. König Ludwig I. von Bayern, 1828, Nr.234; WAF »Leihgabe Sammlungen König Ludwig I. WAF 605 (G.M. 250)«. Auf der Rückseite von Gm 250 a mit weißer Farbe »II.Gm.249« und »Gm.249«; Klebezettel WAF » Leihgabe Sammlungen König Ludwig I. WAF 605 (G.M.249)«.

Gm 250a, 249a. Leihgabe des Wittelsbacher Ausgleichsfonds / Bayer. Staatsgemäldesammlungen, Inv.Nr. WAF 605. – Slg Fürst Oettingen-Wallerstein, Grundbuch 1817-18, § XCV, 1812 aus der St. Annakapelle des Zisterzienserinnenklosters Kirchheim am Ries – Slg. König Ludwig I. von Bayern, erworben 1828, I.W. 234 – Ab 1829 ausgestellt in Nürnberg, Moritzkapelle – 1882 GNM.

HL. KATHARINA – HL. AGNES

Links Katharina mit dem offenen Haar der Jungfrau, der Krone der Königstochter, dem Rad und dem Schwert ihres Martyriums. Rechts Agnes mit dem offenen Haar der Jungfrau, einem Buch, der Erdrosselungsbinde und der Krone der Märtyrerin. Zu ihren Füßen kniet betend die Äbtissin Beatrix Schenk von Limpurg mit ihrem Wappen, hinter ihr ein Haushund. Ein großgemusterter Behang hinterlegt die Figuren, gemaltes Ast- und Blattwerk anstelle plastischer Schleierbretter überfängt sie. Flügelaußenseiten der vorgenannten Bilder.

Tannenholz (Abies sp.), je 107 x 45 cm – Auf der Rückseite von Gm 249 b mit weißer Farbe »GM.250 b« und »Gm 249«; auf der Rückseite von Gm 250 b mit weißer Farbe »GM.250 a« und »Gm 249«; Klebezettel Stadt Nürnberg Nr.89.

Gm 250b, 249b. Leihgabe der Stadt Nürnberg, Inv.Nr.89. – Slg. Fürst Oettingen-Wallerstein, Grundbuch 1817–18, § XCV, Herkunft wie Gm 250 – Slg. König Ludwig I. von Bayern, erworben 1828, I.W. 234 – Nach 1878 von den Malereien der Flügelinnenseiten abgespalten[3] und im Tausch an die Stadt Nürnberg.

ALPHÄUS UND MARIA CLEOPHAE, ZEBEDÄUS UND MARIA SALOME MIT IHREN KINDERN

Hinter einer Brüstung, durch Schriftbänder namentlich ausgewiesen, von links nach rechts: »maria·cleophas« und »vir Alpheus« mit ihren vier Kindern »jacobus minor« auf dem Arm der Mutter, »symon – judas tatheus« [Judas Thaddäus] und »joseph iustus«, rechts »Maria salome« und »vir zebedeus« mit ihren beiden Kindern »johannes« und »jacobus maior«, dieser auf dem Arm der Mutter. Alle Kinder mit Nimben. Die Vögel sind Kohlmeise (Parus major) und Steinrötel (Monticola saxatilis), Kernbeißer (Coccothraustes coccothraustes) und Haushuhn[4]. Die große rote Einzelblüte ist eine gefüllte Gartennelke (Dianthus caryophyllus)[5]. Goldgrund. Predella.

Tannenholz (Abies sp.), 35 x 104,7 cm – Auf der Rückseite mit weißer Farbe »G.248«; Klebezettel Slg. Wallerstein »IV. Zimmer«; Slg. König Ludwig I. von Bayern, 1828, Nr.227; WAF »H.G. 604 (1936) Inv.S.No.437«, darunter links Nr.248.

Gm 248. Leihgabe des Wittelsbacher Ausgleichsfonds / Bayer. Staatsgemäldesammlungen, Inv.Nr. WAF 604. – Slg. Fürst Oettingen-Wallerstein, Grundbuch 1817-18, § XCVI, Herkunft wie Gm 250 – Slg. König Ludwig I. von Bayern, erworben 1828, I.W. 227 – Ab 1829 ausgestellt in Nürnberg, Moritzkapelle – 1882 GNM.

5 Tafeln aus einem Altarzusammenhang; beide Flügel gespalten, gedünnt, das obere Bogensegment jeweils zum Rechteck ergänzt und auf Tischlerplatten aufgeleimt; die Innenseiten bei vertauschter Anordnung montiert. Brettbreiten nicht meßbar; originale Stärke nicht bestimmbar. Formate geringfügig beschnitten. – Bildseiten: Unter der Vergoldung mit Leinwandstücken unterschiedlicher Größe kaschiert, ca. 16 x 18 Fäden pro cm^2; Übergänge zu den Anstückungen gekittet. Grundierung: Hell, dünn, über der Kaschierung dicker. Unterzeichnung: Graphisch; dichte, relativ grobe Schraffuren, geringfügige Veränderungen in der gemalten Ausführung. Metallauflage: Hintergrund und Nimben glanzvergoldet, transparenter Überzug. Malerei: Fein, detailgenau; Übergänge zum Goldgrund übermalt; zahlreiche kleine Retuschen. Firnis: Gleichmäßig, leicht glänzend. – Rahmen: Alt, nicht original. – Restaurierung : 1950, mit Ausnahme von Gm 248.

Gm 250 a: 3 Bretter. – Bildseite: Dünner Riß entlang des Bogenverlaufs. Grundierung: Unten und in der Mitte sehr dünn, Maserung durchgewachsen; unter der Vergoldung dicker. Metallauflage: Anstelle der ehemaligen Vergoldung neue Glanzvergoldung von Hintergrund und Nimben, Ausführung technisch mangelhaft, feine Blasen auf der Oberfläche. Malerei: Weißausmischungen leicht transparent; linkes Auge der Elisabeth retuschiert.

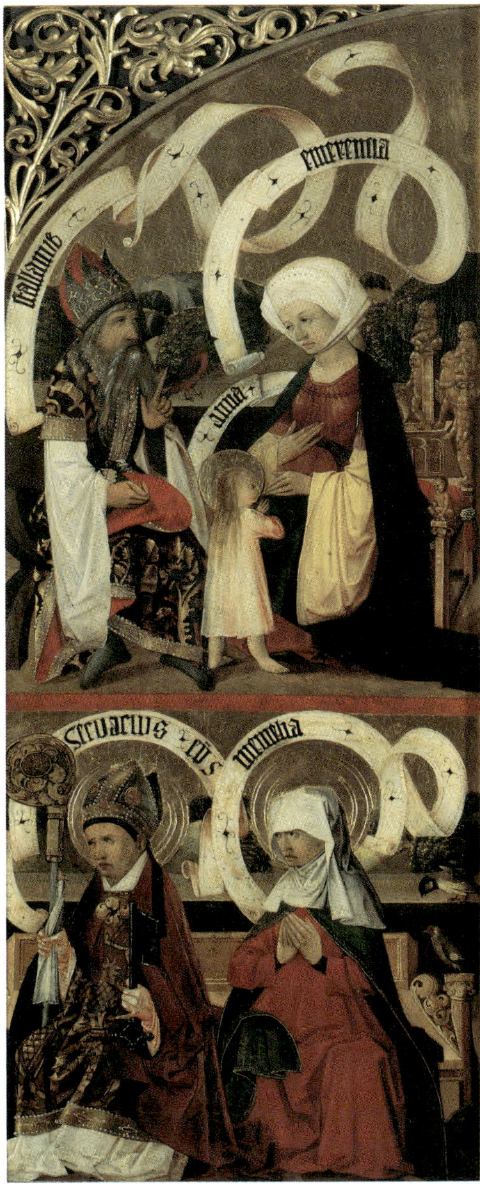
Gm 249

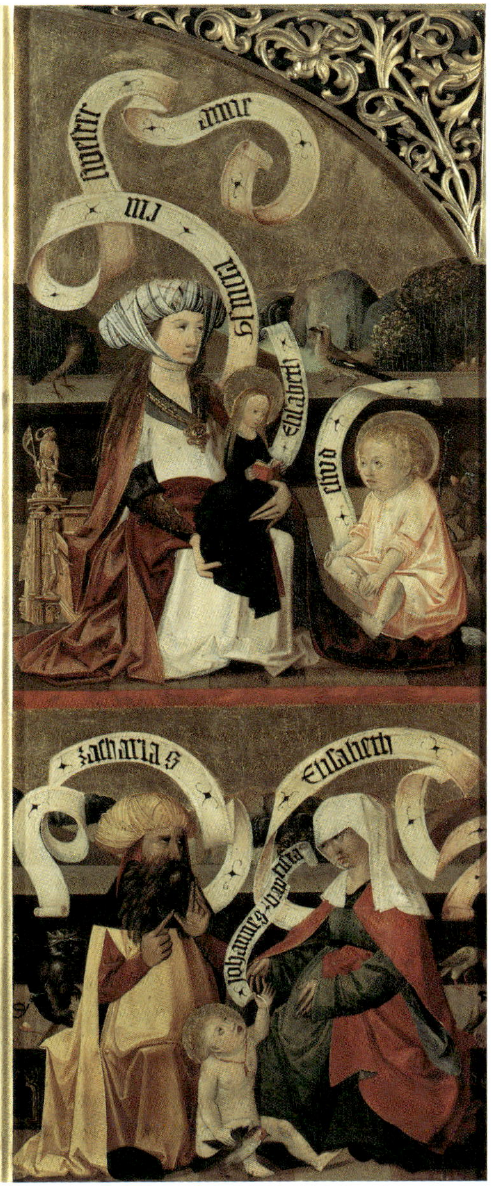
Gm 250

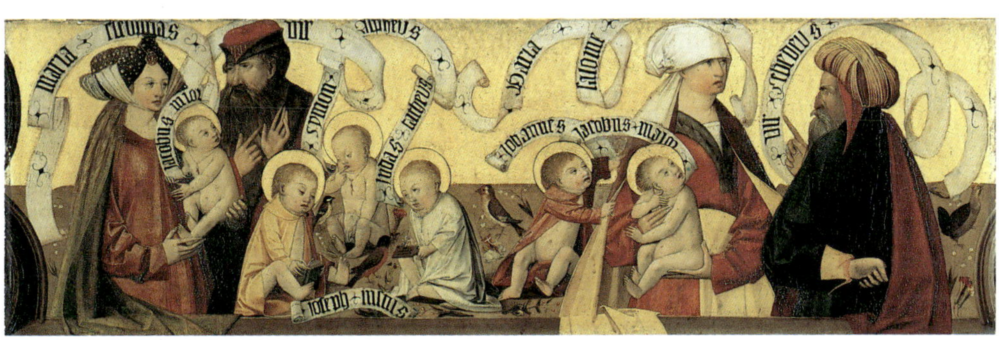
Gm 248

Gm 249 a: 3 Bretter. – Bildseite: Grundierung: Unten und in der Mitte sehr dünn, Maserung durchgewachsen; unter der Vergoldung dicker. Metallauflage: Anstelle der ehemaligen Vergoldung neue Glanzvergoldung von Hintergrund und Nimben; Ausführung technisch mangelhaft, feine Blasen auf Oberfläche; Nimben im unteren Register grob nachgezogen. Malerei: Pinselstriche auch in monochromen Partien zu erkennen; ergänzte linke obere Ecke über Gold des Hintergrundes.

Gm 250 b: 3 Bretter. – Bildseite: Grundierung: Unten und in der Mitte sehr dünn, Maserung durchgewachsen; unter der Vergoldung dicker. Metallauflage: Rankenwerk glanzvergoldet. Lasurartige Verschattung; einzelnen Pinselstriche vor allem im Inkarnat; Glanzlichter im Haar als Pünktchenreihen. Hintergrund blau dick aufgetragen, ursprünglich matt, durch Firnis verändert. Firnis: Ungleichmäßig, leicht glänzend, vergilbt.

Gm 249 b: Befund wie Gm 250 b. Das gemalte Brokatmuster des Kleides reicht schablonenmäßig über die Gewandfalten hinweg.

Gm 248: 2 Bretter, horizontal verleimt, Breiten von oben links 18,5, 16,9 cm, rechts 17,8, 16,7 cm. Format seitlich beschnitten, oben und unten geringfügig. – Rückseite: Original; Schropphobelspuren; transparenter Überzug, in Bläschen aufgetrocknet; links und rechts zwei vertikal verlaufende Kratzer, dazwischen jeweils 4 nahezu bündig mit der Oberfläche abschließende Holzdübel. – Bildseite: Grundier- und Malkante oben vorhanden, Falz leicht beschnitten; Kaschierung flächendeckend mit locker gewebter Leinwand, 9 x 10 Fäden pro cm^2. Unterzeichnung: Konturen als Abgrenzung zum Goldgrund geritzt. Metallauflage: Ursprünglich Glanzvergoldung auf rotem Poliment, darüber spätere Ölvergoldung. Malerei: Lichthöhung in Schraffuren; Glanzlichter im Haar in Pünktchenreihen; Farbe stellenweise leicht pastos; Binnenkonturen mit brauner Farbe nachgezogen; graue Schattierung im weißen Hemd des kleinen Joseph Justus. Firnis: Leicht glänzend, etwas vergilbt, feines Krakelee. MG

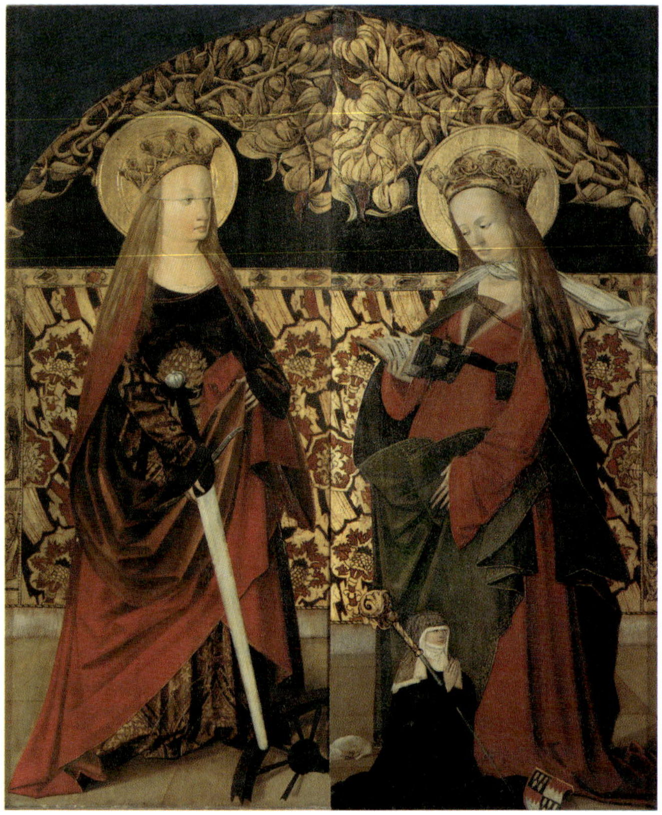

Gm 250 b Gm 249 b

Es handelt sich um eine »Große Heilige Sippe« unter Einschluß der Linien Johannes des Täufers und des Bischofs Servatius. Die Darstellung der Hl. Sippe beruhte auf der Trinubiumslegende, d.i. die Legende von der dreimaligen Vermählung der Hl. Anna und von ihrer Nachkommenschaft aus den drei Ehen. Literarische Quellen weist Förster seit dem 12. Jahrh. nach. Prominentes Beispiel für die Darstellung der Hl. Sippe ist Bernhard Strigels Mindelheimer Sippenaltar von 1505/06, Gm 254 – 259, 888 – 891, siehe dort. Beatrix Schenk von Limpurg, die dem Kloster Kirchheim von 1496 bis 1505 als Äbtissin vorstand, ließ im Jahr 1502 die St.-Anna-Kapelle erbauen. Der Altar dürfte in demselben Jahr vollendet gewesen sein.

Der Maler steht noch ganz in den Traditionen des 15. Jahrh. Die Familiengruppen wirken improvisiert, bunt, beweglich und unterhaltend. Wert ist auf das Beiwerk gelegt, auf Art, Material und Farbigkeit der Kleider, auf Blumen, Vögel und andere Tiere, zu denen eine Meerkatze und ein Affe zählen. Ein eigenes Augenmerk verlangen die »geschnitzten« Teile der Thronwangen und -pfosten – ein Fahnenträger und Heiligen(?)figuren auf der einen Seite, nackte Kleinkinder auf der anderen. Alle Motive erscheinen dicht gedrängt, den verbleibenden Raum füllen gleich Luftschlangen die Schriftbänder. Geben den Bildern auf den Flügeln die gegen die Landschaft abschließenden Brüstungen und Sitzbänke Halt, so erscheint der Raum in der Predella »schwimmend«, wird die Brüstung abgeknickt, die Bruchstelle durch den Mantel der Maria Salome verdeckt. Hier blieb nur Raum für kurze Schriftbänder, die aber doch in Bewegung versetzt werden. Es gibt eine Vielzahl reizender Kinder, bewegliche Hände, Zuwendung und Gespräch. Die Figuren wirken puppenhaft und verspielt. Hier und da findet man eine Phantasiehaube, das prächtige Gewand eines Patriarchen und den Ornat des Bischofs. Anregungen aus der Druckgraphik lassen sich nachweisen. Die Meerkatze entstammt Dürers Kupferstich der Madonna mit der Meerkatze B. 42, der um 1498/1500 datiert wird, der Affe Israhel van Meckenems Stich des Ecce homo B. 16 aus der bekannten Passionsfolge. Die weiblichen Heiligen auf den Flügelaußenseiten sind ruhig und großgesehen, ihre Kleider in heftiger Faltenbewegung. Das vergoldete Blatt- und Astwerk anstelle eines Schleierbrettes und die Muster des textilen Behangs drängen sich auf. Es handelt sich um eine Frühform des Granatapfelmusters, bei dem die Hauptmotive durch schräg aufsteigende Äste verbunden werden[6]. Edelsteine zieren die obere Borte, Apostelfiguren die seitlichen. Die Augenlider der Katharina bedeckt ein Schleier, die Seiten des Buches in den Händen der Hl. Agnes flattern. Die geistliche Stifterin mit dem in einer gewaltigen Krümme gipfelnden Stab ist unscheinbar klein.

Die Sippendarstellung erstreckte sich über das ganze Altarretabel, Mittelbild, Flügel und Predella. Die Flügel sind Annas Eltern Emerentia und Stollanus und den Familiengruppen Esmerias, Annas Schwester, vorbehalten. Esmerias Tochter Elisabeth wurde die Mutter Johannes des Täufers, ihr Sohn Eliud der Vater der Memelia, diese die Mutter des Servatius, Bischofs von Brüssel, den seine Feinde mit Holzschuhen erschlugen. Die Predella zeigt die Familien der beiden Halbschwestern Mariä, Maria Cleophae und Maria Salome. Das Mittelbild bzw. der Schrein zu den Flügeln ist verloren. Er enthielt gemalt oder eher geschnitzt den inneren Kreis der Heiligen Sippe, das sind Anna und ihr Ehemann Joachim, ihre Tochter Maria mit dem Jesuskind und dem Nährvater Joseph, Annas zweiter Ehemann Cleophas und ihr dritter Ehemann Salomas.

Der Altar war Friedrich Herlin (»Herrle«) zugeschrieben. Waagen hielt die »elenden und kindischen Machwerke« Herlins nicht für würdig. Reber und Bayersdorfer in Kat. 1882 ordneten die Bilder als schwäbisch um 1490 ein, in Kat. 1885 und 1893 als um 1480-1490 entstanden. Reber in Kat. Augsburg 1899 schrieb demselben Meister 7 Tafelbilder mit Mitgliedern der Hl. Sippe in Augsburg[7], später Schleißheim[8] zu. Die motivischen und stilistischen Übereinstimmungen sind auffällig, doch zeigen die an Beiwerk ärmeren Bilder eine frühere Entwicklungsstufe. Nach Schmitz gehört der Altar aus Kirchheim in die »Richtung Zeitbloms«. Zwei undatierte und unsignierte Federzeichnungen in der Graph. Slg. des GNM[9] wurden von Lutze und Wiegand als Entwürfe für die Gruppen »Servatius und Memelia» und »Zacharias, Elisabeth und Johannes« angesehen, doch gehören sie einer früheren Stilstufe an. Zink[10] nahm auf die Zuschreibung keinen Bezug und gab die Zeichnungen unter Berufung auf das Loeffelholz-Epitaph von Hans Traut[11] einem Nürnberger Künstler aus dessen Werkstatt. Rott schrieb den Altar dem Nördlinger Maler Sebald Bopp[12] zu, Lutze und Wiegand lehnten die Zuschreibung mit Recht als willkürlich ab und gaben den Altar einem unbekannten Nördlinger Meister um 1500. Rettich datierte den Altar wenig später als Strigels Mindelheimer Sippenaltar von 1505/06, doch gibt es dafür kein Anzeichen. Moullet wies auf der Predella zwei Nelken als mögliches Zeichen des Künstlers nach. Der Altar ist aufgrund der Verwertung eines gegen 1500 entstandenen Dürer-Stichs und des Datums der Vollendung der Annenkapelle in die ersten Jahre des 16. Jahrh. zu datieren.

1 Freundl. schriftl. Mitteilung Peter Mühling, Nürnberg, 20. Mai 1996.
2 Wie Anm. 1.
3 In Kat. 1882 werden die heiligen Frauen erstmals unter einer eigenen Nr. (139) ausgewiesen.
4 Wie Anm. 1.
5 Freundl. schriftl. Mitteilung Hermann Schmidt, Nürnberg, 18. März 1996.
6 Vgl. Kunstgewerbemuseum der Stadt Köln. Europäische Seidengewebe des 13. – 18. Jahrhunderts, bearb. von Barbara Markowsky, 1976, Kat.Nr. 29 mit Abb. Freundl. Hinweis Jutta Zander-Seidel, GNM, 25. April 1997.
7 WAF 601 – 603, 608 – 611. Kat. Augsburg 1899 – 1905, Nr. 25 – 31; 1912, S. 44, Nr. 2025/26 und 2028/29.
8 WAF 601, 602. Kat. Schleißheim 1914, S. 157, Nr. 2027 und 2031.
9 Inv.Nr. Hz 3446, 3447; vgl. Anzeiger des GNM, 1913, Nr. 2, S. 35, 36, Abb. 18, 19. – Erster Bericht über die Neuerwerbungen des Kupferstichkabinetts 1911 – 1913. Hrsg. im Auftrag des Direktoriums des Germanischen National-Museums (bearb. W. Stengel). Nürnberg 1913, Abb. 10, 11.
10 Kat. Germanisches Nationalmuseum Nürnberg, Handzeichnungen, bearb. von Fritz Zink, 1968, Nr. 87, 88 mit Abb.
11 Nürnberg, Lorenzkirche; vgl. Strieder 1993, Nr. 81, Abb. 424.
12 Erwähnt 1485 – 1503. Zu Bopp vgl. Rott 1934, S. 167 – 176.

Kat.Slg. Oettingen-Wallerstein 1819, S. 50 – 51, Nr. 7, 8 (Gm 250, 249, 248); 1826 u. 1827, Nr. 106, 99 (Gm 250, 249, 248). – Moritzkapelle 1829 -1846, Nr. 95, 96 (Predella und Flügelinnenseiten). – Kunstblatt 1829, S. 403. – Waagen 1843, S. 186. – Parthey 1, 1863, S. 580, Nr. 8, 9. – A. Schultz 1870, Sp. 313 – 314. – Ders. 1878, S. 41 – 42. – Moritzkapelle 1878 u. 1880, Nr. 114, 113. – Kat. 1882, Nr. 137, 138, 139; 1885, Nr. 145, 146, 147; 1893, Nr. 154, 155, 156. – Kat. Augsburg, K. Gemäldegalerie, 1899, bei Nr. 25. – Braune 1909, Nr. 248, 249, 250. – Reinach 3, 1910, Abb. S. 261 (Flügelinnenseiten), S. 691 (Flügelaußenseiten). – Grupp 1917, S. 91. – Schmitz 1919, S. 556. – Rott 2, 1934, S. XLI – XIII, Abb. 13, 14, 35. – Kunstwerke und Innenräume 1930, Abb. 30. – Lutze u. Wiegand 1936-37, S. 94 – 95, Abb. 181 – 183. – Moullet 1953, S. 120. – Rettich 1965, S. 54, Anm. 16. – Legner u. Wirth 1967, S. 20 – 22, Abb. S. 19 (Flügelinnenseiten, Predella). – Lechner 1972, Sp. 163 – 168, Abb. 2 (Flügelinnenseiten, Predella). – Esser 1986, S. 77, 84 – 85, 109, 164 – 165, 226, Nr. N 04. – Michler 1987, Text und Abb.

Köln

BILDNIS DES KÖLNER BÜRGERS WINAND VON KREBS
1583

Halbfigur nach links vor rotbraunem Grund. Blick auf den Betrachter. Er hat braune Augen, braunes Haar und blonden Bart. Er trägt einen schwarzen Seidenanzug, eine hohe weiße Hemdkrause, um die Taille eine schwarze Schärpe. Auf seiner Brust eine Gnadenkette, bestehend aus einer goldenen Ankerkette und einer Bildnismedaille als Anhänger. In seiner rechten Hand Handschuhe, die linke, beringte, stützt er in die Seite. Oben die elterlichen Wappen.

Eichenholz (Quercus), 34,4 x 26,1 cm – Inschriften, vier- und dreizeilig, in Majuskeln der Humanisten-Antiqua, links: »IOAN VON KREPS / SENATOR COLONIENSIS / A° 1543 VND STIM. / MEISTER A° 1573«, darüber Wappen: In Gold (hier gelb) unter rotem vierlätzigen Turnierkragen schwarzer, dreifach geschobener Zickzackbalken. Helmzier: Über schwarz goldenem Wulst wachsender Mann mit schwarz gold geteilter Kleidung und roter Zipfelmütze, in der Rechten einen gestürzten goldenen Pfeil haltend. Decken rot gelb. (Das Wappen hier courtoisiehalber seitenverkehrt). Rechts: »GERTRVDT VON NIELL / FILIA IOANNIS VON / NIELL SENATORIS COLON(IENSIS)«, darüber Wappen: In Blau goldener (hier gelber) Phönix. Helmzier: blaue Puppe, besteckt mit zwei brennenden Leuchterarmen. Decken: blau gelb[1]. Unten: »WEINANDT VON KREPS FILIVS IOANNIS A° 1573 AETATIS. 24. SENATO(R) / COLONIENSIS A° 1583«. – Auf der Rückseite mit Bleistift »Portraits Nr.2603 M.+«, mit weißer Farbe »Gm.651«; Klebezettel: »Nach Pettenkofer'schem Verfahren regenerirt den 4. März 1871«.

Gm 651. Erworben vor 1882.

Einzelbrett. Kleiner Ast im Holz belassen. Alter schwerer Schädlingsbefall. Holz am rechten Bildrand ausgebrochen. Kleiner Riß am oberen Rand. Format allseitig beschnitten. – Rückseite: Geglättet mit dem Schropphobel. Seitlich unregelmäßig abgefast. – Bildseite: Unterzeichnung: Kontur- und Binnenzeichnung. Malerei: Unterhalb des Wappens von Niel Reste einer übermalten älteren Inschrift »AN[...?] / A[...?]«. Verputzung im Haar, kleinere Retuschen im Inkarnat. – Restaurierungen: 1871 laut rückseitiger Notiz nach dem Pettenkofer'schem Verfahren regeneriert. Weitere Restaurierung vermutlich nach 1980, laut handschriftlicher Notiz ohne Name und Datum Abnahme von Übermalungen im Haar und Retuschen im Inkarnat. AB

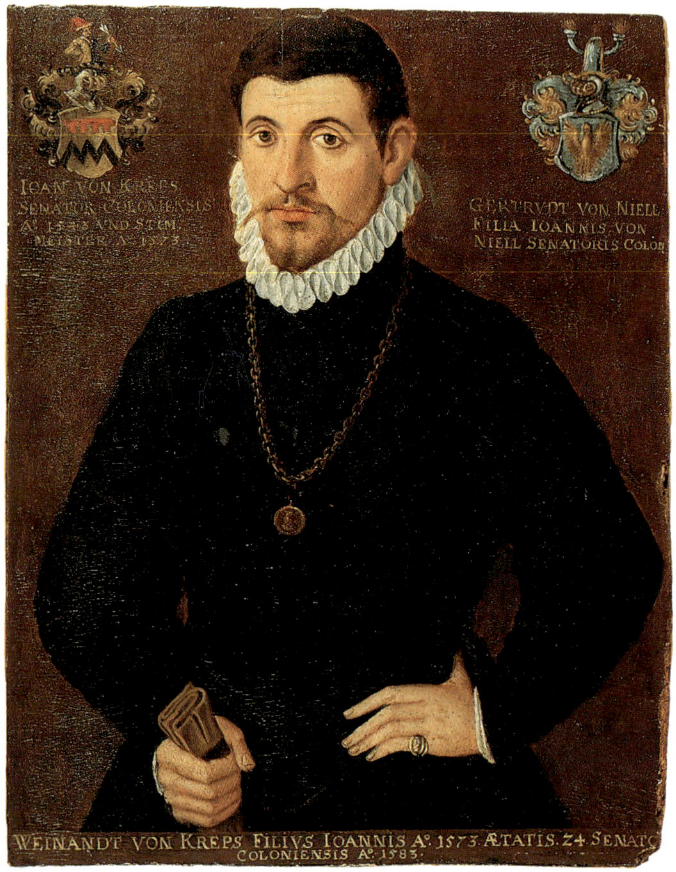

Gm 651

Winand (Weinandt) von Krebs (Kreps) war Bürger in Köln. Er wurde am 7. April 1548 als Sohn des Johan von Krebs und dessen zweiter Ehefrau Gertrud von Niel geboren. Sein Vater hatte als Mitglied des Kölner Rates zahlreiche Ämter inne, u.a. das des Stimmeisters. »Die beiden Stimmeister waren für die Stadtverteidigung verantwortlich, befehligten die städtischen Söldner und übten eine allgemeine Sittenaufsicht aus; ihr Amt zählte zu den ranghöchsten, die der Rat zu vergeben hatte« (Huiskes)[2]. Winand heiratete am 28. Jan. 1577 Clara von Quentell, die in zweiter Ehe Johan Kemp, kurkölnischen Kanzler, ehelichte. Er kam zweimal, 1582 und 1585, in den Rat. 1585 war er Herr zum Seidenamt, also mit der Aufsicht über das Seidengewerbe beauftragt. Er starb am 9. Febr. 1587[3]. Auch wenn standesgemäße Haltung und Kostüm, Wappen und Inschriften dem Maler wie dem Dargestellten wenig Spielraum ließen, vermittelt sein Porträt den Eindruck einer heiteren und ausgeglichenen Wesensart.

1 Die Beschreibungen der Wappen und Angaben zur Person nebst Literatur werden Dr. Huiskes, Historisches Archiv der Stadt Köln, freundl. schriftl. Mitteilung vom 9. Jan. 1996, verdankt.
2 Wie Anm. 1.
3 Wie Anm. 1. Vgl. Anton Fahne: Geschichte der Kölnischen, Jülichschen und Bergischen Geschlechter, Bd. I. Köln – Bonn 1848, S. 231 – 233. – Herbert M. Schleicher: Die genealogisch-heraldische Sammlung des Kanonikus Joh. Gabriel von der Ketten in Köln. In: Veröffentlichungen der Westdeutschen Gesellschaft für Familienkunde, NF, Nr. 27, Bd. 3. Köln 1985, S. 309 – 318.

Kat. 1882, Nr. 537; 1885, Nr. 553; 1893, Nr. 599. – Braune 1909, Nr. 651.

Kulmbach, Hans Süß von

Geboren um 1482 wohl in Kulmbach/Oberfranken, gestorben zwischen dem 17. Sept. und dem 17. Dez. 1522 in Nürnberg, wo er am 15. März 1511 das Bürgerrecht erhalten hatte. Maler und Zeichner für Glasgemälde. Er lernte laut Johann Neudörfer bei dem Italiener Jacopo de Barbari, der zwischen 1500 und 1503 in Nürnberg tätig war. Er unterhielt enge Beziehungen zu Albrecht Dürer, nach dessen Entwurfszeichnung er 1513 das Tucher-Epitaph (Nürnberg, Sebalduskirche) malte. Als Leiter einer Werkstatt, die gemalte und geschnitzte Altäre lieferte, steht er in der Nachfolge Michael Wolgemuts. 1511 und 1514/16 arbeitete er auch für Auftraggeber in Krakau, was womöglich mit einer Reise dorthin verbunden war. Seine Tätigkeit für die Buchillustration ist umstritten.

Zwei Flügel von einem Nikolausaltar in St. Lorenz, um 1507/08

HL. COSMAS

Der Heilige betrachtet ein Uringlas. Er steht in ganzer Figur vor einem roten, granatapfelgemusterten Behang, den Goldborten einfassen und unten ein breiter grüner Fransensaum abschließt. Blauer Grund, vormals mit goldenen Sternen, oben Maßwerk aus flachem Bogen und vergoldeten Ranken. Linker Standflügel.

Fichtenholz (Picea sp.), 197,4 x 54,6 cm – Auf dem Parkett mit weißer Farbe »G.186«.

Gm 186. Leihgabe der Protestant. Kirchenverwaltung Nürnberg I.St. – Stadt Nürnberg, Inv.Nr.77 – Ab 1811 ausgestellt auf der Burg – Ab 1840 Landauerbrüderhaus – 1864 wieder auf der Burg – 1875 an das GNM – 1882 von der Stadt an die Protestant. Kirchenverwaltung zurückgegeben, die das Gemälde im GNM beließ.

HL. DAMIAN

Der Heilige hält mit beiden Händen ein geschlossenes Arzneigefäß. Er steht in ganzer Figur vor einem grünen, granatapfelgemusterten Behang, den Goldborten einfassen und unten ein roter Fransensaum abschließt. Blauer Grund, vormals mit goldenen Sternen, oben Maßwerk aus flachem Bogen und vergoldeten Ranken. Rechter Standflügel.

Fichtenholz (Picea sp.), 197,4 x 55 cm – Auf dem Parkett mit weißer Farbe: »G.185«; Klebezettel Stadt Nürnberg Nr.76.

Gm 185. Herkunft wie Gm 186. – Stadt Nürnberg, Inv.Nr.76.

Stärke auf 1,0 cm gedünnt. Äste im Holz belassen, vereinzelt mit Werg oder Papier/Pergament kaschiert. Alter starker Schädlingsbefall. Formate original. – Rückseiten: Enges Flachparkett. Braun gebeizt. – Bildseiten: Tafeln im Rahmen grundiert und bemalt. Unterzeichnung: Pinsel; Kontur- und Binnenzeichnung, Schatten der Gesichter in engen, gleichmäßigen Parallelschraffuren, weite Abstände bei den Gewändern; Faltenwurf der Ärmel locker in hakenförmigen Strichen (Abb.). Gelbliche Imprimitur. Malerei und Metallauflagen: Pentiment: Das Maßwerk zunächst in den Farben ockergelb und rotbraun über schwarzer Untermalung, Formen mit Schwarz vertieft und Gelb gehöht; während des Malvorgangs mit Zwischgold abgedeckt, inzwischen weitgehend berieben. Azuritblaue Hintergründe später hell-, dann dunkelblau übermalt. – Restaurierung: 1961.

Gm 186: 4 Bretter, Breiten von links oben 4,6, 22,4, 12,3, 15,5 cm, unten 5,8, 19,1, 9,6 und 19,9 cm. Risse. Brettfugen partiell gelockert. – Bildseite: Unterzeichnung: Im Gesicht detaillierter als bei Gm 185; am Hals die Alterung der Haut vorgegeben, in der Malerei nicht verwendet. Kleinere Modifikationen an Nase, Fuß und Mantel. Malerei und Metallauflagen: Hintergrund: Zwischen schwarzer Untermalung und blauer Malschicht roter Lack. Das Glas hellblau auf schwarzer Untermalung, Flüssigkeit helles Rotbraun, Umrisse und Lichtreflexe mattversilbert; Verschattung in kurzen, schwarzen Strichen. Malschichtverluste entlang der Risse und Brettfugen, vor allem oben und unten. Uringlas verputzt.

Gm 185: 4 Bretter, Breiten von links oben 19,5, 11,1, 22,6, 1,8 cm, unten 13,2, 14,9, 21,6, 5,3 cm. Ausbrüche unten und rechts oben mit Holzsurrogat, an der Ecke links oben mit einem Holzstückchen ersetzt. Untere Ecken bestoßen. Lange Risse, der rechte in jüngerer Zeit mit einem Nagel gesichert. – Bildseite: Unterzeichnung: Linke Hand schmaler, Daumen länger. Malerei: Blauer Hintergrund graufarben untermalt. Malschichtverlust entlang der Risse, restauriert. Hochstehende Malschicht an den Rändern der Äste. AB

Die Hll. Cosmas und Damian (Fest 27. Sept.), Zwillingsbrüder und legendäre christliche Ärzte im Vorderen Orient, behandelten zur Ehre Gottes kranke Menschen und Tiere unentgeldlich[1]. Sie sind die Schutzheiligen der Ärzte und Apotheker. Kulmbach benutzte für ihre bildliche Darstellung »ein älteres, im Wolgemut-Kreis immer wieder verwendetes Schema, das die Figuren vor einem Vorhang auf einen Fliesenboden stellt, dessen Fugen eine gewisse tiefenräumliche Vorstellung bewirken« (Strieder 1993). Im übrigen hat er die Brüder feinsinnig unterschieden. Cosmas ist schon aufgrund seines Kleides der beweglichere von beiden. Er trägt einen kurzen hermelinverbrämten Rock, rote Strümpfe und einen ihn umwehenden grünen Mantel, auf dem gewellten dunkelblonden Haar eine hohe rote Mütze, die den Mediziner ausweist. Damian trägt einen bis zu den Füßen reichenden gelbgefütterten roten Rock mit weiten Ärmeln, den er in Höhe der Hüften schürzt, über der Schulter den sog. Chaperon als Abzeichen des Akademikers[2], auf dem blonden Lockenhaar eine rote Kappe. Cosmas schaut zu dem gegen das Licht gehaltenen Glas, um den Befund zu prüfen, Damian, breitgesichtig und mit aufgeworfener Nase, blickt mit halbgeöffneten Lippen nach unten. Gesichter und Hände spiegeln ein bewegtes Innenleben. Die gemalten Ranken wurden von Bermann als Hopfenranken beschrieben. Der blaue Hintergrund war zeitweise mit goldenen Sternen belegt, so abgebildet bei Lutze und Wiegand 1936–37. Die beweglichen, schlanken und schwerelosen Heiligenfiguren bleiben der Spätgotik verhaftet. In dem die Tafeln übergreifenden Farbkonzept ist die Lokalfarbigkeit überwunden. Die ausgekostete Korrespondenz der verschiedenen Rot- und Grüntöne zeigt den überlegenen Koloristen, der mit der Farbe komponiert.

Die Tafeln bildeten, wie Troche feststellte, die Außenflügel (Standflügel) des Altars des Hl. Nikolaus in der Kirche St. Lorenz in Nürnberg. Dort verblieben die Außenseiten der beweglichen Flügel mit den gemalten Darstellungen der Hll. Oswald und Nikolaus. Die abgespaltenen und nicht mehr nachweisbaren Innenseiten des beweglichen Flügelpaares trugen, wie Troche aus der Tiefe des Rahmens und einer zweiten Nut auf der jeweiligen Rahmeninnenseite schloß, flache Reliefs, der (verlorene) Schrein vollrunde Figuren. Davon sind die Hll. Ulrich und Nikolaus erhalten. In Nürnbergisches Zion 1733 wird der Altar wie folgt beschrieben:

Zur lincken Hand anderthalb Schritt weit von gedachten Imhöfischen Altar, so in der Mitte stehet in gleichfals gerader Linie, siehet man einen kleinen Altar, da ist auf dem Flügel oder Thür St. Nicolaus Bischoff, und inwendig sind auch von Holtz geschnitzte Bischöffe, unten bei dem steinern Tisch sind wiederum zwey kleine Thüren, worinnen vielleicht in den alten Zeiten Reliquien gewesen, auf der lincken Seiten Cosmus und Damianus, zur rechten Hand zwey Könige, der erste ist Ladislaus König in Ungarn (...).

Bei Murr (1801) heißt es:

Zur linken Hand des Imhofischen Altares ist St. Nikolaus Altar, mit St. Nikolaus, St. Katharinen und noch einer Heiligen in Holz. Er wurde 1452 von Wolfhard Gößweins Wittib gestiftet. Rechts und links sind zwey vortrefliche Gemälde, die Mutter Jesu mit vielen Personen umgeben. Unten am Reliquienschranke sind zwo kleine Thüren. Auf der einen sind inwendig zur linken Seite Kosmas und Damianus, zur rechten König Ladislaus und St. Karl. Aussen zerschneidet der heil. Martin den Rock, um ihn einem Armen zu geben.

Die Beschreibungen sind in dem Punkte mißverständlich, daß sie den Anschein erwecken, die Flügel der Predella hätten die genannten Heiligenbilder getragen[3]. Der Beschreibung des Altarretabels im geöffneten Zustand ist zu entnehmen, daß die beweglichen Flügel Bilder der »Mutter Jesu mit vielen Personen« zeigten. Es kann sich dabei um eine Heiligenversammlung, aber auch um Historien wie die Ausgießung des Hl. Geistes oder den Marientod gehandelt haben. Die Predella ist verloren.

Kulmbachs Altar verdrängte einen älteren. Der Nikolausaltar in St. Lorenz wurde von dem am 7. Dez. 1500 verstorbenen Jörg Koeler in seinem Testament bedacht, »um ihn von neuem machen zu lassen«[4]. Der ältere Altar, der die

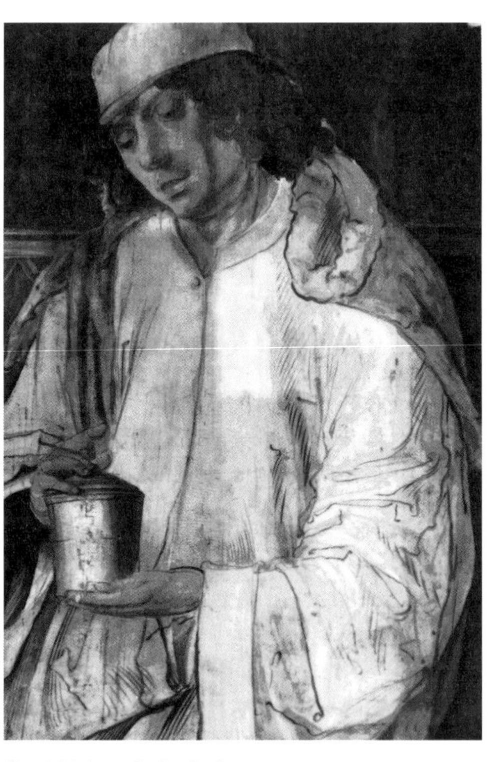

Gm 186 Ausschnitt. Infrarot

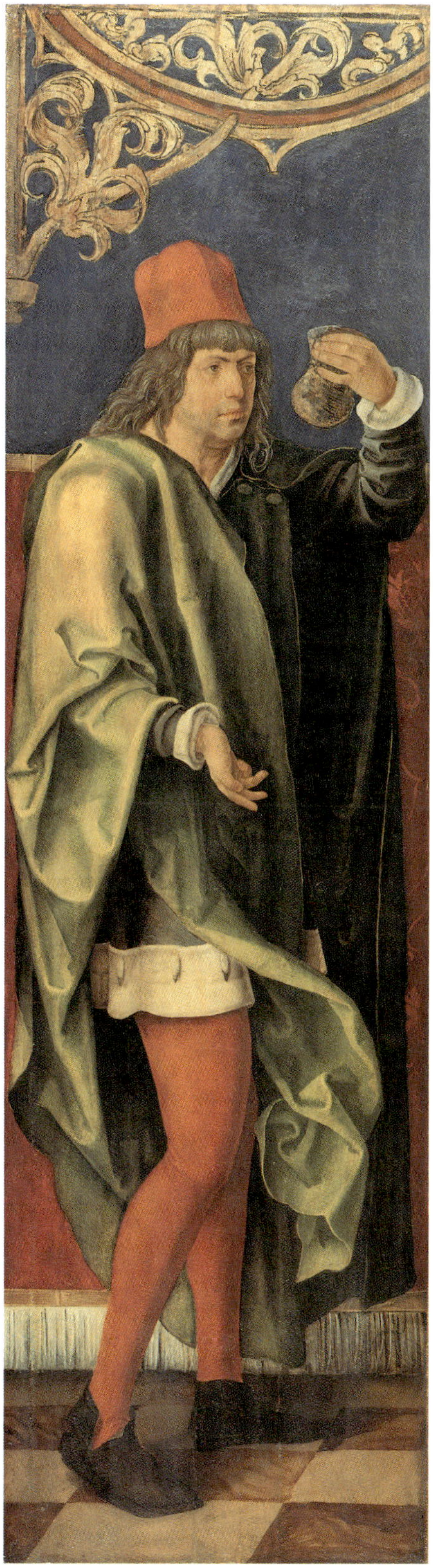

Gm 186

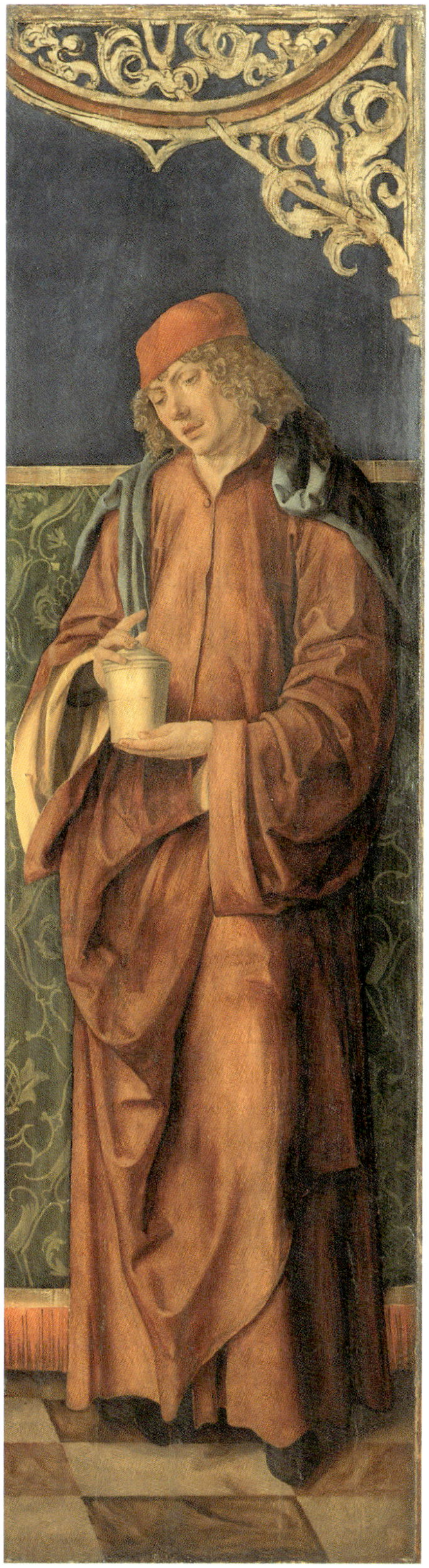

Gm 185

gleichen Heiligen zeigte, wurde in die St. Peter- und Paulskapelle am Siechgraben versetzt, wo er sich erhalten hat. 1948/49 wurde er von Übermalungen befreit[5]. Der Nachweis des Vorbildes sicherte die vermutete Zugehörigkeit der Kulmbachschen Standflügel mit den Hll. Cosmas und Damian zum Nikolausaltar, da auch auf dem älteren Altar außer den Hll. Nikolaus und Oswald die Hll. Cosmas und Damian vertreten sind. Schilling und Winkler haben die Silberstiftzeichnung eines jungen Mannes (Berlin, Kupferstichkabinett) mit dem Hl. Cosmas in Verbindung gebracht[6]. Je nach Blickpunkt werden in der Literatur die auf Wolgemut zurückgeführten gotischen Züge, die auf Dürer fußenden weiterführenden Merkmale oder der mit de' Barbari in Verbindung gebrachte »italienische« Kolorismus besonders gewichtet.

Die Altarflügel mit den Hll. Cosmas und Damian gingen seit ihrer Ausstellung auf der Burg und anschließend im Landauerbrüderhaus unter Kulmbachs Namen. Waagen charakterisierte und rühmte sie. Die historischen Voraussetzungen würden eine Ansetzung der Gemälde bald nach 1500 nahelegen. Tatsächlich wurden sie noch in Unkenntnis des Koelerschen Stiftungsdatums und unter Hinweis auf ein mögliches Werkstatt-Verhältnis Kulmbachs zu Wolgemut in die Jahre kurz vor 1500 datiert, so von Schmitz. In die ersten Jahre des neuen Jahrhunderts kamen Koelitz, Knappe und Winkler (1959, 1961). Strieder datierte um 1505, Buchner um 1505/07, Butts in die zeitliche Nähe des Annenaltars von 1510 in St. Lorenz. Buchner empfand die Bilder »in Anlage und Durchführung noch altertümlich und spätgotisch herb«, doch läßt sich der Einfluß Dürers nicht leugnen. Die Längung der Figuren, das nervöse Überspinnen der schmalen Tafeln mit verschiedenen Blickpunkten und die auswählende, aber satte Farbigkeit zeigen eine eigene künstlerische Gesinnung und Selbständigkeit, die sich zum Teil durch einen zweiten Lehrmeister, den Italiener Jacopo de'Barbari, erklären läßt. Johann Neudörfer hat ihn ins Spiel gebracht. Die Nachricht ist einerseits zu ausgefallen und andererseits zu naheliegend, als daß man ihr nicht vertrauen sollte. Kulmbach konnte de' Barbari in Nürnberg begegnen, wo sich der Italiener 1500/03 aufhielt. Butts meinte, Kulmbach hätte ihn 1504/05 in Wittenberg aufgesucht.

1 Künstle 1926, S. 390 – 391. – LCI 7, 1974, Sp. 344 – 352.
2 Vgl. Gm 207, Lucas Cranach d.Ä., Bildnis eines Juristen.
3 Walther Fries in Ausst.Kat. Dürer 1928 lehnt daher eine Zugehörigkeit der Flügel zum Nikolaus-Altar ab.
4 Die Archivalien publiziert von Hannah S.M. Amburger: Die Familiengeschichte der Koeler. Ein Beitrag zur Autobiographie des 16. Jahrh. In: Mitteilungen des Vereins für Geschichte der Stadt Nürnberg, Bd. 30, 1931, S. 153 – 288, hier S. 208 – 209.
5 Vgl. Troche 1950.
6 Winkler 1942, Nr. 43, Abb.

Zion 1733, S. 19. – Murr 1801, S. 135. – Taschenbuch 1829, S. 40. – Hilpert 1831, S. 18. – Landauerbrüderhaus 1840 u. 1860, Nr. 166, 167. – Waagen 1843, S. 215. – Rettberg 1846, S. 167. – Ders. 1854, S. 139. – H.A. Müller 1858, S. 232. – Sighart 1862, S. 633. – Waagen 1862, S. 235. – Lotz 2, 1863, S. 334, 347, Nr. 166, 167. – Parthey 1, 1863, S. 713, Nr. 8, 9. – Kat. 1882, Nr. 193, 194. – Woltmann u. Woermann 1882, S. 405. – Kat.1885, Nr. 198, 199. – Janitschek 1890, S. 377. – Koelitz 1891, S. 35. – Kat.1893, Nr. 213, 214. – Rée 1900, S. 144, Abb. 106. – Braune 1909, Nr. 185, 186. – Reinach 3, 1910, Abb. S. 557. – Schmitz 1919, S. 610. – Weinberger 1921, S. 184. – Bermann 1922, S. 10 – 19, Nr. 1 u. 2. – Zdanowski 1927, S. 18. – Ausst. Nürnberg 1928: Dürer, Kat.Nr. 95. – Buchner 1928: Kulmbach, S. 93. – Schilling 1929, S. 14, Tf. 25 (Zeichnung). – Hampe u. Lutze 1934, S. 84. – Stadler 1936, S. 6 – 7, Nr. 12, Tf. 5. – Lutze u. Wiegand 1936-1937, S. 76, Abb. 97, 98. – Winkler 1942, S. 43. – Schwemmer 1949, S. 144. – Troche 1950, S. 212. – Drecka 1957, S. 20. – David-Danel 1958, S. 189. – Winkler 1959, S. 47, Tf. 19. – Ausst. Nürnberg 1961: Meister um Dürer, Kat.Nr. 149 (bearb. P. Strieder), Abb. 17, 25. – Knappe 1961, S. 252. – Winkler 1961, S. 266. – Benesch 1966, S. 70. – Strieder 1966: Kulmbach, S. 775, 780. – Oellermann 1971, S. 54. – Holl 1972, S. 64, Farbabb. 36. – Hütt 1973, S. 438. – Haas 1977, S. 103 – 104. – Fehring u. Ress 1977, S. 85 – 86. – Strieder 1982, S. 278. – Butts 1985, mehrfache Erwähnungen. – Strieder 1993, S. 126 – 127, Farbabb. 143, 146, Kat.Nr. 123. – Löhr 1995, S. 22 – 28.

Kulmbach, Hans Süß von

VERKÜNDIGUNG AN MARIA
um 1513

Der Erzengel Gabriel tritt mit dem Heroldstab des himmlischen Botschafters in den Raum, um Maria die Geburt des Herrn zu verkündigen. Maria kniet demütig mit niedergeschlagenen Augen und über der Brust gekreuzten Armen vor dem Betpult, auf dem ein aufgeschlagenes Buch liegt. Über ihr vor dem blauen Himmel des Landschaftsausblicks die Taube des Hl. Geistes.

Tannenholz (Abies sp.), 61,1 x 38,6 cm – Auf dem Spruchband in Majuskeln der Humanisten-Antiqua: »A G P D « = Ave [Maria] Grazia Plena Dominus [tecum]= Gegrüßt seist du Maria voll der Gnaden, der Herr ist mit dir.

Gm 1112. Ab 1840 ausgestellt in Nürnberg, Landauerbrüderhaus – Ab 1864 auf der Burg – Erworben 1927 von der Bayerischen Krongutsverwaltung.

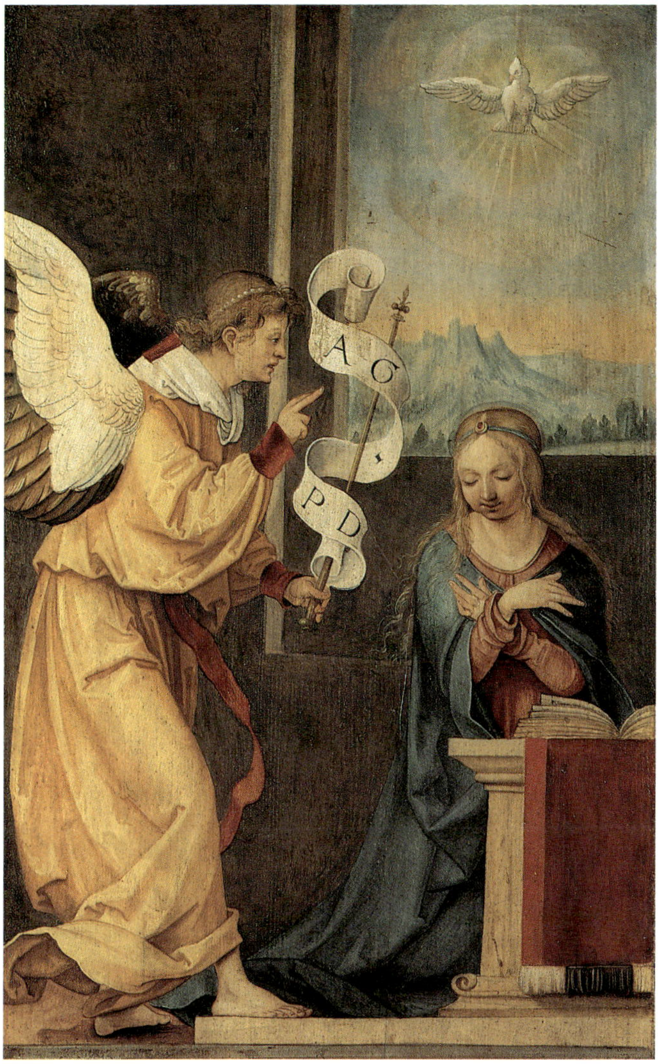

Gm 1112

2 Bretter, Breiten von links oben 24,6, 14,0 cm, unten 20,6, 18,0 cm. Gespalten, Stärke auf 0,4 – 0,6 cm gedünnt. Alter geringer Schädlingsbefall, Ausfluglöcher auf der Bildseite. Brettfuge im unteren Drittel gelockert. Auf Höhe des rechten Ellbogens Mariä langer Riß. Format unten beschnitten. – Rückseite: Sägespuren, Flachparkett. Dunkelbraun gebeizt. – Bildseite: Tafel im Rahmen grundiert und bemalt. Grundierung: Dünn, kreuz und quer streifig aufgetragen. Unterzeichnung: Pinsel; Kontur- und Binnenzeichnung, sparsam Schatten der Gewänder in Parallelschraffuren; Schädelkalotte Mariä geringfügig größer. Malerei: Dünn, auf teilweise durchscheinender Grundierung. Wand und Ausblick alla prima. Flügel und Federn konturiert, nicht völlig ausgemalt, aber als vollendet anzusehen. In den braunen und grünlichen Farben feines Frühschwundkrakelee. Retuschen im Hintergrund. Farbigkeit gut erhalten. – Restaurierung: 1950. AB

Das Thema ist dem Neuen Testament entnommen. Die Verkündigung gilt als Moment der Menschwerdung Christi und damit als der Beginn des Heilsweges. Die Komposition variiert Dürers Holzschnitt B. 83 aus dem »Marienleben«. Wie dort trägt der Engel ein hemdartig gegürtetes Kleid, bauscht sich das Gewand am unteren Saum, kreuzt Maria die Hände über der Brust. Kulmbach nimmt Dürers Pathos zurück und tut wenig zur Klärung der räumlichen Verhältnisse. Seine Stärke liegt in der schlichten, intimen Erzählerkunst und in der behutsam in Licht und Luft stufenden, blühenden Farbigkeit. Der Grundklang ist ein lyrischer.

Es handelt sich um das obere Bildfeld eines Flügels von einem Marienaltar. Seit Bermann (1922) die Verkündigung in die Kulmbach-Literatur einführte, lag es nahe, sie mit anderen Gemälden des Künstlers zusammenzubringen und den ursprünglichen Altarzusammenhang zu rekonstruieren. Bermann selbst hielt Gm 1112 für das Fragment eines Flügels zur Anbetung der Könige (Berlin, Gemäldegalerie)[1]. Buchner (1928) rekonstruierte einen Marienaltar mit folgenden Bildern: Verkündigung (Gm 1112), Geburt Christi (München, BStGS, WAF 469)[2], Anbetung der Könige (Allentown Art Museum, The Samuel H. Kress Collection, 61.42G) und Himmelfahrt Christi (New York, Metropolitan Museum, Rogers Fund, 21.84)[3]. In dem querformatigen Gemälde Tod der Maria (BStGS, Staatsgalerie Bamberg, 10143)[4] vermutete er die zugehörige Predella. Stadler hielt vier Marienszenen in Leipzig, Museum der bildenden Künste, für Teile desselben Altars: Geburt Mariä, Heimsuchung, Christus erscheint seiner Mutter, Ausgießung des Hl. Geistes[5]. In einer Marienkrönung in Wien (Kunsthistorisches Museum, Inv.Nr. 2656)[6] vermutete er das Mittelstück. Die Predella schied er aus diesem Zusammenhang aus. Winkler (1959) und Strieder (in Ausst.Kat. 1961) griffen auf die Ergebnisse Buchners zurück, doch verzeichnete Winkler die Predella nicht, und Strieder zählte sie den Leipziger Marienszenen zu. Die Nürnberger Ausst. 1961, die alle genannten Marienszenen vereinigte, bestätigte Stadlers These, daß auch die Leipziger Tafeln zu demselben Marienaltar gehörten. »Alle Bilder haben oben oder unten eine graue Leiste, die die Zusammengehörigkeit verbürgt«, so Winkler (1961), ebenso Knappe (1961) und Oberhuber (1962). Eisler (1977) akzeptierte die Marienszenen als Teile eines und desselben Altars, nicht aber den Marientod als Predella und die Marienkrönung als Mittelbild.

Brandl[7] sah in den von Buchner zusammengestellten Bildern Teile eines Altars, den Murr (1778) in der Walburgiskapelle auf dem Gelände der Nürnberger Burg beschreibt. Das Zentrum bildete eine geschnitzte und vergoldete Marienkrönung, die Josephi (1910) versuchsweise mit einem Relief im Germanischen Nationalmuseum[8] identifizierte.

Auf den gemalten Flügeln sah man – laut Murr – die Heimsuchung und den Tempelgang Mariä, auf der Predella einen 1513 datierten Marientod des Hans von Kulmbach. Die von Murr erwähnten Flügelbilder fand Brandl in der Slg. Thyssen-Bornemisza in Castagnola, Schweiz, (jetzt Madrid) wieder, wo sie wenig sinnvoll ein Rosenkranzbild flankieren[9]. Daß statt der von Murr genannten Heimsuchung die Begegnung an der Goldenen Pforte dargestellt ist, erklärte Brandl einleuchtend mit einem Versehen Murrs bei der Benennung des Gegenstandes. Programm und historische Abfolge fordern an dieser Stelle die Begegnung an der Goldenen Pforte. Die kleinformatigen Marienszenen verteilte Brandl auf die Rückseiten der Altarflügel, 1983: Links oben Verkündigung, darunter Geburt Christi, rechts oben Himmelfahrt, darunter Anbetung der Könige, 1985: Links oben Verkündigung, darunter Anbetung der Könige, rechts oben Geburt Christi, darunter Himmelfahrt. Nach einer neuerlichen Prüfung aller Tafeln und ihrer Rückseiten und, was die Festtagsseite des Altars betrifft, in Übereinstimmung mit Brandl rekonstruierte Lübbeke (1991) die Werktaggseite mit geschlossenen Flügeln und Standflügeln wie folgt (jeweils von links nach rechts): Obere Reihe: Geburt Mariä, Verkündigung, Heimsuchung, Geburt Christi. Untere Reihe: Anbetung der Könige, Christus erscheint seiner Mutter, Himmelfahrt Christi, Ausgießung des Hl. Geistes. Als Predella gilt weiterhin der Marientod[10].

Bei den von Buchner zusammengestellten und den von Stadler hinzugezählten Marienszenen gibt es keine thematischen Überschneidungen, doch ergeben sie zusamengenommen auf den ersten Blick kein befriedigendes Programm. Stadler ergänzte dementsprechend eine Szene aus der Kindheit der Maria (Tempelgang?), zwei aus der Jugendgeschichte Christi (Darstellung im Tempel und Flucht nach Aegypten?) und eine aus dem Leben der Maria nach der Kreuzigung, nämlich ihren Tod oder ihre Krönung. Betrachtet man die erhaltenen Marienszenen unter dem Blickpunkt der Geheimnisse des Rosenkanzes und der Sieben Freuden Mariä, dann ist die Reihe bis auf die Krönung vollständig. Dürers nur in Kopien[11] überlieferte Tafel mit den Sieben Freuden Mariä enthielt Verkündigung, Geburt Christi, Anbetung der Könige, Christus erscheint seiner Mutter, Ausgießung des Hl. Geistes und Marienkrönung, dazu vermutlich Heimsuchung und Tod[12]. Veit Stoß' Englischer Gruß in der Lorenzkirche in Nürnberg zeigt als Hauptgruppe die Verkündigung und in den Medaillons des Rosenkranzes Geburt Christi, Anbetung der Könige, Auferstehung Christi, Ausgießung des Hl. Geistes, Christi Himmelfahrt, Marientod und Aufnahme Mariä in den Himmel[13]. Auch ein Ablaßdruck von Wolf Traut, um 1510, enthält die Mehrzahl der uns bekannten Szenen[14]. Kulmbach hielt sich bei seiner Bildgestaltung weitgehend an die durch Tradition geheiligten Muster.

1 Strieder 1993, Farbabb. 155.
2 WAF 469; vgl. Strieder 1993, Abb. 528.
3 Strieder 1993, Abb. 531.
4 Strieder 1993, Abb. 533.
5 Inv. 52,1 – 52,4; vgl. Strieder 1993, Abb. 525, 527, 530, 532.
6 Brandl 1985, Abb. 3.
7 Ausst. Nürnberg 1983: Veit Stoß, Kat.Nr. 7 (bearb. von R. Brandl).
8 Inv.Nr. Pl.O. 212; vgl. Josephi 1910, Kat.Nr. 269, Tf. 27. – Ausst. Nürnberg 1983: Veit Stoß, Kat.Nr. 7 mit Abb.
9 Kat.Slg. Thyssen-Bornemisza 1991, Nr. 58, 59, mit Abb.
10 Löcher teilte in Ausst.Kat. 1986 unter Berufung auf P. Strieder eine abweichende Rekonstruktion mit, Strieder (1993) und Löhr (1995) akzeptierten diejenige Lübbekes.
11 Die Zeichnungen in der Universitätsbibliothek Erlangen, bearb. von Elfried Bock. Frankfurt a.M. 1929, Kat.Nr. 306 – 310 u. Abb.
12 Vgl. Anzelewsky 1971 u. 1991, Kat. 28 V – 35 K.
13 Vgl. Ausst. Nürnberg 1983: Veit Stoß, S. 194 – 209, Kat.Nr. 17 (bearb. J. Rasmussen).
14 Vgl. Ausst. Köln, Erzbischöfl. Diözesanmuseum: 500 Jahre Rosenkranz, 1975–76, Kat. A 57.

Murr 1778, S. 32. – Landauerbrüderhaus 1840 u. 1860, Nr. 180. – Waagen 1843, S. 155 – 156. – Rettberg 1846, S. 167. – Bermann 1922, S. 66. – Neuerwerbungen GNM 1925/29, Tf. 30. – Zdanowski 1927, S. 81, Abb. 12. – Buchner 1928: Kulmbach, S. 93, 94. – Stadler 1936, S. 19 – 20, Nr. 63, Tf. 24. – Kuhn 1936, bei Nr. 207. – Wehle u. Salinger 1947, S. 189 – 190. – Winkler 1959, S. 69. – Ausst. Nürnberg 1961: Meister um Dürer, Kat.Nr. 161 (bearb. P. Strieder). – Winkler 1961, S. 266. – Knappe 1961, S. 252. – Oberhuber 1962, S. 65. – Strieder 1966: Kulmbach, S. 776. – Eisler 1977: S. 31 – 32. – Ausst. Nürnberg 1983: Veit Stoß (bearb. Rainer Brandl), S. 132 – 142. – Brandl 1985, S. 39 – 62. – Ausst. New York / Nürnberg 1986: Nürnberg 1300–1550, Kat.Nr. 166 a (bearb. K. Löcher) und Farbabb. – Kat. Slg. Thyssen-Bornemisza 1991 (bearb. I. Lübbeke), Abb. S. 285. – Löhr 1995, S. 44 – 47, Abb. 27.

Kulmbach, Hans Süß von

Flügel eines Baldachinaltars

ELISABETH VON EINER HEIMSUCHUNG MARIÄ
um 1513

Elisabeth geht mit offenen Armen der sie besuchenden (hier fehlenden) Maria entgegen. Beide Frauen sind werdende Mütter. Maria erwartet Christus, Elisabeth Johannes, den späteren Täufer Christi. Oben Ausschnitt aus einem gequaderten Spitzbogen mit profilierter Leibung. Ausblick in eine Gebirgslandschaft.

Tannenholz (Abies sp.), 193 x 46,1 cm – Auf dem Parkett mit schwarzer Farbe »552«.

Gm 552. Leihgabe der Protestant. Kirchenverwaltung Nürnberg. – Aus der Kirche St. Sebald, Nürnberg – Nürnberg, Burg – 1882 GNM.

3 Bretter[1], Breiten von links oben 16,7, 15,8, 13,2 cm; unten ist wegen der Leinwandkaschierung der Bildseite, dem Parkett und der Verschmutzung der Kante nur das linke Brett (17,8 cm) meßbar. Stärke auf 0,8 cm gedünnt. Äste im Holz belassen. Spuren eines schmalen Zahneisens. Je ein Scharnier (links) und Klammer (rechts) auf Mitte der Seiten von der Bildseite her in das Holz unvollständig eingesetzt, daher wulstartig vorstehend; für die Höhe der Tafel labil. Alter starker Schädlingsbefall. Ecken bestoßen. Format oben und unten geringfügig beschnitten. – Rückseite: 1976 zweilagiges Balsaholzparkett mittels Wachsharzmasse aufgeklebt. – Bildseite: Gerissene Grundier- und Malkanten rechts vorhanden. Unterzeichnung: Pinsel; unter IRR kaum erkennbar; Kontur- und Binnenzeichnung, wenige Schatten in lockeren, kurzen Parallelschraffuren, Strich teilweise breit lasierend. Malerei: Teils dünn in wenigen Schichten, teils deckend, Lichtreflexe breit und flüchtig. Malschicht über den mit Leinwand abgedeckten Scharnierbändern und Klammern infolge Rostbildung stark krakeliert und hochstehend. Bäume vermutlich ursprünglich mit brauner Lasur verschattet, wie noch bei Gm 551 teilweise vorhanden. Verputzungen. Schlechter Zustand. – Restaurierungen: 1953; 1976 parkettiert. AB

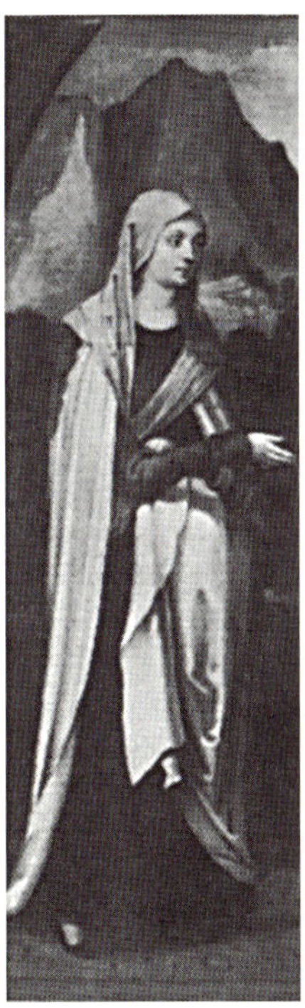

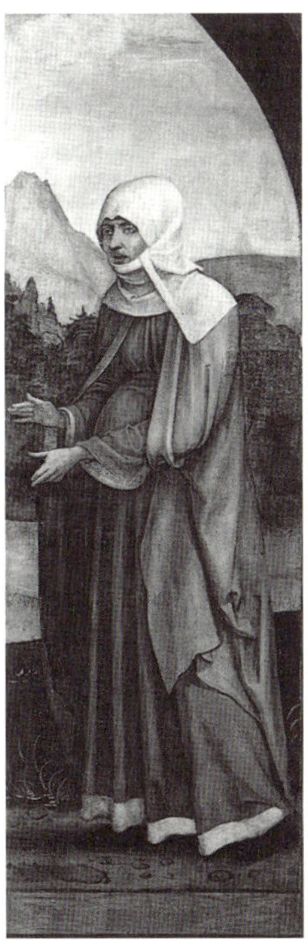

Kulmbach, Maria, Rottenburg a. N.

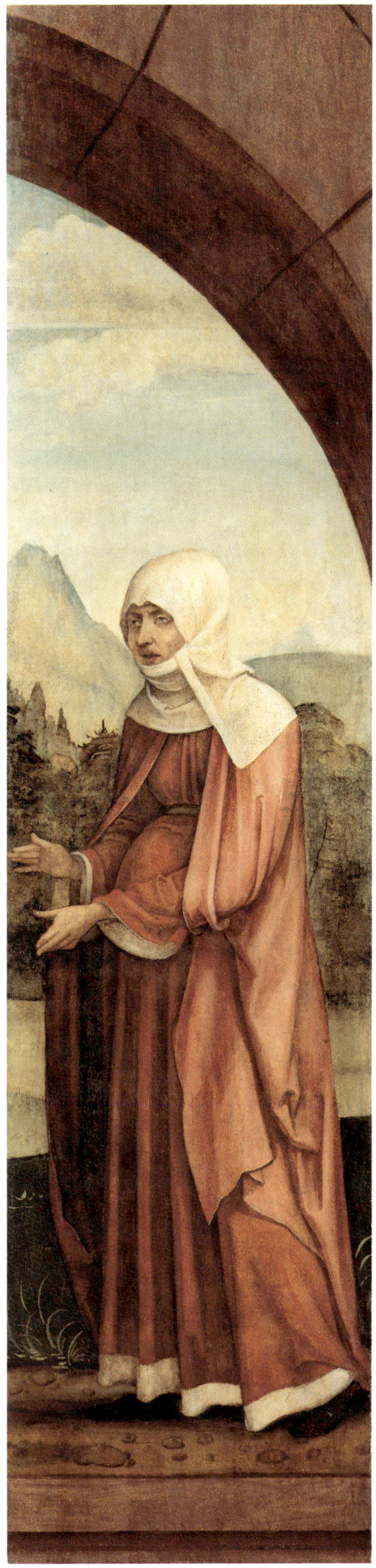

Gm 552

Die Heimsuchung bildet einen der Hauptmomente des Marienlebens[2]. Dürer widmete dem Thema einen seiner ansprechendsten Holzschnitte (B. 84). Die Verteilung der Zweiergruppe auf zwei Tafeln schloß eine Umarmung der Frauen aus, doch mied Kulmbach eine solche schon in den vorhergehenden Bildern[3]. Butts erkannte die Maria einer Heimsuchung in Rottenburg a.N., Diözesanmuseum (Abb. S. 295)[4], als Gegenstück zu Gm 552. Die oberen gemalten Abschlüsse ergänzen sich zu einem gekappten Spitzbogen. Die schmalen Tafeln bildeten die Flügel (»Läden«) eines Baldachinaltars, ähnlich dem, den Hans von Kulmbach für die Kirche St. Johannes und St. Martin in Schwabach malte[5]. Bei Baldachinaltären umschließen gewöhnlich zwei jeweils durch Scharniere miteinander verbundene und gegeneinander bewegliche Flügelpaare über rechteckigem Grundriß einen Raum, der eine Skulptur, zumeist ein Marienbild, enthält. Der Baldachin, der die Skulptur überfängt, stabilisiert zugleich den Altar. Die »Heimsuchung« besetzte vermutlich die Außenseiten zweier Flügel, die sich im geschlossenen Zustand auf der Front des Retabels zu einem Gesamtbild ergänzten. Die Tafel mit Elisabeth war rechts durch ein Scharnier an dem nächsten beweglichen Flügel befestigt, links zusammen mit dem Gegenflügel verschließbar. Die rechte Verschlußvorrichtung ist von der Außenseite in das Holz eingelassen, die linke von der Innenseite. Auf den Innenseiten des Retabels in seinem ursprünglichen Zustand darf man sich vier zum Lobe Mariä musizierende Engel vorstellen. Der zumeist über das erste bewegliche Flügelpaar hinausreichende, plastische und vergoldete Strahlenkranz der Maria verwies sie auf die äußeren beiden Flügel[6]. Wie Löhr wahrscheinlich machte, hat sich der von Gm 552 abgespaltene Engel mit dem Schriftband »Te deum laudam(us)« erhalten (Nürnberg, Staatl. Akademie der Bildenden Künste)[7]. Entsprechend lassen sich auf der Innenseite drei weitere Engel ergänzen.

Es gelang Kulmbach, Elisabeth zugleich repräsentativ und handlungsbezogen darzustellen. Die Verteilung der Frauen auf zwei Bilder ließ ein herzliches Einvernehmen zwischen ihnen nicht zu. Elisabeth begegnet Maria als der Mutter des Herrn mit ehrfurchtsvollem Respekt. Der Weg Mariä über das Gebirge läßt sich an der landschaftlichen Szenerie ablesen. Kulmbach suchte nach einer einfachen Formgebung, die den Faltenwurf des Kleides, des Mantels und des Schleiers bestimmt und sich auch auf die Farbigkeit erstreckt. Man darf annehmen, daß an der Ausführung Werkstattkräfte beteiligt waren. Meinungsverschiedenheiten bestehen in der Bewertung und zeitlichen Einordnung des Flügelbildes. Butts, die delikate Malerei und den »blonden« Gesamtton hervorhebend, datierte um 1513. Löhr betonte demgegenüber den deckenderen Farbauftrag und die Weißausmischungen anstelle durchscheinender Lasuren. Er zählte Gm 552 demselben Altar zu wie Gm 549–551 und datierte im Vergleich mit dem Schwabacher Altar um 1519/20. Die »klassische« Simplizität der Elisabeth spricht für eine frühere Entstehung. Sie ist von gesetzteren Proportionen als die schlanken späten Figuren. Der gemauerte Bogen zeigt größere Quader. Die schmalen Bildformate und die Fortführung bewährter Bildkompositionen lassen den zeitlichen Abstand zwischen diesem und den artistischeren späteren Bildern geringer erscheinen als ein Stilvergleich deutlich macht. Löhr ging sicher zu weit, wenn er sich in St. Sebald einen Baldachinaltar vorstellte, »der zu beiden Seiten hin von einer Heimsuchung umschlossen wurde«. Zweimal dieselbe Szene und zwei so weitgehend übereinstimmende Darstellungen der Elisabeth würde man ungern an einem und demselben Altar sehen.

1 Der maltechnische Aufbau ist nahezu identisch mit Gm 549, 550, 551.
2 Schiller 1, 1966, S. 65 – 67. – LCI 2, 1970, Sp. 229 – 235. – Marienlexikon, Bd. 3, 1991, S. 117 – 121.
3 Beispiele in der Staatsgalerie Bamberg (Stadt Bamberg, Inv.Nr. G 11); vgl. Stadler 1936, Tf. 26, u. Leipzig, Museum der bildenden Künste (Inv.Nr. 52,2); Stadler 1936, Tf. 25.
4 Vgl. Kat. Diözesanmuseum Rottenburg a.N., bearb. Karl Gregor Herzog von Mecklenburg, 1978, Nr. B 52 u. Abb. – Butts 1984, Abb. 4.
5 Vgl. Die Kunstdenkmäler von Mittelfranken, VII. Stadt und Landkreis Schwabach, bearb. von Karl Gröber u. Felix Mader (Die Kunstdenkmäler von Bayern). München 1939, S. 49 – 50, Abb. 40, 41. – Stadler 1936, S. 45, Nr. 142, Tf. 67. – Löhr 1995, S. 61 – 64, Abb. 39, 40. – Zum Baldachinaltar vgl. Claude Lapaire: Les retables à baldaquin gothiques. In: Zeitschrift für Schweizerische Archäologie und Kunstgeschichte, Bd. 26, 1969, S. 169 – 190.
6 Ein um 1500 entstandener fränkischer Baldachinaltar mit einer Verkündigung auf der Außenseite, einem geschnitzten Marienbild und musizierenden Engeln auf der Innenseite befindet sich in Weißenburg, St. Andreaskirche; vgl. Die Kunstdenkmäler von Mittelfranken, V. Stadt und Bezirksamt Weißenbug i.B., bearb. von Felix Mader u. Karl Gröber (Die Kunstdenkmäler von Bayern). München 1932, S. 38 – 39, Abb. 25, 26.
7 Löhr 1995, S. 56 – 60, Abb. 37.

Kat. 1882, Nr. 450; 1885, Nr. 458; 1893, Nr. 492. – Braune 1909, Nr. 552. – Butts 1984, S. 32 – 38, Abb. 5. – Löhr 1995, S. 48 – 54, Abb. 33.

Kulmbach, Hans Süß von

Zwei Predellenflügel, um 1515

HL. SEBALDUS

Halbfigur vor blauem Grund mit goldenen Sternen. Der weißbärtige Heilige trägt Pilgerhut und -stab. Als Nürnberger Stadtpatron präsentiert er das Modell der Sebalduskirche. Die Pilgerzeichen an seinem Hut bezeichnen die Wallfahrtsstätten Santiago (Pilgerstab), Köln (durchbrochenes oder Gitterzeichen mit der Anbetung der Hl. Drei Könige) und Wilsnack / Brandenburg (3 Hostien).

Kiefernholz (Pinus sylvestris), 57 x 45,4 cm – Auf der Innenseite Goldgrund und Aussparungen für ein (verschollenes) Dreifigurenrelief. Beschriftet mit weißer Farbe »G.537«; mit Farbstift »G.M 88« und die Nr.10; Klebezettel »Geschenk des Hrn. Schmitt-Friedrich in Bamberg«.

HL. ROCHUS

Halbfigur vor blauem Grund mit goldenen Sternen. Er trägt den Pilgerstab, darüber gestülpt seinen Hut. An seinem rechten Unterarm die Pestwunde, auf die er mit der linken Hand weist. Die Pilgerzeichen an seinem Hut bezeichnen die Wallfahrtsstätten Rom, St. Peter (Vera Ikon = Veronika mit dem Schweißtuch) und unbekannt (Marienbildnis).

Kiefernholz (Pinus sylvestris), 56,7 x 45,7 cm – Auf der Innenseite Goldgrund und Aussparungen für ein (verschollenes) Dreifigurenrelief. Beschriftet mit weißer Farbe »G 537.«; mit Farbstift die Nr.12.

Gm 537, a, b. Erworben 1880 als Geschenk von Prof. Jakob Schmitt-Friderich, Bamberg. – Weitere Herkunft unbekannt.

Äste im Holz belassen. Alter schwerer Schädlingsbefall. Formate seitlich geringfügig behobelt. – Tafeln im Nutrahmen grundiert, vergoldet und bemalt. – Innenseiten: Aussparungen für je ein dreifiguriges Relief. Konturen in die Grundierung geritzt. Hintergrund glanzvergoldet auf gelbem und rotem Poliment; Granatapfelmuster graviert, Innenfelder tremoliert. Unten ca. 2 cm breiter ungeschliffener Grundierstreifen. – Außenseiten: Unterzeichnung: Pinsel; Kontur- und Binnenzeichnung, bei Sebaldus lebhafter. Hier äußerer und innerer Kreis des Nimbus, bei Rochus nur der äußere in die Grundierung geritzt. Malerei und Metallauflagen: Inkarnat naß in naß, lasierend oder deckend, fein strichelnd oder mit breitem Strich. Leuchtende Farbigkeit, Lichter und Schatten expressiv nebeneinander gesetzt. Der azuritblaue Hintergrund grauschwarz untermalt. Plastische Sternapplikationen aus ausgestanztem Pergament, goldfarbene Metallauflage erdrot untermalt, Schatten mit brauner Lasur vertieft; azuritfarbene Pigmente möglicherweise später. Nimben mattvergoldet auf bräunlich-transparentem Anlegemittel; Frühschwundrisse im Anlegemittel; Gold in den Nimben berieben. Firnis über helle Partien reduziert. – Restaurierung: 1979 graublaue Übermalung des Hintergrundes partiell entfernt.

Hl. Sebaldus: 3 Bretter, Breiten von links oben 3,9, 20,9, 20,4 cm, unten 3,8, 21,8, 19,8 cm. Stärke 0,5 – 0,9 cm. Die beiden größeren Bretter konvex (Standpunkt Innenseite) verwölbt. Untere Ecken teilweise mit Holzsurrogat ergänzt. – Reliefseite: Vergoldung teilweise abgefallen. Entlang der Ränder rotschwarzer Streifen eines Rahmenanstrichs. – Bildseite: Unterzeichnung: Nase in dicken Parallelstrichen verschattet, Nasenspitze zweifach umkreist. Malerei: Bart und Haupthaar decken die graue Untermalung nicht völlig. Verputzungen in den Schatten des Mantels und der Schärpe sowie in der gelblichen Lasur der Mauern des Kirchenmodells. Kleinere Malschichtausbrüche. Ein Stern abgefallen, an anderen die Zacken verloren. – Restaurierung: 1979/80 Hintergrund und Nimbus retuschiert, Sterne gefestigt.

Hl. Rochus: 2 Bretter, Breiten von links oben 29,3, 16,3 cm, unten 31,6, 14,1 cm. Stärke 0,7 – 0,9 cm. Größeres Brett wellenförmig verworfen, Holz entlang der Ränder ausgerissen. – Innenseite: Auf dem holzsichtigen Halbrund rote Farbspritzer. Format seitlich und unten geringfügig behobelt. – Außenseite: Unterzeichnung: Modifikationen: Mantelknopf als runde Spange, linke Hand mit ausgestrecktem Zeigefinger und Pestbeule weiter unten; Wanderstab schmaler und von den Fingern umfaßt. Malerei: Pentiment: Die ursprüngliche Pestnarbe noch vom Künstler übermalt und als große offene Wunde nach oben versetzt. Der rechte Unterarm zeitweise mit einem (grünen?) Ärmel bekleidet; den Verputzungen im grünen Kleid nach zu schließen, waren beide Ärmel gleichermaßen übermalt; nach 1937 wieder abgenommen. Lichter des linken Ärmels ergänzt. Weitere Verputzungen im Gesicht, in den Haaren sowie in den Rotpartien. Sterne auf der linken Seite nahezu vollständig verloren. – Restaurierung: 1979 abblätternde Farbschichten gefestigt, Abnahme alter Sicherungspapiere und des vergilbten Firnisses. AB

Die Heiligen sind als Pilger dargestelllt[1]. Der Hl. Sebaldus war einer der beiden und der vornehmere der Nürnberger Stadtpatrone[2], der Hl. Rochus der Patron gegen die Pestseuche, die er selbst, von einem Engel gepflegt, überstand[3]. Eine vor 1880 erfolgte Übermalung des rechten Unterarms, den ein Ärmel bedeckte, machte ihn zum Apostel Jakobus[4]. Eine Reinigung legte den nackten Unterarm und mit ihm die den Heiligen ausweisende Pestbeule frei. Koelitz sprach die in den älteren Katalogen des GNM der fränkischen Schule von 1500–1530 zugewiesenen Bilder einleuchtend als Arbeiten Kulmbachs an. Bermann teilte die Zuschreibung und bemängelte die Erhaltung. Stadler sah den Typus des Hl. Sebaldus von einem 1518 datierten Holzschnitt des Dürerkreises[5] abgeleitet, doch sind die Übereinstimmungen nicht eng genug. Er bemerkte zu den Heiligenbildern: »Sie sind

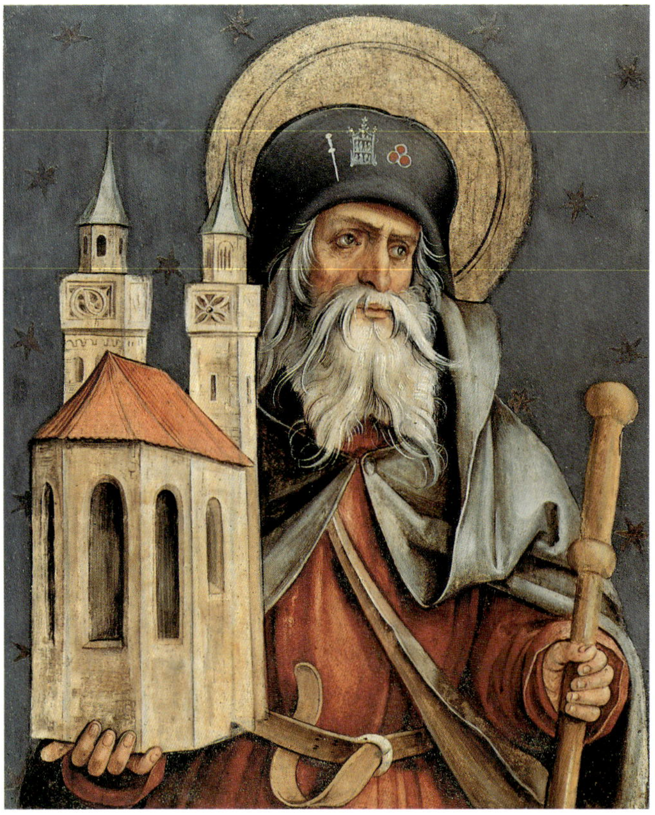

Gm 537a

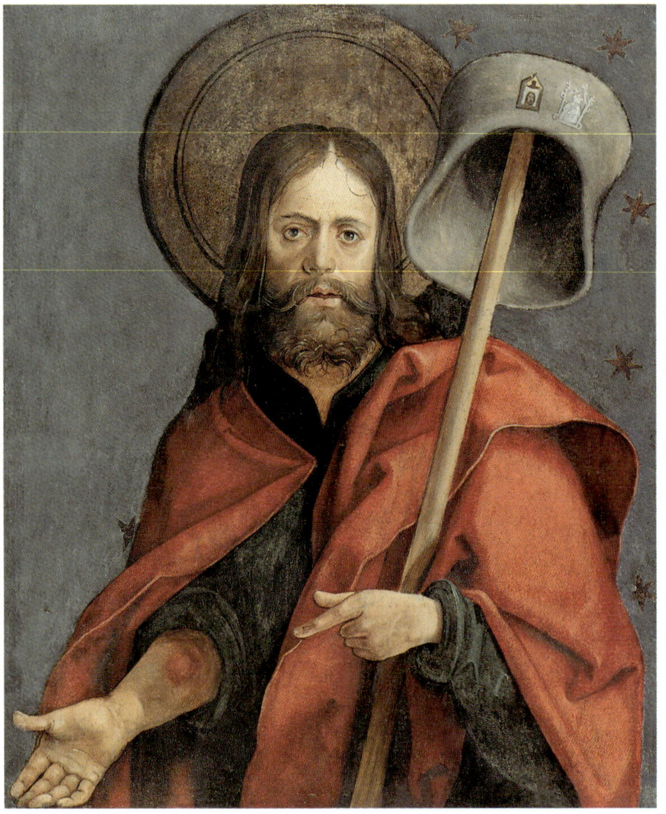

Gm 537b

großartig in der Auffassung und in der Bildanlage, die beiden Charaktere bedeutender, als sie es je bei Kulmbach waren«. Hält man diese Würdigung im ganzen für zu überschwänglich, so trifft sie doch für den innerlich belebten, seherischen Kopf des Hl. Sebaldus zu. Der Hl. Rochus nimmt die Blickverbindung zum Betrachter auf und öffnet wie sprechend die Lippen. Stadler machte darauf aufmerksam, daß sein »Mund geöffnet und anscheinend absichtlich aus der Mittelachse gerückt« ist, »um den Ausdruck von Weltferne und Unschuld zu verstärken«. Die vergleichsweise flüchtige Ausführung läßt auf die Mitarbeit von Werkstattkräften schließen, wie zuerst und einleuchtend Stadler festellte. Zur mangelnden Porträtähnlichkeit des Kirchenmodells mit der Kirche St. Sebald in Nürnberg schreibt Schock-Werner: »Das Modell entspricht dem mächtigen Bau mit dem hohen Dach und den zwei Türmen zwar grundsätzlich, aber alle weiteren Details weichen ab, und das zwischen Chor und Türmen stehende Langhaus fehlt ganz. Die Öffnungen der rundbogigen Fenster bleiben leer, die an der gebauten Kirche zwischen ihnen stehenden reichgeschmückten Strebepfeiler sind am Modell durch wenige aufgemalte Eckquader ersetzt, die Maßwerkbrüstung fehlt. Die die quadratischen Türme abschließende Maßwerkbrüstung ist je auf ein Maßwerkfeld reduziert, die abschließenden Geschosse mit den Helmen sind achteckig gezeichnet, wie es für die Lorenzkirche, nicht aber für die Sebalduskirche richtig ist«. Der ursprüngliche Standort der Tafeln und der Altarzusammenhang, aus dem sie stammen, lassen sich nicht mehr feststellen. Sie dienten vermutlich, wie Sprusansky in Ausst.Kat. 1979 mitteilte, als Flügel einer Predella. Die gemalten Heiligen bildeten die Außenseiten. Auf den Innenseiten, deren polymentvergoldeten Hintergrund jeweils ein Granatapfelmuster schmückt, finden sich Aussparungen für je eine Dreiergruppe von Heiligen (Abb. S. 299). Wie üblich wird es sich um Flachreliefs gehandelt haben, während der »Sarg« der Predella vermutlich Vollfiguren enthielt. Es könnte sich dabei um eine szenische Darstellung, eher aber um eine Reihe weiterer Halbfiguren gehandelt haben. Als Programm der geschnitzten Teile kommen die Vierzehn Nothelfer, aber auch Christus und

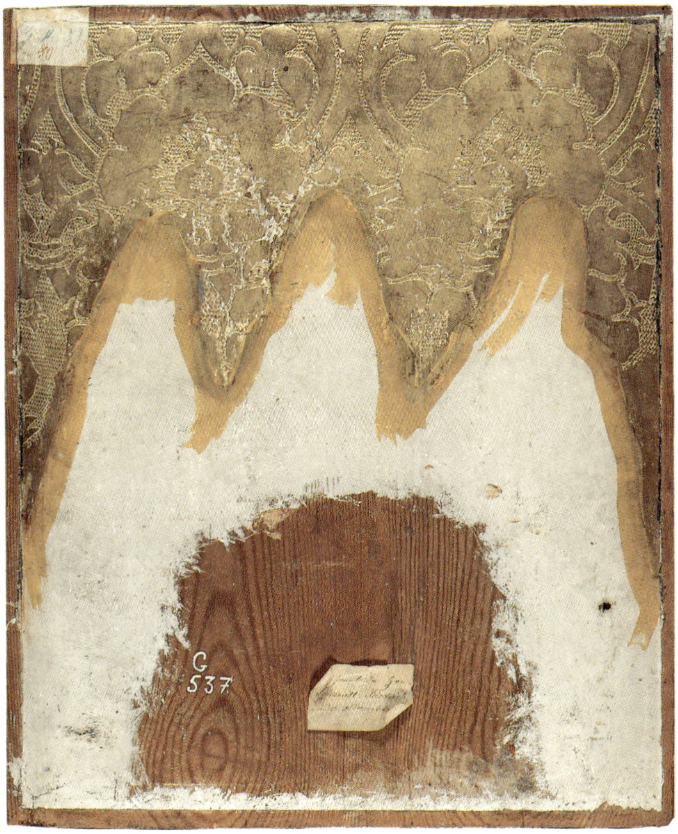

Gm 537a. Innenseite

die zwölf Apostel in Frage. Koelitz erkannte die bis dahin allgemein der fränkischen Schule zugewiesenen Bilder als Werke des Hans von Kulmbach. Er datierte sie in dessen späte Jahre. Winkler (1959) und Löcher (in Ausst.Kat. 1981) folgten ihm. Löhr setzte sie unter Hinweis auf die Nähe zum Annenaltar in der Nürnberger Lorenzkirche und zu einem Hl. Sebastian, der sich als Leihgabe der Slg. Georg Schäfer auf der Veste Coburg befindet[6], um 1510 an, Butts suchte sie in der zeitlichen Nähe des Tucher-Epitaphs von 1513 (Nürnberg, St. Sebald). Die Malereien sind aufgrund des bereits ausgeschriebenen Stils um 1515 zu datieren.

1 Die Pilgerzeichen recherchierte Carola Gries im Glockenarchiv des GNM.
2 Künstle 1926, S. 523 – 524. – LCI 8, 1976, Sp. 316 – 318. – Ausst. Nürnberg 1979: Hl. Sebald.
3 Künstle 1926, S. 514 – 516. – LCI 8, 1976, Sp. 275 – 278.
4 Abb. des übermalten Zustandes bei Stadler und Lutze u. Wiegand, des gereinigten Zustandes im Kat.Slg. Thyssen-Bornemisza.
5 B. app. 210; vgl. Winkler 1928: Dürer, Abb. S. 352.
6 Vgl. Ausst.Kat. Schweinfurt 1985, Farbabb. S. 93.

Anzeiger 1880, S. 384. – Kat. 1882, Nr. 427, 428; 1885, Nr. 435, 436. – Koelitz 1891, S. 69. Kat.1893, Nr. 469, 470. – Braune 1909, Nr. 537. – Bermann 1922, S. XVI, Kat.Nr. 25, 26. – Buchner 1928: Kulmbach, S. 94. – Stadler 1936, S. 51, Nr. 152, Tf. 70. – Lutze u. Wiegand 1936–37, S. 77, Abb. 106, 107. – Winkler 1959, S. 91. – Ausst. Nürnberg 1979: Hl. Sebald, Kat.Nr. 15 (bearb. Svetozar Sprusansky). – Ausst. Bayreuth 1981: Meistersinger, Kat.Nr. 45 (bearb. K. Löcher). – Ausst. Schweinfurt 1985: Slg. Schäfer, bei Kat.Nr. 17 (bearb. I. Lübbeke) mit Abb. – Butts 1985, S. 24, 75 – 76, Abb. 53 (Hl. Rochus). – Ausst. Nürnberg 1986: Traum vom Raum, Kat.Nr. 19 (bearb. Barbara Schock-Werner) mit Abb. (Hl. Sebaldus). – Löhr 1995, S. 36 – 37.

Kulmbach, Hans Süß von

Flügel eines Baldachinaltars, 1519

MARIA DER VERKÜNDIGUNG

Maria blättert stehend in einem Buch und schlägt bei den Grußworten des Engels demütig die Augen nieder. Über ihr die Taube des Hl. Geistes. Oben Ausschnitt aus einem gequaderten Spitzbogen mit profilierter Leibung. Dunkler Grund.

Tannenholz (Abies sp.), 189 x 34,2 cm – Auf dem Parkett mit schwarzer Farbe »Gm. 549«.

Gm 549. Leihgabe der Protestant. Kirchenverwaltung Nürnberg. – Aus Nürnberg, Kirche St. Sebald – Nürnberg, Burg – 1882 GNM.

ENGEL DER VERKÜNDIGUNG

Der Erzengel Gabriel naht mit aufgestellten Schwingen. Er trägt in der linken Hand ein Szepter als Abgesandter Gottes und erhebt die andere in einem Gestus, der Segens- und Redegestus zugleich ist. Er verkündet Maria die Geburt des Herrn. Oben Ausschnitt aus einem gequaderten Spitzbogen mit profilierter Leibung. Dunkler Grund.

Tannenholz (Abies sp.), 189,3 x 32,8 cm – Auf dem Parkett mit schwarzer Farbe »Gm 550«.

Gm 550. Leihgabe der Protestant. Kirchenverwaltung Nürnberg. – Herkunft wie Gm 549 – Nürnberg, Burg – 1882 GNM.

ELISABETH VON EINER HEIMSUCHUNG

Elisabeth, schwanger gleich der sie besuchenden Maria, geht der Besucherin, die man sich auf der zugehörigen Tafel vorzustellen hat, mit offenen Armen entgegen. Elisabeth ist die Mutter Johannes des Täufers. Oben Ausschnitt aus einem gequaderten Spitzbogen mit profilierter Leibung. Im Ausblick Büsche.

Tannenholz (Abies sp.), 188,7 x 45,8 cm – Auf dem Partkett mit schwarzer Farbe »Gm 551«.

Gm 551. Leihgabe der Protestant. Kirchenverwaltung Nürnberg. – Herkunft wie Gm 549 – Nürnberg, Burg – 1882 GNM.

Stärke gedünnt. Äste im Holz belassen, Bildseite mit Leinwandflicken kaschiert. Je ein Scharnier auf der Mitte der Seiten, das linke von der ehemaligen Innenseite, das rechte von der heutigen Bildseite her in das Holz unvollständig eingesetzt, daher wulstartig vorstehend; für die Höhe labil. Alter starker Schädlingsbefall. – Rückseiten: 1976 zweilagiges Balsaholzparkett mittels Wachsharzmasse aufgeklebt. – Bildseiten: Unterzeichnung: Pinsel; unter IRR kaum erkennbar; Kontur- und Binnenzeichnung, wenige Schatten in lockeren kurzen Parallelschraffuren, Strich teilweise breit lasierend. Malerei: Teils dünn in wenigen Schichten, teils deckend, Lichtreflexe breit und flüchtig. Malschicht über den mit Leinwand abgedeckten Scharnierbändern und Klammern infolge Rostbildung stark krakeliert und hochstehend. Verputzungen. – Restaurierungen: 1953; 1976 parkettiert.

Gm 549: 2 Bretter, Breiten von links oben 17,3, 15,5 cm, unten 17,4, 15,2 cm. Stärke auf 0,6 cm gedünnt. Rechts auf halber Höhe ehemalige Schließvorrichtung. Format allseitig geringfügig beschnitten. – Bildseite: Unterzeichnung: Taube mit Strahlenkranz um den Kopf; Hand Mariä weiter rechts oben. Äußerer und innerer Kreis der Gloriole der Taube mit dem Zirkel gezogen. Malerei: Dunkles Blau des Marienkleides nach mikroskopischem Befund Smalte. Hintergrund wie Gm 550. Alter Malschichtverlust, vertikaler Streifen von der Stirn bis unter die linke Brust. Ausbrüche zum Teil ohne Kittung retuschiert. Das blaue Kleid unterhalb des Knies schwarz übermalt, der Zipfel des weißen Mantels in ihrer Rechten großflächig retuschiert.

Gm 550: 2 Bretter, Breiten von links oben 16,7, 17,4 cm, unten 17,6, 16,5 cm. Stärke auf ca. 0,7 cm gedünnt. Brettfuge leicht gedehnt. Schließvorrichtung entsprechend Gm 550. Format allseitig geringfügig beschnitten. – Bildseite: Malerei: Hintergrund in Primamalerei. Engelsflügel vorwiegend durch Kontur- und Binnenzeichnung hervortretend. Unterhalb des Knies großflächiger Ausbruch[1]. Waagerechter Krakeleestreifen auf Höhe der Knie, vermutlich aufgrund sich überlappender Leinwandflicken, Malschicht hier großflächig ausgebrochen und ergänzt. Farbe des Hintergrundes wohl infolge von Hitzeeinwirkung zu Kügelchen geronnen. Kratzer über die gesamte Bildfläche.

Gm 551: 3 Bretter, Breiten von links oben 13,8, 8,3, 23,7 cm, unten 14,8, 8,8, 21,8 cm. Stärke auf 0,7 cm gedünnt. Seitlich auf halber Höhe je ein Metallscharnier mit zwei Ösen ins Holz eingesenkt, die rechte von der Bildseite, die linke von der Rückseite, hier die Spitzen der auf die Bildseite durchdringenden 4 Nägel umgeschlagen. Rechtes Brett verwölbt; trotz der Parkettierung 1991 wieder leicht gebogen und partiell vom Parkett abgelöst. Ecken bestoßen. Lange Risse im rechten Brett, Fugen im unteren Drittel leicht geöffnet. Format oben und unten geringfügig beschnitten. – Bildseite: Gerissene Grundier- und Malkante seitlich vorhanden. Unterzeichnung: Stirn etwas höher. Malerei: Weiße Kopfbedeckung ursprünglich bräunlich ablasiert. Bäume großflächig mit grünem Lack und Schwarz angelegt, mit heute gebräunt erscheinender Lasur überzogen. Bildfläche später weitgehend mit industriell verarbeiteter Farbe übermalt bzw. überlasiert. 1976 Teile des Oberkörpers, des Himmels und der Landschaft freigelegt, dabei originale bräunliche Lasuren mit abgenommen. In der Landschaft rechts schmales »Fenster« von 1991, das die Schichten abgetreppt freilegt. Abgesplitterte Malschicht, Abschürfungen und Kratzer entlang der Brettfugen. Rechts oben auf eine Breite von ca. 8 cm Malschicht mit Leinwand in das marode Holz gequetscht, teilweise ausgebrochen. AB

Die auf zwei Tafeln verteilte »Verkündigung« ist vollständig, bei der »Heimsuchung« fehlt die zugehörige Tafel mit Maria. Sie bildeten die beweglichen Flügel (»Läden«) eines Baldachinaltars in der St. Sebalduskirche in Nürnberg[2]. Sie verkleideten eine geschnitzte Strahlenmadonna von ca. 1425/30, die am alten Ort erhalten ist. Ein Kupferstich von Johann Ulrich Kraus von ca. 1693 zeigt den Altar am ersten westlichen Chorpfeiler nur undeutlich[3]. Murr beschrieb vier gemalte »Gehäuseladen« noch im Zusammenhang des Marienaltars und am ursprünglichen Ort als Arbeiten Kulmbachs von 1519, Mayer bezeichnete die »Gallerie auf dem Schloße« als Standort der Flügel, Rettberg erwähnte die Bilder als »jetzt zerstreut«. Den Nachweis, daß die Tafeln im GNM mit den Läden dieses Altars identisch sind, erbrachte Butts aufgrund eines Hinweises von Peter Strieder. Einer Aufzeichnung des Sakristans der Sebalduskirche, Georg Hieronymus Karl Herrmann, vom 15. Mai 1819 ist zu entnehmen:

> Von den in der St. Sebalder Kirchen befindlichen Maria Bild an der Seitte gegen der Kanzel über, linker Hand am Cohr, wurden durch den Baumeister Ceim die 2 gemalden Lätten von Hans von Culmbach gemald, abgebrochen. Die Verkündigung Maria auf der einen seiden, auf der zweiden die Heimsuchung Maria dorsteln, aus dem Jahr 1520 so ohngefehr. Die betten Lätten sind ein jeder 3 Mall zum zusamenlegen geferdigt. N(ota) B(ene). Diese 2 St(ü)ck Lätten sind sehr offt von Könnern von einen hohen Werth geschätzt worden. Nürnberg, d(a)t(um) 15 Maey 1819. Herrmann[4].

Auf jeder Seite des Altarwerks waren drei »Läden« durch Scharniere zusammengefügt, davon stellten je zwei die Verkündigung und die Heimsuchung dar. Butts rekonstruierte den Baldachinaltar in St. Sebald mit der »Verkündigung«

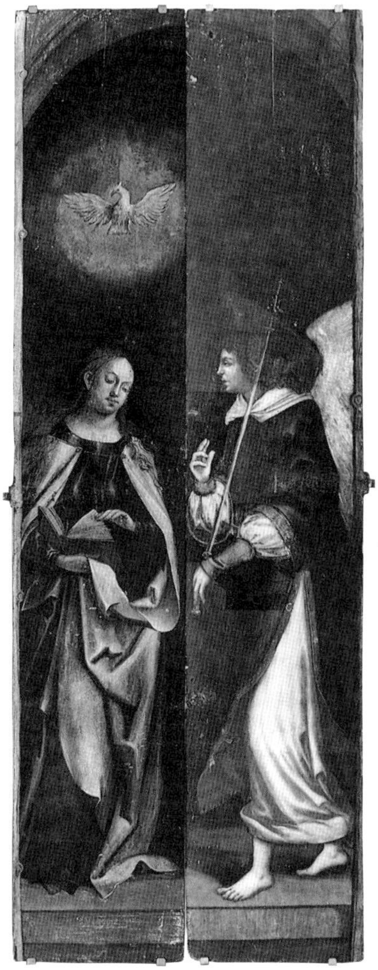

Gm 549 Gm 550

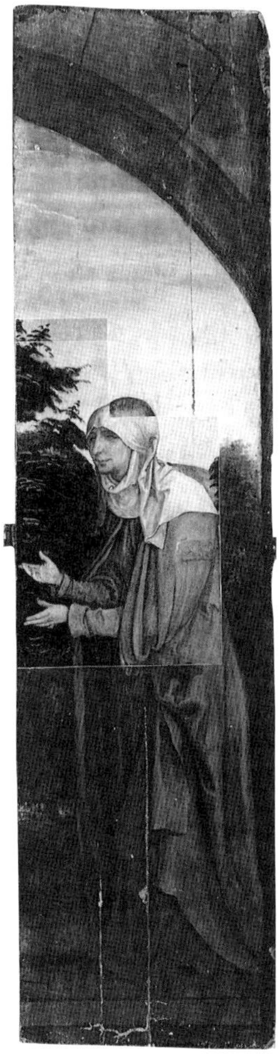

Gm 551

und der »Heimsuchung« auf den Innenseiten der Flügel zu beiden Seiten der Marienstatue. Auf den Außenseiten stellte sie sich gemalte Heilige oder weitere Marienszenen vor. Der Vorschlag, die geschnitzte Muttergottes auf den Flügelinnenseiten mit gemalten Marienszenen zu umgeben, ist unbefriedigend, da er durch kein auch nur annähernd gleichzeitiges Vergleichsbeispiel gedeckt ist. Kulmbachs Baldachinaltar von 1520 in der Evang.-Luth. Stadtkirche St. Johannes und St. Martin in Schwabach[5] und Baldachinaltäre von anderer Hand zeigen die Verkündigung jeweils auf den Flügelaußenseiten, so daß sie im geschlossenen Zustand des Altars als einheitliche Komposition erkannt werden kann. Vielleicht zeichnete Kulmbach die Verkündigung mit einer stehenden Maria von 1512 (Berlin, Kupferstichkabinett) bereits im Zusammenhang eines solchen Auftrages[6]. Die dem geschnitzten Marienbild zugeordneten Flügelinnenseiten zeigen üblicherweise vier einzelne Engel, die zum Lobe Mariä musizieren[7]. Nimmt man den Schwabacher Altar als Muster, dann bildeten die Verkündigung Gm 549/50 (2 Flügel) und die Heimsuchung Gm 551 (einer von 2 Flügeln) die Außenseiten zweier verschiedener Baldachinaltäre, doch sprechen die Maße, die Anbringung der Scharniere und die stilistische Erscheinung für die Zugehörigkeit zu einem und demselben Altarwerk.

Eine Rekonstruktion des Retabels hat vom übereinstimmenden Grundriß von Baldachin und Sockel der Marienstatue auszugehen. Er verlangt auf jeder Seite drei Flügel, je zwei parallel zur Rückwand, aber leicht vorgezogen (Breite links 35, rechts 44 cm), zwei im rechten Winkel zu dieser (Breite je 46 cm) und zwei auf der Front (Breite je bis zu 40 cm). Bei einer Anbringung der vorhandenen Malereien auf den Flügelaußenseiten würde die zweigeteilte Verkündigung die Vorderseite besetzen und müßte die Heimsuchung in ihren Teilen übereck präsentiert werden, Maria auf der rechten Seite des Sockels, Elisabeth frontal zum Betrachter, bzw. (entgegen der Chronologie) Elisabeth auf der linken Seite des Sockels und Maria frontal zum Betrachter. Die Breitenmaße der vorhandenen Flügel und die nachweisbaren Scharniere lassen diesen Rekonstruktionsvorschlag zu. Bei den einander zugekehrten Kanten der Verkündigungstafeln gibt es keinen Hinweis auf eine Verschlußvorrichtung, nur oben und unten in den Tafeln spätere Löcher. Auf jeden Fall wäre eine weitere zweiteilige Marienszene zu ergänzen[8]. Über die Malereien auf den abgespaltenen Flügelinnenseiten erhalten wir keinen Aufschluß. Von den ursprünglich 6 Läden sind noch 3 vorhanden, es sei denn, man zählte die Elisabeth Gm 552 hinzu. Die Rückwand der Marienstatue ist neu, der flamboyante Strahlenkranz und die Sterne nicht ursprünglich[9]. Vermutlich entsprach der originale Strahlenkranz dem des Schwabacher Altars[10] und griff zumindest auf das erste flankierende Flügelpaar über. In den äußeren Ecken wären gemalte Engel zu erwarten. Hermann fand 1819 vielleicht schon einen veränderten Zustand vor, wofür auch die späteren Befestigungslöcher in den Tafeln der »Verkündigung« sprechen. Löhr, der die drei Flügel Gm 549–551 und die Elisabeth Gm 552 als Teile eines und desselben Altars gelten ließ, stellte sich einen Baldachinaltar vor, »der zu beiden Seiten hin von einer Heimsuchung umschlossen wurde, flankiert von zwei Standflügeln«. Der Vorschlag befriedigt nicht. Die Bilder werden in die Jahre 1519/20 datiert. Sie sind nicht gut erhalten und wurden mit Schülerhilfe ausgeführt. Löhr schloß bei Gm 551 aufgrund des Pinselduktus auf einen Linkshänder. Die überaus schlanken Proportionen der Figuren, die flüssige, aber gezierte Schrittstellung des Engels und der virtuose

Umgang mit Faltenfigurationen und Gewandsäumen geben den Bildern eine manieristische Note. Butts brachte versuchsweise ein Fragment mit einem schwebenden Engel[11], der eine Schrifttafel hält, auf einer Innenseite des äußersten, dritten, Flügels unter. Löhr widersprach mit guten Gründen.

Als Stifter des Marienaltars in der Sebalduskirche werden von Neudörfer und in einer unpublizierten Familienchronik der Deichsler aus dem 17. Jahrh.[12] Mitglieder dieser Familie genannt. Von diesen läßt sich Berthold Deichsler durch seine Ehefrau, eine Zenerin (Agnes Zener), die ebenfalls erwähnt ist, identifizieren. Berthold Deichsler starb 1419. Entweder hatte er noch zusammen mit seiner Frau die Strahlenmadonna gestiftet oder sie tat es in Erinnerung an ihn.

1 Nach Butts (1984) wurde die Albe Ende des 16. Jahrh. weitgehend übermalt; der technische Befund bestätigt diese Vermutung nicht.
2 Zum Baldachinaltar vgl. Claude Lapaire: Les retables à baldaquin gothiques. In: Zeitschrift für Schweizerische Archäologie und Kunstgeschichte, Bd. 26, 1969, S. 169 – 190. Vgl. auch Gm 552, Kulmbach, Elisabeth von einer Heimsuchung Mariä.
3 Abb. aller genannten Stücke bei Butts 1984.
4 Nürnberg, Landeskirchl. Archiv, Bestand Prot. Kirchenverwaltung der Stadt Nürnberg, G Fach 27, Nr.7. Im Wortlaut publiziert von Butts 1984, S. 32.
5 Die Kunstdenkmäler von Mittelfranken , VII. Stadt und Landkreis Schwabach, bearb. von Karl Gröber u. Felix Mader (Die Kunstdenkmäler von Bayern). München 1939, S. 49 – 50, Abb. 40, 41. – Stadler 1936, S. 45, Nr. 142, Tf. 67. – Löhr 1995, S. 61 – 64, Abb. 39, 40.
6 Friedrich Winkler: Die Zeichnungen Hans Süss von Kulmbachs und Hans Leonhard Schäufeleins. Berlin 1942, Nr. 44 u. Abb.
7 Vgl. Heinz Wildhagen: Spätgotische Marienaltäre in Franken mit Darstellungen musizierender Engel. Magisterarbeit Erlangen-Nürnberg 1990.
8 Herrmann sah sechs »Läden«, nennt aber nur zwei biblische Szenen, Murr sah vier Läden, was zu zwei gehälfteten Szenen passen würde.
9 Fotografien von 1934/36 der Staatl. Bildstelle Berlin (Stadtarchiv Nürnberg C 6122/74 und F 14727A) zeigen noch die Schreinseitenwände mit den Scharnieren.
10 Wie Anm. 5. Siehe auch bei Gm 552, Anm. 5.
11 Slg. M.O. Peters-Wetzlar, Amsterdam; vgl. Butts 1984, S. 35, Abb. 9; 1985, S. 86 – 87, Abb. 83. – Löhr 1995, S. 60 – 61, Abb. 38.
12 Nürnberg, Staatsarchiv, Reichsstadt Nürnberg, Rep. 52a Handschrift 240, S. 177 neu oder 124 alt.

Neudörfer 1547; Ausgabe 1875, S. 134. – Murr 1778, S. 37. – Murr 1801, S. 62. – Roth 1813, S. 92. – Mayer 1831, S. 23, Nr. 11. – Rettberg 1854, S. 147 – 148. – Braune 1909, Nr. 549 – 550. – Strieder 1978: Gemäldesammlung, S. 595 – 596. – Butts 1984, S. 32 – 38, Abb. 6 – 8, 10 u. 11 (Rekonstruktion). – Butts 1985, S. 72 – 74, Abb. 43, 80 – 82. – Löhr 1995, S. 48 – 60, Abb. 29 – 38.

Kulmbach, Hans Süß von

BILDNIS EINES JUNGEN MANNES
um 1520/22

Brustbild, mit Händen, vor grünem Grund. Der blauäugige junge Mann trägt ein Wams aus rotem Seidendamast mit schwarzer Randeinfassung, darüber eine schwarze Schaube mit gleichfarbenem Pelzkragen, auf dem hellblonden Haar ein schwarzes Barett mit eingeschnittener Krempe und genestelten Schlitzen. Am Hemdkragen mehrfach wiederkehrend die gestickte Initiale »M«.

Lindenholz (Tilia sp.), 35,6 x 26,6 cm – Auf dem Parkett mit Bleistift »27–54«, auf der Rahmenrückseite Papierkarton »Z.R.1934 No.57/2«; Klebezettel mit der Nr.380 und »1856/...tino Piazzo/...«; Stempel vom Zollamt Luzern/ Schweiz[1].

Gm 1162. Wiener Adelsbesitz – Erworben 1928 aus dem Münchner Handel (Julius Böhler).

2 Bretter, Breiten von links oben 8,3, 18,3, unten 8,8, 17, 8 cm. Stärke auf 0,4 cm gedünnt. Alter Schädlingsbefall. Brettfuge neu verleimt. Format allseitig beschnitten, unten geringfügig. – Rückseite: Flachparkett. Mahagonirot gebeizt. – Bildseite: Tafel im Rahmen grundiert und bemalt, Grundier- und Malkanten unten vorhanden, brauner Anstrich des Falzrandes später. Unterzeichnung: Pinsel; Kontur- und Binnenzeichnung, wenige Schattenschraffuren, Gewandmuster vorgegeben. Malerei: Hellrotes Gewand gelblich untermalt, Muster krapprot, hellrot gehöht. Schwarzes Ornament am Hemdausschnitt mit dem Schreibpinsel. Grüner Hintergrund mennigerot untermalt; das Grün später mit einem roten Lack überlasiert, der im Zuge einer Restaurierung offensichtlich gedünnt wurde. Bräunlicher Firnis auf dem Gesicht, blaue Augen dadurch dunkelgrün scheinend. Leichte Verputzungen an Haaren, Schaube und Barett. – Restaurierungen: 1949 gereinigt, konserviert und ausgetupft; 1959. AB

Man darf annehmen, daß bei der Verkürzung der Tafel eine Inschrift am oberen Bildrand verlorenging. Der Mann dürfte wenig mehr als zwanzig Jahre zählen. Die Initiale M an seinem Hemd deutet auf den Vornamen seiner Braut. Der Status des Bräutigams ist nicht eigens angesprochen, und das Bild enthält keinen Hinweis auf ein Gegenstück. Die annähernd frontale Haltung wird durch den leicht gedrehten Kopf und das schräg sitzende Barett pointiert. Das kantig geformte Kinn vermittelt den Eindruck einer kraftvollen Persönlichkeit. Der sinnende Blick, die transitorische Haltung und die wie mechanisch greifende rechte Hand drücken dagegen, wie oft bei Kulmbach, einen see-

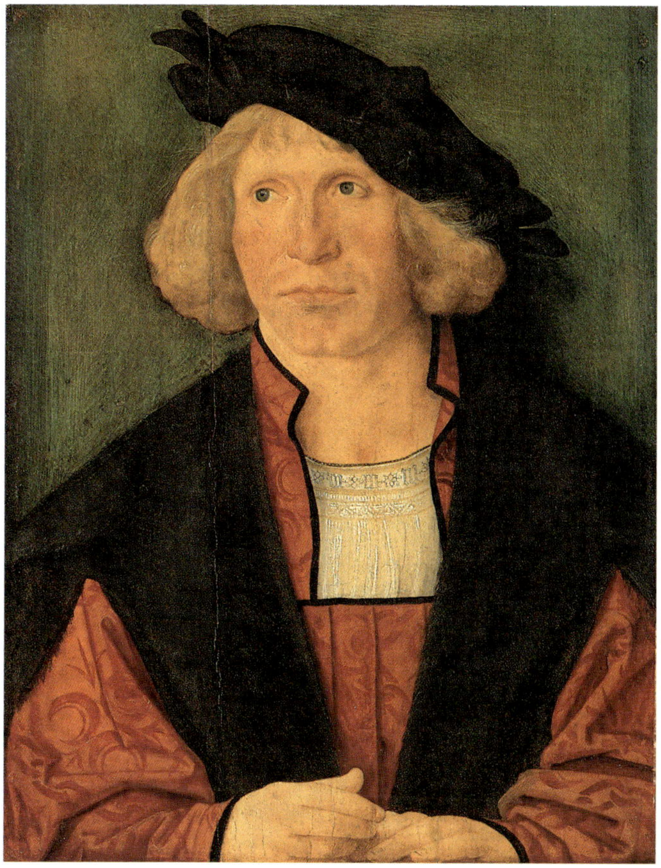

Gm 1162

lischen Schwebezustand aus. Das Bild ist im vollen Rot-Grün-Klang der Farben und in den weichen malerischen Übergängen ein spätes und meisterhaftes Werk des Künstlers. Der jugendliche Dargestellte hat verschiedentlich zu subjektiv gefärbten Charakterbeschreibungen aufgefordert. Lutze schlug die Brücke in die Gegenwart des Kriegsjahres 1941. Er fand noch »die Weichheit der Jugend in dem träumerisch verlorenen Blick«, sah aber die Züge bereits durch »mannhafte Entschlossenheit und Entschlußkraft gefestigt« und er folgerte: »Der unerbittliche Ernst, der über dem Gesicht liegt, mag etwas widerspiegeln aus diesen Träumen von Taten und Größe«.

Die zeitliche Ansetzung des Porträts ergibt sich im Vergleich mit dem 1520 datierten eines jungen Mannes in Berlin, Gemäldegalerie[2]. Daß Kulmbach Bildnisse, die Dürer 1520/21 in den Niederlanden malte, gesehen und Anregungen daraus gezogen hätte, ist wenig wahrscheinlich. Seit Buchner das Nürnberger Bild als ein Werk Kulmbachs veröffentlichte, ist dessen Autorschaft nur von Butts (1985) angezweifelt worden. Ihr inzwischen[3] wieder zurückgenommener Vorschlag, in dem Porträtisten Wolf Traut zu sehen, ist abzulehnen.

1 Letztere zum Rahmen, aber vielleicht nicht zum Bild gehörend.
2 Vgl. Winkler 1959, Tf. 69.
3 Freundl. mündl. Mitteilung und Dictionary 1996.

Buchner 1928: Kulmbach als Bildnismaler, S. 140, 142, Abb. S. 137. – Buchner 1928: Kulmbach, S. 93, 94. – Ausst. Nürnberg 1928: Dürer, Kat.Nr. 107, Tf. 27. – Neuerwerbungen 1925/29, Tf. 31. – Hugelshofer 1929: Kulmbach Bildnisse, S. 251. – Hampe u. Lutze 1934, S. 84. – Deusch 1935, S. 13, 27 – 28, Taf. 14. – Stadler 1936, S. 55 – 56, Nr. 150, Tf. 71. – Lutze u. Wiegand 1936-37, S. 71, Abb. 96. – Winkler 1937: Kulmbach, S. 12, Abb S. 2. – Pinder 1940, S. 312, Abb. 129. – Lutze 1941, Text und Farbtf. 10 a. – Drecka 1957, S. 66, Abb. 69. – Winkler 1959, S. 88, Tf. 70. – Ausst. Nürnberg 1961: Meister um Dürer, Kat.Nr. 76, farb. Umschlagbild. – Knappe 1961, S. 253. – Strieder 1964, Nr. 15. – Kusch 1966, S. 26, Abb. 77. – Strieder 1966: Kulmbach, S. 777, 780. – Ausst. München 1972: Bayern, Kat.Nr. 368 (bearb. G. Goldberg), Abb. 65. – Holl 1972, S. 78, Farbabb. 42. – Osten 1973, S. 100. – Führer 1977 u. 1980, Nr. 214; 1985 u. 1994, Nr. 201, jeweils Farbabb. – Strieder 1980, S. 90, Abb. nach S. 80. – Walther 1981, S. 8, Abb. 15. – Löcher 1982: Bildnisse, S. 547. – Strieder 1982, S. 279. – Butts 1985, S. 158 – 160, Appendix I, S. 254 – 257, Nr. 34. – Ausst. New York/Nürnberg 1986: Nürnberg 1300 – 1550, Kat.Nr. 167 (bearb. K. Löcher) und Farbabb. – Baumgartl, Lauterbach u. Otto 1993, S. 108. – Strieder 1993, S. 136, Nr. 136, Farbabb. 164. – Butts 1996, S. 511.

Lautensack, Paul

Geboren 1478 in Bamberg, gestorben am 15. Aug. 1558 in Nürnberg. Maler und Musiker. Er lebte zunächst in Bamberg, wo er zwischen 1506 und 1517/18 als Maler nachgewiesen ist, doch war er bereits 1500/01 Meister. Von diesem Zeitpunkt bis 1514 führte er mit Hilfe von Gesellen, zu denen sein Bruder Hans zählte, umfangreiche Arbeiten für die Wallfahrtskirche Grimmenthal in Thüringen aus. Den Kreuzgang des Benediktinerklosters Niederalteich in Niederbayern malte er mit Darstellungen der letzten Dinge aus. Im Zuge der Reformation ging er nach Nürnberg, wo er am 23. Juli 1528 das Bürgerrecht erhielt. Wie vormals an der Oberen Pfarre in Bamberg, war er hier an St. Sebald nebenberuflich als Organist tätig. 1542 wurde er als religiöser Schwärmer und Sektierer der Stadt verwiesen. 1545 durfte er zurückkehren.

DIE HL. DREIFALTIGKEIT, VON MITGLIEDERN DER FAMILIE AYRER VEREHRT
um 1551/52

Lindenholz (Tilia sp.), 102,5 x 97,2 cm, links beschnitten – Am unteren Bildrand bez. mit des Künstlers Monogramm »PL [ligiert]« – Inschriften in spätgotischer Buchkursive – Auf der Rückseite mit weißer Farbe »G. 547«.

Gm 547 (= K.G. 95). Erworben 1867 aus Nürnberger Privatbesitz.

6 Bretter, Breiten von links oben 14,1, 14,2, 24,2, 19,8, 12,7, 11,4 cm, unten 12,2, 14,8, 28,3, 20,7, 14,9, 7,3 cm. Stärke 1,0 cm. Äste im Holz belassen. Risse entlang der Fugen. Starker alter Schädlingsbefall. Ecke unten rechts beschädigt. Format links erheblich beschnitten. – Rückseite: Kanten abgefast. Fugen mit Werg kaschiert, später oben und unten durch horizontalen Wergstreifen gesichert. Braun gebeizt. Risse breit und dick mit Leim eingestrichen. – Bildseite: Tafel im Rahmen grundiert und bemalt. Unterzeichnung: Pinsel; Kontur- und Binnenzeichnung; geringfügige Modifikationen. Malerei und Metallauflagen: Farben pastos. Die grünen Mäntel der Frauen der mittleren Reihe später schwarz überlasiert, ebenso die dunkelgrauen Mäntel der Klara Seibolter, der Frauen der oberen und unteren Reihe sowie Teile der Wappen. Das Grün der Bäume verbräunt. Inschriften am oberen und unteren Bildrand auf Hilfslinien. Nimben, Tiara, Saum des Pluviale Gottvaters, Kreuz und Metallband der Weltkugel, Engelsgefieder, Podest Christi und Schmuckketten mattvergoldet. Turnierhelme der Frauenwappen in Silber mit Goldlack (Goldimitation). Verbräunter Firnis, der partiell entfernt wurde. Verputzungen in den Wolken, Metallauflagen berieben. – Restaurierung: 1996 zurückhaltend gereinigt, retuschiert. AB

Oben Gottvater mit Tiara und Weltkugel in der Engelsglorie, darunter die Taube des Hl. Geistes. Spruchband: »Ich Gott vater sprich. Das ist mein liber sun. In dem ich Eyn wolgefallen hab, den solt ir gehorchen«. Darunter der Schmerzensmann mit Dornenkrone und Leidenswerkzeugen – Geißel und Ruten. Auf dem Spruchband: »[Chr]istus meynen Frid gib ich euch, Das Ir vnder eynander liebet, Wie ich euch«. Er steht auf goldenem Sockel zwischen zwei geflügelten Engelsköpfen. Auf dem Sockel, abwechselnd in schwarzer und gelber Schrift: »Gott vater. Sun. h.Geyst. vnd das wort welt(?). / Eyn Geyst. Eyn Person. vnd Ein wort. / Eyn czeit. Czwo czeit. Vnd ein Halbe czit diß leben«.

Am unteren Bildrand:»...vnd im. lii. jar, Ist dis blat gemacht worden. Daran der Erber Heinrich Ayrer Conderfeit[1] / feit seines alters 71 Jar Jaelters [sic!]...ber Gielg Ayrer seins alters. 43. Jar kontterfeit«. Daneben des Künstlers Monogramm. Darunter: »Gielg / Ame(n) – Gottes stym bey dem Gnaden stul erschall / vnd mach der Menscheit Christi bekant vberall. – Den. 19. april 1551 jars verschid die Erber Frau / Anna Gielg Ayrerin eyn geborne Praunin irs / Alters. 38. Jar, Der Gott gnedig vnd b[armherzig sei]«.

Die Mitglieder der Familie Ayrer sind zuseiten des Schmerzensmannes in drei Reihen übereinander angeordnet, nicht vollständig, da die links um ca. 40 cm verkürzt wurde[2].

Obere Reihe, links, hier kniete ursprünglich Heinrich I. Ayrer (1417 – 1497), »Salzer« in Nürnberg, mit seinen 18 Söhnen. Vorhanden sind noch 12 Söhne, darunter drei verheiratete mit den Frauenwappen Trollinger, Seibolter (Seibotter) und Goltner – Rechts: Die drei Frauen Heinrichs I. Ayrer, von rechts nach links: a) Elisabeth Geimann († 1462). Inschrift: »Ein geborne Geimonin verschid. Im 1462. der Gott gnad«, mit drei ledigen Töchtern. b) Ursula Greulich, verwitwete Krauß, Heirat 1463 († 1476). Inschrift: »Eyn geborne greillichin verschid Im 1476. der Gott gnad«, mit sechs Töchtern, davon eine (Clara, 1466 – 1512) mit Männerwappen Gwandschneider. c) Kunigunde Kolb, Heirat 1477 († 1503). Inschrift: »Ein geborne Kölbin verschid im. 1503. iar der Gott gnad«, mit drei Töchtern, davon eine Margareta († 1505) mit Männerwappen Mader.

Mittlere Reihe, links, hier kniete ursprünglich Heinrich IV. Ayrer (1481 – 1554), Besitzer des Hammerwerks in Lauf, verheiratet 1505, mit seinen zehn Söhnen. Vorhanden sind noch fünf Söhne mit den Frauenwappen Ingram (?) und einem leeren Schild. Durch eine goldene Kette und ein Buch ist ausgezeichnet Melchior Ayrer (1520 – 1579), Doktor der Medizin und Leibarzt der Pfalzgräfin Dorothea von Bayern, Begründer der Ayrerschen Kunstkammer in Nürnberg. Am 14. Febr. 1548 heiratete er Cäcilia Fernberger (1525 – 1558) – Rechts: Die Gemahlin Heinrichs IV. Ayrer, Klara Seibolter (1478 – 1555). Inschrift: »Klara seibolterin verschid im 1555 iar Irsch alters 81 Jar«, mit drei Töchtern, davon die mittlere, Clara († 1555), mit Männerwappen Carlin.

Untere Reihe, links, hier fehlen Gilg (Egidius) Ayrer (1509–1573) und seine beiden ältesten Söhne. Vorhanden sind noch die 4 jüngeren Söhne, die alle im ersten Lebensjahr gestorben sind, in roten Gewändern – Rechts: Die Frau des Gilg Ayrer, Anna, geb. Praun (1513–1551), mit sieben Töchtern. Die Männerwappen von fünf dieser Töchter (Peham, Meißinger, Hopfer, Gutthäter und Unterholzer) sind nachträglich dazugemalt. Alle Familienmitglieder knien, die männlichen tragen die Köpfe unbedeckt, die weiblichen, soweit sie verheiratet sind, tragen die Kirchenhaube (»Sturz«), die unverheirateten aufgesteckte oder herabfallende Zöpfe, bzw. das Haar gelöst. Die damals bereits Verstorbenen sind durch Kreuze über den Köpfen kenntlich

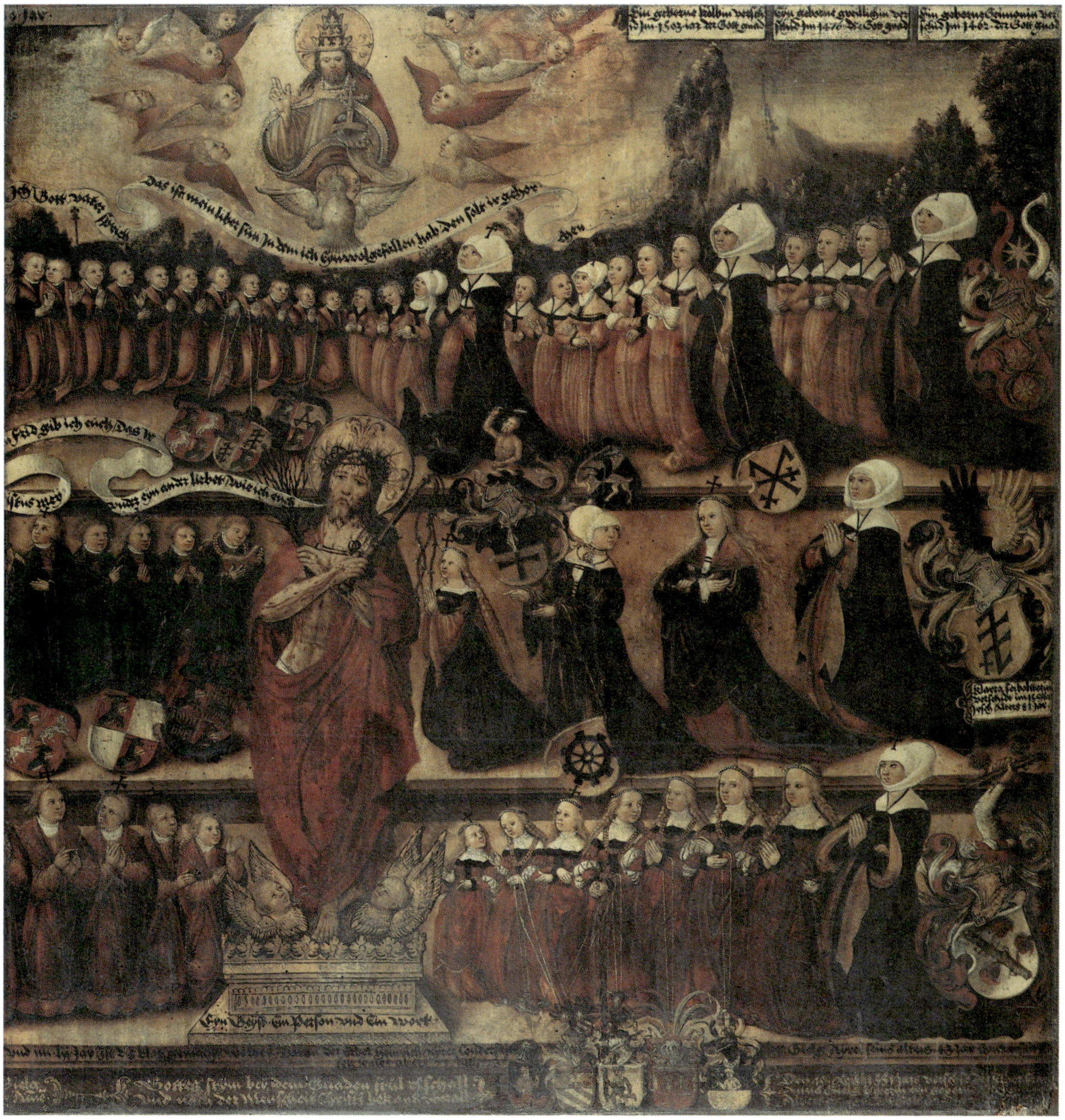

Gm 547

gemacht. Die Wappen werden jeweils an Schnüren von den Personen, die sie ausweisen, gehalten[3].

Der Stifter der Tafel war vermutlich Gilg Ayrer. Anlaß zur Stiftung gaben der Tod seiner Frau Anna 1551 und der am 19. April desselben Jahres erfolgte Tod seines Sohnes Hans (XIV.). Die Ayrer waren eine angesehene Kaufmannsfamilie in Nürnberg. Sie gehörten nicht zum Patriziat, zählten sich aber dazu. Gilg und seinem Bruder Melchior, einem berühmten Arzt und Gelehrten, wurde am 2. Nov. 1561 von Kaiser Ferdinand I. das Adelsprädikat verliehen. Drei Stammbücher mit Eintragungen vom ausgehenden 14. bis ins 17. Jahrh. legen Zeugnis ab für den Familiensinn und -zusammenhalt der Ayrer. Das genealogische Interesse und der lückenlose Stammbaum dienten ihrem gesellschaftlichen Anspruch innerhalb der Nürnberger Familien.

Das gemalte Epitaph zeigt eine Familienversammlung. Waren üblicherweise religiöse Darstellung und Stifter auf verschiedene Bildzonen verteilt, die Stifter im kleineren Maßstab am unteren Bildrand oder auf einem eigenen Bildfeld, so erfüllen sie hier das ganze Bildfeld. Den Maler, Paul Lautensack, weist sein Monogramm aus. Die 1511 datierten Teile eines aufgelösten Altars im Bayer. Nationalmuseum in München zeigen es in Verbindung mit einer Laute[4]. Der Künstler gruppierte die Mitglieder der Familie Ayrer in drei Reihen symmetrisch um die Hl. Dreifaltigkeit, wobei Christus als Schmerzensmann[5] die größte Bedeutung zukommt. Im Unterschied zu dem verwandten Bildtypus des Gnadenstuhls, liegt Christus nicht als Toter im Schoß des Vaters, sondern ist trotz der Summe seiner Leiden und der Wunden seines Erlösertodes als Lebender präsent und wirksam. Die Betenden bedürfen nicht, wie noch bei der »Heilstreppe«, der Vermittlung der Muttergottes. Christus selbst ist nicht Fürbitter bei Gottvater, sondern Gnadenspender[6]. Er reicht über drei Zonen, die als steinerne Stufen gebildet sind und deren obere ein Landschaftspanorama hinterlegt. Die Konzentration auf Christus und das Einbeziehen von Textstellen erlauben, das Epitaph der protestantischen Ikonographie zuzuordnen, doch bleibt ein mystischer, spätmittelalterlicher Rest. Durch die einseitige Beschneidung der Tafel, die den Gesamteindruck erheblich schädigt, gingen Personen und Wappen verloren. Das Epitaph ist eine Art gemalter Stammbaum, was künsterische Freiheiten von vornherein einschränkte oder ausschloß. Kopfneigungen und Wendungen und hier und da eine weisende Hand bringen Abwechslung in die monotone Versammlung der Betenden. Lutze und Wiegand haben Gm 547 erstmals als ein Werk Lautensacks vorgestellt, erschöpfend beschrieben und auf die Parallelen zu seiner handschriftlichen »Offenbarung Jhesu Christi...« von 1538 im Germanischen Nationalmuseum Nürnberg, Hs. 3147.20, hingewiesen. »Die Tafel ist also ein Spätwerk und ein aufschlußreiches Beispiel der von Lautensack vertretenen religiösen Ideen, die seinem künstlerischen Rufe Abbruch taten«. Nichtsdestoweniger kam er mit dem Ayrer-Epitaph den Vorstellungen einer prominenten Nürnberger Kaufmannsfamilie entgegen.

1 Die ursprünglich auf derselben Zeile fortlaufende Inschrift mit den Wappen übermalt und in der Zeile darunter fehlerhaft wiederholt.
2 Zur Genealogie der Familie Ayrer vgl. Ernst Krocker: Der Stammbaum der Familie Ayrer. In: Mitteilungen des Vereins für Geschichte der Stadt Nürnberg, Bd. 14, 1901, S. 158 – 204. Zu Melchior Ayrer vgl. Doris Wolfangel: Dr. Melchior Ayrer (1520 – 1579). Phil.Diss. Würzburg 1957.
3 Auf die Beschreibung der Wappen wird hier aus Platzgründen verzichtet.
4 Vgl. Nagler Monogr. IV (o.J.), S. 911, Nr. 3085.
5 Vgl. Gert von der Osten: Der Schmerzensmann. Typengeschichte eines deutschen Andachtsbildwerkes (Forschungen zur deutschen Kunstgeschichte, hrsg. vom Deutschen Verein für Kunstwissenschaft, Bd. 7). Berlin 1935. – Schiller 2, 1968, S. 198 – 243. – LCI 4, 1972, Sp. 87 – 95.
6 Zur »Heilstrepppe« vgl. Gm 1103/1104, Martin Schaffner, 2 Flügel eines Pestaltars, mit Lit.

Kat. 1882, Nr. 445; 1885, Nr. 453; 1893, Nr. 487. – Braune 1909, Nr. 547. – Lutze u.Wiegand 1936-37, S. 79 – 81. – Aufsess 1963, S. 13, 92. – Zander-Seidel 1985, S. 131, Abb. 16. – Dies. 1990: Textiler Hausrat, S. 139, Abb. 131.

Lautensack, Paul

Zugeschrieben

VOTIVBILD DES STEPHAN (I.) PRAUN
1511

Ein Schiff in Seenot mit verzweifelter Besatzung. Am Strand kniet Stephan Praun, die Hände zu einem Bittgebet erhoben. Das Allianzwappen zeigt sein Wappen und die Hausmarke seiner ersten Ehefrau, Anna Gall. Rechts zu Pferde sieht man venezianische Söldner mit bunten Wimpeln an Lanzenschäften. Oben über Wolken ist die Geburt Christi dargestellt. Maria sitzt aufrecht im Bett, das Kind liegt von Ochse und Esel bewacht in der Krippe, Joseph wickelt Garn von der Haspel zu einem Knäuel. Auf einer eigenen Tafel unter dem Gemälde ist die originale, aber erneuerte Inschrift angebracht. Sie teilt mit, daß Prauns Gebete erhört wurden und daß er und sein mit Waren beladenes Schiff dem Seesturm und den feindlichen Venezianern entkamen.

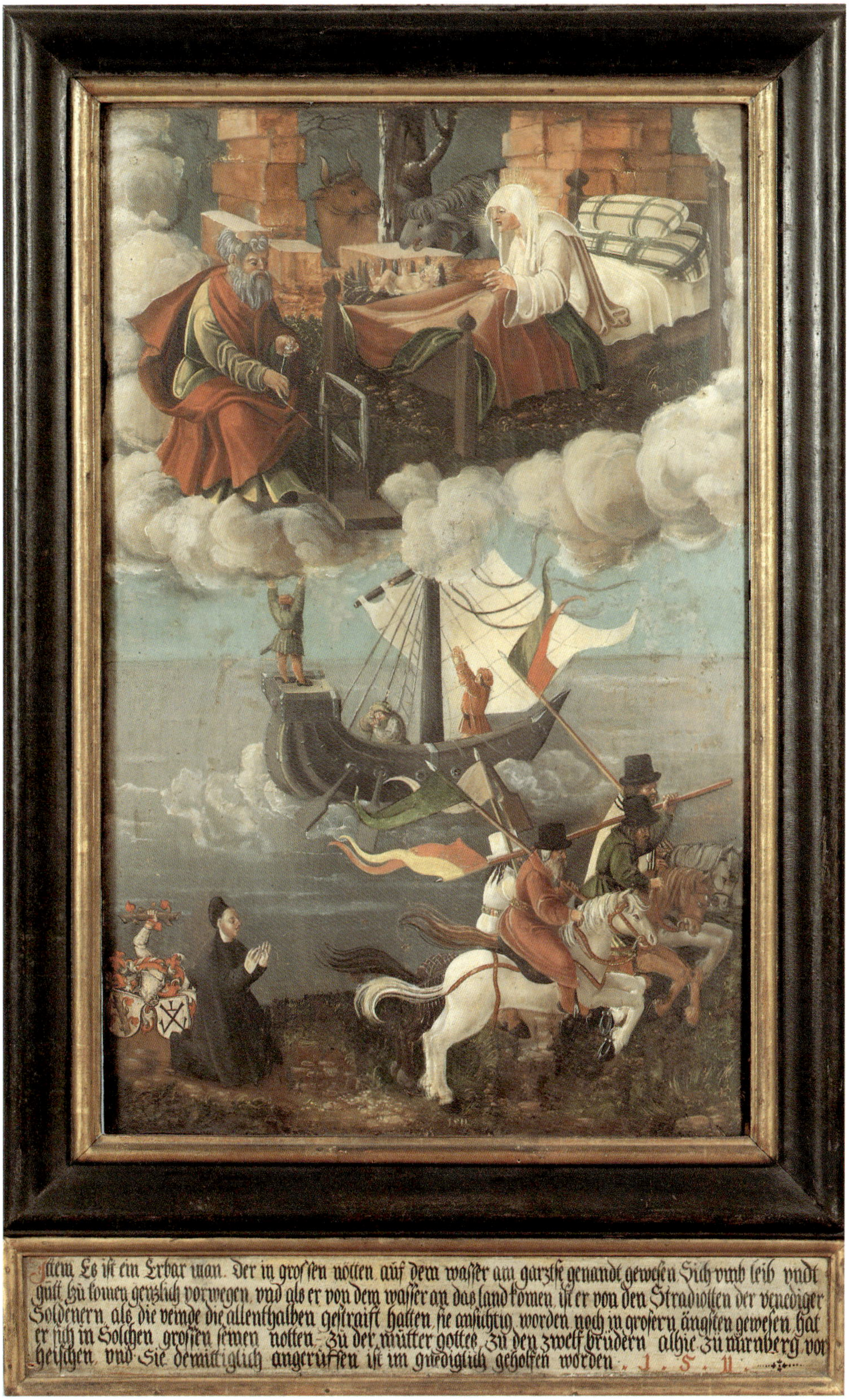
Jtem Es ist ein Erbar man. Der in grossen notten auf dem wasser am gartzse genandt gewesen Sich vmb leib vndt
gutt zu komen gentzlich vorwegen, vnd als er von dem wasser an das land komen, ist er von den Stradiotten der venediger
Soldenern, als die veinde die allenthalben gestraift hatten, sie ansichtig worden, noch in grosern ängsten gewesen, hat
er sich in Solchen grossen seinen notten. Zu der mutter gottes. Zu den zwelf brudern alhie zu nurnberg vor
heischen, vnd Sie demittiglich angeruffen ist im gnediglich geholfen worden . 1 . 5 . 11 .
180

Gm 196

Lindenholz (Tilia sp.), 84,8 x 51,7 cm – Wappen Praun: In Weiß ein schräger, gestümmelter brauner Lindenast mit 3 (rechts 1, links 2) herzförmigen roten Blättern, daneben zweiter Schild mit der Hausmarke der Anna Gall – Auf dem unten angefügten Originalbrett fünfzeilige Inschrift in Fraktur: »Ittem Es ist ein Erbar man, Der in grossen nötten, auf dem wasser am gartse [= Gardasee] genandt gewesen, Sich vmb leib vndt / gutt, tzu Komen genzlich vorwegen, vnd als er von dem wasser an daß land komen, ist er von den Stradiotten der venediger / Soldenern, als die veinde die allenthalben gestraift hatten, sie ansichtig worden, noch in grosern ängsten gewesen, hat / er sich in Solchen grossen seinen notten, zu der mutter gotteß, zu den zwelf brüdern alhie zu nürnberg, vo / heischen, vnd sie demittiglich angeruffen ist im gnediglich geholfen worden. 1.5.11.« – Auf der Rückseite mit Bleistift: »Reno: Jo: Leonhardt Promig Bildhauer 1738« [das noch bei Lutze und Wiegand mitgeteilte Wort »Bildhauer« nicht mehr lesbar]; Reste eines Siegels – Geschnitzter vergoldeter Rahmen mit dem Praunschen Wappen aus der ersten Hälfte des 18. Jahrh. wohl von dem in Nürnberg tätigen Bildhauer Johann Leonhard Bromig (Promig) I († 1740) oder seinem Sohn Johann Leonhard II († 1768).

Gm 196. Aus der Allerheiligenkapelle des Mendelschen Zwölfbrüderhauses in Nürnberg – Vom GNM übernommen 1883, erworben 1910.

2 Bretter, mittlere Breiten 25,2, 26,5 cm. Stärke 0,7 – 0,9 cm. Äste im Holz zum Teil belassen, einer von der Rückseite her schräg herausgestemmt. Brettfuge und Äste auf der Bildseite mit Leindwandstreifen in Köperbindung kaschiert. Tafel allseitig beschnitten. – Rückseite: Mit flachem Hobel horizontal bearbeitet; seitliche Ränder ungleichmäßig abgefast. Schwarz gebeizt. Graue Farb- oder Grundierungsspuren; Wasserfleck. In der oberen und unteren Hälfte ehemals je 2 schmale, kurze Leisten aufgeleimt. – Bildseite: Tafel im Rahmen grundiert und bemalt, Grundier- und Malkanten oben, unten und links in Resten vorhanden. Unterzeichnung: Pinsel; Kontur- und Binnenzeichnung; rechts neben dem Schiffer auf dem Bootsheck weitere, nach links gewendete Person; der Schiffer hält ein im Winde flatterndes Tuch in die Höhe, der Hauptmast endet in einem Mastkorb, in der gemalten Ausführung von der Wolke zugedeckt; der vordere Söldner schwingt ein kurzes Schwert. Ockriggelbe Imprimitur, die in den Wolken und im Wasser durch die dünne Malschicht scheint. Malerei und Metallauflagen: Pentiment: Christuskind zunächst von den Streben des Flechtkorbes weitgehend verdeckt. Das Wappen teilweise mattversilbert auf transparentem gelblichem Anlegemittel. Gebräunte Firnisreste auf dem azuritblauen oberen Teil des Himmels. Farbigkeit insgesamt sehr gut erhalten, die grünen und krapproten Farben geringfügig verbräunt. Braune und schwarz ausgemischte Farben leicht verputzt. Über den Leinwandflicken Abriebstellen. Großflächiger Ausbruch der Malschicht entlang des Ufers; die Jahreszahl stark beschädigt. – Rahmen barock, 18. Jahrh., teils vergoldet, teils schwarz gefaßt. Schrifttafel original, Kiefernholz, 11 x 65 cm. Inschrift auf streifigem, weißem Untergrund mit Schreibpinsel ohne Hilfslinien; gelblich fleckige Firnisreste. – Restaurierungen: 1960; 1989 gereinigt, ergänzt. AB

Der Nürnberger Kaufmann Stephan I. Praun (3. Juni 1478 – 24. Juli 1532), Sohn Hans' I. Praun, heiratete 1504 Anna Gall. Sie starb am 24. Nov. 1520 im Alter von 36 Jahren. In zweiter Ehe war er mit Klara Grünhoffer, verwitwete Eber, vermählt. 1518 kaufte er von der Familie Tetzel das Haus am Weinmarkt (heute Weinmarkt 6). Er starb »am Stein, daran er sich hat schneiden lassen«[1]. Laut Schriftafel des Votivbildes geriet Praun während des Venezianerkrieges[2] auf dem Gardasee in Seenot. Wieder an Land, gewahrte er umherziehende feindliche venezianische Söldner. In seiner Not rief er die Muttergottes, wie sie in der Mendelschen Zwölfbrüderkapelle in Nürnberg auf dem Altar stand, an. Sie stand ihm bei, er und sein Kaufmannsgut wurden gerettet. Der Warenverkehr war während des Krieges nicht unterbrochen, aber mit größeren Risiken verbunden. In der Praunschen Familienchronik[3] wird das Votivbild wie folgt erwähnt: »Vnnd ein Täffelchen Jn der zwolff Brüder Kirchen bey der Chartaussen darauf er Contrafet ist mit ein gelübtnis, so er gethan hat Ao 1511«. Das Bild stammt demnach aus der Mendelschen Zwölbrüderkapelle in Nürnberg, wo es Murr sah, der die Inschrift genau wiedergibt. Der Maler hielt sich bei der Geburt Christi an die plastische Gruppe vom alten Hochaltar der Mendelschen Kapelle, wo die Szene in eben dieser Weise mit Maria im Wochenbett und Joseph an der Haspel wiedergegeben ist. Der Altar wurde 1724 ersetzt. Die Gruppe aus gebranntem Ton stand noch 1801 in der Sakristei der Kapelle[4] und ist seither verschollen. Ein »Mühl fe« bezeichneter Kupferstich zeigt den Altar an seinem ursprünglichen Standort[5]. Als Stecher kommen der Goldschmied Hans Reinhold Mühl (1631 – 1692) oder sein Vater Reinhold Mühl (1581 – 1634) in Frage

GM 196 bietet ein frühes Beispiel und das Muster eines Votivbildes, das aus Dank für Hilfe in Not und zusammen mit einem Geldgeschenk in eine Kirche – hier in die Kapelle der Mendelschen Zwölfbruderstiftung – gestiftet wurde. Inschrift und kirchlicher Standort zerstreuen die von Renate Kroos[6] an der Bildfunktion geäußerten Zweifel. Am Standard üblicher Votivbilder gemessen ist dieses von außergewöhnlicher Qualität. Neben der gleichzeitigen Nürnberger Altarbildmalerei fällt es als offensichtliche Werkstattarbeit zurück. Bei den Pferden der venezianischen Söldner orientierte sich der Maler womöglich an Albrecht Dürers Holzschnitt der »Vier apokalyptischen Reiter«, B. 64, von 1496/98. Daß von dem Rappen nur die Kruppe und nicht mehr der Kopf zu sehen ist, zeigt eine gewisse Sorglosigkeit des entwerfenden Künstlers. Für die Darstellung der Muttergottes mit dem die Stirn verhüllenden Kopftuch gab vielleicht Hans Schäufeleins Holzschnitt des Jüngsten Gerichts aus Ulrich Pinders »Speculum passionis«, Nürnberg 1507, die Anregung. Ein besonderes Interesse fand das Schiff.

Es handelt sich um ein einmastiges Schiff auf bewegtem Wasser mit wild im Wind auswehendem Rahsegel und flatternden gebrochenen Wanten. Der Schiffstyp entspricht grob einem einmastigen Holk, ist aber sehr wahrscheinlich vom Maler nie im Original gesehen worden. Fehlerhaft sind die Anbringung des Segels an der Rah wie ein Banner und das zu hohe Kastelldeck. Es ist denkbar, daß der Maler die Darstellung eines »Holk vor der Stadt Köln« aus der »Schedelschen Weltchronik« von 1493 kannte. Beiden Darstellungen ist ein Fehler zueigen: Es fehlt den Schiffen das an das Heck gehängte Ruder. Nach Moll ist das Schiff wegen der Riemen durch die Seitenöffnungen die mißverstandene Darstellung eines Binnenländers[7].

Murr beschrieb das Praunsche Votivbild als eine Arbeit des Hans von Kulmbach. Lutze und Wiegand gaben es Paul Lautensack. In Bamberg geboren und ebendort tätig, ging Lautensack im Zuge der Reformation nach Nürnberg, wo er am 23. Juli 1528 das Bürgerrecht erhielt. Mit den für Lautensack gesicherten Flügelbildern eines aufgelösten Altars aus demselben Jahr 1511 in München, Bayerisches Nationalmuseum[8], hat das Votivbild stilistisch nichts gemein. Aufsess dachte an einen bei Lautensack tätigen Gesellen, der auch am Altar von Gutenstetten[9] beteiligt gewesen wäre. Die von Baumgärtel-Fleischmann geteilten Einwände gegen die Zuschreibung des Votivbildes an Paul Lautensack sind berechtigt. An einen in Nürnberg tätigen Künstler ist schon wegen des Rückgriffs auf den Altar in der Mendelschen Zwölfbrüderkapelle zu denken. Der Maler nahm sich Freiheiten gegenüber der Unterzeichnung und änderte noch während des Malprozesses. Die Wiedergabe des Schiffes erinnert an den sog. Schreyer-Altar (Schwäbisch Gmünd, Hl. Kreuzkirche) eines Dürer-Mitarbeiters[10], doch ist das Votivbild zügiger gemalt.

Die Stelle des Votivbildes vertrat im Praunschen Kunstkabinett eine Kopie[11]. Sie wird erstmals und allein im Inv. von 1719, Nr. 255, genannt: »Copie einer taffel, welche in der capelln gegen der zwölff brüder bey der Carthaußen uber hengt, darauf des Stephan Prauns des ersten gelübtnuß auf holz gemahlt. 2 schuh 9 zoll hoch, 1 schuh 9 zoll breit.«. Bereits 1878 ließ sich das Bild nicht mehr nachweisen[12].

1 Vgl. die Praunsche Familienchronik, Nürnberg, Stadtarchiv, Familienarchiv von Praun, E 28 II, S. 25 v ff.
2 Zum Ausbruch und Verlauf des Krieges vgl. Hermann Wiesflecker: Kaiser Maximilian I. Das Reich, Österreich und Europa an der Wende zur Neuzeit, Bd. 1 – 4. München 1971 – 1981, hier Bd. 4, S. 1 – 43.
3 Wie Anm. 1.
4 Murr 1801, S. 151.
5 Vgl. Christian Gottlieb Müller: Verzeichnis von Nürnbergischen topographisch-historischen Kupferstichen und Holzschnitten. Nürnberg 1791, S. 158. Ein Exemplar des Stiches in Nürnberg, Museen der Stadt Nürnberg, Graphische Slg., Nor. K. 2247.
6 Mitgeteilt bei Janeck, Dürer Colloqium Nürnberg 1972, S. 195.
7 Die Beschreibung des Schiffes von Boye Meyer-Friese, Hamburg, frdl. schriftl. Mitteilung 23. Okt. 1996. Vgl. auch Friedrich Moll: Das Schiff in der bildenden Kunst vom Altertum bis zum Ausgang des Mittelalters. Bonn 1929.
8 Siehe bei Gm 547, Gedächtnistafel der Familie Ayrer, Anm. 4.
9 Vgl.Italo Bacigalupo: Der Gutenstettener Altar, ein Werk der Nürnberger Meister Hanns Peheim und Veit Wirsberger. In: Ars Bavarica, Bd. 45/46, 1987, S. 7.
10 Strieder 1993, Kat.Nr. 121 mit Abb. Vgl. auch Gm 191, 192, Meister des Schreyer-Altars.
11 Achilles-Syndram 1994, S. 232, Nr. 248.
12 Vgl. Nürnberg, Stadtarchiv, Familienarchiv von Praun, E 28 II, Nr. 111, Bd. 3, S. 341 – 342; mitgeteilt bei Achilles-Syndram 1994, S. 232, Nr. 248.

Murr 1778, S. 327. – Roth 1790, S. 48 – 49. – Murr 1801, S. 151. – Kat. 1885, Nr. 488; 1893, Nr. 527. – Braune 1909, Nr. 196. – Abraham 1912, S. 216, Anm. 1. – Lutze u. Wiegand 1936-37, S. 78 – 79, Abb. 125. – Kriss-Rettenbeck 1958, S. 37 – 38, Abb. 33. – Aufsess 1963, S. 13, 50, 92. – Baumgärtel-Fleischmann 1968, S. 232. – Ausst. Innsbruck 1969: Maximilian I., Kat.Nr. 181 mit Abb. – Kriss-Rettenbeck 1972, S. 174 – 175, Abb. 44. – Dürer Colloquium Nürnberg 1972, S. 195. – Führer 1977 u. 1980, Nr. 649; 1985 u. 1994, Nr. 643, jeweils Farbabb. – Muth 1982 S. 19, Abb. Umschlagrückseite. – Ausst. Nürnberg 1983: Luther, Kat.Nr. 23 (bearb. Franz Irsigler), mit Abb. – Boockmann, 1986, S. 94, 98, Abb. 149. – Ausst. Hamburg 1989: Die Hanse, S. 492, Kat.Nr. 22.31 (bearb. Gisela Jaacks) mit Farbabb. – Ausst. Nürnberg 1994: Das Praunsche Kabinett, Kat.Nr. 163 (bearb. K. Löcher) mit Abb. – Achilles-Syndram 1994, S. 232, bei Nr. 248.

Lemberger, Georg

Geboren um 1490/95, gestorben nach 1537, wohl in Leipzig. Maler und Zeichner für den Holzschnitt. Ob er ein Sohn des in Nürnberg tätigen Bildschnitzers Simon Lainberger und/oder ein Bruder des Landshuter Bildschnitzers Hans Leinberger war, ließ sich bisher nicht mit Sicherheit feststellen. Vermutlich beteiligte ihn Albrecht Altdorfer in Regensburg an den Miniaturmalereien zum Triumphzug Kaiser Maximilians I. Womöglich auf Betreiben des Pfalzgrafen Philipp, Bischof von Regenburg und seit 1517 auch Administrator des Bistums Naumburg, übersiedelte Lemberger vor 1520 nach Zeitz. Am 11. Juni 1523 erwarb er das Bürgerrecht in Leipzig, vor 1530 heiratete er Barbara Prasch, die Tochter eines Kleinschmieds, 1532 wurde er als Anhänger Luthers aus Leipzig ausgewiesen. Anschließend war er in Magdeburg tätig, 1537 kehrte er nach Leipzig zurück. Graphisches Hauptwerk sind die 125 Holzschnittillustrationen für die niederdeutsche Bibel des Johannes Bugenhagen, die 1536 bei Michael Lotter in Magdeburg gedruckt wurde.

SÜNDENFALL UND ERLÖSUNG
1535

Ein Baum teilt das Bild in zwei Hälften. Seine abgestorbenen Äste neigen sich zu Moses, der in Wolken aus der Hand Gottes die Gesetzestafeln empfängt, seine belaubten Äste zu Christus, der den Erlösertod am Kreuz gestorben ist. Rechts sieht man das erste Menschenpaar unter dem Zuspruch der Schlange das Gebot Gottes, nicht vom Baum der Erkenntnis zu essen, übertreten. Tod und Teufel bemächtigen sich des sündigen Menschen. Johannes der Täufer und ein Prophet führen ihn zum Gekreuzigten, der noch einmal vor der erleuchteten Grabkammer als Auferstandener und als Sieger über Tod und Teufel dargestellt ist. Über ihm das Lamm, links in Wolken, durch den Hl. Geist bewirkt, Mariä Empfängnis. Das Christuskind fliegt zum Zweck seiner Menschwerdung mit dem Kreuz auf sie zu. In der Ferne die Zelte der Israeliten, darüber Christus in der Strahlenglorie.

Lindenholz (Tilia sp.), 66,9 x 80,2 cm – Unten auf einer gerahmten Tafel vierzeilige Inschrift in Majuskeln der Humanisten-Antiqua: »ICH ELENDER MENSCH. WER / WIRD MICH ERLOSN AUS DEM LEID [muß heißen: Leib] DISIS DODTIS AN DIE / ROMER DAS VII CAPITEL« – Links am Sarkophag bez. mit des Künstlers Monogramm »GL [ligiert]«, an der untersten Stufe »M.D XXXV« – Auf der Rückseite mit blauer Schrift »106/3703«.

Gm 1601. Kunsthandlung Malmedé und Geißendörfer, Köln, 1933 – Aukt. Lempertz, Köln, 1956 – Erworben 1957 aus Münchner Privatbesitz.

6 Bretter, horizontal verleimt, Breiten von oben links 11,1, 11,2, 12,4, 12,9, 12,0, 7,3 cm, rechts 11,1, 11,1, 11,7, 11,8, 13,2, 7,6 cm. Stärke 0,6 cm. Astfreies Holz von ebenmäßigem Wuchs; rechte obere Ecke schräg abgesplittert. Format original. Wenig alter Schädlingsbefall. – Rückseite: Originaler schwarzer Anstrich, an den Brettfugen abgeschabt, an diesen Stellen zusammengesetzte Leisten über die gesamte Breite; in der Mitte des Bildträgers 3 bogenförmige Kerben; Leimreste entlang einiger Leisten; mechanische Beschädigungen. – Bildseite: Grundier- und Malkanten seitlich vorhanden; oben und unten reicht die Malschicht bis zur Bildkante; Brettfugen sichtbar. Grundierung: Hellgrau, sehr dünn, einschichtig, nicht flächendeckend. Unterzeichnung: Genau, kräftige Striche, bewegter Duktus; geringfügige Unterschiede zur gemalten Ausführung; kleinteilige Partien zusammenfassend unterzeichnet. Malerei: Sorgfältig; Pigmentmischungen mit unterschiedlichen Korngrößen; teils dick aufgetragen; stellenweise unbemalter Bildträger; viele bleizinngelbfarbene Partien oder Ausmischungen. Firnis: Matt, leicht vergilbt. – Rahmen: Alt, nicht original. – Restaurierungen: 1959 und 1964. MG

Die Allegorie verbildlicht Luthers Lehre von der Rechtfertigung des sündigen Menschen allein durch den Glauben. Das durch Moses den Menschen übermittelte Gesetz verdammt den Sünder, die Gnade Christi erlöst ihn. Leitsatz ist die von Lemberger zitierte, in eine Frage gekleidete Stelle aus dem Römerbrief des Paulus. Das Bild bzw. die in ihm dargestellte Lehre gibt die Antwort. Lucas Cranach d. Ä. gestaltete das Thema in zwei Versionen[1]. Lembergers Bild folgt in seinen Hauptmotiven dem sog. Prager Typ von 1529. Dort ist der Mensch zwischen das Alte und das Neue Testament gesetzt. Ein Prophet und Johannes der Täufer verweisen ihn auf den Gekreuzigten. Der Sünder scheint aufgerufen, sich zwischen Gesetz und Gnade zu entscheiden. Ein inhaltlich und formal weitgehend übereinstimmendes Holzschnittbild des Franzosen Geofroy Tory ist als erste Formulierung des Themas angesehen worden, doch gibt es dazu aufgrund des unsicheren Entstehungsdatums des Blattes keine einheitliche Meinung. Obwohl eines der Gemälde der Cranachwerkstatt, die dem Prager Typ zuzuzählen sind, das Begriffspaar »Gesetz« und »Gnad« inschriftlich mitteilt, steht der Typus grundsätzlich noch der überkommenen Vorstellung von Sündenfall und Erlösung näher als die konsequentere zweigeteilte Version. Man liest Lembergers Bild, abweichend von der Mehrzahl der anderen, von rechts nach links. Der Gekreuzigte und mit ihm der »Neue Bund« nehmen den (heraldisch) vornehmeren Platz im Bild ein. Das »Gesetz« ist nicht mehr Alternative, sondern gleich der Menschwerdung Christi historisch eingeordnet. Nur die Gegenwart des gekreuzigten Erlösers und

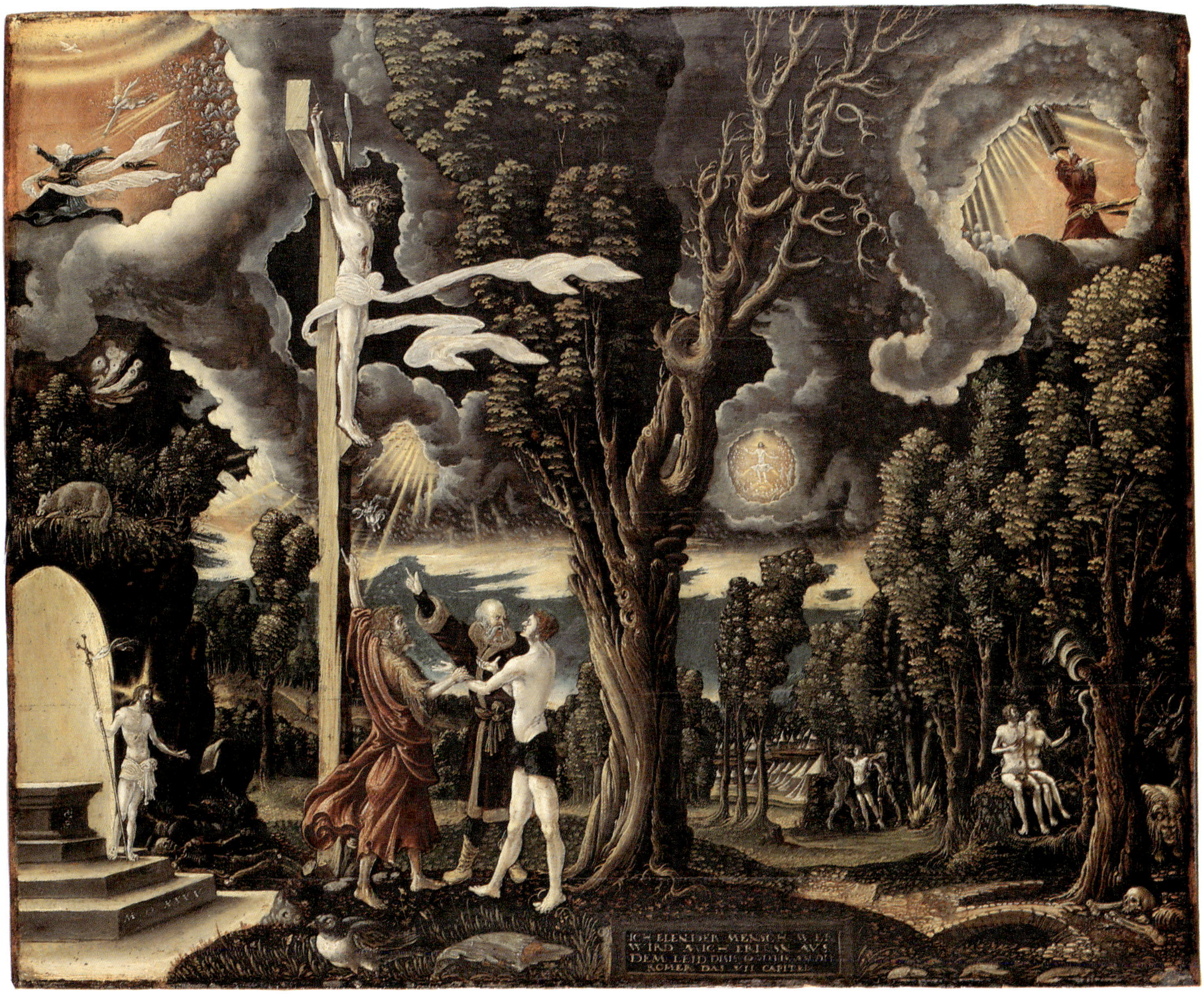

Gm 1601

damit die verheißene »Gnade« zählt. Die drei Männer zu Füßen des Kreuzes argumentieren, der Mensch von Johannes dem Täufer geführt, aber selbstbewußt. Daß der Zeltstadt die Aufrichtung der ehernen Schlange, dem Verkündigungsengel die Hirten fehlen und das Paulus-Zitat fehlerhaft wiedergegeben ist, spricht für einige Entfernung vom Urbild. Eigene Erfindung Lembergers ist die übergroße Turteltaube (Streptopelia turtur)[2], offenbar als Symbol der Versöhnung. Der kontinuierlich entwickelte landschaftliche Bildraum zeigt einen reichen Baumbestand mit üppigen Laubkronen, die mit gleichbleibendem Fleiß ausgeführt sind. Dramatische Momente werden den Lichterscheinungen, den ausfahrenden Bewegungen der Hauptfiguren und den sturmbewegten Textilien abgewonnen.

Ernst Buchner[3] löste das Monogramm für Georg Lemberger auf. Grote sah den für Lembergers Gemälde charakteristischen »graphischen Zug« in diesem Spätwerk noch verstärkt. Winzinger[4] bemängelte den »lehrhaften, ganz unkünstlerischen Ton« und eine »verhärtete Pinselführung, die von den genialisch bewegten Anfängen Lembergers nur mehr wenig ahnen läßt. Die Formen des Donaustils sind besonders in dem Gewand des Johannes und in dem Baumstamm manieristisch erstarrt«. Nichstdestoweniger handelt es sich um ein vom Künstler ernstgenommenes, bis ins Detail durchgestaltetes Werk. Eine alte Kopie auf Holz im Besitz des Frhr. von Twickel, Haus Havixbeck, Westfalen, trägt dieselbe, aber fehlerlose, Inschrift und Datierung[5]. Ein motivisch vergleichbares Holzrelief, das der Nürnberger Vischer-Schule zugeschrieben wird, befindet sich im Privatbesitz in Wittenberg[6].

1 Die Diskussion dieser Fragen und die einschlägige Literatur bei Gm 220/21, Lucas Cranach d.Ä., Allegorie auf Gesetz und Gnade.
2 Bestimmung durch Peter Mühling, Nürnberg, freundl. schriftl. Mitteilung vom 20. Mai 1996.
3 Mitgeteilt bei Grote 1933.
4 In Ausst.Kat. Donauschule 1965.
5 Freundl. schriftl. Mitteilung nebst Foto von Clemens Frhr. von Twickel, 12. Sept. 1989, an Generaldirektor Prof. Dr. Gerhard Bott.
6 Vgl. Oscar Döring: Die Bildhauerkunst seit der Zeit des späten Mittelalters. In: Meisterwerke der Kunst aus Sachsen und Thüringen, hrsg. von Oscar Döring und Georg Voss. Magdeburg 1905, S. 37 – 52, hier S. 44, Tf. 64 a. Dasselbe bei Rosenfeld u. Zindel 1993, S. 312 – 313, Abb. 10 – 13.

Zimmermann 1929, S. 22. – Grote 1933, S. 52 – 53, Abb. 26. – Ders. 1934, S. 198. – Aukt. Lempertz, Köln, 1956, 14. – 16. Nov., Kat.Nr. 74, Tf. 11. – Ausst. Nürnberg 1959: Frühzeit, Kat.Nr. 139, Abb. 11. – Röttgen 1963, S. 113 – 114, Abb. 5. – Ausst. Linz-St. Florian 1965: Donauschule, Kat.Nr. 171 (bearb. F. Winzinger), Abb. 11 (Ausschnitt). – Führer 1977 u. 1980, Nr. 263; 1985 u. 1994, Nr. 258, jeweils Farbabb. – Rosenfeld u. Zindel 1993, Anm. 17 zu S. 313, Abb. 19. – Höfer 1996, S. 131, Abb. S. 132.

Maler, Hans

Geboren um 1475/80 in Ulm, gestorben um 1526/29 wahrscheinlich in Schwaz/Tirol. Er lernte im Umkreis Bartholomäus Zeitbloms in Ulm. Seit spätestens 1510 war er in Schwaz/Tirol tätig, doch ist es denkbar, daß er der Maler ist, der schon 1500 für Kaiser Maximilian I. Bildnisse des Kaisers und seiner Gemahlin Maria von Burgund replizierte. Bevorzugter Porträtist der am Schwazer Silberbergbau beteiligten Mitglieder der Augsburger Familie Fugger und des Erzherzogs, späteren Königs und Kaisers Ferdinand (I.) und dessen Gemahlin Anna von Ungarn. Malers Hofbildnisse setzen die Kenntnis der Werke Bernhard Strigels voraus. Nur wenige religiöse Werke, so der Apostel-Altar aus der Schwazer Franziskanerkirche, können mit ihm in Verbindung gebracht werden.

Zwei Teilbilder von einem Apostelaltar aus der Franziskanerkirche in Schwaz/Tirol, um 1521/24

DIE MARTER DES APOSTELS BARTHOLOMÄUS

Dem Apostel, der in Indien Götzenbilder gestürzt, Kranke und Besessene geheilt, der den Teufel beschworen und damit allen sichtbar gemacht hatte, wird auf Befehl des Königs Astyages bei lebendigem Leibe die Haut abgezogen. Den König weisen Kronreif und Szepter aus. Architektur und Landschaftsausblick.

Fichtenholz (Picea sp.), 70 x 59,2 cm – Links unten Zettel mit der Namensinschrift in Fraktur: »S.partolome« – Auf der Rückseite mit weißer Farbe »G.263«, mit Bleistift »xo« (Schreinerzeichen); Klebezettel Slg. König Ludwig I. von Bayern, 1828, Nr.263; WAF »H.G.550 (1936) Inv.S.No.563«, darunter links Nr.263, rechts »R 100[?]«.

Gm 263. Leihgabe des Wittelsbacher Ausgleichsfonds / Bayer. Staatsgemäldesammlungen, Inv.Nr. WAF 550. – Aus der Franziskanerkirche in Schwaz – Slg. Graf Rechberg – Slg. Fürst Oettingen-Wallerstein, Grundbuch 1817–18, § CLXXXIX, erworben 1816 – Slg. König Ludwig I. von Bayern, erworben 1828, I.W. 366 – Ab 1829 ausgestellt in Nürnberg, Moritzkapelle – 1882 GNM

DIE MARTER DES APOSTELS ANDREAS

Der Apostel, der den Skythen das Evangelium predigte, Kirchen baute und zahlreiche Bekehrungen veranlaßte, wurde

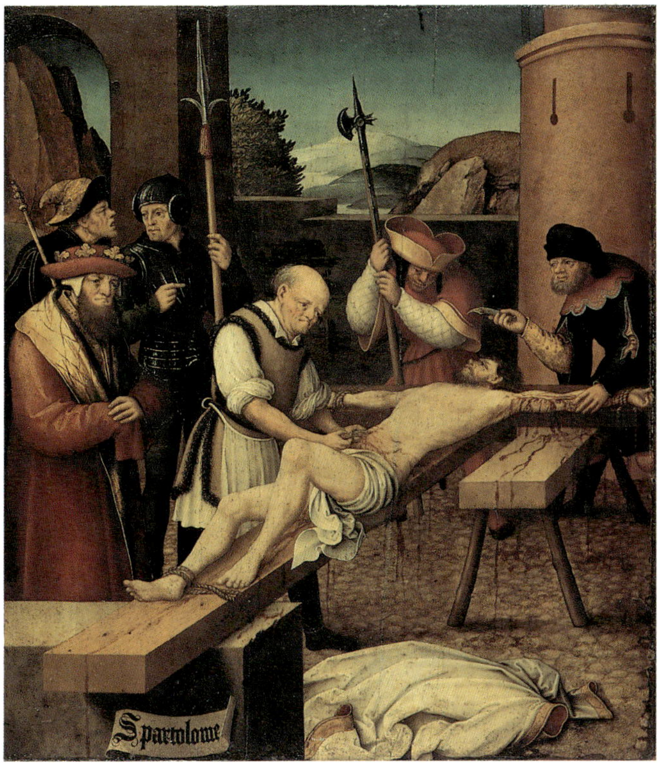

Gm 263

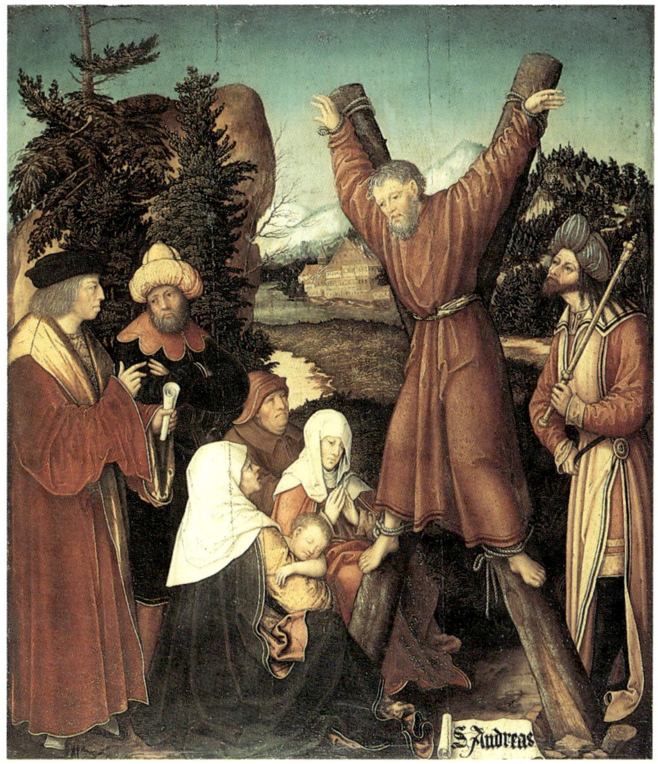

Gm 264

auf Befehl des Statthalters Egea von Patras an ein Kreuz mit schräggestellten Balken (Andreaskreuz) gebunden. Er predigte dem Volk noch zwei Tage, bevor er an Entkräftung starb. Rechts der Statthalter mit dem Szepter. Der Richter mit der Schriftrolle trägt die Züge Kaiser Maximilians I. Landschaftlicher Hintergrund.

Fichtenholz (Picea sp.), 70 x 59,6 cm – Rechts unten Zettel mit der Namensinschrift in Fraktur: »S Andreas« – Auf der Rückseite mit weißer Farbe »G.264«, mit Bleistift »x« (Schreinerzeichen). nicht lesbar; WAF »H.G.551 (1936) Inv.S.No.568«, darunter links Nr.264, rechts »R 100[?]«.

Gm 264. Leihgabe des Wittelsbacher Ausgleichsfonds / Bayer. Staatsgemäldesammlungen, Inv.Nr. WAF 551. – Herkunft wie Gm 263 – Slg. Graf Rechberg – Slg. Fürst Oettingen-Wallerstein, Grundbuch 1817–18, § CLXL, erworben 1816 – Slg. König Ludwig I. von Bayern, erworben 1828, I.W. 367 – Ab 1829 ausgestellt in Nürnberg, Moritzkapelle – 1882 GNM.

Stärke auf 0,5 cm gedünnt. Risse. Formate original. – Rückseiten: 2 (originale?) Querleisten oben und unten entfernt; Oberfläche partiell geglättet, tiefe, querlaufende Säge- und Hobelspuren. Risse und Brettfugen mit Zahnhobel bearbeitet, mit Klötzchen gesichert. Dunkler Schellacküberzug. – Bildseiten: Tafeln im Rahmen grundiert, zur Bemalung aus den Rahmen genommen. Unterzeichnung: Pinsel; Kontur- und Binnenzeichnung. Malerei und Metallauflagen: Streifiger Pinselduktus, Schatten häufig gestrichelt. Blaue Gewänder mit einer heute dunkelbraun erscheinenden Lasur verschattet. Einzelne Gewandteile mattvergoldet und mit brauner Lasur modelliert. Grüne Farbpartien teilweise verbräunt. Alte Firnisreste.

Gm 263: 3 Bretter, Breiten von links oben 19,3, 13,7, 26,0 cm, unten 18,7, 13,4, 27,1 cm. Äste im Holz belassen. Geringer alter Schädlingsbefall im rechten Brett. Linke untere Ecke ausgebrochen. – Rückseite: Holzklötze entlang der Seiten entfernt. – Bildseite: Unterzeichnung: Am oberen Turmabschluß Blendarkatur, Baum hinter der Mauerbrüstung nicht verwendet. Malerei und Metallauflagen: Rock, Krone, Szepter des Königs, Hut des Schergen über ihm, Wams des Schergen rechts, Saum des Kleides des Heiligen mattvergoldet. Wenige Malschichtausbrüche in den Pastositäten und entlang des Risses in der Mitte. – Restaurierung: 1950.

Gm 264: 3 Bretter, Breiten von links oben 26,5, 11,7, 21,4 cm, unten 27,3, 12,7, 19,4 cm. Geringer alter Schädlingsbefall im linken Brett. – Bildseite: Unterzeichnung: Anstelle des Hauses und Flusses im Hintergrund ein Busch, gesäumt von schmalem Fluß rechts und Weg links; rechter Arm des Heiligen über das Kreuzende hinaus gestreckt. Malerei und Metallauflagen: Rock des Richters, Turbankalotte seines Begleiters, Kleid der Frau mit Kind, Szepter, Mantelschließe, Gewandborten des Königs mattvergoldet. Braune Verschattung des roten Kleides der alten Frau später von anderer Hand. AB

Die Themen sind der Heiligenlegende entnommen, wie sie Jacobus de Voragine in der Legenda aurea (1263/67) erzählt[1]. Bartholomäus (Fest 24. Aug.) wird mit dem im Evangelium des Johannes 1, 45 genannten Nathanael identifiziert. Andreas (Fest 30. Nov.) war der Bruder des Apostels Petrus und der erste unter den Jüngern Jesu, der im Neuen Testament mit Namen genannt wird.

Die Apostelmartyrien gehören zu den wenigen Bildern erzählenden Inhalts, die dem überwiegend als Porträtist tätigen Hans Maler mit guten Gründen zugeschrieben werden können. Stange sah in der räumlichen Gruppierung der Figuren Anregungen Dürers wirksam, doch empfand er die Martyrien als »merkwürdig handlungsarm, (...) selbst die Henker und Schergen gebärden sich mehr symbolisch als wahrhaft aktiv«. Maler benutzte als Vorlagen Lucas Cranachs d. Ä. Holzschnittfolge der Apostelmartyrien von etwa 1510[2]. Bei der Bartholomäusmarter übernahm er das Hauptmotiv des liegenden Kreuzes mit dem Apostel, dem Folterknecht und dem auf seine Lanze sich stützenden Kriegsknechtes weitgehend genau, ließ aber aus Gründen der leichteren Überschaubarkeit alle Personen weg, die bei Cranach die vordere Bildbühne füllen, auch diejenigen, die die Füße des Apostels ans Kreuz binden. Das Motiv des ausgezogenen Gewandes, das am Boden liegt, konnte er in Cranachs Holzschnitt mit der Marter des Apostels Simon aus derselben Folge finden[3]. Stärker formte Maler die Holzschnittkomposition der Marter des Apostels Andreas um. Es blieben wenig mehr als der gekreuzigte Märtyrer und zwei der sitzenden Frauen, denen sich Figuren eigener Erfindung des Malers zugesellen. Die Volksmenge wird nicht als solche dargestellt, sondern in wenigen Vertretern zitiert. Daß der Maler den krassen Realismus der Vorlagen entschärfte, mag auf seinem gemäßigteren schwäbischen Temperament, aber auch auf den repräsentativen Forderungen der Altarbildmalerei beruhen. Die Vergoldung der Teile des Kostüms erfolgte nicht nach inhaltlichen Gesichtspunkten oder solchen hierarchischer Unterscheidung, sondern ästhetisch-dekorativ. Die Büttel nehmen ebenso daran teil wie der Kaiser. Der um 1521/24 entstandene Altar zeigt Hans Maler auf der Höhe seines Könnens.

Maler verwendete ein besonderes Interesse auf die Waffen. Der auf Gm 263 durch seine Rüstung und Beobachterposition als Offizier ausgewiesene Mann links trägt eine geriefelte Harnischbrust mit Bauchreifen und Beintaschen und einen Helm in der altertümlichen Form der Beckenhaube mit Schläfenscheiben. Die Waffe in seiner Linken ist der aus Italien stammende Friauler Spieß[4]. Die Helmbarte des Büttels zeigt die übliche Form mit Stoßklinge, Beilklinge (hier in konvexem Schliff) und Reißhaken zum Durchbohren des gegnerischen Panzers[5]. Die Schindermesser in den Händen der Henker haben die Form des sog. Malchus, einer Hiebwaffe mit gekrümmter Klinge, die sich zur Spitze hin verbreitert und dann konkav angeschnitten wird.

Die Andreasmarter bot Gelegenheit zu einem landschaftlichen Bildhintergrund mit einer Stadt an einem Fluß. Ein hölzerner Steg führt zu einem unbefestigten steinernen Tor, das seitlich von einem gewaltigen Haus mit Satteldach flankiert wird. Dieses zeigt über einem massiven Sockel einen zweigeschossigen Fachwerkbau mit Blockstube, darüber einen hohen hölzernen Giebel – ein Beispiel alpiner Architektur. Dahinter ein kleineres Haus und ein Kirchenbau[6].

Den Bildern liegt eine ebenso korrekte wie lebhafte Unterzeichnung zugrunde, sie ist zarter bei der Bartholomäusmarter, energischer bei der Andreasmarter. Bei Gm 263 verzichtete Maler in der Ausführung auf die Blendarkaden am oberen Abschluß des Turmes, bei Gm 264 traf er mehrere Änderungen. Er krümmte Arm und Finger des Andreas, die vorher gestreckt waren, und fügte in die Landschaft, deren Hauptmotive ein bildeinwärts führender Fluß und Weg bildeten, ein Haus nebst Brückensteg ein.

Bei den Gemälden handelt es sich um zwei von vier zu demselben Altar gehörende Apostelmartyrien. Die anderen beiden Tafeln – mit der Enthauptung des Paulus und der Marter des Judas Thaddäus – befinden sich im Besitz Graf Goess-Enzenberg auf Schloß Tratzberg/Tirol[7]. Gm 263 und 264 werden im Grundbuch der Slg. Oettingen-Wallerstein dem in München tätigen Martin Ostendorfer zugeschrieben, den Nagler als einen »Zögling der Schule von Landshut« ansprach. Waagen sah sich durch die »kühle Farbenhaltung« an die Schule von Augsburg erinnert. Reber und Bayersdorfer schrieben die Bilder in Kat. Moritzkapelle von 1878 und 1880 und in denen des GNM 1882 bis 1885 Michael Ostendorfer zu, in Kat. 1893 ordneten sie dieselben in die Schule Bernhard Strigels ein. Vischer, der als erster auf den Einfluß Strigels aufmerksam machte, erkannte die Apostelmartyrien auf Schloß Tratzberg als Werke derselben Hand. Weizinger zählte sie demselben Altar zu. Er verzeichnete die Bilder als versuchte Zuweisungen an Hans Maler, hielt sie aber nur für Schulbilder und datierte um 1530. Braune übernahm die Zuschreibung als nicht sicher, wenn auch wahrscheinlich. Schilling veröffentlichte eine »HM [ligiert]« signierte Vorzeichnung zum Kopf des Schergen der Bartholomäusmarter (Karlsruhe, Staatl. Kunsthalle)[8] und bestätigte damit die Zuschreibung der Apostelmartyrien an Hans Maler. Oberhammer rekonstruierte einen Apostelaltar mit dem Abschied der Apostel (Schloß Tratzberg)[9] als Mittelbild. Stange bestätigte diesen Zusammenhang. Baldass bemerkte, daß der Richter auf der Bartholomäusmarter die Züge Kaiser Maximilians I. trägt. Maler benutzte ein Bildnis des Kaisers von der Hand Strigels nach Art des in der Berliner Gemäldegalerie befindlichen[10]. Daß Zeitgenossen auf Altarbildern unter die »Sünder« eingereiht wurden, um der Fürsprache des betreffenden Heiligen teilhaftig zu werden, ist keine Seltenheit; vgl. dazu auch Baldungs Sebastiansaltar Gm 1079. Da Kaiser Maximilian I. damals vermutlich schon verstorben war, kommt er als Auftraggeber des Altars nicht in Frage. Stange wollte im Henkerskopf der Bartholomäusmarter ein Porträt Anton Fuggers erkennen und schloß für den Altar auf einen Fuggerschen Auftrag. Die Fugger hatten in Schwaz eine Faktorei, da sie mit kaiserlichem Privileg die dortigen Silber- und Kupferminen ausbeuteten[11]. Stanges These läßt sich nicht weiter erhärten. Gibt man ihm Recht, müßte Anton Fugger für den Auftraggeber und Stifter gelten.

Eine Rekonstruktion des Altars hat davon auszugehen, daß alle 11 Apostelmartyrien nebst dem Tod des Johannes jeweils in einer eigenen Szene dargestellt waren und daß das innere Flügelpaar beidseitig bemalt war. Aufgrund der Maße können nur jeweils zwei Szenen übereinander gesessen haben, da die Flügel bei drei Szenen übereinander, wie Oberhammer vorschlug, das Mittelbild um ca. 48 cm in der Höhe übertroffen hätten. In Frage kommt ein Altar mit einem beweglichen und einem unbeweglichen Flügelpaar (Standflügel), doch könnte auch das äußere Flügelpaar beweglich und auf der Rückseite bemalt gewesen sein.

1 Dt. Ausgabe von Richard Benz o.J. (1955), S. 14 – 26 (Andreas), S. 624 – 634 (Bartholomäus). Zur Ikonographie Künstle 1926, S. 57 – 62 (Andreas), S. 116 –120 (Bartholomäus). – LCI 5, 1973, Sp. 138 –152 (Andreas), Sp. 320 – 334 (Bartholomäus).
2 Max Geisberg: The German Single-Leaf Woodcut 1500 –1550, revised and edited by Walter L. Strauss. New York 1974, B. 2, S. 553, G. 586, S. 549, G. 582.
3 Geisberg (wie Anm. 2), S. 557, G. 590.
4 lat. spetum; vgl. Seitz: Blankwaffen, 1965, S. 386, Abb. 296.
5 Vgl. Seitz (wie Anm. 4), S. 384, Abb. 292, rechts.
6 Freundl. schriftl. Mitteilung Joachim Zeune, Bamberg, 30. Mai 1996.
7 Vgl. Egg 1985, Abb. 269, oben.
8 Schilling 1933, Tf. 30.
9 Egg 1985, Abb. 268.
10 Otto 1964, Abb. 59.
11 Vgl. Ludwig Scheuermann: Die Fugger als Montanindustrielle in Tirol und Kärnten. Ein Beitrag zur Wirtschaftsgeschichte des 16. und 17. Jahrhunderts (Studien zur Fugger-Geschichte, hrsg. von Jakob Strieder, Bd. 8). München – Leipzig 1929. – Götz Frhr. von Pölnitz: Anton Fugger, Bd. 1. Tübingen 1958. – Ders.: Die Fugger. Frankfurt a.M. 1960. – Eike Eberhard Unger: Die Fugger in Hall i.T. (Schwäbische Forschungsgemeinschaft bei der Kommission für Bayer. Landesgeschichte, Reihe 4, Bd. 10. Studien zur Fuggergeschichte Bd. 19). Tübingen 1967. – Rudolf Palme: Historiographische und rezeptionsgeschichtliche Aspekte der Tätigkeit der Fugger in Tirol. In: Augsburger Handelshäuser im Wandel des historischen Urteils, hrsg. von Johannes Burkhardt (Colloquia Augustana 3. Institut für Europäische Kulturgeschichte der Universität Augsburg). Berlin 1996, S. 297 – 307, mit Lit. Für Literaturhinweise danke ich Herrn Frank Karg, Fugger-Archiv, Dillingen.

Kat.Slg. Oettingen-Wallerstein 1819, S. 104 –105, Nr. 33, 34; 1826 u. 1827, Nr. 238, 239. – Moritzkapelle 1829 – 1846, Nr. 78, 79. – Kugler 1836, S. 74. – Kunstblatt 1829, S. 418. – Nagler 10, 1841, S. 411 – 412. – Waagen 1843, S. 190. – Lotz 2, 1863, S.339, Nr. 78, 79. – Parthey 2, 1864, S. 211, Nr. 1, 2. – Moritzkapelle 1878 u. 1880, Nr. 124, 125. – Kat. 1882, Nr. 215, 216; 1885, Nr. 220, 221. – Vischer 1885, S. 52, Anm. 1, S. 93. – Ders. 1886, S. 473. – Kat. 1893, Nr. 187, 188. – Braune 1909, Nr. 263, 264. – Reinach 3, 1910, S. 544 (Gm 263), 529 (Gm 264). – Baldass 1913, S. 323 (Gm 263). – Weizinger 1914, S. 123, Anm. 1. – Schilling 1933/34, S. 28 – 29, Tf. 30 (Zeichnung). – Lutze u. Wiegand 1936-37, S. 87 – 88, Abb. 203, 204. – Pinder 1940, S. 310. – Ausst. Schaffhausen 1947: Meisterwerke, Kat.Nr. 72 (Gm 264). – Buchner 1950, S. 319. – Ausst. Innsbruck 1950: Gotik in Tirol, bei Kat.Nr. 198 (bearb. Vinzenz Oberhammer). – Mackowitz 1960, S. 70 – 73, Nr. 48, Abb. 64 (Gm 263). – Wynen 1961, Nr. 214, 215 (Kat. aller ehem. M. Ostendorfer fälschlich zugeschriebenen Werke) . – Stange 1966: Hans Maler, S. 92, Abb. 72, 73. – Egg 1985, S. 340, Abb. 269.

Meßkirch, Meister von

Er trägt seinen Notnamen nach den Altarwerken, die er um 1536/40 im Auftrag des Grafen Gottfried Werner von Zimmern für die neuerbaute Stiftskirche, heute Kath. Stadtkirche St. Martin in Meßkirch malte. Hervorragender Kolorist, auch Wandmaler und Zeichner für Glasgemälde. Er lernte vielleicht bei Hans Schäufelein in Nördlingen. Er ist versuchsweise mit Barthel Beham, Jörg Ziegler, Marx Weiß d. J. und einem Maler Joseph aus Balingen, Wilhalm Ziegler und Peter Strüb aus Veringenstadt identifiziert worden. Peter Strüb († 1540 oder wenig später) war der jüngere Bruder des vormals unter dem Notnamen »Meister von Sigmaringen« bekannten Hans Strüb. Der Meister von Meßkirch benutzte für seine Gemälde ausgiebig druckgraphische Werke Albrecht Dürers und seiner Schule.

KREUZTRAGUNG CHRISTI
um 1536/40

Christus bricht unter der Last des Kreuzes zusammen und wird von den Kriegsknechten mit Schlägen vorangetrieben. Simon von Kyrene hilft ihm das Kreuz tragen. Zu Pferde der Hauptmann, der sich zu Christus bekennen wird. Links hinten die vorausgehende Szene: Pilatus, der Christus dem Volk vorgestellt hat, wäscht seine Hände in Unschuld, während Christus abgeführt wird. Links die von Säulen getragene Vorhalle des Gerichtshauses, im Hintergrund der Tempel von Jerusalem als mehrgeschossiger Zentralbau, davor Hellebarden und die Kreuze der Schächer.

Tannenholz (Abies sp.), 63,6 x 50,1 cm – Auf der grau marmorierten Rückseite mit Rötelstift »Metheuß Sch...«[1], mit Kreide »3/53«; Klebezettel Slg. König Ludwig I. von Bayern, 1828, Nr.327; WAF »H.G.1210 (1936) Inv.S.No.606«, darunter links Nr.304, rechts »R 140«.

Gm 304. Leihgabe des Wittelsbacher Ausgleichsfonds / Bayer. Staatsgemäldesammlungen, Inv.Nr. WAF 1210. – Slg. Graf Rechberg – Slg. Fürst Oettingen-Wallerstein, Grundbuch 1817/18, § CXXII, erworben 1815 – Slg. König Ludwig I. von Bayern, erworben 1828, I.W. 327 – Ab 1829 ausgestellt in Nürnberg, Moritzkapelle – 1882 GNM.

4 Bretter, Breiten von links oben 13,0, 14,8, 9,1, 13,2 cm, unten 14,3, 14,0, 9,7, 12,0 cm[2]. Stärke 0,8 – 1,0 cm. Bildseite mit fein gewebter Leinwand kaschiert. Geringfügiger alter Schädlingsbefall. Format allseitig beschnitten. – Rückseite: Glatt bearbeitet, rechte Brettfuge mit Werg kaschiert. Mit wasserlöslichem weißem (Grundier-)Anstrich versehen; heute verschmutzt; Wasserflecken und Brandspuren. – Bildseite: Tafel im Rahmen grundiert und bemalt, Grundier- und Malkanten weitgehend erhalten. In der Grundierung breite Schleifspuren. Unterzeichnung: Pinsel; nur mit bloßem Auge sichtbar, möglicherweise rußfreie Tinte; Schatten in kurzen, parallelen Bögen. Malerei und Metallauflagen: Auftrag gelegentlich gestupft. Azuritfarbenes Blau in Mantel und Hut des Reiters vergrünt, oberste Lasur in den lackartigen Grünpartien verbräunt. Augen des Kriegsknechts mit der Geißel und des Simon von Kyrene bis auf die weiße Untermalungs- oder Imprimiturschicht herausgekratzt. Goldene Strahlen der Nimben mit Weiß pastos untermalt. – Restaurierung: 1949. AB

Das Thema ist dem Neuen Testament entnommen. Im Bericht der Evangelisten geht die Händewaschung des Pilatus der Kreuztragung Christi voraus, die im Bild nach vorn gezogen ist. Da Christus zwischen den Säulen zu verharren scheint und von einem Kriegsknecht präsentiert wird, entsteht zugleich der Eindruck des »Ecce homo« = Christus wird dem Volke gezeigt. Der Maler entnahm einem Holzschnitt Dürers aus der »Kleinen Passion« von 1511 Pilatus

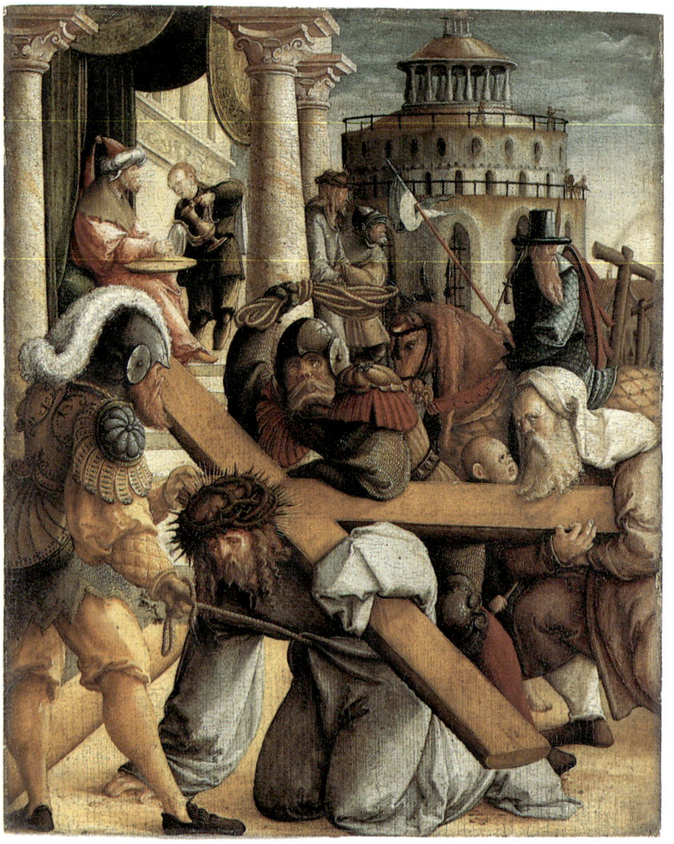

Gm 304

mit dem Diener, einem Holzschnitt Schäufeleins aus dem »Speculum passionis« von 1507 den seilschwingenden Schergen, doch formte er die Vorbilder um[3]. Charakteristisch sind der die Ereignisse und Personen nahbar haltende Erzählerton und die lichthaltige, schimmernde Farbigkeit. Der Künstler suchte ein örtliche und zeitliche Ferne suggerierendes Kostüm. Er gab Pilatus einen orientalischen Turban und versah die Kriegsknechte bei der Kreuztragung mit Beckenhauben und Schläfenscheiben, mit Kettenhemden und metallenen Schulterstücken in Rosettenform, deren römische Muster nachahmende Lederstreifen in einem Fall Metallbeschläge aufweisen. Der antikisierende Muskelpanzer des vorderen Soldaten ist aus Leder statt Metall[4]. Seinen Helm schmückt, den Offizier ausweisend, eine Straußenfeder. Der bärtige Lanzenreiter trägt einen zylinderartigen hohen Hut zum gesteppten Rock. Für den Bildeindruck spielen die wuchtigen Säulen des Richthauses und der massive Rundbau des Tempels mit der zierlichen Galerie aus Balustersäulchen im Obergeschoß eine wichtige Rolle.

Gm 304 war das Mittelbild eines Seitenaltars auf der Südseite der Kirche von Meßkirch. Der Künstler malte die Altäre nach einem Gesamtprogramm, das thematische Überschneidungen ausschloß. Die Mittelbilder behandelten Ereignisse der Passion, das jeweilige bewegliche Flügelpaar und die Standflügel zeigten Heilige. Um der größtmöglichen Vollständigkeit der Passion willen sind jeweils bis zu drei Ereignisse simultan auf einem Bild wiedergegeben, in einer die zeitliche Abfolge markierenden räumlichen Staffelung. Waagen bezeichnete das Gemälde »Christus am Ölberg« in der Berliner Galerie als »Gegenstück« zu Gm 304. Der Name auf der Tafelrückseite von Gm 304 könnte dafür sprechen, daß auf einem zugehörigen Flügel der Apostel Matthäus dargestellt war, doch kann er auch jemand anderen ausweisen.

Die ältere Zuschreibung an Hans Schäufelein wird schon im Grundbuch der Slg. Oettingen-Wallerstein angezweifelt, das Bild der Schule des Nürnbergers Michael Wolgemut zugeordnet. Im Kat. dieser Slg. von 1826 wird es dem Nürnberger Sebald Beham zugeschrieben, in den Katalogen der Moritzkapelle bis 1846 dessen Bruder Barthel[5]. Waagen, Woltmann, Rosenberg und noch v. Seidlitz akzeptierten die Zuschreibung, Koetschau lehnte eine Identifizierung des Malers mit Barthel Beham begründet ab. Der Notname »Meister von Meßkirch« hat alle Identifizierungsvorschläge überdauert. Rott sah in dem Maler den in Balingen tätigen Joseph Weiß, dem sein jüngerer Bruder Marx zur Hand ging, Salm und nach ihm Ingenhoff[6] und Gmelin hielten ihn mit Vorbehalt für Hans Strübs jüngeren Bruder Peter, Grimm nennt ihn Joseph Maler, wobei »Maler« den Familiennamen bezeichnet[7]. Die Diskussion ist unabgeschlossen.

1 Nach Gerhard Weilandt, Hamburg, aus dem 16. Jahrh.; freundl. Mitteilung Frau Dr. Anna Moraht-Fromm.

2 Die Messungen sind unsicher, da die Position der Fugen auf den Röntgenaufnahmen durch die Leinwandabklebung verunklärt ist und Bretter mit stehenden Jahrringen verwendet wurden.

3 Feurstein wollte das Gemälde auf einen Holzschnitt aus den »Devotissime Meditationes de vita et passione Jesu Christi«, Augsburg: Grimm u. Wyrsung 1520, zurückführen, doch sind die Übereinstimmungen gering. Eine Abb. des Holzschnitts in: Hans Burgkmair's Leben und Leiden Christi (Liebhaber-Bibliothek alter Illustratoren). München, bei Georg Hirth 1887.

4 In Bezug auf die Harnische ist der Hinweis auf Hans Weiditz und die Holzschnitte der »Meditationes« angebracht; vgl. Anm. 3.

5 Zu Barthel Beham vgl. Gm 1611, Frauenbildnis.

6 Hans Dieter Ingenhoff: Der Meister von Sigmaringen. Die Malerfamilie Strüb aus Veringenstadt (Veröffentlichungen des Staatlichen Amts für Denkmalpflege Tübingen, Bau- und Kunstgeschichte, Bd. 1). Stuttgart 1962.

7 Claus Grimm: Der Meister von Meßkirch: Joseph Maler aus Balingen. In: Kat. Donaueschingen 1990, S. 69 – 92.

Kat.Slg Oettingen-Wallerstein 1819, S. 104, Nr. 32; 1826 u. 1827, Nr. 199. – Moritzkapelle 1829 – 1846, Nr. 103. – Waagen 1843, S. 192 – 193, Nr. 103. – Ders. 1845, S. 216. – Rettberg 1846, S. 173. – Waagen 1862, S. 241. – Lotz 2, 1863, S. 338. – Kat. Donaueschingen 1870 (Vorwort Alfred Woltmann). – Rosenberg 1875, S. 29. – Moritzkapelle 1878 u. 1880, Nr. 121. – Kat. 1882, Nr. 183; 1885, Nr. 189. – Seidlitz 1885, S. 314, Nr. 35. – Janitschek 1890, S. 383. – Kat. 1893, Nr. 197. – Koetschau 1893, S. 44 – 45. – Braune 1909, Nr. 304. – Reinach 3, 1910, Abb. S. 173. – Glaser 1916, S. 264, Abb. 211. – Schmitz 1919, S. 631. – Eßwein u. Hausenstein 1923, S. 21, Tf. 140. – Glaser 1924, S. 401 – 402, Abb. 276. – Feurstein 1934, S. 149, Nr. 88, Abb. 38. – Rott 1, 1933, S. 171. – Lutze u. Wiegand 1936-37, S. 100, Abb. 219. – Salm 1950, bes. S. 113, 128 – 130. – Thieme-Becker, Bd. 37, 1950, S. 229. – Führer 1977 u. 1980, Nr. 220; 1985 u. 1994, Nr. 207, jeweils Farbabb. – Kat. Donaueschingen 1990, S. 233. – Gmelin 1996, S. 787. – Moraht-Fromm 1997 (in Vorbereitung).

Michel, Meister

Geboren um 1480, gestorben nach 1527. Tätig in Danzig seit etwa 1510. Die Danziger Chronik Christoph Beyers d.Ä. überliefert den Namen des Malers, als den des Schöpfers des Hochaltars der Danziger Marienkirche. Der Mönch Simon Grünau nannte ihn einen Schwaben aus Augsburg. Das Danziger Altarretabel entstand zwischen 1510 und 1517. Im nächstfolgenden Jahr 1518 wurde Meister Michel in die Brüderschaft des Artushofes aufgenommen. 1525 beteiligte er sich an einem religiös und politisch begründeten Aufruhr gegen das Stadtregiment, 1526 wurde er aus Danzig ausgewiesen und wandte sich nach Krakau, 1527 erhielt er auf Fürsprache des polnischen Königs und des Bischofs das Bürgerrecht zurück.

Bildnisdiptychon, 1518

FESTLICHES MAHL

In einem bis über die halbe Höhe holzgetäfelten Saal wird einem bürgerlich gekleideten Mann zu Ehren ein Gastmahl ausgerichtet. Er sitzt auf einem grünen Kissen vor Tisch, in roter Schaube und Kappe, mit goldenen Schellen an den schwarzen Ärmeln. Frauen und Mädchen leisten ihm Gesellschaft oder bedienen ihn. Eine trägt eine große Schüssel auf. Zwei der Frauen am Tisch bedecken die vor ihnen stehenden Teller mit der Hand und fordern mit weisender Geste dazu auf, zuerst den Mann zu bedienen. Bei den reich gekleideten Mädchen im Vordergrund, die jeweils von schlichter gekleideten Frauen mit umgebundenen

Schürzen begleitet werden, handelt es sich offenbar um eine Braut nebst Brautjungfer. Alle tragen ihr Haar gelöst, die Braut einen Kopfputz mit Agraffe und Reihergesteck. Praktische und schmückende Funktion haben die an langen Gürteln tief herabhängenden Beutel. Linker Flügel, Innenseite.

FRAUEN IN KIRCHENPELZEN

In einer mehrschiffigen Halle mit Kreuzgratgewölben und roten Marmorsäulen halten sich insgesamt neun Frauen und Mädchen auf. Zwei von ihnen tragen aus Fellen ringförmig zusammengenähte »Kirchenpelze«, zwei grüne Mäntel mit roten Besätzen, die vorderen beiden rote Mäntel mit breiten Hermelinbesätzen. Die weißleinenen Kirchenhauben sind über rechteckigen Gestellen drapiert. Der hochgestellte Mantelkragen der offenbar vornehmsten der Frauen ist aus Goldbrokat. Ihren Schmuck bilden drei Agraffen, davon zwei rund und möglicherweise mit Wappenfiguren versehen, die mittlere in Form eines Adlers. Rechter Flügel, Innenseite.

MÄNNLICHES BILDNIS

Brustbild nach links vor dunklem Grund. Er hat hellbraune Augen, sein Haar ist ergraut. Er trägt eine schwarze Schaube mit braunem Pelz und eine rote Kappe, sechs Ringe und zwei Ketten. Seine Hände, deren linke den Rosenkranz hält, liegen auf der das Bild zum Betrachter hin abschließenden Brüstung. Oben links und rechts je ein Wappen. Rechter Flügel, Außenseite.

Eichenholz (Quercus)[1], lichte Maße 68,8 x 49,4 und 69 x 49,3 cm, mit Rahmen 77,7 x 58,2 und 77,4 x 57,8 cm – Wappen links: Von einem Löwen mit Turnierhelm gehalten in Gold ein schwarzer Sparren, als Helmzier ein Hahnenkopf, darüber »IRD« zwischen einem Halbmond nach links und einer Sonne in Radform. Wappen rechts: In Weiß ein schräger, gestümmelter brauner Lindenast mit 3 (rechts 1, links 2) herzförmigen roten Blättern, als Helmzier auf dem Stechhelm ein wachsender Arm mit dem Praunschen Wappenbild in der Hand. Oben in der Mitte »1518«.

Gm 1613. Stenzel Schilling, Bürger in Nürnberg – Aus seinem Vermächtnis 1616 an Jakob Praun, Nürnberg – Praunsches Kunstkabinett, Nürnberg, dort nachgewiesen zwischen 1616 und 1797 – Anton Paul Heinlein'sches Kunstkabinett, Nürnberg, versteigert ab 9. April 1832 bei Johann Andreas Boerner, Nürnberg – 1938 im Besitz von Lady Helen Dewar – Erworben 1959 durch Vermittlung der Matthiesen Galleries, London.

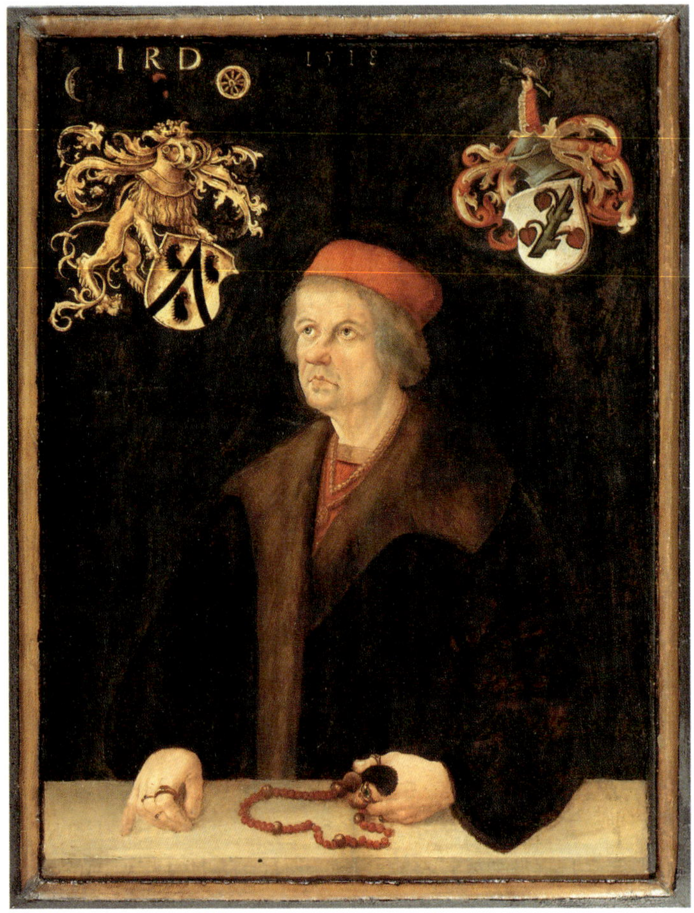

Gm 1613

Formate original[2]. – Bildseiten: Tafeln im Rahmen grundiert und bemalt. Unterzeichnung: Pinsel; Kontur- und Binnenzeichnung, Schatten der Gewänder in Parallelschraffuren. Malerei: Schatten gestrichelt, Lichter pastos. Farbauftrag unterschiedlich deckend, mit sichtbarem Pinselduktus. Farbigkeit gut erhalten, Frühschwundrisse in der krapproten Farbe, punktuelle Verbräunungen in den grünen Lacken. – Nutrahmen original. Eichenholz. Ecken des Kerns verplattet, auf einer der beiden Seiten Hohlkehle und Leisten auf Gehrung geschnitten[3]; Oberfläche mit wasserlöslicher schwarzer Farbe gefaßt; Hohlkehle später mit Bronze und brauner öliger Lasur partiell ausgebessert. Beide Tafeln durch 2 bewegliche Scharniere verbunden. – Restaurierung: 1959.

Linke Tafel: 2 Bretter, Breiten von links oben 26,0, 23,9 cm, unten 25,7 cm, 23,6 cm. Auf dem linken Brett oben grobe Hobelspuren. Alter starker Schädlingsbefall im linken Brett. – Außenseite: Brettfuge durch 2 Schwalbenschwänze gesichert. Mit dicker schwarzer Ölfarbe zugestrichen. – Innenseite: Kleinere Retuschen entlang der Ränder.

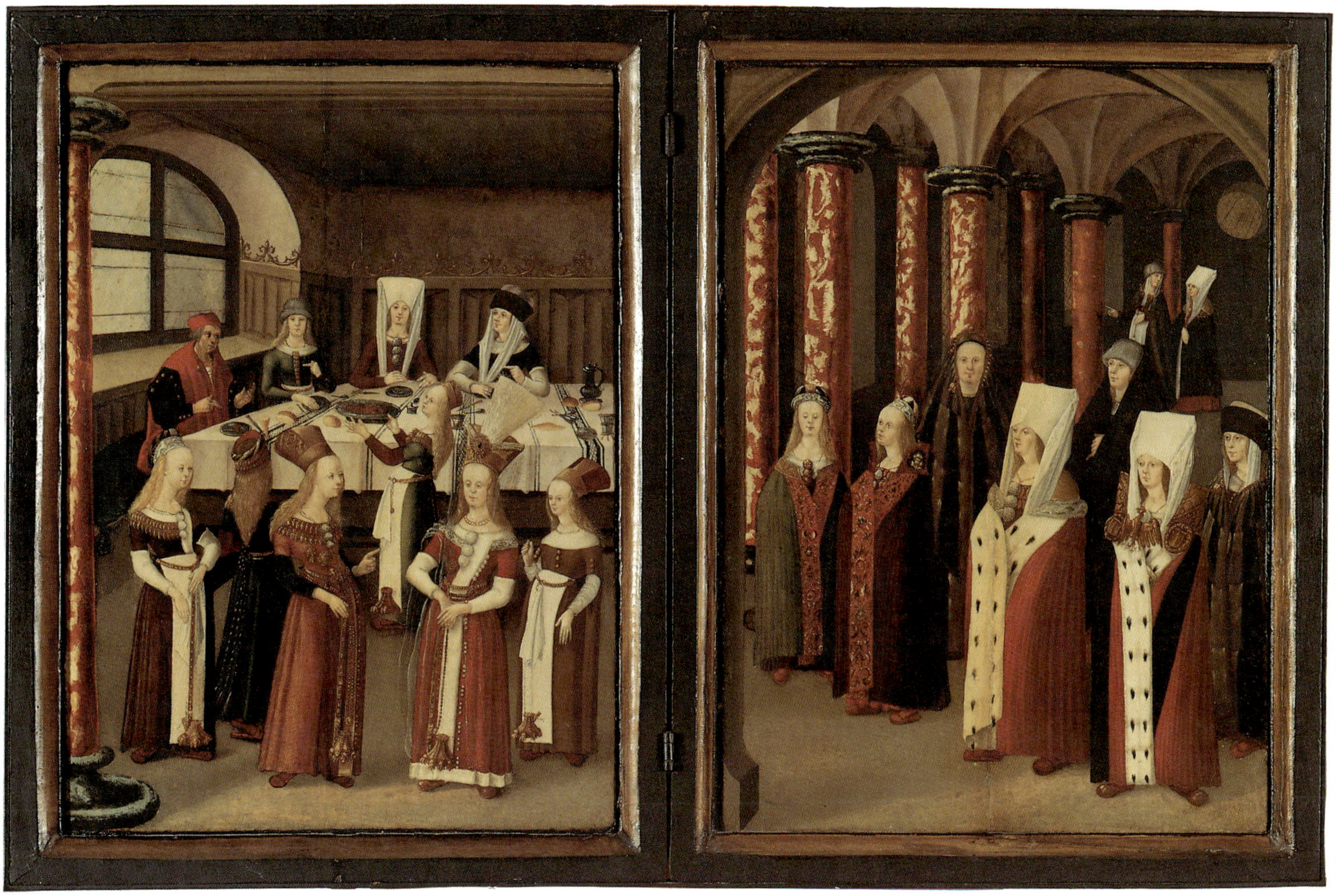

Gm 1613

Rechte Tafel: 2 Bretter, lichte Breiten von links oben 24,4, 25,3 cm, unten ca. 25,1, 24,3 cm. Brettfuge zweimal nachverleimt. – Außenseite: Ockrig-braune Imprimitur, deren Dichte entsprechend der Lichtführung im Bild von unten nach oben und von der rechten zur linken Bildhälfte hin abnimmt; teilweise durchscheinend. Malerei und Metallauflagen: Wappen zeitgleich, vom Hintergrund ausgespart. Linkes Wappen mattvergoldet auf mennigerot gefärbtem Anlegemittel. Gold zeitlich vor dem Hintergrund angeschossen, farbig gelüstert; Mond mattversilbert. Pentimenti im Praunschen Wappen: Ast in der Hand des hochgereckten Armes über dem Helm, zuerst hier noch ohne Herzblätter, mit Hintergrundsfarbe dünn übermalt und um weniges nach unten versetzt; diese neuere Ausführung ist im Gegensatz zum Rest der Malerei weniger sorgfältig. Der Wappenschild selbst war zunächst vertikal in ein (heraldisch) weißes Feld rechts und rotes Feld links unterteilt; nach einem zerstörungsfrei nicht feststellbaren Zeitraum wurde darauf ein grüner Ast mit grünen Blättern, heraldisch korrekt in der Diagonalen von links unten nach rechts oben aufgetragen[4]; nach weitgehender Durchtrocknung dieser Farbe mit Weiß dick überdeckt und das Praunsche Wappenzeichen heraldisch inkorrekt in der Diagonalen von rechts unten nach links oben, hier mit 3 roten Herzblättern, aufgemalt. Datierung oben in bleizinngelber Farbe. Ausbesserungen entlang der Fuge, kleinere Retuschen über die Bildfläche. Mattvergoldung partiell abgefallen. Geringfügige Verputzungen. – Innenseite: Unterzeichnung: Geringfügige Abweichungen von der farbigen Ausführung: Barett des Mannes am Tisch in der Höhe wulstiger; auf der Fensterbank hinter seinem Rücken perspektivische Linien. Malerei: Weiße Lichter pastos, so in den Inkarnaten wie in der Säulenmarmorierung. AB

Jakob Praun (1558–1627), Kaufmann in Nürnberg und ein Bruder des renommierten Sammlers Paulus Praun, erhielt das Gemälde aus dem Nachlaß von Stenzel Schilling. Im Praunschen Inv. 1616[5], Nr. 683, wird es folgendermaßen beschrieben: »Mehr ein allte tafel von öelfarb, so dopplet und man in der mitten aufmacht, darauf ein prustpildt mit ein wappen und ofnen hellm mit aim gelben löwen, so in ofnen hellm heraus sihet, in schildt ein schwarzen sporn mit 3 schwarzen hanneköpfen, gelb und schwarz, darneben auch mit ain zugethanenem hellm das Praunisch wappen, so anno 1318. gemacht worden, darin ein allte Meißnische tracht, wie man aus der kirchen gehet und am tisch sizt, so ich, Jacob Praun, vom Signor Benedeto Giorgini bekhommen und mir der schwag Stenzel Schilling seeliger in sein lebzeiten in beysein Hanns Christof Scheurl geschenckht und mir erst nach seinem todt ist ins hauß geschickht worden, die soll man auch bey des Paulus Praun seeligen künsten verpleiben laßen und nit theillen. Wer nun das obgemeldte wappen führt, hab ich piß anhero nit erfahren khöndten, das khonnen die nachkhombling thun.« Im Praunschen Inv. 1719[6], Nr. 147, heißt es: »Ein alte zusammengelegte taffel, von öelfarb gemahlt, darinnen inwendig auf einer seiten unterschiedliche persohnen sind, wie sie an einen tisch sizen, auf der andern seiten dergleichen persohnen, wie sie aus der kirchen gehen, die tracht soll alt Meißnisch seyn, außen ist ein contrefait mit seinem und seiner frauen wappen, daran das lezte unser wappen, und also eine Präunin geweßen seyn. Solche taffel ist anno 1318 gemahlt worden, wie außen darauf stehet, 2 schuh 6 zoll hoch und 1 schuh 7 zoll breit.«

Christ wollte in den Buchstaben »I.R.D.« das Monogramm des Malers erkennen. Neickel las in Übereinstimmung mit den Inventareinträgen von 1616 und 1719 die Ziffer 5 der Jahreszahl als 3. Keyßler schloß daraus, daß man schon 1318 in Öl gemalt hätte. Murr berichtigte, indem er 1775 die Jahreszahl 1518 mitteilte. 1778 beschreibt er das Diptychon im Rahmen des Praunschen Kunstkabinetts: »Die eine Tafel stellet verschiedene Personen in Meisnischer Tracht vor, die aus der Kirche gehen. Eine davon hat einen Adler zwischen zween Schilden auf der Brust. Auf der andern sitzen eben diese Personen an einer Tafel, auf welche das Essen aufgetragen wird. Die Hermelinkleidung etlicher dieser Personen beweiset deutlich, daß ein fürstliches Mahl hier abgebildet ist. Auf dem Rücken einer dieser Tafeln ist das Bildnis eines D. Rummels, in Dürers Manier gemalet. Oben steht mit goldenen Buchstaben I.R.D. (Johannes Rummel Doctor) 1518 nebst dem Rummel- und Praunischen Wappen.« Im französisch abgefaßten Verkaufskatalog der Sammlung 1797 erwähnte Murr den Rosenkranz in der Hand des Mannes und fügte hinzu: »Tout est dans le gout du XV. Siècle.«

Inv. 1616 beschreibt zunächst die Frauen beim Kirchgang, dann das Festmahl, Inv. 1719 dieselben in umgekehrter Reihenfolge. Die Originalrahmen geben keinen Hinweis darauf, daß die Bilder nach 1616 gegeneinander ausgetauscht worden wären. Auch Murr beschrieb 1775 und 1779 das Diptychon in wechselnder Reihenfolge der Tafeln, zuletzt in Übereinstimmung mit dem heutigen Zustand, den wir als original ansehen. Strieder fand die Wendung des Mannes nach links und den nach oben gerichteten Blick bei Devotionsdiptychen und hätte, wäre die Tafel allein erhalten, als Gegenstück eine sakrale Darstellung oder das Bildnis der Ehefrau vermutet, doch steht die Ehefrau gewöhnlich nicht auf der (heraldisch) rechten Seite. Daß die rechte der beiden Tafeln eines Diptychons auf der Außenseite bemalt ist, ist das übliche, daß sie das Bildnis des Auftraggebers trägt, ist ungewöhnlich. Dülberg vermutete, daß das Diptychon mit der einfarbigen Außenseite an der Wand befestigt war. Man hätte also die meiste Zeit das Bildnis mit den Wappen gesehen. Der Vorschlag ergibt einen Sinn.

Strieder versetzte das Diptychon überzeugend nach Danzig und schrieb es demselben Meister Michel zu, der die Malereien am Hochaltar der Danziger Marienkirche ausführte[7]. Dort fand er, z.B. bei der Erscheinung des auferstandenen Christus vor seiner Mutter, »einem Signum gleich [...] die auch für das Bild aus der Praunschen Sammlung charakteristische marmorierte Säule mit der breitausladenden, teigartig weich verlaufenden Basis«. Ebenso konnte er die weibliche Tracht in Danzig festmachen. Eine um 1480 entstandene Zehn Gebote-Tafel in der Danziger Marienkirche[8] und ein Danziger Trachtenbuch von 1601 mit den Stichen von Anton Möller[9] lieferten ihm den Beweis.

Das (heraldisch) rechte Wappen und die darüber befindlichen Initialen aufzulösen, gelang bisher nicht. Es ist denkbar, daß die Initialen für die persönliche Devise des Dargestellten stehen wie etwa »In recto decus« (Im Rechten [liegt] Ehre), doch läßt sich dieser Wahlpruch, den z.B. die Ranzau und Ulmenstein führten, so früh nicht nachweisen. Auch würde man in vorreformatorischer Zeit eher ein Bibelwort erwarten. Laut technologischem Befund wurde der Platz für beide Wappen auf dem Hintergrund ausgespart. Seine Ausmalung erfolgte also erst nach Vollendung der Wappen. Es gibt keinen Hinweis darauf, daß die Übermalung des (heraldisch) linken Wappens nach 1518 vorgenommen wurde. Daß das (heraldisch) rechte Wappen sich mit verkehrtem Wappenbild dem gegenüberliegenden in »heraldischer Courtoisie« zuneigt, spricht ebenfalls dafür, daß von Anfang an zwei Wappen geplant waren. Die zunächst spiegelbildliche Verkehrung des Praunschen Wappens könnte darauf schließen lassen, daß der Maler auch hier, diesmal irrigerweise, auf »heraldische Courtoisie« ausging. Inv. 1616 gibt die Jahreszahl, die dort auf das Praunsche Wappen bezogen wird, irrig als »1318« wieder. Die vorhandene Jahreszahl »1518« kann nicht gut erst auf Wunsch von Jakob Praun auf das Bild gemalt worden sein. Inv. 1719 bezeichnet das Wappen als das »einer Präunin«, das hieße, der Ehefrau oder Mutter des Dargestellten. Jakob Praun hätte demnach guten Grund gehabt, nach dem Erwerb des

Bildes zu trachten, und Stenzel Schilling, es ihm zu vermachen.

Die ereignisbezogenen Sittenbilder befriedigen in hohem Maße ein kulturhistorisches Interesse. Beim Kirchgang, wenn ein solcher gemeint ist, fällt die dreimal paarweise übereinstimmende Kleidung der Frauen ins Auge. Beim Gastmahl interessiert die gedeckte Tafel mit den leinenen Tischtüchern, Tellern, Gläsern, Broten, Messern, Löffeln, Gewürzgefäßen und einem Henkelkrug. Kleidung und Aufputz der Frauen lassen auf gesellschaftliche Unterschiede und unterschiedliche Funktionen schließen. Über den Anlaß des Auftrags läßt sich nur spekulieren. Strieder verglich die Darstellung des Festmahls mit der genannten Zehn Gebote-Tafel, »wo die Erfüllung des vierten Gebotes durch die Ehrung von Vater und Mutter am Familientische, an dem sie durch ihre Kinder bedient werden, wiedergegeben ist.« v. Wilckens, einen Holzschnitt Möllers vergleichend, sah in den beiden reichgeschmückten Frauen beim Kirchgang und Festmahl eine Braut und ihre Brautjungfer. Es wäre denkbar, daß es sich bei dem Geehrten um den Begründer und Vorsteher einer Stiftung handelte, die z.B. Töchter unverschuldet in Not geratener Familien aussteuerte.

1 Da beide Tafeln des Diptychons beidseitig bemalt und fest im originalen Steckrahmen befestigt sind, kann eine Bestimmung der Holzart lediglich bei der rechten Tafel erfolgen, wo die Rückseite einsehbar ist. Eiche für das Pendant wird analog angenommen.

2 Das Diptychon verblieb während der Untersuchung im originalen Nutrahmen.

3 Bei der linken Tafel ist der Rahmen nur auf der Innenseite profiliert, die Profile mit Gehrungen sind aufgesetzt. Bei der rechten Tafel sind beide Seiten profiliert, jedoch nur auf der Außenseite sind alle Profile mit Gehrungen aufgesetzt, auf der Innenseite dagegen nur die Hohlkehle.

4 Beim linken Blatt kann an einem Malschichtausbruch eine grüne Farbe gesehen werden, beim mittleren scheint es Grün durch die weiße Übermalung, ein drittes Blatt ist nicht erkennbar.

5 Inv. der Praunschen Kunstslg. von 1616. Nürnberg, Stadtarchiv, Familienarchiv von Praun, E 28 II, Nr. 224. Publiziert von Achilles-Syndram 1994.

6 Inv. der Praunschen Kunstslg. von 1719, Nürnberg, Stadtarchiv, Familienarchiv von Praun, E 28 II, Nr. 1477. Publiziert von Achilles-Syndram 1994.

7 Vgl. Willi Drost: Danziger Malerei vom Mittelalter bis zum Ende des Barock. Leipzig 1938, S. 77 – 99, Tf. 38 – 48. – Ders. Die Marienkirche in Danzig und ihre Kunstschätze (Kunstdenkmäler des deutschen Ostens, hrsg. von Günther Grundmann, Reihe A, Kunstdenkmäler der Stadt Danzig, Bd. 4). Stuttgart 1963, S. 73 – 88.

8 Strieder 1959, Abb. 5, 6, 9. – Kat. Warschau 1977, Nr. 47 mit Abb.

9 Anton Moellers Danziger Trachtenbuch aus dem Jahre 1601, hrsg. von August Bertling. Danzig 1886. – Strieder 1959, Abb. 7, 8.

Neickelius 1727, 164. – Keyßler 1741, S. 1216 – 1217. – Christ 1747, S. 274. – Keyßler 1751, S. 1409. – Murr 1775, S. 31 – 33. – Murr 1778, S. 474 – 475. – Murr 1797, S. 18 – 19, Nr. 154. – Apollo 1939, S. 261. – Strieder 1959: Danziger Bildnisdiptychon, S. 15 – 26, Abb. 1 – 3. – Drost 1963, S. 88. – Kat. Warschau, Nationalmuseum, 1977, S. 170, bei Nr. 47 (bearb. Tadeusz Dobrzeniecki). – Führer 1977 u. 1980, Nr. 279; 1985 u. 1994, Nr. 275, jeweils Farbabb. – Löcher 1982: Bildnisse, S. 544 – 45, Farbabb. 6. – Wilckens 1982: Kleid und Schmuck, S. 379. – Kahsnitz 1984, S. 86 – 90, Abb. 16, 17, farb. Umschlagbild. – Löcher 1985: Slg. Schäfer, S. 43. – Boockmann 1986, S. 71, 74 – 75, Abb. 109 (Gastmahl). – Dülberg 1990, S. 32, Nr. 197, Abb. 210 – 212. – Ausst. Nürnberg 1994: Praunsches Kabinett, Kat.Nr. 165 (bearb. K. Löcher). – Achilles-Syndram 1994, S. 172, I, Nr. 683, S. 209 – 210, II, Nr. 147. – Löcher 1994: Praun, S. 8.

Mielich, Hans

Geboren 1516 in München, gestorben am 10. März 1573 ebenda. Maler, Illuminist und Zeichner für den Holzschnitt. Er lernte bei seinem Vater, dem Münchner Stadtmaler Wolfgang Mielich, um 1536/39 bei Albrecht Altdorfer in Regensburg. 1541 reiste er im Auftrag Herzog Wilhelms IV. von Bayern nach Rom, wo er bis 1543 blieb. In demselben Jahr wurde er in München Meister. Seit 1545 verhalf ihm Herzog Albrecht, der spätere regierende Herzog Albrecht V. von Bayern, zu umfangreichen Aufträgen. 1558 wurde Mielich Führer der Münchner Malerzunft. Spätes Hauptwerk ist der Hochaltar für die Liebfrauenkirche in Ingolstadt. Mielich war der bevorzugte Porträtist des Münchner Bürgertums.

BILDNIS EINES GOLDSCHMIEDES ODER JUWELIERS
1551

Halbfigur nach rechts mit Blick auf den Betrachter. Er hat braune Augen, braunes Haar und Bart. Er trägt ein dunkles Wams und Barett, weißes Hemd und rotes Untergewand[1], über seiner linken Schulter und um die Hüfte einen schwarzen Mantel. In seiner Linken hält er ein Kästchen mit einem Schmuckstück. Am Gürtel ist mit einer Kette der Dolch befestigt. Sein tauschierter Knauf zeigt verschiedenfarbige Metalleinlagen. Braune Wandarchitektur und Wappen.

Lindenholz (Tilia sp.) 84,6 x 66,5 cm – Oben rechts Wappen: Oben in Gold wachsender Adler mit roter Zunge,

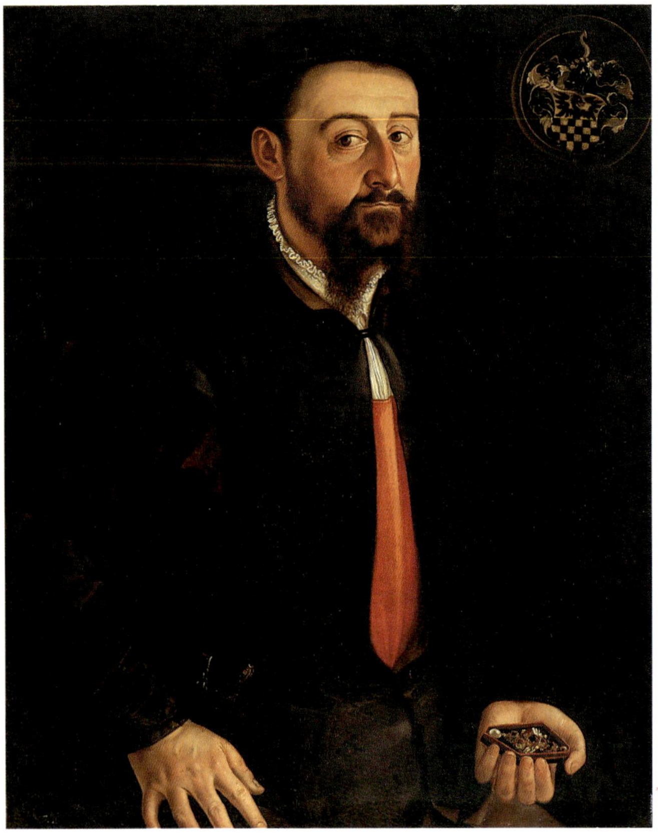

Gm 1624

unten schwarz gold geschacht. Turnierhelm mit schwarz gold Decken und zwei schwarz gold Büffelhörnern. Darunter in Schwarz: »ANNO D(OMI)NI·MDLI· / AETATIS· SVAE / XXXVII· / HM [ligiert]« = Im Jahr des Herrn 1551. Seines Alters 37 Jahre. Hans Mielich – Auf der Rückseite mit weißer Farbe »GM. 1624«, auf dem Parkett mit blauem Stift »57902«; auf der Rahmenrückseite mit weißer Farbe »Gm. 1624«, mit Bleistift »Bes. / Dr. Th. Goldschmidt / Essen«; Klebezettel »No.4139 / Hans Mielich / Bildn. eines Goldschmiedes / Sign. H M 1551«.

Gm 1624. 1920/21 im Berliner Kunsthandel – Slg. Dr.Th. Goldschmidt, Essen – 1962 Aukt. Lempertz, Köln; dort ersteigert.

2 Bretter, Breiten von links oben 29,7, 36,7 cm, unten 28,8, 37,7 cm. Stärke ca. 0,7 cm. Format oben leicht beschnitten. Schädlingsbefall vor allem in der rechten unteren Ecke mit unterschiedlichen Bohrgangdurchmessern. – Rückseite: Mit Zahnhobel bearbeitet, gebeizt. Flachparkett. – Bildseite: Grundier- und Malkanten seitlich und unten vorhanden, schmaler Falz. Grundierung: Hell, gleichmäßig, am linken Rand grobe Pinselstruktur. Unterzeichnung: Kaum erkennbar, Schatten in der linken Gesichtshälfte mit breiter Parallelschraffur. Malerei: Überwiegend naß in naß, gleichmäßig, glatt, relativ dick, Lichter auf die getrocknete Farbe aufgesetzt; zahlreiche nachgedunkelte Retuschen. Inschriften original. Firnis: Gleichmäßig, relativ dick, schwach glänzend, stark vergilbt. – Rahmen: Alt, wohl original; rückseitige Rahmenbretter stoßen stumpf aneinander, grob mit einem Stemmeisen bearbeitet; auf der Vorderseite Leisten und Bretter schwarz gefaßt bzw. vergoldet, dazwischen Band mit Sgrafittotechnik[2] verziert. – Restaurierungen: 1962/1963. Abnahme von Retuschen und Firnis, Kitten, Retuschieren. MG

Der Dargestellte präsentiert, die Aufmerksamkeit des Betrachters prüfend, ein Schmuckstück. Seine rechte Hand liegt, den Mantel raffend, auf dem Oberschenkel, was für eine sitzende Haltung spricht, doch bestätigt der gestreckte Oberkörper diesen Eindruck nicht. Das rautenförmige Schmuckstück besteht aus gefaßten Steinen, die von Genien begleitet werden, hat oben einen Ring zur Befestigung und als unteren Abschluß eine Perle. Mielich erweist sich hier als scharfer Beobachter und kraftvoller Gestalter. Röttger bestimmte das Wappen versuchsweise als das der Augsburger Familie Tucher von Schowerau, aus der 1548 ein Hans Tucher von den Kaufleuten in den großen Rat der Stadt geschickt wurde. Merkwürdig ist die schmucklose Kleidung. Zum Bildnis des Mannes gehört als Gegenstück das seiner Ehefrau (München-Grünwald, Privatbesitz)[3]. Es trägt die Inschrift: »DO MAN 1551 ZALT DO HET / ICH DISE GESTALT VND WART / XXXII IAR ALT HM [ligiert]«. Das Wappen der Frau zeigt über goldenem Dreiberg zwei mit einer Schlinge verbundene, abgewendete, goldene, entwurzelte Kleeblätter; über dem Stechhelm eine wachsende Jungfrau mit den gleichen Kleeblättern in den Händen, dazu schwarz goldene Decken. »Da das Wappen noch nicht bestimmt werden konnte und die Hochzeitsbücher der [Augsburger] Bürgerstube und der Kaufleutestube nichts über die Heirat eines Tucher vor 1551 erwähnen, bleibt die Identifizierung des Dargestellten zweifelhaft. Schmuckstück und Lederwams könnten auch auf einen Münchener Goldschmied hinweisen« (Strieder). Wie schon früher bei Georg Pencz in Nürnberg[4] dürfte das Goldschmiedebildnis auch in München herrschaftliche Formen angenommen haben, die andere Kriterien der Beurteilung als die bis dahin geltenden notwendig machen. Das Wappen ist das der Tucher von Schowerau. Die Seitenverkehrung des Wappenbildes ergibt sich aus der heraldischen Courtoisie gegenüber dem Wappen der Ehefrau[5]. Die mit einem durchlaufendes Sims versehene, um einen Pfeiler oder ein Wandstück vorspringende Wandarchitektur, die Wappen und Inschrift aufnimmt, war seit den frühen vierziger Jahren in Süddeutschland geläufig, so bei Christoph Amberger in Augsburg und Georg Pencz in Nürnberg[6].

1 Möglicherweise ein rotes Wollhemd, wie sie in Nürnberger Nachlaßinventaren genannt werden; vgl. Zander-Seidel 1990: Textiler Hausrat, S. 202 – 207.
2 Schwarze Farbe, unter der eine Vergoldung liegt, ornamental ausgekratzt; vgl. Hermann Kühn, Heinz Roosen-Runge, Rolf E. Straub u. Manfred Koller: Reclams Handbuch für künstlerische Techniken, Bd. 1. Stuttgart 1984, S. 229 – 230.
3 Vgl. Röttger 1925, S. 71, Nr. 17, Abb. S. 73. – Strieder 1967, Farbabb. geg. S. 525.
4 Bildnis des Goldschmieds Jakob Hofmann von 1544 in Darmstadt, Hess. Landesmuseum; vgl. Kurt Löcher: Nürnberger Goldschmiede in Bildnissen, in: Ausst. Nürnberg 1985: Jamnitzer, S. 172, Abb. 141, Kat.Nr. 771.
5 Dazu Wappenfibel. Handbuch der Heraldik. Begründet durch Adolf Matthias Hildebrandt. 17. Aufl. Neustadt a.d. Aisch 1981, S. 154.
6 Vgl. Ambergers Bildnis der Regina Honold, Gm 1714, und Pencz' Bildnis des Sebald Schirmer, Gm 206.

Auerbach 1925, S. 104, 128, 135. – Röttger 1925, S. 70 – 71, Nr. 16 und Abb. – Aukt. Lempertz, Köln, 14. Nov. 1962, Kat.Nr. 76 mit Abb. – Neuerwerbungen 1962, S. 223 (bearb. P. Strieder), Abb. 2. – Strieder 1967, Abb. S. 524. – Hoidn 1994, S. 56–59.

Mielich, Hans

Umkreis

BILDNIS EINES 36JÄHRIGEN MANNES
1563

Halbfigur nach rechts mit Blick auf den Betrachter. Er hat braune Augen, dunkelblondes Haar und rötlichen Bart. Er trägt ein schwarzes Barett, einen schwarzen »ungarischen« Rock mit Querverschlüssen und einen pelzgefütterten Mantel mit aufgestelltem breitem Pelzkragen. Auf den Seiten Dolch und Degen, deren reichverzierte Gefäße Silbereinlagen zeigen. Die Hände, deren eine Handschuhe hielt, entfielen bei der Verkürzung der Tafel. Graugrüner Grund. Links oben Wappen.

Lindenholz (Tilia sp.), 75,7 x 68,4 cm – Oben einzeilige Inschrift in Majuskeln der Humanisten-Antiqua: »ANNO AETATIS SVAE XXXVI ANNO·M·D·LXIII« = Seines Alters 36 Jahre im Jahr 1563. Wappen: In Schwarz auf goldenem Dreiberg zwei schräggekreuzte Lanzen mit goldenen Wimpeln. Auf dem Stechhelm zwischen zwei schwarzen Büffelhörnern der goldene Dreiberg und ein goldener Wimpel; Decken: schwarz gold – Auf der Rückseite Zollstempel, mit Kreide »G-805«; Stempel »Eigentum der Bundesrepublik Deutschland«; Rest eines Klebezettels der Stadt Köln, zu ergänzen wie bei Gm 1651, mit Nr.5427; Zettel mit zwei blauen Querstrichen.

Gm 1650. Leihgabe der Bundesrepublik Deutschland 1966. – Vormals im Besitz der Stadt Köln, dann Reichsbesitz.

BILDNIS EINER 28JÄHRIGEN FRAU
1563

Halbfigur nach links. Sie hat braune Augen und steht mit verschränkten Armen vor dem graugrünen Grund. Sie trägt ein herzblattgemustertes Kleid aus braunviolettem Seidendamast mit Keulenärmeln und schwarzen Samtbesätzen, ein dicht gefälteltes Hemd mit hohem Zierkragen und ebenso bestickten Vorderkanten, Haube und Kinnbinde aus Leinen und darüber liegendem Schleier, die Ränder mit floralem Muster in Schwarz. Den Gürtel zieren Metallbeschläge. Die Zeigefinger beider Hände sind mit Ringen geschmückt. Der untere Teil des Kleides ging durch die Verkürzung der Tafel verloren. Rechts oben Wappen.

Lindenholz (Tilia sp.), 75,9 x 68,4 cm – Oben einzeilige Inschrift in Majuskeln der Humanisten-Antiqua: »ANNO AETATIS SVAE XXVIII ANNO DOMINI·M·D·LXIII« = Ihres Alters 28 Jahre im Jahr des Herrn 1563. Wappen: In Rot Strauß mit Dolch im Schnabel nach rechts. Stechhelm mit offenem rotem Flug. Dazwischen Strauß mit Dolch im Schnabel nach rechts. Decken rot silber – Auf der Rückseite mit weißer Kreide »G 804« und die Nr.78, mit blauem Stift die Nr.5427; Stempel »Eigentum der Bundesrepublik Deutschland«; Klebezettel »Hans Mielich / München 1516 – 1573. / Porträt Patrizierfrau (2) / Geschenk Stadt Köln / 12.I.1942 (Bornheim) / 5428«; roter Zettel mit zwei blauen Querstrichen.

Gm 1651. Leihgabe der Bundesrepublik Deutschland 1966. – Herkunft wie Gm 1650.

Stärke 0,6 – 0,9 cm. Formate rechts, links und unten beschnitten. Wenig alter Schädlingsbefall, leichte Beschädigungen an den Rändern. – Rückseiten: Mit Schropphobel bearbeitet, Ränder leicht abgefast. Bretter jeweils mit Schwalbenschwanzverbindungen an zwei Stellen zusammengefügt. – Bildseiten: Grundier- und Malkante oben vorhanden, darüber Reste einer Übermalung. Grundierung: Dünn. Unterzeichnung: Breite Striche, mit Schraffuren. Malerei: Fein, sorgfältig.

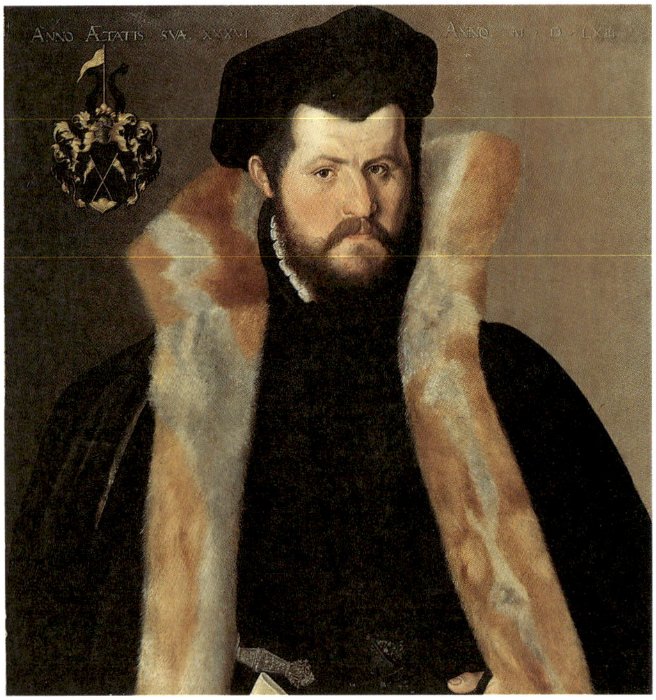

Gm 1650

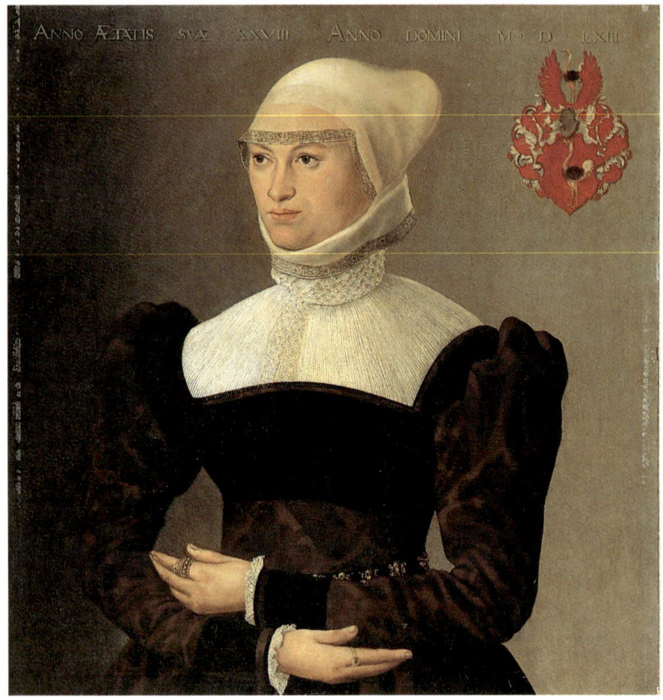

Gm 1651

Inschriften original. – Rahmen: Alt, nicht original. – Restaurierungen: Alte Abnahme der Übermalung, ohne Dokumentation.

Gm 1650: 4 Bretter, Breiten von links oben 13,5, 20,9, 17,5, 15,1 cm, unten 16,5, 18,8, 16,8, 16,1 cm, in der rechten oberen Ecke eine sich nach unten verjüngende Ergänzung, Breite 1,4 cm. – Rückseite: Linke und mittlere Brettfuge später durch 4 bzw. 2 Klötzchen gesichert. Unterzeichnung: Schraffuren vor allem in der rechten, verschatteten Gesichtshälfte. Augen und Nase in der gemalten Ausführung weiter rechts. Malerei: Im Gesicht starke Verputzungen, v.a. im Bereich der Barthaare und der lasurartigen Schatten an der Stirn. Firnis: Neu, glänzend, wenig gegilbt.

Gm 1651: 3 Bretter, Breiten von links oben 24,8, 26,5, 16,9 cm, unten 23,0, 28,3, 18,1 cm. Grundierung: Im Röntgenbild an mehreren Stellen vertikal verlaufende, helle Streifen, vermutlich Bleiweiß. Unterzeichnung: Im Gewand lediglich Kontur. Malerei: Partiell Verputzungen und feine Retuschen über die ganze Bildfläche. Firnis: Relativ gleichmäßig, schwach vergilbt; an der linken Seite des gefältelten Hemdes heller und fleckig. MG

Das Paar ist nach der Konvention wiedergegeben, die es dem Mann nahelegte, die Blickverbindung zum Betrachter aufzunehmen, während die Frau vor sich hin, bzw. auf den Ehemann blickt. Haltung und Kostüm und die kostbaren Waffen des Mannes sprechen für patrizische oder adlige Herkunft. Der Strauß im Wappen der Frau, ein verhältnismäßig seltenes Wappentier, erscheint – ebenfalls silbern in Rot – in den Wappen der Regensburger Patrizierfamilie Dollinger und der Nördlinger Familie Strauß. Das Wappen des Mannes ist dasselbe wie das der Kemptner Patrizierfamilie Löffler und der Windsheimer Familie Dinst. Beide haben jedoch andere Farben[1]. Ein entsprechendes Wappen, ebenfalls mit anderen Farben, führte auch die Familie Fonbüel[2]. Die Verkürzung der Tafeln schädigt vor allem das Männerbildnis. Die Bildnisse sind dem Münchner Hans Mielich zugeschrieben worden, doch lassen sie dessen Schärfe der Beobachtung und kraftvolle Gestaltung vermissen.

1 Freundl. schriftl. Mitteilung von Archivdirektor Dr. Schattenhofer, Stadtarchiv München, vom 29. Nov. 1966 an Peter Strieder, GNM.
2 Vgl. Siebmacher, Bd. 22; Nachdruck Neustadt a. d. Aisch 1971, Abgestorbener bayerischer Adel 3, S. 173, Tf. 120.

Neuerwerbungen 1966 (bearb. P. Strieder), S. 182.

Mitteldeutsch

Predella eines Flügel-Altars, um 1515/20

Hl. Maria Magdalena mit dem Salbgefäß. Linker Flügel, Innenseite.
Hl. Barbara mit dem Kelch und der drüber schwebenden Hostie. Rechter Flügel, Innenseite.
Maria als Schmerzensmutter mit dem Schwert in der Brust. Linker Flügel, Außenseite.
Christus als Schmerzensmann mit den Wundmalen. Rechter Flügel, Außenseite.
Hl. Ursula mit dem Pfeil. Vorderseite der Predella, links.
Hl. Dorothea mit dem Rosenkorb. Vorderseite der Predella, rechts.
Im Schrein: Pietà, geschnitzt, Lindenholz.

Tannenholz (Abies sp.), Höhe 68, Breite 237, Tiefe 31 cm, linker Flügel 61,8 – 60 x 31,4 cm; rechter Fügel 59,5 – 62 x 29,8 cm (untere Kanten der Flügel im geschlossenen Zustand des Altars zur Mitte hin ansteigend, was ein Öffnen der Flügel mit eingeschobener Hand erlaubt); linke Seite 62,2 x 82,5 – 43,2 cm; rechte Seite 61,7 (eingeschlossen 0,7 cm Anstückung zwischen Malerei und Standplatte) x 1,6 – 2 cm. Auf dem Goldgrund in der Nische (»Sarg«) Nimbus mit der Inschrift »SANTA ANNA« – An der linken Seite mit grauer Farbe »Pl.O.2071«.

Pl.O. 2071. Erworben 1908 von Hofantiquar David Reiling, Mainz. Angeblich aus einer Dorfkirche nahe München.

Äste im Holz belassen. Schropphobelspuren. Fugen gelockert. Scharniere original, Nägel zum Teil später. Formate original. – Außen- und Innenseiten: Holz mit öliger Substanz imprägniert, Grundierung: Keine. Unterzeichnung: Pinsel; Kontur- und Binnenzeichnung, Schatten der Kleider in Parallelschraffuren. Malerei: Alla prima; schwarzer Hintergrund weißlich untermalt. Frühschwundrisse in den roten Gewändern. Malschicht über den Ästen eingedrückt und gerissen. Grünes Blattornament in den Zwickel durch alten Firnis verbräunt.

Flügel: Untere Kanten der Flügel bei geschlossenem Zustand des Altars zur Mitte hin ansteigend. Risse oben. Auf den Außenseiten auf Höhe der Scharniere Querleisten. Malerei: Großflächige Malschichtverluste, besonders auf den Außenseiten.

Linker Flügel: Einzelbrett. Stärke 2 cm. – Außenseite (Maria): Kleid vermutlich minderwertiges Azurit. Malerei: Entlang der Fugen eingedrückt. – Innenseite (Maria Magdalena): Unterzeichnung: Augen weiter links, Stirnband ähnlich dem der Hl. Barbara, nicht in Malerei ausgeführt. Malerei: Durch verbräunte Firnisreste verdunkelt.

Rechter Flügel: 2 Bretter, Breiten, auf der Innenseite gemessen, von links oben 6,6, 23,3 cm, unten 5,0, 24,8 cm. Stärke 1,6 cm. Größere Äste überkittet. – Außenseite (Christus): Unterzeichnung: Augen und Nase weiter unten, Barthaare länger. Malerei: Rechter Fuß dunkel übermalt, Konturen der Zehen mit Stift in die feuchte Farbe gezeichnet. – Innenseite (Barbara): Malerei: Teile der Oberfläche mit Wachs gefestigt. Schwarz der Schuhe bis auf wenige Reste komplett abgenommen.

Linke Seite (Ursula): 3 Bretter, horizontal verleimt, Breiten von oben links 30,2, 13,6, 18,7 cm, rechts nur unteres Brett meßbar, Breite 18,1 cm. Stärke 1,6 – 2 cm. Unteres Brett später. Unterzeichnung: Kopf weniger gedreht. Malerei: Auf dem unteren Brett mit handgeriebenen Farben. Grenzzone geringfügig übermalt. Initialen und Nummern in den Zwickel graviert.

Rechte Seite (Dorothea): 3 Bretter, horizontal verleimt, Breiten von oben rechts 20,0 18,3, 23,3 cm, links nur unteres Brett meßbar, Breite 24,0 cm. Am unteren Rand 0,7 cm breite Leiste und rechter Teil des Anschwungs nebst Malerei später. Geringer alter Schädlingsbefall. Risse links oben und unten infolge von Nagelungen. Unterzeichnung: Augen und Nase weiter rechts unten; schwarzer Gürtel tiefer. Malerei: Kopf braun untermalt. Fingerabdruck auf ihrer linken Wange. Linke Blüte von der Säule zugedeckt. Abriebstellen vor allem im unteren Gewandteil.

»Sarg«: Brokatmuster in die Grundierung graviert, Innenflächen tremoliert, identisch mit den Innenseiten der Schreinflügel. Das versilberte, vergoldete und rot-blau gelüsterte Maßwerk vermutlich später, original die beiden Säulchen. AB

Die Predella ist Teil eines Flügelaltars. Der Schrein enthält die geschnitzten Figuren der Maria mit dem Kind sowie der sie flankierenden Hll. Michael und Wenzel. Maria und Wenzel sind Hochreliefs, Michael vollrund mit abgeflachter Rückseite. Die Flügelinnenseiten zeigen im Hochrelief die Hll. Wolfgang und Wendelin, auf den Flügelaußenseiten gemalt die Hll. Anna selbdritt und Sebastian. Die gemalten und die geschnitzten Teile des Retabels stammen aus verschiedenen Zeiten, die Malereien der Flügelaußenseiten noch aus dem 15. Jahrh., die Skulpturen aus den Jahren um 1515/18. Aus dem Befund lassen sich folgende Schlüsse ziehen: Es gab einen um 1500 vollendeten Altar mit geschnitzten Figuren im Schrein und einem beweglichen Flügelpaar, das auf den Innenseiten Reliefs trug und auf den Außenseiten bemalt war. Die Hintergründe aller geschnitzten Teile waren mit gleichartigen Preßbrokaten versehen, die gravierten Nimben der Schreinwand trugen die Namen der dort aufgestellten Heiligen. Die Nimben auf den Flügelinnenseiten verzeichnen von den Heiligenfiguren und ihren Sockelbeschriftungen abweichende Namen, nämlich, »SANCT OROF« und »SA[NC]T HVOFOAMT [?]«. Für die offensichtliche Verballhornung von Heiligennamen gibt

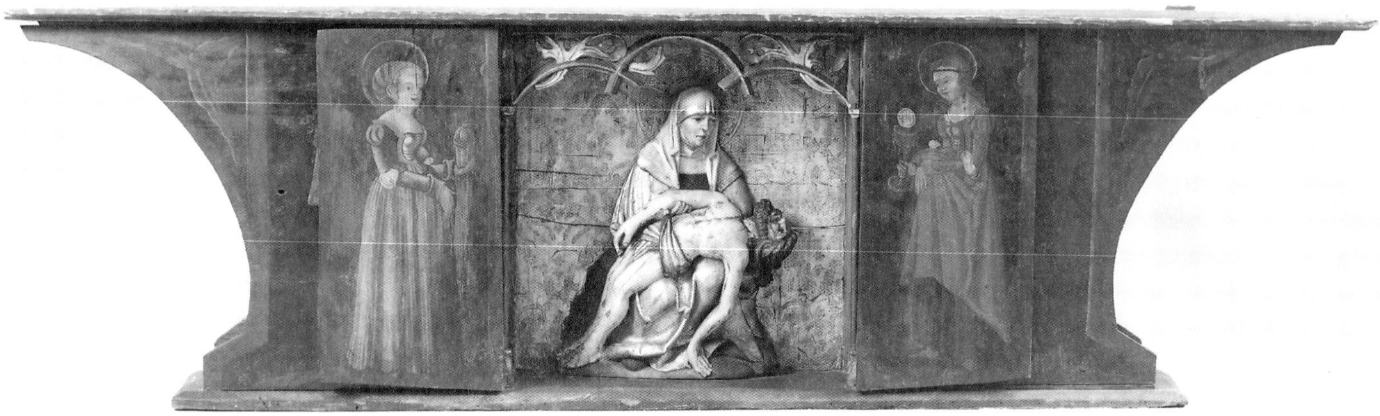

Pl. O. 2071

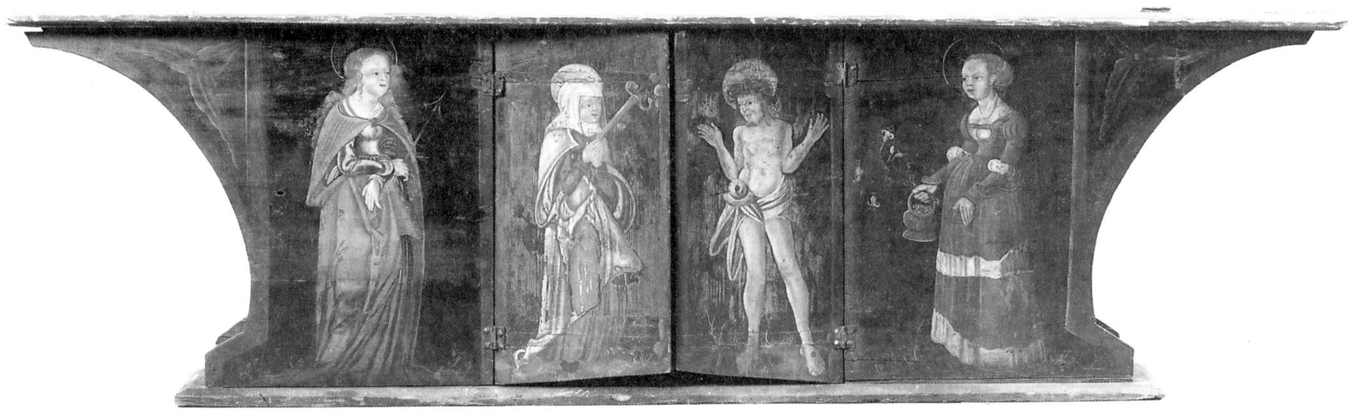

Pl. O. 2071

es keine Erklärung. Die Predella zeigte in der Nische (»Sarg«) geschnitzt eine Hl. Anna, wie der Nimbus des Goldgrundes weiterhin ausweist. In einer zweiten Phase, um 1515/18, wurden die geschnitzten Figuren sämtlich ausgewechselt und die auf den Flügeln neu eingesetzten Heiligen an den Konsolen namentlich bezeichnet »S WENDELINVS« und »S WOLLFFGANGVS«. Die geschnitzte Pietà – der tote Christus auf dem Schoß der Mutter – stammt nach Ausweis der Faltenbehandlung sowie der Haarsträhnen und Buckellocken Christi aus derselben Werkstatt[1]. Im Zuge der Erneuerung erhielt die Predella Malereien auf den Innen- und Außenseiten der Flügel: Schmerzensmann, Schmerzensmutter und weibliche Heilige.

Josephi, der den Altar erstmals publizierte, behandelte ihn als ein Werk einheitlicher Entstehung und datierte ihn ins 1. Viertel des 16. Jahrh. Da eine Herkunft des Retabels aus Oberbayern aus stilistischen Gründen auszuschließen ist[2], ordnete er ihn allgemein als »Oberdeutsch? (Oberpfälzisch?)« ein. Der um 1515/20 erfolgte Eingriff in eine bestehende Substanz bedarf einer Erklärung. Eine Erneuerung der geschnitzten Figuren hätte dem Wunsch nach Modernisierung des Altars entsprechen können, der Austausch deutet eher auf einen Wechsel des Patroziniums. Die Hl. Anna wurde im sächsisch-thüringischen Bergbaugebiet als Patronin der Bergleute allgemein verehrt. Daß in der Predella eine Pietà sie ersetzte, läßt sich mit Vorbehalten der Reformation gegenüber der Heiligenverehrung zu diesem frühen Zeitpunkt noch nicht erklären, zumal die anderen Heiligenbilder unbeanstandet blieben. Daß nur das Programm der geschnitzten Bildwerke betroffen war und der Retabelcorpus wiederverwendet wurde, läßt eher auf beschränkte finanzielle Möglichkeiten des Auftraggebers als auf Pietät gegenüber dem älteren Retabel schließen. Die Malereien auf dem ungrundierten Holz sind an Lucas Cranach d. Ä. und seiner Werkstatt orientiert, aber von minderem Rang. Sie müßten ältere Malereien zudecken, wenn diese nicht abgewaschen wurden, bzw. die beidseitig bemalten älteren Flügel wurden ausgetauscht, die Vorderseite der Predella aber erst jetzt mit weiblichen Heiligen bemalt. Typisch für die Cranach-Schule sind die enge Taillierung der Kleider, die Haarhauben, die geschlitzten Ärmelpuffen, die an den Ellenbogen genestelten Ärmel mit dem herausgezupften Hemdenstoff etc. Der gemalte Schmerzensmann geht womöglich auf Dürers Kupferstich B. 20 von ca. 1500 zurück, doch kam der Maler nur schwer mit der in der Wiedergabe der Anatomie wie ausdrucksmäßig bedeutenden Vorlage zurecht.

1 Nach Frank Matthias Kammel, GNM, der mir beim Studium des Altarretabels behilflich war, stammt die Pietà von anderer Hand.
2 Philipp Maria Halm sprach sich gegen eine solche aus, mitgeteilt bei Josephi.

Josephi 1910, S. 262 – 264, Nr. 443.

Mitteldeutsch

BILDNIS EINES ROTBÄRTIGEN MANNES
um 1560

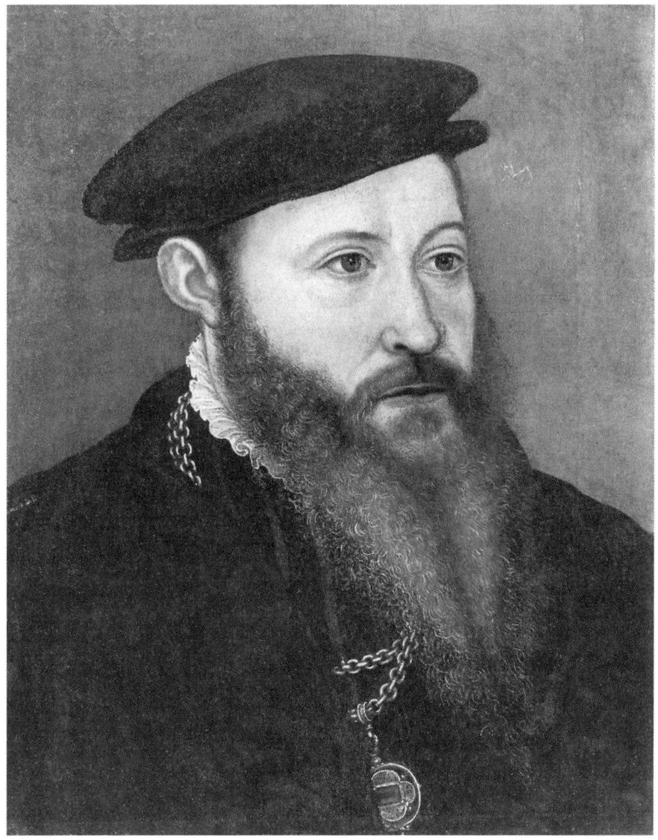

Gm 644

Brustbild nach rechts, ohne Hände, vor grünem Grund. Er hat blaue Augen, rotes Haar und Bart. Er trägt einen schwarzen Rock mit sog. ungarischen Querverschlüssen, ein schwarzes Wams mit Streifenmuster, einen weißen Hemdkragen mit Rüschenabschluß und ein schwarzes Barett. An der goldenen Ankerkette ein ovaler Anhänger mit eingeschriebener Vierpaßform und der Inschrift »IHS / MARIA«.

Lindenholz (Tilia sp.), 45 x 33,9 cm – Auf der Rückseite mit dunkler Farbe »Hans Holbein der Jüngere pagi 200 part 2 [?]«; mit weißer Farbe »Gm 644«.

Gm 644. Erworben vor 1882.

2 Bretter, Breiten von links oben 29,6, 4,2 cm, unten 29,2, 4,7 cm. Stärke 0,5 – 1,0 cm. Format allseitig beschnitten. – Rückseite: Reste einer Papierabklebung; Kaschierung mit ca. 3,0 – 6,0 cm breiten Leinwandstreifen links über die gesamte Länge an der Brettfuge und in der Mitte über die gesamte Breite; allseitig ungleichmäßig abgefast. – Bildseite: Keine Grundier- und Malkanten vorhanden, Seiten unterschiedlich beschnitten, am rechten Rand vertikale Einkerbung. Grundierung: Dünn. Unterzeichnung: Schwach; konturierend, ohne Schraffuren. Malerei: Grüner Hintergrund mit grobem, kristallinem Pigment ausgemischt; gemalte Metallimitation mit leicht pastosen, bleizinngelbfarbenen Glanzlichtern; schlechter Erhaltungszustand, durchgerieben und verputzt, Ausbrüche und Retuschen; Kittung im Hintergrund. Firnis: Stark glänzend, Fingerabdrücke in der Oberfläche. MG

Das Monogramm »IHS« auf dem Anhänger steht für »Jesus Christus«. Das Bildnis des 35 bis 40 Jahre zählenden, nicht identifizierten Dargestellten erinnert an solche des jüngeren Lucas Cranach[1]. In der Cranachwerkstatt findet man auch den speziellen Grünton des Hintergrundes. Die alte Zuschreibung an Hans Holbein d. J. entbehrte jeder Grundlage. Reber und Bayersdorfer, zuerst in Kat. 1882, datierten mit 1570–80 entschieden zu spät, Braune mit 1550–70 annehmbar, wenn man den mittleren Wert nimmt.

1 Vgl. dessen Gemälde Gm 226, Bekehrung des Saulus.

Kat. 1882, Nr. 530; 1885, Nr. 546; 1893, Nr. 592. – Braune 1909, Nr. 644.

Neufchatel, Nicolas

genannt Lucidel (auch Nutzschiedel). Nachweisbar seit 1539, wo er als Lehrling bei Pieter Coecke in Antwerpen begann. Nach Joachim von Sandrart war er aus der Grafschaft Bergen im Hennegau gebürtig. Er verließ als Kalvinist seine Heimat aus Glaubensgründen. Seit 1561 war er in Nürnberg als bevorzugter Porträtist des Patriziates tätig. 1567 wurde er vom Rat vermahnt, weil er sein Glaubensbekenntnis in die Öffentlichkeit getragen hatte. Er läßt sich bis 1567 in Nürnberg nachweisen. Datierte Bildnisse seiner Hand, deren einige nur in Stichkopien überliefert sind, finden sich bis 1584.

BILDNIS DES NÜRNBERGER SCHREIBMEISTERS JOHANN NEUDÖRFER UND EINES SCHÜLERS
1561

Halbfiguren. Der an einem Tisch sitzende Gelehrte diktiert einem Schüler die Maße in ein Merkbuch, die er mit einem Stechzirkel an einem Dodekaeder abnimmt. Beide tragen dunkle Kleider und offene Hemdkragen mit Rüschenabschluß, Neudörfer einen pelzgefütterten Rock, Wams und rotes Wollhemd. Das blonde Haar des Meisters ist ergraut, das des braunäugigen Jungen von einem rötlichen Braun. Auf dem grün bezogenen Tisch liegen eine Feder und ein geöffnetes längliches Futteral mit Schreibzeug. Das Tintenfaß, dessen Deckel abgenommen ist, hat die Form eines reichverzierten kleinen Pokals mit einem liegenden Putto am Fuß. An der Wand finden sich aufgehängt das Modell eines Hexaeders und eine Säulchensonnenuhr. Die um den Bildrahmen laufende Inschrift rühmt den Dargestellten und nennt den Maler mit vollem Namen.

Leinwand, 102,3 x 92,5 cm – Auf dem Rahmen allseitig umlaufende Inschrift in Majuskeln der Humanisten-Antiqua: »IO(H)AN(N)ES NEVDORF(ER):PER EVROPA(M) VNIVERSA(M) I(N)FINITA DISCIPVLOR(VM) ARITHMETICES GRAPHICES, MVLTITVDINE CELEBRIS. INCO(M)PARABILIS INDVSTRIAE EXE(M)PLAR MAGNV(M) ORNAME(N)TV(M) PATR(IAE): REIP(VBLICAE): NORI(M)B(ERGENSIS): CVI DESIDERATISS(IMI): CIVIS EFFIGIE(M) V(IVAM). AETAT(IS). LXIII. AVTOR NICOLAVS DE NOVO CASTELLO, HOSPES.GR(ATVS oder GRATISSIMVS).ER(GO).D(E)D(ICAVIT). AN(NO). M.D.LXI. Zu deutsch: Johannes Neudörfer bilde ich nach, gefeiert durch ganz Europa durch die unendliche Menge der Schüler der Mathematik und Schreibkunst, unvergleichlich an Erfindungskunst, eine große Zierde des Vaterlandes, der Republik Nürnberg, der ich die Gestalt des höchst erwünschten Bürgers im Alter von 63 Jahren nach dem Leben gestaltet habe. Urheber Nicolaus Neuchatel, ein Gast, hat also aus Dankbarkeit gegeben. Im Jahr 1561[1] – Auf der Rückseite mit blauem Stift »UXR 19/11 a«, mit schwarzer Farbe »Gm 1836«, mit Bleistift »38«; Klebezettel der BStGS Inv.Nr. 678 und einer Brüsseler Transportfirma; auf der Rahmenrückseite mit weißer Kreide »87 Munich. 53x1«, mit schwarzer Farbe »Gm 1836«, mit blauem Stift »17569«; Klebezettel einer Münchner Vergolderei.

Gm 1836. Leihgabe der Bayer. Staatsgemäldesammlungen, Inv.Nr. 678. – Früher im Silberzimmer des Nürnberger Rathauses, dann auf der Burg – 1810 in die königl. bayer. Staatsslg.; Zweibrücker Nachtrag Nr.2415 – BStGS Inv. 1822, Nr.1146; 1905, Nr.3205 – Schleißheim, Gemäldegalerie, bis 1834. – München, Ältere Pinakothek – Am 29. Juni 1977 an das GNM.

Einzelstück, Leinenbindung, Fadendichte 26 x 23 pro cm^2. Dubliert und auf Keilrahmen gespannt; Spanngirlanden und Nagellöcher lassen eine frühere Aufspannung erkennen. Je ein kleiner Riß in der Bildmitte und links unten im Bereich des Ärmels. Format original. – Bildseite: Grundierung: Rosafarben mit grieseliger Oberfläche, deren Struktur sich in der Malerei abzeichnet. Unterzeichnung: Stift; Kontur- und Binnenzeichnung. Malerei: Inkarnat naß in naß. Vergilbter Firnis, bei den Inkarnaten und weißen Farben entfernt. Fehlstellen über den Rissen restauriert. – Rahmen original; Ecken verplattet, Profile aufgesetzt, schwarz gestrichen; Hohlkehle und Rundstäbe glanzvergoldet. Inschrift mattvergoldet, Buchstaben, mit Ausnahme der vergrößerten Initialen, in obere und untere Hilfslinien eingepaßt. AB

Johann Neudörfer (1497–12. Nov. 1563), Nürnberger Schreibmeister und Mathematiker, gilt als Begründer der deutschen Schönschreibekunst. Mit seinem 1519 veröffentlichten »Fundament..., seinen Schülern zur einer unterweysung gemacht«, schuf er das erste deutschsprachige Schriftmusterbuch. 1531 wurde er in den Größeren Nürnberger Rat gewählt. König Ferdinand (als Ferdinand I. Kaiser) ernannte ihn zum kaiserlichen Pfalzgrafen, womit seine Erhebung in den Adelstand und die Erteilung eines Wappens verbunden waren. Neudörfer erwarb 1524 das unter der Burg gelegene Haus »zu den Steinböcken«, nachmals Burgstraße 16. Er war in erster Ehe mit Magdalena (1487 – vor 1544), Witwe des Hans Schellmann († 1518), in zweiter Ehe mit Katharina Nathan von Augsburg, Witwe des Goldschmieds Hans Sidelmann († 1541), verheiratet[2]. Er ist auf

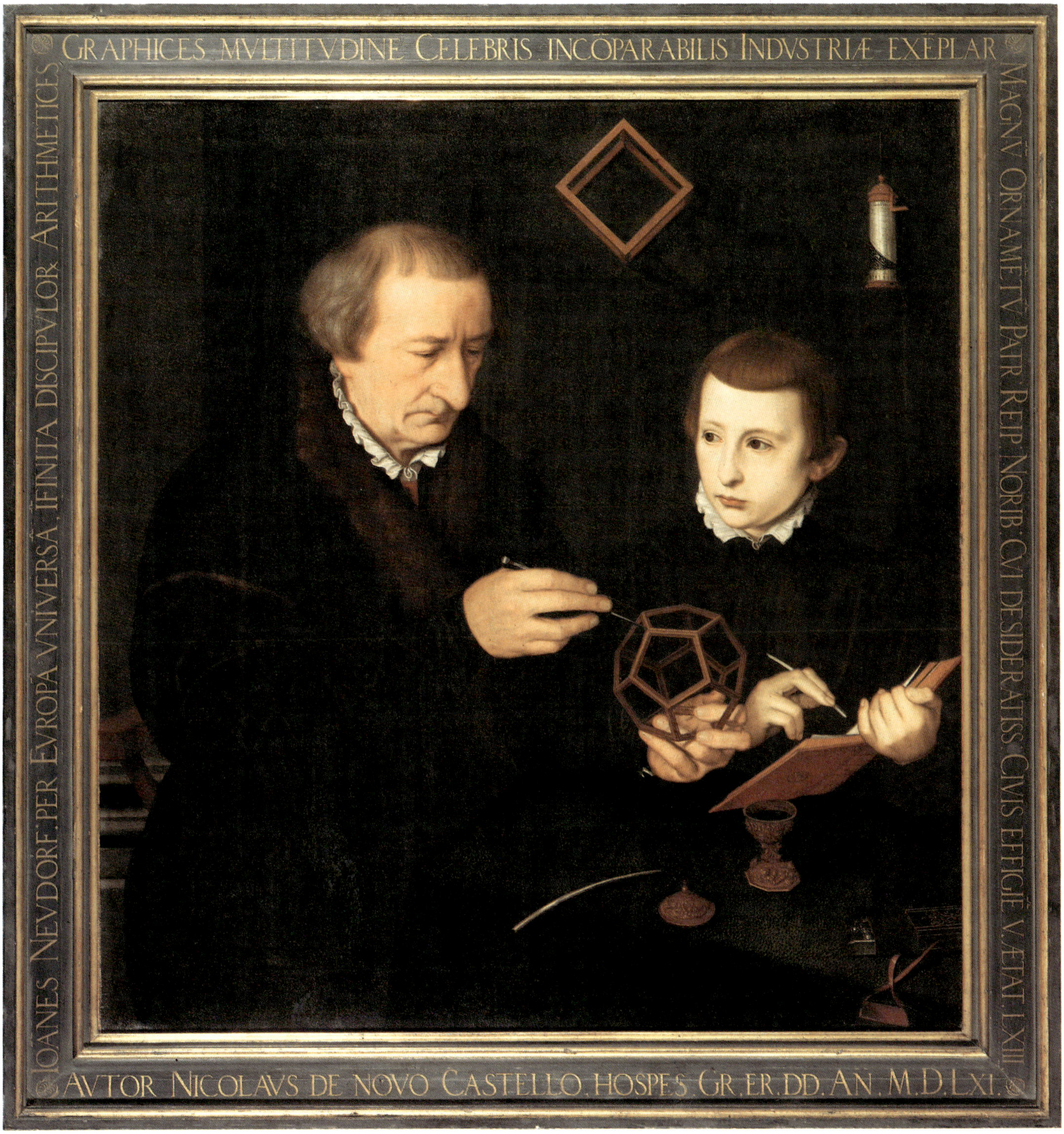
GRAPHICES MVLTITVDINE CELEBRIS INCŌPARABILIS INDVSTRIÆ EXĒPLAR
MAGNŪ ORNAMĒTŪ PATR. REIP. NORIB. CVI DESIDERATISS. CIVIS EFFIGIĒ V. ÆTAT. LXIII
AVTOR NICOLAVS DE NOVO CASTELLO. HOSPES GR. ER. DD. AN. M.D.LXI.
IOANES NEVDORF. PER EVROPA VNIVERSA. IFINITA DISCIPVLOR. ARITHMETICES

Gm 1836

dem Johannisfriedhof begraben. Als erster Biograph der Nürnberger Künstler und Kunsthandwerker übermittelte Neudörfer Nachrichten zu deren Leben und Werken[3]. Bei dem jungen Mann auf seinem Porträt handelt es sich offenbar um einen Schüler. Neudörfers 1543 geborener Sohn Johann d. J. zählte damals bereits 18 Jahre[4]. Zu dem im Bild dargestellten »Studio« gehören das Schreibzeug und die wissenschaftlichen Instrumente. Das bewegliche Spiel der Hände steigert den Eindruck lebhafter geistiger und experimenteller Tätigkeit. Neufchatel, aus den Niederlanden emigrierter Kalvinist, malte das Neudörfer-Bildnis 1561 und verehrte es dem Rat der Stadt Nürnberg zum Dank dafür, das sie ihn freundlich aufgenommen hatte. Der Rat seinerseits revanchierte sich laut Ratsverlaß vom 7. Nov. 1564 mit 32 fl[5]. Ob sich die Übergabe des Bildes verzögerte oder der Rat sich erst nach Neudorfers Tod seinerseits zu einer »Verehrung« gegenüber dem Maler verpflichtet fühlte, bleibt offen. Neufchatel ergänzte mit dem Neudörfer-Porträt die Reihe von Bildnissen großer Nürnberger, zu der der Feldhauptmann Sebald Schirmer sein 1545 von Georg Pencz gemaltes Bildnis (Gm 206) beigesteuert hatte. Die Bilder waren im Rathaus zu sehen. Es ist denkbar, daß der Rat Neufchatel um ein Bildnis Neudörfers angegangen war, und es ist anzunehmen, daß er die inschriftliche Lobrede auf den Schreibmeister zu genehmigen hatte, ja, möglicherweise den Text lieferte. Der Bildtypus paßt sich Nürnberger Gepflogenheiten an, wie wir sie von Werken Pencz' kennen. Niederländischer Tradition verpflichtet sind der Typus des Doppelporträts, die laut v. Holst »genremäßige« Darstellung einer gelehrten Beschäftigung und die nüchtern intensive Sachtreue, mit der Menschen und Dinge wiedergegeben werden. Sie schloß psychologische Einsichten, wie die Unterscheidung des besonnen auf seine Arbeit konzentrierten Meisters und des wachen Jungen, der sein Schüler ist, nicht aus. Smith führte Neufchatels Helldunkel (»chiaroscuro«) auf den Einfluß Tizians zurück. Neufchatel setzte mit dem Porträt nicht nur dem berühmten Schreibmeister, sondern auch sich selbst ein Denkmal. Sein auf dem Rahmen voll ausgeschriebener Name und die mitgeteilte Ursache der Schenkung lassen keinen Zweifel am Selbstwertgefühl des Künstlers, der offenbar nur in diesem Falle eines seiner Bilder signierte.

Eine gezeichnete Studie zum Kopf Neudörfers befindet sich in Berlin, Kupferstichkabinett[6]. Bock und Rosenberg hielten sie für eine eigenhändige Zeichnung Neufchatels nach der Natur, Parker für eine alte Kopie nach dem Gemälde. Eine alte Wiederholung nach Gm 1836 in Lille, Musée[7]. Sie wurde auf der Ausst. in Brüssel 1977 als eigenhändige Replik angesehen, in Kat. 1981 mit guten Gründen als spätere Kopie bestimmt. Eine auf die Wiedergabe Neudörfers eingeschänkte gemalte Studie oder Wiederholung in Leningrad, Staatl. Ermitage[8]. Nikulin in Kat. 1987 hielt sie für eigenhändig. Mit dem 1562/63 entstandenen Bildnis des Nürnberger Goldschmieds Wenzel Jamnitzer (Genf, Musée d'art et d'histoire)[9] hat Neufchatel den Typus des »Arbeits-Bildnisses« fortgeführt, bei dem des Nürnberger Goldschmiedes Hans Lencker von 1570 (Kopenhagen, Statens Museum for Kunst)[10] dem Vater den Sohn beigegeben.

1 Übers. Peter Strieder (mitgeteilt in Ausst.Kat. Tokyo 1984).
2 ADB 23, 1886, S. 481 – 484.
3 Des Johann Neudörfer, Schreib- und Rechenmeisters zu Nürnberg Nachrichten von Künstlern und Werkleuten daselbst, hrsg. von G.W.K. Lochner (Quellenschriften für Kunstgeschichte und Kunsttechnik des Mittelalters und der Renaissance, hrsg. von R. Eitelberger v. Edelberg, Bd. 10). Wien 1875, S. 137.
4 Ob Neudörfers älterer Sohn, Dr. Stephan Neudörfer, oder seine Tochter einen Sohn im Alter des dargestellten Knaben hatte, entzieht sich unserer Kenntnis.
5 »Meister Niclasen von der Neuen Castell, dem contrafecter, ol man von Johann Neudorfers seligen conterfet, die er Meinen Herrn presentirt, 32 f. verehrn«; vgl. Hampe 1904, S. 583, Nr. 4037.
6 Kreide, 281 x 199 mm. – Parker 1927, S. 54. – Bock u. Rosenberg 1931, Nr. 5352, Taf. 37. – Ausst. Gent 1955: Keizer Karel, Kat.Nr. 184.
7 Ausst. Brüssel 1977: Dürer, Abb. – Kat. Lille, 1981, Abb.
8 Inv.Nr. 8605, Leinwand, 61,5 x 48,5 cm. Kat. Leningrad, Ermitage, 1987, Nr. 61 mit Abb.
9 Ausst. Nürnberg 1985: Jamnitzer, Kat.Nr. 772, Abb. 144, farb. Umschlagbild.
10 Ausst. Nürnberg 1985: Jamnitzer, Kat.Nr. 776, Abb. 146.

Doppelmayr 1730, S. 202, 209. – Murr 1790, S. 38, Nr. 15. – Kat. Schleißheim 1810, Nr. 1514; 1831, Nr. 117. – Kat. München, Pinakothek, 1838 – 1869, Nr. 124; Ältere Pinakothek, 1872 – 1881, Nr. 120; 1884 – 1918, Nr. 663. – Mummenhoff 1891, S. 290. – Hampe 1904, S. 583. – Ring 1913, S. 91, 160. – Kat. München, Ältere Pinakothek, 1920 – 1958, Inv.Nr. 678. – Peltzer 1926, S. 192, 193, 208, 209, Abb. 3. – Holst 1930, S. 58. – Aust. Nürnberg 1952: Aufgang der Neuzeit, Kat.Nr. C 44, Abb. 44. – Pilz 1952, S. 73 – 74. – Ausst. Brügge 1953: Portret Nederlanden, Kat.Nr. 108. – Ausst. Gent 1955: Keizer Karel, Kat.Nr. 87. – Kat. München, Alte Pinakothek, 1961, S. 36, Inv.Nr. 678. – Puyvelde 1962, S. 436 – 437, Abb. 235. – Ausst. Brüssel 1977: Dürer, bei Kat.Nr. 31. – Kat. Lille 1981, bei Nr. 20 (bearb. Annie Castier). – Smith 1983, S. 69, Abb. 40. – Ausst. Tokyo 1984: Deutsche Kunst und Kultur, Kat.Nr. 36 (bearb. Ulrich Schneider) mit Abb. – Ausst. Schweinfurt 1985: Slg. Schäfer, bei Kat.Nr. 29 (bearb. I. Lübbeke), mit Abb. – Kat. Leningrad, Ermitage, 1987, bei Nr. 61. – Smith 1990/91, S. 156, Abb. 6. – Baumgartl, Lauterbach u. Otto 1993, S. 143.

Neufchatel, Nicolas

BILDNIS DES WOLFGANG MÜNZER VON BABENBERG
um 1567

Ganze Figur. Er steht, nach rechts gewendet, vor dunklem Grund auf einem Boden von roten und grünen Fliesen. Er hat grünbraune Augen, braunes Haar und Bart. Er trägt einen schwarzen »Gestaltrock« mit seidenen Ärmeln und braunem Pelz, vermutlich Marder, und einen hohen schwarzen Hut mit goldener, perlenbesetzter Hutschnur. Wams und Pluderhose sind mit golden schimmernden Borten besetzt. Das weiße Hemd schaut jeweils mit einer Krause am Hals und an den Händen hervor. Die Beine stecken in Strümpfen, die Füße in geschlitzten Samtschuhen. Seinen Schmuck bildet eine doppelt gelegte goldene Ankerkette. In seiner Linken helle Lederhandschuhe mit bestickten Stulpen. Zur Seite ein Degen mit entwickeltem Korbgefäß. Hilze und Knauf, dieser in Form einer gedrückten Kugel, sind tauschiert. Der Anhänger, ein übereck gestelltes Quadrat in Goldfassung, zeigt offenbar das Familienwappen, geteilt in Rot und Weiß [Silber], oben drei geschliffene Diamanten, die eine stilisierte Lilie darstellen, unten eine vollblättrige Rose.

Leinwand, 198 x 98,8 cm – Auf dem Keilrahmen mit weißer Farbe »G.1076« und »Germ.Nat.Museum Nürnberg«; Klebezettel der Stadt Nürnberg, ohne Nr.; genagelt alte Bildbeschriftung auf Karton. Auf der Rahmenrückseite »Gm. 1076«.

Gm 1076. Leihgabe der Stadt Nürnberg, Inv.Nr. 190; Eigentum der Wohltätigkeitsstiftungen – Seit 1923 im GNM.

Einzelstück, Fadendichte ca. 26 x 26 pro cm^2. Horizontaler Riß über seiner linken Schulter, zwei Risse neben seinem rechten Fuß. Frühzeitig dubliert, Dubliermasse am unteren Rand zusammengeflossen. Vor der Dublierung nur einmal aufgespannt. Die gröbere Dublierleinwand zeichnet sich auf der Bildseite ab. Spannrahmen in Kiefernholz original, entlang der Kanten ältere handgeschmiedete Nägel, die von der früheren Aufspannung herrühren können; möglicherweise umgearbeiteter Zierrahmenkern, da rückseitig eingefalzt. Nägel handgeschmiedet, stark rostend. Format original. – Bildseite: Grundierung: Dünn. Unterzeichnung: Keine erkennbar. Malerei: Wenige, meist dünne Schichten; dickere Farbschichten in Wams, Pluderhose und Strümpfen stark krakeliert. Verbräunter Firnis, im Inkarnat und in den Weißpartien entfernt. AB

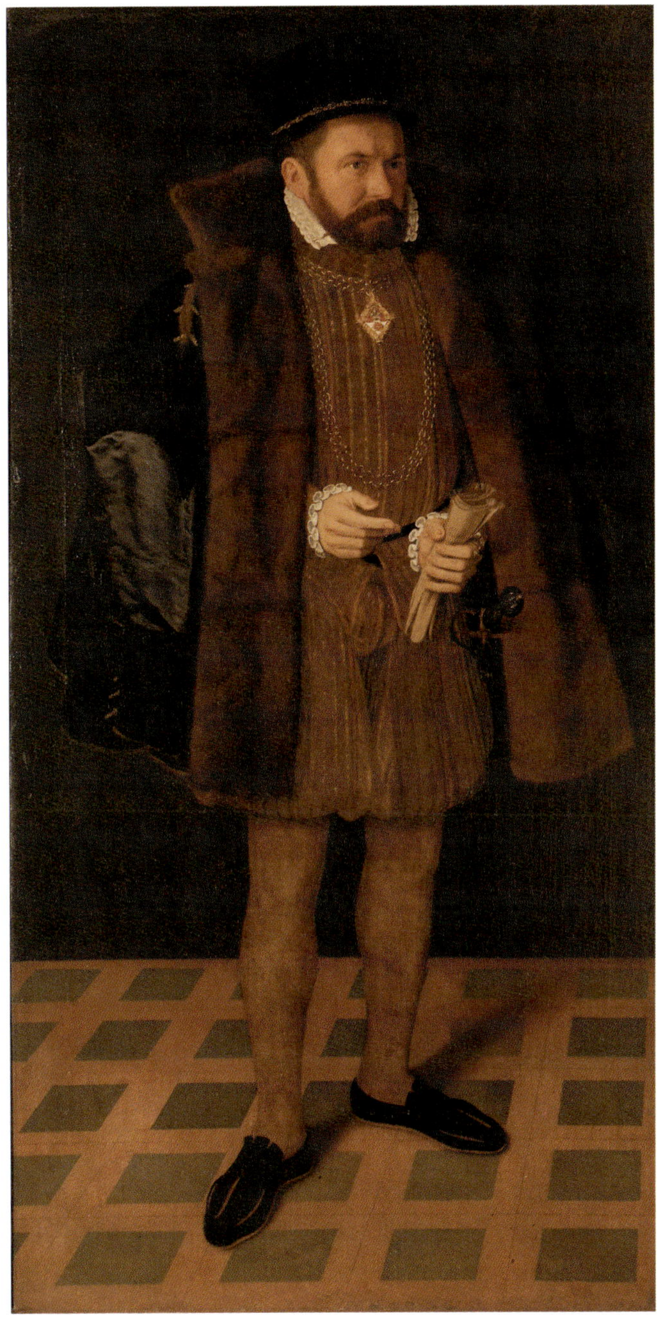

Gm 1076

Wolfgang Münzer von Babenberg wurde als Sohn des Alexis Münzer und seiner Ehefrau Katharina, geb. Eysen, am 14. Mai 1524 in Nürnberg geboren. Die Familie stammte aus Bamberg. Münzer starb unverheiratet am 29. Mai 1577. Zunächst führte er das sorglose Leben eines reichen Mannes. 1546 beteiligte er sich am sog. Gesellenstechen des Patriziates. 1550 – 1556 weilte er zum Studium in Ingolstadt. 1556 unternahm er eine Pilgerfahrt ins Heilige Land und zum Hl. Grab, wo er den Ritterschlag empfing. Die Jahre 1557 – 1559 verbrachte er in türkischer Gefangenschaft. Wieder in Nürnberg, mußte er sich gegen den Bischof von Bamberg zur Wehr setzen, der Münzers Güter in und um Bamberg einzog. Testamentarisch festgelegte, umfangreiche Stiftungen waren den Armen um Nürnberg (und zunächst auch um Bamberg) zugedacht. Münzers Reisebeschreibung druckte Ludwig Lochner 1624 bei Michael Külssner. Dort findet sich auch sein gestochenes Porträt von 1575. Das Geschlecht der Münzer starb mit ihm aus[1]. Anders als sein Vater Alexius hatte Wolfgang nicht zum Größeren Rat der Stadt Nürnberg gehört, da zu städtischen Ämtern nur Verheiratete zugelassen waren. Seine Grabstätte befindet sich auf dem Nürnberger Johannisfriedhof, eine vermutlich ihn darstellende Wappenplatte im GNM, Inv.Nr.Pl.O. 2133[2].

Das lebensgroße Bildnis in ganzer Figur und das reiche Kostüm zeigen Münzers patrizischen Anspruch. Er trägt einen »Gestaltrock«, deren er laut Eintrag im Nachlaßinventar von 1577 sechs besaß. »Wie einen Mantel lose umgehängt, das Pelzfutter breit nach außen geschlagen, bildet er mit dem darunter getragenen Anzug aus Wams und Hose ein den Wohlstand des Trägers höchst wirkungsvoll zur Schau stellendes Kostüm« (Zander-Seidel). Das Nachlaßinventar Münzers von 1577 und das Verkaufsregister der Münzerschen Hinterlassenschaft befinden sich im Stadtarchiv Nürnberg[3].

Das Münzer-Bildnis war Lorenz Strauch zugeschrieben. Peltzer bestimmte es auf Neufchatel und datierte es unter Hinweis auf die Bildnismedaille Münzers von Hans Bolsterer um 1567[4]. Bildnisse in ganzer Figur kommen in Nürnberg seit 1540 vor[5]. Es bedurfte nicht – wie Peltzer annahm – der Kenntnis und Anregung von Bildnissen Tizians und Anthonis Mors, die mit den Augsburger Reichstagen 1547/48 und 1550/51 allgemein ins Blickfeld der in Deutschland tätigen Maler traten, um das ganzfigurige Bildnis in Deutschland zu fördern und bürgerliche Auftraggeber für diese Bildgattung zu gewinnen. Italienische Anregungen wurden schon zuvor in der Vermittlung durch den habsburgischen Hofmaler Jakob Seisenegger aufgenommen[6].

1 Vgl. G.W.K. Lochner: Wolfgang Eisen und Wolfgang Münzer. In: Anzeiger für Kunde der deutschen Vorzeit. Organ des GNM, NF, Bd. 21, 1874, Sp. 265 – 270. – Rascher 1970.

2 Vgl. Josephi 1910, S. 40, Nr. 72.

3 Nürnberg, Stadtarchiv, WST Ä Spez. Reg. MXII, 33, 33a und Rep. 80 B, Nr. 254; vgl. Zander-Seidel 1990.

4 Georg Habich: Die deutschen Schaumünzen des 16. Jahrhuderts, Bd. I,1. München 1931, Nr. 1803, Tf. CXCII, 1.

5 Vgl. Gm 203, Bildnis des Sigmund Fürer von Kirnreuth und Röthenbach, 1540, Erhard Schwetzer zugeschrieben. 1541 datiert sind die Bildnisse des Ehepaares Jobst Tetzel und Anna, geb. Volckamer in Kirchensittenbach, Schloß.

6 Vgl. Kurt Löcher: Das Bildnis in ganzer Figur. Quellen und Entwicklung (Tobias Stimmer und sein Umkreis. Kolloquium im Zusammenhang mit der Ausstellung zum 400. Todestag von Tobias Stimmer, gehalten im Kunstmuseum Basel am 8. Dez. 1984). In: Zeitschrift für Schweizerische Archäologie und Kunstgeschichte, Bd. 42, 1985, S. 74 – 82.

Kat. Nürnberg, Städt. Kunstsammlung, 1909 (bearb. F.T. Schulz), S. 99, Nr. 134. – Peltzer 1926, S. 212 – 213, 227, Nr. 25, Abb. 11. – Mahn 1927, S. 42, Nr. 123 (»Zweifelhafte und irrig zugeschriebene Werke«). – Vollmer 1931, S. 407. – Lutze u. Wiegand 1936-37, S. 110, Abb. 127. – Pilz 1952, S. 74. – Ausst. Nürnberg 1954: Nürnberger Bildnisse, Nr. 117. – Rascher 1970, S. 1 – 123, Abb. 4. – Führer 1977 u. 1980, Nr. 239; 1985 u. 1994, Nr. 225, jeweils Farbabb. – Zander-Seidel 1990: Textiler Hausrat, bes. S. 168, 169, 188, Abb. 158. – Baumgartl, Lauterbach u. Otto 1993, S. 143.

Neufchatel, Nicolas

BILDNIS STEPHAN II. PRAUN
1568

Halbfigur, annähernd frontal, Kopf leicht nach rechts, an einem Tisch sitzend, vor grauem Grund. Er hat graugrüne Augen, die er auf den Betrachter richtet, graues Haar, einen roten, ergrauenden Vollbart. Er trägt eine schwarze, pelzgefütterte Schaube mit breitem braunem Pelzkragen, ein schwarzes, geschlitztes Seidenwams, weiße Halskrause mit Spitzen und weiße Ärmelränder. In seiner rechten Hand ein Brief, ein zweiter liegt auf dem grün bezogenen Tisch.

Leinwand, 87 x 69 cm – Oben links zweizeilige Inschrift in Majuskeln der Humanisten-Antiqua: »MDLXVIII / SEINES. ALTERS. LV.IAR« = 1568 im Alter von 55 Jahren. – Der auf dem Tisch liegende Brief ist in Fraktur beschriftet: »Dem Ersamen Weisen Steffan Praun unsen gonstigen lieben Herrn«, darunter links: »Nürnberg«, rechts Hausmarke. Auf dem Brief in seiner rechten Hand die Praun'sche Hausmarke zwischen S und P. An seinem linken Ringfinger Ring mit dem Wappen Praun, darüber »S P« – Auf der Rückseite ehemals Klebezettel, jetzt abgelöst, auf ein Stück Leinwand aufgezogen und an den Rahmen geheftet; darauf gedruckter Tondo von *d* 90 mm mit dem Wappen Praun

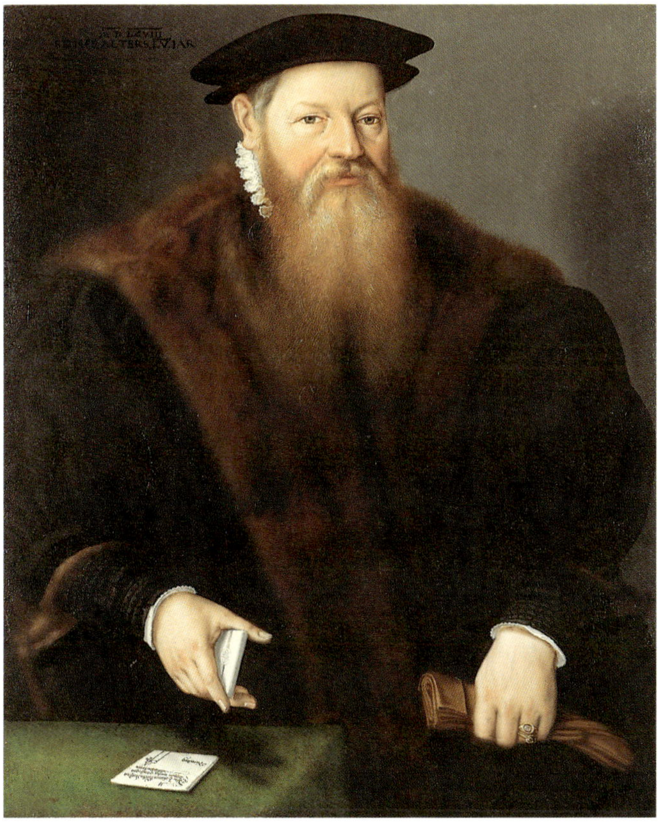

Gm 1536

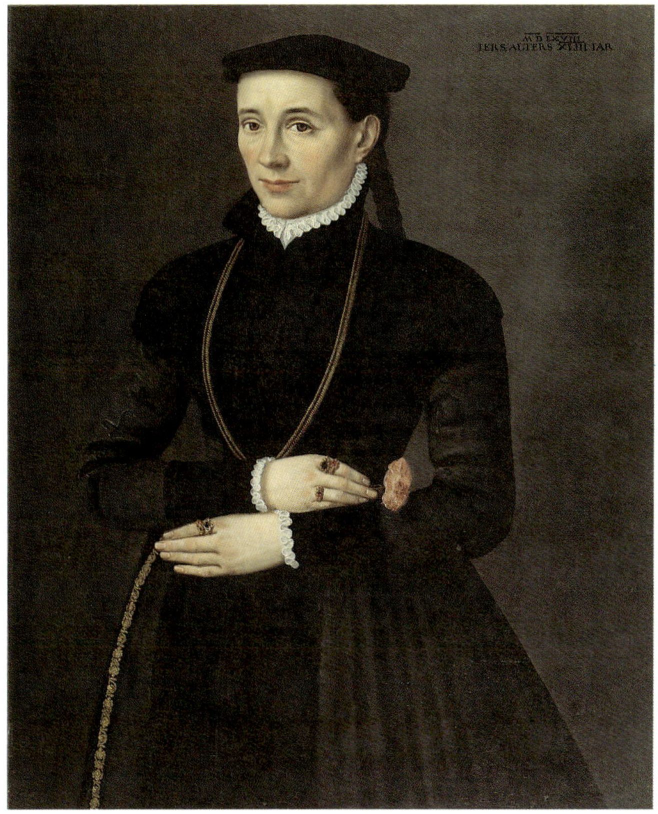

Gm 1537

und der Umschrift: »Sigmund Friedrich von Praun'sche Familien-Stiftung 1868«. Auf der Doublierleinwand handschriftlicher Vermerk in brauner Farbe oder Tinte: »Steffan Praun, geborn I. Febr. 1513«.

Gm 1536. Leihgabe der Friedrich v. Praun'schen Familienstiftung, 1952. – Alter Familienbesitz, Inv. 1719, Nr. 244.

BILDNIS URSULA AYRER, VEREHELICHTE PRAUN
1568

Hüftbild nach links vor grauem Grund. Sie hat braune Augen, die sie auf den Betrachter richtet, und dunkelblondes Haar. Von ihren Hängezöpfen ist einer sichtbar. Sie trägt ein schwarzes Moiréekleid, einen schwarzen Samtgoller mit Posamentbesatz, weiße Krausen an Hals und Händen, ein schwarzes Barett. Sie legt die Arme übereinander. Ihren Schmuck bilden eine goldene Panzerkette, ein Hängegürtel mit Metallbeschlägen und fünf Ringe. In ihrer rechten Hand eine rosa Rose.

Leinwand, 87 x 69 cm – Oben rechts zweizeilige Inschrift in Majuskeln der Humanisten-Antiqua: »MDLXVIII / IERS. ALTERS XLIII IAR« = 1568 Ihres Alters 43 Jahre – Auf der Rückseite ehemals Klebezettel (jetzt abgelöst, auf ein Stück Leinwand aufgezogen und an den Rahmen geheftet). Darauf gedruckter Tondo von *d* 90 mm mit dem Wappen Praun und der Umschrift: »Sigmund Friedrich von Praun'sche Familien-Stiftung 1868«.

Gm 1537. Leihgabe der Friedrich v. Praun'schen Familienstiftung, 1952. – Alter Familienbesitz, Inv. 1719, Nr. 245.

Leinenbindung, Fadendichte 20 x 20 pro cm^2; kleisterdubliert, auf Keilrahmen aufgespannt. Nur oben und unten Spanngirlanden. Ränder mit schwarz bemaltem Papier abgedeckt, Formate infolgedessen nicht exakt bestimmbar, vermutlich weitgehend original. – Bildseiten: Unterzeichnung: Keine erkennbar. Malerei: Inkarnate naß in naß. Malschicht gepreßt. Vergilbter Firnis bei den Inkarnaten und weißen Farben abgenommen, bei den dunklen Farben gedünnt.

Gm 1536: Dublierleinwand mit einer Wachs-Harzmasse seitlich und unten später nachgeklebt, Klebemasse auf die Bildseite durchgedrungen. – Bildseite: Malerei: Kittungen und Retuschen.

Gm 1537: – Bildseite: Malerei: Leichte Verputzungen am Haarzopf. Über dem Kopf größere, retuschierte Kittstelle; weitere kleinere Retuschen. AB

Stephan II. Praun (1. Febr. 1513 – 20. Aug. 1578) war ein angesehener Kaufmann in Nürnberg, 1541 Genannter des Größeren Rates, 1570 einer der Marktvorsteher, 1573 Beisitzer des Almosenamtes. »Man kann annehmen, daß der Umfang des Praun'schen Handels mit Italien unter Stephan II. seinen Höhepunkt erreichte« (Weber)[1]. Seine am 7. Mai 1543 ihm angetraute zweite Ehefrau, Ursula Ayrer (13. Juli 1525 – 14. Febr. 1592), gehörte der bekannten Nürnberger Kaufmannsfamilie an[2]. Mit den Augsburger Reichstagen 1547/48 und 1550/51 setzte sich die sog. Spanische Tracht in Deutschland durch. Die Kleider sind dementsprechend hochgeschlossen, Schwarz dominiert, die Haltung der Dargestellten paßt sich an. Der Einfluß der Kalvinisten tat ein übriges, die Farben zu dämpfen. Nichtsdestoweniger wußte Neufchatel als scharfer Beobachter und Menschenkenner das Paar lebensvoll wiederzugeben. Daß die Ehefrau aufrecht, lächelnd und am Ehemann vorbei den Blick des Bildbetrachters sucht, enthebt sie dem Eindruck der »dienenden scheu-demütigen Magd«, den Peltzer[3] im allgemeinen für Neufchatels Bildnisse jüngerer Frauen und Strieder auch für dieses gelten lassen wollte.

Das Inv. des Praunschen Kunstkabinetts von 1719 nennt unter der Standortangabe »Auf dem soler«, Nr. 244: »Eine taffel mit einer braunen ram, darauf des Stephan Prauns, des stiffters des Malmeshoff, contrefait, 2 schuh 10 zoll hoch und 2 schuh 3 zoll breit«, Nr. 245: »Eine taffel in einer braunen ram, das contrefait des Stephan Prauns ehegemahlin, 2 schuh 10 zoll hoch und 2 schuh hoch 3 zoll breit«. »Malmeshoff« meint den Besitz Almoshof, den Niclas Praun, Stephans älterer Bruder, 1537 erworben hatte. Als Werke Neufchatels erscheinen die Bilder erstmals im Ausst.Kat. 1954.

1 Gerhard Weber: Das Praunsche Kunstkabinett. In: Mitteilungen des Vereins für Geschichte der Stadt Nürnberg, Bd. 70, 1983, S. 125 – 195, hier S. 146 – 147.
2 Vgl. das von Paul Lautensack 1551/52 gemalte Gedächtnisbild der Familie Ayrer, Gm 547.
3 Peltzer 1926, S. 218.

Ausst. Nürnberg 1906: Historische Ausstellung, Kat.Nr. 219 (Stephan Praun). – Ausst. Nürnberg 1954: Nürnberger Bildnisse, Kat.Nr. 115, 116. – Strieder 1956, S. 132 – 133, Abb. 14 – 15. – Baumgartl, Lauterbach u. Otto 1993, S. 143. – Ausst. Nürnberg 1994: Praunsches Kabinett, Nr. 166 – 167 (bearb. K. Löcher), mit Abb. – Achilles-Syndram 1994, S. 229 – 230, Nr. 237, 238, Abb. 19, 20.

Neufchatel, Nicolas

Zugeschrieben

BILDNIS EINES MÜNZMEISTERS

um 1560/70

Brustbild nach rechts vor grauem Grund. Er hat braune Augen und blondes, ergrautes Haar. Er trägt eine schwarze Schaube mit gleichfarbenem Pelz, ein schwarzes geschnürtes Wams und ein weißes kragenloses Hemd, das den Hals freiläßt. In seiner allein sichtbaren linken Hand ein Münzprägestempel.

Leinwand, 60 x 49,5 cm – Auf der Rahmenrückseite mit weißer Farbe »Gm. 347«.

Gm 347. Erworben 1892 von Rudolf Bergau.

Leinenbindung, Fadendichte nicht meßbar. Format allseitig beschnitten. In jüngerer Zeit unter Wärme und Druck wachsharzdubliert und auf einen um 2 cm größeren Keilrahmen gespannt. – Bildseite: Grundierung hellrot. Unterzeichnung: Stift; Kontur- und Binnenzeichnung, Schatten im Gesicht und am Hals in dünnen, unregelmäßigen Strichen. Malerei: Umschrift des Prägestempels in römischen Buchstaben nicht entzifferbar. Verputzungen in den Haaren. Ausbesserungen im Hintergrund. Malschicht in 2 schmalen Laufspuren an der linken Ecke unten aufgerissen (Säureschaden?). AB

Bergau stellte das Porträt als ein Werk Neufchatels vor. Die »auf eine ältere Zeit deutende Tracht« erklärte er mit dem konservativen Geschmack alter Herren, die sich nicht nach der neuesten Mode zu kleiden pflegen. Den Dargestellten identifizierte er versuchsweise mit dem Stempelschneider Christoph Dietherr, Münzmeister der Stadt Nürnberg von 1553 bis 1571. Er stellte fest, daß der Stempel das Bild Christi oder eines anderen Heiligen und eine nicht lesbare Umschrift zeigt und zu keiner Nürnberger Münze gehört. Der Münzmeister hätte »stolz auf seinen auswärtigen Auftrag, gerade mit einem Stempel für eine fremde Münze sich abbilden lassen«. Das Christusbild könnte aber auch seine persönliche Frömmigkeit ausweisen. Peltzer, der Gm 347 als Kopie nach dem Bildnis eines Münzmeisters in München, Bayer. Nationalmuseum, erkannte, bezweifelte die Richtigkeit der Zuschreibung an Neufchatel und damit auch der versuchten Identifizierung des Dargestellten. Das Münchner Bild ist auf Fichtenholz gemalt und mißt 36,2 x 27,7 cm. Der Dargestellte trägt um den Hals eine Holzperlenschnur, die durch die Wiederkehr der größeren Paternosterkugeln nach je zehn kleineren Ave-Perlen als Rosenkranz ausgewiesen ist. Das Gegenstück zeigt seine Ehefrau, beide sind 1501

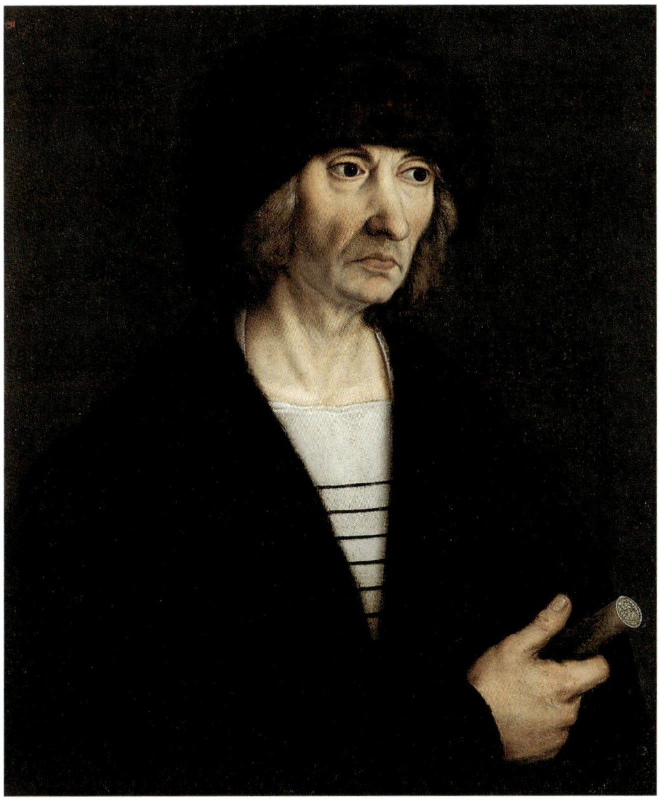

Gm 347

datiert[1]. Der Bildtypus und das weitausgeschnittene Hemd des Mannes bestätigen das Datum. Buchner sprach schon diese Bildnisse als um eine Generation jüngere Kopien nach den verlorenen Originalen von 1501 an, doch werden seine Bedenken nicht geteilt. Der Maler von Gm 347 verzichtete auf die Wiedergabe des im lutherisch gewordenen Nürnberg nicht mehr gefragten Rosenkranzes und auf die unbeschäftigte linke Hand des Mannes und hob die rechte, vom Ärmel unbedeckte, deutlicher hervor. Die Formen erscheinen naturnäher, der Blick nicht ganz so starr. Ein Bildnis der Ehefrau, Kopie nach dem Original von 1501 und möglicherweise das Gegenstück zu Gm 347, war 1953 auf der Aukt. Jürg Stuker, Bern[2]; jetzt im Schweizer Privatbesitz.

1 Vgl. Buchner 1953, Nr. 185, Abb. 186, 185. – Schädler 1983, Nr. 69, 70 u. Abb.
2 17. – 21. u. 24. – 26. Nov. 1953, Kat.Nr. 3686, Tf. 7.

Bergau 1885, S. 132, Abb. S. 133. – Kat. 1893, Nr. 289. – Braune 1909, Nr. 347. – Peltzer 1926, S. 231, Nr. 30. – Buchner 1953, bei Nr. 185. – Stange 1978: Verz., bei Nr. 238. – Schädler 1983, S. 61, bei Nr. 69, 70.

Niederdeutsch

MÄNNLICHES BILDNIS
um 1540

Brustbild, frontal, vor dunklem, ehemals grünem Grund. Er hat blaue Augen und blondes Haar. Er trägt eine schwarze Schaube mit dunkelbraunem Pelzkragen und ein schwarzes Barett. Am Hemdkragen schwarze Zierstickerei. In seiner rechten Hand Handschuhe, am Zeigefinger seiner linken ein Ring mit blauem Stein.

Eichenholz (Quercus), 68,3 x 56,5 cm – Links oben ehemals die Inschrift: »R.K.AET.XXXV. M.D.XXI H.H« = R.K. Im Alter von 35 Jahren 1521 H.H. – Auf der Rückseite mit Bleistift die Nr.274, auf dem Holzklotz die Nr.72, mit weißer Farbe »G.53«. Klebezettel Slg. Oettingen-Wallerstein »8.Zimmer«; Slg. König Ludwig I. von Bayern, 1828, Nr.431; WAF »H.G.713 (1936) Inv.S.No.253a«, darunter links die Nr.53«.

Gm 53. Leihgabe des Wittelsbacher Ausgleichsfonds / Bayer. Staatsgemäldesammlungen, Inv.Nr. WAF 713. – Slg. Graf Rechberg – Slg. Fürst Oettingen-Wallerstein, Grundbuch § CCLXLII, erworben 1815 – Slg. König Ludwig I. von Bayern, erworben 1828, I.W. 431 – 1827 Schleißheim – Ab 1829 ausgestellt in Nürnberg, Moritzkapelle – 1882 GNM.

2 Bretter, Breiten von links oben 24,3, 32,1 cm, unten 23,1, 33,4 cm. Stärke 0,6 – 1,0 cm. Ast am linken Rand oben. Kurzer Riß rechts oben. Format original. – Rückseite: Fuge ehemals oben mit Holzklotz gesichert, dort geglättet. – Bildseite: Tafel außerhalb eines Rahmens grundiert und bemalt. Unterzeichnung: Pinsel; Kontur- und Binnenzeichnung, spärlich an den Händen erkennbar. Malerei: Schatten im Inkarnat gestrichelt. Ursprünglich leuchtend dunkelgrüner Hintergrund und schwarzes Barett grauschwarz übermalt. An beiden Seiten oben teilweise starke Verputzungen, punktuell bis zur Grundierung reichend, wohl aufgrund der Abnahme einer späteren Beschriftung. Malschicht teilweise zu Kügelchen geronnen. Übermalung und Kratzspuren am oberen Rand, abblätternde Malschicht unten rechts, ausgebessert. Farbkontraste durch bräunlich getönten Firnis gedämpft. – Restaurierungen: 1909 (BStGS,R.P. Nr. 1a, verschollen), 1967 gereinigt. AB

Das Porträt wird im Grundbuch der Slg. Oettingen-Wallerstein und in den Kat. der Moritzkapelle bis 1846 Hans Holbein d.J. zugeschrieben. Waagen und ihm folgend Woltmann bezweifelten die Richtigkeit der Zuschreibung. Daß der Reformator Johannes Calvin (1509–1564) dargestellt sei, wurde schon im Grundbuch wegen der unpassenden

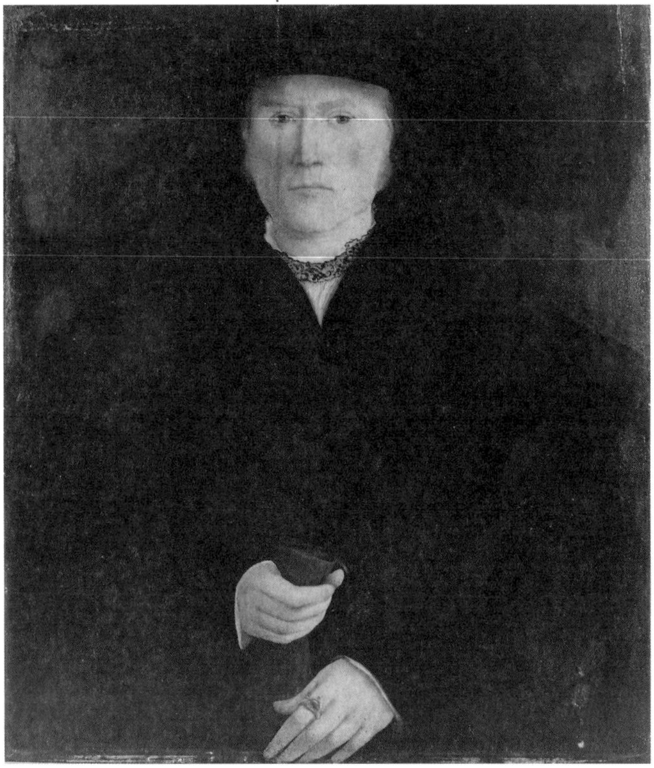

Gm 53

Initialen und Lebensdaten verneint. Reber und Bayersdorfer ordneten das Bild in Kat. Moritzkapelle von 1878 als oberdeutsch ein. In Kat. 1882 bezweifelten sie die Echtheit der Inschrift, in Kat. 1885 erklärten sie dieselbe für neu, das Bild für späteren Ursprungs, in Kat. 1893 schrieben sie das Porträt der Art des Georg Pencz zu. Braune verzeichnete es einleuchtend als niederdeutsch um 1540; so auch bei Goldberg und Scheffler 1972. Zu den authentischen Bildnissen Calvins[1] besteht keine Verbindung. Das erweiterte Brustbild, die Frontalansicht, das dunkle Kleid, die Verteilung der Hände und die Stickerei am Hemdkragen sprechen für eine Entstehung um 1540, Eichenholz als Bildträger und das lichthaltige Inkarnat für einen niederländisch geschulten niederdeutschen Maler.

1 Vgl. Emile Doumergue: Iconographie Calvinienne. Lausanne 1909.

Kat.Slg. Oettingen-Wallerstein 1819, S. 144, Nr. 35; 1826 u. 1827, Nr. 303. – Moritzkapelle 1829–1846, Nr. 89. – Kunstblatt 1829, S. 404. – Waagen 1843, S. 191, Nr. 89. – Lotz 2, 1863, S. 338, Nr. 89. – Parthey 1, 1863, S. 604, Nr. 84. – Woltmann 2, 1868, S. 466. – Moritzkapelle 1878 u. 1880, Nr. 109. – Kat. 1882, Nr. 249; 1885, Nr. 254; 1893, Nr.274. – Braune 1909, Nr. 53. – Goldberg u. Scheffler 1972, S. 465–467, Abb. 220.

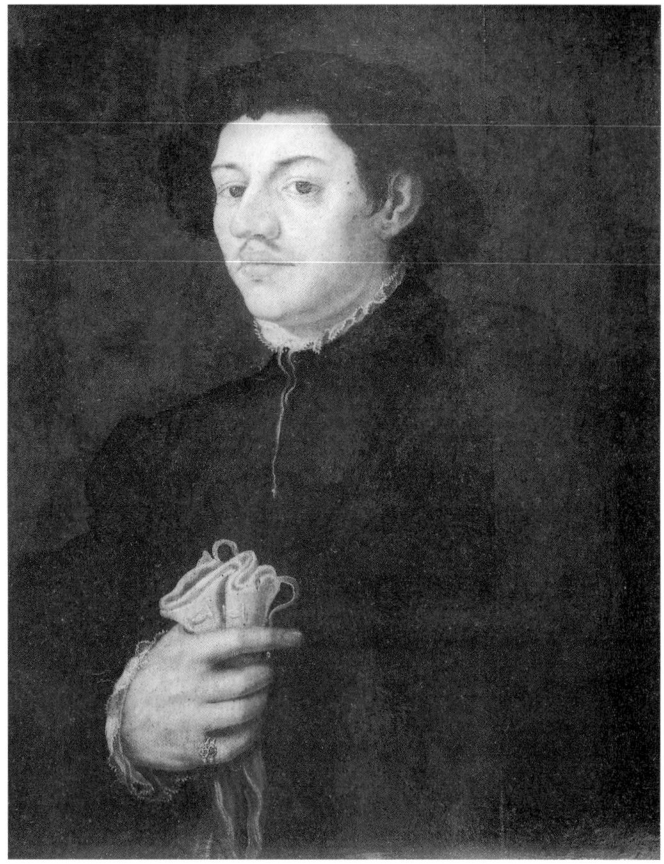

Gm 54

Niederdeutsch

BILDNIS EINES MANNES MIT HANDSCHUHEN
1542

Brustbild nach links, mit Blick auf den Betrachter, vor gebräuntem grünem Grund. Er hat braune Augen, braunes Haar und einen leichten Oberlippenbart. Er ist schwarz gekleidet, trägt ein Wams, einen über seine linke Schulter gelegten Mantel und ein Barett. Schmale weiße Rüschen an Hals und Händen. In seiner rechten Hand Handschuhe, zwei Ringe am kleinen Finger.

Eichenholz (Quercus), 52,4 x 40,1 cm – Oben rechts zweizeilige Inschrift in Antiqua-Majuskeln: »AETATIS·SVAE·22 / 1542« – Auf der Rückseite mit weißer Farbe »G.54«; Klebezettel Slg. König Ludwig I. von Bayern, 1827, Nr.164; WAF »H.G.709 (1936) Inv.S.No.259«, darunter links die Nr.54, rechts »R 116 a«.

Gm 54. Leihgabe des Wittelsbacher Ausgleichsfonds / Bayer. Staatsgemäldesammlungen, Inv.Nr. WAF 709. – Slg. Joseph Adam Schülgen, Kaufmann und Rittergutsbesitzer, Köln – Slg. Boisserée, Verz. 1827, Nr. 181, erworben 1815 – Slg. König Ludwig I. von Bayern, erworben 1827, I.B. 164 – 1827/28 in Schleißheim – Ab 1829 ausgestellt in Nürnberg, Moritzkapelle – 1882 GNM.

2 Bretter, Breiten von links oben 28,4, 11,5 cm, unten 28,5, 11,6 cm. Stärke ca. 0,8 cm. Geringer alter Schädlingsbefall. Ecke links unten bestoßen, Holz an der Kante oben rechts gerissen. Format vermutlich original. – Rückseite: Glatt bearbeitet, Kanten später abgefast. Links unten angeschnittenes Dübelloch. Braun gebeizt. – Bildseite: Tafel außerhalb eines Rahmens grundiert und bemalt. Unterzeichnung: Pinsel; Kontur- und Binnenzeichnung nur vage am kleinen Finger feststellbar. Malerei: Inkarnat rot ablasiert. Bekleidung überarbeitet. Ursprünglich grüner, lackartiger Hintergrund heute verbräunt. Vereinzelte Retuschen. Gegilbter Firnis. – Restaurierung: 1953. AB

Der großformige Kopf mit dem abschätzenden Blick und die vereinzelte, große Hand mit den flamboyanten Handschuhen bilden annähernd gleichstarke Blickpunkte. Die Inschrift war offenbar übermalt, da Braune als erster die Jahreszahl 1542 verwertete. Eichenholz als Bildträger legt eine Entstehung des Gemäldes in Westdeutschland oder in den Niederlanden nahe. Der Sinn des Malers für stoffliche Unterschiede spricht für eine enge Berührung mit niederländischer Kunst, der das Bild womöglich zuzurechnen ist. Reber und Bayersdorfer in Kat. Moritzkapelle 1878 und 1880 und in Kat. 1882 und 1885 ordneten es als oberdeutsch um 1540 ein, in Kat. 1893 erstmals als niederdeutsch. Die Bestimmung wurde akzeptiert.

Moritzkapelle 1829 – 1846, Nr. 7; 1878 u. 1880, Nr. 156. – Kat. 1882, Nr. 253; 1885, Nr. 258; 1893, Nr. 73. – Braune 1909, Nr. 54. – Firmenich-Richartz 1916, S. 481, Nr. 181. – Förster 1931, S. 94 mit Anm. 191. – Poensgen 1949, S. 192, Nr. 120. – Goldberg u. Scheffler 1972, S. 467 – 468. – Goldberg 1995, Anhang, Nr. 164 mit Abb.

Niederdeutsch

BILDNIS EINES HERRN VON RINDTORF
um 1560

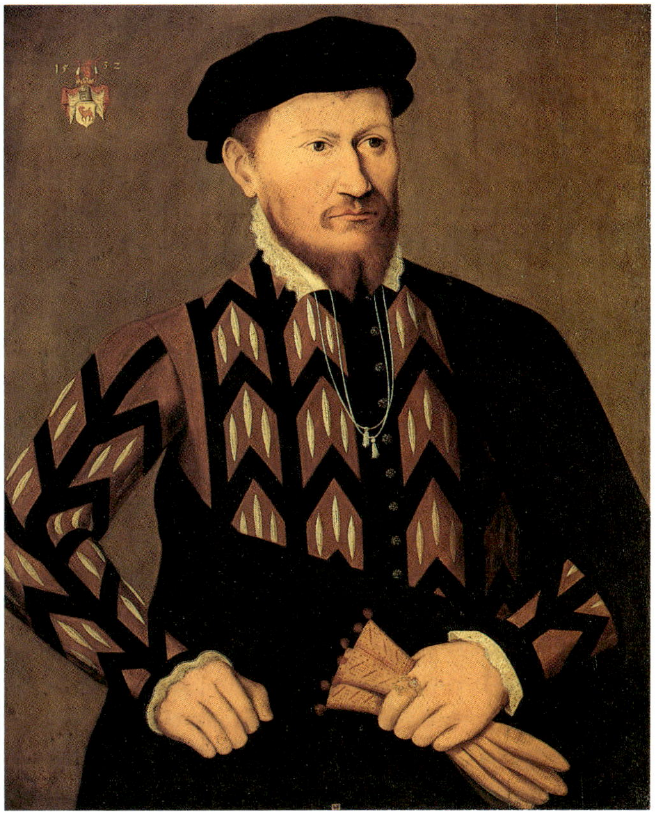

Gm 613

Halbfigur, leicht nach rechts, vor grünem Grund. Er hat grüne Augen und rötlich blondes Haar, der Kinnbart ist zweigeteilt. Er trägt ein ockerfarbenes, geschlitztes Wams mit vertikal und spitzwinklig verlaufenden schwarzen Besatzstreifen, einen offenen Hemdkragen mit Schnur und Quasten und ein schwarzes Barett mit schmaler Krempe und weichem Kopfteil. Um Schulter und Hüfte liegt ein schwarzer Mantel. In seiner linken Hand Handschuhe mit verzierten Stulpen, die andere liegt auf der Hüfte. Von den beiden Ringen an seinem rechten Zeigefinger trägt der eine sein Wappen.

Eichenholz (Quercus), 77,8 x 62,3 cm – Links oben Wappen von Rindtorf: In Weiß trabendes rotes Rind. Helmzier wachsendes Rind zwischen zwei rot weißen Büffelhörnern. Helmdecken rot weiß. Unten in der Mitte Klebezettel mit der Nr.53 – Auf der Rückseite mit weißer Farbe »G.613«; Klebezettel mit der Nr. 232.

Gm 613. Erworben 1861.

3 Bretter[1], Breiten von links oben 29,5, 23,5, 9,3 cm, unten 29,3, 25,5, 7,4 cm. Stärke 0,5 – 0,8 cm. In der Mitte unten Ast. Format original. – Rückseite: Ränder über eine Breite von ca. 7 – 9 cm abgefast. – Bildseite: Grundier- und Malkanten mit den Tafelkanten identisch, Auf-

trag teils über die Kanten hinausreichend. Eingedrückte Stellen oberhalb seiner rechten Hand. Grundierung: Sehr dünn; Maserung durchgewachsen. Unterzeichnung: Im Gesicht keine erkennbar, kohleartiges Zeichenmedium mit locker andeutender Linienführung, Schraffuren nur unter seinem rechten Arm; geringe Unterschiede gegenüber der gemalten Ausführung. Malerei: Gleich der Grundierung über die gesamte Tafel; dünn, in den Schattenpartien mehrschichtig. Firnis: Dünn, gleichmäßig, vergilbt; Oberfläche verschmutzt, alter Schimmelbefall. MG

Der Dargestellte ist schon in Kat. 1882 als ein Herr von Rindstorff ausgewiesen. Die Familie saß in der Mark Brandenburg. Siebmacher[2] reproduzierte und beschrieb ein leicht abweichendes Wappen: Das Rind trägt eine weiße Binde, unten grünes Erdreich. Das hochgeschlossene Wams und sein Dekor und die schmalen Spitzen an Hemdkragen und -ärmeln erlauben keine Datierung vor 1550. Die Jahreszahl 1532 dürfte demnach nicht das Entstehungsdatum des Gemäldes bezeichnen, sondern vielmehr das Geburtsjahr des Mannes. Da er etwa dreißig Jahre zählt, kommt man mit der Datierung in die Jahre um 1560. Die Körperwendung nach (heraldisch) links und das nach außen gesetzte Wappen lassen auf ein als Gegenstück zugehöriges Bildnis der Braut oder Ehefrau schließen, nicht so das auf heraldischen Courtoisie verzichtende Wappenbild. Der Maler beließ es bei einer Beschreibung des Mannes und seiner Kleidung. Er stieß zu keinem Charakterbild vor.

1 Die Bretter wurden vor der Verleimung gespalten, nicht gesägt; Oberfläche auf der Bildseite geglättet, auf der Rückseite uneben belassen.
2 Johann Sibmacher: New Wappenbuch Nürnberg 1605; ^{2}1612, Tf. 174.

Kat. 1882, Nr. 497; 1885, Nr. 513; 1893, Nr. 559. – Braune 1909, Nr. 613.

Niederdeutsch

BILDNIS DER PRINZESSIN AUGUSTA VON DÄNEMARK
gegen 1596

Kniestück nach links, vor schwarzem Grund. Sie hat blaue Augen und blondes Haar, legt die Hände übereinander und blickt auf den Betrachter. Sie trägt ein rotes, golbesticktes Kleid mit Schneppentaille, weißen Ärmeln und weißer Halskrause, einen bogenförmig aufgestellten Kopfputz aus Perlen und Edelsteinen, dazu Kettenschmuck mit einem Anhänger in Form eines Schiffes und Armbänder.

Leinwand, 100,5 x 77,5 cm – Oben links zweizeilige Inschrift in der römischen Capitalis nachempfundenen Majuskeln: »AVGVSTA FREVLEIN / ZV DEN(N)EMARKEN« – Auf der Rahmenrückseite mit weißer Farbe »G.M.656«.

Gm 656. Erworben vor 1882. – Leihgabe an die Schleswig-Holsteinische Landesbibliothek, Kiel, 1966 – Ab 7. Nov. 1996 bis auf weiteres wieder in Nürnberg.

Einzelstück, Leinenbindung, Fadendichte ca. 14 x 14 pro cm^2. Dubliert und auf Keilrahmen gespannt, Kanten mit Papier abgeklebt. Spanngirlanden, anhand derer zwei frühere Aufspannungen erkennbar. Format original. – Bildseite: Unterzeichnung: Keine erkennbar. Malerei: Rote Farbe der Karunkeln später, Reste derselben roten Farbe auf der linken Wange. Geringfügige Verputzungen im Gesicht, neuere Ergänzungen in der Inschrift und im Hintergrund. Firnis im Bereich der Dargestellten gedünnt. AB

Augusta von Dänemark (8. April 1580 – 5. Febr. 1639) war eine Tochter Herzog Friedrichs II. von Schleswig-Holstein – als Friedrich III. König von Dänemark – und der Sophie von Mecklenburg. Am 30. Aug. 1596 wurde sie in Kopenhagen Johann Adolf Herzog von Schleswig-Holstein-Gottorf (seit 1590) vermählt[1]. Sie schenkte ihm vier Söhne und drei Töchter. Das Porträt zeigt sie mit blassem Teint, höfisch gekleidet und freundlich abwartend. Der Schmuck auf ihrer Brust »ist zusammengesetzt aus verschiedenen gefaßten Edelsteinen und Perlen, die die Form eines Schiffsrumpfes mit einem Mast ergeben, allerdings stark stilisiert. An den Enden der gebogenen Rumpfform befinden sich angedeutete Vorder- und Achterkastelle, von denen aus je ein Stag zur Mastspitze läuft. Dem bedeutsamen Platz des Anhängers in der Bildmitte ist abzulesen, daß das Schiff nicht nur ein Stück weiblichen Schmucks ist, sondern auch als Symbol verstanden sein will. Wahrscheinlich ist damit die Kirche gemeint (navis ecclesia). Die Art solcher stilisierter Abbildungen von einmastigen Schiffen (Kogge oder Holk) ist vielfach vorgegeben in Siegeln und Gemälden« (Boye Meyer-Friese)[2].

Das Gemälde wurde mit Vorbehalt Tobias Gemperle (»Gemperlinus«) zugeschrieben[3]. Der in Augsburg geborene Künstler kam durch den Astronomen Tycho Brahe 1575 nach Dänemark. Er war für Gelehrte tätig und zeichnete sich als Bildnismaler aus. Er starb jedoch bereits 1587[4], nicht, wie in Thieme-Becker, Künstlerlexikon, mitgeteilt, 1601[5]. Das Porträt der Augusta wird hier versuchsweise der

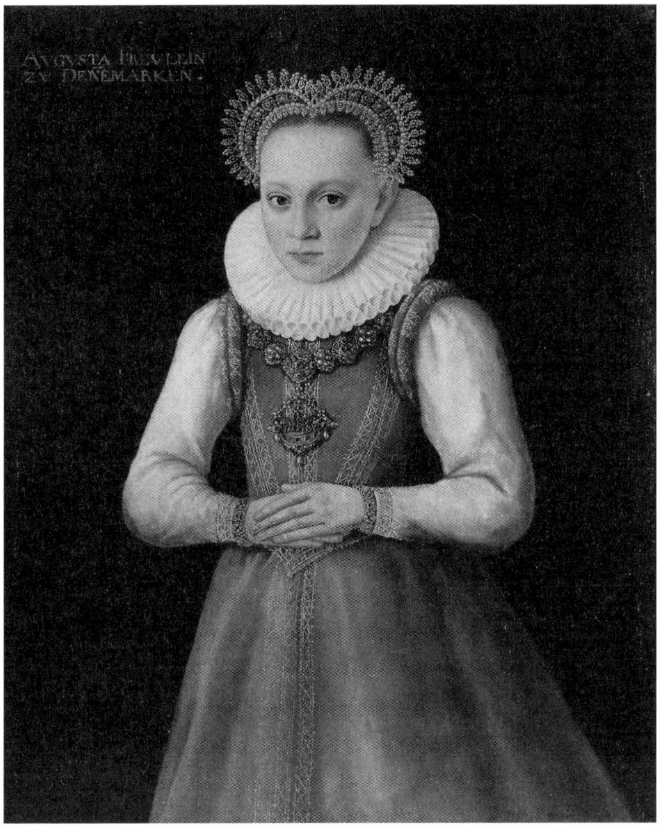

Gm 656

niederdeutschen Schule zugerechnet. Steffen Heiberg erwog die Autorschaft des Niederländers Gerrit Cornelisz., der von 1588 bis zu seinem Tod 1601 für den dänischen Hof und den Hochadel tätig war. Es gibt kein inschriftlich für den Künstler gesichertes Werk[6]. Nach Heiberg stimmt Gm 656 »mit den typischen dänischen Porträts aus den Neunzigerjahren gut überein«[7]. Ein ganzfiguriges Bildnis der Augusta von 1601, Gegenstück zu einem solchen ihres Gemahls[8], gibt sie gereift und mit matronalen Zügen wieder, so daß für Gm 656 eine Datierung vor 1596 gerechtfertigt erscheint. Da die Inschrift keinen Bezug auf einen Ehemann nimmt, entstand das Bildnis sehr wahrscheinlich anläßlich ihrer Verlobung.

1 Zu Herzog Johann Adolf vgl. Krause, in: Allgemeine Deutsche Biographie, Bd. 14. Leipzig 1881, S. 412 – 413; Christof Römer, in: Neue Deutsche Biographie, Bd. 10. Berlin 1974, S. 535 – 536. – Zu Augusta vgl. Troels Fink: Mit der Brille der Herzogin Augusta gesehen. Festvortrag bei der Eröffnung der Dänischen Woche in Husum, 9. Sept. 1973. In: Nordelbingen. Beiträge zur Kunst- und Kulturgeschichte, Bd. 43, 1974, S. 234 – 245. – EC.O. Boggild Andersen, in: Dansk Biografisk Lexikon, Bd. 1, 1887, S. 379. Literaturhinweise zur Dargestellten von Dr. Jan Drees, Schleswig, 17. Dez. 1996.
2 Freundl. schriftl. Mitteilung vom 7. April 1997.
3 Vgl. Brief 1930, Nr.5410. Zu Gemperle vgl. Thieme-Becker, Bd. 13, 1920, S. 378.
4 Freundl. schriftl. Mitteilung Steffen Heiberg, Frederiksborg, vom 17. Jan. 1997.
5 Thieme-Becker, Bd. 13, 1920, S. 378.
6 Wie Anm. 3.
7 Wie Anm. 3.
8 Beide in Schloß Gripsholm, Schweden, Nr. 1306, 1305. Den Hinweis auf die Gemälde verdanke ich Jan Drees, Schleswig, Sept. 1996.

Kat. 1882, Nr. 541; 1885, Nr. 557; 1893, Nr. 604. – Braune 1909, Nr. 656.

Niederrheinisch-Westfälisch

Zwei Flügel eines Altars, um 1530/35

GEBURT CHRISTI

Maria betet kniend das Neugeborene an, das auf einem überdeckten Holztrog liegt. Joseph bringt mit einer Kerze Licht in die taghell erleuchtete Heilige Nacht, mit der linken Hand schützt er das Licht vor dem Wind. Rechts zwei Hirten, deren einer einen Dudelsack, der andere eine Wurfschaufel mit sich führt. In der Bildtiefe Ochse und Esel, die aus einer Raufe fressen. Im Hintergrund die Verkündigung an die Hirten und die Stadt Bethlehem. Der Stall ist eine Ruinenarchitektur in Formen der römischen Antike. Linker Flügel, Innenseite.

MARIA DER VERKÜNDIGUNG

Maria sitzt auf einer Bank neben dem Bet- und Lesepult, legt die linke Hand demütig auf die Brust und erhebt die andere mit geöffneter Handfläche. Eine Rundnische umfängt sie. Über ihr in einem Wolkenkranz die Taube des Hl. Geistes. In einer Vase Lilien als Symbol ihrer Jungfräulichkeit. Grisaille. Linker Flügel, Außenseite.

Eichenholz (Quercus), lichte Maße 87,5 x 63,7 cm, mit Rahmen 99,5 x 75,7 cm.

Gm 55. Slg. Kreutzer-Aachen – Erworben 1907 aus dem Kölner Kunsthandel (Lempertz).

ANBETUNG DER HL. DREI KÖNIGE

Maria sitzt mit dem Kind auf dem Schoß auf einer Steinbank. Von den prunkvoll gekleideten Königen kniet der weißbärtige mit abgelegtem Hut, den ein Kronreif ziert, vor dem Kind, das er mit gefalteten Händen verehrt. Sein Geschenk, einen Deckelpokal, hat er abgestellt. Der König mit dem Federbarett bringt ein Gefäß in Form eines Trinkhorns, der Mohrenkönig einen Deckelpokal. Links hinter Maria der Nährvater Joseph, der sich auf einen Stock stützt. Eine ihres Tonnengewölbes beraubte Halle und ein Rundbau, um den eine Treppe führt, bilden die wichtigsten Bestandteile der in Formen der römischen Antike gehaltenen Architektur, aus der überall Gras herauswächst. Rechter Flügel, Innenseite.

ENGEL DER VERKÜNDIGUNG

Der Erzengel Gabriel erscheint in einem mehrteiligen Kleid, das sich nicht als ein liturgisches bestimmen läßt. Er ist durch den als Szepter geformten Heroldstab als Himmelsbote ausgewiesen, durch das Schriftband mit dem Grußwort als Engel der Verkündigung. Eine Rundnische umfängt ihn. Grisaille. Rechter Flügel, Außenseite.

Eichenholz (Quercus), lichte Maße 89,2 x 65 cm, mit Rahmen 101,2 x 77 cm – Auf dem Schriftband in Fraktur: »Aue·gratia· plena· ·dominus·tecum·« = Sei gegrüßt Gnadenvolle, der Herr ist mit dir.

Gm 56. Herkunft und Erwerbung wie Gm 55.

Äste im Holz belassen. Formate original. – Außenseiten: Tafeln im Rahmen grundiert und bemalt. Grundierung aufgestupft und teilweise mit Spachtel geglättet, dadurch unruhige Oberfläche; Spuren eines feinen Zahneisens entlang der Ränder, ausgenommen an der Innenseite von Gm 55. Unterzeichnung: Pinsel; Kontur- und Binnenzeichnung; modellierende Schatten in langen Schraffuren und Bögen, infolge der Bleiweißverseifung mit bloßem Auge sichtbar. Malerei: Vergilbter Firnis; zahlreiche Kratzspuren und Ausbrüche, restauriert. – Innenseiten: Grundierung und Unterzeichnung wie auf den Außenseiten. Malerei: Azuritblaues Marienkleid mit dunkler lilafarbener Lasur in den Schatten, vergrünt; Schmutz- und Firnisreste in den Vertiefungen; alte Kratzer. – Rahmen original: Eichenholz, Ecken verplattet und genagelt. Schwarz gefaßt, Innenleiste vergoldet. Abriebstellen. – Restaurierungen: 1950 gereinigt, Malschicht gesichert, Firnis abgenommen, kleine Bildschäden ausgetupft; 1997 Schmutz entfernt, alte Retuschen und neuere Fehlstellen retuschiert.

Gm 55[1]: 5 Bretter, Breiten von links oben 14,3, 9,5, 17,3, 11,8, 10,8 cm, unten 10,8, 13,4, 9,3, 18,4, 11,8 cm. Stärke ca. 0,5 cm. Stücke eines Astes am rechten Rand herausgefallen. – Innenseite: Malerei: Brokatmuster der Könige schablonenmäßig über die Gewandfalten hinweg. Changean im Brokat des Königs hinter Maria durch gelbe Untermalung und Aussparungen im Rot erzielt. Alter Firnis am rechten Rand partiell entfernt. – Restaurierung: 1987 Blasen niedergelegt, gefirnist.

Gm 56: 5 Bretter, Breiten von links oben 9,9, 10,8, 15,5, 16,7, 12,7 cm, unten 10,1, 11,7, 14,6, 18,0, 10,5 cm. Stärke 0,4 cm. 1. und 3. Fuge mit geringer Verschiebung neu verleimt. Unterer Falzrand im mittleren Brett teilweise ausgebrochen. – Außenseite: Unterzeichnung: Schatten zwischen Betpult und Maria und oberhalb des Pultes nicht verwendet. Malerei: Zahlreiche ältere und neuere Ausbrüche, restauriert. Gesicht und Hände Mariä weitgehend ergänzt. Zur Malschichtsicherung Bienenwachs ganzflächig aufgestrichen, 1997 weitgehend entfernt. – Innenseite: Malerei: Rot im Marienmantel offenbar ausgeblichen. AB

Es handelt sich um zwei Altarflügel, die auf den Innenseiten freudenreiche Ereignisse aus dem Leben der Maria und der Jugendgeschichte Christi zeigen, auf den Außenseiten in zwei voneinander getrennten Figuren die Verkündigung an Maria. Die Thematik ist dem Neuen Testament entnommen. Das zugehörige Mittelstück, vermutlich ein Schrein mit geschnitzten Figuren[2], läßt sich nicht mehr nachweisen. Die Verkündigung ist in Grisaille ausgeführt, das heißt als Stein-Imitation grau in grau. Die Inkarnate sind farbig mit ein wenig Rot wiedergegeben, die Nischenarchitektur in einem rötlichen Braun in drei Helligkeitsstufen. Grisaillemalereien waren üblicherweise der Werktagsseite eines Altarretabels, also dem Zustand bei geschlossenen Flügeln, vorbehalten. Frühere Beipiele finden sich in der niederländischen Malerei (Genter Altar der Brüder van Eyck), dann in der Kölner Malerei, z.B. beim Thomasaltar und beim Kreuzaltar vom Meister des Bartholomäusaltars (beide Köln, Wallraf-Richartz-Museum)[3]. Der durch den Romanismus geprägte jüngere Künstler nutzte die virtuosen Möglichkeiten der Grisaille im Sinne des Manierismus. Motive wie der Wolkenkranz und die pointierten Schlagschatten greifen aus den apsidialen Bildräumen in die Rahmenzone über. Im Gewand des Engels klingen Faltenfiguren aus Dürers Stich mit dem von zwei Engeln gehaltenen Schweißtuch der Hl.Veronika, B. 25 von 1513, nach. Die Bilder enthalten eine Reihe sorgfältig beachteter gegenständlicher Details wie Josephs Ledertasche und Holzschuhe (»Trippen«), die Goldpokale, die Waffen und Kleider der Könige, deren einer einen geschlitzten Rock, der andere einen römischen Muskelpanzer, der kniende ein pelzgefüttertes und -verbrämtes Brokatkleid trägt.

Koch schrieb demselben Meister überzeugend eine Anbetung der Könige im Westfälischen Landesmuseum in Münster[4] zu. Ein möglicher Zusammenhang mit Aldegrever wurde offengelassen. Auch an Jan Swart van Groningen wurde gedacht[5]. Lutze und Wiegand sahen bei Gm 55/56 den Stil der niederländischen Romanisten übersteigert und

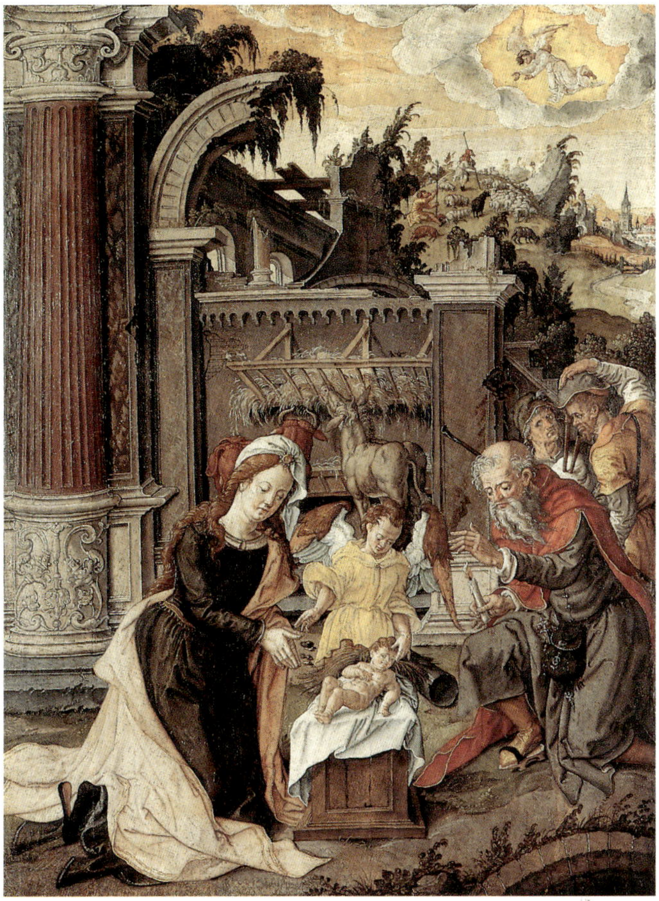

Gm 55

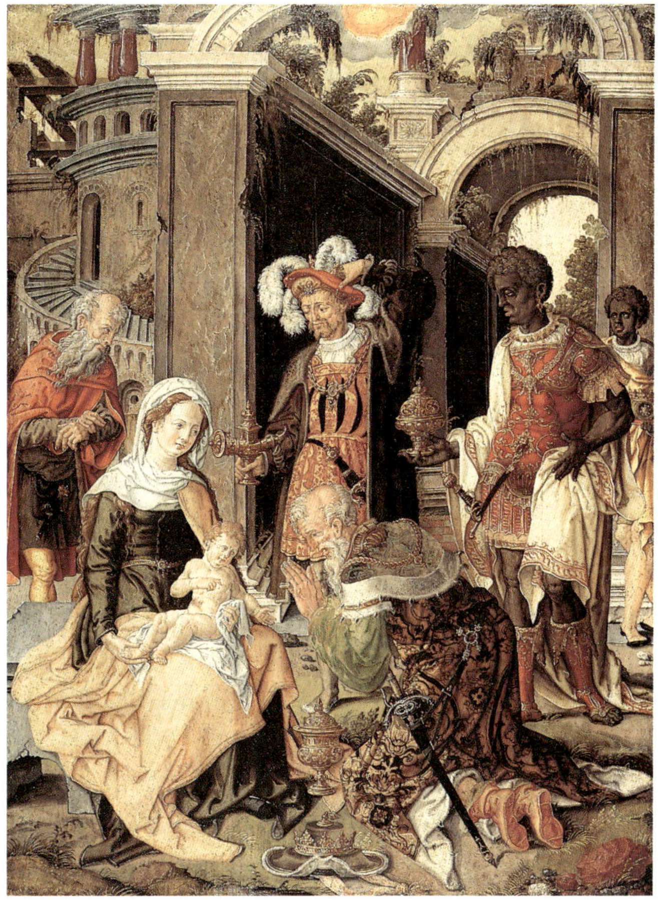

Gm 56

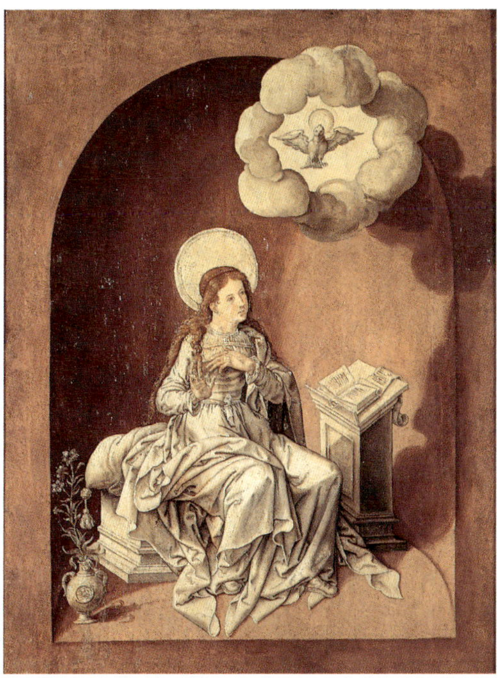

Gm 55

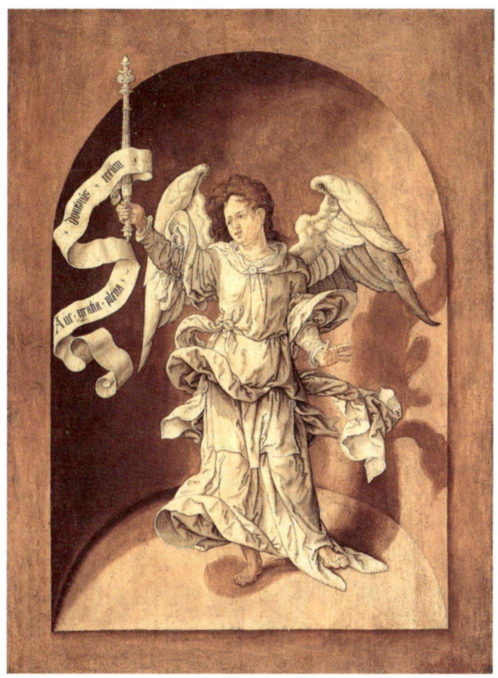

Gm 56

rechneten die Altarflügel dem niederrheinisch-westfälischen Kunstkreis um 1530/40 zu, ebenso Pieper, der an dem Zusammenhang mit der Tafel in Münster festhielt. Die Gemälde, die Architekturelemente der Renaissance bruchstückhaft und in gewagten Kombinationen vorführen, sind nicht denkbar ohne die Kenntnis des Antwerpener Manierismus, doch stellen sich auch Erinnerungen an die Kölner Malerei ein. Übereinstimmende Motive finden sich auf zwei Altarflügeln gleicher Thematik in Köln, Wallraf-Richartz-Museum[6]. Verglichen mit Gm 55/56 zeigt das Gemälde in Münster die Figuren weniger frei im Raum postiert, die Architektur minder gewichtig und in den Formen beruhigt.

1 Die Tafel wurde im originalen Nutrahmen zur Untersuchung belassen.
2 Da die Anbetung der Könige als bevorzugtes Thema gemalter Mittelstücke bereits auf dem Flügel dargestellt ist.
3 Vgl. Dagmar R. Täube: Monochrome gemalte Plastik. Entwicklung, Verbreitung und Bedeutung eines Phänomens niederländischer Malerei der Gotik (Kunst, Geschichte und Theorie. Hrsg. von Kunibert Bering, Bd. 19). Essen 1991.
4 Inv.Nr. 69 WKV, Eichenholz, 67,3 x 52 cm. F. Koch 1913, S. 27 – 30, Tf. 1. – Kat. Münster 1986, Nr. 162 mit Abb.
5 Handschriftl. Nachtrag zu Braune 1909.
6 Inv.Nr. 765, 766; vgl. Kat. Köln, Wallraf-Richartz-Museum, 1990: Altkölner Malerei (bearb. F.G. Zehnder), S. 86 – 87, Abb. 56, 57.

Aukt. Kreutzer, Aachen, 1907. – Braune 1909, Nr. 55, 56. – F. Koch 1913, S. 27 – 30, Tf. 2, 3 (Innen- und Außenseiten). – Lutze u. Wiegand 1936-37, S. 112, Abb. 349, 350 (Innenseiten). – Kat. Münster 1986 (bearb. von Paul Pieper), bei Nr. 162, mit Abb.

Nürnberg

FLÜGELALTAR MIT MARIENFIGUR UND GEMALTEN FLÜGELN
1501

Schrein: Maria mit Kind auf der Mondsichel, geschnitzt.

Linker Flügel, Innenseite. Oben: **Joachims Opfer wird zurückgewiesen.** Der Hohepriester fegt das Geldopfer (Kreuzer) mit eine Handbewegung vom Altartisch. Joachim steht bescheiden mit dem Hut in der Hand. Chorartiger Innenraum mit Maßwerkfenster. Unten: **Joachim und Anna begegnen sich an der Goldenen Pforte.** Die »Goldene Pforte« in Jerusalem, die der Maler mit einer vergoldeten Quaderrahmung versah, ist Symbol für die unbefleckte Empfängnis Mariä. Goldgrund.

Rechter Flügel, Innenseite. Oben: **Verkündigung an Joachim.** Ein Engel teilt ihm mit, daß seine Gebete erhört worden sind und daß seine Frau Anna Mutter wird. Schafe, ein Hund und ein Hirte in einer bergigen Landschaft mit Burg. Unten: **Geburt Mariä.** Frauen kümmern sich um die Wöchnerin Anna, eine präsentiert die neugeborene Maria, die andere bringt zu Essen. Auf der Stufe des Truhenbettes Kanne und Schüssel, auf dem Fliesenboden ein Bottich als Bad für das Kind. Am Türsturz dat.: »1501«. Goldgrund.

Linker Flügel, Außenseite. Oben: **Hl. Laurentius** mit dem Rost. Unten: **Hl. Sigismund** mit Szepter, Krone und Reichsapfel. Blauer Grund.

Rechter Flügel, Außenseite. Oben: **Hl. Sebaldus** mit dem Modell der Nürnberger Sebalduskirche. Unten: **Hl. Florian** mit der Kreuzfahne. Er gießt Wasser ins Feuer. Blauer Grund.

Linker Standflügel. Oben: **Hl. Borodmorus** (?) mit einer Zange. Unten: **Hl. Petrus** mit dem Schlüssel. Blauer Grund.

Rechter Standflügel. Oben: **Hl. Stephanus** mit den Steinen als Attribut seines Martyriums. Er wurde gesteinigt. Unten: **Hl. Paulus** mit dem Schwert als Attribut seines Martyriums. Er wurde enthauptet. Blauer Grund.

Im Schrein und als Aufsatz geschnitztes Rankenwerk.

Figur Lindenholz (Tilia sp.), Flügel Kiefernholz (Pinus sylvestris), Gesamthöhe 151 cm, Gesamtbreite 104,5 cm, Sockeltiefe 18 cm, Schrein 83 x 52 cm; innere Flügel je 83 x 26 cm, lichte Maße der Malereien ca. 35 x 17 cm; Standflügel je 82 x 26 cm, lichte Maße der Malereien ca 35 x 17 cm – Auf der Predella links in grauweißer Farbe: »Pl.O.172«.

Pl.O. 172 = Kg 4. Aus der Kapelle des Hauses zum Goldenen Schild in Nürnberg, wo sich der Altar noch 1854 befand – Erworben vor 1871.

Schrein: Standfigur auf der Rückseite abgeflacht und ausgehöhlt. Blaues Kleid Mariä mit vergoldeten Paillettenapplikationen, gleich dem Hintergrund graublau übermalt. Innenseite des Mantels versilbert auf rotem Untergrund, rot gelüstert. Silber weitgehend abgefallen. Szepter im oberen Teil ergänzt. 2 Engel, die die Krone über den Maria hielten, sind verloren, ebenso 3 Zacken der Krone. Seitlich 2 barocke Engelsköpfe aus Pappmaché. Originale Sternapplikationen in gefaltetem Papier, mit Pinsel vergoldet und rot gelüstert; teils überklebt oder ersetzt durch einfachere, größere, vergoldete Sterne. Gedrehte Säule versilbert auf rotem Untergrund, Sockel vergoldet.

Maßwerk glanzvergoldet. Auf der Schreinplatte Konstruktionslinien; 1 cm tiefe Nut entlang der 3 sichtbaren Seiten; sekundäre Dübellöcher, Funktion unklar.

Flügel[1]: Einzelbretter. Stärke ca. 0,7 cm. Formate original. – Außen- und Innenseiten: Unterzeichnung: Pinsel; Kontur- und Binnenzeichnung; wenige Schatten in den Falten schraffiert. Malerei und Metallauflagen: Nimben, hohe liturgische Gewänder und Harnische, je nach Wandlung des Altars in verschiedenen Metallauflagen. Verbräunte Überzüge.

Flügel-Innenseiten: Malflächen und innere Rahmenprofile mit Werg kaschiert. Unterzeichnung: Im Tempel stellt Joachim den linken Fuß auf die Altarstufe, bis zur Untermalung beibehalten, während des Malvorganges zurückgesetzt und von der Stufe verdeckt; der Hohepriester hält die linke Hand auf und weist mit der Rechten auf das Opfergeld am Altarrand; unter dem Fenster ein Chorgestühl; bei der Verkündigung auf dem Felde ein vor dem Hirt stehendes Schaf, in der gemalten Ausführung zwei liegende; bei der Mariengeburt anstelle des geraden Türsturzes ein Rundbogen. An den Goldgrund angrenzende Konturen in die Grundierung geritzt. Malerei und Metallauflagen: Nimben, Zwickel, Goldgründe und Fensterausblicke glanzvergoldet auf rotem Poliment; bei der Verkündigung auf dem Felde mit gelber Bronze überarbeitet; Antependium bei Joachims Opfer in Preßbrokattechnik mit Granatapfelmuster, 7 Riefelungen pro cm; Muster rot gelüstert, schwarz konturiert; Gold auf weitgehend zerfallener Zinnfolie, darunter dicke weißliche Klebeschicht, deren wohl hohe Spannung zum Aufreißen der Metallschichten führte. Pluviale des Hohenpriesters in Silber mit Goldlack, Lack gedünnt, Silber dort sulfidiert. Teile der Mitra mattvergoldet auf bräunlich transparentem Anlegemittel. Metallenes Geschirr bei der Mariengeburt in Glanzsilber auf rotem Poliment; teilweise sulfidiert, gelber Lack im Teller der Magd verputzt. Blaue Gewänder vergrünt; grüne Farben der Mariengeburt gebräunt; dort im Vorhang größerer Ausbruch über Wergkaschierung.

Flügel-Außenseiten und Standflügel: Ehemals azuritblauer Himmel später grau übermalt. Nimben, Dalmatiken der Diakone, Kleid des Jakobus, Kaiserkrone und Harnische in Silber mit Goldlack (Goldimitation), Rost des Laurentius in Silber, Muster in den liturgischen Gewändern schablonenmäßig flach; Farbigkeit beeinträchtigt durch fleckigen, ölartigen Firnis; bei einem früheren Reinigungsversuch Verputzungen vor allem der Hintergründe, der Standfläche des Hl. Sebald, der Architektur des Hl. Florian. Pastositäten berieben.

Rahmen: Lindenholz, Ecken einfach verzapft; Kern schwarz gestrichen mit Blütenornamenten in Zwischgold. Profile auf den Innenseiten glanzvergoldet, auf den Außenseiten bleizinngelbfarben und auf den Standflügeln versilbert mit Goldlack. Metalle berieben und geschwärzt, Firnisse fleckig, partiell entfernt. – Restaurierung: 1997 Schmutz, von der Schreinskulptur öliger Überzug entfernt. AB

Es handelt sich um einen Flügelaltar mit zwei beweglichen und zwei feststehenden Flügeln (Pentaptychon). Die Mitte nimmt die geschnitzte Figur einer Muttergottes auf der Mondsichel ein. Sie vertritt das »Apokalyptischen Weib« der Offenbarung des Johannes 12, 1[2]. Die begleitenden Gemälde auf den Flügeln erzählen die Geschichte der Eltern Mariä, Joachim und Anna, bis hin zur Geburt Mariä[3]. Der Maler des Hausaltärchens behalf sich bei der Charakterisierung der verschiedenen Schauplätze und in der Auswahl der Handlungsträger mit dem Nötigen. Im Einzelfall werden realistische Details angegeben wie die Zangenlöcher auf den Quadern der Torleibung der »Goldenen Pforte« oder die Eisen in dem zweibahnigen Fenster der »Zurückweisung«. Den persönlichen Stil des Malers kennzeichnen die raumschaffende Position schräg vom Rücken gesehener Figuren und die wehenden Mantelumschläge mit dem helleren Futterstoff. Die Heiligen, von denen die Nürnberger Stadtpatrone Laurentius und Sebaldus die besten Plätze einnehmen, stehen vor Steinbrüstungen. Alle werden durch ihre Attribute ausgewiesen. Die wenig ausgeprägten Köpfe, die stereotypen Haltungen und die Blumenmuster der Ornate geben den Heiligenbildern etwas Naives. Auch die großen Scheibennimben wirken rückständig. In Kat. 1890 ist der Altar als schwäbisch aufgeführt. Schulz wies ihn auf einem 1854 datierten Aquarell von Georg Christoph Wilder nach, das die Kapelle des Hauses zum Goldenen Schild in Nürnberg wiedergibt[4]. Folgerichtig lokalisierte er den Altar in einer Nürnberger Werkstatt, während ihn Schuette noch den schwäbischen Altären zurechnete. Weinberger dachte an den von ihm so genannten Meister der Kahlenberg-Legende, einen ulmisch beeinflußten Nürnberger Zeichner für den Holzschnitt. Es ist schwer, sich Bilder des Malers im großen Format vorzustellen. Josephi erkannte das Rankenwerk des Aufzuges und die betende Maria als alt, aber nicht ursprünglich zugehörig. Er stellte sich einen Zinnenkranz als oberen Abschluß vor. Die betende Maria wurde nach 1990 gestohlen.

1 Die Tafeln wurden zur Untersuchung in ihren originalen Nutrahmen belassen.
2 LCI 1, 1968, Sp. 145 – 150. – Marienlexikon, Bd. 1, 1988, S. 190 – 193 (»Apokalyptische Frau«).
3 Zur Jugendgeschichte Mariä vgl. Apokryphe Bibel. Die verborgenen Bücher der Bibel. Hrsg. von Erich Weidinger. Augsburg 1991, S. 277 – 279.
4 Museen der Stadt Nürnberg, Graphische Slg., Inv.Nr. St.N. 9655.

Kat. 1890, Nr. 356. – Schulz 1905, S. 59 – 60, Tf. II. – Ders. 1906, S. 47 – 48, 55 – 59, Abb. S. 56. – Schuette 1909, S. 27. – Josephi 1910, Nr. 299, Abb. S. 172. – Weinberger 1921, S. 101, Tf. VII, 2 u. 3 (Hl. Sigismund, Geburt Mariä). – Schulz 1933, S. 509 – 510, Abb. 614. – Lutze u. Wiegand 1936-37, S. 63 – 64.

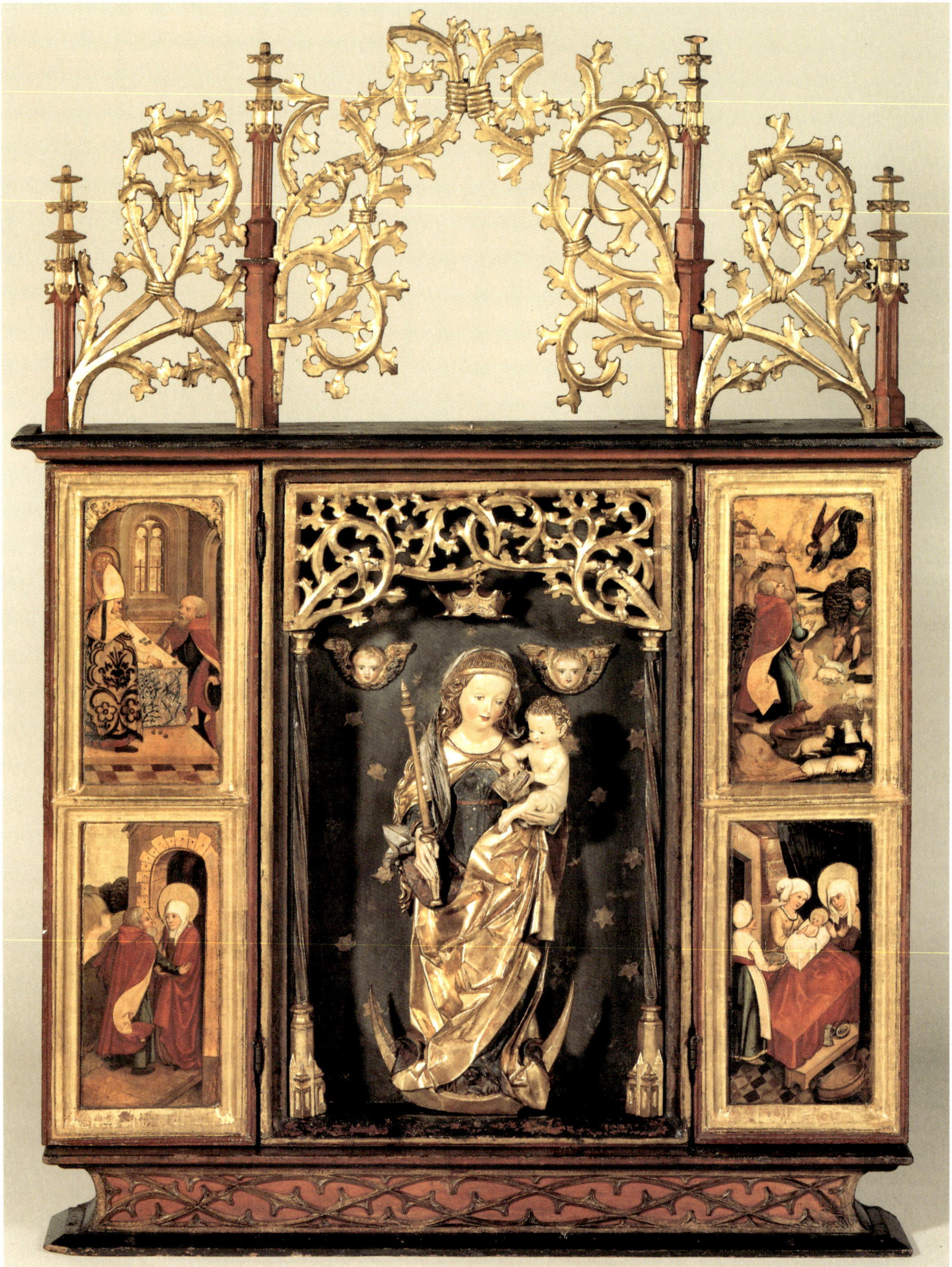

Pl. O. 172

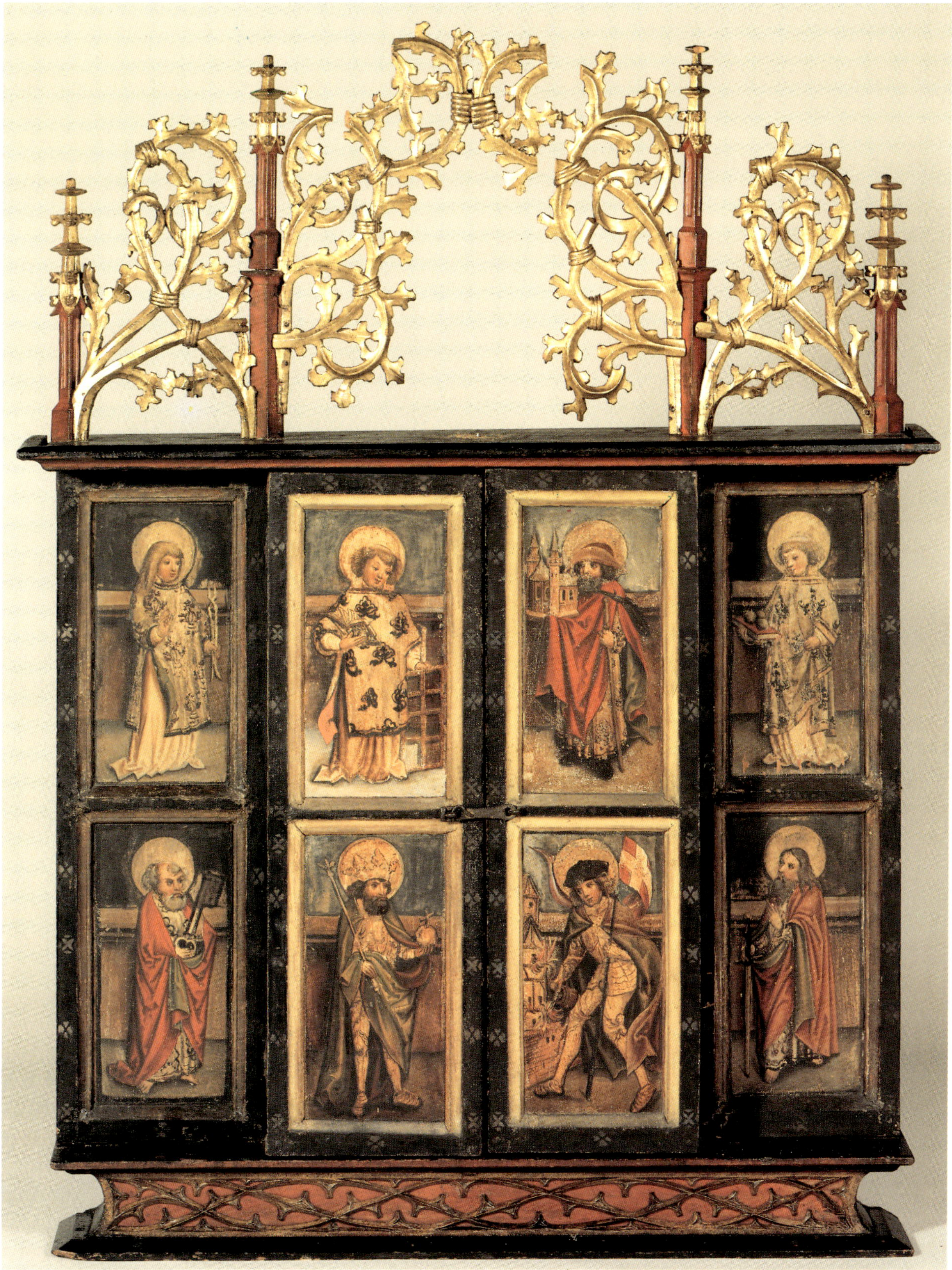

Pl. O. 172

Nürnberg

DIE SCHLACHT IM WALDE

1502

Am 19. Juni 1502 lieferten sich Nürnberger Bürger unter dem militärischen Oberbefehl von Ulman Stromer und Truppen des Markgrafen Kasimir von Brandenburg bei St. Peter vor Nürnberg ein Gefecht, das die Nürnberger verloren.

Wasserfarben auf Leinwand, lichte Maße 182,5 x 228,5 cm. – Unten Mitte dat.: »1502«. Von der Leinwand abgelöster Pergamentstreifen[1] mit dem 9 zeiligen Text: »Schlacht dern von Nürnberg mit Marggraven Casimirn zu Brandenburg A° 1502. / Sontags vor Johannis des Khirchweyschutzes zu Affalterbach halben bey Sanct Peter vor Nürn / berg Im Waldt beschehen, Inn welchen der marggraf zu Roß und fues den Nürnbergischen heere(?) / nicht weith uberlegen aber doch des Nürnbergischen Haufens Oberster Ulman Stromer.../...an fuesvolck.../...seiner sterck an den waldt... / Darin er auch das veldt ver... / ... marggrevlischen Th(eil?)... / ...tel und sonst...«[2].

Gm 579. Erworben vor 1872. – Herkunft unbekannt.

3 Bahnen[3], horizontal vernäht, mittlere Breiten von oben ca 29, 78, 76 cm, Leinenbindung, Fadendichte 16 x 16 pro cm². Vorwiegend vertikale Risse lassen auf eine zeitweilige Aufbewahrung in gerolltem Zustand schließen. Fehlstellen durch Leinwandintarsien ersetzt. Ecke links unten mit blauem Garn gestopft. Dubliert und auf Spanplatte geheftet. Knitterungen. Anhand von Spanngirlanden und Nagellöcher eine ältere Aufspannung erkennbar. Format original. – Bildseite: Grundierung: Dünn, hellbraun; als Hintergrund verwendet. Unterzeichnung: Keine erkennbar. Malerei: Alla prima, Bindemittel wasserlöslich. Figuren und Motive schwarz konturiert, anschließend mit Farbe teilweise unsorgfältig ausgemalt, wodurch es an einfache Drucktechnik erinnert; Schatten pauschal in dunklerer Lasur. Farben großflächig abgerieben; Leinwand oben im Bereich eines ca. 30 cm hohem, am linken Rand in der unteren Hälfte auf ca. 20 cm breitem, am rechten Rand auf ca. 15 cm hohem und 80 cm breitem Streif verbräunt und Malschicht weitgehend verloren; nicht erklärbar die Erhaltung der Figurengruppe im beschädigten Bereich links oben. Ältere Retusche am oberen Rand. – Restaurierung: 1955 kleisterdoubliert auf industriell vorgrundierter Leinwand und auf Spanplatte geheftet. AB

Im Verlaufe des Jahres 1502 erfuhr der Nürnberger Rat, daß Markgraf Kasimir von Brandenburg-Kulmbach plante, den Kirchweihschutz in Affalterbach bei Nürnberg, ein Hoheitsrecht, das Einnahmen abwarf, an sich zu ziehen und gleichzeitig begann, Truppen zu sammeln. Nürnberg schickte deshalb am Morgen des 19. Juni ein 2000 Mann starke Truppe zum Kirchweihschutz aus. Der Markgraf, bei dem sich der junge Götz von Berlichingen befand, rückte aber direkt gegen die Stadt vor und verwickelte ein zweites Nürnberger Aufgebot in heftige Gefechte. Ein drittes Aufgebot unter Willibald Pirckheimer, ca. 800 Mann, zog vor das Frauentor, um als eine Art Eingreifreserve bereitzustehen. Begleitet wurde Pirckheimer von seinem italienischen Studienfreund Graf Gian Galeazzo di San Severino, der zu Besuch in Nürnberg weilte. Beide sind in der Bildmitte zu sehen, Pirckheimer mit Halbharnisch und großem Federbarett, seine groben Gesichtszüge karikaturhaft überzeichnet. Der elegant gekleidete Italiener hält rechts neben ihm. Als die Affalterbacher Schutztruppe zurückkam, hörte sie den Kampflärm und wurde, ohne große Hilfe bringen zu können, in den Rückzug der zweiten Nürnberger Gruppe verwickelt, deren Plan, eine Wagenburg zu bilden, mißlungen war – die Fahrzeuge stehen im Bild am oberen Waldrand. Beide Verbände begannen sich aufzulösen und unkontrolliert in Richtung Stadt zurückzulaufen. In diesem kritischen Moment, als alles auf Pirckheimers Truppe ankam, winkte dessen italienischer Freund mit seinem Barett und ritt in die Stadt zurück. Nach dem Bild saß er zu Pferde und trug ein großes Barett, sah also einem militärischen Befehlshaber so ähnlich, daß er in der allgemeinen Aufregung für einen Heerführer gehalten werden konnte, der sich selbst in Sicherheit bringt. Damit soll er die letzte Fluchtwelle ausgelöst haben. Das starke Artilleriefeuer von der Frauentormauer und dem heute rund ummauerten Torturm (unten rechts) verhinderte ein Eindringen markgräflicher Truppen nach Nürnberg. Gleichwohl blieb die Affäre die schlimmste Niederlage in der Nürnberger Kriegsgeschichte. In der Stadt wurden damals 488 Tote beider Parteien bestattet, ihre Gesamtzahl und die der Verletzten muß viel höher gewesen sein. Die Volksmeinung schob die Schuld an der gesamten Niederlage Pirckheimer und seinem italienischen Freund zu, weshalb ersterer sich zwei Tage lang nicht auf der Straße sehen lassen durfte und letzterer vom Rat aufgefordert wurde, schnellstens und unauffällig die Stadt zu verlassen[4].

Die bei dem großen Format rasch auszuführende und vergleichsweise billige Wasserfarbenmalerei auf Leinwand spricht für den dokumentarischen Zweck des Bildes. Der Maler stellte die Truppenbewegungen und Einzelaktionen über den Gesamteindruck eines »Schlachtengemäldes«, wie ihn z. B. die Landsknechtsschlacht in Würzburg, Martin von Wagner Museum[5], oder Gm 1682, Altdorfer und Werkstatt, »Der Sieg Karls des Großen«, bieten.

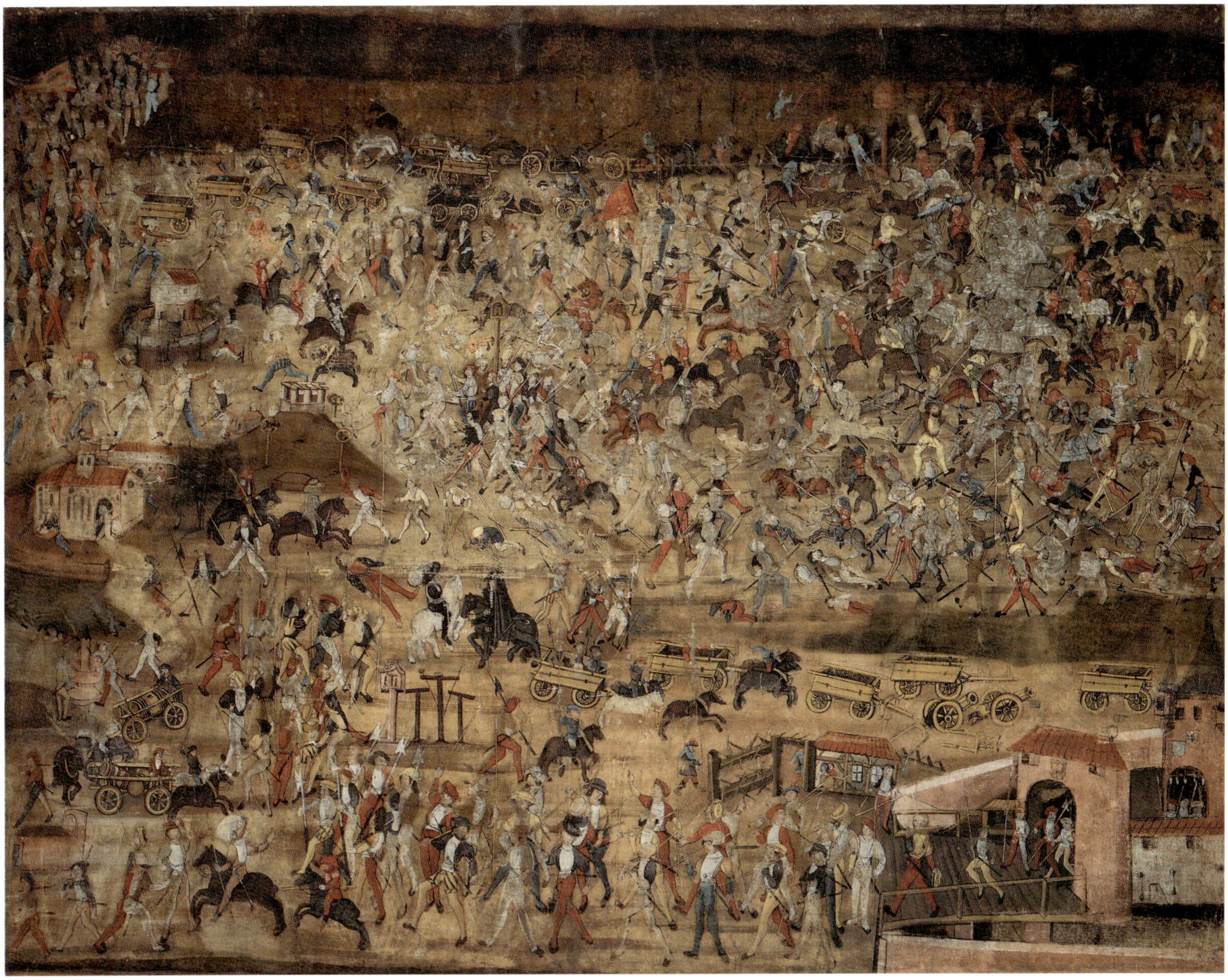

Gm 579

1 Auf Papier aufgezogen. Vor der Restaurierung 1955 laut Restaurierungsbericht »auf der Vorderseite rechts unten«; Aufbewahrung heute auf der Rückseite in einem Plastiksäckchen an die Spanplatte geheftet.
2 Irmtraud v. Andrian-Werburg, GNM, die beim Lesen und Transskribieren des Textes behilflich war, datiert an das Ende des 16. oder ins 17. Jahrh.
3 Das Bild wurde für die technologische Untersuchung nicht aus dem Rahmen genommen.
4 Die Beschreibung nach Willers, in: Ausst.Kat. Nürnberg 1980. Zum Hergang und zur Örtlichkeit vgl. Kreppel 1905. Ergänzende Nachrichten und Betrachtungen in Alt-Nürnberg und bei Neuhaus.
5 Inv.Nr. F 512 (K 164); vgl. Martin von Wagner Museum der Universität Würzburg, Gemäldekatalog, bearb. von Volker Hoffmann mit Konrad Koppe, 1986, Nr. 315 mit Lit. u. Abb.

Essenwein 1872, S. 114, Tf. B VII c (Ausschnitt). – Kat. 1882, Nr. 473; 1885, Nr. 484; 1893, Nr. 523. – Alt-Nürnberg 1895, Heft 3, Blatt 2. – Kreppel 1905, mit Abb. – Braune 1909, Nr. 579. – Ausst. Berlin 1935: Das Ereignisbild, Kat.Nr. 21. – Ausst. Nürnberg 1941: Krieg in Buch und Bild, S. 32. – Neuhaus 1941, S. 69 – 71, Abb. S. 69. – Ausst. Cappenberg 1951: Deutsche Kultur, Kat.Nr. 124. – Ausst. Nürnberg 1980: Pirckheimer, Kat.Nr. 4 (bearb. J. Willers), Abb. S. 9 (Ausschnitt). – Boockmann 1986, Abb. 51. – Hale 1990, S. 178 – 179, Farbabb. 226.

Nürnberg

Monogrammist H d (= d in H)

BILDNISSE EINES UNGLEICHEN PAARES
1509

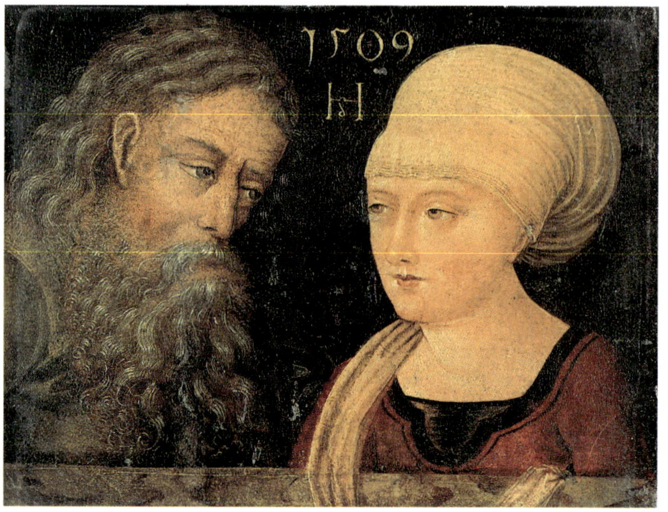

Gm 194

Ein barhäuptiger bärtiger Mann im fortgeschrittenen Alter und eine Frau in einer Haube mit gelöstem Kinnband hinter einer marmorierten grünen Brüstung. Er hat braune Augen und weißes Haar und trägt einen grünen Rock. Sie hat hellbraune Augen und trägt ein rotes Kleid mit schwarzem Samtbesatz und dunklem Brusttuch. Dunkler Hintergrund.

Pergament, auf Eichenholzbrett (Quercus) aufgezogen, 17,2 x 21,4 cm – Oben Mitte bez.: »1509 / Hd [= H und in dasselbe eingeschrieben kursives d] – Auf der Rückseite von späterer Hand mit Tinte: »Hans Scheuffelein«; mit weißer Farbe »G.194«.

Gm 194. Erworben 1879 aus der Slg. Konsul Felix Bamberg, Messina.

Risse im Pergament im Bereich des Bartes. Format beschnitten, Kanten ungleichmäßig. Geringer, alter Schädlingsbefall im Holz. Stärke auf 0,5 cm gedünnt. – Rückseite: Glatt bearbeitet. – Bildseite: Grundierung: Keine. Unterzeichnung: Keine erkennbar. Malkanten nicht vorhanden. Malerei: Farbigkeit unter altem dickem Firnis gelblich getönt: Inkarnate rötlich, bei der Frau heller; ihr Kopftuch hellrot untermalt und gelb lasiert; Haare des Mannes grau mit weißen Lichtern, graufarbene Steinbrüstung. Monogramm und Jahreszahl mit Schreibpinsel. Malschichtausbrüche und Retuschen vorwiegend im Gesicht des Mannes. AB

Bei Lutze und Wiegand erstmals als Bildnisse eines »ungleichen Paares«. Der ernste, edle, sinnende Kopf des Mannes mit dem wallenden Haupthaar und Bart gehört einem anderen Bereich an als die bürgerliche Ehefrau. In Verbindung mit dem für Gemälde vergleichsweise selten herangezogenen Bildträger erscheinen sie als nachträglich ausgemalte und in einer Art Dialog aufeinander bezogene Studienköpfe, von denen der Mann ideal, die Frau realistisch aufgefaßt ist. Der Verzicht auf das Barett beim Mann bietet ein Argument mehr, die Möglichkeit eines Porträts einzuschränken. Aber auch mit der üblichen Darstellung ungleicher Paare, wie sie Lucas Cranach d. Ä. malte[1], hat das Paar nichts zu tun. Dem Mann fehlen die Anzeichen eines unwürdigen Greisenalters, so das lüsterne Lachen mit schadhaftem Gebiß, der Frau jedes Anzeichen einer üblen Absicht. Man vermißt Geldbeutel und Münzen als die üblichen Objekte der Begierde. Das Bild wurde offensichtlich aufgrund des Monogrammes Hans Dürer zugeschrieben. Dieser wurde am 21. Febr. 1490 geboren, lernte bei seinem Bruder Albrecht, wird 1510 letztmals in Nürnberg aktenkundig, war dann in Krakau tätig, wo er 1527 Zahlungen empfing und 1529 als Hofmaler König Sigismunds I. genannt wird, und starb 1534/35. Schon Janitschek lehnte die Zuschreibung ab. Reber und Bayersdorfer, die das Bild in Kat. 1882 u. 1885 allgemein als oberdeutsch einordneten, bezeichneten es in Kat. 1893 einleuchtend als nürnbergisch. Braun löste das Monogramm, das »d« für ein »s« nehmend, für Hans Schäufelein auf. Beth legte Widerspruch ein. Nach Lutze und Wiegand hat das Bild »weder mit dem um Hans Dürer und Hans Döring gruppierten Material etwas gemein, noch mit Hans Schäufelein, dem es Braun-Troppau auf Grund irriger Auflösung des Monogramms zuwies«. Der theoretische Zug des Bildes erinnert an gezeichnete Studien Albrecht Dürers und an einige seiner gemalten Köpfe, die nicht als Bildnisse im engeren Sinne eingeordnet werden können. Das in Ausschnitt, Gruppierung und in der Darstellung des Greisenkopfes nächstverwandte Bild, eine Hl. Familie von 1509 (Rotterdam, Museum Boymans-van Beuningen) ist als ein Werk Dürers freilich umstritten, ebenso die Jahreszahl[2]. Das ausgiebige Arbeiten mit Weißhöhungen könnte bei Gm 194 für einen Miniaturisten sprechen. Der weit überlegene Jakob Elsner[3] kommt als Autor nicht in Frage.

1 Vgl. Gm 218.
2 Inv.Nr. 2447, Lindenholz, 31 x 38 cm; vgl. Anzelewsky 1991, Nr. A 116, Abb. 136. – Museum Boymans-van Beuningen Rotterdam. German and French Paintings. Fifteenth and Sixteenth Centuries, bearb. von Julien Chapuis, 1995, Kat.Nr. 6 mit Abb.
3 Vgl. Gm 884, Bildnis des Jörg Ketzler von 1499; vgl. Lutze u. Wiegand 1936-37, Abb. 110.

Kat. 1882, Nr. 247; 1885, Nr. 252; 1893, Nr. 211. – Janitschek 1890, S. 371, Anm. – Braun 1895, S. 64. – Braune 1909, Nr. 194. – Beth 1914, S. 73. – Reinach 6, 1923, S. 41, Abb. 2. – Lutze u. Wiegand 1936-37, S. 135 – 136, Abb. 108.

Nürnberg

Zwei Flügel eines Altars

ZWEI SZENEN DER KREUZLEGENDE
um 1510

Die Kaiserin Helena ließ nach dem Kreuz Christi graben und fand es gemeinsam mit Makarios, Bischof von Jerusalem, unter verschiedenen anderen heraus, da es allein einen Todkranken zu neuem Leben zu erwecken vermochte. Die an der Krone kenntliche Kaiserin und der in Leintücher gehüllte Wiedererweckte verehren das Kreuz, während die Knechte mit den Spaten fernab stehen. Bei der Zerstörung des Grabestempels in Jerusalem durch den Perserkönig Chosroes II. ging das Kreuz verloren, doch besiegte ihn Kaiser Heraklius von Byzanz und brachte das Kreuz zurück nach Jerusalem. Zunächst schloß sich das Stadttor vor ihm. Erst als er Waffen und Insignien – Krone und Szepter – abgelegt hatte und im Büßerhemd um Einlaß bat, öffnete ihm ein Engel das Tor, durch das auch Christus geschritten war. Im Hintergrund Jerusalem mit der Grabeskirche. Oben Festonschmuck mit Weintrauben, Lorbeer und Balustervasen.

Tannenholz (Abies sp.), 187,8 x 121,8 cm – Auf der Rückseite Aussparungen für Reliefs mit den eingeschriebenen Namen der Heiligen, oben 2. »margret«, 4. »kattarin«, unten 1. »vrsala«, 4. »magdalen«.

Gm 190. Erworben vor 1855. Herkunft unbekannt.

2 Flügel, fest verleimt[1]. Linker Flügel 4 Bretter, Breiten von links oben 13,0, 21,8, 26,5, 6,4 cm, unten 18,1, 25,1, 17,7, 7,9 cm. Rechter Flügel 3 Bretter, Breiten von links oben 14,8, 18,1, 21,2 cm, unten 12,1, 15,5, 25,1 cm. Stärke 1,8 cm. In das 3. Brett von rechts im Zuge der Zusammenfügung am unteren Rand weiteres Brett eingeschoben; die »Naht« stellenweise geglättet. Äste im Holz belassen. Auf beiden Seiten partielle Wergkaschierung an den Fugen und kurze Querstreifen oben und unten. Fugen partiell nachgeleimt. Alter Schädlingsbefall. Risse. Format weitgehend original, möglicherweise Falzrand an den zusammengefügten Seiten abgeschnitten. – Innenseite: Tafeln im Rahmen grundiert und bemalt; Figuren paarweise geschnitzt mit jeweils gemeinsamer Standzone; Befestigungsart nicht klar erkennbar[2]. Malerei und Metallauflagen: Brokatvorhang des Hintergrunds kleinteilig bunt und mit Zwischgold ornamentiert; in der oberen Hälfte gelber Vorhang mit hellroten Bändern auf blaue Stange gehängt; in der unteren Hälfte Saum mit rot-grünen Quadraten am oberen Rand; Fransen bei allen rot, Sockelzone schwarz. Hintergrund über den Köpfen graubraun. Hintergrund und Brokatvorhänge später zunächst deckend azuritblau, dann graublau übermalt; diese Farben wasserlöslich. Nach der Zusammenfügung der Flügel zur Stabilisierung 2 dicke Querleisten oben und unten aufgedübelt. Die Tafel erhielt sodann auf einer semitransparenten Zwischenschicht einen ockergelben Anstrich. Querleisten im Laufe der Zeit entfernt; Anstrich 1996 bis auf die harte, fest mit der unteren Schicht verbundene, semitransparente Zwischenschicht freigelegt, ein Feld links oben belassen[3]. Gold teilweise abgefallen, offenliegendes Silber verschwärzt. – Bildseite: Grundier- und Malkanten an den zusammengefügten Rändern nicht mehr vorhanden. Unterzeichnung: Pinsel; Kontur- und Binnenzeichnung, wenige Schatten kurz parallelschraffiert. Abweichungen von der gemalten Ausführung im linken Flügel: Der Kaiser mit Haupthaar; über der Tür am Haus ein nicht ausgeführtes Vordach. Malerei und Metallauflagen: Auftrag kreuzweise dick mit breitem Pinsel. Gewänder, Krone und Haarschmuck in Mattzwischgold auf hellrotem transparentem Anlegemittel, mit rotem und grünem Lack floriert. Edelsteine sowie Blätter und Früchte im Feston rot und grün auf Silber gelüstert. Die in weiten Teilen – vor allem im linken Flügel – ruinierte Tafel offenbar zum Zeitpunkt des Zusammenfügens der beiden Flügel umfassend »renoviert«. Malerei weitgehend – im Bereich der »Naht« motivübergreifend – ergänzt. Metallauflagen, mit Ausnahme des Mantels des Bischofs, vermutlich in Gold ergänzt, Ornamentik weitgehend frei erfunden. Engelsgewand und Ausbrüche im Feston mit Bronze großflächig retuschiert. Alte, fleckige Firnis- und Schmutzreste. – Restaurierungen: 1966; 1995; 1996 Blasen niedergelegt, Innenseite freigelegt. AB

Die Kreuzlegende wird in der Legenda aurea (1263/73) des Jacobus de Voragine[4] wiedererzählt. Der Maler von Gm 190 faßte zwei zeitlich divergierende Momente in einem Bilde simultan zusammen – die Auffindung des Kreuzes durch die Kaiserin Helena und den Einzug des Kaisers Heraklius in Jerusalem. Die Komposition war gehälftet auf zwei Altarflügel verteilt, deren Außenseiten sie bildete. Bei geschlossenem Zustand des Retabels ergaben die Teile eine Einheit. Der originalen Rahmung beraubt und miteinander fest verleimt, täuschten die Teilbilder einen einzigen Altarflügel vor, zu dem sich ein thematisch geeignetes Gegenstück nicht finden ließ. Anhand der zum Teil erst 1995/96 freigelegten Reste der Malerei lassen sich die Flügelinnenseiten (Abb. S. 350) wie folgt rekonstruieren: In zwei Reihen übereinander waren jeweils zwei in Relief geschnitzte Zweiergruppen von heiligen Frauen zu sehen, insgesamt also acht. Die oberen standen vor einem Behang, der mittels einer roten Schnur an einer Stange aufgehängt ist und unten mit einem roten Fransensaum abschließt. Für den unteren Teil erlauben die wenigen Reste keine Aussage. Man darf davon ausgehen, daß plastische Scheibennimben die Köpfe der heiligen Frauen hinterlegten. Zu den namentlich ausgewiesenen Heiligen – Katharina, Margarethe, Ursula und Magdalena – kam mit Sicherheit die Hl. Barbara. Der verlorene Schrein kann im Hinblick auf das Thema des Kreuz-Altars einen geschnitzten Kalvarienberg oder auch nur eine Kreuzigungsgruppe enthalten haben, aber auch eine Dreiergruppe plastischer Einzelfiguren, Maria und Heilige, unter denen bestimmt die Kaiserin Helena war. Der um 1505 entstandene Kreuzaltar der Evang.-Luth. Pfarrkirche St. Georg in Ickelheim bei Bad Windsheim[5] zeigt in Relief und auf zwei Flügel verteilt die Kreuzauffindung durch die Kaiserin Helena und den Einzug des Kaisers Heraklius mit dem Kreuz in Jerusalem. Der Kreuzaltar der Röm.-Kath. Pfarrkirche in Roth bei Nürnberg enthält zusätzlich den Traum Kaiser Konstantins, dem ein Engel mit dem Kreuz erscheint, und die Übergabe der Schlüssel der Stadt Rom an den Kaiser[6]. Beim Katharinenaltar des Levinus Memminger in der Nürnberger Lorenzkirche, den Michael Wolgemut um 1485/86 malte, ist der Kreuzauffindung auf der Innenseite des linken Flügels eine Muttergottes mit Nothelfern auf der Innenseite des rechten Flügels gegenübergestellt[7]. Die figurenreiche, wohlerwogene Komposition von Gm 190 spricht für einen anspruchsvollen Auftraggeber und für einen begabten Maler. Die Anordnung geschnitzter Heiliger in zwei Reihen übereinander war eher retardierend.

Die Kreuzauffindung fand in der älteren Forschung verdientermaßen Interesse. In Denkschriften 1856 wird sie Martin Schaffner zugeschrieben. Reber und Bayersdorfer in Kat. 1882 gaben sie Hans von Kulmbach, in Kat. 1893 nur noch seiner Richtung. Thode schrieb das Bild – von Dörnhöffer angefochten – dem Meister des Heilsbronner Hochaltars (Hans Traut?) zu, ebenso Rieffel (1902), Koelitz und wieder Holl dem Hans von Kulmbach, Rauch und mit Vorbehalt Lahusen wiederum dem Hans Traut, Gebhardt dem Frankfurter Dürerschüler Martin Caldenbach genannt Hess. Rieffel (1911), Simon und Zülch bestätigten die Zuschreibung an Caldenbach mehr oder weniger entschieden, Schilling lehnte sie mit Recht ab. Braune und Lutze u. Wiegand ordneten die Tafel allgemein als nürnbergisch ein und datierten um 1510.

Es liegt nahe, den Maler unter den jüngeren Mitarbeitern Wolgemuts in dessen Werkstatt zu suchen, zu einer Zeit, als diese bereits unter dem Einfluß Dürers stand. Der Maler

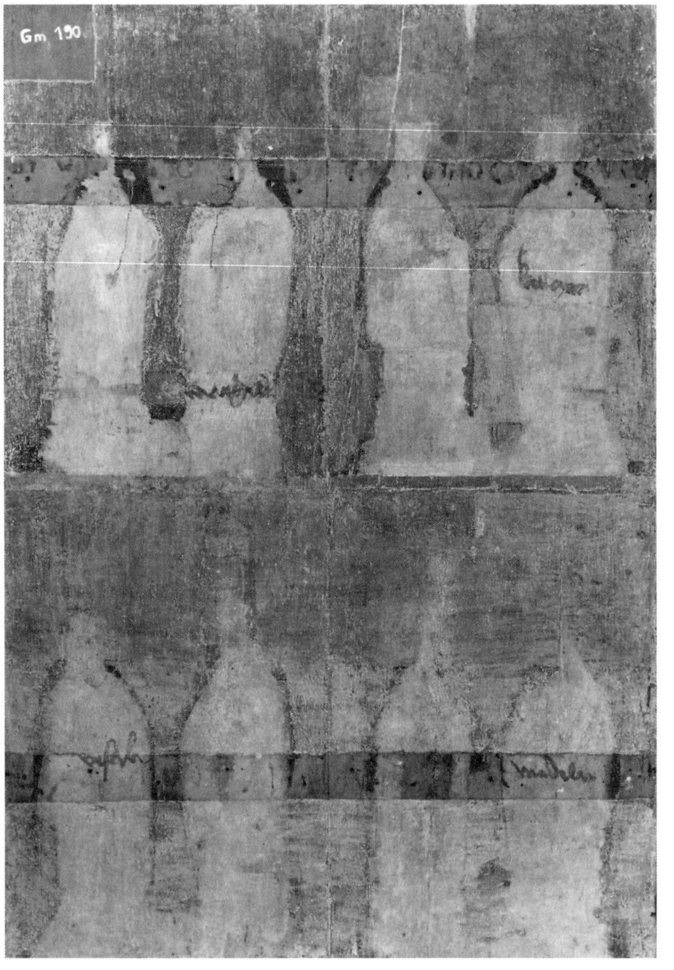

Gm 190. Innenseiten

griff auf ältere Muster zurück, wenn er z. B. den jungen Mann am rechten Bildrand Schongauers Kupferstich der Großen Kreuztragung B. 21 entnahm. Andererseits weist er mit den das geschnitzte Maßwerk ersetzenden Festons und wild wucherndem Wein und mit der großartigen freistehenden Patriarchenfigur des Bischofs Makarios auf den Mitarbeiter Kulmbachs voraus, der, wie May wahrscheinlich machte, die Flügel des Altars in Bruck bei Erlangen malte (Florenz, Uffizien)[8]. Löcher hielt diesen auch für den Schöpfer des Altars von Gutenstetten[9]. Siehe auch bei Gm 201/202, Nürnberg, Meister der Brucker Apostel, Die Hl. Achahildis. Datierungsvorschläge liegen um 1508/10.

1 Gedankt wird Susanne Dürr, Bern, für die Hilfe bei der Untersuchung der Gemälde und für die Freilegung der Rückseite. Adelheid H. Müller, GNM, erkannte kurz danach, daß es sich um zwei zusammengefügte Altarflügel handelt.

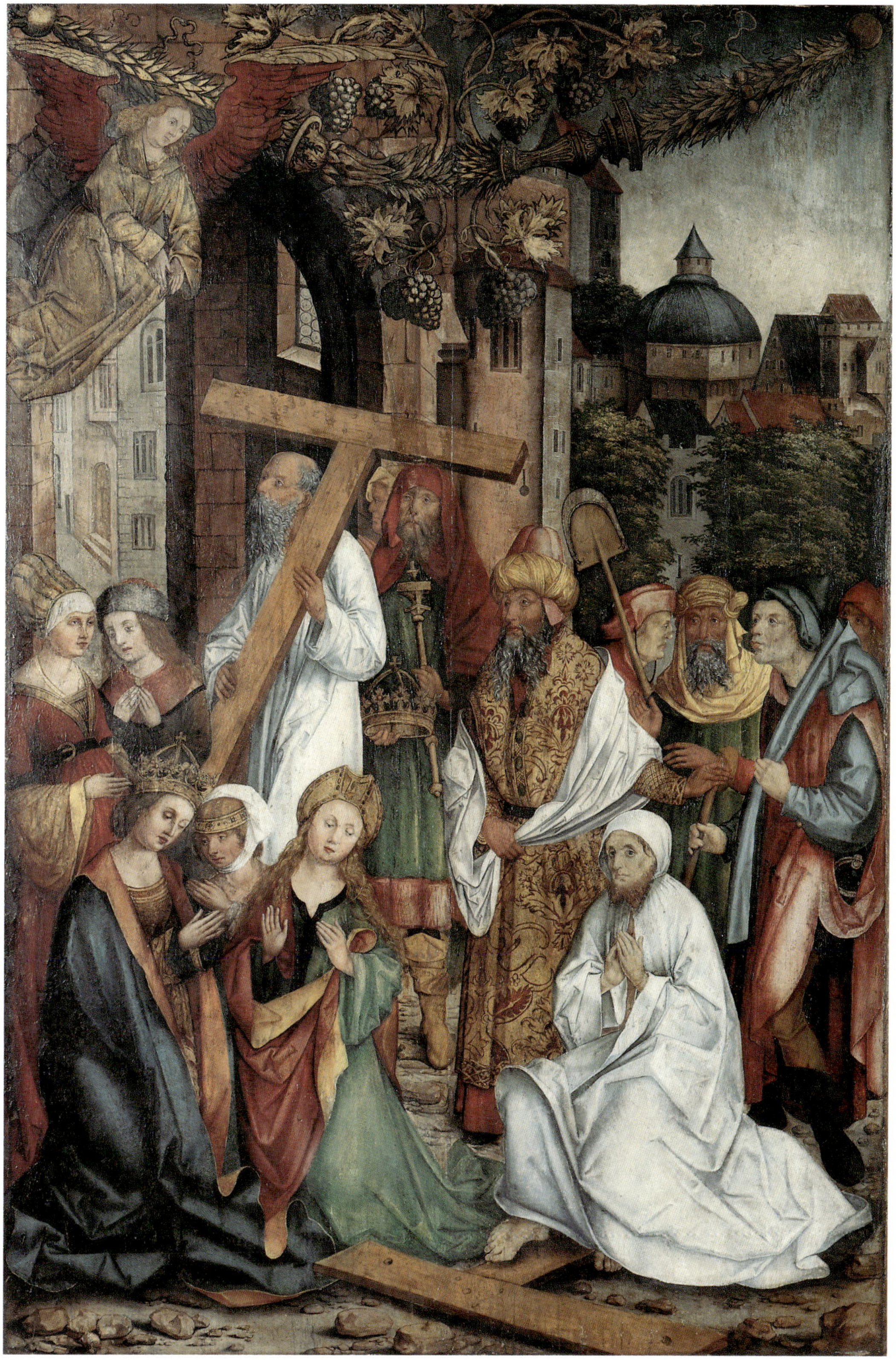

Gm 190

2 Rote Farbspuren entlang der Ränder und der horizontalen Mittelleiste lassen auf eine rote »Umfassung« von je einem Paar schließen.
3 Versuchsweise wurde in einzelnen Feldern diese extrem harte und lösungsmittelresistente Zwischenschicht mechanisch entfernt. Aus Zeitgründen mußte auf eine ganzflächige Abnahme verzichtet werden. Die ungleichmäßig tiefe Freilegung resultiert aus der Unebenheit des Untergrundes, der unterschiedlichen Verbundenheit der semitransparenten Zwischenschicht dazu und ihrem teilweisen Fehlen.
4 Dt. Ausgabe von Richard Benz o.J. (1955), S. 698 – 705.
5 Vgl. May 1989, Teil I, II, Abb. 357.
6 May (wie Anm. 5), Abb. 1 – 10.
7 Vgl. Strieder 1993, Farbabb. 92, 93.
8 May (wie Anm. 5).
9 Löcher 1965, S. 346. – Italo Bacigalupo: Der Gutenstettener Altar. Ein Werk der Nürnberger Meister Hanns Peheim und Veit Wirsberger. In: Ars Bavarica, Bd. 45-46, 1987.

Anzeiger 1855, Sp. 37. – Denkschriften 1856, S. 128. – Kat. 1882, Nr. 195. – Seidlitz 1883: Berichte, S. 70. – Kat. 1885, Nr. 200. – Thode 1891, S. 216. – Koelitz 1891, S. 36. – Kat. 1893, Nr. 216. – Rieffel 1902, S. 210. – Dörnhöffer 1906, S. 459. – Rauch 1907, S. 34, Tf. 9. – Gebhardt 1908, S. 444. – Braune 1909, Nr. 190. – Rieffel 1911, S. 342. – Simon 1912, S. 131 – 132. – Gebhardt 1912, S. 495. – Weinberger 1921, S. 187 u. 248, Anm. 62. – Zülch 1922, S. 248. – Zülch 1926, S. 464. – Schilling 1933, S. 199. – Lutze u. Wiegand 1936-37, S. 136 – 137. – Lahusen 1957, S. 249. – Holl 1972, S. 114, Abb. 59. – Hüneke 1965, abgeschriebene Werke Nr. 16.

Nürnberg

HAUSALTÄRCHEN
um 1510/15

Schrein: Gekreuzigter zwischen Maria und Johannes, darüber Maßwerk. Freifiguren, Fassung erneuert, vor neugemaltem Landschaftsgrund.

Linker Flügel, Innenseite: **Hl. Barbara** mit Kelch und Hostie. Sie trägt eine Krone und Halsschmuck. Goldgrund mit graviertem Nimbus.
Rechter Flügel, Innenseite: **Hl. Apollonia.** Sie trägt eine Krone und hält die Zange, mit der ihr die Zähne herausgerissen wurden. Goldgrund mit graviertem Nimbus.
Linker Flügel, Außenseite: **Hl. Adrian** mit dem Amboß.
Rechter Flügel, Außenseite: **Hl. Valentin** mit dem Fallsüchtigen, den er heilte.
Predella: Zwei Kinderengel ohne sichtbares Gefieder mit dem **Schweißtuch der Hl. Veronika.** Rückseite marmoriert.
Schreinrückseite: **Die Hll. Wolfgang und Leonhard**, jener mit Bischofsstab und Kirchenmodell, dieser als Schutzheiliger der Gefangenen mit den Ketten. Goldnimben. Rotbrauner Grund, die aufgesetzten Sterne mattvergoldet.
An der Schreinwangen Rankenornament in braun-grünen Tönen.

Skulptur Lindenholz (Tilia sp.), Schrein Kiefernholz (Pinus sylvestris) und Flügel Lindenholz, Gesamthöhe 66 cm, Schrein 54,4 x 32,7 cm, Flügel je 53,6 x 16,1 cm, Predella 11 cm – Auf der Rückseite Inventarzettel der Stadt Nürnberg, Nr. 4.

PL.O.205. Leihgabe der Stadt Nürnberg. – 1875 GNM.

Schrein: Skulpturen und Hintergrund später. Größere Dübellöcher über den Köpfen von Maria und Johannes, nicht zu diesen gehörend. Am Sockel umlaufendes Wismut(?)band.

Flügel[1]: Einzelbretter. Stärke 0,4 cm. Formate original. – Außenseiten: Unterzeichnung: Pinsel; Kontur- und Binnenzeichnung, flüssig, detailliert, Schatten in parallelen Schraffuren. Malerei und Metallauflagen: Inkarnate in Lasuren, Lichter und Schatten fein vertrieben. Nimben, Circulus und Titulus der Mitra sowie Bischofsstab des Hl. Valentin mattvergoldet, später mit gelber Bronze überarbeitet. Braune Farben frühschwundgerissen, die grünen nachgedunkelt. – Innenseiten: Unterzeichnung: Keine Schattenmodellierung in den Gesichtern, nur wenige in den Gewändern. Nimbenringe in die Grundierung geritzt. Malerei und Metallauflagen: Hintergrund mitsamt den Kronen und Nimben glanzvergoldet auf rotem Poliment. Malerei wie Außenseiten, Farben leuchtender. Kelch, Gürtel, Kette und Hemdborte mattvergoldet, mit bräunlicher Lasur verschattet oder gemustert. Infolge verbräunter Firnisreste azuritblaues Kleid der Hl. Apollonia vergrünt, grüner Mantel der Hl. Barbara leicht verbräunt.

Schreinrückseite: 2 Bretter, Breiten von links oben 16,0, 13,4 cm, unten 16,0, 13,3 cm. Stärke 0,6 cm. Unterzeichnung: Wie Innenseiten; linker Fuß des Hl. Wolfgang unter dem Gewandsaum vorgesetzt. Malerei und Metallauflagen: Einfache Malweise. Sterne im Hintergrund wohl Blattgold, auf die noch feuchte Farbschicht angeschossen[2].

Schreinseiten: Grundierung: Keine. Holz mit einer rötlichen Lasur abgesperrt. Erdgrüner Hintergrund mit geringem Anteil malachitfarbener Pigmente, nachgedunkelt.

Predella: Maserung horizontal. Unterzeichnung: Kontur- und Binnenzeichnung. Einfache Malweise. Bei den Hemden nur Reflexlichter gemalt. Grünes Engelsgefieder verbräunt und nur noch schwach sichtbar. Seiten und Rückseite marmoriert. – Restaurierung: 1996/97 Schmutz entfernt. AB

Das Altärchen diente der privaten Andacht. Die Malereien zeigen dreimal zwei Paare von Heiligen. Ihre Legenden, ausgenommen die der Hl. Barbara und des Hl. Wolfgang, werden in der Legenda aurea (1263/73) des Jacobus de Vora-

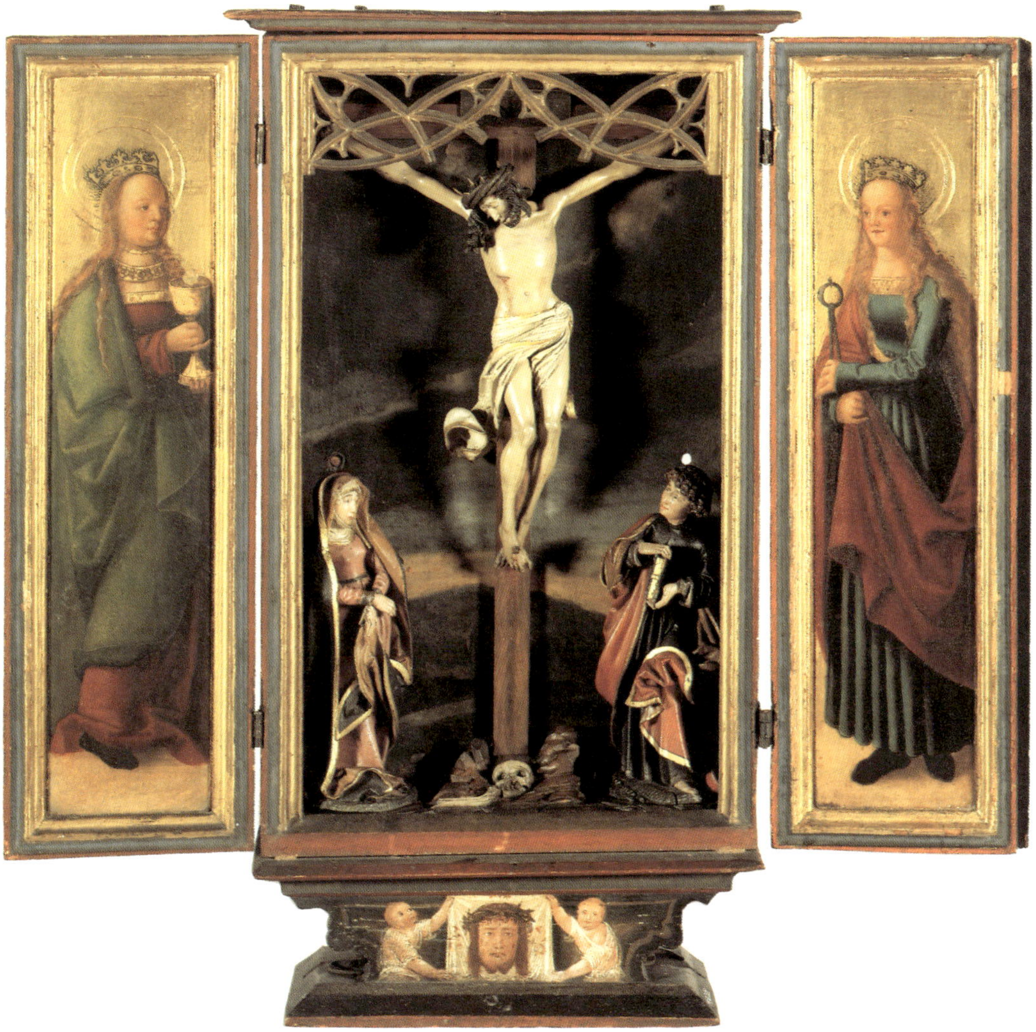

Pl. O. 205

gine erzählt[3]. Adrian trägt als Ritterheiliger einen Harnisch, darüber einen Waffenrock und Mantel, so daß man von den metallenen Teilen nur den geschobenen Kragen, die rechte Unterarmröhre nebst der Kachel, sowie die Beinzeuge vom Knie abwärts sieht. Auf die Wiedergabe der Kniekacheln mit den sog. Muscheln, das sind klappenartige Vorsprünge zum Schutz der Kniekehlen[4], und auf die Kuhmaulschuhe ist besondere Sorgfalt verwendet. Den Lockenkopf deckt ein Barett. Der Amboß in seinen Händen weist auf sein Martyrium. Ihm wurden auf einem solchen mit einer Eisenstange die Beine zerschmettert. Der Hl. Valentin macht den Beschwörungsgestus über dem am Boden liegenden Fallsüchtigen. Als Bischof trägt er Pontifikalkleidung, die fußlange weißleinene Albe, das den Hals umschließende Amikt und die nur mit einem Kopfdurchlaß versehene, mit einem Kreuz bestickte brokatene Kasel, dazu Mitra und Bischofsstab, dessen Krümme in ein Weinblatt ausläuft. Das Kirchenmodell des Hl. Wolfgang weicht vom Üblichen ab. Der italienisch wirkende Bau besteht aus einem wehrhaften Turm mit Helmaufsatz (»Campanile«) und einem tonnenüberdachten Schiff mit einem Giebeltürmchen, ebenfalls mit Helmaufsatz[5]. Den Bischof weist der Ornat aus, das sind Albe, Dalmatik, Amikt und das mit Zierborten versehene Pluviale, ein Radmantel, den über der Brust eine Schließe zusammenhält, dazu Mitra und Bischofsstab. Der Hl. Leonhard trägt als Abt die faltenreiche, weitärmlige und gegürtete Flocke mit herabgelassener großer Kapuze, als Attribute Buch und Ketten, die ihn als wundertätigen Retter

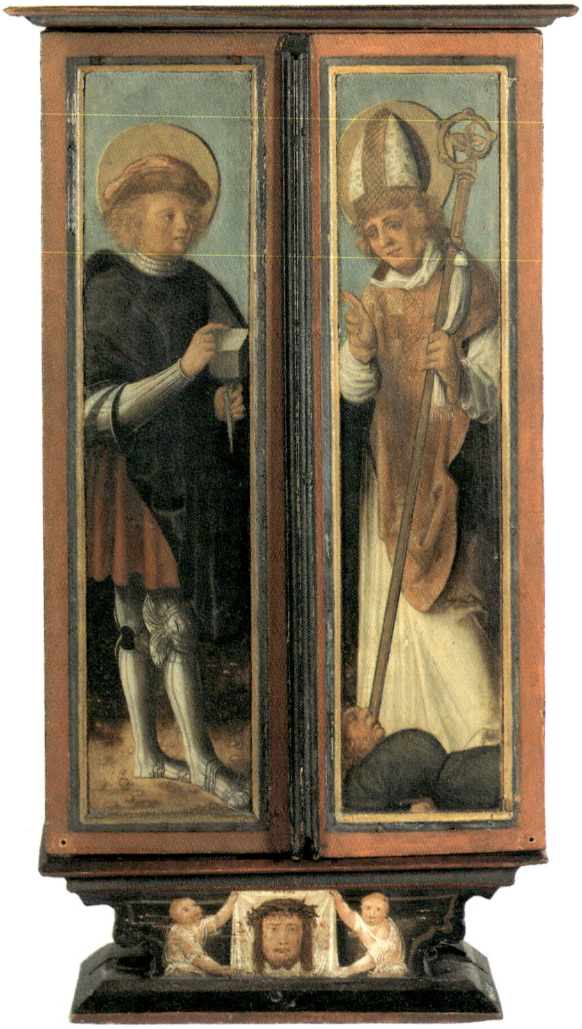

Pl. O. 205

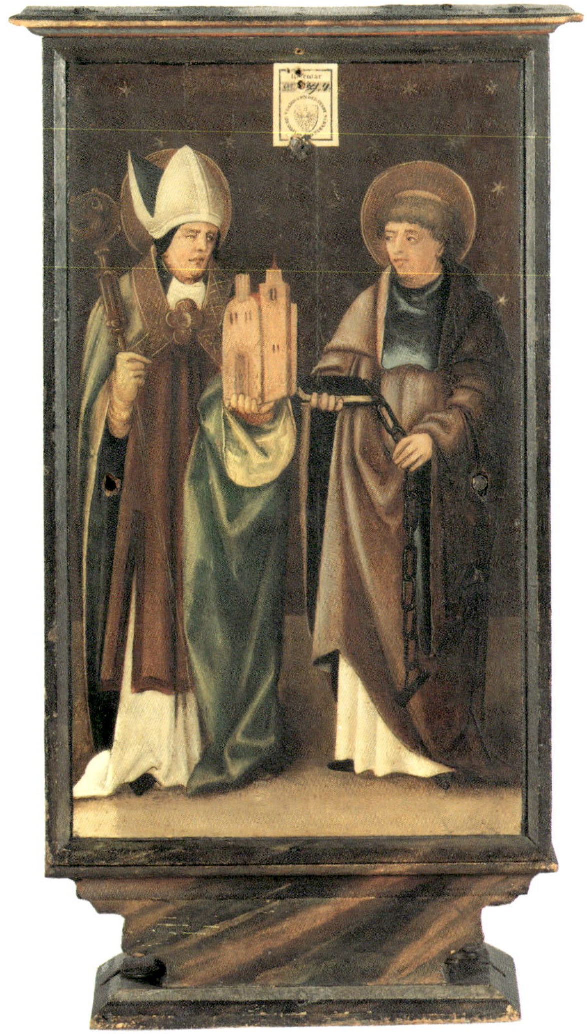

Pl. O. 205

aus Kerker und Banden ausweisen. Die Köpfe sind über einer lebhaften Unterzeichnung fein und lebendig gestaltet, der Faltenwurf großzügig behandelt, die Farbigkeit warm, die Seelenhaltung der Heiligen passiv. Die abgesehen von der Schreinrückseite überschlanken Bildfelder schneiden die Figuren an und schränken ihre Bewegungsfreiheit ein. Josephi suchte den Maler in der »Richtung der Trauts«. Lutze und Wiegand sahen Verwandtschaft zum Crispinusaltar von 1511 in Schwabach, Evang.-Luth. Stadtkirche St. Johannes und St. Martin[6]. Der Wert des kleinen Altarretabels liegt in seiner Vollständigkeit.

1 Die Flügel wurden zur Untersuchung in ihren originalen Nutrahmen belassen.
2 Partielle Schwärzungen lassen Zwischgold vermuten, doch ist das Blatt so dünn mit geringen Schwärzungen, so daß auch ein höherer Silberanteil dafür verantwortlich sein könnte.
3 Dt. Ausgabe von Richard Benz o.J. (1955).
4 Vgl. Nickel 1974: Waffenbuch, S. 108 – 109.
5 Freundl. Hinweis Barbara Schock-Werner, Nürnberg, vom 19. April 1997.
6 Die Kunstdenkmäler von Bayern. Regierungsbezirk Mittelfranken, Bd. 7, Stadt und Landkreis Schwabach, bearb. Karl Gröber u. Felix Mader. München 1939, S. 50 – 51, Abb. 44.

Josephi 1910, Nr. 320, Abb. S. 186. – Ausst. Nürnberg 1933: Veit Stoß, Kat.Nr. 52. – Lutze u. Wiegand 1936-37, S. 136.

Nürnberg

Meister der Brucker Apostel, tätig 1. Viertel 16. Jahrh. Zugeschrieben

Zwei Flügel eines Altars aus Wendelstein, um 1510/15

DIE HL. ACHAHILDIS UND IHRE TOCHTER UNTER EINEM AMARELLENBAUM

Die Legende erzählt, daß die Heilige eine vom Gesinde gestohlene und verzehrte Gans, deren Bein sie entdeckte, wieder ins Leben rief. Daher die Gänse zu ihren Füßen und das Gänsebein in ihrer Hand. Als sie im Winter guter Hoffnung war und nach frischen Kirschen schickte, fand eines ihrer Kinder einen Baum voll reifer Kirschen (Amarellen). Daher die der Heiligen konfrontierte junge Frau, die Kirschen vom Baum pflückt. Oben geschnitzter Maßwerkbogen.

Tannenholz (Abies sp.), 217,3 x 109,6 cm – Auf der Rückseite in Resten ein Heiliger, zu erkennen an Lockenhaar und Nimbus. Er steht vor einem Behang und blauem Grund. Aufschrift mit weißer Farbe »Gm 201«, mit Schablone »Germ.Nat. Museum«.

Gm 201. Aus der Pfarrkirche St. Georg in Wendelstein, 1822 zuletzt dort nachgewiesen – »Bei Bauern aufgefunden« – Erworben vor 1853, wahrscheinlich aus der Slg. von Aufsess – Von 1961 bis 1992 als Leihgabe in Wendelstein, Evang.-Luth. Pfarrkirche St. Georg.

DER HL. GEORG

Der Heilige erscheint zu Pferde als Drachentöter. Er trägt über dem Brustpanzer einen Waffenrock, durch dessen Schlitzung der Rüsthaken tritt, zur Seite ein Schwert, als Kopfbedeckung ein Barett mit Straußenfederschmuck. Er stößt dem Drachen die Lanze, deren Schaft dem einer Turnierlanze entspricht, in den Rachen. Im Hintergrund die Prinzessin mit dem Lamm, fernhin eine Burg. Am Boden ein Totenschädel und Knochen als Relikte Getöteter. Oben geschnitzter Maßwerkbogen.

Tannenholz (Abies sp.), 217,2 x 107,6 cm – Auf der Rückseite in Resten ein Hl. Bischof, zu erkennen an Nimbus und Mitra. Er steht vor einem Behang und blauem Grund. Aufschrift mit weißer Farbe »Gm 202«.

Gm 202. Herkunft wie Gm 201 – Von 1961 bis 1992 als Leihgabe in der Evang.-Luth. Pfarrkirche St. Georg in Wendelstein.

Äste im Holz belassen; Äste beidseitig, Fugen auf der Bildseite partiell mit Werg kaschiert; auf den Außenseite horizontale Wergbahnen auf Kopfhöhe, bei Gm 201 zusätzlich auf Fußhöhe. Formate original. – Tafeln im Nutrahmen beidseitig grundiert und bemalt. – Außenseiten: Unterzeichnung: Pinsel; Kontur- und Binnenzeichnung; Schatten in den Gewändern in wenigen Schraffuren. Malerei: Bindemittel wasserlöslich. Die Heiligen vor auripigment-gelbem Brokatstoff und azuritblauem Hintergrund. Nimben in gleichfalls auripigmentgelber Farbe. Malerei weitgehend zerstört. – Innenseiten: Unterzeichnung wie Außenseiten. Malerei: Großflächig ausgebrochen, verputzt und überarbeitet. Dicke, spannungsreiche Vorleimung auf beiden Seiten zusammen mit der Einwirkung von Schadstoffen vermutlich Ursache für den schlechten Erhaltungszustand. – Restaurierung: 1960.

Gm 201: 6 Bretter, Breiten von links oben 19,1, 18,9, 18,2, 18,1, 20,7, 14,5 cm, unten 17,5, 15,8, 15,4, 16,5, 19,7, 24,1 cm. Stärke 1,1 cm. Unten 18,7 x 8 cm große Holzintarsie, später. Vereinzelt alter Schädlingsbefall. Risse. Untere Ecken bestoßen. – Außenseite: Der »graue« Mantel ein ausgeblichenes Hellrot[1]. – Innenseite: Unterzeichnung: Finger kürzer, Hals der rechten Gans länger; Haube der Tochter ausladender. Malerei und Metallauflagen: Brokatstoffe gemalt. Nimbus der Heiligen mattvergoldet. Gravierende Schäden vor allem in der unteren Bildhälfte. Rote Bänder über der Puffe des rechten Ärmels der Tochter irrig in Schwarz ergänzt, Hände verunklärt. – Maßwerk: Vermutlich 19. Jahrh., Bronzeanstrich.

Gm 202: 6 Bretter, Breiten von links oben 19,7, 16,5, 20,0, 18,0, 17,9, 15,4 cm, unten 16,2, 25,0, 18,3, 20,0, 15,8, 12,3 cm. Stärke 1,2 – 1,4 cm. Fugen beidseitig mit Werg kaschiert. In der Mitte eine Fläche von ca. 58 x 69,5 cm später herausgeschnitten und nachträglich durch zwei nahezu gleich große Kiefernholzbretter ersetzt[2]. Gelockerte Fugen, 1960 durch Holzkeile verstärkt und neu verleimt; rechtes Brett gerissen. – Außenseite: Oben und unten abgefast. Malerei: Rot der Mitra verblichen, vgl. Gm 201. – Innenseite: Unterzeichnung: Hügel der Landschaft in lockeren Halbkreisen. Malerei: Bemalung über den später eingesetzten Holztafeln zunächst mit handgeriebenen Farben, später mit industriell verarbeiteten übermalt. AB

Die Hl. Achahildis (St. Atzin) ist eine Lokalheilige aus Wendelstein bei Nürnberg, ihre Legende einer sechsteiligen Legendentafel von 1447 zu entnehmen, die sich in der Pfarrkirche von Wendelstein befand und von Pfarrer Bezzel 1780 beschrieben wurde[3]. Nach einer abweichenden Version kommt die schwangere Tochter der Heiligen in den Genuß der Amarellen. Der Hl. Georg gehörte zu den populärsten Heiligen des späten Mittelalters[4]. Er war der Patron der Pfarrkirche in Wendelstein, die Hl. Achahildis vielleicht Nebenpatronin. In einem Ablaßbrief von 1448 wird die Kirche »ecclesia parocchialis Sancte Achahildis« genannt[5].

Es handelt sich um Altarflügel zu einem (verlorenen) Schrein. Auf den Innen(?)seiten sah man die Hll. Achahildis und Georg, auf den Außen(?)seiten einen barhäuptigen, lockenhaarigen Heiligen und einen Hl. Bischof. Es ist denkbar und wahrscheinlich, daß es ein zweites, feststehendes

Paar von Flügeln mit Heiligen gab. Der Maler unterscheidet die gleich einer Klosterfrau gekleidete, in einen weiten Mantel gehüllte, Haar und Hals unter Wimpel und Weihel verbergende Heilige von ihrer gleich einer adligen Dame gekleideten Tochter, die eine Kirsche (»Amarelle«) von dem zwischen den Frauen aufwachsenden Baum pflückt[6]. Haltung und Kostüm der jungen Frau erinnern an gestochene Frauenfiguren Albrecht Dürers wie die aus dem Spaziergang B. 94 von 1496/97 und aus dem Wappen des Todes B. 101 von 1503. Kostüm und Schmuck der Edelfrau mögen darauf hinweisen, daß man laut Visitationsbericht von 1480 die Hl. Achahildis für eine Schwester der Kaiserin Kunigunde ansah[7]. Der Hl. Georg ist Dürers Holzschnitt B. 111 von ca. 1500/05 nachgebildet. Der Maler ließ die Figurengruppe mit dem Reiter und dem Drachen unverändert, traf Veränderungen nur beim Zubehör. Der schlichte Lanzenschaft wird zur Turnierlanze mit gedrechseltem Handgriff. Der bei Dürer bildeinwärts gedrehte Totenschädel zeigt sein Gesicht. Eine Burg und der Blick in ein Flußtal ersetzen Dürers nah herangezogenen, höhlenartig vertieften Felsen und die darüber aufwachsende Vegetation.

Bei der Gipfelburg handelt es sich um eine komplexe große Burganlage aus drei Teilen: Vorne die niedriger gelegene Vorburg mit Eckturm und Innengebäuden, darüber die zweigeteilte Kernburg. Links in dieser ein hochaufragender Trakt aus Rundturm, mantelmauerartiger Kurtine und einem länglichen turmartigen Bau. Etwas tiefer liegt die hohe Ringmauer, deren Durchfensterung auf einen dahinterliegenden Palas schließen läßt. Dahinter mehrere Wohn- und Wirtschaftsbauten. Rechts ein wuchtiger runder Flankierungsturm mit Spitzhelm und Zinnen, mehrere Schießscharten, davon eine T-förmig. Der linke Teil der Kernburg wirkt älter[8].

Die Heilige nimmt, auf der (heraldisch) linken Seite stehend, gegenüber ihrer Tochter den weniger vornehmen Platz ein. Die Tochter ist attributiv gemeint, aber gleich groß. Die Erzählung beschränkt sich auf den ein wenig beklommenen Griff der Tochter in den Kirschbaum. Es entsteht der Eindruck zweier gleichwertiger Heiligenfiguren. Allein der Bildraum und die leichte Bildeinwärtsdrehung der Figuren schaffen ein Maß an Gemeinsamkeit. Trotz des schlechten und durch Übermalungen verunklärten Zustandes bleibt die Erinnerung an ein großgesehenes und eindrucksvolles Werk.

Der Autor der Denkschriften 1856 vermutete zu Unrecht eine Herkunft der Flügel aus Kloster Seeligenpforten im Bistum Eichstätt. Vischer sprach sie mit Vorbehalt als tirolisch an. Eye sah in der Heiligen mit dem Gänsefuß zunächst die Hl. Walburga, in der modisch gekleideten Frau die Stifterin des Altars. In demselben Bd. des Anzeigers

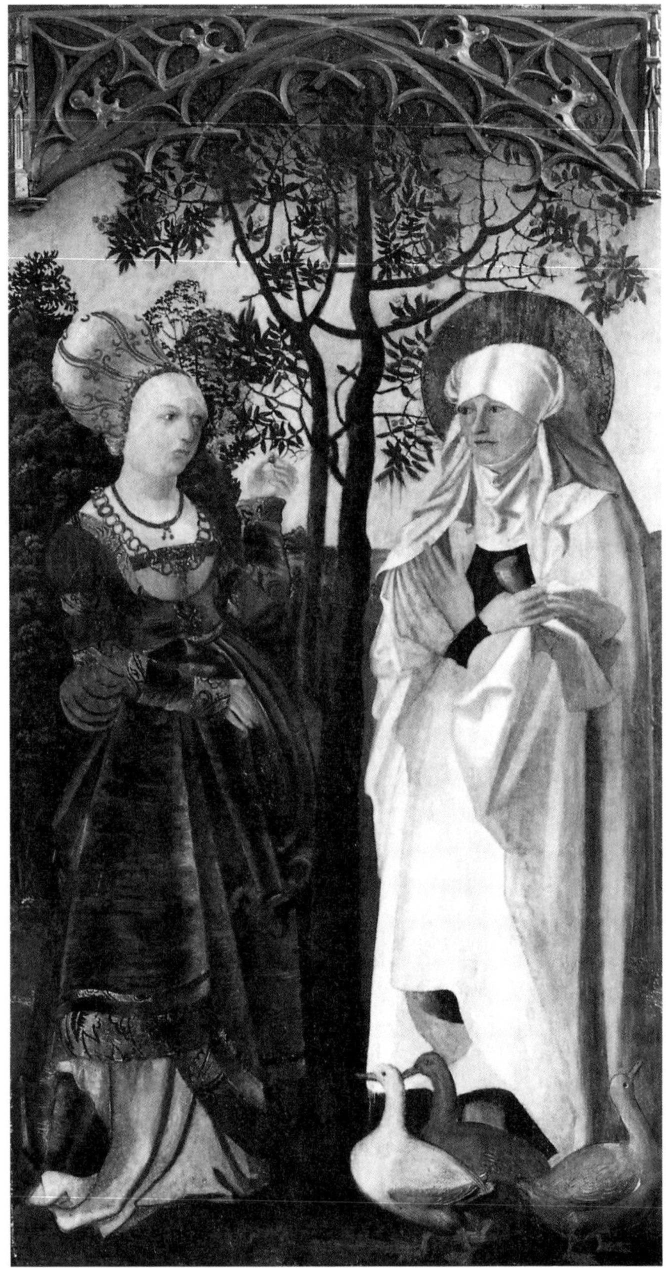

Gm 201

konnte er die Benennung berichtigen und die Heilige als die mit Wendelstein verbundene Achahildis vorstellen[9]. Reber und Bayersdorfer in Kat. 1882 wiesen auf Dürers Holzschnitt B. 111 als Vorlage für den Hl. Georg hin. Stegmann schrieb die Malereien dem Erhard Schön zu. Er sah auch in der Dame links die Hl. Achahildis, »vor ihrem heiligmäßigen Leben als Weltdame«. Weinberger, der an den Meister des Schreyer-Altars als möglichen Autor dachte, datierte um 1520.

Der schlechte Erhaltungszustand der Gemälde und die weitgehenden Übermalungen erschweren eine Beurteilung. Die Zuschreibung an Schoen ist stilkritisch nicht ausreichend begründet. Nahe stehen die freilich großartiger erfundenen, einseitig bemalten und daher als Orgelflügel angesehenen Altarflügel mit den Hll. Heinrich und Kunigunde (Prag, Nationalgalerie)[10]. May zählte diese einem von Hans von Kulmbach als Auftragnehmer verantworteten Peter- und Pauls-Altar für die Pfarrkirche in Bruck bei Erlangen zu[11]. Die Bilder der Apostelfürsten Peter und Paul stammen von derselben Hand. Sie gehört einem Mitarbeiter Kulmbachs, der nach Löcher identisch ist mit dem Meister des Altars von Gutenstetten, Bacigalupo wollte diesen mit Hanns Beheim identifizieren[12]. Die Köpfe der Kaiserin Kunigunde und der Tochter der Hl. Achahildis stimmen geschwisterlich überein[13]. Wie beim Bild Kaiser Heinrichs finden sich die enggefügte, in sich gedrehte »Backsteinkette« und die großgliedrige Ringkette, beide mit einem Anhänger beschwert, deren unterer aus Glöckchen gebildet ist[14]. Der Maler war um 1510/15 in der Werkstatt Kulmbachs tätig.

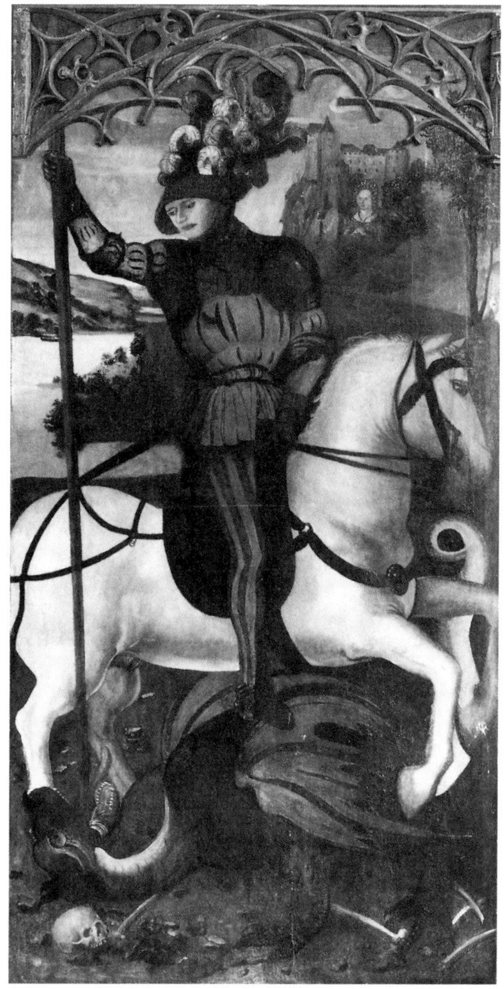

Gm 202

1 Histochemischer Nachweis des heutigen Grau belegt ein mit Weiß gemischtes Zinnober, das vermutlich in wasserlöslichem Bindemittel und unter UV-Einwirkung ausgeblichen ist.
2 Vermutlich diente die Tafel als Türflügel mit einer fensterartigen Öffnung.
3 Historischdiplomatisches Magazin für das Vaterland und angrenzende Gegenden, Bd. 1. Nürnberg 1781, S. 295 – 309. – Anzeiger für Kunde der deutschen Vorzeit, NF, Bd. 1, 1853/54, Sp. 125 – 126. – G.J. Suttner: Zum eichstättischen Kirchenkalendarium, IX. In: Pastoralblatt des Bistums Eichstätt 1860, S. 222. – Ders.: Ein rätselhaftes Heiligenbild, ebenda, 1873, S. 74 – 75, 78 – 88, 83 – 84. – Wiedemann 1921, S. 65 – 106. – Braun 1943.
4 LCI 6, 1974, Sp. 365 – 390.
5 Urkunde bei Wiedemann (Wie Anm. 3), S. 102. – Laut Datenbank des Projekts Wallfahrtsinventarisierung auf dem heutigen Gebiet des Bistums Eichstätt. Den Ausdruck stellte mir Dr. Matthias Klug, Kath. Universität Eichstätt, mit Brief vom 22. Nov. 1995 zur Verfügung. Dort weitere Daten zur Kultsituation und zum Grab der Heiligen.
6 Es handelt sich um die Sauerkirsche (Glaskirsche = Prunus cerasus), deren Saft nicht färbt, mit aufrecht stehenden Ästen; freundl. schriftl. Mitteilung Hermann Schmidt, Nürnberg, 18. März 1996.
7 Klug (wie Anm. 5).
8 Die Beschreibung wird Joachim Zeune, Bamberg, freundl. Mitteilung vom 31. Okt. 1995, verdankt.
9 Unter Berufung auf das Pastoralblatt des Bistums Eichstätt, Jg. 1873, Ne. 18 ff.
10 Vgl. Jaroslav Pešina: Tafelmalerei der Spätgotik und der Renaissance in Böhmen 1450–1550. Prag 1958, S. 49 – 50, Kat.Nr. 294 – 295, Abb. 218 – 221.
11 Vgl May 1989.
12 Löcher 1965. – Italo Bacigalupo: Der Gutenstettener Altar, ein Werk der Nürnberger Meister Hanns Peheim und Veit Wirsberger. In: Ars Bavarica, Bd. 45/46, 1987.
13 Daß der Kopf der Kaiserin bei Pešina farbig, aber versehentlich seitenverkehrt abgebildet ist, kommt einem Vergleich mit dem Kopf der Tochter der Hl. Achahildis entgegen.
14 Man fragt sich, ob hier auf die Bamberger Kirchenglocken angespielt wird, die Achahildis beim Tod ihrer »Schwester« Kunigunde habe läuten gehört.

Denkschriften 1856, S. 129. – Eye 1873, Sp. 65 – 70, 221 – 222. – Kat. 1882, Nr. 438, 437; 1885, Nr. 446, 445. – Vischer 1886, S. 476. – Kat. 1893, Nr. 480, 479. – Stegmann 1908, S. 59 – 61, Abb. 5 (Gm 201). – Braune 1909, Nr. 201, 202. – Weinberger 1921, S. 203 – 204. – Wiedemann 1921, S. 67. – Röttinger 1936, S. 220. – Lutze u. Wiegand 1936-37, S. 164. – Braun 1943, Sp. 17 mit Abb. (Ausschnitt). – Baumgartl, Lauterbach u. Otto 1993, S. 122. – Strieder 1993, S. 153.

Nürnberg

LEBEN JESU
1513

15 Darstellungen in drei Reihen
1. Reihe: Verkündigung an Maria, Christi Geburt, Abendmahl, Fußwaschung, Christus am Ölberg
2. Reihe: Christus vor Pilatus, Geißelung, Messe des Hl. Gregor, Dornenkrönung, Kreuztragung
3. Reihe: Kreuzigung, Grablegung, Auferstehung, Himmelfahrt Christi, Tod Mariä

Tannenholz (Abies sp.), 175,5 x 239,4 cm – Unter der Geißelung Christi Inschrift in gotischen Minuskeln: »1.5.13 / an sant parthelmes abent.« – Auf der Rückseite mit weißer Farbe »Gm 204«, auf der Rahmenrückseite »G.M. 204«.

Gm 204. Aus der Sakristei der Dominikanerkirche in Nürnberg – Erworben 1906 von der Kath. Kirchenverwaltung St. Elisabeth, Nürnberg, aus der Nürnberger Kirche zu Unserer Lieben Frau.

14 Bretter, Breiten von links oben 27,6, 11,2, 13,1, 12,5, 17,0 21,7, 12,5, 18,6, 19,0 13,6, 18,5, 15,9, 19,5, 18,2 cm, unten 25,1, 13,5, 15,9, 14,0 16,0 19,8, 21,3, 15,8, 14,6, 14,5, 16,8, 17,3, 18,3, 16,5 cm. Stärke 1,6 cm. Äste im Holz belassen, auf der Bildseite mit Werg kaschiert. Längere Risse in der Bildmitte, einzelne Bretter verworfen, mittlere Fuge 1992 neu verleimt. Alter Schädlingsbefall, rechte untere Ecke ausgebrochen. Format original. – Rückseite: Mit Schropphobel geglättet, Kanten abgefast. Im Rahmen rotbraun gebeizt. Risse und mittlere Fuge durch Klötzchen gesichert. In der unteren und oberen Hälfte ehemals schwarz gestrichene Querleiste aufgeschraubt. – Bildseite: Tafel im Rahmen grundiert und bemalt. Poren des Holzes mit rotbrauner, transparenter Schicht geschlossen, frühschwundartig krakeliert. Grundierung: Spuren eines Zahneisens erkennbar. Unterzeichnung: Pinsel; Kontur- und Binnenzeichnung, Schatten vereinzelt schraffiert. Malerei und Metallauflagen: Konturen der roten Trennlinien in die bereits fertige Malschicht geritzt, Motive unter der roten Farbe durchgehend. Brokate gemalt, Florierung schablonenmäßig über die Falten hinweg. Einzelne Lichter unvermittelt-derb. Nimben, Gefäß für die Fußwaschung und Kelch bei der Gregorsmesse mattvergoldet; verputzt. Insgesamt schlechter Zustand, Malschicht und Grundierung entlang der Risse, Jahrringe und Wergkaschierungen abgefallen, ausgerissene Holzspäne. Im Gesicht der Maria in der Kreuzigungsszene Einstiche, Augen ausgestochen. Großflächige Verputzungen vor allem in den verbräunten Grünpartien. – Restaurierungen: 1992 mittlere Fuge neuverleimt und rückseitig mit Klötzchen gesichert, Malschicht gefestigt, Firnis und Übermalungen weitgehend abgenommen. AB

Die Themen sind mit Ausnahme der Gregorsmesse dem Neuen Testament entnommen. Die Gregorsmesse zeigt die Erscheinung des Schmerzensmannes und der Leidenswerkzeuge vor Papst Gregor d.Gr. während der Feier der Eucharistie am Altar[1]. Leben-Jesu-Bilder kommen seit dem 14. Jahrhundert vor, besonders häufig in Köln[2]. Da die Gregorsmesse auf der Tafel dargestellt ist, schlossen Lutze und Wiegand auf eine Gedächtnisstiftung in die Dominikanerkirche[3]. Alle gegenständlich-innenräumlichen und landschaftlichen Elemente sind nach Form und Ausdehnung auf die figürlichen Vorgaben bezogen – der Betthimmel und das Betpult, der Stall von Bethlehem und die verschiedenen, durch unverputzte Wände und stark verkürzte Fliesenböden charakterisierten Räume, die Grabtumba Christi und der Felsen des Gebetes am Ölberg. Der Maler behalf sich mit dem Nötigsten an kostümlicher Unterscheidung, gab der Laterne Josephs, dem Geschirr des Abendmahls, der Schüssel der Fußwaschung Petri, der dreischwänzigen Geißel mit den schmerzhaften Knoten, dem Harnisch und der Armbrust der Grabwächter knappe, aber treffende Form. Die heiligen Personen sind durch Nimben kenntlich gemacht.

Der Maler benutzte, wie Löcher feststellte, Holzschnitte als Bildvorlagen. Die Kreuzigung mit Maria und Johannes folgt Dürers Andachtsflugblatt B. 55 von 1510 mit den sieben Tageszeiten[4]. Auferstehung und Himmelfahrt Christi sind den Dürer zugeschriebenen Illustrationen zu einem ungedruckten Evangelienbuch, das an das Salus animae von 1503 anschließt, nachgebildet[5]. Christi Geburt, Gebet am Ölberg, Gregorsmesse und Pfingsten gehen auf Illustrationen Hans Baldungs zum »Hortulus animae«, Straßburg 1511 und 1512, zurück[6]. Andere Szenen wie die Geißelung und die Dornenkrönung zeigen einen vergleichsweise altertümlichen Charakter. Indem der Maler qualitätvolle neuere und neueste Holzschnittillustrationen verwertete, war er fähig, den gemalten Bildern zu erzählerischer Prägnanz zu verhelfen. Gegenüber der Figurendarstellung ist die räumliche Wiedergabe – Architekturteile und Perspektivführung – unterentwickelt. Die einfache Malweise auf dünner Grundierung findet sich vergleichbar auf Schreinrückseiten.

Murr schrieb Gm 204 und eine »Taufe Christi« von 1525 in der Nürnberger Sebalduskirche ohne erkenntlichen Grund Sebald Baumhauer zu, der seit 1499 in Nürnberg urkundlich genannt wird, 1510 Kirchner von St. Sebald wurde und 1533 starb[7]. Nach Johann Neudörfer rühmte Dürer ihn als »guten alten Meister«[8]. Eine Landschaftszeichnung, auf der Rückseite bez. »Baumhauer 1480«, befindet sich in der Nationalgalerie in Budapest[9]. Rauch setzte die Passionstafel in die Nähe Wolf Trauts. Er erkannte die offensichtlich kopierten »größeren Vorbilder«, ohne sie schon nachweisen zu können. Stegmann schrieb Gm 204 versuchsweise dem Erhard Schön zu. In allen Fällen fehlt eine überzeugende Beweisführung, so daß man den Maler den Anonymen zurechnen muß.

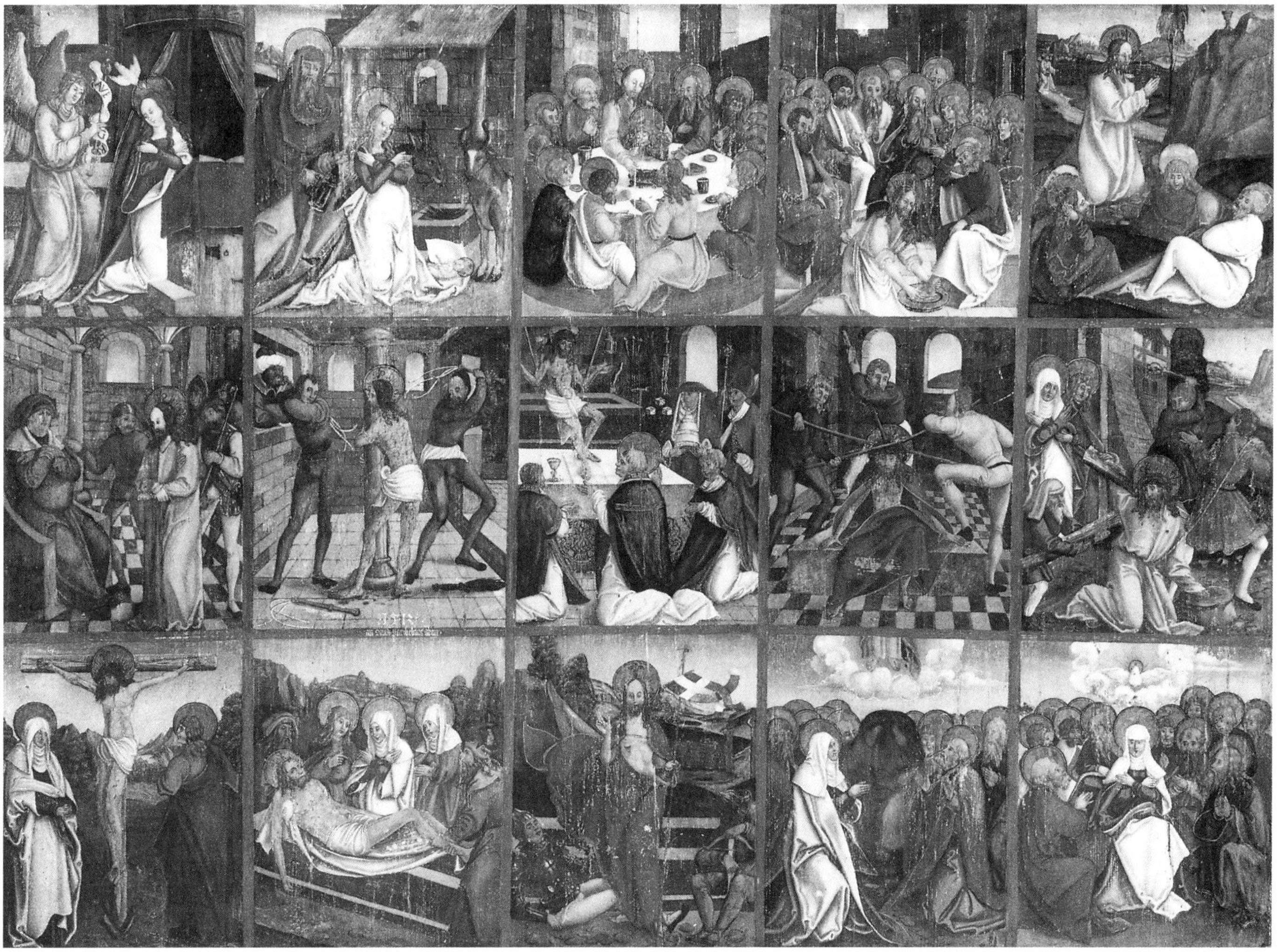

Gm 204

1 LCI 2, 1970, Sp. 199 – 202 (»Gregoriusmesse«). – Lexikon der Kunst, Bd. 3, 1991, S. 1 – 3.
2 LCI 3, 1971, Sp. 39 – 85. – Vgl. auch Ausst.Kat. Vor Stefan Lochner. Die Kölner Maler von 1300 bis 1430, Köln, Wallraf-Richartz-Museum, 1974.
3 Epitaphien mit diesem Thema befinden sich im GNM Gm 521, für Dorothea Schürstab († 1475), und Gm 154, für Heinrich Wolff von Wolffsthal und seine Ehefrau, um 1490; vgl. Lutze u. Wiegand 1936–37, S. 124, 130, Abb. 32, 79.
4 Walter L. Strauss: Albrecht Dürer. Woodcuts and wood blocks. New York 1980, Nr. 143 mit Abb.
5 Strauss (wie Anm. 4), Nr. 73 ii u. 73 mm mit Abb.
6 Matthias Mende: Hans Baldung Grien: Das graphische Werk. Vollständiger Bildkatalog der Einzelholzschnittte, Buchillustrationen und Kupferstiche. Unterschneidheim 1978, Nr. 329 – 400 mit Abb.
7 Baumhauer war in den Prozeß verwickelt, den der Rat der Stadt Nürnberg den Brüdern Sebald und Barthel Beham und Georg Pencz machte; vgl. zuletzt Günter Vogler: Nürnberg 1524/25. Studien zur Geschichte der reformatorischen und sozialen Bewegung in der Reichsstadt. Berlin 1982, S. 250 – 310, mit Lit.
8 Neudörfer 1547, hrsg. 1875, S. 180. – Hampe 1909.
9 Vgl. Josef Schönbrunner u. Josef Meder: Handzeichnungen alter Meister aus der Albertina und anderen Sammlungen, Bd. 2. Wien 1897, Nr. 167.

Murr 1778, S. 57. – Ders. 1801, S. 79. – Rettberg 1846, S. 168. – Rauch 1907, S. 111 – 112. – Stegmann 1908, S. 58 – 59. – Braune 1909, Nr. 204. – Hampe 1909, S. 87. – Weinberger 1921, S. 205. – Bock 1924, S. 201 und Anm. 131. – Lutze u. Wiegand 1936-37, S. 137 – 138, Abb. 117. – Löcher 1994: Nachwirkung, S. 51 – 58, bes. S. 53 – 55, Abb. 1.

Nürnberg

Teil eines linken Altarflügels

HL. JAKOBUS ALS PILGER
um 1515

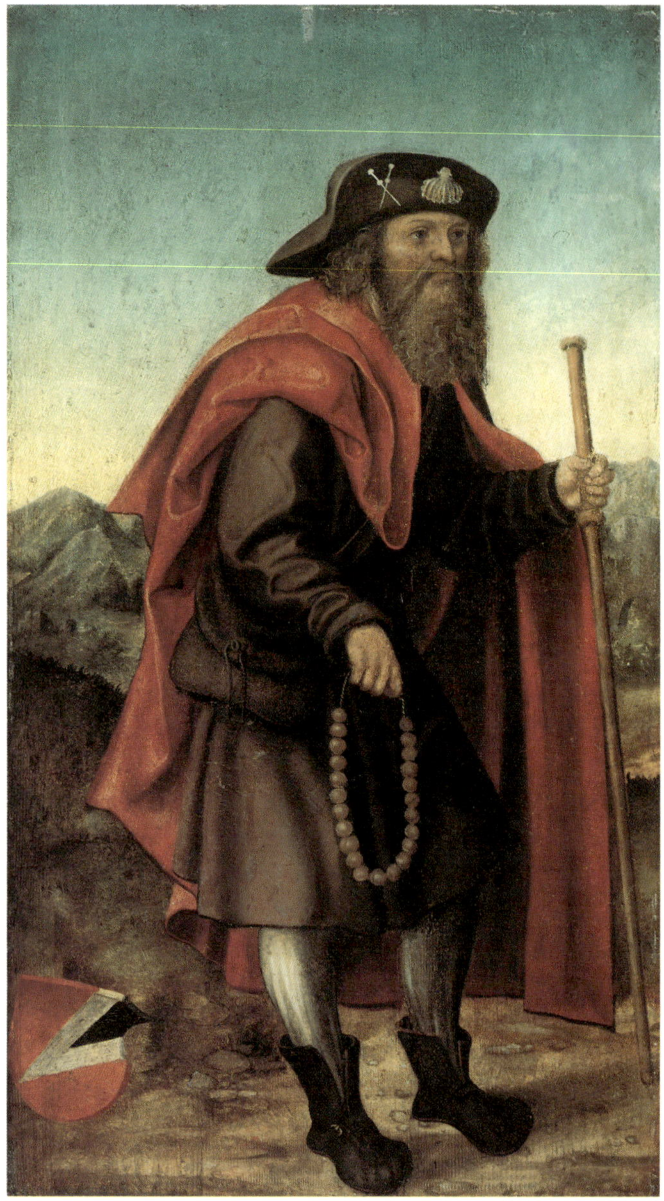

Gm 189

Ganze Figur nach rechts mit Pilgerstab und Rosenkranz. Er trägt einen bis zu den Knien reichenden Kittel, Beinkleider und Stiefel, eine Umhängetasche und einen Mantel. Am Hut Pilgerzeichen: Gekreuzte Pilgerstäbe und Jakobsmuschel. Bergige Landschaft. Unten links das Wappen Haller.

Fichtenholz (Picea sp.), 67,9 x 36,7 cm – Wappen Haller: In Rot ein silberner [hier: weißer], schwarzgefüllter schrägrechter Sparren[1] – Auf der Rückseite mit weißer Farbe »Gm 189«, mit Bleistift »X«; Inventarzettel der Stadt Nürnberg, Nr. 92 [korrigiert aus 99].

Gm 189. Leihgabe der Stadt Nürnberg, Inv.Nr.92. – Slg. Anton Paul Heinlein, Nürnberg, 1832 bei Johann Andreas Boerner in Nürnberg versteigert – Slg. Handelgerichtsassessor Johann Jakob Hertel, Nürnberg[2] – 1882 GNM.

Aufgrund des Formats und der Rückseitenbehandlung als möglicherweise unterer linker Teil einer Tafel mit insgesamt 4 Heiligenfiguren in 2 Reihen übereinander bestimmbar. 2 Bretter, Breiten von links oben 22,6, 13,8 cm, unten 22,4, 14,1 cm. Stärke 1,8 – 2,0 cm. Äste im Holz belassen. Ausbruch am linken Rand oben durch ein Stück Lindenholz, ca. 10 x 1 cm, ersetzt. Auf der Bildseite entlang der Seiten Wergbahnen, im linken Brett Äste mit Werg kaschiert. Alter Schädlingsbefall. Format oben und seitlich beschnitten, an den Seiten Beilspuren. – Rückseite: Mit Schropphobel bearbeitet; Holz naturbelassen; unten Spuren einer ehemaligen Nutrahmung. Unten und rechts abgefast. – Bildseite: Tafel im Rahmen grundiert und bemalt, Grundier- und Malkanten unten und in Resten rechts vorhanden. Unterzeichnung: Pinsel; Kontur- und Binnenzeichnung; Strich teilweise sehr breit; Pilgerzeichen und Jakobsmuschel leicht versetzt. Umrisse des Kopfes und Pilgerstabes in die Grundierung geritzt[3]. Malerei: Der blaugraue Himmel zunächst mit einer deckend weißen, dann mit einer blaugrauen Farbe übermalt. Verputzungen. AB

Der Apostel Jakobus d. Ä. (Fest 25. Juli), der das Evangelium auf der Pyrenäenhalbinsel verkündigt haben soll und dessen Reliquien in Compostela in Spanien seit dem 7. Jahrh. verehrt werden, ist der Schutzpatron der Pilger[4]. Das Gemälde zeigt ihn auf der Wanderschaft. Die obere Schnittkante der Tafel spricht dafür, daß es sich bei Gm 189 um die untere Hälfte eines Altarflügels handelt, der horizontal geteilt wurde. Der Flügel war auf der Rückseite unbemalt und diente offensichtlich als Standflügel. Als Gegenüber ist auf dem (verlorenen) rechten Flügel der Hl. Sebaldus anzunehmen. Auftraggeber war nach Aussage des Wappens ein Mitglied der Nürnberger Patrizierfamilie Haller. Im Aukt.Kat. Boerner 1832 gilt Gm 189 als ein Werk des Hans von Kulmbach. Rettberg, der das Bild in der Slg. Hertel sah, nennt es »Kulmbach zugeschrieben«. Reber und Bayersdorfer in Kat. 1882–1893 und Koelitz dachten an die »Richtung des Hans von Kulmbach«. Stiassny schrieb es Wolf Traut zu, Wescher-Kauert ohne ausreichende Begründung einem unbekannten Augsburger Maler. Lutze und Wiegand ordneten das Bild als nürnbergisch um 1520 ein. Der Maler suchte die von Albrecht Dürer abgeleitete feste zeichnerische Form der Gemälde Trauts mit der weicheren, »koloristisch ziemlich feinen Behandlungsweise« (Koelitz) Kulmbachs in Einklang zu bringen. Entstanden um 1515.

1 Zum Haller-Wappen vgl. auch Gm 578, Bernhard Strigel.
2 Erworben zum Preis von 13 Gulden laut handschriftl. Eintrag im Exemplar des Aukt.Kat. 1832, GNM Sign. K. 2165.
3 Üblicherweise sprechen dieserart Ritzungen für einen geplanten Goldgrund.
4 Vgl. Jacobus de Voragine, dt. Ausgabe von Richard Benz o. J. (1955), S. 487 – 497. – Künstle 1926, S. 316 – 324. – LCI 7, 1974, Sp. 23 – 39.

Aukt. Boerner, Nürnberg, 1832: Slg. Heinlein, S. 7, Kat.Nr. 36. – Rettberg 1846, S. 167. – Parthey 1, 1863, S. 714, Nr. 26. – Kat. 1882, Nr. 196; 1885, Nr. 201. – Stiassny 1887, S. 815. – Koelitz 1891, S. 73 – 74. – Kat. 1893, Nr. 215. – Braune 1909, Nr. 189. – Wescher-Kauert 1928, S. 27, Anm. 1. – Lutze u. Wiegand 1936-37, S. 138. – Ausst. München 1984: Wallfahrt, Kat.Nr. 191 mit Abb.

Nürnberg

ROSENKRANZBILD
um 1515/18

Im Zentrum des Rosenkranzes Christus am Kreuz, das aus unbearbeiteten Stämmen gefügt ist, die Rosen treiben. Oben Gottvater mit Krone und Weltkugel und die Taube des Hl. Geistes, links Maria mit dem Kind, rechts der Erzengel Michael mit Waage und Schwert. In der zweiten Reihe links Vertreter des Alten Bundes: Aaron, David mit der Harfe, Moses mit den Gesetzestafeln, Johannes der Täufer mit dem Lamm, zu dem die Kreuzfahne gehört, rechts als Vertreter des Neuen Bundes die Apostel Petrus mit dem Schlüssel, Paulus mit dem Schwert, Johannes mit dem Kelch, Jakobus mit dem Pilgerhut, Andreas mit dem Kreuz, Bartholomäus mit dem Schindermesser und die Symbole der Evangelisten Lukas (Stier »S. lucas«) und Markus (Löwe »S. marcus«). In der dritten Reihe links die heiligen Märtyrer Christophorus mit dem Christuskind, Georg mit Kreuzfahne und Drachen, Vitus mit dem Hahn, Laurentius mit Buch und Rost, Sebastian mit dem Pfeil, Stephanus mit Buch und Steinen, Christus am nächsten eines der unschuldig gemordeten Kindlein, rechts als Bekenner die Kirchenväter Papst Gregor d. Gr. und Hieronymus als Kardinal, die Hll. Nikolaus mit den Goldklumpen, Franziskus mit den Stigmata, Dominikus mit der Lilie. In der vierten Reihe links die heiligen Jungfrauen Kunigunde mit dem Modell des Bamberger Doms, Margarete mit dem Drachen, Barbara mit dem Kelch, Clara mit der Monstranz, Katharina mit Schwert und Rad, rechts die heiligen Witfrauen Anna selbdritt, Helena mit dem Kreuz, Elisabeth mit der Kanne. In den Zwickeln oben Kinderengel mit Weihrauchfaß und Rosenkorb, unten links Vertreter der geistlichen Stände – Papst, Kardinal, Bischof und Ordensleute –, rechts der weltlichen Stände – Kaiser, König, Adlige und Bürger. Der Rosenkranz zählt fünf mal zehn weiße (hier goldfarbene) und fünf rote (hier mit einem Kreuz belegte) Rosen, das sind fünf Gesätze. Ganz unten (von anderer Hand) das Jüngste Gericht: Christus, von dem Lilie und Schwert als Zeichen der Gnade und der Strafe ausgehen, zwischen den Fürbittern Maria und Johannes d.T. Links die Seligen, von einem Engel empfangen, rechts die Verdammten, von Teufeln gepeinigt.

Tannenholz (Abies sp.), 118,1 x 96,3 cm – Auf der Rückseite mit weißer Farbe »G.193«; Klebezettel Slg. Wallerstein »8. Zimmer«; Slg. König Ludwig I. von Bayern, Nr. 296; WAF »Leihgabe: Sammlungen König Ludwig I. WAF 727 (GM 193)«.

Gm 193. Leihgabe des Wittelsbacher Ausgleichsfonds / Bayer. Staatsgemäldesammlungen, Inv.Nr. WAF 727. – Slg. Fürst Oettingen-Wallerstein, Grundbuch 1817–18, § CCLXVIII – Slg. König Ludwig I. von Bayern, erworben 1828, I.W. 296 – Ab 1831 ausgestellt in Nürnberg, Burg – 1876 Moritzkapelle – 1882 GNM.

5 Bretter, Breiten von links oben 16,8, 20,7, 20,2, 21,2, 16,7 cm, unten 15,4, 23,4, 28,5, 16,6, 12,4 cm. Stärke 2,0 cm. Äußerstes linkes Brett stark tangentialschnittig, verworfen. Äste im Holz belassen. Bildseite mit Sackleinenstücken kaschiert, Zwickel und Schriftleiste ausgespart. Äußerstes linkes Brett in der Mitte und im Bereich der Fuge von altem Schädlingsbefall geschädigt, gesprungen und geschwunden. Format original. – Rückseite: Mit Schropphobel geglättet. Kanten mit Ausnahme des verwölbten Brettes abgefast. Linke Fuge ehemals durch 3 eingelassene Schwalbenschwänze und 4 Querleisten gesichert, 1912 wegen zu großer Spannung entfernt. Braun gebeizt. Mittlerer Schwundriß mit Holz ausgespänt; Bereich der Risse und Fuge leimgetränkt, teilweise erneut gerissen, 1996 mit Holzklötzchen gesichert. – Bildseite: Tafel im Rahmen grundiert und bemalt. Unterzeichnung: Pinsel; Kontur- und Binnenzeichnung, Schatten in Schraffuren; Arme Christi länger; rechter Zeige- und Mittelfinger gestreckt, Nagelung des rechten Fußes auf Höhe des Sprunggelenks, Gesichtszüge der Heiligen teils modifiziert; Schwanz der Schlange im Kelch des Johannes in hohem Bogen aufgerichtet. Malerei und Metallauflagen: Zahlreiche

Metallauflagen in Mattgold, über Nimben, Kreuzen und Rosen »Schwarzlotzeichnung«. Muster der Brokate schablonenmäßig über Gewandfalten hinweg. Wolkenbänder in Mattsilber mit grüner und schwarzer Zeichnung. Unter dem Jüngsten Gericht ursprünglich vierzeilige Inschrift in schwarzer Farbe, einige Initialen in bleihaltiger Farbe, mittels Röntgenstrahlung und IRR teilweise lesbar: 1 Zeile »Ihs ...der [heilig] [R]osen krantz Der...l vater vnser vnd l aue [maria]...«, 2. Zeile »...Der...vater vnser vnd X aue m[aria] vnd ...laudes...«, 3. Zeile »A... Gibt...y..d der...tag...«, 4. Zeile »...[Anf]ang...etz ne...« (Abb.) Ursprünglich azuritblauer Hintergrund, zunächst schwarz, dann blau (Mangancoelinblau?) übermalt. – Restaurierung 1912 (BStGS, R.P. Nr. 5386): Querleisten abgenommen, Sprünge geleimt, Beschädigungen restauriert. AB

Die Verehrung des Rosenkranzes erhielt durch die Gründung der ersten Rosenkranz-Bruderschaft 1475 in Köln in Anwesenheit Kaiser Friedrichs III. großen Auftrieb[1]. Rosenkranzbilder der oben beschriebenen Form kommen im 16. Jahrh. beinahe ausschließlich in Deutschland und überwiegend in Franken vor. Wie Stegmann feststellte, geht die Komposition des Gemäldes im wesentlichen auf einen Holzschnitt Erhard Schöns aus dem Hortulus animae von 1515 zurück[2]. Lutze und Wiegand verglichen zusätzlich einen 1510 datierten Holzschnitt Wolf Trauts[3]. Anders als bei Schön sind bei Gm 193 die Gregorsmesse und die Stigmatisation des Hl. Franziskus in den oberen Zwickeln durch Engel ersetzt. Das »Jüngste Gericht« wurde um 1600 anstelle der Armen Seelen im Fegefeuer hinzugefügt. Die Hauptgruppe ist Dürers Holzschnitt B. 52 aus der Kleinen Passion (1511) entnommen. Das Jüngste Gericht ersetzt und verdeckt eine zum Originalbestand gehörende vierzeilige Inschrift, siehe oben. Sie ist zu lückenhaft, um hier rekonstruiert werden zu können. Das Fähnlein des Hl. Georg entspricht dem ehemals in Bamberg aufbewahrten Gonfanon mit weißem Kreuz im roten Rund und der Aufschrift, von unten nach oben und von oben nach unten zu lesen: INVI / AM / PA / CIS = IN VIAM PACIS = Auf den Weg des Friedens[4]. Der Maler verwandte große Sorgfalt auf die liturgischen Gewänder und ihren Schmuck, auf Kronen, Kleider und Attribute. Annähernd gleichzeitige gemalte Rosenkranzbilder befinden sich in der Stadtpfarrkirche in Schwabach[5] und, von Hans von Kulmbach gemalt, in der Fondaccion Thyssen-Bornemisza in Madrid[6], eine mitteldeutsche Version in der Sakramentskapelle des Bamberger Doms[7]. Gm 193 bleibt als ein altertümliches, zeichnerisch hartes und buntes Werk, das in keiner Weise auf den durch Dürer geschaffenen Bewußtseinsstand reagiert, hinter den genannten zurück. Dementsprechend gering ist sein Ansehen in der Literatur. In der Slg. Oettingen-Wallerstein galt es als ein Werk des Sebastian Dayg. Reber und Bayersdorfer in Kat. 1882 ordneten es als fränkisch um 1530 ein, in Kat. 1885 der Schule von Nürnberg, 1520–1530. Dörnhöffer traute die knienden Gestalten der Standesvertreter Wolf Traut zu. »Ob der ganze obere Teil nur später übermalt oder aber schon ursprünglich von anderer Hand stammt«, ließ er offen. Braune bezeichnete das Bild als stark übermalt. Lutze und Wiegand datierten es im Hinblick auf die Vorlage um 1515–20.

1 LCI 3, 1971, Sp. 568 – 572. – Ausst. Kat. 500 Jahre Rosenkranz 1475 Köln 1975. Erzbischöfliches Diözesan-Museum Köln, 1976.
2 Vgl. The illustrated Bartsch, hrsg. von Walter L. Strauss, Bd. 13. New York 1984, Nr. 133 mit Abb.
3 Vgl. Augusta von Oertzen: Maria, die Königin des Rosenkranzes. Eine Ikonographie des Rosenkranzgebetes durch zwei Jahrhunderte deutscher Kunst. Augsburg 1925, Abb. 16.
4 Vgl. dazu Gm 285, 286, Franken, Die Hll. Georg und Mauritius. Zum Bamberger Georgsfähnlein vgl. Renate Baumgärtel-Fleischmann: Georgsreliquien im Bamberger Domschatz. In: Ausst.Kat. St. Georg. Ritterheiliger, Nothelfer, Bamberger Dompatron (Schriften des Historischen Museums Bamberg, hrsg. von Lothar Hennig), 1992, S. 115 – 130.
5 Epitaph für Hans Rosenberger und seine Ehefrau Klara Ehinger; vgl. Die Kunstdenkmäler von Bayern. Regierungsbezirk Mittelfranken, Bd. 7, Stadt und Landkreis Schwabach, bearb. Karl Gröber u. Felix Mader. München 1939, S. 65, Abb. 56.
6 Vgl. Stadler 1936, Nr. 16, Abb. 64. – Kat. Slg. Thyssen-Bornemisza 1991, Nr. 57 mit Farbabb. Vgl. auch Gm 1112, Hans von Kulmbach, Verkündigung.
7 Ausst.Kat. Die Altäre des (Bamberger) Domes von 1012 bis zur Gegenwart (Veröffentlichungen des Diözesanmuseums Bamberg, Bd. 4), 1987, Nr. 10 mit Farbabb.

Kat.Slg. Oettingen-Wallerstein 1819, S. 124, Nr. 34; 1826 u. 1827, Nr. 168. – Kunstblatt 1831, S. 238, Nr. 28. – Moritzkapelle 1878 u. 1880, Nr. 6. – Kat. 1882, Nr. 199; 1885, Nr. 204; 1893, Nr. 233. – Dörnhöffer 1906, S. 461. – Stegmann 1908, S. 56, 58, Abb. 4. – Braune 1909, Nr. 193. – Lutze u. Wiegand 1936-37, S. 138. – Kahsnitz 1984, S. 46, Abb. 4.

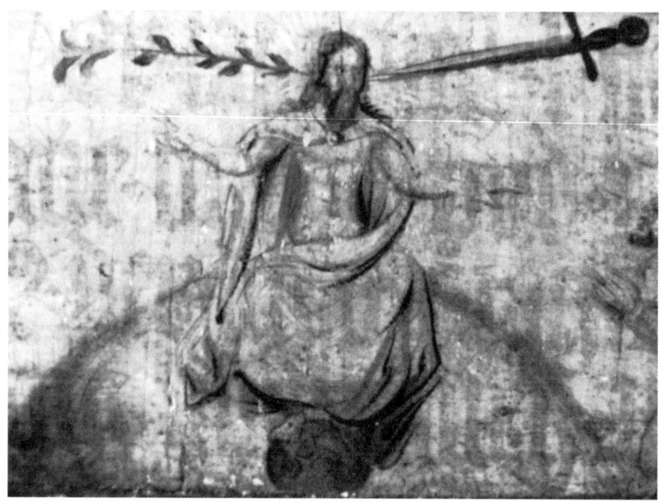

Gm 193 Ausschnitt. Infrarot

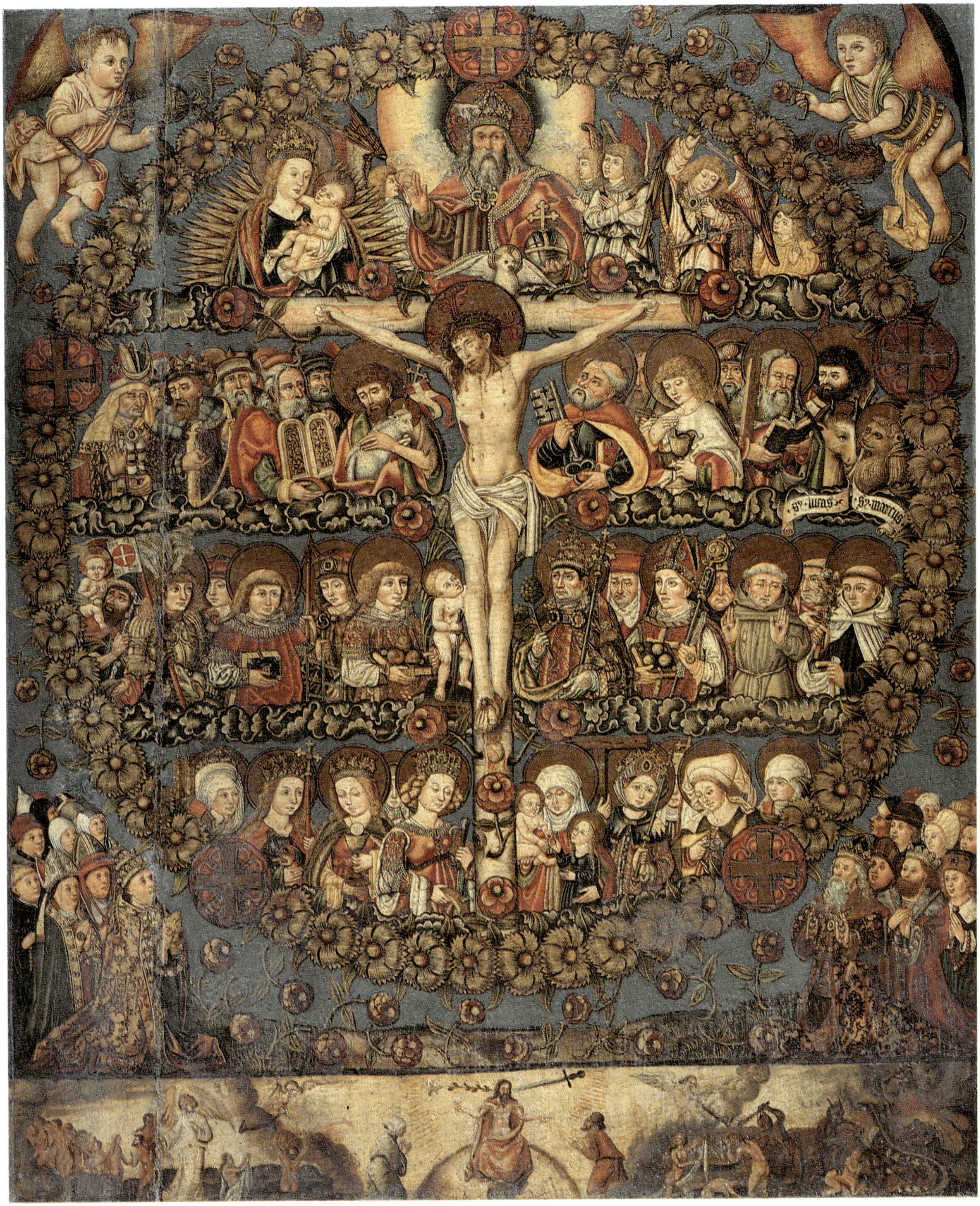

Gm 193

Nürnberg

BILDNIS DES MALERS PAUL LAUTENSACK
1529

Brustbild nach links, ohne Hände, vor ehemals grünem, verbräuntem Grund. Er hat braune Augen und Haar. Er trägt einen braunen Rock mit schwarzem Pelzkragen und ein schwarzes Barett.

Lindenholz (Tilia sp.), 32 x 28 cm – Oben einzeilige Inschrift in Majuskeln der Humanisten-Antiqua: »AN:DO: M·D· XXIX·« = Im Jahr des Herrn 1529. Links auf halber Höhe zweizeilige Inschrift in Majuskeln der Humanisten-Antiqua (unvollständig) »([PAUL]VS·LAVTENSACK / [SEIN]ES· ALTERS·LI·IAR«. – Auf der Rückseite mit Bleistift »231«, »41« und »179«, mit weißer Farbe »G.199«; Klebezettel Slg. Wallerstein »7.Zimmer«; Slg. König Ludwig I. von Bayern, 1828, Nr.304; WAF »H.G.728 (1936) Inv.S.No 359«, darunter links die Nr.199«, rechts »R 151c«.

Gm 199. Leihgabe des Wittelsbacher Ausgleichsfonds / Bayer. Staatsgemäldesammlungen, Inv.Nr. WAF 728. – Slg. Fürst Oettingen-Wallerstein – Slg. König Ludwig I. von Bayern, erworben 1828, I.W. 304 – Ab 1829 ausgestellt in Nürnberg, Moritzkapelle – 1882 GNM.

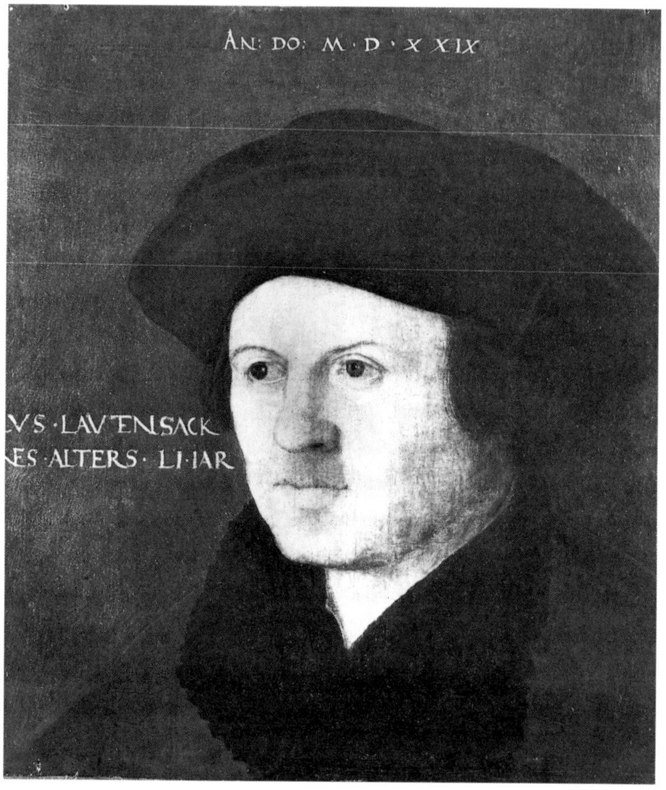

Gm 199

2 Bretter, Breiten von links oben 16,4, 11,6 cm, unten 15,6, 12,8 cm. Stärke auf 0,4 cm gedünnt. Fuge in der Mitte leicht gelockert. Format allseitig beschnitten. – Rückseite: Bildträger durch 2 Querleisten aus Eichenholz in der oberen und unteren Hälfte gestützt, Fuge zwischen den Querleisten mit Längsleiste gesichert. – Bildseite: Gerissene Grundier- und Malkanten oben in Resten vorhanden. Unterzeichnung: Pinsel; Kontur- und Binnenzeichnung, im Gesicht erkennbar. Malerei: Hintergrund ursprünglich hellgrün, vermutlich original mit heute dunkelbraunem Lack überzogen. Inschrift bleizinngelbfarben, original. Gesicht weitgehend retuschiert in 2 zeitlich verschiedenen Restaurierungen, heller Punkt im linken Auge neben dem weißen Lichtreflex nicht original. Getönter Firnis. – Restaurierung: 1950. AB

Der aus Bamberg stammende Maler Paul Lautensack (1478 – 15. Aug. 1558) übersiedelte vermutlich aus Glaubensgründen nach Nürnberg, wo er am 23. Juli 1528 das Bürgerrecht erwarb[1]. Das Bildnis zeigt ihn im Alter von 51 Jahren. Es ist stark fragmentiert und zeigte im originalen Zustand womöglich die Hände des Dargestellten. Reber und Bayersdorfer in Kat. 1882 u. 1893 ordneten es der Schule von Nürnberg zu. Lutze und Wiegand dachten an ein Selbstbildnis des Malers. Aufsess stellte es als ein solches mit Recht in Frage. Es fehlen der aus dem Spiegelbild gewonnene Blick aus den Augenwinkeln und der daraus resultierende Kontakt mit dem Bildbetrachter. Schon Waagen notierte: »Schade, daß dieses ursprünglich gewiß gute Bild so sehr verdorben ist!«. Das Gemälde ist als frühes Künstler-Bildnis bemerkenswert. Es steht Arbeiten eines H.W. monogrammierenden Nürnberger Porträtisten nahe, der vielleicht mit Hans Wolf aus Bamberg identisch ist[2]. Hans Lautensack stach 1552 ein Bildnis Paul Lautensacks[3].

1 Zu seinen Lebensdaten vgl. auch bei Gm 547, Paul Lautensack, Gedächtnistafel der Nürnberger Familie Ayrer.
2 Zum Monogrammisten H.W. vgl. Löcher 1967: Nürnberger Bildnisse, S. 122. Zu Hans Wolf vgl. zuletzt Ursula Timann: Zum Lebenslauf von Georg Pencz. In: Anzeiger des Germanischen Nationalmuseums, 1990, S. 107. Wolf kam wie Lautensack aus Bamberg. Er erwarb nach dem 21. März 1537 das Nürnberger Bürgerrecht und starb 1544/45.
3 Annegrit Schmitt: Hanns Lautensack (Nürnberger Forschungen, Einzelarbeiten zur Nürnberger Geschichte, hrsg. vom Verein für Geschichte der Stadt Nürnberg, Bd. 4). Nürnberg 1957, Kat.Nr. 1, Abb. 1.

Kat. Slg. Oettingen-Wallerstein 1826 u. 1827, Nr. 176. – Moritzkapelle 1829 – 1846, Nr. 130. – Waagen 1843, S. 197, Nr. 130. – Lotz 2, 1862, S. 338, Nr. 130. – Moritzkapelle 1878 u. 1880, Nr. 152. – Kat. 1882, Nr. 197; 1885, Nr. 202; 1893, Nr. 231. – Braune 1909, Nr. 199. – Thieme-Becker, Bd. 22, 1928, S. 464. – Lutze u. Wiegand 1936-37, S. 79. – Aufsess 1963, S. 13.

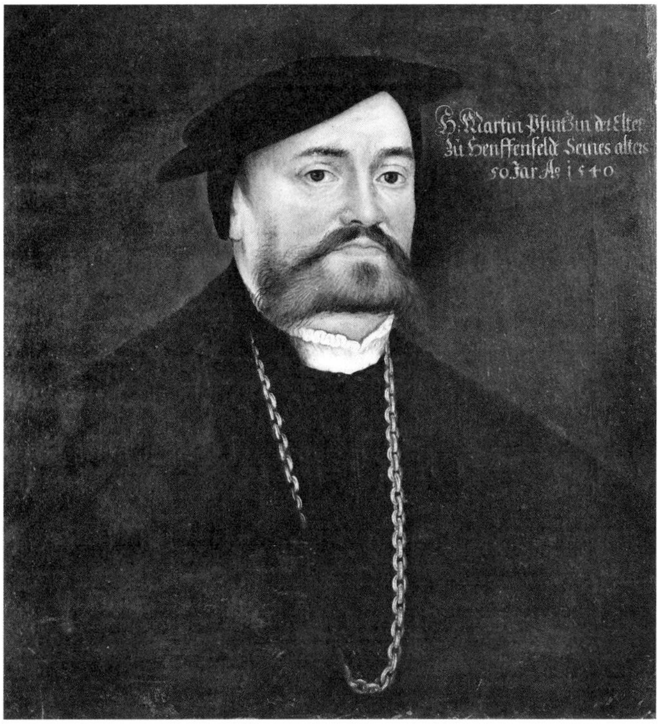

Gm 920

Nürnberg

BILDNIS DES NÜRNBERGER PATRIZIERS MARTIN PFINZING ZU HENFFENFELD
1540 (Kopie)

Brustbild nach rechts, ohne Hände, mit Blick auf den Betrachter. Er hat braune Augen und einen dunkelblonden, ergrauten Bart. Er trägt eine schwarze Schaube mit gleichfarbenem Pelzkragen, ein hochgeschlossenes schwarzes Wams, einen weißen gerüschten Hemdkragen und ein schwarzes Barett. Auf der Brust eine goldene Ankerkette. Graugrüner Grund.

Leinwand, 61 x 56,2 cm – Oben rechts in Stirnhöhe dreizeilige Inschrift in Fraktur [»Schwabacher Typ«]: »H: Martin Pfintzin der Elter / zu Henffenfeldt Seines alters / 50.Jar Ao. 1540« – Auf Rückseite und Keilrahmen in weißer Farbe »Gm 920«, auf dem Keilrahmen mit roter Kreide »G 976« und »Z.R.11351«.

Gm 920. Erworben 1896 als Geschenk des Fabrikbesitzers Philipp Casimir Krafft in Nürnberg.

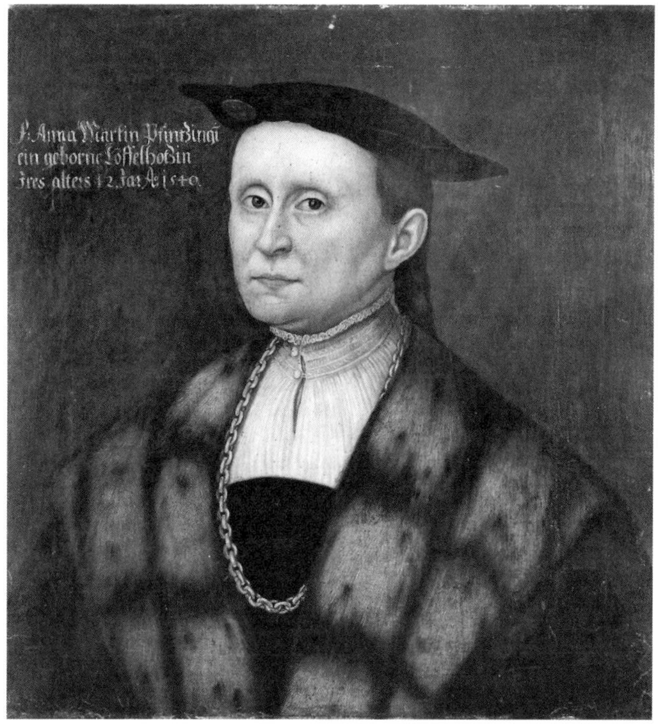

Gm 921

BILDNIS DER ANNA PFINZING, GEBORENE LÖFFELHOLZ
1540 (Kopie)

Brustbild nach links, ohne Hände, mit Blick auf den Betrachter. Sie hat grüne Augen und trägt ihr braunes Haar in einem Hängezopf geflochten. Ihre schwarze Schaube ist mit einem breiten braunen Pelzkragen, ihr schwarzes Kleid mit gleichfarbenem Samtbesatz versehen, das weiße Hemd mit einem bestickten und berüschten Stehkragen und Knopfverschluß. Am schwarzen Samtbarett eine Medaille, über der Brust eine goldene Ankerkette. Graugrüner Grund.

Leinwand, 61 x 56,2 cm – Oben links in Stirnhöhe dreizeilige Inschrift in Fraktur [»Schwabacher Typ«]: »F: Anna Martin Pfintzingi(n) / ein geborne Löffelhotzin / ires alters 42 Jar Ao 1540« – Auf dem Keilrahmen in weißer Farbe »Gm 921«, mit roter Kreide »G 977« und »Z.R. 11352«.

Gm 921. Herkunft wie Gm 920.

Leinenbindung, Fadendichte 17 x 17 pro cm². In neuerer Zeit vom Keilrahmen abgenommen und nach der Restaurierung auf denselben aufgetackert[1]. Formate original. – Rückseiten: Entlang der Krakelees durchgeschlagene, bräunliche Substanz, stärker bei Gm 921. – Bildseiten: Grundierung: Weiß. Unterzeichnung: Keine erkennbar. Malerei: Farben stark deckend aufgetragen, Pinselduktus sichtbar. Schmuckketten plastisch modelliert. Erdgrüner Hintergrund dunkelgrün übermalt. Alte, vergilbte Firnisreste.

Gm 920: Bildseite: Malerei: Schwarze Schaube übermalt. Vereinzelte Malschichtausbrüche. Firnis in Gesicht, Kette und Inschrift teilgereinigt.

Gm 921: Bildseite: Malerei: Später Inschrift und Teile des Hintergrunds von erdgrüner Farbe freigelegt. Malschichtausbrüche im rechten Bildteil und entlang der Ränder, ergänzt. Firnis im Gesicht gedünnt. AB

Die Familien Pfinzing und Löffelholz gehörten zum Nürnberger Patriziat. Martin Pfinzing von Henffenfeld (9. Febr. 1490 – 7. Aug. 1552) war Mitglied des Kleineren Nürnberger Rates. Er führte Kaiser Karl V. im Türkenkrieg 1529 das Nürnberger Truppenkontingent zu und wurde 1532 zum Ritter geschlagen. In erster Ehe, am 7. Febr. 1515, heiratete er Anna Löffelholz (12. April 1498 – 14. Febr. 1543), eine Tochter des kaiserlichen Kammergerichtsassessors Johann Löffelholz von Colberg und der Katharina Dintner. »Diese Anna hatte die Ehre, daß an ihrer Hochzeit (1515) ein privat Turnier oder Gesellen Stechen gehalten wurde«[2]. Sie schenkte ihrem Mann vierzehn Kinder. Anders als ihre Nürnberger Geschlechtsgenossinnen ließ sie sich nicht im langärmligen Kleid, mit oder ohne Goller, sondern in der Schaube malen[3].

Es handelt sich um Kopien aus dem 17. Jahrh. nach wahrscheinlich auf Holz gemalten Originalgemälden von 1540, die nicht mehr nachweisbar sind. Johann Friedrich Leonhart (um 1633 – 1680) fertigte 1670 eine seitenverkehrte Radierung nach dem Männerbildnis[4]. Der Maler der Tafelbilder, ein Zeitgenosse von Hans Plattner und Georg Pencz, ist nach Löcher in der Nähe des Monogrammisten HW (Hans Wolff?) und eines weiteren unbekannten Nürnberger Meisters, die beide auch Mitglieder der Patrizierfamilie Fürer von Haimendorf malten[5], zu suchen. Der Blick beider Gatten sucht den Bildbetrachter. Das Gesicht der Frau mit den engstehenden Augen ist physiognomisch schärfer erfaßt als das des Mannes. Gegen die im allgemeinen dunkle und ernste Kleidung setzen sich im Eindruck die blütenweißen Hemden durch, in diesem Falle auch die schweren, durch die Pelzaufschläge pointiert überschnittenen Goldketten. Es spricht vieles dafür, daß die Kopien den Originalgemälden getreu nachfolgen.

1 Um das Bild vor dem neuerlichen Aufspannen nicht dublieren oder anrändern zu müssen, wurden an die Ränder Baumwollstreifen genäht, mit denen die Originalleinwand über den Keilrahmen gespannt wurde. Anschließend wurden die Baumwollstreifen wieder abgetrennt.
2 Biedermann 1748, Tab. CCCCIX u. CCCVII. – Zu den Familien Pfinzing und Löffelholz vgl. Friedrich 1994, S. 119 – 125 u. 94 – 97.
3 Vgl. Zander-Seidel 1990.
4 Vgl. Georg Wolfgang Panzer: Verzeichnis von Nürnbergischen Portraiten aus allen Staenden. Nürnberg 1790, S. 182.
5 Zum Monogrammisten HW vgl. Löcher 1967: Nürnberger Bildnisse, S. 122.

Braune 1909, Nr. 920, 921. – Ausst. Nürnberg 1981: Meistersinger, Kat.Nr. 31 a, b (bearb. K. Löcher) mit Abb. – Zander-Seidel 1990: Textiler Hausrat, S. 56, Abb. 45.

Nürnberg

BILDNIS DES NÜRNBERGER PATRIZIERS GABRIEL IMHOFF
1556 (Kopie)

Halbfigur nach rechts. Er hat braune Augen, Haar und Bart und blickt den Bildbetrachter an. Er trägt eine schwarze Schaube mit braunem Pelzkragen und ein schwarzes Barett. In seiner rechten Hand Handschuhe, die linke, mit zwei Ringen geschmückte, liegt am Pelz. Rechts ein Tisch mit grüner Decke. Den Hintergrund bildet eine Wand mit vorgelegtem Pilaster.

Kupfer, 20 x 15 cm – Oben einzeilige Inschrift in Antiqua-Majuskeln: »G. I H AETATIS. LVIII. ABCONTERFET. MDLVI«. Rechts in Kopfhöhe Wappen in Gestalt eines Wappendreivereins: 1. (Imhoff): In Rot goldener Seelöwe nach links, 2. (Welser): Von Silber und Rot gespalten mit einer Lilie in verwechselten Farben, 3. Das Wappenbild nicht erkennbar – Auf der Rückseite mit weißer Farbe »Gm 620«.

Gm 620. Erworben vor 1882.

Dünne Kupferplatte, partiell leicht verbeult. Format original. – Rückseite: Oberflächliche rote und grüne Kupferpatina, vermutlich Cuprit mit »Grünspan«[1]. – Bildseite: Ungrundiert. Unterzeichnung: Keine erkennbar. Bild außerhalb eines Rahmens bemalt. Malerei: Pigmente nur grob gerieben. Pelzhaare mit feinem Pinsel. Malschichtausbrüche unten und links. Vergilbter, punktuell fleckiger Firnis. – Restaurierung: 1956 gereinigt. AB

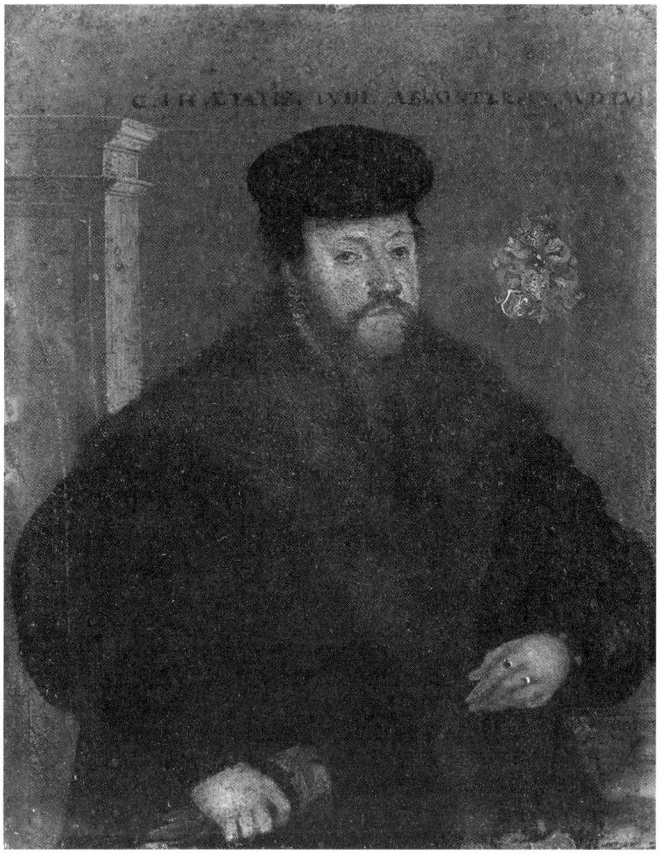

Gm 620

Reber und Bayersdorfer in Kat. 1882 identifizierten den Dargestellten vermutlich aufgrund seines zu errechnenden Geburtsdatums 1498 mit Leonhard Imhoff (»Im Hof«), der in diesem Jahr geboren wurde und 1557 starb[2]. Die Initiale »G« verweist auf Gabriel Imhoff (18. Juli 1498 – 22. Jan. 1578), der dem Kleineren Nürnberger Rat angehörte und seit 1522 mit Helena Welser († 17. Nov. 1544), Tochter des Jakob Welser und der Ehrentraut Thumer von Thumenberg, verheiratet war[3]. Das Welsersche Wappen befindet sich rechts unter dem der Imhoff, das nicht mehr erkennbare daneben dürfte der zweiten Ehefrau Imhoffs, Anna Schütz von Hagenbach (vermählt 1574), zugehören. Das (verlorene) Originalgemälde von 1556 war sehr wahrscheinlich auf Holz gemalt[4]. Das aufgrund der heraldischen Courtoisie seitenverkehrte Wappenbild Imhoffs macht es wahrscheinlich, daß zum Bildnis Imhoffs das seiner Ehefrau Helena Welser als Gegenstück gehörte. Der erweiterte Bildausschnitt und der der Wand vorgelegte Pfeiler waren der Nürnberger Kunst geläufig und finden sich bei Georg Pencz[5]. Ein Künstler seiner Nachfolge dürfte das originale Bildnispaar gemalt haben. Die auf Kupfer gemalte Kopie ist aufgrund des Bildträgers in die Zeit um 1600 zu datieren.

1 Unter dem sog. »Grünspan« verstehen sich grüne oder grünblaue Kupferkorrosionen, in der Regel basische und neutrale Kupferacetate.
2 Biedermann 1748, Tab. CCXX. – Zur Familie vgl. Friedrich 1994, S. 77 – 85.
3 Biedermann (wie Anm. 2), Tab. CCLXVI. – Zur Familie vgl. Friedrich 1994 (wie Anm. 2), S. 197 – 202.
4 Es irritiert, daß sich die älteren Kataloge des GNM bei der Bestimmung des Bildträgers (»Holz«) versehen, doch läßt die Inv.Nr. Gm 620 keine Verwechslung mit einem anderen Gemälde des GNM zu.
5 Vgl. dessen Bildnis des Sebald Schirmer, GM 206.

Kat. 1882, Nr. 506, 1885, Nr. 522; 1893, Nr. 568. – Braune 1909, Nr. 620.

Nürnberg

BILDNIS DES STEFAN (III.) PRAUN IN PILGERKLEIDUNG
1571 oder später

Ganze Figur. Er steht breitbeinig, selbstbewußt und mit Blick auf den Betrachter in einer Landschaft vor einem Stadtpanorama. Er trägt Pumphosen, Schaftstiefel, über dem Wams als Pilgerkleid einen kurzen Radmantel aus geschwärztem Leder, der gegen Regen schützte, darunter einen längeren, hellen Radmantel aus Filz, dazu einen breitkrempigen Hut, in der rechten den Pilgerstab mit doppeltem Knauf und den Rosenkranz. Den Hut schmückt neben anderen Pilgerzeichen wie Pilgerflasche und -stab die Pilgermuschel in verschiedenen Größen. Die größte befindet sich als Abzeichen auf dem oberen Mantel, gedoppelt als Verschluß desselben am Hals.

Papier, auf Lindenholz aufgezogen, 51 x 36,7 cm – Auf der Rückseite Klebezettel, handschriftl. mit schwarzer Tinte »Aus Paul Praun's Verlassenschaft. † 1616« und »149«.

Gm 655. Leihgabe der Friedrich von Praun'schen Familienstiftung, 1876.

Papier später auf geringfügig größere Lindenholztafel aufgezogen, Stärke 1,3 cm. Zahlreiche Risse im Papier, teilweise in Blasen vom Holz gelöst. Format original. – Bildseite: Grundierung: Keine. Zuunterst rote Lackschicht wechselnder Stärke, in der Landschaft krapprot, im

Himmel rotbraun leuchtend. Unterzeichnung: Keine erkennbar. Malerei[1]: Konturen von Sträuchern und Pflanzen, Kirchturmkreuze und -kugel in Pinselgold. Allseitig 1 cm breite schwarze Umrandung, an deren Innenseite ca. 0,1 cm dünner Goldrand. Malschichtverluste über die ganze Fläche, Verputzungen im unteren Bereich der Landschaft. Großflächigere Retuschen im Gesicht, Himmel und Landschaft. Bildrand mit schwarzer Farbe nachgezogen. – Restaurierungen: 1950 gereinigt und ausgetupft; 1970 Blasen mit einer Wachs-Harzmischung niedergelegt. AB

Stefan III. Praun (18. Mai 1544 – 29. April 1591) Sohn Stefans II. Praun aus der bekannten Nürnberger Kaufmannsfamilie[2], führte in kaiserlichen und anderer Fürsten Dienste ein unstetes Leben, das ihn seinem Vater entfremdete und seine Enterbung zu Folge hatte. 1669 begleitete er von Wien aus die Gesandtschaft Kaiser Maximilians II. an den türkischen Hof in Konstantinopel. Um die Jahreswende 1570/71 verbrachte er einige Zeit am Hof König Philipps II. von Spanien. Von Madrid aus unternahm er im März 1571 eine Pilgerreise nach Santiago de Compostela. 1585 empfing er am Heiligen Grab in Jerusalem den Ritterschlag. Er starb in Rom an der Pest[3]. Seine Brüder brachten seinen Nachlaß aus Italien nach Nürnberg, darunter seine orientalischen Besitztümer und sein Pilgerkleid, die als Leihgaben der Friedrich von Praun'schen Familienstiftung im GNM gezeigt werden[4].

Wie die Inschrift auf einer Deckfarbenmalerei im Praunschen Geschlechter- und Wappenbuch[5] mitteilt, hatte Stefan Praun in Spanien »Jann Paptista Prockh« zum Reisegefährten. Die Landschaft enthält offenbar Stationen dieser Reise. In den beiden einem dritten nachfolgenden Reitern hat man wohl Praun und Prockh zu sehen, vielleicht auch in denen, die sich zu einer Rast niedergelassen haben. Andere Pilger sind zu Fuß unterwegs. Das Stadtpanorama gehört so wenig nach Spanien wie der Bildstock und der Orientale mit dem Turban. Der Maler stellte sich Spanien nach Maßgabe seiner eigenen bekannten Umwelt vor, der Orientale könnte türkische Reminiszenz in Erinnerung an die Gesandtschaft sein. Das Inv. des Praunschen Kunstkabinetts von 1719 nennt unter der Nr. 149 »Ein taffel, worauf auf holz gemahlt ein Praun mit einem pilgramskleid, das gemähl 1 schuh 8 zoll hoch und 1 schuh 2 zoll breit«. Als Familiendokument und wegen seiner bescheidenen künstlerischen Qualität fand das Gemälde keine Aufnahme in das Inv. des Praunschen Kunstkabinetts von 1616 und in die gedruckten Verzeichnisse desselben und blieb dementsprechend unverkauft. Zwei aquarellierte Zeichnungen im GNM stimmen weitgehend mit der Figur auf dem gemalten Porträt überein[6]. Es wird einem Nürnberger Künstler zugeschrieben.

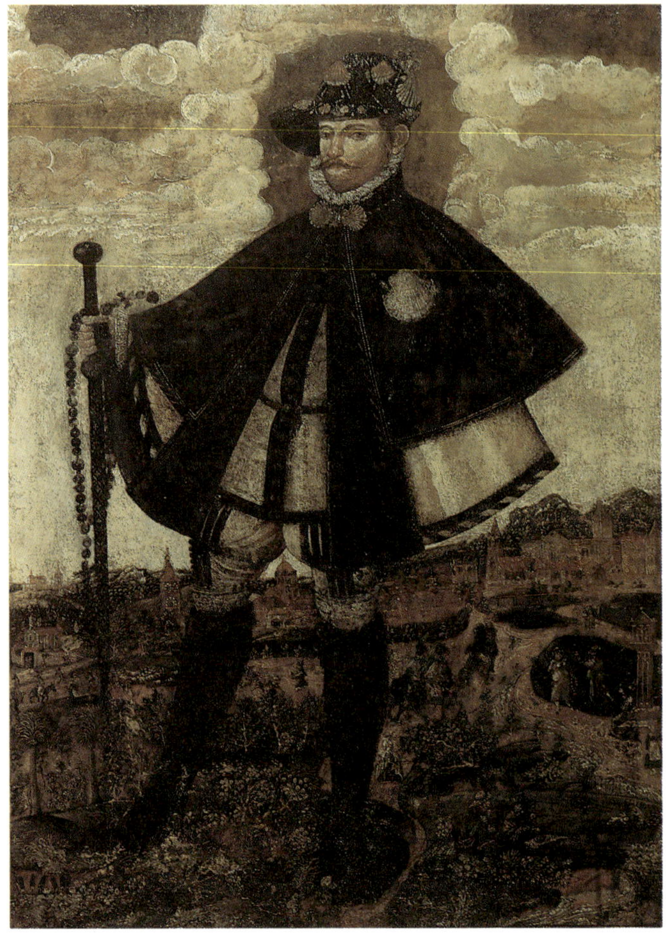

Gm 655

1 In einem Restaurierungsprotokoll von 1970 wird als Bindemittel der Malerei »Tempera« oder »wasserlöslich« angegeben. Da das Bild mittlerweile mit Wachs-Harz-Massen vollständig gefestigt wurde und einen Kunstharzfirnis trägt, kann der Nachweis der Wasserlöslichkeit nicht mehr erbracht werden.
2 Vgl. Gm 1536/37, Nicolas Neufchatel, Bildnisse des Stephan II. Praun und der Ursula Ayrer von 1568.
3 Vgl. Fries 1926.
4 Vgl. Ausst. Nürnberg 1993, Kat.Nr. 141 – 146, Abb. 80 (Pilgerausstattung Stephans III. Praun) und Achilles-Syndram 1994, Abb. 79 (türkische Gegenstände).
5 Nürnberg, Stadtarchiv, Familienarchiv von Praun, Rep. E 28 II, Nr. 11;. vgl. Ausst. Nürnberg 1993, Kat.Nr. 138.
6 Inv. Hz 5278, Kapsel 1532 und Inv. Hz 5910, Kapsel 1532; vgl. Barthelmeß u. Heldrich 1969–79, Nr. 11.

Kat. 1893, Nr. 603. – Braune 1909, Nr. 655. – Fries 1926, S. 5 – 14, Abb. 1. – Schadendorf 1959, Abb. 11. – Ausst. München 1984: Wallfahrt, S. 129, Kat.Nr. 178. – Ausst. Nürnberg 1993: Praunsches Kabinett, Kat.Nr. 170 (bearb. K. Löcher) mit Abb. – Achilles-Syndram 1994, S. 208, Nr. 142, Abb. 24.

Nürnberg

BILDNIS DES NÜRNBERGER BÜRGERS HEINRICH PILGRAM
1580

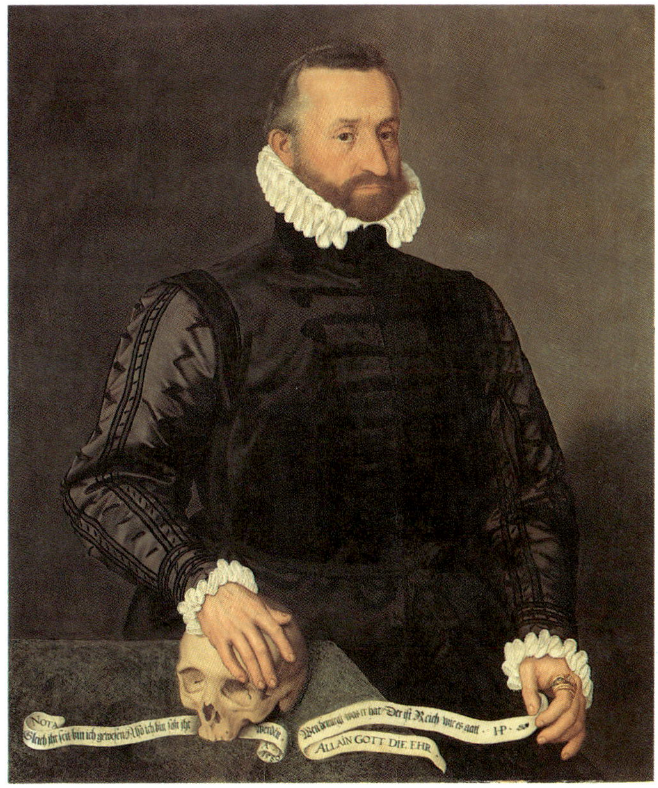

Gm 1571

Hüftbild nach rechts. Er hat braune Augen, die auf den Betrachter gerichtet sind, dunkles, ergrauendes Haar und einen rötlich blonden Bart. Er steht neben einem Tisch, legt seine rechte Hand auf einen Totenschädel und faßt mit der linken eines von zwei Schriftbändern. Er trägt ein schwarzes Seidenwams mit geschlitzten und bortenbesetzten Ärmeln und sog. ungarischen Querverschlüssen, Stehkragen und hohe weiße Halskrause, ebensolche Krausen an den Ärmeln, eine schwarze Hose und eine gleichfarbene Schärpe um die Hüften. An seinem linken Zeigefinger drei Ringe, einer davon Siegelring. Grüne Tischdecke, grauer Grund.

Ahorn (Acer sp.), 101,9 x 84,3 cm – Auf den Schriftbändern Inschriften wechselnd in Antiqua und Fraktur, auf dem linken: »NOTA / Gleich ihr seit, bin ich gewesen, Also ich bin solt ihr werden. / A°. 1580«, auf dem rechten: »Wen benuegt was er hat, Der ist Reich, wie es gatt. HP. / ALLAIN GOTT DIE EHR.« – Auf dem Siegelring seitenverkehrt die Initialen »HP« – Auf der Rückseite rotes Siegel, *d* 4 cm, mit der Umschrift: »CHRISTIANUS HISKIAS HENRICUS FISCHERUS / COMES PALATINUS CAESAREUS CANCELARIUS DIRECT: ET CONSIL[IARIUS] PSI [=Palatinus Sacri Imperii][1]«; Brandmarken im 1., 4. und 5. Brett »Fr.W.«, derselbe Stempel im 4. Brett oben eingeschlagen mit einer Krone über dem Monogramm; mit roter Farbe »von Arneim / Vater meiner Frau«, mit rotem Stift »Bruschwiler München» und die Nr. 804. Mit weißer Farbe »Gm 1571. Aufgeklebter beschreibender Text aus einem Aukt.Kat.(?).

Gm 1571. Christian Hiskias Heinrich v. Fischer († 1796) – Erworben 1954 aus Privatbesitz (Frau Lucie Hoffmann, Prien am Chiemsee).

5 Bretter, Breiten von links oben 17,5, 15,7, 17,1, 19,1, 14,9 cm, unten 17,2, 18,3, 15,0, 21,5, 12,3 cm. Stärke bis zu 0,4 cm. Ecken gerundet. Format original. Möglicherweise aufgrund gleicher Bearbeitungsspuren original auf ca. 2 cm starke Kiefernholztafel geleimt, Anzahl und Maße der Bretter beider Tafeln übereinstimmend; Äste und eine große Harzgalle im Kiefernholz belassen. – Rückseite: Grob bearbeitet mit dem Schropphobel, Fugen mit Schwalbenschwänzen gesichert, geringer alter Schädlingsbefall. – Bildseite: Grundier- und Malkanten nicht vorhanden. Grundierung: Dünn. Unterzeichnung: Pinsel; Kontur- und Binnenzeichnung, an den Händen erkennbar. Malerei: Dünnschichtig; bei den Inkarnaten heller Untergrund miteinbezogen. Leichte Verputzungen in allen Partien; gelbliche Lasuren im oberen Teil der Tischdecke abgenommen. Reinigungsprobe unten links. AB

Der Kaufmann Heinrich Pilgram wurde 1533 in Herzogenbusch, Holland, geboren. Er übersiedelte nach Nürnberg, wo er 1569 Genannter des Größeren Rates wurde. Einer der Teilhaber seines Handelsgeschäftes saß ständig in Antwerpen. Mit seiner 1561 in Nürnberg ihm angetrauten Ehefrau Margarethe Merten hatte Pilgram neun Kinder. Er starb am 24. Januar 1581, kurz nach Vollendung seines Porträts[2]. Nicolas Neufchatel hatte den niederländischen Landsmann nebst seiner Frau 1561 in lebensgroßen Ganzfigurenbildern porträtiert[3]. Der Totenschädel, durch dessen Augenhöhlen Würmer kriechen, macht das spätere Bildnis zu einem den Tod anmahnenden Memento mori[4]. Während der Text des linken Schriftbandes diese Aussage verstärkt, legt der des rechten Zeugnis ab für Pilgrams Gottvertrauen. In den Niederlanden und in Köln gab es für diese Art Porträts eine weiter zurückreichende Tradition. Totenschädel und andere

Symbole der Vergänglichkeit waren auf Rückseiten von Bildnissen geläufig, seit etwa 1530 treten sie in engeren Kontakt mit dem Dargestellten[5]. Der Auftraggeber des Porträts und der Maler mögen sich auf den Bildtypus geeinigt haben. Bei allem frommen Ernst tritt Pilgram als begüterter Mann und nach Kleidung und Haltung als Standesperson auf.

Gm 1571 wurde aufgrund der Initialen »HP« auf dem linken Schriftband einem Monogrammisten HP zugeschrieben. Strieder stellte dieselben Initialen seitenverkehrt auf dem Siegelring am Zeigefinger der rechten Hand des Dargestellten fest. Er löste sie einleuchtend für Heinrich Pilgram auf.

1 Christian Hiskias Heinrich von Fischer (1731–1796). Für Hilfen beim Lesen der Umschrift auf dem Siegel und für die Bestimmung seines Besitzers danke ich Irmtraud von Andrian-Werburg, GNM, 14. Mai 1997. Fischer bekleidete seit 1779 die Stelle eines reichsgräflich fränkischen und westfälischen Reichstagsgesandten zu Regensburg. Er wurde in den Reichsadelsstand erhoben; vgl. Johann Georg Meusel: Lexikon der verstorbenen teutschen Schriftsteller, Bd. 3, 1804.
2 Vgl. Kurt Pilz: Nürnberg und die Niederlande. In: Mitteilungen des Vereins für Geschichte der Stadt Nürnberg, Bd. 43, 1952, S. 1 – 151, hier S. 60 – 61.
3 Budapest, Museum der bildenden Künste, Nr. 346, 348; vgl. Peltzer 1926, S. 212, 213, Abb. 9, 10.
4 Lexikon der Kunst, Bd. 6, 1994, S. 700 – 701 (»Skelett- und Todesdarstellungen«); 7, 1994, S. 552 – 553 (»Vanitas-Darstellungen«).
5 Ein Beispiel ist des Kölners Barthel Bruyn Bildnis eines Ordensritters von 1531 in Wien, Kunsthistorisches Museum, Inv.Nr. 688; vgl. Westhoff-Krummacher 1965, Kat.Nr. 20 mit Abb.

Aukt. Fleischmann u. a., München, 1892: Slg. Hoech, Kat.Nr. 114. – Aukt. Squinder, München, 1903, Kat.Nr. 78 u. Abb. – Peltzer 1926, S. 223. – Jahresbericht 1951–54, S. 17. – Strieder 1956, S. 127 – 131, Abb. 1.

Nürnberg

GEDÄCHTNISTAFEL FÜR DIE JERUSALEM-PILGER AUS DER NÜRNBERGER FAMILIE KETZEL
um 1595

In zwei Reihen hochrechteckige Felder mit den nach (heraldisch) links knienden ritterlich gerüsteten Familienmitgliedern und jeweils dem Ketzelschen Wappen: In Blau auf goldenem Dreiberg eine graue langgeschwänzte Meerkatze, die in der rechten Pfote eine goldene Kugel (Pomeranze) und um den Leib einen goldenen Gürtel mit Ring trägt. Helmzier: Die Meerkatze auf dem Dreiberg. Decken: Blau golden. Daneben auf kleinerem Schild jeweils das Wappen der Ehefrau, dem sich das des Mannes in heraldischer Courtoisie zuneigt. Oben die Abzeichen der Ritterorden, deren Mitgliedschaft durch die Pilgerreisen erworben wurde. Unter dem Dargestellten jeweils auf abgetrenntem Feld eine drei- bzw. vierzeilige Inschrift. Zwei Bild- und Schriftfelder blieben unbesetzt.

Kiefernholz (Pinus sylvestris), lichte Maße 68 x 109 cm.

Gm 581. Erworben vor 1882.

6 Bretter[1], Breiten von links oben 19,2, 22,8, 13,8, 18,1, 17,3, 17,8 cm, unten 17,5, 24,6, 14,4, 18,4, 17,9, 16,2 cm. Stärke 0,8 cm. Format links und vermutlich oben beschnitten. – Rückseite: Unten vermutlich original, oben später abgefast. Dunkelroter, nicht originaler Anstrich, der die Rückseite des heutigen Rahmens miteinschließt; ausgenommen die obere, offensichtlich spätere Leiste. – Bildseite: Tafel im Rahmen grundiert und bemalt, Grundier- und Malkanten rechts und unten vorhanden. Unterzeichnung: Keine erkennbar. Malerei: Inschriften direkt auf die Grundierung gemalt, nach der Bemalung des Hintergrundes nachgezogen[2]. Einfache Malweise; Hintergrundsfarbe abschließend aufgetragen. Malschichtausbrüche über die gesamte Bildfläche, teilweise flüchtig retuschiert. – Restaurierung: 1950. AB

Obere Reihe von links nach rechts, Inschriften in Fraktur:
1. Heinrich Ketzel († 1438), bärtig, barhäuptig, im Harnisch. Wappen der Ehefrau Anna Igelbrecht aus Augsburg. Abzeichen: Kanne mit Blumen, Schwert mit Gurt, Rad, Krückenkreuz. Inschrift: »heinrich ketzel Zug zum heyligen / Grab vnd Auf Sant katherina / pergk synay 1389 Jar«.
2. Georg Ketzel (1423 – 1488), barhäuptig, bartlos, im Harnisch. Wappen der Ehefrau Dorothea Roth aus Auerbach. Abzeichen: Muschel mit Stern, T mit Glocke, Kanne mit Blumen, Schwert mit Gurt, Krückenkreuz. Inschrift: »Jorg ketzel Zug zum heyligen / grab Mit margraf Friderich / churfurst Auß der marck 1453«.
3. Ulrich Ketzel (1440 – vor 1484), in Harnisch und Helm. Abzeichen: Pferd mit Zaumzeug, Blütenkranz, Sonne mit Panther und Band, Wolkenkranz, Aus Wolken ragende Hand mit Vogel, Gekreuzte Krückstäbe, Drache, Löwe mit Vogel, Drache mit geringeltem Schwanz, Fliegendes Band, Geflügelter Löwe mit Schriftband, Halbes Rad, Kanne mit Blumen, Krückenkreuz, Schwert mit Gürtel, T mit Glocke, Muschel mit Stern, Schiff mit 9 Kronen. Inschrift: »Vlrich ketzel Fur Auf dem wasser / Auß dem niderland Zum hey- / ligen Grab 1462 Jar«.
4. Martin Ketzel († nach 1507), bartlos, in Harnisch und Barett. Wappen der Ehefrau Eva Heiden aus Ulm. Abzeichen: Kanne mit Blumen, Schwert mit Gurt, zweimal das

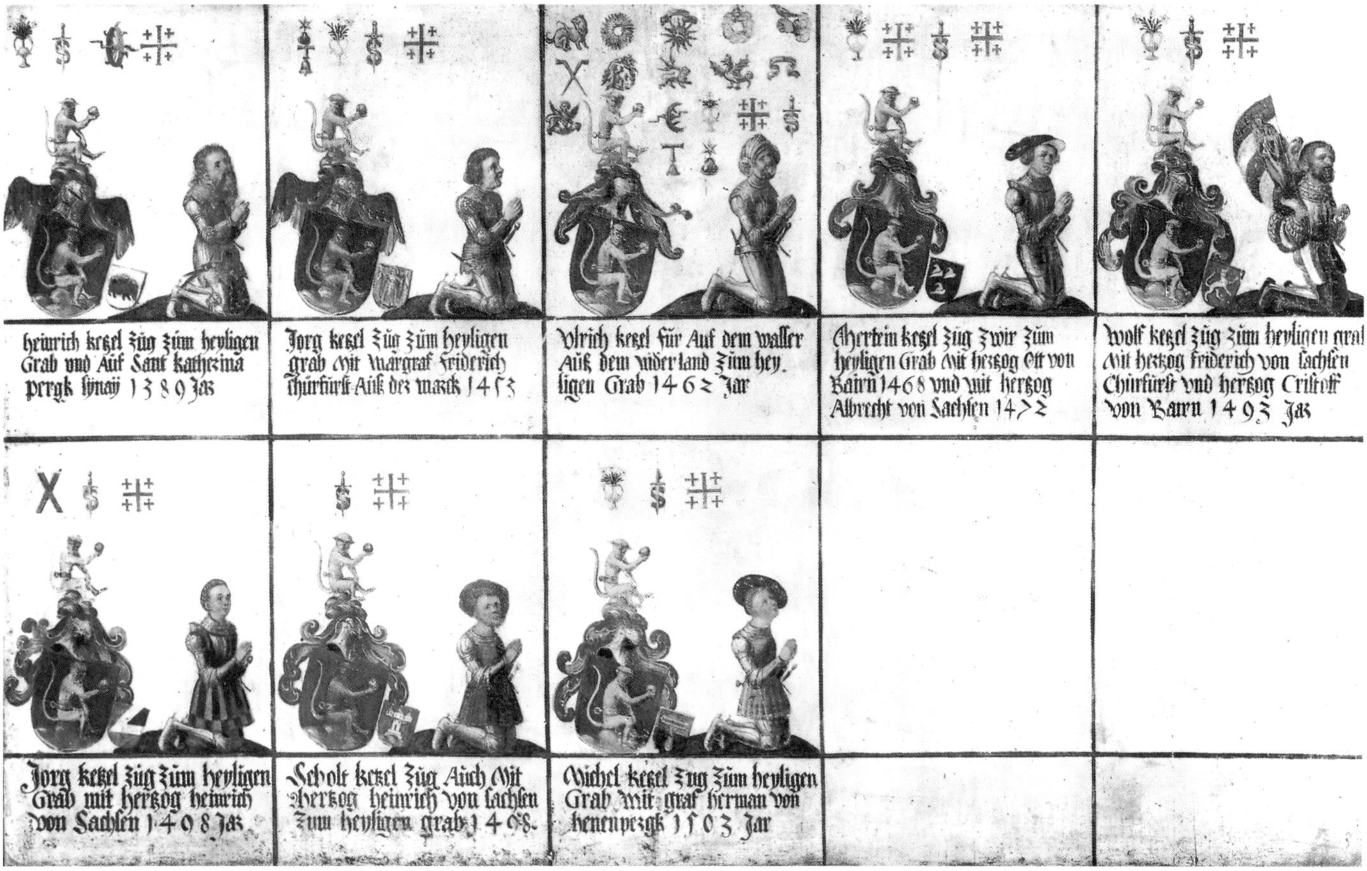

Gm 581

Krückenkreuz. Inschrift: »Mertein ketzel Zug Zwir Zum / heyligen Grab Mit hertzog Ott von / Bairn 1468 vnd mit hertzog / Albrecht von Sachsen 1472«.

5. Wolfgang Ketzel (1472 – 1544), bärtig, barhäuptig, mit einer Fahne mit Madonnenbild. Wappen der 2. Ehefrau Barbara Tetzel: Meerkatze. Abzeichen: Kanne mit Blumen, Schwert mit Gurt, Krückenkreuz. Inschrift: »Wolf ketzel Zug Zum heyligen grab / Mit hertzog friderich von sachsen / churfurst vnd hertzog Cristoff / von Bairn 1493 Jar«.

Untere Reihe von links nach rechts:

1. Georg Ketzel (1463 – 1533), bartlos, mit Haarnetz, in Harnisch und Waffenrock. Wappen der Ehefrau Martha Haller (vermählt 1509). Abzeichen: Andreaskreuz, Schwert mit Gurt, Krückenkreuz. Inschrift: »Jorg ketzel Zug Zum heyligen / Grab mit hertzog heinrich / von Sachsen 1498 Jar«.

2. Sebald Ketzel (1473 – 1530), bärtig, in Harnisch und Waffenrock, mit Barett. Wappen der Ehefrau Katharina Harsdörffer (vermählt 1500). Abzeichen: Schwert mit Gurt, Krückenkreuz. Inschrift: »Sebolt ketzel Zug Auch Mit / hertzog heinrich von sachsen / Zum heyligen grab 1498«.

3. Michael Ketzel († 1505), bartlos, in Harnisch und Waffenrock, mit Barett. Wappen der Ehefrau Magdalena Marstaller. Abzeichen: Kanne mit Blumen, Schwert mit Gurt, Krückenkreuz. Inschrift: »Michel ketzel Zug Zum heyligen / Grab Mit graf herman von henenpergk 1503 Jar«.

Die Abzeichen lassen sich (in der Reihenfolge ihres Auftretens) wie folgt bestimmen: Kanne mit Blumen = aragonesischer Kannenorden; Schwert mit S-förmig dasselbe umwindendem Gurt = cyprischer Schwertorden; Rad mit Nabe und Handkurbel = St. Katharina-Orden vom Sinai; Krückenkreuz = Orden vom Hl.Grab; Muschel mit Stern = Ritterorden St. Jago di Compostela; T mit Glocke = S. Antonius-Orden von Henneberg; Drache = Drachenorden[3].

Die Ketzel waren Kaufleute. Sie handelten mit Gewürzen, aber auch mit Textilien und Eisenwaren, betrieben Eisenhämmer und waren an Bergwerken beteiligt. Sie gehörten zu den ehrbaren, aber nicht zu den ratsfähigen Nürnberger Geschlechtern. Viele von ihnen wurden als Genannte in den Größeren Rat berufen und mit Ehrenämtern betraut. Neben den Rieter waren die Ketzel die eifrigsten Jerusalempilger Nürnbergs. Frömmigkeit, Abenteuerlust und Prestigegewinn waren die hauptsächlichen Antriebe. Aign hat sich in seiner Publikation von 1961 umfassend der Familie und ihrer einzelnen Mitglieder angenommen. Mit dem bis ins 14. Jahrh. zurückreichenden Stammbaum und der Aufzählung der Fürsten, denen man auf den Pilgerreisen Gesellschaft leistete, stellten die Ketzel die Vornehmheit ihres Hauses im allgemeinen und den gesellschaftlichen Rang einzelner Mitglieder desselben unter Beweis. Besondere Ehren erwarben ihnen die Pilgerreisen und die Grabesritterwürde in Nürnberg nicht, die Aufnahme ins Patriziat blieb ihnen verwehrt. Als Vorlage für das Bild der Jerusalempilger diente eine vermutlich aus dem Haus zum Goldenen Schild in Nürnberg stammende, im frühen 20. Jahrhundert im englischen Privatbesitz nachgewiesene Tafel, die offenbar dieselben Bilder und Inschriften trug[4]. Kriterien zur Datierung von Gm 581 bieten die Jahreszahl 1503 als terminus post quem, der Charakter der Schrift, die Waffenröcke und Barettformen und die künstlerische Gestaltung. Der Maler, durch ältere Darstellungen belehrt, hatte Kenntnis von der Entwicklung des Harnischs, doch ist historische Sachtreue nicht zu erwarten. Die jüngsten der Kopfbedeckungen mit breiter Krempe und Schlitzen variieren Barettformen der Jahre gegen 1520. Es ist die Frage, ob der Maler die Vorlage kopierte oder die Kostüme der Dargestellten modernisierte. Im ersten Falle könnte auch das »Original« nicht lange vor 1520 entstanden sein. Die Überlegung, daß der Auftrag noch vor dem Aussterben der männlichen Linie der Ketzel in Auftrag gegeben wurde, liegt nahe, doch kann auch Georg Ketzels Tochter Maria, die 1581 Hans Christoph von Ploben heiratete und 1621 starb, die Erinnerung an die Blütezeit der Familie auf diese Weise wachgehalten haben. Insgesamt überwiegt der Eindruck, daß dieses gleich den anderen Ketzelschen Gemälden aus dem Ende des 16. Jahrh. stammt.

1 Die Tafel wurde in ihrem neueren Nutrahmen belassen.
2 Möglicherweise war eine Bemalung des Hintergrundes ursprünglich nicht beabsichtigt.
3 Aign 1961, S. 82 – 94.
4 Aign 1961, S. 70 – 71.

Kat. 1882, Nr. 475; 1885, Nr. 486; 1893, Nr. 525. – Braune 1909, Nr. 581. – Aign 1961, S. 71 – 72, Abb. 6, 10.

Nürnberg

BILDER-STAMMTAFEL DER NÜRNBERGER FAMILIE KETZEL
1595

Links in der Mitte Maria mit dem Kind. Ihr zu Füßen knien die Stammeltern der Familie, Heinrich Ketzel und Anna Igelbrecht, beide mit ihren Wappen, er mit den Emblemen des Katharinen-, Kannen- und des cyprischen Schwertordens sowie des Ordens vom Hl. Grab. Darunter die Mitglieder der Familie auf Verzweigungen des Stammbaums. Der Stammbaum setzt sich nach unten auf einer zweiten Tafel fort.

Kiefernholz (Pinus sylvestris), zwei durch Scharniere verbundene Tafeln, die obere mit Rahmen 92,5 x 176 cm, lichte Maße 78,5 x 162,5 cm; die untere mit Rahmen 92,5 x 176,5 cm, Vorderseite lichte Maße 78,5 x 162,5 cm, Rückseite 78,5 x 162 cm – Auf dem Parkett der oberen Tafel mit weißer Farbe »G.582.«.

Gm 582 a, b. Erworben vor 1882.

Bildseiten mit Leinwand kaschiert. Formate original.- Bildseiten: Tafeln außerhalb eines Rahmens grundiert und bemalt. Unterzeichnung: Kontur- und Binnenzeichnung vereinzelt erkennbar. Malerei: Hintergründe mit gelblich verfärbter Farbe überarbeitet, fleckig.

Obere Tafel: 7 Bretter, Breiten von links oben 9,8, 14,2, 26,7, 32,9, 25,6, 31,9, 22,9 cm, unten 9,8, 15,7 (?), 25,7 (?), 32,1, 24,5, 32,8, 23,2 cm. Stärke auf 0,5 cm gedünnt. Äste im Holz belassen. Starker alter Schädlingsbefall, mit Ausnahme der äußeren Bretter. Risse. – Rückseite: Flachparkett.

Untere Tafel[1]: Bretter auch auf Röntgenaufnahmen wegen Leinwandabklebung nicht erkennbar, mindestens 5, vermutlich 6 – 7 Bretter. Langer Riß rechts. – Rückseite: Riß offen. Malerei: Meerkatze unten rechts unvollendet. Hintergrund weiß mit vergilbtem Firnis, großflächig gelb übermalt. – Vorderseite: Pentimenti: Nach mehrjähriger Unterbrechung Händewechsel in der unteren Bildhälfte; die bereits fertig gemalten, noch ledigen Töchter von Sebald Ketzel mit Katharina Harsdörfer mit gelblicher Farbe zugedeckt und, sofern verheiratet, paarweise mit ihren Ehemännern neugemalt; dasselbe bei den Töchtern Georg Ketzels mit Martha Haller. Spätere Hand weniger sorgfältig. Verlorene Malschicht im Rißbereich ergänzt. – Rahmen original: Kern Nadelholz, Ecken einfach verzapft. Innere Viertelrundstableisten aufgeleimt, Ecken der Profile auf Gehrung geschnitten. Schwarz gestrichen. Scharniere und seitliche Verschlußvorrichtungen erhalten, Stifte für Scharniere verloren. AB

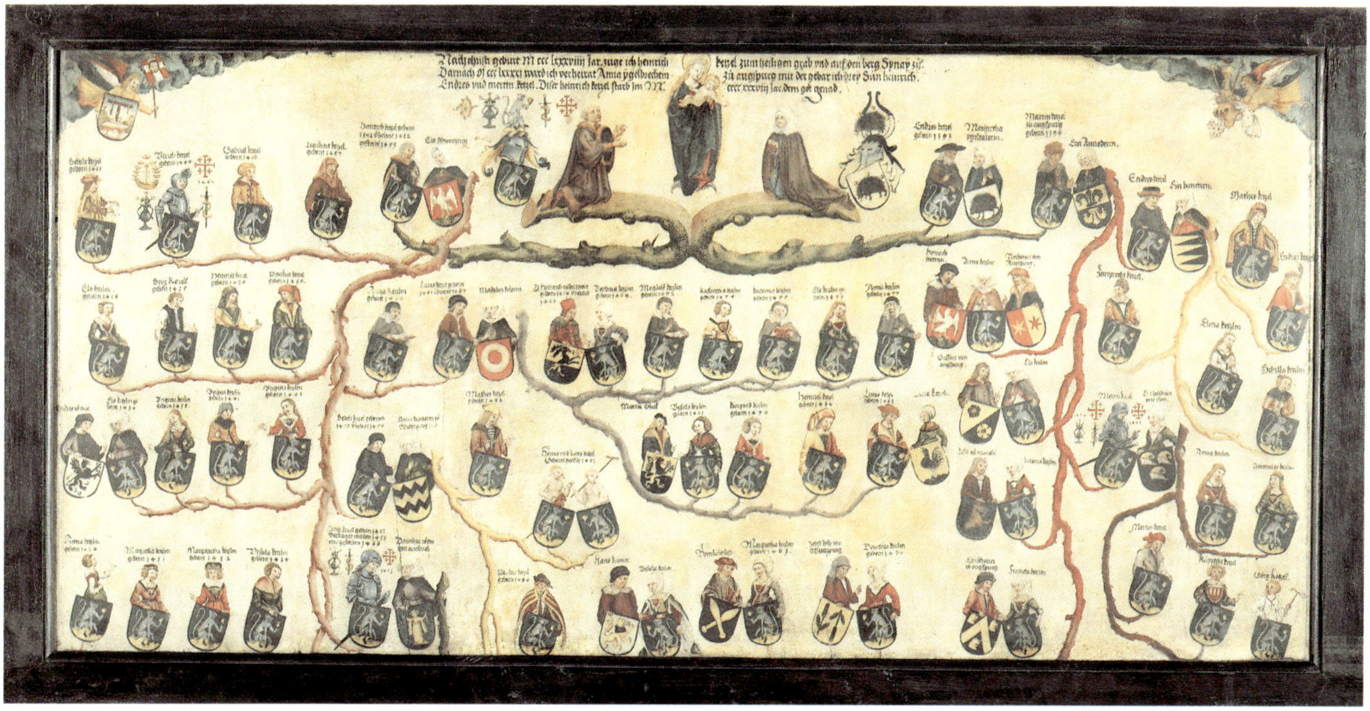

Gm 582a

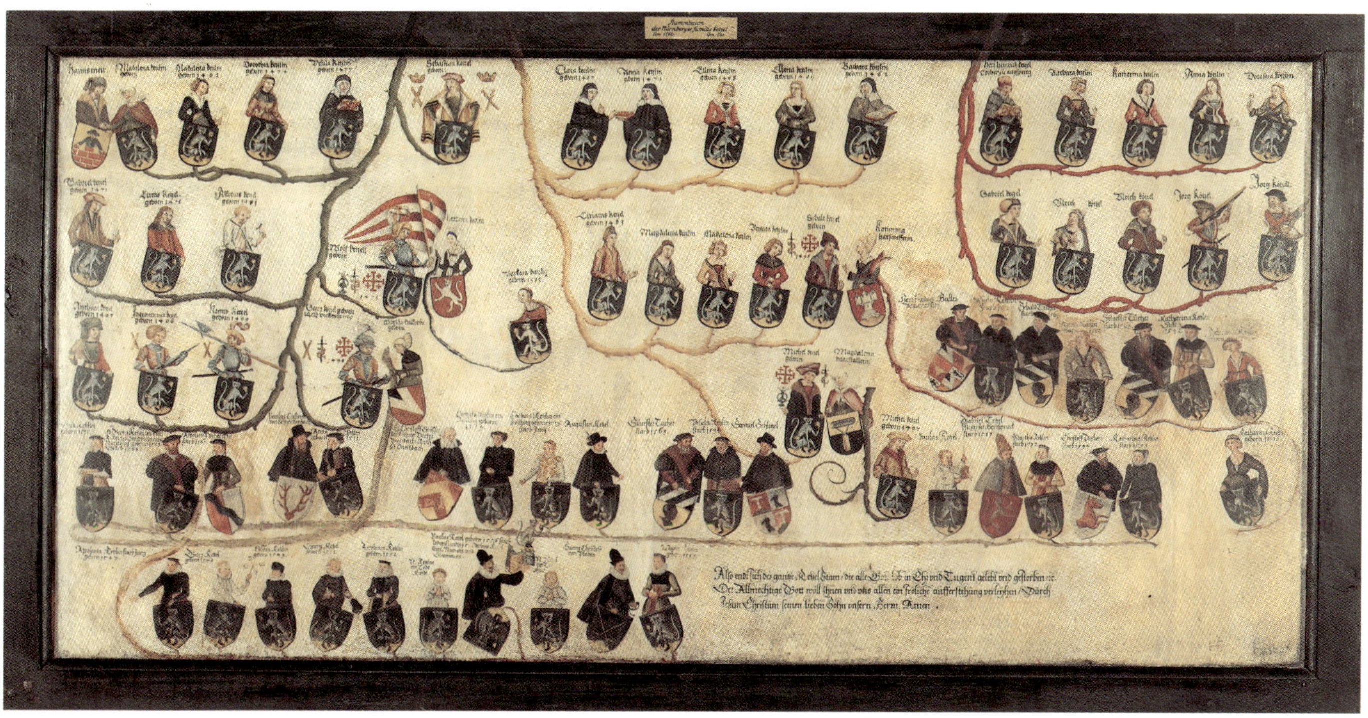

Gm 582b

Dargestellt sind die Mitglieder der Familie Ketzel von Heinrich (geboren 1392) bis auf Paulus († 1595), den letzten seines Stammes, und dessen Schwester Maria, verehelichte von Ploben († 1621). Die Ehepartner aus anderen Familien führen jeweils ihr eigenes Wappen mit sich. »Die genealogische Anordnung ist unübersichtlich. Es stehen in gleicher Höhe, auf gleicher Zeile, Abkömmlinge der verschiedensten Generationen. Man kann erst durch längeres Betrachten und Anfertigen von Hilfsskizzen die Abstammung der einzelnen Personen und ihre Generationszugehörigkeit klären« (Aign, S. 80). Die Inschriften sind in Fraktur geschrieben. Auf der ersten Tafel von oben:

»Nach christi geburt M° ccc° lxxxviiij jar. zuge ich heinrich ketzel zum heiligen grab vnd auf den berg Synay zif. / Darnach M° ccc° lxxxxj ward ich verheirat Anna ygelbrechtin zu(e) augspurg mit der gebar ich drey Su(e)n heinrich. / Endres vnd mertin ketzel. Diser heinrich ketzel starb im M° cccc° xxxviij Jar. dem got genad«, dazu die Bildnisse der Stammeltern.
1. »Heinrich ketzel geborn / 1392 v(er)heirat 1422 / gestorbe(n) 1453 [und] Els schwertzerin – Endres ketzel / geborn 1393 [und] Margretha Ygelthalerin – Martin ketzel / zu augspurg / geborn 1394 [und] Ein Anriederin«.
2. »Sebold ketzel / geborn 1433 – Vlrich ketzel / geborn 1440«, mit den Abzeichen des Kannenordens, Hl. Grab mit der Jahreszahl »1462«, des cyprischen Schwertordens und eines weiteren, unbekannten Ordens – »Gabriel ketzel / geborn 1436 – Lienhart ketzel / geborn 1437 – Endres ketzel [und] Ein kenneterin – Mathes ketzel«.
3. »Els ketzlin / geborn 1428 – Seitz Ketzell / gebo(r)n 1425 – Heinrich ketzel / geborn 1429 – Paulus ketzel / geborn 1430 – Anna ketzlin / geborn 1426 – Lucas ketzel geborn / 1441 v(er)heirat 1467 [und] Magdalen kolerin – D. Heinrich rosenzweig / geborn 1454 v(er)heirat / 1492 [und] Barbara ketzlin / geborn 1469 – Magdale(na) ketzlin / geborn 1472 – katherina ketzlin / geborn 1474 – katherina ketzlin / geborn 1475 – Els ketzlin ge / born 1473 – Anna ketzlin / geborn 1477 – heinrich / svertzer [und] Anna ketzlin [und] Nörlinger von / Augspurg – Zimprecht ketzel – Elena ketzlin – Sibilla ketzlin«.
4. »Endres vo(n) wat [und] Els ketzlin ge / born 1434 – Brigitta ketzlin / geborn 1438 – Brigita Ketzlin / geborn 1441 – Brigitta ketzlin / geborn 1443 – Sebolt ketzel geborn / 1435. v(er)heirat 1459 [und] Anna kremerin vo(n) / Wurtzpurg – Mathes ketzel / geborn 1482 – Hanns vnd hans ketzel / geborne zwili(n)g 1461 – Martin Glück [und] Ursula ketzlin / geborn 1451 – kingvnd ketzlin / geborn 1479 – Heinrich ketzel / geborn 1484 – Lvcas ketzel / geborn 1482 [und] Anna kopplin«.
5. »Anna ketzlin / geborn 1424 – Margretha ketzlin / geboren 1431 – Margaretha ketzlin / geborn 1432 – Ursula ketzlin / geborn 1434 – Jorg ketzel geborn 1423 / verheirat worden 1453 / vnd gestorben 1488«, mit den Abzeichen des Kannen-, cyprischen Schwertordens und vom Hl. Grab, dieses mit der Jahreszahl »1553« [und] »Dorothea rötin / von aurbach – Paulus ketzel / geborn 1486 – Hans kramer [und] Ursula ketzlin – Bernhard kolb [und] Margaretha ketzlin / geborn 1463 – Jobst Kolb von / Wurtzburg [und] Dorothea ketzlin / geborn 1460 – Epischover / vo(n) augspurg [und] Fronicka ketzlin – Mertin ketzel – Ruprecht Ketzel – Georg kötzell«.

Auf der zweiten Tafel (hier unter Einschluß der ersten Tafel weitergezählt):
6. »Hanns meir [und] Magdalena ketzlin / geborn – Magdalena ketzlin / geborn 1462 – Dorothea ketzlin / geborn 1474 – Ursula ketzlin / geborn 1477 – Sebastian kötzel / geborn: – Clara ketzlin / geborn 1487 – Anna ketzlin / geborn 1472 – Ellena ketzlin / geborn 1468 – Ellena ketzlin / geborn 1469 – Barbara kötzlin / geborn 1462 – Herr heinrich ketzel / Corher zw augspurg – Barbara ketzlin – Katherina ketzlin – Anna kötzlin – Dorothea kötzlin.«.
7. »Gabriel ketzel / geborn 1471 – Lucas ketzel. / geborn 1478 – Allexius ketzel / geborn 1481 – Wolf ketzell / geborn«, darunter die Abzeichen des Kannenorden u. vom Hl. Grab, »Barbara ketzlin – barbara ketzlin / geborn 1505 – Ciriacvs ketzel / geborn 1483 – Magdalena ketzlin – Magdalena ketzlin – Brigita ketzlin – Sebold ketzel / geborn«, darunter die Abzeichen des Ordens vom Hl. Grab und des Kannenordens, »Katherina / harstorfferin. – Gabriel ketzel – Vlrich kötzel – Vlrich Kötzel – Jorg Kötzel – Jorg kötzell«.
8. »Anthoni ketzel / geborn 1467 – Jheronimvs ketzel / geborn 1466 – Hanns Ketzel / geborn 1469 – Georg ketzel geboren / 1462 verheirat 1509«, links darunter die Abzeichen Andreaskreuz, Schwert, Hl. Grab mit der Jahreszahl »1498«, »Martha Hallerin / geborn – Michel ketzel / geborn«, darunter links die Abzeichen Hl. Grab und Kannenorden [und] »Magdalena / marstallerin – Herr hanns Baller / Bawinatster (?) [und] Ursula ketzlin / starb 1520 [und] Sebald Tucher, starb 1561 – Anna ketzlin / geborn 1502 – Sylvester Tucher / starb 1563 – Katharina Ketzlin / starb / 1542 – Felicitas Ketzlin / geborn 15 [?]«.
9. »Ursula ketzlin / geborn 1515 – H. Georg Ketzel des heil. / R. Reichs Stattrichter zu / Nürnberg geborn 1513 / starb 1560 [und] Appolonia Behaimin / starb 1565 – Paulus Castner / von Schnaittenbach[und] Anna ketzlin / geborn 1511 – H. Christoph Grösser / der Rechten Doctor / Brandenb: Rath / zu Onoltzbach. – Cordula ketzlin ein / zwilling geborn 1519 – Cordula ketzlin / ein Zwilling geborn 1519 /

starb Jung – Augustin ketzel – Silvester Tucher / starb 1563 [und] Ursula ketzlin / starb 1594 [und] Samuel Schlegel – Michel ketzel / geborn 1477 – Paulus ketzel – Gabriel Tetzel / Pfleger zu Herspruck / starb 1587 [und] Martha ketzlin / starb 1572 – Christoff Diether: / starb 1594 [und] Katharina Ketzlin / starb 1593 – Katharina Ketzlin / starb 1596«.
10. »Appolonia Ketzlin starb jung / geborn 1547 – Georg Ketzel / geborn 1548 – Helena Ketzlin / geborn 1549 – Georg Ketzel / geborn 1551 – Appolonia Ketzlin / geborn 1552 – N: Ketzlin / ein Todt / Kindt – Paulus ketzel geborn 1556 starb / ledigs Stands / der letzt Ketzel seines Namens und Stammens – N. Ketzel / ein Todt / Kindt – Hanns Christoff / von Plaben [und] Maria Ketzlin / geborn 1559«.

»Also endt sich der gantze Ketzel Stam, die alle Gott lob in Ehr vnd Tugent gelebt vnd gestorben etc. / Der Allmechtige Gott wöll ihnen vnd vns allen ein Fröliche aufferstehung verleyhen Durch / Jesum Christum seinen lieben Sohn vnsern Herrn Amen.«

In der unteren rechten Ecke, verblichen: »Verfertigt im letzten Augusti 1595«.

Zur Familie Ketzel vgl. Gm 581. Die Halbfiguren der Männer und Frauen wachsen über ihren Wappenschilden auf. Bis zu einem gewissen Grade wird der Mode und ihren Veränderungen Rechnung getragen, verliert sich der mittelalterliche Harnisch zugunsten der Schaube, die Haube der Frauen zugunsten des Baretts, das buntfarbene Kostüm zugunsten des dunklen, hochgeschlossenen mit üppiger Halskrause. Der Goller bedeckt den Brustlatz. Die Ehepaare sind gesprächsweise einander zugekehrt, ihre Wappen gegeneinander geneigt, die wehrfähigen Männer führen Schwert und Hellebarde, Armbrust und Handfeuerwaffe mit sich, die frühverstorbenen Knaben Steckenpferd und Windrad. Die Nonnen erkennt man an ihrem Habit. Der Stammbaum ist die bildliche Darstellung des Verwandtschaftsverhältnisses aller Mitglieder einer Familie. Er ist genealogischer Aufriß in Form eines Baumes, so daß der Ahnherr als Wurzel des Stammes und die Nachfahren als verzweigte Äste erscheinen. Stammtafel oder Geschlechtstafel heißt jede genealogische Tafel, die übersichtlich alle Söhne und Töchter der Ehen eines Geschlechts, mit Ausnahme der Nachkommen der verheirateten Töchter, erfaßt[2]. Die Form ist stets absteigend, d.h. fallend vom Vater auf den Sohn usw. und schließt alle Seitenlinien ein. In der 2. Hälfte des 16. Jahrh. legten in den Reichsstädten bürgerliche Familien Stammbäume an, um im Wettbewerb mit den Adelsfamilien ihre Vornehmheit zu demonstrieren. Bei GM 582 handelt es sich um einen auf den Kopf gestellten Stammbaum oder besser um eine Stammtafel, die sich des Motivs des Stammbaums bedient. Der Stammbaum Christi – auch Wurzel Jesse genannt – gab das Vorbild für dieserart Stammtafeln ab[3]. Da Paulus Ketzel 1588 ledig und mit ihm der letzte seines Stammes gestorben war, kann nur seine Schwester Maria (1559 – 1621) den Auftrag auf die gemalte Stammtafel erteilt haben, vermutlich unterstützt durch ihren Gatten Hans Christoph von Ploben, der Wert auf die respektheischende Herkunft und Familiengeschichte seiner Frau legte.

1 Die Tafel wurde zur Untersuchung im originalen Nutrahmen belassen.
2 Zur Stammtafel vgl. Walther Gräbner: Über Ursprung und Art bildlicher Darstellungen von Stammtafel und Ahnentafel mit besonderer Berücksichtigung der deutschen genealogischen Kunst des sechzehnten bis neunzehnten Jahrhunderts. In: Vierteljahresschrift für Wappen-, Siegel- und Familienkunde, 31. Jg., 1903, S. 1 – 66. – Ottokar Lorenz: Lehrbuch der gesammten wissenschaftlichen Genealogie. Stammbaum und Ahnentafel in ihrer geschichtlichen, sociologischen und naturwissenschaftlichen Bedeutung. Berlin 1898. – Ernst Devrient: Familienforschung (Aus Natur und Geisteswelt. Sammlung wissenschaftlich-gemeinverständlicher Darstellungen, Bd. 350). Leipzig 1911. – Eduard Heydenreich: Handbuch der praktischen Genealogie. Leipzig 1913.
3 LCI 4, 1972, Sp. 549 – 558. Siehe auch Gm 1224, Oberdeutsch um 1520, Stammbaum Mariä.

Kat. 1882, Nr. 476; 1885, Nr. 487; 1893, Nr. 526. – Braune 1909, Nr. 582. – Aign 1961, S. 80 – 81, Abb. 2, 3.

Nürnberg

PILGERTAFEL DER NÜRNBERGER FAMILIE KETZEL
wohl 1595

Gm 582 b. Rückseite. Siehe oben bei Gm 582 a, b.

Die Tafel ist senkrecht und waagerecht in insgesamt 8 Felder geteilt. Jedes Feld in der oberen Reihe, mit Ausnahme des ersten, das die Topographie um Jerusalem zeigt, bringt Ordenszeichen, Wappen und Namen des Fürsten, mit denen die einzelnen Ketzel pilgerten, in der unteren Reihe Ordenszeichen, Wappen und Namen der 8 Grabesritter Ketzel, dazu das jeweilige Datum der Pilgerfahrt. Alle Inschriften in Fraktur. Rückseite der unteren Hälfte der Ketzelschen Bilder-Stammtafel, Gm 582. Zum technologischen Befund siehe oben.

Die Ordenszeichen über den Wappen – Schwert mit Gurt, Krückenkreuz und Kanne mit drei Blumen – sind in allen

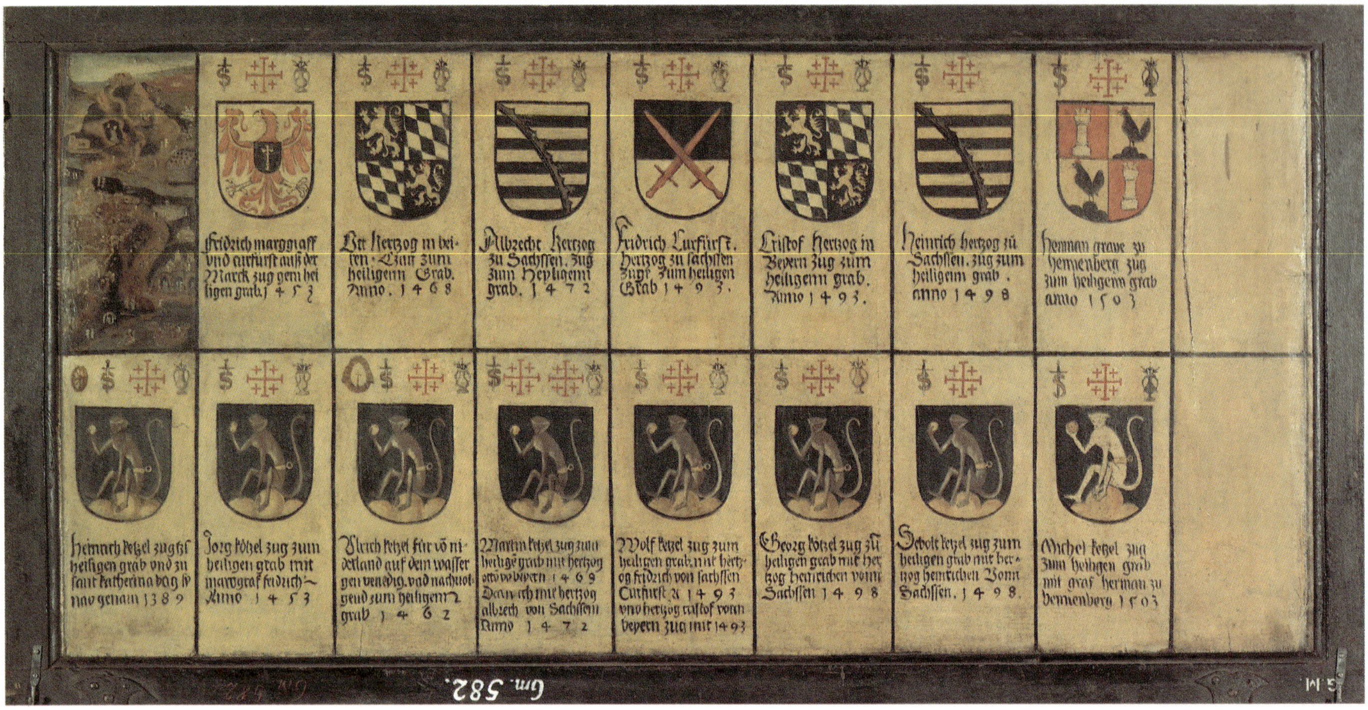

Gm 582b. Rückseite

Feldern mit wenigen Ausnahmen dieselben. In der unteren Reihe kehrt achtmal das Ketzelsche Wappen mit der Meerkatze wieder. Obere Reihe, 1. Wappen: Adler, Herzschild, Kreuz, darunter: »Fridrich marggraff / vnd curfürst auß der / Marck zug gem hei / ligen grab. 1453«. – 2. Wappen quadriert, 1. und 4. In Schwarz Löwe, 2. und 3. Rauten weiß blau, darunter: »Der Hertzog in bei-/ ren. zug zum / heiligenn Grab. / Anno. 1468«. – 3. Wappen neunmal gold schwarz geteilt, von grünem Rautenkranz schräg überlegt, darunter: »Albrecht Hertzog / zu Sachssen. zug / zum Heyligenn / grab. 1472«. – 4. Wappen: Zwei schräggekreuzte rote Schwerter im schwarz weiß geteilten Schild, darunter: »Fridrich Curfürst. / hertzog zu sachssen / zuge zum heiligen / Grab 1493«. – 5. Wappen wie 2, darunter: »Cristof Hertzog in / Beyern Zug zum / heiligenn grab. / Anno 1493«. – 6. Wappen wie 3, darunter: »Heinrich hertzog zu / Sachssen. zug zum / heiligenn grab. / anno 1498«. Den Ordenszeichen fehlt die Vase. – 7. Wappen quadriert, 1. und 4. in Rot eine goldgekrönte silberne Säule, 2. und 3. in Gold auf schwarzem Dreiberg eine schwarze Henne, Kamm rot, darunter: »Herman grave zv / hennenberg zug / zum heiligenn grab / anno 1503«. – Untere Reihe, 1. »Heinrich ketzel zug tzs / heiligen grab vnd zu / sant katherina berg sy / nai genam 1389«. Zu den Ordenszeichen kommt das Rad. – 2. »Jorg kötzel zug zum / heiligen grab mit / margraf fridrich / Anno 1453«. – 3. »Ulrich ketzel fur vo(n) ni-/ derland auf dem wasser / gen venedig. vnd nachuol=/ gend zum heiligenn / grab 1462«. Zu den Ordenszeichen kommt der Blütenkranz. – 4. »Martin ketzel zug zum / heiligen grab mit hertzog / otto von beyern 1469 / Dannach mit hertzog / albrech von Sachssen / Anno 1472«. Zu den Ordenszeichen kommt ein zweites Krückenkreuz. – 5. »Wolf ketzel zug zum / heiligen grab. mit hertz-/ og fridrich von sachssen / Curfürst A 1493 vnd herzog cristof vonn / beyern zug mit 1493«. – 6. »Georg kötzel zug zum / heiligen grab mit her / tzog heinrichen vonn / Sachssen 1498«. – 7. »Sebolt ketzel zug zum / heiligen grab mit her=/ tzog heinrichen Vonn / Sachssen. 1498«. Den Ordenszeichen fehlt die Vase. – 8. »Michel ketzel zug / zum heiligen grab / mit graf herman zu / hennenberg 1503«.

Das Schwert mit S-förmig um dasselbe herumgewundenem Gurt war das Zeichen des cyprischen Schwertordens, das Krücken- oder Jerusalemkreuz das Zeichen der Ritter vom Heiligen Grab, die Kanne mit drei Blumen das Zeichen des aragonesischen Kannenordens, das ganze oder halbe Rad mit Nabe und Handkurbel das Zeichen des St. Katharina-Ordens auf dem Sinai[1]. Der Blütenkranz ist noch nicht hinreichend gedeutet. Die Ansicht der Gegend um Jeru-

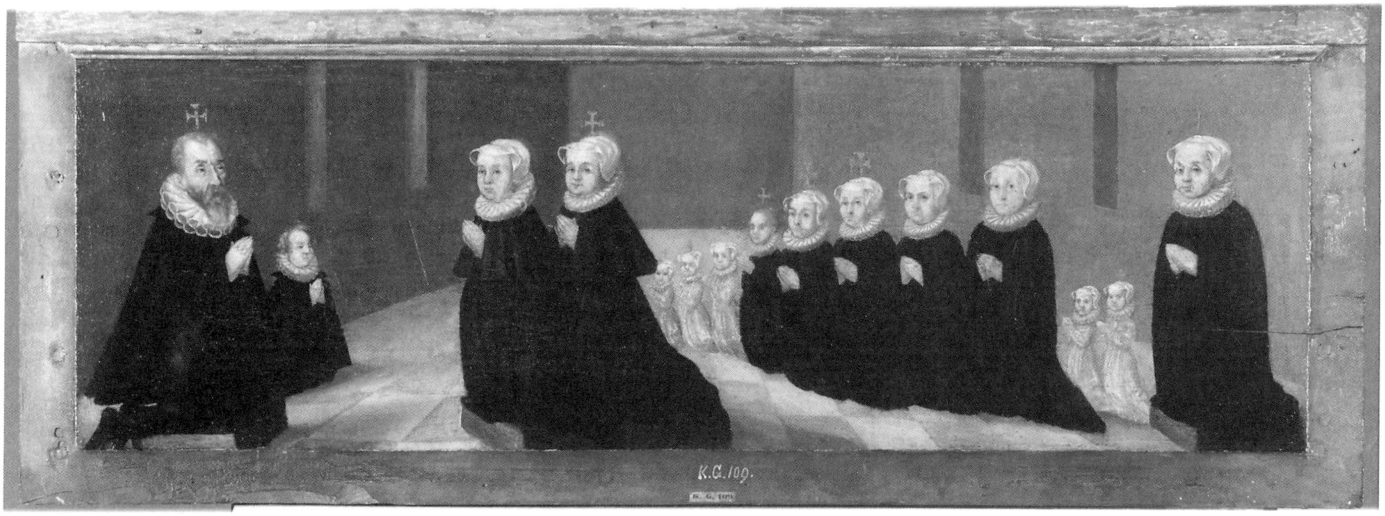

Gm 558a

salem enthält die für den Pilger obligaten heiligen Stätten, jeweils mit den darin abgelaufenen biblischen Begebenheiten – auf dem See Genezareth der wunderbare Fischzug, am Stadttor von Jerusalem der Einzug Christi, auf dem Hügel der Gekreuzigte, daneben der Auferstandene über der Grabtumba, auf dem überdimensionierten Ölberg Christus kniend, während die Jünger schlafen. Topographische Treue ist nicht angestrebt. Die bei den Grabesrittern stehenden Texte sind etwa gleichlautend mit denen der Pilgertafel Gm 581, Bildnisse der Ketzel fehlen jedoch. Die Pilgertafel wird in keinem der älteren Kataloge des GNM erwähnt. Sie dürfte, wie Aign vorschlug, gleich der Bilderstammtafel auf der Vorderseite, 1595 gemalt worden sein.

1 Vgl. Aign 1961, S. 82 – 94.

Aign 1961, S. 72, Nr. 4 d, Abb. 7.

Nürnberg

Predella eines Epitaphaltärchens

KNIEENDE STIFTERFAMILIE

um 1620

Links kniet der Vater mit dem Sohn, rechts knien die weiblichen Familienmitglieder, davon sieben mit den Hauben der verheirateten Frau, eine mit der Haartracht des heiratsfähigen Mädchens und fünf offenbar früh verstorbene Kinder in weißen Kleidern. Alle tragen Kirchgangskleidung. Rote Kreuze über ihren Scheiteln bezeichnen 13 der 15 dargestellten Personen als verstorben. Innenraum und Fliesenboden.

Rosengewächs (Rosaceae), 32 x 88 cm – Unten mit weißer Farbe »K.G.109«; Klebezettel mit derselben Nr. – Auf der Rückseite mit Bleistift »Aus der Haller'schen Slg. / Ölmalerei Nr.50.M«; mit rotem Stift »4«; mit grünem Stift »G.M.103«.

Gm 558 a, vormals KG 109. Erworben vor 1871 – Nach der alten Aufschrift aus Frhr. von Hallerschem Familienbesitz.

Einzelbrett, Maserung horizontal. Stärke ca. 2,5 cm. Äste links und rechts durch Holzintarsien ersetzt; Ast rechts nicht vollständig entfernt, Holz dort gerissen. Breite Kerbe links unten. Zierrahmen (Eiche) aufgenagelt und gemeinsam mit dem Bild gefaßt; Leiste oben erhalten. Format original. – Rückseite: Sägespuren. Seitlich je 6 cm breite Leiste (Kiefernholz) aufgedübelt und genagelt. – Bildseite: Tafel im Rahmen grundiert und bemalt. Unterzeichnung: Keine erkennbar. Malerei: Hinterkopf der zweiten Frau von links im Zuge des Malvorganges verkleinert. Kreuze kurz nach Trocknung der Farbe in geringen Zeitabständen gemalt. 3 Typen bezüglich Form, Farbe und Haftung zum Untergrund unterscheidbar: Zunächst Kreuze über der zweiten Frau, den weiß gekleideten Kindern und der jüngsten der schwarz gekleideten Frau, hier engste Verbindung der Kreuze zum Untergrund; dann die über der ersten, vierten und fünften Frau von rechts, Farbzusammensetzung und Form identisch; zuletzt die Kreuze des Stifters und der sechsten und siebten Frau von rechts, schlechteste Haftung der Farbe am Untergrund. Ausbesserungen im Hintergrund und in den weißen Kleidern mit handgeriebenen Farben.- Restaurierung: 1987 Malschicht gefestigt, Firnis und jüngere Retuschen entfernt. AB

Die Dargestellten, mit Ausnahme der kleinen Mädchen, tragen schwarze Kleider, alle weiblichen Familienmitglieder weiße Radkragen und, das heiratsfähige Mädchen ausgenommen, weiße Hauben. Sie falten die Hände im Gebet. Der Stifter und drei Frauen, wohl seine erste, zweite und dritte Ehefrau, knien auf hölzernen Fußbänken. Die weiblichen Familienmitglieder, mit Ausnahme der Frau ganz links, schauen aus dem Bild heraus. Gm 558 a wird im Kat. 1871 als unterer Teil der Gedenktafel einer unbekannten Familie ausgewiesen und ins 17. Jahrh. datiert. Für die Zeit nach 1600 spricht die »verweltlichte« Form der Hauben, denen die im 16. Jahrh. für Kirchenhauben vorgeschriebenen Kinnbinden fehlen[1]. Die Herkunft des Gemäldes aus Frhr. von Hallerschem Familienbesitz legt die Vermutung nahe, daß die Dargestellten dieser Nürnberger Patrizierfamilie angehörten. Ihre Kirchgangskleidung bezeugt den kirchlichen Standort des Gemäldes. Sehr wahrscheinlich handelt es sich um die Predella eines Epitaphs in Form eines Schrein-Altärchens. Ein vergleichbares Beispiel wäre das Epitaph für die Familie Imhoff in der Rochuskapelle, Nürnberg[2]. Die Herkunft aus einer Nürnberger Kirche liegt auch bei der Predella Gm 558a nahe. Das Gemälde wird hier im Nachtrag zum Katalog der Gemälde des 17. Jahrh. im GNM aufgeführt.

1 Freundl. mündl. Hinweis Jutta Zander-Seidel, 15. Nov. 1996.
2 Gestiftet vermutlich 1627; vgl. Ausst. Nürnberg 1981: Willibald Pirckheimer zum 450. Todestag. Germanisches Nationalmuseum Nürnberg, Kat.Nr. 48 (bearb. K. Löcher).

Kat. 1871, Nr. 109. – Kat. 1882, Nr. 460; 1885, Nr. 468; 1893, Nr. 502. – Braune 1909, Nr. 558a.

Oberaltaicher Schmerzensmann, Meister des

Der Maler trägt seinen Notnamen nach dem Bild eines sitzenden Schmerzensmannes, das aus dem Benediktinerkloster Oberaltaich bei Straubing in die Alte Pinakothek in München gelangte. Er war um 1520 in der niederbayerischen Donaugegend tätig. Er arbeitete zeitweise mit dem sog. Meister der Philippus-Legende zusammen, siehe dort. Er unterscheidet sich von diesem weniger in der zeichnerischen Anlage als durch die atmosphärehaltige Farbigkeit und malerische Handschrift. Darin berührt er sich mit der sog. Donauschule. Einflüsse der Augsburger Kunst werden angenommen.

DER APOSTEL JAKOBUS MINOR BESCHWÖRT HEIDNISCHE DÄMONEN

1518

Der Beschwörungsgestus des Heiligen stürzt Götzenbilder von einem Pfeiler. Auf der steinernen Stufe sitzt ein in Tücher gewickelter Mann. Weitere Männer, deren einer eine Schriftrolle hält, befinden sich im Gespräch, dazu Landsknechte. Rechts große Bäume, im Hintergrund eine gebirgige Waldlandschaft.

Fichtenholz (Picea sp.), 98,5 x 84,7 cm – Auf dem Parkett mit weißer Farbe »G. 999«.

Gm 999. Erworben 1912 aus der Slg. Bickert, Nürnberg.

6 Bretter, Breiten von links oben 1,8, 26,6, 17,7, 17,0, 20,5, 1,3 cm, unten 1,7, 21,2, 17,5, 16,2, 21,1, 1,1 cm. Gespalten, Stärke auf 0,6 cm gedünnt. Format seitlich beschnitten. – Rückseite: Flachparkett. – Bildseite: Grundier- und Malkanten oben und unten vorhanden; rautenförmig eingeritzte Kratzspuren zur besseren Haftung der Faserkaschierung. Grundierung: Relativ dick. Unterzeichnung: Klare Konturen, feine Schraffuren zur Modellierung; geringfügige Modifikationen in der gemalten Ausführung, z. B. rechter Arm der stürzenden Figur auf der Säule. Metallauflage: Mattvergoldung auf ockerfarbenem Anlegemittel. Starke Verschmutzung am Gewandsaum des Apostels. Malerei: Pentiment: Unten links liegender Toter, in Tücher gewickelt, mit gebundenen Händen, vollständig ausgeführt, relativ pastos. Firnis: Schwach glänzend, verbräunt. MG

Der Heilige wurde zunächst als Apostel Philippus angesehen. Buchner (1925/26) bestimmte ihn versuchsweise als Apostel Jakobus minor (= der Jüngere. Fest 1. Mai). Jacobus de Voragine hat dessen Leben in der Legenda aurea

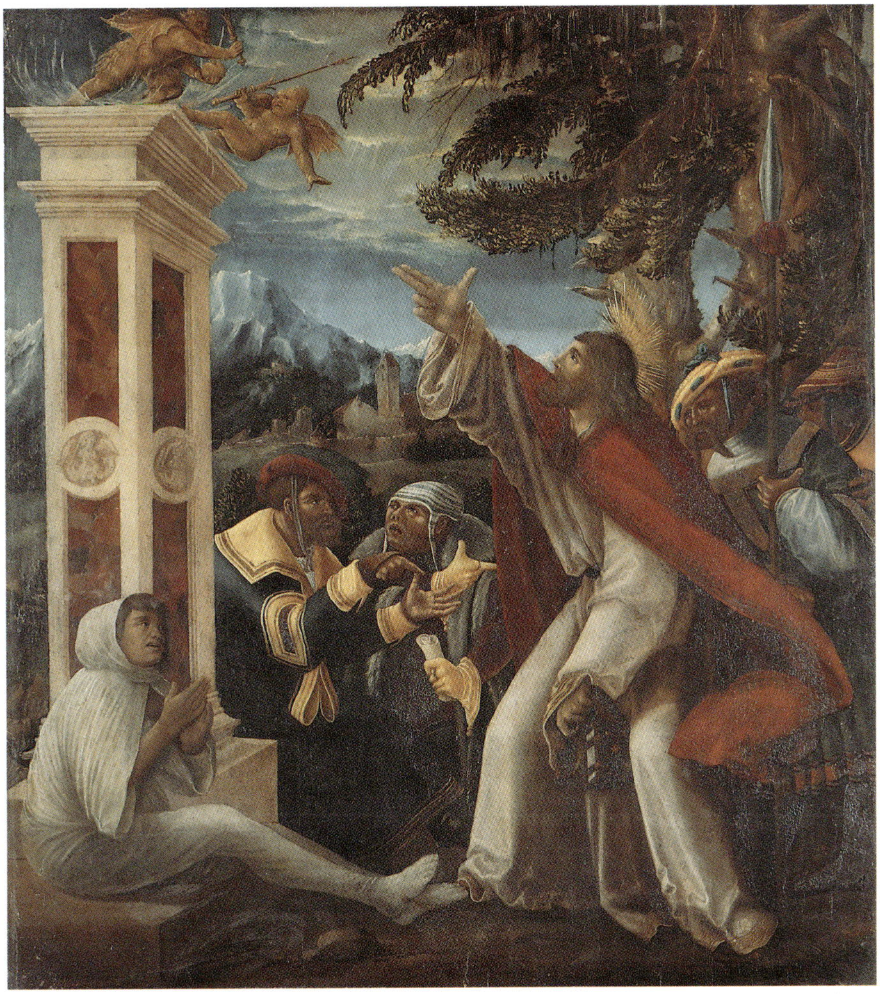

Gm 999

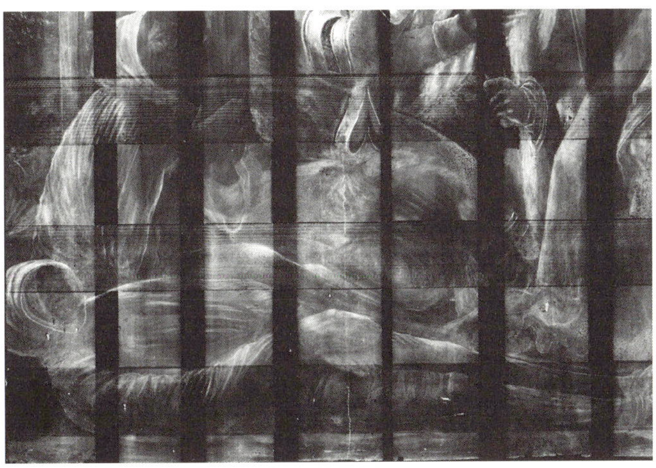

Gm 999 Ausschnitt. Röntgen

(1263/73)[1] erzählt. Neben dem älteren Apostel Jakobus, der als Pilgerheiliger verehrt wurde, spielte der jüngere in der Kunst eine vergleichsweise bescheidene Rolle[2].

Die Darstellung ist ungeklärt. Der in ein Tuch gehüllte, sitzende Mann könnte ein geheilter Besessener sein, nach Ausweis des Leintuches eher ein von den Toten Auferweckter. Die Malerei zeigt hier Pentimenti. Ursprünglich sollte er mit gebundenen Händen am Boden ausgestreckt liegen, was für einen Leichnam spricht. Erst in wiederbelebter, sitzender Haltung kann er die Wundertat des Heiligen bezeugen. Von den beiden hinter Jakobus sitzenden Männern hält einer eine Schriftrolle, wie sie Befehlshaber und Richter bei Martyrien, z.B. bei der des Apostels Andreas, halten[3]. Der freistehende Pfeiler ist durch die klassische Form, den Marmor und die Medaillonreliefs als antik ausgewiesen. Die Dämonen erscheinen als lebendig gewordene Standbilder, aufgrund ihrer Farbigkeit vielleicht aus Bronze oder Gold. Der stürzende trug in der Unterzeichnung eine Schärpe um die Hüften. Sie entfiel. Die besonders groß geratene Hand des Jakobus wurde in der gemalten Ausführung verkleinert. Die Medaillons zeigen doppelschwänzige geflügelte weibliche Wesen, vielleicht Sirenen. Die Landschaft spielt eine Rolle als Stimmungsträger.

Im Hintergrund sieht man eine kleine Höhenburg mit dominantem Turm, darunter eine ausgedehnte Befestigung mit turmbewehrter Ringmauer, die sich im Mittelgrund als schadhafte Stadtbefestigung fortsetzt, dabei offenbar auch eine Kirche umfriedet; vorn eine kleine kompakte Burganlage aus Wohnbau (Palas, links), einem weiteren Wohngebäude rechts und einem hohen Bergfried im Zentrum. Sie ist architektonisch dem 15. Jahrh. zuzurechnen[4].

Die zugehörige Tafel mit dem Martyrium des Apostels Jakobus Minor in der Staatsgalerie Stuttgart[5] trägt die Jahreszahl 1518. Die eher typische als charakteristische Legendenszene des Götzensturzes und die Totenerweckung lassen die Bestimmung des Heiligen auf Gm 999 als nicht zweifelsfrei erscheinen. Baldass und Buchner erkannten den Zusammenhang mit dem Stuttgarter Bild, beide suchten den Maler in den bayerischen Donauländern. Baldass, Lutze und Wiegand, Benesch und zunächst auch Bushart zählten gleichgroße Tafeln mit der Philippuslegende in München und Wien zu demselben Altar und sahen einen und denselben Meister am Werk, siehe bei Gm 287. Buchner[6], an dem gemeinsamen Altarwerk festhaltend, trennte die Bilder der Philippuslegende von denen der Jakobuslegende. Jene gab er einem »C.B. [= Conrat Bauer]« monogrammierenden Augsburger Künstler, diese dem von ihm so genannten Meister des Oberaltaicher Schmerzensmannes[7]. Pächt schrieb dem Maler Heiligenbilder in der Pfarrkirche St. Laurentius zu Gaspoltshofen O.Ö. zu[8]. Benesch schloß daraus auf einen österreichischen Aufenthalte des Augsburger Monogrammisten, den er darüberhinaus für den Schöpfer des Johannesaltars in der evang. Pfarrkirche, ehem. St. Johannes Bapt. und Laurentius, in Gutenstetten, Mittelfranken, hielt[9]. Bushart schloß sich in Kat. Stuttgart 1962 der Meinung Buchners an. Er löste die bis dahin dem Meister der Philippuslegende zugeschriebene Tafel »Der Hl. Jakobus wird von Petrus zum Bischof von Jerusalem geweiht« (Regensburg, Städt. Museen) aus dessen Oeuvre und gab sie dem Meister des Oberaltaicher Schmerzensmannes. Stange, die Unterschiede zwischen den beiden Werkgruppen erkennend, erwog eine andere Entwicklungsstufe desselben Künstlers. Die Nürnberger Tafel zeigt Charakteristika der sog. Donauschule, aber auch, worauf Lutze und Wiegand hinwiesen, Augsburger Einfluß. Das italienische Element stammt aus zweiter Hand.

1 Dt. Ausgabe von Richard Benz o.J. (1955), S. 339 – 349.
2 Künstle 1926, S. 324 – 325. – LCI 7, 1974, Sp. 47 – 51.
3 Vgl. Gm 264, Hans Maler.
4 Zu den Burgen Joachim Zeune, Bamberg, freundl. Mitteilung vom 31. Okt. 1995.
5 Inv.Nr. 1174; vgl. Kat. Stuttgart 1957, Abb. 14; 1962, Abb. 22.
6 Mitgeteilt in Berichte München 1923.
7 Buchner hielt es für möglich, daß der unbekannte Maler mit dem sog. Meister des Trosses identisch ist, einem Zeichner für den Holzschnitt, der zu den Mitarbeitern am Triumphzug Kaiser Maximilians I. gehörte; vgl. Thieme-Becker 1950.
8 Mitgeteilt bei Benesch 1938.
9 Italo Bacigalupo: Der Gutenstettener Altar, ein Werk der Nürnberger Meister Hanns Peheim und Veit Wirsberger. In: Ars Bavarica, Bd. 45/46, 1987.

Schulz 1912, S. 78 – 79, Abb. 26. – Baldass 1922: Tafelbilder, S. 83. – Berichte München 1923, S. 172. – Eßwein u. Hausenstein 1923, Tf. 67. – Buchner 1925/26, S. 19 – 23, Abb. S. 20. – Lutze u. Wiegand 1936–37, S. 15 – 16, Abb. 168. – Ausst. München 1938: Altdorfer, Kat.Nr. 656 (bearb. E. Buchner). – Benesch 1938, S. 141. – Christoffel 1938, S. 216. – Koch 1938, S. 229. – Thieme-Becker, Bd. 37, 1950, S. 250, 330. – Buchner 1950, S. 321. – Kat. Stuttgart, Staatsgalerie, 1957, S. 78 – 79; 1962, S. 142 – 143, (jeweils bearb. B. Bushart). – Kat. München, Alte Pinakothek, 1963 (bearb. Chr.A. zu Salm u. G. Goldberg), S. 141 – 142. – Stange 1964 u. 1971, S. 124, 152 – 153, Nr. 4 a, Abb. 285. – Benesch 1966, S. 130.

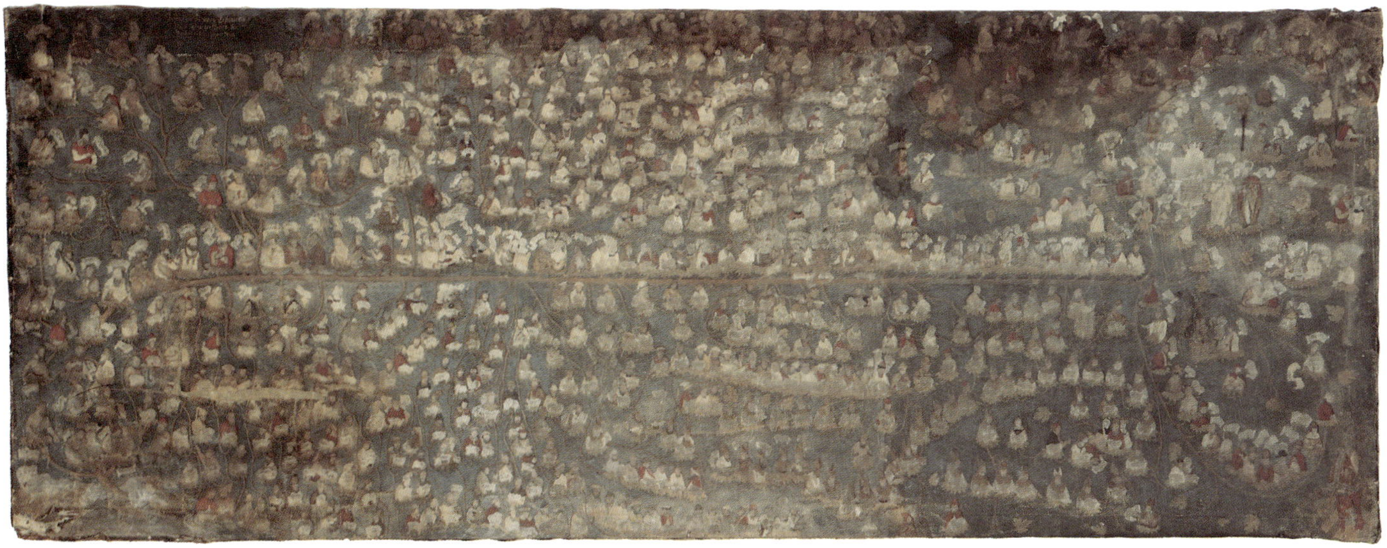

Gm 1224

Oberdeutsch

STAMMBAUM MARIÄ
um 1520

Auf den Ästen des Stammbaums wachsen aus Kelchblättern Brustbilder männlicher und weiblicher Personen. Schriftbänder tragen die in der Mehrzahl abgewaschenen Namen der Dargestellten. Der Stammbaum beginnt links unten mit Adam, steigt bis zur halben Höhe des Bildes, läuft quer von links nach rechts, teilt sich für Joseph und Maria nach oben und unten und vereinigt sich wieder. Rechts unten Wappen. Blauer Grund.

Leinwand, 116 – 121 x 302 cm – Oben [später?] in Fraktur: »Anfang von Neuwen Testamento / Jhesu Christi her Kumen, der / ...vnd menschwerdung«. Neben Maria, von einem Engel gehalten, gemaltes Blatt mit Resten einer Inschrift: »War ein son Hei (...) / der war ein son/n(e)l(e)...«. Zu Füßen Adams Schriftband mit Resten einer umfangreicheren Inschrift in Fraktur: »Adam was / .(hr) ans.ht / Adam ist mensch was Gott erschaff.. / g..b .dem (Got) der ... – Ma(ch)... Ein son David ein / son A... Abraham het / geboren Isea & Isaac hat geboren / .... – ...Mo..e der / war ein son Leu(b) / Der war ein son/ Nei(ch) (...)«[1]. Rechts unten Wappen, ausgeblichen und verwaschen: Rechts in Gold (hier: Gelb) 3 linke schwarze Schrägbalken, links in Rot wachsender Widder, darüber »MA«. Wappenzier: Bischofshut und Krümme.

Gm 1224. Geschenk des Malers Klemens München, 1902 – Angeblich aus dem Allgäu.

Tüchlein, 3 teilig, oben 2 Teile vertikal, diese mit dem 3. Teil horizontal vernäht, Maße ca. 37 x 231 cm, ca. 37 x ca. 71 cm, unteres Teil ca. 84 cm breit; Leinenbindung, Fadendichte 17 x 17 pro cm². Dubliert, auf einen links um 5 cm niedrigeren Keilrahmen aufgespannt, wodurch die Leinwand nach links zunehmend verzogen ist und locker hängt; vor der Dublierung nur einmal aufgespannt. Risse im linken Teil, zur Sicherung größerer Risse mittels Klebebändern die Dublierleinwand von hinten durchgeschnitten. Linke untere Ecke ausgerissen; Leinwand verpreßt. Handtellergroßes Stück Leinwand oben rechts von der Mitte verloren. Kürzere Risse und kleinere Triangelrisse in der rechten Hälfte und entlang der Ränder. Leinwand ehemals in horizontaler Richtung gerollt und gequetscht. Umschlag abgeschnitten. – Bildseite: Nicht grundiert, Farben wasserlöslich. Motive mit dünnem, hartem Stift gezeichnet, einschichtig ausgemalt und schwarz konturiert. Anschließend azuritblauer Hintergrund. Ränder schwarz gestrichen. Oberfläche stark verschmutzt, Wasserränder im oberen Teil, großflächige Abriebstellen; besonders betroffen die Mitte, hier die Farben zusätzlich ausgeblichen oder ausgewaschen, abgerieben und verschwärzt; Farbigkeit im rechten Teil besser erhalten, vor allem das Blau des Hintergrundes. Malerei im Bereich der ausgerissenen Leinwand auf die Dublierleinwand ergänzt. AB

Der Stammbaum Mariä umfaßt die »Wurzel Jesse«, führt aber die Ahnenreihe bis auf Adam zurück. Die Quellen hierfür waren das Alte Testament, Genesis 5 – 50, und das Neue Testament, Matthäus 1 und Lukas 3, 23 – 38[2]. Der gemalte Stammbaum umfaßt ca. 680 Halbfiguren, dazu in ganzen Figuren den Stammvater Adam, Maria mit dem

Kind und Joseph. Überschneidungen innerhalb der Figurengruppen und schlechte Erhaltung erschweren eine genaue Zählung. Alle Figuren waren durch Namensinschriften ausgewiesen, die zum größten Teil abgewaschen oder unleserlich geworden sind. Bei einer Reihe der Personen ist das Alter, das sie erreichten, mitgeteilt: z. B. »Malaleel 895«, »Enoch 56 [müßte heißen 905]«, »Lamech 777«, »Matusalem 99(9)«, »Noe 950«, »Sem 600«, »Nachor 148«. König David, den die Harfe kenntlich macht, führt die Reihe der 12 Könige an. Rechts unterhalb Josephs Johannes der Täufer mit der Kreuzfahne und dem Lamm.

Das Gemälde wurde bereits als »Stammbaum Mariä« erworben. Die in Kostüm und Gestik maßvolle, in der Beachtung des graphischen Elements reizvolle Versammlung von Halbfiguren atmet den Geist der reifen Dürerzeit, auch wenn die Aufgabe des Stammbaums einer künstlerischen Darstellung nicht entgegen kam. Die hier vorgenommene Datierung »um 1520« ergibt sich zunächst aus den Daten der jüngsten der vom Maler verwendeten Vorlagen. Das sind Albrecht Dürers Kupferstich »Maria mit der Sternenkrone« B. 31 von 1508 und wahrscheinlich auch dessen Holzschnitt der Hl. Familie B. 96 von 1511, dem der Maler in leichter Variation die Kopfbedeckung Joachims entnahm. Die modernste, um 1520 zu datierende, Barettform mit flachem Kopfteil und weicher Krempe findet sich bei dem Mann vor König David. Dürer selbst hat im Holzschnitt der Ehrenpforte B. 138 von 1515 vergleichbare Heiligen-Reihen vorgeführt. Der als süddeutsch um 1500 erworbene, bisher nicht publizierte Stammbaum soll aus dem Allgäu stammen. Das Wappen (Abtswappen?) ließ sich bisher nicht bestimmen[3]. Die Frage nach der Funktion des »Tüchleins« bleibt zunächst unbeantwortet. Bildformat, Thema und Kleinfigurigkeit schließen eine Funktion vergleichbar derjenigen der Fastentücher aus[4].

1 Gelesen mit Hilfe von Irmtraud von Andrian-Werburg.
2 Schiller 4, 2, 1980, S. 160 – 163. – LCI 4, 1972, Sp. 549 – 558.
3 Für Nachforschung wird dem Herolds-Ausschuß der Deutschen Wappenrolle, Berlin, freundl. schriftl. Mitteilung vom 15. April 1997, gedankt.
4 Vgl. Reiner Sörries: Die alpenländischen Fastentücher. Vergessene Zeugnisse volkstümlicher Frömmigkeit.Klagenfurt 1988.

Keine Literatur.

Oberdeutsch

ERSCHAFFUNG DER EVA
um 1525

Adam sitzt schlafend unter einem Baum. Seiner Seite entsteigt Eva. Sie wendet sich Gottvater zu, der in einem Wolkenkranz schwebt. Er trägt eine Krone, hält in der linken Hand die Weltkugel und segnet mit der rechten Eva. Waldige Berglandschaft mit Klosteranlage.

Holz, aufgedoppelt, 97 x 79,7 cm – Auf der Rückseite mit weißer Farbe »G. 341.«.

Gm 341. Erworben 1879 im Tausch aus der Sammlung des Konsuls Felix Bamberg, Messina.

5 Bretter, Breiten von links oben 9,5, 18,8, 19,2, 19,2, 12,4 cm, unten[1] 9,6, 20,2, 18,5, 19,0 12,3 cm. Stärke auf 0,3 – 0,5 cm gedünnt, auf ca. 0,3 cm dünne Trägertafel montiert; in beiden Tafeln starker Schädlingsbefall. Im Röntgenbild auffallend hell reflektierende Fugen von ca. 0,1 cm Breite. Ca. 5,0 cm und ca. 70,0 cm vom unteren, sowie unmittelbar am oberen Rand über die gesamte Breite in unterschiedlichen Abständen Löcher, wohl von der ursprünglichen Montage, gekittet. Format allseitig beschnitten. – Rückseite: Flachparkett, dunkel gebeizt. – Bildseite: Grundier- und Malkanten nicht vorhanden; Ausbrüche, Kittungen. Oberer Bildrand schließt mit ca. 1,0 cm breitem, dunklem Streifen über die gesamte Breite ab, links und unten reicht die Malschicht bis zur Tafelkante, rechts endet sie oben ca. 3,5 cm, unten ca. 1,5 cm innerhalb der Bildkante; schräg verlaufender dunkelgrauer Randstreifen. Grundierung: Relativ dick; bräunliche transparente Imprimitur. Unterzeichnung: Harte Linienführung, graphische Schraffuren, parallel schräg nach links unten; Körper sorgfältig modelliert; wässriges Zeichenmedium, Schattentiefen in zwei unterschiedlichen Strichstärken; Unterschiede gegenüber der gemalten Ausführung: Kinn und Nase Adams weiter oben, Haarsträhne über dem Rücken, Profil Evas weiter oben; Schraffuren entsprechend der gemalten Ausführung. Malerei: Mehrschichtig; Pentimenti: Baumgruppe ursprünglich aus zwei Stämmen mit dichten Kronen, teilweise im Streiflicht sichtbar, rechter Stamm gekappt; Landschaft vertikal durchgezogen, Himmel nach rechts erweitert, Ast eingefügt; in der Mitte deckend grüne Wiesenlandschaft mit hellen, pastosen Grasbüscheln über Farbschicht mit dunkler Lasur; in der linken unteren Ecke grobe Freilegung, Reste belassen; hellere Malschicht mit Lasuren verschattet über rosafarbener deckender in Adams Gesicht. Übermalungen entlang überwiegend vertikal verlaufender Fehlstellen. Firnis: Neu. – Rahmen: Alt, nicht original. – Restaurierungen: 1996–1997 Entfernen des stark verbräunten Firnisses und alter Übermalungen. MG

Die Szene ist dem Alten Testament, 1. Buch Mose 2, 20 – 25, entnommen. Sie kommt an Altarwerken im Rahmen des »Heilsspiegels«[2] vor und findet sich z.B. an dem 1511

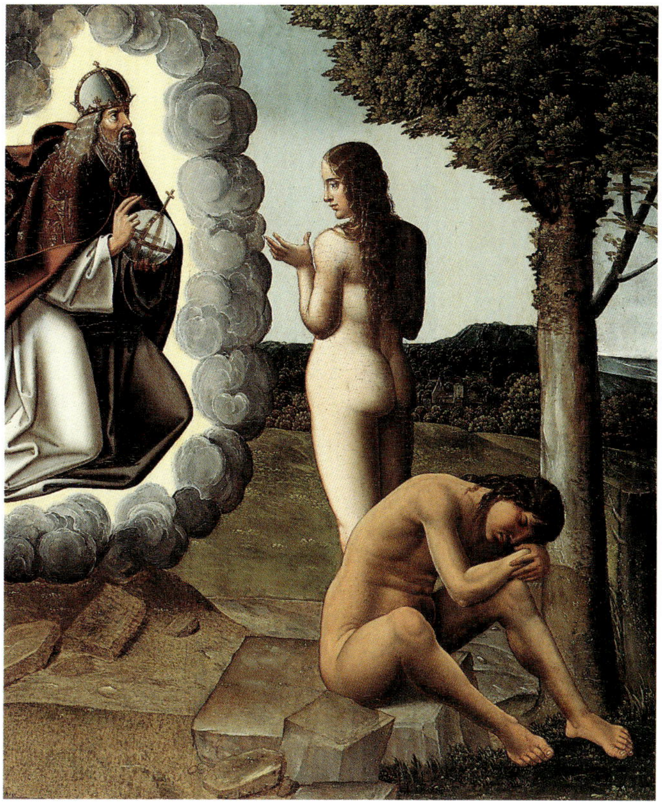

Gm 341

datierten Altarretabel Paul Lautensacks in München, Bayer. Nationalmuseum, wo sie die Eckühberhöhung eines Flügels bildete[3]. Es erscheint als ein Anachronismus, daß die Landschaft bereits Gebäude enthält.

Im Hintergrund erscheint eine befestigte Klosteranlage. Von der Kirche ist nur eine hohe Giebelwand des Langhauses erhalten, der Rest offenbar abgebrochen. An die Giebelwand angebaut ist ein niedriger überdachter Gebäudetrakt, der in einen hohen Viereckturm mit flachem Kuppeldach mündet. Das Dachgeschoß dieses Turmes wird von mehreren Rundbogenfenstern durchdrungen. Rechts vom Turm steht ein kleineres Gebäude mit Satteldach. Der Gebäudekomplex wird von einer zinnenbekrönten Ringmauer umschlossen, die durch drei Vierecktürme bewehrt wird[4].

Daß sich die eben erschaffene Eva Gottvater zuwendet, ist geläufig, daß Gottvater in einem Wolkenkranz schwebt, nicht in gleicher Weise. Adam wird gewöhnlich liegend dargestellt. Die sitzende Aktfigur erinnert an Darstellungen Christi in der Rast[5] oder an solche des heimgesuchten Hiob[6]. Röttinger verglich sie mit Grabwächtern auf italienischen Gemälden der Auferstehung Christi[7]. Den Baum als den Baum der Erkenntnis anzusehen verbietet sich, da ihm die Früchte fehlen. Dem Maler lag an klar begrenzten Volumen. Die Figuren sind von einer bildhauerischen Festigkeit der Form, die Gesamtkomposition lapidar.

Reber und Bayersdorfer in Kat. 1882 schrieben Gm 341 Hans Baldung Grien zu; in Kat. 1885 – 1893 teilten sie die Zuschreibung des »starken italienischen Einfluß verratenden Bildes« an Baldung als nicht gesichert mit. H.A. Schmid, Voss und später auch Térey bestritten dessen Autorschaft. Rieffel dachte an ein Jugendwerk des Nürnbergers Georg Pencz, Röttinger an ein Werk des Augsburgers Jörg Breu d.Ä. aus den Jahren der großen Orgelflügel in Augsburg, Fuggerkapelle bei St. Anna, die er gegen 1520 datierte. Er führte die Aktfigur der Eva auf eine der »Drei Hexen« aus einem Stich des Nicoletto da Modena B. 62 nach Dürers Stich B. 75 zurück. Lutze und Wiegand ordneten Gm 341 als oberdeutsch ein, ohne sich auf eine genauere Datierung als »1. Hälfte 16. Jahrh.« einzulassen. Als Einzelgänger ohne ausgeprägten Schulcharakter läßt sich das Gemälde schwer lokalisieren. Entstanden um 1525.

1 Brettbreiten nur mit Hilfe des Röntgenbildes messbar.
2 Vgl. LCI 4, 1972, Sp. 182 – 185 (»Speculum humanae salvationis«). – Lexikon der Kunst, Bd. 3, 1991, S. 190 (»Heilsspiegel«).
3 Vgl. Aufsess 1963, S. 91.
4 Beschreibung Joachim Zeune, Bamberg, 30. Mai 1996.
5 Vgl. LCI 3, 1970, Sp. 496 – 498 (»Rast Christi, Letzte«).
6 Vgl. LCI 2, 1970, Sp. 407 – 414 (»Job«). Ein Beispiel ist Albrecht Dürers Gemälde der Verspottung Hiobs in Frankfurt a.M., Städelsches Kunstinstitut.
7 Zu vergleichen wäre Giovanni Bellinis »Auferstehung Christi« in Berlin, Staatl. Museen Preußischer Kulturbesitz, Gemäldegalerie, Nr. 1177 A. Der Grabwächter wurde von Girolamo Mocetto als »Bacchus« gestochen; vgl. The illustrated Bartsch, hrsg. von Walter L. Strauss, Bd. 25,2. New York 1984, Nr. .009 S 3 mit Abb.

Kat 1882, Nr. 179; 1885, Nr. 185; 1893, Nr. 193. – Térey 1894, S. 35, Nr. 38. – H.A. Schmid 1894, S. 293. – Rieffel 1895, S. 271. – Braune 1909, Nr. 341. – Röttinger 1909, S. 40 – 43, Abb. 3. – Reinach 3, 1910, Abb. S. 12. – Röttinger 1910, S. 594. – Térey 1912, S. 147, Anm. 4. – Voss 1925, S. 110. – Lutze u. Wiegand 1936-37, S. 143.

Oberdeutsch

BILDNIS EINES MANNES
um 1528/29

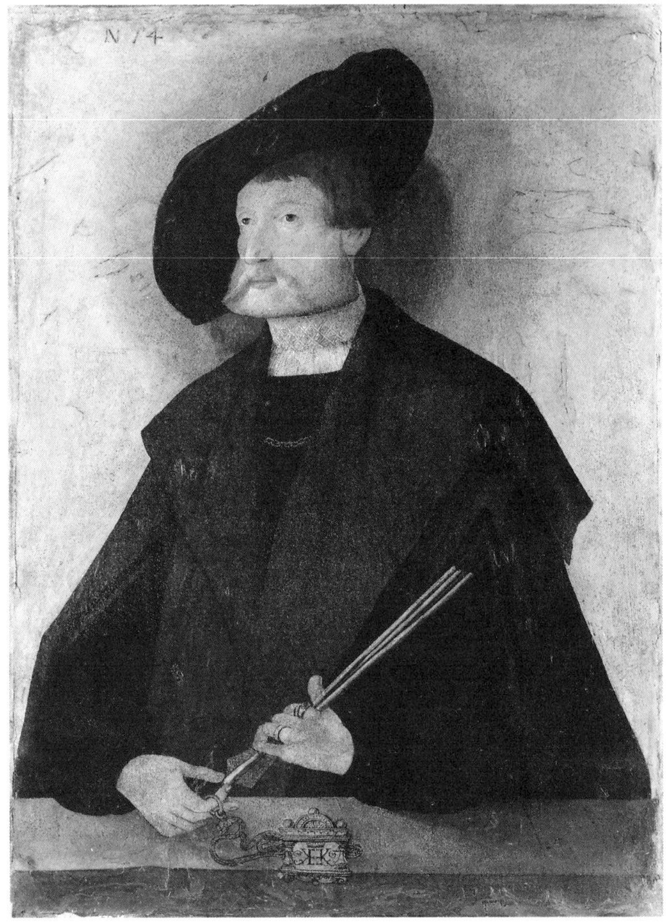

Gm 611

Brustbild nach links, hinter einer Brüstung, vor gelbem Grund. Er hat blaue Augen, rotblondes Haar und einen helleren Bart. Er trägt eine dunkle moiréseidene Schaube und ein schwarzes Barett. In seinen Händen vier Pfeile. Den rechten Zeigefinger steckt er durch den Ring einer schlangenartig gewundenen Kette, an der ein architekturgerahmtes Täfelchen befestigt ist, das sein Monogramm trägt.

Pergament, auf Leinwand aufgezogen, 62 x 43 cm – Auf der Brüstung Täfelchen mit dem gespiegelten Monogramm »KE [ligiert]« und einer Krone darüber. Oben links alte Nr. »N 14« – Auf dem Keilrahmen mit weißer Farbe »Gm 611«.

Gm 611. Erworben vor 1882 – Herkunft unbekannt.

Pergament an zahlreichen Stellen ein- bzw. ausgerissen und verworfen, an den Rändern ausgefranst; später auf Leinwand gezogen, davon teilweise wieder gelöst. Kanten mit rosa Packpapier abgeklebt. Format allseitig, teils geringfügig, beschnitten. – Bildseite: Ungrundiert. Imprägniert oder von späterer Klebemasse durchdrungen. Unterzeichnung: Keine erkennbar. Malerei und Metallauflagen: Bräunlicher Pergamentton als »Untermalung« einbezogen. Inkarnatfarbe im Gesicht dünn kreuz und quer gestrichelt, woraus eine Art Muster resultiert. Hemdkragen, Kette, Ringe und Monogramm-Täfelchen mattvergoldet auf gelblicher Untermalung; bei den Ringen das Gold direkt auf der noch feuchten Inkarnatfarbe. Pfeilspitzen versilbert. Haare verputzt. Infolge zahlreicher kleinteiliger Farbabplatzungen über den Haarwurzelporen[1] und Beschädigungen des Bildträgers großflächige Ausbesserungen, vor allem im Hintergrund, Tisch und rechter Hand. Mit Hilfe der IRR oben links »ETA[...]« lesbar, die Zeichen »N/4« alt, jedoch nicht original. Kein Firnis. AB

Der Dargestellte trägt eine seidene Schaube mit dunkleren Borten an den Ärmeleinschnitten, ein hochgeschlossenes Hemd mit Rautenstickerei am Kragen und schräg aufgesetzt ein tellerartig ausladendes, aber noch nicht brettartig versteiftes Barett, wie es um 1530 bereits geläufig ist. Die Frisur in Form der Kolbe und der kantig geschnittene Bart bestätigen dieses Datum. Die Pfeile deuten auf die Mitgliedschaft in einer Sebastiansbruderschaft oder in einem Schützenverein hin. Besondere Sorgfalt ist auf die Monogramm-Tafel verwendet. Das Schriftfeld steht auf langgezogenen Voluten. Es wird von stark gebusten Säulen flankiert, die ein Gebälk mit fasziertem Architraph tragen. Die Bekrönung bildet ein Kreissegment mit gemustertem Rand und Muschelfüllung, seitlich und oben Kugeln. Pfeile und Monogramm enthalten eine für uns unauflösbare Mitteilung zur Person. Von den drei Ringen an seiner linken Hand könnte einer ein Siegelring sein. Das Pergament als Bildträger erlaubte koloristische Eigenheiten wie den roten Hof um den Kopf und den grünen Schlagschatten auf dem gelben Grund. Die modische Erscheinung des Mannes, nicht die künstlerische Machart des Bildes, erinnert an Bildnisse Conrad Fabers von Creuznach[2]. Eine Lokalisierung nach Oberdeutschland ist nicht zwingend, aber naheliegend.

1 Offenbar wurde das Pergament irrtümlich auf der Haarseite bemalt.
2 Vgl. Gm 1597, Bildnis des Hans Bromm; treffendere Beispiele bei Brücker 1963.

Kat. 1882, Nr. 495; 1885, Nr. 511; 1893, Nr. 557. – Braune 1909, Nr. 611.

Oberdeutsch

BADENDE IN EINER LANDSCHAFT MIT BURG
um 1535

Über den Fluß führt eine Brücke, dahinter eine Stadt, davor ein Kahn mit einer musikalischen Unterhaltung. Links am Ufer drei Männer mit einem enthaupteten Leichnam, rechts eine Hirschjagd.

Tannenholz (Abies sp.), 73 x 59,3 cm, Fragment – Auf der Rückseite zweimal mit weißer Farbe »Gm 583«.

Gm 583. Erworben vor 1856.

4 Bretter, Breiten von links oben 4,7, 18,9, 19,0, 16,6 cm, unten 3,5, 19,8, 18,6, 16,2 cm. Stärke 0,6 – 1,8 cm. Tafel konvex um ca. 0,7 cm verwölbt. Format links und unten beschnitten. – Rückseite: Original, bestoßen, Kratzspuren, kleinere Stelle in der Mitte und linke Fuge mit Werg kaschiert. – Bildseite: Grundier- und Malkanten oben und rechts vorhanden. Grundierung: Relativ dünn mit hellockerfarbener Imprimitur. Unterzeichnung: Schwach sichtbar, mit wässriger Farbe, Linien laufen am unteren Ende zu kleinen Tröpfchen zusammen; geringfügige Unterschiede zur gemalten Ausführung z. B. Geweihe der Hirsche leicht versetzt, Ruder des Bootes geht in die andere Richtung, stehende Badende breiter, Schädelkalotten der fünf Badenden im Vordergrund kleiner. Malerei: Mehrschichtig, nur an einigen Stellen gut erhalten; überwiegend stark verputzt und retuschiert, teils schimmert die Imprimitur durch. Firnis: Relativ dick, glänzend, fleckig, stärker vergilbte Reste. – Rahmen: Alt, nicht original, hier in Zweitverwendung mit angepaßter Innenleiste. – Restaurierungen: 1919, 2 Beschädigungen verkittet und retuschiert. MG

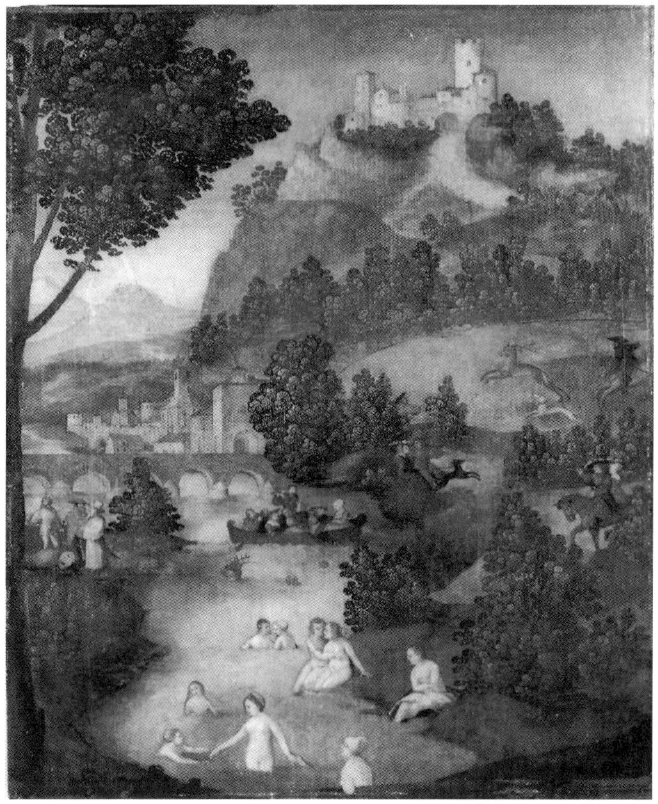

Gm 583

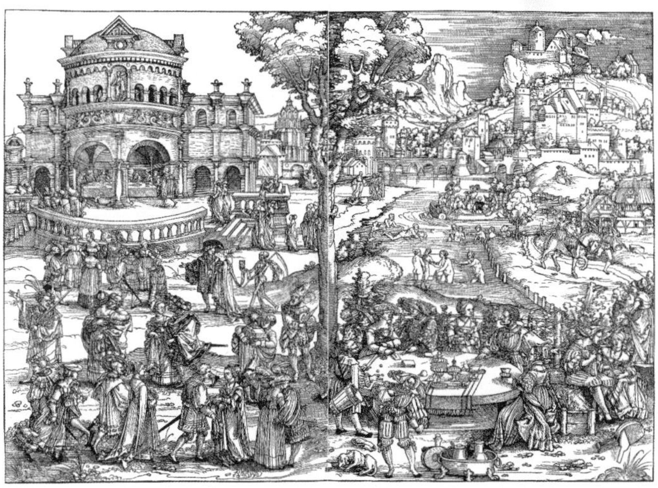

Sebald Beham, Gastmahl des Herodes, Holzschnitt

Bei dem Fragment handelt es sich um eine Badeszene im Sinne der Idylle und paradiesischen Unschuld, ohne einen deutlicheren erzählerischen oder moralisierenden Beiklang. Einen Hinweis auf den übergeordneten Zusammenhang gibt die Gruppe links mit dem Enthaupteten und den drei Männern. Sie findet sich entsprechend auf Sebald Behams von zwei Stöcken gedrucktem Holzschnitt mit dem Gastmahl des Herodes[1] (Abb. S. 385). Der Holzschnitt zeigt im Vordergrund tanzende und tafelnde Gäste, im Gebäudeinneren die Tafel des Herodes, am Flußufer die Enthauptung Johannes des Täufers. Wie das Neue Testament und ausführlich Jacobus de Voragine (1263/73) berichtet, verlangte die Tochter der Herodias (Salome) von ihrem Stiefvater Herodes, für den sie tanzte, den Kopf des Johannes als Belohnung. Schon Israhel van Meckenem stellte in einem Kupferstich das Gastmahl als »Geschlechtertanz« dar und verlegte die erzählerischen Hauptmomente in den Hintergrund[2]. Das Fragment Gm 583 läßt sich nach Maßgabe der Holzschnittkomposition Behams ergänzen. Die Badenden, der Kahn mit den geselligen Paaren und das Paar zu Pferd finden sich hier wie dort, ebenso der die Trennung der Schauplätze bis zu einem gewissen Grad markierende Baum. Läßt Beham die Stadt am Fluß sich über die rechte Bildhälfte in ganzer Breite ausdehnen, so übernimmt, reduziert und variiert der Maler nur deren linken Teil.

Die Burg ist Höhenburg in Gipfellage hoch über der Stadt. Die mittelgroße kompakte Burganlage wird dominiert von dem zinnenbekrönten, wohl runden Bergfried. Gut zu erkennen an der Form des linken Bergkonturs ist der tiefe Burggraben. Dahinter erhebt sich die Eingangsfront mit einem zentralen Rundbogentor, das durch einen Gußerker bewehrt wird. An beiden Enden der Front stehen kleinere Türme, davon der linke viereckig, der rechte wohl rund. Beide tragen stark gedrückte Dächer. Neben dem linken Turm erhebt sich ein kleiner Bau mit Satteldach, vielleicht die Kapelle. Am linken Burgfuß sieht man Reste einer kleinen Bastion. Die insgesamt durchaus real wirkende Anlage läßt an Tiroler Beispiele denken. Zur Stadt führt eine mindestens fünfbogige steinerne Brücke, deren Pfeilerkonstruktion stark an die Steinerne Brücke von Regensburg erinnert. Am Brückenende steht ein Torbau mit großem Rundbogentor. Die Flußseite der Stadt ist mit einer langen Mauerfront, die durch Artillerierondelle und kleine Turmbauten gesichert wird, bewehrt. Dahinter ragen diverse Baulichkeiten, darunter eine Kirche mit hohem Viereckturm, auf[3].

Gm 583 wird in Denkschriften 1856 der Schule Lucas Cranachs d. Ä. zugeschrieben. Reber und Bayersdorfer in Kat. 1882 – 1893 datierten um 1540. Mit Werken Cranachs und seiner Werkstatt gibt es keine Übereinstimmungen. Der Figurentypus, der Baumschlag mit dem kohlartig verdichteten Laub und dessen bräunlich gedämpfte Farbigkeit sind eigener Art. Der fragmentierte Zustand erschwert die Lokalisierung. Eine vollständig erhaltene gemalte Kopie des Holzschnitts, die einem Augsburger Meister um 1520/30 zugeschrieben wird, befindet sich im Privatbesitz[4].

1 Geisberg 1, 1974, S. 160 – 161, G 179-180 mit Abb.
2 Illustrated Bartsch 9,1, 1981, S. 18 – 19, Nr. 9 mit Abb.
3 Beschreibung Joachim Zeune, Bamberg, freundl. schriftl. Mitteilung 30. Mai 1996.
4 Eine Fotografie in der Fotothek des GNM.

Denkschriften 1856, S. 128. – Kat. 1882, Nr. 477; 1885, Nr. 489; 1893, Nr. 528. – Braune 1909, Nr. 583.

Oberdeutsch

BILDNIS KAISER KARLS V.
um 1540/45

Brustbild nach links, ohne Hände, vor grünem Vorhang. Er hat blaue Augen, rötlich blondes Haar und Bart. Er trägt eine Schaube mit braunem Pelzkragen, ein schwarzes Wams, weißes Hemd mit besticktem Rüschenkragen und ein dunkles Samtbarett mit kordelartig gedrehten Goldstiften. An einer Goldkette das Emblem des Ordens vom Goldenen Vlies.

Lindenholz (Tilia sp.), 35,6 x 24,2 cm – Oben einzeilige Inschrift in Majuskeln der Humanisten-Antiqua: »CAROLVS·V·« = Karl V. – Auf der Rückseite mit weißer Farbe: »G.997«.

Gm 997. Erworben 1912 auf der Aukt. Slg. Johannes Holl bei F.A.C. Prestel, Frankfurt a. M.

2 Bretter, Breiten von links oben 17,7, 6,5 cm, unten 17,4, 6,8 cm. Stärke 0,8 cm. Im Bart auf Höhe des Kinns kleine Papierkaschierung, daneben größerer Ast im Holz belassen. Starker alter Schädlingsbefall. Format allseitig beschnitten. – Rückseite: Schwarzer Schutzanstrich auf bleiweißem Grund später. – Bildseite: Grundierung: Keine. Unterzeichnung: Dünner Stift; Kontur- und Binnenzeichnung. Malerei: Im Inkarnat auf weißer Untermalung helle graublaue Schicht; darüberliegende Farbschichten naß in naß. Frühschwundkrakelee im Schwarz und in der rotbraunen Untermalung. Verputzungen und Ergänzungen der Kopfhaare; Lichter der Goldstifte am Barett ergänzt. Aufstehende Malschichten. Inschrift partiell ergänzt. – Restaurierung: 1988 Schimmel bekämpft. AB

Kaiser Karl V. (24. Febr. 1500 – 21. Sept. 1558), Enkel Kaiser Maximilians I., Sohn Philipps des Schönen von Österreich und der Juana von Kastilien, wurde 1519 zum römischen König gewählt. 1530 krönte ihn Papst Clemens VII. in Bologna zum Kaiser. In demselben Jahr hielt Karl V. in Augsburg den Reichstag ab, der aufgrund der Übergabe der »Confessio Augustana« durch die Protestanten weltgeschichtliche Bedeutung erlangte. Karls Außenpolitik bestimmten die Streitigkeiten mit Frankreich, die in Oberitalien ausgetragen wurden, und die Bedrohung durch das Osmanische Reich. Während seiner Regierungszeit wurden Mexiko und Peru erobert und damit das spanische Kolonialreich in Übersee begründet. Karls Bemühen, nach der siegreichen Beendigung des Schmalkaldischen Krieges das Luthertum niederzuwerfen, scheiterte am Widerstand der Kurfürsten und der Reichsstände. 1555/56 zog sich der Kai-

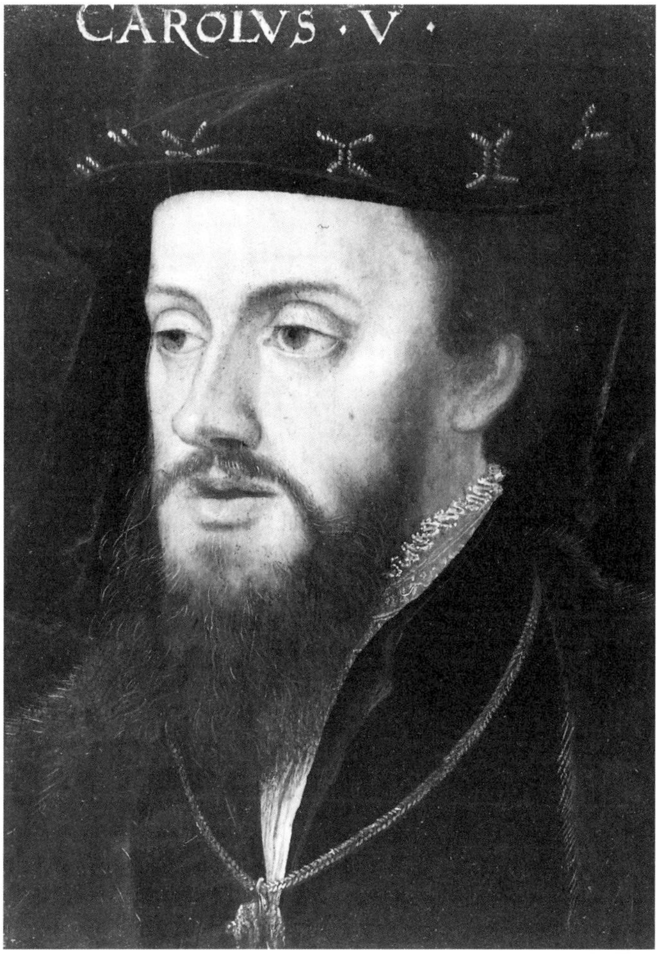

Gm 997

ser von den Regierungsgeschäften zurück und überließ seinem Bruder Ferdinand (I.) die Herrschaft im Reich[1]. Auf dem Porträt trägt er als Souverän des Ordens vom Goldenen Vlies dessen Emblem, das Widderfell[2]. Bildnisse von ihm gibt es seit seinen Kinderjahren[3].

Gm 997 wurde als eine seitenverkehrte, den Bildausschnitt einschränkende Kopie nach Barthel Behams Kupferstich B. 60 von 1531 angesehen[4]. Das Gemälde unterscheidet sich vom Stich durch die Form und Anbringung der gedrehten Goldstifte am Barett, durch Wams und Pelzschaube, den Rüschenkragen des Hemdes und anstelle des Bandes die dünne Goldkette, die das Emblem des Goldenen Vlieses trägt. Das Band war als Ersatz für das aufwendige Ordenskollier geläufig, keine wie immer beschaffene Kette, doch kommt sie auf Jakob Seiseneggers ganzfigurigem Bildnis Kaiser Karls V. mit dem Jagdhund von 1532 (Wien, Kunsthistorisches Museum) vor[5]. Hier findet sich die Mehrzahl der von Behams Stich abweichenden Merkmale unseres Bildes. Auch der grüne Vorhang mit den gelben Lichtern war dem österreichischen Hofmaler geläufig. Beham hatte den Kaiser und seinen Bruder Ferdinand womöglich bei deren Aufenthalt in München zwischen dem 10. und 14. Juni 1530 gezeichnet, Seisenegger porträtierte Karl V. erstmals auf dem Augsburger Reichstag 1530 und gleich in ganzer Figur[6]. Für die Physiognomie des Habsburgerkaisers charakteristisch sind die schweren Augenlider und der halboffene Mund mit der vortretenden Unterlippe. Die deutschen Künstler hielten sich gegenüber den schärfer charakterisierenden niederländischen Malerkollegen, die den Habsburgerprinzen gemalt hatten, zurück und bewahrten ihm ein höheres Maß an würdevoller Distanz. Behams Stichporträt Karls V. wurde in der Beham-Werkstatt wiederholt[7], offenbar aber auch außerhalb derselben. Das Nürnberger Exemplar ist flüssig und mit leichter Hand gemalt. Schulz versetzte es in die »Spätzeit des 16. Jahrhunderts«, doch dürfte es kaum nach 1550 entstanden sein.

1 Zur Person Karls V. vgl. Karl Brandi: Kaiser Karl V. Werden und Schicksal einer Persönlichkeit und eines Weltreiches, 2 Bde. München 1941. – NDB 11, 1977, S. 191 – 211.
2 Vgl. auch Gm 169, Dürer, Bildnis Kaiser Maximilians I.
3 Zur Bildnisikonographie Karls V. vgl. Gustav Glück: Bildnisse aus dem Hause Habsburg. III. Kaiser Karl V. In: Jahrbuch der kunsthistorischen Sammlungen in Wien, NF, Bd. 11, 1937, S. 165 – 178.
4 Illustrated Bartsch 15, 1978, S. 31, Nr. 60-I mit Abb.
5 Löcher 1962, S. 32 – 40. Nr. 35, Abb. 8.
6 Löcher 1962, S. 36 – 37, Nr. 37.
7 Zu den gemalten Bildnissen Karls V. aus der Beham-Werkstatt vgl. Ausst. Rothenburg, 1987: Reichsstädte, Nr. 312 (bearb. K. Löcher).

Aukt. F. A.C. Prestel, Frankfurt a.M., 1912: Slg. Johannes Noll, Kat.Nr. 50 mit Abb. – Anzeiger 1912 (Fritz Traugott Schulz), S. 78.

Oberrhein

BILDNIS EINES JUNGEN MANNES
um 1518/19

Brustbild nach rechts, ohne Hände, vor blauem Grund. Er hat braune Augen und ist bartlos. Das blonde Haar reicht ihm in Fransen in die Stirn. Er trägt ein zinnoberrotes Barett mit eingeschnittener Krempe und durchgezogenem schwarzem Band, über einem schwarzen Wams einen gelben Rock mit dunkelroten Besatzstreifen. Das weiße Hemd ist am Hals gerafft.

Eichenholz (Quercus), 39,1 x 32,3 cm – Auf dem Parkett mit blauem Farbstift »15513« und »942X«, mit schwarzem Stift und mit Bleistift jeweils »Gm 1115«; Reste von Klebezetteln.

Gm 1115. Ehemals Slg. G. Donaldson – Erworben 1925 im Pariser Handel.

2 Bretter, Breiten von links oben 26,9, 5,4 cm, unten 27,0, 5,1 cm. Stärke auf 0,7 cm gedünnt. Ebenmäßiger Wuchs, wenig alter Schädlingsbefall. Format allseitig geringfügig beschnitten. – Rückseite: Flachparkett. – Bildseite: Grundier- und Malkanten nicht vorhanden. Grundierung: Dünn, Maserung durchgewachsen. Unterzeichnung: Locker; Kontur und relativ grobe Schraffuren nur im Inkarnat; Profil in der gemalten Ausführung um ca. 0,5 cm nach rechts verschoben. Malerei: Glatte Oberfläche; Inkarnat infolge Verseifungsprozesses transparent; Hintergrund in zwei Schichten, die untere monochrom und heller, die obere zum unteren Rand hin aufgelichtet; blaue Farbe im mikroskopischen Erscheinungsbild grobkörnig, übrige Farben feiner. Lichter im Gesicht als dünne weiße Farbschicht, Augenlichter mit 4 Glanzpunkten; starkes Krakelee, lange feine Risse, retuschiert; Retusche im Gesicht. Firnis: Gleichmäßig, matt, an den Rändern dicker, alte Firnisreste. – Restaurierungen: 1981 Reinigung, Kittung der Fehlstelle, Firnis; Dokumentation vorhanden. MG

Den Dargestellten charakterisieren der frei aufsteigende Hals, die energisch gebildeten Nase und Kinn und der Späherblick bei leicht gerunzelten Brauen. Die Malerei gefällt durch die großen Formen, die plakative Farbigkeit des Kostüms und die frisch aufgesetzten Lichter, die Hals und Gesicht modellieren. Der Mund macht die Kopfwendung nicht ganz mit, bleibt beinahe unverkürzt. In der Unterzeichnung war das Gesicht stärker gedreht, so daß die Nase den Wangenkontur überschnitt. Der Maler zog den Kontur von Stirn und Wangen weiter heraus, beließ aber das Kinn gemäß der ersten Planung. Holst sprach bei diesem und verwandten Bildnissen vom »Gesetz der Zweidimensionalität«, doch schließt die Flächenprojektion ein

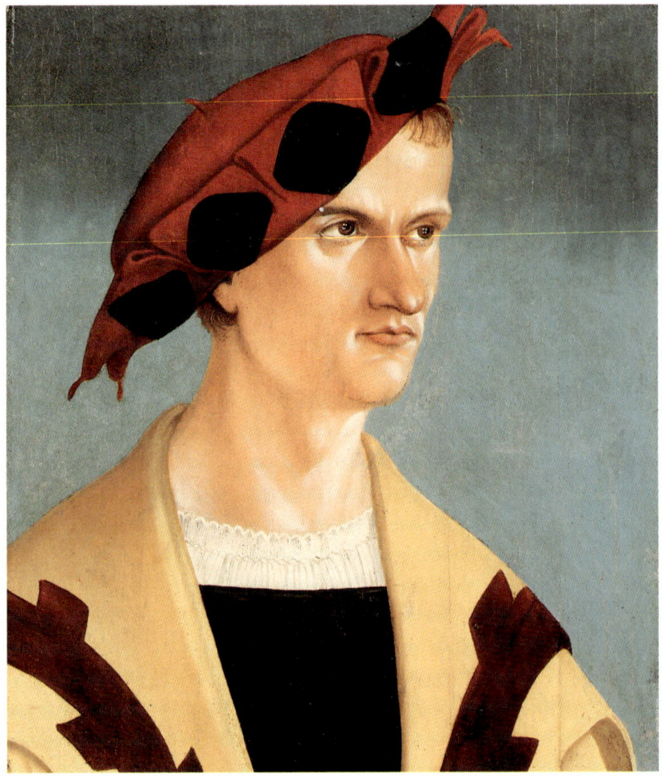

Gm 1115

kräftiges Relief nicht aus. Das Porträt wurde in Ausst.Kat. London 1906 versuchsweise mit Hans Baldung Grien zusammengebracht. Lutze und Wiegand sahen einen Zusammenhang mit den Bildnissen der Basler Junker Jakob und Bernhard Meyer zum Pfeil von 1511 und 1513 (Basel, Öffentliche Kunstsammlung)[1]. Sie hielten die Autorschaft desselben Meisters für wahrscheinlich. Die Ähnlichkeit des Mannes rechts auf dem Kreuzigungs-Holzschnitt des Monogrammisten D.S.[2], der nach Basel lokalisiert wird, ermutigte sie, dieselbe Hand zu erwägen. Die beiden roten Schragen auf dem gelben Rock deuteten sie als heraldisches Abzeichen und erwogen für den Dargestellten die Funktion eines Herolds. Keiner dieser Vorschläge überzeugt. Es handelte sich offensichtlich um einen Auftraggeber oder Dargestellten, der Wert auf hervorstechende Kleidung legte. Die Besatzstreifen erinnern an stilisierte Stämme mit gestümmelten Ästen, wie sie die gleichzeitige Heraldik kennt, doch kommen sie in der Mode nach 1515 häufig vor. Das Barett zeigt eine mehrfach eingeschnittene Krempe, wie sie nach 1516 modern wurde, und den durch Schlitze gezogenen Stoff, der aufgrund der Verengung annähernd ovale oder

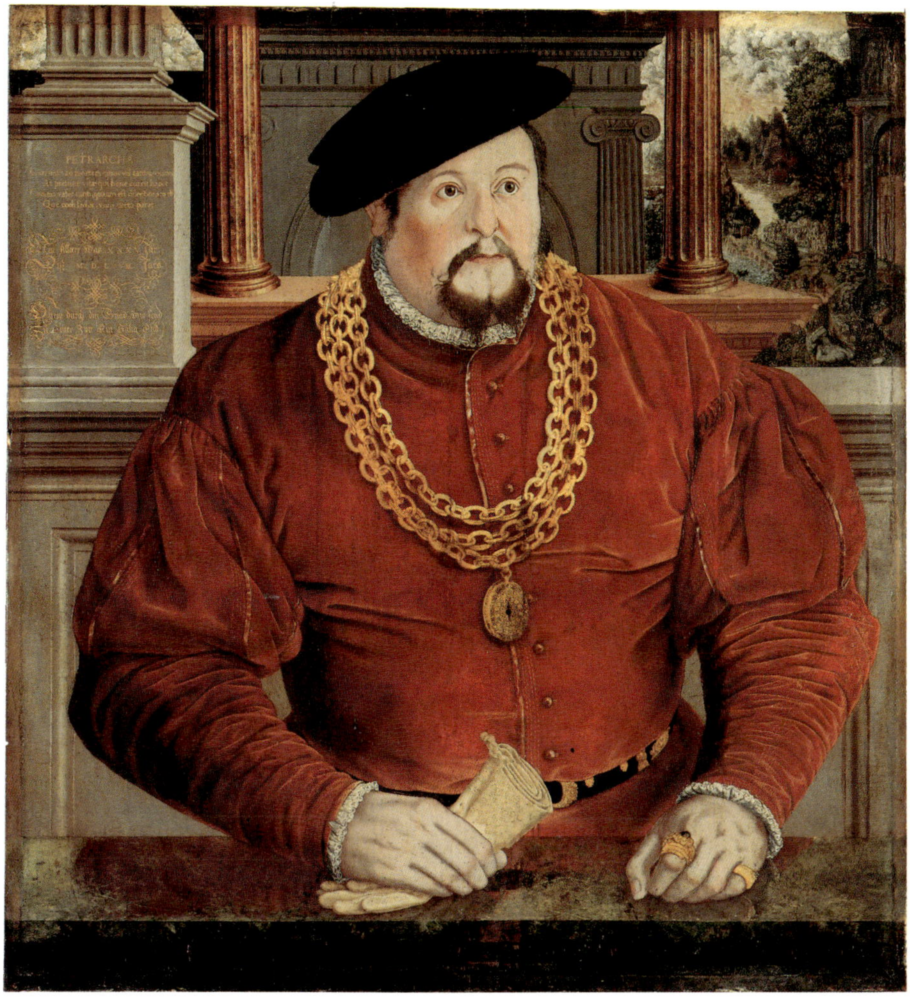

Gm 977

rautenförmige Abschnitte bildet. Zu vergleichen wäre Hans Schwarz' 1518 datierte Schaumünze mit dem Bildnis des Sebastian von Rotenhan[3]. Zu der mit Dürer geläufig werdenden Spiegelung des Fensters im Augapfel des Dargestellten äußerte sich Bialosticki. Eichenholz als Bildträger ist am Oberrhein selten, aber nicht ausgeschlossen.

1 Paul Ganz: Malerei der Frührenaissance in der Schweiz. Zürich 1924, S. 90, Tf. 49 a (Jakob Meyer).
2 Elfried Bock: Holzschnitte des Meisters DS. Berlin 1924, Tf. 22.
3 Georg Habich: Die deutschen Schaumünzen des 16. Jahrhunderts, Bd. 1,1. München 1929, Nr. 132, Tf. XX,2.

Ausst. London 1906: Early German Art, S. 89, Tf. 28. – Reinach 4, 1918, S. 578, Abb. 3. – Neuerwerbungen GNM 1925/29, Tf. 25. – Holst 1930, S. 11, 63. – Lutze u. Wiegand 1936-37, S. 144 – 145, Abb. 242. – Bialostocki 1970, S. 164.

Oberrhein

BILDNIS EINES 35JÄHRIGEN HERRN
1567

Halbfigur, annähernd frontal. Er legt beide Hände auf eine Marmorbrüstung. In der rechten hält er Lederhandschuhe mit geprägtem Muster der Stulpen, die linke ist beringt. Er trägt ein rotsamtenes Wams mit gebauschten Oberärmeln und eingenähten Seidenstreifen; darüber eine dreifach geschlungene goldene Ankerkette mit eingehängter Uhr, ein schwarzes Barett. Die Architektur ist aus Elementen im Stil der Renaissance zusammengesetzt. Auf der ersten, kassettierten, Brüstung steht das mit einer Inschrift versehene Postament eines kannelierten Pfeilers. Die Brüstung dahinter trägt zwei kannelierte Säulen mit attischer Basis. Die abschließende Wand wird durch ionische Pilaster begrenzt, auf denen ein Gebälk aufliegt. Ihre Mitte ist durch eine sehr flache Rundbogennische gegliedert. Rechts Blick in eine Flußlandschaft, in er sich weitere Gebäude und Antikenfragmente befinden.

Lindenholz (Tilia sp.), 67,3 x 61,4 cm – Links auf dem Pfeilerpostament fünfzeilige Inschrift in Antiqua-Majuskeln und -Minuskeln: »PETRARCHA: / Currimus ad mortem citius vel tardius omnes / At pretium vitae qui bene currit habet / Gemma valet tanti, quanto est dilectior vna est / Que coeli sedes, unio certa parat«, darunter in Fraktur: »Min Alltter Was . XXXV. Jar: / Diß M.D.L.XVII. Jars. / Herr durch din Gnad vns send / Zu° Siner Zytt Ein Sälig End« – Umschrift um die Uhr in Antiqua-Majuskeln: »CITATO.CVRSV.VOLAT. IRREVOCABILE. TEMPVS: ET MORS: VLTIMA LINEA.RERVM« = Im angezeigten Lauf fliegt unwiderruflich die Zeit und der Tod ist letztes Ziel der Dinge[1] – Auf dem Parkett mit weißer Farbe »Gem. 977.«.

Gm 977. Erworben 1911 im Münchner Kunsthandel (Julius Böhler).

5 Bretter, Breiten 13,2, 13,1, 15,5, 10,2, 8,4 cm. Stärke auf ca. 0,2 cm gedünnt. Format original. Auf ein Trägerbrett aufgedoppelt. Starker Schädlingsbefall. – Rückseite: Flachparkett. – Bildseite: Grundier- und Malkanten vorhanden, Malrand retuschiert. Grundierung: Hell, dünn, glatt, Maserung leicht durchgewachsen. Unterzeichnung: Keine erkennbar; feine Ritzung zur Angabe der Konturen. Metallauflage: Kette mit Uhr, Metallverzierungen des Gürtels und Inschrift auf dem Postament ölvergoldet, Schrift weitgehend durchgerieben; Modellierung mit feinen schwarzen Linien und ockerfarbenen Schatten. Malerei: Feine Malweise, größte Detailgenauigkeit, Materialillusionismus; verschmelzende Schatten, zahlreiche Brauntöne in den Barthaaren; Inkarnate wenig plastisch; Frühschwundrisse im roten Gewand; Verputzungen in der linken Gesichtshälfte. Firnis: Gleichmäßig, schwach glänzend, wenig vergilbt. MG

Das lateinische Distichon des italienischen Dichters Petrarca (1304 – 1374) lautet übersetzt: »Wir eilen alle zum Tode, schneller oder zögernder / Aber den Preis des Lebens hat erbracht, wer ein sittlich gutes Leben vollbringt / Dieses Juwel vermag viel; um wieviel wertvoller ist es / wo es als sichere Zahlung zugleich Sitze im Himmel verschafft«[2]. Die Umschrift um die Uhr mahnt im Sinne der Vanitas die Vergänglichkeit des Lebens an. Die Worte Petrarcas bedeuten Trost für denjenigen, der sich mit einem sittlichen Lebenswandel einen Platz im Himmel erkaufen kann. Die deutsche Inschrift enthält neben Daten zum Dargestellten das Bittgebet um ein seliges Ende. Sie wird von Ornamenten im Stil der Schreibmeister umspielt. Ihr Dialekt zeigt laut Lutze und Wiegand alemannische Formen. Dementsprechend wird das Porträt einem am Oberrhein tätigen, womöglich Schweizer Künstler zugeschrieben. Maurice sprach die Ovalform der tragbaren Uhr als für die zweite Hälfte des 16. Jahrh. typisch an.

Den Dargestellten anhand der Inschriften zu identifizieren gelang bisher nicht. Nach Kaster verdeutlicht das Gemälde »die Wertvorstellungen vornehmlich der patriziatischen Oberschicht der Städte«, bedient sich der Dargestellte mit der antikischen Architektur aus der fürstlichen Ikonographie übernommener Zeichen von Dignität und Herrschaft, weist die Kette ihn als Amtsinhaber aus, suggeriert die Uhr Fortschrittlichkeit und Auseinandersetzung mit der Wissenschaft, zeugen die Ringe vom Kunstverstand des Sammlers und vermitteln die verschiedenen Bildebenen die »Vorstellung des selbstbewußten, freiheitlichen, gebildeten, weltoffenen, liberalen Bürgers, der als Fernhandelskaufmann sich in den öffentlichen Ämtern seiner Stadt um das Gemeinwohl kümmert«. Ohne Kenntnis der Person des Dargestellten und der Art seines Broterwerbs sind die genannten Kriterien nur mit Vorsicht anzuwenden. Mit Recht stellt Kaster fest, daß die Architektur »zweifellos nicht betretbar ist und keinen Bezug zu realen Wohnverhältnissen besitzt« und daß die Haltung des Mannes, dessen Blick den Betrachter nicht sucht, zwischen Distanz und Nahbarkeit vermittelt. Die Landschaft ist Phantasielandschaft mit römischer Architektur und einer gestürzten Statue. Nach Auerbach soll die Landschaft die »Vertiefung«, die die Bauglieder allein noch nicht zustande gebracht hätten, bewirken. Kaster sah in der idealen Landschaft mit antikem Triumphbogen und einer umgestürzten Skulptur einen Hinweis auf die Vergänglichkeit und die humanistische Bildung des Dargestellten.

Das Porträt wurde nicht durch Unterzeichnung, sondern durch Ritzung angelegt, die zumal alle Profile der Architektur, aber auch einzelne Finger festlegt. Die ungewöhnliche Art der Vorbereitung könnte nebst der akribischen Vergoldung und miniaturhaften Zeichnung der Ornamente für die Ausbildung des Malers als Graveur oder Goldschmied sprechen. Offenbar aus modischen Erwägungen ließ der Dargestellte seinen Bart, der zunächst Vollbart war, auf dem Bild stutzen, so daß die Behaarung der Kinnbacken entfiel. Dabei wurde die Malfläche beschädigt. Spuren der ursprünglichen Barttracht blieben an seiner linken Wange erhalten, mehr noch auf der anderen Gesichtsseite.

Das Porträt ist aufgrund der theoretisierenden Bauformen und der Sinnsprüche nicht so sehr Standesporträt als vielmehr intellektuelles Abenteuer, von großem Anspruch an den Künstler, der die Wünsche des Auftraggebers minutiös zu realisieren hatte. Aufgrund der deskriptiven Behandlung auch der Bildniszüge fehlt dem Kopf der innere Aufschwung. Der Anteil der Mattvergoldung bei Schmuck, Beschlägen und Inschriften entspricht höfischen Gepflogenheiten, die Reflexe des roten Wamses auf dem grünen Marmor verraten virtuose Neigungen des Malers, der eine nordische Spielart des internationalen Manierismus vertritt. Womöglich war der Maler im Einzugsbereich des kurfürstlich pfälzischen Hofes in Heidelberg tätig.

1 Übersetzung Wolfgang Pülhorn, 19. Juni 1996, und Hinweis auf Horaz, Epistulae I, 16, 79: »Mors ultima linea rerum est.«
2 Übersetzung Kat. Nürnberg 1979.

Anzeiger 1911, S. 34, Abb. 10. – Auerbach 1925, S. 69 – 70. – Festschrift GNM 1927, Abb. S. 19. – Lutze u. Wiegand 1936-37, S. 145, Abb. 248. – Ausst. Cappenberg: Deutsche Kultur, Kat.Nr. 192. – Maurice 1, 1976, S. 89; 2, S. 60, Nr. 427 und Abb. – Ausst. Nürnberg 1979: Reformation, Kat.Nr. 78 (bearb. Karl Georg Kaster) mit Abb.

Österreich

Teilbilder eines Altarflügels, um 1505

GEISSELUNG CHRISTI

Christus, der mit erhobenen Armen an die Geißelsäule gebunden ist, wird von drei Schergen gegeißelt. Ein vierter bindet Ruten zum Bündel. Hinten eine von zwei Rundbogenfenstern durchbrochene Wand mit vier zentralperspektivisch gesehenen Konsolen, von denen gekehlte Rippen eines Gewölbes aufsteigen, das auch auf der freistehenden Geißelsäule aufzuliegen scheint. Goldgrund. Flügelinnenseite.

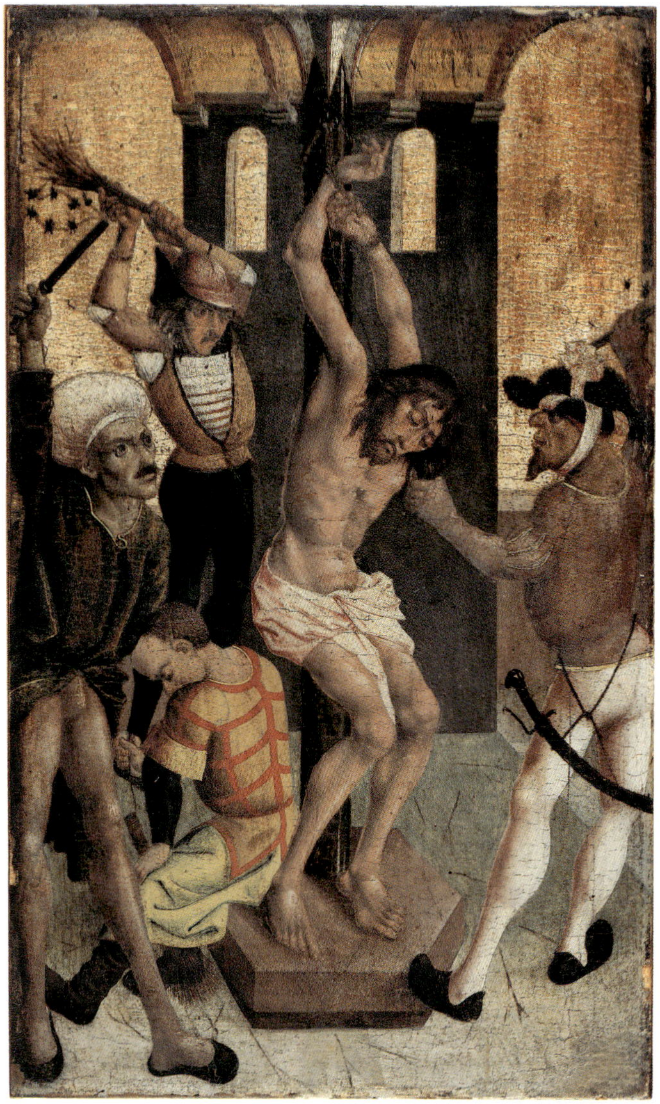

Gm 1272

Tannenholz (Abies sp.), 56 x 33,2 cm – Auf der Rückseite des Rahmens genagelt alte Bildbeschriftung auf Karton.

Gm 1272. Erworben 1932 im Wiener Kunsthandel.

DIE MARTER DER HL. URSULA

Das Schiff mit der Heiligen und den Jungfrauen, mit Papst, Kardinal und Bischof, wird von den am Ufer befindlichen Hunnen mit Waffen angegriffen. Auf dem geblähten Segel das Kreuzzeichen.

Tannenholz (Abies sp.), 56,2 x 33,3 cm – Auf dem Rahmen mit weißer Kreide »Gem 1272«. Auf Rahmenrückseite und Parkett mit weißer Farbe »Gm 1811«.

Gm 1811, nachinventarisiert. Offenbar identisch mit dem Gemälde »Ankunft der Hl. Ursula in Köln«, das Lutze und Wiegand als zu Gm 1272 gehörend nannten.

Innen- und Außenseite derselben Tafel, vor 1932 gespalten. Vermutlich 3 Bretter, Breiten ca. 17,0, 7,0, 9,0 cm, wegen Leinwandkaschierung nicht genauer bestimmbar. Innenseite gänzlich, Außenseite in der oberen Hälfte und Fugen in der unteren Hälfte mit Leinwand

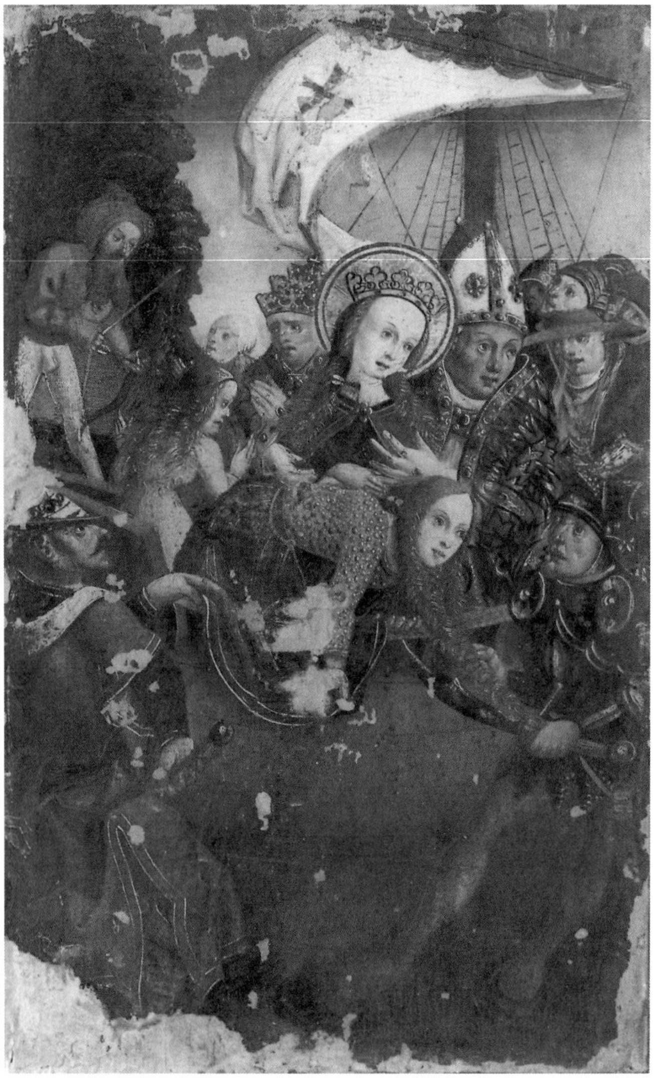

Gm 1811

kaschiert. Äste im Holz belassen. Stärke gedünnt, auf zweischichtige Nadelholztafel aufgeleimt. Alter Schädlingsbefall im originalen Holz. – Rückseiten: Hochparkett. – Bildseiten: Unterzeichnung: Pinsel; Kontur- und Binnenzeichnung, Schatten konsequent in Parallelschraffuren. Malerei: Seitliche schwarze Umrandung verputzt; alte Schmutz- und Firnisreste in den Vertiefungen; blaue Farbe infolge bräunlich gealtertem Bindemittel vergrünt, das Grün verbräunt.

Gm 1272: Stärke 0,3 cm. – Bildseite: Unterzeichnung: Der die Rute schwingende Scherge trägt ein kariertes Hemd; im Bereich der Bogenarchitektur horizontale Bretter. Konturen der in den Goldgrund reichenden Motive in die Grundierung geritzt. Malerei und Metallauflagen: Glanzvergoldung auf rotem Poliment, berieben. Kratzspuren.

Gm 1811: Stärke 0,2 – 0,3 cm. – Bildseite: Malerei: Blau des Wassers mit der Farbe des Schiffes untermalt, diese aufgrund von Verputzungen hervortretend. Alter Firnis über den hellen Farben entfernt. An den Seiten und gravierend am unteren Bildrand großflächige Verluste der Malschicht, gelblich-grau gekittet. – Restaurierung: 1997 gereinigt, Kittungen erneuert, Fehlstellen wie rechte Hand der an den Zöpfen gezogenen Jungfrau und Stiefel des Hauptmanns links integrierend ergänzt. AB

Das Thema der Geißelung Christi ist dem Neuen Testament entnommen. Es wird in den Evangelien nur gestreift. Die betrachtende und Erbauungsliteratur und das Passionsspiel nahmen sich seiner an. In gemalten und skulpierten Passionsfolgen fehlt es selten[1]. Indem der Maler Christus an den Händen »aufhängte« und seinen Körper mit verrenkten Schultergelenken schwer durchhängen läßt, erreichte er eine Ausdruckssteigerung. Die Kriegsknechte schlagen mit Ruten und einer dreischwänzigen Geißel, in die stachelbesetzte Eisenkugeln eingeflochten sind, auf ihn ein. Derjenige, der ihm ins Haar greift, trägt auf der Seite einen orientalischen Säbel. Die Parierstange ist zum Faustbügel aufgebogen[2]. Die Marter der Hl. Ursula gibt den dramatischen Höhepunkt einer Legende wieder, die von Jacobus de Voragine in der Legenda aurea (1263/73) ausführlich erzählt wird[3]. Im Vergleich zu anderen Darstellungen desselben Themas fällt das Übergewicht der männlichen Reisebegleiter auf[4]. Von den drei die Schar der Hunnen vertretenden Kriegsleuten spannt der eine mit eingelegtem Pfeil den Bogen, der türkischer Reflexbogen ist. Der zweite greift zum »Malchus«, einer Art großem Messer mit gebogener, an der Spitze konkav angeschnittener Klinge. Die Feinde kostümlich zu charakterisieren reichten Kenntnis und Erfahrung des Malers nicht aus. Der eine trägt zwar einen Turban, der vorne rechts aber den geläufigen spätmittelalterlichen Halbharnisch, der hier mit zwei Schwebescheiben versehen ist.

Das Fahrzeug wird durch Plankenverläufe eines Rumpfes unten und durch Bauteile links, die an Boot oder Schiff gemahnen, sowie einen Mast mit Rahsegel weiter hinten gekennzeichnet. Rumpf und Mast mit Segel passen nicht zusammen. Das Segel wirkt wie ein Kirchenbanner, zumal der Mast mit seiner einfachen Darstellung von Segel, Rah und Verstagung eher wie ein Sinnbild wirkt. Das Stück gemalter Beplankung spricht für Kenntnis von Schiffen aus dem Mittelmeer. Dort sind die Rümpfe wie im Bild gezeigt karweel beplankt und mit Bolzen an den Spanten befestigt[5].

Die in einem weichen Licht gestufte Farbigkeit und Modellierung erweisen die Flügelinnenseite der Außenseite überlegen. Ein weiterer Flügel desselben Altars befand sich auf Burg Kreutzenstein N.Ö. Er zeigt auf der Innenseite das

Ecce homo, auf der Außenseite die Enthauptung Johannes d.T. Benesch (1932), der das Ecce homo abbildete, erkannte die Zusammengehörigkeit mit der Nürnberger Tafel. Man darf aus den Bildthemen und ihrer Verteilung auf Vorder- und Rückseite eines Flügels auf einen Passionsaltar schließen, der im geöffneten Zustand Szenen der Passion vor Goldgrund, im geschlossenen Zustand solche der Heiligenlegende zeigte.

1 Schiller 2, 1968, S. 76 – 79. – LCI 2, 1970, Sp. 127 – 130.
2 Ein Beispiel für dieserart Faustbügel, um 1450, bei Seitz 1965: Blankwaffen, Abb. 124.
3 Dt. Ausgabe von Richard Benz o. J. (1955), S. 807 – 812. – LCI 8, 1976, Sp. 521 – 527. – Ausst.Kat. Die Hl. Ursula und ihre elftausend Jungfrauen, Köln, Wallraf-Richartz-Museum, 1978. Bearb. von Frank Günter Zehnder.
4 Vgl. auch Gm 162, Sebastian Dayg zugeschrieben, Ursulamarter.
5 Freundl. schrift. Mitteilung Boye Meyer-Friese, Hamburg, 23. Okt. 1996.

Benesch 1932, S. 35; dass. 1972, S. 213 – 214. – Lutze u. Wiegand 1936-37, S. 145 – 146, Abb. 309 (Geißelung).

Österreich

Kremser Meister (? Niclas Preu?)

BILDNIS DES MICHAEL AGLER
1529

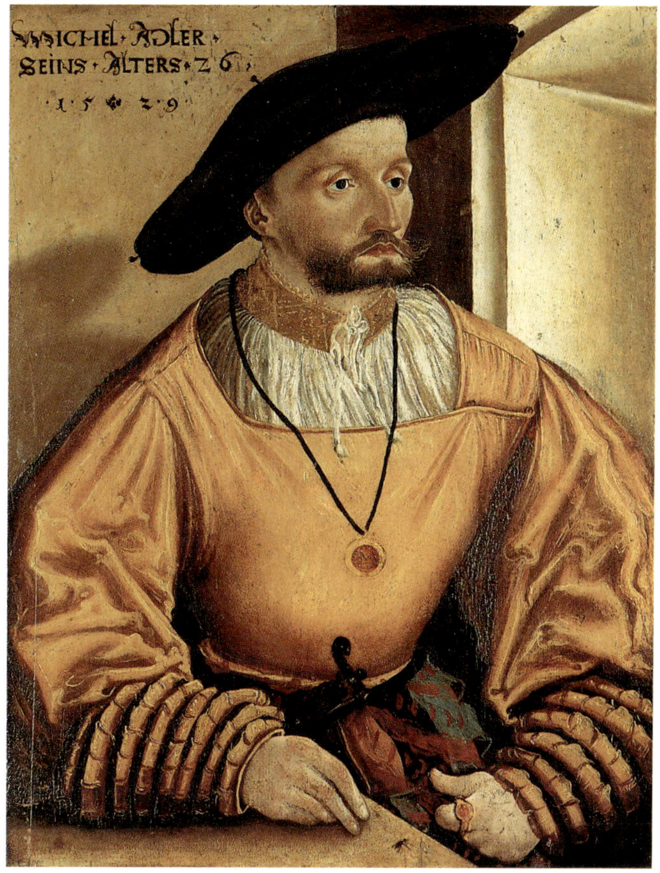

Gm 1345

Brustbild nach rechts. Der blauäugige Dargestellte trägt einen blonden Schnauz- und Kinnbart. Er sitzt an einem Tisch in einer Raumecke neben einem Fensterausschnitt, dessen profilierte Leibung von extremer Stärke ist. Er trägt ein ausladendes schwarzsamtenes Tellerbarett und ein faltenreiches Hemd mit goldgesticktem Kragen, an einem schwarzen Band ein Medaillon. Das helle, rötliche Wams ist auf seiner linken Seite mit Haken und Ösen geschlossen, die Ärmel an den Unterarmen geschlitzt und zusammengeschoben, die Hose mehrfarbig und geschlitzt. An seinem linken Zeigefinger ein Wappenring, auf dem Tisch eine Fliege. Die im Gürtel steckende Waffe ist durch das asymmetrische Heft als Messer ausgewiesen.

Fichtenholz (Picea sp.), 66,9 x 46,1 cm, mit Anstückung 50,5 cm breit – Links oben in Braun auf Hilfslinien dreizeilige Inschrift in Antiqua-Majuskeln: »MICHEL · AGLER · / SEINS · ALTERS · 26 /·1·5 · 2·9·« – Auf der Rückseite alte Nr. 430; mit weißer Farbe »Gm. 1345«; rotes Siegel; 2 runde Stempel mit der Umschrift »Zentralstelle für Denkmalschutz etc.«.

Gm 1345. Erworben 1935 aus dem Wiener Handel. Nach Fritz Dworschak[1] vormals im Besitz eines Bankier Adler.

2 Bretter , Breiten oben von links 31,0, 19,5 cm, unten 31,2, 19,3 cm. Stärke 0,5 cm. Format original. – Rückseite: Seitlich jeweils eine 3,2 cm breite Holzleiste über die gesamte Höhe und oben in der Mitte Klötzchen von ca. 5,5 x 3,2 cm mit Stiften befestigt; Hobelspuren geglättet; brauner Überzug, nicht deckend. – Bildseite: Grundier- und Malkanten vorhanden; auf dem Malrand Reste schwarzer Farbe; rechts über fast die ganze Höhe des Bildträgers im Maserungsverlauf schräger Riß. Grundierung: Hell, dünn, mehrschichtig. Unterzeichnung: Kontur- und Binnenzeichnung grob, breit, wenig präzise; Hut bogenförmig in die Stirn reichend, vordere Fingerglieder der linken Hand abgewinkelt, in der gemalten Ausführung an Zeige- und Mittelfinger gestreckt. Metallauflage: Goldborte am Kragen und Schmuck ölvergoldet. Malerei: Mit breitem Pinsel dick aufgetragen; Hintergrund ursprünglich monochrom blaugrün, während des Malvorgangs als Innenraum gestaltet; an der Hose im Enstehungsprozeß verändertes Farbkonzept mit deckenden übereinanderliegenden Schichten, gemeinsames Krakelee, oberste Schicht an einigen Stellen leicht

durchgerieben; starkes Frühschwundkrakelee im Schatten des Wamses unter dem rechten Ärmel und an den Unterarmen. Zahlreiche Retuschen auf den Faltenhöhen des Hemdes und im Wams; Inschriften auf hellockerfarbenem Hintergrund mit dunkelbrauner Farbe. Firnis: Dünn, matt, stark verschmutzt. MG

Michael Agler stammte aus einer um Wien begüterten Kleinadelsfamilie und war wohl ein Bruder des Stefan Agler »kaiserlicher Majestät zehenter«, der zusammen mit dem Wiener Bürger und Bildhauer Hans Schlais 1521 als Vormund auftritt[2]. Das Bildnis zeigt einen selbstbewußten Mann mit kräftig geformten Zügen, Adlernase und herabgezogenen Mundwinkeln bei schwach ausgeprägtem Kinn. Die aufrechte, angespannnte Haltung und der aufmerksame Blick lassen ihn wie »auf dem Sprung« erscheinen. Der Maler zog Gewinn aus dem Nebeneinander der ausgeleuchteten Fensterleibung und der im Gegenlicht verdunkelten Wand sowie aus der pointierten Form des Schlagschattens. Die Fliege hat trompe l'oeil-Charakter, ist aber als Augentäuschung für den Betrachter zu klein. Nach Kühnel führt sie als Symbol des Teufels und des Bösen die Sündhaftigkeit des Menschen vor Augen. Möglicherweise kommt ihr apotropäische, d.i. Unheil abwehrende Bedeutung zu[3]. Der Maler malte flüssig mit breitem Pinsel und ersetzte während des Malvorganges den neutralen Grund durch einen architektonisch gestalteten.

Das Bildnis trug das aufgefälschte Monogramm des Monogrammisten AG, von dem sich das namengebende Männerbildnis in der Sammlung des regierenden Fürsten von Liechtenstein, ehemals Wien, jetzt Vaduz, befindet[4]. Benesch versuchte 1933 und 1938, dem Maler ein umfangreicheres Bildnisoeuvre zuzuweisen[5]. Lutze und Wiegand, die die Familie Agler in Niederösterreich nachwiesen, sahen eine gewisse Verwandtschaft des Bildes mit einem Männerporträt von 1546 im Kunsthistorischen Museum in Wien[6]. Buchheit, einen Hinweis Beneschs[7] aufnehmend, schrieb dem Maler die Bildnisse des Kremser Apothekers Dr. Wolfgang Kappler von 1530 und seiner Ehefrau Magdalena (Krems N.Ö., Historisches Museum)[8] zu, ebenso Stange 1964, doch stammen die Bildnisse der Eheleute, wie Dworschak in Ausst.Kat. 1965 ausführte, nicht zweifelsfrei von einer und derselben Hand. Übereinstimmungen, die eine Zuschreibung an denselben Künstler und damit eine Lokalisierung des Porträtisten nach Krems erlauben, bestehen mit dem Frauenbildnis. Dworschak schrieb dieses versuchsweise dem Niclas Preu, dem Bruder des Jörg, zu. Die Wiener Steuerbücher nennen »maister Niclas, maler, inwoner« zwischen 1524 und 1528, die Handregister der Äbte von Kloster Göttweig 1530 bis 1532 mit Zahlungen für Wandmalereien. Selma Krasa-Florian in Ausst.Kat. 1971 verteilte die Zuschreibungen auf verschiedene Hände. Die malerische Haltung und die offene Malweise mit pastos augesetzten Lichtern sind Stilmerkmale der sog. Donauschule.

1 Freundl. schriftl. Mitteilung vom 4. Mai 1950.
2 Vgl. Lutze u. Wiegand, mit Lit. – Dworschak in Ausst.Kat. 1965.
3 Vgl. Kühnel 1989, S. 285 – 305.
4 Reinhold Baumstark: Meisterwerke der Sammlungen des Fürsten von Liechtenstein. Zürich – München 1980, Nr. 129 u. Abb. 129.
5 Vgl. Otto Benesch: Beiträge zur oberschwäbischen Bildnismalerei. Der Meister A G. In: Jahrbuch der Preußischen Kunstsammlungen, Bd. 54, 1933, S. 250 – 254.
6 Inv.Nr. 5625; vgl. Die Gemäldegalerie des Kunsthistorischen Museums in Wien, Verz. der Gemälde, 1991, Tf. 587.
7 Vgl. Benesch 1938.
8 Inv.Nr. A 7, A 8; vgl. Ausst.Kat. Krems 1971, Nr. 85, 86, Abb. 23, Farbtf. 13, 16.

Lutze u. Wiegand 1936-37, S. 142, Abb. 286. – Benesch 1938, S. 148, Anm. 8. – Buchheit 1950, S. 11, Abb. 3. – Thieme-Becker, Bd. 37, 1950, S. 373. – Brücker 1963, S. 132, Anm. 238. – Dworschak 1963, S. 160, Abb. 6. – Stange 1964 u. 1971, S. 50, Nr. 3. – Ausst. Linz – St. Florian 1965: Donauschule, S. 96 – 99 u. Kat.Nr. 235 (bearb. Fritz Dworschak). – Ausst. Krems 1971: 1000 Jahre Kunst, bei Kat.Nr. 85 (bearb. Selma Krasa-Florian). – Kühnel 1989, S. 295 – 296, Abb. 8.

Pencz, Georg

Geboren um 1500, gest. 1550 in Breslau oder Leipzig. Maler, Kupferstecher und Zeichner für den Holzschnitt. 1523 erwarb er das Nürnberger Bürgerrecht. Anfang 1525 wurde er zusammen mit den Brüdern Sebald und Barthel Beham wegen unchristlicher und obrigkeitsfeindlicher Äußerungen aus der Stadt ausgewiesen. Er ließ sich in Windsheim nieder und durfte gleich den Brüdern Beham im November desselben Jahres nach Nürnberg zurückkehren, doch hören wir erst wieder 1531 durch ein signiertes und datiertes Bild von ihm. Es heißt, daß er nach Albrecht Dürers Tod (1528) die von diesem begonnenen Wandmalereien im Alten Nürnberger Rathaussaal vollendet hätte. Am 31. Mai 1532 ernannte ihn der Rat zum Stadtmaler. Pencz war hauptsächlich als Porträtist tätig, doch malte er für König Sigismund I. August um 1535 Flügelbilder zum sog. Silberaltar auf dem Wawel in Krakau und für den Nürnberger Patrizier Lienhart Hirschvogel ein illusionistisches Deckenbild für dessen Gartenhaus. Nichtsdestoweniger wuchsen Pencz' Schulden. 1550 berief ihn Herzog Albrecht von Preußen als Hofmaler nach Königsberg, doch starb der Künstler auf dem Weg dorthin.

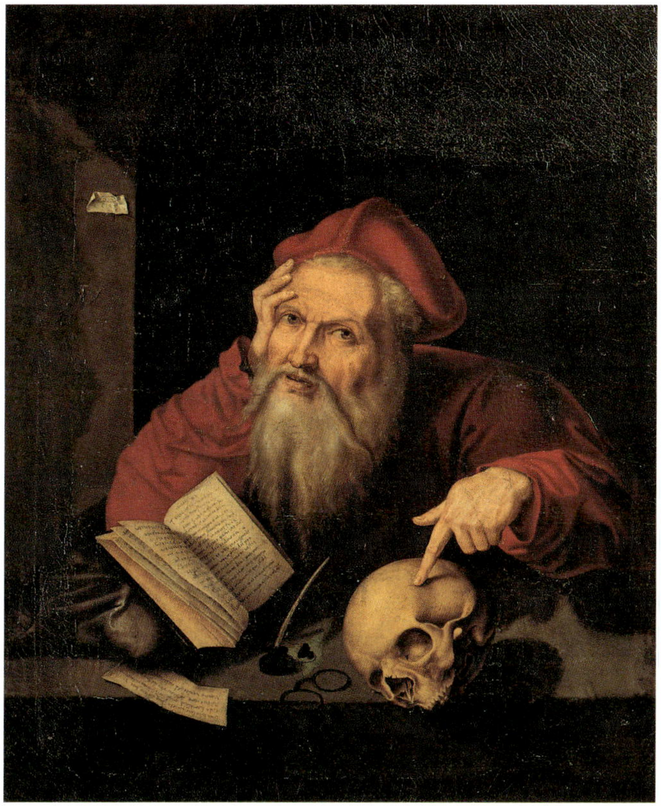

Gm 205

HL. HIERONYMUS

1544

Der Heilige sitzt in seiner Studierstube mit nachdenklich in die Hand gestütztem Kopf vor einem Totenschädel, auf den er mit der anderen Hand weist. Auf dem Tisch die Hl. Schrift, Schreibzeug und Brille.

Papier auf Leinwand, 107,5 x 86,9 cm – Oben links auf einem gemalten Zettel bez.: »15 GP[ligiert] 44« – Auf der Rahmen- und Keilrahmenrückseite mit weißer Farbe »Gm.205.«; auf dem Keilrahmen Klebezettel des BStGS Inv.1822, Nr.1206; 1905, Nr. 3372; älterer Zettel »1376«.

Gm 205. Leihgabe der Bayer. Staatsgemäldesammlungen, Inv.Nr. 5381. – Geschenk des Künstlers vom 12. Juli 1548 an den Rat der Stadt Nürnberg[1] – München, Kammergalerie des Herzogs, späteren Kurfürsten Maximilian I. von Bayern, Inv.1607, fol. 3, o. Nr.; um 1628/30, Nr. 26; 1641/42, Nr. 54[2] – BStGS Inv. 1822, Nr. 1206; 1905, Nr. 3372[3] – Schleißheim, Gemäldegalerie – Ab 1829 ausgestellt in Nürnberg, Moritzkapelle – 1882 GNM.

Papier, später auf Leinwand aufgezogen, Leinenbindung, Fadendichte ca. 20 x 20 pro cm^2. Originalformat auf ca. 81 x 73 cm beschnitten. Formatvergrößerung durch weitere Dublierung auf gröbere Leinwand, Fadendichte ca. 10 x 11 pro cm^2. Dreieckiges Stück Papier links auf halber Höhe über einer Fehlstelle. Kanten abgeklebt. – Bildseite: Grundierung: Sehr dünn. Unterzeichnung: Pinsel; Kontur- und Binnenzeichnung, kaum sichtbar. Malerei: Naß in naß, Schatten fein vertrieben. Motive über der ersten Dublierleinwand um oben ca. 22 cm, rechts 2,5 cm, links 11 cm, unten ca. 5 cm erweitert. Übermalungen originaler Teile: Im Hintergrund dunkelgrüner Vorhang auf rötlicher Untermalung schwarz, leuchtend grüne Tischdecke graugrün, die Schatten in erdigem Grün, hellgelbe Wand ockergelb übermalt, meist ohne Rücksicht auf ursprüngliche Licht- und Schattenverteilung; Stirn großflächig, rechter Ärmel partiell überarbeitet. Kissen neben der Bibel weitgehend ergänzt. Reinigungsprobe neben dem Tintenfaß. Ausbrüche vor allem im oberen Bildteil. – Restaurierungen: 1950, 1958. AB

Hieronymus wurde um 340 zu Stridon in Dalmatien geboren. Er erwarb seine literarische und theologische Bildung in Rom, Trier und Aquileja im Kreis des Rufinus. 373 unternahm er eine Pilgerreise ins Heilige Land, lernte die Sprachen der Bibel und begann sich mit ihrer Erklärung zu befassen. Von 375 bis 380 lebte er als Büßer und Einsiedler in der Wüste von Chalcis, von 382 bis 385 war er Ratgeber des Papstes Damasus in Rom, der ihn mit der Revision des lateinischen Bibeltextes (»Vulgata«) beauftragte. Nach dessen Tod kehrte er nach Palästina zurück, wo er in Bethlehem ein Mönchskloster und eine Schule leitete. Hier entstanden seine bedeutendsten theologischen und exegetischen Schriften. Er starb 420[4].

Der Hl. Hieronymus wurde in der Malerei des späten Mittelalters vorwiegend als Kardinal und Kirchenvater dargestellt, auf Gebetsdrucken und privaten Andachtsbildern überwiegend als Büßer in der Wildnis, hier wie dort durchwegs mit dem Löwen, später zunehmend und in Übereinstimmung mit den Zielen der Humanisten als Sprachgelehrter und Bibelübersetzer in seiner Studierstube[5]. Dürers Kupferstich des Hieronymus im Gehäus B. 60 von 1514 und sein in den Niederlanden 1521 gemaltes halbfiguriges Bild des Kirchenvaters (Lissabon, Museo Nacíonal de Arte Antiga)[6] sind dafür prominente Beispiele. Gm 205 vertritt gleich Dürers Gemälde den halbfigurigen Typus, aber mit einer erläuternden Textstelle. Die aufgeschlagene Bibel zeigt auf der rechten Seite in Latein und gotischer Buchschrift den Anfang von Matthäus 15 (fälschlich 11 überschrieben) und einen Zettel in gotischer Kursive mit dem Hinweis auf das Jüngste Gericht: »Siue bibo siue comedo siue dormio siue vi / Gilo siue aliud quod facio semper videtur in A(u)ribus meis resonare vox ille: surgite Mortui venite ad iudicium« = Ob ich trinke, ob ich esse, ob ich schlafe, ob ich wache, ob ich irgend etwas anderes tue, immer scheint in meinen Ohren zu dröhnen jene Stimme: Erwachet, ihr Toten, kommt zum Gericht.

Nach Reber und Bayersdorfer in Kat. 1882 handelt es sich um die Kopie eines häufig wiederholten Originals von Quentin Massys, doch schließt Pencz, wie Zimmermann feststellte[7], an Dürer an. Dürer, der das von ihm gemalte Bild dem portugiesischen Kaufmann Rodrigo Fernandez d'Almada verehrte, griff seinerseits auf den halbfigurigen niederländischen Typus zurück, wie ihn Quentin Massys bündig formuliert hatte[8]. »Mit ihrer Einheit von größtem Realismus und eindringlichster Ausdeutung erregte die Halbfigur des gelehrten, greisen Büßers solches Aufsehen, daß sie als ein in die Zukunft weisendes Werk Dürers alsbald und unzählige Male vor allem in der niederländischen Kunst nachgebildet wurde« (Peter Strieder)[9]. Gegenüber Dürer fehlen der Kruzifixus und der Pultaufsatz, ist die Hl. Schrift für den Bildbetrachter aufgeschlagen und findet sich ein Augenglas[10]. Pencz' Halbfigur hat mehr Weite, die drängende Naturnähe des Vorbildes ist einer idealisierenden Auffassung gewichen. Wer Pencz die Kenntnis der Komposition vermittelte, ist ungewiß, doch hielt er sich an eine der niederländischen Versionen, von denen die des Joos van Cleve im Art Museum der Princeton University 1528 datiert ist[11]. Der Herausgeber des Kunstblattes von 1829, davon ausgehend, daß Pencz in Rom unter Raffaels Leitung gearbeitet hätte, sah bei unserem Bild den »Charakter der italienischen Schule«; Waagen, der auf den Momento Mori-Charakter hinwies, nannte es »ein historisches Bild in seiner deutschen Manier«. Wie Baader mitteilt, forderte König Ferdinand 1635 nach der Schlacht von Nördlingen vom Nürnberger Rat als Präsent u. a. ein Hieronymus-Bild, das er offenbar auch erhielt. Baader bezog die Nachricht auf Pencz und erwog daher die Möglichkeit, daß Gm 205 bloß eine Kopie wäre, doch spricht schon die ungewöhnliche Zusammensetzung des Bildträgers dagegen. Pencz malte das Thema noch einmal 1545 (Würzburg, Martin von Wagner-Museum)[12], nun in enger Anlehnung an ein Gemälde des Joos van Cleve[13]. Es ist denkbar, daß es ihm bei Gm 205 um eine freie Wiederholung derselben Vorlage ging, bei dem jüngeren Bild um eine weitgehende Kopie. Daß Pencz das Gemälde des Hl. Hieronymus dem Rat der Stadt Nürnberg verehrte, spricht für die Wertschätzung, die er dem Bild beimaß.

1 Vgl. Staatsarchiv Nürnberg, Nürnberger Jahresregister Rep. 54, Nr. 7, fol. 338: »Item LXXX gulden Georgen Pentzen zur vererung von wegen eines kunstlichen gymels Sanct Jeronmin pild so er gemalet vnd ain Erbarn Rat damit verert hat 12 ad ditto (sc. Juli 1548)«; vgl. Gmelin 1966, S. 80. Die Identität mit Gm 205 ist nicht völlig gesichert.

2 Laut Inv. 1641/42 »2 Schuech 9 1/2 Zoll hoch, 2 Schuech 6 Zoll braith« = Maßumrechnung 81,5 x 73 cm. Das entspricht den heutigen Maßen ohne Anstückungen.

3 Vielleicht identisch mit einem der 6 Hieronymus-Bilder im Ficklerschen Inv. von 1598 der herzogl. bayer. Kunstkammer in München; vgl. Reber 1892: Kunstkammer, S. 158. Laut Diemer (1980) und Bachtler, Diemer u. Erichsen (1980) kommt die Nr. 3206 des Inventars in Frage, »Ein dafl mit St.Hieronymi bildtnus, bei ainem Tisch sizendt mit einem buech vor ime«.

4 Lexikon für Theologie und Kirche, Bd. 5, 1996, Sp. 91 – 93.

5 Künstle 1926, S. 299 – 307. – LCI 6, 1974, Sp. 519 – 529.

6 Anzelewsky 1971, Nr. 162, Abb. 77; 1991, Nr. 162, Farbabb. 176.

7 M. G. Zimmermann: Ein bisher unbeachtetes Gemälde Albrecht Dürers »Der H. Hieronymus«. In: Zeitschrift für bildende Kunst, NF, 12. Jg., 1901, S. 17 – 22, mit Hinweis auf Pencz' Hieronymus-Bild in der Staatsgalerie Stuttgart.

8 Kopie nach einem verschollenen Original in Wien, Kunsthistorisches Museum, Nr. 691; vgl. A. de Bosque: Qentin Metsys. Brüssel 1975, S. 169 – 172, Abb. 56. – Larry Silver: The Paintings of Quinten Massys. Oxford 1984, Nr. 28, Abb. 106.

9 In Ausst Kat. Nürnberg 1971, Nr. 208, mit Abb.

10 Vgl. Lexikon der Kunst, Bd. 1, 1987, S. 652 (»Brille«).

11 Vgl. John Oliver Hand: Saint Jerome in His Study. In: Record of The Art Museum Princeton University, Bd. 49, Nr. 2, 1990, S. 2 – 10, Abb. 1.

12 Vgl. Gmelin 1966, Nr. 10, Abb. 41.

13 In Frage kommen das im Text genannte Exemplar in Princeton (wie Anm. 11), das in London, ehem. Slg. The Duke of Fife, oder ein anderes Exemplar; vgl. Friedländer 9, 1, 1972, S. 58, Nr. 39 a – c, Tf. 57.

Kat. Schleißheim 1810, Nr. 1550. – Moritzkapelle 1829 – 1841, Nr. 76. – Kunstblatt 1829, S. 418. – Waagen 1843, S. 189, Nr. 76. – Rettberg 1846, S. 174. – Baader 1862, S. 54. – Waagen 1862, S. 243 – 244. – Lotz 2, 1863, S. 338, Nr. 76. – Baader 1870, Sp. 91. – Moritzkapelle 1878 u. 1880, Nr. 95. – Kat. 1882, Nr. 251. – Kat. Schwerin 1882, S. 371, bei Nr. 638. – Woltmann u. Woermann 1882, S. 406. – Kat. 1885, Nr. 256. – W. Schmidt 1889, S. 353, 354. – Janitschek 1890, S. 379. – Reber 1892: Maximilian I., S. 42. – Kat. 1893, Nr. 271. – Kurzwelly 1895, S. 69, Nr. 9. – Bauch 1896, S. 45. – Braune 1909, Nr. 205. – Ausst. Nürnberg 1928: Dürer, Kat.Nr. 87. – Buchner 1932, S. 374. – Lutze u. Wiegand 1936-37, S. 147, Abb. 128. – Schwemmer 1949, S. 98. – Gmelin 1966, S. 68, Nr. 9, Abb. 42. – Fischaleck 1970, S. 91. – Diemer 1980, S. 132. – Bachtler, Diemer u. Erichsen 1980, S. 231, XII, 27, Nr. 25. – Goldberg 1980, S. 139.

Pencz, Georg

BILDNIS DES NÜRNBERGER FELDHAUPT-MANNES SEBALD SCHIRMER
1545

Kniestück, sitzend, frontal, vor einer architektonisch gegliederten Wandnische, die auf dem Vorsprung in einem hochrechteckigen Feld eine Kartusche mit dem Wappen des Dargestellten zeigt. Er hat blaue Augen, kurz geschorenes braunes Haar, vollen Bart und Schnauzbart. Er trägt einen Harnisch, aus dem an den Armröhren die Ärmel des darunter getragenen Wamses herausschauen, gelbe geschlitzte Hosen und gleichfarbene Strümpfe, einen schwarzen Mantel. Er legt seine Rechte auf die Sturmhaube, die seinen Kopf im Profil spiegelt. Zu seiner Linken ein Schwert, auf dessen Knauf er den mit einem Siegelring geschmückten Zeigefinger legt. Die Inschrift auf dem Originalrahmen rühmt die Verdienste des Dargestellten und des Malers.

Lindenholz (Tilia sp.), 123,7 x 96 cm, mit Rahmen 165,3 x 137,6 cm – Rechts Grisaillekartusche mit Schirmers Wappen, einer Mohrenbüste, darüber auf einem Schriftband: »AETATIS SVAE / XXXXIIII / 15 45«, geteilt durch des Künstlers Monogramm »GP [ligiert]«; auf dem Wappenring an seinem linken Zeigefinger oben das Monogramm »SS« = Sebald Schirmer – Auf dem zugehörigen Rahmen in goldenen Kapitalen vier Distichen:

FORTIA PRO CELEBRI PATRIA TVLIT ARMA SEBALDVS.
SCHIRMERVS TVRCAS MARCHIACOSQVE PREMENS.
ILLIVS EXPRESSIT VIVOS IN IMAGINE VVLTVS.
QVI NESCIT GRAPHICA PENZIVS. ARTE PAREM
ILLE SED EFFIGIEM PATRIAE DONAVIT HABENDAM
CVI SVA NOTA FIDES SANGVINE. CORDE MANV
HVIC OPTAT PLACIDAE FOELICIAE TEMPORA PACIS.
AVT FORTVNATOS IN PIA BELLA DVCES.

Auf der Rückseite Klebezettel Stadt Nürnberg, Inv.Nr. 25; zwei Siegel mit dem kleinen Wappen der Stadt Nürnberg.

Gm 206. Leihgabe der Stadt Nürnberg, Inv.Nr. 25. – Ehemals im Nürnberger Rathaus im »schönen Saale«, 1710 in der »Eckstuben« – 1840 bis 1864 Landauerbrüderhaus – 1876 GNM.

7 Bretter, Breiten von links oben 12,0, 15,7, 12,7, 14,1, 16,6, 16,8, 8,1 cm, unten 12,2, 16,2, 15,0, 12,7, 14,3, 15,9, 9,4 cm. Stärke 0,9 cm. Äste im Holz belassen. Äußere Bretter verwölbt, Fugen, teilweise mit eingesetztem Holzspan, neu verleimt. Format original. – Rückseite: Mit Schropphobel horizontal bearbeitet; Rand ca. 5 cm breit mit kleinem Hobel abgefast. Reste ehemaliger Leinwandabklebung am zweiten und dritten Brett oben. Abdruck von Schraubenzwingen. Braun gestrichen und mit Bootslack versehen[1]. – Bildseite: Tafel im Rahmen grundiert und bemalt. Unterzeichnung: Pinsel; Kontur- und Binnenzeichnung, im Inkarnat schwach sichtbar; an den Händen die Äderung auf der Ebene der Unterzeichnung, blau durchscheinend; Figur auf der rechten Seite leicht verschmälert. Gelbliche Imprimitur. Malerei: Inkarnat feinfühlig naß in naß von hell zu dunkel aufgebaut. Konturen leicht verwischt. Hintergrund einschichtig, Grisaillekartusche in Grau mit azuritblauen Pigmenten. Am Diechling partiell durchscheinende Imprimitur. Farbverluste entlang der Fugen und im Hintergrund und Kratzer im Inkarnat, restauriert. – Restaurierung: 1964. – Rahmen original: Lindenholz, Ecken gezapft. Profile glanzvergoldet auf rotbraunem Poliment, künstlich patinierter Überzug. Schrift: Goldmetall auf schwarzem Grund. AB

Sebald Schirmer (1501 – 1560) war Feldhauptmann der Stadt Nürnberg. 1531 heiratete er in erster Ehe die Frauenwirtin Walpurga Pusch († 1541). 1534 verpflichtete ihn die Stadt Nürnberg auf vier Jahre zu militärischen Diensten. Der Vertrag wurde später verlängert. 1538 war Schirmer wahrscheinlich unter dem Nürnberger Kontingent gegen die Türken zum Schutz von Ofen. 1554 kämpfte er gegen Markgraf Albrecht Alcibiades von Brandenburg und wurde in demselben Jahr Hauptmann der nürnbergischen Besatzung der Plassenburg. Er starb 1560 an den Folgen der Entfernung einer Kugel, die er seit 25 Jahren im Oberschenkel trug[2]. Vom Nürnberger Rat als militärischer Befehlshaber geschätzt, war er ein unbequemer Bürger in Friedenszeiten.

Die Umschrift auf dem Rahmen lautet übersetzt: Die tapferen Waffen für das hehre Vaterland trug Sebald Schirmer, die Türken und die Markgräflichen bedrängend. Jenes (Mannes) lebensvolle Züge drückte im Bildnis aus Pencz, der seinesgleichen in der Kunst des Zeichnens nicht kennt. Jener aber verehrte das Abbild der Stadt zum Besitz, der seine Treue in Herz, Blut und Hand bekannt ist. Er wünscht ihr glückliche Zeiten angenehmen Friedens oder glückgesegnete Führer in Glaubenskriegen[3].

Schirmer legt seine rechte Hand auf die abgesetzte Sturmhaube. Die Helmglocke hat einen Augenschirm, einen (hier nicht ausreichend sichtbaren) geschobenen Nackenschutz und seitliche Wangenklappen, an denen gewöhnlich ein Kinnriemen befestigt war. Über die Glocke läuft ein Kamm. Die Sturmhaube wurde häufig in Verbindung mit einem halben Harnisch getragen, so auch hier[4]. Da der Mantel Teile des Harnischs abdeckt, sieht man nur die rechte Schulter mit der beweglich an Riemen aufgehängten Schwebescheibe und die zugehörigen Teile des Armzeugs, dazu die linke Armröhre und die Beintaschen über geschlitzten Hosen. Der spiegelpolierte Harnisch mit geschnürltem Rand, obwohl nicht aufwendig dekoriert, muß eine teure Arbeit gewesen sein. Das zeigt schon der Blick in die Armbeuge, die mit Geschüben vollkommen geschlossen ist[5]. Das Gefäß des Schwertes zeigt einen birnenförmigen, kanellierten Knauf und eine geschwungene Parierstange. Am Mundblech der Scheide ist eine Tasche für ein Beimesser aufgesetzt, dessen Griff einen unbärtigen Profilkopf, wohl eher einen römischen Imperatorenkopf als noch einmal ein Bildnis Schirmers, zeigt. Der Ring am linken Ringfinger endet in einem Schlangenkopf[6].

Doppelmayr nannte Schirmer einen nürnbergischen Hauptmann, Murr gab ihn als General Kaiser Ferdinands I. aus. Als »österreichischer General« erscheint er noch bei Gmelin 1966. Indem sich Schirmer von dem damals prominentesten Maler in Nürnberg malen ließ und das Bildnis dem Rat der Stadt für das Rathaus schenkte, setzte er sich selbst ein Denkmal. Der Brauch, verdiente Heerführer für die Nachwelt im Bild festzuhalten, kam aus Italien, wo sie zu Pferde gemalt oder als Standbilder in oder an Kirchen verewigt wurden[7]. Aus dem späten 14. Jahrh. stammende Bildnisse der Nürnberger Kriegshauptleute Peter Stromaier und Johann Habfast Ehinger, ehemals im Besitz von Hartmann Schedel in Nürnberg, sind in Kopien auf Pergament im Stammbuch des Lazarus Holzschuher (Holzschuherscher Familienbesitz) überliefert[8]. Zum Künstlerlob auf Bildnissen vgl. Löcher[9].

Der zum Kniestück erweitere Ausschnitt des Hüftbildes und die sitzende Haltung des Dargestellten vergrößern seinen Abstand zum Bildbetrachter und geben dem Porträt einen offiziellen Charakter, der durch die denkmalhafte Frontalität des Kopfes noch betont wird. v. d. Osten sah imperatorenhafte Züge. Die unpersönliche Architektur ist Würdeform im Sinne der Renaissance und zeigt den neuen, an Italien geschulten Geschmack auch in den Dekorationsformen. Die Raumtiefe für die Figur auszunutzen gelang Pencz nicht recht oder war von ihm nicht beabsichtigt. Gmelin fühlte sich durch die weit auseinandergenommenen Schenkel Schirmers an dessen Kriegsverletzung erinnert. Zur manieristischen Komponente des Bildes, auf die Auerbach näher einging, gehört die Wiedergabe des Kopfes in zwei Ansichten, deren eine der Helm spiegelt. Pencz hatte diesen Effekt bereits im Bildnis des Goldschmieds Jakob Hoffmann von 1544 (Darmstadt, Hess. Landesmuseum)[10] erprobt und zwar mit Hilfe eines gerahmten Spiegels. Schon Neudörfer berichtete: »Mit dem Durchgläsen und Scheinen in Gläsern, Wassern, Feuern und Spiegeln ist er sehr künstlich und in der Perspectiv sehr erfahren«[11]. Bildnisse von Dargestellten in sitzender Haltung waren den Italienern geläufig[12], doch setzte sich der Typus nach Vorläufern am Jahrhundertbeginn gegen 1540 allgemein auch in Deutschland durch[13]. Gmelin fand die »breite behäbige Frontalansicht« bei einem Romanino nahestehenden Männerbildnis in Berlin wieder[14]. Waagen (1843) rühmte die Wiedergabe von Kopf und Händen und stieß sich an der Wiedergabe der Beine. Eine Federzeichnung von 1538, die Schirmer als Fähnrich darstellt, befindet sich im Staatsarchiv Nürnberg[15].

1 Frdl. Mitteilung von Restaurator Josef Pröll, GNM.
2 Zum Dargestellten vgl. Nürnberger Geschlechterbuch, Nürnberg, Germanisches Nationalmuseum, Hs. 944402, Bd. 3, Nr. 24 c. – Reicke 1896, S. 916.
3 Nach Gmelin 1961. Gmelin übersetzte Marchiacos irrig mit »(die) Mähren«.
4 Vgl. Müller 1957: Waffen, S. 85.
5 Freundl. mündl. Mitteilung Johannes Willers, GNM, vom 9. Nov. 1995.
6 Zu den sog. Schlangenringen, ihrer Auflistung in Inventaren und zu den erhaltenen Exemplaren vgl. Wilckens 1985.
7 Jüngst Dietrich Erben: Bartolomeo Colleoni. Die künstlerische Repräsentation eines Condottiere im Quattrocento (Studi. Schriftenreihe des Deutschen Studienzentrums in Venedig, Bd. 15). Sigmaringen 1996.
8 Vgl. Buchner 1953, Nr. 2, 3, Abb. 2, 3.
9 Vgl. Löcher 1985: Slg. Schäfer, S. 44 – 45.
10 Gmelin 1966, S. 70, Nr. 36, Abb. 51.
11 Des Johann Neudörfer, Schreib- und Rechenmeisters zu Nürnberg Nachrichten von Künstlern und Werkleuten daselbst, hrsg. von G.W.K. Lochner (Quellenschriften für Kunstgeschichte und Kunsttechnik des Mittelalters und der Renaissance, hrsg. von R. Eitelberger v. Edelberg, Bd. 10). Wien 1875, S. 137.
12 Vgl. Raffaels Bildnisse der Päpste Julius II. und Leo X.
13 Siehe auch bei Gm 1714, Christoph Amberger, Bildnis der Regina Honold von 1540.
14 Staatl. Museen Berlin. Die Gemäldegalerie. Die italienischen Meister 16. bis 18. Jahrh. 300 Abbildungen. Berlin 1930, Abb. S. 75, Nr. S. 9.
15 Mitteilung Staatsarchiv Nürnberg, Direktor F. Schnelbögl, an Peter Strieder, GNM; vgl. Ausst.Kat. Nürnberg 1961. Die Zeichnung befindet sich als Einzelblatt in einer Sammelhandschrift, Reichsstadt Nürnberg, Handschriften, Nr. 225, Bl. 122; freundl. schriftl. Mitteilung Peter Fleischmann, Staatsarchiv Nürnberg, 21. Mai 1997.

G.J. Lang 1711 (Manuskript; mitgeteilt bei Naumann 1866, S. 31, 2; abgedruckt bei Mummenhoff 1891). – Doppelmayr 1730, S. 197, Anm. dd. – Murr 1778, S. 413. – Murr 1790, S. 39. – Murr 1801, S. 371. – Landauerbrüderhaus 1840, Nr. 77. – Waagen 1843, S. 204. – Rettberg 1846, S. 174. – Waagen 1854, S. 202. – Waagen 1862, S. 244. – Lotz 2, 1863, S. 347, Nr. 77. – Naumann 1866, S. 31. – Kat. 1882, Nr. 252; 1885, Nr. 257. – W. Schmidt 1889, S. 354. – Janitschek 1890, S. 380. – Mummenhoff 1891, S. 290. – Kat. 1893, Nr. 272. – Kurzwelly 1895, S. 72, Nr. 16. – Rée 1900, S. 145, Abb. 107. – Braune 1909,

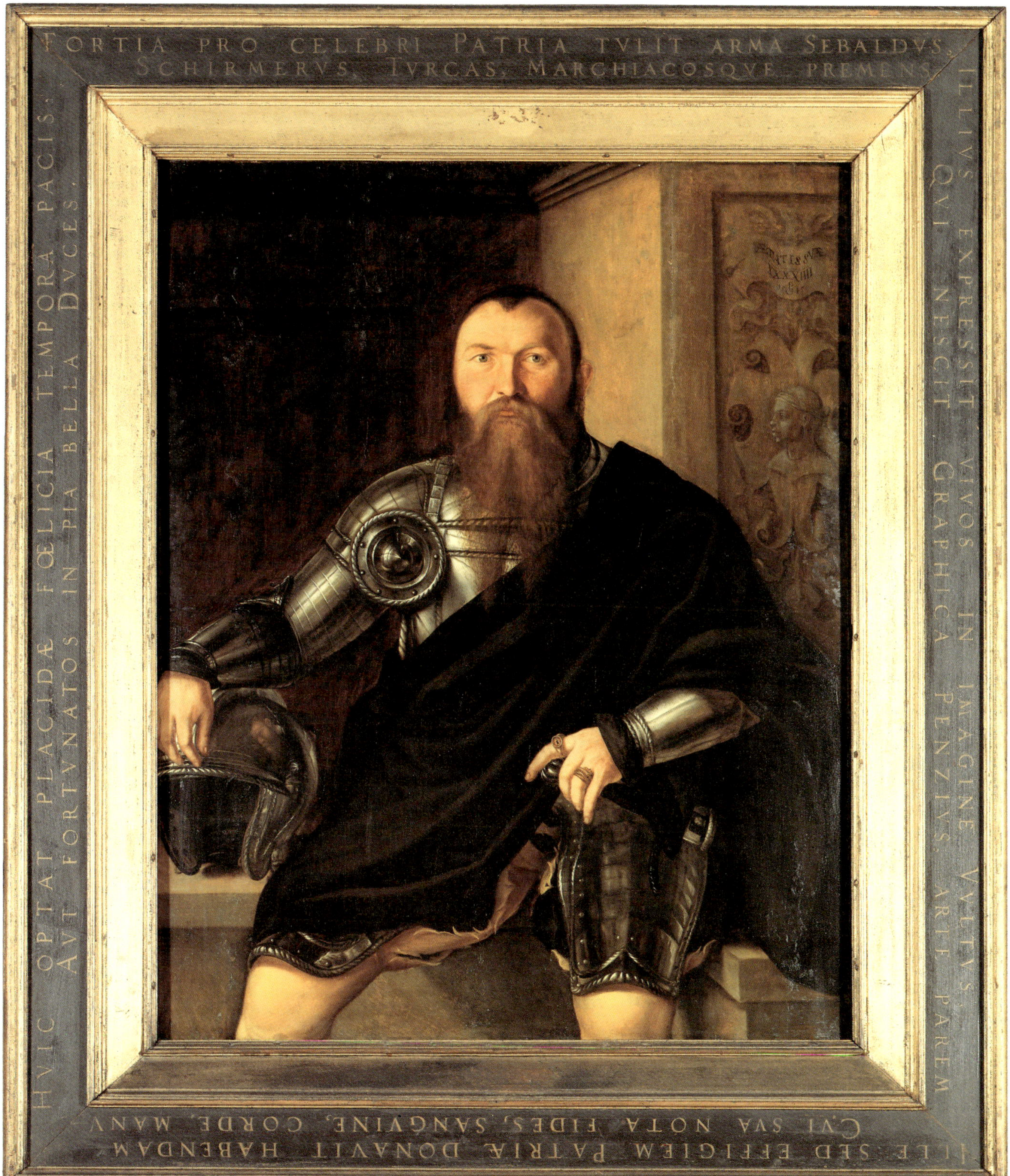
FORTIA PRO CELEBRI PATRIA TVLIT ARMA SEBALDVS,
SCHIRMERVS, TVRCAS, MARCHIACOSQVE PREMENS.
ILLIVS EXPRESSIT VIVOS IN IMAGINE VVLTVS,
QVI NESCIT GRAPHICA PENZIVS ARTE PAREM.
ILLE SED EFFIGIEM PATRIÆ DONAVIT HABENDAM
CVI SVA NOTA FIDES, SANGVINE, CORDE, MANV.
HVIC OPTAT PLACIDÆ FŒLICIA TEMPORA PACIS:
AVT FORTVNATOS IN PIA BELLA DVCES.

Gm 206

Nr. 206. – Reinach 3, 1910, S. 354, Abb. 2. – Schmitz 1919, S. 616. – Auerbach 1925, S. 13 – 15. – Ausst. Nürnberg 1928: Dürer, Kat.Nr. 86. – Buchner 1932, S. 375. – Lutze u. Wiegand 1936-37, S. 147, Abb. 130. – Kaun 1949, Abb. 57. – Schwemmer 1949, S. 98, 198. – Gmelin 1961, S. 142 – 143, 157, 158, Nr. 47. – Ausst. Nürnberg 1961: Meister um Dürer, Kat.Nr. 260. – Gmelin 1966, S. 70, Nr. 47, Abb. 54. – Osten 1973, S. 253. – Führer 1977 u. 1980, Nr. 231; 1985 u. 1994, Nr. 216, jeweils Farbabb. – Schatzkammer 1982, Farbabb. 85. – Ausst. Tokyo 1984: Kunst und Kultur, Kat.Nr. 15 (bearb. Ulrich Schneider) und Farbabb. – Löcher 1985: Slg. Schäfer, S. 45. – Wilckens 1985, S. 91, Abb. 49 (Detail: Linke Hand mit Ringen). – Strieder 1993, Nr. 187, Abb. 626.

PF, Monogrammist

Tätig in der 2. Hälfte des 16. Jahrh. Da sein Monogramm auf Bildnissen von Mitgliedern des Hauses Habsburg vorkommt, wird man ihn unter den Wiener Hofkünstlern suchen dürfen, doch ist es auch denkbar, daß er im Auftrag des bayerischen Hofes in Wien tätig war.

BILDNIS DER ERZHERZOGIN ELISABETH VON ÖSTERREICH, GEMAHLIN DES KÖNIGS SIGISMUND II. AUGUST VON POLEN
nach 1542

Ganze Figur, leicht nach links, mit Blick auf den Betrachter. Sie hat braune Augen und blondes Haar. Sie trägt ein rotes Samtkleid mit breiten gestickten Goldborten an Saum und Ärmeln, hier auch Reihen kleiner weißer Seidenpuffen. Über der Goldhaube ein rotes, mit Goldstiften verziertes Barett. Ihren Schmuck bilden ein Kollier, Gold- und Perlenkette und ein goldener Posamentgürtel mit Quaste. In ihren Händen Stulpenhandschuhe. Links ein roter, im Licht goldfarbener Vorhang. Dunkler, ursprünglich graugrüner Grund.

Leinwand, 200 x 103 cm – Oben halbrechts fünfzeilige Inschrift in Majuskeln der Humanisten-Antiqua: »ELISABET ERTZHERZOGIN. ZV. / ÖSTEREICH·VERMELTE / KINIGN·ZV POLLN·IRES ALTERS. / XVI IAR. 1.5.42 /.PF [ligiert].« – Auf Rückseite und Keilrahmen mit Bleistift »2616« und »33«, auf der Rückseite mit weißer Farbe »Gm. 625«, auf dem Keilrahmen »Gm 625« und »Germ.Nat. Museum Nürnberg«; Klebezettel der BStGS Inv. 1855, Nr. 2616; 1905, Nr. 6696.

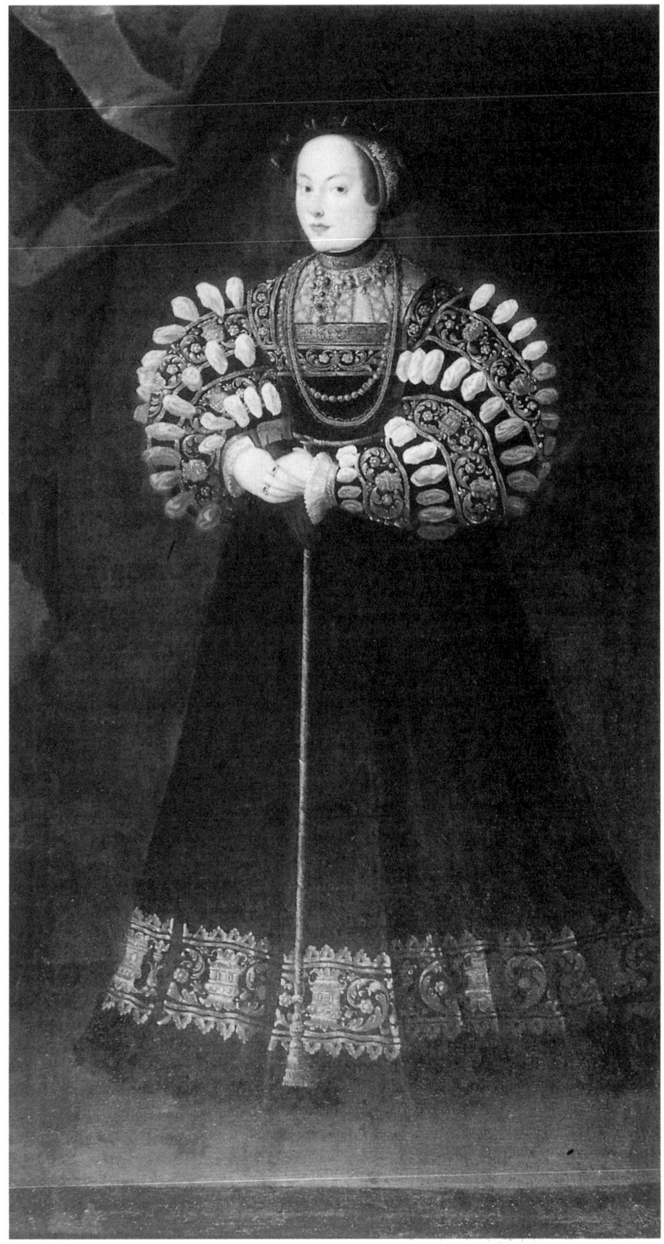

Gm 617

Gm 617. Leihgabe der Bayer. Staatsgemäldesammlungen, Inv.Nr. 6930. – Aus Schloß Neuburg a.d. Donau – BStGS Inv. 1822, Nr. 8493; 1905, Nr. 6410 – Schleißheim – 1877 an das GNM.

Einzelstück. Leinenbindung, Fadendichte ca. 18 x 18 pro cm^2. Dubliert, Fadendichte der Dublierleinwand 14 x 13 pro cm^2, anhand der Spanngirlanden eine frühere Aufspannung nachweisbar. Kanten mit Papier kaschiert. Keilrahmen mit Mittelstrebe. Format vermutlich allseitig geringfügig beschnitten, wegen Papierkaschierung nicht genauer prüfbar. – Bildseite: Unterzeichnung: Keine erkennbar. Malerei: Ehemals graugrüner Hintergrund später dunkel ablasiert, dünner im Bereich der Inschrift; in der Umgebung des Kopfes inzwischen reduziert. Zahlreiche Malschichtausbrüche, vor allem in der unteren Hälfte, gekittet und retuschiert, ihr linkes Auge weitgehend ergänzt; Ränder übermalt; Inschrift schwarz nachgezogen. Firnis vergilbt. – Restaurierung: 1877 (BStGS, Dokumentation verschollen) wie Gm 623 und Gm 625. AB

Elisabeth von Österreich (9. Juli 1526 – 15. Juni 1545) war die erstgeborene Tochter König Ferdinands (als Ferdinand I. Kaiser) und der Anna von Ungarn. Am 21. April 1543 heiratete sie König Sigismund II. August von Polen. Das von dem Originalgemälde übernommene Datum 1542 weist auf Jakob Seisenegger, Hofmaler König Ferdinands, hin, der die königlichen Kinder porträtierte. Ein Brustbild der Erzherzogin in Dublin, National Gallery of Ireland, wird noch bei Löcher[1] als eine Arbeit Seiseneggers aufgeführt, neuerdings Giuseppe Arcimboldo zugeschrieben[2]. Von ihren jüngeren Schwestern unterscheidet sich Elisabeth schon in den Kinderbildern durch ihr frisches, aufgewecktes Wesen. Eine 1556 datierte, D–P monogrammierte Kopie auf Schloß Ambras (Wien, Kunsthistorisches Museum)[3] wandelt das Gesicht im Sinne des Cranachschen Frauentypus ab. Die Augen sind geschlitzt und stehen schräg. In der Porträtsammlung des Erzherzogs Ferdinand in Wien, Kunsthistorisches Museum, befindet sich eine Kopfkopie nach diesem Exemplar[4]. Ein im Kostüm verändertes Brustbild in Krakau (Nationalmuseum, Slg. Czartoryski)[5] würde man dem Ambraser Typus zuzählen, doch gleicht der frische Kopf über dem gefältelten Kragen eher dem der Dubliner Elisabeth. Ob Seisenegger die Erzherzogin Elisabeth zu Anfang der 40er Jahre in ganzer Figur malte wie ihre Schwester Anna (Wien, Kunsthistorisches Museum)[6], läßt sich anhand von Gm 617 nicht entscheiden. Den ungewöhnlichen Dekor des Kostüms würde man eher am polnischen als am Wiener Hof suchen. In den Bilderlisten, die Seisenegger seinen Eingaben an König Ferdinand beifügte, wird nur ein 1532 in Regensburg gemaltes Bildnis der Erzherzogin Elisabeth in ganzer Figur genannt. Es ging bereits im Zuge der Eheanbahnung an den polnischen Hof[7]. Gm 617 gehört mit Gm 623 und Gm 625 zu einer Serie ganzfiguriger Bildnisse der Töchters Kaiser Ferdinands I., siehe bei Gm 625.

1 Löcher 1962, Nr. 19, Abb. 30.
2 German paintings in the National Gallery of Ireland. A complete catalogue, bearb. von David Oldfield, 1987, S. 97, Kat.Nr. 902.
3 Inv.Nr. 8041. – Löcher 1962, Nr. 88. – Heinz 1959, S. 185, Nr. 2.
4 Vgl. Friedrich Kenner: Die Porträtsammlung des Erzherzogs Ferdinand von Tirol. In: Jahrbuch der kunsthistorischen Sammlungen des Allerhöchsten Kaiserhauses, Bd. 14, 1893, S. 159, Nr. 186.
5 Aus einer Reihe von 10 Porträts der Jagiellonenfamilie, entstanden nach 1557, der Werkstatt Lucas Cranachs d. J. zugeschrieben. – Löcher 1962, Nr. 90. – Ruszczycówna 1976, S. 75 – 80, Abb. 48. – Nationalmuseum Kraków. Sammlung Czartoryski. Unter Mitwirkung von Fachgelehrten redigiert von Marek Rostworowski. Warschau 1978, Kat.Nr. 17 u. Farbtf.
6 Inv.Nr. 3236. – Löcher 1962, Nr. 14, Abb. 31.
7 Löcher 1962, Nr. 23. Seiseneggers Supplik an König Ferdinand vom Juli 1535 abgedruckt bei Ernst Birk: Jakob Seisenegger, Kaiser Ferdinands I. Hofmaler. In: Mitteilungen der K. K. Centralkommission zur Erforschung und Erhaltung der Baudenkmale, Bd. 9, Wien 1864, S. 70 – 94, hier S. 71 – 76.

Kat. 1882, Nr. 503; 1885, Nr. 519; 1893, Nr. 565. – Braune 1909, Nr. 617. – Rathe 1936, S. 466. – Löcher 1962, S. 47, Nr. 92, Abb. 32. – Rusczycówna 1976, S. 75 – 80, Abb. 49.

PF, Monogrammist

BILDNIS DER ERZHERZOGIN KATHARINA VON ÖSTERREICH, GEMAHLIN DES KÖNIGS SIGISMUND II. AUGUST VON POLEN

nach 1557

Ganze Figur, leicht nach links, mit Blick auf den Betrachter. Sie hat helle braune Augen und blondes Haar. Sie trägt über dem goldbroschierten Samtkleid einen schwarzen, ärmellosen weiten Rock mit perlenbestickten Zierbändern, geschlitzte Ärmel mit Schulterpuffen und Reihen kleiner weißer Seidenpuffen, über der perlenbestickten Goldhaube ein schwarzes Barett mit umlaufender edelsteinbesetzter Kette. Ihren Schmuck bilden ein Kollier mit Anhänger, Perlenkette, Armbänder und ein perlenverzierter Kettengürtel. Mit der linken Hand greift sie eine Perle ihres Schmuckes, in ihrer rechten Handschuhe. Brauner Grund.

Leinwand, 195,5 x 101,5 cm – Oben rechts dreizeilige Inschrift in Majuskeln der Humanisten-Antiqua: »CATHARIN(A) · REG(INA) · POLON(IAE). / AN(NO). AETA(TIS).XXIIII. / .PF. [ligiert].« = Katharina, Königin von Polen, im Alter von 24 Jahren – Auf ihrer Brust kartuschenartig gerahmtes Schmuckstück mit den Initialen K [Katharina], S [Sigmund], A [August] – Auf dem Keilrahmen mit weißer Farbe »Gm 223«; Klebezettel »Catharina Königin von Polen«; Klebezettel BStGS Inv.1855, Nr.6931; 1905, Nr.6732; Ausstellungszettel »MOSTRA ICONOGRAFICA GONZAGHESCA MANTOVA N.78« und italienischer Zollstempel.

Gm 623. Leihgabe der Bayer. Staatsgemäldesammlungen, Inv.Nr. 6931. – Aus Schloß Neuburg a.d. Donau – BStGS Inv.1822, Nr.8494; 1905, Nr.6410 – Schleißheim – 1877 an das GNM.

Einzelstück, Leinenbindung, Fadendichte ca. 20x20 pro cm^2. Dubliert, Fadendichte der Dublierleinwand 15x15 pro cm^2. Anhand von Spanngirlanden eine frühere Aufspannung erkennbar. Kanten mit Papier abgeklebt. Keilrahmen mit Mittelstrebe. Format wohl geringfügig beschnitten, wegen der Abklebung nicht genauer prüfbar. – Rückseite: Gelöster Firnis partiell durchgedrungen. – Bildseite: Unterzeichnung: Keine erkennbar. Malerei: Ehemals graubrauner Hintergrund fleckig dunkel überarbeitet. Inschrift schwarz nachgezogen. Ihr linkes Auge verputzt und teilweise ergänzt. Firnis fleckig, vergilbt. – Restaurierung: (BStGS, Dokumentation verschollen) Wie Gm 617 und Gm 625[1]. AB

Katharina von Österreich (25. Sept. 1533 – 28. Febr. 1572) war eine Tochter König Ferdinands (als Ferdinands I. Kaiser) und der Anna von Ungarn. Im März 1549 wurde sie Francesco III. Gonzaga Herzog von Mantua († 1550) vermählt, am 5. Juli 1553 ihrem Schwager König Sigismund II. August von Polen, der Katharinas Schwester Elisabeth († 1545; siehe Gm 617) zur Gemahlin gehabt hatte. Bei Gm 623 handelt es sich um eine alte Wiederholung nach dem 1557 entstandenen Original. Die vornehm ruhige Haltung und das Kostüm lassen auf italienischen Ursprung der Vorlage schließen. Die Fürstin selbst erscheint trotz ihres jugendlichen Alters korpulent und matronal. Eine kleine, im Kostüm veränderte seitenverkehrte Wiederholung auf Kupfer befindet sich in Krakau, Nationalmuseum, Slg. Czartoryski[2]. Gm 623 gehört mit Gm 617 und 625 zu einer Serie ganzfiguriger Bildnisse der Töchter Kaiser Ferdinands I., siehe bei Gm 625.

1 Hinweis auf Restaurierung durch handschriftliche, spätere Notiz in den Akten der BStGS steng genommen nur für Gm 617 vorhanden; Restaurierung von Gm 623 und Gm 625 jedoch mit jener identisch.

2 Aus einer Reihe von 10 Porträts der Jagellonenfamilie, entstanden nach 1557, der Werkstatt Lucas Cranachs d.J. zugeschrieben. – Ruszcycówna 1976, S. 80 – 85, Abb. 53. – Nationalmuseum Kraków, Czartoryski Sammlung. Unter Mitwirkung von Fachgelehrten redigiert von Marek Rostworowski. Warschau 1978, Kat.Nr. 16 u. Farbtf.

Kat. 1882, Nr. 509; 1885, Nr. 525; 1893, Nr. 571. – Braune 1909, Nr. 623. – Ausst. Mantua 1937: Mostra Iconografica Gonzaghesca, Kat.Nr. 78. – Ruszczcówna 1976, S. 80 – 85, Abb. 51.

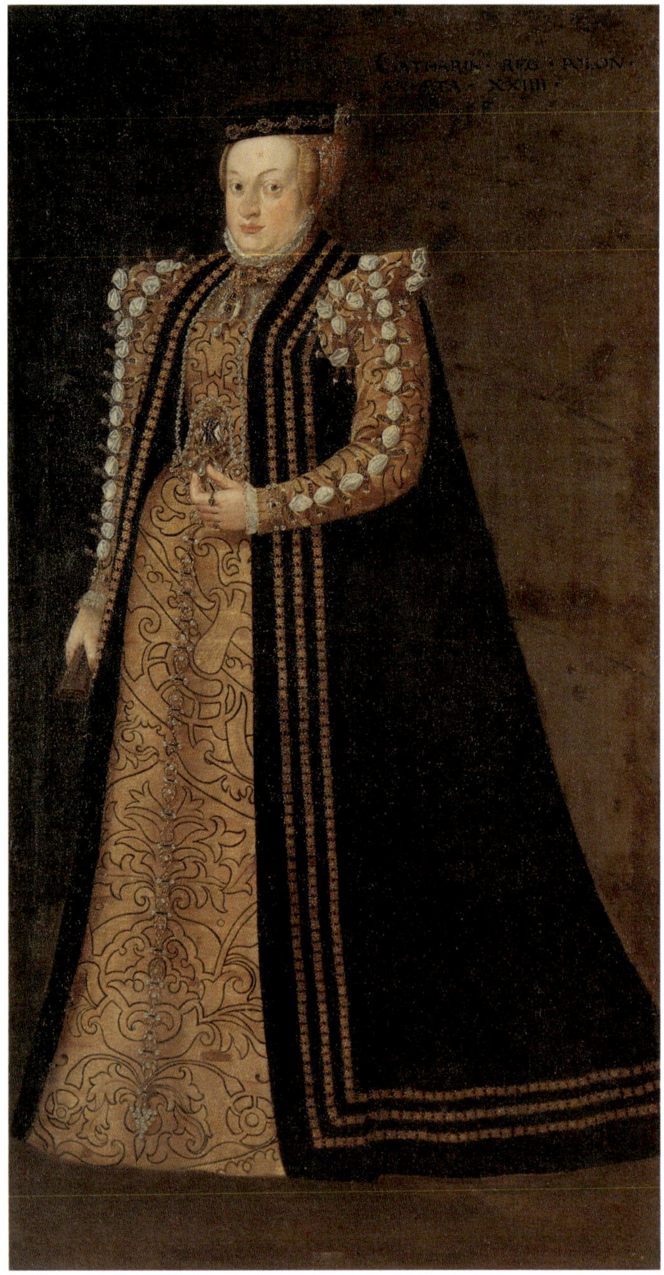

Gm 623

PF, Monogrammist

BILDNIS DER ERZHERZOGIN JOHANNA VON ÖSTERREICH, GEMAHLIN DES FRANCESCO DE' MEDICI, GROSSHERZOGS VON TOSKANA
nach 1565

Ganze Figur, nach rechts, mit Blick auf den Betrachter. Sie hat braune Augen und blondes Haar. Sie trägt ein rotes, posamentverziertes Samtkleid mit kurzen, gepufften Ärmeln und perlenbestickten Unterärmeln, hohen Stehkragen und Halskrause, über der Haarhaube ein perlenverziertes schwarzes Barett. Ihren Schmuck bilden ein Kollier mit Anhänger und ein breiter Kettengürtel. In ihrer rechten Hand ein Federfächer. Dunkler, urspünglich graugrüner Grund.

Leinwand, 187 x 100 cm – Oben links dreizeilige Inschrift in Majuskeln der Humanisten-Antiqua: »IOANNA.DVCIS (SA).FLOREN. (TIAE?) / AN AETA(TIS).XVIII.MDLXV. / .PF [ligiert].« = Johanna, Herzogin von Florenz, im Alter von 18 Jahren 1565 – Auf Rückseite und Spannrahmen mit Bleistift »2616« und »33«, auf der Rückseite mit weißer Farbe »Gm 625«, auf dem Spannrahmen »Gm 625«; Klebezettel der BStGS Inv.1855, Nr.2616; 1905, Nr.6696.

Gm 625. Leihgabe der Bayer. Staatsgemäldesammlungen, Inv.Nr. 2616. – Aus Schloß Neuburg a.d. Donau; Zweibrücker Nachtrag Nr.1979 – BStGS Inv.1822, Nr.3120; 1905, Nr.6696 – Schleißheim – 1877 an das GNM.

Einzelstück, Leinenbindung, Fadendichte ca. 15x15 pro cm². Dubliert, Fadendichte der Dublierleinwand 21x21 pro cm², Kanten mit Papier abgeklebt. Spanngirlanden, anhand derer eine frühere Aufspannung erkennbar. Spannrahmen alt, vermutlich original. Format allseitig geringfügig beschnitten, wegen Abklebung nicht genau prüfbar. – Bildseite: Unterzeichnung: Keine erkennbar. Malerei: Graugrüner Hintergrund fleckig dunkel überarbeitet. Fehlstellen über die gesamte Fläche, restauriert; Inschrift teilweise schwarz nachgezogen. Ränder übermalt. Firnis fleckig, vergilbt. – Restaurierung: 1877 (BStGS) wie Gm 617 und Gm 623[1]. AB

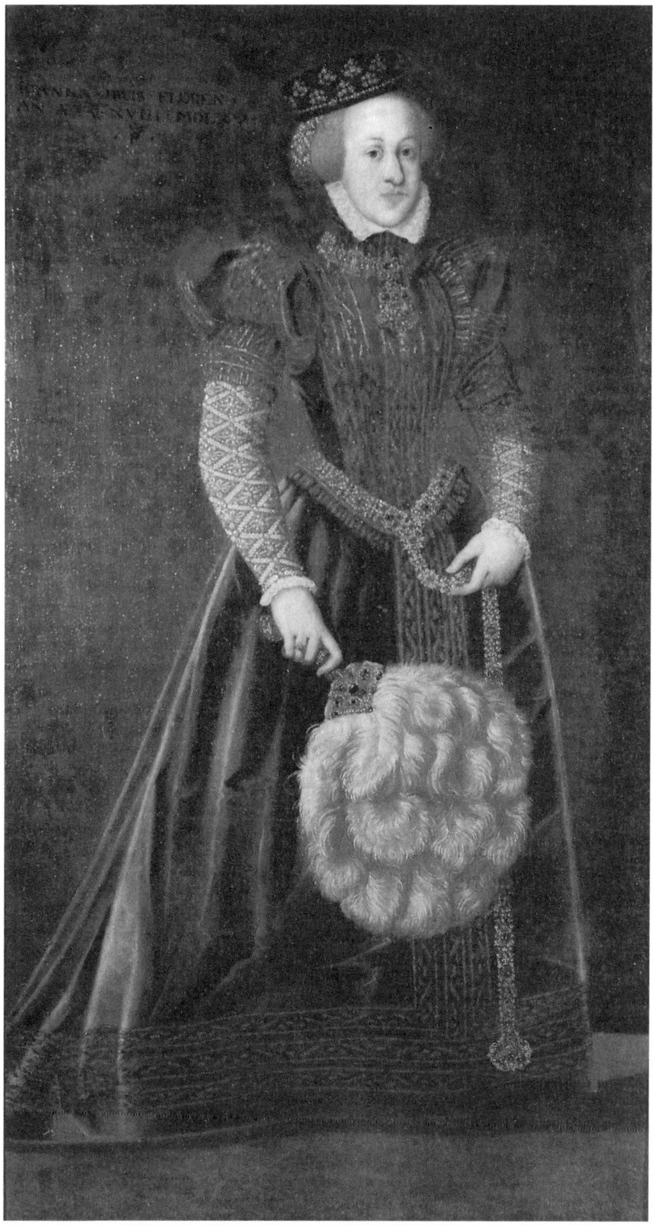

Gm 625

Johanna von Österreich (24. Jan. 1547 – 11. April 1578) war die jüngste Tochter König Ferdinands (als Ferdinand I. Kaiser) und der Anna von Ungarn. 1565 wurde sie mit Francesco de' Medici, Großherzog von Toskana, vermählt. Sie schenkte ihm mehrere Töchter, darunter Maria, die spätere Gemahlin König Heinrichs IV. von Frankreich. Das Francesco Terzio zugeschriebene Originalgemälde gehört dem Kunsthistorischen Museum in Wien[2]: »Die Erzherzogin trägt ein in Schnitt und Dekoration völlig gleiches Kleid wie ihre Schwester Erzherzogin Barbara[3] und auch dieselbe von einem Perlennetz gehaltene Frisur mit Bauschen an den Seiten. Als modisches Accessoir hält sie einen großen Federfächer, wie sie in Italien seit der Mitte des 16. Jahrhunderts noch vor Aufkommen der Faltfächer modern waren. Das Bildnis ist als Gegenstück zu dem Porträt der Erzherzogin Barbara komponiert. Die Miniaturkopie der Ambraser Porträtsammlung[4] ist nach diesem Bild gemalt«. Das Wiener Bild ist dem Nürnberger Exemplar an Präzision der Formgebung deutlich überlegen, gerade auch in der Wiedergabe von Volumen und Textur des Fächers. Gm 625 gehört mit Gm 617 und 623 zu einer Serie ganzfiguriger Bildnisse der Töchter Kaiser Ferdinands I. Sie vertreten einen auf Repräsentation ausgehenden Hofbildnisstil, der mit der den Bildbetrachter einschüchternden Lebensgröße und kostbaren Kleidung der fürstlichen Persönlichkeiten wirkt. Man hat sich die Bilder gereiht und in großen Räumen vorzustellen. Das Datum 1565 gibt vermutlich den terminus post quem für die Entstehung der Serie an, die trotz des übereinstimmenden Monogrammes und sicher auch aufgrund der von verschiedenen Händen geschaffenen Vorlagen nicht einheitlich wirkt.

1 Vgl. Gm 623, Anm. 1.
2 Inv.Nr. 3997. – Kat. Wien, Kunsthistorisches Museum, Porträtgalerie zur Geschichte Österreichs von 1400 bis 1800, bearb. Günther Heinz, Karl Schütz u. a., 1982, Nr. 67, Abb. 75.
3 [Anm. K. Löcher:] Wien, Kunsthistorisches Museum, Inv.Nr. 3994. Kat. Wien, Kunsthistorisches Museum, Porträtgalerie (wie Anm. 2), Nr. 67, Abb. 75.
4 [Anm. K. Löcher:] Friedrich Kenner: Die Porträtsammlung des Erzherzogs Ferdinand von Tirol. In: Jahrbuch der Kunsthistorischen Sammlungen des Allerhöchsten Kaiserhauses, Bd. 14, 1893, S. 159, Nr. 186.

Kat. 1882, Nr. 511; 1885, Nr. 527; 1893, Nr. 573. – Braune 1909, Nr. 625.

Philippuslegende, Meister der

Um 1520 vermutlich in der niederbayerischen Donaugegend tätig. Er trägt seinen Notnamen nach verstreuten Tafeln mit Szenen der Philippuslegende. Die womöglich zu demselben Altar gehörenden Tafeln mit Szenen der Jakobuslegende stammen vom sog. Meister des Oberaltaicher Schmerzensmannes, siehe dort. Die Bilder unterscheiden sich weniger in der zeichnerischen Grundlage als in der gemalten Ausführung, die beim Meister der Philippuslegende glatter und weniger auf die Atmosphäre eingestimmt ist. Beide Künstler sind der künstlerischen Strömung der sog. Donauschule verpflichtet. Ernst Buchner wollte den Künstler zunächst mit einem »C. B.« monogrammierenden Stecher, in dem er den zwischen 1517 und 1532 in Augsburg nachgewiesenen Conrad Bauer sah, identifizieren, dann versuchsweise mit dem aus Passau stammenden Stefan Kriechbaum, den Hans Holbein d. Ä. der Augsburger Malerzunft 1496 als Lernknaben vorstellte.

MARTER DER HL. URSULA

Die Hl. Ursula erlitt, von Basel kommend, mit 11 000 christlichen Jungfrauen vor den Toren der Stadt Köln den Märtyrertod. In ihrer Begleitung befanden sich Papst Cyriacus, den die dreikronige Tiara und der Kreuzstab mit drei Querbalken ausweisen, mehrere Bischöfe und ihr Bräutigam Aethereus, Sohn des Königs von England. Am Boden die Waffen, mit denen die Heilige und ihre Gefährten von den Hunnen gemordet wurden. Im Himmel werden die Seelen der Märtyrer als nackte Neugeborene von Engeln in Empfang genommen.

Tannenholz (Abies sp.), 99,8 x 86,1 cm – Auf dem Parkett mit weißer Farbe »G. 287«.

Gm 287. Erworben vor 1882. – Herkunft unbekannt.

Brettzahl, auch mit Hilfe des Röntgenbildes, nicht bestimmbar. Gespalten; Stärke auf ca. 0,6 cm gedünnt. Format allseitig beschnitten. – Rückseite: Flachparkett. – Bildseite: Keine Grundier- und Malkanten vorhanden; oben Mitte 5 fast fingerbreite Kerben; Bildträger mit konzentriertem Leim getränkt, dichtes Krakelee. Grundierung: Relativ dick, leicht gelbliche Imprimitur; aufgrund der Spaltung quer zur Maserung verlaufende feine Risse in Grundierung und Malschicht. Unterzeichnung: Breite, grobe Striche; im Unterschied zur gemalten

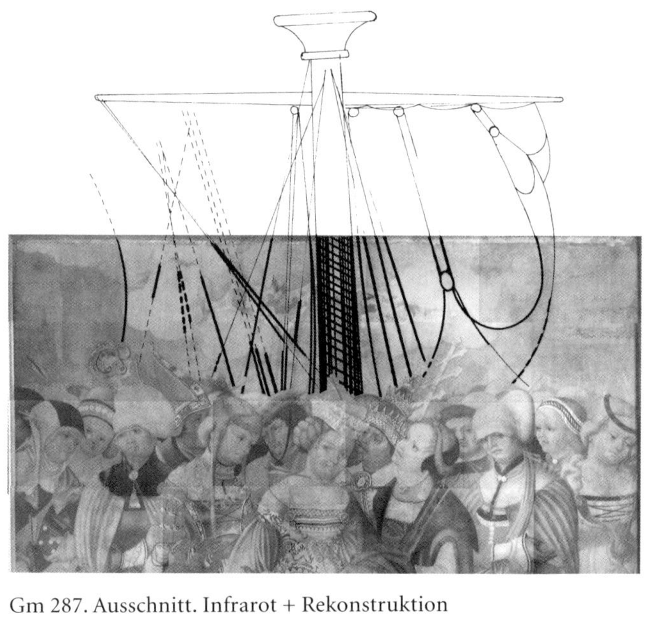

Gm 287. Ausschnitt. Infrarot + Rekonstruktion

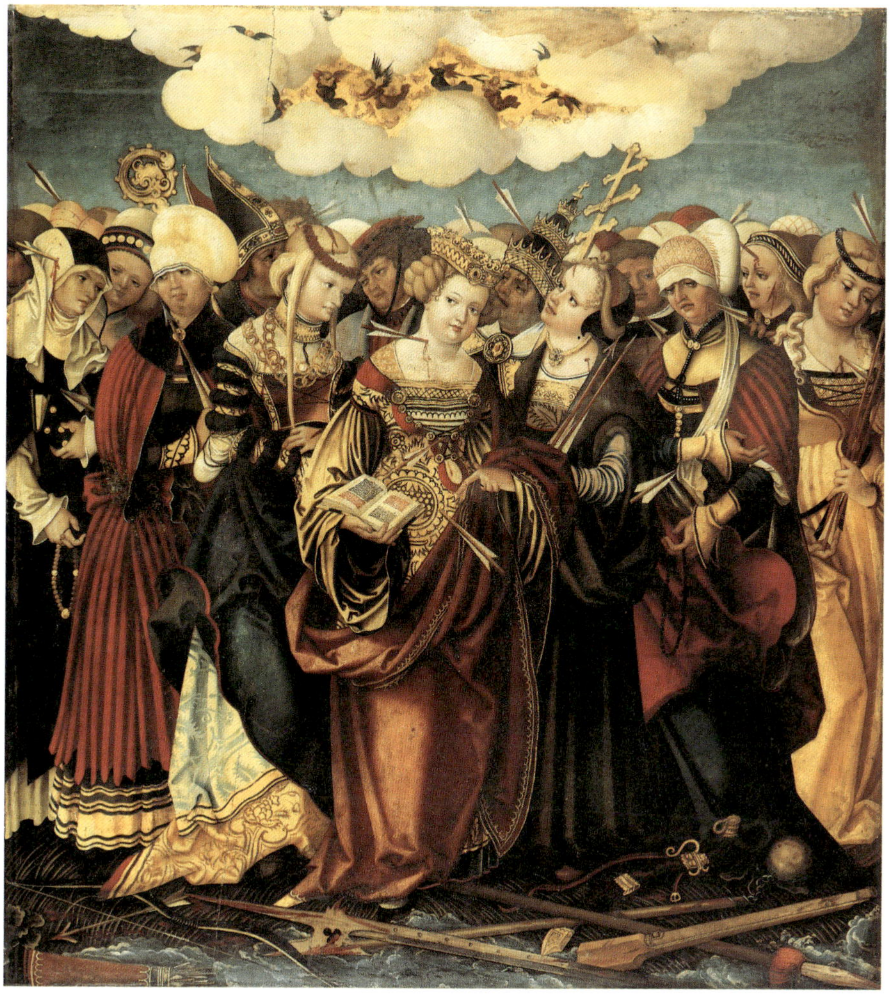

Gm 287

Ausführung anstelle des Wolkenhimmels Mast, Rumpf und Segel eines Schiffes (Abb.). Metallauflage: Mattvergoldung in Gewandpartien, Schmuck, Attributen und Himmelsfenster; darüber dünner, transparenter Überzug. Malerei: überwiegend deckend, Lasuren zur Schattierung; braune oder schwarze Konturlinien um die Hände und teils um die Gesichter; flächig mit weichen Übergängen; feine Frühschwundrisse, blaue Himmelsfarbe reicht unter der Wolken- bzw. Himmelsformation durch; Ausbrüche in Malschicht und Grundierung vor allem an den Rändern fein geriebene Pigmente. Firnis: Matt, dick, in Fließspuren zusammenlaufend,vergilbt. MG

Das Thema ist der Legende entnommen, wie sie Jacobus de Voragine in der Legenda aurea (1263/73) erzählt[1]. Die Hl. Ursula wurde europaweit, besonders aber am Niederrhein verehrt. Ihr Martyrium zählte zu den meistdargestellten[2]. In unserem Falle ist nicht das Ereignis als solches wiedergegeben, sondern eine Versammlung von Heiligen, die die Pfeile als Zeugnisse ihres Martyriums gleich Attributen vorweisen. Auf Nimben als Ausweis ihrer Heiligkeit wird verzichtet.

Da die Feinde fehlen, drängt sich kein fremdes Element zwischen den Bildbetrachter und die Heiligenversammlung als den Gegenstand seiner Verehrung. Die Hl. Ursula trägt als Tochter des Königs von Britannien eine Krone. Sie weist auf das aufgeschlagene Buch in ihrer Rechten – wohl ein Evangelienbuch. Der Anteil durch die Haube als verheiratet ausgewiesener Frauen, von denen zwei würdige Matronen in der vorderen Figurenreihe plaziert sind, ist hoch. Üblicherweise wurden die Jungfrauen barhäuptig, mit Bändern im gelösten oder aufgesteckten Haar wiedergegeben[3]. Offensichtlich ließ sich mit den gerundeten Kalotten der Hauben wie zuvor mit den Heiligenscheinen leichter der Eindruck einer gestaffelten Menge herstellen. Eine der Begleiterinnen ist durch Habit, Buch und Rosenkranz als Nonne ausgewiesen. Die Mehrzahl der Frauen vertritt einen Typus mit runder Stirn und vollen Wangen. Die symmetrisierende Verteilung der Matronen und Jungfrauen und der auf Lücke gesetzten Männerköpfe ist wohl erwogen, aber unaufdringlich. Den Sinn für repräsentative Zurschaustellung, für schillernde Seidenstoffe, schmuckhaftes Detail und blattvergoldete Teile teilt der Maler mit dem Augsburger Hans Burgkmair d. Ä. Sicher kannte er dessen Basilika-Bilder. Eines davon zeigt das Martyrium der Hl. Ursula (Augsburg, Staatsgalerie)[4]. Es fällt auf, daß die Seidenmuster die Bewegung der Falten negieren und wie schabloniert unverkürzt flach vor den Vertiefungen stehen.

Die mörderischen Feinde sind allein durch das am Boden liegende Kriegsgerät vertreten – gefüllter Köcher, Pfeil und Bogen, Hellebarde, Handfeuerwaffe, Lanze, Säbel und Kettenkugel, diese eine auf die Stacheln verzichtende Variante des Morgensterns[5]. Pfeil und Bogen, der türkischer Reflexbogen ist[6], weisen die Feinde als Andersgläubige aus. Die Geschosse tragen die den Zeitgenossen des Malers geläufigere Armbrustbolzenbefiederung[7]. Die mit langen Blattfedern am Schaft befestigte Klinge der Helmbarte vertritt den in der ersten Hälfte des 16. Jahrh. geläufigen Typus: Die Beilschneide ist schräggestellt, der obere und untere Rand des Beils ausgebogt und gezackt ausgeschnitten. Ein dreipaßförmiger Durchbruch dient als Schmuck und zur Verringerung des Gewichts[8]. Den Säbel (»Malchus«) charakterisieren die Krümmung, die mit einem beweglichen Ring versehene Griffkappe und die konkav angeschnittene Spitze der Klinge[9]. Die mit Beschlägen – Mundblech, Tragering und Ortband – versehene Scheide zeichnet die Klingenform nach. Die Parierstange ist exotisch verformt, Gürtel und Schließe gelöst. Die Handfeuerwaffe besteht aus einem geschmiedeten, am oberen hinteren Ende mit einem Zündloch versehenen Rohr. Es ist in einen Holzschaft eingelassen, der in einer Kolbenform ausläuft. Die Büchse ließ sich »am Wang [an der Backe] abschießen«[10], indem die brennende Lunte, gegebenenfalls von einem zweiten Schützen, an das Zündloch gelegt und damit das Pulver zur Explosion gebracht wurde[11]. Die erste Planung, wie sie die Unterzeichnung zeigt, sah statt des Wolkenhimmels, in den die Seelen der Märtyrerinnen Aufnahme finden, das Schiff der Hl. Ursula vor, vergleichbar Ausst. Köln 1978[12].

Die Infrarotaufnahme zeigt eine Reihe von Einzellinien, Linienbündeln und Linien als Kanten von Flächen. Die Verlängerung der geraden und gebogenen Linien in das Bild hinein bis an die Köpfe der Personen und nach oben über die Bildkante hinaus ergeben eine Geometrie von Schnittpunkten und Flächen, aus der sich die Abbildung eines Riggs rekonstruieren läßt (Abb.). Innerhalb des Gemäldes ist mittig über dem Haupt der Ursula ein Dicker Mast erkennbar, an dessen rechter Seite Wanten stehen (gerade verlaufendes, stehendes Gut) und auch Tauwerk des laufenden Gutes hängt. Noch weiter nach rechts werden die gebogenen Lieklinien eines aufgegeiten Segels sichtbar. Unterliek und Steuerbord-Seitenliek laufen zusammen im Steuerbord-Schothorn, an dem ein großer Block befestigt ist, durch den das Geitau, das an die Rah läuft, und die Steuerbord-Schot laufen. (Ein Segel wird nach der Nutzung aufgegeit, d. h. von unten an die Rah herangezogen, bevor es auf der Rah aufgetucht wird, d. h. dort windsicher festgemacht wird). Die Verlängerung aller Linien über die obere Gemäldekante hinaus rechts vom Mast ergibt eine denkbare Rekonstruktion eines Mastes mit Rah, die den meisten der durchgezogenen Linien links vom Mast geometrisch und rigg-funktionell entspricht. Es bleibt eine Anzahl von Linien, die in das Rigg dieses Mastes nur mit Bedenken plaziert werden können. Sie ergeben ebensoviel Sinn für einen zweiten Mast auf der linken Bildseite. Der wäre dann kleiner und trüge ein Lateinersegel. Zu welchem Schiffstyp dieses einmastige (oder möglicherweise dreimastige) Rigg gehören mag, ist nicht erkennbar, weil der Rumpf nicht mitgemalt wurde. Wahrscheinlich aber wäre es ein Holk oder eine Karracke[13].

Gm 287 gehörte zu einem Altar, dem Ernst Buchner weiterhin die folgenden Teile zuzählte: Vierzehn Nothelfer, Rückseite: Philippus vor der Götzensäule; Entsendung der Apostel, Rückseite: Philippus tauft den Kämmerer (beide BStGS)[14]; Kreuzigung des Philippus (Wien, Kunsthistorisches Museum)[15]. Reber und Bayersdorfer in Kat. 1882 ordneten Gm 287 als schwäbisch um 1530 ein, in Kat. 1885 als Schule des Hans Burgkmair, in Kat. 1893 als schwäbisch um 1520. So auch bei Braune. Buchner suchte den Meister in der niederbayerischen Donaugegend (Passau? Straubing?). Lutze u. Wiegand, die an der Personengleichheit des Meisters der Philippus- und Jakobuslegenden festhielten, lokalisierten ihn ohne Angabe von Gründen wieder in Augsburg. Stange schloß auf den Donau- oder Salzachraum.

1 Dt. Ausgabe von Richard Benz o. J. (1955), S. 807 – 812.
2 LCI 8, 1976, Sp. 521 – 527. – Ausst.Kat. Die Hl. Ursula und ihre Elftausend Jungfrauen. Köln, Wallraf-Richartz.Museum 1978.
3 Vgl. Ausst. Köln 1978 (wie Anm. 2).
4 Burkhard 1934, Abb. 14.
5 Vgl. Müller 1957: Waffen, S. 54.
6 Freundl. Hinweis Johannes Willers, GNM, 9. Nov. 1995.
7 Wie Anm. 6.

8 Vgl. Müller 1957: Waffen, S. 70, Abb. 97.
9 Vgl. Müller 1957: Waffen, S. 43 – 45, mit Abb. – Seitz 1965: Blankwaffen, S. 187 – 197, mit Abb.
10 »...damit der Schaden durch das ungewisse Schießen, da man nit anschlage, verhütet bleibe«, aus: Anweisung der Stadt Nürnberg an Büchsenschützen, 1519; vgl. Nickel 1974: Waffenbuch, S. 240.
11 Vgl. August von Essenwein: Quellen zur Geschichte der Feuerwaffen. Leipzig 1872. – Müller 1957: Waffen , S. 119 – 120. – Arne Hoff: Feuerwaffen I. Braunschweig 1969, S. 4 – 12, mit Abb.
12 Wie Anm 2; Ursula-Martyrium, Köln, Stadtmuseum, Inv.Nr. HM 1940/81, Kat.Nr. 6 mit Abb.
13 Beschreibung und Rekonstruktion des Schiffes von Boye Meyer-Friese, Hamburg, freundl. schriftl. Mitteilung vom 7. April 1997.
14 Inv.Nr. WAF 741 und Inv.Nr. 9458, dieses als Leihgabe in Regensburg, Museen der Stadt.
15 Inv.Nr. A 131; vgl. Baldass 1922: Tafelbilder, Abb. S. 83. – Stange 1971, Abb. 286.

Kat. 1882, Nr. 157; 1885, Nr. 163; 1895, Nr. 200. – Braune 1909, Nr. 287. – Buchner 1923, S. 172. – Lutze u. Wiegand 1936-37, S. 14 – 15, Abb. 167. – Ausst. München 1938: Altdorfer, bei Kat.Nr. 660. – Thieme-Becker, Bd. 37, 1950, S. 272. – Stange 1964 u. [2]1971, jeweils S. 152 – 153.

Plattner, Hans

Geb. um 1495/1500 in Nürnberg, gest. am 1. März 1562 ebenda. Tätig in Nürnberg. 1521 erstmals erwähnt, dann wieder in dem Prozeß, den der Nürnberger Rat 1524/25 gegen die Maler Barthel und Sebald Beham und Georg Pencz anstrengte. 1531 Stadtmaler. 1546 beschloß der Rat, ihn nicht mehr zu beschäftigen. Plattner war vor allem als Bildnismaler tätig. Signierte und datierte Werke finden sich zwischen 1527 und 1538.

Bildnisdiptychon Hans und Barbara Straub, 1525

BILDNIS DES HANS STRAUB

Brustbild nach rechts, mit übereinandergelegten Händen, vor grünem Grund. Er hat braune Augen und dunkelblondes, ergrauendes Haar. Er trägt eine schwarze Schaube mit braunem Pelzkragen, schwarzes Wams und Barett.

Lindenholz (Tilia sp.), 49,4 x 36,4 cm, mit dem Originalrahmen 63 x 50 cm – Oben einzeilige Inschrift in Majuskeln der Humanisten-Antiqua: »AETATIS·39·« und »1·5·2·5·« = Im Alter von 39 Jahren 1525 – Auf der Rahmenrückseite mit weißer Farbe »G.M.« und irrig »G.181«.

BILDNIS DER BARBARA STRAUB, GEBORENE PIRCKHEIMER

Brustbild nach links, mit übereinandergelegten Händen, vor grünem Grund. Sie hat braune Augen und braunes Haar. Sie trägt ein rotes Kleid mit weinroten Besätzen und hellroten Damaststulpen an den Ärmeln. Der Halsschmuck vereint im Wechsel die Wappenfiguren des Vaters und der Mutter, die Birke und die doppelschwänzige Meerjungfrau.

Lindenholz (Tilia sp.), 49,3 x 36,4 cm, mit dem Originalrahmen 63 x 50 cm – Oben einzeilige Inschrift in Majuskeln der Humanisten-Antiqua: »AETATIS 24·« und »1·5·2·5·« = Im Alter von 24 Jahren 1525 – Auf der Rahmenrückseite mit weißer Farbe »G.M.«.

WAPPEN DES HANS STRAUB UND DER BARBARA PIRCKHEIMER

In einem goldfarbenen, an vier Stellen mit Schleifen gebundenen Blattkranz das Allianzwappen der Familien Straub und Pirckheimer. Wappen Straub: In Schwarz ein weißer Löwe mit einem goldfarbenen Dolch in den Pranken (courtoisiehalber seitenverkehrt). Wappen Pirckheimer: Von Gold und Rot geteilt, mit einer weißen (statt silbernen) Birke. Darüber gemalter Zettel: »ANNO · DOMINI / M.D.XXV.« = Im Jahr des Herrn 1525. Rückseite des Bildnisses der Barbara Pirckheimer. Auf dem Rahmen mit weißer Farbe »G.180«.

Gm 180. Durch Erbschaft von Barbara Straub geb. Pirckheimer an ihren Neffen Willibald Imhoff, Nürnberg – Bis 1705 im Imhoffschen Familienbesitz – Frhr. Haller von Hallerstein – Erworben 1860.

Stärke 1,1 cm[1]. Äste im Holz belassen. Formate original. – Tafeln im Nutrahmen grundiert und bemalt. – Rückseiten: Original schwarz gestrichen. – Bildseiten: Unterzeichnung: Pinsel; Kontur- und Binnenzeichnung, mit bloßem Auge sichtbar. Malerei und Metallauflagen: Ringe und Halskette mattvergoldet, Blattgold vor der Bemalung angeschossen. Grüne Hintergründe partiell verbräunt. In den mit Weiß ausgemischten Partien von altem Firnis gereinigt. – Rahmen original: Kern Eichenholz, Ecken verplattet. Ecken der Profile auf Gehrung geschnitten. Braun gebeizt. Innere Zierleisten ehemals versilbert und vermutlich mit Goldlack versehen (Goldimitation), heute mit goldfarbener Bronze überstrichen. Scharniere entfernt. Auf den Rückseiten zahlreiche Nagellöcher an den Ecken; Löcher auf der unteren Leiste der Vorderseite offenbar infolge einer früheren Befestigung eines Titelschildes. – Restaurierung: 1980 Firnis und Übermalungen abgenommen.

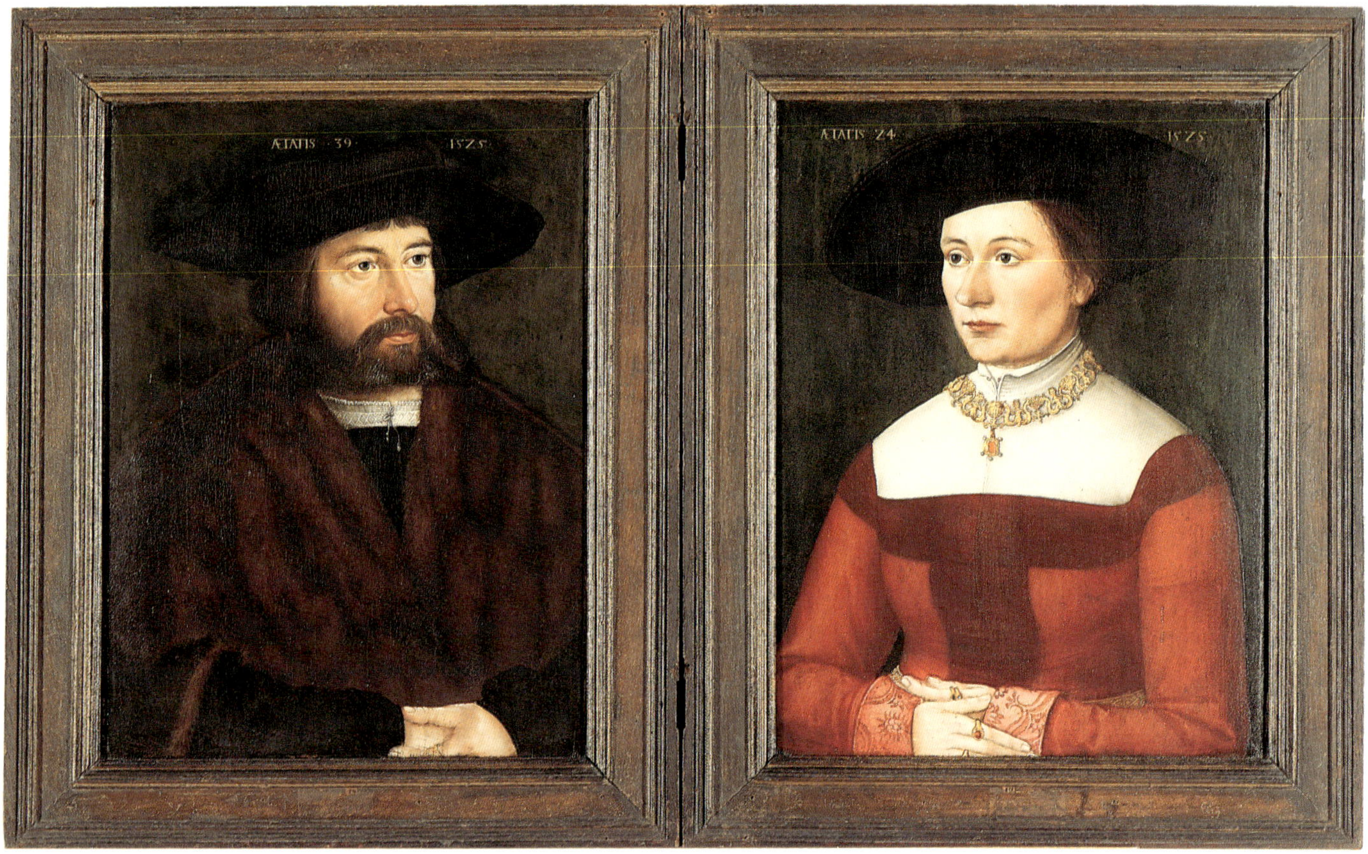

Gm 180

Männerbildnis: 3 Bretter, Breiten von links oben 10,2, 11,7, 14,4 cm, unten 10,4, 12,5, 13,5 cm. – Rückseite: Gelbes Auripigment für Blattkranz, Dolch und oberes Feld des Pirckheimer-Wappens verwendet. Innenfläche des Blattkranzes blau. Bereich der Wappen gefirnist. Einkerbungen und Kratzspuren. – Bildseite: Pentimenti: Im Zuge des Malvorgangs linke Gesichtshälfte verbreitert, das Barett verkleinert und etwas aus der Stirn geschoben, Schulter und Rücken verschmälert. Vereinzelte, kleine Malschichtausbrüche und Retuschen.

Frauenbildnis: 3 Bretter, Breiten von links oben 15,6, 11,7, 9,1 cm, unten 16,7, 12,0, 7,7 cm. – Bildseite: Unterzeichnung: Pinsel; unter der linken Brust das Wort »laib«; nur mit bloßem Auge sichtbar ein nicht lesbares Wort unter ihrem linken Damaststulpen, möglicherweise mit Tinte; geringfügige Modifikationen bei den Fingern und am linken Ärmel. Malerei: Grüner Lack des Hintergrunds naß aufgestupft und verlaufen, woraus die aufgelockerte Struktur resultiert. Kleine Korrektur des Malers an der rechten Schläfe. Geringfügige spätere Ausbesserungen. AB

Hans Straub (1486 – 1544) war Kaufmann in Nürnberg. Am 8. Febr. 1518 heiratete er Barbara Pirckheimer (1501 – 1560), die älteste Tochter des Nürnberger Humanisten und Patriziers Willibald Pirckheimer und seiner Ehefrau Crescentia Rieter von Kornburg. 1530 zog das Paar in Pirckheimers Haus am Markt, in dem ein großer Teil von Dürers schriftlichem Nachlaß als gemeinsames Familienerbe aufbewahrt wurde. Straub, der ein gebildeter Mann war, gewährte freien Zutritt zur Bibliothek, edierte mit Hilfe des Erasmus von Rotterdam mindestens eine der nachgelassenen Schriften Pirckheimers, regte weitere Veröffentlichungen an und erlaubte den Sammlern der »Inscriptiones sacrosanctae vetustatis«, Apian und Amantius, die Trierer Inschriften abzuschreiben. Da Barbara Straub kinderlos starb, fiel ihr Erbteil an die Söhne ihrer Schwester Felicitas[2].

Es handelt sich um ein Diptychon mit verschließbaren Flügeln. Die Ehegatten sind einander zugekehrt. Das rote Kleid der Frau, die breiten Samtverbrämungen und die Damaststulpen bezeichnen in Übereinstimmung mit den Nürnberger Kleiderordnungen ihren patrizischen Stand. Das Barett anstelle der für verheiratete Frauen bis dahin

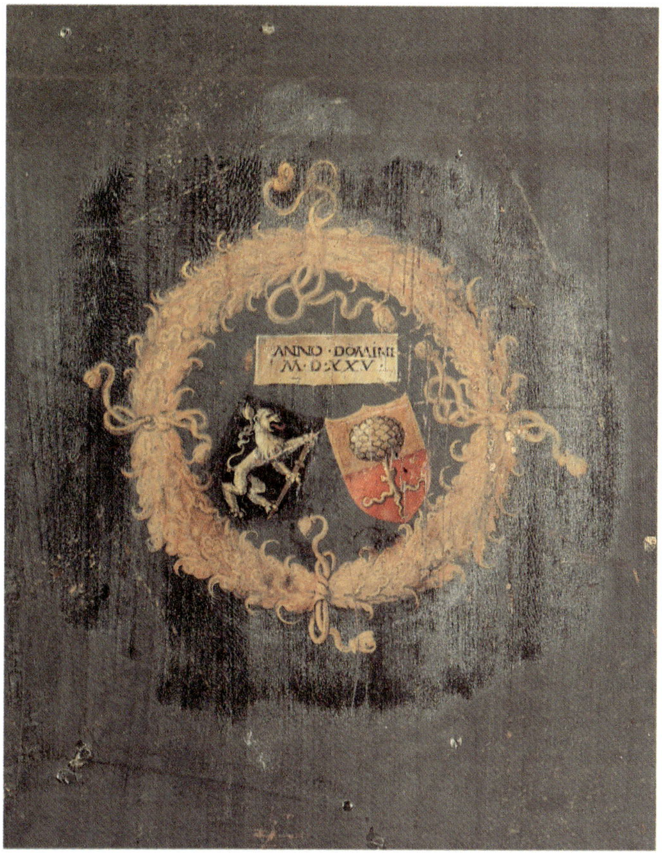

Gm 180. Rückseite

vorgeschriebenen Haube setzte sich in Nürnberg in den Jahren nach 1520 durch[3]. Daß Barbara Straub ihren Familienschmuck so auffällig zur Schau stellt, ist nach den Gewohnheiten der Nürnberger Bildniskunst unüblich, findet aber eine Parallele in einem Bildnis der Katharina Merian von Hans Brosamer (New York, Metropolitan Museum, Jack and Belle Linsky Collection)[4]. Pirckheimers Nachlaßinventar von 1531, fol. 13, nennt eine »guldine ketten mit einem jazinken [= Hyacinth = Zirkon]«, die er seiner Tochter Barbara vererbte. Budde bezog die Nachricht auf den gemalten Schmuck[5].

Gm 180 wird im Verz. des Willibald Imhoff von 1573 im Anschluß an die Nr. 8 und im »Inventarium vber weilandt des Erbarn vnd Ehrnvesten Willibalden Im Hofe des Eltern« von 1580 genannt[6]. Reber und Bayersdorfer in Kat. 1882 ordneten das Bildnispaar als »Schule Dürers (Jörg Pencz?)« ein, in Kat. 1893 als Art des Georg Pencz. Bauch schrieb es dem als »Albrecht Durers Knecht« und Maler bezeugten Georg Schlenck zu, der 1524 das Nürnberger Bürgerrecht erhielt. Die Redaktion der Mitteilungen 1896, die den Beitrag veröffentlichte, zog die Zuschreibung in Zweifel. Lutze und Wiegand sprachen ihr jede Berechtigung ab. Ihr Vorschlag, das Diptychon mit dem HB monogrammierten Bildnis des Christoph Haller von 1529 (unbekannter Besitz)[7] zu verbinden, wurde von Strieder 1951 und 1956 mit Recht abgelehnt. Er trennte das Bildnispaar wegen seiner Nähe zum reifen Bildnisstil Dürers zunächst sowohl von Brosamer (»H. B.«) wie von Plattner, dem er es dann 1961 im Vergleich mit dem durch einen monogrammierten Nachstich für den Künstler gesicherten Bildnis des Sebastian Ayrer von 1527 (Kreuzlingen, Slg. Heinz Kisters)[8] zuschrieb. Löcher konstatierte eine Abhängigkeit des Frauenporträts von Brosamers Bildnis der Katharina Merian, dessen Datum 1524 allerdings nicht feststeht[9].

Als Diptychon im Originalrahmen mit dem Allianzwappen auf der Rückseite des Frauenbildnisses bietet Gm 180 das Muster eines bürgerlichen Bildnisdiptychons. Die festgefügte Bildanlage, die entschiedene Modellierung und der ungefällige Ernst des Ausdrucks stehen Dürer noch sehr nahe.

1 Zur Untersuchungen wurden die Tafeln in den originalen Nutrahmen belassen.
2 Vgl. Kat. Nürnberg 1980.
3 Vgl. Zander-Seidel 1990, S. 129 – 136.
4 Vgl. Zander-Seidel 1990, S. 131, Abb. 121.
5 Budde 1996, S. 92 – 93.
6 Nürnberg, Stadtbibliothek, Handschriftenabteilung, Amb. 66, und Nürnberg, GNM, Archiv, RSt Nürnberg, XVIII Imhoff, 4b. Vgl. Pohl 1992. – Budde 1996.
7 Vgl. Irene Kunze: Der Meister HB mit dem Greifenkopf. Ein Beitrag zur Brosamer-Forschung. In. Zeitschrift des Deutschen Vereins für Kunstwissenschaft, Bd. 8, 1941, S. 209 – 238, hier Abb. 26, damals Slg. Pannwitz, Holland.
8 Vgl. Irene Kühnel-Kunze: Hans Brosamer und der Meister HB mit dem Greifenkopf. Ein weiterer Beitrag zur Brosamer-Forschung. In: Zeitschrift für Kunstwissenschaft, Bd. 14, 1960, S. 57 – 80, hier S. 75 – 78, Abb. 18.
9 Vgl. Löcher 1967, Abb. 5.

Anzeiger 1861, Sp. 13. – Kat. 1882, Nr. 250; 1885, Nr. 255; 1893, Nr. 273. – Bauch 1896: Ein vergessener Schüler, S. 3. – Braune 1909, Nr. 180. – Lutze u. Wiegand 1936-37, S. 139, Abb. 111, 112. – Ausst. Cappenberg 1951: Deutsche Kultur, Kat.Nr. 188. – Strieder 1951, S. 21. – Ders. 1956, S. 120, Abb. 2, 3. – Aign 1961, S. 153. – Ausst. Nürnberg 1961: Meister um Dürer, Kat.Nr. 288 (bearb. P. Strieder). – Hansmann u. Kriss-Rettenbeck 1966, S. Abb. 722 (Barbara Straub, Ausschnitt). – Löcher 1967: Nürnberger Bildnisse, S. 120, Abb. 4 (Barbara Straub). – Kohlhaussen 1968, S. 426, Nr. 439, Abb. 623 (Barbara Straub). – Führer 1977 u. 1980, Nr. 201; 1985 u. 1994, Nr. 187, jeweils Abb. – Löcher 1978, S. 88. – Ausst. Nürnberg 1980: Pirckheimer, Kat.Nr. 50. – Ausst. Nürnberg 1982: Caritas Pirckheimer, Kat.Nr. 35 (bearb. P. Strieder), Abb. 5 a, b. – Löcher 1982: Bildnisse,

S. 537 – 538, Abb. 3. – Ausst. Tokyo 1984: Kunst und Kultur, Nr. 16 mit Abb. – Löcher 1985: Slg. Schäfer, S. 31, Abb. 1, 2 (Vorder- und Rückseiten). – Wilckens 1985: Jamnitzer, S. 88. – Dülberg 1985, Nr. 98, Abb. 501, 502 (Wappen). – Zander-Seidel 1990: Textiler Hausrat, S. 49, Abb. 34 (Barbara Straub). – Kat. Slg. Thyssen-Bornemisza 1991 (bearb. I. Lübbeke), Abb. S. 83. – Pohl 1992, S. 81, 301. – Baumgartl, Lauterbach u. Otto 1993, S. 128. – Strieder 1993, S. 155, Abb. 610. – Budde 1996, S. 92 – 93, 116 – 117.

Regelsches Epitaph, Meister des

Der Meister führt seinen Notnamen nach dem Epitaph des Jörg Regel († 1515) und seiner Ehefrau Margarete Welfin von Wolfstal in der Kath. Stadtpfarrkirche zur Unserer Lieben Frau in Donauwörth. Tätig um 1515 im bayerisch-schwäbischen Grenzgebiet, vielleicht in Donauwörth.

Meister des Regelschen Epitaphs
Zugeschrieben

HL. QUIRINUS
um 1510

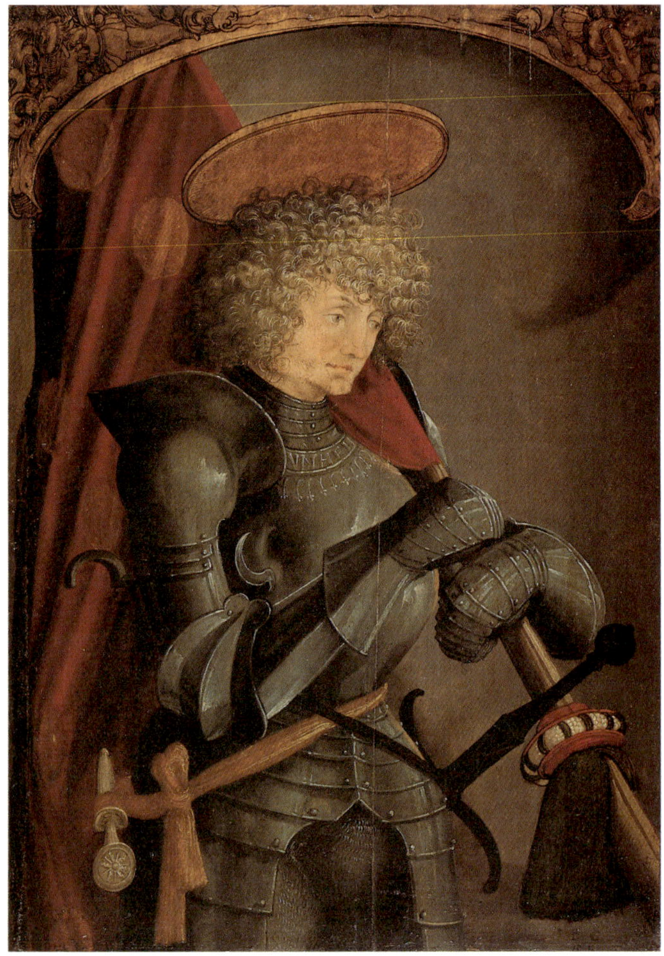
Gm 184

Halbfigur im Ritterharnisch nach rechts vor grauem Grund. Er hält eine rote Fahne, auf der sechs (von neun) goldene Kugeln zu sehen sind. Ihm zur Seite Schwert und Dolch. Den Fahnenschaft schmücken Wulst und Quaste. Über dem blondgelockten Kopf des Heiligen schwebt verräumlicht ein dreidimensionaler Scheibennimbus. Den oberen Bildabschluß bildet ein vergoldeter Ast mit Schnittstellen auf beiden Seiten und mit Kinderengeln in den Bildzwickeln.

Tannenholz (Abies sp.), 51,7 x 35,3 cm – An der Halsberge: »VNHEI(L)[?]«. Rechts unten gefälschte Cranachsignatur »L.C. 1511« – Auf dem Parkett mit weißer Farbe »G.184.«; Aufkleber WAF »H.G.466 (1936) Inv.S.No.349«, darunter links die Nr. 184.

Gm 184. Leihgabe des Wittelsbacher Ausgleichsfonds / Bayer. Staatsgemäldesammlungen, Inv.Nr. WAF 466. – Slg. Graf Rechberg – Slg. Fürst Oettingen-Wallerstein, Grundbuch 1817-18, § CCXVII, erworben 1815 – Slg. König Ludwig I. von Bayern, erworben 1828, I.W. 378 – 1936 an das GNM.

2 Bretter, Breiten von links oben 20,4, 14,9 cm, unten 19,8, 15,5 cm. Stärke auf ca. 0,2 – 0,3 cm gedünnt. Brettfuge gelockert; Risse. Format seitlich und unten geringfügig beschnitten. – Rückseite: Flachparkett. Schwarz gebeizt. – Bildseite: Tafel im Rahmen grundiert und bemalt, Grundier- und Malkanten allseitig vorhanden. Unterzeichnung: Pinsel; detaillierte Kontur- und Binnenzeichnung, Schatten in engen Schraffuren. Malerei und Metallauflagen: Harnisch hellblau, mit bräunlicher Lasur verschattet; Farbigkeit durch vergilbten Firnis vergrünt und verdunkelt. »C« der Signatur in rötlicher Farbe, möglicherweise original, später mit demselben Schwarz nachgezogen wie das »L« davor und die Jahreszahl »1511«. Nimbus, Zwickel und Kugeln in der Fahne mattvergoldet, mit rötlicher (Nimbus, Kugeln) bzw. brauner (Zwickel) Lasur abgetönt. Malschichtausbrüche entlang der Risse und Fuge im oberen Bildteil. AB

Nach der Legende aus dem 5./ 6. Jahrh. erlitt der Hl. Quirinus (Fest 30. März) sein Martyrium unter dem römischen Kaiser Trajan[1]. Er wird an den neun Goldkugeln erkannt, die seinen Schild oder seine Fahne zieren. Ein Kupferstich des niederländischen Monogrammisten M, der den Heiligen als Pestpatron ritterlich gerüstet mit Fahne und Wappen zeigt, nennt ihn inschriftlich beim Namen[2]. Buchner las die bis dahin unerwähnte Inschrift auf der Halsberge »VNHEI(L)«. Bevor er 1928 den Heiligen richtig bestimmte, wurde dieser in der Literatur als Hl. Georg geführt.

Der Hl. Quirinus ist als Ritter und Offizier ausgewiesen. Er trägt einen für die Zeit um 1510/15 und die oberdeutsche Plattnerkunst der frühen Renaissance typischen Harnisch mit glatter Kugelbrust, an der ein Rüsthaken nebst Rückhaken zur Führung der Reiterlanze aufgenietet ist, geschobenen Kragen, Bauchreifen und Beintaschen, Ober- und Unterarmzeuge, über den Schultern Vorderflüge mit hochgebogenen oberen Brechrändern, die den Hals gegen seitliche Hiebe schützen sollten, dazu Ellbogenkacheln und Hentzen (= Fausthandschuhe) mit geschlossenen Fingerdecken. Den Unterleib schützt ein Kettenpanzer[3]. Zu seiner Linken an einem Gurt das Schwert mit leicht S-förmig gebogenen Parierstangen und Griff für anderthalb Hand, zu seiner Rechten an einer Schärpe der Dolch mit den das Griffstück (»Hilze«) einschließenden Parier- und Knaufscheiben. Die munteren Kinderengel, von denen der eine eine Maske vor das Gesicht hält, dürften auf druckgraphische Vorlagen zurückgehen, die noch nachzuweisen wären. Der hagere und versonnene Kopf des blondgelockten Heiligen zeigt persönliche Züge, die malerische Wirkung einer spiegelnden Rüstung ist erkannt, der Bildgrund durch die Schlagschatten von Schwert und Astwerk verräumlicht. Strixner hat das Bild lithographiert, Lieferung XLVI.

Das Gemälde wurde aufgrund der Signatur Lucas Cranach zugeschrieben. Reber und Bayersdorfer in Kat. 1882 gaben es Hans von Kulmbach. Koelitz, der das Bild als »etwas blass, silbern, dabei von feiner und weicher Abstimmung« beschrieb, und Schmitz dachten an ein Spätwerk des Künstlers. Braune und Heidrich teilten die Bestimmung auf Kulmbach als nicht gesichert mit. Fries und nach ihm Lutze und Wiegand sahen Beziehungen zur Cranachwerkstatt, ordneten die Tafel aber allgemein als fränkisch um 1510 ein. Buchner (1928) wollte dem Meister zwei Gemälde mit der Verkündigung und der Geburt Christi (Dijon, Musée)[4] zuschreiben, hielt diese jedoch später (1938) nur noch für stilverwandt. Dahingegen schrieb er dem Maler des Quirinus das Epitaph des Jörg Regel in der Stadtpfarrkirche Donauwörth[5] zu und benannte den Künstler nach diesem. Koch akzeptierte. Nach Buchner gehen die Bilder in der charakteristischen Malweise und Formgebung, zumal in der Stilisierung des goldenen Sprengwerks, völlig zusammen. Benesch wollte dieselbe Hand bei einer Altartafel mit den Hll. Georg, Michael und Johannes d.T. in Cambridge, Mass., Harvard University, Busch-Reisinger-Museum[6], erkennen. Solange kein besserer Vorschlag zur Einordnung des Bildes gemacht wird, sollte man Buchners Zuschreibung stehen lassen.

1 Vgl. Künstle 1926, S. 508. – LCI 8, 1976, Sp. 240 – 242.
2 Vgl. LCI 8, 1976, Abb. Sp. 241. Ein Exemplar des Stichs in München, Staatl. Graph. Slg.
3 Beschreibung nach Müller 1957: Waffen, S. 96 – 97, Abb. 139 – 140.
4 Benesch schrieb diese Jörg Breu zu; vgl. Otto Benesch: Der Zwettler Altar und die Anfänge Jörg Breus. In: Ernst Buchner u. Karl Feuchtmayr (Hrsgg.): Beiträge zur Geschichte der deutschen Kunst, II. Augsburger Kunst der Spätgotik und Renaissance. Augsburg 1928, S. 229 – 271, hier S. 250 – 253, Abb. 184, 185. Hugelshofer versetzte die Bilder in die schwäbische, versuchsweise in die Luzerner Schule; vgl. Walter Hugelshofer: Die altdeutschen Gemälde in den französischen Museen II. In: Belvedere, Jg. 11, 1932, S. 56, Abb. 66, 67. Für Fotografien und Literaturangaben danke ich Mme Sophie Jugie, Conservateur au Musée des Beaux-Arts, Dijon, freundl. schriftl. Mitteilung vom 15. April 1996.
5 Vgl. Ausst. München 1938, Kat.Nr. 665, Abb. 41.
6 Das Gemälde läßt sich dort nicht nachweisen; freundl. schriftl. Mitteilung des Harvard University Art Museums, Curator Peter Nesbit, vom 14. April 1995. Möglicherweise hat sich Benesch bei der Angabe des Standortes versehen.

Kat. Slg. Oettingen-Wallerstein 1819, S. 130, Nr. 6; 1826 u. 1827, Nr. 250. – Kat. 1882, Nr. 190; 1885, Nr. 195. – Koelitz 1891, S. 68 – 69. – Kat. 1893, Nr. 212. – Braune 1909, Nr. 184. – Heidrich 1909, S. 267, Abb. 116. – Schmitz 1919, S. 611. – Reinach 6, 1923, S. 51, Abb. 1. – Ausst. Nürnberg 1928: Dürer, Kat.Nr. 123 (bearb. Walter Fries). – Buchner 1928: Kulmbach, S. 94. – Lutze u. Wiegand 1936-37, S. 64, Abb. 104. – Ausst. München 1938: Altdorfer, Kat.Nr. 666 (bearb. E. Buchner). – Koch 1938, S. 230. – Thieme-Becker, Bd. 37, 1950, S. 285. – Benesch 1966, S. 100.

Regensburg

Monogrammist I. Tätig um 1520, vermutlich in Regensburg. Er steht den Malern Albrecht Altdorfer und Michael Ostendorfer nahe. Mit jenem wurde er früher, mit diesem in jüngerer Zeit identifiziert. Das bisher unaufgelöste Monogramm läßt sich nur an den Tafeln des Eligius-Altars von 1520 im GNM feststellen.

Flügel eines Eligius-Altars, 1520

DIE MUTTER DES HL. ELIGIUS

Die Mutter des Heiligen wird während der Schwangerschaft durch einen Adler, der im Flug seine Schwingen über sie breitet, vor der Sonne geschützt. Sie kniet und faltet die Hände im Gebet. Landschaftlicher Schauplatz mit Gehöft, Ziehbrunnen und Weidenzaun.

Lindenholz (Tilia sp.), 71,7 x 52,9 cm, oben Falz, unten beschnitten – Auf dem Parkett mit schwarzer Farbe »Gm. 318«; auf der Rahmenrückseite mit weißer Farbe (irrig) »321«.

Gm 318. Regensburg, St. Rupert, bis 1764 an den Seitenwänden der Pfarrkirche aufgehängt, dann wegen der »Hauptreparatur« der Kirche in der Kolomankapelle des Klosters, dem Kapitelsaal – Slg. Fürstabt Coelestin Steiglehner, Benediktinerabtei St. Emmeram, Regensburg, laut Placidus Heinrich dort vor 1809 nachgewiesen; Nachlaßverz. 1819, Nr. 1439–1442 – Slg. Kränner, Regensburg, 1834 bis 1855 als Leihgabe im dortigen Historischen Verein ausgestellt – Slg. Hamminger, Regensburg, von Friedländer (1891) dort erwähnt; Aukt. Helbing, München, 1895 – Slg. Löhle, München; Aukt. Helbing, München, 1907, dort ersteigert für das GNM.

DIE TAUFE DES HL. ELIGIUS

Der Frankenkönig Chlodwig hält als Taufpate das Kind Eligius über das Taufbecken. Ein Geistlicher vollzieht den Taufritus. Eine Schar von Männern wohnt der Zeremonie bei. Der Kirchenraum zeigt mit Polsterkapitellen und Kreuzgratgewölben Bauformen am Übergang von der Romanik zur Gotik.

Lindenholz (Tilia sp.), 71,8 x 52,5 cm, oben Perlstab, unten Falz – Auf dem Parkett mit schwarzer Farbe »Gm 317«; auf der Rahmenrückseite mit weißer Farbe »317«.

Gm 317. Herkunft wie Gm 318.

DER HL. ELIGIUS HEILT EINEN BESESSENEN

Eligius beschwört den Teufel. In Gestalt eines geflügelten Feuersalamanders entweicht dieser dem Mund des Besessenen, der mit verdrehten Gliedern vor ihm steht. Eligius trägt den bischöflichen Ornat, das sind die weißleinene Albe, die am Oberarm sichtbare Dalmatik, das den Hals umschließende Amikt und das Pluviale, ein mit Zierborten versehener und am Hals mit einer Schließe zusammengehaltener Radmantel, dazu die Mitra und den Bischofsstab mit einer kunstvoll gearbeiteten Krümme. Landschaftlicher Schauplatz mit geschichteten Felsen.

Lindenholz (Tilia sp.), 71,3 x 53,2 cm, oben Falz, unten Perlstab und Festons; am unteren Bildrand halbrechts das Monogramm »I« – Auf dem Parkett mit schwarzer Farbe »Gm 319«; auf der Rahmenrückseite mit weißer Farbe »319«.

Gm 319. Herkunft wie Gm 318.

DER HL. ELIGIUS HEILT EINEN BLINDEN

Der Heilige heilt einen knienden Blinden, indem er dessen Augenlid mit dem Finger berührt. Weitere Bresthafte und andere Männer wohnen als Zeugen der Wundertat bei. Vom Ornat des Bischofs ist hier die Dalmatik, ein auf beiden Seiten mit einem Schlitz bis in Ärmelhöhe versehenes Obergewand, deutlich zu sehen. Architektur mit gequaderten Wänden und Tonnengewölbe.

Lindenholz (Tilia sp.), 71,4 x 52,4 cm, oben Perlstab und Festons – Auf dem Parkett mit schwarzer Farbe »Gm 320«; auf der Rahmenrückseite mit weißer Farbe »320«.

Gm 320. Herkunft wie Gm 318. Seit 1977 als Leihgabe in Regensburg, Städt. Museen.

TOD DES HL. ELIGIUS

Der Sterbende liegt unter einem Betthimmel. Er ist durch den Nimbus vor den Männern ausgezeichnet, die seinen Tod beweinen. Nischenarchitektur mit gequaderten Wänden und gliederndem Gebälk.

Lindenholz (Tilia sp.), 71,7 x 52,8 cm, oben Falz, unten Perlstab; unten rechts, perspektivisch verzogen, das Monogramm »I« – Auf dem Parkett mit schwarzer Farbe »Gm 322«; auf der Rahmenrückseite (irrig) »318«.

Gm 322. Herkunft wie Gm 318.

HEILUNG EINER FRAU AM GRAB DES HL. ELIGIUS

Eine posthume Wundertat des Hl. Eligius. Eine Kranke, die sich in Krämpfen windet, wird mit dem heiligen Öl, das ein Mann am Grab des Heiligen schöpft, besprengt und gesundet. Rechts auf dem Grab das Bild des heiligen Bischofs. Quaderarchitektur mit Rundbogen und -fenstern, Landschaftsausblick.

Lindenholz (Tilia sp.), 71,5 x 52,6 cm, oben Perlstab, unten Falz; links an der Stufe zum Innenraum bez. »1520 / I« – Auf dem Parkett mit schwarzer Farbe »Gm 324«; auf der Rahmenrückseite mit weißer Farbe »324«.

Gm 324. Herkunft wie Gm 318. Seit 1977 als Leihgabe in Regensburg, Städt. Museen.

HEILUNG EINES BESESSENEN AM GRAB DES HL. ELIGIUS

Eine posthume Wundertat am Grabe des Hl. Eligius. Zwei Kranke, denen die Hände auf dem Rücken gefesselt sind, werden von Bewaffneten vorgeführt. Einer von ihnen erbricht den Teufel, der die Gestalt eines geflügelten Feuersalamanders angenommen hat. Landschaftlicher Schauplatz.

Lindenholz (Tilia sp.), 71,6 x 53,2 cm, oben Falz, unten Perlstab – Auf dem Parkett mit schwarzer Farbe »Gm. 323«; auf der Rahmenrückseite mit weißer Farbe »323«.

Gm 323. Herkunft wie Gm 318.

HEILUNG EINES AUSSÄTZIGEN AM GRAB DES HL. ELIGIUS

Eine posthume Wundertat am Grabe des Hl. Eligius in Anwesenheit einer größeren Zeugenschaft. Augenscheinlich hat das Quellwasser den Aussätzigen, der am Boden sitzt, geheilt. Die umstehenden Männer reagieren mit weisenden Gesten und gefalteten Händen auf das Wunder.

Lindenholz (Tilia sp.), 71,5 x 53,4 cm, oben Perlstab, unten Falz; am rechten Bildrand oberhalb der Mitte am Baum stamm bez. »1520 / I« – Auf dem Parkett mit schwarzer Farbe »Gm. 321«; auf der Rahmenrückseite mit weißer Farbe (irrig) »322«.

Gm 321. Herkunft wie Gm 318.

Tafeln einzeln gefertigt[1]. Stärke auf 0,2 – 0,4 cm gedünnt. Alter schwerer Schädlingsbefall. Bretter verworfen und begradigt, zahlreiche Risse. Formate beschnitten. – Rückseiten: Vermutlich abgespalten, parkettiert. 1977 altes Parkett mit zweischichtigem Balsaholzparkett ersetzt. – Bildseiten: Tafeln vermutlich paarweise im Rahmen grundiert und bemalt, Grundier- und Malkanten weitgehend unbestimmbar, seitliche Ränder, mit Ausnahme von Gm 319, 1977 zuretuschiert[2]. Unterzeichnung: Pinsel; Kontur- und Binnenzeichnung, kaum sichtbar mit Ausnahme von Gm 324; Faltenwürfe in ungeordneten Strichen schraffiert; Änderungen vorwiegend bei der Architektur (Gm 317, Gm 321, 322 und 323) im Stadium der Unterzeichnung wie in der Untermalung. Malerei: Farben gestrichen, gestupft und gespritzt, um verschiedene Oberflächen zu erzielen. Monogramm I (Gm 319, Gm 321, Gm 322, Gm 324) und Jahreszahl (Gm 324) original. Bilder verputzt und mit handgeriebenen Farben übermalt[3]. – Restaurierungen: 1951 laut Restaurierungsbericht »stark verschmutzt, Firnis vergilbt und zahlreiche Übermalungen auf intakter Originalmalerei«; Schmutzschicht, Übermalungen und Firnis entfernt; 1957 alte Harzschichten, Lacknester und Retuschen abgenommen; 1977 »sperrendes« Parkett durch Balsaholzparkett ersetzt, Abnahme von Firnis, Übermalungen und Überkittungen, Retusche in Stricheltechnik.

Gm 318 (Die Mutter des Hl. Eligius): 3 Bretter, Breiten von links oben ca. 29,0, 14,2, 9,3 cm, unten 29,9, 14,2, 8,8 cm. Holz am rechten Rand partiell eingedrückt, rückseitig 6,5 cm breit mit dünner Sperrholzplatte verstärkt. Risse in der rechten Bildhälfte, vorwiegend oben. – Bildseite: Unterzeichnung: Kopftuch der Mutter umschließt Kinn; schraffierter Faltenverlauf im Gewand in der farbigen Ausführung verändert. Malerei: Pentiment: Ein in den Horizont reichender Berg oder Busch übermalt. Fingerabdruck des Künstlers über dem Kopf der Mutter. Malschicht über dem defekten Bildträger rechts eingebrochen. Häusergruppe, Zaun und Adler verputzt. Retuschen im Himmel, entlang der Risse und in der rechten oberen Ecke.

Gm 317 (Taufe des Heiligen): 3 Bretter, Breiten von links oben 29,6, 14,2, 8,7 cm, unten 30,4, 14,1, 8,0 cm. Unten ca. 1 cm hohe Holzleiste angestückt. – Bildseite: Rundbögen und perspektivische Konstruktionslinien der Architektur in die Grundierung geritzt, nicht exakt identisch mit Ausführung. Malerei: Pentimenti: Tiefergelegter Gurtbogen im 3. Joch mit großem Rundfenster zum Vierungsbogen umgestaltet. Architektur weitgehend verputzt, Lichtführung verunklärt; Übermalung in Resten linksseitig erhalten. Dunkle Lasuren in Inkarnaten und Haaren teilweise gedünnt. Unterer Rand stark beschädigt und ergänzt, Degen des Mannes ganz rechts in Resten erhalten. – Restaurierung: 1990 Farbschichtfestigung, Abstauben, Retuschieren kleinerer Ausbrüche.

Gm 319 (Besessenenheilung): 2 Bretter, Breiten von links oben 20,9, 32,3 cm, unten 21,6, 31,6 cm. Risse vorwiegend in der rechten Hälfte, Holz am rechten Rand eingedrückt. Bildseite: Grundier- und Malkanten oben vorhanden. Unterzeichnung: Tasche auf der Seite des Besessenen nicht verwendet. Malerei: Verschattende Lasur auf dem blauen Mantel des Heiligen nachgedunkelt. Schwarze Hälfte des Monogramms unterhalb des linken Fußes vermutlich weggeputzt. Bei dieser und der zugehörigen Tafel Gm 320 Reste einer umbrafarbenen Übermalung in den weißen Stoffen und im Hintergrund. Felsen im Rücken des Heiligen später verbreitert, Kinn des Heiligen wie bei Gm 320 her-

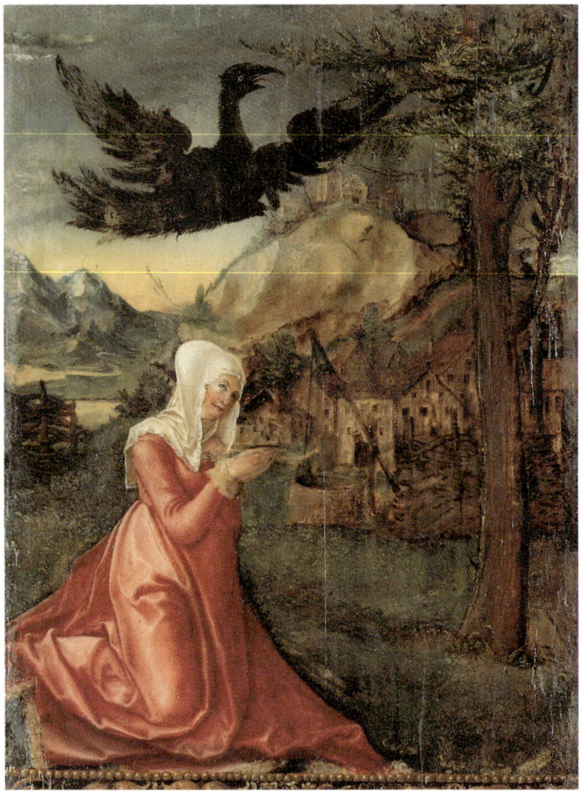

Gm 318

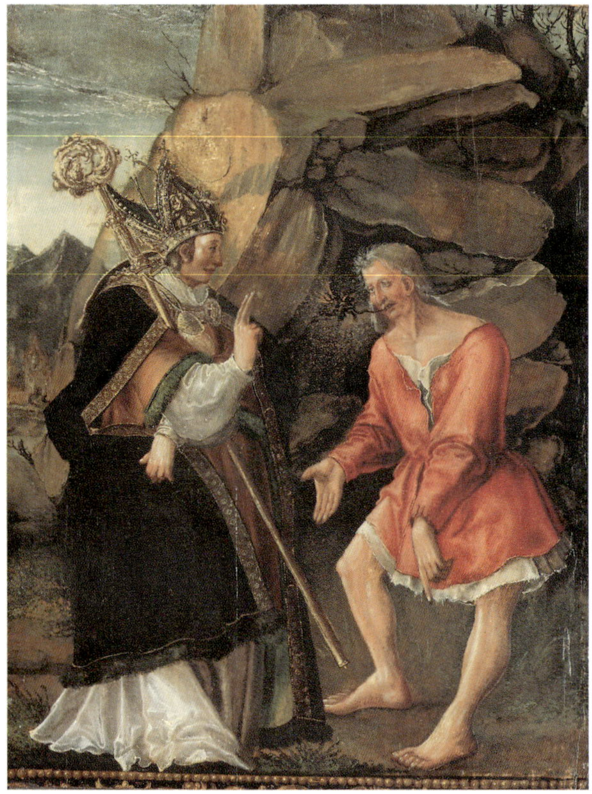

Gm 319

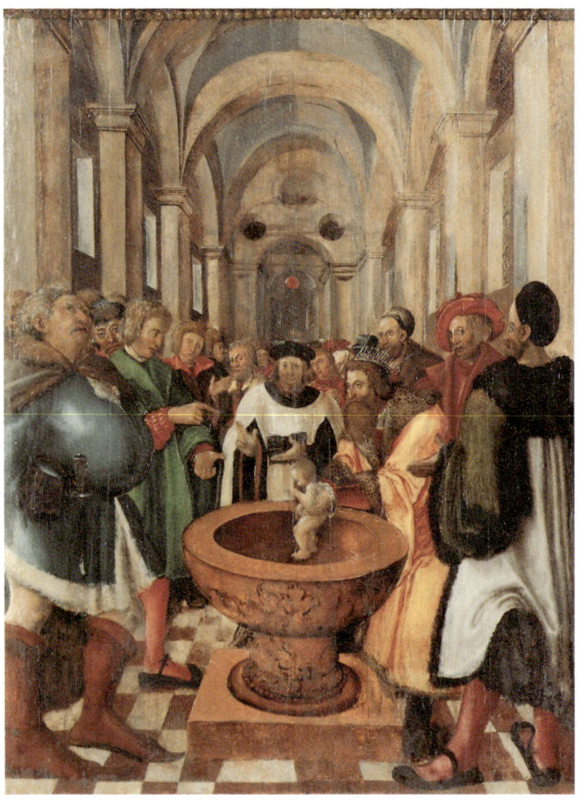

Gm 317

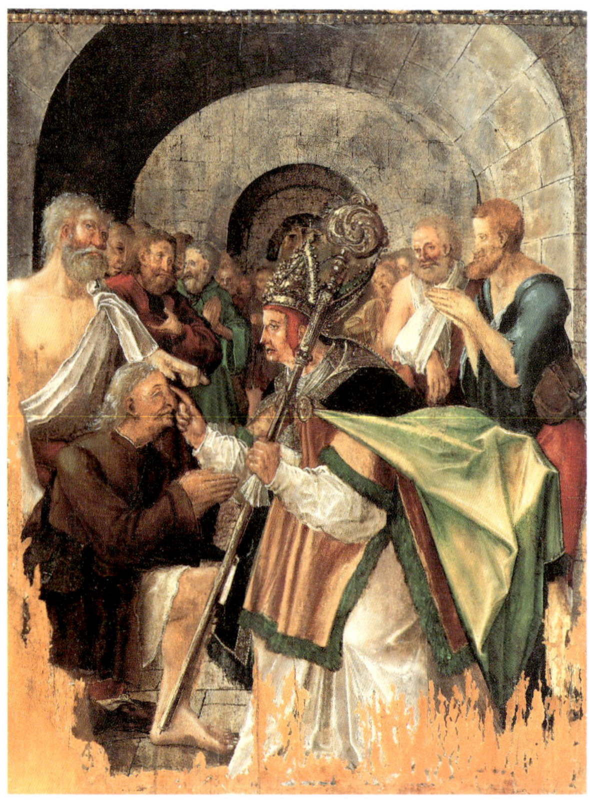

Gm 320

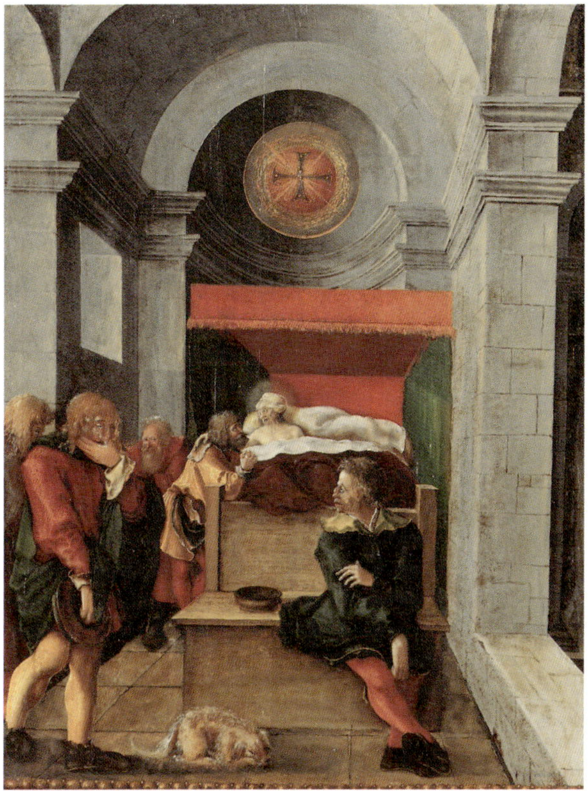

Gm 322

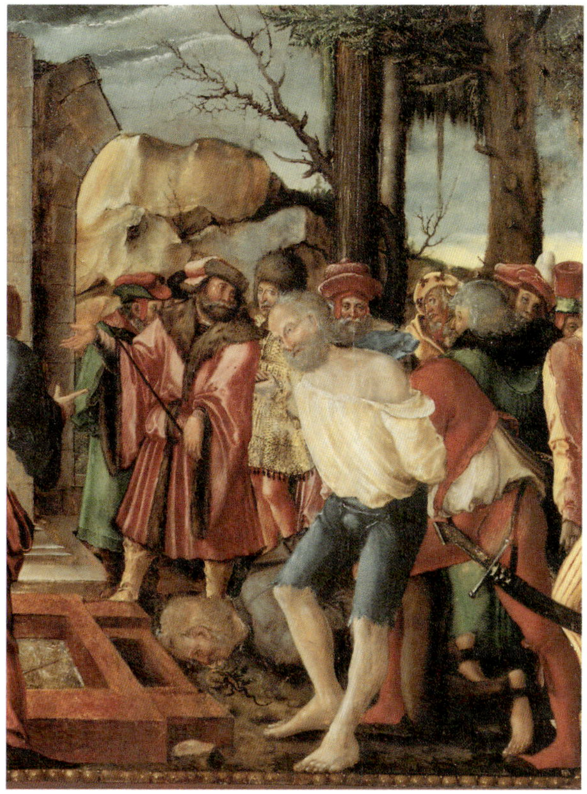

Gm 323

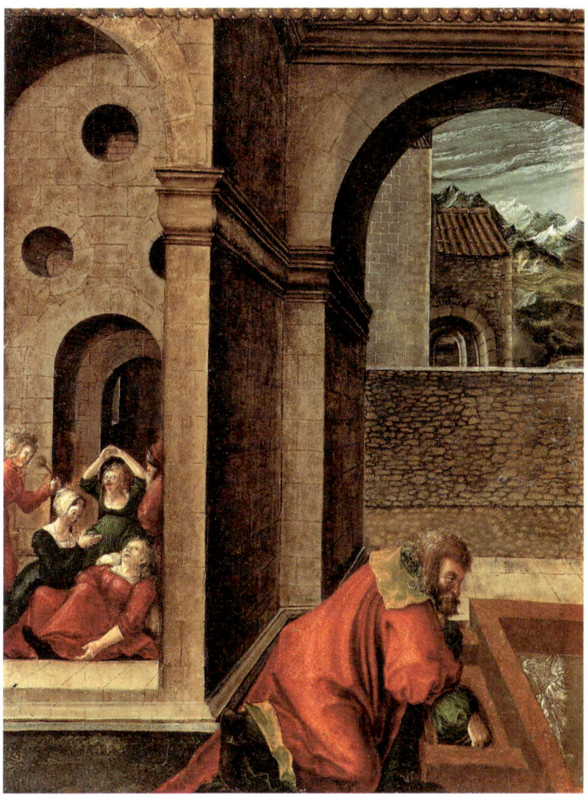

Gm 324

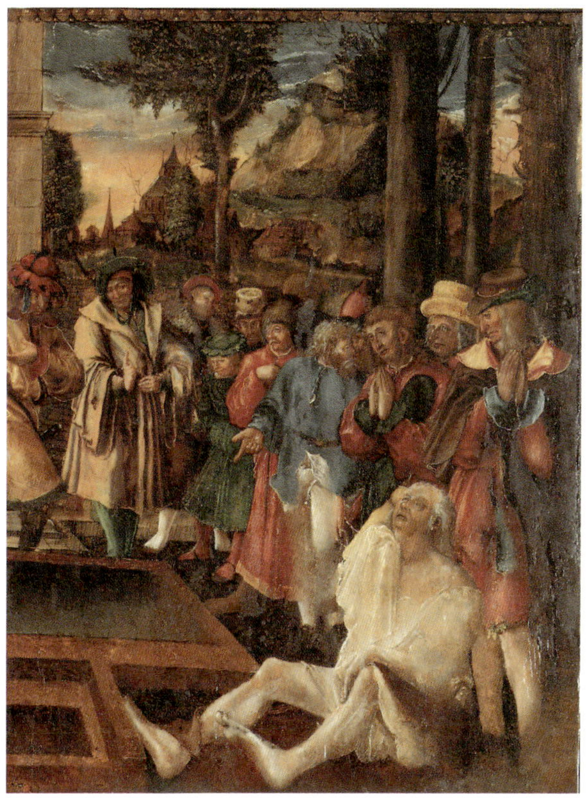

Gm 321

vorstehender gemalt. Verputzungen in den von der Übermalung gereinigten Stellen im Felsen und an den Beinen des Besessenen.

Gm 320 (Blindenheilung). 3 Bretter, Breiten von links oben 8,6, 14,1, 29,7 cm, unten 8,0, 14,3, 30,0 cm. Ecke links unten 1976 mit Lindenholz ergänzt. – Bildseite: Grundier- und Malkanten unten vorhanden. Malerei: Reste einer grünlichen Übermalungsschicht mit handgeriebenen Farben im Umkreis des Kopfes des Heiligen, sie verdeckt partiell den im Hintergrund stehenden Zuschauer. Kinn des Heiligen wie bei Gm 319 hervorstehender gemalt. Grundier- und Malschicht im unteren Bildteil abgefallen, 1976 im Holzton retuschiert.

Gm 322 (Tod des Heiligen): 2 Bretter, Breiten von links oben 23,7, 29,1 cm, unten 23,4, 29,6 cm. Zahlreiche Haarrisse oben und unten. – Bildseite: Unterzeichnung: Strahlenkranz um den Kopf des Heiligen und gefälteter Stoff vor der Baldachinrückwand nicht verwendet; breite Linie unten grenzt Bild zum Eierstab ab. Malerei: Architektur nach der Untermalung erhöht, ein Rundfenster links über dem rechteckigen Fenster übermalt. Monogramm I auf dem Stein rechts in Schwarz und Weiß. Atmosphärischer Nimbus, Lichtreflexe in den gelben Kleidungsstücken und braune Schmutzimitation im grauen Stein aufgestupft. Verputzungen in der Architektur, sonst gut erhalten.

Gm 324 (Heilung einer Frau): 2 Bretter, Breiten von links oben 22,1, 31,2 cm, unten 23,1, 29,5 cm. – Bildseite: Grundier- und Malkanten unten vorhanden. Unterzeichnung: Zahlreiche Faltenlinien im Kleid der kranken Frau nicht verwendet. Malerei: Pentimenti: Weitere Gestalt im Kreis der klagenden Frauen im Stadium der Untermalung wieder entfernt; Ansatz des oberen Tonnengewölbes zunächst tieferliegend, der Durchgang schmaler und höher, im letzten Raum ein Rundfenster, Fenster in der vorstoßenden rechten Wand, großer Torbogen steiler, seine Höhe wurde verringert und über den bereits fertigen Himmel gemalt.

Gm 323 (Besessenenheilung): 2 Bretter, Breiten von links oben 32,3, 20,9 cm, unten 31,5, 21,7 cm. – Bildseite: Grundier- und Malkanten oben und in Resten rechts vorhanden. Unterzeichnung: Stock in der Hand des rot gekleideten Mannes weiter oben. Malerei: Pentimenti: Grauhaariger Mann rechts zunächst mit einer grünen Kopfbedeckung versehen; am Bogenansatz der Mauer weiterführendes Mauerwerk und oberer Teil des Felsens daneben mit Himmelsfarbe zugemalt; Korrektur am rechten Baumstamm. Farben in den Gewändern hier weicher vertrieben als auf den anderen Tafeln. Großflächiger Grundier- und Malschichtverlust in der unteren linken Hälfte ergänzt. Alte Firnisreste in der Landschaft.

Gm 321 (Aussätzigenheilung): 2 Bretter, Breiten von links oben 31,2, 22,2 cm, unten 30,0, 23,2 cm. – Bildseite: Unterzeichnung: Pinsel; Farbe stark rußhaltig; geringfügige Modifikation der Köpfe, Grabanlage weiter hinten. Malerei: Pentiment: Anstelle des zweiten Mannes von links kleinere Gestalt im Stadium der Untermalung geändert. Großflächiger Grundier- und Malschichtverlust vor allem in der unteren Bildhälfte, ergänzt. AB

Die Abfolge der 8 Szenen ergibt sich aus der Legendenfolge und dem an den Tafeln oben bzw. unten sichtbaren, mit Perlstab gesäumten Ornamentstreifen, der die obere und untere Reihe gegeneinander abgrenzte. Durch die Trennung der Bilder gingen Teile der Zwischenstreifen, Perlstab und Festons, verloren. Friedländer wollte die 8 Szenen auf die Vorder- und Rückseiten zweier Flügel verteilen. Zimmermanns von der nachfolgenden Forschung geteilter Vorschlag, je vier Legendenbilder auf *einer* Seite zu vereinen, würde dem Altar zu einer Breite von insgesamt ca. 4,50 m verhelfen. Einem Brief des Regensburger Stadtmagistrats an die Regierung des Regenkreises, Kammer des Innern, vom 29. Dez. 1819 ist zu entnehmen: »acht kleine Stücke, welche ehedem die Seitenflügel von Num. 1 [Altdorfer, Abschied Christi] ausmachten, später aber gespalten und in acht Felder vertheilt wurden, da sie auf beiden Seiten übermalt waren. Sie stellen wahrscheinlich die Lebensgeschichte des hll. Ulrich vor, und sind gleichfalls vom obigen Meister [Altdorfer] auf Holz gemalt«[4]. Die Textstelle scheint Friedländer recht zu geben, doch lassen sich die Legendenbilder nicht sinnvoll auf eine Feiertags- und eine Werkstaggseite verteilen, da sich allenfalls die posthumen Wundertaten, nicht aber der Tod des Heiligen von seinem Leben trennen ließe. Hält man an einer geschlossenen Bilderwand fest, so wären die Malereien am ehesten auf den Außenseiten des inneren und den Innenseiten des äußeren Flügelpaares unterzubringen.

Der Heilige, dessen Legende die Bilder erzählen, wurde versuchsweise mit dem Hl. Ulrich, dem Hl. Wolfgang[5], dem Hl. Quirinus[6] und dem Hl. Albinus[7] identifiziert, von Lutze und von Lutze und Wiegand mit dem Hl. Erhard[8]. Aurenhammer bestimmte ihn als den Hl. Eligius[9]. Dessen Legende, die posthumen Wundertaten ausgeschlossen, läßt sich im Augsburger Passional von 1471/72[10] nachlesen. Bei den Gemälden handelt es sich mit Ausnahme weniger Szenen um Wundertaten des Heiligen. Die bekannteste – er setzt einem störrischen Pferd den Fuß wieder an, den sein Geselle abgeschnitten hatte, um es zu beschlagen – fehlt. Ebenso vermißt man die geläufige Darstellung des Heiligen in der Goldschmiedewerkstatt[11]. Man darf daraus, wie es Stange tat, auf ein ursprünglich umfangreicheres Bildprogramm schließen, doch bleibt offen, ob der Schrein geschnitzt oder gemalt war und ob die Heiligenlegende sich auf denselben ausdehnte. Die dargestellten Begebenheiten decken sich nicht in allen Fällen mit den von Aurenhammer vorgeschlagenen Deutungen. Gm 317 wird von Aurenhammer »Der Hl. Eligius, der Frankenkönig und der Knabe« genannt, doch erzählt die Legende, daß König Chlodwig den Taufpaten des Kindes machte. Nicht der Geistliche ist demnach Eligius, sondern der Täufling. Gm 322 ist für

Aurenhammer »Die Geburt des Heiligen und die Prophezeihung seiner späteren Größe durch einen herbeigerufenen Geistlichen«, doch liegt der ausgewachsene und mit einem Nimbus ausgezeichnete Heilige im Bett, der Nächststehende ist nicht als Geistlicher ausgewiesen, und von den Besuchern ist der vorn links eindeutig als weinend aufgefaßt. Demnach handelt es sich um die Sterbestunde des Heiligen. Schon Zimmermann, noch in Unkenntnis der Person des Heiligen, hatte die Szenen richtig gedeutet.

Der Maler legte Wert auf die Charakterisierung der Schauplätze. Vier sind architektonisch gestaltet, zwei davon zeigen sakrale Form. Die Taufe findet in einer dreischiffigen, kreuzgratgewölbten Basilika statt. Die Vierkantpfeiler tragen Polsterkapitelle. Allein die Rückwand, Okuli und Nischen, nimmt Renaissanceformen vorweg. Im ganzen scheint sich der Maler an einen existierenden Kirchenbau der späten Romanik gehalten zu haben. Dieselben einfachen Bauformen zeigt das Bild mit dem Tod des Heiligen, doch tragen hier die scharf profilierten Simse zu einem modernen Eindruck bei. In dem Rundfenster der Apside schwebt das Kreuz. Es ist interessant zu sehen, wie hier der Tod den Bischof heiligt, indem sein Kopf erstmals von einem Nimbus umgeben ist. Bei der Blindenheilung fällt das Tageslicht zwischen dem vorderen Torbogen und der mit einem weiteren Torbogen versehenen Rückwand in einen Hof, wie wir es von Altdorfers »Kreuztragung« aus der Holschnittfolge von Sündenfall und Erlösung des Menschengeschlechtes, ca. 1513, kennen[12]. Bei der Heilung einer Frau werden die Raumkompartimente durch eine schräg in die Bildtiefe hinein verlaufende Mauer getrennt, und wie in Dürers Holzschnitten des Marienlebens, etwa der Anbetung der Könige B. 87, schaffen versetzte Höhen und gleichwertige Architekturmotive verschiedene Blickpunkte. Immer geht perspektivische Konstruktion voraus, bleibt das Quadermauerwerk unverputzt. Auch die überwiegend landschaftlich gestalteten Schauplätze enthalten gebaute Form.

Bei Gm 318 (Die Mutter des Hl. Eligius) ist es ein kleiner Ort aus mehreren Steinhäusern unterschiedlicher Größe, alle mit Satteldächern versehen. Vor dem Ort jenseits des Weidengeflechtzaunes steht ein Schwengelbrunnen mit steinerner Umfassung; am Wippgalgen bzw. Holzschwengel hängt das Seil mit Holzeimer. Hoch über der Ortschaft liegt eine stattliche Burganlage, deren Kern ein hochaufragender viereckiger Wohnturm mit dossiertem (= abgeschrägtem) Sockel bildet. Rechts davon findet sich ein Torbau mit Treppengiebel, flankiert durch ein trutziges Artillerierondell. Links vom Wohnturm erstrecken sich mehrere niedrigere Mauern, Häuser und Türme. Die Burgarchitektur ist deutlich phantasievoll ausgestaltet. Bei Gm 321 (Heilung eines Aussätzigen) wird die insgesamt sehr gedrungene Stadtarchitektur von einem Kirchenbau (Langhaus) dominiert, dessen Dach der viereckige Bergfried einer Burg mit hohem Pyramidendach überragt. Der Ort wird von einer Weidengeflechtzäunung umfriedet. Dahinter erheben sich mehrere Steinhäuser mit Walm- und Satteldächern. Links ein Rundbau mit flachem Kegeldach und ein extrem hohes spitziges Kegeldach[13].

Die Gemälde waren Albrecht Altdorfer zugeschrieben. In den von Felix Halm († 1809) nachgelassenen, von Friedländer benutzten Materialien zur bayerischen Kunstgeschichte findet sich eine von dem Wissenschaftler und Mönch in St. Emmeram, Placidus Heinrich, Halm übermittelte Liste aller 8 Bilder zur »Lebensgeschichte des hl. Bischofs, vermuthlich des hl. Ulrichs«[14]. Heinrich nennt ein sehr großes, offensichtlich gefälschtes Altdorfer-Monogramm »A« auf Gm 320 und die Jahreszahl 1521 auf Gm 321. Friedländer (1891), der die Zuschreibung der »sehr rohen Arbeiten« an Altdorfer ablehnte, konnte die genannten Bezeichnungen nicht mehr feststellen. Die Nähe zum Stil Altdorfers und die Herkunft der Tafeln aus St. Rupert in Regensburg sprechen für einen dort tätigen Künstler. Buchner dachte an einen selbständigen Meister aus dem engeren Umkreis Altdorfers, »der starken und ursprünglichen Farbensinn mit einer absonderlichen, oft zuchtlosen Formphantasie vereint«. Baldass sah eine Einwirkung der Floriansbilder Albrecht Altdorfers, vgl. Gm 313 – 315. Winzinger (1963) erwog die Gleichsetzung des Monogrammisten »I« mit Jörg Mogk oder Mack, der 1501 und 1510 in den Regensburger Bürgerbüchern erscheint und der 1519 für die Wallfahrt das Bild der »Schönen Maria« malte, das über dem Opferstock angebracht war. Die von Buchner apostrophierte zuchtlose Formphantasie äußert sich sicher nicht in den rational erfundenen, grundrißmäßig geklärten Architekturen, sondern in der ungezähmten, teils plumpen, teils sperrigen Erscheinung der Figuren, im Massenhaften ihres Auftretens und ihrer emotionalen Anteilnahme. Die Veränderungen von der Unterzeichnung zur Malerei und innerhalb der Malerei durch Pentimenti (»Reuezüge«) zeigen gleich der Handschrift das vorwiegend malerische Talent des Künstlers, dessen »saftiger, gesättigter Stil« (Koch) von den vollen Farbakkorden und einem dominierenden Rot lebt. Als spätere Bilder desselben Künstlers führte Zimmermann vier Tafeln eines Marienlebens in die Literatur ein[15]. Die Zuschreibung ist umstritten.

Wie Coelestin Vogl in »Mausoleum ... St. Emmerami«[16] mitteilt, bestellte die Regensburger Goldschmiedezunft 1520 einen gemalten Altar, der in der Kirche St. Rupert Aufstellung fand. Er trug des Malers Monogramm »M/O«

und war um 1660 offenbar noch an seinem ursprünglichen Standort zu sehen. Pfeiffer, davon ausgehend, daß es sich bei dem Auftrag der Goldschmiedezunft um einen Altar ihres Patrons, des Hl. Eligius, handelte, sicherlich aber nicht gleichzeitig zwei Eligius-Altäre in Regensburg in Auftrag gegeben wurden, identifizierte den archivalisch genannten Altar mit den Legendenbildern des GNM. Er zählte eine Predella mit dem Schweißtuch der Hl. Veronika, 1520 datiert und mit dem von Vogl genannten Monogramm versehen (Regensburg, Städt. Museen)[17] zu demselben Altar und schrieb diesen dem Regensburger Maler Michael Ostendorfer (um 1494 – vor dem 14. Dez. 1559) zu. Ostendorfer war neben Albrecht Altdorfer, von dem er lernte, der prominenteste Maler in Regensburg. Das an den Legendenbildern unauffällig, aber mehrfach und auch in der Verbindung mit der Jahreszahl 1520 auftretende Monogramm »I« ließ Pfeiffer allenfalls als Signatur eines Mitarbeiters gelten. Winzinger (1975) akzeptierte die Zuschreibung an Ostendorfer, doch bleibt aufgrund des mehrfach wiederkehrenden Monogrammes ein Rest an Unsicherheit. Pfeiffer erwog die Zugehörigkeit eines hochformatigen Altarflügels mit dem Hl. Eligius, der das Pferd heilt (Sigmaringen, Fürstlich Hohenzollernsche Sammlungen)[18], zu demselben Altar. Die abweichende Holzart der Bildträger – Linde für die Nürnberger Tafeln, Fichte für den Flügel in Sigmaringen – und die abweichenden Maße scheinen dieser These entgegenzustehen, doch wurde die Sigmaringer Tafel nicht technologisch untersucht, so daß keine Ergebnisse verglichen werden können.

1 Eine Ausnahme bilden Gm 317 und Gm 318, wo die Anzahl der Bretter und ihre Breiten die notwendigen Übereinstimmungen zeigen. Da alle anderen Tafeln eine voneinander unabhängige Bretterzahl und Breiten aufweisen, kann in diesen drei Fällen zwar auf eine gemeinsame Zubereitung, jedoch nicht zwingend auf eine gemeinsame weitere Bearbeitung im Rahmen geschlossen werden. Sonderbarerweise paßt Gm 320 seitenverkehrt zu diesen beiden Tafeln. Da sich eine rückseitige Bemalung mit Szenen aus dem Leben des Heiligen ausschließt, scheint dies ein Licht auf die Arbeit des Zubereiters hier zu werfen: Lange Bretter wurden zu einer Tafel verleimt, von der die entsprechenden Tafeln abgeschnitten und einzeln weiterverarbeitet wurden.

2 Zimmermann 1932/33, S. 119, sah an den Bildern Falzränder an 3 Seiten.

3 Der übermalte Zustand abgebildet bei Lutze u. Wiegand und bei Pfeiffer.

4 StA Amberg, Reg.Reg. KdI 332. Die Kenntnis des Briefes sowie genaue Angaben zur Provenienz der Bilder verdanke ich Carolin Schmuck M.A., Nittenau, freundl. schriftl. Mitteilung vom 18. Dez. 1996. Die Verbindung der Eligius-Legende mit Altdorfers Gemälde des Abschieds Christi (jetzt London, National Gallery; Winzinger 1975, Nr. 26 u. Abb.) beruhte auf der Zuschreibung der Legendenbilder an diesen. Offenbar war der Altar bereits vor 1764 in seine Teile zerlegt worden. Steiglehner war seit 1791 Fürstabt, doch besaß schon sein Vorgänger Frobenius Forster eine Bildersammlung. Wie Schmuck annahm, könnte schon dieser die Legendenbilder seiner Sammlung einverleibt haben.

5 Rettberg 1846 u. Friedländer 1891.

6 Mitgeteilt bei Lutze u. Wiegand 1936-37.

7 Braune 1909, mit Vorbehalt.

8 Lutze und Wiegand 1936-37, vorschlagsweise.

9 Mitgeteilt bei Stange 1964.

10 Der Heiligen Leben und Leiden, anders genannt das Passional, Bd. 1: Winterteil. Nachdruck. Leipzig 1913, S. 185–187.

11 Künstle 1926, S. 194–198. – LCI 6, 1974, Sp. 122–127.

12 Vgl. Winzinger 1963, Nr. 52 u. Abb.

13 Beschreibungen von Joachim Zeune, Bamberg, freundl. schriftl. Mitteilung vom 30. Mai 1996.

14 Bayer. Staatsbibliothek München, cod.germ. 5126, Bd. I. – Zu Heinrich vgl. Carolin Schmuck: Die Regensburger Malerfamilie um Franz Kirchmaier (1529–1589). In: Ars Bavarica, Bd. 69/70, 1993, S. 11–15. – Freundl. Hinweise von C. Schmuck (wie Anm. 4).

15 Mit Abb. 83, 84. – Lutze u. Wiegand 1936-37. – Buchner 1938. – Henry S. Francis: A Painting and a drawing by Albrecht Altdorfer. In: The Bulletin of the Cleveland Museum of Art, 37. Jg., Nr. 6, 1950, S. 115–118, Umschlagbild. – Stange 1964. – Pfeiffer 1965. – Winzinger 1975.

16 Mausoleum oder herrliches Grab deß Bayerischen Apostels … S. Emmerami. Straubing 1661.

17 Als Leihgabe der BStGS, Inv.Nr. 10737.

18 Inv.Nr. 7484, Fichtenholz, 130 x 46 cm. Aus der Fürstl. Schloßkapelle Krauchenwies um 1930 ins Fürstl. Museum Sigmaringen verbracht. Freundl. schriftl. Auskunft Konservator Peter Kempf, Fürstlich Hohenzollernsche Hofkammer, 6. Febr. 1997.

Rettberg 1846, S. 165, Anm. 1. – W. Schmidt 1872, S. 542. – Friedländer 1891, S. 139. – Aukt. Helbing, München, 1907, Kat.Nr. 79. – Braune 1909, Nr. 317–324. – Eßwein u. Hausenstein 1923, Tf. 135. – Zimmermann 1932/33, S. 119 –127, Abb. 79 u. 80. – Lutze u. Wiegand 1936-37, S. 12–14, Abb. 271, 272. – Ausst. München 1938: Altdorfer, Kat.Nr. 686 – 693 (bearb. E. Buchner). – Baldass 1938, S. 151–152. – Koch 1938, S. 229. – Wynen 1961, Nr. 165 (»Michael Ostendorfer nahestehende Werke aus seinem Umkreis«). – Winzinger 1963, S. 29. – Stange 1964 u. 1971, S. 92 – 94, 145, Abb. 167, 168 (Gm 318, 319). – Ausst. Linz – St. Florian 1965: Donauschule, Kat.Nr. 206, 207 (Gm 317, 318; bearb. F. Winzinger). – Pfeiffer 1965, S. 20 – 22, Abb. 1, 2. – Winzinger 1975, S. 129, Nr. 107, Abb. 107 (Gm 319). – Kat. Regensburg 1995: Mittelalter, S. 96 – 97, Nr. 13.6 (bearb. Martin Angerer) mit Farbabb.

Saalfeld, Thüringen

Mitarbeiter des Bildschnitzers Hans Gottwalt

FLÜGELALTAR AUS KEILHAU, TÜRINGEN

1507

Schrein: Maria mit dem Kind zwischen den Hll. Mauritius und Georg, geschnitzt. Auf der Schreinrückseite die Jahreszahl »1507«
Linker Flügel, Innenseite: Die Hll. Katharina und Barbara, geschnitzt
Eckїberhöhung: **Laute spielender Engel**
Rechter Flügel, Innenseite: Die Hll. Urban und Laurentius, geschnitzt
Eckїberhöhung: **Violine spielender Engel**

Linker Flügel, Außenseite: **Verkündigung an Maria**

Maria kniet an einem Bet- und Lesepult. Der Erzengel Gabriel verkündigt ihr die Geburt des Herrn. Das um den Heroldstab sich windende Schriftband enthält die Grußformel. Auf der Brüstung Blumen in einer zweihenkligen Vase. Im Landschaftsausblick auf Wolken Gottvater, der den Hl. Geist in Gestalt einer Taube aussendet.

Tannenholz (Abies sp.), mit Rahmen 139,5 x 75 cm, lichte Maße 131,5 x 67 cm – Auf dem Schriftband in gotischen Minuskeln: »Ave maria gracia plena« = Gegrüßt seist Du, Maria, voller Gnaden.

Rechter Flügel, Außenseite: **Christi Geburt**

Maria kniet vor dem Kind, das von zwei Engeln gewartet wird. Hinter ihr Ochse und Esel, weiter zurück der Nährvater Joseph. Links der schadhafte Stall von Bethlehem, im Hintergrund Flußlandschaft mit Fachwerkbauten, in Wolken vom Blatt singende Engel.

Tannenholz (Abies sp.), mit Rahmen 139 x 75,5 cm, lichte Maße 131 x 67,5 cm – Auf dem Schriftband in Textura: »AVE REI GINA C[OE]LORVM« = Sei gegrüßt, Königin der Himmel.

Predella: **Christus und die zwölf Apostel**

Christus erhebt segnend die rechte Hand, in der linken hält er die Weltkugel. Die Apostel sind durch ihre Attribute ausgewiesen. Alle tragen Nimben, Christus einen solchen mit eingezeichnetem Kreuz.

Tannenholz (Abies sp.), 51 cm hoch, größte Breite 172,2 cm, geringste Breite 136,5 cm, an den Seiten geschweift.

Pl.O. 200. Pfarrkirche in Keilhau, Kreis Rudolstadt, Thüringen, bis 1844 – Kanzleirat Müller, Weimar – Privatbesitz, Rudolstadt – Erworben um 1888 im Nürnberger Kunsthandel (Pickert) – Seit 1937 im Tausch als Leihgabe in Erfurt, Angermuseum.

Schrein und Flügel: Anzahl der Bretter nicht eruierbar, Äste im Holz belassen; beide Flügelseiten, Vorderseite der Predella und Rahmen offenbar weitgehend mit Leinwand kaschiert. Mittelschrein: – Rückseite: 2 waagerechte Einschubleisten am Marienschrein, von links nach rechts eingeschoben. Unterzeichnung: Keine erkennbar. Malerei: Dünn. Rote und grüne Ranken sowie Randstreifen auf weißem Grund. Verschieden große Fehlstellen, mechanische Beschädigungen (Kratzer u.a.), verschmutzte Oberfläche. – Vorderseite: Rückwand der Madonna: Strahlen in Pastigliatechnik und vergoldet; dazwischen vergoldete Papiersterne. Rückwand der seitlichen Heiligen und der Flügel: Goldenes Granatapfelmuster des Vorhangs graviert, Innenflächen tremoliert, Fransen unten weiß-gelb; auf blauem Hintergrund Papiersterne aufgeklebt, ursprünglich vergoldet, teilweise übermalt. Hellrote Seitenwände und Decken dünn rot übermalt. Skulpturen: Gewänder glanzvergoldet, Rüstungen der Hll. Moritz und Georg versilbert, Ornamente in rotem und grünem Lüster, bei der Madonna Edelstein- und Perlenimitationen, letztere vermutlich ehemals versilbert; blaue Mantelinnenseite der Madonna teilweise dunkelblau übermalt. – Flügel: Innenseiten: Skulpturen: Alben und Kleider versilbert, Pluviale, Dalmatik und Mantelaußenseiten vergoldet, Saumkanten partiell in grünem Lüster, Tiara in Gold und roter Farbe, Bänder versilbert, partiell grün gelüstert. Mantelinnenseiten blau, später übermalt. – Flügelaußenseiten: Tafeln im Rahmen grundiert und bemalt. Unterzeichnung: Pinsel; Kontur- und Binnenzeichnung, zur Modellierung der Körper gebogene Schraffuren, Schatten der Gewänder in Parallelschraffuren; geringfügige Abweichungen von der gemalten Ausführung, so sind in der Geburtsszene die Finger der rechten Hand des Kindes leicht gebogen, Kopf des Ochsen weiter links; infolge Bleiweißverseifung mit bloßem Auge teilweise sichtbar. Malerei: Lasierender, dünner Auftrag, Grenzen weich verlaufend. Farbigkeit durch nachgedunkelten Firnis optisch gedämpft. Kleinteilige Fehlstellen über die Fläche verteilt. – Flügelaufsätze: Riß durch die linke Engelsdarstellung. – Malerei: Engel vor blauem Grund mit aufgesetzten goldenen Sternen. Kleinere Fehlstellen in der Malerei; vermutlich umfangreich überarbeitet. – Rahmen Flügelaußenseiten: Rot gefaßte Platte mit gelber Schräge; auf rotem Untergrund schablonierte fünfblättrige Blüten in Edelmetall (Silber oder ehemals Zwischgold). Rahmenvorderseite: Versilbert mit Goldlack, am Mittelschrein rote Leiste. – Predella: Vermutlich Einzelbrett. Maserung horizontal. – Rückseite: In gleicher Weise bemalt wie Rückseite des Mittelschreins.- Bildseite: Unterzeichnung: Wie oben; Abweichungen von der gemalten Ausführung: Kopf Christi, des Johannes und des Apostels links von Christus tiefer; Apostel links außen mit Haaren auf der Stirn. Malerei: Schwarzer Hintergrund mit aufgemalten Sternen; Rahmung gemalt. Offenbar überarbeitet. Licht- und Schattengrenzen erscheinen härter als bei den Flügeln. – Restaurierung: 1979/80 (Angermuseum Erfurt) Oberflächenreinigung und Konservierung.

Karin Kosicki, Erfurt, Angermuseum

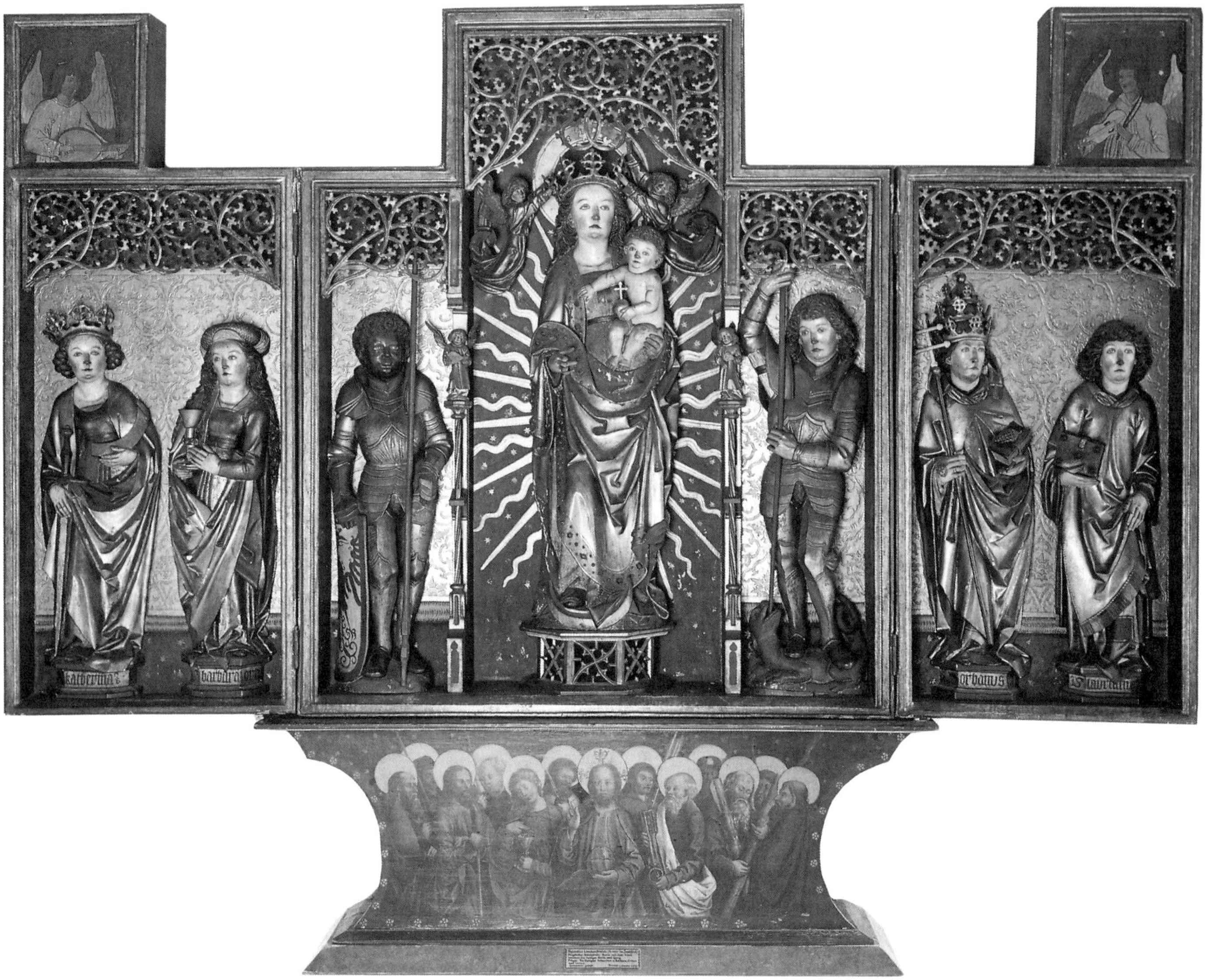

Pl. O. 200

Es handelt sich um ein Triptychon mit einem beweglichen Flügelpaar. Die Feiertagsseite zeigt geschnitzte Figuren. Die Eckülberhöhungen der Flügel und die Predella sind gemalt, ebenso die Flügelaußenseiten. Erscheint die gekrönte und durch die Mondsichel zu ihren Füßen als »apokalyptisches Weib« ausgewiesene Maria als Himmelskönigin und zugleich als Ecclesia, so die Apostel zu Seiten Christi auf dem tragenden Sockel des Retabels als Fundament der Kirche. Voss (1903) schrieb den Altar dem in Saalfeld tätigen Valentin Lendenstreich, der zwischen Juni 1506 und Juni 1507 starb[1], als letztes Werk zu. Er verwies auf einen verwandten Altar in Strößwitz[2]. Auch Josephi sah die Urheberschaft Lendenstreichs »durch den Vergleich mit authentischen Arbeiten dieses Meisters« gesichert. Lutze und Wiegand stellten fest, daß Lendenstreich nur als Werkstattinhaber oder Schnitzer gelten könne, nicht als Maler. Sie führten die Malereien dementsprechend als »thüringisch, von 1507« auf. Hartenstein dachte an einen Nachfolger der Werkstatt Lendenstreichs[3]. Stange sah in dem Maler einen Nachfolger des zwischen 1499 und 1508 in Göttingen, Einbeck und Northeim nachgewiesenen Hans Raphon, vielleicht den Nachfolger des 1502 oder 1503 verstorbenen Hans von

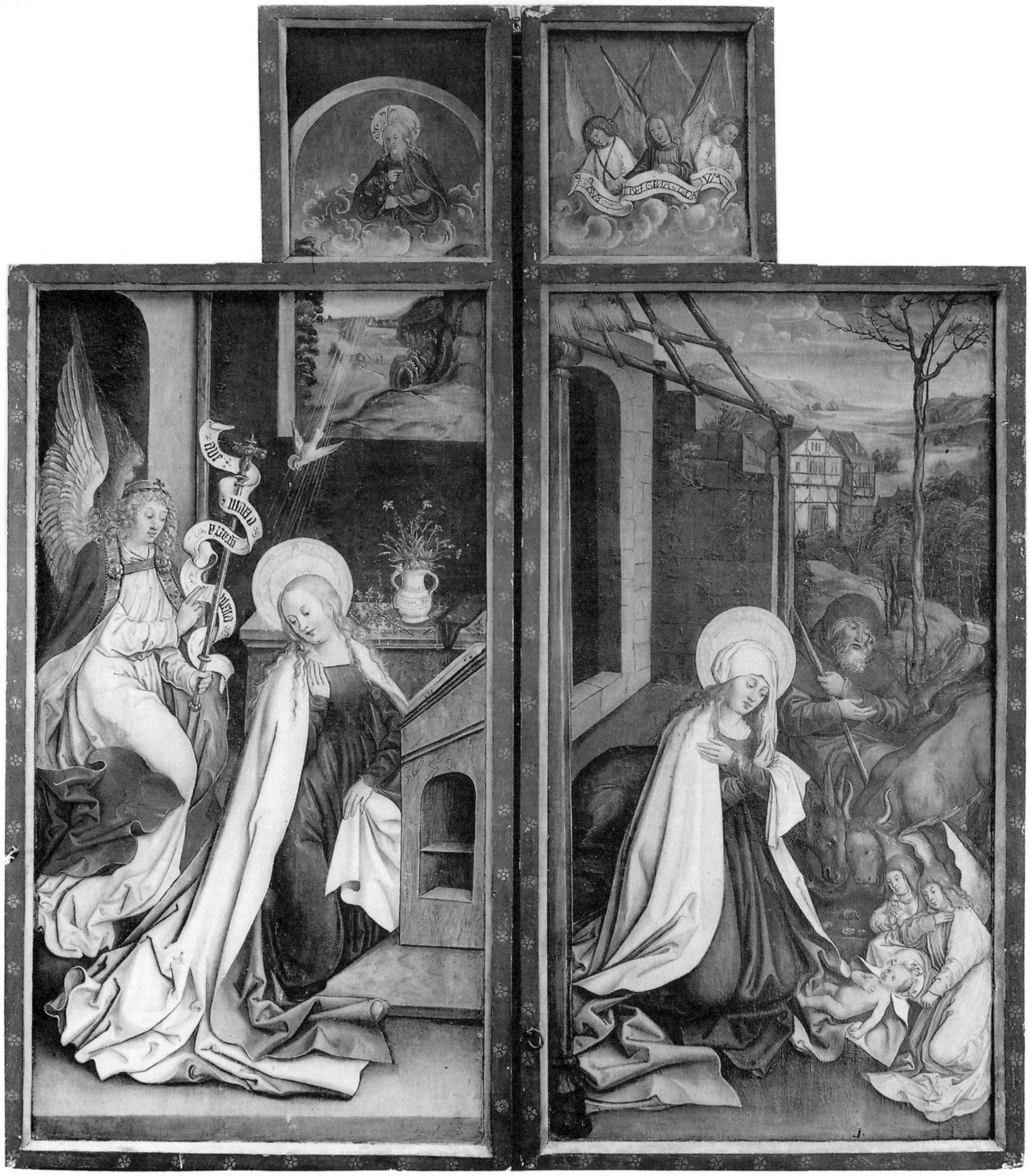

Pl. O. 200

Geismar in der Werkstatt Raphons[4]. Bier brachte die geschnitzten Teile erstmals mit Hans Gottwalt von Lohr in Verbindung. Gottwalt wird 1501 als Lehrjunge des in Würzburg tätigen Bildhauers Tilman Riemenschneider genannt, in den Saalfelder Stadtrechnungen 1504/05 bereits als Bürger zu Saalfeld und Hausbesitzer. Er war damals sicher schon Meister. Um 1542/43 muß er gestorben sein[5]. Bis zum Tod Lendenstreichs arbeitete er offenbar in dessen Werkstatt. Werner (1966) konnte anhand der Beschreibung Walthers von 1770 die Herkunft des Altars Pl.O. 200 aus der Pfarrkirche in Keilhau nachweisen. Seine Dissertation über Gottwalt (1986) blieb ungedruckt. Der Maler ist modern im Sinne Dürers d.h., er bildet plastisch, räumlich und großformig, freilich mit einem gewissen Überschuß an Faltenfigurationen. Er benutzte, wie damals üblich, graphische Vorlagen, für den Engel der Verkündigung Martin Schongauers Kupferstich B. 1. Man wird ihn als zeitweiligen Mitarbeiter Lendenstreichs und Gottwalts oder »im Verding« für beide arbeitend in Saalfeld lokalisieren dürfen. Nach Werner (1986) war er an den Altären von Wüllersleben (vollendet 15. Mai 1505), Branchewinda, Münchenbernsdorf (vollendet 12. Juli 1505) und Oberwellenborn beteiligt. Hoffmann sieht ihn als einen Franken oder doch als einen fränkisch geschulten Meister an[6].

1 Zu Valentin Lendenstreich: Paul Lehfeldt: Die Saalfelder Altarwerkstatt. In: Zeitschrift für Thüringische Geschichte und Altertumskunde, NF, Bd. 6, 1889, S. 297 – 321; NF, Bd. 9, 1895, S. 659 – 664.
2 Vgl. Werner 1986, S. 90 – 92, Kat.Nr. 16 mit Lit.
3 Brief vom 2. März 1956 an das GNM.
4 Vgl. Hans Georg Gmelin: Spätgotische Tafelmalerei in Niedersachsen und Bremen. München–Berlin 1974.
5 Biographische Daten bei Werner 1966, S. 9 –16.
6 Freundl. mündl. Mitteilung Herbst 1996. Eine Untersuchung der Malereien an thüringischen Flügelaltären konnte aufgrund der unzureichend aufgearbeiteten, bzw. publizierten und reproduzierten Materialien hier nicht geleistet werden.

Walther 1770, Blatt 125. – Sigismund 1862, II, S. 20. – Voss 1903, S. 64, Tf. 76. – Josephi 1910, S. 272, Nr. 453, S. 272 – 274. – Voss 1911, S. 23. – Riemschneider-Hoerner 1929, S. 134, 176. – Thieme-Becker Bd. 23, 1929, S. 48. – Riemschneider-Hoerner 1930, S. 166. – Hartenstein 1932, Nr. 12. – Lutze u. Wiegand 1936-37, S. 180, Abb. 364, 365. – Böllhoff-Becker 1951, S. 4. – Stange 6, 1954: Gotik, S. 135, Abb. 242. – Kämpfer 1955, S. 19. – Bier 1961, S. 5 – 7 mit Abb. 1. – Werner 1966, S. 20, 24, Abb. 4. – Stange 1, 1967: Verz., Nr. 815. – Weigand 1967, S. 16. – Ders. 1969, S. 44 – 45. – Scherf 1970, S. 17. – Werner 1970, S. 202 – 208 mit Abb. – Scherf 1973, S. 19. – Ders. 1977, S. 20. – Werner 1980, S. 87. – Ders. 1986, S. 69 – 75, Kat.Nr. 11, mit Lit.

Sachsen oder Böhmen

Hans Hesse (nachgewiesen 1506 bis 1539 in Annaberg und Buchholz in Sachsen) zugeschrieben

MARTYRIUM DER HL. KATHARINA
um 1515/20

Die Heilige soll durch das Rad sterben. Ein Unwetter setzt das mit Messern besetzte Rad in Brand, steingroße Hagelkörner treffen die Verfolger. Daraufhin wird die Heilige mit dem Schwert enthauptet. Oben Segmentbogenabschluß, darüber gravierter Goldgrund mit Astwerk und Rankenmuster.

Tannenholz (Abies sp.), mit Anstückungen 181 x 127 cm – Auf der Rückseite mit weißer Farbe »Germ. Nat. Museum Nürnberg« und »Gm. 1190«; auf dem Parkett »Gem. 1190«.

Gm 1190. Laut Bezeichnung einer in der Graph. Slg. des GNM aufbewahrten Nachzeichnung des 19. Jahrh. aus Teplitz in Böhmen stammend[1]. Erworben 1929 im Wiener Kunsthandel.

4 Bretter, Breiten von links oben 32,3, 41,4, 26,7, 26,1 cm, unten ca. 33,7, 39,7, 25,5, 28,1 cm. Stärke auf 1,6 –1,9 cm gedünnt. Ecke rechts unten durch gewinkeltes Pappelholz ergänzt (liegender Schenkel 6 x 28,1 cm, stehender Schenkel 10 x ca. 4,5 cm). Die zahlreichen Äste im Holz belassen. Bereich des Goldbrokates und vereinzelt Äste mit Leinwand kaschiert. Alter starker Schädlingsbefall; Fugen gelockert; Holz im Bereich der linken und rechten Fuge vielfach gerissen. Format original. – Rückseite: Einige der am stärksten zerfressenen Stellen mit Holzkitt ausgebessert. Italienisches Parkett, gemeinsam mit der Rückseite mit brauner Substanz getränkt. – Bildseite: Tafel im Rahmen grundiert und bemalt. Unterzeichnung: Pinsel; Kontur- und Binnenzeichnung, schwach erkennbar, Strichbreite in Gesichtern fein, in Gewändern breit; geringfügige Unterschiede zur Malerei in der Ausdehnung der Gewänder. Malerei und Metallauflagen: Bogenfüllung: Gravierter Goldbrokat mit tremolierten Zwischenräumen auf rotem Poliment, Gold großteils berieben. Reflexlichter, azuritblaue und grüne Farben pastos. Brokatmuster weitgehend dem Faltenwurf folgend; das Blau mit einer heute fast schwarzen Lasur verschattet. Malschicht im Bereich der äußeren Fugen und über dem ergänzten Bildträger ausgebrochen und ergänzt. Balken des Rades rechts großflächig retuschiert. – Rahmen original: Kern Tannenholz; Ecken einfach verzapft, heute durch Eisenwinkel verstärkt; weiß grundiert, zweischichtig rot (unten hell-, darüber dunkelrot) gestrichen, silbernes, heute verschwärztes Blütenornament. Profile: Ecken auf Gehrung geschnitten; grundiert und versilbert mit Goldlack. Holz vom Schädling zerfressen. Auf der Rückseite oben Nagellöcher, neuere Metallringe unten, ein Hinweis für zeitweilige Drehung des Rahmens um 180°. – Restaurierung: 1950 Niederlegen der Malschicht, Austupfen der Bildschäden.
AB

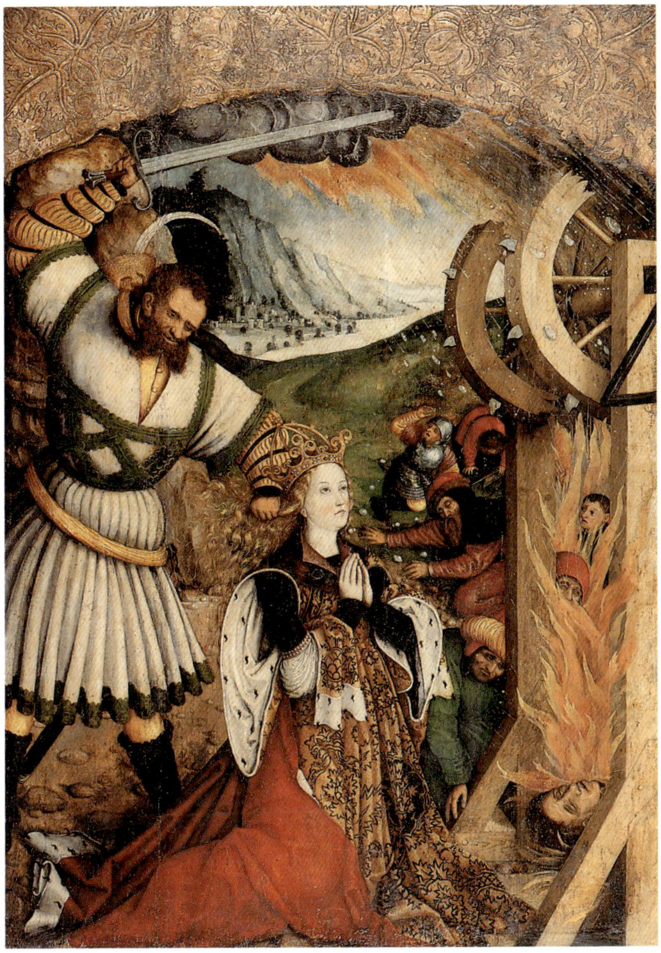

Gm 1190

Die Geschichte der Hl. Katharina von Alexandrien (Fest 25. Nov.) wird in der Legenda aurea (1263/73) des Jacobus de Voragine ausführlich erzählt[2]. Die gelehrte cyprische Königstochter disputierte mit fünfzig Philosophen und bekehrte sie zum Christentum. Sie erregte damit den Zorn des römischen Kaisers Maxentius, der sie zum Tod verurteilte. Ihr Martyrium gehörte zu den meistgemalten Gegenständen im späten Mittelalter[3]. Der Maler von Gm 1190 vereinte wie üblich zwei aufeinanderfolgende Szenen in *einem* Bild: Die Zerstörung des Rades – hier zweier durch eine Achse verbundener Räder – durch ein Unwetter und die Enthauptung der Heiligen[4]. Der Henker greift ihr ins Haar und holt mit dem Schwert zum Schlag aus[5]. Katharina trägt eine Bügelkrone und ein goldbrokatenes Kleid mit Hermelin als Zeichen ihrer königlichen Abkunft. Sie faltet die Hände in frommer Ergebenheit. Beim Henker mit dem lückenhaften Gebiß ist im mittelalterlichen Verständnis »häßlich« das Synonym für »böse«.

Im Hintergrund eine stark befestigte, turm- und mauernreiche Stadt. Vorne die mit vielen Flankierungstürmen bestückte Stadtmauer, in deren Zentrum sich ein Doppelturmtor öffnet. Dahinter erhebt sich ein weiterer Befestigungsring aus einer noch höheren Ringmauer mit noch höheren Türmen, dominiert von einem gewaltigen Viereckturm. Alle Rundtürme tragen spitzige Kegeldächer. Der linke Eck-Rundturm ist schlanker und höher ausgebildet als alle anderen; dies beobachtet man oft bei relativ intakten Stadtbefestigungen, wo der Blick über topographisch ungünstige Landstriche durch überhohe Türme ermöglicht wird. Weit über und hinter der Stadt auf einem Felskegel eine kleine Burganlage[6].

Das Gemälde wurde als ein Werk der »Cranach-Schule um 1520« erworben. Lutze und Wiegand lokalisierten es im sächsisch-böhmischen Grenzgebiet. Sie datierten um 1515/20. Als nächstverwandt, aber stilistisch etwas jünger sprachen sie eine 1520 datierte Katharinenmarter im Museum zu Brüx[7] vom Meister des Dippoldiswalder Altars an. Sandner schrieb Gm 1190 dem seit spätestens 1506 in Annaberg und spätestens 1520 in Bucholz tätigen Hans Hesse[8] zu: »Die Motive des vergoldeten Schneidmusters gleichen jenen auf den Passionstafeln von Ebersdorf und stammen vom gleichen Tafelzubereiter«[9]. Er nahm an, daß das Bild der Katharinenmarter für die dieser Heiligen geweihte Kirche in Buchholz gemalt worden wäre und datierte um 1515/20. Uns erscheint die Zuschreibung an Hesse nicht zwingend. Hesse behandelte die Realien mit größerer Sorgfalt, verzichtete auf leere Pathosformeln wie die gespreizten Ärmel der Heiligen und hatte eine andere Vorstellung vom Rad als Marterinstrument[10].

1 Bilderrepertorium, Kopien nach Tafelgemälden, Nr. 290. Die Zeichnung ist beschriftet »Julius Gnuß [?] Teplitz«. Der Name kann ebenso dem Zeichner wie dem Besitzer des Bildes zugehören.

2 Dt. Ausgabe von Richard Benz o.J. (1955), S. 917 – 927.

3 Künstle 1926, S. 369 – 374. – LCI 7, 1974, Sp. 289 – 297; vgl. auch Gm 1534/35, Monogrammist HG von 1514.

4 Zu den verschiedenen Hinrichtungsarten vgl. Richard van Dülmen: Theater des Schreckens. Gerichtspraxis und Strafrituale in der frühen Neuzeit. München 1985. Zum Rädern vgl. Adalbert Erler u. Ekkehard Kaufmann (Hrsgg.): Handwörterbuch zur deutschen Rechtskunde, Bd. 4, 1990, Sp. 135 –138. Literaturhinweise von Martin Kügler, 7. Jan. 1997.

5 Das Schwert ist dem sog. Katzbalger nächstverwandt; vgl. Seitz: Blankwaffen 1, 1965, S. 173, Abb. 109.

6 Beschreibung der Stadt von Joachim Zeune, Bamberg, freundl. schriftl. Mitteilung 30. Mai 1996.

7 Ausst. Brüx-Komotau 1928: Gotische Malerei und Plastik Norwestböhmens, S. 60 f.
8 Zu Hesse vgl. Ingo Sandner: Hans Hesse. Ein Maler der Spätgotik in Sachsen. Dresden 1983.
9 Zum 1513 datierten Hochaltar der Stiftskirche zu Ebersdorf bei Chemnitz vgl. Sandner (wie Anm. 8), S. 46 – 48, Abb. 24 – 34, teils farbig.
10 Vgl. Hesses Altarflügel mit der Hl. Katharina und der Familie Pflug in Annaberg-Buchholz; Sandner (wie Anm. 8) Farbabb. 41.

Neuerwerbungen GNM 1925/29, Tf. 34. – Lutze u. Wiegand 1936-37, S. 155 –156, Abb. 383. – Schild 1985, S. 184, Abb. 410 (Ausschnitt). – Sandner 1993, S. 241, 250, Abb. S. 251.

Schäufelein, Hans

Geboren um 1482, womöglich im fränkisch-schwäbischen Grenzgebiet, gestorben Ende 1539 oder Anfang 1540 in Nördlingen. Maler und Zeichner für den Holzschnitt und für Glasgemälde. Um 1503/06 in Dürers Werkstatt in Nürnberg tätig, 1506/07 in Südtirol, wo er die Flügel für den Altar in Niederlana malte, zwischen 1508 und 1515 in Augsburg. Er arbeitete dort zunächst in der Werkstatt Hans Holbeins d. Ä., dann als Zeichner für Holzschnittillustrationen im Rahmen der Maximilianischen Buchproduktionen »Theuerdanck« und »Weißkhunig«. 1515 wurde er Bürger und Stadtmaler in Nördlingen. Für die »Bundesstube« des Nördlinger Rathauses malte er in diesem Jahr ein Wandbild mit der Geschichte der Judith. Schäufelein war als Maler und Buchillustrator einer der meistbeschäftigten deutschen Künstler der Dürerzeit.

CHRISTUS AM KREUZ MIT JOHANNES DEM TÄUFER UND KÖNIG DAVID
1508

Links steht Johannes der Täufer, der mit der rechten Hand auf den Gekreuzigten weist, rechts kniet, die Harfe schlagend, König David. Im Hintergrund empfängt Moses die Gesetzestafeln. Am Fuß des Berges Hirten. Oben am Kreuz die Inschrift »INRI« = Jesus Nazarenus Rex Judaeorum. Die Enden des Kreuzbalkens sind mit Sanduhr und Totenschädel besetzt. Am Fuß des Kreuzes liegt auf einem Buch das Lamm mit der Kreuzfahne. Um den Kreuzstamm eine Kette mit Anker.

Lindenholz (Tilia sp.), 101,2 x 49,8 cm – Rechts unten auf einer Tafel die Jahreszahl »1508« – Auf der Rückseite Klebezettel Slg. Wallerstein »6.Zimmer« – Slg. König Ludwig I. von Bayern, 1828, Nr.348; WAF »H.G.931 (1936) Inv.S.No.591«, darunter links die Nr. 292.

Gm 292. Leihgabe des Wittelsbacher Ausgleichsfonds / Bayer. Staatsgemäldesammlungen, Inv.Nr. WAF 931. – Slg. Graf Rechberg – Slg. Fürst Oettingen-Wallerstein, Grundbuch 1817–18, § CLXVI – Slg. König Ludwig I. von Bayern, erworben 1828, I.W. 348 – Ab 1829 ausgestellt in Nürnberg, Moritzkapelle –1882 GNM – Das Bild soll aus dem Minoritenkloster Maria Maihingen stammen.

2 Bretter, Breiten von links oben 25,1, 24,3 cm, unten 22,2, 25,8 cm. Stärke 1,3 cm. Linke Seite später mittels Leiste begradigt, diese mit 6 Holzdübeln befestigt. Kleinerer Ast in der unteren Hälfte entfernt und durch Holzintarsie, ca. 3,5 x 3 cm, ersetzt. Papier- oder Pergamentkaschierung, ca. 2,5 x 2 cm, an der linken Ecke unten und unter dem roten Gewand des Johannes. Originale Kittungen im Bildträger auf der Höhe des linken Kreuzbalkens, des rechten Armes Christi und der Krone des Baumes links. Kleiner Ast im Holz belassen. Alter Schädlingsbefall am unteren Rand, Holz hier teilweise ausgebrochen. Riß links oben. Format original. – Rückseite: Glatt gehobelt. 3 eingelegte originale Schwalbenschwänze entlang der Fuge, heute verloren. Risse und Brettfuge oben mit Holzklötzchen gesichert. Schellackiert. – Bildseite: Tafel im Rahmen grundiert und bemalt. Unterzeichnung: Pinsel; neben Kontur- und Binnenzeichnung ein strenges Netz von Parallel- und Kreuzschraffuren zur Formung der Körper und Schattenflächen gebreitet, deren Linien sich, an den dunkelsten Stellen eng zusammengezogen, zu den lichteren Flächen hin weiten und so Übergänge von Licht zu Schatten fein nuanciert modellieren (Abb. S. 424). Malerei: Pentiment: Kalotte des Totenschädels während des Malvorganges verkleinert. Farbauftrag lasierend, Lichtreflexe deckend. Schwarze Randstreifen stellenweise verputzt. Malschicht an den Rän-

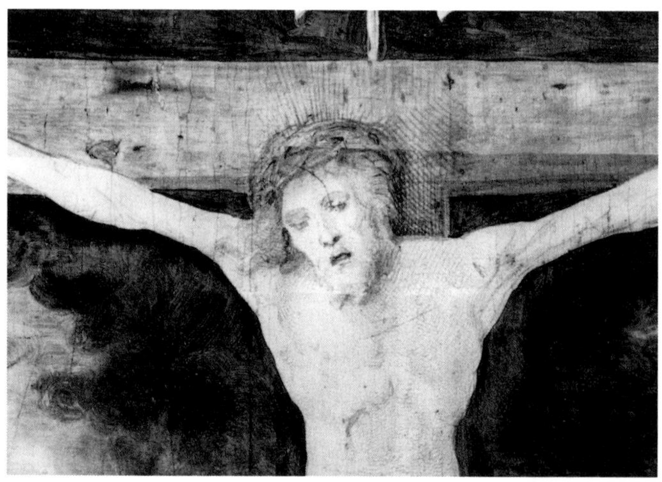

Gm 292 Ausschnitt. Infrarot

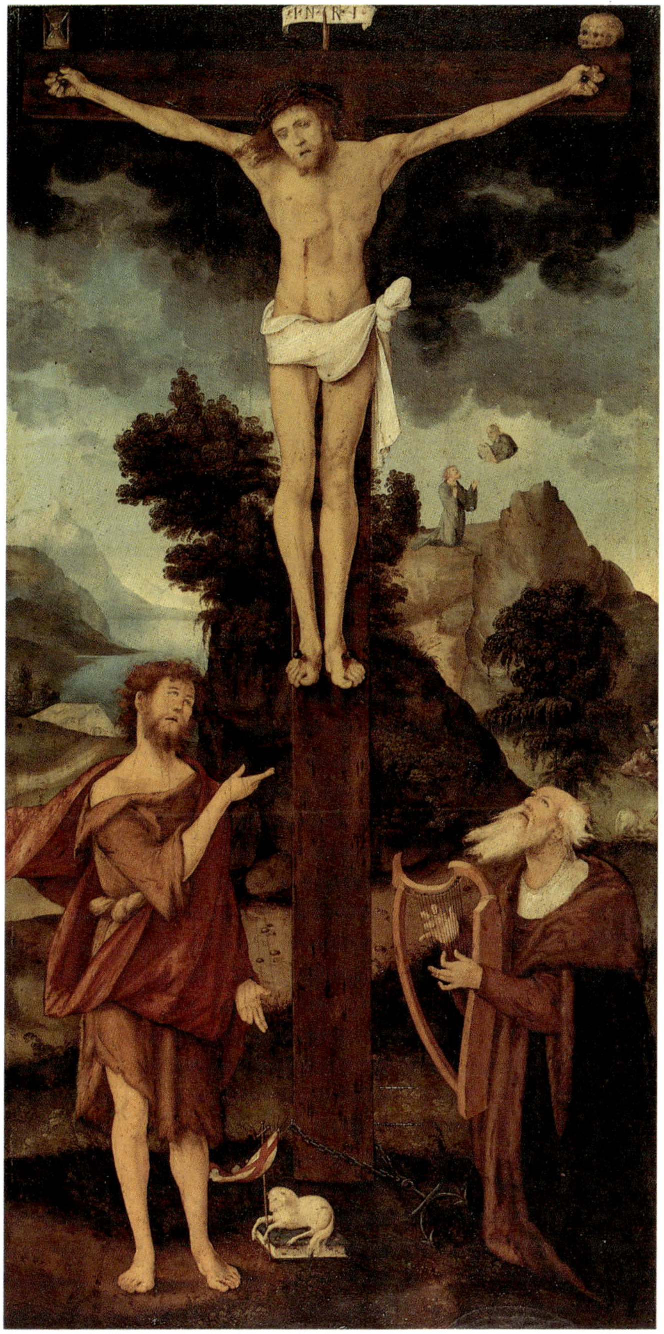

Gm 292

dern der Holzintarsien teils abgehoben, Kittungen eingesunken. Mit rotbrauner Farbe Fehlstellen in der unteren Bildhälfte retuschiert. Farbigkeit gedämpft durch rotschwarz pigmentierten und gegilbten Firnis. – Restaurierungen: 1949, 1950. AB

Es handelt sich nicht um eine historische Darstellung nach Maßgabe der Bibel, sondern um eine mystisch-allegorische. König David wurde während des Mittelalters stets als »figura quae Christum praesignat« (praesignare = vorherbezeichnen) aufgefaßt[1]. Johannes (Fest 24. Juni), der Christus taufte, war dessen unmittelbarer Vorläufer und Wegbereiter[2]. David wie Johannes wurden als Propheten angesehen. Das Lamm (»Opferlamm«) mit der Kreuzfahne symbolisiert den durch Christi Opfer errungenen Sieg über Tod und Teufel. Das Buch meint vermutlich die Bücher der Propheten. Der Anker bedeutet die Hoffnung und Sicherheit im Glauben an den Gekreuzigten[3]. Moses mit den Gesetzestafeln bezeichnet den Alten Bund. Sanduhr und Totenschädel weisen auf die Notwendigkeit der Erlöungstat Christi hin und auf die Bitterkeit des Todes für den, der dem Gesetz unterworfen ist. Als Todes- und Vanitassymbole mahnen sie die letzte Stunde an und fordern den Bildbetrachter auf, in sich zu gehen. Vielleicht sind die Hirten am Fuß des Berges Fragment einer »Verkündigung an die Hirten«. Sie bezeichnet gewöhnlich die mit dem Eintritt Christi in die Welt verheißene Gnade. Feurstein zog die Offenbarungen (»Revelationes«) der Hl. Birgitta von Schweden als mögliche Anregung für diese wie für die Erlösungsallegorien Lucas Cranachs heran, siehe Gm 220/221, Gesetz und Gnade. Auch Koepplin (in Ausst.Kat. Nürnberg 1983) wies die Parallele zu den lutherisch-protestantischen Allegorien auf, doch erscheint sie bei Schäufelein, wie er feststellte, »noch nicht als Antithese wie bei Cranach, sondern gleichsam fließend aus dem Hintergrund der Vorgeschichte heraus«. Er ordnete Gm 292 der unmittelbar vorreformatorischen Phase der Kreuzbilder zu, deren berühmtestes Beispiel das Matthias Grünewalds vom Isenheimer Altar ist.

Die Autorschaft Schäufeleins an dem tiefsinnig erfundenen, malerisch feinfühligen Bild wurde nie in Zweifel gezogen. Rieffel und Bock suchten Anklänge an Grünewald festzustellen. Grupp wollte die Tafel mit Gm 293 und 294, 1106 und 1107 zu einem Altar verbinden. Zink definierte die Landschaft gegenüber der »erscheinungs-landschaftlichen, hintergrundgebundenen Darstellungsweise« als »Beseelungslandschaft«: »Nur Motive, die wirklich Träger der Grundhaltung des Sterbens oder der Trauer sind, kommen zur Darstellung: Das einsame Haus am leblosen Wasser, die Felsenhöhe und das schwere Gewölk (…), das Laubwerk der Bäume, die ziehenden Wolken sind vollgültige Akteure geworden«. Strieder (in Ausst.Kat. Nürnberg 1961) führte die weiche Farbigkeit auf den Einfluß der Augsburger Malerei zurück. Goldbergs Überlegung, daß das Gemälde als Epitaph gedient hätte, bedürfte der Beweisführung. Es erscheint im Grundbuch der Slg. Oettingen-Wallerstein mit dem Zusatz »Dieses Gemälde ist unter allen Schäufeleinischen Bildern am mehrsten ausgeführt, und am mehrsten in seinen einzelnen Theilen vollendet«. Die Jahreszahl wird im Kat. 1826 als 1506 ausgegeben, der handschriftl. Kat. von 1827 berichtigte sie in 1508[4].

1 Vgl.H. Steger: David. Rex et Propheta. Nürnberg 1961, S. 2; dazu Strieder in Ausst.Kat. Nürnberg 1961: Dürer, Nr. 335.
2 Künstle 1926, S. 316 – 324 (Jakobus), 332 – 340 (Johannes). – LCI 7, 1974, Sp. 23 – 39 (Jakobus), Sp. 164 –190 (Johannes).
3 Dazu Weih-Krüger 1986. Zur Kreuzigungsikonographie Vetter 1968.
4 Kat.Slg. Oettingen-Wallerstein 1827.

Kat. Slg. Oettingen-Wallerstein 1819, S. 99, Nr. 23; 1826 u. 1827, Nr. 220. – Kat. Moritzkapelle 1829 –1846, Nr. 133. – Rettberg 1846, S. 169. – Lotz 2, 1863, S. 338, Nr. 133. – Parthey 2, 1864, S. 496, Nr. 15. – Moritzkapelle 1878 u. 1880, Nr. 157. – Kat. 1882, Nr. 200. – Seidlitz 1883: Berichte S. 69. – Kat. 1885, Nr. 205. – Muther 1885, S. 163. – Janitschek 1890, S. 372. – Mayer 1890, S. 627. – Thieme 1892, S. 32 – 35, 166. – Kat. 1893, Nr. 220. – Modern 1896, S. 359. – Rieffel 1897, S. 171. – Rée 1900, S. 143, Abb. 105. – Bock 1904, S. 42. – Glaser 1916, S. 230. – Grupp 1917, S. 92. – Schmitz 1919, S. 611. – Glaser 1924, S. 360, Abb. 243. – Buchner 1927: Schäufelein, S. 74, Abb. 19. – Ausst. Nürnberg 1928: Dürer, Kat.Nr. 121. – Feurstein 1928, S. 160, Anm. 11. – Wallach 1929, S. 37 – 38. – Buchner 1935, S. 557 – 559. – Lutze u. Wiegand 1936-37, S. 160, Abb. 210. – Pinder 1940, S. 311. – Zink 1941, S. 88. – Ausst. Schaffhausen 1947: Meisterwerke, Kat.Nr. 58. – Thulin 1955, S. 146. – Ausst. Nürnberg 1961: Meister um Dürer, Kat.Nr. 297 (bearb. P. Strieder). – Benesch 1966, S. 70, Farbabb. S. 69. – Strieder 1968, S. 83. – Vetter 1968, S. 19. – Ausst. Nürnberg 1971: Dürer, Nr. 335 (bearb. P. Strieder). – Hütt 1973, S. 439. – Osten 1973, S. 100. – Führer 1977 u. 1980, Nr.218; 1985 u. 1994, Nr. 205, jeweils Farbabb. – Ausst. Nürnberg 1983: Luther, Nr. 489 mit Abb. (bearb. D. Koepplin). – Weih-Krüger 1986, S. 137 –143. – Goldberg 1990, S. 30 – 31, Nr. 1, Abb. 9. – Strieder 1990, S. 257. – Ders. 1993, S. 146, Kat.Nr. 148, Abb. 554.

Schäufelein, Hans

Zwei Flügel eines Altars der Hl. Diakone, um 1508/10

HL. PAPST KALLISTUS

Der Heilige im pontifikalen Gewand, das sind die weißleinene Albe, die seitlich geschlitzte Dalmatik, das den Hals umschließende Amikt und das über der Brust mit einer Schließe zusammengehaltenen Pluviale, ein Radmantel. Die Tiara ist mit drei Kronen, das Kreuz des Kreuzstabes mit drei Querbalken versehen. Zu Füßen des Heiligen der Mühlstein als Zeichen seines Martyriums. Standfigur vor graviertem Goldgrund. Rundbogenabschluß. Linker Flügel, Innenseite.

HL. STEPHANUS

Der Heilige im liturgischen Gewand des Diakons, das aus der weißleinenen Albe, dem den Hals umschließenden Amikt und der seitlich geschlitzten Dalmatik besteht, mit einem Buch und mit den Steinen und der Palme des Märtyrers. Standfigur vor blauem Grund. Oben Arkade aus gemaltem Rankenwerk. Linker Flügel, Außenseite.

Tannenholz (Abies sp.), lichte Maße 84,5 x 27,7 cm, mit Rahmen 95 x 38 cm.

Gm 299. Leihgabe des Wittelsbacher Ausgleichsfonds / Bayer. Staatsgemäldesammlungen, Inv.Nr. WAF 934. – Slg. Fürst Oettingen-Wallerstein, Grundbuch 1817–18, § CLXXXXII, erworben 1813 »von dem Zeichnungsmeister Baumeister aus Schwäbisch Gmünd« – Slg. König Ludwig I. von Bayern, erworben 1828, I.W. 269 – Ab 1829 ausgestellt in Nürnberg, Moritzkapelle –1882 GNM.

HL. LAURENTIUS

Der Heilige im liturgischen Gewand des Diakons, das aus der weißleinenen Albe, dem den Hals umschließenden Amikt und der seitlich geschlitzten Dalmatik besteht, mit einem Buch und dem Rost, auf dem er das Martyrium erlitt. Standfigur vor graviertem Goldgrund. Rundbogenabschluß. Rechter Flügel, Innenseite.

HL. VINCENTIUS VON VALENCIA

Der Heilige im liturgischen Gewand des Diakons. Er trägt unter dem Arm ein Buch. Zu seinen Füßen der Mühlstein als Zeichen seines Martyriums. Standfigur vor blauem Grund. Oben Arkade aus gemaltem Rankenwerk. Rechter Flügel, Außenseite.

Tannenholz (Abies sp.), lichte Maße 84,5 x 27,7 cm, mit Rahmen 95 x 38 cm.

Gm 300. Leihgabe des Wittelsbacher Ausgleichsfonds / Bayer. Staatsgemäldesammlungen, Inv.Nr. WAF 935. – Slg.Fürst Oettingen-Wallerstein, Grundbuch 1817–18, § CLXLI, Herkunft wie Gm 299 – Slg. König Ludwig I. von Bayern, erworben 1828, I.W. 271 – Ab 1829 ausgestellt in Nürnberg, Moritzkapelle –1882 GNM.

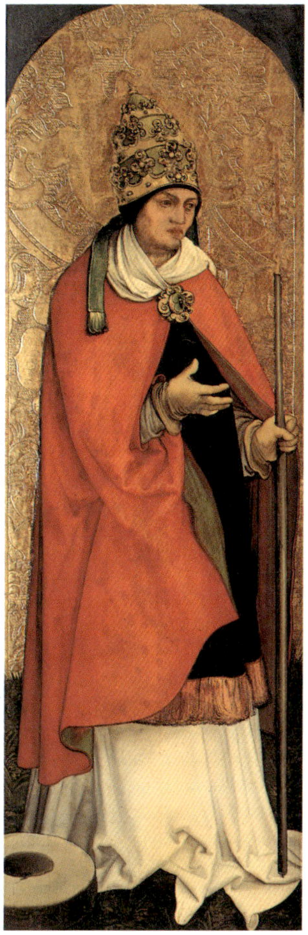

Gm 299

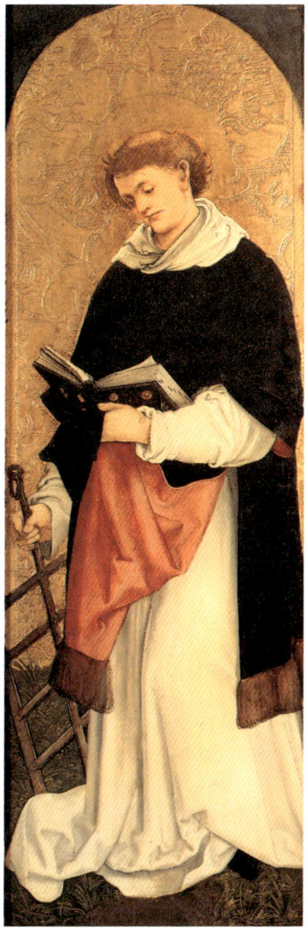

Gm 300

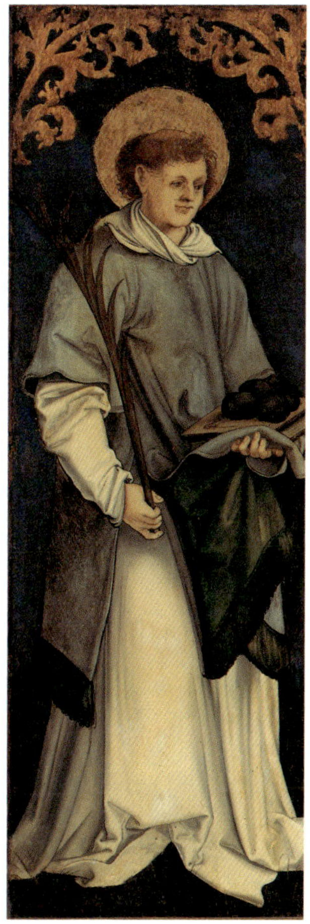

Gm 299

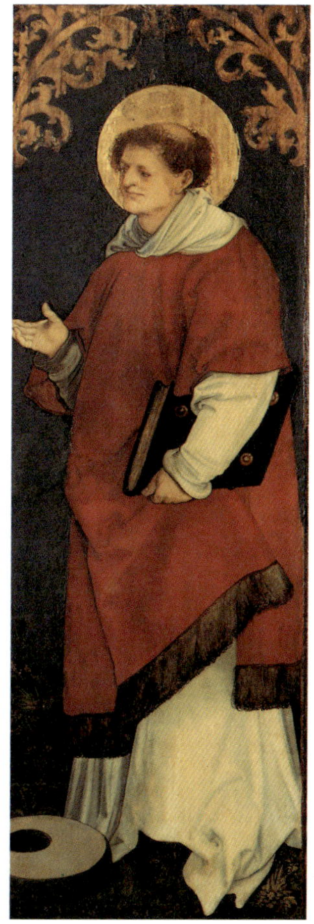

Gm 300

Die zahlreichen Äste im Holz belassen[1]. Leinwandkaschierung unter dem Goldgrund. Formate original. – Außenseiten: Tafeln im Rahmen grundiert und bemalt. Unterzeichnung: Pinsel; Kontur- und Binnenzeichnung; Schatten in den Gewändern detailliert und präzise in vorwiegend parallelen Schraffuren, in den Tiefen mit kurzen Strichen verdoppelt. Kontur des Nimbus und des Kopfes in die Grundierung geritzt. Malerei und Metallauflagen: Nimben glanzvergoldet auf rotem Poliment, heute großflächig ergänzt. Ehemals azuritblaue Hintergründe auf dunkelbrauner Untermalung, Maßwerk davon ausgespart; heute mit kobaltblauer Farbe überstrichen, Maßwerk verputzt. Zahlreiche größere Ausbrüche aus der Malschicht über die gesamte Bildfläche; breite Retuschen. – Innenseiten: Unterzeichnung wie Außenseiten. An den Goldgrund reichende Konturen in die Grundierung geritzt. Malerei und Metallauflagen: Goldgrund (Glanzvergoldung) graviert, Gold stellenweise abgerieben und ergänzt; Nimben glanzvergoldet auf rotem Poliment. Inkarnatsschichten naß in naß. Azuritblaue Zwickel auf dunkelbrauner Untermalung, Pigmente aufgestreut; heute mit grünlicher Farbe überstrichen.

Gm 299: 2 Brettter, Breiten von links oben 13,5, 14,0 cm, unten 14,8, 12,7 cm. Stärke ca. 1,0 cm. – Außenseite (Hl. Stephanus): Unterzeichnung: Ohrläppchen etwas nach unten gezogen. Malerei: Hellgrüne Palmenblätter auf dem Hintergrund dunkelgrün übermalt. – Innenseite (Hl. Kallistus): Malerei und Metallauflagen: Tiara und Schließe glanzvergoldet auf rotem Poliment. Inkarnat dunkelrot untermalt. Pentiment: Linkes Auge während des Malvorganges nach oben, das rechte nach rechts versetzt; infolge von Verseifungen mit bloßem Auge sichtbar. Blaugrüne Kasel mit heute bräunlicher Lasur verschattet. Lichter der rechten Gesichtshälfte weitgehend später. Mund teilweise verputzt. Malschichtverlust über den kleinen Ästen im Bildträger. Rotes Pluviale später teilweise überlasiert. Schwarze Konturzeichnung des Kreuzes im Bereich des Goldgrundes und äußere Konturierung der Tiara weitgehend verloren. Fehlstellen im Gold mit grauer Kittmasse und goldfarbenem Metall ausgebessert.

Gm 300: 2 Bretter, Breiten von links oben 13,8, 15,2 cm, unten 15,1, 13,5 cm. Stärke ca. 1,1 cm. Alter Schädlingsbefall. – Außenseite (Hl. Vincentius): Spuren einer Ziehklinge in der Grundierung erkennbar. Unterzeichnung: Maßwerk unterzeichnet. Malerei: Malschicht in den Haaren, am linken Arm, in der weißen Albe sowie großflächig im Bereich der Wiese ergänzt. Ausbesserungen entlang der Risse. – Innenseite (Hl. Laurentius): Unterzeichnung: Schatten im Gesicht und am Hals in geraden Schraffuren. Malerei und Metallauflagen: Inkarnat hellrot untermalt. Rost des Heiligen braun, mit Pinsel silbriges Metall teils deckend, teils nur als Lichtreflexe aufgetragen, anschließend poliert. Nase und Stirnhaare übermalt, Gewänder großflächig überarbeitet. AB

Die geistlichen Amtsträger werden an der Tonsur, dem Scheren des Haupthaares, erkannt, die Diakone an der Dalmatik, die Heiligen an den Nimben. Sie sind einander paarweise zugekehrt, doch waren sie über die Breite des Schreins, der wahrscheinlich geschnitzte Figuren enthielt[2], voneinander getrennt. Strieder erkannte den Altar, von dem sich nur das beiseitig bemalte Flügelpaar erhalten hat, als einen solchen der Hll. Diakone. Die beiden Heiligen mit dem Mühlstein als Attribut sind Papst Kallistus, Diakon und Nachfolger des Papstes Zephyrinus, und der erst von Strieder bestimmte Vincentius von Valencia, Diakon des Bischofs Valerius von Saragossa. Bis dahin wurde er als Hl. Quirinus angesehen. Der Hl. Kallistus galt noch bei Buchner als Hl. Martin. Lutze und Wiegand bestimmten ihn richtig. Die Legenden der Heiligen erzählt Jacobus de Voragine in der Legenda aurea (1263/73)[3]. Papst Kallistus (Fest 14. Okt.) wurde mit einem Stein beschwert in einen Brunnen geworfen, Laurentius (Fest 10. Aug.) auf dem Rost gebraten, Stephanus (Fest 26. Dez.) gesteinigt, der Leichnam des Vincentius (Fest 22. Jan.) mit einem Mühlstein beschwert ins Meer geworfen[4].

Die Gemälde zeigen Schäufeleins Kunst von ihrer besten Seite – die an Dürer studierte körperhafte Auffassung der Figur, eine maßvolle Gestik und ruhige Seelenhaltung, einen großgesehenen und harmonischen Faltenwurf, der sich am Boden in einer reichen Variation der Faltenfigurationen und Säume staut. Insgesamt dominiert der Eindruck des Beschaulichen und einer kunstvollen Simplizität. Soweit die Hände nicht beschäftigt sind, vollziehen sie einen Redegestus. In der Kunstgeschichte fanden die Bilder wenig Verständnis. Koelitz fand »viel Altertümliches«, das ihn an Wolgemut gemahnte. Er bemängelte die »Härte, Derbheit und Steifheit« und die »gläserne« Färbung der Bilder, die »schiefe Mundbildung und die gezierte Stellung der Figuren«. Wallach bemängelte »die steifen, kulissenhaften Draperien« und »die spröde graphische Manier«. Er zählte die Malereien derselben Stilstufe zu wie die gezeichneten Apostel in Leipzig[5]. Weih-Krüger widersprach schon aufgrund ihrer geringen Einschätzung der Altarflügel. Demgegenüber erkannte Buchner: »Die wundervoll weich und zart gemalten, in milden lichten Tönen gehaltenen Tafeln sind bereits befreit von dem Druck der Lehrzeit. Noch ist der Dürersche Einfluß wirkungskräftig, aber er hemmt nicht mehr die eigene Persönlichkeit. In der Bildung und Beseelung der Köpfe kommt das Wesen Schäufeleins schon rein und unverfälscht zum Ausdruck«.

In den Katalogen der Moritzkapelle werden die Hll. Kallistus (dort als Hl. Martin) und Laurentius einzeln aufgeführt und keinem bestimmten Künstler zugeschrieben. Waagen dachte bei dem Bischof an den Meister der Sippenfolge Gm 254ff. (= Bernhard Strigel), bei dem Diakon an die beste Zeit Hans Baldungs. Reber und Bayersdorfer in Kat. Moritzkapelle 1878 benannten die Heiligen auf den Flügelaußenseiten als Stephanus und Quirinus und schrieben die Bilder Hans von Kulmbach zu. Unter diesem Namen auch bei v. Seidlitz, Koelitz und noch bei Schmitz. W. Schmidt nahm die Tafeln überzeugend für Schäufelein in Anspruch. Reber und Bayersdorfer in Kat. 1893 akzeptierten. Buchner setzte die Bilder noch in die Nürnberger Jahres des Künstlers. Er datierte um 1507. Daß die Tafeln in Schwäbisch-Gmünd erworben wurden, muß nicht heißen, daß sie für einen dortigen Auftraggeber gemalt wurden[6], doch liegt der Gedanke nahe. Da Schwäbisch-Gmünd zum Bistum Augsburg gehörte, suchte Strieder den Auftraggeber in Augsburg. Das würde heißen, daß Schäufelein die Tafeln nicht mehr in Nürnberg, sondern um 1508/09 in Augsburg malte.

1 Die Tafeln wurden zur Untersuchung nicht aus ihren alten, jedoch nicht originalen Nutrahmen genommen.
2 Weih-Krüger dachte offenbar an eine gemalte Mitteltafel.
3 Dt. Ausgabe von Richard Benz o.J. (1955), S. 58 – 65 (Stephanus), 137 –141 (Vincentius), 564 – 578 (Laurentius), 795 – 796 (Kallistus).
4 Zur Ikonographie vgl. Künstle 1926, S. 150 –151 (Kallistus), 396 – 398 (Laurentius), 544 – 547 (Stephanus), 579 – 581 (Vincentius). – LCI 5, 1973, Sp. 466 – 467 (Kallistus); 7, 1974, Sp. 374 – 380 (Laurentius); 8, 1976, Sp. 395 – 403 (Stephanus), 568 – 572 (Vincentius).
5 Vgl. Friedrich Winkler: Die Zeichnungen Hans Süss von Kulmbachs und Hans Leonhard Schäufeleins. Berlin 1942, S. 127, Nr. 26 – 38 u. Abb.
6 Dazu Goldberg 1990.

Kat. Slg. Oettingen-Wallerstein 1819, S. 98 – 99, Nr. 21, 22 (Gm 300, 299); 1826, Nr. 142, 143. – Moritzkapelle 1829 –1846, Nr. 123, 134. – Waagen 1843, S. 195, 198. – Lotz 2, 1863, Nr. 123, 134. – Moritzkapelle 1878 u. 1880, Nr. 146, 147. – Kat. 1882, Nr. 191, 192; 1885, Nr. 196; 197. – Seidlitz 1883: Berichte, S. 69 (Gm 300). – W. Schmidt 1890, S. 278. – Koelitz 1891, S. 33. – Kat. 1893, Nr. 227, 228. – W. Schmidt 1893, S. 306 – 308. – Braune 1909, Nr. 299, 300. – Reinach 3, 1910,

Abb. S. 663, 644. – Schmitz 1919, S. 610. – Buchner 1927: Schäufelein, S. 74, Abb. 16 und 17. – Ausst. Nürnberg 1928: Dürer, Kat.Nr. 126. – Wallach 1929, S. 34. – Wescher-Kauert 1922, S. 27. – Buchner 1935, S. 558, 559. – Lutze u. Wiegand 1936-37, S. 159 –160, Abb. 205 – 208. – Ausst. Nürnberg 1961: Meister um Dürer, Kat. Nr. 296 (bearb. P. Strieder). – Weih-Krüger 1986, S. 94 –100. – Goldberg 1990, S. 32, 34, Abb. 10 –13. – Strieder 1990, S. 249 Abb. 147 (Stephanus u. Kallistus). – Ders. 1993, S. 146, Kat.Nr. 147, Farbabb. 181, 182.

Schäufelein, Hans

KOPF EINES BÄRTIGEN MANNES (APOSTEL?)
1511

Brustbild nach rechts, ohne Hände. Der Dargestellte trägt ein graues Gewand und Kappe. Haare und Bart sind weiß.

Papier auf Lindenholz, Papier 26,6 x 16,4 cm, Holztafel 27,8 x 21,1 cm – Oben links falsches Dürermonogramm und »1511«.

Gm 302. Leihgabe aus Privatbesitz 1892.

Papier auf größere Lindenholztafel aufgezogen. Papierformat vermutlich original[1]. – Rückseite: Kleines Flachparkett. – Bildseite: Papier ohne Rahmen sehr dünn grundiert und bemalt. Unterzeichnung: Pinsel; dicke Kontur- und Binnenzeichnung. Malerei: Inkarnat in dünnen Lasuren. Einzelne Haupt- und Barthaare mit dünnem Pinsel. Dürermonogramm und Datierung in bleizinngelber Farbe, alt, jedoch nicht original; teilweise ergänzt. Verputzungen an den Wangen, Haupt- und Barthaaren sowie im Kragen und in der Kopfbedeckung punktuell retuschiert, weiße Haare vereinzelt ergänzt. Inkarnatsfarbe stark transparent. – Restaurierung: Nach Edmund Braun Monogramm und Datierung von (Restaurator?) Deschler in Augsburg gefälscht[2]. AB

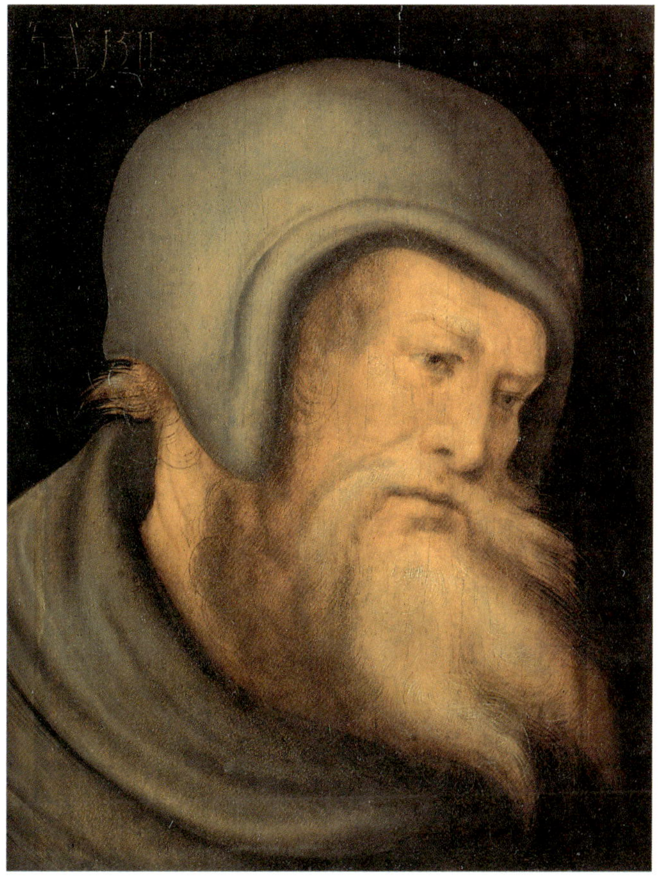

Gm 302

Am Anfang des 16. Jahrh. bestand offenbar ein Bedarf an dieserart Charakterköpfen, die zwischen der individuellen Bildnisaufnahme und dem typisierten Heiligenbild vermitteln, ohne eindeutig dieser oder jener Gattung zugezählt werden zu können. Sie erinnern an Modellstudien, die bereits unter dem Blickpunkt der Verwendung in einer figürlichen Komposition geschaffen werden. Papier als Bildträger bestätigt den Studiencharakter. Der Verzicht auf jedes Attribut erlaubt keine sichere Bestimmung des Dargestellten. Der vom Kopf wegwehende Bart suggeriert eine dramatische Haltung und Ausdruckssteigerung, die die Kopfneigung und der träumerisch nach innen gekehrte Blick nicht teilen. Reber und Bayersdorfer in Kat. 1893 schrieben den Männerkopf überzeugend Hans Schäufelein zu. Unter dem angeblich »von Deschler in Augsburg gefälschten Monogramm Dürers« wollten sie »Spuren der echten Bezeichnung« festellen. Der technologische Befund weist das Monogramm als alt aus. Allein Braune zog die Zuschreibung an Schäufelein in Zweifel. Gegenüber dem Monogramm ist die Jahreszahl 1511 unverdächtig. Wallach brachte den Kopf in Verbindung mit einem auf Pergament gemalten Apostelkopf in der Slg. Harck in Seusslitz[3]. Gm 302 war zu Unrecht als Bildnis ausgewiesen. Strieder (Ausst.Kat. 1961) brachte Gm 302 einleuchtend mit Schäufeleins als die vier Temperamente angesprochenen Charakterköpfen in Wien, Kunsthistorisches Museum, und Kreuzlingen, Slg. Heinz Kisters, in Verbindung[4]. Eine möglicherweise eigenhändige Wiederholung nach Gm 302 auf Pergament befindet sich in Prag, Nationalgalerie[5].

1 Das Format des auf Pergament gemalten und auf Weichholz aufgezogenen Prager Porträts beträgt 30,8 x 20 x 0,8 cm, freundl. Mitteilung Christof Metzger, Jan. 1997.
2 Braun 1895.
3 Vgl. Max J. Friedländer: Gemälde deutscher Meister. In: Der Cicerone, 14. Jg., 1922, S. 320 – 325, hier S. 320, Abb. S. 321.
4 Vgl. Matthias Mende: Zu Schäufeleins Antikenverständnis. In: Hans Schäufelein. Vorträge, gehalten anläßlich des Nördlinger Symposiums im Rahmen der 7. Rieser Kulturtage 1988. Nördlingen 1990, S. 124 –170, hier S. 149 –166, mit Abb.
5 Inv.Nr. O 1719. Kat. Prag, Narodni Galerie, 1988, S. 134, Nr. 317 mit Abb. – Ausst.Kat. 1961, bei Nr. 300. – Weih-Krüger 1986, S. 202 – 205. – Ein Farbfoto und Literaturhinweise verdanke ich Christof Metzger.

Kat. 1893, Nr. 229 a. – Braun 1895, S. 66. – Braune 1909, Nr. 302. – Ausst. Nürnberg 1928: Dürer, Nr. 124. – Wallach 1929, S. 69. – Buchner 1935, S. 559. – Lutze u. Wiegand 1936-37, S. 160 –161, Abb. 215. – Ausst. Nürnberg 1961: Meister um Dürer, Kat.Nr. 300 (bearb. P. Strieder). – Weih-Krüger 1986, S. 202 – 208, Tf. 20.

Schäufelein, Hans

Drei Tafeln mit heiligen Eremiten, um 1520

HL. JOHANNES CHRYSOSTOMUS

Der Heilige, der in einer waldigen Gegend neben einer Quelle mit gemauertem Becken sitzt, liest in einem Buch. In der Wildnis ist ihm ein Fellkleid gewachsen. Im Hintergrund wird er, auf allen Vieren laufend, von berittenen Jägern mit Hunden gehetzt. Teil eines Altarflügels, Innenseite.

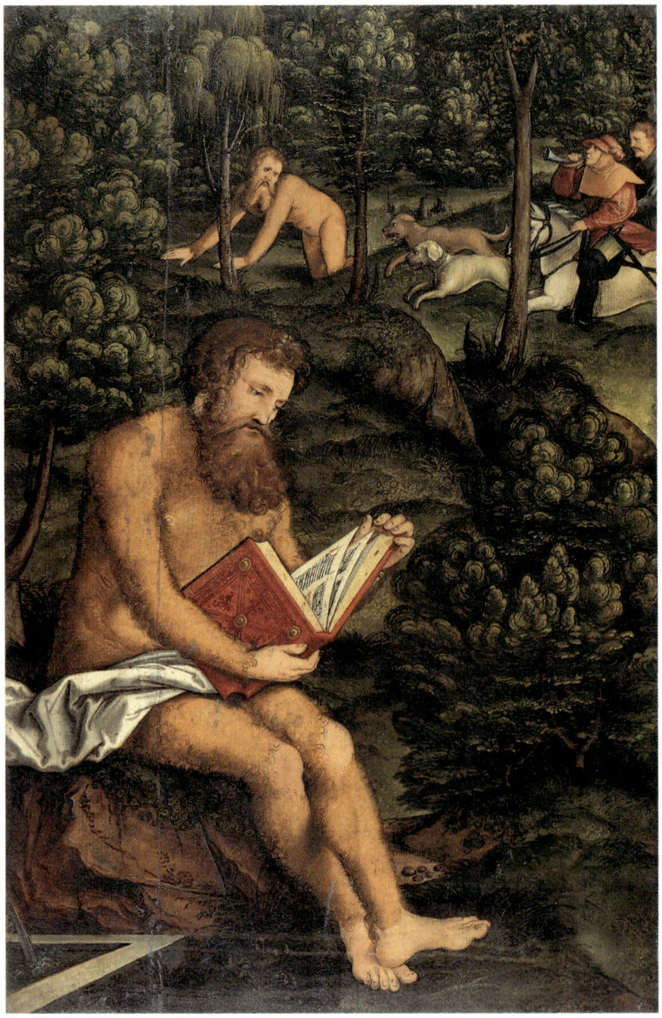

Gm 294

CHRISTUS FÄLLT UNTER DEM KREUZ

Christus ist unter dem Kreuz zusammengebrochen. Die Kriegsknechte verharren für einen Moment. Simon von Cyrene hilft ihm das Kreuz tragen. Im Tor stehen Maria, diese mit dem Schwert der schmerzhaften Muttergottes in der Brust, und der Jünger Johannes. Teil eines Altarflügels, Außenseite.

Tannenholz (Abies sp.), 102 x 65,7 cm – Auf der Außenseite Klebezettel Slg. König Ludwig I., 1828, Nr.349; WAF »H.G.933 u. 933 a (1936) Inv.No.593«.

Gm 294. Leihgabe des Wittelsbacher Ausgleichsfonds / Bayer. Staatsgemäldesammlungen, Inv.Nr. WAF 933. – Slg. Fürst Oettingen-Wallerstein, Grundbuch 1817–18, § CLXVII, 1811 aus dem Birgitten-(seit 1607 Minoriten-) Kloster Maria Maihingen[1] – Slg. König Ludwig I. von Bayern, erworben 1828, I.W. 349 – Ab 1829 ausgestellt in Nürnberg, Moritzkapelle –1882 GNM –1911 bis 1920 in München, Ältere Pinakothek –1920 zurück nach Nürnberg.

HL. ONUPHRIUS

Der Heilige kniet in einem Schurz aus Eichenlaub neben einer Quelle und empfängt von einem Engel die Hostie. In der Wildnis ist ihm ein Fellkleid gewachsen. Hinter ihm eine Kapelle. Im Hintergrund der Vater des Heiligen, der König von Persien war. Aufgrund einer falschen Anschul-

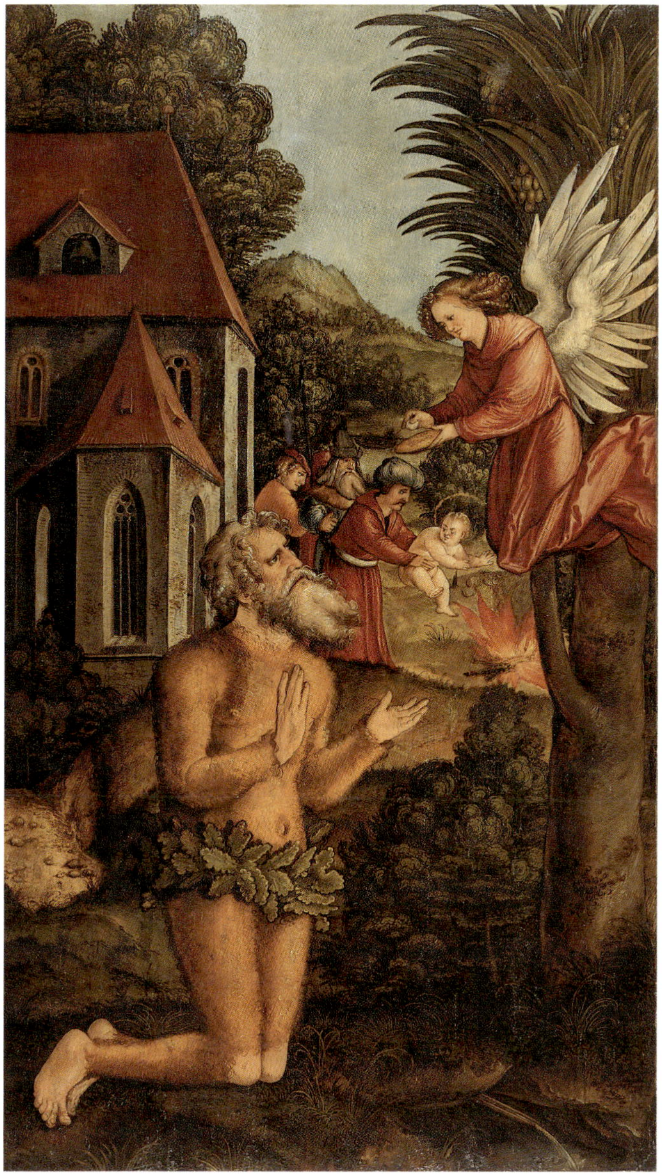

Gm 1106

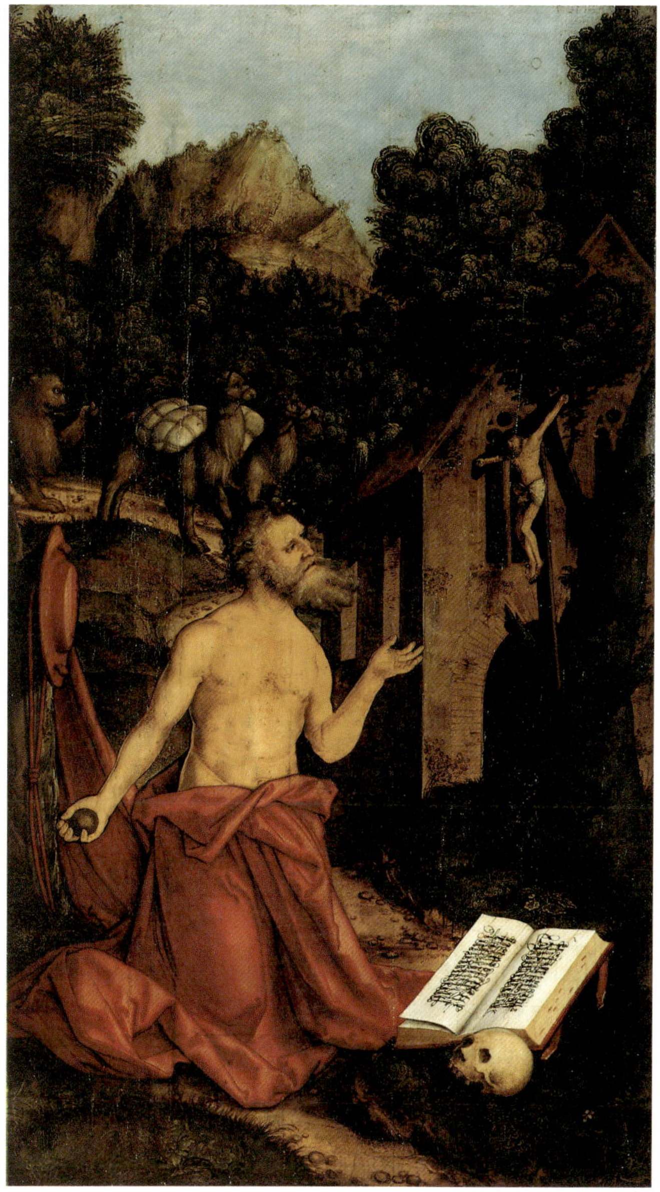

Gm 1107

digung von der Untreue seiner Frau überzeugt, wirft er das Kind ins Feuer, doch bleibt es unversehrt. Teil eines Altarflügels, Innenseite.

Tannenholz (Abies sp.), 128,9 x 72,1 cm – Die 1928 abgespaltene Außenseite, Gefangennahme Christi, Wittelsbacher Ausgleichsfonds / Bayer. Staatsgemäldesammlungen, Inv.Nr. WAF 928a. – Auf der Rückseite Klebezettel »Leihgabe Sammlungen König Ludwig I., WAF. 928 (G.M)«.

Gm 1106. Leihgabe des Wittelsbacher Ausgleichsfonds / Bayer. Staatsgemäldesammlungen, Inv.Nr. WAF 928. – Slg. Fürst Oettingen-Wallerstein, Grundbuch 1817–18, § CLXIV, 1811 aus dem Kartäuserkloster St. Peter zu Christgarten bei Nördlingen – Slg. König Ludwig I. von Bayern, erworben 1828, I. W.347 – Ab 1831 ausgestellt in Nürnberg, Burg – Ab 1876 Moritzkapelle –1882 GNM –1911 bis 1920 München, Ältere Pinakothek –1920 zurück nach Nürnberg.

HL. HIERONYMUS

Der Heilige kniet als Büßer in der Einöde, die als Wald ausgewiesen ist. Er blickt auf den Kruzifixus, schlägt die entblößte Brust mit einem Stein, hat die Bibel aufgeschlagen und ruft sich mit dem Totenschädel das Jüngste Gericht in ständige Erinnerung. In der Nähe eine Kapelle. Im Hintergrund treibt der dem Heiligen ergebene Löwe zwei bepackte Kamele mit Waren, die eine Karawane dem Kloster gestohlen hatte, diesem wieder zu. Teil eines Altarflügels, Innenseite.

Tannenholz (Abies sp.), 128,6 x 71,8 cm – Die 1928 abgespaltene Außenseite, Geißelung Christi, Bayer. Staatsgemäldesammlungen, Inv.Nr. WAF 929a – Auf der Rückseite mit weißer Farbe »G 1107.«; Klebezettel »Leihgabe: Sammlungen König Ludwig I., WAF. 929 (G.M.)«. Auf der Rahmenrückseite » 1(0.4)21«.

Gm 1107. Leihgabe des Wittelsbacher Ausgleichsfonds / Bayer. Staatsgemäldesammlungen, Inv.Nr. WAF 929. – Slg. Fürst Oettingen-Wallerstein, Grundbuch 1817–18, § CLXV, 1811 aus dem Kartäuserkloster St. Peter zu Christgarten bei Nördlingen – Slg. König Ludwig I. von Bayern, erworben 1828, I.W. 346 – Ab 1829 ausgestellt in Nürnberg, Moritzkapelle –1882 GNM –1911 bis 1920 München, Ältere Pinakothek –1920 zurück nach Nürnberg.

Brettfugen partiell mit schmalen Leinwandstreifen abgeklebt, Äste im Holz belassen und vereinzelt mit Werg kaschiert; gelockert. Alter Schädlingsbefall. – Innenseiten: Im Rahmen grundiert und bemalt. Oberste Grundierschicht oder Imprimitur streifig kreuz und quer aufgetragen. Unterzeichnung: Pinsel; Kontur- und Binnenzeichnung, Schattenpartien ausführlich in präzisen Parallel- und Kreuzschraffuren; Flächen teilweise laviert; längere Striche mehrfach angesetzt. Malerei und Metallauflagen: Farbauftrag wenig differenziert. Lichter und Schatten gestrichelt. Haarsträhnen und Konturierung breit. Ringförmiger, mattvergoldeter Nimbus der Heiligen weitgehend abgerieben.

Gm 294: 4 Bretter, Breiten von links oben 17,5, 19,4, 16,5, 12,3 cm, unten 14,2, 19,1, 16,8 15,7 cm. Stärke 0,9 cm. Auf der Bildseite am Rand umlaufende Nagelung mit abgeschnittenen Holzdübeln[2]. Durchgehender Riß in der linken Bildhälfte. Format allseitig beschnitten. – Außenseite: Allseitig später ca. 1,5 cm breit eingefalzt. Am linken Rand oben Aussparung im Holz für Scharnier. Grundierung dicker als auf der Innenseite. Malerei: Gesichter unterschiedlich, teils breit schraffiert, teils Farbe lasierend aufgetragen und weicher modelliert, so bei Maria und Johannes. Spätere Fugensicherung über rechter Brettfuge und rechtem Bildrand entfernt, dabei oberste Farbschicht beschädigt. Großflächiger Malschichtverlust im oberen Bildteil, kleinteiliger über die ganze Bildfläche. Ausbrüche mit Farbe zugestrichen. Dunkle Schattierung im Gewand Christi übermalt. Abdrücke von Schraubenzwingen unten. – Innenseite: Malerei: Größerer Malschichtverlust in Felsen und Brunnen links unten. Wald oben links großflächig ergänzt. Malschicht über Ästen und Wergkaschierungen ausgebrochen und retuschiert. Farbverluste über Leinwandkaschierungen.

Gm 1106: 4 Bretter, Breiten von links oben 19,5, 15,5, 20,0, 14,5 cm, unten 20,8, 13,7, ca. 23,0, 15,2 cm. Gespalten, Stärke auf 0,4 cm gedünnt und auf 0,5 cm starke Tannenholzplatte geleimt. Links konvex verwölbt. Haarrisse. Format original. – Innenseite: Unterzeichnung: Nabel etwas weiter unten. Malerei: Aufstehende Malschichten über Wergkaschierungen und Holzintarsien. Größere Malschichtverluste über die gesamte Bildfläche, gekittet und retuschiert. Verputzungen im Baumstamm. – Restaurierungen: 1928 Spaltung der Tafel, aufgedoppelt (BStGS, R.P. Nr. 18); weiche Blasen niedergelegt, von trübem Firnis gereinigt und regeneriert (BStGS, R.P. Nr. 21).

Gm 1107: 6 Bretter, Breiten von links oben 9,7, 10,1, 12,1, 11,7, 19,0, 9,3 cm, unten 9,2, 11,9, 11,3, 9,7, 19,9, 9,8 cm. Gespalten, Stärke auf 0,1 – 0,5 cm gedünnt und auf Tannenholztafel geleimt. Format original. – Rückseite: Italienisches Parkett. Brettfugen teilweise gelockert und in früheren Restaurierungen gesichert. Zahlreiche Risse. – Innenseite: Malerei: Malschicht über den Holzintarsien angehoben. Ausbrüche in der Malschicht zum Teil ohne Kittung retuschiert. Grün der Bäume verputzt. Rotfarbenes Rautenmuster auf dem seitlichen Buchschnitt weitgehend verblaßt oder verputzt. Größere Retuschen auf roter Kittung im Landschaftshintergrund. Gelb- und Grüntöne teilweise gebräunt, Farbigkeit sonst gut erhalten. – Restaurierungen: Wie Gm 1106, zusätzlich zu unbestimmter Zeit parkettiert. AB

Die heiligen Büßer und Eremiten hatten ihren Platz in der betrachtenden und Andachtsliteratur. Die Legenden der Hll. Hieronymus (Fest 30. Sept.) und Johannes Chrysostomus (Fest 27. Jan.), die historische Persönlichkeiten sind, erzählt Jacobus de Voragine in der Legenda aurea (1263/73)[3]. Die Legende des Hl. Onuphrius (Fest 10. Juni) wurde durch die verschiedenen volkssprachlichen Ausgaben des Passionals verbreitet[4]. Das Thema – Heilige als nackte Büßer in der Waldeinsamkeit – war für Schäufelein nicht neu. Im Passional »Der hailgen leben wintertail«, Augsburg: Johann Otmar 1513, hatte er die Hll. Makarius, Hieronymus und und Johannes Chrysostomus, diesen auf allen Vieren laufend und von einem Jäger mit Hund verfolgt, wiedergegeben[5]. Reber und Bayersdorfer in Kat. 1882 und zuletzt Braune 1909 kannten noch Malereien auf den Rückseiten aller drei Tafeln, darstellend Szenen der Passion Christi, hier speziell der »Sieben Fälle Christi«. Die Rückseiten von Gm 1106 und 1107 wurden noch 1928 in München auf Veranlassung der Direktion der BStGS abgesägt.

Die Schauplätze sind als Waldstücke und damit als Wildnis charakterisiert. Der Baumschlag ist allgemein, der Baum auf Gm 1106 als Dattelpalme (Phoenix dactylifera) zu erkennen[6]. Eine der Quellen läuft über einen halbierten

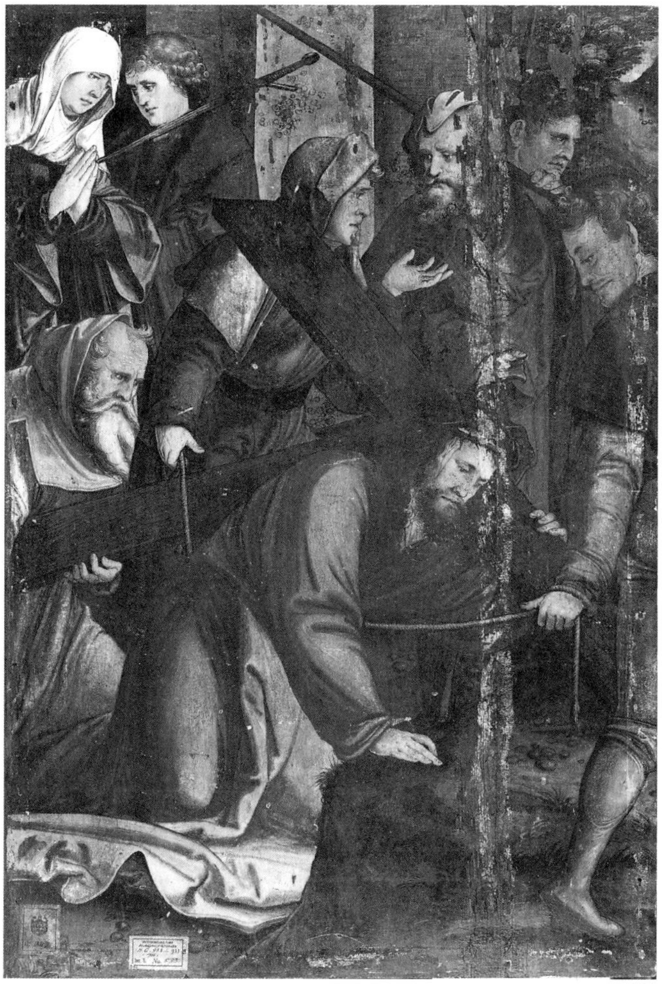

Gm 294. Rückseite

Ast. Das Bild des Hl. Onuphrius zeigt einen Kirchenbau mit geradem Schluß, an dessen Längswand eine in drei Seiten schließende Kapelle angesetzt ist. Jede ihrer Seiten ist durch ein dreibahniges Maßwerkfenster durchbrochen. Ihr Zeltdach ist hoch hinaufgezogen und verdeckt dabei eines der Rundbogenfenster der Längswand. In das Walmdach ist eine Gaube eingeschnitten, in der eine Glocke hängt. Auf dem Dach erhebt sich ein einfacher hölzerner Dachreiter. Es ist bemerkenswert, daß Schäufelein hier deutlich zwischen zwei Bauphasen, einer früh- und einer spätgotischen, d.h. zeitgenössischen, unterscheidet[7]. Der Text in dem aufgeschlagenen Buch des Hieronymus zeigt die gotische Kursive. Das Schwert in der Brust der Schmerzensmutter auf der Außenseite von Gm 294 hat Kreuzform, ein offensichtlich drahtumwickeltes Griffstück und einen Knauf in Scheibenform.

Zwei Tafeln, Gm 1106 und 1107, kamen aus dem Kartäuserkloster St. Peter in Christgarten, die dritte, zusammen mit Gm 293, Hl. Birgitta, aus dem ehem. Minoritenkloster Maria Maihingen[8]. Aus Christgarten stammen weiterhin vier Darstellungen aus dem Marienleben und vier Darstellungen der Geschichte des Apostels Petrus (alle BStGS)[9]. Die Christgartener Bilder waren laut Grundbuch der Slg. Oettingen-Wallerstein »in ein Geländer zusammengefaßt und dienten als Brüstung auf der Emporkirche des Chors«. Die Szenen des Marienlebens und der Geschichte Petri sind durch den Goldgrund als Hauptseiten ausgewiesen, beide tragen auf den Rückseiten Szenen der Passion Christi. Die bei Flügelaltären übliche Unterscheidung von vergoldetem und gemaltem Grund für die Festtags- und Werktagsseite eines Altars und die beidseitige Bemalung der Tafeln machen die von Grupp vertretene These, daß die Bilder schon ursprünglich die Lettnerbrüstung verkleidet hätten, hinfällig. Bei den Rückseiten der Petrus-Bilder geht es um herkömmliche Darstellungen der Passion, bei denen der Marienszenen um vier der »Sieben Fälle Christi«. Diese sind biblisch nicht belegt, hatten aber in der Andachtsliteratur und in Passionsspielen ihren Platz[10]. Ein Holzschnitt gibt sie, um die Gregorsmesse ergänzt, wieder[11]. Außer bei der Gefangennahme Christi erscheint Maria jeweils als schmerzhafte Muttergottes mit dem Schwert in der Brust. Darin stimmen die Passionsszenen mit den Rückseiten der Eremiten-Bilder überein, die die dort fehlenden »Fälle Christi« zeigen. Waagen erkannte Gm 1106 und 294 als zusammengehörend. Er rühmte die Kraft und Klarheit der Bilder, doch machten sie ihm wegen der mit Haaren bedeckten Körper einen »widerstrebenden Eindruck«. Das Haarkleid macht die Büßer den sog. wilden Männern gleich[12]. Muther und Janitschek erkannten die Christgartener Bilder als Teile eines Altars, Thieme erwog einen geschnitzten Schrein, dessen Bildprogramm sich auf den Apostel Petrus bezogen hätte. Für die Eremitenbilder, die dem sog. Maihinger Altar zugezählt wurden, hatte Thieme im Rahmen der Rekonstruktion des Christgartener Altars keine Verwendung. Er schrieb sie im Unterschied zu den Gemälden auf ihren Rückseiten Sebastian Dayg zu, so auch Gräff. Wescher-Kauert und Wallach sahen den »Christgartner Gesellen« am Maihinger Altar beteiligt, doch geben sich gerade die Eremitenbilder als Werke eines erfahrenen Künstlers zu erkennen.

Es liegt nahe, die verschiedenen »Fälle Christi«, die thematisch einander nicht überschneiden, einem einzigen Altar in der Reihenfolge der Stationen zuzuordnen. Auch sollten sie gleichzeitig in einer Ansicht gesehen werden können. Das hieß, den Bilderschmuck der Altäre von Christgarten und Maria Maihingen über die gezogenen Grenzen hinweg neu zu verteilen. Rudolph bot mit dem Hinweis auf den oben genannten Holzschnitt die Handhabe dazu, Metzger lieferte die Rekonstruktion[13]. Schwierigkeiten bereiteten die von den Marientafeln abweichenden Maße der entschieden schmaleren Eremitenbilder. Metzger löste das Problem, indem er sie als Standflügel auf die äußersten Seiten des Retabels versetzte. Ein viertes Eremitenbild wäre zu ergänzen, möglicherweise mit einer Gregorsmesse auf der Rückseite, wie sie der Holzschnitt der »Sieben Fälle Christi« zeigt. Das heißt, daß der Altar auf der Werktagsseite in der Mitte einen Block von vier Passionsszenen in zwei Reihen zeigte, auf den Seiten begleitet von zweimal zwei Eremitenbildern, auf der Feiertagsseite in der Mitte einen Block von vier Marienszenen, auf den Seiten begleitet von zweimal zwei Szenen der Geschichte Petri. Es irritiert, daß alle Eremiten in dieselbe Richtung schauen. Metzgers Rekonstruktionsvorschlag ist derzeit nicht zu verbessern. Die Petrus-Bilder einem eigenen Flügelaltar zuzuzählen, hieße zugehörige Bilder verloren zu geben und den Marienaltar unverschließbar zu machen. Die Datierungsvorschläge für den sog. Maihinger Eremitenaltar schwanken. Wallach datierte vor 1514, Modern um 1517/20, Thieme nach 1517/20, Muther um 1520, Strieder um 1525, Buchner um 1525/30. Im Zusammenhang des Christgartener Altars datierte Metzger die Eremitenbilder zwischen 1514 und 1520.

1 Dieses und ein zweites Bild, Hl. Birgitta, Gm 293, dienten zeitweise als Füllung einer Türe der Klosterkirche. Sie wurden auf der Bettstatt des Pater Guardian entdeckt. Mitgeteilt im Grundbuch der Slg. Oettingen Wallerstein 1817–18.
2 Wie Anm. 1.
3 Dt. Ausgabe von Richard Benz o.J. (1955), S. 705 – 715 (Johannes Chrysostomus), 756 – 762 (Hieronymus). Zur Legende des Hl. Onuphrius vgl. Rudolph 1981. – Zur Ikonographie vgl. LCI 6, 1974, Sp. 519 – 529 (Hieronymus), 7, 1974 , Sp. 93 –101 (Johannes Chrysostomus), 8, 1976, Sp. 84 – 88 (Onuphrius).
4 Ausführlich referiert bei Rudolph 1981, S. 70 – 73.
5 Karl Heinz Schreyl: Hans Schäufelein. Das druckgraphische Werk, Bd. I, II. Nördlingen 1990, Nr. 572, 588, 508 und Abb.
6 Bestimmung durch Hermann Schmidt, Nürnberg, freundl. mündl. Mitteilung 18. März 1996.
7 Beschreibung Barbara Schock-Werner, Nürnberg, freundl. mündl. Mitteilung 19. April 1997.
8 Vgl. Goldberg 1990.
9 Alle abgebildet bei Goldberg 1990 u. Metzger 1996.
10 Reallexikon zur deutschen Kunst, Bd. 6, 1973, Sp. 1366 –1374 (»Fälle Christi, sieben«). – Rudolph 1981. – Metzger 1996.
11 Wien, um 1490–1500; ein Exemplar in Wien, Graphische Slg. Albertina; vgl. Reallexikon (wie Anm. 10), Abb. Sp. 1367–68.
12 Vgl. Lexikon der Kunst, Bd. 7, 1994, S. 802 – 803.
13 Mit Schemata und Bildrekonstruktionen des Altarretabels im geöffneten und im geschlossenen Zustand wie auch der Rückseite. Ebenda ausführlicher Quellen-Anhang.

Kat.Slg. Oettingen-Wallerstein 1819, S. 95, Nr. 14, 15, S. 91, Nr. 5; 1826, Nr. 218, 219, 221; 1827, hier 218 und 219 vertauscht. – Moritzkapelle 1829 –1846, Nr. 83 (Gm 1107), Nr. 127 (Gm 294). – Kunstblatt 1829, S. 418 (Gm 1107). – Kunstblatt 1831, S. 235 (Gm 1106). – Waagen 1843, S. 166 (Gm 1106), 191, Nr. 83 (Gm 1107), 196, Nr. 127 (Gm 294). – Rettberg 1846, S. Lotz 2, 1863, S. 338, Nr. 83 (Gm 1107), Nr. 127 (Gm 294), S. 346 (Gm 1106). – Moritzkapelle 1878 u. 1880, Nr. 98, 99, 148. – Kat. 1882, Nr. 203 – 205; 1885, Nr. 208 – 210. – Muther 1885, S. 169. – Janitschek 1890, S. 373 – 374. – Mayer 1890, S. 631. – Thieme 1892, S. 73 –103. – Kat. 1893, Nr. 222 – 224. – Modern 1896, S. 366 – 368. – Braune 1909, Nr. 294 – 296. – Heidrich 1909, S. 267, Abb. 118. – Gräff 1913, S. 492 – 493. – Kat. München, Ältere Pinakothek, 1911, Nr. 1555 (Gm 1106), 1556 (Gm 1107). – Grupp 1917, S. 92. – Schmitz 1919, S. 613. – Grupp 1922, S. 23. – Berliner 1928, S. 81. – Wescher-Kauert 1928, S. 28, Anm. 6. – Wallach 1929, S. 71 – 73. – Buchner 1935, S. 559. – Lutze u. Wiegand 1936 - 37, S. 161 –162, Abb. 209, 214, 213. – Geissler 1960, S. 162 –163, Anm. 90. – Strieder 1968, S. 225. – Führer 1977 u. 1980, Nr. 219 (Gm 1106); 1985 u. 1994, Nr. 204, jeweils Farbabb. – Kat. Augsburg, Staatsgalerie, 1978 (bearb. G. Goldberg), S. 100 –103. – Rudolph 1981, bes. S. 59 – 75. – Ausst. Nördlingen u. Nürnberg 1988: Schäufelein (bearb. Karl Heinz Schreyl), S. 10. – Goldberg 1990, S. 49 – 55, 60 – 65, Nr. 1 – 5, Abb. 29, 37, 48, 49. – Metzger 1996, mit Abb. 5, 6, 7, 12, 50.

Schäufelein, Hans

DIE HL. BIRGITTA VOR DEM KRUZIFIXUS
um 1520

Die Heilige in Andacht vor dem wundenübersäten Christus. In ihrer Linken hält sie eine brennende Kerze, deren Wachs auf ihren rechten Unterarm tropft. Sie trägt ein faltenreiches Kleid und einen vorn offenen Mantel mit weiten Ärmeln, dazu Weihel und Wimpel, wobei jener Brust und Hals, dieser als Tuch den Kopf einhüllt. Links Ausblick in eine Landschaft mit einer Kapelle. Linker Flügel, Innenseite.

STAMMBAUM DER ORDENSSTIFTER NACH DER REGEL DES AUGUSTINUS

Unten der Ordensstifter Augustinus, Bischof von Hippo in Numidien und einer der vier lateinischen Kirchenväter, aus dessen Leib der Stamm wächst, dessen Äste die Halbfiguren der Ordensbrüder tragen. Linker Flügel, Außenseite.

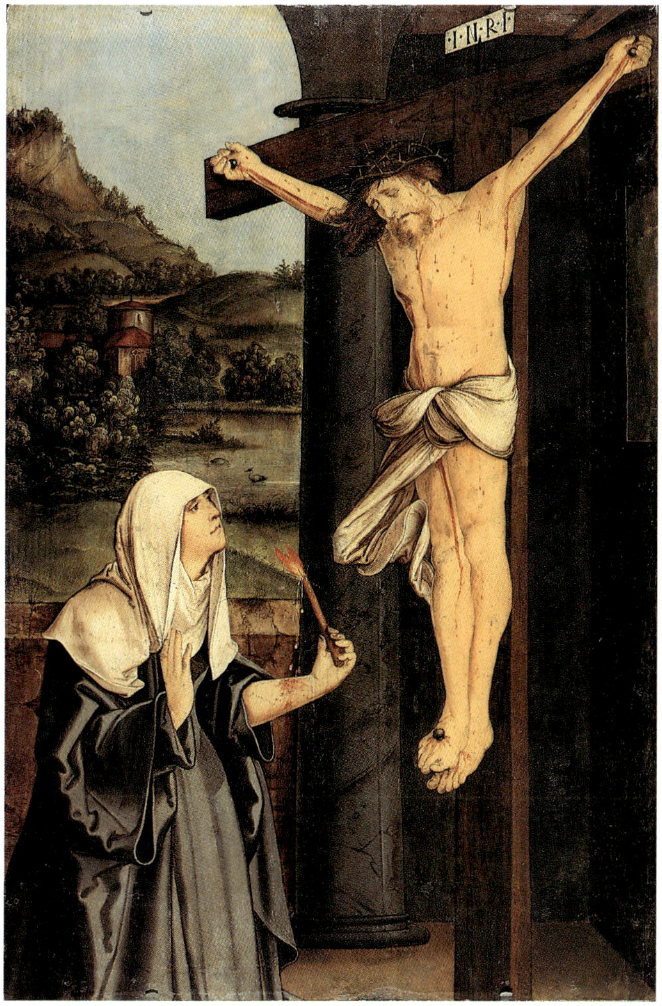

Gm 293

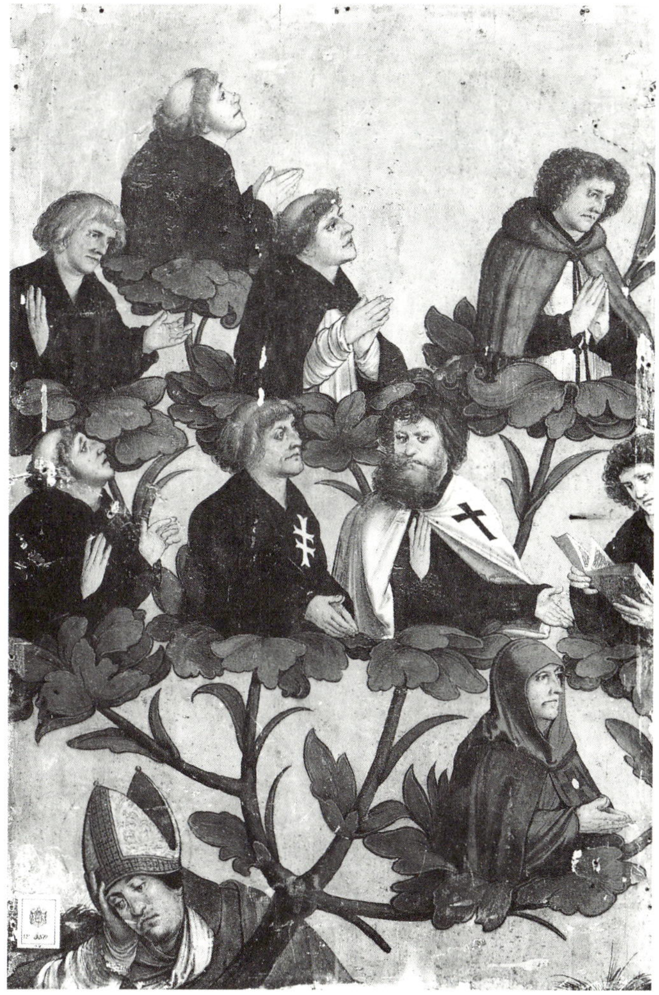

Gm 293

Tannenholz (Abies sp.), 101,7 x 65,5 cm – Auf der Rahmenrückseite mit Bleistift »Gm. 293«.

Gm 293. Leihgabe des Wittelsbacher Ausgleichsfonds / Bayer. Staatsgemäldesammlungen, Inv.Nr. WAF 932. – Slg. Fürst Oettingen-Wallerstein, Grundbuch 1817–18, § CLXVIII, 1811 aus dem ehem. Birgitten-(Minoriten-) Kloster Maria Maihingen[1] – Slg. König Ludwig I. von Bayern, erworben 1828, I.W. 350 – Ab 1829 ausgestellt in Nürnberg, Moritzkapelle –1882 GNM.

4 Bretter, Breiten von links oben 4,6, 21,5, 25,9, 13,5 cm, unten 5,7, 22,0, 21,0, 16,8 cm. Stärke 1,3–1,8 cm. Äste durch Holzintarsien ersetzt, teils mit Werg kaschiert. Linke Brettfuge auf Bildseite stellenweise mit schmalem Leinwandstreifen übergeklebt; am Rand umlaufend abgeschnittene Holzdübel[2]. Format allseitig beschnitten. – Außenseite: Bildträger allseitig später eingefalzt. Oberste Grundierschicht oder Imprimitur streifig kreuz und quer aufgetragen. Unterzeichnung: Pinsel; Kontur- und Binnenzeichnung, Linien häufig in Haken endend; ausführliche Modellierung der Körper mittels Parallel- und Kreuzschraffuren. Malerei: Köpfe differenzierter als auf der Innenseite, Gesichter und Hände plastischer. Braune Konturlinie mit schwarzer Farbe dünn schattiert. Viele kleinere und größere Ausbrüche über die gesamte Bildfläche, verstärkt am rechten und unteren Rand, ohne Kittung zugemalt. Farbigkeit durch vergilbten Firnis gedämpft. – Innenseite: Unterzeichnung wie Außenseite; Schattengebung teils gegenläufig zur Lichtführung in der malerischen Ausführung. Malerei: Wenig differenziert; Augen, Mund, Nasenlöcher und Barthaare Christi in ein und demselben Braunton gemalt; Finger- und Zehennägel durch braune Konturierung bezeichnet. Der Mund Birgittas nur durch den Lippenspalt angedeutet. Die teils breite Körperkon-

turierung nicht immer entsprechend der Licht- und Schattenverteilung. Malschichtverluste über die gesamte Bildfläche, gekittet und retuschiert. Raumarchitektur weitgehend übermalt, rechteckiges Feld am rechten Rand später. Leichte Bleiweißverseifung im Inkarnat. – Restaurierung: 1950. AB

Die Herkunft des Gemäldes aus dem ehemaligen Birgittenkloster Maria Maihingen spricht dafür, daß es sich bei der Heiligen nicht um Brigida von Kildare (Fest 1. Febr.), sondern um Birgitta von Schweden (Fest 8. Okt.) handelt. Die Legende, daß sie glühendes Wachs auf ihren Arm träufelte, um der Leiden des Heilands am Kreuz teilhaftig zu werden, wird offenbar von beiden erzählt. Birgitta von Schweden gründete um 1346 in Vadstena den Birgitten- oder Erlöserorden, siehe auch bei Gm 160, Hans Traut, Die Hl. Birgitta, ihre Revelationes niederschreibend[3]. Der Orden steht unter der Regel des Augustinus, der laut Strieder (1968) auf der Bildrückseite als Ordensstifter dargestellt ist. Die Tafel ist links und unten beschnitten, doch läßt sich das Bild der Heiligen nach Maßgabe eines Holzschnittes ergänzen, der sie in kniender Haltung betend vor dem Kruzifixus zeigt[4]. Auch im Gemälde sollte man ihre Attribute, Pilgerhut, -stab und -tasche erwarten. Daß sie kniet, läßt sich aus den zu ergänzenden Bildmaßen, ca. 130 x 73 cm, sowie aufgrund der Bildtradition schließen, nicht aus ihrer Haltung und dem Faltenwurf des Kleides, die auch eine stehende Position zulassen. Eine Mauer begrenzt den vorderen Bereich, eine Art Kapelle mit einer Säule auf der Seite hinterfängt den Gekreuzigten. Das Gebäude im Hintergrund ist eine Kirche oder ein Kloster. Ob der dahinter aufragende Rundturm einen eigenständigen Wehrbau darstellt oder zur Klosteranlage gehört, läßt sich nicht erkennen[5]. Auf dem Wasser schwimmt ein Graureiher (Ardea cinerea)[6].

Das Gemälde wurde aufgrund seiner Herkunft nebst den Eremitenbildern Gm 294, das ebenfalls aus Maihingen stammt, Gm 1106 und 1107 dem sog. Maihinger Altar, einem Eremitenaltar, zugezählt, so zuerst von Muther und noch von Strieder (1968). Lutze und Wiegand bezweifelten die Zusammengehörigkeit. Die thematische und stilistische Übereinstimmung der Passionsszenen (»Sieben Fälle Christi«) auf den Rückseiten der drei Eremitenbilder mit denen auf den Rückseiten der Marienszenen aus Christgarten bewog Rudolph, die Eremitenbilder als Teile des Christgartener Altars anzusehen, siehe oben. Für den möglichen Zusammenhang des Bildes der Birgitta mit einem Altar heiliger Büßer könnten das genannte Holzschnittbild der Heiligen sprechen, das auf der Rückseite den Hl. Onuphrius, der die Hl. Kommunion empfängt, zeigt, und ein weiterer Holzschnitt mit Darstellungen männlicher und weiblicher Heiliger als Eremiten[7]. Auf diesem kommt die Hl. Birgitta allerdings nicht vor. Sie am Christgartener Altar plazieren zu wollen, verbietet sich schon aufgrund des Ordensstammbaums auf der Rückseite der Tafel, zu dem man sich ein Gegenstück vorstellen muß. Zu vergleichen ist Hans Holbeins d. Ä. Stammbaum der Dominikaner als Gegenstück zu einem Stammbaum Christi vom Hochaltar der Frankfurter Dominikanerkirche, 1501, auf den Außenseiten des äußeren Flügelpaares[8].

Schäufelein selbst hatte die Hl. Birgitta vor dem Kruzifixus schon zuvor im Holzschnitt dargestellt, zweimal im Passional »Der hailgen leben wintertail«, Augsburg: Johann Otmar 1513[9]. Die Heilige ist hier mit Pilgerstab und -tasche ausgerüstet, kniet in einem kapellenartigen Innenraum und erlöst durch ihre Bittgebete die Seelen aus dem Fegefeuer. Der Stammbaum des Mönchsordens hat eine Vorform in Schäufeleins Holzschnitt der Wurzel Jesse in Ulrich Pinders »Der beschlossen gart«, Nürnberg 1505[10]. Den Bischof und Ordensgründer hat man sich nach Art des Hl. Eusebius liegend zu ergänzen, wie ihn Schäufelein in einem Holzschnitt des Heiligenlebens, Augsburg 1513, dargestellt hat[11]. Gm 293 ist ein unbestreitbares Werk Schäufeleins und wird schon von Waagen als solches gewürdigt. Wescher-Kauert und Wallach gaben es als eine Arbeit des Sebastian Dayg aus. Pinder hob zurecht den »seelischen Gehalt« hervor.

1 Dieses und ein zweites Bild, Hl. Johannes Chrysostomus, Gm 294, dienten zweitweise als Füllung einer Türe der Klosterkirche. Sie wurden auf der Bettstatt des Pater Guardian entdeckt. Mitgeteilt im Grundbuch der Slg. Oettingen Wallerstein 1817–18.
2 Siehe Anm. 1.
3 Mit Lit.
4 Vgl. Kat. der im germanischen Museum vorhandenen zum Abdrucke bestimmten geschnittenen Holzstöcke vom 15.–18. Jahrhunderte, Teil 1. Nürnberg 1892, Hst. 31a u. 31b, Abb. S. 24. Hier wird auf die Anklänge an Schäufeleins Gemälde Gm 293 und Gm 1106 hingewiesen.
5 Freundlicher Hinweis Joachim Zeune, Bamberg, 10. Mai 1996.
6 Freundl. schriftl. Mitteilung Peter Mühling, Nürnberg, 20. Mai 1996.
7 Erschienen bei Bergmann in Basel 1494; ein Exemplar in Berlin, Staatsbibliothek; vgl. Albert Schramm: Der Bilderschmuck der Frühdrucke, Bd. 22, Die Drucker in Basel, Teil 2. Leipzig 1940, Abb. 1247.
8 Städelsches Kunstinstitut; vgl. Lieb u. Stange 1960, Nr. 17 a–b, Abb. 43, 44.
9 Karl Heinz Schreyl: Hans Schäufelein. Das druckgraphische Werk, 2 Bde. Nördlingen 1990, Nr. 589, 638 u. Abb.
10 Schreyl (wie Anm. 9), Nr. 79 u. Abb.
11 Schreyl (wie Anm. 9), Nr. 656 u. Abb.

Kat. Slg. Oettingen-Wallerstein 1819, S. 91, Nr. 4; 1826 u. 1827, Nr. 222. – Moritzkapelle 1829 –1846, Nr. 42. – Kugler 1836, S. 122. – Waagen 1843, S. 180. – Sighart 1862, S. 632. – Lotz 2, 1863, S. 338, Nr. 2. – Parthey 2, 1864, S. 497, Nr. 35. – Moritzkapelle 1878 u. 1880, Nr. 60 (versehentlich: 64). – Kat. 1882, Nr. 202. – Woltmann u. Woermann 1882, S. 402. – Kat. 1885, Nr. 207. – Muther 1885, S. 169. – Kat. GNM 1892: Holzstöcke, S. 24, mit Abb. der Holzschnitte. – Thieme 1892, S. 94. – Kat. 1893, Nr. 221. – Modern 1896, S. 368. – Braune 1909, Nr. 293. – Grupp 1917, S. 92. – Wescher-Kauert 1928, S. 28, Anm. 6. – Wallach 1929, S. 71 – 72. – Buchner 1935, S. 559. – Lutze u. Wiegand 1936-37, S. 162, Abb. 211. – Pinder 1940, S. 311. – Strieder 1968, S. 225. – Rudolph 1981, mit Abb. – Goldberg 1990, S. 51, Abb. 39, 37, 48, 49, 50, 51. – Metzger 1996, mit Abb. 25 – 26.

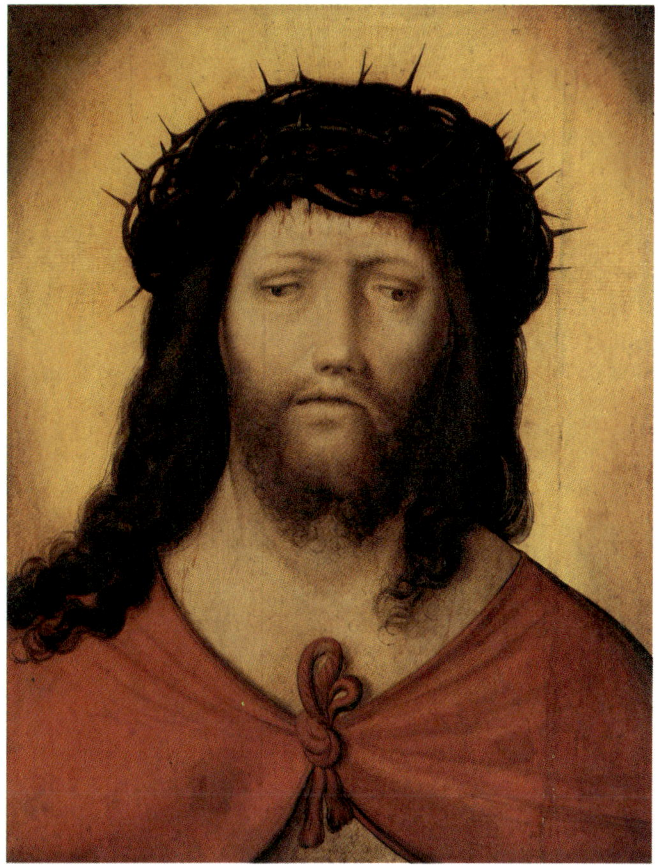

Gm 301

Schäufelein, Hans

CHRISTUS MIT DER DORNENKRONE
um 1525

Brustbild, frontal, vor grünem, durch die Glorie kreisförmig überblendeten und nur in den oberen Zwickeln sichtbaren Grund. Christus trägt einen Lippen- und Kinnbart. Die dunkelblonden Locken fallen ihm auf die Schultern. Sein roter Mantel wird über der nackten Brust mit einer Bandschleife zusammengehalten. Die halbgeöffneten Lippen und die in die äußeren Winkel rutschenden braunen Augensterne bezeichnen das Maß der Schmerzen.

Fichtenholz (Picea sp.), 51,2 x 39,3 cm – Auf der Rückseite mit weißer Farbe »Gm 301«; rotes Siegel; aufgeklebt Kat.Text der Aukt. Slg. Hoech, Nr. 190 u. Abb.

Gm 301. Slg. Theodor Hoech, München – Erworben 1892 im Münchner Kunsthandel (A. Rupprechts Nachfolger) – Vermutlich aus der Kapelle im Haus zum Goldenen Schild in Nürnberg.

3 Bretter, Breiten von links oben 15,9, 16,5, 6,9 cm, unten 15,7, 16,1, 7,5 cm[1]. Stärke 0,8 cm. Äste im Holz belassen. Rechte Brettfuge etwas gelockert. Format original. – Beidseits im Nutrahmen grundiert und bemalt. – Rückseite: Mit schwarzem Anstrich versehen. Bestoßungen und Abriebstellen. – Bildseite: Unterzeichnung: Pinsel; Kontur- und Binnenzeichnung; Schatten im Hintergrund in dünnen Parallelschraffuren. Malerei: Untermalung deckend, weitere Farbschichten in Lasuren. Hintergrund bleizinngelbfarben untermalt, mit dunkleren Lasuren abgetönt. Linke Schulter während des Malvorganges vergrößert. Malschichtausbrüche entlang der rechten Brettfuge restauriert, Retuschen in Purpurmantel und Haar. – Innerer Rahmen original. Lindenholz. Kern: Ecken verplattet und teilweise noch mit handgeschmiedeten Nägeln gesichert, obere und untere Leiste um die Höhe des Falzes beschnitten. Profile: Ecken auf Gehrung geschnitten. Als Rahmen für zusätzlichen Schiebedeckel konstruiert mit 0,5 cm breiter Nut zwischen zwei gleichartigen Profilelementen mit Wasserschlag[2]. Ursprünglich schwarzbraun gefaßt, Innenleiste vergoldet; heute Bronzeanstrich auf vermutlich Schlagmetallunterlage. Starke Nagellöcher in der oberen Rahmenleiste sprechen für eine zumindest zeitweise Hängung des Bildes. Am unteren Rand Reste von Holzdübeln in 3 weit auseinanderstehenden Dübellöchern. AB

Christus ist als Dornengekrönter dargestellt, nicht als »Schmerzensmann«, den notwendigerweise die Wundmale seines Erlösertodes ausweisen. Die Benennung »Ecce homo« im Katalog der Slg. Hoech trifft den Sachverhalt. Wie auf dem Bild zu sehen, wurde Christus vom römischen Statthalter Pilatus dem Volk vorgestellt[3]. Brustbilder Christi als Schmerzensmann kommen im Zusammenhang von Diptychen vor. Auf dem Gegenflügel wäre dann die Muttergottes denkbar, aber auch das Bildnis eines Adoranten wie bei Gm 128, Hans Pleydenwurff, Bildnis Graf Georg von Löwenstein[4]. Die frontale Erscheinung Christi bei Gm 301 spricht für eine Einzeltafel, wie sie Lucas Cranach auf dem Bildnis des Kardinals Albrecht von Brandenburg 1525 (Darmstadt, Hessisches Landesmuseum)[5] dargestellt hat. Dieserart Andachtsbilder dienten der persönlichen Versenkung des Betrachters in die Leiden Christi. Schäufelein hat in Johannes von Leonrodts »Himmelwagen – Hellwagen«, Augsburg 1517[6], ein vergleichbares Christusbild im Holzschnitt vorgelegt, hier nur den Kopf, vor einer Strahlenglorie schwebend, aber mit entsprechendem Blick. Ein vergleichbares Brustbild von Schäufeleins Hand befindet sich in München, BStGS[7]. Der dort waltende milde Ausdruck des Lehrers und Trösters ist im Bilde des dornengekrönten Christus zugunsten eines schmerzlichen Ausdrucks mit divergierendem Blick und halbgeöffnetem Mund aufgegeben. Daß Mund und Kinn merklich aus der Achse verschoben sind, dient der Ausdruckssteigerung der beinahe lebensgroßen Büste. Den Gesichtstypus kennzeichnet die lange gerade Nase mit breitem Rücken und extrem kleinen Flügeln, in deren Nasenlöcher man blickt. Das beinahe entfärbte Inkarnat, die Modellierung in zarten Übergängen und durchsichtigen Schatten, die aufgrund der Lichtführung links sichtbare Binnenzeichnung des Haares, der rechts im Gegenlicht die Silhouettierung entspricht, lassen keinen Zweifel an der Eigenhändigkeit.

Schulz wollte Gm 301 in einem Christusbild wiedererkennen, das in der Kapelle des Hauses Schildgasse Nr. 23 in Nürnberg zur Rechten der Altarnische angebracht war. Georg Christian Wilder hat die räumliche Situation in einem Aquarell von 1854 festgehalten (Museen der Stadt Nürnberg, Graphische Slg.)[8]. Er teilte im Manuskript zu seinen Skizzenblättern von der Kapelle und deren Einzelheiten zu dem Christusbild mit, »daß es Kenner für Dürer, Hans Hofmann, Schäufelein und dergleichen halten«[9]. Man würde bei dieser Spannweite der Zuschreibungen eher an den vielkopierten Dürerschen Typus denken[10], doch stimmen die Gesamtform der Büste und die kreisförmige Auflichtung hinter dem Kopf auf dem Gemälde Gm 301 und dem Aquarell überein. Das Gemälde wurde laut Kat. Slg. Hoech Dürer zugeschrieben. Thieme argumentierte einleuchtend für die Autorschaft Schäufeleins, doch hielt er das Bild zu Unrecht für eine Studie zu einer Darstellung des »Ecce homo«. Vielmehr handelt es sich um ein selbständiges Andachtsbild. Lutze und Wiegand datierten um 1530. Im Vergleich mit dem 1522 datierten »Schmerzensmann über dem Almosenkasten« im Stadtmuseum Nördlingen[11] ist auch für Gm 301 ein früheres Entstehungsdatum zu erwägen.

1 Das Bild wurde zur Untersuchung in seinem originalen Nutrahmen belassen.
2 Die Maße des einzupassenden Bildes wären ca. 54 x 41,5 cm.
3 Johannesevangelium 19, 4 – 5. – LCI 1, 1968, Sp. 557 – 561.
4 Buchner 1953, S. 123, Nr. 137, Abb. 138.
5 Friedländer u. Rosenberg 1979, Nr. 185 u. Abb.
6 Karl Heinz Schreyl: Hans Schäufelein. Das druckgraphische Werk, Bd.I, II. Nördlingen 1990, Nr.863 u. Abb.
7 Inv.Nr. 1441; vgl. Goldberg 1990, Abb. 20.
8 Inv.Nr.St.N. 9655; vgl. Schulz 1905, Tf. II.
9 Das Manuskript ehem. im Besitz von Baurat Heinrich Wallraff, Nürnberg; vgl. Schulz 1933.
10 Vgl. Anzelewsky 1971, Nr. 126 K.
11 Vgl. Ausst.Kat. Nürnberg 1983: Luther, Nr. 583 mit Abb.

Aukt. Fleischmann u.a., München, 1892: Slg. Hoech, Kat.Nr. 190 und Abb. – Thieme 1892, S. 54 – 55. – Braune 1909, Nr. 301. – Ausst. Nürnberg 1928: Dürer, Kat.Nr. 125. – Schulz 1933, S. 510, Abb. 617. – Buchner 1935, S. 559. – Lutze u. Wiegand 1936-37, S. 162.

Schäufelein, Hans

Kopie

DIE GESCHICHTE DER JUDITH

2. Hälfte 16. Jahrh.

Die jüdische Heldin Judith rettete die Stadt Bethulia und das Volk Israel, indem sie ins Lager der die Stadt belagernden Assyrer ging, ihren Feldherrn Holofernes trunken machte und tötete. Das Gemälde schildert die Ereignisse. Von Ninive, der Residenz des Nabukadnezar, bewegt sich der feindliche Heereszug in Richtung Bethulia. Burgen gehen in Flammen auf, kleinere Gefechte finden statt. Feindliche Späher und Wachposten haben die Stadt Bethulia bereits erreicht. Achior, der Holofernes von dem Kriegszug abriet, ist zur Strafe an einen Baum gebunden, um das Schicksal der Stadt zu teilen. Judith macht sich in festlicher Kleidung mit einigen Frauen ins Lager der Philister auf. Holofernes, im Kreis seiner Ratgeber, empfängt sie huldvoll vor seinem Zelt. Er gibt ihr zu Ehren ein Fest. Während die Soldaten bezecht darniederliegen, tritt Judith mit dem abgeschlagenen Haupt des Holofernes aus dessen Zelt und steckt es in einen von ihrer Magd Abra bereitgehaltenen Sack. Die Juden machen einen Ausfall aus der Stadt und schlagen das führerlose Heer der Assyrer in die Flucht.

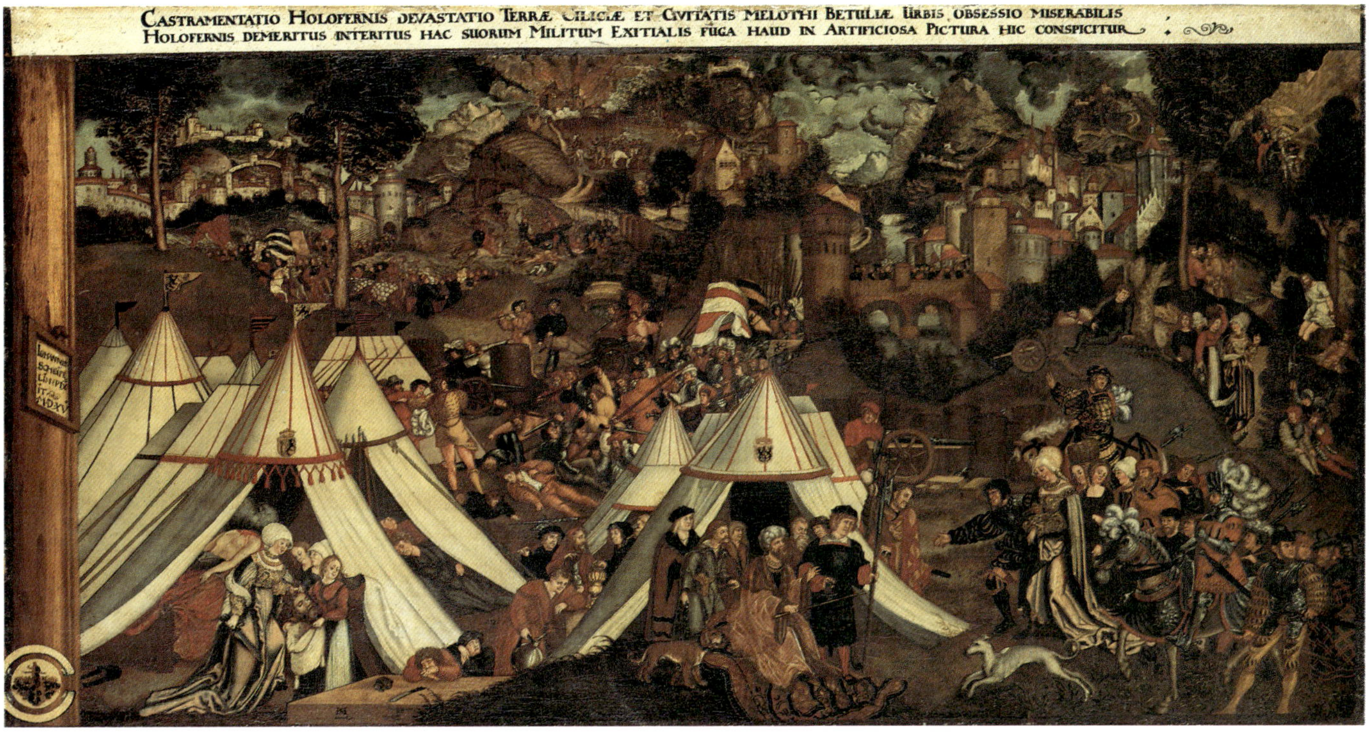

Gm 303

Leinwand, 57 x 105 cm – Links am Pfeiler auf einem Täfelchen fünfzeilige Inschrift in Majuskeln der Humanisten-Antiqua: »JOHANNES / SCHEIFE / LIN PI(N)X / IT / · M · D · XV« = Johann Schäufelein hat es gemalt 1515. Unten auf einer Steinplatte bez. mit des Künstlers Monogramm und der Schaufel. Oben zweizeilige Inschrift in Majuskeln der Humanisten-Antiqua: »CASTRAMENTATIO HOLOFERNIS DEVASTATIO TERRAE CILICIAE ET CIVITATIS MELOTHI BETULIAE URBIS OBSESSIO MISERABILIS / HOLOFERNIS DEMERITUS INTERITUS HAC SUORUM MILITUM EXITIALIS FUGA HAUD IN ARTIFICIOSA PICTURA HIC CONSPICITUR« = Auf diesem nicht kunstlosen Gemälde wird das Kriegslager des Holofernes gezeigt und – nach der Verwüstung Ciliciens und der Stadt Meloth – die unglückselige Belagerung der Stadt Bethulia sowie die Vernichtung des Holofernes und die unheilvolle Flucht seines Heeres[1] – Auf der Doublierleinwand mit Kreide »159«. Auf dem Keilrahmen mit Bleistift »230«, mit weißer Farbe »G.303«; Klebezettel der Slg. Wallerstein »6.Zimmer«; Slg. König Ludwig I. von Bayern, 1827, Nr.354; WAF »H.G.937 (1936) Inv.S.No. 605, darunter links die Nr.303; genagelt alte Bildbeschriftung auf Goldkarton.

Gm 303. Leihgabe des Wittelsbacher Ausgleichsfonds / Bayer. Staatsgemäldesammlungen, Inv.Nr. WAF 937. – Slg. Graf Rechberg – Slg. Fürst Oettingen-Wallerstein, Grundbuch 1817–18, § CLXIX, erworben 1815 – Slg. König Ludwig I. von Bayern, erworben 1828, I.W. 354 – Ab 1831 ausgestellt in Nürnberg, Burg –1840 bis 1864 Landauerbrüderhaus – Ab 1876 Moritzkapelle – 1882 GNM.

Leinwand, 2 Teile, vertikal zusammengesetzt, Breiten von links ca. 79 und 26 cm, Leinenbindung, dünner Faden, Fadendichte ca. 20 x 20 pro cm^2. Spanngirlanden und Nagellöcher belegen 2 frühere Aufspannungen. Mit gröberer Leinwand vermutlich vor 1827 dubliert, Anlaß dürfte ein Riß in der Naht gewesen sein, auf Keilrahmen gespannt. Umschlag ungleich abgerissen. – Bildseite: Rote, caput mortuumartige Grundierung; am rechten Rand ca. 1,5 cm breiter Streifen vom unteren Rand bis zum Schriftfeld ungrundiert, Ursache unklar; der glatten Malkante nach zu schließen während des Malvorganges abgedeckt, anschließend mit brauner Farbe bestrichen. Unterzeichnung: Pinsel; schmale Konturzeichnung nur im Mantel des sitzenden Holofernes erkennbar. Malerei und Metallauflagen: Rote Grundierung als Farbe, vor allem in der einschichtigen Landschaft, einbezogen. Haare und gestrichelte Lichter und Schatten mit sehr feinem Malinstrument, möglicherweise mit Schnepfenfeder. Halsschmuck des Holofernes und der Judith, Gewandoberteil und – saum der Judith sowie Trinkgefäß in der Hand eines Höflings hinter dem mittlerem Zelt mattvergoldet auf heute braunem Anlegemittel, Formen und Motive auf Gold musiert. Über dem Spruchband Firnis abgenommen. Inschrift ohne Hilfslinien, mit schwarzem Stift vorgeschrieben. – Restaurierung: 1959. AB

Bei dem Gemälde handelt es sich um eine Kopie des späteren 16. Jahrh. nach dem Wandbild Hans Schäufeleins im Nördlinger Rathaus. Schäufelein malte es 1515 im Auftrag der Stadt für die sogen. Bundesstube, die den Zusammenkünften der Vertreter des Schwäbischen Bundes diente[2]. Der Schwäbische Bund war 1488 zu Eßlingen am Neckar als Landfriedenseinung des schwäbischen Adels und der Reichsstädte sowie der »zugewandten« Fürsten (Württemberg, Tirol) zumal gegen die expansive Territorialpolitik der bayerischen Herzöge gegründet worden. Das Thema des Gemäldes ist dem apokryphen Buch Judith des Alten Testamentes entnommen[3]. Judith ist in dem Wandbild als Vorkämpferin der städtischen Freiheit begriffen. Die Darstellung der Vernichtung der Feinde Bethulias ist Programm. Sie stärkt das städtische Selbstbewußtsein und enthält eine Warnung an reale oder mögliche Feinde. In jüngerer Zeit hat sich Schreyl anhand des Nördlinger Wandbildes eingehend mit der biblischen Heldin, ihrer Tat und der Bewertung ihrer Tat beschäftigt. Der Aspekt der »Weibermacht«, den Hans Baldung in seinem Gemälde der Judith mit dem Kopf des Holofernes, Gm 1093, verbildlichte, kommt hier nicht zum Tragen. Gleich dem Wandbild fordert die kleinformatige Wiederholung auf, den Momenten der Erzählung nachzugehen, Freund und Feind und die verschiedenen Schauplätze zu unterscheiden, von denen das Zeltlager der Assyrer und die Stadt Bethulia das meiste Interesse beanspruchen.

Das Bild zeigt eine befestigte Stadt mit turmreicher Silhouette. Die Stadtmauer ist durch zahlreiche Türme unterschiedlichster Form bewehrt. Neben Walm- und Satteldächern konstatiert man Kuppeldächer. Links wird ein schmuckloser Torturm gerade von ausziehendem Kriegsvolk durchschritten. Besonders bemerkenswert ist der hohe Turm am rechten Stadtrand mit seinen vier runden Ecktourellen, seinem hohen Dach und der »Laterne«, der an französische oder schweizerische Vorbilder – Donjons erinnert. Die Wände dieses Turmes werden von hohen Maßwerkfenstern sakraler Dimensionen durchbrochen. Direkt über der Stadt thront eine Burganlage mit stattlichem Bergfried (Burgmitte) und einem runden Flankierungsturm im Vordergrund mit hohem zugespitztem Kegeldach. Die Hügel und Berge im Bildhintergrund tragen weitere Burganlagen[4].

Gm 303 erscheint in den älteren Katalogen als ein Original Schäufeleins, im Grundbuch der Slg. Oettingen-Wallerstein als Skizze zum Nördlinger Wandbild, so noch bei Janitschek. Thieme, der im Vergleich mit dem Original die »schwere, dunkle Färbung« bemängelte, erkannte Gm 303 als Kopie.

1 Die Übersetzung bei Karl Heinz Schreyl: Schäufeleins Judith-Wandbild im Nördlinger Rathaus. In: Hans Schäufelein. Vorträge, gehalten anläßlich des Nördlinger Symposiums im Rahmen der 7. Rieser Kulturtage in der Zeit vom 14. Mai bis 15. Mai 1988, S. 192.

2 Nördlingen, Rathaus; vgl. Adelheid Straten: Das Judith-Thema in Deutschland im 16. Jahrhundert. Studien zur Ikonographie – Materialien und Beiträge. 1983, S. 85, Nr. 64. – Schreyl (wie Anm. 1), S. 183 – 239, Farbabb. 109 –115.

3 LCI 2, 1970, Sp. 454 – 458. – Lexikon der Kunst, Bd. 3, 1991, S. 561 – 562. – Marienlexikon, Bd. 3, 1991, S. 451 – 453.

4 Beschreibung von Joachim Zeune, Bamberg, freundl. schriftl. Mitteilung 30. Mai 1996.

Kat.Slg. Oettingen-Wallerstein 1819, S. 117, Nr. 18; 1826 u. 1827, Nr. 226. – Landauerbrüderhaus 1840 –1860, Nr. 164. – Waagen 1843, S. 214, Nr. 164. – Ders. 1862, S. 236. – Lotz 2, 1862, S. 347, Nr. 164. – Moritzkapelle 1878 u. 1880, Nr. 139. – Kat. 1882, Nr. 201; 1885, Nr. 206. – Woltmann u. Woermann 1882, S. 402. – Janitschek 1890, S. 373, Anm. – Thieme 1892, S. 51, 153 –154. – Kat. 1893, Nr. 230. – W. Schmidt 1893, S. 306. – Braune 1909, Nr. 303. – Lutze u. Wiegand 1936-37, S. 163. – Goldberg 1990, S. 43, Farbabb. 21.

Schaffner, Martin

Geboren um 1477/78 in Ulm, gestorben um 1547 ebenda. Nachweisbar von 1496 bis 1535. Er arbeitete 1496 in der Werkstatt Jörg Stockers, nahm aber auch Einflüsse Bartholomäus Zeitbloms, Hans Holbeins d.Ä., Hans Schäufeleins und Hans Burgkmairs auf. 1510 arbeitete er zusammen mit dem Bildschnitzer Daniel Mauch an einem Franziskus-Altar für die Ulmer Barfüßer-Kirche. Um 1515 und 1522/24 führte er umfangreiche Arbeiten für das Augustiner-Chorherrenstift Wettenhausen aus, darunter einen großen Marienaltar (München, Alte Pinakothek). Er malte eine Reihe von Epitaphien, verschiedentlich Bildnisse, im besonderen Falle eine Tischplatte. Bei der Abstimmung 1530, die der Einführung der Reformation in Ulm vorausging, blieb er auf der Seite der Altgläubigen.

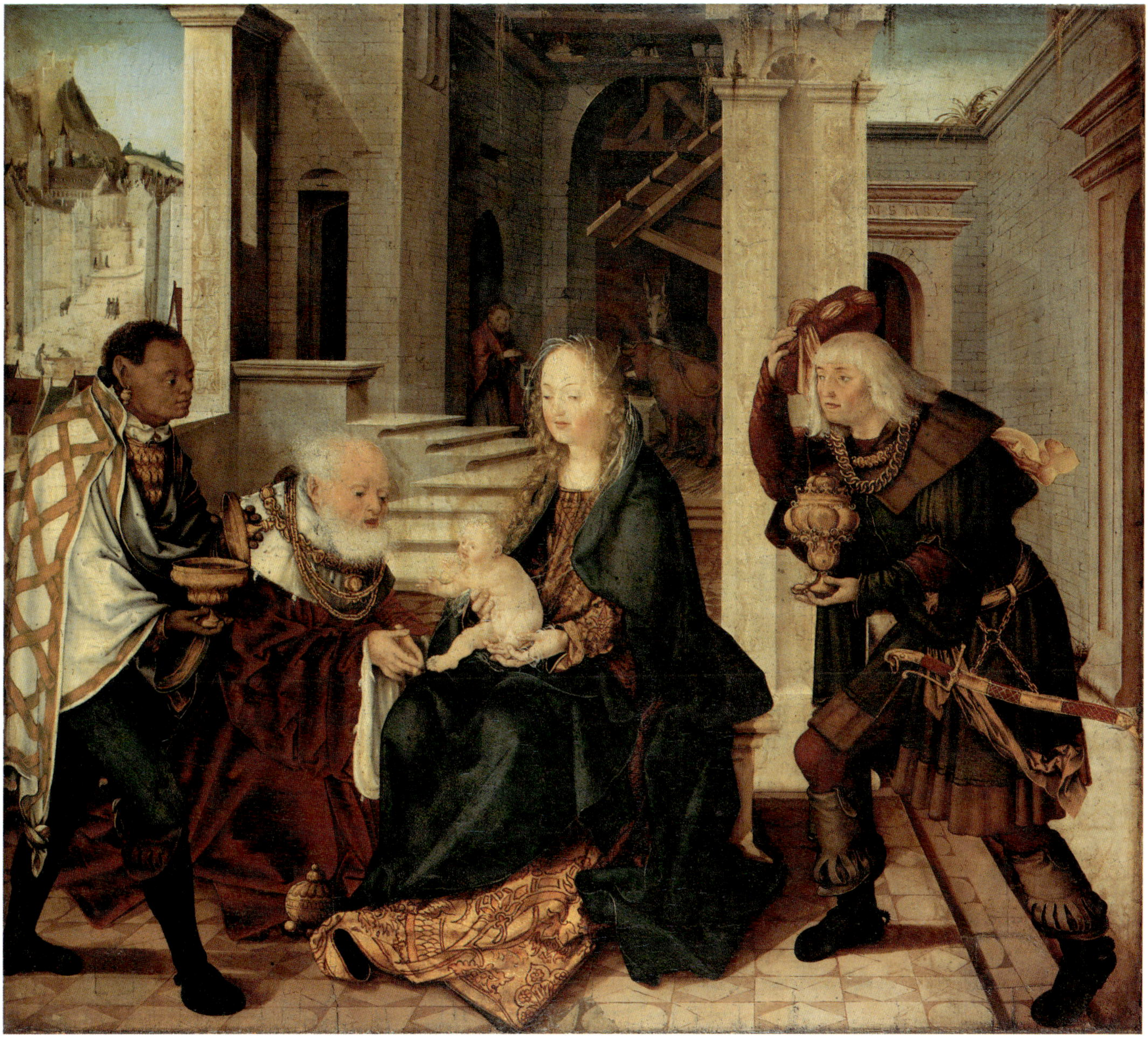

Gm 267

ANBETUNG DER HL. DREI KÖNIGE

um 1512/14

Die Könige huldigen dem Christuskind, das auf dem Schoß der Mutter sitzt. Maria trägt ein Kleid aus Goldbrokat, darüber einen blauen Mantel. Der älteste, kniende König hat sein Geschenk, eine Deckeldose mit Kugelfüßen, abgestellt und verehrt das Kind mit gefalteten Händen. Der Mohrenkönig öffnet einen Deckelpokal, der dritte König, der einen Buckelpokal in den Händen hält, lüftet sein Barett. In der Tiefe des Stalles von Bethlehem, der als herrschaftliche Ruine in den Formen der Renaissance dargestellt ist, sieht man den Nährvater Joseph, dazu Ochse und Esel.

Tannenholz (Abies sp.), 78,8 x 86,2 cm – Am Türsturz rechts im Hintergrund in der römischen Capitalis nachempfundenen Majuskeln: »M · S · M · Z · V · « = Martin Schaffner Maler zu Ulm – Auf der Rückseite mit Stift »267«; Klebezettel der BStGS »Inv.Nr. WAF 941«; auf der Rahmenrückseite Zettel »Germanisches Nationalmuseum Nürnberg, Gm 267, Martin Schaffner, Anbetung d. hl. drei Könige, Tanne, 78 x 87, H.G.«.

Gm 267. Leihgabe des Wittelsbacher Ausgleichsfonds/ Bayer. Staatsgemäldesammlungen, Inv.Nr. WAF 941. – Aus dem Zisterzienserinnenkloster Heiligkreuztal bei Riedlingen, wo sich heute noch die in den Maßen passende Predella und eine spätere Kopie des Hauptbildes[1] befinden – Slg. Fürst Oettingen-Wallerstein, erworben zwischen 1819 und 1826 – Slg. König Ludwig I. von Bayern, erworben 1828, I.W. 263 – Ab 1829 ausgestellt in Nürnberg, Moritzkapelle –1882 GNM.

7 Bretter, Breiten von links oben 11,0, 12,1, 14,2, 12,9, 7,7, 21,2, 6,3 cm, unten 11,5, 14,3, 13,7, 13,0, 7,8, 20,8, 4,8 cm. Stärke 1,1 cm. Äste im Holz belassen, mit Werg kaschiert. Im Bereich des Fußbodens, ca. 4,5 cm vom unteren Rand entfernt, rechts und links je eine Platte nicht identifizierten Materials von der Bildseite her eingesetzt; auf der Rückseite analog in beiden Fällen ein Nagelloch. Bei der rechten Platte Riß bis zum unteren Rand. Format original. – Rückseite: Glatt gearbeitet, ursprünglich im Rahmen dunkelrot bemalt, später grün gestrichen. Unter dem Anstrich in Resten originale dunkelrote Farbe, vor dem Falzrand endend. – Bildseite: Tafel im Rahmen grundiert und bemalt. Unterzeichnung: Pinsel; Kontur- und Binnenzeichnung, breite Striche, kaum sichtbar. Malerei und Metallauflagen: Pentimenti: König rechts mit fellartiger Mütze, sein rechter Arm breiter, sein Pelzkragen um weniges höher; Mauerflucht rechts um die Hälfte kürzer, Rundbogenfenster mit heller Brüstung frontal anschließend; links im Bereich der aufeinanderstoßenden Wände zwei hohe Bogenfenster mit Rundbogen überfangen, die bis unter das Gebälk reichen; nach Fertigstellung von Stall und Tieren Pfeiler eingefügt, der das Hinterteil des Ochsens überschneidet. Brokatkleid Mariä, Prunkgefäße und Ketten, Säbel des rechten Königs, geschlitztes Wams und Ohrring des Mohrenkönigs mattvergoldet auf brauner Untermalung. Muster des Kleides Mariä mit krapprotem Lack schablonenmäßig über die Falten hinweg. Ihr azuritblauer Mantel und die blauen Hosenbeine des Mohren infolge vergilbter Firnisse vergrünt, grüner Mantel des rechten Königs verbräunt. Farbigkeit durch fleckige alte Firnisse gedämpft. Unterschiedliches, starkes Gitter- und Längssprungkrakelee. AB

Stifter des Altars war nach Aussage der Wappen auf der Predella Hans Caspar von Bubenhofen († nach 1534), Herr zu Hettingen und Gammertingen, heute Kreis Sigmaringen; hoher Beamter des Herzogtums Württemberg und Hauptmann des Schwäbischen Bundes. 1484 heiratete er Margarete von Rechberg, 1500 Agnes von Hewen[2].

Das Thema ist dem Neuen Testament entnommen. Die Epiphanie, das ist die Erscheinung Gottes in der Welt und seine Anbetung durch die Weisen des Orients, nimmt auf spätmittelalterlichen Flügelaltären in geschnitzter oder gemalter Form vielfach die zentrale Stelle ein[3]. Schaffner, auf das Gefolge der Könige verzichtend, kam mit dem geringstmöglichen Personal aus und schuf doch ein Bild von einem großen Reichtum der Formen und Farben. In der Vertiefung und Verwinkelung der Architektur ging er weit über die vergleichsweise »klassische« Unterzeichnung hinaus. An den Gegenständen interessierte ihn die malerische Erscheinung.

Der von rechts herantretende König trägt auf der Seite an einem Leibgehänge, hier an einer Kette, einen Säbel von geschweifter Form[4]. Es soll damit offensichtlich auf seine Herkunft des Königs aus dem Morgenland angespielt werden. Der mitteleuropäischen Waffen geläufige Griff, in dessen Kappe ein Ring eingehängt ist, ist asymmetrisch gebildet, der senkrechte Ausläufer der vorderen Parierstange dient als Faustbügel. Die Scheide ist mit Beschlägen versehen, alle metallenen Teile sind vergoldet. Anhand seiner Hautfarbe ließ sich der Mohrenkönig als Exote darstellen. Im Unterschied zur Mehrzahl der Dreikönigs-Bilder verzichtete Schaffner auf das Gefolge der Könige und versetzte er Joseph in die Bildtiefe.

Die renaissancemäßige Steinarchitektur ist extrem verschachtelt. Links sieht man im Durchblick eine städtische Straßenszene, im Vordergrund profane Bürgerhäuser, im Zentrum eine große zweitürmige Kirche, im Hintergrund einen runden Stadtbefestigungsturm. Über der Stadt thront auf hohem Berg eine Burganlage mit Viereckturm und großer Bastion[5]. Die Ornamentfüllungen des Wandabschlusses und der Pilaster finden sich ähnlich auf oberitalienischen Ornamentstichen oder als Rahmenleisten venezianischer oder deutscher Titelholzschnitte, doch läßt sich ein direktes Vorbild nicht benennen.

Das Gemälde zog früh das Interesse der Kenner auf sich. Brulliot (1822) löste die Initialen der Bezeichnung für »Martin Schaffner Maler zu Ulm« auf. Waagen bemerkte einschränkend: »Auch er [Schaffner] gehört der realistischen Richtung an und geht in seiner früheren Zeit nicht über eine wahre, etwas gewöhnliche portraitartige Bildung seiner Figuren heraus«. Janitschek rühmte die Charakterisierung der Personen als »noch von einer bei Schaffner seltenen Frische, ja Naivität«. Baum (1923), den Maler mit seinem Ulmer Vorläufer Bartholomäus Zeitblom vergleichend, erkannte richtig: »Obgleich alle Figuren nach Zeitblomischer Art in der vordersten Bildschicht angeordnet sind und die Gruppe im Umriß gut geschlossen erscheint, ist doch das Flächig-Wesenlose der Malerei Zeitbloms gänzlich überwunden. Geschickt wird der Blick in die Tiefe geleitet. Die Figuren sind runder modelliert, freier, gelenkiger, bewegter, zugleich in der Auffassung irdischer, alltäglicher. Kein späteres Werk zeigt Schaffner gleich einfach und lebensvoll.« Und Pinder: »Die Nürnberger Anbetung ... arbeitet mit südlich schlichten Bauformen unter stark betonter Rahmenverwandtschaft, sie sucht in dem herantretenden König eine neue Breite; er wirkt maximilianisch.« Interesse fanden auch »die helle, milchige Karnation, die zarten, lichten Töne der Architektur und der Landschaft« (Feuchtmayr 1957).

Schaffner empfing, worauf Lustenberger aufmerksam machte, für die Figurengruppe und für die aus einzelnen Bauteilen zusammengeschobene Architektur Anregungen von Dürers Holzschnitt gleichen Themas, B. 87, aus dem »Marienleben«. Der Geburt Christi B. 85 dieser Holzschnittfolge entnahm er das innere schräge Bretterdach vor dem Rundbogen. Pückler-Limpurg wollte Abhängigkeiten von Hans Burgkmair und dessen Sebastians-Altar (Gm 280/82) sehen. Das »Interesse für die Beleuchtung und ihre Stimmungswerte« führte er bis auf Hans Multscher und den Sterzinger Altar zurück. Schmidt pflichtete ihm hierin bei. Friedländer und Feuchtmayr machten entschiedene Einschränkungen in Bezug auf Burgkmair. Lustenberger wollte in dem Kopf des von rechts herantretenden Königs die Züge Kaiser Maximilians I. erkennen. Strieder meldete dagegen Bedenken an, doch stellte sich in der Kunst des früheren 16. Jahrh. beinahe zwangsläufig die Erinnerung an den populären Herrscher und Förderer der Künste ein.

Die zeitliche Einordnung des vom Künstler nicht datierten Bildes schwankt. Friedländer datierte um 1505/08, Pückler-Limpurg um 1508, desgleichen Schmidt, Baum zunächst um 1508, später vor 1508, Weil nach 1510, Feuchtmayr zunächst um 1512, dann um 1514/15, Börsch-Supan um 1512/13, Lustenberger zwischen 1510 und 1514, Janitschek um 1515/16, Bach in die zwanziger Jahre.

1 Engelmann 1979, S. 40, Abb.
2 Daten zur Person in Ausst.Kat. Ulm 1959.
3 Schiller 1, 1966, S. 120 –124. – LCI 1, 1968, Sp. 539 – 549. – Ausst. Kat. Köln, Wallraf-Richartz-Museum, 1982: Die Heiligen Drei Könige – Darstellung und Verehrung.
4 Ähnlich dem Jatagan, einem kurzen türkischen Haumesser; vgl. Nickel 1974: Waffenbuch, S. 197, Abb. S. 188,3; freundl. mündl. Hinweis Johannes Willers, 9. Nov. 1995.
5 Beschreibung des Stadtbildes von Joachim Zeune, Bamberg, freundl. schriftl. Mitteilung 30. Mai 1996.

Brulliot 1822, S. 250. – Brulliot 1824, Nr. 89, S. 353. – Kat.Slg. Oettingen-Wallerstein 1826, Nr. 135. – Kat. Moritzkapelle 1829-46, Nr. 52. – Kunstblatt 1829, S. 404. – Waagen 1846, S. 238. – Waagen 1862, S. 279. – Ausst. Ulm 1877: Ulmer Gemälde, S. 14, Kat.Nr. 33. – Moritzkapelle 1878 u. 1880, Nr. 71. – Woltmann u. Woermann 1882, S. 454. – Bach 1886, S. 60. – Janitschek 1890, S. 435. – Pückler-Limpurg 1899, S. 6, Nr. 2. – Bach 1900, S. 440. – Friedländer 1900, S. 231 – 232. – W. Schmidt 1900, S. 145. – Baum 1911: Ulmer Kunst, S. 28, Abb. 73. – Baum 1916, S. 300 – 301. – Schmitz 1919, S. 640 – 641, Abb. 154. – Grupp 1917, S. 97. – Weil 1920, S. 306, 308. – Baum 1923, S. 95. – Feuchtmayr 1935, S. 563, 564. – Lutze u. Wiegand 1936-37, S. 158, Abb. 184. – Pinder 1940, S. 309. – Ausst. Schaffhausen 1947: Meisterwerke, Kat.Nr. 108. – Kunst und Kultur 1952, Abb. S. 15. – Feuchtmayr 1957, S. 146, Anm. 31. – Ausst. Ulm 1959: Schaffner, Kat.Nr. 10 (bearb. S. Lustenberger), Abb. 49. – Börsch-Supan 1960, S. 4, 5. – Strieder 1960, S. 68 – 69. – Lustenberger 1961, S. 51 – 53. – Osten 1973, S. 113. – Führer 1977 u. 1980, Nr. 244; 1985 u. 1994, Nr. 239, jeweils Farbabb. – Engelmann 1979, S. 40. – Stehkämper 1982, S. 42 mit Anm. 87, Abb. 4. – Buck u. Beck 1987, S. 14.

Schaffner, Martin

ZWEI FLÜGEL EINES PEST-ALTARS
um 1513/15

Auf Wolken sitzt Gottvater mit dem erhobenem Schwert in der linken Hand und nach unten gerichteten Pestpfeilen in der rechten. Ein Engel holt mit dem Schwert aus, einer schießt Pfeile auf die sündige Menschheit, ein dritter wirft einen Mühlstein. Maria entblößt fürbittend ihre Brust, an der sie ihren Sohn genährt hat. Als Schutzmantelmadonna ist sie von Vertretern der geistlichen und der weltlichen Stände umgeben, darunter der Papst mit Bischof, Kardinal und Geistlichkeit und der Kaiser mit Kurfürst, Adel und Bürgern. Gebirgige Landschaft mit einer Stadt und Pesttoten. Linker Flügel, Außenseite.

Tannenholz (Abies sp.), 167,9 x 49,8 cm, Viertelbogenabschluß, zum Rechteck ergänzt – Auf dem Parkett mit weißer Farbe »G.1103.«.

Gm 1103. Leihgabe der Bayer. Staatsgemäldesammlungen, Inv. Nr. 1386. – Aus dem Augustinerkloster Wengen in Ulm –1803 aufgrund der Klosteraufhebung in den bayer. Staatsbesitz überführt; Zweibrücker Nachtrag Nr. 1094 – BStGS Inv.1822, Nr. 1121; 1905, Nr.4187 – Schleißheim, Gemäldegalerie –1911 München, Ältere Pinakothek – Am 6. Dez. 1920 an das GNM.

Christus mit der Dornenkrone, der als Fürbitter vor seinem Vater kniet, zeigt seine Wunden, während Engel mit den Instrumenten seiner Passion – Geißelsäule, Essigschwamm, Lanze und Leiter – folgen. Über ihm die Taube des Hl. Geistes, unten der Hl. Rochus mit der Pestbeule, die ein Engel pflegt, und der Hl. Sebastian mit den Pfeilen, durch die er gemartert wurde. Aufgrund der Fürbitte der Heiligen, der Mutter und des Sohnes werden die Pfeile Gottvaters geknickt und abgelenkt. Vorne Pestleichen, im Hintergrund eine Stadtanlage am Fluß. Rechter Flügel, Außenseite.

Tannenholz (Abies sp.) 167,7 x 49,9 cm, Viertelbogenabschluß, zum Rechteck ergänzt – Auf dem Parkett mit weißer Farbe »G.1104.«. Aufkleber BStGS Inv.1905, Nr.4188.

Gm 1104. Leihgabe der Bayer. Staatsgemäldesammlungen, Inv.Nr. 1387. – Herkunft wie Gm 1103; Zweibrücker Nachtrag Nr.1095 – BStGS Inv.1822, Nr.1122; 1905, Nr.4188 – Gemäldegalerie Schleißheim –1911 München, Ältere Pinakothek – Am 6. Dez. 1920 an das GNM.

Fugen auf der Bildseite mit Werg kaschiert. Äste im Holz belassen. Alter Schädlingsbefall. Gespalten, Stärke bis zu 0,2 – 0,4 cm gedünnt, Bildträger dabei im unteren Bereich durchstoßen und vor der Parkettierung mit dünner Holzplatte aufgedoppelt. Viertelbogenabschlüsse rechteckig ergänzt, Formate seitlich geringfügig beschnitten und dem Parkett angeglichen. – Rückseiten: Flachparkett. Offene Fugen entlang der Ergänzungen durch Klötzchen gesichert. Dunkler, öliger Überzug. – Bildseiten: Tafel im Rahmen grundiert und bemalt, Grundier- und Malkanten entlang der Bögen abgeschliffen. Unterzeichnung: Pinsel, sehr wässrige Farbe, mittels IRR kaum sichtbar zu machen, eventuell Tinte; soweit erkennbar, Konturen in breiten, gelegentlich wiederholten Strichen, Schatten in abwärts steigenden Parallellinien. Malerei: Bemalung der Anstückungen und Übermalung der Falze in Fortführung vorhandener Motive mit industriell verarbeiteten Farben. Verschattende Lasuren nachgedunkelt, grüne Farbpartien gebräunt. Farbigkeit durch alten fleckigen Firnis gedämpft. Grundier- und Malschicht im Bereich des durchbrochenen Bildträgers eingedrückt und teilweise ergänzt. Malschichtausbrüche und vereinzelte Retuschen vor allem im Hintergrund. – Restaurierungen: 1950 Reinigen, Sicherung der Malschicht, Firnisabnahme, Austupfen kleiner Bildschäden; 1959.

Gm 1103: 3 Bretter, Breiten von links oben 18,1, 13,8, 17,8 cm, unten 16,8, 17,3, 15,7 cm. Rechte Fuge am unteren Rand gelockert. Holz im Bereich des Mantelsaumes des Kaisers durchbrochen und gekittet. – Bildseite: Malerei und Metallauflagen: Pluviale Gottvaters und des Papstes, Schaube des Kaisers, sämtliche Kronen und die Ärmelbesätze der beiden unteren Engel mattvergoldet. Brokatmuster schablonenmäßig über die Gewandfalten hinweg. Doppelkinn des Klerikers am linken Rand vom Maler nachträglich hinzugefügt.

Gm 1104: 3 Bretter, Breiten von links oben 17,1, 20,6, 12,2 cm, unten 16,9, 25,9, 6,7 cm. Linke Fuge oben gelockert. Ast neben dem Kopf Christi horizontal gerissen. – Bildseite: Nimben Christi und des Hl. Rochus mit Zirkel in die Grundierung geritzt. Malerei und Metallauflagen: Rock des Hl. Sebastian mattvergoldet, gemaltes Muster berücksichtigt Faltengebung. Mal- und Grundierschicht über den Ästen ergänzt. AB

Die Pest wird im Alten Testament dem strafenden Handeln Gottes zugeschrieben, im Neuen Testament als Vorbote des Jüngsten Gerichtes angesehen. Der erzürnte Gottvater straft die sündige Menschheit, indem er Pestpfeile aussendet[1]. Die Fürbitte Christi, der dem Vater die Wundmale seines Erlösertodes zeigt, und der Muttergottes, die mit entblößter Brust den Sohn um Hilfe bittet, kann die Pfeile unschädlich machen. Auf Gm 1103/04 erfüllt Maria zugleich die Funktion der Schutzmantelmadonna[2]. Die Fürbitte oder Interzession, soweit sie stufenweise erfolgt, geht überein mit der Vorstellung von der »Heilstreppe«[3]. In unserem Fall bilden die Pestheiligen Rochus (Fest 16. Aug.) und Sebastian (Fest 20. Jan.) die erste Stufe[4]. Pücklers auch von Bassermann-Jordan vertretene Annahme, es handele sich um zwei zueinander gehörende Votivbilder, nämlich gegen Kriegsgefahr (Gm 1103) und gegen Pestgefahr (Gm 1104), wurde von Buchner dahingehend berichtigt, daß wir es mit einem auf zwei Flügel verteilten »Pestbild« zu tun haben. Es bildete die Außenseite (Werktagsseite) eines Flügelaltars. Die Abrundung der Altarflügel spricht eher für ein gemaltes Mittelbild als für einen geschnitzten Schrein. Kaster rekonstruierte einen solchen mit der geschnitzten Figur des Hl. Sebastian oder Rochus. Die Ergänzung der oberen Zwickel mit Engeln diente der Begradigung der Formate. Sie hat im Sinne der Museumshängung einen praktischen Wert, keinen künstlerischen.

Nach Schiller faßte Schaffner die Pest als apokalyptisches Strafgericht auf: »So hat ein Engel einen großen Mühlstein in der Hand, um ihn herabzuwerfen, Apokalypse 18, 21«. Damit übereingehend holte sich der Maler für das figürliche Personal Anregungen bei Albrecht Dürers Holzschnittfolge der »Apokalypse«. Der zürnende Engel am linken Bildrand mit dem über seinen Kopf erhobenen Schwert kommt aus dem Engelskampf B. 69, der Engel rechts neben ihm wiederholt mit verkehrten Seiten Dürers Hl. Michael B. 72. Auch der bogenschießende Engel und der mit dem Mühlstein sind Varianten nach Dürer. Sie tragen entschieden zu dem starken und beklemmenden Ton des Pestbildes bei. Baldass erkannte in dem knienden Kaiser Maximilian I., Feuchtmayr in dem Hl. Sebastian ein Selbstbildnis des Malers. Der Heilige ist nicht, wie üblich, nackt wiedergegeben. Er trägt einen knielangen goldfarbenen Rock mit quadriertem Gittermuster und Hängeärmeln, darüber einen Mantel. Die Stadtdarstellung hinter den Hll. Rochus und Sebastian ist, wie Feuchtmayr (1957) feststellte, vom Hohenburger Altar Hans Holbeins d.Ä. (Prag, Nationalgalerie) übernommen[5]. Sie spielt auch hier eine große Rolle.

Gm 1103 zeigt eine befestigte Stadt bei Hochwasser. Im Vordergrund sieht man eine Stadtmauer mit Schlüssel-

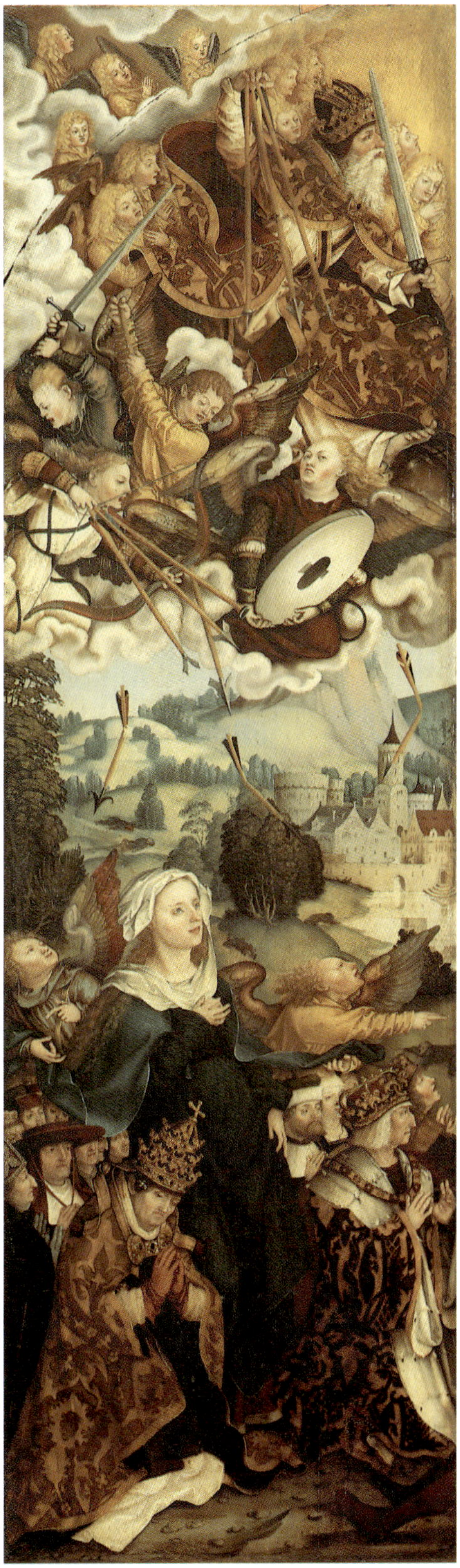

Gm 1103

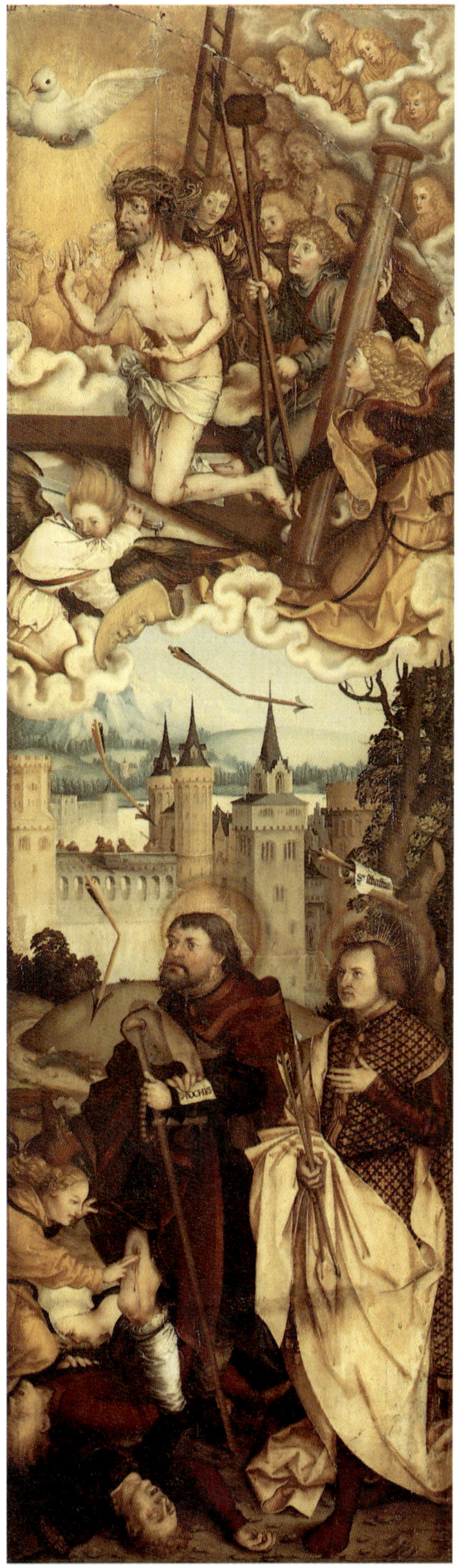

Gm 1104

scharten und hausartigem Torbau, dahinter ein vornehmes großes Gebäude mit Doppelgiebel, wiederum dahinter zwei riesige Rundtürme – Rund-Donjons – mit Rundbogenfriesen, Fenstergruppen in Blendnischen und hohen Dächern. Solche Rund-Donjons sind ungewöhnlich für eine Stadtarchitektur. Im rechten Stadthintergrund erheben sich weitere Türme verschiedenster Form. Gm 1104 zeigt eine befestigte Stadt, zweigeteilt durch einen Fluß. Links steht ein Turm mit viereckigem Unterbau und achteckigem Aufbau, dahinter eine gedrungene Wehrmauer mit Rondell. Zum rechten Gebäudekomplex führt eine steinerne Bogenbrücke. Die Brücke mündet in ein wohlproportioniertes Doppelturmtor, das zwei Polygonaltürme mit Lisenen über einem Rundsockel mit Rundbogenfries und Schlüsselscharten aufweist. Daneben ein Wassertor mit Gußerker, ein bewohnbarer Viereckturm mit Maßwerkfenstern und ein großer Rundturm. Das realistisch wiedergegebene Doppelturmtor steht als Symbol für die Bedeutung der dargestellten Stadt[6].

Die Tafeln wurden im Kat. Schleißheim 1810 treffend beschrieben und Martin Schön = Schongauer zugeschrieben. Pückler-Limpurg konstatierte eine »weitgehende, zum Teil sehr glückliche Nachahmung von Schaffners Palette«, doch hielt er die Ähnlichkeit in den Köpfen für gering, während die Hände und der Baumschlag mit Schaffner gar nichts zu tun hätten. Friedländer sah die Tafeln in größerer Nähe zu Schaffner, Bassermann-Jordan und Lutze und Wiegand gaben sie dessen Werkstatt. Buchner schrieb die Pestbilder wie auch die Altarflügel eines Altars in der Gertrudenkapelle des Augsburger Doms[7] einem eigenen, von Schaffner, aber auch von Hans Burgkmair und Leonhard Beck abhängigen Maler zu. Feuchtmayr, der den Hl. Sebastian als ein Selbstbildnis Schaffners erkannte, konnte die Gemälde als eigenhändige Arbeiten des Künstlers sichern. Offen ist die genau zeitliche Einordnung. Lutze und Wiegand datierten um 1520, Lustenberger um 1510/14, Feuchtmayr um 1515, Börsch-Supan nach den Wettenhauser Passionsszenen von 1515.

1 LCI 3, 1971, Sp. 407 – 409. – Lexikon der Kunst, Bd. 5, 1993, S. 529 – 531. – Marienlexikon, Bd. 5, 1993, S. 164 –167.

2 LCI 4, 1972, Sp. 127 –133. – Schiller 4,2, 1980, S. 195 –198. – Marienlexikon, Bd. 6, 1994, S. 82 – 87.

3 LCI 2, 1970, Sp. 346 – 52 (»Interzession«). – Schiller 2, 1984, S. 238 – 240. – Marienlexikon, Bd. 2, 1989, S. 549 – 559 (»Fürbitte«).

4 Vgl. Künstle 1926, S. 514 – 516 (Rochus), 524 – 528 (Sebastian). – LCI 8, 1976 , Sp. 275 – 278 (Rochus), 318 – 324, Abb. 2 (Sebastian).

5 Vgl. Lieb u. Stange 1960, S. 26 – 27, Nr. 29, Abb. 97. – Ausst. Augsburg 1965: Holbein d.Ä., Kat.Nr. 45, Abb. 48. Holbein d. Ä. malte den Marientod und die Legende der Hl. Ottilia für das Frauenkloster Hohenburg (Odilienberg) 1509 im Unterelsaß.

6 Beschreibung der Stadt von Joachim Zeune, Bamberg, freundl. schriftl. Mitteilung 30. Mai 1996.

7 Bushart 1990, Abb. 1 u. 2, als Werke von Leonhard Beck.

Kat. Schleißheim 1810, Nr. 1491, 1492; 1831, Nr. 95, 91; 1875, Nr. 744, 745; 1885, Nr. 154, 155; 1905, Nr. 102, 103. – Kugler 1836, S. 68 – 69. – Pückler-Limpurg 1899, S. 46. – Friedländer 1900, S. 234. – Bassermann-Jordan 1910, Nr. 18 u. Tf. – Kat. München, Altere Pinakothek, 1911, S. 151, Nr. 1558, 1559. – Baldass 1913, S. 223. – Eßwein u. Hausenstein 1923, Tf. 81 (jeweils Ausschnitt). – Buchner 1928: Beck, S. 388, Anm. 1. – Sussmann 1929, S. 342. – Friesenegger 1930, S. 45. – Feuchtmayr 1935, S. 563, 564. – Lutze u. Wiegand 1936-37, S. 159, Abb. 187, 188. – Feuchtmayr 1957, S. 143, 146. – Ausst. Ulm 1959: Schaffner, Kat.Nr. 8 (bearb. S. Lustenberger), Abb. 42. – Börsch-Supan 1960, S. 5. – Lustenberger 1961, S. 48 – 51, 127. – Ausst. Augsburg 1965: Holbein d.Ä., Kat.Nr. 139, Abb. 146. – Strieder 1966: Dürerzeit, S. 13, Abb. S. 74. – Führer 1977 u. 1980, Nr. 243; 1985 u. 1994, Nr. 238, jeweils Farbabb. – Ausst. Nürnberg 1980: Reformation, Kat.Nr. 199 (bearb. Georg Kaster), Farbtf. 7. – Ausst. Nürnberg 1983: Luther, Kat.Nr. 42 (bearb. H. Boockmann) mit Abb. – Schiller 2, 1984, S. 240, Abb. 801. – Bushart 1990, S. 112 –113. – Goldberg 1991, S. 71, 76, Abb. 7.

Schaffner, Martin

Zwei Altarflügel mit Aposteln, um 1520

APOSTEL PHILIPPUS

Der Heilige und Apostel, ein weißhaariger und -bärtiger Greis, steht mit Buch und Kreuzstab barfuß vor einer Renaissancearchitektur, auf deren Gesims ein sitzender, geflügelter Putto eine Tafel mit dem Namen des Apostels hält, auf die er weist. Der Nimbus des Heiligen besteht aus drei verschiedenfarbigen konzentrischen Ringen. Ein Teppich mit Granatapfelmuster verkleidet die Rückwand, die Seitenwand krönt ein Muschelbogen. Fliesenboden mit Stufe. Goldgrund mit Granatapfelmuster. Linker Flügel, Innenseite.

Tannenholz (Abies sp.), 134 x 48,6 cm – Auf einer Tafel am Gesims in gotischer Schrift: »S[anctus] Philip[pus]« – Auf dem Parkett mit weißer Farbe? »G. 268«; auf der Rahmenrückseite »Stiftung des Herrn Eugen Felix zu Leipzig 1886«.

Gm 268. Erworben 1886 als Geschenk von Herrn Eugen Felix, Leipzig. Weitere Herkunft unbekannt.

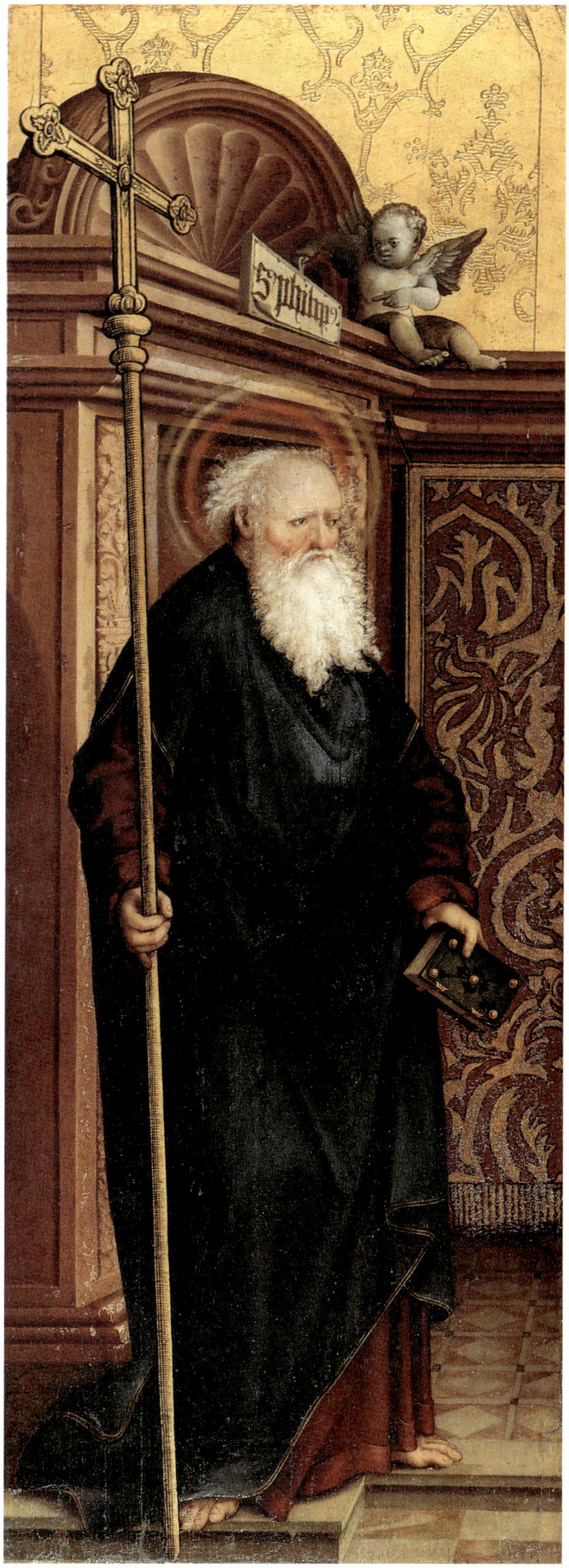

Gm 268

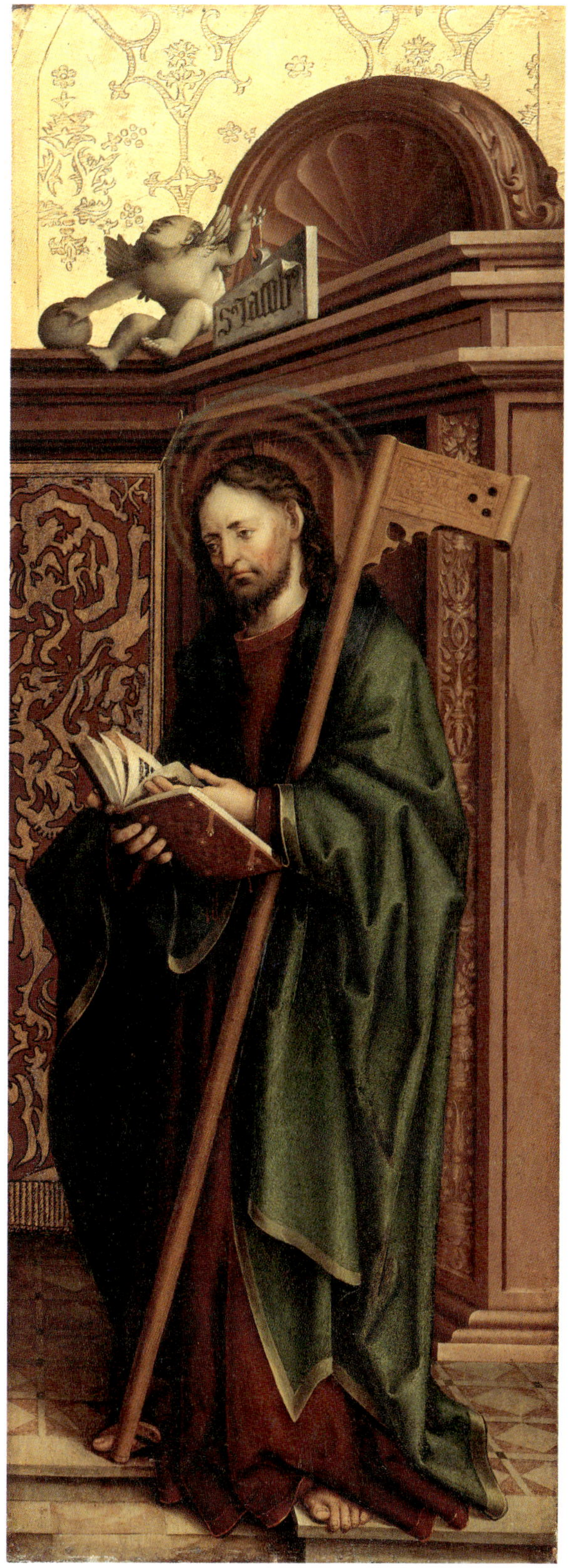

Gm 269

APOSTEL JAKOBUS MINOR

Der Heilige und Apostel steht mit Buch und Fachbogen barfuß vor einer Renaissancearchitektur, auf deren Gesims ein geflügelter Putto neben der Tafel mit dem Namen des Apostels sitzt und nach einer Kugel greift. Der Nimbus des Heiligen besteht aus drei verschiedenfarbigen konzentrischen Ringen. Ein Teppich mit Granatapfelmuster verkleidet die Rückwand, die Seitenwand krönt ein Muschelbogen. Fliesenboden mit Stufe. Goldgrund mit Granatapfelmuster. Rechter Flügel, Innenseite.

Tannenholz (Abies sp.), 134 x 48,7 cm – Auf einer Tafel am Gesims in gotischer Schrift: »S[anctus] Jacob[us]« – Auf dem Parkett mit weißer Farbe »Gm 269«, auf der Rahmenrückseite »Stiftung des Herrn Eugen Felix zu Leipzig 1886«.

Gm 269. Herkunft wie Gm 268.

Gespalten, Stärke auf 0,5 cm gedünnt. Äste im Holz belassen. Bildseiten unter der Vergoldung mit Leinwand kaschiert. Alter Schädlingsbefall. Risse. Formate oben und unten geringfügig beschnitten. – Rückseiten: Enges Flachparkett; Risse außerhalb desselben durch Klötzchen gesichert. Dunkler, öliger Überzug. – Bildseiten: Tafeln im Rahmen grundiert und bemalt, Grundier- und Malkanten seitlich vorhanden. Unterzeichnung: Pinsel; Kontur- und Binnenzeichnung, schwach erkennbar. An den Goldgrund grenzende Konturen in die Grundierung geritzt. Malerei und Metallauflagen: Gravierter Goldgrund (Glanzvergoldung) im oberen Teil ergänzt, Muster breiter nachgearbeitet. Der ursprünglich vergoldete, rot gelüsterte Brokatteppich vollständig übermalt; Malschichten in diesem Bereich aufgebrochen. – Restaurierung: 1959.

Gm 268: 2 Bretter, Breiten von links oben 30,3, 18,3 cm, unten nicht meßbar. Lange Risse, vermutlich stark verwölbte Tafel vor der Parkettierung begradigt. Beide Ecken unten inklusive Malerei ergänzt. – Bildseite: Malerei und Metallauflagen: Azuritblauer Mantel des Hl. Philippus später mit hellblauer Farbe übermalt. Kreuzstab mattvergoldet und mit pastosen Lichtreflexen versehen, später derb mit Gold und schwarzer Lasur überarbeitet. Retuschen im Gesicht. Ausgebrochene Malschicht in der Architektur. Putto in den Schattenpartien flächig übermalt.

Gm 269: 2 Bretter, Breiten von links oben 32,4, 16,3, unten 32,1, 16,0 cm. Ecke links oben ergänzt. – Bildseite: Malerei: Die linke Seite des grünen Mantels ehemals graugrün übermalt; die partiell blaugraue Übermalung des blauen Mantelfutters und die rotbraune des roten Kleides belassen. Linke untere Gesichtshälfte und Haare grob ergänzt. Breite Retuschen in der Architektur. AB

Die Legenden der Apostel Philippus und Jakobus d.J. erzählt Jacobus de Voragine in der Legenda aurea (1263/73)[1]. Philippus (Fest 1. Mai) ließ in Skythien eine Statue des Mars zerbrechen und das Kreuz anbeten, wodurch er Kranke heilte und Tote zum Leben erweckte. Jakobus (Fest 25. Juli) erlitt das Marteryrium als Bischof von Jerusalem. Er wurde mit einer Tuchwalkerstange erschlagen. Die den Aposteln beigegebenen Attribute legen von ihrem Wirken bzw. Sterben Zeugnis ab[2]. Den Walkerbaum vertritt bei Schaffner der an einen Geigenbogen erinnernde sog. Fach- oder Wollbogen, hier ohne Schnur, aber mit Löchern für diese[3]. Die Altarflügel rahmten vermutlich einen Schrein mit geschnitzten Figuren. Sie waren als Flügelinnenseiten um doppelte Breite voneinander getrennt, so daß die Fluchtlinien der Architektur nicht so hart aufeinander trafen wie bei einem galeriebedingten abstandslosen Nebeneinander. Die Motive des Brüstungsputto und des Putto vor Muschelbogen kommen, worauf Lieb hinwies, in der Skulptur der Fugger-Kapelle bei St. Anna in Augsburg vor[4]. Die scharf linierende Zeichnung der Gesimse fand Lustenberger bei den Stifterbildnissen des Ludwig und der Sibylle von Freyberg (Stuttgart, Staatsgalerie)[5] wieder, die bald nach 1521 zu datieren sind. Die Schmuckleiste des Pilasters dürfte auf ein graphisches Vorbild zurückgehen.

Die Bilder wurden auf der Aukt. 1886 unter dem Namen des Hans von Kulmbach angeboten, aber nicht verkauft. Sie gelangten als Geschenk des Besitzers an das GNM. Reber und Bayersdorfer führten sie in Kat. 1893 richtig als Werke Schaffners auf. Pückler-Limpurg wertete sie als »nichtssagende Gestalten ohne Leben und Charakteristik« ab und datierte nach 1524. Es spricht für die Qualität der Gemälde, daß sie trotz des schlechten Erhaltungszustandes die Fülle und Reife der Kunst Schaffners voll zur Geltung bringen. Die genauere zeitliche Einordnung macht, wie zuweilen bei dem Künstler, Schwierigkeiten. Lutze und Wiegand und Lieb datierten um 1510/15, Pückler-Limpurg nach 1524, Feuchtmayr 1520/25, Lustenberger nach 1521, ebenso Börsch-Supan. Strieder griff unter Hinweis auf den von ihm konstatierten Burgkmair-Einfluß auf die Frühdatierung zurück.

1 Dt. Ausgabe von Richard Benz o.J. (1955), S. 337 – 339 (Philippus), 339 – 349 (Jakobus).
2 Zur Ikonographie vgl. Künstle 1926, S. 324 – 325 (Jakobus), 503 – 504 (Philippus). – LCI 7, 1974, Sp. 47 – 51 (Jakobus); 8, 1976, Sp. 198 – 205 (Philippus).
3 Vgl. dazu Azzola.
4 Bruno Bushart: Die Fuggerkapelle bei St. Anna in Augsburg. München 1994, S. 309 – 316, Abb. Farbtf. XXII – XXVI.
5 Ausst. Ulm 1959, Kat.Nr. 24 mit Abb.

Aukt. Heberle-Lempertz, Köln, 1886: Slg. Felix, 25. Okt., Kat.Nr. 1169, 1170. – Kat. 1893, Nr. 191, 192. – Pückler-Limpurg 1899, S. 32 – 33, Nr. 37, 38. – Braune 1909, Nr. 268, 269. – Reinach 3, 1910, Abb. S. 650. – Feuchtmayr 1935, S. 564. – Lutze u. Wiegand 1936-37, S. 158, Abb.

185, 186. – Pinder 1940, S. 308 – 309. – Braun 1943, S. 354, Abb. 186. – Lieb 1952, S. 396. – Ausst. Ulm 1959: Schaffner, Kat.Nr. 25 (bearb. S. Lustenberger), Abb. 107. – Börsch-Supan 1960, S. 6. – Strieder 1960, S. 70. – Lustenberger 1961, S. 87. – Osten 1973, S. 113 –114. – Azzola 1992, S. 42, Abb. 21. – Morath-Fromm 1993, S. 223.

Schöpfer, Hans der Ältere

Geboren um 1505 in München, gestorben vor dem 3. Mai 1566 ebenda. Tätig in München. Er lernte von 1520 bis 1525 bei dem Stadtmaler Wolfgang Mielich, dem Vater des bekannteren Hans, und empfing Anregungen von Albrecht Altdorfer und Barthel Beham. 1531 wird er erstmals im Buch der Münchner Malerzunft genannt, die ihn 1538 zu ihrem Führer wählte. Ab 1558 findet sich sein Name häufiger in den Rechnungen des Hofzahlamtes, doch arbeitete er schon seit ca. 1532 für den herzoglichen Hof als Porträtist und Historienmaler. Hauptwerk ist die 1535 für Herzog Wilhelm IV. von Bayern gemalte Geschichte der Virginia. Schöpfers umfangreichste Bildnisserie stellt Hofdamen der Herzoginwitwe Maria Jacobäa dar. Seit etwa 1563 wird der Anteil seines Sohnes Hans d. J., der 1569 Meister wurde, deutlich.

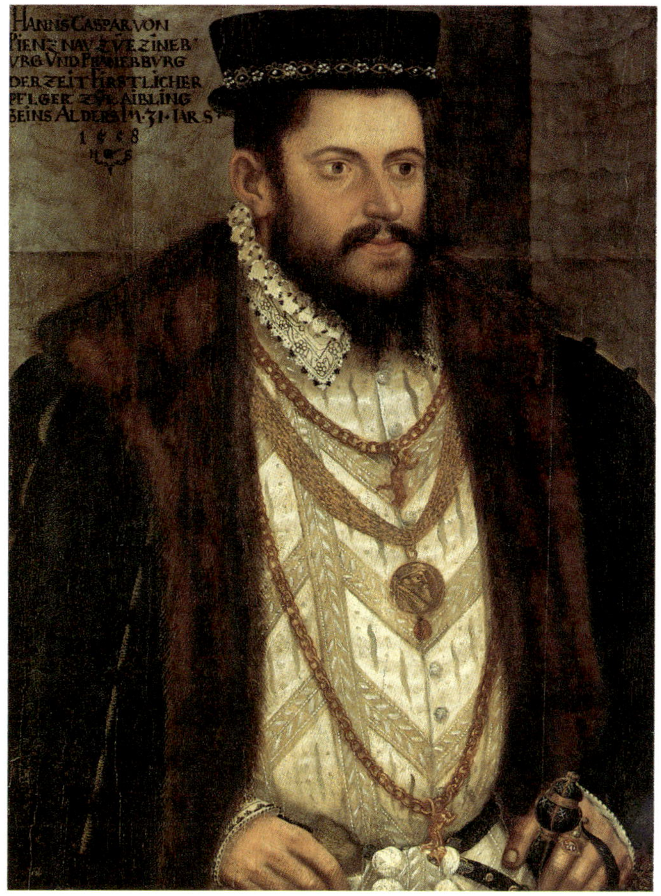

Gm 330

BILDNIS DES HANS CASPAR VON PIENZENAU
1558

Halbfigur nach rechts vor einem grauen, moiréseidenen Behang. Der Dargestellte hat braune Augen, braunes Haar und Vollbart. Er trägt ein Wams von weißer Atlasseide mit zahlreichen kleinen Einschnitten und aufgesetzten Zierborten, einen doppelten schwarzbestickten Hemdkragen aus liegendem Kragen und Krause, einen schwarzen Hut mit perlenbesetztem Schmuckband und einen pelzgefütterten Mantel. Mit der linken Hand greift er in das Gefäß des Degens. In seiner rechten Handschuhe. Den reichen Kettenschmuck akzentuieren zwei Einhänger in Gestalt eines neben einem Stechhelm mit gefalteten Händen knienden Ritters[1] und ein Medaillenbildnis Herzog Albrechts V. von Bayern.

Lindenholz (Tilia sp.), 68 x 49,7 cm – Oben links sechszeilige Inschrift in Majuskeln der Humanisten-Antiqua: »HANNS CASPAR VON / PIENZNAV ZVE ZINEB= / VRG VND PRANNEBVRG / DER ZEIT FIRSTLICHER / PFLEGER ZVE AIBLING / SEINS ALDERS IM · 31· IARS · / 1558«, darunter Künstlermonogramm »H S«, unterbrochen durch einen Schöpflöffel. Auf dem Siegelring das Wappen: In Silber [hier Weiß] ein schwarzer Schrägbalken mit drei goldenen [hier gelben] Kugeln (»Äpfeln«). Auf dem Helm ein silbern gekleideter Mannsrumpf mit gekröntem silbernem Hut, der in der Krone einen schwarzen Hahnfederbusch und auf dem schwarzen Stulp die 3 Äpfel trägt. Decken schwarz silber[2] – Auf dem Parkett mit wei-ßer Farbe »G.330.«; Klebezettel WAF »H.G.971 (1936) Inv.S.No 633«. Auf der Rahmenrückseite genagelt Karton »Z.R.1935 Nr. 62«.

Gm 330. Leihgabe des Wittelsbacher Ausgleichsfonds / Bayer. Staatsgemäldesammlungen, Inv.Nr. WAF 971. – Slg. Graf Rechberg – Slg. Fürst Oettingen-Wallerstein, Grundbuch 1817–18, § CCVII, erworben 1815 – Slg. König Ludwig I. von Bayern, erworben 1828, I.W. 374 – Ab 1829 ausgestellt in Nürnberg, Moritzkapelle –1882 GNM.

3 Bretter, mittlere Breiten von links 10,7, 29,6, 10,4 cm. Stärke 0,9 cm. Rechts Ast durch Holzintarsie ersetzt, diese eingesunken. Alter Schädlingsbefall. Mitte teilweise gerissen. Format original. – Rückseite: Flachparkett. – Bildseite: Tafel im Rahmen grundiert und bemalt. Unterzeichnung: Pinsel; Kontur- und Binnenzeichnung, strichelnde Verschattung vereinzelt sichtbar. Malerei: Lichter auf Knöpfen, Schmuck und Waffe mit Pinselgold, teilweise berieben. Retuschen über die gesamte Bildfläche. – Restaurierung: 1950. AB

Hans Caspar von Pienzenau (1527 – 28. Nov. 1586) zu Zinneberg, Brannenburg (seit 1556), Wildenholzen, Altenbeuern (seit 1574), Forchtenegg (seit 1585) und Katzbach war von 1551 bis 1558 herzoglicher Pfleger zu Aibling. In der Neuen Veste in München feierte er in der Fasnacht 1554 Hochzeit mit Brigita von Laiming[3]. Sie schenkte ihm sechs Söhne und eine Tochter. Ihr Bildnis, signiert und 1558 datiert, wurde 1966 in Stockholm versteigert[4]. Die Versteifung der Figur, die Vereinzelung der Hände, aber auch die Eigenwert gewinnenden kostümlichen Details sind Merkmale manieristischer Porträtkunst. Schöpfer teilt sie mit dem österreichischen Hofmaler Jakob Seisenegger, der in demselben Jahr das Bildnis des Wratislaw von Pernstein (früher Schloß Raudnitz in Böhmen, jetzt Nelahozewes, ČR) malte[5]. Das Medaillenporträt stellt Herzog Albrecht V. von Bayern, Pienzenaus Landesherrn, im Profil nach rechts dar. Rechts ein »M« wohl als Ziffer einer lateinischen Jahreszahl. Die Mehrzahl der überlieferten, auf den Bildhauer Hans Aesslinger zurückgeführten Medaillenporträts des Herzogs zeigt ihn barhäuptig, im Harnisch und mit der Kollane des Ordens vom Goldenen Vlies[6]. In Wams und Barett, ähnlich der gemalten Medaille, aber spiegelverkehrt und mit einem *d* von nur 29 mm, gibt ihn eine Medaille von Lorenz Rosenbaum wieder[7].

Das Bild wurde aufgrund des Monogrammes und Signets als eine Arbeit Hans Schöpfers erkannt. Nagler gab es dem älteren Hans, Reber und Bayersdorfer in Kat. 1882 schrieben es dem Sohn zu. Unter diesem Namen erscheint es in den folgenden Katalogen. Der Autor des Artikels in Thieme-Becker nennt das Porträt mit Recht ein Werk des älteren Hans Schöpfer. Typisch für diesen sind die vom Oberlid unüberschnittenen, flachrunden Augensterne, die dem Gesicht leicht einen stieren Ausdruck geben, aber auch die auf Buntwerte verzichtende, übergangsreiche Farbigkeit.

1 Die Rittergesellschaft oder Bruderschaft, die das Emblem ausweist, ließ sich nicht feststellen.
2 Siebmacher Bd. 22. Nachdruck Neustadt a.d.Aisch 1971. Abgestorbener bayer. Adel, Teil 1, S. 23, Tf. 19. Die Helmzier ist auf dem gemalten Wappen so gut wie nicht erkennbar.
3 Zur Person vgl. Wiguleus Hund: Bayrisch Stammenbuch, Teil II. Ingolstadt 1586, S. 138, 148, 235. – Theodor Wiedemann: Die Pienzenauer. In: Oberbayerisches Archiv für vaterländische Geschichte, Bd. 49, 1895–96, S. 238 – 246. – Georg Ferchl: Bayerische Behörden und Beamte 1550 –1804, 2 Teile (Oberbayerisches Archiv für vaterländische Geschichte, Bd. 53). Teil I, 1908–1910, S. 15; Teil II, 1911/12, S. 1346. – Gabriele Greindl: Die Ämterverteilung in der Bayerischen Landschaft von 1508 bis 1593. In: Zeitschrift für bayerische Landesgeschichte, Bd. 51, 1988, S. 119.
4 Vgl. Löcher 1995: Schöpfer, S. 73 – 74, Abb. 44.
5 Vgl. Löcher 1962, S. 54, Nr. 53, Abb. 44.
6 Vgl. Habich 2,1. 1931, S. 457 – 460, Tf. CCCI.
7 Habich (wie Anm. 6), Abb. 474 bei Nr. 3170.

Kat.Slg. Oettingen Wallerstein 1819, S. 93, Nr. 10; 1826 u. 1827, Nr. 246. – Moritzkapelle 1829 –1846, Nr. 118. – Nagler 15, 1845, S. 488. – Kunstblatt 1829, S. 418. – Moritzkapelle 1878 u. 1880, Nr. 138. – Kat. 1882, Nr. 256; 1885, Nr. 261; 1893, Nr. 276. – Janitschek 1890, S. 422. – Braune 1909, Nr. 330. – Holst 1930, S. 59. – Thieme-Becker, Bd. 30, 1936, S. 238. – Lutze u. Wiegand 1936-37, S. 65, Abb. 288. – Löcher 1967, S. 84, Anm. 144. – Ders. 1995: Schöpfer, S. 71 – 73, Abb. 43.

Schöpfer, Hans d. Ä.

BILDNIS DER ELISABETH GRÄFIN VON FÜRSTENBERG

um 1550

Hüftbild, nach links, vor dunklem Grund. Sie hat braune Augen. Sie trägt ein dunkles hochgeschlossenes Kleid mit kleinen weißen Krausen an Hals und Händen und eine weiße, mit einer breiten Schmuckborte versehene Haube. Ihren Schmuck bilden eine Kette mit einem Anhänger in Gestalt eines ruhenden Löwen und ein Kettengürtel. Ihre rechte Hand legt sie an eine Sanduhr, in ihrer linken Handschuhe.

Tannenholz (Abies sp.), 45,7 x 36 cm – Oben links vierzeilige Inschrift in Majuskeln der Humanisten-Antiqua: »ELISABET GRÄFIN VON FIRSTEN = / BERG. IST AINEM VON KINIGECKH / VERHEIRAD WORDEN DER GOT / GENAD«. – Auf der Rückseite das (ausgeblichene) Wappen Fürstenberg: Innerhalb eines mit heraldischem Pelzwerk (Kürsch, Wolken) überzogenen Bordes in goldenem Schild ein blau bewehrter roter Adler mit geviertetem Brustschild: 1. und 4. das Wappen der Grafschaft Werdenberg, 2. und 3. das Wappen der Grafschaft Heiligenberg. Helmzier: Drei goldene Helme, der mittlere ungekrönt, mit dem Stammkleinod und den Kleinodien der genannten Grafschaften[1] – Aufschrift mit weißer Farbe »Gm 619«; Klebezettel Schloß Dachau 1760, Nr.382; »1158«; Inv. BStGS 1822, Nr.6805; 1855, Nr.3562; 1905, Nr.4266.

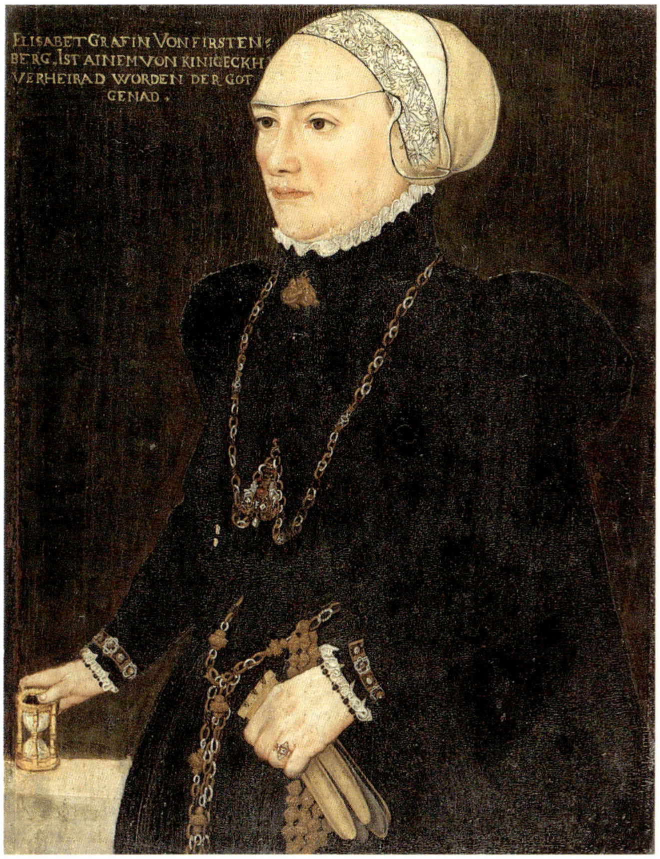

Gm 619

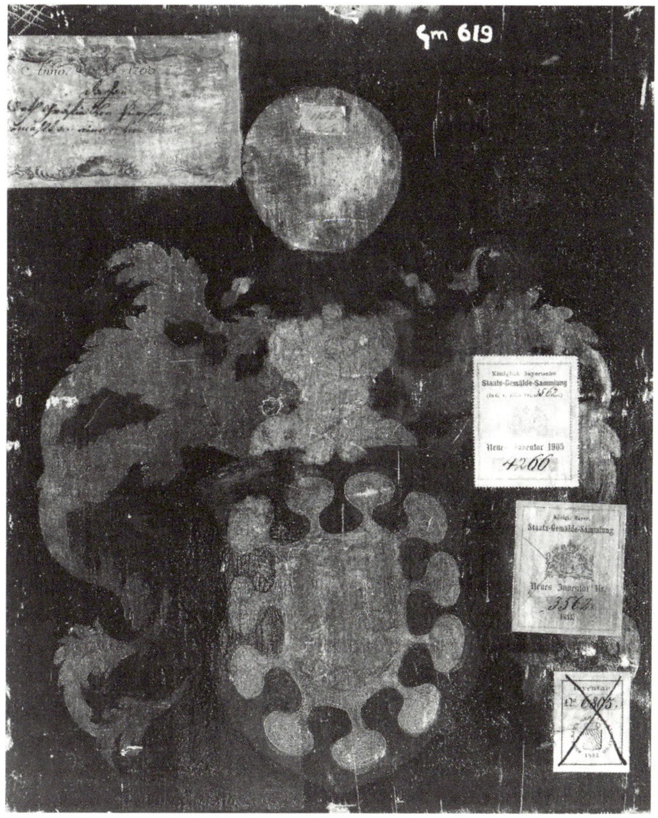

Gm 619. Rückseite

Gm 619. Leihgabe der Bayer. Staatsgemäldesammlungen, Inv.Nr.3562. – München, herzogl. bayerische Kunstkammer, Ficklersches Inv.1598, Nr.3295 – Dachau, Schloß, Inv.1754, Nr.375; 1760, Nr.382; 1770 und 1789, Nr.155 –1804 nach München, Zweibrücker Nachtrag Nr.1158; Inv. BStGS 1822, Nr.6805; 1905, Nr.4266 – Schleißheim –1877 an das GNM.

Einzelbrett. Stärke 0,8 cm. Kleiner Ast im Holz belassen. Geringer, alter Schädlingsbefall. Format oben und unten geringfügig beschnitten, rechts durch 1,4 – 2,3 cm breite Leiste in Nadelholz begradigt. – Tafel im Rahmen beidseitig grundiert und bemalt, Grundier- und Malkanten allseitig vorhanden. – Rückseite: Schwarz gestrichen, Wappen alla prima, verblaßt, berieben und verschmutzt. – Bildseite: Grundier- und Malkanten seitlich abgeschliffen. Unterzeichnung: Instrument nicht bestimmbar; Kontur- und Binnenzeichnung nur im Gesicht erkennbar. Malerei und Metallauflagen: Konturen der Haube in die noch feuchte Untergrundsfarbe geritzt, in der floral ornamentierten Borte ansatzweise ein Rautenmuster; vorderer Bortenrand in der farbigen Ausführung um weniges zurückversetzt. Gehäuse der Sanduhr mattvergoldet, teilweise berieben. Hintergrund ursprünglich kräftig mittelrot, darauf ältere Inschrift in bleizinngelber Farbe mit gleichem Text, jedoch anderer Zeilengliederung, ca. 1 cm weiter oben. Hintergrund später mit handgeriebener grüner Farbe überdeckt, Malerei an den Seiten bis zum Tafelrand ergänzt; neuere Inschrift gleichfalls bleizinngelbfarben, zeitlich daher wohl vor Mitte 18. Jahrh.[2]. Im Kleid Übermalungen, linke Hand großflächig retuschiert; Farbe über dem Ast ergänzt. Öliger, verbräunter Firnis. AB

Das Porträt wird im Ficklerschen Inv. der herzogl. Kunstkammer unter der Nr. 3295 (nicht, wie versehentlich bei Reber angegeben: 3562) aufgeführt. Elisabeth, 1524 geborene Tochter des Grafen Friedrich von Fürstenberg und der Gräfin Anna zu Heiligenberg und Werdenberg, war mit Johann Marquard I. von Königseck vermählt. Sie starb 1553[3]. Von den für Herzogin Maria Jacobäa gemalten Hofdamenbildnissen, denen das ihre in dem genannten Inventar zugezählt wird, unterscheidet es sich durch das um 3 cm größere Format, den vormals roten Hintergrund, den erweiterten Bildausschnitt und das auf die Begrenztheit des Lebens anspielende Stundenglas, ein Symbol der Vanitas. Es scheint, daß ein von der Serie unabhängiges Bild derselben eingefügt und durch Übermalung und Inschrift ihr angeglichen wurde. Das Emblem des Löwen findet sich auch bei anderen, dem herzoglichen Hof nahestehenden Personen[4]. Reber und Bayersdorfer in Kat. 1882 datierten um 1570. Bei Braune wird das Bild Hans Schöpfer d.J. zugeschrieben, doch dürfte es sich um ein vor 1553 zu datierendes Werk von der Hand des Vaters handeln. Hans Schöpfer d.Ä. porträtierte seit 1549 laufend adlige Damen, die zum Hofstaat der Herzogin Maria Jacobäa, Witwe Herzog Wilhelms IV. von Bayern, gehörten. Die Bildnisse verblieben in der Münchner Residenz und sind sämtlich im Ficklerschen Inventar von 1598 verzeichnet. Die Forderungen nach Ähnlichkeit und Schönheit waren offensichtlich gleichermaßen gering. Schöpfer entledigte sich des Auftrags zum Teil mit handwerksmäßiger Routine. Seit 1568 wird die Mitarbeit seines Sohnes Hans d.J. deutlich. Auffälligstes Indiz von dessen Bildnisstil ist die Blickverbindung der Dargestellten mit dem Betrachter. Ansonsten setzen sich die kühl registrierenden Bildnisse des Sohnes durch die gepflegte Uniformität ihrer Erscheinung von den originelleren des Vaters ab[5].

1 Siebmacher 3; Neudruck Neustadt a.d. Aisch 1972, S. 29 – 31, Tf. 60 – 67.
2 Hans-Peter Schramm u. Bernd Hering: Historische Malmaterialien und ihre Identifizierung. Berlin 1989, S. 37.
3 Biographische Daten bei Löcher 1995.
4 Das Löwenemblem konnte nicht als Abzeichen einer bestimmten Bruderschaft bestimmt werden. Sicher ist es nicht das des damals längst aufgelösten Löwlerordens.
5 Vgl. Gm 627, 634, 637.

Kat. 1882, Nr. 505; 1885, Nr. 521; 1893, Nr. 567. – Reber 1893, S. 48. – Braune 1909, Nr. 619. – Löcher 1967, S. 66. – Dülberg 1990, Kat.Nr. 104, Abb. 592, 593 (Vorder- und Rückseite). – Löcher 1995: Schöpfer, S. 87 – 88, Abb. 62.

Schöpfer, Hans der Jüngere

Geboren um 1545 in München, gestorben 1610 ebenda. 1569 Meister. Sohn, Schüler und Mitarbeiter Hans Schöpfers d.Ä., dessen Bildnisreihe von Hofdamen er fortsetzte. Überwiegend als Porträtist und für den Münchner Hof tätig.

BILDNIS DER ANNA JACOBA LÖSCH, VERMÄHLTE NOTHAFFT
1568

Hüftbild nach links vor grünem Grund, mit Blick auf den Betrachter. Sie hat graue Augen und blondes Haar. Sie trägt über der Haarhaube ein Federbarett mit einer umlaufenden Schmuckkette aus scheibenförmigen Gliedern, über dem reichgestickten Kleid, dessen Oberärmel gepufft sind, eine zweifach geschlungene Goldkette und einen Kettengürtel. Stehkragen, Krausen an Hals und Händen. In ihrer linken Hand Handschuhe, in ihrer rechten eine orangefarbene Frucht.

Lindenholz (Tilia sp.), lichte Maße 43,1 x 33,4 cm – Oben, links: >1568<, rechts vierzeilige Inschrift in Majuskeln der Humanisten-Antiqua: »ANNO · IACOBA LOSCHIN · / IST ˙ GASPARN · NOTH= · /=AFFTEN ˙ VERHEIIRAT · / WORDEN ·« – Auf der Rückseite mit weißer Farbe »G.627.«; Klebezettel Inv. Schloß Dachau 1760, »Von Hannß Schayflich gemahlen« Nr. [unleserlich], unten rechts alte Nr.357; Inv. BStGS 1822, Nr.6806; 1855, Nr.3563; 1905, Nr.4259; oben die Nr.1142.

Gm 627. Leihgabe der Bayer. Staatsgemäldesammlungen, Inv.Nr.3563. – München, herzogl. bayerische Kunstkammer, Ficklersches Inv.1598, Nr.3275 – Dachau, Schloß, Inv.1754, Nr.357; 1770 und 1798, Nr.135; 1802, Nr.362 – 1804 nach München; Zweibrücker Nachtrag Nr.1142 – BStGS Inv.1822, Nr.6806; 1905, Nr.4259 – 1877 an das GNM.

2 Bretter, Breiten von links oben je ca. 16,7 cm, unten ca. 16,1 und 17,1 cm[1]. Stärke ca. 1,1 cm. Format original. – Rückseite: Schwarzer Anstrich bis zur umlaufenden Nut; in der Mitte verstärkt Schädlingsbefall mit unterschiedlichen Bohrlochdurchmessern. – Bildseite: Grundier- und Malkanten vorhanden. Grundierung: Hell, ockerfarben, dünn. Unterzeichnung: Im Inkarnat fein, teils schraffiert. Metallauflage: Reste einer Ölvergoldung auf den Kettengliedern. Malerei: Mehrschichtig mit pastosem Ornament; der ursprünglich fast schwarze Hintergrund wahrscheinlich vom Künstler selbst grün übermalt, Farbauftrag dick mit borstigem Pinsel; lackartiger Überzug der Schatten zusammengezogen; in Hintergrund und Gesicht zahlreiche kleine Retuschen; Inschrift original. Firnis: Leicht glänzend, schwach vergilbt, verschmutzt. – Rahmen: Alt, vermutlich original, fest mit der Tafel verbunden (eingenutet?). MG

Anna Jacoba Lösch war eine Tochter des Wilhelm Lösch und seiner Ehefrau Jacoba von Köckeritz. Wilhelm Lösch von Hilkertshausen, Stephanskirchen und Altenburg war Ritter, fürstlicher Rat und Pfleger zu Friedberg. Seine Tochter Anna Jacoba wurde Kaspar III. Nothafft von Wernberg zu Acholting vermählt. Dieser war 1572 – 1576 herzoglich bayerischer Pfleger zu Kraiburg, dann bis zu seinem Tod 1590 zu Deggendorf. Anna Jacoba starb im Mai 1580 bei der Geburt von Zwillingen[2]. Laut Dachauer Inventar wurde das Porträt »von Hanns Schayflich [= Schäufelein] gemahlen«. Reber wies es in Ficklers Inventar der Münchner Kunstkammer von 1598 nach. Bei ihm als ein Werk Hans Schöpfers, bei Braune richtig als ein Werk Hans Schöpfers d.J.

BILDNIS DER ANNA MARIA KAIN, VERMÄHLTE VON ANNABERG
1571

Hüftbild nach links vor schwarzem Grund, mit Blick auf den Betrachter. Sie hat blaue Augen und blondes Haar. Sie trägt über der Goldhaube ein Federbarett mit Agraffe und umlaufender Schmuckkette aus scheibenförmigen Gliedern, über dem reichverzierten Kleid, dessen Oberärmel gepufft sind, eine mehrfach geschlungene Goldkette und einen Kettengürtel. Stehkragen, Krausen an Hals und Händen. In der rechten ihrer übereinandergelegten Hände Handschuhe.

Lindenholz (Tilia sp.), 45,2 x 34,9 cm – Oben rechts vierzeilige Inschrift in Majuskeln der Humanisten-Antiqua: »ANNA MARIA KAININ IST VERH / EIREIRET WORDEN ANNTHANI / VON ANNEWERG · / 1571« – Auf der Rückseite mit weißer Farbe >G.634<, mit Bleistift die Nr.585; Klebezettel Inv. Schloß Dachau 1760, Nr.366; Inv. BStGS 1822, Nr.6794; 1855, Nr.3551; 1905, Nr.4262.

Gm 634. Leihgabe der Bayer. Staatsgemäldesammlungen, Inv.Nr.3551. – München, herzogl. bayerische Kunstkammer, Ficklersches Inv.1598, Nr.3269 – Dachau, Schloß, Inv.1754, Nr.353; 1760, Nr.366; 1770 und 1789, Nr.139; 1802, Nr.366 – 1804 nach München; Zweibrücker Nachtrag Nr.1186 – BStGS Inv.1822, Nr.6794; 1905, Nr.4262 – 1877 an das GNM.

Einzelbrett. Stärke ca. 0,8 cm. Format original – Rückseite: Dünner, deckender, schwarzer Anstrich; in der Mitte oben war ein Brettchen mit horizontalem Maserungsverlauf angebracht, Splitter vorhanden; an den Rändern kleine Beschädigungen. – Bildseite: Malkanten vorhanden. Grundierung: Hell, gelblich, dünn; Maserung durchgewachsen. Grundierung reicht bis zu den Bildkanten, Holztafel nach der Grundierung beschnitten. Unterzeichnung: Konturhaft, im Unterschied zur gemalten Ausführung die linke Gesichtshälfte um ca. 1 cm weiter rechts und höher, Mund weiter oben, Nasenflügel breiter. Malerei: Mehrschichtig, Ornament pastos. Hintergrund braungraue, deckende Farbe mit grünem transparentem Überzug, aufgrund starker Nachdunklung fast schwarz. Rechts vom Gesicht Malschicht in Blasen im Maserungsverlauf aufstehend; Retuschen, die über die Fehlstellen hinausreichen; linke Gesichtshälfte flächig retuschiert. Inschrift perlt an einigen Stellen. Firnis: Ungleichmäßig, schwach glänzend.
MG

Anna Maria Kain war mit Anton von Annaberg vermählt[3]. Reber wies das Gemälde in Ficklers Inventar der Münchner Kunstkammer von 1598 nach. Bei ihm als ein Werk Hans Schöpfers, bei Braune richtig als ein Werk Hans Schöpfers d.J.

BILDNIS DER JACOBA NOTHAFFT, VERMÄHLTE ROSENBUSCH
1575

Hüftbild, leicht nach links, vor dunkelgrünem Grund. Sie hat blaue Augen und blondes Haar. Sie trägt ein Federbarett mit einer umlaufenden Kette aus Rosettenformen. Das rote Kleid ist mit Goldspitze versehen, die Oberärmel sind gepufft, die weißen Unterärmel mit Goldborten besetzt. Stehkragen, Krausen an Hals und Händen. Sie trägt eine zweifach geschlungene Goldkette und einen Kettengürtel, in den Händen eine goldgelbe Frucht.

Lindenholz (Tilia sp.), 43,1 x 32,4 cm – Oben, links: » · 1 · 5 · 75 · «, rechts vierzeilige Inschrift in Majuskeln der Humanisten-Antiqua: >IACOBA NOTHAF=/=TIN IST FRIDER=/=ICH ROSENBVSCH / VERHEIRET.< – Auf der Rückseite mit weißer Farbe >G.637<; Klebezettel Inv. Dachau 1760, Nr.3[70]; >1152<; Inv. BStGS 1822, Nr.6799; 1855, Nr.3556; 1905, Nr.4270.

Gm 637. Leihgabe der Bayer. Staatsgemäldesammlungen, Inv.Nr.3556. – München, herzogl. bayerische Kunstkammer, Ficklersches Inv.1598, Nr.3267 – Dachau, Schloß, Inv. 1754, Nr.381; 1760, Nr.370; 1770 und 1789, Nr.143; 1802, Nr.370 – 1804 nach München; Zweibrücker Nachtrag Nr.1152 – BStGS Inv.1822, Nr.6799; 1905, Nr.4270 – 1877 an das GNM.

2 Bretter, Breiten von links oben 18,8, 13,6 cm, unten 20,3, 12,0 cm. Stärke ca. 0,7 cm. Format original. In der Mitte großer Ast, links unterhalb davon ein kleiner. Wenig alter Schädlingsbefall, ca. 0,5 cm von unterer Bildkante Verdichtung von feinsten Bohrlöchern. – Rückseite: Mit Schropphobel in vertikaler Richtung bearbeitet, an den Rändern über eine Breite von 4,0 – 5,0 cm leicht abgefast. – Bildseite: Grundier- und Malkanten vorhanden. Brettfuge sichtbar. Kratzspuren mit Malschichtausbrüchen. Grundierung: Hellrot, dünn. Unterzeichnung: Keine erkennbar; vermutlich vorhanden, da Schatten im IR-Bild. Malerei: Dünn; Hintergrund braune Untermalung mit dunkelgrünem lackartigem Überzug, heute fast schwarz. Einzelne Flächen wenig voneinander abgesetzt, Borten wenig fein ausgearbeitet. Inschriften original. Firnis: Vergilbt, verschmutzt. – Rahmen: Alt, nicht original.
MG

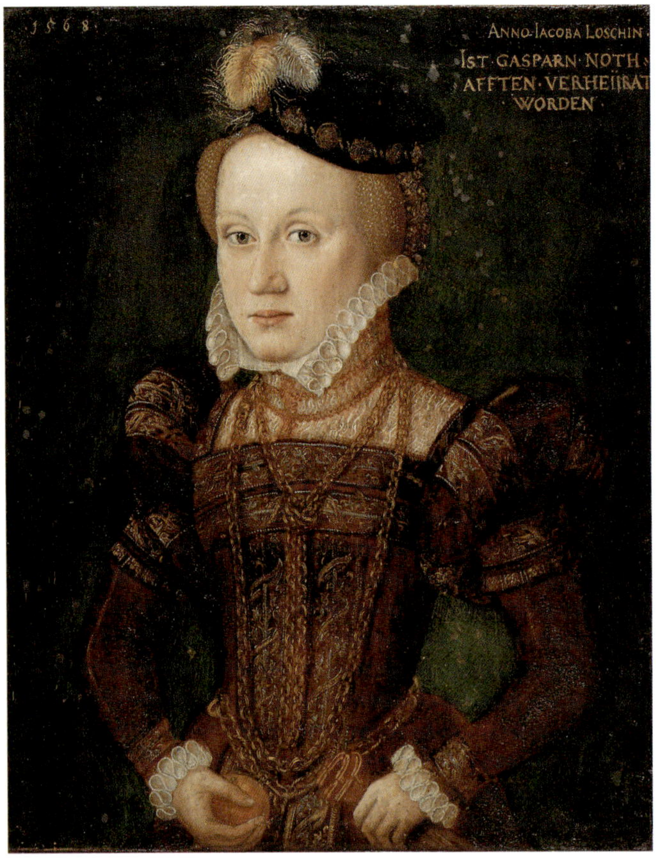
ANNO·IACOBA LOSCHIN
IST·GASPARN·NOTH
AFFTEN·VERHEIRAT
·WORDEN·

Gm 627

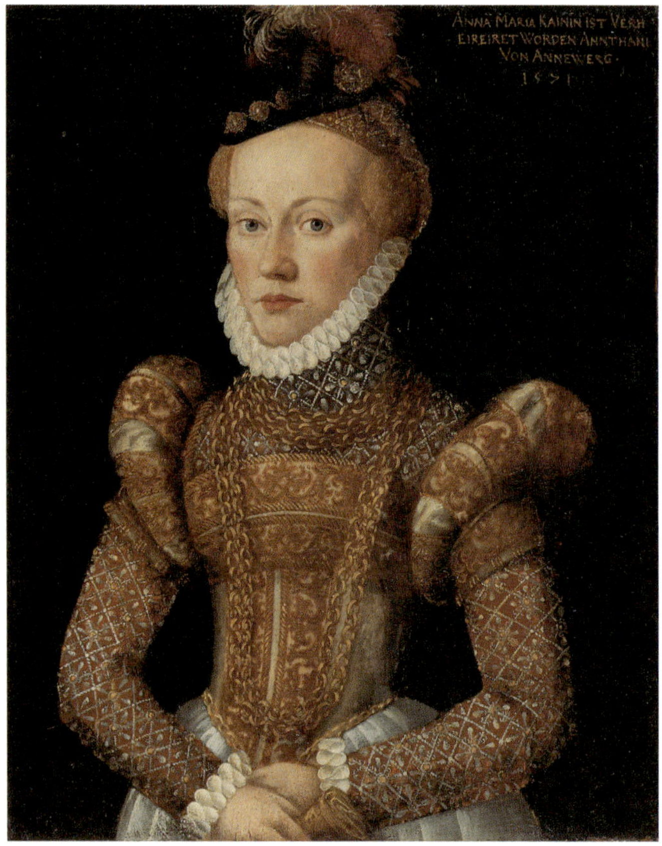
ANNA MARIA KAININ IST VERH
VON ANNEWERG·

Gm 634

Jacoba Nothafft war eine Tochter des Burkhard Nothafft von Weißenstein zu Niederhäzkofen und seiner Ehefrau Klara Löffelholz von Kolberg. Am 12. Juni 1575 wurde sie mit Friedrich Rosenbusch zu Notzing vermählt. Dieser, gleich seiner Gattin »bei Höfen erzogen und gewohnt«, war 1575 – 1583 herzogl. bayerischer Pfleger zu Kösching[4]. Reber wies das Gemälde in Ficklers Inventar der Münchner Kunstkammer von 1598 nach. Bei ihm als ein Werk Hans Schöpfers, bei Braune genauer als ein Werk Hans Schöpfers d.J.

Die Bildnisse gehören zu einer Serie von Hofdamenporträts, die seit spätestens 1549 im Auftrag der Maria Jacobäa, Gemahlin Herzog Wilhelms IV. von Bayern, entstanden. Bis 1566 war Hans Schöpfer d.Ä. für die Ausführung zuständig[5], dann sein Sohn Hans d.J. Von den Bildnissen des Vaters unterscheiden sich die seinen durch die Uniformität der Haltungen, den sorgfältigeren Umgang mit den Realien – Kostüm und Schmuck –, den obligaten Blick der Dargestellten auf den Betrachter, der bei Gm 637 allerdings unbestimmt bleibt, und die kühlere Haltung. Zu bewundern ist die feinmalerische Wiedergabe der metallenen Applikationen an den Kopfbedeckungen der Damen. Ob es sich bei den Früchten in ihren Händen um sog. Wärmkugeln oder Wärmäpfel handeln kann[6], bleibt offen. Es gibt bei der Ausführung der Bilder Unterschiede der Handschrift und des malerischen Aufbaus, was für eine Beteiligung von Mitarbeitern spricht, doch sollte man an Hans Schöpfer d.J. als verantwortlichem Werkstattleiter festhalten. Die Bilder lassen sich in der herzoglichen Kunstkammer in München, dann in Schloß Dachau nachweisen. Reber und Bayersdorfer (Kat. 1882–1893) lösten das Monogramm HS für einen Hans Schäufelein d.J. auf. Die Mehrzahl der Hofdamenbildnisse Hans Schöpfers d.J. ist heute auf die BStGS und das Bayer. Nationalmuseum in München verteilt.

1 Tafel mit dem Rahmen fest verbunden, zur Untersuchung darin belassen.

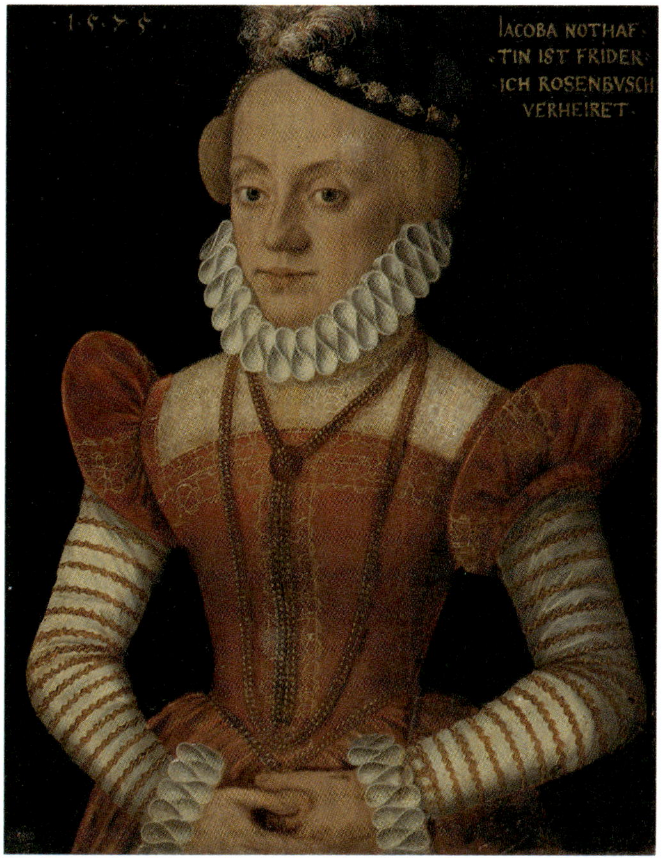
·1·5·7·5·
IACOBA NOTHAF·
·TIN IST FRIDER·
·ICH ROSENBVSCH
VERHEIRET·
Gm 637

2 Zu den Personen vgl. Wiguleus Hund: Bayrisch Stammenbuch, Teil II. Ingolstadt 1586, S. 189; Teil III, mit den Zusätzen des Archivars Libius. In: Sammlung historischer Schriften und Urkunden. Geschöpft aus Handschriften von Max Frhr.v.Freyberg, Bd. 3. Stuttgart u. Tübingen 1830, S. 464. – Georg Ferchl: Bayerische Behörden und Beamte 1550 – 1804, 2 Teile. In: Oberbayerisches Archiv für vaterländische Geschichte, Bd. 53, Teil I, 1908 – 1910, S. 124, 418, 904.
3 Biographische Daten ließen sich nicht finden.
4 Zu den Personen vgl. Hund III (Anm. 2), S. 589. – Ferchl I (Anm. 2), S. 400; II, S. 968, 1359.
5 Vgl. beim Bildnis der Elisabeth Gräfin von Fürstenberg Gm 619 und Kurt Löcher: Hans Schöpfer d.Ä. Ein Münchner Maler des 16. Jahrhunderts. München 1995 (zugleich Ars Bavarica, Bd. 73/74), S. 75 – 89.
6 Vgl. Günther Schiedlausky: Kühlkugel und Wärmapfel (Forschungshefte. Hrsg. vom Bayerischen Nationalmuseum München). München 1984.

Kat. 1882, Nr. 513, 520, 523; 1885, Nr. 529, 536, 539; 1893, Nr. 575, 582, 585. – Reber 1893, S. 46 – 47. – Braune 1909, Nr. 627, 634, 637. – Thieme-Becker, Bd. 30, 1936, S. 238. – Löcher 1967, S. 66.

Schreyer-Altar, Meister des

Er trägt seinen Notnamen nach dem von Sebald Schreyer gestifteten Sebaldus-Altar von 1508 in Schwäbisch Gmünd. Er war Mitarbeiter Dürers an dem von Jakob Heller 1509 gestifteten Altarretabel für die Dominikanerkirche in Frankfurt a.M. Er ist versuchsweise mit Sebastian Dayg und Hans Springinklee identifiziert worden.

Zwei Flügelbilder vom Sebaldus-Altar aus der Hl. Kreuzkirche in Schwäbisch Gmünd, 1508

GEBURT DES HL. SEBALDUS

Im Bett liegt unter einem Betthimmel die Wöchnerin, nach der Legende die Königin von Dänemark. Eine Gevatterin legt ihr das Neugeborene in den Arm. Links der Hl. Sebald im jugendlichen Alter mit seinem Erzieher. Kennzeichen des Akademikers ist der über der Schulter liegende, kapuzenartige Chaperon. Der Heilige ist jeweils am Nimbus erkennbar. Im Ausblick ein Kapellenraum mit einem knienden Paar, das die auf dem Altar stehenden, in einem Schrein verwahrten Reliquien eines Heiligen verehrt.

Kiefernholz (Pinus sylvestris), 82,6 x 53,7 cm – Auf dem Parkett mit weißer Farbe »G.191«; Klebezettel WAF »H.G.725 (1936) Inv.S.No.355«, darunter links die Nr.191.

Gm 191. Leihgabe des Wittelsbacher Ausgleichsfonds/ Bayer. Staatsgemäldesammlungen, Inv.Nr. WAF 725. – Slg. Fürst Oettingen-Wallerstein, Grundbuch 1817–18, § CLXLVII, erworben 1816 von Bauinspektor Keim in Nürnberg – Slg. König Ludwig I. von Bayern, erworben 1828, I.W. 329 – Ab 1829 ausgestellt in Nürnberg, Moritzkapelle –1882 GNM.

DER HL. SEBALDUS SPEIST DIE HLL. WILLIBALD UND WUNIBALD

Die Heiligen, von denen zwei als Pilger gekleidet sind, sitzen im Gespräch begriffen um den spärlich gedeckten Tisch. Reisetaschen, breitkrempige Hüte und Lederstiefel bilden ihre Ausstattung. Als Sitzgelegenheit dient eine Holzbank, als Tisch ein großer Stein. Ein Glas, ein Teller und ein Stück Brot finden sich darauf. Sebaldus ist als würdiger Greis hervorgehoben. Im Hintergrund bringt ein Engel den drei Heiligen, die als Pilger ununterscheidbar sind und von denen einer kniend die Gabe empfängt, zwei Brotlaibe. Weiter vorn holt ein Knabe von einem Faß zum Trinken. Die Heiligen werden an den Goldnimben erkannt. Landschaftshintergrund.

Kiefernholz (Pinus sylvestris), 83 x 53,5 cm – Auf dem Parkett mit weißer Farbe »G.192«; Klebezettel des WAF »H.G.726 (1936) Inv.S.No.375«, darunter links die Nr.192.

Gm 192. Leihgabe des Wittelsbacher Ausgleichsfonds / Bayer. Staatsgemäldesammlungen, Inv.Nr. WAF 726. – Slg. Fürst Oettingen-Wallerstein, Grundbuch 1817–18, § CLXLVIII, Herkunft wie Gm 191 – Slg. König Ludwig I. von Bayern, erworben 1828, I.W. 328 – Ab 1829 ausgestellt in Nürnberg, Moritzkapelle –1882 GNM.

Tafeln einzeln gefertigt; Äste im Holz belassen. Alter schwerer Schädlingsbefall. Risse. Formate allseitig beschnitten. – Rückseiten: Italienisches Parkett. – Bildseiten: Tafeln im Rahmen grundiert und bemalt. Unterzeichnung: Pinsel; Kontur- und Binnenzeichnung, Schatten in horizontalen Schraffuren mit weiten Abständen, in den Tiefen Kreuzschraffuren. Konturen der Nimben und Köpfe in die Grundierung geritzt; Nimben in der Ausführung verkleinert. Malerei und Metallauflagen: Alle Nimben und die Krone der Mutter des Heiligen glanzvergoldet auf gelbem Poliment. Farbauftrag dünnschichtig in Gewändern und Steinboden, hier die Grundierung miteinbezogen. Kistenschloß, Messer und Riemenschnalle des Heiligen mattversilbert, das Schloß gelblich lasiert. Zahlreiche Farbausbrüche, retuschiert. Originale Farbigkeit, auch die Grün- und Rotpartien, außergewöhnlich gut erhalten. Firnis mit Bienenwachs mattiert, vergilbt. – Restaurierung: 1912 (BStGS, R.P. Nr. 5386) Blasen niedergelegt, »spannungsreiche Querleisten abgenommen«, Sprünge geleimt und durch Klötzchen gesichert.

Gm 191: 6 Bretter, Breiten von links oben 9,7, 9,8, 8,2, 6,4, 8,9, 10,7 cm, unten 9,6, 9,0, 9,1, 5,0, 7,9, 13,1 cm. Stärke auf 0,9 cm gedünnt. Bildseite: Malerei: Ca. 7 cm vom linken Bildrand 2 cm breite vertikale Retusche vom oberen Rand bis zum Kopf des Mannes in der dunklen Kutte reichend. Großflächige Ausbesserungen sowie Verpressungen in den oberen und unteren Randbereichen.

Gm 192: 5 Bretter, Breiten von links oben 6,1, 10,7, 12,6, 13,2, 10,9 cm, unten 8,4, 11,5, 13,9, 10,1, 9,6 cm. Stärke auf 1,0 cm gedünnt. Linke untere Ecke mit Holzkitt ergänzt. – Bildseite: Rechts Reste von Grundier- und Malkanten. Malerei: Holzkittergänzung gekittet und retuschiert. AB

Der Hl. Sebaldus (Fest 19. Aug.) ist neben dem Hl. Laurentius einer der beiden Nürnberger Stadtpatrone und der vornehmere von beiden. Entsprechend verhält es sich mit den ihnen geweihten Hauptkirchen der Stadt. Die frühesten Nachrichten über den Hl. Sebaldus finden sich 1070/72. Nach der Mitte des 14. Jahrh. erreichten die Verehrung seiner Gebeine und dementsprechend die Wallfahrten zu seinem Grab einen Höhepunkt, so daß die Seitenschiffe der Sebalduskirche erweitert werden mußten. 1425 erfolgte durch Papst Martin V. die Heiligsprechung. Nach der Legende entsagte Sebaldus der Welt, lebte als Einsiedler in der Nähe von Nürnberg, möglicherweise im Reichswald, ernährte sich von seiner Hände Arbeit, predigte das Evangelium und wirkte Wunder. Eine spätere Fassung der Legende machte ihn zu einem dänischen Königssohn[1]. Sein 1508 –1519 von Mitgliedern der Bronzegießerfamilie Vischer geschaffenes Grabmal in der Nürnberger Sebalduskirche ist ein Hauptwerk der Kunst.

Der Maler fand seine Muster bei Dürer. Die Geburt des Hl. Sebaldus bietet eine vereinfachende Variante nach Dürers Holzschnitt der Geburt Mariä, B. 80, aus dem »Marienleben«. Die wunderbare Speisung der Eichstätter Heiligen Willibald und Wunibald erinnert an Darstellungen des Emmausmahls, wobei Dürers berühmter Holzschnitt B. 48 aus der »Kleinen Passion« damals noch nicht vorlag, wohl aber das ihm zugeschriebene Holzschnittbild zu einem ungedruckten Evangelienbuch, das an das Salus animae von 1503 anschließt[2]. Der Maler war ein Erzählertalent, ähnlich dem Dürerschüler Wolf Traut. Er strebte einfache und schlagkräftige Lösungen an, legte Wert auf die Handlungsträger und die Schauplätze, wußte die Wochenstube so treffend wiederzugeben wie das lebhafte Tischgespräch der Pilgersleute, hatte einen Blick für Bauten und für die Landschaft. Ungeklärt bleibt das räumliche Verhältnis vom Bett zum Betthimmel einerseits, zum gemauerten Bogen andererseits, umsomehr, als der Raum kein abgeschlossener Innenraum ist, sondern sich gegen den ummauerten Garten öffnet. In dem knienden Paar darf man die Eltern des Hl. Sebaldus sehen, denen das Kind nach langem Gebet geschenkt wurde.

Die beiden Tafeln sind Teile der Standflügel eines Sebaldusaltars, den Sebald Schreyer (1446–1520) 1508 für eine von ihm errichtete Kapelle an der Pfarrkirche U.L. Frau, heute Hl. Kreuz, in Schwäbisch Gmünd stiftete. Geboren und ansässig in Nürnberg, gehörte Schreyer seit 1477 dem Größeren Rat an. Von 1482 bis 1503 war er Kirchenmeister von St. Sebald. Seine Frau Margarethe, geb. Kammermeister (1444–1516)) stammte aus Schwäbisch Gmünd. 1505 suchte das Paar dort Zuflucht vor der in Nürnberg wütenden Pest[3]. Anlaß der Stiftung waren der Dank an die Stadt, die sie aufgenommen, und an den Namenspatron, der sie beschützt hatte. Der Altarschrein mit der Figur des Heiligen sowie die beweglichen Flügel mit insgesamt 8 gemalten Szenen aus dem Leben des Heiligen auf den Vorder- und Rückseiten der Flügel und die Predella mit den Stifterwappen, der Verkündigung an Maria und den 14 Nothelfern blieben in Schwäbisch Gmünd[4].

Gm 191 ist schon in den Katalogen der Moritzkapelle als Geburt des Hl. Sebaldus erkannt. Beide Bilder werden im Grundbuch und in den Kat. der Slg. Oettingen-Wallerstein dem Hans von Kulmbach zugeschrieben, in denen der

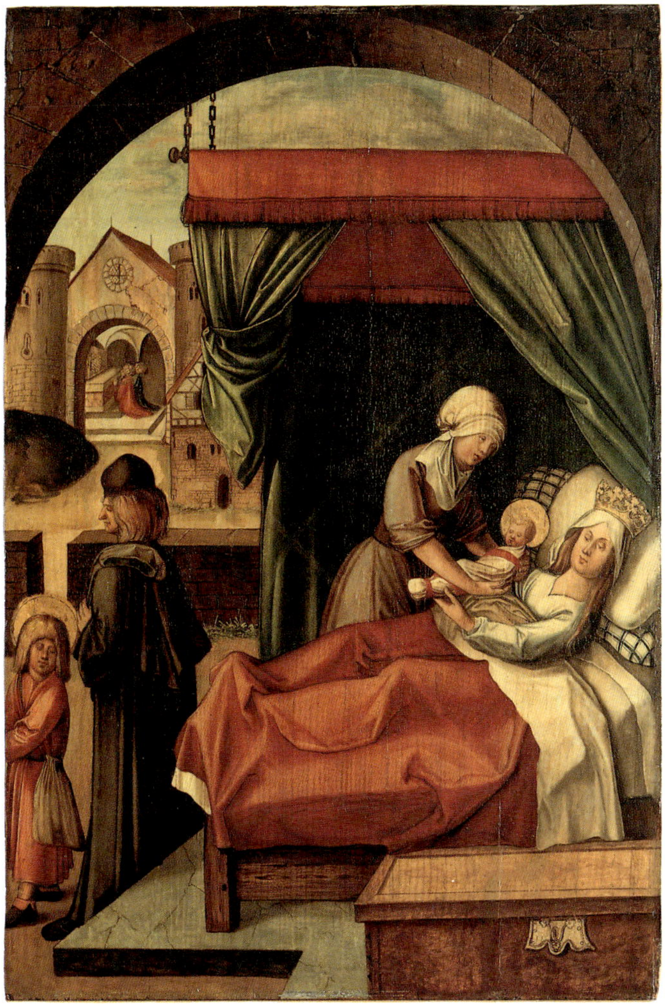

Gm 191

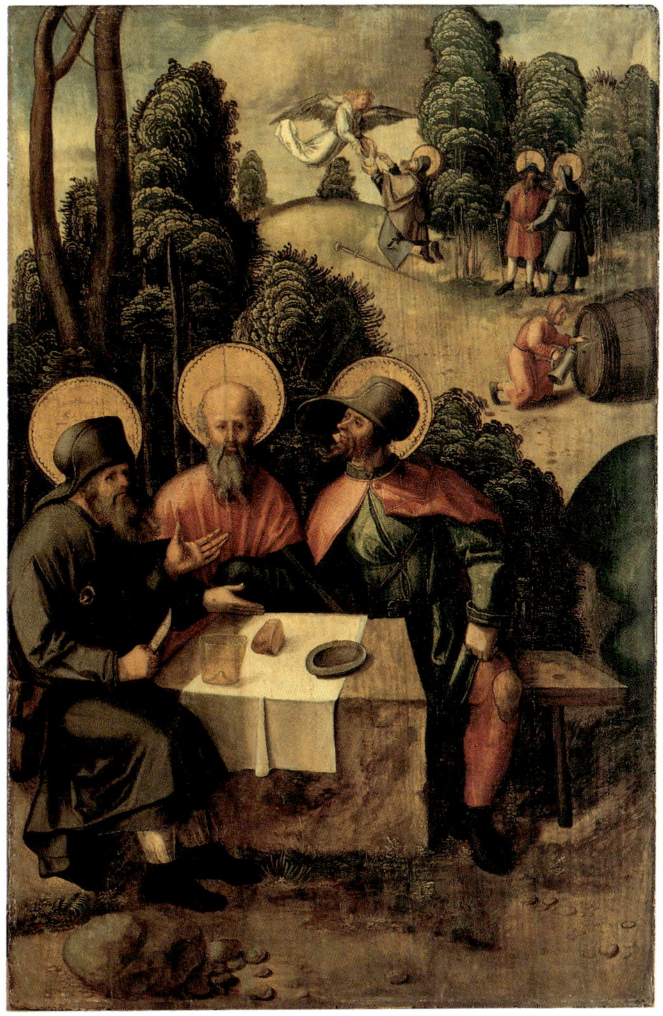

Gm 192

Moritzkapelle sind sie »in der Art wie Hans von Kulmbach« eingeordnet. Reber und Bayersdorfer wiesen die Bilder in Kat. Moritzkapelle 1878 und in denen des GNM von 1882 und 1885 dem Sebastian Dayg zu, in Kat. 1893 nur noch seiner Art. Koelitz dachte wieder an die Kulmbach-Schule. Dörnhöffer erkannte die Zugehörigkeit der Bilder zum Sebaldus-Altar in Schwäbisch Gmünd. Er konnte die von Gümbel veröffentlichten genauen Aufzeichnungen Schreyers über die Kosten des Altars auswerten. Danach zahlte Schreyer außer den Entlohnungen für den Schreiner, den Schnitzer und den Vergolder »Zweien knechten, der ider [= jeder] 7 wochen an den materien gemalt hat, für cost und lon 14 gld.rh.[= Gulden rheinisch]. Mer einem knecht mer dann ein wochen farb anzustreichen und zu fassen 1 gld.rh. Mer einem gesellen 3 wochen am sarch [= Predella] zu malen 2 gld.rh. Dem Albr. Türer fur sein muh und versaumnus seiner knecht zu liebung geben 7 fl. 5 pfd. 12 dl [= Florin, Pfund, Pennig]. Seiner Hausfrau zu einer vererung geben 2 gld.«. Der Stil der Malereien an der Predella unterscheidet sich, wie Dörnhöffer feststellte, von dem der Flügel. Diese schrieb er Kulmbach zu, jene dem sog. Brigittenmeister. Röttinger akzeptierte. Weinberger suchte auch bei den Malereien der Flügel zwei Hände zu unterscheiden und identifizierte die beiden Maler versuchsweise mit Erhard Schön und Hans Springinklee. Strieder dachte eher an eine Arbeitsteilung, bei der die Figuren und das Beiwerk von verschiedenen Händen ausgeführt wurden. Eine Beteiligung Springinklees hielt er für erwägenswert. H. Schmidts Vorschlag, in dem Maler der Sebaldus-Legende den jungen Hans Baldung Grien zu sehen, fand zurecht keine Zustimmung. Worin Dürers »Mühe« um den Altar bestand, läßt sich nicht mehr feststellen. Sein Anteil bestand womöglich darin, daß er den Maler empfahl und als Gutachter fungierte. Keinesfalls lieferte er, wie Strieder zu Recht betonte, die Entwürfe für die altertümlichen Kompositionen. Der Künstler, der die Flügel malte, wurde von Dürer auch für die Malereien auf den Flügeln des sog. Heller-Altars in Frankfurt a.M. herangezogen[5].

1 Vgl. Der Heiligen Leben. Sommerteil. Augsburg: Johannes Bämler 1475. – Arno Borst: Die Sebalduslegenden in der mittelalterlichen Geschichte Nürnbergs. In: Jahrbuch für fränkische Landesforschung, Bd. 26, 1966, S. 19 –178. – Zur Ikonographie vgl. Künstle 1926, S. 523 – 524. – LCI 8, 1976, Sp. 316 – 318 (bearb. J. Dünninger) mit Abb. (GM 192). – Ausst. Kat. Nürnberg 1979.
2 Walter L. Strauss: Albrecht Dürer. Woodcuts and wood blocks. New York 1980, Nr. 73 jj mit Abb.
3 Elisabeth Caesar: Sebald Schreyer. Ein Lebensbild aus dem vorreformatorischen Nürnberg. In: Mitteilungen des Vereins für Geschichte der Stadt Nürnberg, Bd. 56, 1969, S. 1 – 213, bes. S. 149 –152.
4 Abb. aller Teile des Altars bei Strieder 1993, Nr. 121.
5 Vgl. Anzelewsky 1991, S. 221 – 228, Nr. 107V –115K, Abb. 129, Farbabb. 130, 131.

Kat. Slg. Oettingen-Wallerstein 1819, S. 115, 116, Nr. 15, 16; 1826 u. 1827, Nr. 200, 201. – Moritzkapelle 1829 –1846, Nr. 99, 91; 1878 u. 1880, Nr. 54, 117. – Kat. 1882, Nr. 241, 242; 1885, Nr. 246, 247. – Koelitz 1891, S. 72. – Kat. 1893, Nr. 241, 242. – Pfitzer 1893, S. 66 – 68, 75 – 77, 89 – 91. – Gümbel 1904, S. 125 –126. – Dörnhöffer 1906, S. 460. – Dörnhöffer 1906: Anzeigen, S. 88. – Rauch 1907, S. 7 – 8, Anm. 2. – Schuette 1907, S. 134, 174. – Braune 1909, Kat. 191, 192. – Grupp 1917, S. 91. – Weinberger 1921, S. 191, 202 – 204, Tf. XXII. – Röttinger 1926, S. 236. – Nägele 1926, S. 86 – 92. – H. Schmidt 1931/32, S. 12. – Lutze u. Wiegand 1936-37, S. 135, Abb. 118, 119. – O. Schmitt 1951, S. 24, 36 – 37. – Rupprich 1, 1956, S. 246 – 247. – Ausst. Nürnberg 1961: Meister um Dürer, Kat.Nr. 251 e – f, Abb. 45 (Gm 191. Ausschnitt). – Ausst. Nürnberg 1979: Hl. Sebald, bei Kat.Nr. 53 (bearb. von Svetozar Sprusansky). – Zander-Seidel 1990: Textiler Hausrat, S. 339, Abb. 285. – Strieder 1993, S. 146, Nr. 121, Farbabb. 179, 180. – Ausst. Kronach 1994: Cranach, S. 251 – 254, Kat.Nr. 60.

Schwaben

Rechter Flügel eines unbekannten Altars, um 1520/25

DIE KIRCHENVÄTER GREGOR UND AMBROSIUS

Gregor als Papst mit der dreikronigen Tiara, dem Kreuzstab, dessen Kreuz mit drei Querbalken versehen ist, und einem Buch, das ihn als Kirchenlehrer ausweist. Er trägt Pontifikalkleidung. Ambrosius erscheint im bischöflichen Ornat mit Mitra und Bischofsstab. Auch er hält das Buch des Kirchenlehrers. Brokatteppich und Fliesenboden. Brauner, ehemals blauer Grund. Rundbogenabschluß mit Ornamenten in den Zwickeln. Rechter Flügel, Innenseite, obere Bildhälfte.

Tannenholz (Abies sp.), 81,2 x 60 cm.

LANDSCHAFT AUF PATMOS

Eine befestigte Stadt am See und eine hochgelegene Burg vor einer Gebirgskette, ein kahler und belaubte Bäume. Oberer Abschluß in Form eines symmetrisch entfalteten Festons aus Balusterformen und Blattwerk mit drei spielenden Engelputten, deren einer mit dem Bogen schießt. Es handelt sich um den oberen Teil einer Landschaft in Ergänzung zu der des Johannes auf Patmos. Rechter Flügel, Außenseite, obere Bildhälfte.

Gm 272. Leihgabe des Wittelsbacher Ausgleichsfonds / Bayer. Staatsgemäldesammlungen, Inv.Nr. WAF 943. – Slg. Fürst Oettingen-Wallerstein, Grundbuch 1817–18, § CCLXXXIX, erworben von dem Maler und Zeichenlehrer Baumeister in Schwäbisch Gmünd 1815 – Slg. König Ludwig I. von Bayern, erworben 1828, I.W. 316, 317 – Ab 1829 ausgestellt in Nürnberg, Moritzkapelle –1882 GNM.

DIE HLL. WILHELM VON MALEVAL UND GEORG

Wilhelm im Büßerkleid über dem Panzer, mit Sichelgabel und Buch, Georg mit der Kreuzfahne und dem erlegten Drachen. Brokatteppich und Fliesenboden. Brauner, ehemals blauer Grund. Rechter Flügel, Innenseite, untere Bildhälfte.

JOHANNES AUF PATMOS

Johannes schreibt mit gezückter Feder an der Offenbarung (»Apokalypse«). Der Adler ist Attribut des Evangelisten.

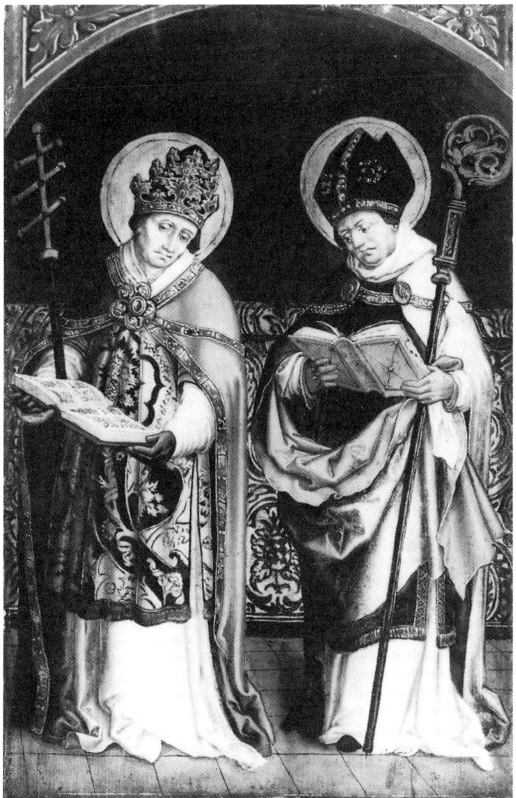

Gm 272

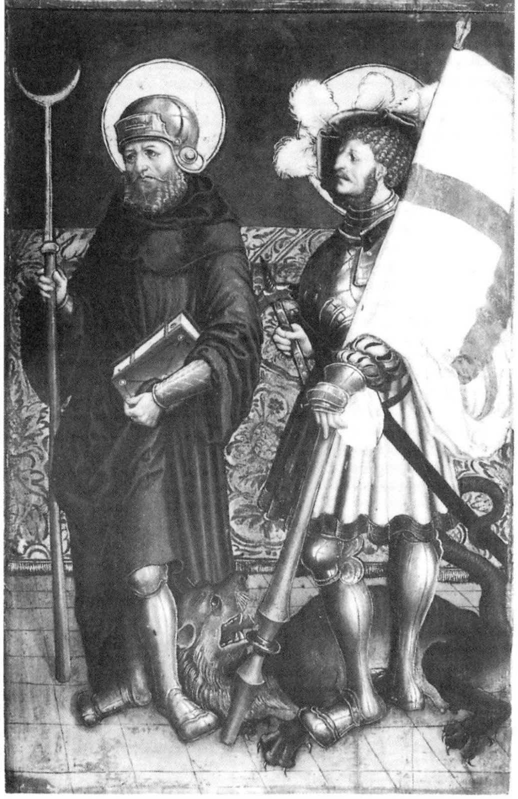

Gm 271

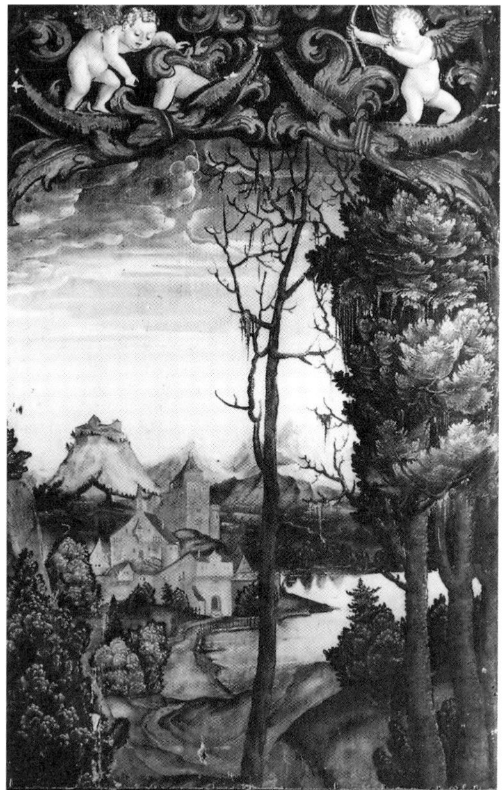

Gm 272

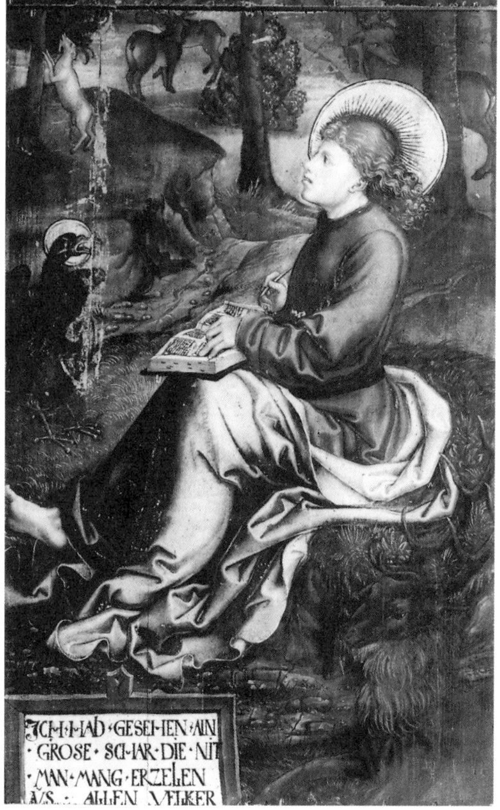

Gm 271

Unterer Teil einer Landschaft, mit Wild; vorn rechts ein ruhender Hirsch. Rechter Flügel, Außenseite, untere Bildhälfte.

Tannenholz (Abies sp.), 81,1 x 60 cm – Unten auf einer gerahmten Tafel vierzeilige Inschrift in Majuskeln der Humanisten-Antiqua: »ICH · HAB · GESEHEN · AIN / · GROSE · SCHAR · DIE · NIT · / · MAN · MANG · ERZELEN · / AVS · ALLEN VELKER« – Auf der Rückseite des beide Tafeln umschließenden Rahmens mit weißer Farbe »Gm 271«, mit Schablone »G.M.«, mit blauer Farbe »Raum 140«, im Falz der oberen Rahmenleiste »N° 272 Raum 140 nach Profil v. N° 1025 Raum 139«. Klebezettel des WAF »H.G.942 (1936) Inv.S.No.574«, darunter links die Nr.271, rechts »R 140«; »H.G.943 (1936) Inv.S.No.587, darunter links die Nr.272, rechts »R 140«.

Gm 271. Leihgabe des Wittelsbacher Ausgleichsfonds / Bayer. Staatsgemäldesammlungen, Inv.Nr. WAF 942. – Slg. Fürst Oettingen-Wallerstein, Grundbuch 1817–18, § CCLXXXVIII, Herkunft wie Gm 272 – Slg. König Ludwig I. von Bayern, erworben 1828, I.W. 316, 317 – Ab 1829 ausgestellt in Nürnberg, Moritzkapelle –1882 GNM.

Gm 271 und Gm 272 bildeten ursprünglich zusammen eine hochformatige Tafel, ehe sie horizontal geteilt wurden. Brettzahl und -breiten, Grundierung, Unterzeichnung und Malaufbau stimmen entsprechend überein. Stärke ca. 0,9 cm. Äste im Holz belassen, mit Werg kaschiert. Alter Schädlingsbefall. Formate allseitig, seitlich geringfügig beschnitten. – Innenseiten: Gerissene Grundier- und Malkanten seitlich erhalten. Unterzeichnung: Pinsel verschiedener Größen; Kontur- und Binnenzeichnung, Schatten in Parallel- und Kreuzschraffuren; Strich teilweise breit bis lavierend; Gewandfalten in Hakenform, gelegentlich in einem Kreis endend. Metallauflagen: Nimben mattvergoldet auf ockerfarbenem Anlegemittel; Brokatvorhang ursprünglich mattversilbert mit grünem Lüster florisiert, später übervergoldet und mit Granatapfelmuster verziert. Malerei: Ehemals azuritfarbener Hintergrund wohl aufgrund schlechten Erhaltungszustands später dick braun übermalt. Malschicht über den Wergkaschierungen krakeliert. Abriebstellen, Verputzungen. – Außenseiten: Gerissene Grundier- und Malkanten seitlich vorhanden. Unterzeichnung: Wie Innenseiten. Malerei: In der Mitte Ausbrüche im Maserungsverlauf. Malschicht über den Wergkaschierungen krakeliert. Abriebstellen und Kerben.

Gm 271: 4 Bretter, Breiten von links oben 5,4, 15,4, 14,9, 15,1 cm, unten 6,0, 14,5, 15,0, 15,0 cm. Riß oben mit Stufe verleimt. – Innenseite: Unterzeichnung: Gesicht des Hl. mit der Sichelgabel schmaler, Finger kürzer, Verschließvorrichtung auf seiner linken Unterarmröhre nicht verwendet, ebenso nicht eine waagrechte Bordüre im Rock des Hl. Georg. Metallauflage: Sichelgabel mattversilbert auf gelblichem Anlegemittel, mit transparentem Überzug. Malerei: Bereich des Risses retuschiert. – Außenseite: Unterzeichnung: Schatten im Gesicht des Johannes präzise schraffiert. Metallauflagen: Nimben mattvergoldet auf ockerfarbenem Anlegemittel; Strahlen im Nimbus des Heiligen in ockerfarbener Pastiglia unterlegt und mit dunkelrotem Lack über dem Gold farbig ausgeführt. Malerei: Inschrift auf Hilfslinierung. Riß links oben ehemals mit ca. 4 cm breitem Streifen gesichert, Malschicht beim Entfernen partiell abgelöst.

Gm 272: 4 Bretter, Breiten von links oben 5,8, 15,4, 15,0, 15,3 cm, unten 4,9, 15,6, 14,9, 15,4 cm. Stärke ca. 0,9 cm. – Innenseite: Holz oben zur besseren Haftung des Wergs eingeritzt. Unterzeichnung: Blickrichtung des Hl. Gregors nach rechts unten, Ende des von der Gemme hängenden Bandes über seiner linken Schulter hängend. Metallauflagen: Bischofsstab und Kreuzstab ehemals mattversilbert und mit schwarzer Farbe konturiert, beide später nachvergoldet und braun konturiert. Malerei: Grüne Kasel verdunkelt. – Außenseite: Unterzeichnung: Dürrer Baum in der Bildmitte dicht belaubt. Metallauflage: Feston und Engelsflügel ursprünglich mattversilbert, Blätter mit Goldlack (Goldimitation); später in gleicher Weise auf hellrotem Anlegemittel überfaßt. Malerei: Dunkelgrüne Partien nachgedunkelt.

AB

Die vier großen lateinischen Kirchenväter, eingeschlossen Hieronymus und Augustinus, werden seit karolingischer Zeit dargestellt[1]. Die Kirche beruft sich auf sie als Zeugen des Glaubens. Ambrosius (Fest 7. Dez.) wurde 374 zum Bischof von Mailand geweiht, Gregor (Fest 12. März) 590 zum Papst gewählt. Die Legende des Hl. Georg (Fest 23. April), der den Drachen tötete und den König nebst seinem Volk zum Christentum bekehrte, erzählt Jacobus de Voragine in der Legenda aurea (1264/74)[2]. Von Wilhelm von Maleval (Fest 10. Febr.) heißt es, daß er sich nach einer ausgelassenen Jugend im Jahr 1145 einer selbstauferlegten Buße unterzog, indem er sich Panzer, Helm und Ketten anschmieden ließ, ein Bußgewand darüber zog und für neun Jahre nach Rom und ins Heilige Land ging. Er lebte dann bei Pisa und Siena in einem öden Tal (»male valle«) als Eremit[3]. Der Jünger Jesu und Evangelist Johannes (Fest 27. Dez.), von Kaiser Domitian auf die Insel Patmos verbannt, erfuhr dort eine Offenbarung[4]. Sie bildet als »Geheime Offenbarung des Johannes« (»Apokalpyse«) das letzte Buch des Neuen Testamentes[5].

Bei Gm 271/72 handelt es sich um die beidseitig bemalten Teile eines horizontal geteilten rechten Altarflügels. Von den dargestellten geistlichen Würdenträgern ist Gregor als Papst, Ambrosius als Bischof ausgewiesen. Beide tragen über der weißleinenen Albe die auf den Seiten bis zu den Ärmeln aufgeschlitzte Dalmatik. Die des Papstes besteht aus einem Brokatstoff. Auch das Pluviale, ein über der Brust zusammengehaltener Radmantel, wird nach dem Rang des Trägers unterschieden. Den des Papstes schmücken Zierborten und eine große Schließe in Rosettenform. Die Ritterheiligen tragen Harnische der Maximilianszeit mit den üblichen Kuhmaulschuhen, Wilhelm einen antikisierenden, römisch gemeinten Helm mit Stirnstulp und Nackenschutz, über dem Harnisch die Büßerkutte. Georg, der zum geriefelten Brustharnisch einen Waffenrock trägt, hält mit der Linken die an einem Turnierlanzenschaft (Standartenform, mit gedrechseltem Handgriff und Brechscheibe) befestigte Kreuzfahrerfahne mit rotem Kreuz auf weißem Grund, in der Rechten einen Fußstreithammer. Dieser besteht aus der Stoßklinge, dem Hammer mit einer in vier Spitzen auslaufenden Schlagfläche und dem nach unten gebogenen Haken (»Papageienschnabel«)[6]. Der Schaft ist gewöhnlich armlang. Der Streithammer diente dazu, die Rüstung des Gegners, besonders den Helm, zu zertrümmern. Er hat hier die Funktion des Kommandozeichens. Das mit Straußenfedern geschmückte Barett, dessen Krempe mehrfach eingeschnitten ist, und die geschlitzten Ärmel markieren die »zerhauene« Landsknechtstracht und weisen darauf hin, daß in dieser Spätphase des Rittertums die Ritter als Landsknechtsführer Aufgabe und Auskommen fanden[7]. Von den Ritterheiligen erinnert der Hl. Georg an König Artus in Burgkmairs Holzschnitt der drei guten Christen B. 64 von 1519, der neben dem Evangelisten Johannes ruhende Hirsch an den aus Cranachs Holzschnitt mit Adam und Eva im Paradies B. 1 von 1509. Von besonderem Interesse sind die Baulichkeiten.

Am Wasser liegt eine befestigte Stadt mit einer verwinkelten Architektur, darüber auf hohem Fels eine Burg. Von der Stadtmauer, die mit einer hölzernen Streichwehr versehen ist, springt ein gedeckter Torbau weit vor. Sein Obergeschoß kragt über die Toröffnung vor. Direkt hinter dem Torbau steht ein kleiner Rundturm, dahinter auf einem Hügel eine wehrhafte Kirche mit Gußerker oder Pechnase über dem Eingang in der breiten Giebelseite. Auf dem Giebel sitzt ein schlankes Glockentürmchen. Das Obergeschoß der Kirche zeigt profane Fenster. Hinter der Wehrkirche ragt ein burgartiger Turmbau mit hölzernem Aufsatz auf, flankiert von einem schlanken Rundturm. Über den Gebäuden thront in einiger Entfernung auf einem steilen Felskegel eine kleine, komplett überdachte Burganlage, dominiert durch einen viereckigen niedrigen Turm mit Satteldach. Sie wirkt eher gedrungen, obwohl sie die gesamte Landschaft beherrscht. Die realistische Darstellung einer Wehrkirche ist sehr selten. Solche Bauten findet man vorwiegend in den östlichen Bereichen Mitteleuropas, in Kärnten, Niederösterreich, Steiermark, Thüringen und Sachsen sowie in Siebenbürgen, sie kommen aber auch im baden-wüttembergischen Raum, in Franken, im Elsaß und in Nord- und Südfrankreich vor[8].

Der verlorene linke Altarflügel zeigte oben die Kirchenväter Hieronymus und Augustinus, unten weitere Heilige, auf der Rückseite mit Sicherheit den zugehörigen Teil der patmischen Landschaft mit der Erscheinung des apokalyptischen Weibes, d.i. die Muttergottes auf der Mondsichel[9]. Der Maler strebte nach einem festlichen und variablen Erscheinungsbild und nach einer in den Kopfneigungen und in der Mimik sich äußernden seelischen Bewegung. Die Köpfe der Geistlichen sind von fleischigem Typus. Man bemerkt, auf wie verschiedene Weise die Bücher präsentiert werden. Der Eindruck mangelnder Sorgfalt bei den Mustern des Teppichs und den Festons beruht auf späterer Überarbeitung, doch behandelte der Maler schon die goldgeschmiedeten Teile der Ornate flüchtig.

Fürst Oettingen-Wallerstein erwarb die Teilstücke als Werke Martin Schaffners[10]. Im Grundbuch und in den Kat. der Sammlung sind sie als Wolgemut-Schule verzeichnet, in denen der Moritzkapelle als »unbekannt«. Waagen hielt das Gemälde »in den Charakteren, dem kühlen Ton und Beiwerk des Teppichs H. Burgkmair ungleich näher stehend, ja seiner selbst nicht unwert«. Reber und Bayersdorfer in Kat. Moritzkapelle 1878 ordneten die Bilder der Art des Hans von Kulmbach zu, in Kat. 1882 gaben sie die als geteilt und zueinander gehörig erkannten Tafeln als schwäbisch, Art Hans Burgkmairs, aus, in Kat. 1885 als Schule Burgkmairs. Braune dachte wieder an die Richtung und Schule Martin Schaffners. Er hielt den Hl. Georg für den Hl. Wilhelm, den Lutze und Wiegand dann in dem Ritterheiligen mit Kutte und Sichelgabel erkannten. Auch die letztgenannten Autoren stellten einen Einfluß Schaffners fest, doch überwiegt der augsburgische Anteil. Lustenberger lehnte die Zuschreibung von Gm 271/72 an Schaffner wegen »des aufgewühlten, kleinteiligen Faltenstils, der harten zeichnerischen Umrandung und der etwas willkürlichen Staffelung der einzelnen Tiefenschichten in der Landschaft« ab, machte aber keinen Vorschlag zu einer Einordnung.

1 LCI 2, 1970, Sp. 529 – 538 (»Kirchenlehrer, Kirchenväter«). – Lexikon der Kunst, Bd. 3, 1991, S. 747 – 748.
2 Dt. Ausgabe von Richard Benz o.J. (1955), S. 300 – 306. – Künstle 1926, S. 263 – 279. – LCI 6, 1974, Sp. 365 – 390.
3 Künstle 1926, S. 593 – 595. – LCI 8, 1976, Sp. 607 – 612, bes. 609.
4 Jacobus de Voragine: Legenda aurea, dt. Ausgabe von Richard Benz o.J. (1955), S. 65 – 73. – Künstle 1926, S. 341 – 347. – LCI 7, 1974, Sp. 107 –130.
5 LCI 1, 1968, Sp. 124 –142.
6 Vgl. Müller 1957: Waffen, S. 56 – 57, Abb. 70.
7 Freundl. mündl. Hinweis von Johannes Willers, GNM, 9. Nov. 1995.
8 Beschreibung und Einordnung der Achitektur von Joachim Zeune, Bamberg, 30. Mai 1996.
9 LCI 1, 1968, Sp. 145 –150. – Marienlexikon, Bd. 1, 1988, S. 190 –193 (»Apokalyptische Frau«); vgl auch Gm 49, Barthel Bruyn, Maria auf der Mondsichel und der Stifter Hermann Rinck.
10 Mitgeteilt bei Grupp 1917.

Kat. Slg. Oettingen-Wallerstein 1819, S. 97 – 98, Nr. 19, 20; 1826 u.

1827, Nr. 188, 189. – Moritzkapelle 1829 –1846, Nr. 137, 122. – Waagen 1843, S. 195. – Moritzkapelle 1878 u. 1880, Nr. 158, 142. – Kat. 1882, Nr. 158, 159; 1885, Nr. 164, 165; 1893, Nr. 201, 202. – Braune 1909, Nr. 271, 272. – Grupp 1917, S. 93. – Lutze u. Wiegand 1936-37, S. 169 –170, Abb. 225, 226. – Braun 1943, Sp. 749 – 752, Abb. 416 (Wilhelm und Georg). – Lustenberger 1961, S. 129.

Schwaben

JÜNGSTES GERICHT
um 1530

Christus in der Glorie thront als Weltenrichter auf dem doppelten Regenbogen, zu seinen Füßen die Weltkugel. Kreuznimbus und Wunden weisen auf seinen Erlösertod hin. Von ihm gehen auf seiten der Seligen die Lilie, auf seiten der Verdammten das Schwert aus, dieses wie üblich mit gegen Christus gerichteter Spitze. Links kniet Maria, rechts Johannes der Täufer, beide fürbittend. Johannes trägt ein kamelhaargefüttertes Gewand. In den Wolken Engel mit dem »INRI« beschrifteten Kreuz und solche, die mit Signalhörnern zum Gericht rufen. Links unten empfängt Petrus, der den Schlüssel zum Paradies hält, die Seligen. In der Mitte zwei aus ihren Gräbern Auferstehende, deren einer vom Erzengel Michael mit dem Flammenschwert verteidigt, der andere von einem Teufel am Strick in die Hölle gezerrt wird. Rechts die Verdammten mit einer Kette zusammengeschlossen in der von rasendem Feuer erfüllten Hölle. Unten der Höllenhund.

Tannenholz (Abies sp.), 135,8 x 175,7 cm – Auf der Rückseite mit weißer Kreide und weißer Farbe »Gm 270«, schabloniert mit weißer Farbe »Germ. Nat. Museum Nürnberg«; Klebezettel mit der Nr.25.

Gm 270. Erworben 1876 als Geschenk von August Frhr. von Holzschuher.

9 Bretter, Breiten von links oben 23,2, 27,6, 31,3, 14,3, 15,1, 14,8, 17,4, 17,6, 14,4 cm, unten 24,2, 27,5, 29,1, 15,6, 14,2, 14,7, 15,9, 18,4, 15,1 cm. Stärke am Rand ca. 0,9 cm, in der Mitte ca. 1,6 cm. Einige große Äste, Intarsie ca. 2,5 x ca. 3,0 cm am Knie des Johannes, geringer alter Schädlingsbefall, Format original. – Rückseite: Mit Schropphobel bearbeitet, Brettfugen mit Faser abgeklebt, Ecken bestoßen. – Bildseite: Grundier- und Malkanten vorhanden. Grundierung: Dünn, gleichmäßig, Maserung durchgewachsen. Unterzeichnung: Schwarze Konturen mit stark variierender Strichbreite, lockere Zeichnung, Körper von Christus, Maria und Johannes zusätzlich laviert, zahlreiche in der gemalten Ausführung nicht verwendete oder veränderte Partien, z.B. geflügelter Engelskopf rechts, in der Zone zwischen Himmel und Hölle, in der Bildmitte, in der Gruppe der Seligen. Metallauflage: Mattvergoldung an Gewand Mariä, Posaune des linken Engels, Nimbus Christi, Kordel seines Mantels, Saum der Gewänder von Johannes und dem Engel darüber, am Gewandsaum und Schlüssel Petri, Kreuzband und Schwert Michaels. Malerei: Teils mehrschichtig, sorgfältig ausgearbeitet, teils dünn mit unfertigem Erscheinungsbild, z.B. Wolkenpartie; Lichter mit hohem Weißanteil ausgemischt, Faltenwürfe durch unterschiedliche Weißbeimengungen modelliert; Malerei gegenüber Unterzeichnung pauschaler. Firnis: dünn, matt; ältere verbräunte Reste. MG

Das offensichtlich nicht ganz vollendete und in den ausgeführten Teilen stark geputzte Gemälde läßt sich nicht leicht beurteilen. Die Unterzeichnung verrät einen phantasievollen, beweglichen Künstler, der motivreicher entwarf als er ausführte. Am Himmel wächst rechts durch die Wolken ein nur in der Unterzeichnung vorhandener Engelskopf durch, zwischen den Gruppen der Seligen und Verdammten maßstäblich verkleinert ein Mann auf der Flucht vor einer mehrköpfigen Schlange (Hydra?), oberhalb der Hölle Flügel eines nicht definierten Wesens. Bei der Wiedergabe der Teufel legte der Maler Wert auf Variation. Es handelt sich um menschlich agierende tierische Mischwesen, die als Luchs, Hase und Hund, dieser mit einem Geweih versehen, zu erkennen sind. Die malerischen Fähigkeiten des Künstlers erlaubten ihm, die Menge der Seligen durch eine überschaubare Reihe nackter Figuren und eine geschlossene Formation blonder Scheitel wiederzugeben. Der Höllenbrand, Funken und Rauch, ist meisterlich gestaltet. Ikonographische Besonderheiten sind es, daß gegenüber einer still bittenden Muttergottes Johannes der Täufer mit offenem Mund und »redenden« Händen argumentiert und daß die Trompeter-Engel nicht allgemein zum Gericht rufen, sondern daß bereits die Farbe ihrer Instrumente – gold und schwarz – zwischen den Seligen und den Verdammten unterscheidet.

Das Jüngste Gericht als Einzeltafel findet sich in Rathäusern und Kirchen als Mahnung an den Gläubigen, an seine letzte Stunde und an das Heil seiner Seele zu denken. Es mahnt die Richter, gerecht zu richten und alle irdische Rechtsprechung nur als eine vorläufige zu betrachten[1]. Gm 270 weist den Weltenrichter als Christus mit den Wundmalen aus. Das Schema der Anordnung entspricht Dürers Holzschnitt B. 52 aus der Kleinen Passion. Der Maler verzichtete auf den Beisitz der Apostel und auf geschriebene Textstellen, wie sie noch um 1500 bei Darstellungen des Jüngsten Gerichts geläufig waren[2]. Das Bild wurde als ein Werk Christoph Ambergers dem Museum geschenkt. Reber und Bayersdorfer in Kat. 1882 schrieben es dem in Aschaf-

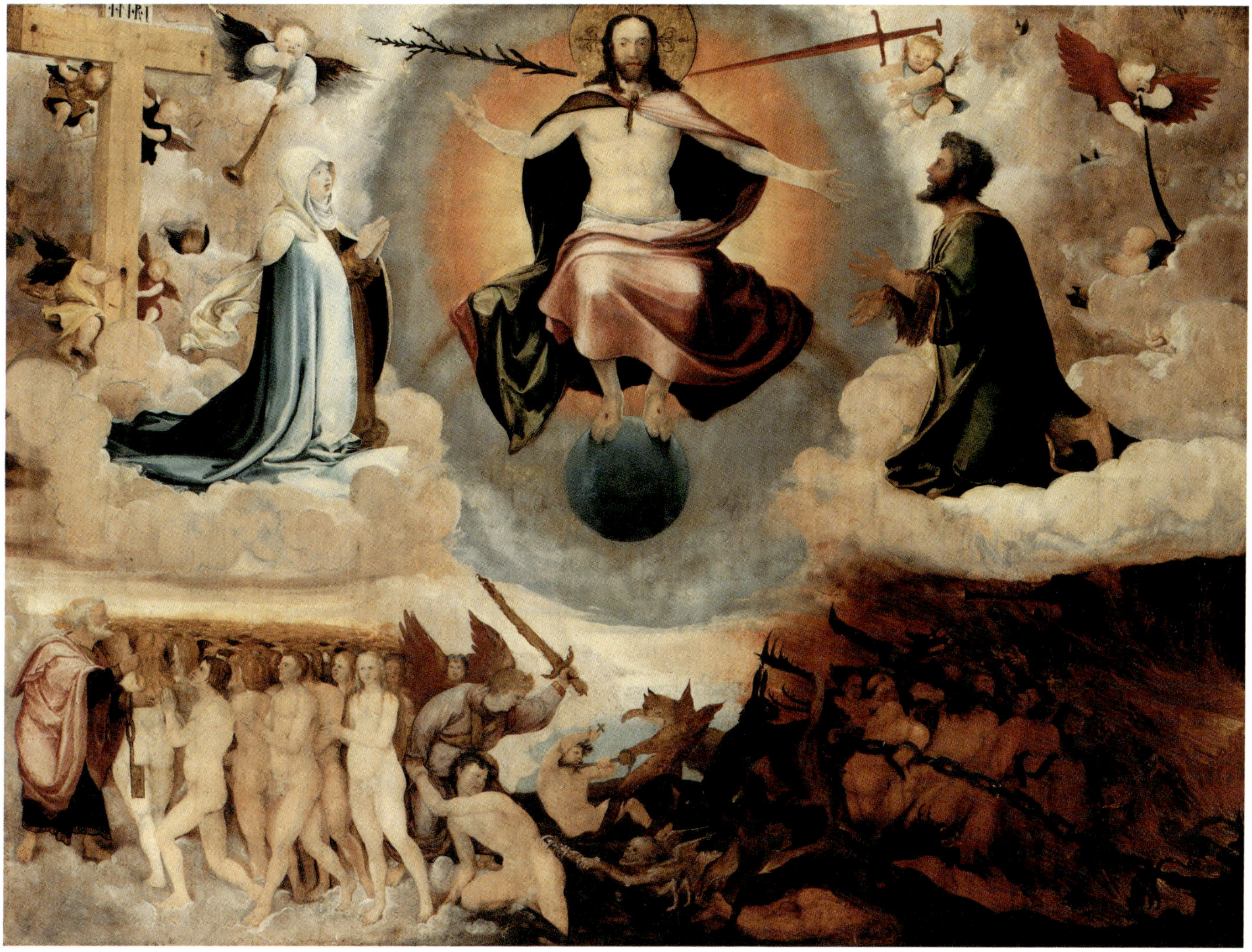

Gm 270

fenburg und Halle tätigen Schöpfer des Isenheimer Altars, Matthias Grünewald (ca. 1475/80 –1528). In Kat. 1893 erklärten sie die Bestimmung für nicht gesichert. Seidlitz und Bock bekräftigten sie nachdrücklich. Janitschek dachte an einen hochbegabten oberdeutschen Meister, der Anregungen Grünewalds, aber auch Hans Baldungs – so z.B. die violetten Schatten im Fleisch der Frauen, den Typus des Petrus mit dem gesträubten weißen Bart und Kopfhaar – verarbeitet hätte. Dem Ulmer Martin Schaffner, dessen Name damals schon genannt war, traute Janitschek die Darstellung der Hölle, wie sie hier gemalt worden wäre, nicht zu. Gleich ihm lehnten Friedländer und Schmid die Zuschreibung an Grünewald ab. Braune, auf Hans Buchheit sich berufend, wies Gm 270 der Richtung und Schule Schaffners zu. Lutze und Wiegand dachten an die Werkstatt Ambergers. Der Maler steht dem Ulmer Martin Schaffner näher als dem Augsburger Christoph Amberger, doch fällt eine genauere Lokalisierung innerhalb des schwäbischen Raumes schwer.

1 LCI 4, 1972, Sp. 513 – 523 (»Weltgericht«). – Craig Harbison: The Last Judgment in Sixteenth Century Northern Europe: A Study of the Relation between Art and Reformation. New York - London 1976. – Lexikon der Kunst, Bd. 3, 1991, S. 573 – 576.
2 Vgl. Gm 520, Werkstatt des Michael Wolgemut, aus der Ratsstube des Nürnberger Rathauses; vgl. Lutze u. Wiegand 1936-37, S. 133 –134, Abb. 129.

Kat. 1882, Nr. 217. – Seidlitz 1883: Berichte, S. 71. – Kat. 1885, Nr. 222. – Janitschek 1890, S. 394 – 395. – W. Schmidt 1892, S. 117. – Kat. 1893, Nr. 253. – Friedländer 1894, S. 474. – W. Schmidt 1894: Grünewald; Wiederabdruck 1933, S. 93. – Reber 1894, S. 247. – Rieffel 1897, S. 170. – Friedländer 1900, S. 234. – Bock 1904, S. 108 –111. – Braune 1909, Nr. 270. – Gebhardt 1909, S. 540. – H.A. Schmid 1911: Grünewald, S. 282 – 283, Tf. 38 c. – Glaser 1916, S. 246, Anm. 2. – Eßwein u. Hausenstein 1923, S. 23 – 24, Abb. S. 80. – Lutze u. Wiegand 1936-37, S. 17. – Ausst. Rom 1952: Il demoniaco nell´ arte.

Schwaben oder Franken

ALMOSENTAFEL
um 1530/35

Christus ermuntert einen wohlhabenden Bürger, der einem Armen einen Almosen übergibt. Der Beschenkte bedankt sich, indem er sich anschickt, seinen Hut zu lüften.

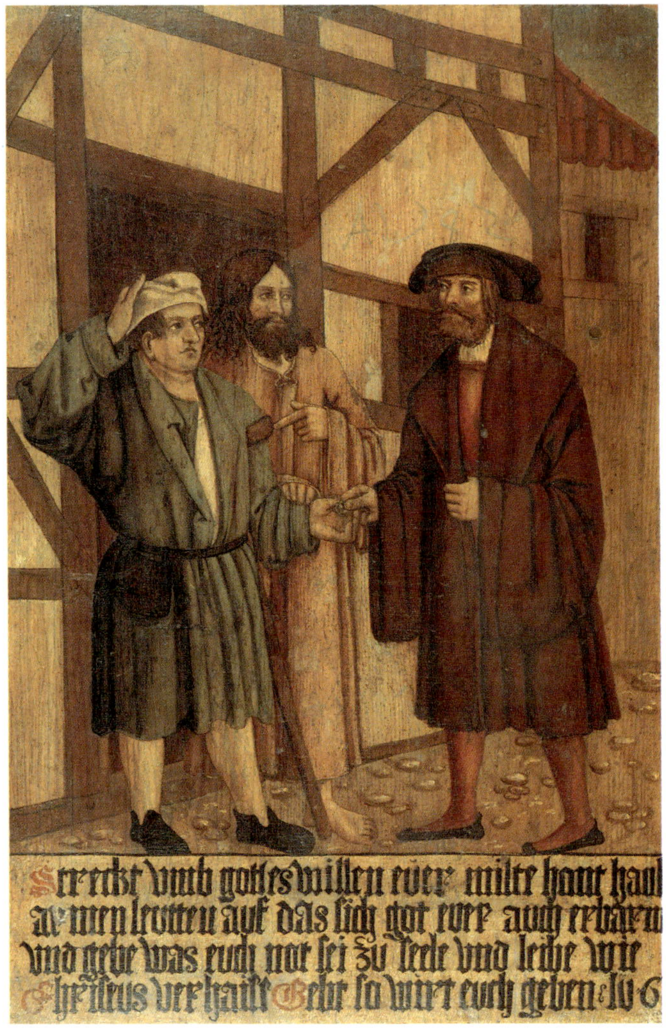

Gm 1049

Fichtenholz (Picea sp.), 53,5 x 34 cm – Unten auf einem abgetrennten Feld vierzeilige Inschrift in Fraktur: »Streckt vmb gottes willen euer milte hant havs / armen leutten auf das sich got euer auch erbarm / und gebe was euch not sei zu seele und leibe wie / Christus verhaist Gebt so wirt euch geben. lu. 6« [Lukas 6, 38].

Gm 1049. Erworben 1919 von Hofantiquar Julius Böhler, München.

2 Bretter, Breiten von links oben 18,1, 18,2 cm, unten 18,1, 18,0 cm. Stärke 1,5 cm. Äste im Holz belassen. Ecken gerundet, teilweise bestoßen. Format original. – Rückseite: Ränder umlaufend eingefalzt. – Bildseite: Tafel im Rahmen grundiert und bemalt. Grundierung: Sehr dünn. Unterzeichnung: Pinsel; Kontur- und Binnenzeichnung; über dem Wohltäter »AV 82«, links auf Hüfthöhe des Hausarmen »AV«, Schreibgerät nicht bestimmbar. Malerei: Einfacher Farbauftrag. Die sich abzeichnende Holzmaserung bestimmt das Krakeleebild. Oberfläche verkratzt. Malschichtverluste über das gesamte Bild, teilweise retuschiert. Vergilbter Firnis. AB

Dargestellt ist die Austeilung von Almosen an »Hausarme«, das waren bedürftige Einwohner einer Stadt, die nicht den Bettlern zugezählt wurden. Bilder dieser Art waren in der Kirche über dem Opferstock oder der Almosentruhe aufgehängt, um die Kirchgänger zu milden Gaben aufzufordern. In den ersten Jahren nach der Reformation mußte um Spenden nachdrücklich gebeten werden, weil Almosengeben nicht mehr als heilförderndes Werk galt und die zentralisierte Armenfürsorge die Austeilung der Gaben und den Geber anonym werden ließ. Im »Gemeinen Kasten«, einer zentralen städtischen Institution der Wohlfahrtspflege, wurden zuweilen ältere Ansätze einer kommunalen Almosenverwaltung zusammengefaßt und durch die Einbeziehung von Klostervermögen beträchtlich erweitert[1].

Das handschriftliche Inv. des GNM weist Gm 1049 als »Almosenbild aus einer Spitalkirche. Süddeutsch. Donauschulgegend. Mitte 16. Jahrh.« aus. Vergleichbare Almosenbilder finden sich in Frankfurt a.M., Evang.-Luth. Dreikönigsgemeinde, 1531 datiert[2], in Augsburg, Städt. Kunstammlungen, Jörg Breu d.Ä. zugeschrieben, 1537 datiert[3], und in Rothenburg, Evang.-Luth. Kirchengemeinde St. Jakob, 1555 datiert[4]. Die Figur des die Kopfbedeckung lüftenden Mannes entnahm der Maler Dürers Holzschnitt B. 79, »Die Begegnung von Joachim und Anna an der Goldenen Pforte«, aus dessen »Marienleben«. Der Maler ist in einer der zur Reformation übergegangenen schwäbischen oder fränkischen Reichsstädte zu suchen.

1 Zu Armenfürsorge und Stiftungswesen vgl. Max Bisle: Die öffentliche Armenfürsorge der Reichsstadt Augsburg mit Berücksichtigung der einschlägigen Verhältnisse in anderen Reichsstädten Süddeutschlands. Ein Beitrag zur christlichen Kulturgeschichte. Paderborn 1904. – Willi Rüger: Mittelalterliches Almosenwesen. Die Almosenordnungen der Reichsstadt Nürnberg. Nürnberg 1932. – Ingobar Bog: Über Arme und Armenfürsorge in Oberdeutschland und in der Eidgenossenschaft im 15. und 16. Jahrhundert. In: Jahrbuch für Fränkische Landesforschung, Bd. 34/35, 1974/75. S. 983 –1001. – Ausst. Nürnberg 1983: Luther, bei Kat.Nr. 583, S. 424 (bearb. Bernd Moeller) mit Lit. – Robert Jütte: Obrigkeitliche Armenfürsorge in Deutschen Reichsstädten der Frühen Neuzeit. Köln 1984.

2 Ausst. Nürnberg, 1983: Luther, Kat.Nr. 584 mit Abb.

3 Inv.Nr. 3820. Ausst. Augsburg 1980: Welt im Umbruch, Bd. 1, Kat.Nr. 134 mit Abb.

4 Ausst. Rothenburg 1987: Reichsstädte, Kat.Nr. 68 und Abb.

Löcher 1982: Münzen, S. 170 –171, Abb. 267.

Schwarz, Christoph

Geboren um 1548 in München, gestorben ebenda am 15. April 1592. Sohn des Goldschmieds Conrad Schwarz. 1560 trat er bei dem Maler Melchior Bocksberger in die Lehre, um 1566 ging er auf die Wanderschaft. Seit 1568 läßt er sich wieder in München nachweisen. Zusammen mit Hans Mielich und Hans Ostendorfer war er an den Festdekorationen für die Hochzeit Herzog Wilhelms (V.) von Bayern mit Renata von Lothringen beteiligt. 1569 erwarb er die Meisterwürde und das Bürgerrecht in München, 1576 wurde er Mitglied der Malerzunft. Zwischen 1570 und 1573 hielt er sich in Italien und besonders in Venedig auf und verbrachte zusammen mit Lambert Sustris einige Zeit in Padua. Nach seiner Rückkehr wurde er in München Stadtmaler, 1574 Hofmaler, zunächst Herzog Albrechts IV., dann Herzog Wilhelms V. 1585 arbeitete Schwarz in Augsburg, später für Kaiser Rudolf II., der ihn vergebens für seinen Hof in Prag abzuwerben suchte.

Marienaltar aus dem neuen Münchner Jesuitenkolleg, 1580/81

MARIA MIT DEM KIND

Maria thront auf Wolken, mit dem Fuß auf der Mondsichel. Das auf ihrem Knie stehende Kind greift nach der Rose, die ihm die Mutter reicht. Über ihnen zwei nackte Kinderengel, die das Jesusmonogramm »IHS« halten. Weitere Engel musizieren auf der Harfe, mit Schellen, auf der Laute, einer singt vom Blatt. Unten eine bergige Landschaft, links die Flucht nach Ägypten, rechts der Kindermord zu Bethlehem. Mittelbild.

Fichtenholz (Picea sp.), 197,6 x 152,8 cm – Auf der Rückseite mit weißer Farbe »Gem. 900«, mit schwarzem Stift »1380«; Klebezettel [Zweibrücker Nachtrag] Nr.1375; BStGS Inv.1822, Nr.337; 1855, Nr.89; 1905, Nr.4352; Nr.89.

Gm 900. Leihgabe der Bayer. Staatsgemäldesammlungen, Inv.Nr. 89. –1804 aus dem Jesuitenkollegium in München in den bayer. Staatsbesitz; Zweibrücker Nachtrag Nr.1375 – BStGS Inv.1822, Nr.337; 1905, Nr.4353 – Ab 1805 München, Hofgartengalerie, ab 1838 Pinakothek –1911 an das GNM.

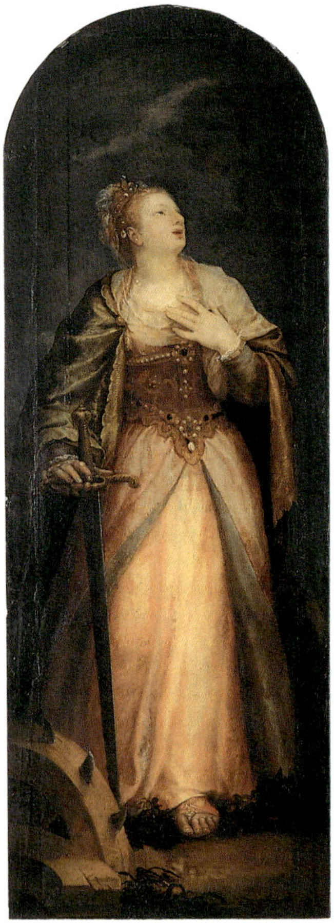

Gm 901

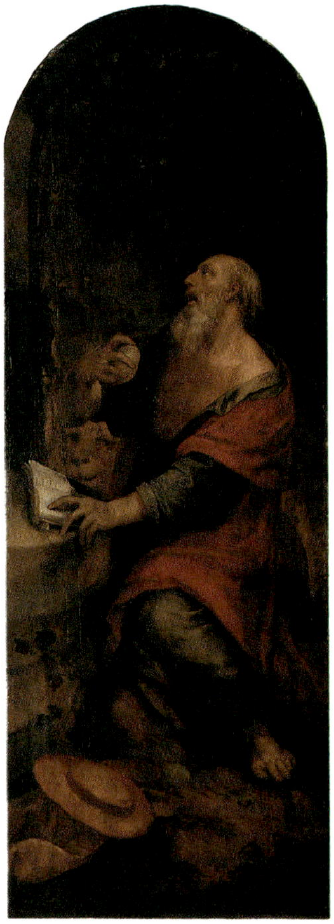

Gm 902

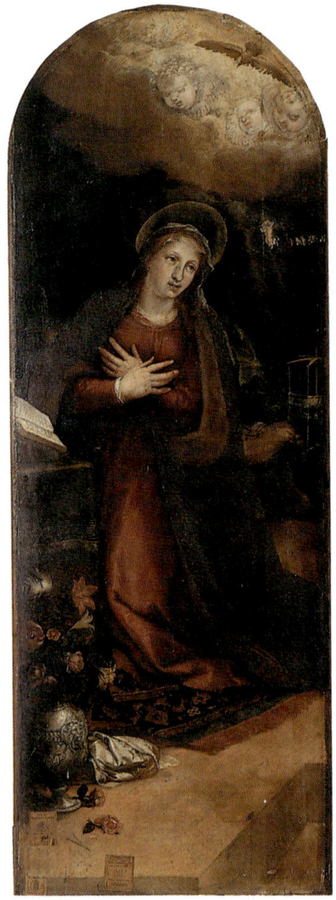

Gm 902

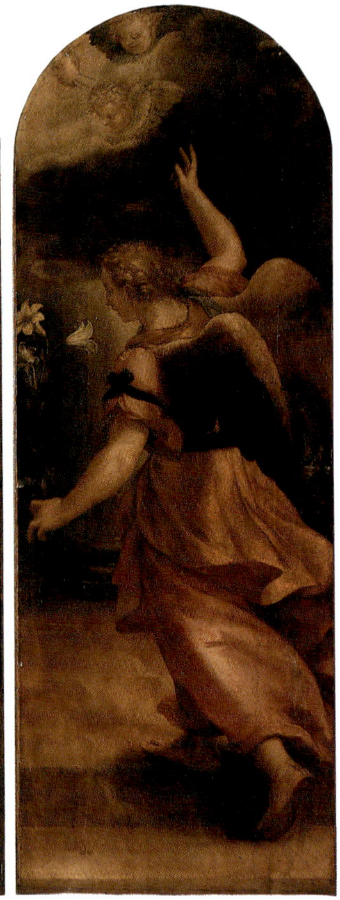

Gm 901

HL. KATHARINA

Die Heilige wird durch die Zeugnisse ihres Martyriums, das Schwert und das mit Messern besetzte Rad, ausgewiesen. Sie blickt zum Himmel und führt die Hand in einer Demuts- und Ergebenheitsgeste an die Brust. Diadem und Schleier weisen sie als Jungfrau von königlichem Geblüt aus. Mieder und Sandalen deuten antikes Kostüm an. Linker Flügel, Innenseite.

MARIA DER VERKÜNDIGUNG

Maria kniet auf einem Teppich an einem Betpult, auf dem ein Buch liegt, verschränkt die Hände über der Brust und blickt zum Engel hinüber, seine Botschaft aufnehmend. Vorn eine Silberkanne mit Lilien und Rosen, hinter ihr eine Garnhaspel, beides Symbole ihrer Jungfräulichkeit; dann der Betthimmel. In Wolken geflügelte Engelsköpfchen und die Taube des Hl. Geistes. Der Raum ist um eine Stufe angehoben. Linker Flügel, Außenseite.

Fichtenholz (Picea sp.), 181,8 x 64,2 cm – Auf der Rahmenrückseite mit weißer Schrift »Gm 902«, mit Schablone »Germ. Nat. Museum Nürnberg«; Klebezettel der BStGS Inv.1855, Nr.90; 1905, Nr.4354; Nr.90.

Gm 902. Leihgabe der Bayer. Staatsgemäldesammlungen, Inv.Nr. 90. – Herkunft wie Gm 900; Zweibrücker Nachtrag, Nr.1381 – BStGS Inv.1822, Nr.338; 1905, Nr.4354 – Ab 1805 München, Hofgartengalerie, ab 1838 Pinakothek –1911 an das GNM.

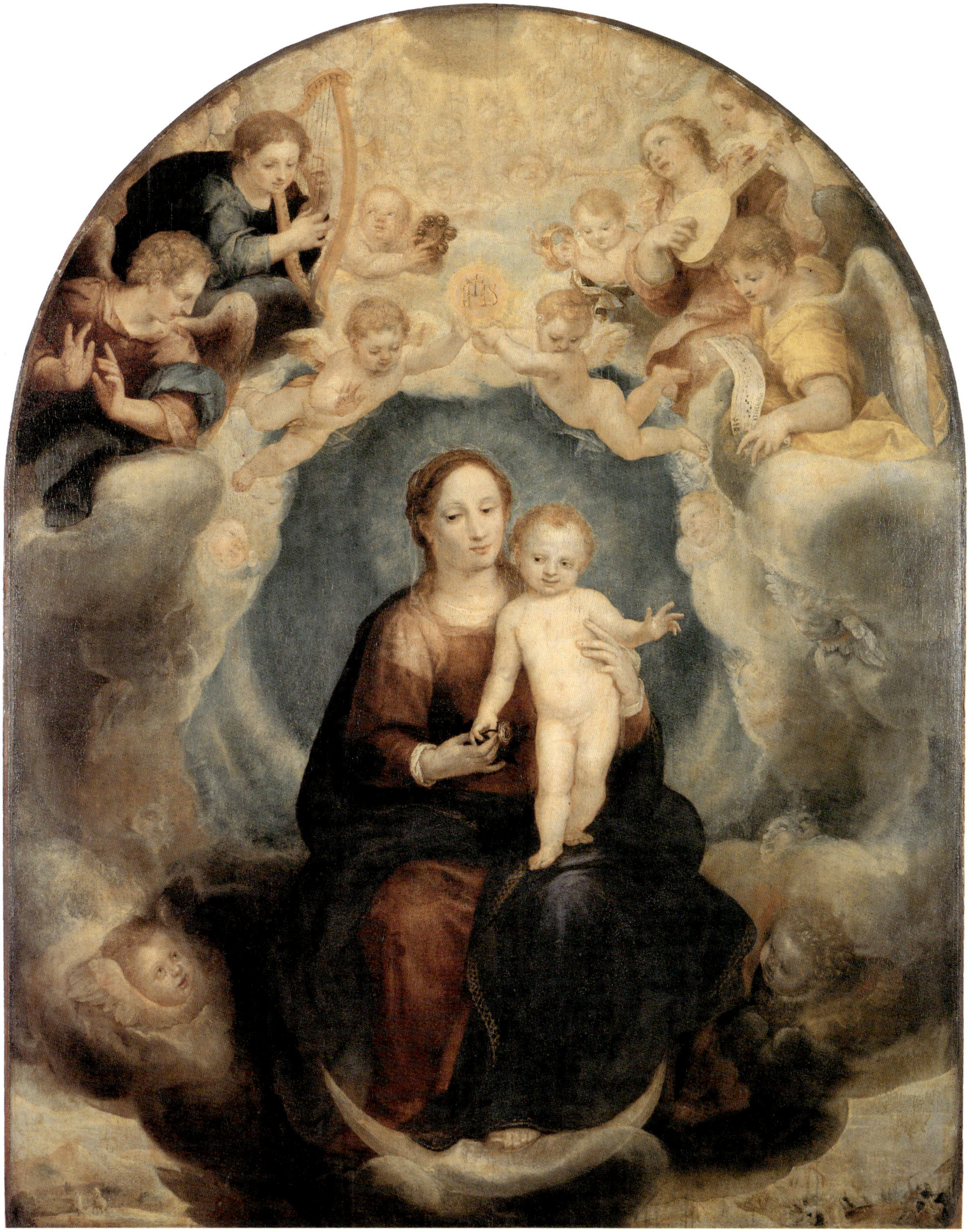

Gm 900

HL. HIERONYMUS

Der weißbärtige Heilige kniet als Büßer in der Wildnis vor dem Kruzifixus und schlägt seine nackte Brust mit dem Stein. Zu seinen Füßen der Kardinalshut, hinter ihm der Löwe. Wand mit rankendem Laub. Rechter Flügel, Innenseite.

ENGEL DER VERKÜNDIGUNG

Der Erzengel Gabriel bringt Maria die frohe Botschaft, daß sie den Messias gebären wird. Er steigt die Stufe hinauf, hält in der linken Hand die Lilie und weist mit der rechten zum Himmel. Hinten eine Säule. In Wolken geflügelte Engelsköpfchen. Rechter Flügel, Außenseite.

Fichtenholz (Picea sp.), 183,1 x 64,4 cm – Auf der Rahmenrückseite mit weißer Farbe »Gm. 901, mit Schablone »Germ. Nat. Museum Nürnberg«; Klebezettel der BStGS »Inv.Nr.88« – Auf der Rahmenrückseite Klebezettel BStGS 1905, Nr.4353; in der unteren Ecke die blaue Kat.Nr.1382.

Gm 901. Leihgabe der Bayer. Staatsgemäldesammlungen, Inv.Nr. 88. – Herkunft wie Gm 900; Zweibrücker Nachtrag Nr.1380 – BStGS Inv.1822 Nr.335; 1905, Nr.4359 – Ab 1805 München, Hofgartengalerie, ab 1838 Pinakothek –1911 an das GNM.

Formate und Rahmung stark verändert. Mitteltafel, Innenseiten und linke Außenseite in vergleichbarer Ausführung, auf der rechten Außenseite kleinteiliger, dickerer Farbauftrag. Unterzeichnung: Stift. Malerei: Dünn, mehrere ineinandergearbeitete Farbtöne[1]; auch Lichter naß in naß vermalt. – Rahmen: Alt, nicht original. – Restaurierungen: 1950, Reinigen, Austupfen der Fehlstellen, Ergänzung der Ornamente an den Rahmen; 1963.

Gm 900: 6 Bretter, leicht konvex gewölbt, Breiten von links unten 24,2, 26,6, 26,4, 26,2, 25,7, 23,4 cm. Stärke 1,7 – 2,0 cm. Format original. Schädlingsbefall mit unterschiedlichem Bohrgangdurchmesser, vorwiegend an den Brettfugen. – Rückseite: In vertikaler Richtung mit Schropphobel bearbeitet; originale Gratleiste horizontal in der Mitte, daran angrenzend quer zur Maserung verlaufende Schropphobelspuren; Bretter mit eingelassenen Schwalbenschwanzverbindungen in 4 Reihen mit je 5 Verbindungsstücken zusammengefügt, Füllungen fehlen; mittlere Brettfuge oben mit Leinwandstreifen kaschiert, an den Rändern aufgeleimte Klötzchen; vor dem Aufleimen partiell geglättet, offenliegende Fraßgänge. – Bildseite: Grundier- und Malkanten vorhanden. Grundierung: Hell, gleichmäßig, dicker als auf den Flügeln. Unterzeichnung: Besonders deutlich an der Hand Mariä mit Rose; gegenüber der gemalten Ausführung linkes Bein des Jesusknaben leicht schräg gestellt, Gesicht Mariä weiter oben, Augen und Nase etwas unterhalb. Malerei: Hoher Bindemittelanteil, starke Frühschwundrißbildung. Farbauftrag mit breitem Pinsel. Firnis: Matt, vergilbt.

Flügel: Stärke ca. 0,8 cm. Format unten und oben halbrund beschnitten. – Innenseite: Keine Grundier- und Malkanten vorhanden. Grundierung: Hell, dünn, Maserung durchgewachsen. Unterzeichnung: Sparsam; auf Kontur beschränkt. Malerei: Schmalerer Bildausschnitt als Außenseite. – Außenseite: Grundierung: Hell, sehr dünn, gleichmäßig; Maserung durchgewachsen. Unterzeichnung: Sparsam, auf Kontur beschränkt. Malerei: Locker, breiter Pinsel mit harten Borsten, sehr dünner Auftrag, an manchen Stellen schimmert die Grundierung durch.

Gm 901: 6 Bretter, Breiten, auf der Innenseite gemessen, von links unten 7,8, 4,5, 26,4, 18,3, 10,8, 6,3 cm. Malerei: Seitlich und oben über eine Breite von ca. 6,5 cm ergänzte Malschicht; unten lediglich ca. 3,7 cm breit; wesentlich starrere Malweise mit genauer wiedergegebenen Details als bei den anderen Bildseiten. Firnis: Matt, vergilbt. – Außenseite: Grundier- und Malkanten seitlich und oben in der Mitte erhalten; zahlreiche nachgedunkelte Retuschen. Pentimenti: Schwertachse nach links verschoben; linkes Ohr der Heiligen leicht nach oben versetzt und nach hinten gedreht. Firnis: Matt, vergilbt.

Gm 902: 8 Bretter, Breiten, auf der Innenseite gemessen, von links unten 13,2, 9,4, 12,4, 3,1, 4,8, 7,4, 10,1, 3,6 cm. Malerei: Malschicht an den Rändern über eine Breite von ca. 6,5 cm ergänzt; dünn, locker; breiter Pinsel mit harten Borsten; Grundierung schimmert durch. Hoher Anteil an weißem Pigment in den Aufhellungen; zahlreiche Retuschen v.a. im Mantel des Hieronymus. Firnis: Relativ dick, verbräunt, an einigen Stellen in Tropfspuren zusammengelaufen. – Außenseite: Grundier- und Malkante links vorhanden. Malerei: Zahlreiche Retuschen v.a. im Gewand des Engels. Firnis: Relativ dick, verbräunt, an einigen Stellen in Tropfspuren zusammengelaufen. MG

Maria, die auf Wolken thront, vertritt den Typus der Himmelskönigin. Durch den Tritt auf den Mond ist sie als das apokalyptische Weib der Offenbarung des Johannes ausgewiesen[2]. Das Christusmonogramm ersetzt die üblicherweise ihr zu Häupten von Engeln gehaltene Krone. Es verweist auf die Jesuitenkongregation als Auftraggeber. Das »REGINA COELI LAETARE« beschriftete Notenblatt gibt den Anfang von »Ad Completorium« wieder[3]. Manfred Lautenschlager schreibt dazu: »Der Maler hat zwar das Incipit der Melodie von der Tonfolge her richtig übertragen, war sich aber nicht bewußt, daß er im Wechsel vom gregorianischen 4-Linien-System zum 5-Linien-System der Madrigalmusik seiner Zeit auf der vorletzten Zeile von unten beginnend dann die ganze Melodie um eine Terz zu tief notierte. Auch macht die Zählzeit (₵) im prosodisch-freien Rhythmus der Gregorianik wenig Sinn. Zudem scheint die Koloratur über »Laetare« sich bereits in vielen Unsicherheiten aufzulösen«[4].

Das Altarwerk stammt, wie Geissler anhand älterer Literatur nachwies, nicht aus dem Kloster Raitenhaslach, sondern aus dem Münchner Jesuitenkolleg. Es befand sich in der dortigen Aula. Dort sahen es Guarionius und Jacob Balde, die das Marienbild rühmten[5]. Kurfürst Johann Wilhelm von der Pfalz (1690 –1716) suchte es vergeblich für die Düsseldorfer Galerie zu erwerben. Vom Auftrageber her erklärt sich das Bildprogramm. »Das Mittelbild ist Maria vorbehalten, deren Verehrung zu fördern ein besonderes Anliegen der Jesuiten bildete, während die Patrone der Studierenden, die »gelehrten« Heiligen Katharina und Hieronymus, auf den Flüginnenseiten erscheinen. Die Verkündigung Mariae auf der Außenseite läßt vermuten, daß der Altar zunächst bis zur Erstellung eines eigenen Kongregations-Saales im neuen Jesuitenkolleg auch als Altar der 1577/78 gegründeten Größeren Lateinischen Kongregation der Verkündigung Mariae diente«[6].

Ungeklärt ist der ursprüngliche Altaraufbau. Die Flügel sind beidseitig bemalt, waren also beweglich, decken aber im geschlossenen Zustand nach Breite, Höhe und oberem Abschluß nicht das Mittelbild. Die Gemälde waren demnach jeweils in einen größeren Rahmen eingelassen, der oben möglicherweise mit einem Viertelbogen abschloß. Aus den konzentrisch nach oben geöffneten Halbkreisen der Engelsköpfe und dem verehrenden Blick der Heiligen schloß Geissler auf ein (heute verlorenes) Aufzugsbild mit Gottvater. Für den Bildtypus der Muttergottes mit den Adoranten (»Sacra conversazione«), für die breit entfaltete, kaum gegliederte Figur der Maria und die musizierenden Engel verwies er auf italienische, bevorzugt venezianische Quellen, doch legte er auch Nachdruck auf die heimische, durch Altdorfer markierte Tradition lichtumflossener Marienbilder, ganz abgesehen einmal von der cisalpinen Form des Flügelaltars, die eine Abtrennung der Heiligen vom Mittelbild bedingte. Die Darstellung der Verkündigung und die Heiligenbilder finden, wie Geissler ausführte, ihre nächste Verwandtschaft in Venedig bei Tizian und Paolo Veronese, doch gibt Schwarz den Figuren weniger Raum, sieht er mehr auf gegenständliches Detail. Unter den Farben findet sich als typisch manieristische Konstellation das ins Gelb aufgelichtete Rosa, so bei der Hl. Katharina. Die vergleichsweise bemüht gemalte Verkündigungsmaria läßt in der Ausführung auf einen Werkstattmitarbeiter schließen.

In einer Zeichnung mit Maria und Kind auf Wolken thronend (Berlin, Sammlung Wilhelm Soldan)[7] sah Geissler die »erste Bildidee zu der Mitteltafel des Flügelaltars des Münchner Jesuiten-Gymnasiums oder, wegen des abweichenden Rechteckformats, eher eine variierte Wiederholung, vielleicht als Entwurf für ein Kupferbild«[8]. Die Zeichnung einer Verkündigung, (Staatsgalerie Stuttgart)[9] nimmt auf die Aufteilung der Komposition auf zwei Flügel keine Rücksicht, so daß sie nur mit Vorbehalt als Vorzeichnung anzusprechen ist[10].

Den Typus des Marienbildes legte Schwarz 1584/85 nur wenig abgewandelt dem Seitenaltarbild für die eben vollendete Jesuitenkirche St. Salvator in Augsburg zugrunde[11] und einem 1585 von Octavian Secundus Fugger für die Benediktuskapelle von St. Ulrich und Afra in Augsburg in Auftrag gegebenen Altarbild, das 1595 von Pieter Candid vollendet wurde[12]. Eine gemalte Kopie nach der Hl. Katharina in Reuth, Krs. Kemnath[13], eine Nachzeichnung nach dem Marienbild im GNM, Hz. 4347, nach dem Hl. Hieronymus in der Staatsgalerie Stuttgart, Graph. Slg., Inv.Nr. 2340[14].

1 Der Malschichtaufbau dieser Tafel unterscheidet sich von den vorausgehenden Werken der Tafelmalerei grundlegend. Die Farbenmischung durch Überlagerung mehrerer Schichten wird abgelöst von der Mischung verschiedener Farben auf der Palette. Dabei erfolgt der Auftrag meist in einer Schicht. Fanden in der früheren Tafelmalerei schneller trocknende Farben mit überwiegend wässerigem Bindemittel Anwendung, so eignen sich für die neue Maltechnik ölige Bindemittel mit längerer Verarbeitungszeit.

2 LCI 1, 1968, Sp. 145 –150. – Marienlexikon, Bd. 1, 1988, S. 190 –193.

3 Vgl. Antiphonale Monasticum pro diurnis horis. Tournai 1934, S. 176. Bestimmung und Literaturhinweis von Manfred Lautenschlager, freundl. schriftl. Mitteilung vom 30. Aug. 1996.

4 Wie Anm. 3.

5 Baldes Gedicht in deutscher Übersetzung in Kat. Ausst. München 1980.

6 Vgl. Geissler 1960, wie auch zu allen anderen das Altarwerk betreffenden Angaben.

7 Feder, grau laviert, 165 x 133 mm.

8 Vgl. Geissler 1960, S. 59, Kat.Nr. Z I,4.

9 Graphische Sammlung, Inv.Nr. 174. Graue Feder über Bleigriffel, grau laviert, 331 x 205 mm.

10 Vgl. Geissler 1960, S. 60 und Kat.Nr. Z I,26.

11 BStGS, Inv.Nr. 5129. Geissler 1960, S. 72 – 74, 180, Kat.Nr. G.I,19. – Ders. 1983, S. 69, Abb. 10. – Volk-Knüttel 1988, S. 116.

12 Geissler 1960, S. 33, 74 – 76, 141 –143, Kat.Nr. G I,18. – Volk-Knüttel 1988, S. 113 –118, Abb. 2.

13 Geissler 1960, Nr. G III, 17.

14 Vgl. Geissler 1960, Nr. Z III, 21 und Z III, 28.

Guarionius 1610, S. 231. – Balde 1663, S. 212 ff. – Westenrieder 1783, S. 170. – Meidinger 1787, S. 266. – Burgholzer 1796, S. 202. – Kat. München, Hofgartengalerie, 1805, Nr. 340, 376, 398; Bildergalerie 1825, Nr. 194, 219, 221. – Kat. München, Pinakothek, 1838 –1845, Nr. 104 –106. – Nagler 16, 1846, S. 119 –123. – Kat. München, Pinakothek, 1853 –1879, Nr. 104, 105, 114. – Parthey 2, 1864, Nr. 17, 20, 22. – Kat. München, Ältere Pinakothek, 1884 –1908, Nr. 1380 –1382. – Janitschek 1890, S. 539. – Rée 1891, S. 231. – Reber 1909, S. 139. – Dehio 3, 1926, S. 178, Abb. 210. – Peltzer 1936, S. 358 – 359. – Lutze u. Wiegand 1936-37, S. 173, Abb. 399 – 403. – Ausst. Nürnberg 1952: Aufgang der Neuzeit, Nr. Q2. – Dollinger 1959, S. 73. – Geissler 1960, S. 58 – 60, Nr. GI, 17. – Ders. 1968, S. 272, 273, Abb. S. 272 (Gm 900). – Führer 1977 u. 1980, Nr. 305 (Gm 900); 1985 u. 1994, Nr. 233 (Gm 900), jeweils Farbabb. – Ausst. München 1980: Um Glaube und Reich, Kat.Nr. 71. – Volk-Knüttel 1988, S. 116.

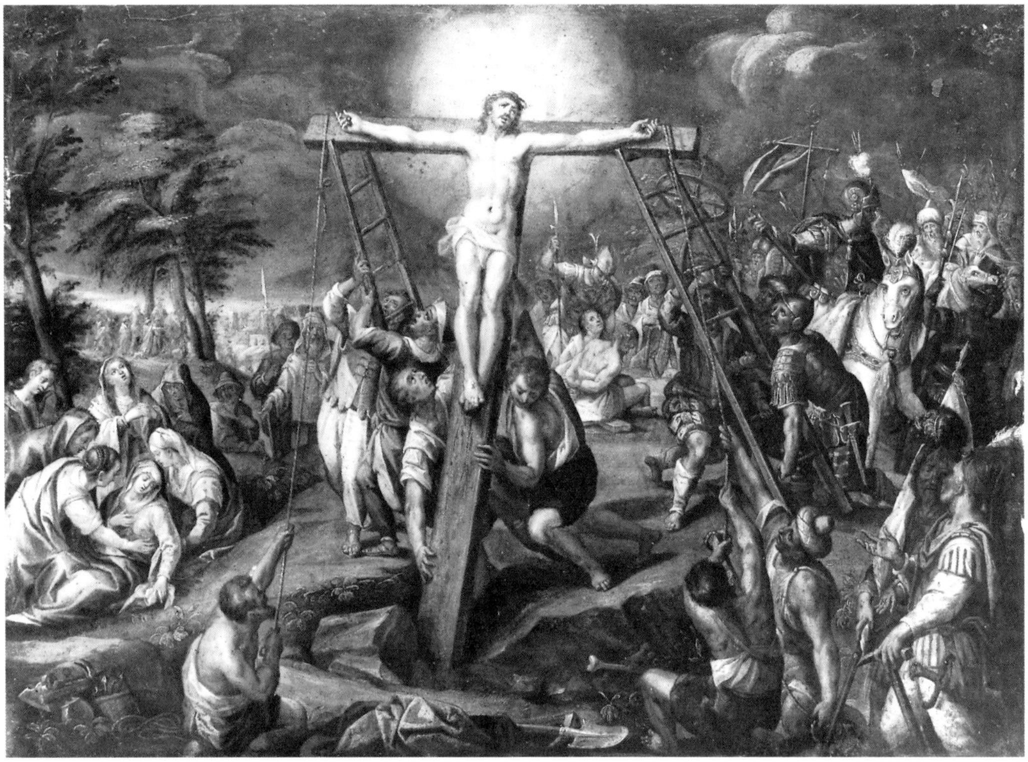

Gm 331

Schwarz, Christoph

Kopie

KREUZAUFRICHTUNG CHRISTI
nach 1587

Christus am Kreuz, das mit Hilfe von Leitern hochgestemmt und an Seilen hochgezogen wird. Hinter seinem Kopf eine Lichtgloriole. Links bemühen sich die Frauen und Johannes um die zusammengebrochene Maria. Rechts die Gruppe des berittenen Hauptmanns mit seinem Gefolge. Die Schächer sitzen mit gebundenen Händen wartend auf ihren Kreuzen. Vorn der Spaten, mit dem die Grube für den Kreuzstamm ausgehoben wurde. Landschaftshintergrund mit dunklem Wolkenhimmel.

Kupfertafel, 34,1 x 46,2 cm – Auf der Rückseite Spuren zweier abgelöster Klebezettel, neben dem oberen Feld in roter Farbe »7«; mit weißer Farbe »G.331«.

Gm 331. Erworben 1896 als Geschenk von Geheimrat Jakob Heinrich Frhr. v. Hefner-Alteneck, München.

Stärke 0,1 cm. Format original. Unebene Oberfläche mit schwach sichtbaren Bearbeitungsspuren. – Rückseite: Ungleichmäßige Korrosionsschicht, partiell starke Verschmutzung. – Bildseite: Grundier- und Malkanten nicht einsehbar[1]. Grundierung: Grau, sehr dünn. Unterzeichnung: Stift, kurze, unzusammenhängende Striche. Malerei: Naß in naß; teils pastos, teils dünn, Unterzeichnung schimmert durch; stumpfe Farbigkeit mit ausgemischten Farben. Firnis: Vergilbt, feines Krakelee. Verschmutzte Oberfläche. – Rahmen: Alt, nicht original. – Restaurierungen: August 1950; Mai 1963 Lackschäden beseitigt. MG

Die Kreuzaufrichtung wird im Neuen Testament nicht eigens erwähnt. Als Moment zwischen der Kreuzannagelung und der Kreuzigung Christi ist sie auf Altären selten, in der Bibelillustration und als einer der Sieben Fälle Christi häufiger dargestellt worden[2]. Schwarz malte 1587 ein Gemälde dieses Themas auf Kupfer (München, Städtische Galerie im Lenbachhaus)[3]. Er orientierte sich für die Komposition an Motiven aus Jacopo Tintorettos Wandgemälde mit der Kreuzigung Christi in der Scuola di San Rocco in Venedig, zumal an der Aufrichtung des Schächer-Kreuzes[4]. Ägidius Sadeler fertigte 1590 nach Schwarz' Gemälde einen Kupferstich[5]. Dieser war von großer Wirkung[6]. Braune schrieb Gm 331 noch mit Vorbehalt Schwarz zu. Lutze und Wiegand hielten das Gemälde für ein Original. Geissler sah darin eine »gute nach dem Stich angefertigte Kopie«[7]. Seine Beobachtung, daß »die Pauselinien an vielen Stellen sichtbar sind«, trifft nicht zu. Es handelt sich vielmehr um die ohne Hilfsmittel auf der grundierten Kupferplatte angelegte, später durchgewachsene Unterzeichnung. Die Farben der Kleider auf der Kopie stimmen mit denen des Originals weitgehend überein. Daraus folgt, daß der Kopist das Gemälde kopierte, auch wenn ihm der Stich offenbar Anregung für die Wiedergabe der Gloriole bot. Gegenüber dem skizzenhaft flüssig gemalten, aber nichtsdestoweniger vollkommen durchgestalteten Original erscheint die Kopie verfestigt in der Form, die Farbigkeit weniger brillant, die Gloriole als ausgedehntere Lichterscheinung. Das Jahr 1590 gibt den terminus post quem für die gemalte Kopie an.

1 Die mit dem Rahmen fest verbundene Tafel wurde zur Untersuchung darin belassen.
2 Schiller 2, 1968, S. 97. – LCI 2, 1970, Sp. 601 – 602. – Reallexikon zur deutschen Kunst, Bd. 6, 1973, Sp. 1366 –1374 (»Fälle Christi, sieben«); siehe auch bei Gm 294 – 296, Hans Schäufelein, Drei Tafeln mit heiligen Eremiten; hier GM 294, Außenseite: Kreuztragung Christi.
3 Inv.Nr. 4021. 34,2 x 46,2 cm, bez. und dat. Geissler 1960, S. 80, Kat.Nr. G I,8. Abb in Kat. Ausst. 400 Jahre Münchner Malerei, Städt. Galerie München, 1958, Nr. 35. Die als Vorzeichnung publizierte Zeichnung in der Graph.Slg. Albertina, Wien, nach Geissler eine Nachzeichnung von fremder Hand; vgl. Kat. Wien, Albertina, Nr. 423, Tf. 144. – Geissler 1960, Kat.Nr. Z III, 16 e.
4 Vollendet 1565. Vgl. Hans Tietze: Tintoretto. Gemälde und Zeichnungen. London 1948, Falttf. nach Abb. 137.
5 357 x 455 mm. Geissler 1960, Kat.Nr. St I,7. – Hollstein's Dutch and Flemish etchings, engravings and woodcuts, Bd. 21. Amsterdam 1980, Text, S. 18, Nr. 50; zuzügl. Berichtigung.
6 Vgl. Geissler 1960, Kat.Nr. G III, 10 a-h, Z III 16 a-e.
7 Der Stich, den Aegidius Sadeler II nach Schwarz fertigte, mißt 357 x 455 mm. Er ist bezeichnet: Christoff Schwartz 1587. Auf dem Unterrand: »Archetypum Christofori Swartz. sic scalpsit Gilis Sadler Excudit Hubertus Caymox sibi et amicis. Ann: 1590 Norimberge«. Dazu Inschrift: »Ille Deus (...) astra tulit«.
Le Blanc 17; Nagler 106; Wurzbach 30. Exemplare befinden sich (nach Geissler, Nr.St. I,7) in Darmstadt, Düsseldorf, Stockholm, Stuttgart, dazu in Wien.

Braune 1909, Nr. 331. – Aukt. Helbing, München, 1932, Nr. 279, Tf. III. – Kat. Wien, Albertina, Bd. 4/5, 1933, bei Nr. 423, Tf. 144. – Lutze u. Wiegand 1936-37, S. 172 –173, Abb. 404. – Peltzer 1936, S. 359. – Ausst. Nürnberg 1952: Aufgang der Neuzeit, Kat.Nr. Q 7. – Geissler 1960, Kat.Nr. G III, 10 b.

Schwarz, Christoph

Umkreis

JÜNGSTES GERICHT
um 1590

Christus als Weltenrichter mit seiner Mutter Maria, die kniend für die sündige Menschheit bittet. Die Lichtgloriole ist von Engeln erfüllt. Engel blasen auf Signalhörnern zum Gericht, andere halten Christi Marterwerkzeuge, die Geißelsäule, den Essigschwamm, das Kreuz mit dem Schweißtuch, Leiter, Nägel und Lanze. Oben auf Wolken die Apostel, von denen Petrus am Schlüssel, Andreas am Kreuz mit den schräggestellten Balken erkannt wird, rechts im Fellkleid Johannes der Täufer. Unterhalb Christi die vier Evangelistensymbole, der Lukas-Stier, Matthäus-Engel, Markus-Löwe und Johannes-Adler. Darunter links, vom Hl. Franziskus empfohlen, die geistlichen Stände mit Papst, Kardinal, Bischöfen und Ordensgeistlichen, rechts, von den Diakonen und Erzmärtyrern Laurentius und Stephanus empfohlen, die weltlichen Stände mit Kaiser, König und Kurfürsten. In der Tiefe des Himmels lichtumflossen Vertreter des Alten Testamentes, darunter Moses mit den Gesetzestafeln und König David mit der Harfe, näher am Betrachter Scharen von Märtyrerinnen mit Kronen und Palmzweigen, darunter die Hl. Katharina mit dem Rad. Unten links die Auferstehung des Fleisches mit mehreren Skeletten, rechts das Höllenfeuer, in das die Verdammten an Ketten geführt werden. Darüber der zwischen Engeln und Teufeln ausgefochtene Kampf um die Seelen. Der in der Mitte stehende Engel ist als Erzengel Michael anzusehen. Im Hintergrund auf dem Feuermeer ein mit Menschen gefüllter Nachen und einem Teufel als Fährmann.

Kupfertafel, 52,6 x 37,7 cm – Auf der Rückseite mit schwarzer Farbe »24«, dazu verwischt einige mit Kreide geschriebene Ziffern. Auf der Rahmenrückseite mit weißer Farbe »Gm.1589«.

Gm 1589. Erworben 1955 auf der Aukt. Weinmüller, München.

Stärke 0,1 cm. Format original[1]. – Rückseite: Reste eines Schutzanstrichs, Korrosionsprodukte und weiße Farbspritzer. – Bildseite: Grundier- und Malkanten mit den Bildkanten identisch. Kupfertafel am Rand mit Schrauben auf einen Holzrahmen montiert, an diesen Stellen abgeplatzte Malschicht. Grundierung: Hell, sehr dünn. Unterzeichnung: Keine erkennbar. Metallauflage: Mattvergoldung unter dem weißen Gewand des Engels in der Mitte unten. Goldspartikel z.B. auf den Innenseiten der Flügel und den Kreuzdiademen der Engel.

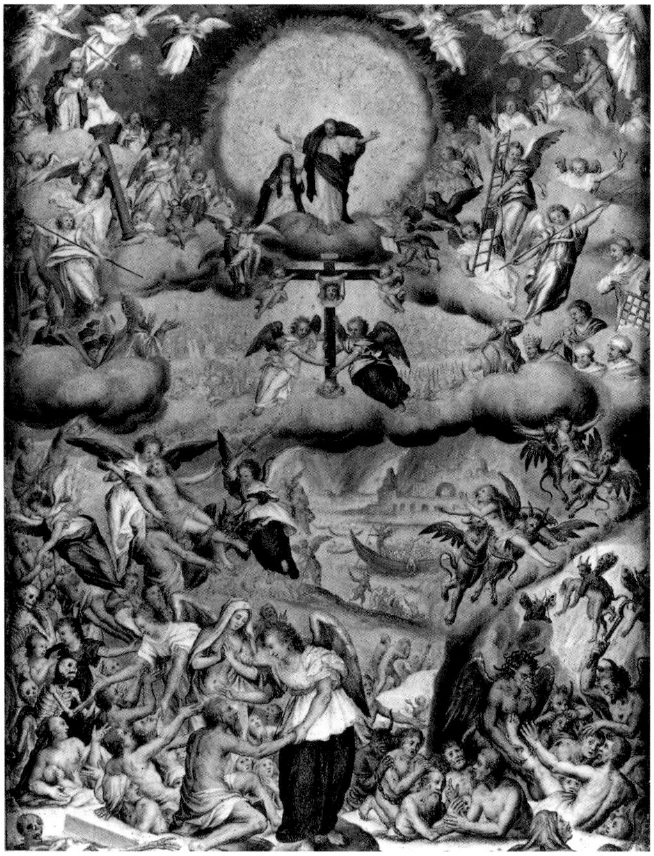

Gm 1589

Malerei: Dünn, weitgehend naß in naß; grüne Farbe nur im Gewand des Engels in der Mitte links. Firnis: Ungleichmäßig, leicht vergilbt; einzelne Pinselstriche; feines Krakelee. MG

Das Jüngste Gericht stellt dem Betrachter die himmlischen Hierarchien, die Belohung der Frömmigkeit und die Bestrafung des Lasters vor Augen, gemahnt den Gläubigen an seine Sterbestunde und fordert ihn auf, seinen christlichen Pflichten nachzukommen[2]. Kleinformatige Bilder wie dieses dienten der privaten Andacht. Michelangelo hatte dem Thema des Weltgerichts im Wandbild der Sixtinischen Kapelle in Rom 1536 –1541 epochemachende Gestalt gegeben. Künstler, die das Original nicht kannten, machten sich anhand der verschiedenen Stichreproduktionen mit der Komposition und ihren Einzelheiten vertraut. Das auf Kupfer gemalte Bild des GNM ist von illustrativer Vielfalt, hellfarben und bunt.

In den Auktionskatalogen Weinmüller 1954 und 1955 erscheint Gm 1598 als ein Werk von Schwarz. Als solches wurde es für das GNM erworben. Geissler (1960) schrieb es Schwarz ab und gab es einem »Münchner Meister um 1590, der in der unteren Hälfte auf einer jüngst von Konrad Oberhuber identifizierten Sustris-Zeichnung fußt (Köln, Wallraf-Richartz-Mus. Z.1834 »Marten de Vos«). Die unmittelbare Vorzeichung von der Hand des Münchner Anonymus befindet sich in Berliner Privatbesitz«[3]. Nach Geissler ist Gm 1598 wahrscheinlich identisch mit Aukt. Helbing, München, 9. Dez. 1931, Kat.Nr. 498, Kupfer 52 x 37 cm .

1 Tafel mit dem Rahmen fest verbunden, zur Untersuchung darin belassen.
2 LCI 4, 1972, Sp. 513 – 523 (»Weltgericht«). – Lexikon der Kunst, Bd. 3, 1991, S. 573 – 576.
3 Zur Zeichnung in Köln vgl. Ausst. Köln 1965, Kat.Nr. 34 u. Abb. – Ausst. Stuttgart 1978/79, Kat.Nr. D 8 mit Abb. – Kat. Köln 1983, Nr. 64 mit Abb.

Aukt. Adolph Weinmüller, München, 1954, Kat.Nr. 515, Tf. 7; 1955, Kat. Nr. 1678, Tf. 33. – Geissler 1960, Nr. G IV, 34. – Ausst. Köln 1965: Handzeichnungen, bei Kat.Nr. 34. – Ausst. Stuttgart 1979: Zeichnung, Bd. I, bei Kat.Nr. D 8 (bearb. H. Geissler). – Kat. Köln, Wallraf-Richartz-Museum, 1983: Niederländische Zeichnungen (bearb. Hella Robels), bei Nr. 64.

Schwetzer, Erhard

auch Svetzer, Schwatzer, Schweitzer. Geboren um 1505, beerdigt am 13. Dez. 1573 in Nürnberg. Vermutlich ein Sohn des in Bamberg nachgewiesenen Erhard Schwatzer. Am 25. Aug. 1529 erwarb er das Nürnberger Bürgerrecht. 1551 kommt sein Name in einer Streitsache vor. 1548 und 1566 wird er als Vormund der Kinder des verstorbenen Hans Ayrer genannt. Er war in erster Ehe (1528) mit Elsbeth Zimmermann († 1548), in zweiter Ehe (1549) mit Katharina Schmied verheiratet. Georg Pencz porträtierte Schwetzer und seine erste Frau 1544/45.

CIMON UND PERO (»Caritas Romana«)
1538

Pero nährt mit der Brust ihren gefangengesetzten und zum Hungertod verurteilten Vater Cimon. Vergittertes Fenster und Landschaftsausblick.

Kiefernholz (Pinus sylvestris), 87,3 x 62,4 cm – Oben rechts vierzehnzeilige Inschrift in Majuskeln der Humanisten-Antiqua: »CIMONIS · TOCHTER · HAT ·IREN / VATER · AVSZ · VRSACH. DER / PEIN · IM · KERCKER · BESCHLOSEN · VND · JETZ · VND · DES · LETZTEN · / ALTERS · ZVGLEICH · EIN · KIND · / IREM HERTZEN · ZVGENAIGT · / MIT · IREN · AIGEN · PRVSTEN · / ERNERET · / VALERIVS MAXIMVS · IM · FVN / FT/ BVCH · VIRDEN · CAPITEL · / VON · DER GVTIGKAIT · / GEGEN · DEN · ELTERN · etc · / LIEBEN · DIE · ELTERN · DER · / NATVR · ERST · GEBOT / · 15 ES [E und S ligiert] 38« – Auf der Rückseite mit weißer Farbe »Gm 200«, mit weißer Kreide »Gem. 200«.

Gm 200. Um 1870 im Besitz des Baumeisters Karl Rühl[1], Nürnberg. Erworben vor 1906.

3 Bretter, Breiten von links oben 19,3, 17,8, 25,4 cm, unten 18,1, 20,0, 24,3 cm. Stärke 1,2 –1,4 cm. Äste im Holz belassen. Risse vor allem in der linken unteren Bildhälfte. Format links beschnitten, ca. 1 cm breite Leiste angestückt. – Rückseite: Hobelspuren mit aufgerauhten Holzflächen, Reste eines alten, vermutlich originalen dunkelbraunen Anstrichs. 2 horizontale Einschubleisten aus Buchenholz in der oberen und unteren Hälfte nicht original, Ränder später eingefalzt. M-förmiger Riß mit großflächig aufgestrichenem Holzkitt gesichert. Breiter Riß links und rechte Brettfuge am unteren Bildrand von der Rückseite her ausgespänt. – Bildseite: Tafel im Rahmen grundiert und bemalt. Unterzeichnung: Pinsel; Kontur- und Binnenzeichnung, kräftiger Strich, als Konturlinie in die Malerei einbezogen. Malerei: Einfache Malweise. Krapprotes Kleid der Pero gelb untermalt. Inschrift in gelber, stark deckender Farbe mit leicht rötlicher Tönung, Hilfslinien dünn vorgezeichnet. Zahlreiche Ausbrüche aus der Malschicht, retuschiert. Großflächige Verputzungen in den Gesichtern und Haaren, bei Cimon die hellere Untermalung sichtbar; sein ursprünglich blauer Mantel durch vergilbtes Bindemittel vergrünt, Fehlstellen teilweise restauriert. Malschichtausbrüche über Riß im Bereich seines Oberarms nur verkittet. Schwarzer Hintergrund über dem Kopf der Pero großflächig ergänzt. Offene Fehlstellen. AB

Die Caritas Romana war zwischen 1500 und 1800 ein geläufiges Thema der bildenden Kunst[2]. Die Darstellung vorbildlicher Taten entsprach humanistischer Geisteshaltung. Der Maler nennt als Quelle Valerius Maximus »Facta et dicta memorabilia«, Buch 5, Kapitel 4[3]. Die Inschrift stellt die Verbindung zur christlichen Thematik her: Du sollst Vater und Mutter ehren (4. Gebot). Der mögliche Verstoß gegen die Natur, der darin liegt, daß die Tochter ein Elternteil mit ihren Brüsten ernährt, wird durch ein übergeordnetes Gesetz der Natur, die Eltern zu lieben, gerechtfertigt. Valerius Maximus beschreibt sowohl ein römisches Beispiel, bei dem die Tochter die Mutter rettet, als auch ein »externes« griechisches Beispiel, bei dem die Tochter Pero den Vater

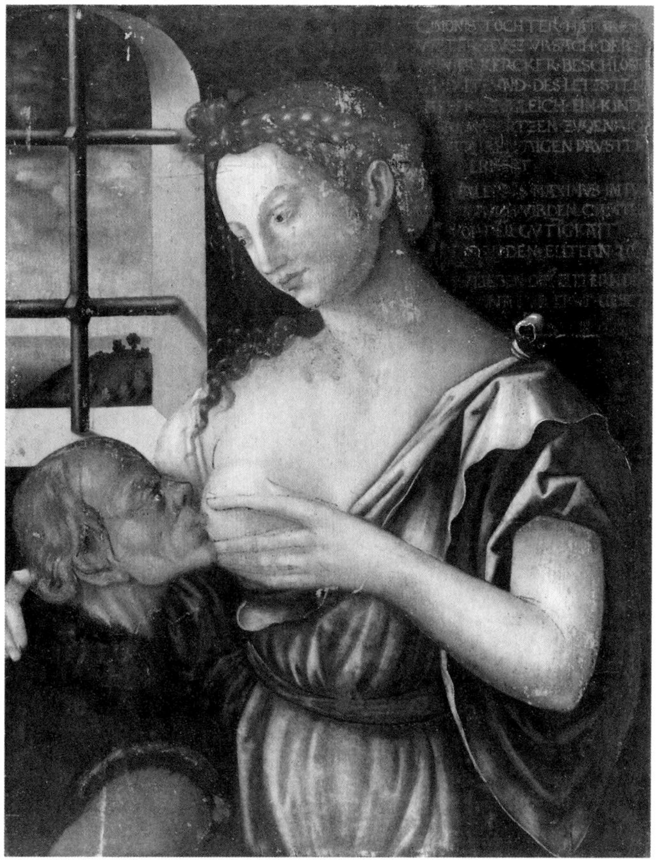

Gm 200

Cimon rettet[4]. Die Bildüberlieferung schloß an diese Version an[5]. Der Maler stattete die Heldin mit einer Haarkrone aus geflochtenen Zöpfen und einem über der Schulter genestelten klassischen Gewand aus und pointierte das Gesicht durch die mandelförmig geschnittenen und schräggestellten Augen.

Eye löste das Monogramm ES für Erhard Schoen auf[6]. Stegmann machte das Bild zum Ausgangspunkt weiterer Zuschreibungen an Schoen. Weinberger dachte an einen eigenen Künstler, den er auch für den Autor der Gemälde Gm 191/92 (Meister des Schreyer-Altars) und Gm 201/02 (Nürnberg um 1510/15, Meister der Brucker Apostel) hielt. Die Zuschreibung an Schoen läßt sich schwerlich begründen. Er ist als Maler nicht belegt[7], vertritt in Zeichnungen und Holzschnitten einen anderen Stil und führte ein anderes Monogramm[8]. Löcher schlug als Maler der Caritas romana Erhard Schwetzer[9] vor. Vor- und Familienname stimmen zu den Initialen des Monogramms. Schwetzer besaß in Nürnberg Ansehen genug, sich und seine Frau von Georg Pencz malen zu lassen[10]. Daß Pencz den Künstlerkollegen porträtierte, kann für Gesinnungsgenossenschaft sprechen. Von Pencz gibt es zwei Gemälde mit Darstellungen der Caritas Romana: 1538, Warschau, Nationalmuseum, und 1546, Stockholm, Universitätssammlung[11]. Das erste der Bilder könnte in einer Art freundschaftlichem Wettbewerb mit Schwetzer entstanden sein. Mehr als bei Pencz dominiert in unserem Bild ein trocken-lehrhafter Zug, den die ausführliche Inschrift bestätigt. Zu der italienisch orientierten Frauenfigur steht der attributiv zwergenhafte und in seiner Häßlichkeit die Karikatur streifende Greis in krassem Gegensatz. Der schlechte Erhaltungszustand läßt die Schwächen des Gemäldes deutlicher hervortreten.

1 Laut Mehlis 1873 im Besitz des Verwalters Rüll.
2 Zur Ikonographie vgl. Reallexikon, Bd. 3, 1954, S. 356 – 362 (Edmund W. Braun). – Andor Pigler: Barockthemen. Eine Auswahl von Verzeichnissen zur Ikonographie des 17. und 18. Jahrhunderts. Budapest 21974, Bd. 2, S. 300.
3 Valerius Maximus: Facta et dicta memorabilia. Denkwürdige Taten und Worte. Lateinisch/Deutsch. Übersetzt und hrsg. von Ursula Blank-Sangmeister. Stuttgart 1991, S. 148 –149.
4 Zu den literarischen Quellen vgl. Lucia Köllner: Valerii Maximi Exemplum De Pietate Erga Parentes. Valerius Maximus' Beispiel der »Töchterlichen Liebe«. Phil.Diss. Wien 1995.
5 Demgemäß wäre die Historie richtigerweise als »Caritas Graeca« zu benennen; vgl. dazu Köllner (wie Anm. 4), S. 14 –17.
6 Mitgeteilt bei Mehlis. Zu Schoen (ca. 1491 –1542, tätig in Nürnberg) vgl. Röttinger 1936, S. 218 – 220.
7 Eine Ausnahme machten offenbar die Restaurierungsarbeiten an Familienbildern für Dr. Christof Scheurl; vgl. Stegmann.
8 Vgl. Nagler 2, 1860: Monogrammisten, Nr. 1752, 1754, 1755.
9 Daten zum Leben Schwetzers bei Ursula Timann: Zum Lebenslauf von Georg Pencz. In: Anzeiger des Germanischen Nationalmuseums, 1990, S. 97 –112, hier S. 104.
10 Gemälde in Berlin, Gemäldegalerie; vgl. Gmelin 1966, Kat.Nr. 33, 29, Abb. 52, 53.
11 Vgl. Gmelin 1966, Kat.Nr. 17, Abb. 35, Kat.Nr. 19, Abb. 46. Eine Wiederholung der ersten Fassung, PG monogrammiert und 1544 datiert, Aukt.Kat. Lempertz, Köln, 14. Mai 1994, Nr. 446 und Abb.

Dioskuren 1861, S. 286. – Mehlis 1873, Nr. 511 – 512. – Stegmann 1908, S. 50 – 51, Tf. VI. – Braune 1909, Nr. 200. – Weinberger 1921, S. 204. – A. Pauli 1923. – Röttinger 1925, S. 227. – Röttinger 1936, S. 219. – Lutze u. Wiegand 1936-37, S. 163. – Braun 1954, S. 358. – Gmelin 1966, S. 66. – Löcher 1991, S. 134 zu S. 90 f., Nr. 582, 587. – Baumgartl, Lauterbach u. Otto 1993, S. 122, Abb. S. 123. – Strieder 1993, S. 152 –153, Kat.Nr. 158, Abb. 599.

Schwetzer, Erhard

BILDNIS DES SIGMUND FÜRER ZU KIRNREUTH UND RÖTHENBACH

1540

Ganze Figur vor gelbem, ehemals grünem Grund. Der Dargestellte hat blaue Augen. Er trägt ein schwarzes Barett mit Ohrenschirm, eine wadenlange schwarze Moiréeschaube mit braunem Pelzfutter und -kragen und weiten Armausschnitten, schwarze Strümpfe und Kuhmaulschuhe. Von seinem Degen ist der untere Teil der Scheide mit dem Ortband sichtbar. Am Daumen seiner linken Hand ein Ring, wohl ein Wappen- oder Siegelring. Fußboden in hellem Braunton. Unten links Reste eines Wappens.

Leinwand, 200 x 92,5 cm – Oben und zu Seiten des Kopfes sechszeilige Inschrift in Majuskeln der Humanisten-Antiqua: »ALS MAN NACH DER GEBURT CRISTI 1540 / IAR 24 MARCIO ZALT WAR ICH SIGMVNT / FÜRER 70 IAR 2 TAG ALT LIES AB CONTERFETTEN MEIN GESTALT VND STEL ALLE MEIN THVN IN GOTTES GEWALT« – Auf dem Keilrahmen mit Bleistift »30«, mit weißer Farbe »G.203«, mit Schablone »Germ.Nat.Museum Nürnberg«.

Gm 203. Erworben vor 1882.

Einzelstück, Leinenbindung, Fadendichte 20 x 20 pro cm^2; Ecken und Ränder teilweise ausgerissen, alte Knitterungen. Mit feinerer Leinwand hinterspannt, größere Fehlstellen am linken unteren Rand zusätzlich mit älterer, enggewebter Leinwand kaschiert, auf Keilrahmen gespannt. Format allseitig wohl geringfügig beschnitten. – Bildseite: Ungrundiert. Malkante allseitig erhalten. Unterzeichnung: Vermutlich weicher Stift; Kontur- und Binnenzeichnung, im Gesicht und am Barett mit bloßem Auge erkennbar, durch Inkarnat durchscheinend. Malerei: Alla prima, Bindemittel wasserlöslich[1]. Farben weitgehend abgerieben; im Inkarnat die ursprüngliche Schichtstärke nur noch an den Händen erkennbar. Augen ehemals blau, Ring rot, Hintergrund hellgrün auf Ockergelb, Fußboden gelbbraun, Schatten schwarz lasiert; Wappen ehemals weiß, schwarz konturiert, einige Felder caput mortuum-farbig. Farbverluste, fleckige Ränder, starker, alter Pilzbefall, besonders in den schwarzen Farben, wohl auf Wasserschaden zurückzuführen. Ausgebrochene Farbe in der Inschrift teilweise ergänzt. Retuschen im Hintergrund. – Restaurierung: 1964 gereinigt und retuschiert. AB

Sigmund III. Fürer zu Kirnreuth und Röthenbach (21. März 1470 –19. Jan. 1547) war Rat Kaiser Maximilians I. und Pfleger zu Engelthal bei Hersbruck, auch Mitglied des Inneren Rats in Nürnberg. Er bedachte die Kirche zu Gnadenberg bei Altdorf mit reichen Stiftungen. Er war vermählt mit Barbara Holzschuher und starb kinderlos[2]. Das Porträt gehört zu den frühen aus dem kirchlichen Zusammenhang entlassenen ganzfigurigen Bildnissen bürgerlicher Auftraggeber[3]. Die Wendung des Dargestellten nach (heraldisch) links läßt auf ein zugehöriges Bildnis der Ehefrau schließen. Ein vergleichbares, aber stark übermaltes Nürnberger Bildnispaar in ganzen Figuren, darstellend Jobst Tetzel und seine Ehefrau Anna Volckamer (Kirchensittenbach, Schloß), trägt die Jahreszahl 1541. Der Typus dieser Bilder ist Darstellungen von Einzelfiguren oder Ehepaaren auf Grabplatten oder Epitaphien verwandt. Der seitenverkehrte Stich von Johann Alexander Boener (1647 – 1720), Brustbild im Oval, ist von der allgemeinsten Form, aber mit derselben Altersangabe 70 und der Jahreszahl 1540 versehen[4].

Stegmann schrieb Gm 203 unter Hinweis auf Gm 200, Cimon und Pero, dem Erhard Schoen zu. Er fand das »froschartige«, karikierende Gesicht beim Cimon, die schwächlichen Hände bei Pero wieder. Auerbach würdigte die mächtige Breitendehnung und den großzügigen Aufbau der Figur. Das feste Aufstehen mit beiden Füßen hob sie als eine Eigenheit Nürnberger Bilder hervor. Röttinger dachte an den zwischen 1522 und (†) 1562/63 in Nürnberg nachweisbaren, vornehmlich als Zeichner für den Holzschnitt tätigen, aber immer »Maler« genannten Niklas Stoer. Er verglich dessen Holzschnittporträts der Herzöge Moritz und Johann Ernst von Sachsen und das des Pfalzgrafen Ludwig. Sie zeigen des Künstlers Fähigkeit im Umgang mit dem Bildnis in ganzer Figur[5]. Schulz übernahm die Zuschreibung. Der schlechte Erhaltungszustand des Leinwandbildes erschwert eine Beurteilung, doch kann es durchaus von dem Autor der Caritas Romana, Gm 200, stammen, den wir versuchsweise mit Erhard Schwetzer identifizieren.

1 Stegmann 1908, S. 54, vermutete Leimfarben; der Erhaltungszustand sei, abgesehen von zahlreichen Feuchtigkeitsflecken, »ziemlich gut«.

2 Zur Person vgl. Biedermann 1748, Tab. CCCLXIX. Zur Familiengeschichte Friedrich 1994, S. 36 – 40.

3 Vgl. dazu Froning 1971 und Kurt Löcher: Das Bildnis in ganzer Figur. Quellen und Entwicklung. Tobias Stimmer und sein Umkreis. Kolloquium im Zusammenhang mit der Ausstellung zum 400. Todestag von Tobias Stimmer, gehalten im Kunstmuseum Basel am 8. Dez. 1984. In: Zeitschrift für Schweizerische Archäologie und Kunstgeschichte, Bd. 42, 1985, S. 74 – 82.

4 Ein Exemplar im GNM, Graphische Sammlung, P. 374; dazu Georg Wolfgang Panzer: Verzeichnis von Nürnbergischen Portraiten aus allen Ständen. Nürnberg 1790, S. 71.

5 Abb. der genannten Holzschnitte in: The illustrated Bartsch, hrsg von Walter L. Strauss, Bd. 13 (Commentary), German Masters of the sixteenth century. Erhard Schoen, Niklas Stoer. New York 1984, S. 649, 650, 652.

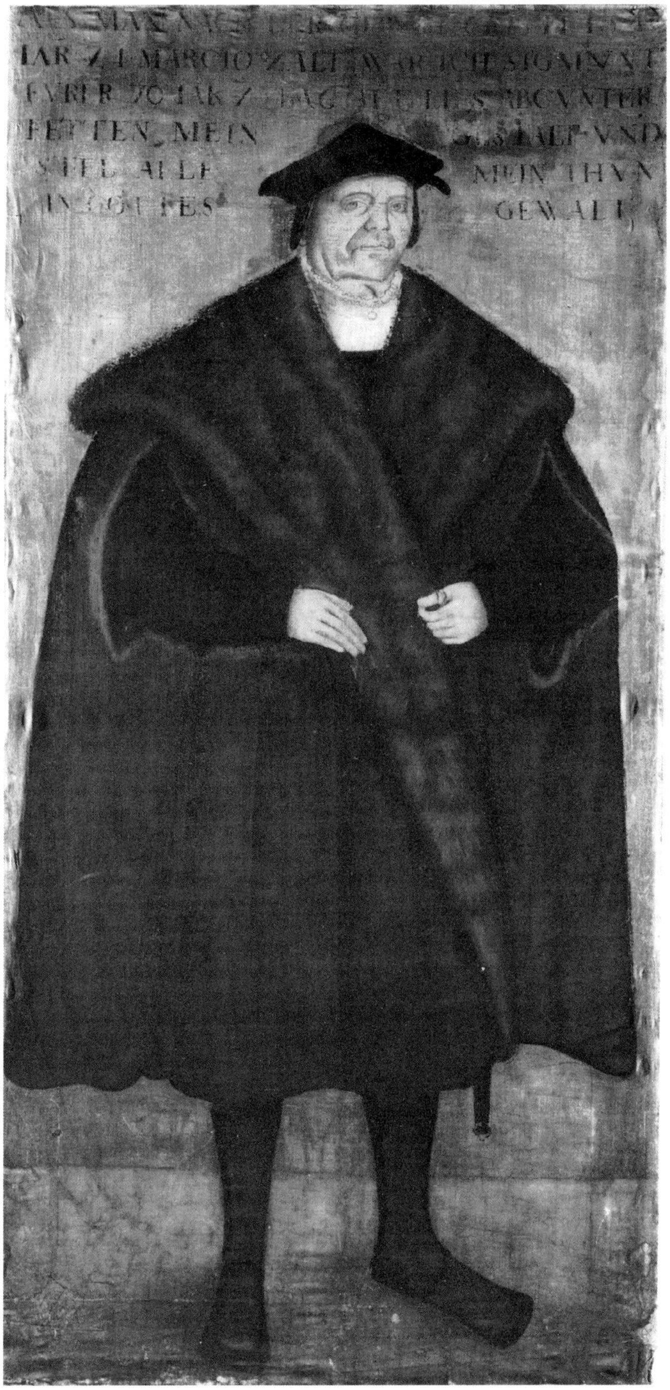

Gm 203

Kat. 1882, Nr. 500; 1885, Nr. 516; 1893, Nr. 562. – Stegmann 1908, S. 54, Abb. 2. – Braune 1909, Nr. 203. – Auerbach 1925, S. 87. – Röttinger 1925, S. 227. – Ders. 1936, S. 219. – Schulz 1938, S. 93. – Froning 1971, S. 53. – Zander-Seidel 1990: Textiler Hausrat, S. 159 –160, Abb. 152. – Löcher 1991, S. 134 –135, zu S. 90 f., Nr. 582, 587. – Baumgartl, Lauterbach u. Otto 1993, S. 122.

Schwetzer, Erhard

FAMILIENBILD
1541

Eine Frau sitzt auf einer Bank am Fenster mit ihrem jüngeren Kind auf dem Schoß. Ein Knabe hält in der linken Hand eine Muschel mit einer Seifenblase darauf, in der rechten Hand ein Blasröhrchen. In der Wandnische links ein Glaskelch, davor eine Henkelvase mit Lilien, auf dem Tisch ein Stieglitz und eine Kinderrassel, am Boden eine Katze. In der Fensterleibung ein Medaillonbildnis des römischen Rhetors und Politikers Cicero, auf dem Gebälkstück oben rechts Zimmermannswerkzeug, das sind Lineal, Richtscheit und Lotmesser.

Fichtenholz (Picea sp.), 161 x 122 cm – An der Wand rechts, hinter dem Blumenstrauß, Reste einer vergoldeten vierzeiligen Inschrift in Majuskeln der Humanisten-Antiqua: »HORA MANET ...QVER... / SORS OMNIBVS AETAS / VERSATVR NON FORMA GS / NON ...AETAS / 1541« – Auf der Rückseite mit schwarzer Farbe »78«, mit Bleistift »36«, mit blauem Farbstift »ZR 21/1 m«, mit weißer Kreide »Gm.1604«. Klebezettel der BStGS, Inv.1822, Nr.5221; 1855, Nr.5591; neuerer Zettel »ST 23«.

Gm 1604. Leihgabe der Bayer. Staatsgemäldesammlungen, Inv.Nr. 5591. –1811 aus der Residenz Bamberg; Zweibrücker Nachtrag Nr. 2526; BStGS 1822, Nr. 5221; 1905, 3225 – Ab 1811 ausgestellt in Nürnberg, Burg, Inv.1817, Nr.338 –1840 im Landauerbrüderhaus, 1864 wieder auf der Burg –1874 an das GNM (Inv.Nr. Gm 616) – Am 13. Dez. 1920 zurück nach München –1925 bis 1955 in Ingolstadt – Ab 1957 wieder im GNM.

8 Bretter, Breiten von links oben 13,4, 15,4, 13,8, 17,6, 17,2, 14,8, 16,8, 12,7 cm, unten 14,2, 13,5, 14,8, 18,3, 17,2, 14,2, 15,5, 14,3 cm. Stärke 0,8 cm. Bei Brett 5 linke obere Ecke ausgesägt. Äste im Holz belassen. Rautenförmige Holzintarsie im rechten oberen Fensterfeld. Fugen partiell mit Werg kaschiert. Alter, schwerer Schädlingsbefall. Zahlreiche Risse, Brettfugen leicht geöffnet. Format seitlich und unten geringfügig beschnitten. – Linke Schmalseite: Bleistiftzeichnung mit geometrischen Formen. – Rückseite: Seitlich und oben leicht abgefast, unten Falz. In der Mitte horizontale profilierte Einschubleiste original. Größere Risse mit Holzklötzchen gesichert. Kratz- und Schabspuren. – Bildseite: Gerissene Grundier- und Malkanten oben vorhanden. Unterzeichnung: Pinsel; Kontur- und Binnenzeichnung, Schatten in regelmäßigen Parallelschraffuren; detailreich; Blasrohr in der rechten Hand des Knaben länger und steiler; die Umschrift im Medaillon größer und flächiger; das Bein der Sitzbank schmaler. Malerei und Metallauflagen: Pentiment: Blaues Kleid des Knaben zunächst in silberner Metallauflage, teils rot und grün gelüstert[1]; Schatten im Blau verbräunt. Goldfädenimitation in den Puffen, am Ärmel und oberem Miederrand, Lichtreflex auf der gelben Perlenfassung an der Halskette und Inschrift mit Pinselgold. Malschichtverluste über die gesamte Bildfläche, gravierend entlang der Fugen; Butzenscheiben im unteren rechten Fensterfeld großflächig retuschiert; rechter Zahn des Knaben und Teil seines rechten Auges ergänzt; Ränder übermalt. Verputzungen in den Schatten am Boden, Inschrift teilweise berieben. – Restaurierung: Laut handschriftlicher Notiz im Sommer 1919 von Josef v. Tettenborn restauriert[2]. Das Bild war »vollständig mit Blasen übersät, am unteren und oberen Rand eine große Anzahl von Rissen, abgefallene Farbstellen. Blasen niedergelegt. Risse verleimt und mit Klötzchen gesichert. Die abgefallenen Stellen sind noch zu verkitten und mit Farbe zu decken«. AB

Die Mutter mit den beiden Kindern und das häusliche Interieur vermitteln den Eindruck des Familienbildes. Als ikonographischer Typus stehen Darstellungen der Maria mit dem Kind und dem Johannesknaben nahe. Offensichtlich verbindet das Gemälde christliches und humanistisches Gedankengut. Der Innenraum mit der tiefen Fensterleibung, der Butzenscheibenverglasung und den Lichtreflexen erinnert an Dürers Kupferstich B. 60, »Hieronymus im Gehäus«, von 1514, die in der Fensternische sitzende Mutter mit dem Kind ist an Barthel Behams Kupferstich B. 8 orientiert[3]. Zschelletzschky sah in dem Familienbild die »Umdeutung des Behamblattes in eine Vanitasdarstellung humanistischer Prägung«. Ein geläufiges Symbol der Vanitas = Eitelkeit des Irdischen ist die von einem Kind produzierte, der Hinfälligkeit des menschlichen Lebens verglichene Seifenblase[4]. Auch das gefüllte Weinglas und womöglich der Wortlaut des Distichons lassen sich in diesem Sinne deuten. Strieder mutmaßte: »Möglicherweise hat der 1524 geäußerte religiöse Skeptizismus des Künstlers in diesem Bild verschleiert Ausdruck gefunden«[5]. Der Blumenstrauß vereint Feuerlilie (Lilium bulbiferum) und Schwertlilie (Bartiris, Iris spec., variegata?). Die schlaffen Blütenblätter und der fehlende »Dom« der gelbblühenden Iris lassen auf die Sumpf- oder Wasserschwertlilie (Iris pseudacorus) schließen[6]. Die Lilien sind geläufiges Symbol der Jungfrau Maria[7], der Stieglitz (Carduelis carduelis) Christussymbol. Weder dem einen noch dem anderen Bereich schlüssig zuzuord-

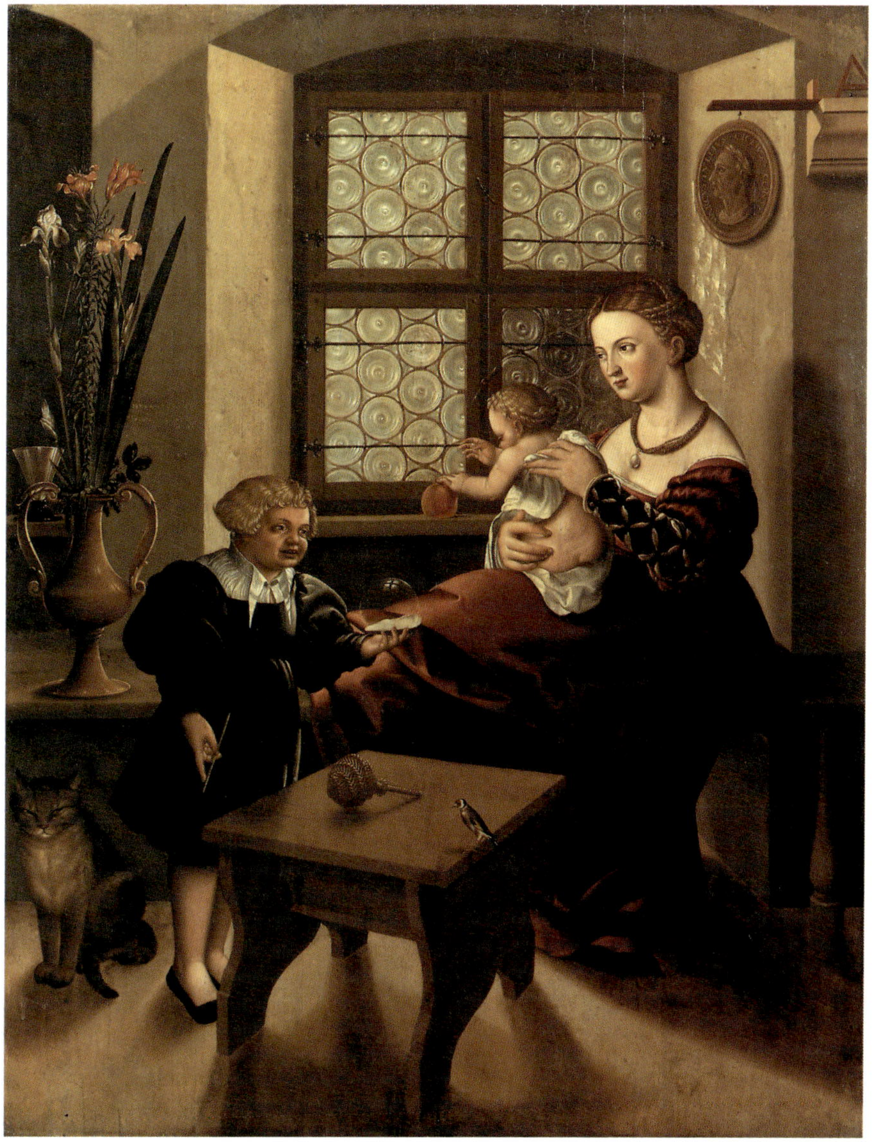

Gm 1604

nen sind die Katze und die Kinderrassel. Nach Lymant beruht die Darstellung »auf humanistisch-stoischem Gedankengut (...), da anders das Porträt Ciceros an der Wand keine Erklärung fände«.

Das Gemälde wurde im Kat. des Landauerbrüderhauses und in den Katalogen des GNM bis zu Braune 1909, im Inv. der BStGS von 1905 und noch in Thieme-Becker 1931 einem sonst nicht bekannten Maler Hans von Oldenburg zugeschrieben. Waagen hielt es für ein Werk Hans Burgkmairs, bemerkte 1843 freilich ein »bei diesem Meister sehr seltenes Helldunkel«. Ernst Buchner[8] nannte unter Hinweis auf die Caritas Romana (Gm 200) Erhard Schön als Maler, Gmelin argumentierte für Pencz, Zschelletzschky und Strieder schlossen sich ihm an. Der Maler des Familienbildes suchte Pencz' Nähe, hält aber durch Unsicherheiten in der Perspektive und die bemühte malerische Durchbildung Abstand zu diesem. Wir denken an den Pencz nahestehenden Erhard Schwetzer. Mit Gm 200, Cimon und Pero, ist zumal der Frauentypus – klassische Züge, gerundete Kinnbacken, aufgesteckte Zöpfe – vergleichbar, mit dem Fürer-

Bildnis Gm 203 der grimassierende, von Stegmann[9] so genannte »froschartige« Ausdruck des stehenden Knaben.

1 Die nur an wenigen Ausbruchstellen unter Mikroskop erkennbaren, dünnen roten und grünen Lackspuren deuten auf eine farbige Musterung des Kleides hin. Durch die ursprüngliche starke Lichtreflexion des Metalls könnte der sehr kurze Schatten des Knaben erklärt werden.
2 Handschriftl. Eintrag zu Braune 1909, Handexemplar des Abteilungsleiters, Nr. 616.
3 The Illustrated Bartsch, Bd. 15, 1978, S. 13 mit Abb.
4 Zum Homo bulla vgl. Wolfgang Stechow: »Homo Bulla«, in: The Art Bulletin, Bd. 20, 1938, S. 227 – 228. – Lymant 1981.
5 H. Keyser, Amsterdam, Brief vom Nov. 1972 an die Herren Generaldirektoren Steingräber und Schönberger, GNM, dachte an eine »Memorialtafel für Karlstadt«. Andreas Bodenstein genannt Karlstadt (1486 –1541) gehörte zum linken Flügel der Reformation; vgl. NDB 2, 1955, S. 356 – 357.
6 Die botanischen Bestimmungen durch Hermann Schmidt, Nürnberg, freundl. schriftl. Mitteilung vom 18. März 1996.
7 LCI 3, 1971, Sp. 100 –102. – Marienlexikon, Bd. 4, 1992, S. 121 –123.
8 Laut handschriftl. Vermerk in den Akten des GNM.
9 Siehe bei Gm 200, Cimon und Pero.

Kugler 1836, S. 74. – Landauerbrüderhaus 1840 u. 1860, Nr. 94. – Waagen 1843, S. 205. – Ders. 1862, S. 257. – Lotz 2, 1863, S. 347, Nr. 94. – Kat. 1882, Nr. 502; 1885, Nr. 518; 1893, Nr. 564. – Braune 1909, Nr. 616 (Hans von Oldenburg?). – Thieme-Becker, Bd. 25, 1931, S. 591 (Hans von Oldenburg). – Gmelin 1961, S. 103 –104, Nr. 26; 1966, S. 88, Nr. 26, Abb. 37. – Ausst. München 1972: Bayern, Kat.Nr. 545 (bearb. Armin Zweite), Abb. 95. – Zschelletzschky 1975, S. 182 –183, Abb. 140. – Ausst. Amsterdam 1976: Betekenissen, bei Kat.Nr. 4, Anm. 4. – Lymant 1981, S. 122, 124 –126, Abb. 9. – Löcher 1991, S. 134 –135, zu S.90 f., Nr. 582, 587. – Strieder 1993, S. 161, Nr. 181, Farbabb. 202.

Seisenegger, Jakob

Geboren 1505 in Österreich, gestorben 1567 in Linz, Oberösterreich. 1529 war er in Böhmen tätig, 1530 begleitete er den Erzherzog, späteren König und Kaiser Ferdinand (I.) auf den Reichstag nach Augsburg, 1531 wurde er Hofmaler, 1558 geadelt. Seit 1535 lebte er die meiste Zeit in Wien, wo er zwischen 1549 und 1560 ein Haus besaß. Seine Ehefrau Susanna war eine Tochter des königlichen Bau- und Brückenmeisters Johann Tscherte. Belegt sind Aufenthalte des Künstlers in Prag, Brünn und Budweis (1531), Innsbruck (1531/32), Regensburg (1532), Augsburg (1540/1), Nürnberg (1543), Prag (1543/44 und 1547/48) und Augsburg (1550), Reisen nach Italien (1532 Bologna), in die Niederlande und nach Spanien (1538/39). 1561 übersiedelte er nach Linz. Seisenegger war beinahe ausschließlich als Porträtist tätig. Seinen Eingaben an König Ferdinand von 1535 und 1545 hat er Verzeichnisse seiner für den König gemalten Werke beigegeben. Seine Hofbildnisse in ganzer Figur huldigen dem Kolorismus und der Stoffmalerei der Oberitaliener. Bekanntestes Werk ist das Bildnis Kaiser Karls V. mit dem Hund von 1532 (Wien, Kunsthistorisches Museum).

BILDNIS EINES HERRN (CHRISTOPH PISSINGER)
1540

Hüftbild, annähernd frontal. Der Dargestellte sitzt in einem Lehnstuhl vor einem grünen Seidenvorhang. Er hat graublaue Augen, dunkelblondes Haar und Bart. Er trägt eine schwarze Schaube mit breitem braunem Pelzkragen, ein schwarzes Barett mit weicher Krempe und breitem Kopfteil, über dem schwarzen Wams eine goldene Ankerkette. In seiner beringten linken Hand Handschuhe. Grauer Grund.

Leinwand, 93 x 70 cm, mit Anstückung – Oben links dreizeilige Inschrift in Majuskeln der Humanisten-Antiqua: »1540 / A[NTE] · DI[EM] · 13 / NOVEMBER · «, darunter bez. mit des Künstlers Monogramm »I S [ligiert]« – Auf dem Keilrahmen eingeritzt »1405«; Zollstempel; Klebezettel mit der Nr.123 und »Mielich«; ein weiterer: »18) Mielich, Hans, Portrait eines adeligen Herrn m. gold. Kette, 1516–1573, in echtem antikem Rahmen, Öl auf Leinwand 93 x 70,5 cm, Expertise Friedländer: »charakteristisches, gut erhaltenes Werk«, sowie von Gen. Direktor Ernst Buchner, früher Pinakothek, München«. Auf der Rahmenrückseite Firmenzettel »Ch.Pottier, Emballeur, 14, Rue Gaillon Paris«, mit Bleistift dazugesetzt »I,8«; weitere Bezeichnungen und Ziffern, teils in roter Farbe.

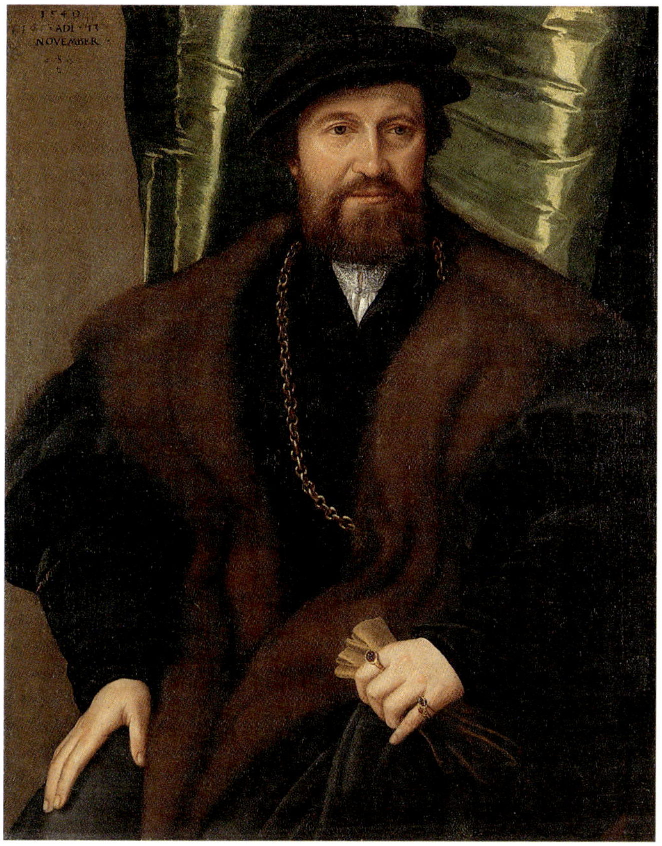

Gm 1600

Gm 1600. Süddeutscher Privatbesitz – Erworben 1957 von der Kunsthandlung A. Hofer, München.

Leinwand, Leinenbindung, Fadendichte nicht exakt bestimmbar, ca. 15 x 15 pro cm^2, oben ca. 3 cm hohe Anstückung. Dubliert auf Keilrahmen. Kanten mit Papier kaschiert. Format oben und seitlich beschnitten, wegen Papierkaschierung nicht genauer bestimmbar. – Rückseite: Gelöste, bräunliche Substanzen durchgedrungen. – Bildseite: Unterzeichnung: Pinsel; Kontur- und Binnenzeichnung. Malerei: Für die Jahreszahl Hilfslinien eingeritzt. Schriftzeichen in der zweiten Reihe vor dem »ADI« verderbt. Bemalung der Anstückung zeitlich nach der Kantenabklebung. Verpreßte Malschicht. Retuschen vorwiegend im Inkarnat und Hintergrund. AB

Max J. Friedländer und Ludwig Baldass schrieben das Porträt gutachtlich dem Münchner Maler Hans Mielich zu. Ernst Buchner und Friederike Klauner[1] gaben es Seisenegger. Löcher teilte die Signatur mit und identifizierte den Dargestellten zunächst versuchsweise mit dem Augsburger Bürger Christoph Pissinger, dessen Bildnis Seisenegger laut Eingabe an Bürgermeister und Rat der Stadt Augsburg gegen Ende des Jahres 1540 in Augsburg malte. Pissinger fand großes Gefallen daran. Noch ehe der Preis entrichtet war, erkrankte er und starb. Die Freunde und Erben, darunter die Herren Jakob und Hans Welser und Pissingers Schwager Simon Seple weigerten sich, das Porträt zu dem ausgemachten Preis zu übernehmen. Der Künstler, im Begriff, an den kaiserlichen Hof zu ziehen, suchte sein Recht bei Bürgermeister und Rat der Stadt Augsburg[2]. Das Ergebnis seiner Eingabe ist nicht bekannt.

Die Darstellung des Sitzenden war in der älteren Kunst Herrschern und Richtern vorbehalten[3]. Das Würde-Motiv setzte sich seit dem beginnenden 16. Jahrh., von Italien ausgehend, in der Porträtmalerei durch. Prominente Beispiele sind Leonardos Mona Lisa und Raffaels Papstbildnisse. Auch Seiseneggers Bildnis eines Augsburger Herrn macht die Sitzgelegenheit als solche kenntlich. Die vornehm ruhige Haltung, welche die en face-Ansicht kontrapostisch ausbalanciert, die abgestimmte, nur in den schillernden Seidenlichtern Feuer gewinnende Farbigkeit und die Anwendung der Ölmalerei auf Leinwand setzen die Kenntnis oberitalienisch-venezianischer Bildnismalerei voraus. Löcher nannte neben Lorenzo Lotto vor allem Moretto und dessen Bildnis eines Edelmannes von ca. 1540 (Brescia, Pinacoteca Tosio-Martinengo)[4]. Der deutsch-bürgerliche Kaufmann gleicht sich dem italienischen Hofmann an.

1 Feundl. mündliche, bzw. schriftliche Mitteilung an die Direktion des GNM.
2 Ohne Datum, Anfang 1541, Stadtarchiv Augsburg, Malerakten 1/17; abgedruckt bei Löcher 1962, S. 62/I, dazu Kat.Nr. 55.
3 Harald Keller: Die Entstehung des Bildnisses am Ende des Hochmittelalters. In: Römisches Jahrbuch für Kunstgeschichte, Bd. 3, 1939, S. 227 – 354.
4 György Gombosi: Moretto da Brescia. Basel 1943, Abb. 73.

Löcher 1962, S. 11, 42 – 43, Kat.Nr. 63, Abb. 22. – Ders. 1967, S. 46. – Ausst. Augsburg 1980: Welt im Umbruch, Kat.Nr. 476 (bearb. K. Löcher) und Abb. – Löcher 1982: Bildnisse, S. 548 – 549.

Stetter, Wilhelm

Der sogen. Meister W S mit dem Malteserkreuz. Geboren um 1490, gestorben am 21. Dez. 1552 in Straßburg. Datierte Werke finden sich zwischen 1515 und 1536. Stetter wird 1510 als Meßdiener und Subdiakon des Ordens der Johanniter im Grünen Wörth zu Straßburg erstmals genannt, 1522 –1552 als deren Kustos. Rechnungsbelege der Jahre 1513 bis 1515 verzeichnen Gemälde seiner Hand. 1516 erhielt er eine Zahlung für Farben. Als Kustos der Kommende setzte sich Stetter während der Religionskämpfe zusammen mit den Komturen Balthasar Gerhardi und Gregorius Beit tatkräftig für den Fortbestand des Ordens und die Anerkennung seiner Privilegien ein. Das Werk des Malers zeigt nach Hans Baldungs Rückkehr aus Freiburg (Frühjahr 1517) deutlicher dessen Einfluß.

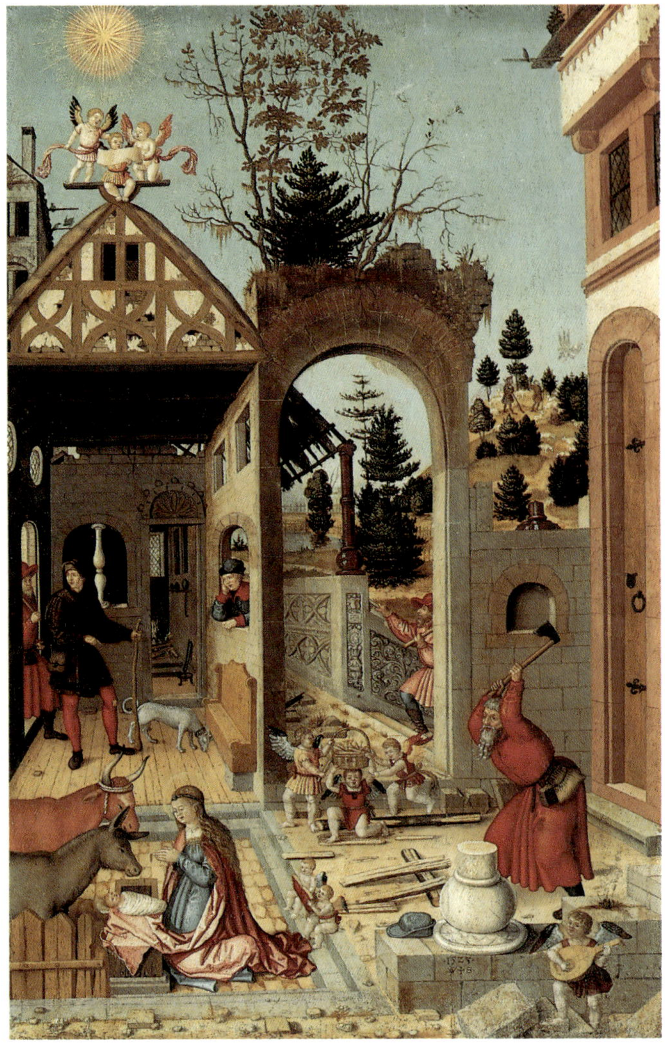

Gm 1210

CHRISTI GEBURT
1525

Maria kniet vor dem quer über der Krippe liegenden, von Ochse und Esel behüteten Wickelkind. Der Stern von Bethlehem und die vom Blatt singenden Engel bezeichnen die Heilige Nacht. Hirten, denen der Engel auf dem Berg die Geburt des Herrn verkündigt, nähern sich, um das Kind anzubeten. Kinderengel singen aus dem Notenbuch, einer schlägt die Laute. Joseph spaltet mit der Axt Holz.

Linenholz (Tilia sp.) 86,3 x 53,8 cm – Vorn rechts an der Mauer, unterhalb der Säulenbasis dat.: » · 1525 · «, darunter bez. mit dem Künstlermonogramm »W S«, geteilt durch ein Malteserkreuz; an der Treppenbrüstung: »1525 / W« – Auf dem Parkett mit weißer Farbe »G. 1210«.

Gm 1210. Erworben 1929 im Münchener Kunsthandel (Franz Xaver Scheidwimmer).

3 Bretter, Breiten von links oben 25,0, 9,4, 19,2 cm, unten 22,7, 13,4, 17,6 cm. Stärke auf 0,6 cm gedünnt. Starker alter Schädlingsbefall. Jeweils kurzer Riß am oberen und unteren Rand. Untere rechte Ecke bestoßen. Format seitlich geringfügig beschnitten, Kante rechts teilweise abgespalten. – Rückseite: Flachparkett. – Bildseite: Tafel im Rahmen grundiert und bemalt. Grundierung: Sehr dünn. Unterzeichnung: Pinsel; Kontur- und Binnenzeichnung; geringfügige Unterschiede zur gemalten Ausführung: Rechtes Auge des Jesuskindes weiter oben, ein Hirte in der Landschaft leicht versetzt. Malerei: Pentiment: Kinderengel am Boden nachträglich vom Künstler eingefügt. Farbauftrag pastos, nahezu plastisch, vor allem in den Bäumen. Grüner Rock des Hirten in der Stube verbräunt. Malschichtausbrüche entlang der Holzjahrringe. Alte Firnisreste. – Restaurierung: 1982/83 Firnis und Retuschen erneuert. AB

Das Thema ist dem Neuen Testament, Lukas 2, 7 –16 entnommen. Die Geburt Christi erlangte im »Weihnachtsbild« besondere Volkstümlichkeit[1]. Stetter orientierte sich an Holzschnitten Albrecht Dürers aus dem Marienleben[2]. Der Blick in das mit einem Satteldach versehene Gebäude und die Gruppe der knienden Mutter, die das Kind anbetet, entsprechen Dürers Geburt Christi B. 85, das Arrangement der Bauteile mit dem Rundbogen und dem Mauerrest im Vordergrund dessen Anbetung der Könige B. 87, doch stellen sich auch Erinnerungen an den Kupferstich der Geburt Christi B. 2 ein. Die abrupt verkürzte seitliche Hauswand mit dem rundbogigen Eingang kommt aus dem Holzschnitt der Heimsuchung B. 84. Das bei Dürer durch den Aufenthalt der Hl. Familie in Ägypten B. 90 begründete Motiv des arbeitenden Joseph erscheint bei einer Darstellung der Geburt Christi deplaziert, doch spaltet Joseph Holzscheite für das in der Küche brennende Feuer. Zwei Kinderengel laden einem dritten den mit Spänen gefüllten Korb auf. Von den Hirten kommt einer die Treppe herauf, ein zweiter schaut durchs Fenster, weitere treten, von einem Hund begleitet, in die Stube. Für Stetter charakteristisch sind das milchig helle Kolorit und der trotz einzelner Renaissance-Elemente noch immer gotische Gehäusecharakter der schwerelosen Architektur. Sie nimmt in ihrer erzählerischen Komponente einen ungewöhnlich breiten Raum gegenüber der figürlichen Darstellung ein. Die Schäden im Putz des Fachwerkgiebels legen das Mauerwerk frei, die mit einer Kastenbank versehene Stube hat einen Dielenboden, das abgesenkte Plateau mit Maria ist gefliest. Ochse und Esel stehen hinter einem Palisadenzaun. Den Ruinencharakter bezeichnen Torbogen und Säulenstümpfe, die möglicherweise das Ende der antiken, d.i. der heidnischen Welt symbolisieren. Die Dekorationsformen des Treppenlaufs enthalten gotische Elemente wie das Maßwerk und die ornamentale Querfüllung und solche der Renaissance wie die Hochfüllung mit Vasenformen und dem Männerkopf im Medaillon. Es entspricht dem kompilierenden Vorgehen des Malers, daß der biblische Bericht in verschiedene, von einander beinahe unabhängige Blickpunkte aufgelöst wird. Das liebevolle Eingehen auf Details macht den Hauptreiz des Bildes aus, doch lag Stetter auch daran, virtuose Fähigkeiten in der Anwendung der Linearperspektive zu zeigen. Schon 1513 hatte er das Thema mit einer weitgehend übereinstimmenden Hauptgruppe behandelt (ehemals Sigmaringen, Fürstlich Hohenzollernsche Sammlungen)[3]. In der Anbetung der Könige von 1526 in Baltimore, Maryland, The Walters Art Gallery[4], kehren eine Reihe der Motive bei verändertem Arrangement wieder.

Frimmel und Peltzer führten den aufgrund seines Monogramms und Signets so genannten Meister W S mit dem Malteserkreuz in die kunstgeschichtliche Literatur ein. Hugelshofer widmete seinem Œuvre eine eingehende Untersuchung. Rott (1938) nahm an, daß der Maler in einer Werkstatt der Donauschule ausgebildet wurde und wollte ihn mit dem archivalisch nachgewiesenen Wilhelm Schwartz aus Kempten identifizieren. Aufgrund von Archivfunden konnte er ihn 1952 als den in Straßburg tätigen Johanniter-Bruder Wilhelm Stetter identifizieren. Die Literatur vor 1938 kennt Gm 1210 nicht.

1 Lexikon für Theologie und Kirche, Bd. 4, 1995, Sp. 331 – 334. – Zur Ikonographie Schiller 1, 1966, S. 69 – 99. – LCI 2, 1970, Sp. 86 –120.
2 Die einzelnen Holzschnitte entstanden um 1502/05. 1511 gab Dürer das »Marienleben« mit Texten des Benediktinermönchs Benediktus Chelidonius in Buchform heraus.
3 Vgl. Rott 1938, Abb. 59. – Zuletzt Aukt. London, Sotheby's, 8. April 1987, Kat.Nr. 28 mit Farbabb.
4 Abb. Weltkunst, 8. Jg., Nr. 27 vom 8. Juli 1934, S. 2.

Frimmel 1905, S. 89 – 91. – Peltzer 1912, S. 85 – 86. – Hugelshofer 1930, S. 48 – 55. – Rott 1938, S. 107 –108, Abb. 60. – Rott 1952, S. 112 –119, Appendice II, Nr. 14. – Ausst. Tokyo 1984: Deutsche Kunst und Kultur, Kat.Nr. 33 mit Abb.

Stetter, Wilhelm

Zugeschrieben

DIE BÜRGER VON REGENSBURG WOLLEN DEN HL. WOLFGANG AUS DER KLAUSE ZURÜCKHOLEN

um 1510/15

Der heilige Bischof kniet außerhalb der Kapelle vor einem aufgeschlagenen Buch. Von den vier Männern, die ihn zur Rückkehr nach Regensburg bewegen wollen, ist der mittlere durch Kleidung, Hifthorn und Hund als Jäger ausgewiesen, der Knieende durch die Tonsur als Geistlicher. Im Hintergrund wirft der Heilige eine Axt ins Tal und bezeichnet damit den Ort, der zum Mittelpunkt seines späteren Kultes – St. Wolfgang am Abersee – werden sollte. Er schlägt Wasser aus dem Felsen. Der Teufel entführt einen Wolf.

Fichtenholz (Picea sp.), 118,4 x 90,7 cm.

Gm 325. Slg. Hamminger, Regensburg – Erworben 1906 im Wiener Kunsthandel.

7 Bretter, Breiten von links oben 8,5, 9,1, 15,8, 10,0, 14,5, 14,6, 18,2 cm, unten 5,5, 9,1, 15,4, 10,7, 16,3, 17,8, 15,7 cm. Vermutlich gespalten, Stärke auf 0,1 – 0,3 cm gedünnt. Äste im Holz belassen. Fugen auf der Bildseite mit dünnen Leinwandstreifen kaschiert. Ecke links unten später angestückt. Risse. Format original. – Rückseite: Enges Flachparkett. Dunkel schellackiert. Kleiner Riß oben mit Klötzchen gesichert. – Bildseite: Tafel im Rahmen grundiert und bemalt. Unterzeichnung: Pinsel; Kontur- und Binnenzeichnung; wenige locker hingeworfene Schraffuren in den Gewandschatten; der Heilige, Wasser aus dem Felsen schlagend, um 2 Kopfhöhen größer; der hinter ihm kniende Mönch mit 2 Schalen in den Händen; barhäuptiger stehender Mann um halbe Kopfhöhe kleiner, der dunkle Haarkranz infolge der Versei-

fung der Inkarnatfarbe durchgewachsen; Jagdmesser des Jägers schräg im Gürtel, an der Stelle des die Axt werfenden Heiligen ein Busch. Malerei und Metallauflagen: Strahlen der Nimben des Hl. Wolfgang auf pastoser Untermalung mattvergoldet, berieben. Weißliche Abschlußlasur im Steinboden nachträglich, möglicherweise später und von anderer Hand, die Alterungserscheinungen identisch mit denen umliegender Farbpartien. Malschicht in weiten Teilen verputzt, vor allem in den Inkarnaten, Felsen, Mauerwerken, im Steinboden und im Himmel. – Restaurierung: 1983 Abnahme von Übermalungen auf der gesamten Bildfläche, Verputzungen retuschiert. AB

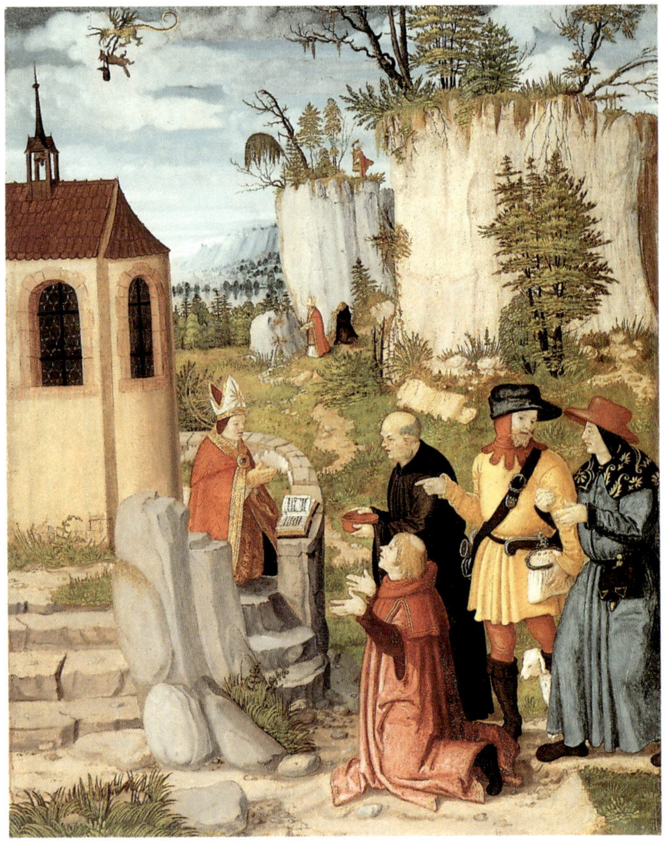

Gm 325

Die Legende des Hl. Wolfgang (Fest 31. Okt.) erzählt ausführlich das Augsburger Passional von 1471/72[1]: Der Heilige, als Bischof von Regensburg amtierend, begab sich mit einem frommen Bruder in die Abgeschiedenheit des Salzburger Landes, wo er ein entbehrungsreiches Leben führte. Als er nach einer festen Wohnstatt suchte, fand er ein Beil, das er so weit warf, wie er eben konnte. An der Stelle, wo er das Beil wiederfand, baute er ein Kirchlein. Der Teufel, der beim Bau geholfen hatte, ließ sich von dem Heiligen den ersten versprechen, den er vor der Kirche treffen würde. Als er statt des erhofften Pilgers einen Wolf vorfand, fuhr er mit zornigem Geschrei davon. Ein Jäger erkannte in dem Klausner den Bischof von Regensburg wieder. Die Regensburger schickten Geistliche und Ratsherren zu dem Heiligen. Sie fielen auf ihre Knie nieder und grüßten ihn und nahmen ihn mit sich zurück[2].

Der Maler versetzte die Szene in eine weiträumige Landschaft mit schroffen Felsen und blühender Vegetation. Zwischen Kapelle und Felswand, nur andeutungsweise dargestellt, sieht man eine befestigte Stadt oder sehr große Burg mit vielen Türmen unterschiedlichster Gestalt zwischen einer hohen Ummauerung, die zusätzlich durch Streichwehren gesichert wird. Vor der Stadt oder Burg eine große Wasserfläche[3]. Die Kapelle ist verputzt, sie zeigt quadergerahmte Fenster, eine eingezogene halbrunde Apsis mit hölzernem Dachreiter und ein ziegelgedecktes Dach (»Biberschwanz«). Der Maler stattete den Klausner, als der der Hl. Wolfgang im Salzburger Land lebte, mit den Insignien seines geistlichen Amtes aus. Er trägt den bischöflichen Ornat, von dem die geschmückte Mitra und das mit Borten versehene Pluviale – ein am Hals mit einer Schließe zusammengehaltener Radmantel – ins Auge fallen. Den Jäger kennzeichnet der mit einer schirmartigen Krempe versehene Jägerhut über der Gugel, einer eng anliegenden Kapuze mit Schulterkragen. Er trägt einen kurzen Rock und Lederstiefel. Über seiner Schulter hängt an einem Ledergurt das Jagdhorn, zu seiner Linken das durch den asymmetrischen Griff ausgewiesene Jagdmesser und eine Jagdtasche. Dieserart Jäger findet man häufig in der Druckgraphik der Dürerzeit, zumal in den Holzschnittbildern zu den für Kaiser Maximilian I. geschaffenen Publikationen »Theuerdanck« und »Weißkhunig«[4]. In einem Geheimen Jagdbuch[5] sprach der Kaiser Empfehlungen für Kleid und Ausrüstung des Jägers aus. Statt der empfohlenen »grau und grünen Kleider« trägt der gemalte Jäger solche in den leuchtenden Farben Rot (Hut) und Gelb (Rock), womit sich der Maler jedenfalls nicht als Kenner der Materie ausweist. Dem Wolf, von dem sich der Teufel täuschen ließ, hängte er die Pilgertasche um. Vermutlich handelte es sich bei dem Gemälde um einen Altarflügel.

Stiassny gab Gm 325 einem im Donauraum tätigen Maler in der Nachfolge des älteren Rueland Frueauf. Guby dachte mit Bestimmtheit an dessen Sohn Rueland d.J.[6]. Er verglich dessen die Gründungsgeschichte von Klosterneuburg darstellenden Tafeln in Klosterneuburg, Stiftsmuseum. Baldass sah in Gm 325 nur ein Nachwirken der Kunst des jüngeren Frueauf. Hugelshofer, Buchner und Stange schrieben das Gemälde dem in Straßburg tätigen Monogrammisten WS mit dem Malterserkreuz zu, den Rott (1952) als Wilhelm

Stetter identifizierte. Sie hielten es für ein womöglich im Donauraum um 1510/15 gemaltes Frühwerk. Ein gleichfalls Stetter zugeschriebenes, nicht bezeichnetes Gemälde mit der Predigt Johannes des Täufers (Straßburg, Musée des Beaux-Arts)[7] enthält dieselben Kompositionselemente, vergleichbare Gruppenbildungen und offenbar auf dieselben Studien zurückgehende landschaftliche Formationen und Details der Vegetation. Farber, die Zuschreibung von Gm 325 an Stetter bestätigend, zählte vier Gemälde in New York, Cathedral of St. John the Divine, zu demselben Altar. Die stärker graphischen und kleinplastischen Formen der datierten Gemälde Stetters[8] wären womöglich dem übermächtigen Vorbild Hans Baldungs anzulasten, ein Zug von Naivität vielleicht einer konservativen Auftraggeberschicht. Daß man den Maler von Gm 325 nicht am Oberrhein, sondern in der ostbayerischen Donaugegend sucht, würde der Zuschreibung des Bildes an Stetter nicht widersprechen, bedürfte aber einer Bestätigung durch die Biographie des Künstlers.

1 Der Heiligen Leben und Leiden anders genannt das Passional. Bd. 1, Winterteil. Leipzig 1913, S. 76 – 79.
2 Zur Verehrung des Hl. Wolfgang und zu seiner Ikonographie vgl. Künstle 1926, S. 596 – 601. – LCI 8, 1976, Sp. 626 – 629.
3 Beschreibung der Stadt oder Burg von Joachim Zeune, Bamberg, 30. Mai 1996.
4 Abbildungen der Holzschnitte in: Kaiser Maximilians Theuerdank. Faksimileausgabe. Mit Beiträgen von H. Engels, E. Geck und H.Th. Musper. Stuttgart 1968. – Kaiser Maximilians I. Weißkunig. Hrsg. von H.Th. Musper in Verbindung mit Rudolf Buchner, Heinz-Otto Burger und Erwin Petermann, 2 Bde. Stuttgart 1956.
5 Eigenhändige Handschrift des Kaisers; fol. 178 r bis 190 r aus dem Sammelband 2834 der Österreichischen Nationalbibliothek in Wien, hrsg. von Theodor von Karajan. Wien 1881, 2. Aufl.
6 Der ältere Frueauf läßt sich 1481 und bis (†) 1507 in Passau nachweisen, der jüngere von 1497 bis 1545.
7 Abb. 253 bei Buchner 1950.
8 Die Mehrzahl abgebildet bei Hugelshofer.

Stiassny 1908, S. 426, Abb. S. 427. – Guby 1929, S. 89 – 92, Abb. 59. – Hugelshofer 1930, S. 53 – 54, Tf. 32, Abb. 2. – Lutze u. Wiegand 1936-37, S. 49 – 50, Abb. 274. – Baldass 1946, S. 59, 75, Abb. 157. – Thieme-Becker, Bd. 37, 1950, S. 455. – Buchner 1950, S. 322. – Kunst und Kultur 1952, Abb. S. 97. – Stange 1964, S. 84 – 86, Abb. 126; 1971, S. 84, 143, Abb. 144. – Ausst. Berlin-Ost 1989: Dasein und Vision, Kat.Nr. C 22, Abb. S. 118. – Farber 1996, S. 643.

Strigel, Bernhard

Früher »Meister der Sammlung Hirscher« genannt. Geboren Nov./Dez. 1460 in Memmingen, gestorben zwischen dem 4. Mai und 23. Juni 1528 ebenda. Aus einer Allgäuer Künstlerfamilie stammend. 1493/95 war er Mitarbeiter des Ulmer Malers Bartholomäus Zeitblom am Blaubeurer Hochaltar, dann in Memmingen tätig, seit 1507 der bevorzugte Porträtist Kaiser Maximilians I., den er 1515 in Wien aufsuchte. 1520 malte er in Wien den Humanisten Johannes Cuspinian und versah das Bild als einziges mit seinem vollen Namen. Er schuf umfangreiche Altarwerke, auch Wandbilder, und war vielbeschäftigt als Porträtist zumal des schwäbischen Landadels. Seit 1512 war er in städtischen Ehrenämtern tätig, 1516 Zweier der Kramerzunft, zu der die Maler gehörten, und Beisitzer des Dreizehnergerichts, 1517 Ratgeb der Kramerzunft, 1518 ihr Zunftmeister, in beiden Ämtern bis zu seinem Tod abwechselnd im Rat der Stadt. Er vertrat die Stadt zwischen 1523 und 1525 in auswärtigen Angelegenheiten in Ulm, Augsburg, Ravensburg und Eßlingen. Zweimal bereiste er Innsbruck, um dem Kaiser und Erzherzog Ferdinand von der Stadt Memmingen vorgestreckte Gelder einzuziehen. In Reformationsangelegenheiten suchte er zwischen den Parteien um den Prediger Christoph Schappeler zu vermitteln, führte demgemäß Gespäche mit dem Bischof von Augsburg und auf dem Reichstag zu Nürnberg 1524. Strigels Frau Barbara, die er vor 1495 heiratete, starb 1513, die zweite vor 1519. Er hatte zwei Töchter. Sein Schwiegersohn namens Goldschmid führte die Werkstatt nach dem Tod des Meisters weiter.

HL. BARBARA
um 1500

Die Heilige trägt Kleid und Mantel, über dem gelöst fallenden Haar eine Krone. Über dem Kelch in ihrer rechten Hand schwebt die Hostie. Mit der linken greift sie den Mantel. Unten eine Steinstufe. Punzierter Goldgrund. Innenseite eines rechten Altarflügels.

Fichtenholz (Picea sp.), 96,8 x 33,3 cm – Auf der Borte am Hals in der römischen Capitalis nachempfundenen Majuskeln: »O I H I T A«, an der Manschette » (O) G R E H« – Auf der Rückseite mit weißer Farbe »Gm 260«. Klebezettel Slg. König Ludwig I. von Bayern, 1827, Nr.186; WAF »H.G.1074 (1936) Inv.S.No.558, darunter links die Nr.260, rechts »R 140«.

Gm 260. Leihgabe des Wittelsbacher Ausgleichsfonds / Bayer. Staatsgemäldesammlungen, Inv.Nr. WAF 1074. – Slg. Boisserée, Verz. 1827, Nr. 185, erworben 1816 durch Schorn in Regensburg – Slg. König Ludwig I. von Bayern, erworben 1828, I.B. 186 – Ab 1829 ausgestellt in Nürnberg, Moritzkapelle –1882 GNM.

Einzelbrett. Gespalten; Stärke auf ca. 0,5 cm gedünnt; auf ca. 0,5 cm dickes Eichenholzbrett aus 2 Brettern der Breiten von links oben 19,4, 13,7 cm, unten 20,4 , 12,4 cm aufgedoppelt; ursprünglich nach rechts spitzbogig zulaufend. Format oben und aus Symmetriegründen rechts beschnitten, durch Zwickel zum Rechteck ergänzt. Leicht konvex verwölbt; linke untere Ecke des Bildträgers vor der Bearbeitung ausgebrochen; in der Mitte große Äste; horizontal verlaufender Riß; unter dem Goldgrund, Kopf und Rändern Leinwandkaschierung. – Bildseite: Grundier- und Malkanten seitlich vorhanden; rechts im Mantel eingedrückte Oberfläche. Grundierung: Relativ dick, ca. 0,1 cm; im Fußbodenbereich bräunliche Imprimitur. Unterzeichnung: Keine erkennbar. Metallauflage: Hintergrund Glanzvergoldung auf rotem Poliment, punziertes Rautenmuster aus Rädchenlinien und Einzelpunkten, stark beschädigt, darüber dicker Bronzeauftrag. Malerei: Mehrschichtig, teils Lasuren; blauer Mantel nachgedunkelt, helle Partien mit Bleiweiß ausgemischt. Firnis: Relativ dick, glänzend. MG

Die Hl. Barbara (Fest 4. Dez.)gehörte im späten Mittelalter zu den meistverehrten Heiligen. Ihre Attribute sind der Turm und/oder der Kelch mit der Hostie. Dieser weist sie als Nothelferin und als die Patronin der Sterbenden aus, die nach der letzten Wegzehrung verlangen[1]. Der zugehörige linke Altarflügel mit der Hl. Katharina, ebenfalls aus der Slg. Boisserée, befindet sich in Frankfurt a.M., Städelsches Kunstinstitut[2]. Gm 260 wurde in den Kat. der Moritzkapelle Martin Schongauer (»Schoengauer«) zugeschrieben, der auch als der Urheber des Mindelheimer Sippenaltars, Gm 254 ff., galt. Der Herausgeber des Kunstblattes hielt das Bild der Heiligen wegen seiner »außerordentlichen Farbenglut« denen der Sippe noch überlegen. Quandt bezweifelte Schongauers Autorschaft, Waagen sprach Gm 260 als ein vorzügliches Bild des Malers der Sippenbilder an, den er nicht für Martin Schongauer hielt, Gessert dachte sogar an »eine dritte Hand«. Bode konnte den sog. Meister der Slg. Hirscher als Bernhard Strigel identifizieren[3]. Reber und Bayersdorfer wiesen Gm 260 dementsprechend in Kat. 1882 und 1885 Strigel zu, aber nur seiner Werkstatt, in Kat. 1893 seiner Schule, Lutze und Wiegand wieder seiner Werkstatt. Vischer, der einen Altarzusammenhang mit den Nrn. 446 und 458, die Hll. Barbara und Katharina, in der Staatsgalerie Stuttgart erwog, hielt die Hl. Barbara für ein Werkstattbild fast zu gut. Auch Stange akzeptierte die Zuschreibung an Strigel. Otto bezeichnete Gm 260 als eigenhändig und als einen Angelpunkt im Werk des Künstlers: »Ein neuer Schwung, eine großzügigere Linienführung ist in die Ge-

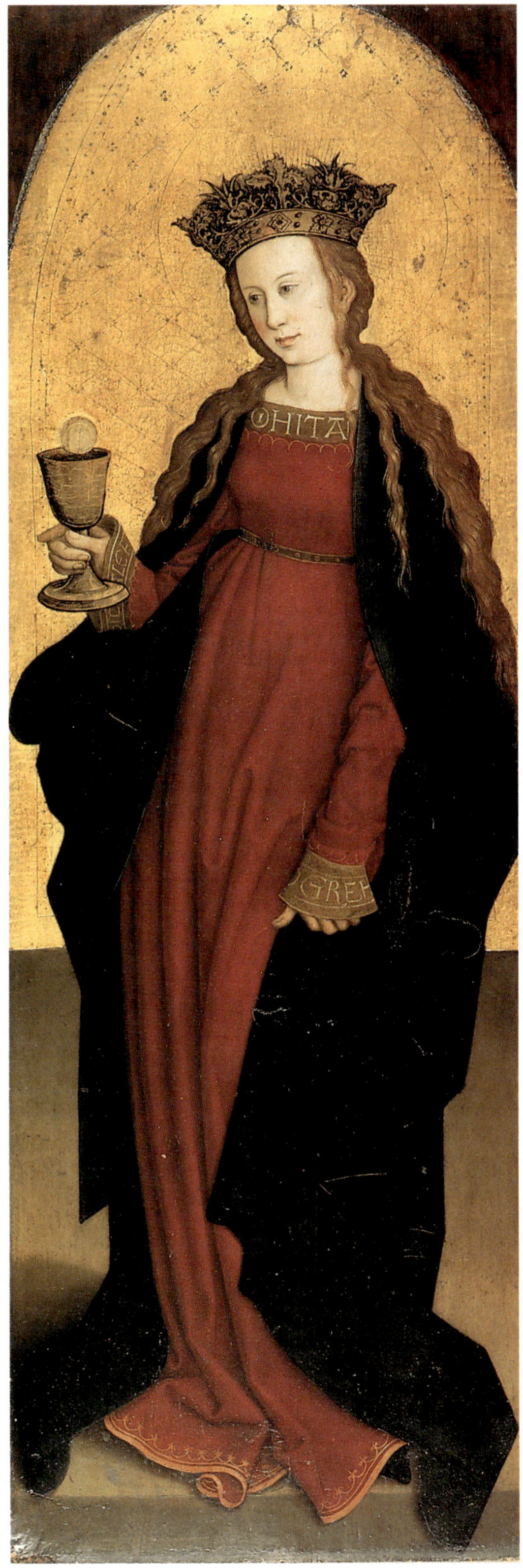

Gm 260

wandbehandlung gekommen, die Köpfe sind reifer geworden, neue Probleme der Raumgestaltung und die Verwendung von Schlagschatten künden sich an«. Sie datierte gegen 1500, Rettich unter Bezug auf »die Proportionierung der Figuren, ihre kompakte Körperlichkeit, die klar umschriebene, feste Gesichtsform« erst nach dem 1505/06 entstandenen Mindelheimer Sippenaltar. Gegen die Eigenhändigkeit meldete sie Bedenken an. Zartheit und Bestimmtheit der Formgebung dieses und des zugehörigen Bildes, der Fluß der Linien und die exzellente Schwarzlotzeichnung über der Goldauflage der Krone sprechen für ein eigenhändiges Werk, ein gewisses Maß an Befangenheit für eine Entstehung noch um 1500. Johann Nepomuk Strixner lithographierte das Bild 1829 als eine Arbeit des Martin Schoen (= Schongauer)[4].

1 Vgl. Künstle 1926, S. 112 –115. – LCI 5, 1973, Sp. 304 – 316.
2 Vgl. Weizinger 1914, S. 139, Nr. 6. – Firmenich-Richartz 1916, S. 482, Nr. 185, 186. – Lutze u. Wiegand 1936-37. – Otto 1964, Nr. 14 a. – Städelsches Kunstinstitut und Städt. Galerie, Verz. der Gemälde. Frankfurt a.M. 1987, S. 97.
3 Vgl. Bode 1881: Strigel, S. 54 – 59.
4 38. Lieferung, Nr. 2; vgl. Ausst.Kat. Neuss 1980, Nr. 113 mit Abb.

Moritzkapelle 1829 –1846, Nr. 82. – Kunstblatt 1829, S. 403. – Quandt 1840, S. 318. – Gessert 1841, S. 42 – 43. – Waagen 1843, S. 191. – Moritzkapelle 1878 u. 1880, Nr. 100. – Kat. 1882, Nr. 177; 1885, Nr. 183. – Vischer 1885, S. 89. – Kat. 1893, Nr. 189. – Braune 1909, Nr. 260. – Firmenich-Richartz 1916, S. 482, Nr. 185/86. – Lutze u. Wiegand 1936-37, S. 178 –179, Abb. 190. – Poensgen 1949, S. 193, Nr. 140. – Stange 8, 1957: Gotik, S. 140. – Otto 1964, S. 24, Nr. 14 b. – Rettich 1965, S. 135. – Stange 1970: Verz., Nr. 889. – Ausst. Neuss 1980: Boisserée, bei Kat.Nr. 113. – Goldberg 1991, S. 70, 76. – Dies. 1995, Anhang, Nr. 186 mit Abb.

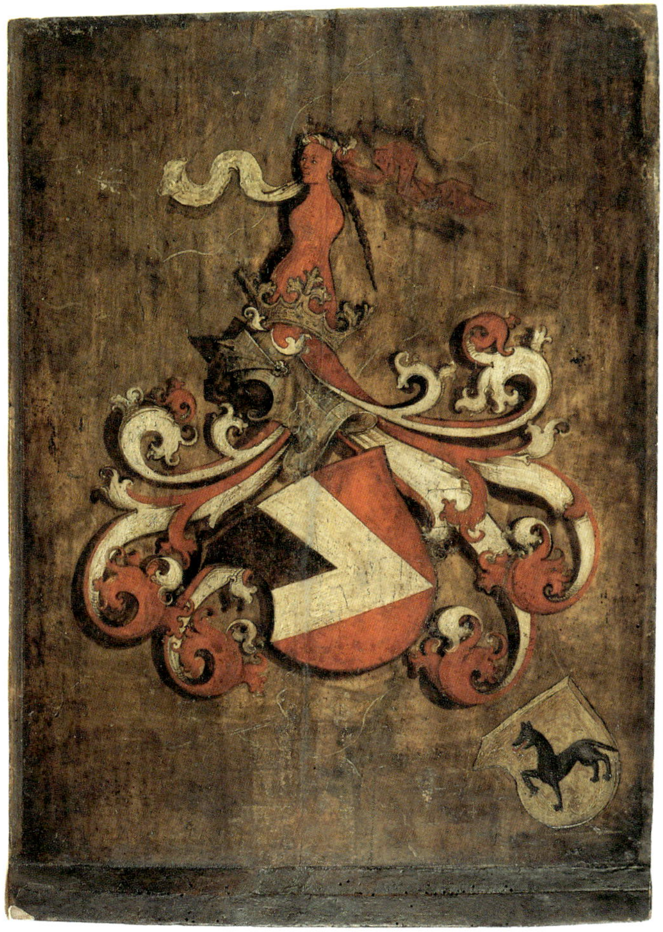

Gm 578

Strigel, Bernhard

SCHIEBEDECKEL ZUM BILDNIS DES HIERONYMUS II. HALLER ZU KALCHREUTH
1503

Die Wappen des Hieronymus Haller zu Kalchreuth und seiner Ehefrau Katharina Wolf von Wolfsthal. Schiebedeckel zum Bildnis des Hieronymus Haller von 1503 in der Alten Pinakothek in München.

Fichtenholz (Picea sp.), 50,9 x 35,8 cm – Auf der Rückseite oben Zeichnung eines Wappens und Schrift; mit weißer Farbe »G.578.« und »Gm. 578«; Klebezettel WAF »H.G.1066a (1936) Inv.S.No.637«, darunter links die Nr.578, rechts »R 134«.

Gm 578. Leihgabe des Wittelsbacher Ausgleichsfonds / Bayer. Staatsgemäldesammlungen, Inv.Nr. WAF 1066 a. – Slg. Boisserée, Verz. 1827, Nr. 190, erworben 1816 von »H.v. Haller in Nürnberg«[1] – Slg. König Ludwigs I. von Bayern, I.B. 187 –1882 GNM.

Einzelbrett, Stärke ca. 0,5 cm. Originale Griffleiste mit quer verlaufender Maserung; Stärke mit dem Brett zusammen ca. 1,7 cm. Schräg verlaufender, verleimter Riß über die gesamte Länge des Bildträgers. Tafel leicht verworfen. Alter Schädlingsbefall vor allem im Bereich der Griffleiste. Format original. – Bildseite: Abschürfungen entlang der Kanten durch mechanische Beanspruchung. Grundierung: Dünn, weiß, über die gesamte Fläche einschließlich der Griffleiste; an deren Enden bleiweißhaltige Kittungen. Unterzeichnung: Konturen; geringfügige Unterschiede zur gemalten Ausführung, z.B. Wappenfeld. Malerei: Marmorierter Hintergrund mit opaker Äderung und transparentem Überzug; auf weißen Partien teilweise azuritfarbene Lasur mit kristalliner Pigmentstruktur. Wappen der Wolf von Wolfsthal pastos auf getrocknetem Hintergrund[2], zahlreiche Ausbrüche in weißen Partien durch Kratzer; im Hintergrund weitere kleine Fehlstellen. Kanten und Ränder mechanisch berieben, nur kleine Reste der Grundierung vorhanden. Firnis: matt. Rahmung: Keine vorhanden. – Restaurierungen: 1950; 1953; 1965; von verschmutztem und gebräuntem Firnis befreit und neu gefirnißt. MG

Das Wappen der Haller zeigt in Rot einen weißen, schwarzgefüllten schrägrechten Sparren (Stammwappen). Das Kleinod auf dem Stechhelm mit offenem Visier und rotweißen Decken über der (1433 verliehenen) goldenen Krone bildet der rote Rumpf einer Jungfrau mit schwarzem Haar, das von einem Wulst aus roten und weißen Bändern mit flatternden Enden gehalten wird. Das (kleinere) Wappen der Wolf von Wolfsthal zeigt in Gold einen schwarzen (statt naturfarbenen) Wolf[3].

Hieronymus II. Haller zu Kalchreuth (2. Nov. 1472 – 22. Juni 1519) gehörte der bekannten Nürnberger Patrizierfamilie an. Sein Vater Jobst I. ließ ihn durch Christoph I. Scheurl zum Fernhandelskaufmann ausbilden. Hieronymus war Rat und Zahlmeister Kaiser Maximilians I., 1497 Assessor und Schöffe des Stadt- und Ehegerichts seiner Vaterstadt, 1500 Genannter des Größeren, 1502 bis 1504 und 1508 bis 1510 Mitglied des Inneren Rats. Er wohnte in Kalchreuth, hatte aber auch eine Wohnung unterhalb der Nürnberger Burg, Anwesen Burgstraße 12. Er war seit 1491 vermählt mit Katharina Wolf von Wolfsthal († 1526), einer Tochter des Kaufmanns Heinrich Wolf von Wolfsthal und dessen Ehefrau Katharina Mayr[4]. Der Humanist Konrad Celtis rühmt den kultivierten Mann in einem Lobgedicht 1504 »... als seinen Gönner und als einen Freund des Humanismus und preist seine Freigebigkeit gegenüber den Gelehrten und seine gesellschaftlichen Tugenden, besonders seine Musikalität«[5]. Die Verbindung zu Bernhard Strigel knüpfte Haller vielleicht als kaiserlicher Rat, wurde der Maler doch der bevorzugte Porträtist Maximilians I. Es ist aber auch denkbar, daß Haller den Maler dem Kaiser empfahl. Braune wies auf den Zusammenhang von Gm 578 mit Strigels Bildnis des Hieronymus Haller in München, WAF 1066, hin. Es trug auf dem originalen Rahmen die Jahreszahl 1503. Das Porträt war in der Slg. Boisserée dem Johann Jakob Walch (= Jacopo de Barbari) zugeschrieben, später dem sog. Meister der Slg. Hirscher, den Wilhelm Bode 1881 mit Bernhard Strigel identifizieren konnte[6]. J. Strieder (1931) bestimmte den als Mitglied der Familie Haller erkannten Dargestellten als Hieronymus II. Haller[7]. Das auf eine eigene Tafel gemalte Wappen wird im Inventar der Slg. Boisserée von 1828 als die abgesägte Rückseite des Porträts ausgegeben[8].

Strieder schloß auf einen in die Nut des Bilderrahmens einzuführenden, das Bildnis verschließenden Schiebedeckel. Der technologische Befund gibt ihm recht. Die Griffleiste ist entgegen Dülbergs Bedenken original. Die Überlegung, daß es sich bei der Wappenmalerei um die abgesägte Rückseite des (verlorenen) Porträts der Ehefrau gehandelt hätte, findet keine Bestätigung. Für die Annahme, daß ein Bildnis der Ehefrau existierte oder doch geplant war, sprechen die Wendung Hallers nach (heraldisch) links und die gestickte Initiale »W« (Wolfsthal) an seinem Hemd. Ungewöhnlich wäre in diesem Falle die Selbständigkeit der Bildnisse, d.h. der Verzicht auf das für Ehepaare sonst übliche, verschließbare Diptychon aus zwei durch Scharniere verbundenen Flügeln. Wir haben es nicht mit einem die Ehepartner gleichberechtigt ausweisenden Allianzwappen zu tun. Das Wappen der Frau ist dem des Mannes in verkleinertem Maßstab hinzugefügt worden, als der Malgrund bereits getrocknet war. In Analogie zum Bildnis ihres Ehemannes müßte auch das der Frau, wenn es ein solches gab, mit einem Schiebedeckel versehen gewesen sein. Eher ist anzunehmen, daß zunächst die Bildnisse beider Ehegatten geplant waren, es aber bei dem des Mannes blieb, dessen Wappen dann um das der Ehefrau ergänzt wurde. Schon P. Strieder (1951/52) erkannte das Wolfsche Wappen als von späterer Hand hinzugefügt. Anlaß für den Bildnisauftrag war offensichtlich Hallers Aufnahme in den Inneren Rat der Stadt Nürnberg.

1 Das Porträt war offenbar im Besitz der Nachkommen des Hieronymus Haller geblieben, nämlich der Joachimschen Linie. Als Verkäufer kommen daher wohl nur die direkten Nachfahren in Betracht, und hier die Enkel des Hans Joachim [III.] Haller von Hallerstein. Dieser hatte drei Söhne: 1. den Geheimrat Christoph Joachim, 2. Hans Joachim [IV.] und 3. Carl Joachim. Von den beiden Söhnen des Geheimrats lebte 1816 nur noch der jüngere, Johann Sigmund Christoph Joachim; Hans Joachim [IV.] hatte nur einen Sohn Christoph Hans Joachim (1757 –1828). Von den drei Söhnen Carl Joachims, nämlich Christoph Jakob Wilhelm Carl Joachim (1772 –1839, der sog. Galerieinspektor), Carl (1774 –1817, der »Griechenhaller«) und Friedrich (1775 –1829) war 1816 lediglich der Galerieinspektor noch in Nürnberg. Welcher dieser drei Vettern das Bild 1816 verkauft hat, muß offenbleiben. Freundl. schriftl. Mitteilung Bertold Frhr. v. Haller, 12. April 1997, hier verkürzt wiedergegeben.

2 Die unterschiedliche Machart und das Krakelee sprechen für eine zeitlich versetzte Ausführung sowie eine andere Hand.

3 Beschreibung von Bertold Frhr. von Haller , freundl. schriftl. Mitteilung 10. Febr. 1997.

4 Vgl. Biedermann 1748, Tab. CXXXVIII, mit verschiedenen Irrtümern; zur Familie Haller von Hallerstein vgl. Friedrich 1994; zum Totenschild Hieronymus II. Hallers vgl. Helmut Frhr. Haller von

Hallerstein u. Ernst Eichhorn: Das Pilgrimspital zum Heiligen Kreuz vor Nürnberg (Nürnberger Forschungen, Bd. 12). Nürnberg 1969, S. 297 – 298, Nr. 82. Umfangreiche Auskünfte werden Bertold Frhr. von Haller, Nürnberg, freundl. schrift. Mitteilung vom 10. Febr. 1997 verdankt.

5 Strieder, 1951/52. – Vgl. Kurt Adel: Die Ode des Konrad Celtis an Hieronimus Haller. In: Codices manuscripti Bd. 10, 1984, Heft 1, S. 1 – 25.

6 Vgl. Kat. München, Alte Pinakothek, 1963, mit Lit.

7 Bernhard Strigels Hieronymus Haller-Bildnis aus der Älteren Pinakothek in München. In: Das Schwäbische Museum, Jg. 1931, S. 39 – 42 mit Abb.

8 Vgl. Goldberg 1995, Anhang, Nr. 187 mit Abb. des Porträts.

Kat. 1882, Nr. 472; 1885, Nr. 483; 1893, Nr. 522. – Braune 1909, Nr. 578. – Firmenich-Richartz 1916, S. 252 – 253. – Strieder 1951/52, S. 69 – 71. – Buchner 1953, Nr. 106 . – Stange 8, 1957: Gotik, S. 139, 147. – Kat. München, Alte Pinakothek, 1963 (bearb. Chr.A. zu Salm u. G. Goldberg), S. 189. – Rettich 1965, S. 97, Anm. 10. – Stange 1878: Verz., bei Nr. 927. – Löcher 1985: Slg. Schäfer, S. 38, Abb. 4. – Kat. München, Alte Pinakothek, 1983: Alte Pinakothek, S. 512 – 513 (bearb. G. Goldberg). – Dülberg 1990, Nr. 112, Abb. 464.

Strigel, Bernhard

Zehn Tafeln des Mindelheimer Sippenaltars, 1505/06

YSASCHAR UND SUSANNA MIT ESMERIA UND ANNA

Die halbwüchsige Hismeria steht zwischen den Knien des Vaters, das Kleinkind Anna sitzt auf dem Schoß der Mutter. Goldgrund mit punziertem Rankenmuster. Linker Flügel, Innenseite, oben.

Tannenholz (Abies sp.) 78 x 55 cm – Unten auf dem Spruchband in gotischen Buchminuskeln: »Von ysathar vnd Susan(n)a. / Ist gporn hysmeria vnd anna.« – Auf dem Parkett mit weißer Farbe »Gm.890«; Klebezettel WAF »H.G.1077 (1936) Inv.S.No.694, darunter links die Nr.890.

Gm 890. Leihgabe des Wittelsbacher Ausgleichsfonds / Bayer. Staatsgemäldesammlungen, Inv.Nr. WAF 1077. – Slg. Graf Rechberg – Slg. Fürst Oettingen-Wallerstein, Grundbuch 1817–18, § LXXXVIII, erworben 1816 – Slg. König Ludwig I. von Bayern, erworben 1828, I.W.221 – Ab 1838 München, Pinakothek –1909 GNM.

ANNA UND JOACHIM MIT MARIA

Die Eltern lehren die jugendliche Maria die Bücher des Alten Testamentes lesen. Joachim sitzt auf einem Scherenstuhl. Am Boden ein aufgeschlagenes Buch. Goldgrund mit punziertem Rankenmuster. Mitteltafel, oben, links.

Tannenholz (Abies sp.), 72 x 52 cm – Oben auf dem Spruchband in gotischen Buchminuskeln: »Anna mit joachim gebar. / mariam gottes muoter clar.«. Am Gewand Joachims Buchstabenfolge in Textura. In dem aufgeschlagenen Buch Schrift in gotischer Kursive: »Et quaecumque inter omnes oculis... [Vulgata, Liber Hester 2, 4 – 6]«[1] – Auf dem Parkett mit weißer Farbe »Gm 258«; Klebezettel Slg. König Ludwig I. von Bayern, 1828, Nr.216; WAF »H.G.1072 (1936) Inv.S.No.555«, darunter links die Nr.258, rechts »R 140«.

Gm 258. Leihgabe des Wittelsbacher Ausgleichsfonds / Bayer. Staatsgemäldesammlungen, Inv.Nr. WAF 1072. – Slg. Graf Rechberg – Slg. Fürst Oettingen-Wallerstein, Grundbuch 1817–18, § XCIII, erworben 1816 – Slg. König Ludwig I. von Bayern, erworben 1828, I.W. 216 – Ab 1829 ausgestellt in Nürnberg, Moritzkapelle –1882 GNM.

CLEOPHAS UND MARIA CLEOPHAE, SALOMAS UND MARIA SALOME

Maria Cleophae sitzt lesend neben ihrem Vater Cleophas, die kleinere Maria Salome auf dem Schoß ihres Vaters Salomas. Goldgrund mit punziertem Rankenmuster. Mitteltafel, oben, rechts.

Tannenholz (Abies sp.), 72 x 51 cm – Unten auf den beiden Spruchbändern in gotischen Buchminuskeln: »Anna vnd Cleophas mit Ee. Geparn Maria(m) Cleophe. – Anna mit Salome nit ließ. Die dritten Maria Salome hieß.« – Auf dem Parkett mit weißer Farbe »Gm 257«; Klebezettel Slg. König Ludwig I. von Bayern, 1828, Nr.219; WAF »H.G.1071 (1936) Inv.S.No.554«, darunter links die Nr.257, rechts »R 140«.

Gm 257. Leihgabe des Wittelsbacher Ausgleichsfonds / Bayer. Staatsgemäldesammlungen, Inv.Nr. WAF 1071. – Slg. Graf Rechberg – Slg. Fürst Oettingen-Wallerstein, Grundbuch 1817–18, § XCII, erworben 1816 – Slg. König Ludwig I. von Bayern, erworben 1828, I.W. 219 – Ab 1829 ausgestellt in Nürnberg, Moritzkapelle –1882 GNM.

MARIA MIT JOSEPH UND JESUS

Maria und das mit einem offenen Hemd bekleidete Kind auf ihrem Schoß sind durch große Goldnimben hervorgehoben. Der Nährvater Joseph ist an der Werkbank mit Hobeln beschäftigt. Goldgrund mit punziertem Rankenmuster. Rechter Flügel, Innenseite, oben.

Tannenholz (Abies sp.), 78 x 55 cm – Oben auf dem Spruchband in gotischen Buchminuskeln: »Die erst maria jhesu genas. / Der hailig gaist tet würcke(n) das. / Joseph sein geschätzter vatter was.«. Umschriften in den Nimben in Textura, bei Maria: »O · SANCTISSIMA · VIRGO · MARIA· ORA· PRO. N(OBIS)«, beim Jesuskind: »IHESV · CRISTE · FILI · DEI · VIVI · MISERERE · NOBIS« – Auf dem Parkett mit weißer Farbe »Gem.259«; Klebezettel WAF »H.G.1073 (1936) Inv.S.No.557«, darunter links die Nr.259, rechts »R 140«.

Gm 259. Leihgabe des Wittelsbacher Ausgleichsfonds / Bayer. Staatsgemäldesammlungen, Inv.Nr. WAF 1073. – Slg. Graf Rechberg – Slg. Fürst Oettingen-Wallerstein, Grundbuch 1817–18, § XCI, erworben 1816. – Slg. König Ludwig I. von Bayern, erworben 1828, I.W. 214 – Ab 1829 ausgestellt in Nürnberg, Moritzkapelle –1882 GNM.

MARIA CLEOPHAE UND ALPHÄUS MIT IHREN VIER KINDERN JACOBUS MINOR, SIMON ZELOTES, JUDAS THADDÄUS UND JOSEPHUS JUSTUS

Simon steht auf dem Schoß der Mutter, Judas Thaddäus sitzt neben dem Vater, Jacob liest stehend in einem Buch, Josef sitzt am Boden. Goldgrund mit punziertem Granatapfelmuster. Mitteltafel, unten, links.

Tannenholz (Abies sp.), 72 x 51 cm – Unten auf dem Spruchband in gotischen Buchminuskeln: »Cleophe maria. alpheu(m) het Den mindern Jacob si geberen tet. Der gerecht Joseph der ander was. Der dritt vnd vierd Symon Judas.« – Auf dem Saum des Kleides der Maria Cleophä in Textura: »[EGO] S(UM) ALPHA · ET · O[MEGA] · PR(I)NC[IPIVM ET FI]NIS [Vulgata, Apokalypsis Iohannes 1,8]« – Auf der Rückseite Klebezettel Slg. König Ludwig I. von Bayern, 1828, Nr.218; WAF »H.G.1069 (1936) Inv.S.No.447, darunter links die Nr.255, rechts »R 140«. Auf dem Parkett mit weißer Farbe »Gm 255«.

Gm 255. Leihgabe des Wittelsbacher Ausgleichsfonds / Bayer. Staatsgemäldesammlungen, Inv.Nr. WAF 1069. – Slg. Graf Rechberg – Slg. Fürst Oettingen-Wallerstein, Grundbuch 1817–18, § CCXXXVII, erworben 1817 von Stuntz in München, der es von Graf Rechberg hatte – Slg. König Ludwig I. von Bayern, erworben 1828, I.W. 218 – Ab 1829 ausgestellt in Nürnberg, Moritzkapelle –1882 GNM.

MARIA SALOME UND ZEBEDÄUS MIT JOHANNES DEM EVANGELISTEN UND JACOBUS MAIOR

Zebedäus, der Vater, steht vom Rücken gesehen. Johannes, der spätere Evangelist und Verfasser der »Offenbarung«, ist schon hier als Schreibender, d.h. als Autor dargestellt. Goldgrund mit punziertem Rankenmuster. Mitteltafel, unten, rechts.

Tannenholz (Abies sp.), 72 x 51 cm – Unten auf dem Spruchband in Textura: »MARIA SALME VND IR MAN(N) ZEBEDEVS GEPARN JOHAN(N). / EVANGELISTE(N) RAI(N) BEKANT UND JACOBV(M) DE(N) GRÖSSERN GNANT«. Am Kleidersaum der Maria Salome Buchstabenfolge in Textura: »A V L E O(?) H S N M R V«. Im Buch des Johannes in gotischer Kursive: »... facta sunt et sine ipso factum est nihil quod factum est ... [Vulgata, Secundum Iohannem 1, 3 – 6]« – Auf der Rückseite Klebezettel Slg. König Ludwig I. von Bayern, 1828; WAF »H.G.1068 (1936) Inv.S.No.443«, darunter links die Nr.254, rechts »R 140«.

Gm 254. Leihgabe des Wittelsbacher Ausgleichsfonds / Bayer. Staatsgemäldesammlungen, Inv.Nr. WAF 1068. – Slg. Graf Rechberg – Slg. Fürst Oettingen-Wallerstein, Grundbuch 1817–18, § XCIV, erworben 1816 – Slg. König Ludwig I. von Bayern, erworben 1828, I.W. 217 – Ab 1829 ausgestellt in Nürnberg, Moritzkapelle –1882 GNM.

ESMERIA UND EPHRAIM MIT ELIUD UND ELISABETH

Der halbwüchsige Sohn Eliud ist gleich einem Patriziersohn mit Barett und fußlangem pelzgefüttertem Mantel (Schaube) bekleidet. Goldgrund mit punziertem Rhombenmuster. Linker Flügel, außen, oben.

Tannenholz (Abies sp.), 81,4 x 55,7 cm – Oben auf dem Spruchband in gotischen Buchminuskeln: »Hismeria vnd ir man(n) hett. Eliud vnd Elizabeth«. Auf dem Fußteppich in Textura: »BONA MEDICINA« – Auf dem Parkett mit weißer Farbe »G.256«; Klebezettel WAF »H.G.1070 (1936) Inv.S.No.502, darunter links die Nr.256, rechts »R 140«.

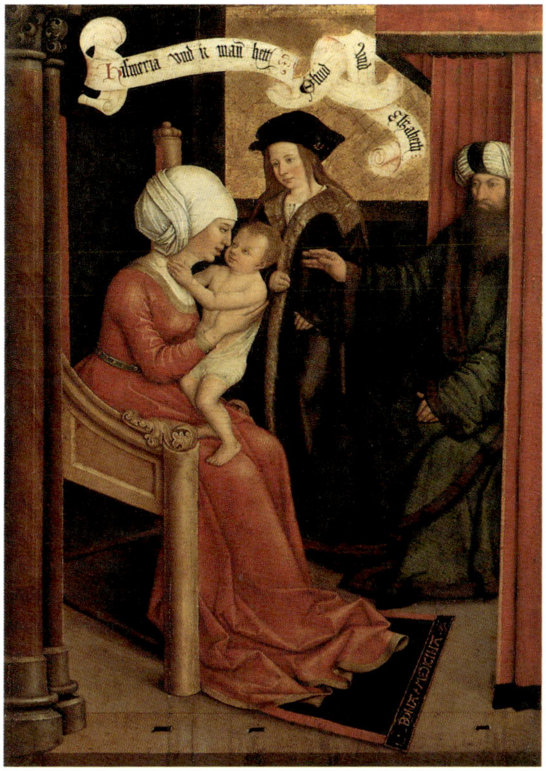

Gm 256

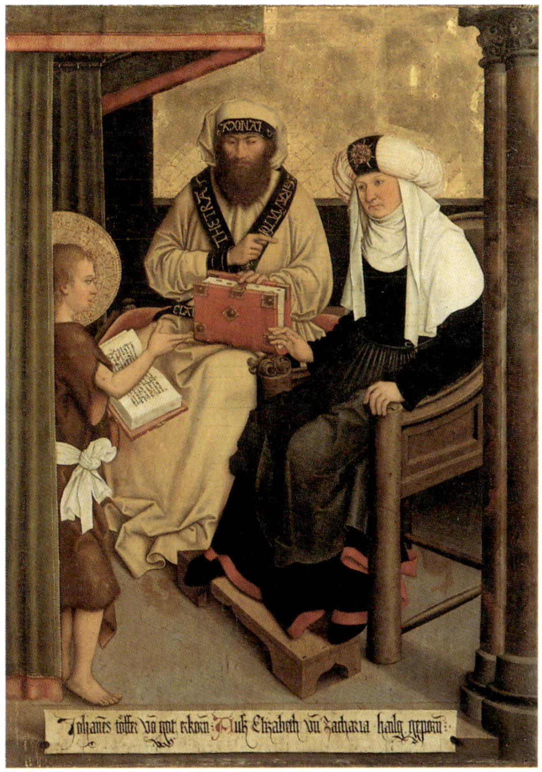

Gm 891

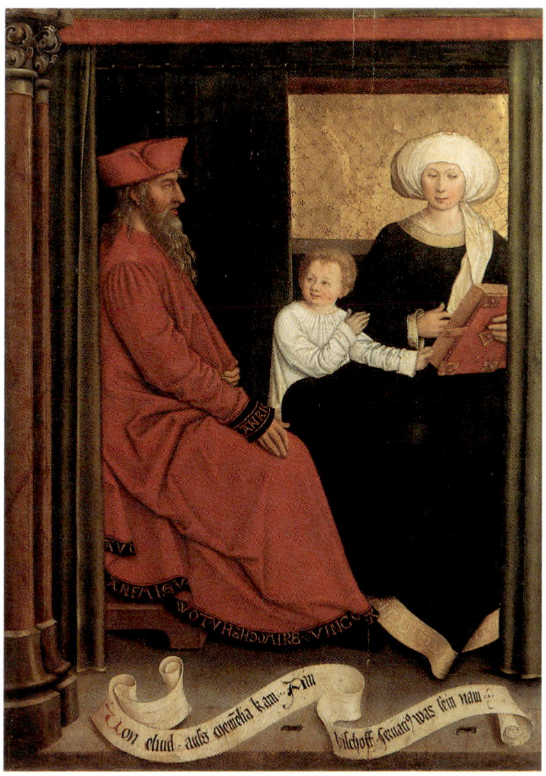

Gm 889

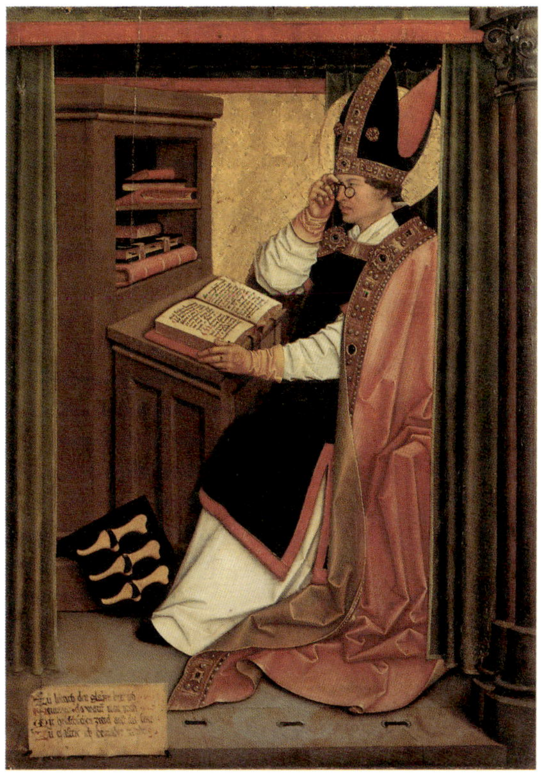

Gm 888

Gm 256. Leihgabe des Wittelsbacher Ausgleichsfonds / Bayer. Staatsgemäldesammlungen, Inv.Nr. WAF 1070. – Slg. Graf Rechberg – Slg. Fürst Oettingen-Wallerstein, Grundbuch 1817–18, § LXXXIX, erworben 1816 – Slg. König Ludwig I. von Bayern, erworben 1828, I.W. 215 – Ab 1829 ausgestellt in Nürnberg, Moritzkapelle –1882 GNM.

ELISABETH UND ZACHARIAS MIT JOHANNES DEM TÄUFER

Johannes, der Christus taufen wird, ist schon hier im Fellkleid gleich dem Prediger in der Wüste und mit dem offenen Buch dargestellt. Ein großer Goldnimbus zeichnet ihn aus. Goldgrund mit punziertem Rhombenmuster. Rechter Flügel, außen, oben.

Tannenholz (Abies sp.), 78 x 55 cm – Auf dem Spruchband in gotischen Buchminuskeln: »Johan(n)nes töffer vo(n) got erkor(e)n. Auß Elizabeth vn(d) Zacharia hailg gepor(e)n.«. – Im Nimbus des Johannes Umschrift in Textura: (JOHAN)NES · BAPTISTA · TRENTV«. Auf den Gewandborten des Zacharias in Textura: »THETRA · GRAM-(M)ATOI – ADONAI ELAI«. Im Buch des Johannes Schrift in gotischer Kursive: »Non est sanitas in carne mea ...[Vulgata, Psalmi 37, 4 – 8]« – Auf dem Parkett mit weißer Farbe »Gm.891«; Klebezettel Slg. König Ludwig I. von Bayern, 1828, Nr.220; Klebezettel WAF »H.G.1078 (1936) Inv.S.No.702, darunter links die Nr.891, rechts »R 140«.

Gm 891. Leihgabe des Wittelsbacher Ausgleichsfonds / Bayer. Staatsgemäldesammlungen, Inv.Nr. WAF 1078. – Slg. Graf Rechberg – Slg. Fürst Oettingen-Wallerstein, Grundbuch 1817–18, § XC, erworben 1816 – Slg. König Ludwig I. von Bayern, erworben 1828, I.W. 220 – BStGS –1909 GNM.

ELIUD UND MEMELIA MIT SERVATIUS

Der Knabe Servatius greift zum Buch in den Händen der Mutter, aus dem ihn die Eltern unterrichten. Goldgrund mit punziertem Rhombenmuster. Linker Flügel, außen, unten.

Tannenholz (Abies sp.), 80,5 x 55,9 cm – Auf dem Spruchband in gotischen Buchminuskeln: »Uon eliud · auß me-(m)elia kam · Ain bischoff · Seruati(us) was sein nam · «. Am Gewand des Eliud Buchstabenfolge in Textura:» AVO AN · FMI · GV · WOT · VHEH · DOMIRE · VINCO · A«, eine weitere, hebräische, bei Memelia – Auf dem Parkett mit weißer Farbe »Gm.889«; Klebezettel Slg. König Ludwig I. von Bayern, 1827, Nr.185; Klebezettel WAF »H.G.1076 (1936) Inv.S.No.674, darunter links die Nr.889, rechts »R 140«.

Gm 889. Leihgabe des Wittelsbacher Ausgleichsfonds / Bayer. Staatsgemäldesammlungen, Inv.Nr. WAF 1076. – Slg. Graf Rechberg – Slg. Boisserée, 1814/15 im Tausch erworben, Verz.1827, Nr.184 – Slg. König Ludwig I. von Bayern, erworben 1827, I.B. 185 – Ab 1838 München, Pinakothek –1909 GNM.

HL. SERVATIUS

Der Heilige sitzt als Bischof in seiner Studierstube. Er benutzt eine Brille zum Lesen. Er trägt Pontifikalkleidung, das sind die weißleinene Albe, das den Hals umschließende Amikt, die seitlich geschlitzte Dalmatik, das mit Zierborten versehene Pluviale, ein Radmantel, den über der Brust eine Schließe zusammenhält, Pontifikalhandschuhe und Mitra. Das Wappen mit den Holzschuhen (Trippen) weist sein Martyrium aus. Er wurde in Maastricht mit Holzschuhen zu Tode geprügelt. Rechter Flügel, außen, unten.

Tannenholz (Abies sp.), 78 x 55 cm – Unten auf einem Blatt in gotischen Buchminuskeln: »Zuo Lüttich den glaben leret ich./ Seruacius. do warff man mich./ Mit holzschuochen zetod auff der fart./ Zu mastric.ich begraben wardt.«. In dem aufgeschlagenen Buch Schrift in gotischer Kursive: »...Ne derelinquas me domine deus ...[Vulgata, Psalmi 37, 22 – 23]« »Miserere mei deus [ebenda, 50, 3 – 6]« – Auf dem Parkett mit weißer Farbe »Gm 888«; Klebezettel Slg. König Ludwig I. von Bayern, 1828, Nr.222; WAF »H.G.1075 (1936) Inv.S.No.673, darunter links die Nr.888, rechts »R 140«.

Gm 888. Leihgabe des Wittelsbacher Ausgleichsfonds / Bayer. Staatsgemäldesammlungen, Inv.Nr. WAF 1075. – Slg. Graf Rechberg – Slg. Fürst Oettingen-Wallerstein, Grundbuch 1817–18, § LXXXVII, erworben 1816 – Slg. König Ludwig I. von Bayern, erworben 1828, I.W.222 – Ab 1838 München, Pinakothek –1909 GNM.

Die Tafeln stammen aus der Annenkapelle der Pfarrkirche in Mindelheim / Allgäu. Sie gelangten mit der Slg. Rechberg 1816 in die Slg. Wallerstein, allein Gm 889 schon 1814/15 aus der Slg. Rechberg im Tausch in die Slg. Boisserée. Mit dieser 1827 an König Ludwig I. von Bayern verkauft. In der Slg. Graf Rechberg, Schloß Donzdorf, Kreis Göppingen, verblieben vier zugehörige Tafeln mit Bildnissen der Stifterfamilie: Ulrich von Frundsberg mit dem Hl. Ulrich und Barbara von Rechberg mit der Hl. Barbara, neun Söhne, von denen einer Bischof von Trient wurde, und sechs Töchter des Paares[2].

Flügeltafeln Gm 256, 259, 888 – 891 gespalten und gedünnt, Mitteltafeln Gm 254, 255, 257, 258 weniger gedünnt. Alle Bildträger mit unregelmäßigen, ungleich großen, relativ locker gewebten Leinwandstücken kaschiert, 11 x 13 Fäden pro cm^2, nicht überlappend, teilweise im Abstand von mehreren cm; Faserrichtung und Fadenlauf nicht immer parallel. Maserung und Brettbreiten ergeben: Gm 256 ist die Rückseite von Gm 890, Gm 891 ist die Rückseite von Gm 259; die Rückseiten von Gm 889 und Gm 888 bilden die Stifterbildnisse von Ulrich und Barbara von Frundsberg (Ulm, Stadtmuseum). – Rückseiten: Flachparkett, vereinzelt Klötzchen an Rissen; wenig alter Schädlingsbefall, offenliegende Fraßgänge mit unterschiedlichen Bohrlochdurchmessern, zahlreiche Risse. – Bildseiten: Flügeltafeln Gm 256, 259 und 888 – 891 hatten vermutlich nur oben und unten einen Arbeitsrahmen; entlang der Malkanten der Mitteltafeln Holzsplitter[3]. Grundierung: Dick, ca. 0,1 cm, relativ gleichmäßig, sie nimmt bei den Flügeltafeln zum unteren Rand hin ab. Unterzeichnung: Wässriges Medium, Striche meist in einem Tröpfchen endend; Konturen mit dynamischem Duktus, Binnenschraffuren überwiegend in den Gewändern als harte, gerade parallele Striche; vereinzelt Abweichungen in der gemalten Ausführung. Metallauflage: Hintergründe Glanzvergoldung auf rotem Bolus, Konturen der Personen in die Grundierung eingeritzt. Vergoldung der Außenseiten mit punziertem Rautenmuster[4] und gewölbten Stempeln in den Ecken der Kreuzungsstellen. Innenseiten der Flügel und Mitteltafeln mit Granatapfelmuster, zwei Punzengrößen, Motiv wiederholt sich im Wesentlichen, die Motivmitte variiert. Als Orientierungshilfe für das Ornament dienen fein vorgeritzte Kreise, *d* ca. 12,5 cm. Malerei: Mehrschichtig, teilweise mit Lasuren; an einigen Stellen unter einer deckenden Schicht eine transparente; Vielfalt an Nuancen innerhalb eines Farbtons, z.B. rot oder weiß, durch unterschiedliche Überzüge oder differenzierte Beimengungen eines anderen Pigments. Unterschiedlich ausgeführte Details wiederholen sich auf verschiedenen Tafeln, z.B. Marmorierung der Säulen, Schattierung oder Äderung des Fußbodens, unterschiedliche Lichtreflexe in den Klammern der Bodenplatten. An den Flügeltafeln oben ursprünglich Schleierbretter, bei Gm 259, Gm 890 und Gm 891 zeichnet sich die Form durch Verschmutzung oder Verbräunung der Malschicht ab; bei den Flügeltafeln am oberen Rand Fehlstellen, wahrscheinlich von der Anbringung der Schleierbretter mit Holzdübeln. Das Mittelfeld mit 4 Tafeln hatte wohl eine breitere Rahmung, da kleinere Bildformate. Helle Partien teils stark verputzt; alte Kittungen und Retuschen, reichen z.T. über Fehlstellen hinaus; schlechte Haftung der Farbe an den Übergängen von Vergoldung zur Malschicht; Ausbrüche, teils Retuschen. Firnis: Ungleichmäßig, unterschiedlicher Glanzgrad, teils Tropfenstrukturen oder Runzelbildung. – Rahmen: Alt, nicht original.

Gm 890: 3 Bretter, Breiten von links oben 9,5, 24,2, 22,0 cm, unten 9,1, 23,2, 22,9 cm. Stärke 0,3 cm. Format seitlich leicht beschnitten oder behobelt. Ast. – Rückseite: Klötzchen. – Bildseite: Grundier- und Malkanten oben und unten vorhanden. Unterzeichnung: Gewand, Beine und Füße Esmerias sorgfältig in dichten, übereinanderliegenden Strichen. Malerei: Über und unter der deckenden hellgrünen Farbe des Vorhangs rechts grüne Lasur; Inkarnate dünn, partiell durchgerieben oder verputzt, Unterzeichnung schimmert durch; Frühschwundkrakelee in Schattenpartien; im Gewand Esmerias braunschwarze Verfärbung in kleinen Pünktchen, vermutlich alter Schimmelbefall.

Gm 258: 2 Bretter, von links oben 25,0, 27,1 cm , 0,6 cm Eckergänzung; unten 23,4, 29,3 cm. Stärke 0,8 cm. Format original. – Bildseite: Grundier- und Malkanten allseitig vorhanden. Unterzeichnung: Annas Ärmel mit verändertem Faltenwurf. Metallauflage: Im Goldbereich beim weißen Schriftband Überzug abgenommen. Malerei: Partiell dicker Farbauftrag in den Schattentiefen von Annas Kleid, rote Partie transparent, Unterzeichnung schimmert durch; grobe Pinselstruktur in gelbem Farbauftrag ihres Gewandes, flächig angelegt, in zweiter Schicht modelliert; changierende Farben durch Übereinanderlegen von kontrastierenden Tönen.

Gm 257: 3 Bretter, Breiten von links oben 21,1, 17,5, 14,2 cm, unten 20,9; 15,0, 16,7 cm. Stärke 0,8 cm. Format original. Mehrere Äste, teils mit Intarsien – Rückseite: Ursprünglich quer verlaufende Einschübe, am unteren Rand Intarsie mit quer verlaufender Maserung; Klötzchen. – Bildseite: Grundier- und Malkanten allseitig vorhanden; schräg verlaufender Falz, partiell beschnitten. Malerei: Kragen der Maria Salome in dünnem Farbauftrag auf pastosem Blau des Kleides; Mantel des Salomas nachgedunkeltes Kupfergrün, Mantel der Maria Salome nachgedunkeltes Blau; Frühschwundrisse in der pastosen Malschicht.

Gm 259: 3 Bretter, von links oben 16,7, 18,1, 21,1 cm, unten 13,4, 21,7, 20,3 cm. Stärke 0,3 cm. Format seitlich beschnitten oder behobelt. Linke obere Ecke ausgebrochen. Leinwandstücke der Kaschierung auffallend groß; 2 Äste im rechten Brett. – Bildseite: Grundier- und Malkanten oben und unten vorhanden. Unterzeichnung: Mittlere Schattenzone flächig schraffiert; Daumen und Mittelfinger der linken Hand Mariä in der gemalten Ausführung verändert. Metallauflage: Vergoldete Nimben mit Einzelpunzen verziert. Malerei: Weißes Hemdchen des Knaben im Schatten mit roter lackartiger Farbe modelliert, dünne blaue Lasur auf fast allen Schattenpartien; Lichter pastos mit mehreren übereinanderliegenden Tönen; im Gesicht Mariä nachgedunkelte Retusche, Inkarnat des Jesusknaben durchgerieben oder verputzt; Krakelee an pastosen Partien, z.B. an der Edelsteinborte; am Band um Mariä Stirn Frühschwundrisse.

Gm 255: 3 Bretter, von links oben 11,9, 29,5, 11,1 cm, unten 12,7, 27,5, 12,6 cm. Stärke 0,9 cm. Format original. Unten links ein Astloch mit, eines ohne Intarsie. – Rückseite: Reste der originalen Querleisten trotz Dünnung erhalten; dicker leimartiger Auftrag, rötlicher Überzug. – Bildseite: Grundier- und Malkanten allseitig vorhanden. Unterzeichnung: An Maria Cleophaes rechter Hand Finger gegenüber der gemalten Ausführung länger; im blauen Gewand des Jungen rechts ein Kreuz. Schraffuren in Faltenwurf, Gesichtern und Hintergrund. Metallauflage: Alter Goldgrund bis auf das Holz entfernt, neuer Aufbau mit feinerem Gewebe in Leinenbindung, paßgenau eingebracht, neuer Aufbau reicht bis zur Bildkante; Neuvergoldung. Malerei: Ärmel der Maria Cleophae gröber gestrichelt; deckender bleizinngelbfarbener Saum ihres Gewandes mit grüner lackartiger Farbe untermalt; durchgeriebene Schrift im aufgeschlagenen Buch des Jungen rechts; Frühschwundrisse in dunkelbrauner Farbschicht; teils Übermalungen an den Übergängen von Vergoldung zu Malerei.

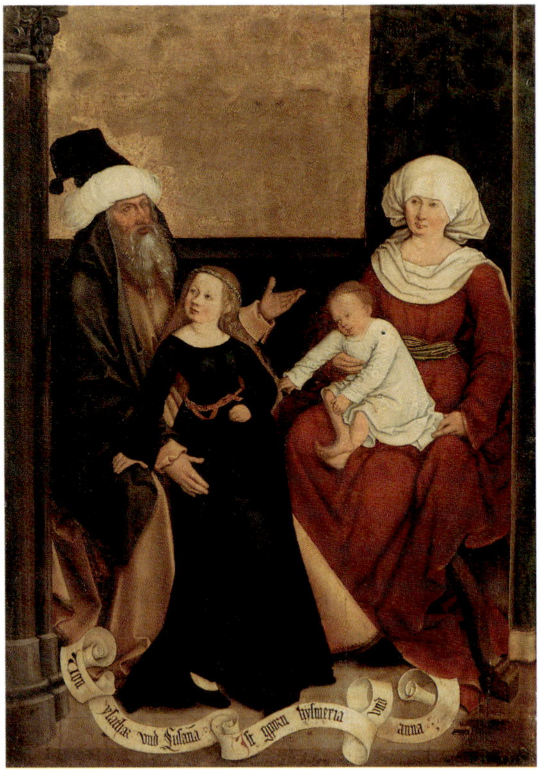

Gm 890

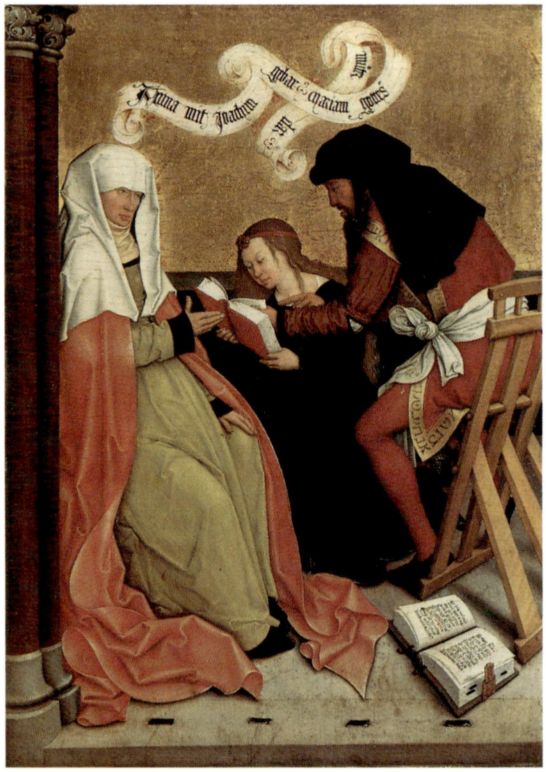

Gm 258

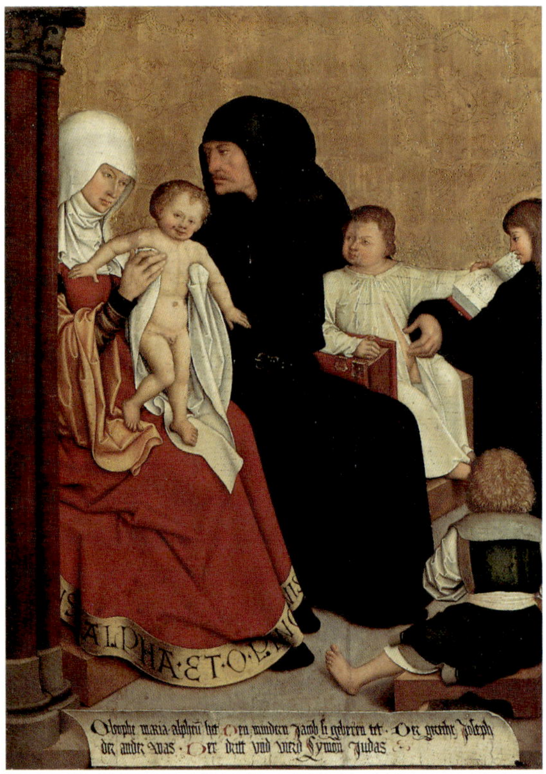

Gm 255

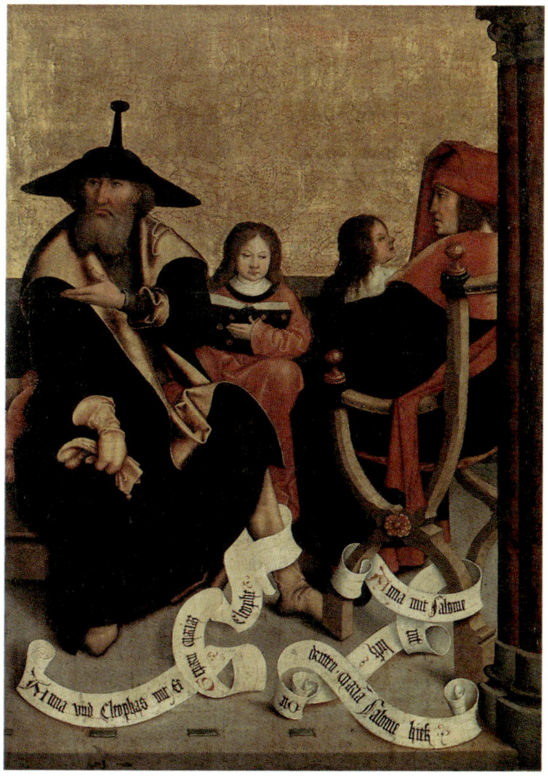

Gm 257

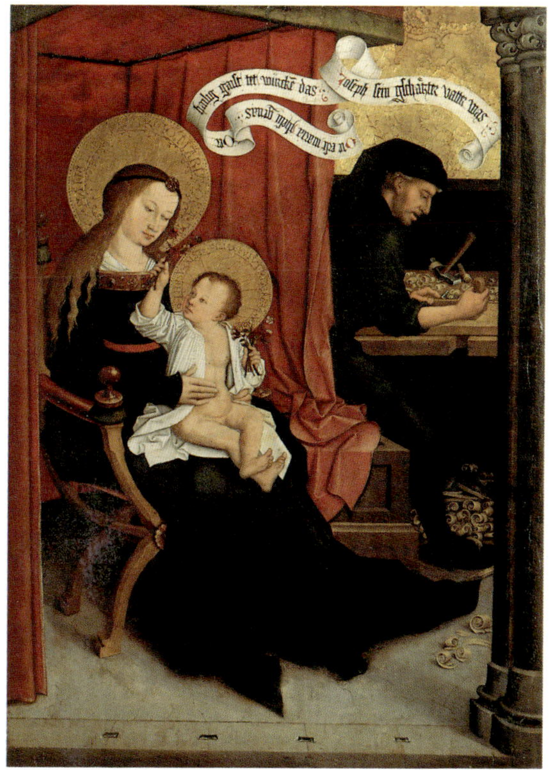

Gm 259

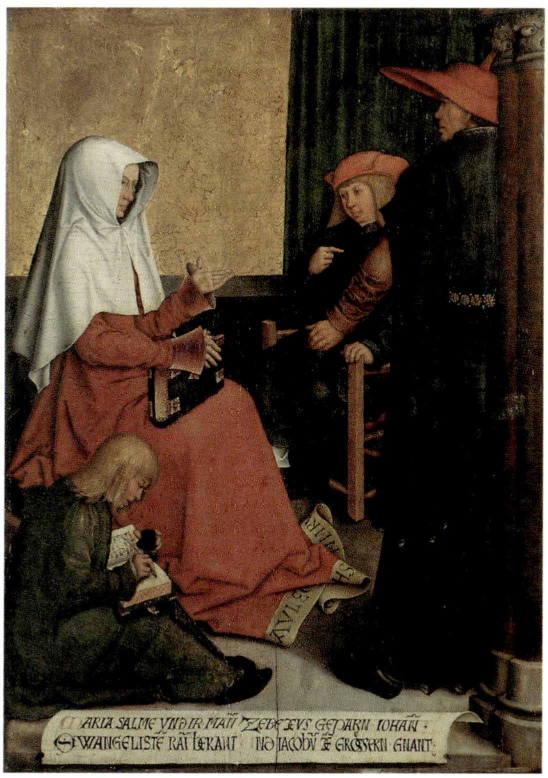

Gm 254

Gm 254: 3 Bretter, Breiten von links oben 14,2, 19,8, 18,7 cm, unten 15,2, 18,9, 18,5 cm. Stärke 0,8 cm. Format original. Astlöcher teils mit Intarsien. – Rückseite: Reste von ursprünglichen Einschüben, Klötzchen entlang der Risse. – Bildseite: Grundier- und Malkanten allseitig vorhanden. Metallauflage: Überzug auf Vergoldung. Malerei: Azuritfarbenes Kissen, auf dem Maria Salome sitzt, rot untermalt[5]; feine Pinselschraffur in Lichtern und Schatten der Ärmel des Zebedäus; deutlich sichtbare Pinselstriche in den Lichtern der Hände; unterschiedliche Strukturen für verschiedene Stoffe; teils durchgeriebene Malschicht, in der rechten unteren Ecke feine vertikal verlaufende Ätzspur. Kleine Ausbrüche mit Kittungen und Retuschen im Gewand des Zebedäus. Ausgeprägtes Krakelee. Firnis: An den Rändern stark verbräunte Reste.

Gm 256: 3 Bretter, Breiten von links oben 22,0, 24,2, 9,5 cm, unten 22,8 23,3 9,1 cm. Stärke 0,3 cm. Format seitlich leicht beschnitten oder behobelt. Rückseite von Gm 890. – Bildseite: Grundier- und Malkanten oben und unten vorhanden. Unterzeichnung: Feine Schraffuren am Knie Esmerias teilweise nicht verwendet; Konturlinie der rechten Hand Esmerias und Kopfbedeckung Eliuds in der gemalten Ausführung verändert. Malerei: Lichter teils pastos. Auf gelblicher modellierter Untermalung grüner Lack. – Restaurierung: Februar 1950, ohne Dokumentation.

Gm 891: 3 Bretter, Breiten von links oben 21,1, 18,2, 16,8 cm, unten 20,3, 21,9, 13,5 cm. Stärke 0,3 cm. Format seitlich leicht beschnitten oder behobelt. Äste im linken Brett. Rückseite von Gm 259. – Bildseite: Grundier- und Malkanten oben und unten vorhanden. Unterzeichnung: Gesicht Elisabeths, Nase und Mund gegenüber der ausgeführten Malerei weiter unten, Finger der rechten Hand weniger angewinkelt; Falten oberhalb der Schürze als gerade, unmodellierte Striche, nicht mit der gemalten Ausführung übereinstimmend; im rechten Ärmel von Elisabeth »8« eingeschrieben, rechts neben der Schärpe des Johannes, im Gewand des Zacharias spiegelverkehrte »3«[6]. Metallauflage: Nimbus des Knaben mit punziertem Muster aus Einzelstempeln. Kratzer im Goldgrund, neuvergoldete Stellen. Malerei: Auffallend starkes Krakelee. Frühschwundrisse in den braunen Schattenlasuren.

Gm 889: 3 Bretter, Breiten von links oben 14,7, 20,8, 20,2 cm, unten 14,4, 20,9, 20,4 cm. Stärke 0,4 cm. Format original. Äste am rechten Rand. – Bildseite: Grundier- und Malkanten oben und unten vorhanden, seitlich mit dem Bildformat identisch. Grundierung: Bis über seitliche Ränder reichend, Seitenkanten partiell abgehobelt. Unterzeichnung: Augen und Augenbrauen Memelias gegenüber der gemalten Ausführung ca. 5 cm oberhalb. Malerei: Blauer Mantel Memelias leicht vergrünt, grüner Lack des Vorhangs verbräunt; stellenweise stark durchgeriebene Malschicht.

Gm 888: 3 Bretter, Breiten von links oben 17,7, 17,2, 21,0 cm, unten 16,2, 17,0, 22,6 cm. Stärke 0,5 cm. Format seitlich leicht beschnitten oder behobelt. – Rückseite: Klötzchen. – Bildseite: Grundier- und Malkanten oben und unten vorhanden. Unterzeichnung: Linke Hand mit wenigen Linien, Ring und Rosette nicht unterzeichnet; Finger der rechten Hand gegenüber der gemalten Ausführung kürzer. Im Zentrum des Wappens eingeritzter Kreis *d* ca. 8 cm. Malerei: Gemalte Eichenholzmaserung; im Vorhang grüner Lack unter und über einer deckenden Farbschicht; linker Bildrand bis zu einer Breite von ca. 1 cm schräg angeschliffen; rechts unten Ausbrüche in der oberen Malschicht; blau vergrünt; feine Frühschwundrisse im roten Lack und in der braunen Haarfarbe; in der linken unteren Ecke an der Schrifttafel Spur von aufgeworfenen Leimschollen mit eingebundenen Fasern.

MG

Der Altar stand in der über der Grablege der Rechberg und Frundsberg errichteten Annenkapelle, einem Anbau der Pfarrkirche St. Stephan in Mindelheim. Aus dem Indulgenzbrief vom 6. Juni 1505[7] geht hervor, daß Barbara von Rechberg die Kapelle damals restaurieren und teilweise neu ausstatten ließ. Baum (1914) brachte den Altar-Auftrag mit diesem Datum in Verbindung. 1501 war Ulrich von Frundsberg gestorben, Barbara von Rechberg starb 1506. Da ihre Tochter Agnes von Frundsberg auf der Predella bereits mit dem Allianzwappen Wildenstein – Frundsberg dargestellt ist, muß der Altar vor 1506 in Auftrag gegeben und 1505 noch in Arbeit gewesen sein. 1811 kopierte der Mindelheimer Maler Michael Ziegler das Altarretabel, da es von der Graf Rechbergschen Familie zurückerworben wurde. Die Flügel wurden horizontal geteilt und vertikal gespalten, d.h. Innen- und Außenseiten voneinder getrennt. Baum rekonstruierte den Altar aufgrund des ikonographischen Programms und durch Beobachtung und Vergleich von Holzmaserungen und Sägespuren der Tafelrückseiten. Demnach handelte es sich um einen gemalten Flügelaltar ohne geschnitzten Schrein. Geöffnet zeigte er die Hl. Anna und ihre nächsten Angehörigen, ihre Eltern, ihren Gatten Joachim und ihre beiden späteren legendären Ehemänner, ihre Kinder und Enkel, im geschlossenen Zustand die Familie und Nachkommen ihrer Schwester Esmeria. Die Stifterin und ihr verstorbener Gemahl waren in der unteren Zone der Flügelinnenseiten zu sehen, deren Kinder auf den Flügeln der Predella. Entgegen Baums Rekonstruktion erwog Pilz die Möglichkeit, »daß es sich urspünglich um den mittleren Zustand eines Altares mit doppeltem Drehflügelpaar gehandelt hat«.

Die Darstellungen der Hl. Sippe beruhten auf der im 12. Jahrh. entstandenen Trinubiumlegende[8]. Sie besagte, daß die Hl. Anna nach ihrer Ehe mit Joachim noch zweimal verheiratet war und eine große Schar von Nachkommen besaß. Das Neue Testament selbst lieferte mit Matthäus 27, 56, Markus 15, 40 und Johannes 19, 25, die Voraussetzung. Die Verehrung der Hl. Anna und ihrer Sippe, deren Mitglieder fast alle Heilige waren und die dementsprechend auch einzeln angerufen werden konnten, erreichte im 15. Jahrh. ihren Höhepunkt. Das Tridentiner Konzil 1545-63 verbot die Legende. Die von Mitgau und Rettich vertretene These, daß die Vorstellung der Unbefleckten Empfängnis, wie sie die Hl. Anna selbdritt vertritt, und die Trinubiumlegende einander ausschlössen, wurde von Setzler insofern in Frage

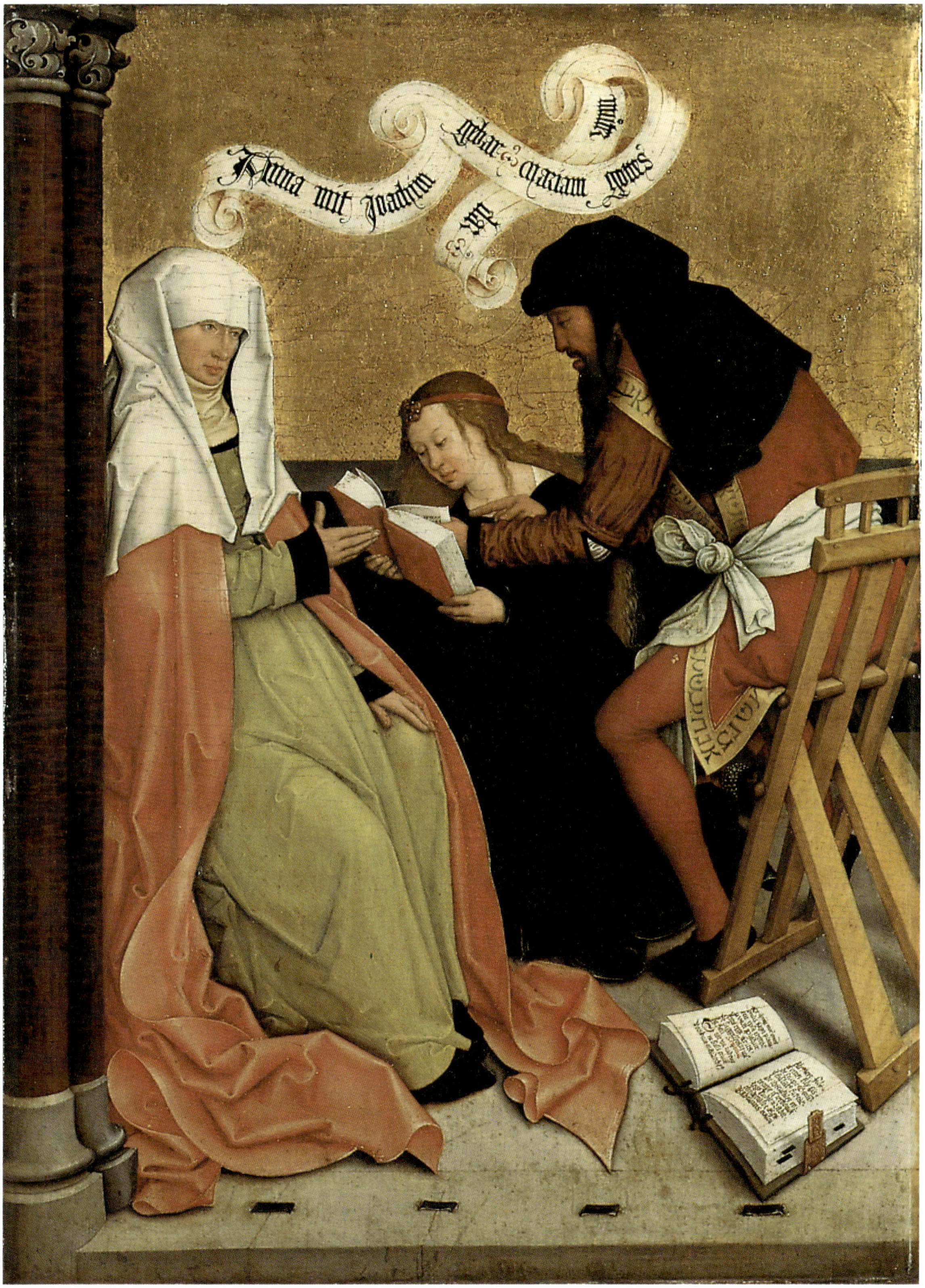

Gm 258

gestellt, als der genannte Indulgenzbrief allen einen Ablaß von 100 Tagen gewährte, die unter anderem am Festtag der Unbefleckten Empfängnis den Gottesdienst in der Annenkapelle besuchten. Der von Baum 1914 zusammengestellte Stammbaum der Hl. Sippe, wie ihn der Mindelheimer Altar zeigt, folgt der Legenda aurea des Jacobus de Voragine[9]. Die Eltern der Anna, Ysaschar und Susanna, erscheinen üblicherweise unter den Namen Stollanus und Emerentia. Joachim, Cleophas und Salomas sind der erste, zweite und dritte Ehemann der Anna. Esmeria, Mutter der Elisabeth, Großmutter Johannes des Täufers und Urgroßmutter des Hl. Servatius, ist Annas jüngere Schwester[10]. Rettich, der eine eingehende ikonographische und stilkritische Behandlung des Mindelheimer Sippenaltars verdankt wird, sah seinen ikonographischen Gesamtsinn in der »Verehrung der himmlischen durch die irdische Sippe«, die der Zeit entsprechend neben ihrer Devotion auch ihre »ritterliche Repräsentation« pflegte.

Der Mindelheimer Sippenaltar war ein Hauptwerk spätgotischer deutscher Malerei und ist es noch in seiner fragmentierten Form. Strigel schuf ein festes Gerüst aus rahmenden Pfeilern, deren Dienste sich wie Säulen ausnehmen, und aus die Vertikale betonenden Vorhängen und Thronhimmeln. Der durchgehende Steinfußboden fällt nach vorne mit einer Stufe ab. Die vorderen Platten sind durch Eisenklammern verbunden. Die Figuren sind mehr typisch als individuell, aber charaktervoll, großgesehen und würdig, von gemessenen, ausdrucksvollen Bewegungen, als Sitzende oder Stehende frei im Raume beweglich, die Männer zuweilen vom Rücken gesehen. Es gibt ein reiches Spektrum der Beziehungen zwischen den Personen. Der Erfindungsreichtum spricht sich auch in den Kleidern, ihren kostümlichen Bestandteilen, Faltenfiguren und in der Farbe aus. Der lineare Schwung der Säume und die geschlossenen, farbig differenzierten Flächen sprechen mindestens so stark wie die spätgotischen Stauch- und Knitterfalten.

In der Wiedergabe der Möbel und der Werkbank mit den Hobelspänen wirkt ein deutliches Sachinteresse[11], doch stehen künstlerische Überlegungen vor tischlermäßiger Genauigkeit. Bei den Sitzmöbeln auf Gm 257 und 259 handelt es sich um den Typus des Faltstuhls[12]. Die geschwungenen, gefasten Vierkanthölzer bilden quer bzw. parallel zur Sitzrichtung eine X-oder Scherenform. Die Arm- und Rückenlehnen sind mit Leder verkleidet, die Knäufe gedrechselt und mit Ziernägeln versehen, die Sitzflächen offenbar aus Leder. Fehlt bei Gm 257 das die Scheren in Höhe des Kreuzungspunktes verbindende und damit stabilisierende Holz, so ist bei Gm 259 derselbe aus der Mitte versetzt, damit man mehr von der Konstruktion des Stuhls sieht. Dem ursprünglichen Zweck des Zusammenklappens werden beide Stühle offenbar nicht gerecht. Der zusammenklappbare Scherenstuhl Gm 258[13] zeigt zweimal drei Stege, üblicherweise sind es zweimal fünf oder mehr. Die Vereinfachung dient der Monumentalisierung der Form. Ungewöhnlich ist der obere Aufsatz anstelle eines Brettes. Von den Pfostenstühlen zeigt der auf Gm 254 Vierkantpfosten mit sorgfältig verzapften Armlehnen, Sitz und Stegen, die auf Gm 256 und 891 Rundpfosten[14]. Stege verbinden kurz oberhalb des Fußbodens die Pfosten miteinander. Die Sitzflächen sind, wie man bei Gm 254 sieht, geflochten. Bei Gm 256 und Gm 891 bilden die Armlehnen geschlossene Flächen, Laubwerk ersetzt die Knäufe. Der offene Kasten mit zwei Fächern für Bücher und das Lesepult des Hl. Servatius, Gm 888, sind von einfacher Form, aber doch profiliert. Die Augengläser des Hl. Servatius erscheinen nicht nur als Beigabe, sondern im Gebrauch[15]. Der mit punzierten Mustern verschiedener Art versehene Goldgrund und die frei und leicht im Raum schwebenden und am Boden sich windenden Spruchbänder sind gotische Reminiszenzen, doch balanciert der dekorative den lehrhaften Wert aus. Nimben bilden die Ausnahme, doch wird ihre Wirkung voll ausgekostet. Hebräische Schriftzeichen suggerieren die Aura des Altehrwürdigen.

Die Teile des Sippenaltars waren im Grundbuch der Slg. Oettingen-Wallerstein und in den Katalogen der Moritzkapelle Martin Schön (= Schongauer) zugeschrieben. Quandt und Waagen dachten an einen anderen, geringeren Meister. Gessert ließ allein Gm 889, Eliud und Memelia mit Servatius, als ein Werk Schongauers gelten. Passavant, ohne Verständnis für die Eigenart und malerische Kultur der Bilder, gab sie mit Vorbehalt einem »älteren Maler Martin Schön«, versetzte sie jedenfalls in die Ulmer Schule. Allein beim Bischof Servatius (Gm 888) spräche sich »ein feines Gefühl« aus. Margraff (in Kat. München 1869) gab die Bilder der Pinakothek dem Hans Schühlin. Diesen Namen führten auch die Leihgaben aus der Moritzkapelle in der Ausst. in Ulm 1877. Reber u. Bayersdorfer in Kat. Moritzkapelle 1878 ordneten die Bilder dem sog. Meister der Slg. Hirscher zu, den Bode wenig später als Bernhard Strigel erkannte. Ein in die Nähe Hans Burgkmairs gesetztes Glasgemälde in Schloß Hohenschwangau übernimmt das Christuskind aus Gm 259 und variiert weitere Motive des Sippenaltars, so das Stirnband der Maria, die Stuhlwange und den Laubwerkknauf[16].

1 Zu den lateinischen Bibelstellen vgl. Biblia Sacra. Iuxta Vulgatam Versionem. Stuttgart 1983.
2 Als Leihgabe im Ulmer Museum; vgl. Kataloge des Ulmer Museums I, 1981, Nr. 97 mit Abb.
3 Die Holzsplitter sind wohl in Zusammenhang mit der ursprünglichen Rahmung zu sehen.
4 Die gleichmäßigen Punktreihen zeugen von der Verwendung eines Rädchens.
5 Möglicherweise wurde die Farbe während des Malprozesses verändert.
6 Diese Ziffern stehen für die Farbkonzeption, »8« z.B. bezeichnet Blau. Zu den Farbbezeichnungen vgl. auch Gm 284, Breu d.Ä, Jörg, Kreuzigung Christi, Anm. 1.
7 München, Bayer. Staatsarchiv, Fasc. 54.
8 Max Förster: Die Legende vom Trinubium der hl. Anna. In: Probleme der englischen Sprache und Kultur (Festschrift Johannes Hoops). Heidelberg 1925, S. 105 –130. – Karl Künstle: Ikonographie der christlichen Kunst. Freiburg i.Br. 1928, S. 328 – 332. – Mane Mitgau: Die Heilige Sippe in Legende und Darstellung. In: Genealogie. Deutsche Zeitschrift für Familienkunde, Bd. 6. Neustadt a.d. Aisch 1962/63, S. 546 – 551. – LCI 4, 1972, Sp. 163 –168 (»Sippe, Heilige«). – Esser 1986, mit Lit. – Setzler 1993.
9 Dt. Ausgabe von Richard Benz o.J. (1955), S. 676 – 678.
10 Abb. des Stammbaums der Hl. Sippe bei Künstle 1928, S. 331; Esser 1986, S. 163.
11 Für Hinweise, auch zur Literatur, danke ich Martin Meyer, GNM, 12. Juni 1997.
12 Hermann Jedding: Das schöne Möbel. Ein Bildlexikon aller Möbeltypen vom 12. bis ins 20. Jahrhundert. München 1978, Abb. 3 – 5. – Hermann Schmitz: Das Möbelwerk. Die Möbelformen vom Altertum bis zur Mitte des 19. Jahrhunderts. Berlin [2]1929, Tf. 80.
13 Jedding (wie Anm. 12), Abb. 60. – Schmitz (wie Anm. 12), Tf. 81.
14 Edith Holm: Stühle. Eine Stilgeschichte des Sitzmöbels von der Antike bis zur Moderne. München 1978, S. 13 –16, Textabb. 7, 9.
15 Vgl. Mann 1992. Hier auch Vorläufer, die Strigel gekannt haben kann.
16 Alte Glasgemälde im Schloß Hohenschwangau. Eine Sammlung König Maximilians II. von Bayern. Hrsg. von Oskar Zettler, bearb. von Josef Ludwig Fischer. München o.J. (1912), Nr. 3, Abb. S. 12.

Kat.Slg. Oettingen-Wallerstein 1819, S. 48, Nr. 3 (Gm 257), Nr. 4 (Gm 255), S. 49, Nr. 5 (Gm 254), S. 50, Nr. 6 (Gm 258), S. 57, Nr. 22 (Gm 890), S. 58, Nr. 23 (Gm 259), S. 59, Nr. 25 (Gm 888), S. 60, Nr. 26 (Gm 891); 1826, Nr. 86 (Gm 259), 87 (Gm 256), 88 (Gm 258), 89 (Gm 254), 90 (Gm 255), 91 (Gm 257), 92 (Gm 891), 93 (Gm 890), 94 (Gm 888). – Kat. Moritzkapelle 1829 –1846, Nr. 59 (Gm 254), 62 (Gm 259), 63 (Gm 256), 66 (Gm 258), 111 (Gm 255), 115 (Gm 257). – Kunstblatt 1829, S. 402 – 403. – Kat. München, Pinakothek, 1838 –1865, Nr. 11 (Gm 890), 13 (Gm 888), Cab. 34 (Gm 889). – Quandt 1840, S. 318. – Gessert 1841, S. 30 – 31, 37 – 39, 42 – 43. – Waagen 1843, S. 185 –186, 194. – Passavant 1846, S. 171. – Trieb und Seybold 1859, S. 141. – Kat. München, Ältere Pinakothek, 1869, Nr. 11, 13, Cab. 34, Cab. 754 (Gm 891); 1872 –1879, Nr. 11, 13, 626 (Gm 889), 1346 (Gm 891). – Ausst. Ulm 1877: Ulmer Gemälde, S. 5, Kat.Nr. 23 a, b (Gm 257, 255). – Moritzkapelle 1878 u. 1880, Nr. 84 (Gm 254), 85 (Gm 259) 86 (Gm 256), 87 (Gm 258), 131 (Gm 255), 132 (Gm 257). – Bode u. Scheibler 1881, S. 59. – Kat. 1882, Nr. 169 –174 (Gm 254 – 259); 1885, Nr. 175 –180. – Vischer 1885, S. 78. – Janitschek 1890, S. 439. – Kat. 1893, Nr. 179 –184. – Braune 1909, Nr. 254 – 259. – Heidrich 1909, S. 261, Abb. 60, 63. – Baum 1914, S. 9 – 21, Abb. 1 – 4, 6 u. 7, 9 –12; dass. 1923, S. 70 – 81, Abb. 45 – 47. – Weizinger 1914, S. 126. – Glaser 1916. S. 179, Abb. 143 (Gm 257). – Eßwein u. Hausenstein 1923, S. 24, Tf. 24 – 25. – Glaser 1924, S. 286 – 287. – Schmitz 1919, S.561. – Firmenich-Richartz 1916, S. 248, 481. – Strauss 1928, S. 90. – Lutze u. Wiegand 1936-37, S. 176 –178, Abb. 191 – 200. – Baum 1938, S. 188. – Kronenberger-Frentzen 1940, S. 10 –11, Abb. 4, 5 (Gm 256, 890). – Lejeune 1941, S. 314 ff. – Fischer 1942, S. 267. – Ausst. Schaffhausen 1947: Meisterwerke, Nr. 113, 114 (Gm 254, 259). – Kunst u. Kultur 1952, Abb. S. 118 (Gm 254). – Otto 1953, S. 88 – 89. – Stange 8, 1957: Gotik, S. 140, Abb. 293, 294 (Gm 259, 255). – Rettich 1959, S. 161. – Otto 1964, S. 26 – 30, Nr. 16, Abb. 45 – 54. – Rettich 1965, S. 50 – 79. – Stange 1965, S. 12, Abb. S. 76. – Benesch 1966, S. 50, 51. – Shestack 1966, S. 21 – 22. – W. Pilz 1970, S. 307, Nr. 209. – Stange 1970: Verz., Nr. 892. – Hütt 1973, S. 77, Abb. 43 (Gm 259). – Führer 1977 u. 1980, Nr. 245 (Gm 259); 1985 u. 1994, Nr. 240 (Gm 259), jeweils Farbabb. – Ausst. Neuss 1980: Boisserée, S. 59, bei Kat.Nr. 2 (Gm 889) – Boockmann 1986, S. 64, Abb. 97 (Gm 259). – Esser 1986, S. 27, 35, 50 – 51, 77, 84 – 85, 109, 118, 151, 156, 164 –165, Nr. N 07. – Zander-Seidel 1990: Textiler Hausrat, S. 239 – 240, Abb. 224 (Gm 257). – Goldberg 1991, S. 66 – 67, 69 – 71, 76, Abb. 2 (Gm 889). – Mann 1992, S. 73, Abb. 39 (Gm 888). – Setzler 1993, S. 352. – Goldberg 1995, Anhang, Nr. 185 mit Abb. (Gm 889).

Strigel, Bernhard

DIE AUSBREITUNG DER KARTÄUSERKLÖSTER
um 1512/13

Triptychon mit beweglichen Flügeln, auf dem alle damals existierenden 192 Kartäuserklöster dargestellt sind. Innerhalb der Provinzen sind sie so geordnet, daß links hinten das jeweils älteste Kloster seinen Platz findet, die jüngste Klostergründung rechts vorne. Die zu Landschaftsbildern zusammengefaßten Provinzen werden durch goldene, schwarz konturierte Ranken getrennt. Sie treiben in jedem Streifen eine Blüte, aus der die Halbfigur eines Kartäusermönchs wächst. Mittelbild.

HL. BRUNO DER KARTÄUSER UND STIFTER

Der Stifter des Kartäuserordens im Kleid seines Ordens, das ist ein langes, gegürtetes, üblicherweise weitärmliges Unterkleid und ein skapulierartiges, mit Kapuze versehenes, an den Seiten geschlitztes und oberhalb der Knie durch eine Lasche geschlossenes Oberkleid. Zu Füßen des Heiligen Inful und Stab zum Zeichen, daß er das Bistum Reggio abgelehnt hatte. Er steht auf einer Konsole. Über ihm ein Schriftband. Unterhalb der Konsole kniet betend der geistliche Stifter im Kleid des Kartäuserordens. Sein Gebet steht auf einem mit Siegellack befestigten Zettel. Linker Flügel, Außenseite.

HL. HUGO VON LINCOLN UND STIFTER

Der Heilige trägt das Kleid des Kartäuserordens, dazu als Bischof von Lincoln Mitra und Bischofsstab. Zu seinen Füßen ein Schwan, der sich besonders anhänglich gegen ihn erzeigt haben soll. Hugo steht auf einer Konsole. Über ihm ein Schriftband. Unterhalb der Konsole kniet betend der bürgerliche Stifter in einer Schaube und mit abgelegtem Barett. Sein Gebet steht auf einem mit Siegellack befestigten Zettel. Rechter Flügel, Außenseite.

Fichtenholz (Picea sp.), Mittelbild, lichte Maße 162,9 x 98,6 cm, Flügel, lichte Maße je 161,3 x 41,6 cm – Auf den Spruchbändern Inschriften in spätgotischen Minuskeln, links, über dem Heiligen: »Sancte bruno ... .. olim Cartu ....«, über dem geistlichen Stifter: »Orate pro me vos sancti / patres bruno et hugo«, rechts, über dem Heiligen: »S(an)ct(u)s hugo ... artusis ep(isco)p(u)s Lincolnien(sis)«, über dem weltlichen Stifter: »Sancti dei omnes intercedite / pro me misero pec(ca)tore«.

Gm 580. Bis 1782 in der Kartause Freiburg i.Br., dann in der Benediktinerabtei St. Blasien – Nach 1806 in Privatbesitz – Erworben 1874.

Maserung sehr dicht[1]. Formate allseitig geringfügig beschnitten. – Bildseite: Rötliche Imprimitur. Unterzeichnung: keine erkennbar. Metallauflage: Ölvergoldungen. – Restaurierungen: 1956 Retuschen, 1960, 1963/64 Blasen niedergelegt, verkittet, retuschiert, 1983 Blasen niedergelegt.

Mitteltafel: 5 Bretter, Breiten von links oben 13,6, 34,9, 9,7, 20,6, 18,5 cm, unten 12,3, 19,9, 11,4, 21,6, 22,1 cm. Stärke ca. 0,9 cm. Äste. – Rückseite: Nach der Entfernung des Parketts und Dünnung auf eine ca. 2,2 cm starke Stabplatte aufgeleimt, zahlreiche Risse. – Bildseite: Grundier- und Malkanten nicht vorhanden. Grundierung: Dick. Malerei: Mehrschichtig, Schattenlasuren, teils naß in naß; an den Vertikalrändern ca. 0,5 –1,0 cm breiter Streifen retuschiert, teils über originaler Malschicht.

Flügel[2]: Stärke je ca. 1,3 cm; rechts und links ca. 0,5 cm angestückt; leicht konvex verworfen. – Bildseiten: Grundier- und Malkanten oben und unten vorhanden. – Außenseiten: Auf den Bildträger gekratztes unregelmäßiges Rautenmuster. Grundierung: Dünn. Malerei: Teils naß in naß; Marmorierung in einem bräunlichen, mit weiß ausgemischten Ton, dem partiell rötliches, grünliches oder gelbliches Pigment beigemischt ist; Personendarstellungen auf getrocknetem Grund; Rautenmuster im Bildträger auf Oberfläche sichtbar. Firnis: Ungleichmäßig, neu. Innenseite: Grundierung: Wesentlich dicker. Malerei: Teils naß in naß. Azuritfarbenes kristallines Pigment für Wasser und Berglandschaft. Firnis: Ungleichmäßig, neu.

Linker Flügel: 3 Bretter, Breiten von links ca. 13,3, 9,5, 19,0 cm.

Rechter Flügel: 2 Bretter, Breiten von links ca. 23,6, 18,5 cm. – Innenseite: Ca. 4 cm breite Fehlstelle ca. 48 cm vom oberen und ca. 10 cm vom linken Rand sowie ca. 95 cm vom oberen und ca. 13 cm vom rechten Rand. MG

Das Triptychon dokumentiert die Ausbreitung des Kartäuserordens über Europa. Zur Gliederung ist das traditionelle Stammbaumschema verwendet. Die einzelnen Ordensprovinzen sind in Streifen dargestellt. Die Folge beginnt oben auf dem linken Flügel und endet unten auf dem rechten. Der linke Flügel umfaßt die Provinzen Gebennensis, Provence, Aquitanien, Catalonien und Castella, die Mitteltafel die Provinzen Burgundia, Francia, Picardia, Teutonia, Anglia, Alemania superior und Alemania inferior, der rechte Flügel die Provinzen Rhenania, Sachsen, Lombardei, Toscana und Lombardia remotioris. Auf den Rückseiten der Flügel links der Hl. Bruno, darunter ein kniender Donatbruder, rechts der Hl. Hugo von Lincoln, darunter ein kniender Bürger. Die Inschriften über den Heiligen lauten übersetzt: »St. Hugo Bischof von Lincoln und St. Bruno ...«, die Gebete der Stifter: »Betet für mich ihr heiligen Väter Bruno und Hugo«, bzw. »Alle Heiligen Gottes verwendet euch für mich armen Sünder«. Der Geistliche betet einen Rosenkranz mit schwarzen Perlen und einem eingehängten Totenschädel, der Bürger einen Rosenkranz mit roten Perlen und filigranem Bisamapfel.

Der Kartäuserorden wurde 1084 durch den Hl. Bruno (Fest 6. Okt.), der aus Köln stammte, in der Grande Chartreuse bei Grenoble gegründet. Bischof Hugo von Grenoble erwarb sich Verdienste um die Stiftung des Ordens, indem er dem Hl. Bruno das Felsengebiet von Cartusia zur Errichtung eines Klosters zur Verfügung stellte. Hugo von Lincoln (Fest 16. Nov.), einer der glanzvollsten Vertreter des Ordens, trat 1160 in die Grande Chartreuse ein, wurde 1175 als Vorsteher der Kartause Witham nach England berufen und 1186 Bischof von Lincoln. Sein Attribut ist ein Kelch mit dem Christuskind, aber auch ein Schwan[3]. Der Kartäuserorden verbindet als streng beschaulicher Orden Einsiedler- und Gemeinschaftsleben miteinander. Die einzelne Kartause wird vom Prior geleitet; der Prior der Grande Chartreuse ist gleichzeitig Generalprior des ganzen Ordens.

Die Kartausen blühten zumal im 14. und 15. Jahrhundert. Sie öffneten sich der spätmittelalterlichen Mystik, der Devotio moderna und dem Humanismus[4].

Mössner hat unter Berufung auf Lefebvre[5] das Programm der Bilder beschrieben mit einer Konkordanz der lateinischen und nationalen Namen der Klöster, doch lassen sich, worauf Stöhlker hinwies, ein Reihe der lateinischen Namen anhand der gedruckten Liste im Statutenband der Kartäuserklöster von 1510 berichtigen.

Linker Flügel:

Prouincia Gebenensis 13	Provincia Gebennensis, errichtet 1301
Dom(u)s Cartusie origo omn(ium) Cartusien(sium)	Grande Chartreuse, 1084
Domus Valonis	Vallon, 1136 –1544
Augionis	Oujon, 1146 –1536
Repausatorij	Le Reposoir, 1151 –1901
Vallis sancti / hugonis	S.Hugon, 1173 –1793
Allionis	Aillon, 1178 –1793
pomerij	Pomiers, 1170 –1793
Vallis s(an)cte	Valsainte, 1294
Calesi	Chalais, 1303 –1793
partis dei	La Part Dieu, 1306 –1848
Sancti loci de / lancea	La Lance, 1317 –1538
Melani monialiu(m)	Melan, 1282- 1793
Dom(u)s curerie vnita domui Cartusie	Curriere, 1296 –1790
Prouincia prouincie 9	Provincia Provinciae, errichtet 1301
Domus durbonis	Durbon, 1116 –1791
Montis Riui	Montrieux, 1117
Vallis s(an)cte marie	Val S.Marie, 1144 –1791
Verene	La Verne, 1170 –1792
Vallis bone	Valbonne, 1203 –1901
Boni passue (muß heißen: passus)	Bonpas, 1318 –1791
Vallis benedictionis	Villeneuve-les-Avignon, 1356 – 1792
Prati mollis monialiu(m)	Premol, 1234 –1791
Bertaudi monialiu(m) hec est vnita durbonis	Bertaud, 1188 –1610
Prouincia Acquitanie 8	Provincia Aquitaniae, errichtet 1369
Domus bone fidei	Bonnefoy, 1156 –1791
Portus beate marie	Port S.Marie, 1219 –1791
Blanderij	Glandier, 1219 –1901
Sancte Cru=/cis in Jaresio	S.Croix-en-Jarez, 1280 –1791
Caturci	Cahors, 1328 –1792
Vallis Clare	Vauclaire, 1330 –1901
Belliuisus prope Castras	Castres, 1361- 1791
Sancti saluatoris p(ro)pe villa(m) franca(m)	Villefranche, 1450 –1791
Prouincia Cathalonie 6	Provincia Cataloniae, errichtet 1396
Domus scale dei prope terragonam	Escala de Dios, 1163 –1835
Porte celi prope valenciam	Puerta del Cielo, 1272
Beate marie montis hila / ris prope barchinonam	Montalegre, 1415
Vallis ihu xpi (= Jesu Christi) prope / Ciuitatem segobricam	Valle de Christo, 1385 –1835
Jh(es)u nazareni in insula maioricaru(m)	Valldemosa, 1399 –1835
Beate marie de fontib(u)s in regno Arragonie	Las Fuentes, 1507 –1835
Prouincia Castelle 6	Provincia Castellae, errichtet 1442
be(a)te marie de paula-/ri prope Segouiam	El Paular, 1390 –1835
Beate marie de / Couis p(ro)pe ijspalim	Sevilla, 1400 –1835
B(ea)te marie de Aniago	Aniago, 1440 –1835
Beate marie de mira flores / prope burgos	Miraflores, 1441
Defensionis beate marie / prope xericium	Jerez de la Frontera, 1476
Concepcionis beate marie de Caczalla	Cazalle, 1490 –1835

Mitteltafel

Prouincia Burgundie 12	Provincia Burgundiae, errichtet 1301
Domus portarum	Portes, 1115
Silue benedicte	Sylve Benite, 1116 –1792
Maioreui	Meyriat, 1116 –1792
Boni loci (muß heißen: locis)	Bonlieu, 1171 –1789
Siligniacj	Selignac, 1202
Montis merule	Montmerle, 1210 –1790
Vallis Cluse	Vaucluse, 1139 –1791
Aruerie	Arvieres, 1132 –1791
Sellionis	Seillon, 1168 –1792
Petre Castri	Pierre-Chatel, 1383 –1790
Polentes monialium (muß heißen: poletens)	Poleteins, 1230 –1605
Saletaru(m) monialium	Salettes, 1299 –1792
Prouincia francie 17	Provincia Franciae, errichtet ?
Domus vallis dei	Val Dieu, 1170 –1790

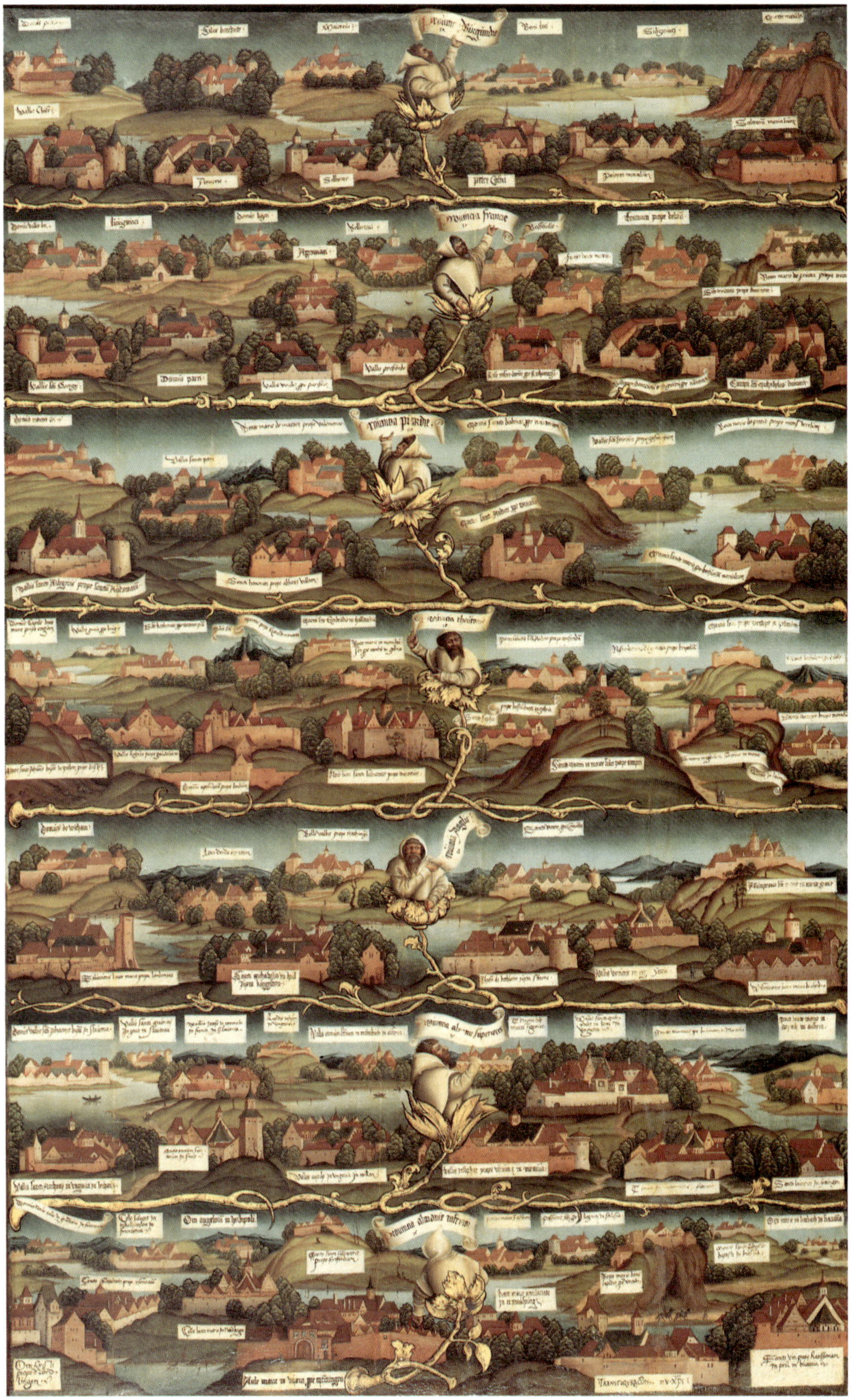

Gm 580

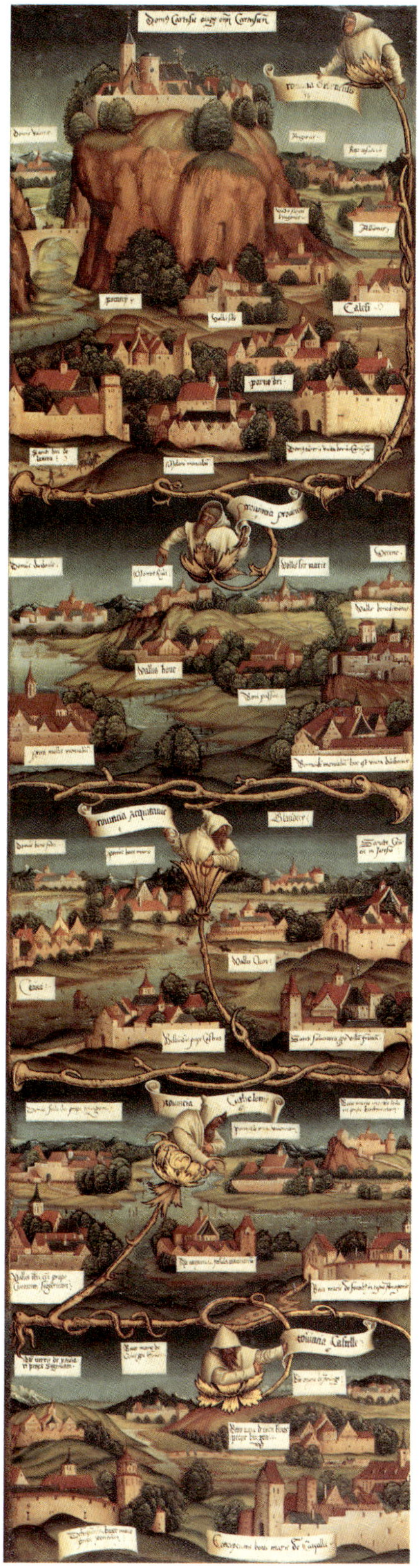

Gm 580

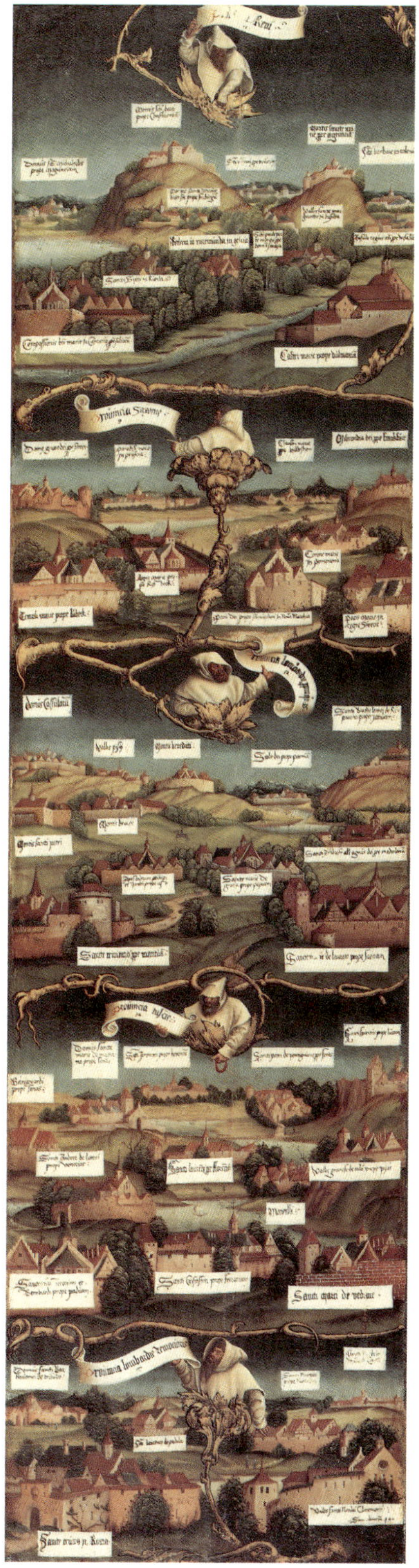

Gm 580

Luuigniaci	Lugny, 1170 –1791
Domus ligeti	Liget, 1178 –1790
Appoinaci	Apponay, 1185 –1790
Bellirraci (muß heißen: Belli larrici)	Bellary, 1209 –1791
Basseuille	Basseville, 1328 –1790
fontis beate marie	Bourgfontaine, 1325 –1790
Fontaneti prope belna(m)	Fontenay bei Beaune, 1328–1790
Beate marie de priatia (muß heißen: pratea) prope trecas	Troyes, 1329 –1620
Vallis s(an)cti Georgij	Val S.Georges, 1234 –1792
Domus parci	Le Parc, 1236 –1790
Vallis viridis p(ro)pe parisius	Vauvert/Paris, 1257 –1792
Vallis profunde	Valprofonde, 1301 –1790
Rose nostre domi(n)e p(ro)pe Rothomagu(m)	Rouen, 1384 –1667
S(an)ctorum donacioni et rogacioni p(ro)pe na(n)netas (muß heißen: donaciani, rogaziani)	Nantes, 1446 –1790
S(an)cte trinitatis prope diuionem	Champmol bei Dijon, 1383 – 1790
Campi s(an)cti michahelis daurarij (muß heißen: dauraij)	Auray, 1480 –1791
Prouincia picardie 10	Provincia Picardiae, errichtet 1332
domus montis dei	Mont Dieu, 1134 –1791
Vallis sancti petri	Val S.Pierre, 1140 –1791
Beate marie de macort prope Valencenas	Valenciennes, 1288 –1790
Montis sancti Ludouici p(ro)pe nouionium	Noyon, 1308 –1790
Vallis s(an)cti spiritus prope gosnaijum	Gosnay, 1320 –1791
Beate marie de pratis prope monsterolum	Montreuil, 1324 –1901
Vallis sancte Aldegonis (muß heißen: Aldegondis) prope sanctu(m) Audomaru(m)	S.Omer, 1298 –1792
Sancti honorati prope abbatis villam	Abbeville, 1300 –1791
Montis sanct[e] Andree p(ro)pe tornacu(m)	Tournai, 1377 –1783
Montis sancte marie p(ro)pe bethunia(m) monialium	Gosnay, 1329 –1791
Prouincia theutonie 18	Provincia Teutonicae, errichtet 1474
Domus Capelle beate / marie prope angiam	Herne bei Edingen, 1314 –1783
Vallis gracie p(ro)pe brugis	Brügge, 1318 –1783
S(an)cte katherine p(ro)pe antwerpia(m)	Antwerpen, 1323 –1783
Silue s(an)cti / Martini prope Geraldimontem	Geerardsbergen, 1328 –1783

Montis s(an)cte Gerdrudis in hollandia	Geetruidenberg, 1336 –1573
Beate marie in monihu- / sen 1342 –1585 p(ro)pe arnhe(m) in gelria	Monnikhuizen bei Arnheim,
Port(u)s salutis s(an)cti Andree prope amstreda(m)	Amsterdam, 1393 –1577
Nostre domine de gracia prope bruxella(m)	Brüssel, 1455 –1783
Montis sijon prope zerichzee in zelandia	Zierikzee, 1434 –1572
Sancti bartholomei p(ro)pe delfft	Delft, 1470 –1572
Montis sancti Johan(n)is bapt(ist)e, in zeelem prope diest	Zeelhem bei Diest, 1328 –1794
Vallis Regalis prope gaudauum (muß heißen: gandavum)	Gent, 1328 –1783
Omniu(m) apostoloru(m) prope leodium	Lüttich, 1357 –1794
Noue lucis sancti saluatoris prope tra[i]ectum	Utrecht, 1392 –1580
Sancte sophie / prope boscuducis in gelria	s'-Hertogenbosch, 1466 –1576
Sancti martini in monte solis prope campis	Kampen, 1484 –1580
S(an)cte marie magdalene sub cruce in monte / Caluarie in lauonio (muß heißen: lovanio)	Löwen, 1491 –1783
Sancte Anne p(ro)pe brugis monialiu(m)	Brügge, 1348 –1783
Prouincia Anglie 10	Provincia Angliae, errichtet 1369
Domus de witham	Witham, 1178 –1539
Loci dei de henton	Henton, 1227 –1539
Belle vallis prope nothinga(m)	Beauval, 1343 –1539
Sancte Anne p(ro)pe Conue(n)tre	Coventry, 1381 –1539
Assumpcionis b(ea)te marie in monte gracie	Mount Grace, 1398 –1539
Saluacionis (muß heißen: salutationis) beate marie prope londonias	London, 1370 –1537
Sancti michahelis in hul juxta kingeston	Hull, 1378 –1539
Jhesu de bethleem juxta schene	Shene, 1417 –1559
Vallis virtutis in reg[no] Scocie	Perth, 1429 –1535
Visitacionis beate marie de auxiolme	Axholm, 1396 –1538
Prouincia almanie superioris 15	Provincia Alemaniae Superioris, errichtet 1355
Domus vallis s(an)cti Johannis bap(tis)te In Slauonia	Seitz, 1160 –1782
Vallis sancti mauricij / In	Geirach, 1169 –1591

gerio in Slauonia	
Vallis jocose in carniola / in frenicz in Slauonia	Freidnitz, 1255 –1782
Lapidis refugij / in vngaria	Letenkow, 1300 –1563
Vallis omnium s(an)ctorum in mawrbach in austria	Mauerbach, 1313 –1782
Throni b(ea)te marie i(n) genico	Gaming, 1330 –1782
Vallis sancti micha-/ helis in lewl In / vngaria	Lewel, 1350 –1551
Sancte trinitatis p(ro)pe brunnam in Morauia	Brünn, 1370 –1782
porte beate marie in / axpach in austria	Aggsbach, 1380 –1782
Vallis sancti Anthonij in vngaria in lechnicz	Lechnitz, 1300 –1563
Montis omnium sanc=/ torum (muß heißen: Angelorum) In snals	Schnals, 1326 –1782
Vallis auxilij In vngaria in tarkan	Tarkan, 1330 –1552
Vallis josaphat prope vlmüncz in morauia	Olmütz, 1437 –1782
Throni s(an)cte trinitatis In pletriach	Pleterje, 1403 –1595
Sancti laurencij In ijttingen	Ittingen, 1461 –1848
Prouincia almanie inferior[is] 16	Provincia Alemaniae Inferioris, errichtet 1355
Domus Noue celle In grunaw In franconia	Grünau, 1328 –1803
Celle salutis In / tukelhawsen In franconia	Tückelhausen, 1351 –1803
Orti (muß heißen: horti) angeloru(m) in herbipoli	Würzburg, 1348 –1803
Montis sancti saluatoris / prope Ertfordiam	Erfurt, 1372 –1803
pontis marie i(n) aschem	Astheim, 1408 –1803
passionis xpi (= Christi) p(ro)pe legnicz in schlesia	Liegnitz, 1423 –1540
Beate marie bone / lapidis p(ro)pe vrach	Güterstein, 1439 –1534
Montis sancti Johan(n)is / baptiste In hassia	Eppenberg, 1442 –1532
Orti (muß heißen: horti) marie in limbach (muß heißen: Ilmbach) In franko(n)ia	Ilmbach, 1453 –1803
Orti (muß heißen: horti) Cristi/ prope Nörd=/ lingen	Christgarten, 1384 –1648
Sancte Elisabeth prop(e) ijsennacu(m)	Eisenach, 1380 –1525
Celle beate marie In Nure(m)berga	Nürnberg, 1380 –1525
Aule marie in buxia p(ro)pe mem(m)ingen	Buxheim, 1402 –1803
Beate marie annunciate / In conradspurg	Konradsburg, 1477 –1525
Transfigurac(i)on / IS IES (= (Transfigurationis Jesu Christi)	Crimmitschau, 1477 –1527
Sancti viti prope Ratisponam / In prul in bauaria	Prüll, 1484 –1803

Rechter Flügel

P(r)o(vinci)a Reni 13	Provincia Rheni, errichtet 1400
Domus s(an)cti Michahelis / prope Magunciam	Mainz, 1320 –1781
Montis s(an)cti beati / prope Confluencia(m)	Koblenz, 1331 –1802
S(an)cti albani p(ro)pe treuerim	Trier, 1331 –1794
Montis sancte ma-/ rie p(ro)pe argentina(m)	Straßburg, 1335 –1591
S(an)cte barbare in colonia	Köln, 1334 –1794
Montis sancti Johan(n)is / baptiste prope friburgu(m)	Freiburg, 1346 –1782
Betleem in ruremunda in gelria	Roermond, 1376 –1783
S(an)cte paule por / te montis p(ro)pe / bern i(n) switzia	Bern 1379 –1528
Vallis sancte mar- / garethe in basilea	Basel, 1401 –1564
Insule regine celi p(ro)pe wesalia(m)	Wesel, 1401 –1590
Sancti Sixti in Rutila	Sierck/Rettel, 1415 –1790
Compassionis b(ea)te marie in Cantanio p(ro)pe Juliacu(m) (muß heißen: cantavio)	Vogelsang, 1478 –1802
Castri marie prope dulmania(m)	Dülmen, 1476 –1803
Prouincia Saxonie 9	Provincia Saxoniae, errichtet 1412
Dom(u)s gracie dei p(ro)pe stetin	Stettin, 1360 –1524
paradisi marie / in pruscia	Danzig, 1381 –1826
Claustri marie / p(ro)pe hildeshem	Hildesheim, 1388 –1777
Misercordia dei p(ro)pe Frankfurt	Frankfurt/Oder, 1396 –1568
Templi marie prope lubeck	Ahrensbök, 1398 –1564
legis marie pro-/ pe Rostock	Rostock, 1396 –1532
Pacis dei prope schne [vel?]ben (schwer leserlich, muß heißen: schivelben) In Noua Marchia	Schievelbein, 1442 –1552
Corone marie / In pomerania	Rügenwalde, 1394 –1534
Pacis marie in / regno Swecie	Gripsholm, 1494 –1527
Prouincia lombardie p(ro)pinq(ui)oris 12	Provincia Lombardiae, errichtet 1301; Lombardia propinquioris, errichtet 1369
Domus Cassularu(m)	Casotta, 1171 –1802
Vallis pisij	Valle di Pesio, 1173 –1802

Montis benedicti	Monte Benedetto, 1200 –1498; verlegt nach Banda, 1498 –1598
Scole dei prope parma(m)	Parma, 1285 –1769
Sancti Bartholomei de Ri= / parolio prope Januam	Genua, 1297 –1798
Montis sancti petri	Albenga, 1315 –1799
Montis brachi	Mombracco, 1286 –1642
Sancti Ambrosij al(ia)s agnus dei p(ro)pe mediolanu(m)	Mailand, 1349 –1779
Apostolorum philippi / et Jacobi prope ast	Asti, 1387 –1801
Sancte marie de / gracia prope. papiam	Pavia, 1396 –1947
Sancte trinitatis p(ro)pe mantua(m)	Mantua, 1408 –1782
Sancte m[ar]ie de laureto prope saonam	Savona, 1492 –1802
Prouincia tuscie	Provincia Tusciae, errichtet 1414
12	
Domus sancte / marie de magia=/ no prope senas	Maggiano, 1314 –1782
S(an)cti Jeronimi prope bononia(m)	Bologna, 1334 –1797
Sancti petri de pontigniano p(ro)pe senas	Pontiniani, 1343 –1785
Sancti spiritus prope lucam	Farneta, 1338
Belregwardi prope senas	Belguardo, 1345 –1636
Sancti laure(n)cij p(ro)pe flore(n)cia(m)	Florenz, 1342 –1957
Montelli	Montello, 1349 –1810
Vallis graciose de calci prope pisas	Calci, 1366
Sancti Andree de littori / prope venecias	Venedig, 1422 –1810
Sanctorum Jeronimi et / Bernhardi prope paduam	Padua, 1449 –1769
Sancti Cristofferi prope ferrariam	Ferrara, 1452 –1801
Sancti marci de vedane	Vedana, 1455
Prouincia lombardie remocioris	Provincia Lombardiae remotioris, errichtet 1369
6	
Domus sancti Bar / tholomei de trisulto	Trisulti, 1204 –1947
S(an)cti laurencij de padula	Padula, 1306 –1866
Sancti Martini / prope Neapolim	Neapel, 1337 –1929
Sancti [Ja]cobi in / insula d(e) Capro	Capri, 1370 –1808
Sancte crucis in Roma	Rom, 1370 –1561
Vallis sancti Nicolai Claremontis	Chiaromonte, 1394 –1806
Sum[ma] domoru(m) 192	

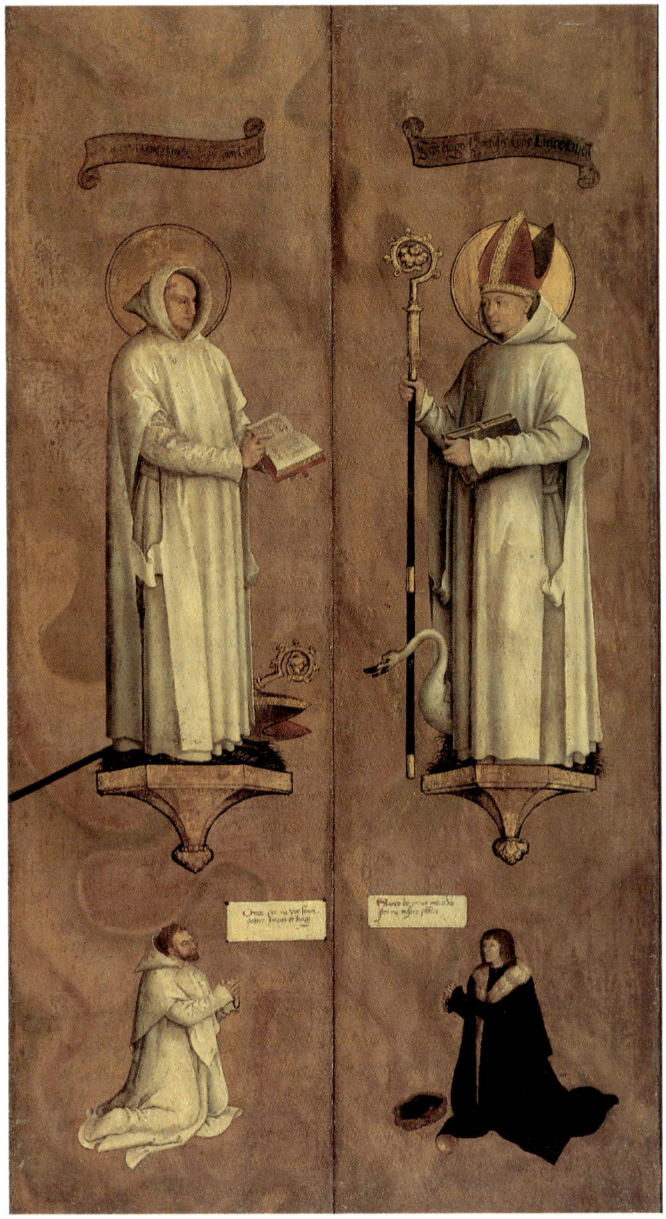

Gm 580. Außenseiten

Mössner, unter Berufung auf das Gründungsjahr 1507 der abgebildeten Kartause Las Fuentes in Katalonien und auf das Gründungsjahr 1511 der nicht abgebildeten Kartause Rodez in Aquitanien, nahm eine Entstehung von Gm 580 zwischen diesen beiden Daten an, hielt aber auch eine Entstehung bis 1514 für möglich, da der Hl. Bruno erst nach Approbation seines ordensinternen Kultus durch Papst Leo X. mit dem Nimbus dargestellt worden sei. Stöhlker wies nach, daß Strigel den letztmals 1509 ergänzten und bis 1578 geltenden Statutenkodex des Kartäuserordens benutzte, der 1510 bei Johannes Amerbach in Basel gedruckt wurde. Er enthält unter dem Titel »Nomina provinciarum et domorum ordinis cartusiensis« eine vollständige Liste der Provinzen und Häuser, die mit den im Bild mitgeteilten Namen übereinstimmt.

Die Darstellungen der weit verstreuten Klöster konnten selbstverständlich nur im Ausnahmefall auf Autopsie beruhen, doch stimmen auch für den Maler leichter erreichbare Klöster, von denen womöglich bereits topographische Ansichten vorlagen, nicht mit den realen Gegebenheiten überein. Das gilt z.B für das Nürnberger Kartäuserkloster, das baulich im Germanischen Nationalmuseum aufgegangen ist[6]. Eine Ausnahme macht das vergleichsweise porträtgetreu wiedergegebene Kloster Buxheim[7]. Die Landschaft bietet mit Hügeln und Wiesen, Wasser und Baumgruppen das Terrain zur Aufnahme der Baugruppen. Auf dem Wasser sieht man Kähne, wie sie für den Fährbetrieb und die Fischerei benutzt wurden, und einen einmastigen Frachtkahn mit einem Rahsegel. Ein Mann mit Reuse und die Pfähle im Wasser weisen auf Stellnetze und damit auf Fischerei hin[8].

Reber und Bayersdorfer in Kat. 1882 und noch Braune 1909 ordneten das Triptychon in die oberdeutsche Schule 1500–1520 ein. Als ein kulturhistorisches Objekt außerhalb der Gemäldegalerie fand es keinen Eingang in den Kat. von Lutze und Wiegand 1936-37. Schalkhausser datierte das Triptychon um 1500. Mössner und Kurt Löcher[9] schrieben es Bernhard Strigel zu. Das Triptychon war gleich einem Altar verschließbar, aber es hatte keinen kultischen Gebrauchszweck. Der Maler machte aus den Zwängen des Auftrags das Beste. Er hat ein reiche Anzahl von Bauensembles erfunden und in die Landschaft eingebettet, Schriftbänder variiert, Geäst kalligraphisch geschlungen und die Halbfiguren der Mönche kühn hineingesetzt. Das Werk ist eines prominenten deutschen Meister der Dürerzeit würdig.

Strigel war der Kartause Buxheim durch Radegundis Eggenberger, die Witwe des 1502 verstorbenen Georg Gossenbrot verbunden[10]. Offenbar existierte in der Kartause ein Epitaph der Familie Gossenbrot von der Hand Strigels. Es ist in einer Kopie von Johann Friedrich Sichelbein (1655–1726) überliefert. Mössner sah in Radegundis Eggenberger die Stifterin des Triptychons, in dem knienden Mann auf der Rückseite des rechten Flügels ihren verstorbenen Gatten. Stöhlker sprach den knienden Kartäusermönch auf der Rückseite des linken Flügels als den Buxheimer Donatspriester Hilprand Brandenburg und den Stifter des Altars an. Es ist denkbar, daß sich der geistliche und der weltliche Stifter, bzw. dessen Witwe, in die Stiftung teilten. Aus den oben genannten Gründen ist eine Entstehung um 1512/13 wahrscheinlich.

1 Der Stamm kommt demnach aus einer hochliegenden Gegend.
2 Die mit dem Rahmen fest verbundenen Tafeln wurden zur Untersuchung darin belassen.
3 Zu den Heiligen vgl. LCI 5, 1973, Sp. 447 – 450; 6, 1974, Sp. 552 – 553 u. 553 – 554.
4 Vgl. Marijan Zadnikar (Hrsg.): Die Kartäuser. Der Orden der schweigenden Mönche. Köln 1983. – Lexikon für Theologie und Kirche, Bd. 5, 1996, Sp. 1268 –1271.
5 François Antoine Lefebvre: Saint Bruno et l'Ordre des Chartreux, Bd. 2. Paris 1883, S. 189 – 379.
6 Vgl. Maué 1978, S. 315 – 356. – Schock-Werner in Ausst. Kat. Nürnberg 1986.
7 Vgl. dazu James Hogg: The Charterhouses of Buxheim, Ittingen and La Valsainte (Analecta Cartusiana). Salzburg 1977.
8 Freundl. Mitteilung Boye Meyer-Friese, Hamburg, 23. Okt. 1996.
9 Mitgeteilt in Ausst. Kat. Nürnberg 1986.
10 Vgl. Mitterwieser: Jörg und Radigundis Gossenbrot. In: Ex Libris. Buchkunst und angewandte Kunst, NF, Jg. 4, 1910, S. 85 – 92. – Ausst. Augsburg 1989: Schwaben und Tirol, Kat.Nr. 19.06 (bearb. H. Rischert).

Kat. 1882, Nr. 474; 1885, Nr. 485: 1893, Nr. 524. – Sibert 1905, Sp. 25 – 28, mit Abb. (Kartause Güterstein). – Braune 1909, Nr. 580. – Grupp 1922, S. 22 (Kartause Christgarten). – Schefold 1954, Bild 109. – Ausst. München 1960: Bayerische Frömmigkeit, Kat.Nr. 324 (bearb. Erwin Schalkhausser). – Nemeth 1967, S. 80 – 82, Abb. 7 (Detail: Kartause Lewel). – Wais 1, 1962, S. 130 (Kartause Christgarten); 2, 1971, S. 422 – 423 (Kartause Güterstein). – Führer 1977 u. 1980, Nr. 182; 1985 u. 1994, Nr. 163 , jeweils Abb., Detail. – Mössner 1977, S. 55 – 66, 5 Abb. – Maué 1978, S. 320, Abb. 149 (Ausschnitt). – Stöhlker 1982, S. 21 – 41. – Vandenbroeck 1983, S. 28. – Ausst. Nürnberg 1986: Der Traum vom Raum, Kat.Nr. 18 (bearb. Barbara Schock-Werner), Farbabb. (Mitteltafel).

Süddeutsch

Meister der Vohenstrauß-Bildnisse, tätig in der 2. Hälfte des 16. Jahrh. wohl in Neuburg a. d. Donau.

BILDNIS DES PFALZGRAFEN FRIEDRICH VON ZWEIBRÜCKEN-VELDENZ-PARKSTEIN IM ALTER VON 18 JAHREN

1575

Ganze Figur nach links, mit Blick auf den Betrachter. Er steht auf einem ziegelroten Plattenboden vor grauem Grund. Er hat braune Augen und braunes Haar. Er trägt schwarze Pluderhosen, Wams und Mantel mit aufgestelltem Kragen, alles mit Goldborten gleichmäßig besetzt. Die Krausen an Hals und Händen sind mit Spitzen versehen. An den Knien Hosenbänder mit goldenen Rosetten. Rechts Vorhang mit goldverziertem Rand. Auf der Brust eine Schaumünze. Er stützt die rechte Hand in die Seite, die linke liegt am Degen, dessen Knauf mit Blattwerk dekoriert ist. Seine Beine werfen Schlagschatten auf den Boden.

Leinwand, 190 x 89,3 cm – Oben links dreizeilige Inschrift in Majuskeln der Humanisten-Antiqua: »AETATIS SVAE XVIII / MENSES · VIII / 1575 · « = Seines Alters 18 Jahre und 8 Monate 1575 – Auf dem Keilrahmen mit weißer Farbe »Gm 640«, mit Schablone »Germ.Nat.Museum Nürnberg«; Klebezettel der BStGS Inv.1855, Nr.6840, 1905, Nr.7238.

Gm 640. Leihgabe der Bayer. Staatsgemäldesammlungen, Inv.Nr.6840. –1804 aus Schloß Neuburg a.d. Donau; Inv. BStGS 1822, Nr.8401; 1905, Nr.7238 – Schleißheim –1877 an das GNM.

Einzelstück, Leinenbindung, Fadendichte ca. 16 x 17 pro cm^2. Kurzer Horizontalriß auf Kragenhöhe. Unten 3,5 cm hohe Anstückung. Dubliert und auf Keilrahmen gespannt. Ränder mit Papier abgeklebt. Format vermutlich geringfügig beschnitten, Nagellöcher links vorhanden, rechts teilweise. – Bildseite: Unterzeichnung: Keine erkennbar. Malerei: Frühschwundrisse im Schwarz. Bei der vermutlich mit Bleizinngelb gemalten Inschrift die Monatsangabe »VIII« mit industriell verarbeiteter Farbe über einer Fehlstelle gesetzt, auf der Röntgenaufnahme »VI« lesbar; mit gleichem Farbtyp Motive an den Rändern und Ausbrüchen, meist ohne aufzukitten, ergänzt. Unterer Rand inklusive Anstückung 9 cm hoch neu bemalt. Größere Retusche in der Mitte des Fußbodens, kleinere an Händen, Stirn und Bekleidung. Firnis fleckig.

AB

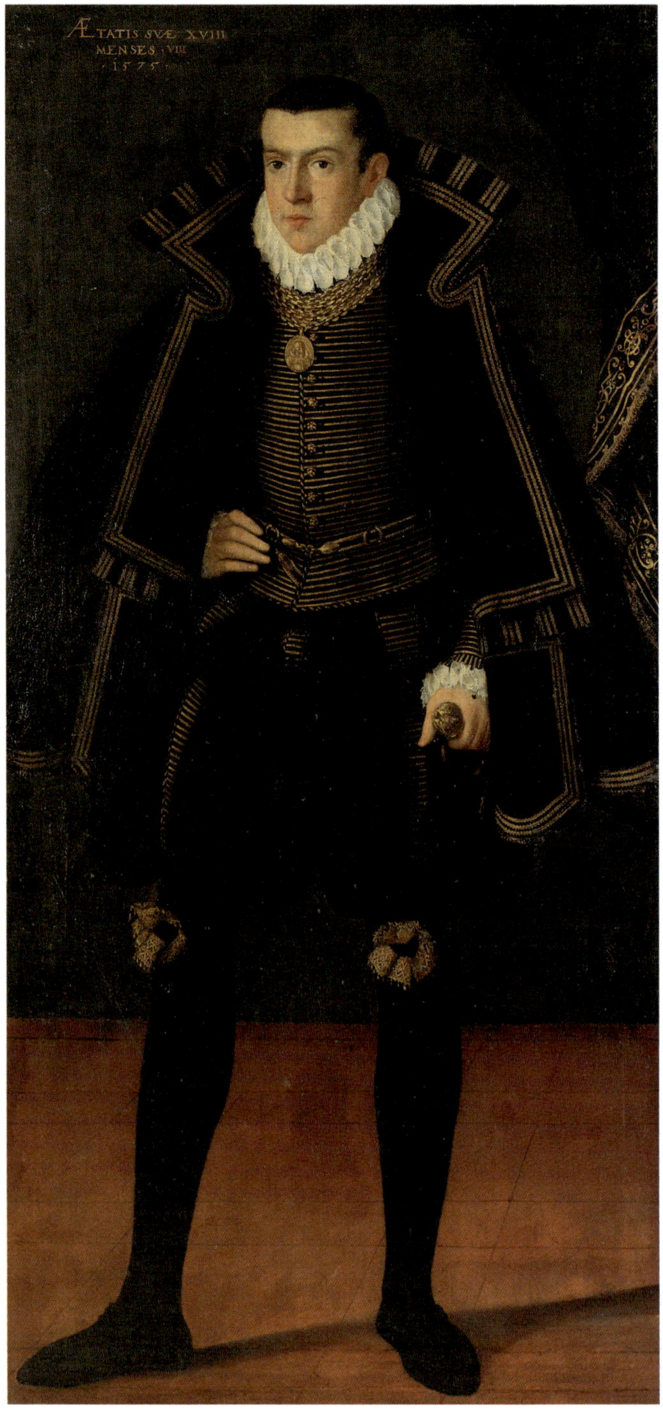

Gm 640

Pfalzgraf Friedrich von Zweibrücken-Veldenz-Parkstein (1. Aug. 1557 –17. Dez. 1597), war ein Sohn des Pfalzgrafen Wolfgang von Zweibrücken-Veldenz, der seit 1557 in der sog. jungen Pfalz (= Pfalz-Neuburg) regierte und residierte[1]. Friedrich vermählte sich am 26. Febr. 1587 mit Katharina Sophia, Tochter des Herzogs Heinrich XI. des Hochmütigen von Liegnitz, Brieg und Goldberg. Er residierte von 1585 bis 1593 in Weiden, dann in Vohenstrauß, wo er schon 1585 einen Schloßbau plante. In Weiden ließ er die Friedrichsburg erbauen[2]. Die Schaumünze auf seiner Brust stellt seinen Vater dar. Nächst vergleichbar ist das nicht datierte Münzbildnis, das den Pfalzgrafen Wolfgang mit über der Stirn spärlichem Haupthaar und vollbärtig, im Harnisch, mit Reichsapfel und Schwertgriff wiedergibt[3]. Die malerisch verschleifend gemalte Schaumünze, die ovale Form zeigt, macht den Brechrand der Flüge des Harnischs deutlich.

Gm 640 vertritt den Typus ganzfiguriger Hofbildnisse, wie sie zumal durch den österreichischen Hofmaler Jakob Seisenegger und den spanischen Hofmaler Anthonis Mor kreiert worden, in der 2. Hälfte des 16. Jahrh. aber allgemein geläufig waren. In Nürnberg paßte Nicolas Neufchatel den Bildtypus bürgerlichen Auftraggebern an. Das Bildnis des Pfalzgrafen hält den Betrachter durch die stereoptype Pose auf Distanz, zieht ihn aber durch die Jugendfrische des Dargestellten und den niederländisch anmutenden Kostümrealismus an. Schrittstellung und Blick, die eingestützte und die zum Degen greifende Hand lassen den Pfalzgrafen als eine entscheidungsfreudige Persönlichkeit erkennen. Der Gesamtumriß mit dem aufgestellten Kragen des Mantels und den schlanken Beinen des Mannes ist spannungsreich, die auf Schwarz und Gold gestellte Farbigkeit vornehm, die stoffliche Behandlung materialgerecht und wirkungsvoll.

Das Bildnis des Pfalzgrafen Friedrich gehört zu einer in den siebziger Jahren des 16. Jahrh. entstandenen Serie von Porträts von Prinzen und Prinzessinnen des Hauses Pfalz-Zweibrücken-Veldenz. Peltzer hat sich derselben angenommen. Soweit nachprüfbar, handelt es sich um die erwachsenen Kinder des Pfalzgrafen Wolfgang[4]. Die Porträts entstanden nach seinem Tod vielleicht im Auftrag seiner verwitweten Gemahlin Anna, Tochter des Landgrafen Philipp I. des Großmütigen von Hessen, oder des ältesten der Söhne, Philipp Ludwig. Peltzer suchte den von ihm so genannten Meister der Vohenstrauss-Bildnisse im Umkreis Neufchatels und lokalisierte ihn versuchsweise in Neuburg a.d. Donau.

1 Wolfgang, Pfalzgraf von Zweibrücken-Veldenz, Sohn des Pfalzgrafen Ludwig II., geboren 1526, erhielt 1557 die »junge Pfalz« und 1566 die Grafschaft Sponheim. 1544 vermählt mit Anna, Tochter des Landgrafen Philipp I. von Hessen. Er starb 1569, seine Gemahlin 1591.

2 Die Kunstdenkmäler des Königreichs Bayern, Bd. 2, Oberpfalz und Regensburg, Heft VIII, Bezirksamt Vohenstrauß, bearb. von Richard Hoffmann und Georg Hager. München 1907, S. 106.

3 Vgl. Georg Habich: Die deutschen Schaumünzen des 16. Jahrhunderts, Bd. I,2. München 1931, Nr. 1531, Tf. CLXV,6. Freundl. Hinweis Hermann Maué, GNM, 5. März 1996.

4 Nach Peltzer sind es die folgenden: München, Bayer. Nationalmuseum, Inv.Nr. R 7337, Pfalzgraf Friedrich von Zweibrücken-Veldenz-Parkstein, 1573 (wie Anm. 2, Tf. VIII); Inv.Nr. R 7338, Pfalzgraf Otto Heinrich von Zweibrücken-Veldenz-Sulzbach (1556 –1604), 1574; Inv.Nr. R 7339, Pfalzgräfin Anna (1554 –1576), 1575; Inv.Nr. R 7546, vielleicht eine Prinzessin von Zweibrücken-Veldenz, ca. 1580. – GNM: Gm 624, Unbekannter Pfalzgraf von Zweibrücken-Veldenz-Hilpoltstein; Gm 640, Pfalzgraf Friedrich von Zweibrücken-Veldenz-Parkstein, 1575. – BStGS: Inv.Nr.6927 (bis 1920 GNM, Gm 639), Unbekannte Prinzessin von Zweibrücken-Veldenz, 1577; Inv.Nr.7125 (bis 1920 GNM, Gm 648), Unbek. Prinz von Zweibrücken-Veldenz, ca 1580. Nach Peltzer dürften die unbekannten gleich den bekannten Personen zu den zehn Kindern des Pfalzgrafen Wolfgang von Zweibrücken gehört haben.

Kat. 1882, Nr. 526; 1885, Nr.542; 1893, Nr.588. – Braune 1909, Nr.640. – Peltzer 1926, S. 224, Anm. 68. – Frischholz u. Wolkwitz 1969, Farbabb. S. 201.

Süddeutsch

Meister der Vohenstrauß-Bildnisse

BILDNIS EINES PFALZGRAFEN VON ZWEIBRÜCKEN-VELDENZ

um 1575

Ganze Figur, frontal, Kopf leicht nach rechts. Er hat blaue Augen, die er auf den Betrachter richtet, und mittelblondes Haar. Er greift mit der Linken den Degen, dessen Knauf Diana mit Jagdhorn und Hirschkuh und ein sitzender Gott mit Szepter (Zeus?, Neptun?) zieren. Er trägt ein rotseidenes Wams, darüber einen hellbraunen geschlitzten Goller mit Silbertressen, dazu Pluderhosen, deren Oberstoff dem Goller und deren Futter dem Wams entsprechen, hautfarbene Strümpfe und einen hohen Hut mit Feder. Der schwarze Seidenmantel ist mit Samtbesätzen versehen, die Samtschuhe im Ton des Gollers gehalten. Auf seiner Brust eine Schaumünze. Die braune Standfläche und Rückwand bezeichnen den Innenraum.

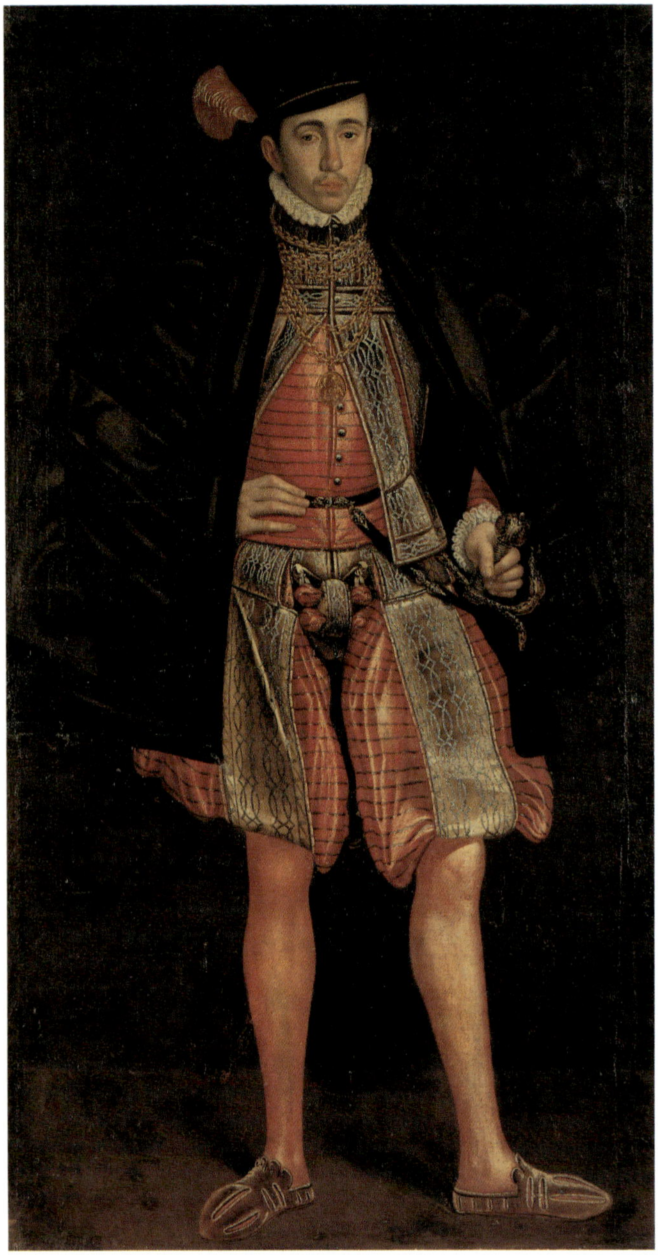

Gm 624

Leinwand, 179,5 x 95 cm – Auf dem Keilrahmen mit weißer Farbe »Gm 624« , schabloniert »Germ.Nat. Museum Nürnberg«. Klebezettel BStGS Inv.1855, Nr.7124; 1905, Nr.7106.

Gm 624. Leihgabe der Bayer. Staatsgemäldesammlungen, Inv.Nr.7124. –1804 aus Schloß Neuburg a.d. Donau; Inv. BStGS 1822, Nr.9109; 1905, Nr.7106 – Schleißheim –1882 GNM.

Einzelstück, Leinenbindung, Fadendichte 13 x 13 pro cm^2. Zweitaufspannung mit doppelköpfigen, handgeschmiedeten Nägeln auf Keilrahmen, Mittelstrebe abgesägt. Obere linke Ecke ausgerissen, zahlreiche kleinere Löcher und Risse. Format original. – Rückseite: Schäden im Bildträger, mit Ausnahme von 3 Löchern am unteren Rand, mit unverhältnismäßig großen Leinwandflicken überklebt; nur einer zeichnet sich auf der Bildseite ab. Weißliche, körperhafte Klebemasse weit über die Ränder hinaus verstrichen; 4 Brüche später durch kleinere, sehr fein gewebte Stoffstücke gesichert. In die Leinwand eingedrungene und auf die Rückseite durchgeschlagene, bräunliche Substanz. – Bildseite: Unterzeichnung: Zeichengerät nicht bestimmbar, Kontur- und Binnenzeichnung nur am rechten Bein erkennbar. Malerei: Die Zahl 13 links unten alt, nicht original. Malschichtausbrüche und deren Umgebung mit Farbe übermalt, wenige Ausbruchstellen gekittet; sein linkes Auge ergänzt. Firnis vergilbt. AB

Der adlige junge Herr wächst unmittelbar vor dem Bildbetrachter auf, dem er sich in voller Breite und respektheischend zukehrt. Der Gesichtsausdruck zeigt Herablassung. Dem Standmotiv fehlt es an Festigkeit. Der Reiz des Bildes liegt in der Behandlung des schillernden roten Seidenstoffes. Vermutlich ging durch Beschnitt am oberen Bildrand eine Inschrift verloren. Die an einer Kette auf der Brust getragene Schaumünze zeigt ein Bildnis des Pfalzgrafen Wolfgang von Zweibrücken-Veldenz mit der z.T. schwer leserlichen Umschrift: »WOLFGANG P.B.RHI.etc.G.Z.V.« = Wolfgang Pfalzgraf bei Rhein etc. Graf zu Veldenz. Das gestutzte Haar des Pfalzgrafen Wolfgang und der gezwirbelte Brechrand der Flüge seines Harnischs kommen am nächsten seinem Münzbildnis von 1563[1]. Abweichend von diesem trägt er den Bart gestutzt und einen Streitkolben anstelle des erhobenen Schwertes, wie es ein weiteres Münzbild zeigt[2]. Gm 624 gehört zu einer Serie von Bildnissen der Kinder des Pfalzgrafen Wolfgang von Zweibrücken-Veldenz, siehe bei Gm 640. Das glatte Gesicht, die vollen Lippen und der Anflug eines Oberlippenbärtchens lassen bei dem Dargestellten auf ein Alter von unter 20 Jahren schließen. Peltzer sah in ihm den Pfalzgrafen Karl (4. Sept. 1560 –16. Dez. 1600) oder den Pfalzgrafen Philipp Ludwig (2. Okt. 1547 – 22. Aug. 1614), der aber damals bereits über 25 Jahre zählte. Pfalzgraf Karl (I.) von Zweibrücken-Birkenfeld regierte, zunächst unter Vormundschaft, seit 1569. 1590 bis 1595 führte er stellvertretend auch die Landesregierung im Markgrafentum Ansbach. 1586 heiratete er Dorothea, Tochter Herzog Wilhelms des Jüngeren von Braunschweig-Lüneburg. Die nicht in allen Fällen maßgleichen Bildnisse der Serie unterscheiden sich auch in der feineren oder derberen Auffassung und malerischen Ausführung, die das Bildnis des Pfalzgrafen Friedrich Gm 640 dem hier behandelten überlegen macht. Laut Peltzer, der den »Meister der Vohenstraußbildnisse« kreierte, wirkt »die diskrete, auf feine graue, schwarze und rote Nuancen abgestimmte

Tönung, die flotte Tecknik wie ein Nachklang der hohen Kunst Neufchatels«. Er dachte den Maler außerhalb Nürnbergs tätig, vermutlich in Neuburg a.d. Donau.

1 Vgl. Georg Habich: Die deutschen Schaumünzen des 16. Jahrhunderts, Bd. I,2. München 1931, Nr. 1517 u. 1518, Tf. CLXV, Abb. 3 u. 1.
2 Vgl. Habich (wie Anm. 1), Nr. 1529, Tf. CLXV, 5. Ein dem gemalten Münzbild entsprechendes läßt sich nach freundl. Auskunft von Hermann Maué, GNM, der mir beim Lesen und Auflösen der Inschrift half, nicht nachweisen.

Kat. 1882, Nr. 510; 1885, Nr. 526; 1893, Nr. 572. – Braune 1909, Nr. 624. – Peltzer 1926, S. 224 mit Anm. 68.

Süddeutsch

BILDNIS DES GOTTHARD VON VÖLDERNDORFF
um 1580 – 90

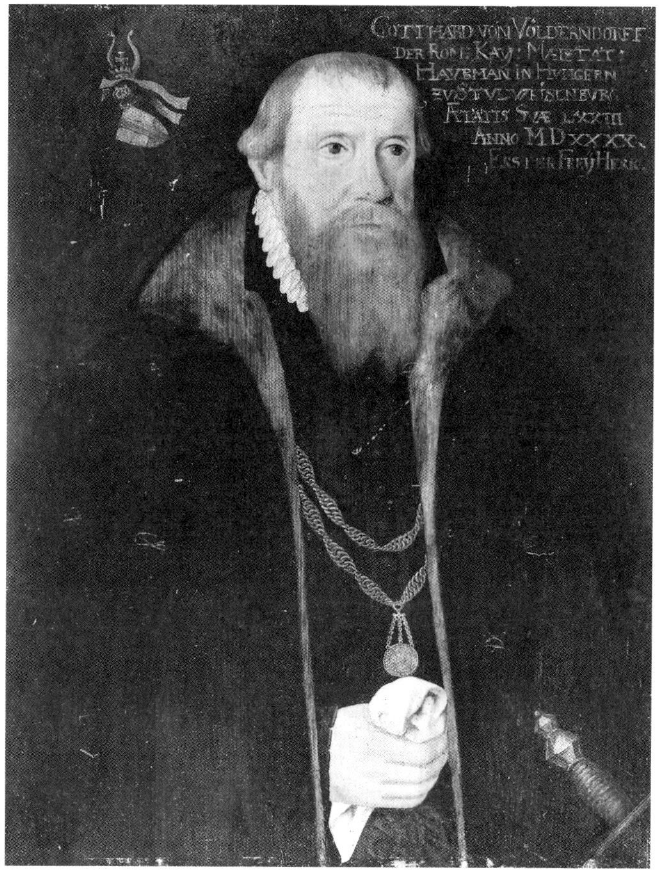

Gm 919

Hüftbild nach rechts vor dunklem Grund. Er hat braune Augen, weißes Haar und Bart. Er trägt übergehängt eine schwarze Schaube mit braunem Pelzfutter und -kragen, ein hochgeschlossenes schwarzes Wams und eine weiße Halskrause. An der doppelt gelegten Kette eine Schaumünze mit dem Bildnis Caesars, in seiner Rechten ein weißes Taschentuch, zu seiner Linken das Schwert.

Fichtenholz (Picea sp.), 84 x 61,4 cm – Oben, rechts siebenzeilige Inschrift in Majuskeln der Humanisten-Antiqua: »GOTTHARD VON VÖLDERNDORFF / DER ROM: KAY: MAEISTAT / HAVBMAN IN HVNGERN / ZV STVLWEISENBVRG / AETATIS SVAE LXXIII / ANNO MDXXXX. / ERSTER FREYHERR.«, links Wappen: In Rot ein silberner Balken und darüber ein goldener Pfahl, so daß es ein Kreuz in den zwei Metallen bildet. Auf dem Helm dasselbe zwischen silber, rot und rot, silber geteilten Hörnern[1] – Auf dem Parkett mit weißer Farbe »Gm 919«.

Gm 919. Erworben 1900. Herkunft unbekannt.

2 Bretter, Breiten von links oben 26,1, 35,3 cm, unten 26,2, 35,1 cm. Stärke minimal auf 1,5 –1,9 cm gedünnt. Äste im Holz belassen. Alter Schädlingsbefall. Format seitlich und unten geringfügig beschnitten. – Rückseite: Entlang der Kanten starke Holzdübel schräg in die Rückseite eingeschlagen, Reste oben erhalten (ehemalige Rahmenbefestigung); Flachparkett; freiliegende Holzflächen mit dunkelgrünem Anstrich versehen, vermutlich Holzschutzmittel. – Bildseite: Tafel außerhalb eines Rahmens grundiert und bemalt. Unterzeichnung: Pinsel, Kontur- und Binnenzeichnung, kaum erkennbar. Malerei: Nach mikroskopischem und röntgenologischem Befund trug der originale grüne Hintergrund an derselben Stelle ein anderes, größeres Wappen und am oberen Bildrand eine 2-zeilige Inschrift, diese in bleihaltiger, gelber Farbe (Abb. S. 509); das originale Wappen ist von einer vertikalen, breiten Fehlstelle durchzogen. Wappen und Inschrift wurden später von anderer Hand mit brauner Farbe übermalt und durch ein zweites Wappen und eine neue Inschrift ersetzt; das spätere Wappen zitiert die Fehlstelle (irrtümlich?) als Vertikalbalken im Schild. Kleinere Malschichtverluste, Firnis gebräunt. AB

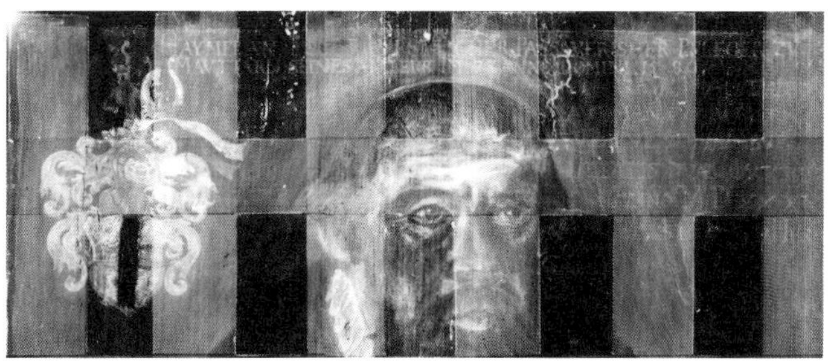

Gm 919 Ausschnitt. Röntgen

Gotthard Völderndörffer von Völderndorff zu Paumgarten, kaiserlicher Hauptmann zu Stuhlweißenburg in Ungarn, wurde 1504 geboren und starb 1540. Er ist in der Kirche von Mautern N.Ö. begraben. Völderndörffer wurde wegen seiner Tapferkeit im Kampf gegen die Türken in den Reichsfreiherrenstand erhoben. Seine Gemahlin Barbara war die Tochter des Georg Roth von Stein. Die fränkische Linie der Völderndorff gehörte zu einer ursprünglich und auch weiterhin in Österreich ansässigen Familie[2]. Unter Berücksichtigung des Geburtsdatums 1504 und der Altersangabe »AETATIS SVAE LXXIII« (= 73 Jahre) käme man mit der Entstehung des Bildes in das Jahr 1577. Die auf dem Bild mitgeteilte Jahreszahl »1540« stimmt mit dem überlieferten Todesdatum G. Völderndörffers überein, nicht mit seiner 1538 erfolgten Erhebung in den Freiherrenstand. Das einfarbig dunkle Kostüm mit dem hochgeschlossenen Wams ist das für diese Zeit übliche. Die Schaumünze mit dem Profilbildnis des lorbeerbekränzten Caesar trägt die Umschrift »IVLIVS CESAR IMPERATOR M.D.LX.« (= 1560)[3]. Das Schwert auf seiner Seite und das Tuch in seiner Hand sind Standesabzeichen. Wie der Röntgenbefund zeigt, befindet sich unter der heutigen Inschrift eine ältere: »HAYMERAN GOLDT [schwer leserlich] FVRSTLICHER PASSAVERISHER PFLEGER ZV / MAVTTARN SEINES ALLTERS IM 73 ANNO DOMINI 1580«. Das Wappen, wiewohl beschädigt, ist das der Gold von Lampoding, wie es Kirnbauer[4] beschreibt: Geteilt; oben in Silber zwei rote Hüfthörner mit goldenen Spangen und Schnüren nebeneinander; unten in Rot ein silbernes Hüfthorn, ebenfalls mit goldenen Spangen und Schnüren. Kleinod: Wachsend ein rotgekleideter Mann, einen grünen Kranz und zwei gestürzte silberne Hüfthörner auf dem Haupte, mit der rechten Hand ein rotes Hüfthorn zum Munde führend. Decken: rot silbern.

Haymeran Gold gehörte einem Salzburger Adelsgeschlecht an, aus dem sich Sebastian Gold von Lampoding in Niederösterreich niederließ und hier 1550 Senfteneck im Ybbser Bezirk erwarb. Sein Bruder Emeran (»Haimeran«), Pfleger der fürstl. passauischen Herrschaft Mautern in Niederösterreich, kaufte 1576 den Edelsitz und Freihof Grillenhof, welchen er seinen Söhnen 1586 vererbte[5]. Gold wird in Mautern mehrfach aktenkundig. 1571 wandte er sich zusammen mit dem Pfarrer von Krems in einer grundherrschaftlichen Angelegenheit an den Bischof von Passau[6]. In einem Bericht vom 4. Febr. 1582 nimmt er Stellung im Zusammenhang der Tendenzen der Bevölkerung von Mautern, zu den Sektieren (= Protestanten) überzutreten, sowie zu den von ihm vertretenen Gegenmaßnahmen der bischöflich-passauischen Verwaltung[7]. Vor August 1585 muß er aus seinem Amt geschieden sein, da nun ein Pfleger namens Hans Prock auftritt[8]. Bald nach seinem Tode wurde die originale Inschrift seines Porträts nebst Wappen zugedeckt, um dem Dargestellten eine neue Identität zu geben[9]. Dem mittelmäßigen Bild fehlt regionale Eigenart, so daß es schwer zu lokalisieren ist. Es dürfte in Niederösterreich und in der damals fürstbischöflich passauischen Stadt Mautern gemalt worden sein, doch kommen auch die Städte Krems oder Stein in Frage.

1 Siebmacher, Bd. 22; Nachdruck Neustadt a. d. Aisch 1971, S. 62, Tf. 65.
2 Großes Universal-Lexikon, verlegt bei Johann Heinrich Zedler, Bd. 50. Leipzig und Halle 1746, Sp. 125–134. – Johann Gottfried Biedermann: Geschlechtsregister der Reichsfrey unmittelbaren Ritterschaft Landes zu Franken löblichen Orts an der Altmühl. Bayreuth 1748, Tab. CLX.
3 Sie läßt sich nicht nachweisen, freundl. Hinweis Hermann Maué, GNM, 5. März 1996.
4 Joh. Evang. Kirnbauer, in: Siebmacher, Bd. 4, Abt. 4. Nürnberg 1909, S. 130, Tf. 64.
5 Wie Anm. 4.
6 München, Bayer. Hauptstaatsarchiv, HL Passau Rep. 51 Fasz. 12 Nr. 344. Freundl. schriftl. Mitteilung Frau Archivrätin Schwarz vom 13. Nov. 1995.
7 München, Bayer. Hauptstaatsarchiv, HL Passau Rep. 51 Fasz. 12 Nr. 342.
8 Freundl. schriftl. Mitteilung Frau Archivrätin Schwarz (wie Anm. 6).
9 Der Vorgang, Bildnisse durch spätere Inschriften zu verfälschen, um »Ahnen« zu gewinnen, ist keine Seltenheit. Vgl. dazu Löcher 1995: Schöpfer, S. 16–17.

Braune 1909, Nr. 919.

Süddeutsch

BILDNIS DER MARIA VON BAYERN, GEMAHLIN ERZHERZOG KARLS II. VON STEIERMARK, IM ALTER VON 39 JAHREN
1590

Brustbild nach links, ohne Hände, vor dunklem Grund. Sie hat blaue Augen und blondes Haar und blickt den Betrachter an. Sie trägt eine perlenbesetzte Haube (»Witwenhaube«), und ein schwarzes Kleid mit einem Mühlsteinkragen und einem weißen Schalkragen von wabenartigem Relief, als Schmuck eine Perlenkette und einen Anhänger mit einem Diamanten, flankiert von zwei Löwen.

Leinwand, 61 x 52,4 cm – Oben zweizeilige Inschrift in Majuskeln der Humanisten-Antiqua: »MARIA ARCHIDV-CISSA AVSTRIAE. / ANNO AETATIS XXXIX.«, darunter, zu beiden Seiten des Kopfes, links: »M.D.«, rechts: »LXXXX.« = Maria Erzherzogin von Österreich im Alter von 39 Jahren 1590 – Unten Mitte Rest eines alten Klebezettels mit dreistelliger Zahl, Inventar- oder Galerienr. – Auf der Rückseite mit weißer Farbe »G. 654«; auf dem Keilrahmen Klebezettel der BStGS Inv.1855, Nr.6851; 1905, Nr.6820.

Gm 654. Leihgabe der Bayer. Staatsgemäldesammlungen, Inv.Nr.6851. –1804 aus Schloß Neuburg a.d. Donau – Inv. BStGS 1822, Nr.8413; 1905, Nr.6820 – Schleißheim –1877 an das GNM.

Dubliert, Keilrahmen nicht original. Ränder mit Papierstreifen kaschiert, diese auf der Rückseite umgeschlagen. Originalleinwand mit 15 Kettfäden in vertikalem Fadenlauf und 16 Schußfäden pro cm^2. Format allseitig beschnitten. – Rückseite: Dublierleinwand mit 12 horizontal verlaufenden Kettfäden und 15 Schußfäden pro cm^2. – Bildseite: Originale Leinwand schließt am unteren Rand mit dem Bildformat ab, an den anderen Rändern die Leinwandkanten unter der Papierabklebung. Grundierung: Dunkelgrau, dünn gleichmäßig, nicht ganz bis zum Rand reichend. Unterzeichnung: Keine erkennbar. Malerei: Gleichmäßig, dünn, überwiegend naß in naß, Ornament und einzelne Lichter auf der getrockneten Malschicht. Inschrift original mit einigen Retuschen. Firnis: Schwach vergilbt, matt. MG

Maria, Herzogin in Bayern (21. März 1551 – 29. April 1608), Tochter Herzog Albrechts V. und der Erzherzogin Anna, wurde am 26. Aug. 1571 mit Erzherzog Karl II. von Steiermark, dem jüngsten Sohn Kaiser Ferdinands I. und der Anna von Ungarn, vermählt. Sie schenkte ihrem Gatten zwölf überlebende Kinder und unterstützte seine gegenreformatorischen Bestrebungen. Ihren Sohn Ferdinand, den späteren Kaiser Ferdinand II., schickte sie auf die Jesuitenuniversität in Ingolstadt. An den familienpolitischen Verhandlungen des Erzhauses nahm sie aktiven Anteil. Sie wurde in dem von ihr gestifteten St. Klara-Kloster in Graz begraben. Ihr Bildnis spiegelt Charakterstärke und Entschlossenheit.

Gm 654 gehörte zu einer Serie, siehe unten bei Gm 668, süddeutsch 1595.

Kat. 1882, Nr. 540; 1885, Nr. 556; 1893, Nr. 602. – Braune 1909, Nr. 654.

Süddeutsch

BILDNIS DER ERZHERZOGIN ANNA IM ALTER VON 18 JAHREN

1592

Brustbild nach links, ohne Hände, vor dunklem Grund. Sie hat blaue Augen und blondes Haar und blickt den Betrachter an. Sie trägt ein grünes Seidenkleid, weiße, geschlitzte Seidenärmel mit Zierborten und einen breiten, tellerartigen Kragen mit Spitzenrand, eine geflochtene Haarkrone, Haarband und -netz mit Steinen und Perlen, kostbaren Schmuck auf der Brust, neben dem Ohr eine tropfenförmige große Perle an einer Schleife.

Leinwand, 60,5 x 50,9 cm – Oben zweizeilige Inschrift in Majuskeln der Humanisten-Antiqua: »ANNA ARCHIDU-CISSA AVSTRIAE. / ANNO AETATIS XVIII.«, darunter, zu beiden Seiten des Kopfes, links: »MD«, rechts: »LXXXXII.« = Anna Erzherzogin von Österreich im Alter von 18 Jahren 1592 – Auf dem Keilrahmen mit weißer Farbe »Gm 661«; Klebezettel der BStGS Inv.1855, Nr.6846; 1905, Nr.6223.

Gm 661. Leihgabe der Bayer. Staatsgemäldesammlungen, Inv.Nr.6846. –1804 aus Schloß Neuburg a.d. Donau – Inv. BStGS 1822,Nr.8408; 1905, Nr.6223 – Schleißheim –1877 an das GNM.

Dubliert, Keilrahmen nicht original. Ränder mit Papierstreifen kaschiert, diese auf der Rückseite umgeschlagen. Originalleinwand mit 16 Kettfäden in vertikalem Fadenlauf und 17 Schußfäden pro cm^2. Format allseitig beschnitten. – Rückseite: Dublierleinwand mit 13 horizontal verlaufenden Kettfäden und 15 Schußfäden pro cm^2. – Bildseite: Originale Leinwand schließt am unteren Rand mit dem Bildformat ab; an den anderen Rändern die Leinwandkanten unter der Papierabklebung. Grundierung: Ockerfarben, gleichmäßig, dünn. An den Rändern keine Grundierung sichtbar. Unterzeichnung: Keine erkennbar. Malerei: Gesicht und Kragen naß in naß, Gewand und Schmuck mehrschichtig. Inschrift original auf getrocknetem Grund. Firnis: Leicht vergilbt, matt. MG

Anna von Österreich (16. Aug. 1573 –10. Febr. 1598), älteste Tochter Erzherzog Karls II. und der Maria von Bayern, wurde am 31. Mai 1592 zu Krakau Sigismund III. Wasa König von Polen vermählt. Ihr Halsschmuck besteht aus einem Kollier mit gefaßten farbigen Steinen, eingehängten Perlen und figürlichen Motiven in Email, das sind weibliche Figuren, Fabelwesen wie Wasserpferde und Greifen und kleinerformatige Krieger zu Pferde. Der Anhänger zeigt einen gekrönten Mann im rotem Gewand mit bloßen

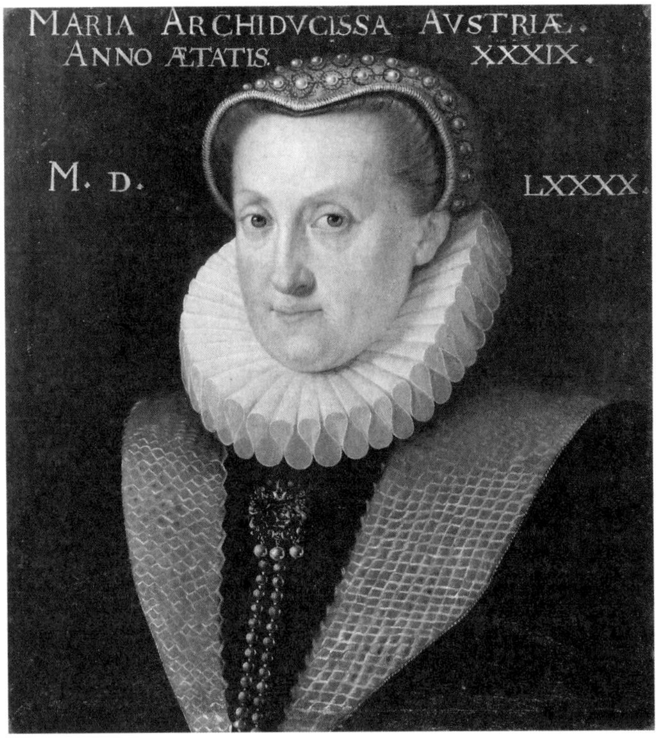

Gm 654

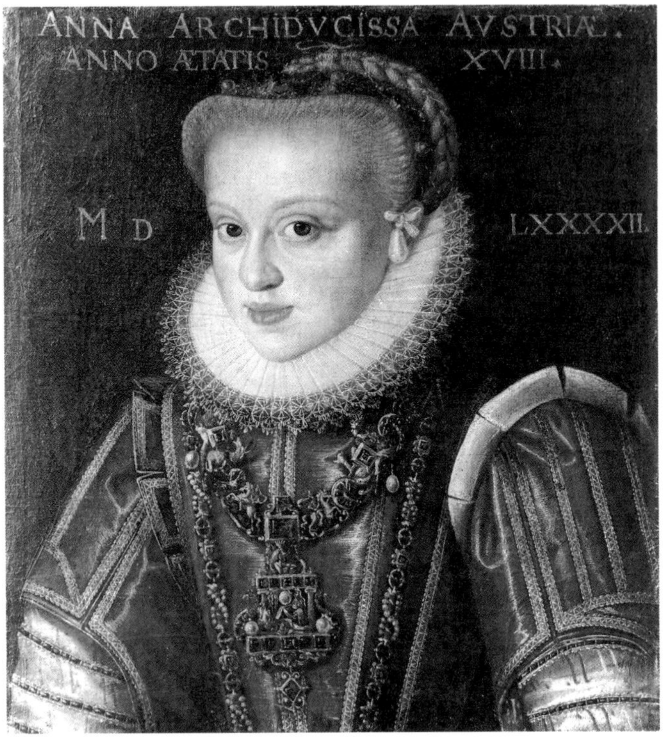

Gm 661

Armen, dazu eine sitzende Frau und einen goldenen Regen, vermutlich Zeus und Danae, dazu eine weitere, liegende Gestalt. Eine Kette aus Goldgliedern und Perlen verläuft auf beiden Seiten über das Mieder. Das Brustbild stimmt weitgehend überein mit einem ganzfigurigen Bildnis der Erzherzogin in Wien, Kunsthistorisches Museum, Inv.Nr. 3238[1] und einem weiteren, Inv.Nr. 3097[2] derselben Sammlung, in dem wir gleichfalls ein Bildnis der Erzherzogin Anna sehen. Es gehört zu einer Serie ganzfiguriger Bildnisse der Kinder des Erzherzogs Karl II. von Steiermark. Heinz gab das Wiener Bild Jakob de Monte und bestimmte die Dargestellte versuchsweise als Erzherzogin Maria Christierna (1574–1621)[3]. Der Schnitt des Kleides, der Schmuck und die Glanzlichter stimmen auf allen drei Bildern überein, der Kragen erscheint in dem Brustbild flacher. Physiognomische Merkmale, mit denen sich die Bildnisse von denen der anderen Erzherzoginnen unterscheiden, sind die stärker verdickte Nase und die wulstig aufgeworfenen Lippen. Daß Gm 661 den Bildnissen in ganzer Figur nachfolgt, ersieht man daraus, daß der Unterärmel die Bewegungslinie des Oberärmels nicht fortsetzt, sondern nach unten wegknickt, der Arm nicht als aufliegend, sondern als herabhängend vorzustellen ist. Das aufgeweckte Wesen der Prinzessin, ihr jugendliches Alter, die roten Lippen und Wangen und der kostbare Schmuck machen den besonderen Reiz des Bildes aus.

Gm 661 gehörte zu einer Serie, siehe unten bei Gm 668, süddeutsch 1595.

1 Heinz 1963, S. 196, Nr. 67.
2 Heinz 1963, S. 197, Nr. 71.
3 Wie Anm. 2.

Kat. 1882, Nr. 546; 1885, Nr. 562; 1893, Nr. 609. – Braune 1909, Nr. 661. – Hackenbroch 1979, Abb. 532.

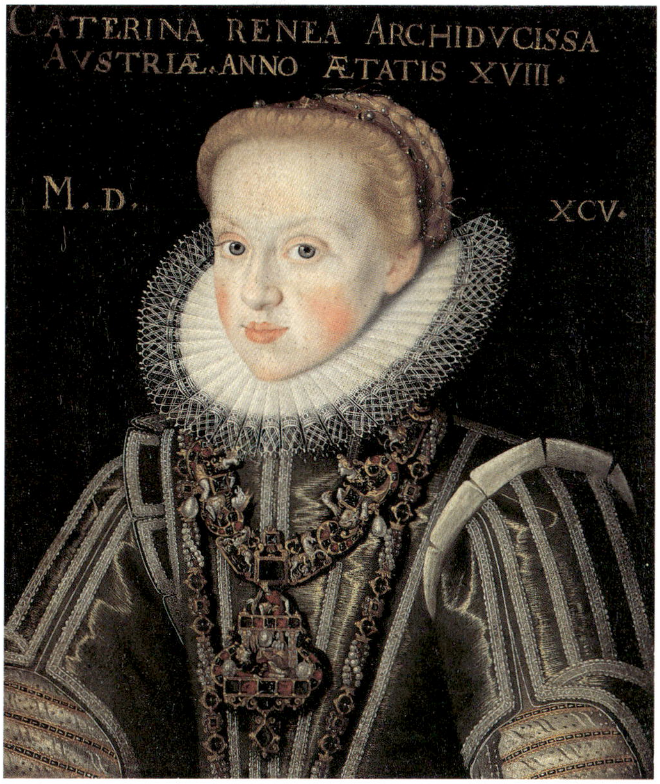

Gm 665

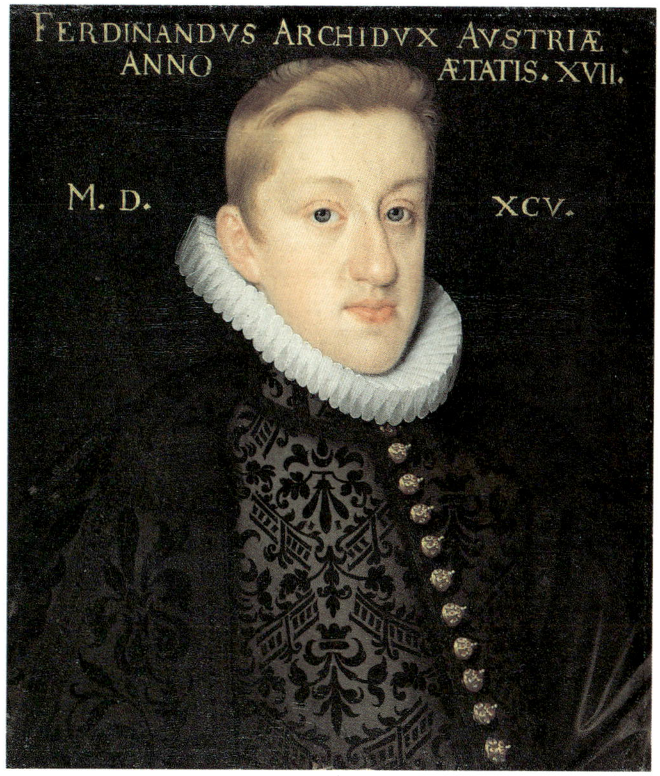

Gm 668

Süddeutsch

BILDNIS DER ERZHERZOGIN KATHARINA RENEA IM ALTER VON 18 JAHREN
1595

Brustbild nach links, ohne Hände, vor dunklem Grund. Blick auf den Betrachter. Sie hat blaue Augen und blondes Haar. Sie trägt ein grünes Seidenkleid, weiße, geschlitzte Seidenärmel mit Zierborten und einen breiten, tellerartigen Kragen mit Spitzenrand, eine geflochtene Haarkrone, Haarband und -netz mit Steinen und Perlen, kostbaren Schmuck auf der Brust.

Leinwand, 60,6 x 50,9 cm – Oben zweizeilige Inschrift in Majuskeln der Humanisten-Antiqua: »CATERINA RENEA ARCHIDVCISSA / AVSTRIAE. ANNO AETATIS XVIII.«, darunter, zu beiden Seiten des Kopfes, links: »M.D.«, rechts: »XCV.«.= Katharina Renea Erzherzogin von Österreich im Alter von 18 Jahren 1595 – Auf dem Keilrahmen mit weißer Farbe »G.665« und die Nr.861; Klebezettel der BStGS Inv.1855, Nr.6847; 1905, Nr.6341; auf der Dublierleinwand mit weißer Farbe »Gem.665«.

Gm 665. Leihgabe der Bayer. Staatsgemäldesammlungen, Inv.Nr.6847. –1804 aus Schloß Neuburg a.d. Donau – Inv. BStGS 1822, Nr.8409; 1905, Nr.6341 – Schleißheim –1877 an das GNM.

Dubliert, Keilrahmen nicht original. Ränder mit Papierstreifen kaschiert, diese auf der Rückseite umgeschlagen. Originalleinwand mit 16 Kettfäden in horizontalem Fadenlauf und 18 Schußfäden pro cm^2. Format allseitig beschnitten. – Rückseite: Dublierleinwand mit 13 Kettfäden in vertikaler Richtung und 15 Schußfäden pro cm^2. – Bildseite: Originale Leinwand schließt am unteren Rand mit dem Bildformat ab, an den anderen Rändern ist die Leinwandkante unter der Papierabklebung; am linken Rand Spanngirlanden. Grundierung: Hellockerfarben; an den Rändern Kittungen mit eingravierter Leinenstruktur. Unterzeichnung: Keine erkennbar. Malerei: Im Gesicht graue Untermalung, überwiegend mehrschichtig, dünn; Gesicht, Haare und Kragen naß in naß. Inschrift original, Zeilenanfänge »CAT« bzw. »AUSTRI« übermalt. Firnis: Leicht vergilbt, schwach glänzend, verschmutzt.
MG

Katharina Renea von Österreich (4. Jan. 1576 – 29. Juni 1595) war eine Tochter Erzherzog Karls II. und der Maria von Bayern. Sie war mit Ranuccio Farnese, Herzog von Parma, verlobt, starb aber als Braut im Alter von 19 Jahren. Kleid und Schmuck der Erzherzogin entsprechen denen ihrer Schwester Anna, Gm 661, doch fehlt die Perle über dem Ohr und zeigt der Spitzenrand des Kragens ein anderes Muster. Das Brustbild stimmt weitgehend überein mit dem ganzfigurigen Bildnis der Erzherzogin in Wien, Kunsthistorisches Museum, Inv.Nr. 3248[1], und einem weiteren, Inv.Nr. 3085[2] derselben Sammlung, das wir gleichfalls für ein Bildnis der Katharina Renea halten. Es war dort der Schule des Frans Pourbus zugeschrieben. Heinz gab es Jakob de Monte und bestimmte die Dargestellte versuchsweise als Gregoria Maximiliana (1581 –1597), eine weitere Tochter Erzherzog Karls II. Er schätzte das Alter des Mädchens auf ca. zwölf Jahre und datierte das Bildnis in die frühen neunziger Jahre[3]. Der Schnitt des Kleides, der Schmuck und die Glanzlichter zumal an ihrem linken Ärmel stimmen auf den genannten drei Bildern überein, der Kragen im zweitgenannten Wiener Bild ist ein Radkragen in mehreren Lagen. Neben ihrer Schwester Anna erscheint die frühverstorbene Katharina Renea trotz der rosig angehauchten Wangen blaß und durchscheinend. Das schärfer beobachtete, deutlicher modellierte Wiener Exemplar Inv.Nr. 3248 geht Gm 665 voraus.

Gm 665 gehörte zu einer Serie, siehe unten bei Gm 668, süddeutsch 1595.

1 Heinz 1963, S. 198, Nr. 79.
2 Heinz 1963, S. 200, Nr. 93, Abb. 125.
3 Wie Anm. 2.

Kat. 1882, Nr. 550; 1885, Nr. 566; 1893, Nr. 613. – Braune 1909, Nr. 665. – Porträtgalerie 1976, bei Nr. 92.

Süddeutsch

BILDNIS DES ERZHERZOGS FERDINAND, SPÄTEREN KAISERS FERDINAND II., IM ALTER VON 17 JAHREN
1595

Brustbild nach rechts, ohne Hände, vor dunklem Grund. Blick auf den Betrachter. Er hat blaue Augen und blondes Haar, das über der Stirn hochgebürstet ist. Er trägt ein schwarzes Wams aus Reliefsamt mit einer Knopfleiste aus Goldknöpfen, einen dunkleren gemusterten Seidenmantel und eine hohe weiße Halskrause.

Leinwand, 60,9 x 52,4 cm – Oben zweizeilige Inschrift in Majuskeln der Humanisten-Antiqua: »FERDINANDVS ARCHIDVX AVSTRIAE / ANNO AETATIS. XVII.«, darunter, zu beiden Seiten des Kopfes, links: » M.D.«, rechts »XCV.« = Ferdinand Erzherzog von Österreich im Alter von 17 Jahren 1595. Unten Mitte Klebezettel »993« – Auf dem Keilrahmen in weißer Farbe »G.668«; Klebezettel der BStGS Inv.1855, Nr.6849; 1905, Nr.6472.

Gm 668. Leihgabe der Bayer. Staatsgemäldesammlungen, Inv.Nr.6849. –1804 aus Schloß Neuburg a.d. Donau – BStGS Inv. 1822, Nr.8411; 1905, Nr.6472 – Schleißheim –1877 an das GNM.

Dubliert, Keilrahmen nicht original. Ränder mit Papierstreifen kaschiert, diese auf der Rückseite umgeschlagen. Originalleinwand mit 16 Kettfäden in vertikalem Fadenlauf und 17 Schußfäden pro cm^2. Format allseitig beschnitten. – Rückseite: Dublierleinwand mit 13 vertikal verlaufenden Kettfäden und 15 Schußfäden pro cm^2. – Bildseite: Originale Leinwand schließt am unteren Rand mit dem Bildformat ab, an den anderen Rändern sind die Leinwandkanten unter der Papierabklebung; drei Nagellöcher an der linken Kante, dazwischen spannt sich die Leinwand bogenförmig. Grundierung: Graubraun, dünn, nicht bis zum Rand reichend. Unterzeichnung: Keine erkennbar. Malerei: Gesicht und Kragen naß in naß, Ornament und Zierknöpfe mehrschichtig, originale Inschrift auf getrocknetem Grund. Firnis: Leicht vergilbt, schwach glänzend. MG

Ferdinand von Österreich (9. Juli 1578 –15. Febr. 1637), Sohn Erzherzog Karls II. von Steiermark und der Maria von Bayern, studierte an der Jesuitenuniversität in Ingolstadt, bevor er 1596 die Regierung in Graz übernahm. Da Kaiser Matthias wie auch seine Brüder kinderlos starben, wurde Ferdinand 1619 zum Kaiser gewählt und gekrönt. Er vermählte sich in erster Ehe mit Maria Anna, Herzogin in Bayern, in zweiter Ehe mit Eleonore Gonzaga von Mantua. Er war ein entschiedener Vorkämpfer der Gegenreformation, schränkte die Macht der Stände ein, verfolgte unnachgiebig das Restitutionsedikt und demonstrierte im Dreißigjährigen Krieg mit den Schlachtensiegen am Weißen Berge 1620 und bei Nördlingen 1634 die kaiserliche Macht.

Es gibt mehrere Bildnisse Erzherzog Ferdinands II. aus seinen jungen Jahren[1]. Gm 668 geht auf sein ganzfiguriges Bildnis in Wien, Kunsthistorisches Museum, Gemäldegalerie, Inv.Nr. 7223, zurück[2]. Heinz datierte das Wiener Exemplar um 1596 – 98, doch muß es, da es dem Nürnberger Exemplar vorlag, spätestens 1595 vollendet gewesen sein. Der Maler der Replik milderte die »Habsburgerlippe« und machte die mißtrauischen Züge des Erzherzogs etwas gefälliger. Die Inschrift auf dem Brustbild sichert auch das unbezeichnete Wiener Exemplar als ein Bildnis Ferdinands.

Gm 668 gehört mit Gm 654, 661 und 665 zu einer Serie von Bildnissen der Familie Erzherzog Karls II. von Steiermark. Sie entstand nach Aussage der inschriftlich mitgeteilten Jahreszahlen zwischen 1590 und 1595 und umfaßte die Bildnisse der Gemahlin, Maria von Bayern, und vermutlich aller zwölf Kinder, vielleicht auch das des Vaters, der bereits 1590 verstarb. Da es sich bei den Bildnissen im GNM um Repliken handelt, darf man davon ausgehen, daß sie die Jahreszahlen der Erstfassungen mitteilen, selbst aber kurz nacheinander in den Jahren 1595/96 entstanden. Zugehörige Bildnisse der Erzherzoginnen Margarete im Alter von 10 Jahren, Gm 667, und Eleonore im Alter von 13 Jahren, Gm 666, gingen im Krieg 1945 verloren. Der Auftraggeber der Serie ist am Münchner oder Wiener Hof zu suchen. Die Bildnisse wurden vermutlich in Wien gemalt, jedenfalls da, wo sich die Originalgemälde befanden.

1 Vgl. Heinz 1963, S. 198, Nr. 81 – 86, Abb. 122, 124.
2 Vgl. Heinz 1963, S. 198, Nr. 86

Kat. 1882, Nr. 553; 1885, Nr. 569; 1893, Nr. 616. – Braune 1909, Nr. 668. – Ausst. München 1980: Um Glaube und Reich, Nr. 194 mit Abb. (bearb. Hans Härtl).

Süddeutsch

BILDNIS EINER FÜRSTLICHEN DAME
um 1590/1600

Brustbild nach links, ohne Hände, vor grünem Vorhang mit Goldfransen. Sie hat graugrüne Augen und blickt den Bildbetrachter an. Sie trägt ein schwarzes Kleid mit offenen Hängeärmeln und Schulterwülsten und reicher Gold- und Silberstickerei, quergestreifte Seidenärmel in Silberweiß, Gold und Rot. Der breite, tellerartige Kragen ist spitzenbesetzt. Das mittelblonde Haar schmücken eine Haube und ein großes Schmuckstück über dem Scheitel. Das Kollier besteht aus Email, Gold, Edelsteinen und Perlen. Der Anhänger zeigt eine sitzende Figur mit reichem Kopfputz. Ketten mit rautenförmigen Perlengliedern und ein Kettengürtel vervollständigen den Schmuck.

Leinwand, 65,5 x 50 cm – Auf der Rückseite mit weißer Farbe »G.677.«; Klebezettel der BStGS Inv.1855, Nr.6983; 1905, Nr.7260.

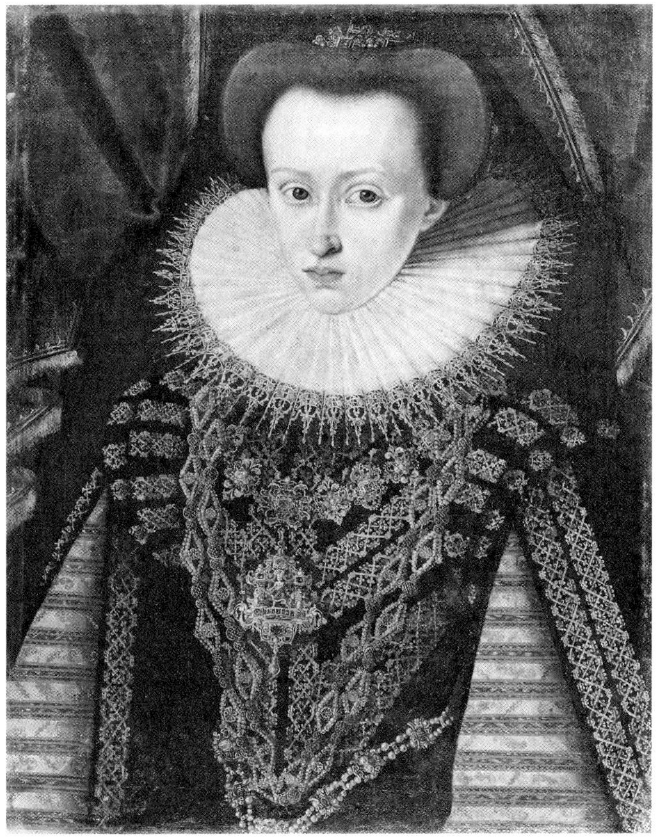

Gm 677

Gm 677. Leihgabe der Bayer. Staatsgemäldesammlungen, Inv.Nr. 6983. –1804 aus Schloß Neuburg a.d. Donau – Inv. BStGS 1822, Nr.8547; 1905, Nr.7260 –1877 an das GNM.

Einzelstück, Leinenbindung, Fadendichte ca. 7 x 13 pro cm^2, dubliert mit gröberer Leinwand und auf Keilrahmen befestigt, davor einmal aufgespannt. Spanngirlanden. Format wegen Randabklebung mit Papier nicht exakt bestimmbar, vermutlich geringfügig beschnitten. – Bildseite: Unterzeichnung: Keine erkennbar. Malerei: Imitation der Gold- und Silberstickerei mit Farbe. Kleinteilige Ausbrüche über die gesamte Bildfläche, retuschiert. Fleckiger, vergilbter Firnis. AB

Die enge Einpassung der Dame ins Bildfeld läßt darauf schließen, daß das Bild allseitig beschnitten wurde. Die kostbare Robe und der überreiche Schmuck weisen ihren fürstlichen Stand aus. Sie dürfte noch keine zwanzig Jahre zählen und ist an einem süddeutschen Hof zu suchen. Das figürliche Motiv des Kolliers stellt vielleicht eine Allegorie Amerikas im Federschmuck dar.

Kat. 1882, Nr. 562; 1885, Nr. 578; 1893, Nr. 625. – Braune 1909, Nr. 677.

Tirol

1509

BILDNIS EINES JUNGEN MANNES

Brustbild nach rechts, mit Händen, hinter einer Brüstung. Der Dargestellte hat grünbraune Augen und braunes Haar, das ihm bis zu den Schultern reicht und gerade abgeschnitten ist. Er trägt einen grauen pelzgefütterten Rock mit schwarzen Zierstreifen, ein über der Brust geschnürtes schwarzes Wams, ein Hemd mit breiter mattvergoldeter oberer Borte und ein schwarzes Barett. Grüner Grund.

Tannenholz (Abies sp.), 51,9 x 37,5 cm – Oben schwer lesbare spätere Inschrift »25 Jar Alt 1059 [sic!]« – Auf der Rückseite Klebezettel Slg. Wallerstein »8.Zimmer«; WAF »H.G.548 (1936) Inv.S.No.560«, darunter links die Nr.261, rechts »R 140«; WAF, Slg. König Ludwig I. von Bayern »WAF.548 (Gm 261)«; »K.Hausgut, 419«. Auf der Rahmenrückseite mit Stift die Nr.416 und die Nr. 70; Klebezettel mit der Nr.116; genagelt alte Bildbeschriftung auf Karton.

Gm 261. Leihgabe des Wittelsbacher Ausgleichsfonds / Bayer. Staatsgemäldesammlungen, Inv.Nr. WAF 548. – Slg. Graf Rechberg, erworben 1812 bei Kunsthändler Hertel in Augsburg[1] – Slg. Fürst Oettingen-Wallerstein, Grundbuch 1817–18, § CCLXXVIII – Slg. König Ludwig I. von Bayern, erworben 1828, I.W. 419 – Ab 1829 ausgestellt in Nürnberg, Moritzkapelle –1882 GNM.

BILDNIS EINER JUNGEN DAME

Brustbild nach links, mit Händen, hinter einer Brüstung. Die Dargestellte hat braune Augen und rötlich blondes Haar, das gelöst über ihre Schultern bis beinahe zu den Ellenbogen herabfällt. Sie trägt ein kupferfarben schimmerndes Seidenkleid mit roten Samtbesätzen am Ausschnitt, an der Vorderöffnung und an den Ärmelstulpen, ein schwarzes Barett. Brustlatz, Kettenschmuck und Ringe sind mattvergoldet. Grüner Grund.

Tannenholz (Abies sp.) 51,9 x 37,5 cm – Oben schwer lesbare spätere Inschrift »17 JAR Alt« – Auf der Rückseite Klebezettel Inv.Slg. Wallerstein »8.Zimmer«; WAF »H.G.549 (1936) Inv.S.No.561«, darunter links die Nr.262, rechts »R 140«; WAF, Slg. König Ludwig I. »WAF.549 (GM 262)«; »K.Hausgut 420«. Auf der Rahmenrückseite mit Stift »5/51«; auf der unteren Leiste eingekerbt die Nr.181; Klebezettel mit der Nr.115; genagelt alte Bildbeschriftung auf Karton.

Gm 262. Leihgabe des Wittelsbacher Ausgleichsfonds / Bayer. Staatsgemäldesammlungen, Inv.Nr. WAF 549. – Slg. Graf Rechberg, Herkunft wie Gm 261 – Slg. Fürst Oettingen-Wallerstein, Grundbuch 1817–18, § CCLXXIX – Slg. König Ludwig I. von Bayern, erworben 1828, I.W. 420 – Ab 1829 ausgestellt in Nürnberg, Moritzkapelle –1882 GNM.

Stärke 0,7 cm. Äste im Holz belassen. Formate vermutlich allseitig geringfügig beschnitten. – Rückseiten: Brauner Anstrich und obere Abfasung später. In den oberen rechten Bildvierteln nicht bestimmbare Skizzen mit brauner und roter Tinte oder Tusche. Alte Kratzspuren. – Bildseiten: Unterzeichnung: Pinsel; Kontur- und Binnenzeichnung, in den Gesichtern Augen-, Nase- und Mundkontur mit dünnen Strichen mehrfach. Malerei: In wenigen Schichten naß in naß, stellenweise scheint Imprimitur bzw. Grundierung durch. Grünliche Inschrift hellrot untermalt. Ehemals leuchtend grüne Hintergründe mit dumpfer, braungrüner Farbe übermalt. Malschicht über den Ästen stark krakeliert und teilweise hochstehend. Wachshaltiger Firnis. – Rahmen original: Kern Zirbelkiefernholz, Profilierung in Eiche. Schwarz gefaßt, Rahmeninnenleisten mattvergoldet.

Gm 261: 2 Bretter, Breiten von links oben 22,2, 15,3 cm, unten 21,9, 15,6 cm. – Bildseite: Gerissene Grundier- und Malkanten in Resten unten vorhanden. Unterzeichnung: Am Zeigefinger der linken Hand 2 Ringe; Mund korrigiert. Rotbraune Imprimitur. Malerei und Metallauflagen: Hemdborte am Kragen mattvergoldet, Schatten in rotbrauner Lasur. Mattvergoldung am Ring des linken Zeigefingers verputzt. Zahl »1059« der Inschrift nur noch als bräunliche, in den Untergrund gedrungene Lasur vorhanden. Mantel an der rechten Schulter großflächig übermalt bzw. überlasiert. Der ehemals klar konturierte Schlagschatten später überarbeitet, seine Form heute diffus.

Gm 262: 3 Bretter, Breiten von links oben 19,7, 15,3, 2,3 cm, unten 19,7, 14,0, 3,7 cm. Rechte und mittlere Fuge leicht gelockert. Risse. – Rückseite: Auf der unteren Hälfte perspektivische Ritzungen. – Bildseite: Rotbraune Imprimitur nicht eindeutig erkennbar. Malerei und Metallauflagen: Brustlatz und Kette mit hellroter Farbe untermalt, mattvergoldet, Schatten mit rotbrauner Lasur. Jahreszahl verloren, rote Untermalung im rechten Bildteil in Spuren erhalten. Malschichtverlust am oberen Rand erheblicher als unten. AB

Die Bildnisse gehören als Gegenstücke zusammen und waren ursprünglich sehr wahrscheinlich durch Scharniere an den (verlorenen) Originalrahmen zu einem Diptychon aus verschließbaren Flügeln verbunden. Das jugendliche Alter des Paares und das offen getragene Haar der Dame lassen auf ihren Brautstand, das Barett der Dame und die vielen Ringe auf ihre adlige Herkunft schließen. Zumal das Bild der Frau zeigt in der kurvierenden Linienführung und in der auf einen umgebenden Luftraum abgestimmten, tiefleuchtenden Farbigkeit die Hand eines Meisters.

Das Bildnispaar wird im Grundbuch der Slg. Oettingen-Wallerstein und in den Katalogen der Moritzkapelle bis 1846 Hans Holbein d.Ä. zugeschrieben, 1878 und 1880

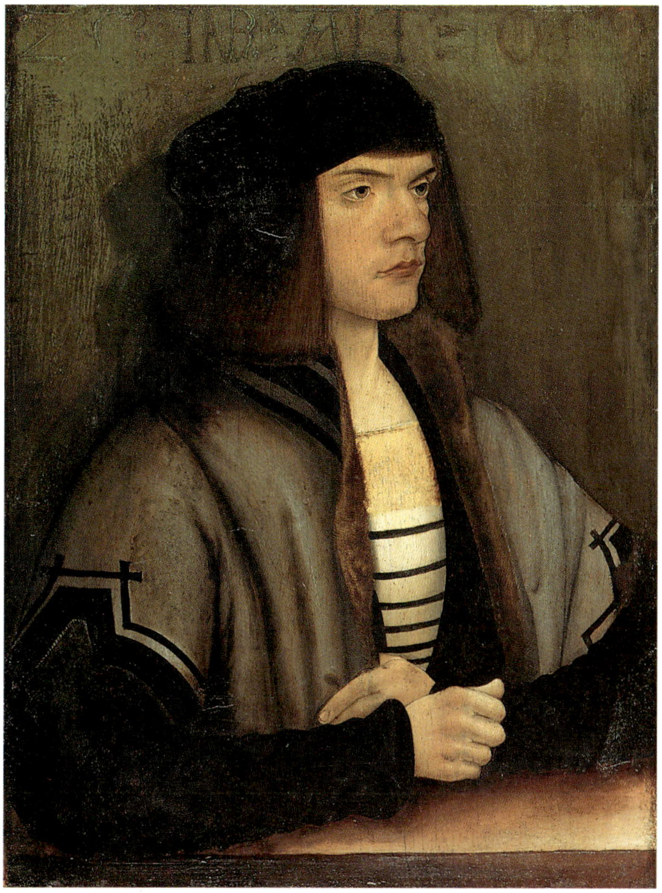

Gm 261

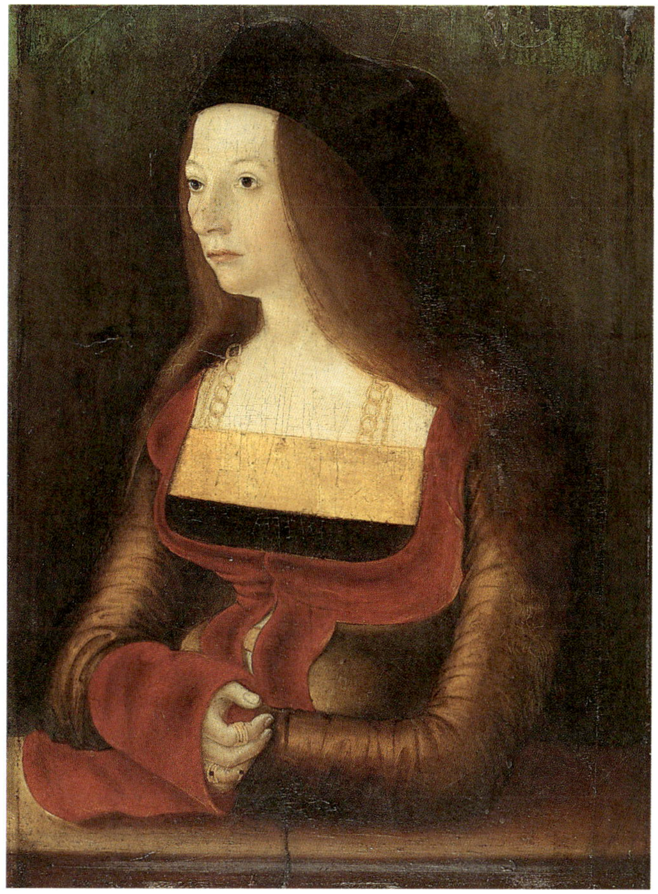

Gm 262

einem oberdeutschen Meister, von Reber und Bayersdorfer in Kat. 1882 –1893 Bernhard Strigel, doch hatte bereits Vischer dessen Autorschaft in Frage gestellt. Braune, Lutze und Wiegand und noch Pinder schrieben das Bildnispaar Hans Maler[2] zu. Buchner (1927) sah die Jahreszahl auf dem Männerbildnis aus »1509« verschrieben an. Er nahm an, daß sie vom Rahmen (fehlerhaft) auf das Gemälde übertragen wurde. Er beschrieb und charakterisierte das Bildnispaar eingehend und gab es dem mittelrheinischen Meister der Bildnisse des Claus und der Margareth Stalburg von 1504 (Frankfurt a.M., Städelsches Kunstinstitut)[3], der auch mit Jörg Ratgeb identifiziert worden ist. Mackowitz argumentierte mit unzureichenden Gründen für Conrad Faber von Creuznach, der nicht vor 1524 greifbar wird[4]. Benesch dachte an den Meister eines 1505 datierten Altarbildes mit Maria und Heiligen in der Kirche S. Maria delle Grazie in Gemona[5]. Voss hatte dieses dem nachmals als Urban Görtschacher erkannten Meister des Ecce homo von 1508 aus dem Stift Heiligenkreuz (Wien, Museum mittelalterlicher österreichischer Kunst) zugeschrieben[6].

Die Bildnisse Gm 261, 262 entzogen sich bisher einer schlüssigen Einordnung. Der vormals als Zirbelholz angesehene Bildträger bestätigte die Annahme einer Entstehung der Gemälde in den Alpenländern, bevorzugt Tirol, doch wurde die Holzart inzwischen als Tanne bestimmt. Die nicht eindeutig zu lokalisierenden Stilmerkmale des Bildnispaares könnten für einen »Wanderkünstler« sprechen. Zu den gesicherten Bildnissen Hans Malers (ab 1517) besteht keine Beziehung, allenfalls zu einem ihm zugeschriebenen Mädchenbildnis von 1512 aus der Sammlung Bentinck-Thyssen[7]. Eine Kopie des Männerporträts 1991 auf dem Kunstmarkt[8].

1 Als Bildnisse von Angehörigen der Augsburger Familie Rehlinger.
2 Zu Hans Maler vgl. bei Gm 263, 264, Apostelmartyrien.
3 Vgl. Buchner 1953, S. 52 – 54, Nr. 40, 41, Abb. 43, 44.
4 Zu Conrad Faber von Creuznach, der erst gegen 1500 geboren wurde, vgl. bei Gm 1597, Bildnis des Hans Bromm.
5 Vgl. Voss 1920, Abb. S. 149.
6 Vgl. Voss (wie Anm. 5), S. 150 –151.
7 Vgl. Kat.Slg. Schloß Rohoncz [Slg. Thyssen-Bornemisza], Gemälde, Text- u. Tafelbd. (bearb. Rudolf Heinemann). Lugano 1937, Nr. 253, Tf. 26. – Mackowitz 1960, S. 63, Abb. 49.
8 Holz, 16,3 x 12,4 cm , oben rechts »WRC / 25«, links auf halber Höhe: »1509«, oben links Wappen. Von Max J. Friedländer, Gutachten vom 15. Mai 1957, dem Niederländer Joos van Cleve zugeschrieben. – Aukt. London, Christie´s, 4. Juli 1991, Kat.Nr. 577 mit Abb.

Kat. Slg. Oettingen-Wallerstein 1819, S. 143, Nr. 33, 34; 1826 u. 1827, Nr. 291, 292. – Moritzkapelle 1829 –1846, Nr. 55, 56. – Waagen 1843, S. 185. – Lotz 2, 1863, S. 338, Nr. 55, 56. – Moritzkapelle 1878 u. 1880, Nr. 77, 78. – Kat. 1882, Nr. 176, 175; 1885, Nr. 182, 181. – Vischer 1885, S. 69. – Kat. 1893, Nr. 185, 186. – Braune 1909, Nr. 261, 262. – Scheffler 1916, Tf. 2, 3. – Grupp 1917, S. 96. – Eßwein u. Hausenstein 1923, Tf. 70, 71. – Reinach 6, 1923, S. 150, Abb. 2 (Gm 261). – Buchner 1927: Studien, S. 321 – 323, Abb. 76, 77. – Lutze u. Wiegand, 1936-37, S. 87, Abb. 201, 202. – Pinder 1940, S. 310. – Ausst. Schaffhausen 1947: Meisterwerke, Kat.Nr. 70, 71. – Ausst. Turin 1951: Moda, Kat.Nr. 24, 25. – Buchner 1953, S. 54. – Mackowitz 1960, S. 64 – 65, Abb. 50 (Gm 261). – Brücker 1963, S. 74 mit Anm. 229 a. – Benesch 1966, S. 64.

Tirol

Matheis Stöberl zugeschrieben

HIMMELFAHRT CHRISTI

um 1510/15

Maria und die Jünger knien und stehen um den Hügel, von dem Christus auffährt, so daß nur noch ein Stück seines Gewandes und seine Füße zu sehen sind. Auf der Kuppe bleibt der Abdruck seiner Füße zurück. Von den Jüngern ist Petrus durch seine bevorzugte Plazierung sowie durch den Typus – kahlköpfig und bärtig – kenntlich gemacht, der jugendliche Johannes durch die auf seine Schultern fallenden blonden Locken.

Tannenholz (Abies sp.), 72,2 x 46,1 cm, Breite mit Anstückungen (Eichenholz) 47,7 cm – Auf der Rückseite mit weißer Farbe »G.1191«, auf dem Parkett »Gem.1191«.

Gm 1191. Erworben 1929 im Münchner Kunsthandel.

Vermutlich 4 Bretter, ungefähre Breiten von links oben 11,5, 14,0, 10,6, 10,0 cm[1]. Gespalten, Stärke auf 0,3 cm gedünnt. Äste im Holz belassen, mittlere Fuge und Äste mit Werg kaschiert. Geringer alter Schädlingsbefall. Risse in der Mitte. Format allseitig beschnitten, seitlich je 0,8 cm breite Eichenholzleiste angestückt. – Rückseite: Sägespuren; Flachparkett. Dunkelbraun gebeizt. – Bildseite: Tafel im Rahmen grundiert und bemalt, Grundier- und Malkanten links, oben und unten in Resten vorhanden. Oberste Grundierschicht oder Imprimitur mit breitem Pinsel streifig aufgetragen. Unterzeichnung: Pinsel; Kontur- und Binnenzeichnung; lebhaft in den Gesichtern und Händen (Abb. S. 518)); Hände kleiner; Kopfkalotte des Apostels rechts hinter dem Hügel spitzer, Knie des Petrus tiefer und weiter vorn. Malerei: Lichter und Schatten in den Inkarnaten gestrichelt. Kleid Mariä ursprünglich dunkelblau oder dunkelgrün, infolge eines stark gedunkelten Bindemittels heute schwarz erscheinend, ebenso die Ärmel Petri und das Kleid des Apostels links hinter dem Hügel; grüner Lack der Gewänder punktuell verbräunt; blauer Marienmantel und blaugraue Wolken durch vergilbten Firnis vergrünt. Verputzungen in den Haaren. Wenige Ausplatzungen der Malschicht, retuschiert. Rechter Rand überarbeitet. – Restaurierung: 1952 gefestigt. AB

Das Thema ist dem Neuen Testament, Lukas 24, 50 – 53 und Apostelgeschichte 1, 6 –11, entnommen. Die Stelle bei Markus 16, 19 ist eine spätere Hinzufügung[2]. Die Anwesenheit Mariä bei der Himmelfahrt Christi wird im Neuen Testament nicht erwähnt, doch nimmt sie schon im Rabula-Codex, syrisch von 586, das Zentrum der unteren Bildzone ein[3]. Sollte »der Ekklesiagedanke zum Ausdruck gebracht werden, womit auf die sakramentale Gegenwart des nicht mehr auf Erden weilenden Herrn verwiesen wird, so stehen Maria und Petrus einander gegenüber, beide als die vorder-

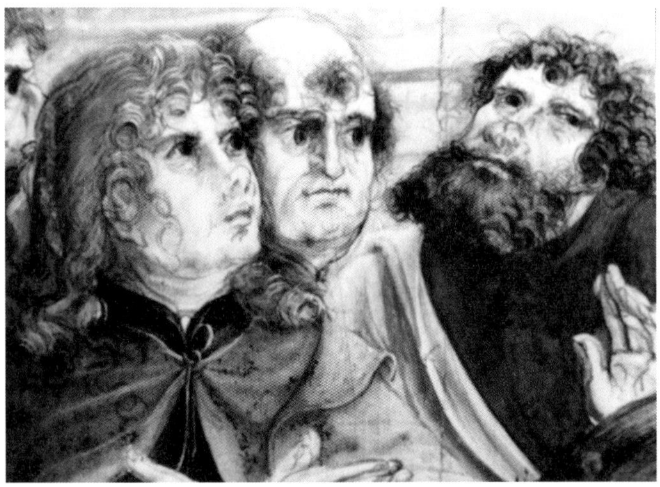

Gm 1191 Ausschnitt. Infrarot

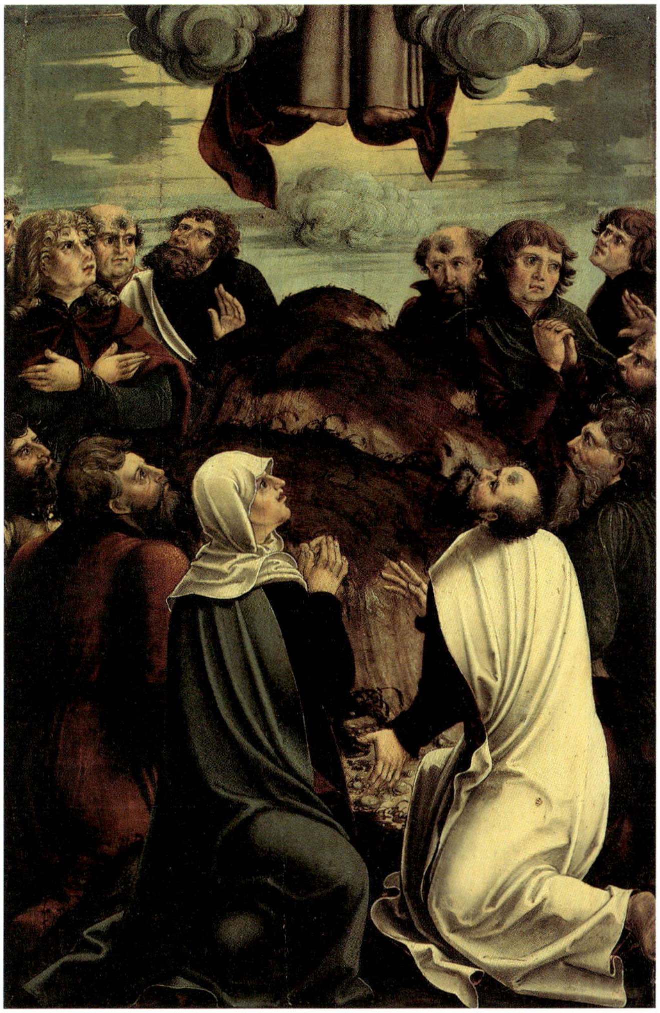

Gm 1191

sten einer Apostelgruppe« (Schiller). Seit dem 15. Jahrh. wurden sie überwiegend kniend dargestellt. Das Motiv des weitgehend dem Blick entzogenen Christus findet sich in der Kunst schon des hohen Mittelalters, z. B. am 1181 vollendeten Klosterneuburger Altar des Nikolaus von Verdun. Gm 1191 wurde um 1500 datiert. Löcher erkannte die benutzte Vorlage in einem Holzschnitt Hans Schäufeleins aus dem Speculum passionis, Nürnberg 1507[4]. Das Erscheinungsjahr des Erbauungsbuches bietet den terminus post quem für das um 1510/15 zu datierende Tafelbild. Der Maler verlieh den Figuren mehr Gewicht und charakterisierte die Köpfe eindringlicher, wobei er besonderen Wert auf die aufgerissenen Augen und die starren Wimpern legte. Ernst Buchner[5] dachte an einen dem Brixner Maler Andreas Haller nahestehenden, Lutze und Wiegand an einen aus der Werkstatt Marx Reichlichs hervorgegangenen Künstler. Egg, auf »zwei gemalte Flügel eines kleinen Altares« im Tiroler Landesmuseum Ferdinandeum in Innsbruck[6] verweisend, schrieb Gm 1191 dem in Sterzing/Südtirol von 1497 bis 1524 nachgewiesenen Matheis Stöberl[7] zu. Als Kennzeichen der Kunst Stöberls nannte er: Betonte Gestik, starrende Augen, breite Köpfe, starke zeichnerische Elemente. Die beiseitig bemalten Innsbrucker Tafeln zeigen vier Szenen aus dem Marienleben, Inv.Nr. 62: Tod Mariä, Rückseite: Anbetung der Könige; Inv.Nr. 61: Krönung Mariä, Rückseite: Christus im Tempel. Es ist anzunehmen, daß je zwei Bilder übereinander saßen, die gemalten Flügel also insgesamt 8 Szenen aus dem Marienleben zeigten. Vorder- und Rückseite lassen sich, da kein Goldgrund verwendet wurde, nicht unterscheiden. Wir gehen davon aus, daß Tod und Krönung Mariä zur Festtagsseite gehörten, also bei geöffneten Flügeln zu sehen waren. Die Maße erlauben, Gm 1191 demselben Altar zuzuzählen[8]. Unterschiede der Erscheinung beruhen auf dem besseren Erhaltungszustand des Nürnberger Bildes.

1 Brettzahl und -breiten wegen der Wergkaschierung selbst mit Hilfe des Röntgenbildes nicht genau bestimmbar.
2 Vgl. Calwer Bibellexikon, Bd. 5, 1959 (Stuttgart), Sp. 848 – 852 (»Markus, Markusevangelium«).
3 S. Helena Gutberlet I.St.M.: Die Himmelfahrt Christi in der bildenden Kunst von den Anfängen bis ins hohe Mittelalter (Sammlung Heitz. Akademische Abhandlungen zur Kulturgeschichte, 3. Reihe, Bd. 3). Straßburg 1935. – LCI 2, 1970, Sp. 268 – 276. – Schiller 3, 1971, S. 141 –164. – Eine Abb. des Rabula-Codex bei Gutberlet, Tf. I.
4 Vgl. Karl Heinz Schreyl: Hans Schäufelein. Das druckgraphische Werk, 2 Bde. Nördlingen 1990, Kat.Nr. 384 u. Abb.
5 Mitgeteilt bei Lutze und Wiegand 1936-37.
6 Innsbruck, Tiroler Landesmuseum Ferdinandeum, Inv.Nr. 61, 62, erworben 1857, lichte Maße je ca. 70 x 45 cm; vgl. Egg 1985, S. 241, Abb. 175.
7 Einziges signiertes Werk Stöberls ist der 1509 datierte Altar in St. Magdalena in Ridnaun; vgl. Egg 1985, S. 235 – 241, Abb. 172, Farbabb. 173.
8 Eine technologische Untersuchung der Innsbrucker Bilder könnte die nötigen Daten für eine Rekonstruktion des Altars bieten. Entgegenkommen beim Studium der Bilder fand ich bei Direktion und Mitarbeitern des Tiroler Landesmuseums.

Lutze u. Wiegand 1936-37, S. 181, Abb. 301. – Egg 1985, S. 234 – 243. – Löcher 1986: Dürer-Ersatz, S. 66.

Traut, Hans

(auch Hans von Speyer genannt). Er erhielt, aus Speyer kommend, 1491 das Bürgerrecht in Nürnberg und starb 1516. Auf dem Marienaltar der Marienkirche in Nürnberg-Katzwang hat er sich als »hans trawt von speir maler« mit dem Datum 1498 verewigt. Für das Zisterzienserkloster in Heilsbronn malte er Wandbilder zur Legende des Hl. Bernhard. Am Hochaltar der dortigen Klosterkirche war vielleicht schon sein Sohn Wolf beteiligt. Von den Nürnberger Malern unterscheidet Hans Traut die vom Mittelrhein mitgebrachte mildere Formgebung und Farbigkeit.

DIE HL. BIRGITTA, IHRE REVELATIONES NIEDERSCHREIBEND

um 1505

Die als Nonne gekleidete Heilige sitzt an einem Pult und schreibt in ein Buch, das sie auf den Knien hält. Die Rückenlehne der Thronbank ist durch einen Brokatbehang verkleidet. Neben ihr der Kreuzstab, am Pilgerstab aufgehängt Pilgerhut und -tasche. Unten links auf dem Fliesenboden knien Kaiser Karl IV. mit Krone und Szepter und Papst Urban V. im Ornat mit der Tiara und dem Kreuzstab mit drei Querbalken, jeder mit seinem Wappen. Rechts der gekrönte Wappenschild der Heiligen. Auf Wolken als Halbfiguren die Hl. Agnes mit dem Lamm, Maria und Christus, dieser mit der Weltkugel. Gebete auf Spruchbändern. Der Landschaftsausblick zeigt ein Gewässer, auf einer Landzunge oder Insel eine Wehrmauer mit massiven Rundtürmen, ein Wirtschaftsgebäude aus Fachwerk und ein zweigeschossiges, palasartiges Gebäude mit einem Kapellenerker, dazu einen Bergfried.

Lindenholz (Tilia sp.), 86,3 x 64,4 cm – Auf den Spruchbändern in gotischen Buchminuskeln, der Kaiser: »O gespons xpi [=Christi] pit got den heren fur uns alle fleissig«. Der Papst: »O heilige fraw Sanct Birgita hilf mir pitten fur die arme Cristenheit«. Agnes, Maria und Christus: »Sanct Angnes«, »Hertz lieb(er) son e(r)barm dich uber die arme kriste(n)heit«, »Ich wurd den bossen v(er)kertte(n) / Cristen erschrockenliche(n) komen.«. Wappen: Kaiser Karl IV. aus dem Haus Luxemburg: 1. und 4. In Rot gekrönter Löwe mit Doppelschwanz (Böhmen), 2. und 3. In Gold schwarzer doppelköpfiger oder Kaiseradler (Reich); Papst Urban V.: 1. u. 4. Von Gold und Rot geteilt im Spitzenschnitt (persönliches Wappen?). 2. In Rot zwei gekreuzte silberne Schlüssel (Papst), 3. In Rot goldene Antiqua-Majuskeln SPO[=Q]R (Stadt Rom); Hl. Birgitta: 1. Von Rot und Blau schräggeteilt, darin goldner Löwe (Ulfåsafamilie), 2. und 3. In Rot goldene Antiqua-Majuskeln SPO[=Q]R (Stadt Rom), 4. In Schwarz unter rotem Schildhaupt (Turnierkragen) 7 goldene Lilien (3:2:2)(Königreich Neapel, Anjou). Ehemals am Podest des Schreibpultes dat. »1560«, auf die Kämpfer oberhalb der Kapitelle der Säulen verteilt »15 61« als Daten der Restaurierung – Auf der Rückseite mit Bleistift »Gm.160«; Klebezettel Slg. Wallerstein »6.Zimmer«; Slg. König Ludwig I. von Bayern, 1828, Nr.319; WAF »H.G.724 (1936) Inv.S.No 319, darunter links Nr.160, rechts »R 139«.

Gm 160. Leihgabe des Wittelsbacher Ausgleichsfonds / Bayer. Staatsgemäldesammlungen, Inv.Nr. WAF 724. – Nürnberg, Dominikanerkirche (Predigerkirche), Epistelseite des Chores – Slg. Graf Rechberg – Slg. Fürst Oettingen-Wallerstein, Grundbuch § CCXLVIII, erworben 1817 – Slg. König Ludwig I. von Bayern, erworben 1828, I.W. 319 – Ab 1831 ausgestellt in Nürnberg, Burg – Ab 1876 Moritzkapelle –1882 GNM.

6 Bretter, Breiten von links oben 8,7, 11,4, 9,7, 11,0, 12,6, 10,7 cm, unten 9,6, 10,9, 9,6, 10,9, 11,9, 11,6 cm. Stärke ca. 0,8 cm. Äste im Holz belassen. Bildseite mit dem Zahnhobel geglättet. Seitenbretter verwölbt, mittlere und rechte Fuge unten gerissen und neu verleimt. Alter, schwerer Schädlingsbefall. Format original. – Rückseite: Mit Schropphobel geglättet; Ränder minimal abgefast. Braun gebeizt. Fugen teilweise behobelt und wohl seit den 50er Jahren durch Vertikalleisten gesichert. – Bildseite: Tafel im Rahmen grundiert und bemalt. Unterzeichnung: Pinsel; Kontur- und Binnenzeichnung, Schatten in langen parallelen oder gekreuzten Schraffuren; Pult räumlich gedreht, Kreuzstab näher bei der Heiligen, Position ihrer Augen schräger. Rosafarbene Imprimitur, die sich auf der Röntgenaufnahme in hellen Streifen abzeichnet. Malerei und Metallauflagen: Schriftband oben links während des Malvorgangs verkleinert. Nimben, Stoffe und Gewänder, Halskette, Buchbeschläge, Weltkugel, Stabkreuz, Tiara, Kronen und Wappen versilbert mit Goldlack (Goldimitation). Stab des Kreuzes, Schlüssel im Papstwappen und Bordüre der Vorhänge in Silber. Brokatmuster der Stoffe schablonenmäßig über die Falten hinweg. Zahlreiche kleinere retuschierte Malschichtausbrüche über die ganze Bildfläche, die linke Hälfte des unteren Randes 3 – 4 cm hoch ergänzt. Weiße Farbpartien von Firnis gereinigt, schwarze Schrift in den oberen Schriftbändern teilweise verputzt. – Restaurierung: Laut undatiertem Bericht (frühe 50er Jahre?) das wellige Malbrett geebnet, auf der Rückseite Risse mit Leisten gesichert, alter Firnis entfernt, Fehlstellen am linken unteren Rand retuschiert; 1960. AB

Die Hl. Birgitta (1303 –1373. Fest 8. Okt.), aus dem schwedischen Hochadel stammende Gattin eines hohen Staatsbeamten, dem sie 8 Kinder gebar, wurde 1344 Witwe. Von ihrer religiösen Sendung durchdrungen, fühlte sie sich berufen, Frieden zwischen England und Frankreich zu stiften, den Papst zur Rückkehr von Avignon nach Rom zu

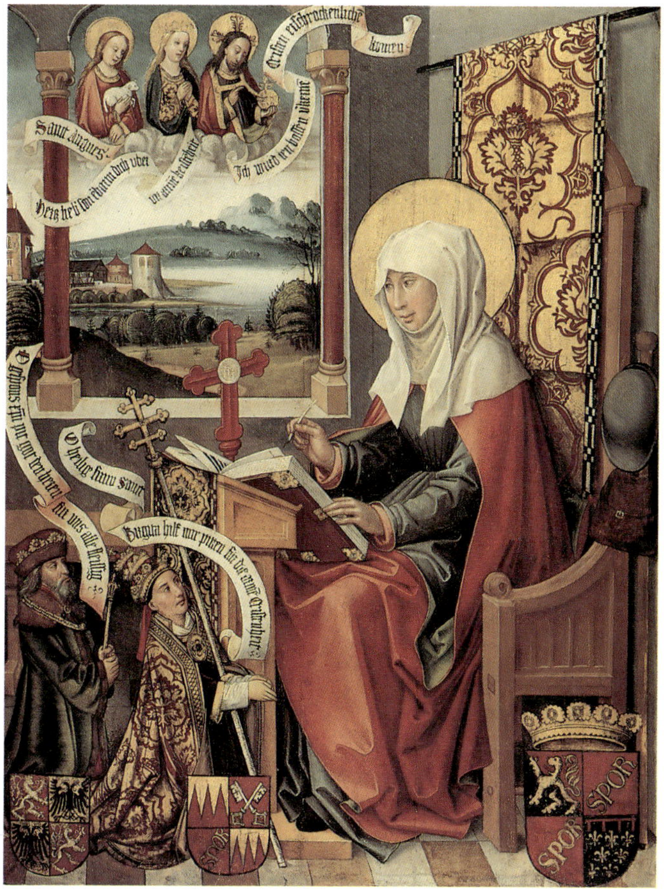

Gm 160

bewegen und für einen neuen Klosterorden eine eigene Regel zu bestimmen. Um 1346 gründete sie zu Vadstena mit päpstlicher Erlaubnis den Birgitten- oder Erlöserorden. Papst Urban V. bestätigte 1370 die Ordensregel und die neugegründeten Klöster. Kaiser Karl IV. bat 1377 um den Kanon. Am 7. Okt. 1391 wurde Birgitta heiliggesprochen. Ihre nach 1344 verfaßten »Revelationes« (Offenbarungen) zur Geburt und Passion Christi fanden weite Verbreitung und waren von großem Einfluß auf die bildende Kunst[1], lange bevor sie 1492 in Lübeck gedruckt wurden.

Der Bildtypus stimmt weitgehend mit Gm 151, Nürnberg um 1483, Epitaph für Birgitte Topler[2], überein. Dort ist die Heilige dargestellt, wie sie das Marienoffizium, den sog. Lobgesang der Engel, aufzeichnet, den ihr ein über ihre Schulter sehender Engel eingibt. Hier schreibt sie ihre »Revelationes« nieder. Gegenüber Gm 151 entfielen der Engel und der Goldgrund. Der Innenraum hat trotz der großen Fensteröffnung an bürgerlicher Behaglichkeit gewonnen. Die Heilige zückt die Feder und hält, einen Gedanken fassend, inne. Den tradierten dunklen Schleier mit der weißen Krone aus gekreuzten Bändern, die fünf rote Flecken als Erinnerung an die fünf Wundmale Christi tragen, ersetzen Weihel und Wimpel. Für das 16. Jahrh. altertümlich ist der reichliche Gebrauch von Spruchbändern. Der Landschaftsausblick ist wie das ganze Bild von einer hellen, feinen, durchsichtigen Stimmung. Laut Schwarz und Zion befand sich das Bild in der Nürnberger Predigerkirche. Schwarz zitierte eine zum Bild gehörende, offenbar separate Inschrift: »Das ist daz Byld der heilig frawen sancta Brigitten, der furstin von nericien [?] von dem Kunigreich zu Sweden burtig ist, dy do geheiliget ist vnd erhoben von dem babest Bonifacio dem neunden, der Got geoffenbart hat dy Blintheit der gegenwertige verkerten cristenheit«. Die Inschrift gibt keinen Hinweis darauf, daß es sich wie bei Gm 151 um ein Epitaph gehandelt hätte. Das Bild wurde aufgrund der später hinzugefügten Jahreszahl 1560 einem Künstler der jüngeren Generation, dem Augsburger Christoph Amberger, zugeschrieben, mit dem es nichts teilt. Schon der Herausgeber des Kunstblattes 1831 ordnete es der Wolgemutschen Schule zu. Auch Reber und Bayersdorfer in Kat. Moritzkapelle 1878 ordneten es richtig in die fränkische Schule ein. Thode dachte an den unter Dürers Einfluß stehenden »späten Hülfsarbeiter« Wolgemuts, der die jüngeren Malereien am Schwabacher Altar ausführte. Dörnhöffer schrieb Gm 160 dem Meister des Heilsbronner Hochaltars zu, den Stegmann mit Einschränkung, Rauch ohne Vorbehalt mit Hans Traut identifizierte[3]. Die Zuschreibung wurde allgemein anerkannt. Abraham datierte unter Berufung auf die in Nürnberg 1500 bei Koberger erschienenen Revelationes[4] »um 1502«, doch zeichnete Dürer oder ein Künstler seines Umkreises schon um 1494/96 Holzschnittillustrationen für eine Ausgabe derselben[5]. Darüberhinaus beweist das um 1483 entstandene Topler-Epitaph, daß das Bildthema in Nürnberg bereits eine Tradition hatte[6]. Stange datierte nach 1505, Lutze und Wiegand einleuchtend um 1505.

1 Künstle 1926, S. 135 –137. – LCI 5, 1973, Sp. 400 – 403. – Ausst. Kat.: Altomünster, ein bayerisches Kloster in europäischer Sicht, München, Stadtmuseum, 1973, darin enthalten: Aron Andersson: Die heilige Birgitta in der Kunst, S. 25 – 26.
2 Vgl. Strieder 1993, S. 64, Nr. 44, Abb. 313.
3 Hans Stegmann: Wolf Trauts Gemälde der Taufe Christi im Jordan im Germanischen Nationalmuseum. In: Mitteilungen aus dem GNM, Jg. 1903, S. 186. – Rauch 1907: Die Trauts, S. 26 – 32.
4 Vgl. Ausst. Nürnberg 1961: Meister um Dürer, Kat.Nr. 365.
5 (Wie Anm. 4), Kat.Nr. 397, Abb. S. 223.
6 Die älteste datierte Darstellung dieser Art als Vorsatzblatt in »Onus Mundi ex revelationibus S. Birgittae a Joh. Tortsch compilatum« (»Die Bürde der Welt«), Nürnberg: Konrad Zeninger 1481; vgl. Andersson (wie Anm. 1); abgeb. bei Kälde 1974, Abb. 14.

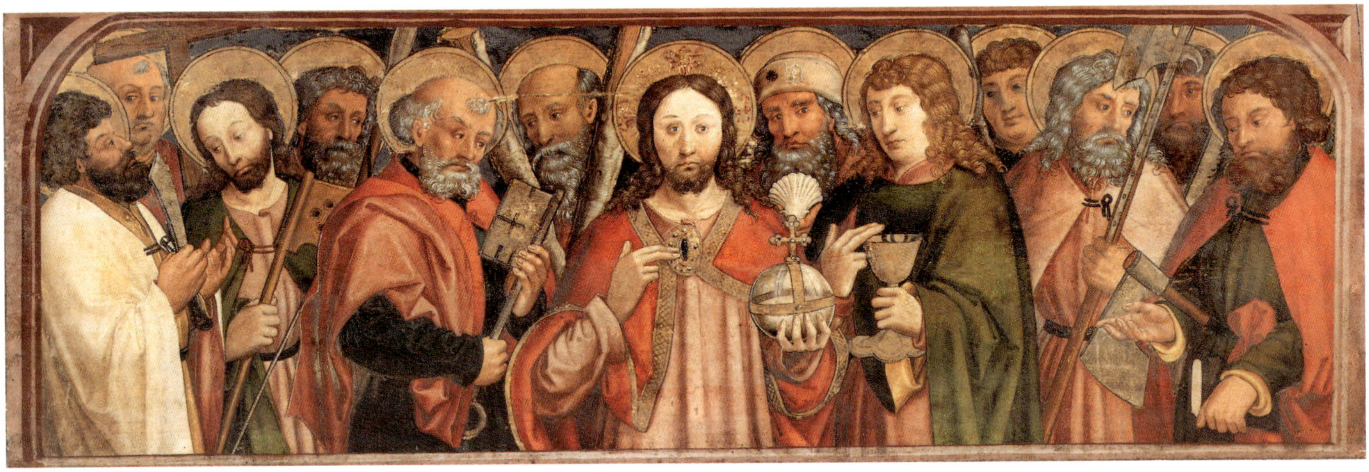

K. G.m 905

Schwarz 1737, S. 13. – Zion 1733, S. 118. – Kat.Slg. Oettingen-Wallerstein 1819, S. 93, Nr. 9; 1826 u. 1827, Nr. 191. – Kunstblatt 1831, S. 230. – Rettberg 1846, S. 177. – Lotz 2, 1863, S. 345. – Moritzkapelle 1878 u. 1880, Nr. 8. – Kat. 1882, Nr. 122; 1885, Nr. 129. – Thode 1891, S. 226, 294, Nr. 100. – Kat. 1893, Nr. 116. – Dörnhöffer 1906, S. 459. – Braune 1909, Nr. 160. – Abraham 1912, S. 214, Anm. 2. – Bock 1924, S. 200 – 201. – Ausst. Nürnberg 1928: Dürer, Kat.Nr. 90. – Lutze u. Wiegand 1936-37, S. 90, Abb. 89. – Thieme-Becker, Bd. 37, 1950, S. 146. – Lahusen 1957, S. 248 – 249. – Stange 9, 1958: Gotik, S. 75, Abb.156. – Strieder 1959: Stange, S. 473. – Kälde 1974, S. 436, Abb. 15 (Ausschnitt. Wappen). – Stange 3, 1978: Verz., Nr. 189. – Strieder 1993, S. 96, Nr. 82, Abb. 425.

Traut, Hans

Zugeschrieben

Predella

CHRISTUS UND DIE 12 APOSTEL
um 1505/10

In der Mitte Christus mit segnend erhobener Hand und Weltkugel, links Bartholomäus mit dem Schindermesser, Philippus mit dem Kreuzstab, Jacobus d.J. mit dem Fachbogen, Thomas mit der Lanze, Petrus mit dem Schlüssel, Andreas mit dem Kreuz, dessen Balken schräggestellt sind (»Andreaskreuz«), rechts von Christus Jacobus d.Ä mit Pilgerhut und Muschel, Johannes der Evangelist mit dem Kelch, aus dem das Gift in Gestalt einer Schlange entweicht, Judas Thaddäus mit der Keule, Matthäus mit der Hellebarde, Simon Zelotes mit der Säge, Matthias mit der Axt. Alle tragen Nimben, Christus einen solchen mit eingezeichnetem Kreuz.

Kiefernholz (Pinus sylvestris), Maße mit den Gesimsen 57,5 x 163 cm, Tiefe 28 cm; bemalte Fläche 52,3 x 150 cm – Auf der linken Seitenwand der Predella Wappen, übermalt, auf der rechten Seitenwand Klebezettel mit Hausmarke: Kreuz mit den Initialen »I F« – Rückseite offen.

K.G. 905. 1915 Depositum des Freiherrl. von Tucher'schen Gesamtgeschlechtes. – Aus der 1716 weitgehend abgerissenen Kirche in Behringersdorf, Kreis Lauf, Mittelfranken.

2 Bretter, horizontal verleimt, Breiten von oben links 24,6, 27,7, rechts 19,6, 32,4 cm. Stärke 2,0 – 2,3 cm. Rechte obere Ecke angestückt. Äste im Holz belassen. Die Teile der Predella gedübelt. Bild- und rechte Wangenseite mit Leinwandstücken kaschiert. Format original. – Rückseite der Bildseite: Geglättet. – Bildseite: Unterzeichnung: Pinsel; detaillierte Kontur- und Binnenzeichnung; Augenhöhlen als Kreise, Schatten in den Gewändern schraffiert; der Mantel Petri am Rücken zusammengebunden; weitere geringfügige Unterschiede gegenüber der gemalten Ausführung. Malerei und Metallauflagen: Lichter hart gesetzt, Haare mit breitem Pinsel. Schwarze Pupillen des Judas Thaddäus in noch nassem Zustand verwischt, retuschiert. Nimben mattvergoldet, Strahlen des Nimbus Christi in rotem Lack. Saum des Pluviale, Gemme, Metallband und -kreuz der Weltkugel vermutlich in Zwischgold, metallene Marterinstrumente und Schlüssel Petri in Silber; berieben. Azuritblaues Gewand Petri vergrünt, grüne Gewänder verbräunt. Azuritblauer Hintergrund auf brauner Untermalung infolge

dicken Firnisses abgesoffen. Verschieden alte Kratzspuren und Ausbrüche. Fleckig gebräunter Firnis. – Predellenwangen: Einfache Malweise, teilweise abgefallen oder berieben; Wappen auf Papier von Malerei ausgespart, das linke verloren. AB

Christus und die 12 Apostel, diese als Zeugen des Wirkens Christi, als Verkünder des Evangeliums und als Fundament der Kirche, wurden üblicherweise auf der Vorderseite einer Predella dargestellt, im Laufe des 15. Jahrh. zunehmend in halben Figuren und gemalt[1]. Die Apostel sind mit einer Ausnahme (Jakobus d.Ä.) durch die Werkzeuge ihres Martyriums ausgewiesen. Jakobus d.J. hält statt der Tuchwalkerstange, mit der er laut Legende erschlagen wurde, den zeitgemäßen Fachbogen mit Baum und Nase[2]. Lutze und Wiegand ordneten die Predella als nürnbergisch, Anfang 16. Jahrh., ein. Stange wies sie Hans Traut zu. Das die Jünger Jesu bindende »seelische Strömen« ist nicht denkbar ohne Dürer. Vielleicht handelt es sich bereits um ein frühes Werk Wolf Trauts, entstanden um 1505. Während die Köpfe und die Haar- und Barttrachten wenigen Typen folgen, hat sich der Künstler um eine größtmögliche Abstufung der Hautfarben zwischen blaß und sonnengebräunt bemüht.

1 LCI 1, 1968, Sp. 150 –173. – Lexikon der Kunst, Bd. 1. Leipzig 1987, S. 213 – 215.
2 Zu Aussehen und Gebrauch des Fachbogens vgl. Friedrich Karl Azzola: Der Schlußstein in der Göttinger Marienkirche mit einem Fachbogen, einem Schlagholz und einer Distelkarde als historische Handwerkszeichen der Göttinger Tuchmacher. In: Göttinger Jahrbuch, Bd. 38, 1990, S. 39 – 58.

Lutze u. Wiegand 1936-37, S. 134. – Stange 9, 1958: Gotik, S. 75. – Stange 1978: Verz., Nr. 194. – Baumgartl, Lauterbach u. Otto 1993, S. 68.

Traut, Wolf

Geboren um 1485 in Nürnberg, gestorben im Sommer 1520 ebenda. Maler, Zeichner für den Holzschnitt und für Glasgemälde. Er lernte bei seinem Vater Hans Traut, der aus Speyer stammte und 1491 in Nürnberg das Bürgerrecht erwarb. Der Sohn war dann in der Werkstatt Albrecht Dürers tätig. Als dieser im Spätsommer 1505 nach Italien abreiste, schloß sich Traut an Hans von Kulmbach an. Dürer beteiligte ihn 1512/15 an den Holzschnitten für die Ehrenpforte Kaiser Maximilians I. Zwischen 1512 und 1518 führte Traut umfangreichere Aufträge für das Zisterzienserkloster Heilsbronn aus. Er war einer der meistbeschäftigten Maler in Nürnberg. In den Kirchen St. Johannis und St. Rochus sind Altarretabel von ihm am ursprünglichen Standort erhalten.

Flügel einer Altar-Predella, um 1510

HL. BARBARA

Die gekrönte Heilige hält den Kelch mit der darüber schwebenden Hostie, auf der Maria und Johannes unter dem Kreuz abgebildet sind, dazu die Märtyrerpalme. Der Nimbus verzeichnet ihren Namen. Halbfigur nach rechts vor erneuertem Goldgrund. Linker Flügel, Innenseite.

Tannenholz (Abies sp.), 46,2 x 30,5 cm – Im Nimbus (erneuerte) Umschrift in Antiqua-Majuskeln »S. BARBARA« – Auf der Rückseite mit weißer Farbe »G.182«; Klebezettel Slg. König Ludwig I. von Bayern, 1828, Nr.324; WAF H.G.1088 (1936), Inv.S.No.347«, darunter links die Nr.182, rechts »R.142«.

Gm 182. Leihgabe des Wittelsbacher Ausgleichsfonds / Bayer. Staatsgemäldesammlungen, Inv.Nr. WAF 1088. – Slg. Graf Rechberg – Slg. Fürst Oettingen-Wallerstein, Grundbuch 1817/18, § CLXXXI, erworben 1815 – Slg. König Ludwig I. von Bayern, erworben 1828, I.W. 324 – Ab 1829 ausgestellt in Nürnberg, Burg, Nr. 18 – 1840 bis 1864 im Landauerbrüderhaus, dann wieder auf der Burg – Ab 1876 in der Moritzkapelle – 1882 GNM.

JOHANNES DER EVANGELIST

Der Heilige beschwört den ihm zugedachten Giftbecher, dem das Gift in Gestalt einer Schlange entweicht. Der Nimbus enthält seinen Namen. Halbfigur nach rechts vor einer

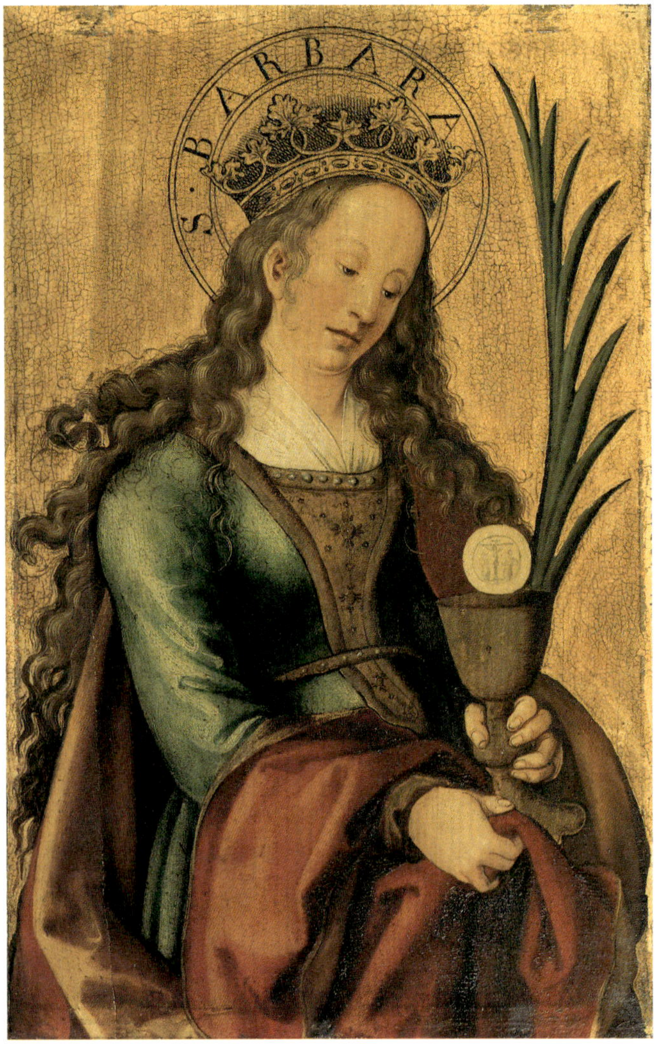

Gm 182

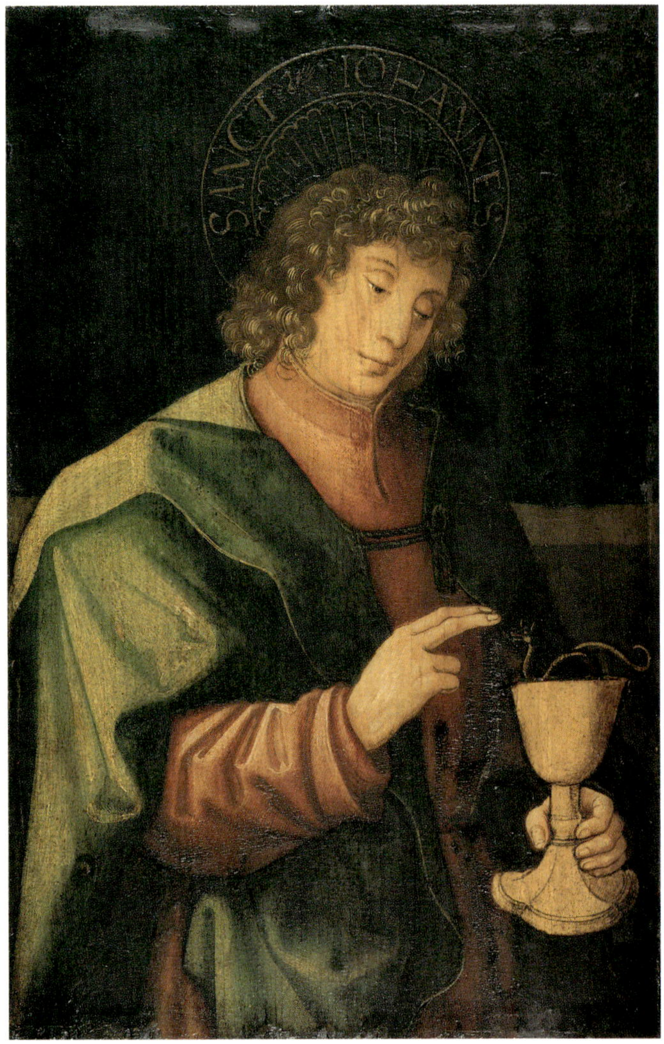

Gm 183

halbhohen Mauer und dunklem, ehemals blauem Grund. Linker Flügel, Außenseite.

Tannnenholz (Abies sp.), 46,3 x 30,4 cm – Im Nimbus Umschrift in Antiqua-Majuskeln »SANCT IOHANNES«, dazwischen der Adler als Evangelistensymbol – Auf der Rückseite mit weißer Farbe »G 183«; Klebezettel Slg. König Ludwig I. von Bayern, 1828, Nr. 323; WAF »H.G.1089 (1936) Inv.S.No.348«, darunter links die Nr.183, rechts »R 141«.

Gm 183. Leihgabe des Wittelsbacher Ausgleichsfonds / Bayer. Staatsgemäldesammlungen, Inv.Nr. WAF 1089. – Slg. Graf Rechberg, Herkunft wie Gm 182 – Slg. Fürst Oettingen-Wallerstein, Grundbuch 1817/18, § CLXXXII – Slg. König Ludwig I. von Bayern, erworben 1828, I.W. 323. – Ab 1829 ausgestellt in Nürnberg, Moritzkapelle –1882 GNM.

Äste im Holz belassen. Gespalten, Stärke auf ca. 0,3 cm gedünnt. Formate oben und unten (geringfügig?) beschnitten. – Rückseiten: Mit stumpfem Sägeblatt bearbeitet, bei Gm 183 oberhalb des Kopfes nahezu durchgebrochen. Holz unbehandelt. – Bildseiten: Tafeln im Rahmen grundiert und bemalt. Unterzeichnung: Pinsel; Kontur- und Binnenzeichnung, detailreich und systematisch, ohne Modifikationen in der gemalten Ausführung; Schatten im Gesicht in Parallelschraffuren, bei Johannes stärker ausgeprägt als bei der Barbara (Abb.S. 325); Faltenwürfe in langen, zackigen Linien. Malerei: Schichten lasurhaft in den Inkarnaten, deckend und pastos in der Gewandung. Streifige Untermalung oder Imprimitur, vor allem bei den Gesichtern. Hintergründe überarbeitet. Firnis vergilbt.

Gm 182: 2 Bretter, Breiten von links oben 20,5, 10,0 cm, unten 19,9, 11,6 cm. Durchgehender Riß am linken Rand. – Bildseite: Malerei und Metallauflagen: Kelch, Brustlatz, Ärmelborte und Gewandsaum mattvergoldet und grün gelüstert, verschattet durch Parallel- und Kreuzschraffuren; Kelch ehemals weiß gehöht; Hintergrund ursprünglich versilbert mit Goldlack auf einer rot-schwarzen Untermalung. Auf der Röntgenaufnahme und im Streiflicht in den oberen Ecken Girlandenformen eines Ornaments erkennbar, möglicherweise von einem gemalten Maßwerk. Binnenzeichnung des Nimbus ehemals ähnlich der des Johannes; Krone ursprünglich kleiner mit rundem Zierwerk[1]. Hintergrund später ockergelb überstrichen und mattvergoldet; Gold großenteils berieben, in jüngerer Zeit partiell durch Blattgold ergänzt; Krone, Nimbus und Inschrift in demselben Zuge erneuert, Text der Schrift identisch mit dem ursprünglichen. Angrenzende, originale Bereiche im Haar bräunlich ablasiert. Grüner Lüster auf dem Kelch zur Gänze, grünes Kleid punktuell verbräunt. Dunkelrote Partien im Mantel stark krakeliert und nachgedunkelt.

Gm 183: 2 Bretter, Breiten von links oben 9,5, 20,5 cm, unten 10,8, 19,6 cm. – Bildseite: Malerei und Metallauflagen: Hintergrund ursprünglich helles Graublau, vermutlich billiges Azurit, mit Schwarz ausgemischt, oberhalb des Nimbus Reste eines silbernen Metalls mit Goldlack. Der beschädigte Hintergrund mit grünbraunem Lack überstrichen. Nimbus und Inschrift mit gelblicher Farbe überlasiert. Grüner Mantel fleckig verbräunt. Malschichtausbrüche im roten Hemd, retuschiert. AB

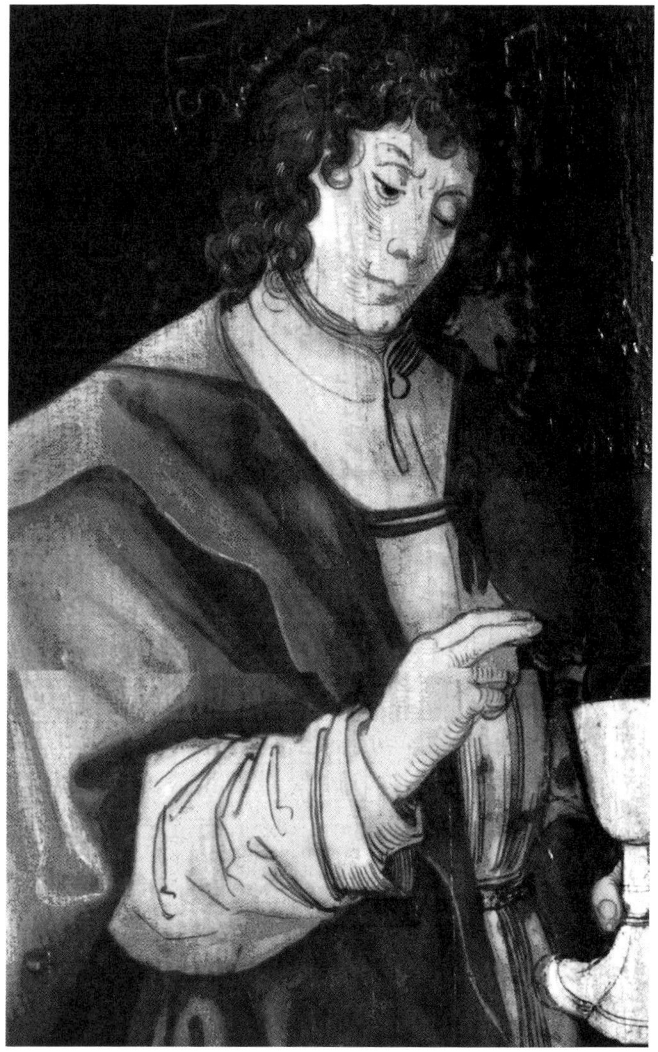

Gm 183 Ausschnitt. Infrarot

Die Hl. Barbara (Fest 4. Dez.) und der Evangelist Johannes (Fest 27. Dez.) wurden allgemein verehrt. Johannes ist als Jünger Jesu biblisch belegt, seine Lebensgeschichte erzählt Jacobus de Voragine in der Legenda aurea (1263/73)[2]. Nachdem er das Dianaheiligtum zu Ephesos zerstört hatte, ließ ihn Aristodemos den Giftbecher trinken, doch brachte Johannes das Gift zum Entweichen. Die Hl. Barbara ist an dem Kelch mit der Hostie als Nothelferin in der Sterbestunde zu erkennen[3]. Namensinschriften weisen die Heiligen zusätzlich aus. Rauch erkannte die Halbfigurenbilder als die voneinander abgespaltene Vorder- und Rückseite eines Predellenflügels. Die Tafeln sind unten und oben beschnitten. Die urspüngliche, Vergoldung imitierende Behandlung des Hintergrundes der Hl. Barbara und die Reste eines Ornamentes in den oberen Bildzwickeln machen diese Seite als Flügelinnenseite kenntlich. Die enge seitliche Einpassung ins Bildfeld, die versonnene Kopfneigung und der gesenkte Blick der beiden Heiligen schließen die Überlegung, es könnte sich um Darstellungen in ganzer Figur gehandelt haben, aus. Der zugehörige Altar läßt sich nicht nachweisen. Die Gemälde waren Michael Wolgemut zugeschrieben, doch werden sie schon im Grundbuch der Slg. Oettingen-Wallerstein Hans von Kulmbach angenähert, beim Johannes heißt es »Bez. 1510«, für die Hl. Barbara wird notiert: »Im Heiligenschein folgt die Jahreszahl 1510 mit dem Namen der Heiligen, oben im Goldgrund die Buchstaben M.W. mit der nämlichen Jahreszahl«. Das aufgefälschte Monogramm (= Michael Wolgemut) wurde bei einer Restaurierung wieder entfernt. Gm 183 lief in den Kat. der Moritzkapelle bis 1846 unter Kulmbachs Namen, desgleichen Gm 182 auf der Burg und im Landauerbrüderhaus. Der Herausgeber des Kunstblattes suchte den von ihm erkannten qualitativen Abstand von Gm 183 zu allgemein akzeptierten Arbeiten Kulmbachs durch die ungleiche Arbeitsweise des Künstlers zu erklären. 1876 kamen die Bilder in der Moritzkapelle wieder zusammen. Reber und Bayersdorfer führten sie in Kat. Moritzkapelle 1878 als in der

Art Hans Burgkmairs auf, in Kat. 1882 wiesen sie die Bilder Sebastian Dayg zu, in Kat. 1893 nur noch dessen Art. Dörnhöffer traf die überzeugende Bestimmung auf Wolf Traut. Die Nähe zu Dürer wird allgemein gesehen, doch haben die versonnenen Heiligenbilder ihren eigenen Klang. v.d. Osten fand den Johannes »im Helldunkel eher der Donauschule verpflichtet«. Die von dem heutigen, farblich veränderten Erscheinungsbild ausgehende Überlegung leuchtet nicht ein. Lutze u. Wiegand und Schulz datierten um 1510/15. Nach Rauch und Strieder (Ausst.Kat. Meister um Dürer 1961) handelt es sich bei den Tafeln um den einzigen Rest eines verschollenen Altars, der wohl noch vor dem Jungfrauenaltar in Heilsbronn entstanden ist, für den 1512 und 1513 Zahlungen geleistet wurden. Die im Grundbuch der Slg. Oettingen-Wallerstein mitgeteilte Jahreszahl 1510 kann als Entstehungsdatum für die Malereien akzeptiert werden.

1 Das Röntgenbild zeigt vier größere gerundete Felder über dem Kronenreif, möglicherweise handelt es sich um Goldschmiedearbeiten bestückt mit Perlen und Edelsteinen.
2 Dt. Ausgabe von Richard Benz o.J. (1955), S. 65 – 73. – LCI 7, 1974, Sp. 107 –130.
3 LCI 5, 1973, Sp. 304 – 316.

Kat. Slg. Oettingen-Wallerstein 1819, S. 87, Nr. 44, 43; 1826 u. 1827, Nr. 196, 195. – Moritzkapelle 1829 –1846, Nr. 139 (Gm 183). – Kunstblatt 1829, S. 417 (Gm 183); 1831, S. 231 (Gm 182). – Landauerbrüderhaus 1840 u. 1860, Nr. 172 (Gm 182). – Waagen 1843, S. 198, Nr. 139 (Gm 183). – Moritzkapelle 1878 u. 1880, Nr. 53, 160. – Kat. 1882, Nr. 239, 240; 1885, Nr. 244, 245; 1893, Nr. 239, 240. – Dörnhöffer 1906, S. 461. – Rauch 1907, S. 61 – 63, Tf. 20. – Grupp 1917, S. 91. – Ausst. Nürnberg 1928: Dürer, Kat.Nr. 120. – Lutze u. Wiegand 1936-37, S. 182, Abb. 102, 103. – Schulz 1939, S. 352. – Ausst. Nürnberg 1961: Meister um Dürer, Kat.Nr. 361 (bearb. P. Strieder), Kat.Nr. 120. – Osten 1973, S. 101.

Traut, Wolf

TAUFE CHRISTI
1517

Johannes der Täufer, den das Fellkleid als Prediger in der Wüste kennzeichnet, tauft Christus im Fluß Jordan. Seine rechte Hand ist segnend erhoben, in der linken hält er ein aufgeklapptes Salbkästchen (»Pyxis«). Christus, der die Hände betend erhebt, ist mit einem Lendentuch bekleidet. Von den beiden Engeln hält der vordere den Rock Christi. Gottvater sendet die Taube des Hl. Geistes auf Christus herab. Engel, von denen zwei seinen Mantel ausbreiten, umgeben ihn. Bürgerlich gekleidete Personen nehmen gleich Zeugen an der Taufe teil. Vorne kniet betend in der Kutte des Zisterziensermönchs der Stifter des Altars.

Kiefernholz (Pinus sylvestris), 147,3 x 115,7 cm, der obere Abschluß erklärt sich aus dem ursprünglich die Zwickel bedeckenden Schleierbrett – In der rechten unteren Ecke ehemals aufgefälschtes Dürer-Monogramm – Auf der Rückseite mit schwarzer Farbe zweimal »Gm. 181«.

Gm 181. Zisterzienserkloster Heilsbronn bei Ansbach –1606 als Geschenk des Markgrafen Joachim Ernst von Brandenburg-Ansbach in die Slg. Kaiser Rudolfs II. in Prag – Erworben 1903 im Wiener Kunsthandel (H.O. Miethke).

Vermutlich 5 Bretter, Breiten von links unten 28,5, 28,5, 17,3, 24,7, 16,6 cm, oben 29,5, 28,0, 12,0 cm, die beiden letzten oben nicht meßbar. Stärke auf 0,5 cm gedünnt und auf eine zur Faserrichtung querliegende Stäbchenspanplatte mittels Wachs-Harz-Masse aufgeleimt. Auf der Bildseite Spuren vom Schleifvorgang mittels feiner Zahneisen unterschiedlicher Stärke und Dichte. Risse, mehrfach restauriert. Alter starker Schädlingsbefall. Format oben geringfügig beschnitten. – Bildseite: Tafel im Rahmen grundiert und bemalt. Oben ehemals durch kielbogenförmig geschwungenes Schleierbrett bedeckt. Unterzeichnung: Pinsel; Kontur- und Binnenzeichnung; detailliert; Schatten in Parallelschraffuren, infolge Bleiweißverseifung vor allem in den Inkarnaten mit bloßem Auge sichtbar; netzförmige Haarhaube beim Manne links nicht ausgeführt. Bogenumfang in die Grundierung geritzt. Weiße, streifig aufgetragene Imprimitur. Malerei: Im Bereich des Schleierbrettes originale, grobkörnige, dunkelgraue Farbe, darüber Reste einer dünnen azuritblauen Schicht. Nach der Beschneidung am oberen Rand mit dunkelblauer Farbe gestrichen, diese später mit Bronze übermalt. – Restaurierungen: 1952 Abnahme eines italienischen Parketts, Dünnen und Verleimung auf eine »Novaspanplatte«, Abnahme alter Kittungen und Retuschen sowie einer blauen »Leimfarbe« und eines Bronzeanstriches im Bereich des Schleierbrettes; 1981/82 Schwundrisse im Holz gesichert, Übermalungen abgenommen, nachgedunkelte Retuschen erneuert. AB

Das Thema ist dem Neuen Testament entnommen. Bei Matthäus 3,4 heißt es »Er aber, Johannes, hatte ein Kleid von Kamelhaaren und einen ledernen Gürtel um seine Lenden«, 16 –17 über die Taufe Christi »Und er sah den Geist Gottes gleich einer Taube herabfahren und über ihn kommen und siehe, eine Stimme vom Himmel herab sprach: Dies ist mein lieber Sohn, an welchem ich Wohlgefallen habe«. Seit dem 6. Jahrh. der Kunst vertraut sind die bei der Taufe anwesenden Engel. Strzygowski sah sie als Vertreter der »seit der Ausbildung der Liturgie in der Arcandisziplin bei der Taufe assistierenden Diakonen« an[1]. Bei Traut wohnt der Taufe eine Gruppe von Bürgern bei, die nach Zeitgenossen des Malers aussehen.

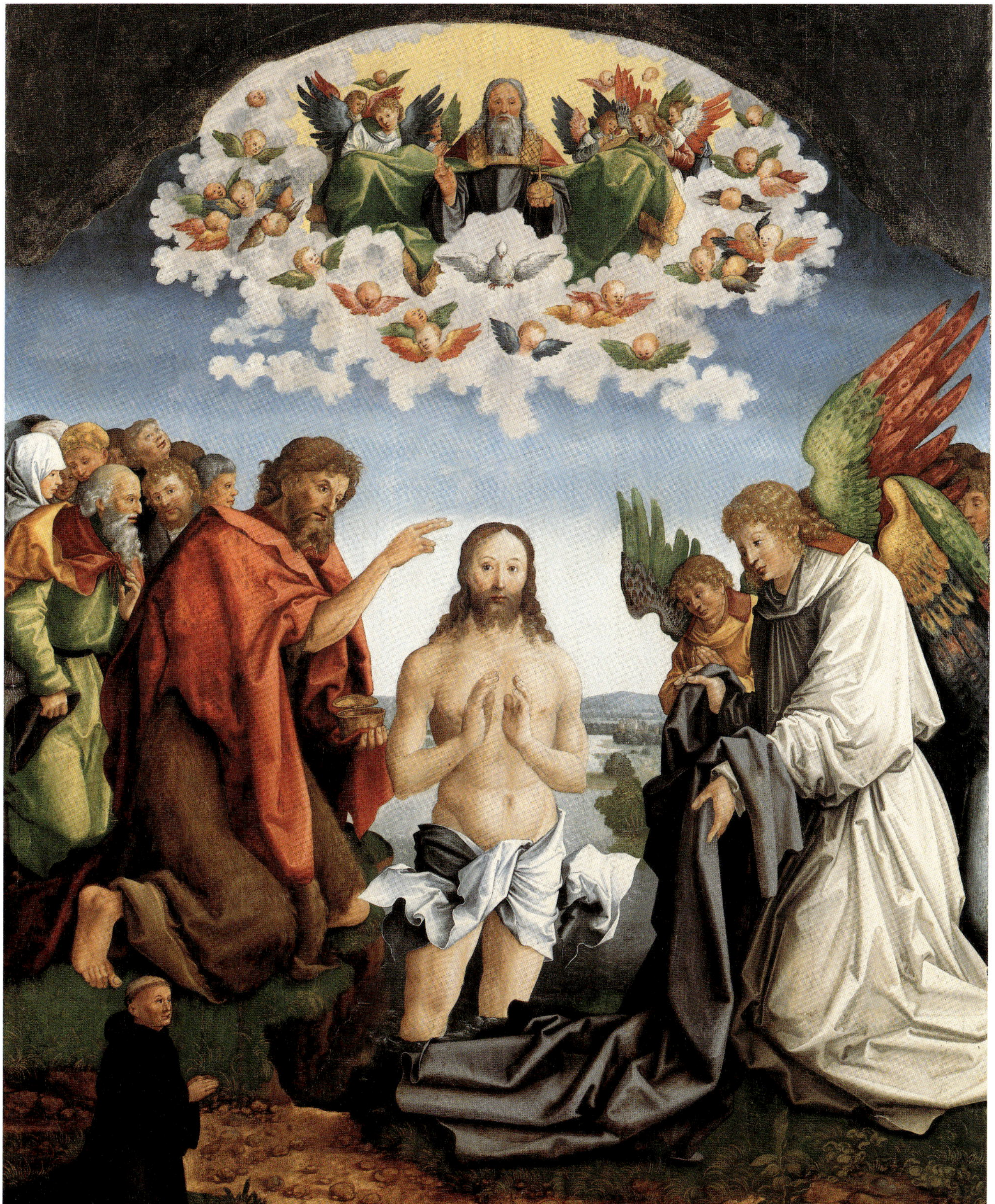

Gm 181

Traut legte der Komposition Martin Schongauers Kupferstich B. 8 zugrunde, doch profitierte er auch von der symmetrischen Bildkomposition und leuchtenden Farbigkeit des Allerheiligenbildes, das Albrecht Dürer 1511 für die Kapelle des Landauer-Brüderhauses in Nürnberg gemalt hatte[2]. Zeichnerische Details wie der hochgeblähte Mantelumschlag des Greises mit dem Hut in der Hand und der Frauenkopf mit dem Kopftuch entstammen Dürers Graphik, hier dem Holzschnitt mit der Flucht nach Ägypten B. 89 aus dem »Marienleben«. Traut legte Wert auf den landschaftlichen Raum.

Am Ufer des Sees auf einer schmalen baumbestandenen Landzunge erhebt sich eine mittelgroße Burganlage. Dominierendes Element ist ein mächtiger viereckiger Wohnturm. Die Eckquaderung ist ebenso heller angedeutet wie die vielen Fenster im Dachgeschoß und die größeren Fenster darunter. An den Turm schließt beiderseits eine gedeckte Ringmauer an, die rechts in einen kleinen Vierecksturm mit Satteldach mündet, links in einem Haus, mit hohem Rundturm dahinter, endet. Das Haus vor dem Rundturm wendet seine Giebelseite mit Satteldach dem Betrachter zu. Der Rundturm hat ein stark gedrücktes Kegeldach. Um die Burg scheint ein Zwinger zu liegen, d.h., eine niedrigere äußere Ummauerung, bewehrt durch einen weiteren Rundturm am rechten Ende. Dessen Kegeldach ragt steil auf[3].

Die auf den umgebenden Luftraum abgestimmte Farbigkeit, der klassisch ausgewogene Akt Christi, die großgesehenen Faltenfigurationen und der weite Landschaftsblick zeigen Trauts Kunst von ihrer besten Seite. Max J. Friedländer schrieb die »Taufe Christi« Wolf Traut zu und machte zugleich auf die Nähe zu dessen Holzschnittillustrationen im Halle'schen Heiligtumsbuch aufmerksam[4]. Der Kopf des vorderen Engels scheint nach derselben Studie gemalt wie der des in Holz geschnittenen Engels mit den Arma Christi[5]. Stegmann identifizierte das Gemälde mit dem Mittelbild eines archivalisch belegten »altare Johannis baptistae« in der Klosterkirche Heilsbronn[6]. 1517 leistete Sebald Bamberger, Abt des Zisterzienserklosters, Zahlungen für einen Johannes-Altar in Höhe von insgesamt 80 Gulden, die nicht aus seiner Privatkasse, sondern aus der Kasse des damaligen Bursarius Johannes Wenck bezahlt wurden[7]. Der Stifter des Altars war demnach nicht der amtierende Abt, sondern sein designierter Nachfolger, der dem Kloster von 1518 bis 1529 vorstand. Stegmann identifizierte daher den knienden Ordensgeistlichen ohne Abtsinsignien mit Johannes Wenck[8]. Er wies allerdings auf die mangelnde Ähnlichkeit des Stifterbildes mit dem Münzbildnis desselben hin[9]. Zum Rahmen bemerkte er : »Die Form der Schweifung läßt mit einiger Sicherheit darauf schließen, daß die Umrahmung im Renaissancecharakter hergestellt war«. Rasmussen, den Gedanken aufgreifend, erwog die Möglichkeit eines flügellosen Ädikula-Retabels nach Art des Landauer Altars mit einer entsprechenden, an Dürer orientierten Altararchitektur. Schmitz teilte irrigerweise mit, die Taufe Christi sei für die Tuchmacherkapelle bei St. Lorenz gemalt worden. Der Johannes-Altar galt später als ein Werk Dürers und wurde als solches 1606 von Markgraf Joachim Ernst von Brandenburg-Ansbach Kaiser Rudolf II. für dessen Prager Sammlung verehrt[10]. Eine freie Wiederholung nach dem Gemälde befindet sich, wie Schulz (1906) mitteilte, in der Kirche St. Gumbertus in Ansbach.

1 Josef Strzygowski: Ikonographie der Taufe Christi. Phil.Diss. München 1885, S. 31, 39. – Weiterhin: Günter Ristow: Die Taufe Christi. Recklinghausen 1965.
2 Heute in Wien, Kunsthistorisches Museum, Inv.Nr. 838; vgl. Anzelewsky 1991, Nr. 118, Abb. 137, Farbabb. 138. – Ausst. Wien 1994: Dürer (bearb. K. Schütz), mit Farbabb.
3 Beschreibung der Burg von Joachim Zeune, Bamberg, freundl. schriftl. Mitteilung 30. Mai 1996.
4 Mitgeteilt bei Stegmann 1903.
5 Vgl. Liebhaber – Bibliothek alter Illustratoren, Bd. 13, Hallisches Heiligthumsbuch vom Jahre 1520. München: Georg Hirth 1889, Abb. 21.
6 1517: »Dem maler an der tafeln Johannis baptistae 50 fl., in tabula Johannis baptistae dedi 390 fl.«; mitgeteilt bei Stillfried 1877; aus Libri computationum, Rechnungsbücher, enthaltend die Rechnungen der Klosterbeamten und der Äbte. 8 Foliobände auf Papier, 1338 –1544. Staatsarchiv Nürnberg, Klosterverwalteramt Heilsbronn, Rechnungen, Bd. 7, 1498 –1527.
7 Rechnungsbücher (wie Anm. 6); ausgewertet von Muck 1879, S. 229 – 230.
8 Zu Wenck vgl. Stillfried 1877, S. 45.
9 Vgl. Stillfried 1877, Tf. 1.
10 Laut Muck bemerkte ein Kopist in einem Nachtrag von 1625 bei Erwähnung des Altars: »Dieweil er gar künstlich von Dürero gemalt, ist er von Rudolphe II. Caesare nach Prag abgeholet worden.«

Stillfried 1877, S. 70. – Muck 1, 1879, S. 229 – 230; 2, 1880, S. 249, Nr. 14. – Kat. 1893, Nr. 176. – Stegmann 1903, S. 178 –186, Tf. VI, VII. – Dörnhöffer 1906, S. 461. – Schulz 1906: Ausstellung , Sp. 142. – Rauch 1907, S. 88 – 92, Tf. 27. – Braune 1909, Nr. 181. – Schmitz 1919, S. 608. – Weinberger 1921, S. 231. – Ausst. Nürnberg 1928: Dürer, Kat.Nr. 96 (bearb. Walther Fries). – Lutze u. Wiegand 1936-37, S. 182 –183, Abb. 100. – Schulz 1939, S. 351, 352. – Ausst. Nürnberg 1961: Meister um Dürer, Kat.Nr. 365 (bearb. P. Strieder), Tf. 69. – Benesch 1966, S. 100. – Hütt 1973, S. 441. – Rasmussen 1974, S. 55. – Führer 1977 u. 1980, Nr. 210; 1985 u. 1994, Nr. 197, jeweils Farbabb. – Ausst. New York / Nürnberg 1986: Nürnberg 1300 –1550, Nr. 170 (bearb. K. Löcher) und Farbabb. – Kat. Slg. Thyssen-Bornemisza, 1991 (bearb. I. Lübbeke), S. 386, Abb. S. 387 (Ausschnitt). – Baumgartl, Lauterbach u. Otto 1993, S. 118. – Strieder 1993, S. 150 –151, Nr. 154, Farbabb. 191. – W. Schmid 1994, S. 103, Abb. 72.

Ulm

Meister des Neithart-Epitaphs, tätig 1. Viertel 16. Jahrh.

HIMMELFAHRT MARIÄ

1509

Maria wird von Engeln zum Himmel emporgetragen, wo sie von Christus empfangen wird. Das leere Grab füllt sich vor den Augen der zwölf Apostel mit roten Rosen. Vorne kniet im verkleinerten Maßstab das Stifterehepaar Magister Dr. Johannes Wespach und Barbara Ungelter mit ihren Familienwappen. Dieselben Wappen kommen als Rundscheiben in den mondscheibenverglasten seitlichen Fenstern vor. Der chorartige Innenraum ist gegen den Himmel geöffnet. Oben vergoldetes Astwerk mit Putten.

Tannenholz (Abies sp.), 164,8 x 107,1 cm – Unten Mitte auf einer Steinstufe die Jahreszahl »1509«. Links Wappen Wespach: Auf einem blauen Schild ein weißer Querbalken, belegt mit drei fünfblättrigen, golden (gelb) besamteten, roten Rosen; rechts Wappen Ungelter: Schwarz/weiß geteilter Schild, belegt mit einem roten doppelseitigen Zinnenbalken[1]. Die Wappen sind in den Rundscheiben um die Helmzier vervollständigt, bei Wespach zwei Büffelhörner, mit Rosen belegt, Decken schwarz gold, bei Ungelter ein Männlein, das die Zeigefinger wie zu einem schrillen Pfiff in den Mund steckt[2] – Auf dem Parkett mit weißer Kreide »Tobis Stümen«, mit weißem Stift »Ulm Schmlurtz[?]«, mit weißer Farbe »Gm. 1213«. Auf der Rahmenrückseite mit weißer Farbe »Gm 1213«, Zahlenadditionen und weitere, unlesbare Schriftzeichen.

Gm 1213. Alter Bestand. Herkunft unbekannt.

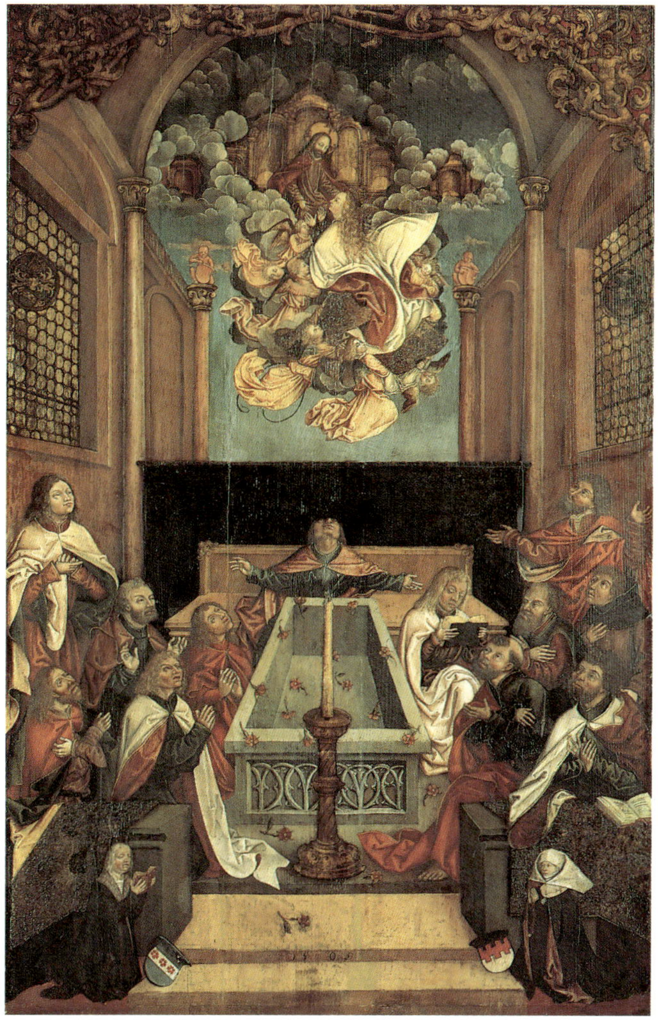

Gm 1213

6 Bretter[3], Breiten von links oben 14,8, 23,4, 21,0, 17,2, 15,0, 15,7 cm, unten 16,3, 19,4, 22,0, 19,6, 15,4, 13,9 cm. Stärke auf 0,5 – 0,7 cm gedünnt. Äste im Holz belassen, im 2. Brett von links unten Ast auf der Bildseite durch Holzintarsie ersetzt. Alter Schädlingsbefall. Zahlreiche Risse. Format original, links stellenweise leicht behobelt. – Rückseite: Aufgerauht, Flachparkett. Risse links durch breitere Vertikalleisten gesichert. – Bildseite: Tafel im Rahmen imprägniert und bemalt. Holz mit Öl und wenig Mennige imprägniert[4]. Seitlich und oben in den getrockneten Grundier- und Malgrat geritzte Linierung[5]. Unterzeichnung: Pinsel; Kontur- und Binnenzeichnung; detailreich, stark bewegt; wesentliche Unterschiede zur gemalten Ausführung: Die Kerze reicht über den Kopf des nach oben blickenden Apostels hinaus, ihre Flamme bildet den zentralperspektivischen Mittelpunkt[6]; ein Maria tragendes Engelchen, die Fialen und der Putto auf dem Himmelsthron nicht verwendet. Malerei und Metallauflagen: Streifiger Pinselduktus. Grüner Wandbehang auf weißer Untermalung, verschwärzt und in der rechten Hälfte schwarz übermalt. Blaue Gewandpartien vergrünt, grüne verbräunt. Kleid Mariä und textile Folien der Stifter in Preßbrokat[7]; weitgehend zerstört. Butzenscheiben und darin einbeschriebene Wappen versilbert, rechts mit Goldlack getönt. Himmelsthron und Astwerk mattvergoldet. Fleckige Firnisreste, verschmutzte Oberfläche. Zahlreiche Ausbrüche entlang der Jahrringe, großflächig retuschiert. – Restaurierung: 1996 Ausbrüche ergänzt. AB

Die Himmelfahrt Mariä ist durch die Evangelien nicht belegt, wurde aber von Autoren der Ostkirche seit dem 5. Jahrh. propagiert. Es handelte sich nicht – wie bei Christus – um eine Himmelfahrt aus eigener Kraft, sondern um eine Erhebung (Assumptio) und Aufnahme in den Himmel. Die Kunst nahm sich des Themas seit dem 8. Jahrh. an, stellte die mit Hilfe von Engeln erfolgte Himmelfahrt Mariä, ihre Aufnahme in den Himmel durch Gottvater und/oder Christus und ihre Krönung dar[8]. Der Maler von Gm 1213 wählte den Moment der Ankunft Mariä im Himmel, während die Jünger Jesu noch das leere Grab umstehen.

Lutze und Wiegand bestimmten das Wappen der Frau als das der Ulmer Patrizierfamilie Ungelter, das Wappen des Mannes als das der Augsburger Familie Schaezler. Buchheit bestimmte es richtig als das des Ulmer Magisters Dr. Johannes Wespach. Dieselben Wappen zeigt auf der Rückseite ein Brustbildnis Wespachs im Privatbesitz, zu dem als Gegenstück das seiner Ehefrau gehört (Stuttgart, Staatsgalerie)[9]. Wespach stammte aus einer Memminger Patrizierfamilie. Durch seine Heirat mit Barbara Ungelter kam er in das Ulmer Patriziat. 1501 – 07 war er Pfleger der dortigen Frauenkirchenbruderschaft, 1498 –1507 Richter. 1508 starb er[10]. Seine Witwe, die 1513/14 die dritte Ehefrau des Ulmer Patriziers Markus Besserer wurde, starb 1529[11]. Es war demnach Barbara Ungelter, die das Epitaph unmittelbar nach dem Tod ihres ersten Ehemannes in Auftrag gab. Mit der Darstellung der Aufnahme Mariä in den Himmel versicherte sich das Stifterpaar der Fürbitte der Muttergottes bei Christus.

Der Sarkophag, aus dem Maria zum Himmel aufgestiegen ist, steht in einem chor- oder kapellenartigen Innenraum, den vor die Wände gestellte Vollsäulen gliedern. Sie tragen offenbar ein Gewölbe, das durch den Himmelseinbruch aufgehoben wird. Die rechteckigen Fenster sind oben mit Segmentbogenabschlüssen versehen. Sie sind mondscheibenverglast und enthalten runde Wappenscheiben. Die Kapitelle der zurückstehenden Säulen schließen mit Wappenhaltern ab. Dem Maler lag daran, mit dem perspektivisch konstruierten Innenraum, dem schroff verkürzten Sarkophag und dem Kopf in Untersicht seine Kenntnisse in der Perspektive darzutun. Den in der Unterzeichnung angelegten reichen Fialenschmuck der Thronbank gab er zugunsten beruhigter Umrisse auf. Bei den Kleidern kam es ihm auf weit von den Körpern sich entfernende Gewandbahnen an, bei den Gesten auf Ausdruck und Vielfalt, was hier und da zu Übertreibungen führte. Für die Wiedergabe kunstvoll gefertigter Leuchter hatte Albrecht Dürers Holzschnitt mit Johannes, der die sieben Leuchter erblickt (B. 62 aus der »Offenbarung Johannis«), Maßstäbe gesetzt. Es scheint, daß sich der Ulmer Maler, die Form vereinfachend, daran orientierte. Das vergoldete Astwerk des oberen Bildabschlusses imitiert geschnitztes. Für die ausgedehnte vergoldete Thronarchitektur sollte sich ein Vorbild finden lassen[12]. Strohhammer, der sich eingehend mit Gm 1213 beschäftigte, kam auf die besondere Bildwirkung der ungrundierten Tafel zu sprechen. Er konnte eine technisch auf gleiche Weise behandelte Tafel als Werk desselben Meisters feststellen – das zweiteilige Epitaphbild des Ulmer Bürgers Heinrich Neithart und seiner Ehefrau Veronika Ehinger[13] von 1509. Es befindet sich in der nördlichen Seitenkapelle (Neithart-Kapelle) des Ulmer Münsters und wurde ohne ausreichenden Grund dem Ulmer Maler Jörg Stocker zugeschrieben. Es zeigt Christus als Weltenrichter und Szenen des Marienlebens, darunter eine bescheidenere Variante der Himmelfahrt Mariä[14].

1 Das Wappen Wespach in der beschriebenen Form findet sich erstmals auf einem Siegel des Otto Wespach, der 1402 zu Geislingen saß. Das Wappenbuch ulmischer Familien von 1585 (Ulm, Stadtarchiv) überliefert für die Familie Wespach ein anderes Wappen: In Gold ein silberner gewellter Schrägbalken (»Bach«); vgl. Otto von Alberti: Württembergisches Adels- und Wappenbuch, Bd. 2. Stuttgart 1899–1916, S. 1049. – Die Wappenbeschreibungen und Literaturhinweise werden Dr. Weig, Ulmer Stadtarchiv, freundl. schriftl. Mitteilung vom 24. Okt. 1995, verdankt.

2 Das auf dem Helm zwischen dem Freiherrn-Kleinod wachsende Männlein sollte sich erst nach der 1562 durch Kaiser Ferdinand I. erfolgten Erhebung der Ungelter in den Freiherrenstand finden und wurde vermutlich hinzugemalt. Vgl. Siebmacher Bd. 23, Nachdruck Neustadt a.d. Aisch 1982, S. 13, Tf. 16. Das Wappen ist schadhaft, eine technologische Untersuchung führt nicht weiter, doch zeigt das Wams des Männleins den sog. Gänsebauch aus der 2. Hälfte des 16. Jahrh.

3 Die technologischen Untersuchungen Strohhammers für seine Magisterarbeit 1994 wurden mitverwendet.

4 Die histochemische Untersuchung wurde von Karl Nigge, Institut für Werkstoffwissenschaften WW II der Universität Erlangen-Nürnberg durchgeführt, Strohhammer 1994, S. 12.

5 Nach Gunnar Heydenreich (bislang unveröffentlichtes Manuskript zu Werktechniken der Werkstatt Lucas Cranach d.Ä., 1997, S. 10) könnte diese Linierung eine Vorsichtsmaßnahme sein, um das Absplittern der Grundier- und Malschicht bei der Herausnahme des Bildes aus dem Rahmen zu verhindern.

6 Strohhammer 1994, S. 73, Abb. 87.

7 Es handelt sich um eine mennigerote Masse auf vergoldeter Zinnfolie, ca. 10–12 Riefel pro cm^2. Hinter dem Stifter ist ein gespiegeltes Muster, hinter der Stifterin sind es durch ein Band verbundene kleinere Rosetten mit Palmetten in den Zwischenräumen, vgl. Strohhammer 1994, S. 25, Abb. 42, 43. Das Muster ist in der schwäbischen Region sonst nicht nachweisbar, vgl. Hans Westhoff u.a: Graviert, gemalt, gepreßt. Spätgotische Retabelverzierungen in Schwaben. Stuttgart 1996.

8 LCI 2, 1970, Sp. 276 – 283. – Marienlexikon, Bd. 3, 1991, S. 196 – 208.

9 Inv.Nr. L. 33; vgl. Buchner 1953: Bildnis, S. 81 – 82, Nr. 75, 76, Abb. 75, 76, Textabb. 20.

10 Nach einem Eintrag in einem Gült- und Zinsbuch der Ulmer Pfarrkirche von 1508 wird der Rock des hier »selig« genannten Dr. Johann Wespach an die Ulmer Pfarrkirche gestiftet und verkauft (A [6903]: Gült- und Zinsbuch von 1508, fol.7); freundl. schriftl Mitteilung von Dr. Weig (wie Anm. 1).

11 Biographische Daten bei Buchheit 1952 und Buchner 1953 (wie Anm. 9).
12 Zu vergleichen ist der Stich des Monogrammisten WA zu einem Altargehäuse; vgl. F.W.H. Hollstein: Dutch and Flemish etchings and woodcuts, Bd. 12. Amsterdam o.J. (1955), S. 235 mit Abb.
13 Den Vornamen der Ehefrau des Heinrich Neithart teilte mir freundlicherweise Ltd. Stadtarchivdirektor Prof. Dr. Specker, Stadtarchiv Ulm, Brief vom 12. April 1996, mit.
14 Vgl. Rudolf Pfleiderer: Das Münster zu Ulm und seine Kunstdenkmale. Stuttgart 1905, S. 46, Textabb. 24 und Tf. 36. – Strohhammer 1995, S. 68 – 78, Abb. 165 – 207.

Lutze u. Wiegand 1936-37, S. 169, Abb. 227. – Buchheit 1952, S. 126. – Löcher 1994: Himmelfahrt Mariä, S. 2, Abb. 2. – Strohhammer 1994, mit Abb.

Unbekannt

BILDNIS EINES VORNEHMEN HERRN
um 1545

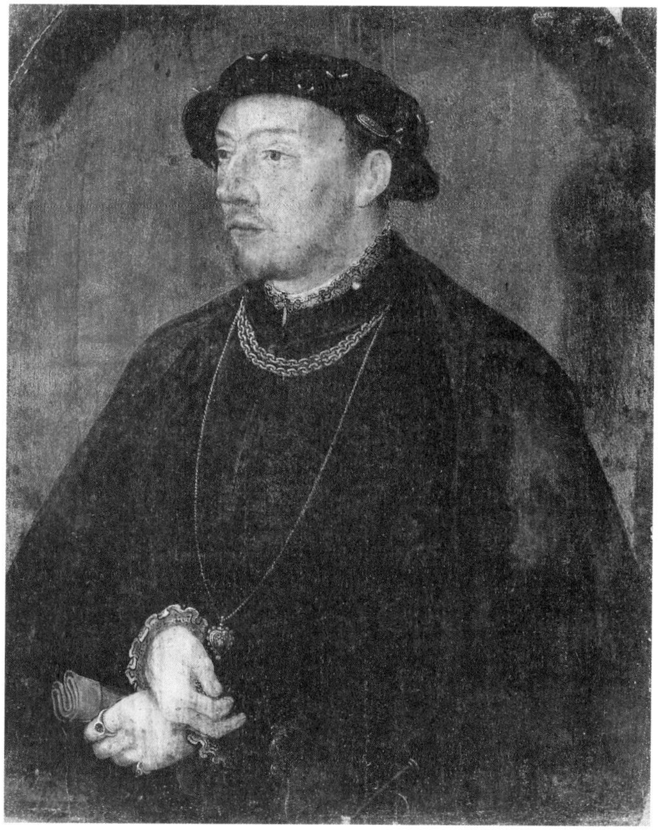
Gm 629

Brustbild nach links vor grünem Grund. Er hat braune Augen, rötlich blondes Haar und Bart. Er trägt einen schwarzen Anzug mit Wams und Hose. Kragen und Ärmelrüschen sind schwarz bestickt. Auf der Brust eine doppelte goldene Ankerkette und eine Kette mit Anhänger in Herzform, in seiner linken Hand Handschuhe. Das Barett schmücken Goldstifte und eine Medaille.

Eichenholz (Quercus), 28,2 x 22,1 cm, halbrunder Abschluß, zum Rechteck ergänzt; unten links mit schwarzer Farbe (später) »2463« – Auf der Rückseite mit weißer Farbe »Gm 629«. Klebezettel der BStGS Inv.1822, Nr.5332; 1855, Nr.5676; 1905, Nr.7235; ein älterer nur noch in Resten »[2]463«; auf dem Rest eines Holzklotzes mit gelber Farbe »II5.40 [angeblich: 1540]«, mit schwarzer Farbe »37«, mit Kreide »515«.

Gm 629. Leihgabe der Bayer.Staatsgemäldesammlungen, Inv.Nr. 5676. – Zweibrücker Nachtrag, Nr.2463 – Inv. BStGS 1822, Nr.5332; 1905, Nr.7235 – Ab 1811 ausgestellt in Nürnberg, Burg, Inv.1817 und Verz.1819, jeweils Nr.292 – Ab 1876 Moritzkapelle –1882 GNM.

Einzelbrett. Stärke 0,35 cm. Oben halbrunder Abschluß, beschnitten und mit Eichenhölzern zum Rechteck ergänzt. Format allseitig beschnitten, seitlich und unten geringfügig. – Rückseite: Eichenholzfurnier, 0,1 cm stark, Maserung horizontal, wohl zum Zeitpunkt der Ergänzung oben aufgebracht; in der Mitte gerissen. – Bildseite: Tafel außerhalb eines Rahmens grundiert und bemalt. Unterzeichnung: Pinsel; Kontur- und Binnenzeichnung; dünn; Schattenschraffur an der linken Schläfe. Malerei: Pentiment: Abgekehrte Gesichtshälfte während des Malvorgangs verbreitert; Hemdkrause an der linken Hand verkürzt. Verputzungen, mit Ausnahme im Inkarnat. Das Dunkelgrün im linken Zwickel verbräunt, entfernt und schwarz übermalt. Fleckiger Firnis in den hellen Partien und im Hintergrund gedünnt. AB

Das kleine, aber offizielle Bildnis erweckt den Eindruck der Zugehörigkeit zu einer Serie. Es ist in einer Miniatur-Kopie im Porträtbuch der Hieronymus Beck von Leopoldsdorf (Wien, Kunsthistorisches Museum) aus den Jahren um 1570/80 überliefert[1]. In demselben Buch findet sich ein nahverwandtes Bildnis des Weikhart von Polheim, Freiherr von Wartenberg[2]. Heinz, dem Gm 629 nicht bekannt war, erwog für die den Miniaturkopien zugrunde liegenden Originalgemälde die Hand eines und desselben Künstlers[3].

Vielleicht gehört auch der Dargestellte von Gm 629 der Familie von Polheim an. Eichenholz als Bildträger und der halbrunde obere Abschluß sprechen für die Nachbarschaft zu Köln, nicht die vergleichsweise lockere Machart. Reber und Bayersdorfer gaben das Bild in Kat. Moritzkapelle einem niederdeutschen Meister, in Kat. 1882 –1893 einem unbekannten Maler, um 1560 –1570. Braune teilte die nicht zweifelsfreie Jahreszahl 1540 von der Bildrückseite mit.

1 Günther Heinz: Das Porträtbuch des Hieronymus Beck von Leopoldsdorf. In: Jahrbuch der Kunsthistorischen Sammlungen in Wien, Bd. 71 (= NF, Bd. 35), 1975, S. 165 – 310, hier Nr. 146, Abb. 346.
2 Geboren 16. Jan. 1519, gestorben 1558. Vgl. Heinz (wie Anm. 1), Nr. 178, Abb. 348.
3 Wie Anm. 1.

Moritzkapelle 1878 u. 1880, Nr. 39. – Kat. 1882, Nr. 515; 1885, Nr. 531; 1893, Nr. 577. – Braune 1909, Nr. 629.

Unbekannt

BILDNIS DES CASPAR SCHWENCKFELD VON OSSIG
nach 1556

Brustbild nach links, mit Blick auf den Betrachter, vor grünem Grund. Er ist barhäuptig, hat braune Augen, ergrautes blondes Haar und Bart. Mit der rechten Hand greift er in den Pelzkragen der Schaube, in der linken hält er ein Buch.

Erlenholz (Alnus sp.), 25,6 x 18,6 cm – Oben links siebenzeilige Inschrift in Antiqua-Majuskeln, Name und Altersangabe in Kanzleischrift des 16. Jahrh.: »NILERIST°. TRISTE RECEPT°. / Caspar Schwangkfeld / Von Ossing seins. / alters LXVI Jar. / ANNO DOMINI / MDLVI / IAR« = Im Jahre des Herrn 1556. Oben rechts Wappen: In Rot drei schächerkreuzförmig gestellte goldene Grabscheite, die Griffe in der Schildmitte. Helmzier: Wachsend rot gekleideter Mann mit Hut (nach links abhängender Heidenhut mit Aufschlag). Decken rot golden[1] – Auf der Rückseite, aufgeklebt, Pergament, stark beschädigt, mit Schrift in brauner Tinte, Antiqua-Majuskeln und kursive Antiqua-Minuskeln.

Gm 621. Erworben vor 1882.

2 Bretter, Breiten von links oben 9,4, 9,0 cm, unten 9,9, 8,5 cm. Format original. Wenig alter Schädlingsbefall. – Rückseite: Papierbeklebung weitgehend erhalten, obere rechte Ecke fehlt, an den Rändern Risse und Knicke. – Bildseite: Grundier- und Malkanten vorhanden. Grundierung: Gleichmäßig. Unterzeichnung: An Händen sparsam angelegte Konturen, Handknöchel durch kleine Bogen angedeutet. Metallauflage: Schrift ölvergoldet auf ockerfarbenem Grund; unter und auf dem Wappen Mattvergoldung, beim Blattwerk der Helmzier freiliegend, unter dem Buch partiell erkennbar. Malerei: Teils mehrschichtig, z. B. Haare, Verzierung des Buches, Wappen; kleine Malschichtausbrüche vor allem in den dunklen Partien, z. B. Pelzkragen, Mantel. Firnis: Ungleichmäßig, leicht glänzend. – Rahmen: Alt, wohl original; die äußere Leiste mit geradem Profil verzapft, inneres Profil vorder- und rückseitig fein abgetreppt, auf Gehrung geschnitten, dazwischen Nut für die Anbringung des Gemäldes, auf der Rückseite inneres Profil unten und rechts ausgebrochen; originale Fassung außen rot, innen vorn Metallauflage, rückseitig hell; über roter Farbe schwarzer Anstrich, über Metallauflage Goldbronze. MG

Caspar Schwenckfeld von Ossig (1489 –10. Dez. 1561), aus einer schlesischen Adelsfamilie stammend, bekannte sich zunächst zu Luthers Lehre und zur Reformation, für die er als Laienprediger eintrat, kritisierte aber, da die erwartete sittliche Erneuerung ausblieb, die bedingungslose Rechtfertigung, die Leugnung der Willensfreiheit und die Geringschätzung der Werke in der lutherischen Lehre. »Von der johanneischen Offenbarungsrede vom Brot des Lebens ausgehend, erarbeitete er vor allem zusammen mit dem Trilinguisten Krautwald ein neues Abendmahlsverständnis, das zweifelsohne auch von dem Zwinglis beeinflußt ist. Unter Berufung auf das Logion vom Lebensbrot (Joh. 6) und gestützt auf eine eigenwillige philologisch-grammatikale Exegese der neutestamentlichen Abendmahlstexte lehrten sie, daß der Gläubige während der Eucharistiefeier, aber auch außerhalb derselben, das Himmelsbrot, nämlich Christus, spirituell-essentiell genieße« (Weigelt)[2].

Die vom Maler, bzw. vom Schreiber der Inschrift offenbar mißverstandene Devise muß lauten »Nihil Christo triste recepto« = Keine Trauer gibt es mehr, habt Ihr Christus in Euch aufgenommen. Bekannter ist der Wortlaut: »Nihil isto triste recepto« = Keine Trauer gibt es mehr, habt Ihr dieses in Euch aufgenommen – als Devise des Ritterordens vom heiligen Blute[3]. Schwenckfeld wandelte sie ab, was die Inschrift auf der Bildseite fehlerhaft wiedergibt, nicht aber der Text auf der Rückseite. Ein Kupferstich »Bild und Contrafactur des Edlen und Gottesgelehrten Herrn Caspar Schwenckfeldts von Ossig, Liebhabers und Zeugen der Wahrheit« teilt sowohl die Devise mit als auch zwei Versgedichte, deren zweites (im Hochdruck) möglicherweise auf das lateinische, unter Hintansetzung der humanistischen Wendungen, reflektiert.

Der Text des Pergamentes auf der Rückseite, soweit lesbar[4], lautet:

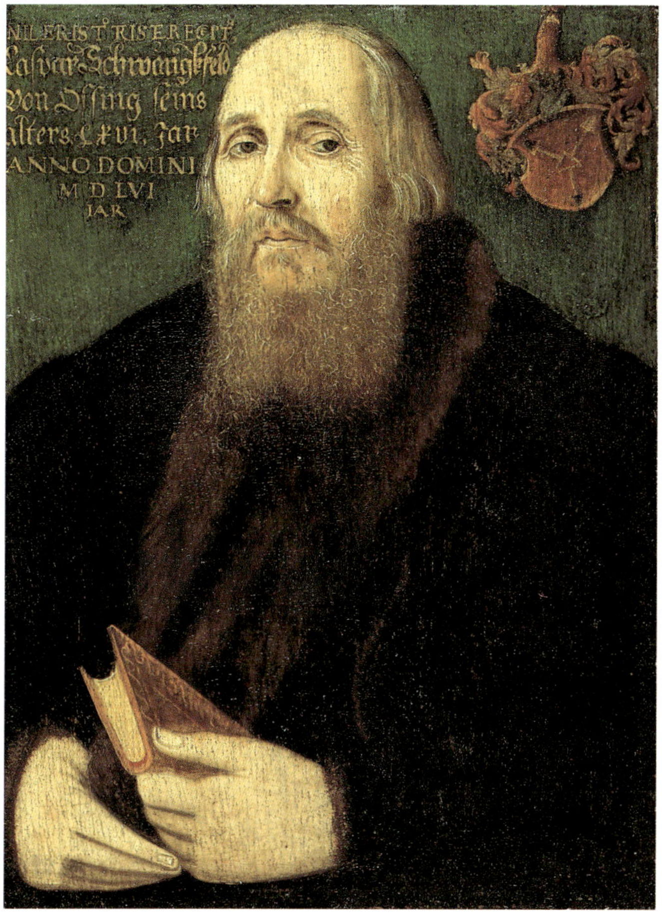

Gm 621

1. [In Rot] IN EFFIGIEM VERAM [...]
2. [In Rot] litate insignis Viri ac D[omini]
3. Sic oculos Gaspar vul[...]
4. Sic facies, barba, fi[... vermutlich: figura]
5. Da [...]
6. Doc [...]
7. Quod [...]
8. Cui [purum] aut [sanum] m[...]
9. Ac multi damnent scripta ab[...]
10. Queis[5] Regi [Das folgende Wort in Rot] CHRISTO Glori.[...]
11. [Palma] tamen [bene attamen] [...]
12. [...]
13. [In Rot] Terra [oder Tetra?] [...] aetatis designatur
14. H[..] oculos Caspar Schwenkfeldius [oraque ...gnit]
15. [Haec] est effigies corporis ipsa [...]
16. Qui iam sex [annos] duodenaque lustra superat
17. Intrepidus [Das folgende Wort in Rot] CHRISTO corde professus erat.
18. [In Rot] [...]
19. Tot donata Herculeae non credas robore clauae,
20. Quot domuit Schwenkfeld[ius ...ra] iuvante deo.
21. I versute Satan totus et collige vires,
22. Vtere queis poteris fraudibus atque [dolis]
23. Quid [...] efficiet [das folgende Wort in Rot] CHRISTO data cuncta pote[stas]
24. [Comminuit] valida, qui tua regna [manent]
25. [In Rot].[...] sub imagine loquitur
26. M e[que] tu[int] scribae Nil [Das folgende Wort in Rot] CHRISTO triste recepto
27. [Vera] loquor vulgus [...] no[ia] nulla prob[es]
28. [In Rot] [...]
29. Ve[xar] μϖροσοφ (ϖν) Nil (Das folgende Wort in Rot] CHRISTO triste recepto
30. Hoc duce s[...] ero et leta trophea fer[am].
31.[6] [...] dies Decemb[ris]
32. Anno aetatis eius LXXI.

Der Text, soweit lesbar, rühmt den Dargestellten und sein vertieftes Christusverständnis in Versen voll gelehrter Anspielungen[7]. Es handelt sich um die Wiederholung eines Porträts von 1556 in der kleinen Schwenckfelder Kirche in Pennsylvania, USA[8]. Danach gibt es einen seitenverkehrten Stich von Balthasar Jenichen, 1565, mit einer den Reformator schmähenden Inschrift[9]. Da sich Schwenckfeld seit 1529 am Oberrhein und später fünf Jahre in Ulm aufhielt, würde es naheliegen, den Porträtisten in Südwestdeutschland zu suchen. Bei dem Respekt, den der »Eques Nobilis Silesius« in Schlesien genoß, könnte das Gemälde gleich der Mehrzahl der gestochenen Bildnisse[10] auch dort entstanden sein. Stilistische Kriterien für eine Lokalisierung des Porträts und des Malers gibt es nicht.

1 Siebmacher, Bd. 17. Neudruck Neustadt a. d. Aisch 1977, Ausgestorbener Adel der preuß. Provinz Schlesien, S. 99 –100, Tf. 73.
2 Horst Weigelt: Caspar von Schwenckfeld. Verkünder des »mittleren« Weges. In: Hans-Jürgen Goertz (Hrsg.): Radikale Reformatoren (Beck`sche Schwarze Reihe, Bd. 183). München 1978, S. 190 – 262.
3 J. Dielitz: Die Wahl- und Denksprüche, Feldgeschreie, Losungen, Schlacht- und Volksrufe besonders des Mittelalters und der Neuzeit. Frankfurt a.M. 1884, S. 208.
4 Für umfangreiche Lesehilfen wird Irmtraud v. Andrian-Werburg, GNM, gedankt.
5 Altertümlich für »quibus«. Wie Anm. 4.
6 Z. 31 und 32 von anderer Hand. Wie Anm. 4.
7 Prof. Peter C. Erb, Department of Religion and Culture, Wilfrid Laurier University, and Associate Director Schwenkfelder Library,

Pennsburg, Pa., teilte mir mit Brief vom 23. Febr. 1996 mit, daß sich der Text sonst nicht feststellen läßt.

8 Vgl. Weigelt (wie Anm. 2), Abb. 16. Ein Farbfoto wird der Schwenkfelder Library (wie Anm. 7) verdankt.

9 Vgl. Ausst. Nürnberg 1983: Luther, Kat.Nr. 359 mit Abb.

10 Vgl. Gedruckte Porträts 1500 –1618 aus der Graphischen Sammlung des Germanischen Nationalmuseums. CD-Rom. Germanisches Nationalmuseum, Nürnberg, 1995.

Jaeck 1822, S. 120. – Kat. 1882, Nr. 527; 1885, Nr. 523; 1893, Nr. 569. – Braune 1909, Nr. 621.

Unbekannt

KOPF EINER GEKRÖNTEN FRAU
um 1560/70

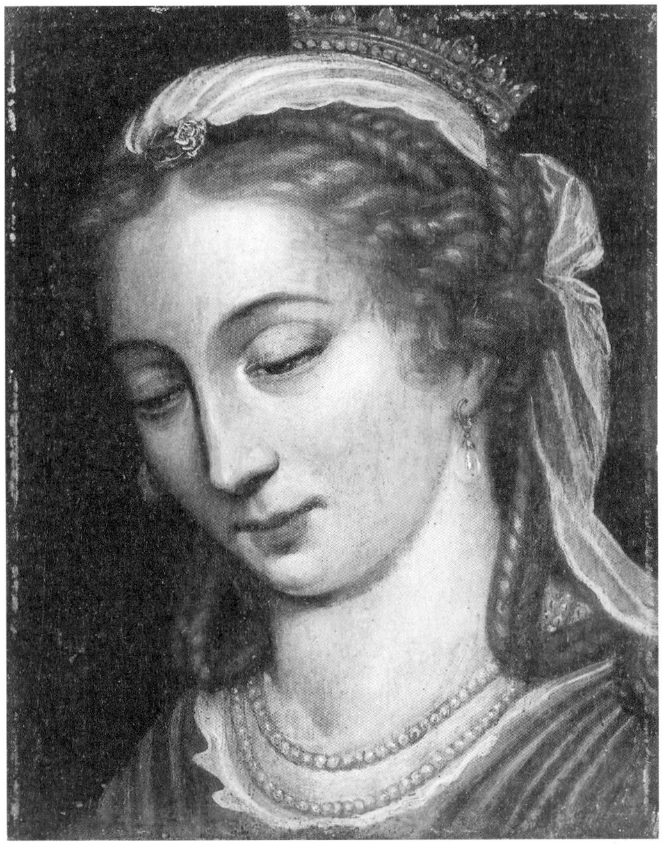

Gm 1556

Kopf nach links, leicht geneigt und mit gesenkten Lidern. Das in Zöpfen aufgesteckte oder auf die Schultern fallende Haar deckt ein Schleier. Über der Stirn ein gefaßter Edelstein, auf dem Scheitel ein Kronreif, um den Hals eine doppelt gelegte Perlenkette, dazu Perlenohrringe.

Eichenholz (Quercus), 24,1 x 18,3 cm – Auf der Rückseite mit weißer Farbe »Gm. 1556«, mit Bleistift »07/2/12/26«; Klebezettel aus Packpapier mit derselben Ziffernfolge.

Gm 1556. Erworben 1953 aus Privatbesitz (Herr A. Usinger, Coburg).

Einzelbrett. Stärke 0,4 cm. Ungleichmäßige Maserung. Format original. – Rückseite: Ränder außen stark, innen schwach abgefast, partiell bestoßen. – Bildseite: Grundier- und Malkanten mit den Tafelkanten identisch; linke obere und rechte untere Ecke ausgebrochen. Grundierung: Dünn, hell. Unterzeichnung: Keine erkennbar. Malerei: Pentiment: Das Tuch über ihrer rechten Schulter ursprünglich rot, dann blau, später flächig relativ dick übermalt; zahlreiche retuschierte Malschichtausbrüche, zum rechten Rand zunehmend; Retuschen großflächig. Firnis: Relativ gleichmäßig, glänzend, matte Flecken. – Restaurierung: 1950. MG

Bei dem Gemälde dürfte es sich um einen Studienkopf handeln. Die Krone weist eine Königin aus. In Frage käme eine Gestalt des Alten Testamentes wie Esther oder Pharaos Tochter, von denen die eine ihren Blick vor König Ahasver senkt, um für das Volk der Juden zu bitten, die andere sich zum Mosesknaben neigt, der in einem Körbchen an das Flußufer treibt[1]. Eichenholz wurde als Bildträger vor allem am Niederrhein und in den Niederlanden verwendet. Der dem manieristisch flämischen Typus verpflichtete Kopf erinnert in Kopfputz und Ausschnitt an Arbeiten des in Antwerpen tätigen Frans Floris (1519/20 –1570)[2], doch war der Maler von Gm 1556 ein Anfänger oder ein mittelmäßiges Talent.

1 LCI 1, 1968, Sp. 684 – 687 (»Esther«); 3, 1971, Sp. 282 – 297 (»Moses«).

2 Friedländer 13, 1975, Tf. 81 – 83.

Keine Literatur.

Unbekannt

Vier Bildnisse historischer Persönlichkeiten, um 1570/80

BILDNIS KÖNIG KARLS IX. VON FRANKREICH

Halbfigur nach rechts hinter einer mit einem Polster belegten Brüstung. Der bartlose Fürst trägt einen geschlitzten Goller mit hohem Stehkragen und Hemdrüsche, ein Wams mit engen Ärmeln und eine Pluderhose, einen pelzgefütterten Mantel mit aufgestelltem Kragen und Schulterwülsten, ein schwarzes, federgeschmücktes Barett, daran umlaufend die Lilie. Auf seiner Brust die Kollane des Ordens des Hl. Michael. Mit der linken Hand greift er den Degen. Rahmende Bogenarchitektur mit Säulen. Hellblauer Grund.

Leinwand, 101,5 x 69,5 cm – Reste einer Inschrift, von links oben: »C / H / D / I«.

Gm 630. Nürnberg, Schloß Lichtenhof[1] – Vor 1882 im GNM.

BILDNIS DES LOUIS I. DE BOURBON, PRINCE DE CONDÉ

Halbfigur nach links hinter einer teppichbelegten Brüstung. Er hat einen Schnurr- und Kinnbart. Er erhebt redend die bekleidete Rechte und hält in der Linken den anderen Handschuh. Er trägt einen hellen Anzug aus Wams und Hose, mit schwarzbesticktem liegendem Hemkragen, einen schwarzen, mit weißem Pelz gefütterten Mantel mit aufgestelltem Kragen und ein schwarzes Barett mit Schmuckband und Feder. Auf der Brust eine doppelt gelegte Goldkette. Auf seiner rechten Seite Dolch oder Degen. Rahmende Bogenarchitektur auf Konsolen. Hellblauer Grund.

Leinwand, 90,5 x 65,5 cm – Oben und zu beiden Seiten Reste einer Inschrift: »LOVIIS DE / ..BORBO PAR / DEI GRACIE.... DE/ ...... PRINCE /DE ... COND(E)« – Auf dem Keilrahmen mit weißer Farbe »Gm. 631«.

Gm 631. Herkunft wie 630.

BILDNIS DES LAMORAAL GRAF VON EGMONT, PRINZ VON GAVRE

Halbfigur nach links hinter einer Brüstung. Er hat einen Schnurr- und Backenbart. Er trägt einen Harnisch, darüber einen glatten weißen Hemdkragen und eine um die Schultern gelegte rote Seidenschärpe, Hosen in Gelb und Rot, einen schwarzen Hut mit goldener Hutschnur, Agraffe und Feder. Auf der Brust die Kollane des Ordens vom Goldenen Vlies. Egmont erhebt redend die rechte Hand und hat die linke am Schwert, beide Hände sind bekleidet. Rahmende Bogenarchitektur auf Konsolen. Hellblauer Grund. Der die Brüstung bedeckende Teppich wurde herausgeschnitten und durch die neutrale Dublierleinwand ersetzt.

Leinwand, 96,5 x 69,7 cm – Reste einer Inschrift, links von oben: »LA / E / P / E« – Auf dem Keilrahmen mit weißer Farbe »Gm.632«, mit braunem Stift »Gem.632«.

Gm 632. Herkunft wie 630.

BILDNIS DES PHILIPP II. VON MONTMORENCY, GRAF VON HORNE

Halbfigur nach links hinter einer teppichbelegten Brüstung. Er hat einen Vollbart. Er trägt einen Harnisch, darüber einen spitzenbesetzten weißen Hemdkragen und eine schräg über die Brust verlaufende Schärpe, einen schwarzen Hut mit goldener Hutschnur, Agraffe und Federschmuck. Auf der Brust die Kollane des Ordens vom Goldenen Vlies. Er erhebt redend die Rechte, in seiner Linken ein Feldherrenstab in Form eines Spießes. Er ist gleich dem Harnisch Ausweis des militärischen Befehlshabers. Auf seiner linken Seite das Schwert. Rahmende Bogenarchitektur auf Konsolen. Hellblauer Grund.

Leinwand, 94 x 69 cm – Unterhalb des Bogens Reste einer Inschrift: »PHILIPPUS / DEI GR.../ COMES / ...« – Auf dem Keilrahmen mit weißer Farbe »Gm.633«, mit braunem Stift »Gem.633«.

Gm 633. Herkunft wie 630.

Tüchlein. 3 der Bilder aus mehreren Leinwandteilen teils unterschiedlicher Webdichte zusammengesetzt. Bildträger, mit Ausnahme von Gm 631, dubliert und auf Keilrahmen gespannt; Gm 630 und Gm 632 mit einer Papierzwischenlage verstärkt. Überspann ganz, einheitliche schwarze Umrandung teilweise, jedoch allseitig entfernt. – Bildseiten: Weder Grundierung noch Unterzeichnung vorhanden. Malerei: Alla prima, Bindemittel wasserlöslich. Goldene Reflexlichter mit Pinselgold an Ornamenten der Kleidung, Schmuck und Waffen. Ehemals kräftig bunte Farbigkeit des hellblauen Hintergrundes und der leuchtendroten Leibung der Bogenarchitektur nebst Kapitellen weitgehend ausgeblichen und verschmutzt. Aufgrund feuchter Einwirkung Teil der Malerei verloren. Ursprünglicher Nutrahmen, wie bei Gm 631 noch vorhanden, kann für alle Bilder angenommen werden.

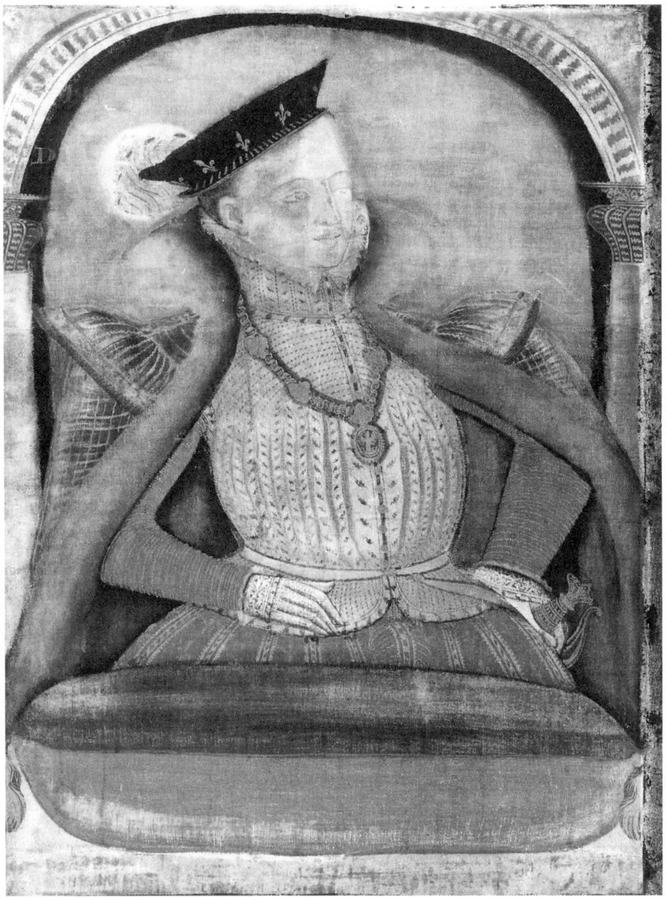

Gm 630

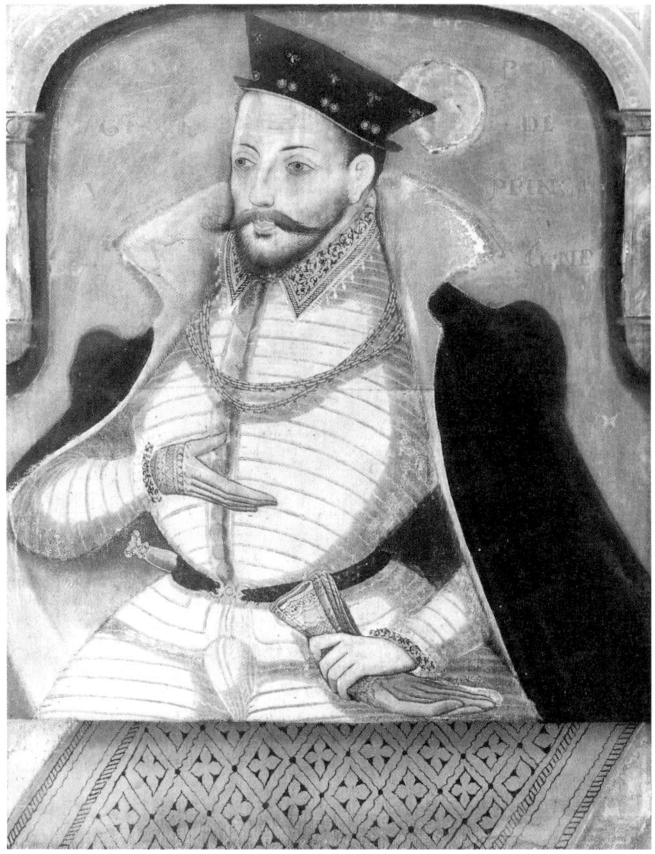

Gm 631

Gm 630: 4 Teile zweier verschiedener Leinwandtypen, Fadendichte oben, unten links und unten rechts identisch 17 x 17/ pro m^2, Mitte 13 x 10 pro cm^2. Mit dünnem Japanpapier als Zwischenlage kleisterdubliert, Fadendichte der Dublierleinwand 17 x 19 pro cm^2; Nähte rückseitig gedünnt; klaffende Risse mit Leinwand hinterklebt. Leinwandintarsien im oberen Bildteil. – Bildseite: Malerei: Ursprüngliche Farbigkeit: Roter Rock orangerot untermalt und dunkelrot lasiert; oberer, malachitgrüner Teil des Kissens dunkel lasiert; bei Lichtreflexen Lichteinfall von rechts berücksichtigt. Kein Firnis, verschmutzte Oberfläche. – Restaurierung: 1982 dubliert.

Gm 631[2]: 2 Teile, horizontal vernäht, Fadendichte oben 23 x 19 pro cm^2, unten 13 x 13 pro cm^2. Kurzer Vertikalriß rechts. – Rückseite: Untermalung durchgedrungen. – Bildseite: Hintergrund ursprünglich smalteblau mit Weiß gemischt. Die malachitgrünen Knöpfe, die roten Horizontaltreifen auf der Rüstung und die bunte Marmorierung am Mauerwerk verloren.

Gm 632: Einzelteil, Fadendichte 18 x 22 pro cm^2. Auf Höhe der Hose 7 cm breiter, horizontaler Gazestreifen über der Leinwand. Teppich über der Brüstung samt Leinwand ausgeschnitten, Bildträger ehemals auf Höhe der oberen Brüstungskante umgeschlagen und aufgespannt. Fadendichte der Dublierleinwand 11 x 14 pro cm^2. Seitenränder ungleich beschnitten. – Bildseite: Malerei: Röschen am Hutgesteck ursprünglich malachitgrün, Hintergrund ehemals smalteblau mit Grau gemischt.

Gm 633: 2 Teile, horizontal vernäht, Fadendichte oben 15 x 16 pro cm^2, unten 15 x 13 pro cm^2. Risse unten. Fadendichte der Dublierleinwand 14 x 14 pro cm^2. – Bildseite: Malerei: Ursprünglich smalteblaue mit Weiß vermischte Farbe des Brustpanzers und dessen Blattornamentik sowie malachitgrüne Brüstung weitgehend verloren. AB

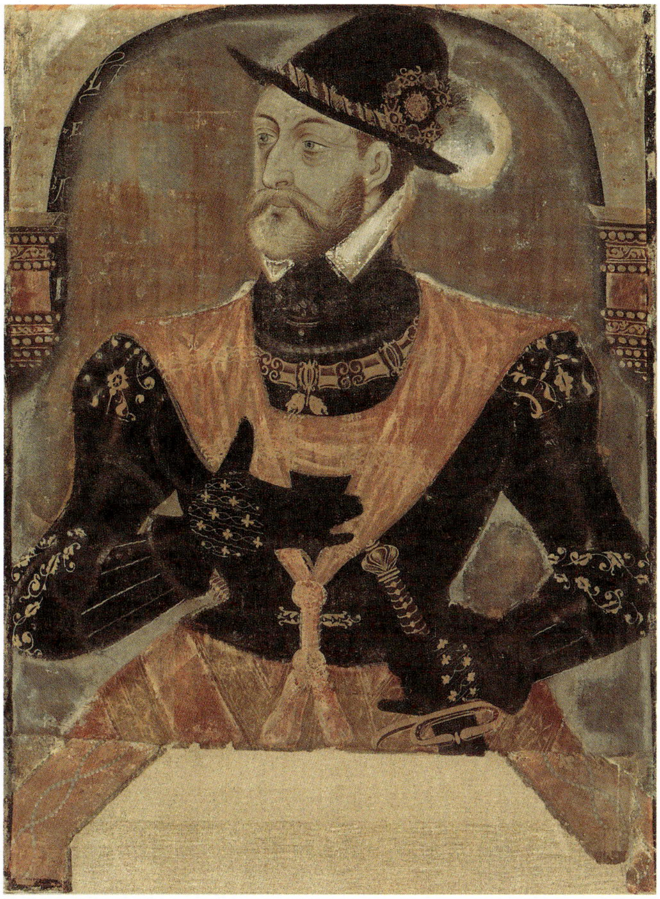

Gm 632

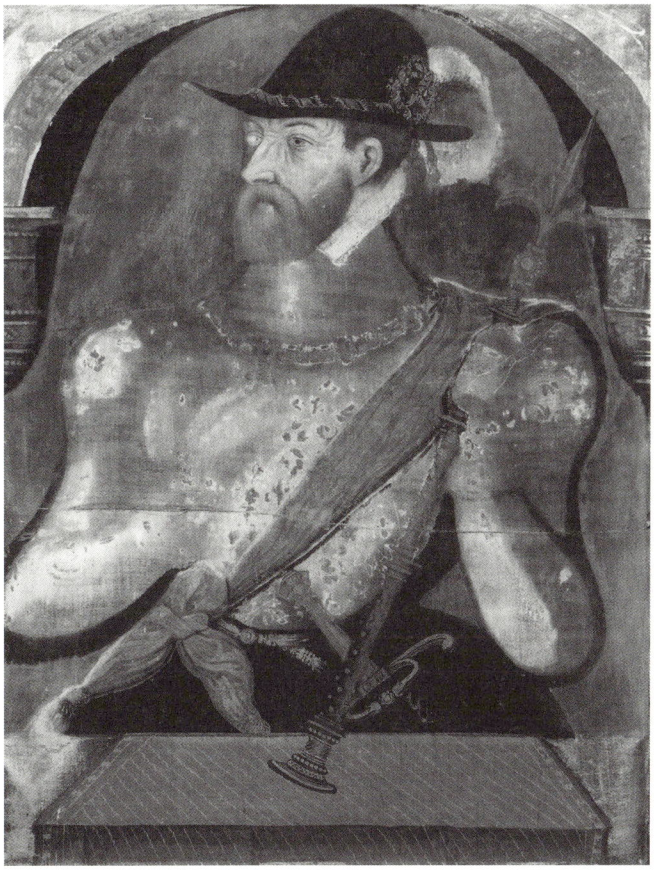

Gm 633

Es handelt sich um Persönlichkeiten der Geschichte, die den Widerstand gegen die spanische Herrschaft in den Niederlanden betrieben oder mit der kalvinistischen Partei in Frankreich (Hugenotten) sympathisierten, auf jeden Fall aber Gegner der spanischen Krone waren. Karl IX. von Frankreich (27. Juni 1550 – 30. Mai 1574) wurde 1560 König. Er regierte bis 1563 unter Vormundschaft. In den Hugenottenkriegen nahm er eine schwankende Stellung ein. 1570 berief er den Hugenottenführer Coligny in den Kronrat zurück, 1572 ließ er sich von seiner Mutter Katharina von Medici zur Bluttat der Bartholomäusnacht überreden. Louis de Bourbon, Prince de Condé (7. Mai 1530 –13. März 1569), nahm unter König Heinrich II. von Frankreich am Krieg gegen Spanien teil. Er wurde als Haupt der fehlgeschlagenen hugenottischen Verschwörung von Amboise 1560 zum Tode verurteilt, das Urteil jedoch nicht vollstreckt. Ab 1561 leitete er die Unternehmungen der Hugenotten. In der Schlacht von Jarnac wurde er gefangengenommen und erschossen. Lamoraal Graf von Egmont, Fürst von Gavre (18. Nov. 1522 – 5. Juni 1568) war Feldherr Kaiser Karls V. und König Philipps II. von Spanien. Als Statthalter der Provinzen Flandern und Artois und Mitglied des niederländischen Staatsrates neben Wilhelm von Oranien und Graf Horne, opponierte er mit diesen gegen die Maßnahmen der spanischen Verwaltung und wurde auf Befehl des Herzogs Alba wegen Hochverrats hingerichtet. Philipp II. von Montmorency-Nivelle Graf von Horne (1524 – 5. Juni 1568), militärischer Befehlshaber in den Diensten Kaiser Karls V. und König Philipps II. von Spanien, Statthalter der Provinz Geldern und Admiral, vertrat im niederländischen Staatsrat, dem er 1561–1565 angehörte, zusammen mit Egmont und Wilhelm von Oranien die ständischen Interessen gegen Antoine Perrenot de Granvelle, der als Erzbischof von Mecheln und Primas der Niederlande für die Unterdrückung der religiösen und politischen Freiheit der Niederlande eintrat. Als Katholik setzte sich Horne für eine maßvolle Religionspolitik ein. Herzog Alba ließ ihn wegen Hochverrats hinrichten.

Der französische König ist durch den (heraldisch) rechten Platz, durch das Polster auf der Brüstung und die flankierenden Säulen vor den anderen Herren ausgezeichnet, als König von Frankreich durch die Kollane des Ordens des Hl. Michael[3]. Egmont und Horne tragen mit der Kollane des Ordens vom Goldenen Vlies die höchste Auszeichnung, die das Haus Habsburg zu vergeben hatte[4]. Das historisch-biographische Programm kann mehr Bildnisse als die erhaltenen umfaßt haben. Sehr wahrscheinlich wurden die Gemälde nach dem Wiederaufbau des im Markgrafenkrieg 1552 zerstörten Herrensitzes Lichtenhof bei Nürnberg um oder bald nach 1578 für den damaligen Besitzer, Valentin Schönborn, gemalt oder doch eher von ihm erworben[5]. Vielleicht stammten sie aus dem Besitz eines niederländischen Emigranten, der in seine Heimat zurückging und seinen Hausstand auflöste oder auf andere Weise genötigt war, seinen Besitz zu verkaufen. Ein um 1600 entstandenes Modell des Schlosses (vormals in Schloß Schwarzenbruck) zeigt im zweiten Obergeschoß, in der sog. Konventstube, eine Raumausstattung, die in der oberen Wandzone den unseren vergleichbare Bildnisse enthält[6]. Die Wasserfarbenmalerei auf Leinwand (»Tüchlein«) war in den südlichen Niederlanden verbreitet[7]. Die Mehrzahl dieserart Malereien ging verloren. In Norwegen, Rygnestad, Valle in Setesdal, hat sich eine den Porträts vergleichbare niederländische Zimmerdekoration erhalten, welche die alttestamentliche Szene der Esther vor Ahasver mit zeitgenössischen Porträts wiedergibt[8].

1 Ein Nürnberger Herrensitz, ehemals im Besitz der Familie Pfinzing, im Markgrafenkrieg 1552 zerstört, 1578 neu erbaut und im Besitz der Familie Schönborn, durch Erbschaft an die Familie von Petz.
2 Das Bild wurde zur Untersuchung im originalen Nutrahmen belassen.
3 König Ludwig XI. stiftete ihn auf dem Schlosse zu Amboise, dem heiligen Michael, als Protektor des Reichs, zu Ehren am 1. August 1469. Er gab den Rittern eine goldene, 200 Goldkronen wiegende Kette, welche aus Muschelschalen und doppelten Zweifelsknoten bestand und woran eine Medaille hing, die den Erzengel Michael darstellte, wie er den Drachen (das Böse) niedersticht. Die Inschrift lautete: Immensi tremor Oceani (der Schrecken des unermeßlichen Ozeans), welche Worte sich auf die Sage beziehen: daß, so oft die Feinde Frankreichs sich zu Wasser dem St. Michaelsfelsen im Ozean näherten, der Erzengel Michael erscheine, einen gewaltigen Sturm errege und dadurch die Feinde zerstreue; vgl. Ferdinand von Biedenfeld: Geschichte und Verfassung aller geistlichen und weltlichen, erloschenen und blühenden Ritterorden, Bd. 1. Erloschene Orden. Weimar 1841, S. 119 –121.
4 Zum Goldenen Vlies vgl. Albrecht Dürer, Bildnis Kaiser Maximilians I., Gm 169. – Ausst.Kat. La Toison d'Or. Cinq Siècles d'Art et d'Histoire. Brügge 1962.
5 Friedrich August Nagel: Die Herrensitze Lichtenhof und Humelstein. In: Mitteilungen des Vereins für Geschichte der Stadt Nürnberg, Bd. 38, 1941, S. 94 –164. – Renate Freitag-Stadler: Herrensitze im Bereich der Reichsstadt Nürnberg unter Berücksichtigung des Problems der Weiherhäuser. Phil. Diss. Erlangen-Nürnberg 1972, S. 155.
6 Nagel (wie Anm. 5), Abb. 14.
7 Für das 15. und frühe 16. Jahrh. vgl. Diane Wolfthal: The Beginnings of Netherlandish canvas painting: 1400 –1530. Cambridge 1989.
8 Malte 1500-talls bonader i Rygnestadloftet, Valle i Setesdal. Presentasjon av et konserveringsprosjekt, von Grete Gundhus, Rani Gjertsen u. Gunnel Andersson. NIKU Norsk institutt for kulturminneforskning, 1955. Vgl. bes. Farbabb. 13. Die Kenntnis der Publikation und den Hinweis auf die Malereien verdanke ich Carola Gries.

Kat. 1882, Nr. 516 – 519; 1885, Nr. 532 – 535; 1893, Nr. 578 – 581. – Braune 1909, Nr. 630 – 633.

Unbekannt

BILDNIS DES NÜRNBERGER PATRIZIERS KARL KRESS VON KRESSENSTEIN
um 1575/80

Brustbild nach links, ohne Hände, mit Blick auf den Betrachter. Er hat braune Augen und rötlich blondes Haar. Er trägt ein graues Seidenwams mit schwarzen Besatzstreifen, eine hohe weiße Hemdkrause und einen dunklen Mantel. Den schwarzen Hut mit schmaler Krempe und weichem, ballonartigem Kopfteil zieren eine weiße Feder und ein Schmuckband. An einer dreifach gelegten Kette eine Medaille. Grauer Grund, Inschrift und Wappen.

Eichenholz (Quercus), 57,9 x 51,3 cm – Oben links zweizeilige Inschrift in Majuskeln der Humanisten-Antiqua: »CAROLUS CRESSIUS. / OBIIT AET: SUAE 28 A° 1578« = Karl Kress starb im Alter von 28 Jahren 1578. Darunter Wappen: In Rot schräg nach links mit der Spitze aufwärts ein silbernes Schwert mit schwarzem [hier: metallenem] Griff. Die Medaille auf der Brust zeigt ein Tatzenkreuz und als Umschrift den Wahlspruch »IN HOC SIGNO VINCES« = Unter diesem Zeichen wirst du siegen – Auf der Rückseite mit weißer Kreide zweimal »8«, darunter »87«, mit blauem Stift »62«; Klebezettel, Maschinenschrift, »Stiftung v. Volckammer«; auf der Rahmenrückseite mit weißer Farbe »Gem. 1439.«; viermal der Adress-Stempel des Besitzers.

Gm 1439. Aus dem Vermächtnis Guido v. Volckamer, »der es kurz vor dem Weltkriege in Löwen käuflich erwarb«[1], München, 1940[2].

3 Bretter, Breiten von links oben 18,9, 13,5, 19,0 cm, unten 19,9, 12,6, 18,7 cm. Stärke auf 0,3–0,4 cm gedünnt. Risse. Ecke oben links mit Holzkitt ausgebessert. Format unten beschnitten. – Rückseite: Gemeinsam mit Rahmen später mit Zeitung überklebt, darüber 3 breite Horizontalleisten, diese entfernt. – Bildseite: Tafel außerhalb eines Rahmen grundiert und bemalt, gerissene Grundier- und Malkanten oben vorhanden. Grundierung: Grau. Unterzeichnung: Keine erkennbar. Malerei: Inkarnat grün untermalt. Inschrift alt, jedoch nach Abschluß der Malerei aufgetragen. Unter dem heutigen Wappen in Untermalung ein früheres mit seitenverkehrtem Wappenbild, zwischen den beiden Wappen graue Trennschicht. Die gelbe Farbe der Konturierung des heutigen Wappens entspricht jener der Inschrift, somit sind Inschrift und heute sichtbares Wappen als zeitgleich anzusehen. Schwertknauf und -spitze früh erneuert. Schwarze Streifen an den Rändern vermutlich von einem Rahmenanstrich. Alte fleckige Firnisreste. Risse und Fugen in Kopf und Halskrause in jüngerer Zeit restauriert. AB

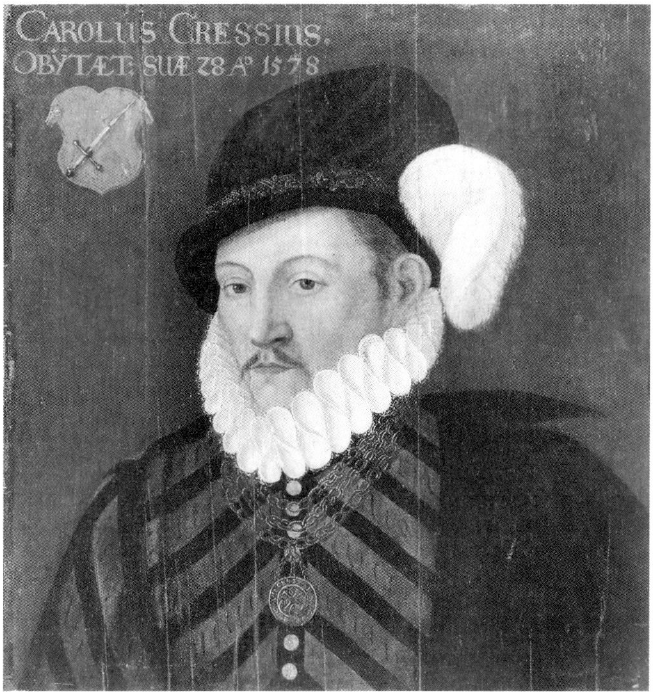

Gm 1439

Karl Kress wurde am 31. Aug. 1550 als Sohn des Christoph II. Kress von Kressenstein und der Dorothea Haller von Hallerstein in Nürnberg geboren. Er genoß seinen ersten Unterricht – seit 1558 – bei dem Nürnberger Schreib- und Rechenmeister Johann Neudörfer. 1571 stand er in kaiserlichen Kriegsdiensten in Kaschau in Ungarn, später diente er als Fähnrich im Heer König Philipps II. von Spanien in den Niederlanden. 1577 war er in Gefangenschaft in Maastricht. Sein Bruder Hieronymus erwirkte seine Freilassung. Am 22. Sept. 1578 starb er zu Löwen in Brabant an der Pest. Er wurde in der dortigen St. Pieterskerk begraben und ein Epitaph für ihn errichtet[3]. Die Medaille mit dem Wahlspruch ist Abzeichen oder Auszeichnung[4]. Die auf Kress' Ableben bezogene Inschrift könnte an ein im Auftrag der Familie gemaltes posthumes Bildnis denken lassen, doch wurde sie erst später hinzugefügt und im gleichen Zuge das Wappen übermalt. Der abschätzende Blick aus den Augenwinkeln, die Halskrause und das Federbarett geben dem Dargestellten etwas Verwegenes. Man darf annehmen, daß das durch Beschnitt dem Quadrat angenäherte Porträt entschiedener hochformatig war und die Hände des Dargestellten wiedergab. Ein Kupferstich von Hans Troschel[5] zeigt Kress mit Händen und bis zu den Hüften, hier als Fähnrich mit der Fahne, offenbar unter Verwendung von Gm 1439. Der Typus ist deutlicher niederländisch. Daß das Schwert im Wappen gegenüber der älteren, übermalten Fassung in die (heraldisch) falsche Richtung zeigt, wäre allenfalls durch die sog. heraldische Courtoisie[6] erklärt, die hier aber keinen Gegenstand hat und der Wendung des Mannes nach (heraldisch) rechts widersprechen würde. Eichenholz als Bildträger und die Biographie des Dargestellten sprechen dafür, daß das Porträt in den Niederlanden gemalt wurde, wo es v. Volckamer erwarb, nicht so die unlebendige Erscheinung und die trockene Machart. Möglicherweise wiederholt Gm 1439 ein (verschollenes) Original.

1 Mitgeteilt bei Frank zu Döfering 1936.
2 Testament vom 29. Nov. 1940. Zum Stifter vgl. Pohl 1963-64, S. 554–559.
3 Biedermann 1748, Tab. CCLXXIX. – Frank zu Döfering 1936.
4 Dem Kaiser Konstantin soll, als er gegen Maxentius in die Schlacht zog, am Himmel ein von diesen Worten begleitetes Kreuz erschienen sein. So Eusebius: Leben des Constantin 1, 28. Zur Devise vgl. J. Dielitz: Die Wahl- und Denksprüche, Feldgeschreie, Losungen, Schlacht- und Volksrufe. Frankfurt a.M. 1884, S. 149.
5 Frank zu Döfering 1936, Abb. 166. – Hans Troschel (1585–1628) war in Nürnberg, seit 1624 in Rom tätig; vgl. Friedrich Thöne, in:

Thieme-Becker, Bd. 33, 1939, S. 429 – 430. Der Stich ist aufgeführt bei Georg Wolfgang Panzer: Verzeichnis von Nürnbergischen Potraiten aus allen Staenden. Nürnberg 1790, S. 133 (Carel Kress).

6 Diese besagt, daß die Wappenfigur eines männlichen Wappens die Seiten wechselt, wenn es dem Wappen der zugehörigen Dame gegenübersteht. Vgl. dazu Adolf Matthias Hildebrandt: Wappenfibel. Handbuch der Heraldik, 17. Aufl. Neustadt a.d. Aisch 1981, S. 154 –155. Im Stich ist die Seitenverkehrung des väterlichen Wappens dadurch erklärt, daß es dem der Ehefrau gegenübersteht.

Frank zu Döfering 1936, S. 391, Nr. 233, Abb. 165. – Pohl 1963-64, S. 558, Anm. 17.

Wertinger, Hans

Geboren um 1466 wohl in Landshut, gestorben am 17. Nov. 1533 ebenda. Maler, Glasmaler und Zeichner für den Holzschnitt. Der die Herkunft bezeichende Name »Wertinger« wie auch der für den Künstler und von ihm gebrauchte Name »Schwab« sprechen für eine Herkunft der Familie aus Wertingen bei Augsburg. Als Maler empfing Wertinger Anregungen von Hans Mair von Freising (auch Mair von Landshut genannt). 1491 erwarb er durch die Heirat mit Elisabeth, Tochter des Seidenstickers Michel Bamberger, das Bürgerrecht in Landshut. 1493 wird er dort als Hausbesitzer erwähnt. 1497 bis 1499 hielt er sich wegen Glasfensteraufträgen in Freising auf. Für den dortigen Dom schuf er 1498 sein Hauptwerk, ein Tafelbild mit der Sigismundlegende. Seit 1515 war er als Bildnismaler für Pfalzgraf Philipp, Bischof von Freising tätig, seit 1516 mit größeren Aufträgen für Herzog Ludwig X. von Bayern, der Landshut wieder zur Residenzstadt machte[1].

Sieben Tafeln aus einer Folge von Monatsbildern, um 1525/26

DER MONAT MÄRZ

Felder- und Gartenbestellung, Pflügen und Säen. Die Pflanzbeete werden vorbereitet, Dung auf die Äcker gefahren, Kühe auf die Weide getrieben. Vorne rechts eine Wassermühle mit oberschlägigem Rad, in die Getreide zum Mahlen gebracht wird. Links wird ein Weidenzaun repariert, für den ein Bauer einen Ast aus dem Baum schlägt, der andere trägt mit geschulterter Axt junge Stämme herbei. Den oberen Abschluß bildet ein Korbbogen mit Ornamenten in den Zwickeln, schalenförmiger Konsole in der Mitte und symmetrisch angeordneten Festons, die auf den Seiten in Quasten enden, unten Reste einer Rahmenleiste; vergoldet.

Erlenholz (Alnus sp.), 32,1 x 40,9 cm – Auf der Rückseite mit weißer Farbe »Gem 1137 (1930)«; auf dem Parkett mit Tinte »J. Hemmelink. Born 11«; auf der Rahmenrückseite genagelt alte Bildbeschriftungen auf Karton, eine für Gm 1237, die andere für Gm 1240, 316.

Gm 1237. Erworben 1930 im Londoner Kunsthandel (H.M. Clark).

DER MONAT MAI

Vornehme Gesellschaft im Garten. Links die von Säulen getragene Vorhalle zu einem nicht sichtbaren Landschloß. Auf einer Steinbank sitzt der Hausherr mit einem Trinkbecher. Sein Arzt, der das Uringlas gegen das Licht hält, teilt ihm seinen Gesundheitszustand mit, ein Musikant schlägt die Laute. Im ummauerten Garten um den Brunnen, dessen Schaft eine nackte Statue mit Helm, Schild und Zweizack krönt, Herren und Damen in geselliger Runde. Einer hält einen Falken auf der Hand. Ein Weinkühler mit Kanne und Pilgerflasche steht bereit. Außerhalb des Gartens eine Magd beim Melken einer Kuh, daneben ein Butterfaß mit Stampfer, weiter hinten ein Kuhhirte, dann ein Paar zu Pferde. Auf dem Wasser zwei einmastige Seefahrzeuge mit gesetztem Rahsegel vor dem Wind segelnd[2]. Den oberen Abschluß bildet ein Korbbogen mit Ornamenten in den Zwickeln, Mittelkonsole und symmetrisch angeordneten Festons, die auf den Seiten in herabhängenden Quasten enden, unten Reste einer Rahmenleiste; vergoldet.

Erlenholz (Alnus sp.), 32,4 x 40,7 cm – Auf Rahmenrückseite und Parkett mit weißer Farbe »Gm 1236«.

Gm 1236. Erworben 1930 im Berliner Kunsthandel (Hugo Ball).

DER MONAT JUNI

Heuernte mit vespernden Bauern. Sie haben ein Laken ausgebreitet, geben den Krug herum, haben die Sensen ins Gras gelegt, das teils schon gemäht ist. Eine Frau mit dem Tragekorb auf dem Kopf bringt Speisen. Die Mäher sind mit Sensen, der vordere zusätzlich mit einem Wetzstein ausgerüstet. Sie haben die rechte Hand am Sensenbaum, die linke an der Handhabe. Links ein Herrenhaus, in dessen Scheune offensichtlich eine Sense gedengelt wird, rechts ein Vorratshaus mit Bienenkörben, davor Leute, die das Heu zusammenrechen, auf dem Weg ein dreispänniger hochbeladener Heuwagen und ein Jäger mit einem toten Hasen über der Schulter. Im Hintergrund Weinberg mit Winzern. Den oberen Abschluß bildet ein Korbbogen mit Ornamenten in den Zwickeln, einer Konsole in der Mitte und symmetrisch angeordneten Festons, die auf den Seiten in herabhängenden Quasten enden, unten Rest einer Rahmenleiste; vergoldet.

Tannenholz (Abies sp.), 33,6 x 41 cm – Auf der Rückseite Reste eines Klebezettels mit handschriftl. spanischem Text, davon die Jahreszahl 1898 lesbar; auf dem Parkett Klebezettel mit der Nr.307; ein weiterer »74«; schwarzer Druck eines »P«; mit blauem Farbstift »1440«; mit Tinte »66« und »A II o«. Sieben rote Siegel mit Resten von Papierüberklebungen.

Gm 1130. Spanischer Privatbesitz – Erworben 1927 im Münchner Kunsthandel (Galerie Caspari).

DER MONAT JULI

Getreideernte und Ausritt zur Falkenjagd. Männer und Frauen schneiden die Frucht in kniender Haltung mit der Sichel. Hunde begleiten die berittenen Jagdherren. Am Brunnentrog ein Paar. Der Mann kühlt eine Weinflasche im Wasser, die Frau bietet den Reitern mit einem Glas den Willkomm. Weiter links eine Vogelfalle. Ein Steinkauz dient als Lockvogel. Aus dem Gebüsch ragt eine Leimrute, auf der sich bereits ein Singvogel niedergelassen hat. Auf schroffem Felsen eine Burg, am Kornfeld ein Gehöft. Den oberen Abschluß bildet ein Korbbogen mit Ornamenten in den Zwickeln, einer Konsole in der Mitte und symmetrisch angeordneten Festons, die auf den Seiten in herabhängenden Quasten enden, unten Rest einer Rahmenleiste; vergoldet.

Lindenholz (Tilia sp.), mit Anstückung 33,5 x 41 cm – Auf der Rückseite Klebezettel, mit brauner Tinte »311«; mit schwarzem Druck »XCII«; auf dem Parkett mit weißer Farbe »Gm.1131«; schwarzem Druck »I P«, mit schwarzem Stift »1743« (die 3 wegen des überdeckenden Siegels nicht eindeutig).

Gm 1131. Spanischer Privatbesitz – Erworben 1927 im Münchner Kunsthandel.

DER MONAT AUGUST

Dreschen auf der Tenne und Getreideverkauf. In einer strohgedeckten Scheune, deren Torflügel weit offenstehen, dreschen Männer mit Flegeln das Korn. Einer steigt mit einem gefüllten Sack auf der Schulter die Treppe hinauf. Über einem gefüllten, aber noch nicht zugebundenen Sack eine Kornwanne, vorn ein voller Scheffel mit dem zugehörigen Streichmaß. In der Raumtiefe links gestapelte Garben. Eine Seilwinde am Giebel der Scheune dient zum Hochziehen der gefüllten Kornsäcke. Ein Mann mit Schwert, Hut und Geldkatze und ein Barhäuptiger mit dem Sack über der Schulter verhandeln über den Verkaufspreis. Rechts reinigt ein Mann das Korn mit Hilfe der Kornwanne. Das Korn wird in die Luft geworfen, damit sich im Windzug die Körner von der Spreu trennen. Ein zweiter Mann leert eine Kornwanne in einen Sack, den eine Frau hält. Im Hintergrund auf dem Weg ein vierspänniges, mit Getreide hochbeladenes Fuhrwerk. Den oberen Abschluß bildet ein Korbbogen mit Ornamenten in den Zwickeln und einer Konsole in der Mitte, unten Rest einer Rahmenleiste; vergoldet.

Lindenholz (Tilia sp.), 32,2 x 39,3 cm – Auf der Rückseite mit weißer Farbe »Gm 1238 (1930)«; auf dem Parkett mit Tinte »John Hemmelinck Born 11.50«; auf der Rahmenrückseite Klebezettel, mit Bleistift »2,33«, dazu Ausst.-Zettel »Art et Travail / Genéve 1957 / Arr.No. 409«; genagelt alte Bildbeschriftung auf Karton.

Gm 1238. Erworben 1930 im Londoner Kunsthandel.

DER MONAT SEPTEMBER

Pflügen mit einem Dreigespann, Säen mit dem Sätuch, Eggen und Obsternte. Weiter hinten ein Schafhirte und eine Gänseschar, die Häuser eines Anwesens und eine Kirche. Den oberen Abschluß bildet ein Korbbogen mit Ornamenten in den Zwickeln, einer Konsole in der Mitte und symmetrisch angeordneten Festons, die auf den Seiten in herabhängenden Quasten enden, unten Rest einer Rahmenleiste; vergoldet.

Lindenholz (Tilia sp.), mit Anstückung 32 x 40,7 cm – Auf der Rückseite mit weißer Farbe »Gem. 1239 (1930)«; auf dem Parkett mit Tinte »By John Hemmelinck. Born 11.50«.

Gm 1239. Erworben 1930 im Londoner Kunsthandel.

DER MONAT DEZEMBER

Ochsen- und Schweineschlachten. Ein Ochse erhält mit der Axt einen Schlag vor die Stirn, ein Schwein wird abgestochen, das Blut in einer Kasserole aufgefangen. Ein Mann bringt Strohballen herbei, um die Schweineborsten abzufackeln (»gesengte Sau«). Rechts ein auf zwei Seiten einsehbarer Raum mit Herdstelle und Kamin. Über dem Feuer an einer Kette hängend der Wurstkessel, auf der Herdplatte ein Rost, auf den eine Frau Würstchen legt, und ein großer Henkeltopf, in dem eine Frau Blut rührt, das nicht gerinnen darf, zur Bereitung von Blutwurst. An Stangen zum Räuchern aufgehängte Würste. Links ein Verkaufsstand mit einem das Fleisch zerlegenden Metzger, auf dem Weg ein Jäger mit einem geschulterten Hasen. Der Schauplatz ist ein städtischer Bereich. Den oberen Abschluß bildet ein Korbbogen mit Ornamenten in den Zwickeln, einer Konsole in der Mitte und symmetrisch angeordneten Festons, unten Rest einer Rahmenleiste; vergoldet.

Erlenholz (Alnus sp.), mit Anstückung 32,4 x 41,1 cm – Auf der Rückseite mit weißer Farbe »Gem.1240 (1930)«; auf dem Parkett mit Tinte »By John Hemmelinck Born 11.50«; auf der Rahmenrückseite mit weißer Farbe »1240«.

Gm 1240. Erworben 1930 im Londoner Kunsthandel.

Stärke gedünnt. Alter, teilweise schwerer Schädlingsbefall. Formate allseitig beschnitten und teils durch Leisten begradigt; weitgehend miteinander übereinstimmend. – Rückseiten: Flachparkett; mit Ausnahme von Gm 1236 Sägezahnschnitt erkennbar, mit dunkler, öliger Substanz eingelassen. – Bildseiten: Unterzeichnung: Pinsel; Kontur- und Binnenzeichnung; detailliert, vielfach motivreicher als die ausgeführte Malerei; Schraffuren häufig in der Malerei als Schatten mitverwendet. Malerei und Metallauflagen: Auftrag strichelnd oder deckend bis hin zur feinen Pastosität der Lichtreflexe. Blaupigmente des Himmels sehr fein gerieben, weiß und gelegentlich grau unterlegt. Farbigkeit sehr gut erhalten. Festons und Zwickel mattvergoldet auf rötlichem Anlegemittel; Modellierung mit brauner oder schwarzer Lasur; nur Zwickel von blauer Himmelsfarbe ausgespart. Fleckige Oberflächenerscheinung aufgrund nachgedunkelter Firnisreste und farblich veränderter Retuschen.

Gm 1237 (März): 3 Bretter, Breiten von links oben 8,3, 16,4, 14,3 cm, unten 9,4, 16,2, 13,9 cm. Stärke 0,4 cm. Zahlreiche Risse. – Bildseite: Unterzeichnung: Herabhängende Seitenteile des Festons in der gemalten Ausführung nicht verwendet. Malerei: Lichter im Laub rötlich statt gelb. Weißliche Lasur im Himmel mit kleinen Bläschen. Malschichtverluste entlang der Risse und im Himmel, retuschiert. Alter Firnis auf Vergoldung und Bergspitze, sonst weitgehend gedünnt bzw. entfernt.

Gm 1236 (Mai): 3 Bretter, mittlere Breiten von links 16,0, 7,7, 15,7 cm. Stärke 0,8 cm. Bildträger links ca. 0,4 cm breit und an der rechten unteren Ecke mit Holzsurrogat ergänzt, um den Rand zu begradigen. – Rückseite: Fraßgänge mit Holzkitt verschlossen. Hell gebeizt. Von anderer Hand restauriert als die zugehörigen Bilder. Rudimentäre Zeichnung eines Hauses. – Bildseite: Gerissene Grundier- und Malkanten seitlich vorhanden, übermalt. Unterzeichnung: Rückwärtige Gartenmauer ein Bretterzaun, Gartenmauer rechts hinter der melkenden Frau in der Unterzeichnung nicht vorhanden; Zweizack in der rechten Hand der Brunnenfigur, Wasserstrahlen des Brunnens seitlicher; Säulenschäfte mit Blattornament; Bäume ausladender. Malerei und Metallauflagen: Motive am linken Rand bis auf eine Breite von ca. 2 cm ergänzt. Ausbrüche entlang der Fugen. Ornamentfries und Kapitelle mattvergoldet auf pastoser, heller, rötlich-grauer Farbe; Anlegemittel transparent. Oberer Feston erneuert, Himmel zwischen Feston und Bogenabschluß mit lackartigem Blau übermalt. Größere Malschichtverluste mit gut erhaltener, älterer Restaurierung rechts im Boden und im rechten Bein des Hirten; mit handgeriebenen Pigmenten retuschiert. Firnis im helleren Teil des Himmels entfernt. – Restaurierung: 1949.

Gm 1130 (Juni): 2 Bretter, Breiten von links oben 17,8, 21,7 cm, unten 16,5, 23,0 cm. Risse. – Rückseite: Parkett wie Gm 1131. – Bildseite: Gerissene Grundier- und Malkanten seitlich vorhanden. Unterzeichnung: Kniender Waldarbeiter am Berg rechts und je ein hoher, belaubter Baum oberhalb der sitzenden Gesellschaft und zwischen Wohnhaus und Tenne, nicht verwendet; Pferdegespann gegenüber der ausgeführten Malerei weiter links. Malerei: Grün der Bäume lackartig, sahnig verlaufend, teilweise verbräunt. Ausbrüche der Malschicht entlang der Risse; Himmel verputzt, linker Teil des Himmels und Gebirgszug großflächig übermalt, hängender Teil des Festons hier mit Farbe erneuert.

Gm 1131 (Juli): 3 Bretter, mittlere Breiten von links 15,5, 6,4, 17,6 cm. Risse. – Rückseite: Parkett wie Gm 1130.- Bildseite: Unterzeichnung: Vogelschwarm über dem rechten Burgturm und höhere Beböschung links am Felsen nicht verwendet. Malerei: Dunkelgrüne Lasuren verbräunt. Firnis im Himmel und Kornfeld partiell gereinigt. Ausbrüche entlang der Risse, retuschiert.

Gm 1238 (August): 3 Bretter, mittlere Breiten von links 16,3, 6,1 17,0 cm. Risse. – Rückseite: Risse zusätzlich zum Parkett mit Klötzchen gesichert. – Bildseite: Gerissene Grundier- und Malkanten seitlich in Resten vorhanden. Unterzeichnung: Dreschflegel in der Tenne versetzt; hängendes Geäst am Baum und Feston über dem Dachfirst nicht verwendet. Malerei und Metallauflagen: Grundierung teilweise durchscheinend. Ausbrüche entlang der Risse, restauriert; Baum verputzt, Vergoldung partiell berieben.

Gm 1239 (September): 3 Bretter, mittlere Breiten von links 16,5, 8,0, 14,9 cm. – Rückseite: Fugen und Risse zusätzlich zum Parkett durch Holzklötzchen gesichert. – Bildseite: Links Spuren eines kleinen Zahneisens. Unterzeichnung: Schimmel mit Satteldecke und Steigbügel, abweichende Position der Pflugachsen. Malerei und Metallauflagen: Bei den Bäumen hinten rechts aufgeraühte und matte Oberfläche wohl aufgrund eines früheren Auftrags eines zu starken Lösungsmittels. Vergoldung teilweise berieben und über den Ergänzungen fleckig matt. Firnis im Himmel weitgehend entfernt.

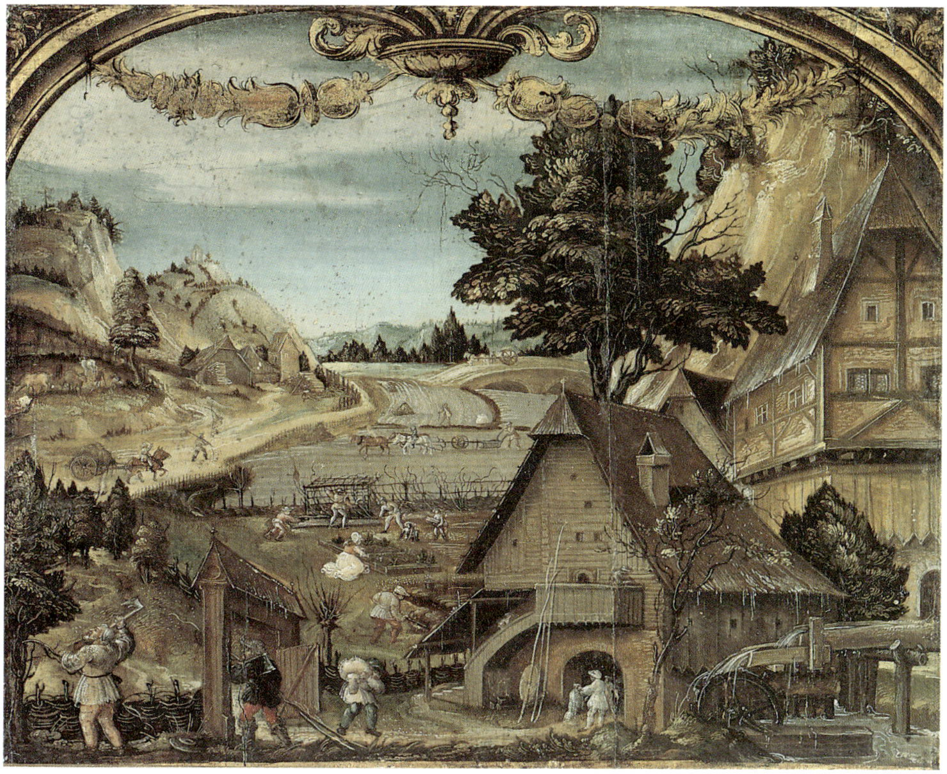

Gm 1237

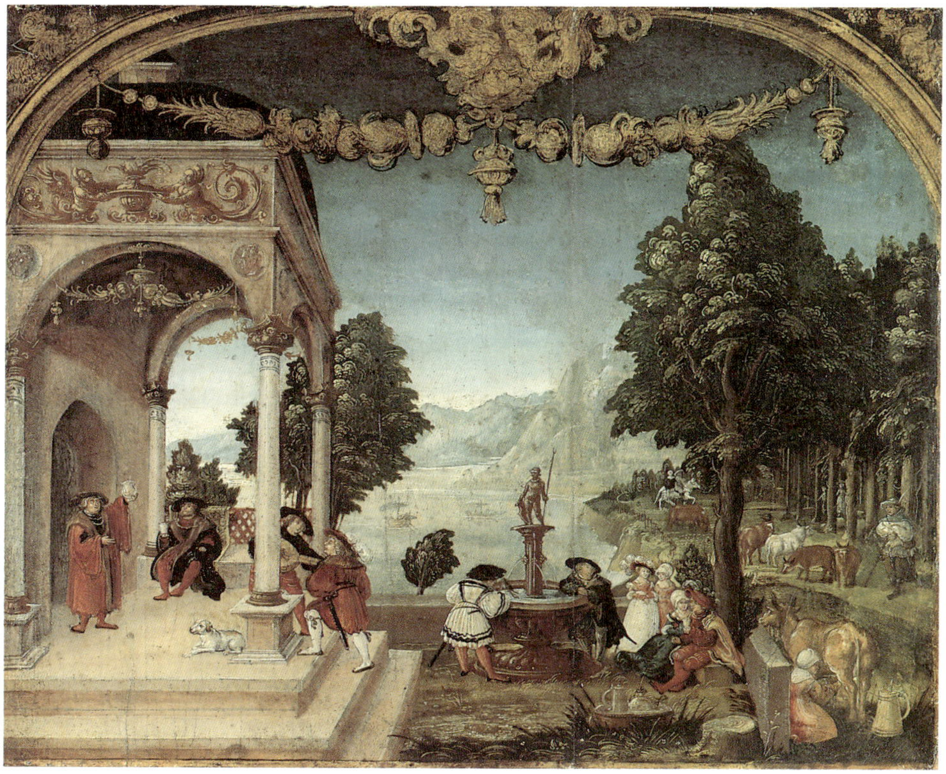

Gm 1236

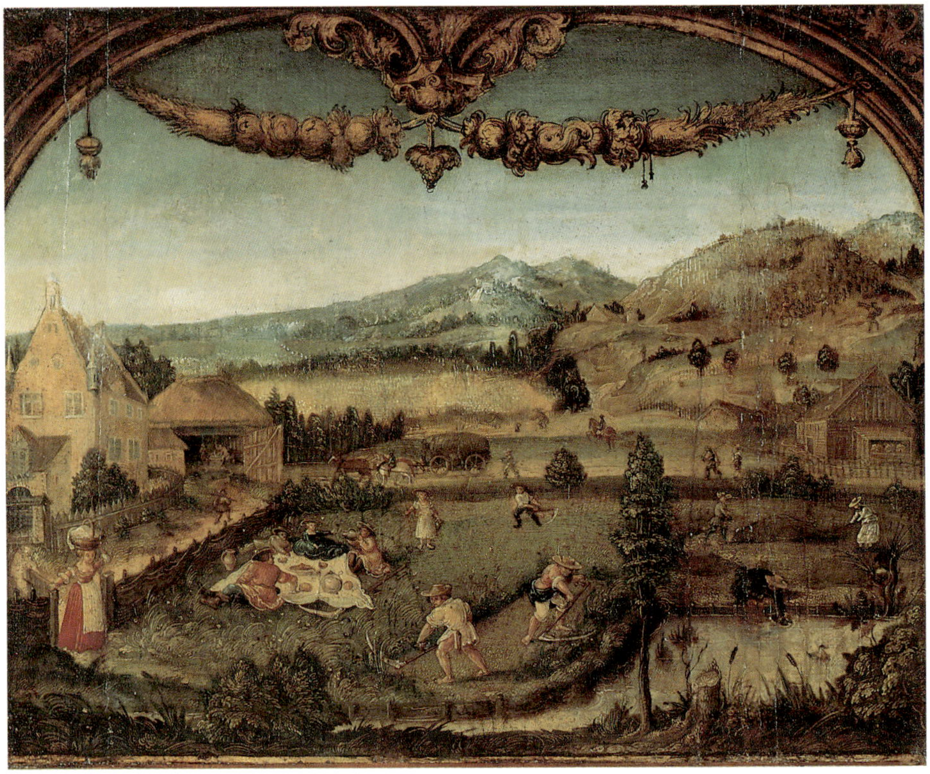
Gm 1130

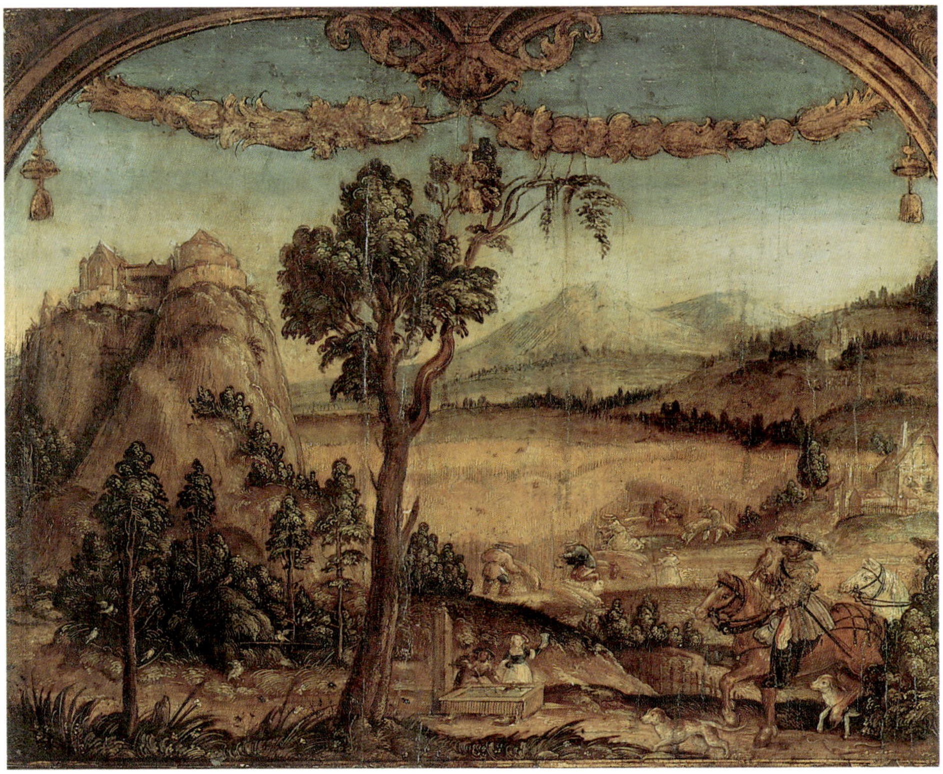
Gm 1131

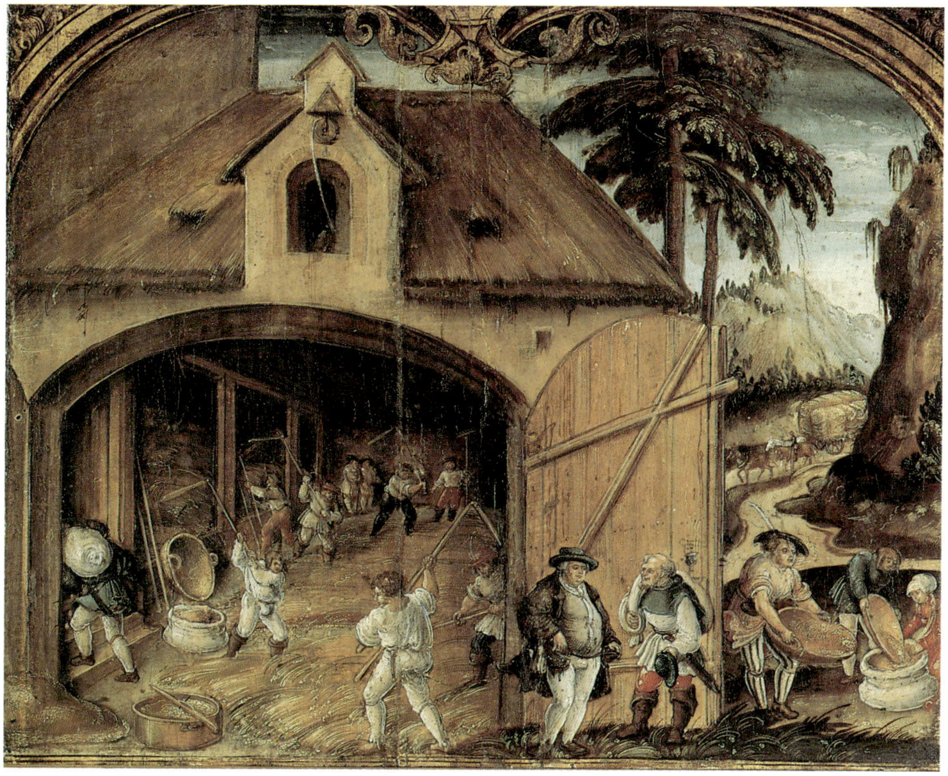

Gm 1238

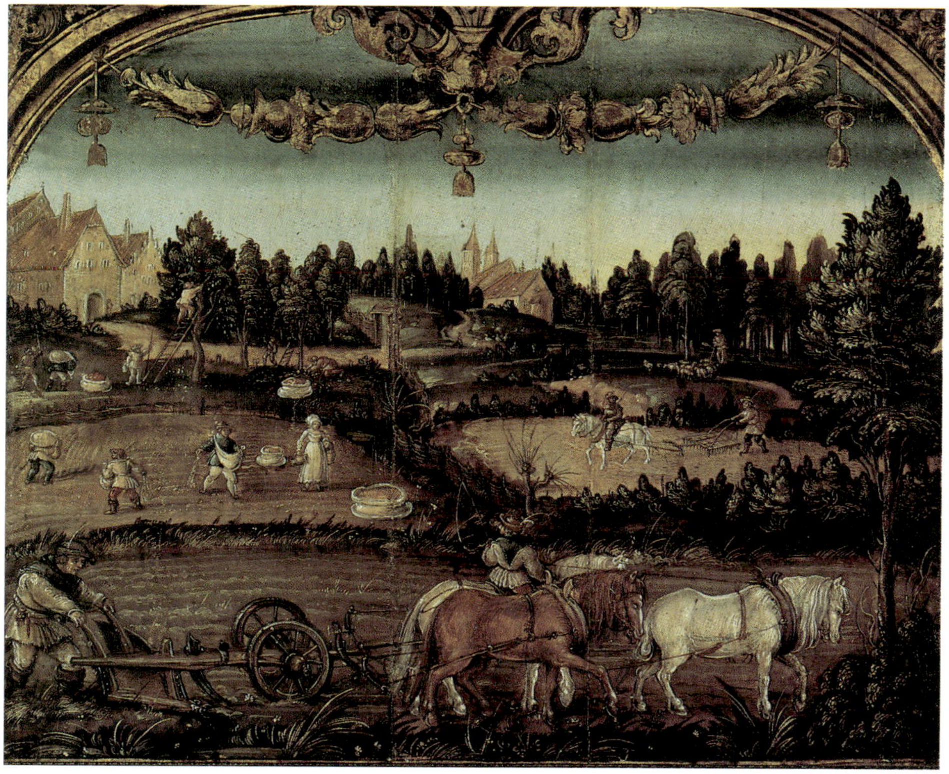

Gm 1239

Gm 1240 (Dezember): 2 Bretter, Breiten von links oben 16,5, 23,5 cm, unten 15,8, 24,2 cm. Stärke 0,4 cm. Risse. – Bildseite: Unterzeichnung: Am Hausdach weiterer kleinerer Kamin, über dem großen Kamin entlaubte Äste eines winterlichen Baumes, beides nicht verwendet. Malerei und Metallauflagen: Ausbrüche ergänzt, aufgerissene Farbrinne rechts unten nicht restauriert; Vergoldung im Feston teilweise erneuert. AB

Bei den Monatsbildern findet sich oben jeweils ein gemalter Bogenabschluß und – mit Ausnahme von Gm 1238 – Festonschmuck, unten der Rest einer vergoldeten Rahmenleiste. Die Zwickel sind durch Ornamente ausgefüllt. Dargestellt sind bäuerlich-ländliche Tätigkeiten im Jahreslauf, im Einzelfall auch adlige Vergnügungen wie Jagd und Tafelfreuden. Die Darstellung der 12 Monate erfolgte in spätantiker und frühchristlicher Zeit anhand von Personifikationen in Verbindung mit den Tierkreiszeichen[3]. Auf die Monate bezogene Landschafts- und Genrebilder bildeten das Thema der sog. Stundenbücher, von denen das des Herzogs Jean de Berry (Chantilly, Musée Condé) aus den Jahren 1411/16 das bekannteste ist[4]. Wertingers Monatsbilder wahren, wie Baldass ausführte, den »stilistischen Zusammenhang mit den niederländischen Kalenderminiaturen der Stundenbücher noch durchaus«, doch lassen die dargestellten Szenen nach Buchner »der inhaltlichen Deutung einen gewissen Spielraum. So können nicht alle Tätigkeiten jeweils eindeutig auf einen bestimmten Monat bezogen werden«. Diese Beobachtung gilt jedoch nur, wenn man die kleinerformatigen Jahreszeitenbilder, Gm 316 und andere, in die Reihe der Monatsbilder einzuordnen sucht.

An weiteren Bildern der Folge sind nachgewiesen: Januar. Brett- und Kartenspiel, Spinnen am Kamin, Gastmahl und Aderlaß; Holz, 32 x 39,5 cm; Madrid, Privatbesitz, 1976. – Februar. Zaunflechten, Holzschlagen und Feldbestellung, im Hintergrund Arbeiter im Weinberg; Tannenholz, 33,3 x 41 cm; aus der Slg. Lippmann, Berlin. Von 1932 –1937 als Leihgabe aus Privatbesitz (Frau K. Henkel, Wiesbaden) im Germanischen Nationalmuseum Nürnberg, Gm 1266 (»März«)[5]. – Juni. Schafescheren, Holz, Fragment; London, Kunsthandel, 1993[6]. – November. Eichelmast der Schweine im Wald, Holz; Madrid, Privatbesitz, 1976.

Nach Aussage der Kalendarien niederländisch-flämischer Stundenbücher und in weitgehender Übereinstimmung mit Sebald Behams Holzschnitten[7] lassen sich für Wertingers Monatsbilder die folgenden Daten gewinnen: Der wärmende Kamin, Spinnrocken und häusliches Mahl bezeichnen den Januar (Madrid, Privatbesitz), die Arbeit im Weinberg den Februar (deutscher Privatbesitz), das Stutzen der Obststräucher und der Holzeinschlag den März (Gm 1237), der Spaziergang im Schloßgarten und der Austrieb der Schafe auf die Weide den April (verschollen), die gesellige Unterhaltung im Freien, Ausritt und Kahnfahrt, aber auch das Kühemelken auf der Weide den Mai (Gm 1236), die Heuernte und der Heuwagen den Juni (Gm 1130), die Kornernte den Juli (Gm 1131), das Dreschen des Korns den August (Gm 1238), Pflügen, Säen und Eggen den September (Gm 1239), Weinhandel und Rinderschlachten den Oktober (verschollen), die Eichelmast der Schweine im Wald den November (Madrid, Privatbesitz), das Schweineschlachten den Dezember (Gm 1240). Beispiele in der Buchmalerei für alle monatsgebundenen Tätigkeiten finden sich bei Hansen 1984[8].

Bei der Wiedergabe der jahreszeitlich bedingten Tätigkeiten und der Geräte war Sachverstand gefragt, weniger bei den Bauten und Schauplätzen. Wertinger dürfte kaum Studien vor Ort betrieben, sich vielmehr an Vorlagen gehalten haben. Unter den Geräten interessiert zumal der Pflug im Monatsbild September. Es handelt sich um einen schweren Beetpflug mit Sterzen, vorgestellten Rädern, Messersech, Schar und Streichbrett[9]. Unter den wiedergegebenen Häusern findet die Wassermühle des Monats März Interesse. Das Erdgeschoß ist gemauert, die aufsitzende Holzkonstruktion verbrettert. Rechts dahinter steht ein Haus mit gemauertem Erdgeschoß und überkragendem zweistöckigem Fachwerkaufsatz. Beide Gebäude tragen Satteldächer, Schindeln schützen ihr Mauerwerk vor Witterungseinflüssen[10]. Bemerkenswert ist die Burganlage im Monatsbild Juli (Gm 1131). Sie okkupiert den gesamten Felsgipfel und setzt sich aus vielen Baulichkeiten zusammen. Hinter einer niedrigen Außenmauer mit mehreren kleinen Gebäuden ragt am linken Burgeck ein hohes Haus mit steilem Satteldach auf, versehen mit einem kleinen Eckturm und einem Abtritt- oder Gußerker an der Giebelfornt. Eine Mauer mit vorgekragter hölzerner Hurde vermittelt zu einer Gebäudegruppe am rechten Burgende. Hier ist den Hauptbauten eine gekrümmte niedrige Zwingermauer mit Streichwehr vorgelagert, hinter der eine gleichfalls stark gekrümmte Ringmauer mit kleinen Flankierungstürmen aufragt. Dahinter lugt das Satteldach eines Hauses hervor. Die Burganlage ist trotz ihrer beachtlichen Größe als kompaktes Gebäudeensemble dargestellt[11].

Wertingers Monatsbilder berühren sich in der Verquickung von Naturbild und menschlicher Tätigkeit, in den atmosphärischen Stimmmungen und der flüssigen Malweise mit der sog. Donauschule, die ihren Hauptvertreter in Albrecht Altdorfer hatte. Wertinger behalf sich bei der Staffage zuweilen mit Figurenmotiven aus der Druckgraphik. Dazu zählt auf Gm 1236 (Mai) das Paar zu Pferde, das mit Lucas Cranachs d.Ä. Holzschnitt von 1506 übereingeht[12]. Den Herrn ebenda, der sich auf den Brunnenrand lehnt,

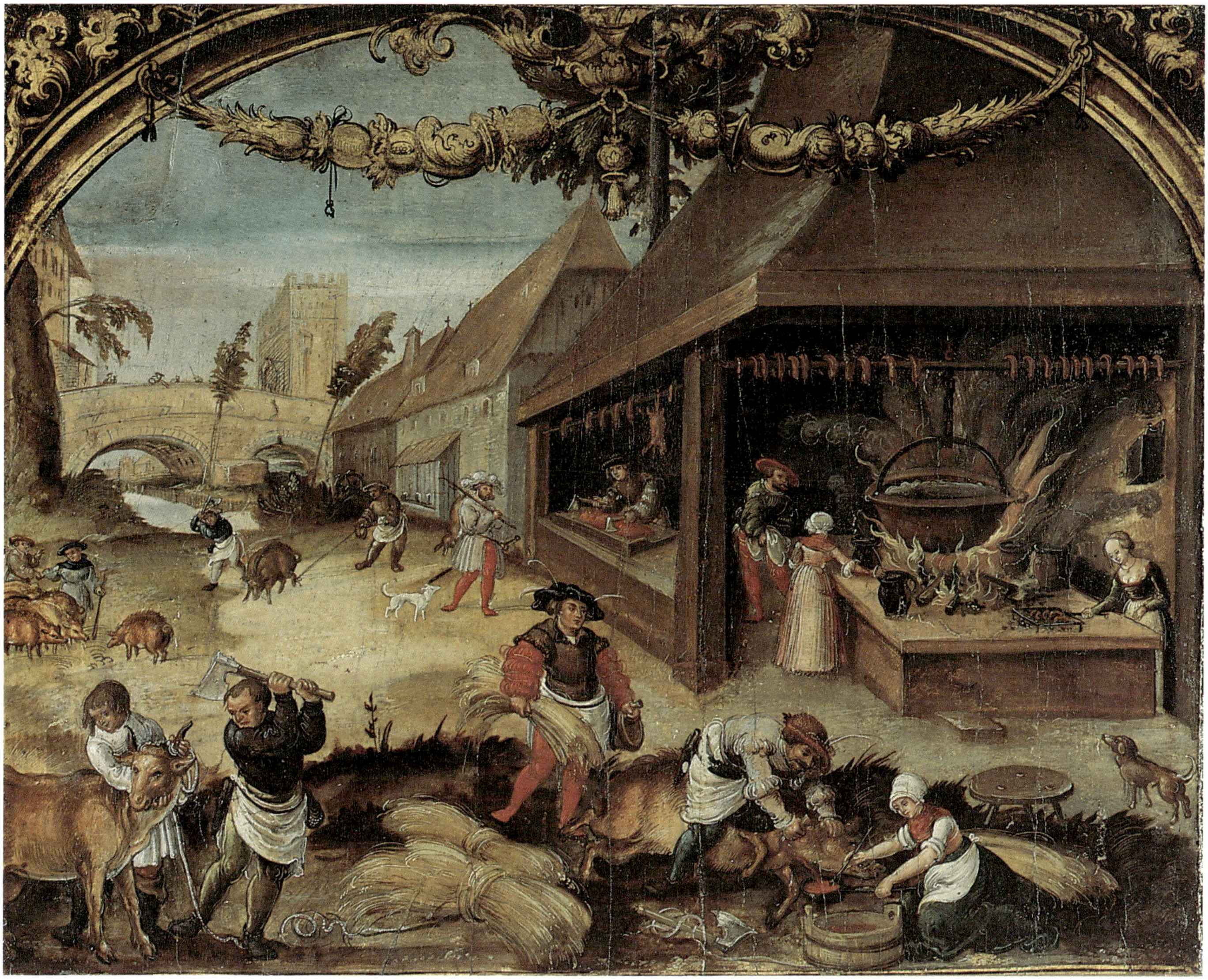

Gm 1240

kennen wir als Aktfigur aus Albrecht Dürers Holzschnitt des Männerbades B. 128. Gleich den Korbbögen, den ornamental gefüllten Zwickeln und den Festons verraten die kontinuierlich entwickelten Bildräume und die Perspektivführung, im Einzelfall auch die Architekturformen und die Brunnenfigur, die Kenntnis der Renaissance.

Die nach England gelangten Monatsbilder waren dort dem Niederländer »John Hemmelinck« = Hans Memling zugeschrieben. Die Monate Juni (Gm 1130) und Juli (Gm 1131) wurden vom GNM als Werke Jörg Breus d. Ä. erworben. Unter demselben Künstlernamen wurde der zugehörige Monat Februar (Slg. Lippmann) versteigert[13]. Buchner bestimmte die Monatsbilder als Arbeiten Hans Wertingers, indem er sie den landschaftlichen Hintergründen auf dessen Bildnissen verglich. Da verwandte, aber im Format abweichende Gemälde – wie Gm 316 – vorkommen, schloß er auf eine weitere Folge von Monats- oder Jahreszeitenbildern. Lutze und Wiegand, eine Anregung Buchners aufnehmend, erklärten die abweichenden Maße aus der Anpassung an eine vorhandene Wandvertäfelung oder

Zimmerdekoration. Gleich ihnen ordneten Buchner (in Ausst.Kat. München 1938) und Feuchtmayr (1942) das Winterbild Gm 316 in die Monatsbild-Folge ein. Ehret, die nachgewiesenen und im Privatbesitz erwähnten Bilder zusammenzählend, kam auf 17 Stücke, womit Buchners Annahme zweier Bildfolgen bestätigt wird. Es ist denkbar, daß auch die im Format abweichenden Tafeln zu demselben, das Programm der Monatdarstellungen erweiternden Raumschmuck gehörten. Die schmalen, einen Teil der Malerei bildenden unteren Goldleisten auf den Monatsbildern deuten darauf hin, daß jeweils eine hochformatige Tafel zwei Darstellungen übereinander zeigte, daß also die untere Rahmung des oberen Bildes zugleich den oberen Abschluß des unteren bildete. Thematische Überschneidungen wie z.B. das Schweineschlachten auf dem Dezemberbild Gm 1240 und dem Bild in Ruvigliana[14] müssen nicht dagegen sprechen. Die von Simon Bening gemalten Miniaturen in einem Stundenbuch der Bayer. Staatsbibliothek in München, cod.lat. 23638, enthalten jeweils auf der linken Seite eine Vollillustration mit dem Monatsbild und auf der Gegenseite eine Randleiste zum Kalendarium mit einer ergänzenden Szene, z.B. den Schweinehirten im Eichenwald als Ergänzung zu Pflügen, Säen und Eggen. Von den niederländischen Stundenbüchern, die Wertinger womöglich zugänglich waren, ist cod.lat. 28345 der Bayer. Staatsbibliothek in München zu nennen[15]. Dort findet sich auch ein entsprechender oberer Bogenabschluß und die Tenne mit den Dreschern[16] wie beim August Gm 1238.

Lutze und Wiegand datierten die Monatsbilder um 1525/30, Buchner und Ehret genauer um 1525/26. In diesen Jahren häufen sich Wertingers Arbeiten für Herzog Ludwig X. von Bayern, der in Landshut residierte. Es liegt nahe, daß der Herzog auch die Folge von Monatsbildern und die kleinerformatigen Jagd- und Badeszenen, siehe bei Gm 316, bestellte. Offenbar hat ihn der Maler im Maibild (Gm 1536) dargestellt.

1 Daten zu einer Biographie Hans Wertingers bei Volker Liedke: Hans Wertinger und Sigmund Gleismüller, zwei Hauptvertreter der Altlandshuter Malschule. In: Ars Bavarica, Bd. 1, 1973, S. 50 – 83.

2 Freundl. Mitteilung Boye Meyer-Friese, Hamburg, 23. Okt. 1996.

3 Vgl. LCI 3, 1971, Sp. 274 – 279 (»Monate, Monatsbilder«). – Lexikon der Kunst, Bd. 4, 1992, S. 810 – 811 (»Monatsbilder«).

4 Wilhelm Hansen: Kalenderminiaturen der Stundenbücher. Mittelalterliches Leben im Jahreslauf. München 1984.

5 Vgl. Lutze u. Wiegand 1936-37, S. 185 –186, Gm 1266, Abb. 278; Ehret 1976, S. 28, Nr. 5.

6 Verf. kennt das Gemälde nicht im Original, sondern nur von einem Farbfoto, das ihm mit Brief vom 20. Jan. 1993 von Mr. H.Carey Good, Otter Fine Arts, London, zur Stellungnahme übersandt wurde.

7 Geisberg 1, 1974, Nr. 237-2 mit Abb.

8 Hansen (wie Anm. 4).

9 Vgl. Jürgen Heinrich Mestemacher: Altes bäuerliches Arbeitsgerät in Oberbayern. Materialien und Erträge eines Forschungsvorhabens. Mit Zeichnungen von Manfred Böhm (Texte zur Volkskunde). München 1985, S. 14 – 23, bes. S. 16, Abb. 13. – Paul Leser: Entstehung und Verbreitung des Pfluges (Anthropos-Bibliothek, Bd. 3, Heft 3). Münster 1931. Reprint Viborg 1971, S. 58. – Literaturhinweise von Martin Kügler, GNM.

10 Dazu Martin Kügler, schriftl. Mitteilung vom Febr. 1997: »Die Darstellung des Fachwerkaufsatzes ist in konstruktiver Hinsicht nicht eindeutig. Das Bild läßt nicht erkennen, ob es sich um einen Firstständerbau mit durchgehendem, langem, das Dach tragendem Balken handelt oder ob ein Geschoßbau mit in sich abgezimmerten Stockwerken und kurzen senkrechten Stützbalken gezeigt werden soll. Gegen die zweite Möglichkeit spricht die Darstellung der Decken bzw. Böden der Geschosse, da bei einer Geschoß- oder Rähmbauweise in der Regel drei Lagen von Balken vorhanden sind. Es erscheint jedoch fraglich, ob Wertinger auf solche konstruktiven Aspekte geachtet hat oder ob er nur einen allgemeinen Haustyp (Fachwerk auf gemauertem Erdgeschoß) zeigen wollte.« Vgl. Konrad Bedal: Historische Hausforschung. Eine Einführung in Arbeitsweise, Begriffe und Literatur (Quellen und Materialien zur Hausforschung, Bd. 6; Schriften und Kataloge des Fränkischen Freilandmuseums des Bezirks Mittelfranken in Bad Windsheim, Bd. 18). Bad Windsheim 1993, S. 41 – 84, bes. S. 57, 62, Tf. 18. – Freitag-Stadler 1972.

11 Beschreibung der Burganlage von Joachim Zeune, Bamberg, freundl. schriftl. Mitteilung 30. Mai 1996.

12 Geisberg 2, 1974, S. 593, G. 226 mit Abb.

13 Auktion vom 26./27. Nov. 1912 bei Rudolph Lepke in Berlin, Kat.Nr. 21, Tf. 6.

14 Wescher 1957, S. 101 –102 mit Abb. – Ehret 1976, S. 30, Nr. 14.

15 Hansen (wie Anm. 4), S. 212 – 214.

16 Hansen (wie Anm. 4), Abb. 207 (Ausschnitt), die Miniatur mit Rahmen vollständig bei Zander-Seidel 1990: Textiler Hausrat, Abb. 167.

Rosenberg 1927, S. 222. – Buchner 1927/28, S. 106 –112, Abb. S. 108 (Gm 1130), 109 (Gm 1131). – Neuerwerbungen GNM 1925 –1929, Tf. 32 (Gm 1130), 33 (Gm 1238). – Falke 1932, S. 397. – Deusch 1935, S. 30, Tf. 76 (Gm 1240). – Lutze 1935, mit Farbtf. 8a (Gm 1237). – Ausst. Berlin 1936: Deutsche Leibesübungen, S. 36. – Lutze u. Wiegand 1936-37, S. 184 –186, Abb. 277 – 285. – Ausst. München 1938: Altdorfer, Kat.Nr. 741 – 748, Abb. 43 (Gm 1239) . – Baldass 1938, S. 156, Abb. 167 (Gm 1236). – Gebele 1939, S. 80, Abb. Titelblatt. – Pinder 1940, S. 221, Abb. 90 (Gm 1240). – Lill 1942, S. 220. – Feuchtmayr 1942, S. 427 – 428. – Ausst. Schaffhausen 1947: Meisterwerke, Nr. 118, 119 (Gm 1239, 1240). – Pinder 1953, S. 220. – Ausst. Cappenberg 1951: Deutsche Kultur, Kat.Nr. 381, 382 (Gm 1238, 1240). – Kunst u. Kultur 1952, Abb. S. 119 (Gm 1237). – Ausst. Brüssel 1955: L'Europe humaniste, Kat.Nr. 70, 71 u. Abb. (Gm 1131, Gm 1240). – Ausst. Genf 1957: Art et Travail, Kat.Nr. 10 (Gm 1238). – Ausst. Köln 1957: Park und Garten, Nr. 1, Tf. 1. – Graepler 1957, S. 110 –111, Abb. 4 (Gm 1236). – Wescher 1957, S. 101 –102. – Strieder 1964, Nr. 24. – Stange 1964 u. 1971, S. 129. – Ausst. Linz – St. Florian 1965: Donauschule, Kat.Nr. 191. – Benesch 1966, S. 129. – Freitag-Stadler 1972,

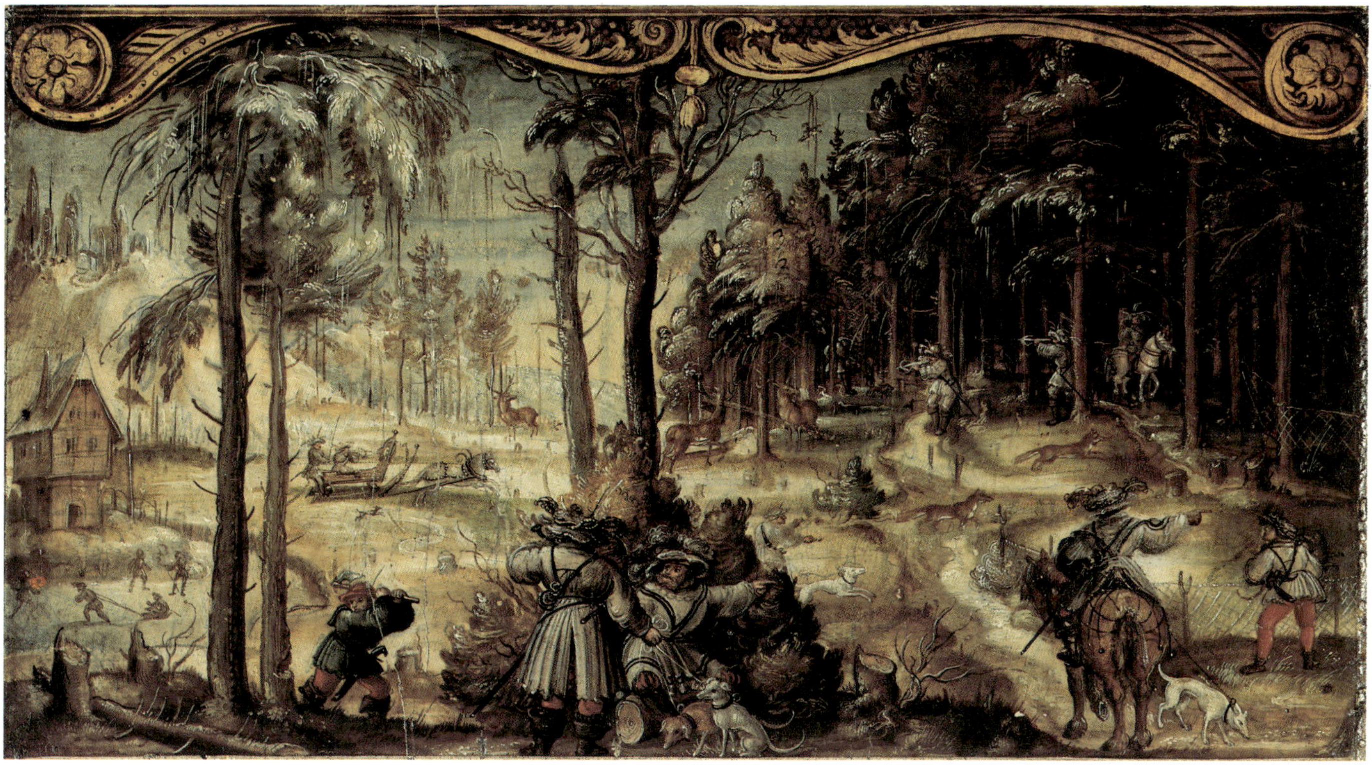

Gm 316

S. 54 mit Anm. 196 (Gm 1237). – Liebmann 1972, bei Nr. 17. – Wagner 1972, S. 18 – 22. – Osten 1973, S. 123. – Peters 1973, Sp. 1337, Abb. 48 (Gm 1131). – Ehret 1976, S. 27 – 33, Nr. 6 –12. – Führer 1977 u. 1980, Nr. 272; 1985 u. 1994, Nr. 266, jeweils Farbabb. – Schatzkammer 1982, Farbabb. 80 (Gm 1240). – Wilckens 1982: Die Wohnung des Bürgers, S. 266, Abb. 9 (Gm 1240) – Ausst. Nürnberg 1983: Luther, Kat.Nr. 34 (bearb. Franz Irsigler) mit Abb. (Gm 1239). – Ausst. Tokyo 1984: Kunst und Kultur, Kat.Nr. 35 und Abb. (Gm 1236). – Kat. Leningrad, Ermitage, 1987, bei Nr. 135. – Ausst. Berlin 1989: Dasein und Vision, Kat.Nr. B 12 (Gm 1237) mit Abb., B 13 (Gm 1240), Farbtf. S. 86. – Wolfthal 1989, S. 1 – 4, Abb. 2 (Gm 1238). – Ausst. Rosenburg 1990: Adel, Kat.Nr. 201, S. 55 – 56 (bearb. K. Löcher), Farbabb. (Gm 1236, Gm 1238). – Ausst. Straubing 1992: Bauern in Bayern, Kat.Nr. 80 a, b (Gm 1130, Gm 1239; bearb. Johannes Erichsen) mit Abb. – Wood 1993, S. 275, Abb. 201 (Gm 1130).

Wertinger, Hans

FUCHS- UND HIRSCHJAGD IM WINTER
1525/26

Eine winterlich verschneite Gegend. Vorne in der Mitte zwei Jäger mit Hunden, rechts ein Berittener und ein Jagdknecht, denen Füchse ins Netz gehen, im Wald Jäger zu Fuß, die mit der Armbrust auf Hirsche anlegen, links vorne ein Holzfäller, dahinter Leute auf dem zugefrorenen Bach und ein mit der Ambrust zielender Jäger im Schlitten, den ein Schimmel zieht. Ein Haus, Berge. Den oberen Abschluß bildet ein gegenläufig geschwungener Ornamentrahmen mit einer Quaste in der Mitte und Voluten auf den Seiten; vergoldet.

Erlenholz (Alnus sp.), 23 x 40,4 cm – Auf dem Parkett mit weißer Farbe »G.1240«, durchgestrichen, mit Bleistift berichtigt »316«; auf der Rahmenrückseite genagelt alte Bildbeschriftung auf Karton.

Gm 316. Slg. Schubart, München; Aukt. Helbing, München – Erworben 1899.

2 Bretter, mittlere Breiten von links 25,0, 15,4 cm. Risse. Holz am Rand rechts oben und links Mitte ausgerissen. Ränder ehemals mit Papier abgeklebt. Format oben und unten beschnitten. – Bildseite: Gerissene Grundier- und Malkanten seitlich vorhanden. Unterzeichnung: Pinsel; Kontur- und Binnenzeichnung, Schatten in Parallelschraffuren; detailreicher als die gemalte Ausführung: Links auf dem Eis 4 weitere Gestalten, neben dem Schlitten ein breitbeinig dastehender Mann, vor dem Jagdschlitten mehrere laufende Hündchen, zu seiner Linken ein Reiter; ein Hund stürmt auf den Waldbach zu; ein Reh hetzt sich am Netz entlang; der Reiter rechts hält 2 Jagdhunde an der Leine, nur einer in der Malerei verwendet (Abb. S. 550); weiterer Baum oder versetzter Baum zwischen den beiden mittleren; alle Bäume belaubt, Blattwerk fülliger; geringfügige Abänderungen in Bachlauf und Fangnetz. Malerei: Kleinere Ausbrüche entlang der Risse, Bestoßungen mit Malschichtverlust, vor allem am unteren Bildrand, retuschiert. Langer Kratzer in der Bildmitte. Firnis im Himmel fleckig gedünnt. AB

Die von der Folge der Monatsbilder abweichende Darstellung einer Jagd ist reich an erzählenden Motiven. Das Holzfällen im Winter hat den Vorteil, daß die Bäume nicht im Saft stehen und das Holz dementsprechend schneller trocknet[1]. Noch Braune (1909) bestätigte die Zuschreibung an Albrecht Altdorfer. Er vermutete, daß das Bild zu einer Folge der vier Jahreszeiten gehörte und an einem Möbelstück oder innerhalb einer Wandvertäfelung angebracht war. Buchner (1927/28) bestimmte das Gemälde im Vergleich mit Landschaftshintergründen auf gesicherten Werken Wertingers als ein Werk dieses Künstlers. Wegen des von den Jahreszeitenbildern GM 1130 ff. abweichenden Bildformates und des anderen Bogendekors rechnete er es einem eigenen Jahreszeiten-Zyklus zu. Lutze und Wiegand, Buchner (1938) und Feuchtmayr ordneten Gm 316 in die Reihe der Monatsbilder als »Februar (Januar?)« ein. Format und Bogenfüllung verbinden Gm 316 mit einer Reihe von Bildern Wertingers, die Jagd-, Tanz- und Badefreuden darstellen: Hirschjagd und Heueinfuhr, Bologna, Prof. Scaglietti[2]; Bauerntanz, Jahrmarkt, Gänsehüten, St. Petersburg, Staatl. Ermitage[3]; Bärenjagd, New York, Brooklyn Museum[4]; Männerbad (nach Dürers Holzschnitt), Nürnberg, Museen der Stadt[5]; Badehaus und Schlachten, Ruvigliana, Dr. J.R. Mez[6]. Noch Ehret dachte an eine zweite Monatsbildfolge und wollte die Bilder mit Monatsnamen benennen. Zählt man die Gemälde, was naheliegt, demselben Auftrag zu wie die Monatsbilder, so wäre entweder an eine zweite Bildreihe in demselben Raum zu denken oder an eine eigene Kammer. Die schmalen, einen Teil der Malerei bildenden unteren Goldleisten auf den Monatsbildern deuten darauf hin, daß jeweils eine hochformatige Tafel zwei landschaftliche Darstellungen übereinander zeigte, daß also die untere Rahmung des oberen Bildes zugleich den oberen Abschluß des unteren bildete. Gm 316 kann sich nach Motivreichtum, Feinheit der Beobachtung und nuancierter Farbigkeit den besten der Monatbilder vergleichen. Es entstand gleich diesen um 1525/6.

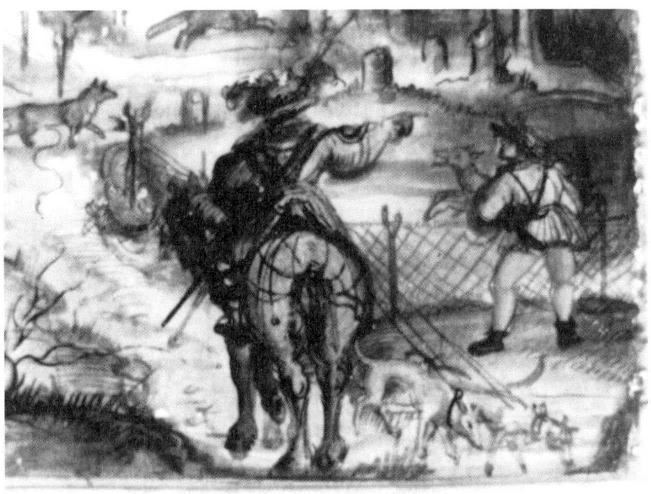

Gm 316 Ausschnitt. Infrarot

1 Freundl. mündl. Hinweis Martin Kügler, GNM, Febr. 1997.
2 22 x 40 cm. Ehret 1976, S. 30 – 33, bes. S. 31, Nr. 15 u. Abb. – Wolfthal 1989, S. 1 – 4, Abb. 3.
3 Inv.Nr. 5579. 22,5 x 40 cm. Ehret 1976, S. 30 – 33, bes. S. 30, Nr. 13. – Kat. Leningrad, Ermitage, 1987, Nr. 135 mit Abb. – Ausst. Frankfurt a.M., Schirn Kunsthalle, 1991: Von Lucas Cranach bis Caspar David Friedrich. Deutsche Malerei aus der Ermitage, S. 98, Farbabb. S. 99.
4 Inv.Nr. 49.230. 21 x 38,5 cm. Wolfthal 1989, S. 1 – 4, Abb. 1.
5 22 x 40 cm. Ehret 1976, S. 30 – 33, bes. S. 32, Nr. 17. – Mende 1989: Museum Albrecht-Dürer-Haus, Nr. 21 u. Farbabb.
6 Wescher 1957, S. 101 –102, Abb. S. 101. – Ehret 1976, S. 30 – 33, bes. S. 30, Nr. 14.

Lit. wie Gm 1130 ff. – Aukt. Helbing, München, 10. Nov. 1899, Kat.Nr. 1 u. Abb. – Braune 1909, Nr. 316. – Buchner 1927/28, S. 111, Abb. S. 110. – Lutze 1935, Text u. Tf. 85. – Lutze u. Wiegand 1936-37, S. 185 –186, Abb. 277. – Ausst. München 1938: Altdorfer, Kat.Nr. 741. – Feuchtmayr 1942, S. 428. – Ausst. Brüssel 1955: L'Europe humaniste, Kat.Nr. 72 u. Abb. – Ausst. Linz – St. Florian 1965: Donauschule, Kat.Nr. 191. – Benesch 1966, S. 130, Farbabb. S. 128. – Ehret 1976, S. 30 – 33, Nr. 16.

Wertinger, Hans

BILDNIS PFALZGRAF JOHANN III., ADMINISTRATOR DES BISTUMS REGENSBURG
um 1526

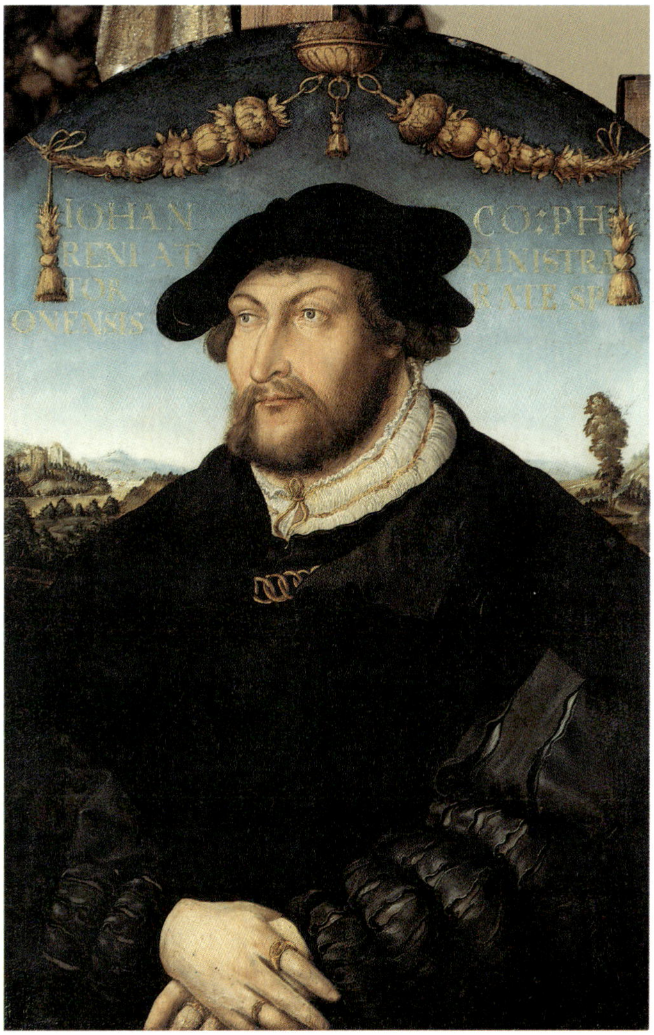

Gm 899

Brustbild nach links, mit Händen, vor einer Landschaft. Er hat blaue Augen und blondes Haar. Er trägt schwarzes Kostüm, seidengefütterte Schaube, geschlitztes Seidenwams und Barett, goldene Zierstreifen am Hemkragen, Kette und Wappenring. Oben symmetrisch durchhängender Feston mit Quasten in der Mitte und auf den Seiten.

Tannenholz (Abies sp.), 69,5 x 47,5 cm, Segmentbogenabschluß – Oben, zu beiden Seiten des Kopfes, von anderer Hand vierzeilige Inschrift in Antiqua-Majuskeln: »JOHAN CO:PH: / RENI ATMINISTRATOR RATESP / ONENSIS« = Johann Pfalzgraf bei Rhein Administrator von Regensburg – Auf der Rückseite Klebezettel BStGS Inv.1822, Nr.1226; 1855, Nr.1424; 1905, Nr.6659; ein weiterer mit der Nr.7.(3?); genagelt alte Bildbeschriftung auf Karton.

Gm 899. Leihgabe der Bayer. Staatsgemäldesammlungen, Inv. Nr.1424. – München, herzogl. bayerische Kunstkammer; kurfürstliche Galerie – BStGS Inv.1822, Nr.1226; 1905, Nr.6659 – Schleißheim, Gemäldegalerie –1884 München, Ältere Pinakothek –1909 GNM.

5 Bretter, Breiten von links oben 1,8, 8,6, 12,5, 12,5, 12,1 cm, unten 1,8, 8,7, 12,5, 12,9, 11,6 cm. Stärke 0,5 – 0,7 cm. Äste im Holz belassen. Risse, der in der Mitte unten original, da mit Leinwand kaschiert. Format am Bogen, rechts um ca. 0,9 cm und vermutlich unten beschnitten. – Rückseite: Glatt gearbeitet; in der oberen und unteren Hälfte je ein horizontaler Wergstreifen; dünn weiß grundiert und schwarz gestrichen, Bogenbereich ehemals durch liegende Holzplatte aufgedoppelt. – Bildseite: Tafel im Rahmen grundiert und bemalt, Grundier- und Malkanten seitlich und unten vorhanden. Unterzeichnung: Pinsel; Kontur- und Binnenzeichnung. Malerei und Metallauflagen: Farbschichten naß in naß. Schmuck, Kragenbänder und Festons mattvergoldet, schmale weiße Lichtreflexe. Hilfslinien für die Inschrift stumpf in die durchgetrocknete Malschicht geritzt. Schrift in hellgelber, feinstgeriebener Farbe mit schlechter Haftung zum Untergrund; an Stellen, wo der Film deutlich sichtbar gerissen ist, nachgebessert[1]. Oberer Rand breit retuschiert, Ergänzungen in der Schaube. Alte Kratzer im Gesicht und am rechten Ärmel. Fleckige Firnisreste. – Restaurierungen: 1883 (BStGS, R.P. No. 1, Alois Hauser sen.) rechteckige Anstückung des Bogens entfernt, Übermalungen im Hintergrund, der Inschrift und entlang der Fuge abgenommen, Beschädigungen ausgebessert; 1959. AB

Johann III., Pfalzgraf bei Rhein und Herzog in Bayern (7. Mai 1488 – 3. Febr. 1538), war ein Sohn des Kurfürsten Philipp von der Pfalz und der Margarethe, Tochter Herzog Ludwigs IX. des Reichen von Bayern-Landshut. Zum geistlichen Stand bestimmt, wurde er 1492 Koadjutor des Bischofs von Regensburg, Rupert II. von Simmern-Sponheim, nach dessen Tod 1507 zum Bischof inthronisiert. Er nahm jedoch nicht die Bischofsweihe und nannte sich »Administrator zu Regensburg«. Er sah auf strenge Kirchenzucht, vertrat entschieden die Rechte des Klerus gegenüber landesherrlicher Einmischung, bewirkte gemeinsam mit der Stadt Regensburg die Vertreibung der Juden und die Zerstörung ihrer Synagoge und war ein erklärter Gegner des Protestantismus[2]. Als Freund der Künste beauftragte er Albrecht Altdorfer mit der Ausmalung seiner Badestube (»Kaiserbadfresken«).

Gm 899 ist eines der Bildnisse mit Segmentbogenabschluß, Festonschmuck und landschaftlichem Hintergrund, wie sie Wertinger für den Hof durchgängig schuf. Der geistige Ausdruck des Dargestellten ist wacher als üblich. Auch die Zeichnung und Modellierung der metallischen Schmuckformen, das feine Gefältel des Hemdes und Hemdsaumes und die malerische Wirkung der Schlitzungen des Ärmels geben einen günstigen Eindruck von den Fähigkeiten des Künstlers. Den Sinn für die Landschaft teilt er mit den Künstlern der sog. Donauschule.

Von den beiden Burganlagen ist die vordere nur groß dargestellt, ohne Einzelheiten. Sie weist mehrere wohl runde Türme auf sowie einen hohen Rechteckbau mit Erker und zieht sich weit das Flußufer entlang. Eine Sperrmauer bzw. Traverse zieht sich zum Flußufer hinab. In ihrer Längsausdehung erinnert die Burganlage an Burghausen an der Salzach. Im Hintergrund auf einer Bergkuppe die Silhouette einer weiteren turmreichen Burg[3].

Im Ficklerschen Inventar der herzoglichen Kunstkammer in München von 1598 werden zwei Bildnisse des Pfalzgrafen verzeichnet, Nr. 3118 und 3126[4]. Reber identifizierte sie mit den Inv.Nrn. 1424 (Wertinger) und 2446 (Barthel Beham) der BStGS. In Kat. Schleißheim 1775 wird Gm 899 als eine Arbeit Hans Wertingers aufgeführt. In den Katalogen seit 1810 ging das Bild unter dem Namen des Augsburgers Hans Burgkmair. Seit Kat. 1831 galt der Maler des Bildes als unbekannt. Schmidt (1884 u. 1890) nahm die Zuschreibung an Wertinger wieder auf. Reber in den Kat. der Alten Pinakothek gab das Porträt 1884 einem Meister der Regensburger Schule, erst 1908 Hans Wertinger. Als ein Werk dieses Künstlers in den Kat. des GNM seit 1909. Buchheits Datierung in das Jahr 1526 wird durch die datierte Replik in der Staatsgalerie Stuttgart[5] bestätigt. Der originale Rahmen des Stuttgarter Exemplars trägt die Inschrift: »Anno 1526 am finfzehnden Tag des Brachmonets von Gottes Gnaden Johans Phalenzgrave bey Reine Administrator zu Regenspurgh Herzog in Nider und Ober Bayren. Seiner Genaden Alters im acht und XXX Jar«. Man darf annehmen, daß auch bei Gm 899 zunächst daran gedacht war, die Inschrift auf den Rahmen zu setzen. Im vorgerückten Zustand der Vollendung des Bildes oder bald danach ergaben sich Wunsch oder Notwendigkeit, die Inschrift auf dem Gemälde selbst unterzubringen. Das geschah ohne besondere Einfühlung. Das Stuttgarter Exemplar steht an Qualität der Durchführung dem Nürnberger Exemplar nach und dürfte, wie Feuchtmayr annahm, eine Zweitfertigung mit Beteiligung der Werkstatt sein.

1 Offensichtlich stammt die Inschrift von anderer Hand. Die Alterungsspuren stimmen weitgehend überein.
2 Vgl. Leonhard Theobald: Die Reformationsgeschichte der Reichsstadt Regensburg, 2 Bde. (Einzelarbeiten aus der Kirchengeschichte Bayerns 19), Bd. 1. München 1936. – NDB 10, 1974, S. 519.
3 Beschreibung der Burgen von Joachim Zeune, Bamberg, freundl. schriftl. Mitteilung 30. Mai 1996.
4 Vgl. Reber 1892, S. 16.
5 Inv.Nr. 2307, 69 x 46 cm; vgl. Kat. Stuttgart 1957, S. 320.

Kat. Schleißheim 1775, Nr. 526; 1810, Nr. 1563; 1831, Nr. 195; 1875, Nr. 1366. – Kat. München, Ältere Pinakothek, 1884 –1908, Nr. 297. – W. Schmidt 1884. – Ders. 1890, S. 279. – Buchheit 1907, S. 54 – 55. – Braune 1909, Nr. 899. – Lutze u. Wiegand 1936-37, S. 184, Abb. 287. – Feuchtmayr 1942, S. 427, 428. – Ausst. Heidelberg 1956: Ottheinrich, Kat.Nr. 20. – Poensgen 1956, S. 36, Tf. XIII. – Kat. Stuttgart, Staatsgalerie, 1957 (bearb. B. Bushart), S. 320. – Ehret 1976, S. 55 – 57, Nr. 35. – Wood 1993, S. 235, Abb. 170.

Westfalen

Ludger tom Ring d.J. zugeschrieben

BILDNIS EINES 20JÄHRIGEN MANNES

1560

Brustbild nach rechts vor verbräuntem grünem Grund. Er hat braune Augen und mittelblondes Haar. Er trägt einen schwarzen, kurzärmligen Goller über einem roten Wams, Krausen an Hals und Händen, ein schwarzes Barett. Mit der rechten Hand greift er in den Goller, in seiner linken Handschuhe und zwei Nelken.

Eichenholz (Quercus), 52,7 x 41,5 cm – Oben Mitte: »1560«, rechts einzeilige Inschrift in Majuskeln der Humanisten-Antiqua: »AETATIS SVAE 20« = Seines Alters 20. Links Wappen: Von Gelb und Schwarz schräglinks geteilt mit einem springenden Hund verwechselter Tinktur (Hier braun statt schwarz) und rotem Halsband. Helmzier sitzender Hund und und zwei Hörner von gelb schwarz und schwarz gelb geteilt. Decken schwarz gelb – Auf der Rückseite mit weißer Farbe »G.60.«. Klebezettel Slg. Oettingen-Wallerstein »8.Zimmer«; WAF »H.G.712 (1936) Inv.S.No. 262«, unten links die Nr.60, rechts »R.5«; Slg. König Ludwig I. von Bayern, Nr.425.

Gm 60. Leihgabe des Wittelsbacher Ausgleichsfonds / Bayer. Staatsgemäldesammlungen, Inv.Nr. WAF 712. – Slg. Graf

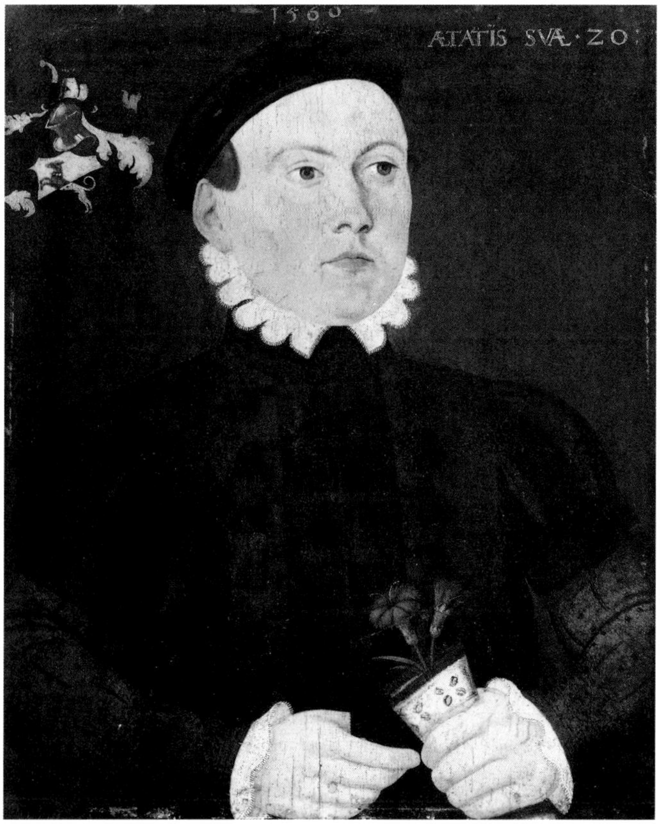

Gm 60

Rechberg – Slg. Fürst Oettingen-Wallerstein, Grundbuch § CCLXXXV, erworben 1815 – Slg. König Ludwig I. von Bayern, erworben 1828, I.W. 425 – Ab 1829 ausgestellt in Nürnberg, Moritzkapelle –1882 GNM.

2 Bretter, Breiten von links oben 20,5, 21,0, unten 20,2, 20,9 cm. Stärke 0,8 –1,0 cm. Geringer, alter Schädlingsbefall. Format seitlich und unten beschnitten. – Rückseite: Mit Schropphobel geglättet, zu den Kanten hin leicht abgefast. Fuge unten mit 3 Holzklötzchen gesichert. – Bildseite: Tafel außerhalb eines Rahmens grundiert und bemalt. Unterzeichnung: Stift; Kontur- und Binnenzeichnung, nur an den Händen erkennbar. Malerei: Inschrift und Datierung wohl in Bleizinngelb. Firnis dunkel gefärbt, ehemals grüner Hintergrund dadurch braun erscheinend; Firnis über den hellen Farben gedünnt. Retuschen am rechten Ärmel und entlang des oberen Randes. – Restaurierung: 1909 (BStGS, R.P. Nr. 1a; verschollen). AB

Das Bildnis wird im Grundbuch der Slg. Oettingen Wallerstein Hans Holbein d.J. zugeschrieben, im Kat. von 1819 einem unbekannten schwäbischen Meister, in den Katalogen der Moritzkapelle einem unbekannten Maler. Waagen wurde an Lucidel (= Nicolas Neufchatel)[1] erinnert. Lotz nannte diesen Maler mit Bestimmtheit. Reber und Bayersdorfer in Kat. 1882 ordneten Gm 60 als niederdeutsch ein. Hans Buchheit[2] wies auf »ein Bild gleicher Hand und mit dem gleichen Wappen [...] in der Mannheimer Galerie« hin. Pieper[3] schrieb Gm 60 Ludger tom Ring d.J. zu[4]. Er hielt ein Frauenbildnis, 77,5 x 57,1 cm, ehemals Slg. Heintze-Weissenrode[5], für das Gegenstück. Die abweichenden Formate und die unterschiedliche Behandlung des Hintergrundes schließen eine Zusammengehörigkeit aus, doch gibt es Übereinstimmungen im Stil. Auch das Frauenbildnis ist bis in die Halskrause hinein flächig angelegt und die Nelke wird in gleicher Weise präsentiert. Goldberg und Scheffler bezweifelten die Richtigkeit der Zuschreibung des Männerporträts an Ludger tom Ring und zogen die allgemeine Bezeichnung »Westfälisch, von 1560« vor. Nach Ausst.Kat. 1996 stammt das Gemälde von keinem Mitglied der Künstlerfamilie tom Ring. Das gilt auch für das Frauenbildnis. Die Wendung des Mannes nach (heraldisch) links und die Nelken in seiner Hand würden auf ein Gegenstück, üblicherweise ein Bildnis der Braut oder Ehefrau, schließen lassen, nicht das Wappenbild, das dem Gegenstück die heraldische Courtoisie schuldig bliebe[6].

1 Zu Neufchatel vgl. Gm 1836, Bildnis des Johann Neudörfer.
2 Mitgeteilt bei Braune 1909.
3 Schreiben vom 30. Jan. 1950 an das GNM und 1955.
4 Lebte von 1522 –1584, tätig in Münster und spätestens seit 1569 in Braunschweig; vgl. Riewerts u. Pieper 1955. – Ausst. Kat. Münster 1996.
5 Münster, Westfälisches Landesmuseum für Kunst und Kulturgeschichte, Inv.Nr. 2044 LM; vgl. Riewerts u. Pieper 1955, Kat.Nr. 157, Abb. 142. – Ausst. Kat. Münster 1996, Kat.Nr. 104 mit Farbabb., Werkverz.Nr. 138 mit Abb.
6 Dazu Adolf Matthias Hildebrandt: Wappenfibel. Handbuch der Heraldik. 17. Aufl. Neustadt an der Aisch 1981, S. 154, Absatz II.

Kat. Slg. Oettingen-Wallerstein 1819, S. 139, Nr. 23; 1826 u. 1827, Nr. 297. – Moritzkapelle 1829 –1846, Nr. 109. – Waagen 1843, S. 193, Nr. 109. – Lotz 2, 1863, S. 338, Nr. 109. – Moritzkapelle 1878 u. 1880, Nr. 129. – Kat. 1882, Nr. 77; 1885, Nr. 81; 1893, Nr. 81. – Braune 1909, Nr. 60. – Lutze u. Wiegand 1936-37, S. 111, Abb. 355. – Riewerts u. Pieper 1955, Nr. 156, Abb. 141. – Goldberg u. Scheffler 1972, S. 504 – 505, Abb. 221. – Ausst. Münster 1996: Tom Ring, Werkverz. Nr. 211.

Wolgemut, Michael

Geboren 1434 oder 1437 in Nürnberg, gestorben 1519 ebenda. Maler, Glasmaler und Zeichner für den Holzschnitt. Sohn des Malers(?) Valentin Wolgemut, bei dem er vermutlich lernte. 1470/71 war er in München bei dem Maler Gabriel Mäleßkircher tätig. Der Versuch, in dessen Werkstatt einzuheiraten, scheiterte. Wolgemut verlor den Prozeß, den er vor dem geistlichen Gericht in Freising gegen Magdalena, die Tochter Mäleßkirchers, wegen gebrochenen Eheversprechens angestrengt hatte. 1472 heiratete er in Nürnberg die Witwe des Malers Hans Pleydenwurff. Dessen Sohn Wilhelm wurde sein Mitarbeiter, zumal bei den großen Druckwerken Schatzbehalter (1491) und Weltchronik (1493), die zahlreiche Holzschnittillustrationen enthalten. 1479 kaufte Wolgemut ein Haus unterhalb der Burg (Burgstraße 21), das 1464 bis 1471 die Werkstatt des Hans Pleydenwurff und vorher die des Meisters Lukas Landauer beherbergt hatte. 1493 erwarb er zuzüglich das Eckhaus Burgstraße / Obere Krämersgasse (Krämersgasse 2) und das Nebenhaus (Krämersgasse 4), doch gab er beide Häuser bereits 1495 wieder ab. Als Unternehmer ließ Wolgemut Maler, Bildhauer, Schreiner und Schmiede auf seine Rechnung arbeiten. Am ursprünglichen Standort erhalten sind die von ihm gelieferten Altäre für die Marienkirche in Zwickau und für die Stadtpfarrkirche in Schwabach. Albrecht Dürer, der den Meister 1516 porträtierte, war sein Schüler.

Gedächtnisbild für Anna Groß, geborene von Ploben

HL. ANNA SELBDRITT
vor 1510

Die Hl. Anna, ihre Tochter Maria und das Christuskind sitzen unter einem Baldachin, dessen Rückwand gleich den Kleidern der Frauen und dem Kissen aus einem Brokatstoff besteht. Anna blättert in einem Buch. Auf einer Brüstung stehende Säulen tragen den Architraph, auf dem das Gewölbe aufliegt. In einem Mauereinschnitt steht eine Vase mit Blumen. Rechts und links geht der Blick in eine fränkische Landschaft. Unten kniet im verkleinerten Maßstab das Stifterehepaar mit ihren Wappen. Nikolaus Groß trägt eine Schaube und Haarhaube und betet den Rosenkranz. Seine Ehefrau Anna, geborene von Ploben, ist in Kirchenmantel und -haube (»Sturz«) und mit einer ledigen Tochter wiedergegeben. Beide sind mit einem Rosenkranz versehen.

Kiefernholz (Pinus sylvestris), 135,9 x 91 cm – Wappen Groß: In Silber ein grüner Lindenzweig mit 13 Blättern über einem roten Kreuz aus goldenem [hier gelbem] Dreiberg wachsend. Helmzier: Zwei silberne Büffelhörner, an den Seiten und in den Mündungen mit Lindenblättern besteckt[1]. Wappen von Ploben: In Blau ein goldener [hier gelber] Dreiberg, darüber zwei ins Andreaskreuz gestellte gelbe Sensen mit silbernen Klingen[2]. Helm: Ein geschlossener blauer Flug mit den Sensen wie im Schild belegt. Decken blau gold.

Gm 161. Bereits 1855 im Museum – Herkunft unbekannt.

5 Bretter, Breiten von links oben 27,4, 26,0, 19,7, 9,7, 8,2 cm, unten 28,8, 22,7, 18,0, 12,5, 8,5 cm[3]. Stärke auf ca. 1,0 cm gedünnt. Ast oberhalb der linken Schulter der Hl. Anna durch Holzintarsie, 3,7 x 2,8 cm, ersetzt. 3 horizontale Wergbahnen auf der Bildseite unten, Mitte und oben zur Stabilisierung der Bretter und Fugen. Alter Schädlingsbefall. Zahlreiche Risse, vor allem im 2. Brett. Format original. – Rückseite: Fugen ehemals durch 3 horizontale Gratleisten gestützt; mit brauner Substanz eingelassen, Tafel vermutlich vor der Parkettierung mit Hilfe von holzquellenden Mitteln begradigt; Flachparkett. – Bildseite: Tafel im originalen Zierrahmen grundiert und bemalt, Grundier- und Malkanten links bis zur Tafelkante reichend[4]. Unterzeichnung: Pinsel; Kontur- und Binnenzeichnung, flüssiger Duktus; Schatten der Gewänder schraffiert oder in fallenden Girlanden; Haarreif Mariä tiefer in der Stirn, Stifterkopf breiter; links neben dem Wappen der Ehefrau runder Sockel einer Vase. Konturen der Nimben in die Grundierung geritzt. Malerei und Metallauflagen: Nimben glanzvergoldet auf rotem Poliment. Pentiment: Große Henkelvase hinter der Helmzier des Wappens der Ehefrau im Stadium der Untermalung wieder herausgenommen und durch eine kleinere auf dem Fenstersims ersetzt. Gewänder der Frauen, Sitzkissen und Rückwand des Baldachins in Preßbrokat[5]. Gleicher Model für Stoffmuster bei Maria und Anna verwendet. Rapportgröße ca. 29 x 12,2 cm; Teile angestückt. Granatapfelmuster im Kleid Mariä mit azuritblauer Farbe, abgesetzt mit Schwarz; das der Hl. Anna grün, abgesetzt mit rotbraunem Lack; Innenflächen mit brauner Lasur verschattet. Model für Sitzkissen und Baldachin gleichfalls identisch, Rapportgröße nicht meßbar. Brokatmuster im Sitzkissen zunächst in Rot, Außenformen danach mit Grün übermalt. Preßbrokate in Teilen abgefallen und verputzt; Verluste in den vergoldeten Flächen später mit Bronzefarbe ergänzt, teilweise in Grün umgeschlagen. Musterung im Baldachin weitgehend und teilweise falsch ergänzt[6]. Wappen des Mannes mattversilbert, mit Schwarz abgesetzt, ebenso die Sensenschneiden und -schäfte sowie der Helm im Wappen der Ehefrau; Silber teilweise berieben. Die ursprünglich grünen Herzblätter im Stifterwappen verbräunt, soweit sie nicht durch die Rahmenleiste überdeckt und so vor Lichteinfluß geschützt waren. Im Kat. der Dürer-Ausst. 1928 wird das Bild als »stark übergangen«, von Lutze u. Wiegand 1936-37 der schlechte Erhaltungszustand beklagt. Großflächige Malschicht- und Grundierungsausbrüche in den Gesichtern der Maria und des Kindes und im Hintergrund, kleinteiligere Ergänzungen über die gesamte Bildfläche, restauriert. – Rahmen original: Kern Kiefernholz; Profile und Ornamente in Lindenholz; Ornamente glanzversilbert mit Goldlack. – Restaurierungen: 1957 Schmutz, Firnis

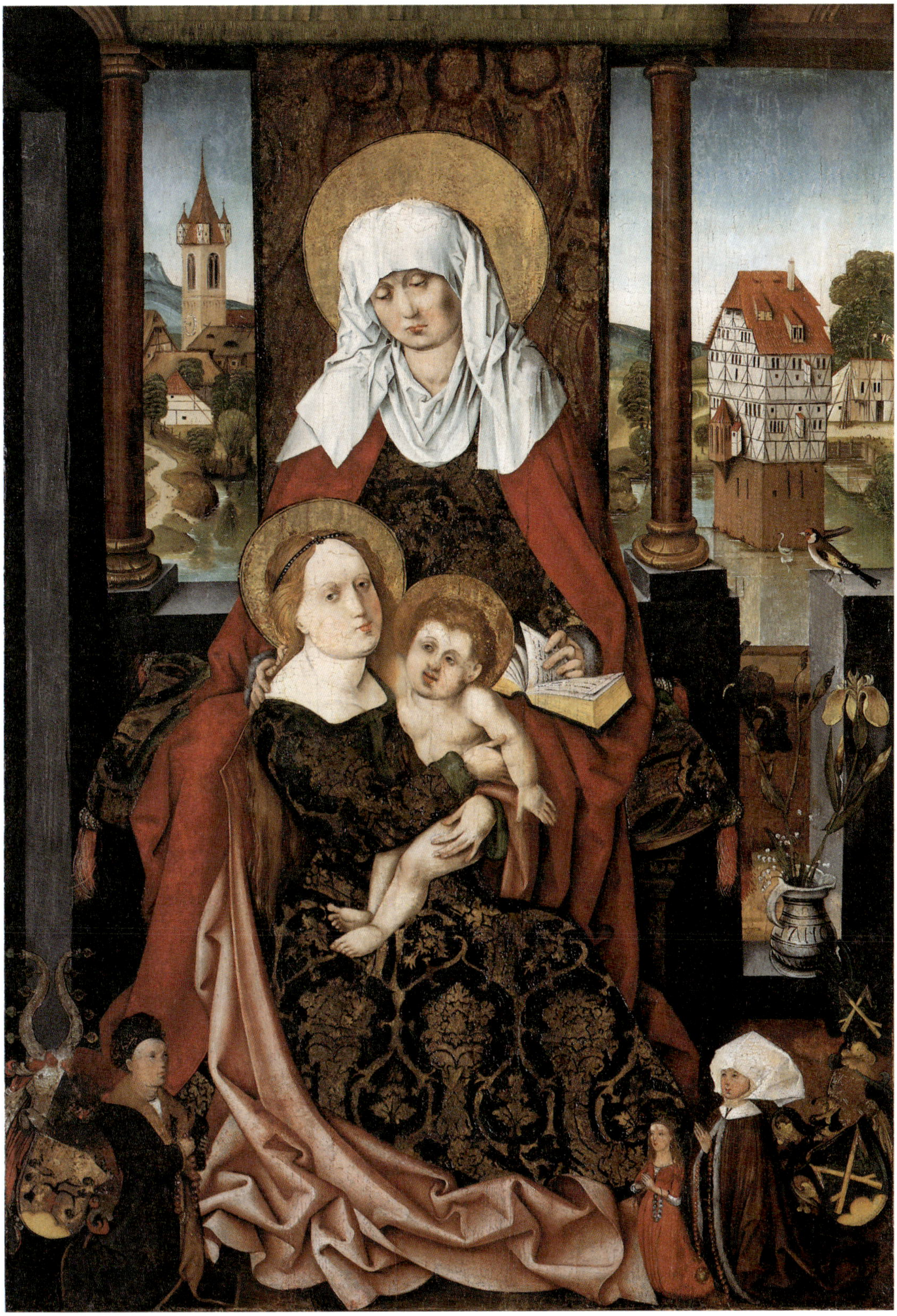

Gm 161

und Retuschen abgenommen, neu retuschiert; 1983-84 Firnis und Übermalungen abgenommen, retuschiert, gefirnist. AB

Nikolaus Groß (1453 –1519) stammte aus der bekannten Nürnberger Patrizierfamilie, die mit Konrad Groß den Gründer des Heiliggeist-Spitals und reichsten Bürger der Stadt gestellt hatte. Nikolaus wurde 1507 Genannter des Nürnberger Rates, 1508 jüngerer Bürgermeister (»Consul junior«), 1517 Kriegsherr. 1508 heiratete er Anna von Ploben († 1509), 1511 Helena Rosenthaler[7]. Das Epitaph wurde demnach zwischen 1509 und 1511, vermutlich aus Anlaß des Todes der ersten Ehefrau in Auftrag gegeben, deren Namenspatronin die Hl. Anna war. Name und Legende der Mutter Mariä finden sich erstmals im Protoevangelium des Jacobus[8]. Die Hl. Anna selbdritt war seit dem 13. Jahrh. ein geläufiges Thema der Skulptur und Malerei, wobei in der frühen Zeit die hierarchische Staffelung – das Christuskind auf dem Schoß der Maria, Maria auf dem Schoß ihrer Mutter Anna – streng eingehalten wurde. Die Dreiergruppe symbolisiert die Vorstellung, daß schon Maria unbefleckt empfangen wurde. Der Annenkult erreichte in Deutschland seine höchste Blüte am Ende des Mittelalters. Er wurde gefördert durch die Mehrzahl der geistlichen Orden, durch den Deutschritterorden und die Annenbruderschaften[9]. Wolgemut bereicherte die Figurengruppe um verschiedene Natureindrücke. Der Strauß in der mit einer Buchstabenfolge versehenen Vase vereint die Deutsche Schwertlilie (Iris germanica), die Sumpf- oder Wasserschwertlilie (Iris pseudacorus) und das Maiglöckchen (Convallaria majalis)[10]. Den Stieglitz (Carduelis carduelis), häufiges Attribut der Maria mit dem Kind, hat Friedmann im Sinne des Schutzes vor Krankheit, speziell der Pest, und der Bitte um Fruchtbarkeit gedeutet. Die Verbindung mit den Schwertlilienblüten verleiht ihm laut Roth-Bojadzhiev eher die Funktion eines Passionskünders. Auf dem Wasser sieht man einen Reiher (Ardea spec.)[11]. Wolgemut wußte die alte hierarchische Staffelung der Figuren zu mildern, indem er Maria aus der Mitte rückte und sie zu Füßen ihrer Mutter auf einer nicht sichtbaren Sitzgelegenheit Platz nehmen ließ. In der Auffassung verwandt ist eine gezeichnete und aquarellierte Gruppe der Anna selbdritt, die offensichtlich nachträglich 1514 datiert und mit Dürers Monogramm versehen wurde (GNM, Leihgabe der Stadt Nürnberg)[12]. Dürers Autorschaft an dem Aquarell ist umstritten. Wenn es, wie angenommen wird, bald nach 1500 entstand und wenn es Wolgemut bekannt war, dann hätte er aus Gründen der Repräsentation das Ambiente verändert, das Kind dem Betrachter zugekehrt und den Blick der Maria aus dem Bilde gelenkt. Besonderen Wert legte der Maler auf die beiden Landschaftsausblicke. Der rechte zeigt ein Weiherhaus.

Das Weiherhaus ist von aufwendiger Architektur und großen Dimensionen. Rechts am Bildrand sieht man Teile der Vorburg mit Wirtschaftsbauten (Scheune), im Zentrum den vier- bis fünfgeschossigen Wohnturm. Der Sockel ist hoch und massiv, mit Schlitzfenstern versehen, darüber ein zweifach ausgekragter Fachwerkbau mit mehrfach abgetrepptem Krüppelwalmdach. Im unteren Fachwerkgeschoß befinden sich zwei hölzerne Abtritterker sowie ein massiver polygonaler Kapellenerker, im zweiten Geschoß ein hölzerner Abtritterker. Alle Fachwerkgeschosse sind reich durchfenstert, auf dem hohen Dach sitzen zwei Gauben sowie ein Schornstein. Die Architektur stammt aus dem 15. Jahrh. Im Hintergrund ein typisch fränkischer Kirchturm der Zeit um 1500 mit vier Eckerkern aus Fachwerk. Der Sockel des Turmes wohl älter mit Blendbogenfries. Auf einer Seite des Kirchturmes eine Uhr[13]. Nach Strieder (1993) gleicht der Turm dem der Kath. Stadtpfarrkirche St. Martin in Forchheim.

Schon in Denkschriften 1856 sind die Wappen und der Maler bestimmt. Reber und Bayersdorfer in Kat. 1882 bis 1893 wiesen das Gemälde als ein »Werk der Wolgemutschen Schule« aus. Noch Braune führt es als nürnbergisch vom Ende des 15. Jahrh. auf. Abraham erkannte die Verwandtschaft mit den für Wolgemut gesicherten Predellenflügeln vom Schwabacher Hochaltar und hier zumal mit der Gruppe der Anna selbdritt. Thode wies auf die Nähe der Komposition und der Landschaft mit dem Weiherhaus zu Dürers Kupferstich der Madonna mit der Meerkatze B. 42 hin. Stange dachte sogar an einen Entwurf Dürers.

1 Das Wappen ist schadhaft. Die großflächige Retusche des Schildes erfolgte im falschen Farbton, nämlich gelblich.

2 Laut Siebmacher Bd. 22; Nachdruck Neustadt a.d.Aisch 1971. Abgestorbener bayer. Adel, Teil 1, S. 53, Tf. 52.

3 Die Untersuchung wurde gemeinsam mit Markus Küffner, Heroldsberg, durchgeführt.

4 Der originale Zierrahmen ist um ca. 1,5 cm breiter als die Tafel, die sich zum Zeitpunkt des Grundierens und Bemalens offenbar links nicht im Rahmenfalz befand.

5 Vgl. Brigitte Hecht: Betrachtungen über Preßbrokate. In: Maltechnik / Restauro, Jg. 86, 1980, Nr. 1, S. 22 – 46.

6 Das Gold ist auf einer heute mattgrauen, körperhaften Schicht angeschossen, bei der es sich offenbar um ein zur alpha-Modifikation verändertes Zinn der silbrigweißen beta-Modifikation handelt. Diese Umwandlung findet langsam bei Temperaturen unter 13,2 °C statt; vgl. Hermann Römpp (Hrsg.): Chemie-Lexikon. Stuttgart [8]1988.

7 Geschlechterbuch des Conrad Haller von 1533. Nürnberg, Staatsarchiv, Repertorium 52 a. Nr. 211, S. 237 f. – Hs. 1837 4° im GNM V, 154. – Andreas Würfel: Historische, genealogische und diplomatische Nachrichten zur Erläuterung der Nürnbergischen Stadt- und Adels-Geschichte, Bd. 1. Nürnberg 1766, S. 336.

8 Apokryphe Bibel. Die verborgenen Bücher der Bibel. Hrsg. von Erich Weidinger. Augsburg 1991, S. 277 – 279.
9 LCI 5, 1973, Sp. 168 –190. – Schiller 4,2, 1980, S. 157 –160. – Marienlexikon, Bd. 1, 1988, S. 154 –160.
10 Freundl. schriftl. Mitteilung Hermann Schmidt, Nürnberg, 18. März 1996.
11 Freundl. schriftl. Mitteilung Peter Mühling, Nürnberg, 20. Mai 1996.
12 Inv.Nr. St.Nbg. 12588; vgl. Fritz Zink: Kataloge des Germanischen Nationalmuseums Nürnberg. Die deutschen Handzeichnungen Bd. 1. Die Handzeichnungen bis zur Mitte des 16. Jahrhunderts. Nürnberg 1968, Nr. 70 und Farbabb. – Ausst. Nürnberg 1971: Dürer, Nr. 598 (bearb. P. Strieder).
13 Beschreibung Joachim Zeune, Bamberg, 30. Mai 1996.

Anzeiger 1855, S. 37. – Denkschriften 1856, S. 128. – Kat. 1882, Nr. 405; 1885, Nr. 413. – Vischer 1886, S. 363. – Thode 1891, S. 147, 283, Nr. 9. – Kat. 1893, Nr. 450. – Braune 1909, Nr. 161. – Abraham 1912, S. 189. – Weinberger 1921, S. 91 – 92. – Ausst. Nürnberg 1928: Dürer, Nr. 332. – Lutze u. Wiegand 1936-37, S. 191, 192, Abb. 52. – Rave 1938, S. 52 – 53, 164. – Friedmann 1946, S. 36, 49, 58. – Betz 1955, Kat.S. 29 – 30. – Stange 9, 1958: Gotik, S. 59, Abb. 105. – Strieder 1964, Nr. 11. – Stange 1965, Abb. S. 8 (Ausschnitt: Weiherhäuschen). – Ausst. München 1972: Bayern, Kat.Nr. 364 (bearb. G. Goldberg), Abb. 63. – Freitag-Stadler 1972, S. 47, Anm. 205, S. 202 – 203. – Hütt 1973, S. 88 – 89, Abb. 58. – Führer 1977 u. 1980, Nr. 167; 1985 u. 1994, Nr. 148, jeweils Farbabb. – Stange 1978: Verz., Nr. 141. – Schiller 4,2, 1980, S. 159. – Roth-Bojadzhiev 1985, S. 27, Abb. 30. – Boockmann 1986, S. 11, Abb. 13. – May 1989, S. 121, Abb. 430. – Strieder 1993, S. 84 – 85, Farbabb. 97.

Zeitblom, Bartholomäus

Geboren um 1455/60 in Nördlingen, gestorben zwischen 1518 und 1522 in Ulm. Sohn des Matheys Zeitblom, genannt Hausner. Er lernte bei dem Maler Hans Herlin in Nördlingen. 1482 tritt er in Ulm als lediger Steuerzahler auf. 1499 begegnet er als einer der beiden »Büchsenmeister«, d.h. Verwalter der Zunftlade des St. Lukas-Brüderschaft. Zeitblom läßt sich bis 1518 in Ulm nachweisen, 1522 wird seine Witwe genannt. Er war dreimal verheiratet, mit einer Tochter Hans Herlins, dann mit einer Tochter des Ulmer Malers Hans Schüchlin, zuletzt mit einer Tochter des Nördlinger Waagmeisters Franz Paur. Er malte Flügelbilder für zahlreiche Altäre, so für den Hochaltar der Kirche des Benediktinerklosters Blaubeuren.

BEWEINUNG CHRISTI
um 1500/05

Maria, Maria Magdalena und die anderen Marien, der Jünger Johannes, Joseph von Arimathia und Nikodemus beweinen den Hl. Leichnam. In der Ferne der Kalvarienberg mit den noch an den Kreuzen hängenden Schächern und mit Kriegsleuten. Landschaftlicher Raum mit der Grabeshöhle rechts und einem Stadtbild.

Tannenholz (Abies sp.), 180,3 x 162,9 cm – Auf der Rückseite mit weißer Farbe »G. 246.«, mit Kreide »Invt N° 681«. Klebezettel, mit schwarzer Tinte »3084 [die 3 berichtigt in 1]«; BStGS Inv.1822, Nr.1151; Inv.1905, Nr.5361.

Gm 246. Leihgabe der Bayer. Staatsgemäldesammlungen, Inv.Nr.681. – Aus dem Augustinerkloster Wengen in Ulm – 1803 infolge der Klosteraufhebung in bayer. Staatsbesitz; Zweibrücker Nachtrag Nr.1084 – BStGS Inv.1822, Nr.1151; 1905, Nr.5361 – Schleißheim, Gemäldegalerie –1838 München, Pinakothek –1882 GNM.

9 Bretter, Breiten von links oben 13,0, 17,8, 21,8, 19,1, 17,3, 19,4, 20,9, 20,0, 13,6 cm, unten 9,5, 20,1, 19,4, 18,3, 17,7, 20,5, 21,8, 22,8, 12,7 cm. Stärke: ca. 0,9 –1,2 cm. Links im Maserungsverlauf eingesetztes Holzstück, ca. 6,5 x ca. 5,5 cm. Äste im Holz belassen. Format rechts beschnitten. Wenig alter Schädlingsbefall. – Rückseite: Originale Bearbeitungsspuren mit Schropphobel; rotbrauner Anstrich. Oben und unten Schmutzrand, vermutlich von einer Rahmung. – Bildseite: Grundier- und Malkanten links, oben und unten vorhanden, Malränder geritzt. Rechter Rand leicht beschnitten. Äste sichtbar. Brettfugen auf der Bildseite mit Leinwandstreifen kaschiert. Grundierung: Dünn; Maserung durchgewachsen; Schüsselbildung in Grundierung und

Malschicht über Leinwandkaschierung, sonst gleichmäßiges Holztafelkrakelee. Unterzeichnung: Präzise, zahlreiche Schraffuren, vor allem in den Gesichtern; Gegenüber der gemalten Ausführung Blickrichtung der erhöht stehenden Frau gesenkt, Augen der links stehenden Frau weiter unten und geöffnet, Nabel Christi weiter oben, Fingerhaltung Mariä verändert. Metallauflage: Originale Vergoldung der Nimben durchgerieben, mit dickem transparentem Überzug versehen, partiell neue Metallauflage; Vergoldung am Ärmel Josephs von Arimathia. Malerei: Dünn, an einigen Stellen erhebliche Verluste. Pentiment: Hand Mariä, mit der sie das Kopftuch hält; Himmel in jüngerer Zeit durch Lasur beruhigt. Firnis: Dünn, neuer Ketonfirnis. – Restaurierungen: 1949, Reinigung und Regenerierung; 1969 Niederlegen der Malschicht, Firnis, Retuschen, 1979/80 Abnahme von Firnis und Übermalungen an den Rändern, Kitten, Nachreinigen und Retuschieren des Himmels, Schlußfirnis. MG

Die dem Neuen Testament entnommene »Beweinung Christi« wird in den Evangelien nicht eigens beschrieben. Sie war ein Thema der betrachtenden Literatur und kommt häufig auf Epitaphien vor, so bei Dürer[1]. Der Maler fand die Gesamtanlage und die wichtigsten Motive in dessen Holzschnitt B. 13 aus der »Großen Passion« von ca. 1496/98. Wie dort ist Maria Magdalena nicht durch das Salbgefäß ausgewiesen und nimmt die Dornenkrone einen Platz am Bildrand ein. Gegenüber Dürer sind die Spannungen geglättet, die kontrastierenden Positionen der Figuren in parallele Bewegung aufgelöst, die Gesten matter, die innere Bewegung verhaltener und die landschaftlichen Formationen näher herangeholt. Auch die Anordnung der Nimben trägt zu dem beruhigten Eindruck bei. Daß das Gemälde mit äußerster Sorgfalt vorbereitet wurde, zeigen die differenzierte Unterzeichnung und die bei der Ausführung getroffenen Abweichungen. Sie wirkten sich bei den gerungenen Händen der stehenden Frau und der rechten Hand Josephs, zumal aber bei der Gruppe der Kreuze und der Kriegsleute aus. Hier drängte der ausführende Maler auf Verzierlichung der Formen.

Kuen berichtet von dem erfolglosen Versuch Herzog Wilhelms V. von Bayern, 1613 eine »Kreuzabnahme Christi« aus dem Ulmer Wengenkloster zu erwerben. Das Gemälde ist offenbar identisch mit der »Kreuzigung« oder »Kreuzabnahme«, die sich laut Schmid (1822) und Weyermann (1829) im Besitz eines Ulmer Schiffsmannes befand, in Wahrheit aber schon am 10. März 1803 in den bayer. Staatsbesitz gelangte. Fischer (1863) wollte das dem Herzog verweigerte Tafelbild in einem solchen des Ulmer Münsters neben dem Eingang zur Sakristei wiedererkennen. Das Gemälde war Martin Schongauer zugeschrieben, so bei Weyermann (1830), Parthey und noch bei Beck (1892). Schmid, Marggraff in Kat. München 1869 (mit Vorbehalt) und 1872 und Haßler hielten es für ein Werk Martin Schaffners. Gustav Friedrich Waagen schrieb es einleuchtend Bartholomäus Zeitblom zu[2]. Ihm folgten Schnaase, Haendcke und Bach, doch ordneten noch Reber und Bayersdorfer das Gemälde in Kat. 1882 allgemein als schwäbisch um 1480 ein. In Kat. 1885 datierten sie um 1480 –1490. Konrad Lange vermutete in dem Gemälde die Mitteltafel des ehemaligen Hauptaltars der Ulmer Wengenkirche. Baum (1911: Rekonstruktion) wies diese Vermutung und die von Lange vorgeschlagene Rekonstruktion des Altars mit Recht zurück. Nach Lutze u. Wiegand handelte es sich vielleicht um ein Gegenstück zu dem Corpus-Christi-Altar, damals in der Staatsgalerie Augsburg[3] und im Bayer. Nationalmuseum in München[4]. In diesem Falle müßten die beweglichen Flügel der »Beweinung« als verloren gelten. Fischer glaubte den Leichnam Christi von anderer Hand gemalt und vermutete als Autor Hans Schäufelein, doch ist eine solche Arbeitsteilung schon aus biographischen Erwägungen nicht vorstellbar. Mahn (1947) erwog die Mitarbeit Schaffners. Leitschuh gab den Maler der »Beweinung« für Conrat Merklin aus, der 1495 in den Ulmer Steuerlisten genannt wird. Das Bruderschaftsbuch des Ulmer Wengenklosters bezeichnet ihn in seinem Sterbejahr 1518 als »pictor noster«[5]. Stange sah in dem Maler einen Mitarbeiter Zeitbloms am Blaubeurer Hochaltar, der dort u.a. die Enthauptung Johannes des Täufers malte und der demgemäß bei Stange als Meister der Enthauptung des Johannes (Conrat Merklin?) figuriert. Bushart führte zumindest den Entwurf auf Zeitblom zurück. Pfeil wollte den Maler mit dem sog. Meister des Pfullendorfer Altars identifizieren, der indessen von lebhafterem Temperament ist und über eine kräftigere Farbskala verfügt. Einen Grund lieferte ihr die von ihr selbst vorgenommene Zuschreibung von 4 Tafelbildern mit der Valentinslegende (BStGS, Staatsgalerie Augsburg)[6] an diesen Meister. Gm 246 steht keinem Künstler näher als Bartholomäus Zeitblom, auch wenn die malerische Behandlung vergleichweise fortgeschritten erscheint.

1 LCI 1, 1968, Sp. 278 – 282. – Schiller 2, 1968, S. 187 –192.
2 Mitgeteilt bei Parthey 1864.
3 BStGS Inv.Nr. 1466 u. 1481 Staatsgalerie Füssen im Hohen Schloß, bearb. von Gisela Goldberg. München – Zürich 1987, Nr. 29 – 31 u. Abb.
4 Kataloge des Bayerischen Nationalmuseums in München, Bd. 8, Gemälde, bearb. von Karl Voll, Heinz Braune und Hans Buchheit, 1908, Nr.300 und 301.
5 Vgl. Thieme-Becker, Bd. 24, 1930, S. 417.
6 Inv.Nr. 5370, 4584, 5369, 4579. Kat. Staatsgalerie Augsburg – Städt. Kunstsammlungen, Bd. I, Altdeutsche Gemälde, bearb. G. Goldberg, Chr. Altgraf Salm, G. Scheffler, 1978, S. 123 –127 u. Abb.

Kuen 1766, S. 151. – Kat. Schleißheim 1810, Nr. 1519; 1831, Nr. 122. – Brulliot 1817, S. 51. – Schmid 1822, S. 249. – Weyermann 1829, S. 465.

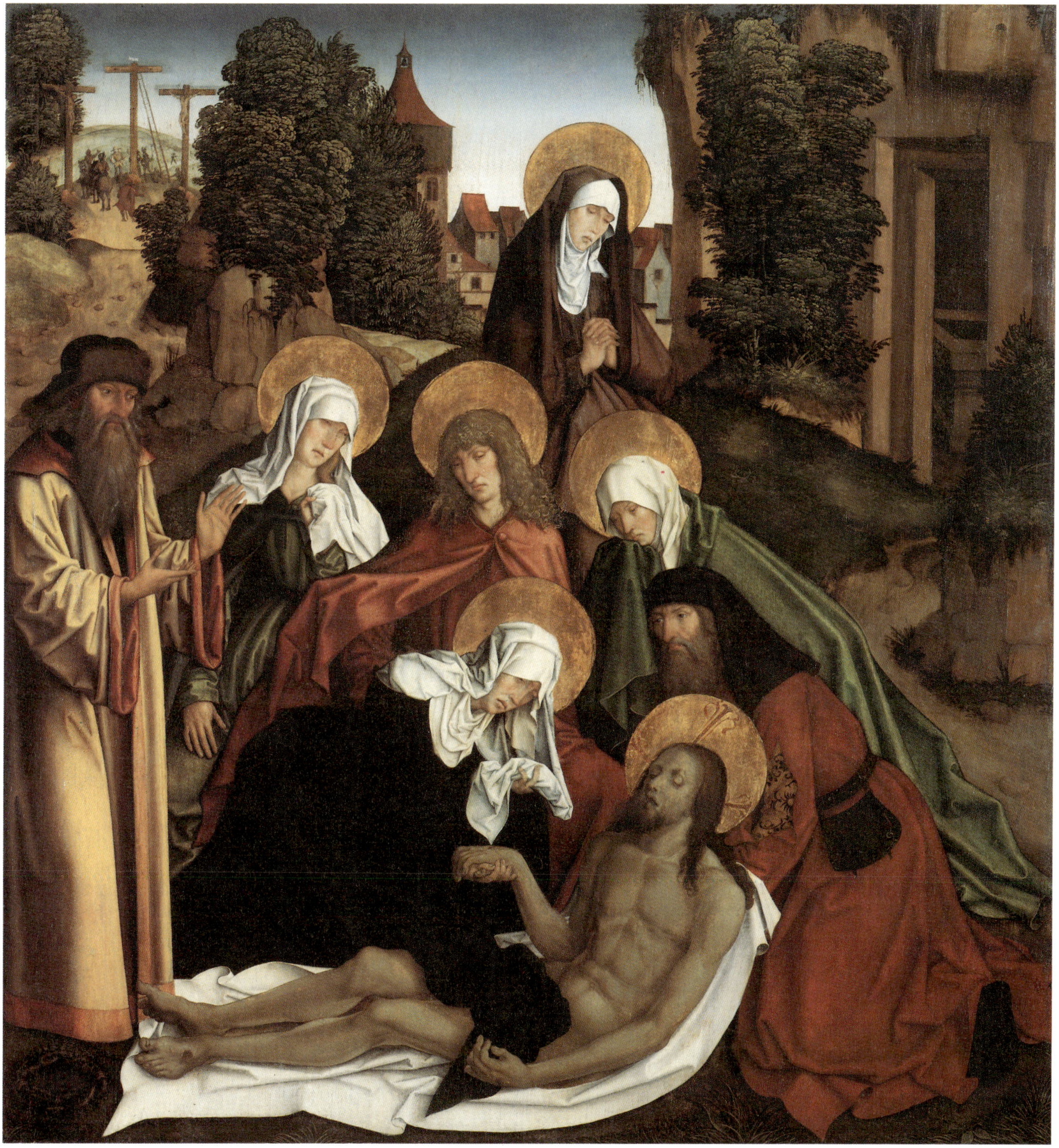

Gm 246

– Ders. 1830, S. 254, 356. – Kat. München, Pinakothek, 1838 –1879, Nr. 88. – Mauch u. Grüneisen 1840, S. 35 – 36. – Waagen 1854, S. 200 – 202. – Haßler 1855, S. 68 – 70. – Harzen 1860. – Fischer 1863, S. 234 – 235. – Parthey 2, 1864, S. 516, Nr. 9. – Schnaase 1879, S. 430. – Kat. 1882, Nr. 92. – Seidlitz 1883: Berichte, S. 70. – Kat. 1885, Nr. 94. – Beck 1886, S. 69. – Haendcke 1889, S. 169 –170. – Beck 1892, S. 8 – 9. – Kat. 1893, Nr. 145. – Bach 1894, S. 238. – Ders. 1900, S. 10. – Fischer 1907, S. 61 – 67, Abb. 42. – Lange 1907, S. 514 – 530. – Baum 1911: Rekonstruktion, S. 227 – 230. – Baum 1911: Ulm, S. XXV, Abb. 70. – Leitschuh 1912, S. 194 –195. – Baum 1914, neu abgedruckt in Baum 1923, S. 42 – 46. – Glaser 1916, S. 175, Anm. 1. – Schmitz 1919, S. 556. – Ausst. Nürnberg 1928: Dürer, Kat.Nr. 81. – Strauss 1928, S. 39. – Baum 1935, S. 449. – Lutze u. Wiegand 1936-37, S. 195, Abb. 176. – Ernst 1937, S. 12. – Pinder 1940, S. 163, Abb. 69. – Mahn 1947, S. 442. – Ausst. Schaffhausen 1947: Meisterwerke, Nr. 123. – Baum 1948, S. 23 – 24. – Merckling 1954, S. 16, Abb. S. 15. – Ders. 1955, S. 14 –16. – Stange 8, 1957: Gotik, S. 34, Abb. 70. – Bushart 1959, S. 147, 150 –151. – Stange 1970: Verz., Nr. 646. – Führer 1977 u. 1980, Nr. 146; 1985 u. 1994, Nr. 128, jeweils Farbabb. – Goldberg 1991, S. 69, 76, Abb. 1. – Pfeil 1993, S. 192 –195, Farbabb. 266. – Pfeil u. Weilandt 1993, S. 393, Abb. 267.

Niederländische Meister

bearbeitet von Carola Gries

Antwerpen

ZWEI FRAUEN MIT KINDERN
um 1510-1520

Zwei junge Frauen und vier Kinder im Freien. Die vornehmere Dame blickt von dem auf ihren Beinen liegenden, aufgeschlagenen Buch hoch. Das Gewand verdeckt ihren Sitz. Eine Hand auf den Buchseiten belassend, weist sie mit der anderen zu der jugendlichen Begleiterin. Diese bietet einen Metallteller mit Trauben und Birnen dar. Im Hintergrund eine Burganlage. Zwischen den zwei steinernen Toren nähern sich zwei Wanderer. Linker Flügel eines Altars.

Eichenholz (Quercus), 107,4 x 45,4 cm – Auf der Rückseite mit weißem Stift »Dr. Raymond [?]«, mit weißer Farbe »G. 71«.

Gm 71. Aus der Slg. Harthausen – Erworben vor 1882.

2 Bretter, Breiten von links oben 24,3, 21,1 cm, unten 24,6, 20,7 cm. Gespalten, Stärke auf 0,2 cm gedünnt. Format original. – Rückseite: Ehemalige Fugensicherung durch je eine Horizontalleiste oben und unten sowie durch Holzklötzchen. An den Seiten 5,5 cm breite Leisten zur Stabilisierung aufgeleimt; schmale Leisten oben und unten, oben teilweise weggebrochen. – Bildseite: Tafel im Rahmen grundiert und bemalt. Grundierung: Gelblich, extrem dünn, im Bereich des Himmels und der Straße offenbar fehlend, Torbogen mit dem Zirkel in die Grundierung geritzt, ursprünglich rechte Bogenleibung einsehbar. Unterzeichnung: Keine erkennbar. Malerei: Streifiger Pinselduktus. Pentiment: Kirchenschiff ursprünglich mit nur einem Kuppelgeschoß und kleinerem linken Giebel. Brokatmuster schablonenmäßig über die Gewandfalten hinweg; Reflexlichter pastos. Dunkle, lilafarbene Weintrauben verbräunt. Firnis fleckig, verschmutzt. AB

Die Dame trägt ein aufwendiges und farbenprächtiges Gewand, bestehend aus blauem Unterkleid mit grünen Ärmeln und gelb-rotem, pelzgefüttertem Obergewand. Der massige, vom Gewand verstärkte Unterkörper mit den überlangen Beinen betont den schmalen Oberkörper und die zierlichen Arme. Die kunstvolle Flügelhaube schmücken seitliche Metallscheiben und ein hauchdünnes Spitzentuch. Die kleinere Gestalt und das im Vergleich schlichte und unbunte Gewand der Dienerin verweisen auf ihre untergeordnete Rolle. Die paarweise dunkelhaarig und

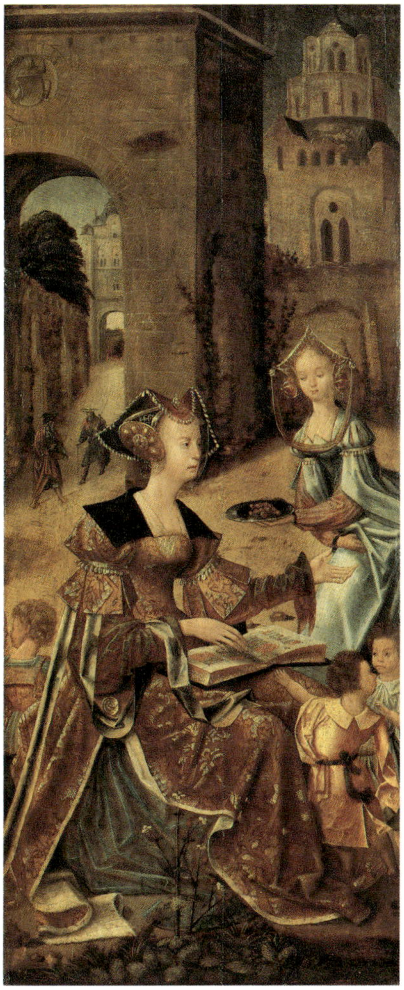

Gm 71

blond angeordneten Kinder sind barfuß und tragen blaue, gelbe oder weiße Kittel mit Kragen. Ihre unproportionierten Körper und die unnatürlich verdrehten Köpfe wirken irritierend. Im Spiel oder aus Vertrautheit tritt eines auf das kostbare Gewand. Mit der Hand weist es auf das Buch mit dem in zwei Spalten schwarz und rot geschriebenen Text. Die z.T. ruinöse Architektur verstellt den Hintergrund, so daß allein die Tore einen Blick in die Außenwelt zulassen. Im Torbogen ist ein Tondo mit einer knienden Meerkatze oder einem Affen als Wappenhalter eines leeren Wappenschildes zu erkennen.

In Kat. 1882 – 1893 als holländisch um 1520, bei Braune 1909 als niederländisch um 1510 – 1520. Die Frauen mit dem dünnen Hals, der hohen Stirn und dem schwach entwickelten Kinn entsprechen dem von Friedländer beschriebenen Schönheitsideal der Antwerpener Manieristen[1]. Kopfschmuck und Gesichtstyp erinnern an den frühen Gossaert[2]. Die Einordnung ins erste Viertel des 16. Jahrh. wird durch die intensive Farbgebung, die überlängten, z.T. verdrehten Körper und die phantastischen Gewänder bestätigt.

1 Vgl. Max J. Friedländer: Die Antwerpener Manieristen von 1520. In: Jahrbuch der Königlich Preußischen Kunstsammlungen, Bd. 36, 1915, S. 65 – 91.

2 Vgl. Hl. Familie mit den Hll. Katharina und Barbara, um 1505, Lissabon, Museu Nacional de Arte Antiga, Inv.Nr. 1479. Abb. bei Friedländer 8, 1972, Tf. 1 – 3.

Kat.1882, Nr.62; 1885, Nr.62; 1893, Nr.52. – Braune 1909, Nr.71.

Antwerpen

HL. HUBERTUS
um 1530

Der Hl. Hubertus kniet mit gefalteten Händen vor einem links unter Bäumen stehenden Hirsch. Vier Jagdhunde begleiten ihn. Rechts durch einen Hohlweg vom Heiligen getrennt zwei berittene Waidgesellen, von welchen einer ins Hifthorn stößt, ein stehender Knappe mit langem Speer in der Hand vor dem Schimmel des Heiligen und ein weiterer Hund. Im Hintergrund eine Landschaft mit Höhenburg. Weitere Berittene und ein Entenjäger.

Eichenholz (Quercus), 58,9 x 74,3 cm – Auf dem Sattelzeug des Schimmels in Majuskeln der Humanisten-Antiqua »TWSEP« – Auf der Rückseite mit weißer Kreide »Gem. 84«, mit weißer Farbe »G. 84«, mit schwarzer Farbe »64«; Klebezettel Slg. König Ludwig I. von Bayern, 1827, Nr.171; WAF »H.G.717 (1936) Inv.S.No.294, darunter links die Nr.84, rechts »R 116 a [a?]«.

Gm 84. Leihgabe des Wittelsbacher Ausgleichsfonds / Bayer. Staatsgemäldesammlungen, Inv.Nr. WAF 717. – Slg. Boisserée, Verz. 1827, Nr.171 – Slg. König Ludwig I. von Bayern, erworben 1827, I.B. 171 – Ab 1829 ausgestellt in Nürnberg, Moritzkapelle – 1882 GNM.

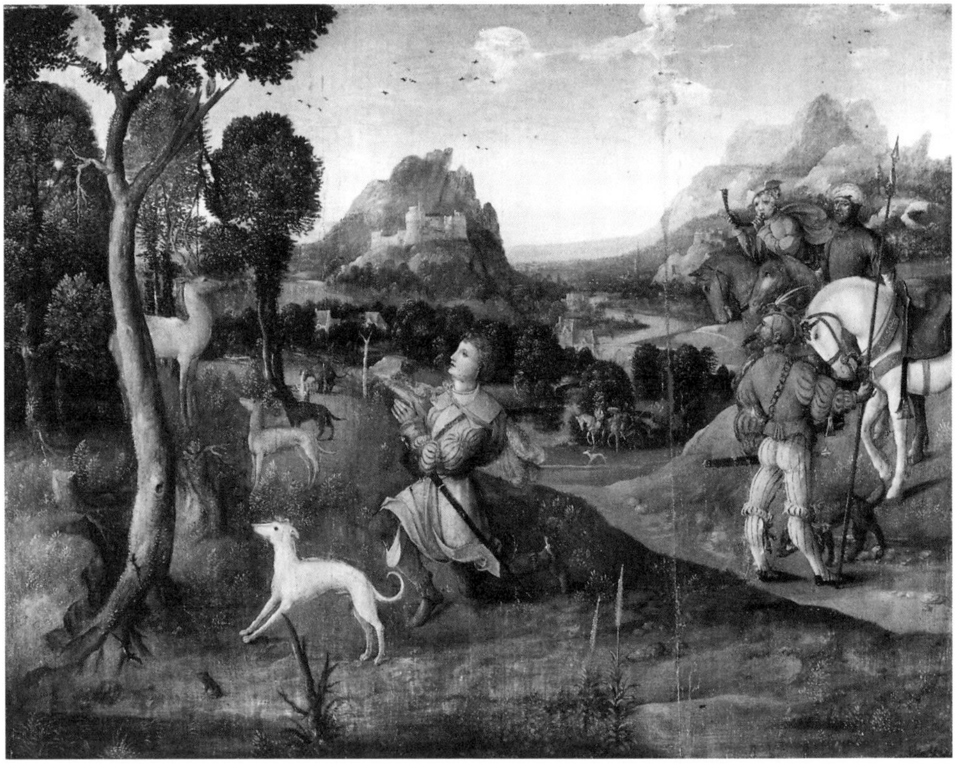

Gm 84

3 Bretter, Breiten von links oben 25,6, 25,7, 23,0 cm, unten 26,1, 26,5, 20,9 cm. Stärke 0,4 – 0,7 cm. Alter Schädlingsbefall, offenbar minderwertigeres Splintholz mitverwendet. Format oben und seitlich beschnitten, links vermutlich um ca. 2 cm. – Rückseite: Mit Zieheisen horizontal geglättet; Kanten abgefast; dunkel gebeizt. Linke Fuge ehemals mit Leinwandstreifen gesichert, später neu verleimt und erneut mit Leinwandstreifen überklebt. Bereich der rechten Fuge mit Hohleisen geglättet. – Bildseite: Tafel im Rahmen grundiert und bemalt, Grundier- und Malkanten links und unten vorhanden. Grundierung: Gelb. Unterzeichnung: Stift; Kontur- und Binnenzeichnung; schwungvoller Strich; zahlreiche Unterschiede zur Malerei: Der Hirsch mächtiger, der Hund vorne in spielerischer Haltung mit geducktem Kopf zwischen den Beinen, anstelle des die Notdurft verrichtenden Hundes ein Busch, der Weg auf Höhe der Pferdebeine, der Federschmuck des stehenden Landsknechts ausladender, die Mähne des Fuchsen wehend, der das Hifthorn blasende Reiter langhaarig; hoher Baum am rechten Bildrand hinter dem Schimmel nicht verwendet. Rosafarbene streifige Imprimitur. Malerei: Braune Hunde im Mittelgrund nachträglich eingefügt. Baumkronen mit einer heute braunen Lasur überzogen, wodurch fälschlich ein herbstlicher Eindruck erweckt wird. Inschrift am Sattel des Schimmels original. Frühschwundrisse in den blauen und roten Farben. Verputzungen und Abriebstellen über die ganze Bildfläche, Malschicht entlang der rechten Fuge ergänzt. Firnis verbräunt. – Restaurierung: 1959. AB

Darstellungen des Hl. Hubertus, Bischofs von Tongern/Lüttich, sind seit dem 13. Jahrh. nachweisbar, im 15. Jahrh. treten sie aufgrund wachsender Verehrung des Heiligen und der Gründung des Hubertusordens von Belgien ausgehend vermehrt auf. Der Heilige wird entweder als Bischof oder als vornehmer Jäger mit einem Hirsch dargestellt[1]. Seine Legende ist der des Hl. Eustachius zum Verwechseln ähnlich: Auf der Jagd erschien ihm ein Hirsch mit dem Kruzifix zwischen den Stangen seines Geweihs. Der Jäger verstand das Zeichen. Er beendete die Verfolgung und bekehrte sich mit seiner Familie zum christlichen Glauben[2]. Gm 84 zeigt den Hl. Hubertus mit einem roten Mantel mit orangefarbenem Innenfutter, blauer Hose und Federhut farbenprächtig gekleidet. Ebenso tragen die Begleiter bunte Jagdkleidung. Der stehende Knappe mit den durchgedrückten Knien ist eine Übernahme aus Dürers Kreuztragung der Großen Passion, Holzschnitt B. 10[3]. Der Hirsch trägt ein kleines Kruzifix zwischen seinem Geweih. Hinter ihm, im Unterholz gut getarnt, eine Hirschkuh. Im linken Baum sind eine Elster, auf dem abgestorbenen Ast eine Eule und an den Baumwurzeln Eidechsen und eine Kröte zu sehen. Hirsch und grauer Hund sind Übernahmen aus Dürers Kupferstich des Hl. Eustachius, B. 57. Da sie seitenverkehrt wiedergegeben sind, könnte Marcanton Raimondis Kupferstich »Tiere« nach Dürer als Vorlage gedient haben[4]. Sie erreichen jedoch nicht Dürers Lebensnähe. Ebenso scheint die Höhenburg im Hintergrund von Dürers Kupferstich inspiriert.

Im Verz. der Slg. Boisserée 1827 wurden die Tafeln als »Vermuthlich von Joh. Blehs. Der hl. Hubertus auf der Jagd« aufgeführt. In den Kat. der Moritzkapelle bis 1846 Johann Heinrich Bless zugeschrieben, 1878 und 1880 als niederdeutsche Schule bezeichnet. Waagen erkannte 1843 Anklänge an Joachim Patenier, in Kat. 1882 und 1885 als Art des Herri (met de) Bles, einem Antwerpener Meister, der heute als Verwandter des Herri de Patenier gilt. In Kat. 1893 und bei Braune als niederländisch um 1530, was von Poensgen und Goldberg bestätigt wird. Die Landschaft scheint von Herri met de Bles beeinflußt. Dieser soll seine Gemälde mit einer kleinen Eule signiert haben[5]. Die Eule tritt auf Antwerpener Bildern jedoch zahlreicher auf, als Zuschreibungen an Herri met de Bles oder seine Werkstatt stilistisch möglich sind[6]. Sie kann jedoch als Hinweis auf eine südniederländische Herkunft gedeutet werden. Ein Maler aus Antwerpen ist daher anzunehmen.

1 LCI 6, 1974, S. 547 – 551.
2 Legenda Aurea 1263/71. Dt. Ausgabe von Richard Benz o.J. (1955), S. 821 – 828.
3 Winkler 1928, S. 223.
4 Winkler 1928, S. 123, Abb. – The illustrated Bartsch, Bd. 27, 1978, S. 101.
5 van Mander 1, 1617/1906, S. 163.
6 Reindert L. Falkenburg: Herri (met de) Bles. In: Saur. Allgemeines Künstlerlexikon, Bd. 11, München-Leipzig 1995, S. 491 – 493.

Moritzkapelle 1829 – 1846, Kat.Nr. 24. – Waagen 1843, S. 176, Nr. 24. – Parthey 1, 1863, S. 125, Nr. 18. – Moritzkapelle 1878 u. 1880, Nr. 29. – Kat. 1882, Nr. 64; 1885, Nr. 64; 1893, Nr. 53. – Braune 1909, Nr. 84. – Reinach 3, 1910, S. 585, Nr. 1. – Firmenich-Richartz 1916, S. 473, Nr. 121. – Poensgen 1949, S. 192, Nr. 123. – Goldberg 1995, S. 308 m. Abb.

Augsburger Ecce Homo, Meister des

DAS OPFER ABRAHAMS
um 1540

Auf einer steinigen und unwirtlichen Erhebung steht Abraham mit weitausgreifendem Schritt, sein Schwert zum Todesstreich gegen Isaak erhoben. Das Rauchopfer auf dem Opfertisch bezeichnet den Beginn der Opferungszeremonie. Die linke Hand liegt auf dem Kopf des verängstigten Isaak, der in verrenkter Haltung gefesselt am Boden lagert. Ein Engel hemmt das Schwert und lenkt Abrahams Blick gleichzeitig auf die himmlische Erscheinung von Gottvater. Links hat sich ein Widder im Gestrüpp verfangen. Im Mittelgrund Szenen aus der Reise des Patriarchen mit Isaak zum Berg der Opferung. Im Hintergrund eine Stadt.

Eichenholz (Quercus), 129,8 x 156,6 cm – Auf der Rückseite mit weißer Farbe »Gm 93«: Klebezettel mit brauner Tinte »1858«; BStGS Inv. 1822, Nr.1386; 1855, Nr.5393«; 1905, Nr. 2121«. Auf der Rahmenleiste mit weißer Farbe »Germ. Nat. Museum Nürnberg«.

Gm 93. Leihgabe der Bayer. Staatsgemäldesammlungen, Inv. Nr. 5393. – Aus der Kartause Prüll b. Eggenfelden in Niederbayern, Zweibrücker Nachtrag, Nr.1858 – Schleißheim, Galerie, 1810 – BSTGS Inv.1822, Nr.1386; 1905 Nr.2121 – Ab 1829 ausgestellt in Nürnberg, Moritzkapelle – 1882 GNM.

5 Bretter, horizontal verleimt, Breiten von oben links 23,5, 25,9, 26,1, 28,1, 26,2 cm, rechts 24,0, 24,2, 25,5, 27,7, 28,2 cm. Stärke 1,0 cm. Fugen mit Holzdübel und von beiden Seiten eingelassenen Schwalbenschwänzen gesichert, teilweise gelockert, dritte Fuge von oben neu verleimt. Alter Schädlingsbefall. Format original. – Rückseite: Mit Schropphobel geglättet; Ränder seitlich und unten abgefast; rückseitig eingelassene Schwalbenschwänze entlang der Fugen und je eine ca. 8 cm breite Vertikalleiste an den Seiten entfernt; Fugen später durch Holzklötzchen gesichert. – Bildseite: Tafel außerhalb eines Rahmens grundiert und bemalt. Unterzeichnung: Stift; flüssige detaillierte Kontur- und Binnenzeichnung, in den Tiefen neben- und übereinandergelagerte Striche; Architektur teilweise vereinfacht, Finger der linken Hand Isaaks stärker gebogen; Engelsköpfe in den Wolken neben Gottvater nicht unterzeichnet. Malerei: Farbigkeit stark gedämpft durch verbräunten Firnis, blauer Himmel grün, grünes Gewand Isaaks braun erscheinend. Grundier- und Malschicht entlang der ersten und dritten Fuge von oben ergänzt, über dem Holzdübel am rechten Rand eingebrochen; hochstehende Farbschollen und zahlreiche kleinteilige Ausbrüche über die Bildfläche verteilt. AB

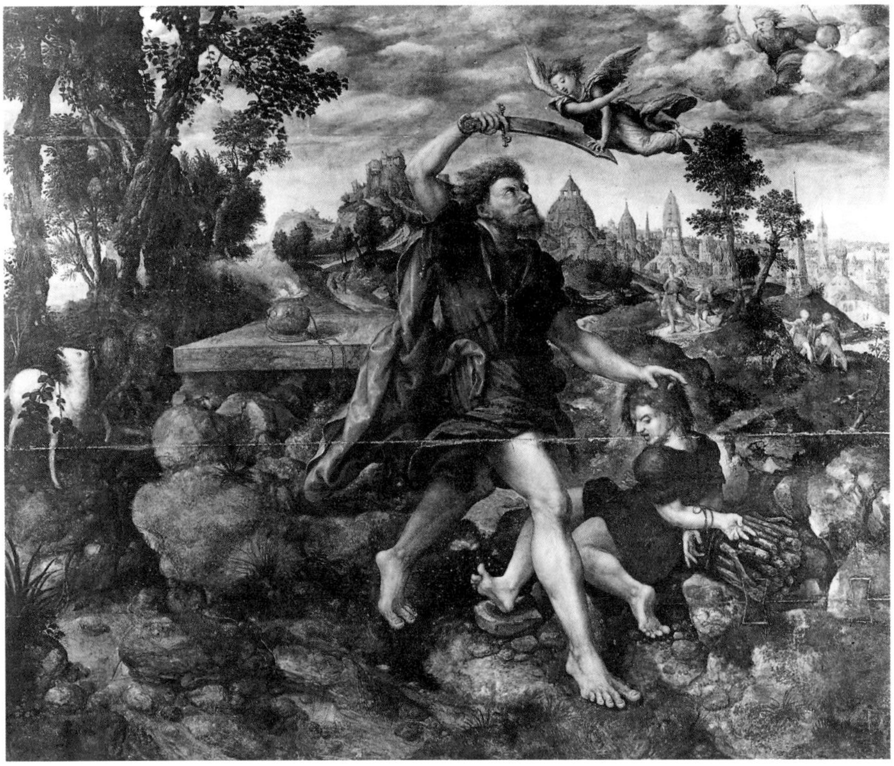

Gm 93

Auf Befehl Gottes muß Abraham seinen Sohn Isaak opfern. In dieser Prüfung beweist Abraham durch Gehorsam seinen Glauben und seine Größe, das Opfer selbst wird durch Gott verhindert (Gen. 22). Widerwillig, doch entschlossen hebt Abraham die Rechte zum Streich, das faltenreiche, flatternde Gewand ist Ausdruck seiner Erregung. Auf der Schwertklinge ist eine Klingenmarke zu erkennen. Im geöffneten Himmel erscheint Gottvater mit Weltkugel und Kruzifix. Der Gekreuzigte in seinen Händen verweist auf die Bedeutung der Opferung Isaaks als alttestamentarisches Vorbild für den Opfertod Christi. Demzufolge wird Isaak mit dem Holzbündel typologisch auf die Kreuztragung Christi, der gebundene Isaak auf die Fesselung Christi bei der Kreuzigung bezogen[1]. Der Widder verweist auf die Ablösung des Menschenopfers durch das Tieropfer[2]. Die für das Abendland typische Dramatisierung der Opferszene[3] wird durch übertrieben wirkende Gesten und Verdrehungen der Figuren gesteigert, wobei Schwierigkeiten mit den Proportionen und mit perspektivischen Verkürzungen deutlich werden. Die Hauptszene verdrängt die Nebenszenen in den Hintergrund. Landschafts- und Architekturdarstellung stehen in der manieristischen Tradition, die Stadt im Hintergrund weist phantastische Großarchitekturen auf. Gm 93 stammt aus dem 1484 gegründeten Kartäuserkloster Prüll b. Eggenfelden in Niederbayern[4].

Bei Waagen 1843 als Jan van Hemessen unter Hinweis auf die »ungewöhnlich sorgfältige Ausbildung des Hintergrundes« aufgeführt. In Kat. 1882 – 1893 als Jan van Hemessen (?) bzw. niederländisch um 1550, in der Richtung des J.v. Hemessen bezeichnet. Bei Braune 1909 dem in Antwerpen tätigen Jan van Hemessen (?) zugeschrieben. Ebenso von Graefe, der Hemessen mit dem Braunschweiger Monogrammisten identifizierte. Er verurteilte das Bild als bizarr durch die »geradezu widerwärtigen Verzerrungen«, insbesondere durch die abschreckende »fanatische Wildheit der Goliath-Figur des ergrimmten Abraham«, erkannte jedoch in der Architektur des Hintergrundes eine Nähe zum Augsburger »Ecce homo«. Bei Winkler dem von ihm benannten »Meister des Augsburger Ecce homo«, einem Antwerpener Romanisten und Nachahmer Hemessens, der sich durch »triviale Hitzigkeit und Wildheit« auszeichnet, zugeschrieben. Schubert wies darauf hin, daß der Meister sowohl den

Braunschweiger Monogrammisten und Jan van Hemessen, als auch die Romanisten Jan van Scorel und Pieter Coecke van Aelst gekannt haben muß. Abraham wurde augenscheinlich nach dem gleichen Modell gemalt wie der Matthäus in Hemessens Bild »Berufung des Matthäus«[5]. Gm 93 wurde vermutlich von dem Meister des Augsburger Ecce homo in der Werkstatt Hemessens ausgeführt und ist demnach um 1540 zu datieren.

1 Victor H. Elbern: Abraham. In: Lexikon für Theologie und Kirche, Bd. 1. Freiburg 1957, Sp. 56 – 59, hier Sp. 61.
2 Die Religion in Geschichte und Gegenwart. Handwörterbuch für Theologie und Religionswissenschaft, Bd 4. Tübingen 1960, S. 867 – 868.
3 LCI 1, 1968, S. 27.
4 Atlas zur Kirchengeschichte. Die christlichen Kirchen in Geschichte und Gegenwart (bearb. von Jochen Martin). Freiburg i. Br. 1970, S. 51. – Vgl. Gm 580 (Strigel).
5 Kat. München, BSTGS, 1963, S. 35, Inv.Nr. 11 (signiert und datiert 1536).

Kat. Schleißheim 1810, Nr. 1714. – Kunstblatt 1829, Nr. 81, S. 323, Nr. 32. – Moritzkapelle 1829 – 1846, Nr. 32. – Waagen 1843, S. 177, Nr. 32. – Lotz 2, 1863, S. 337, Nr. 42. – Parthey 1, 1863, S. 563. – Moritzkapelle 1878 u. 1880, Nr. 44. – Kat. 1882, Nr.76; 1885, Nr. 76; 1893, Nr. 80. – Braune 1909, Nr. 93. – Graefe 1909, S. 49, Abb. 24. – Winkler 1923, S. 366. – Winkler 1924, S. 384 – 385. – Schubert 1971, S. 321 – 328, Abb. 228.

Bruegel, Pieter der Jüngere oder Jan der Ältere

Werkstatt

BAUERNHOCHZEIT IM FREIEN

um 1590

Eine bunte, fröhliche und auch berauschte Gesellschaft feiert die Hochzeit zweier aus ihrer Mitte. Im Hintergrund links vor einem zwischen Bäumen aufgespannten Tuch sitzt mit gefalteten Händen die Braut an einem Tisch. Herandrängende umringen sie, um ihr Geld und Geschenke zu überreichen, während eine Amtsperson die Hochzeitsgaben notiert. Im Vordergrund links spielen zwei Dudelsackpfeifer vier bäuerlichen Paaren zum Tanz auf. Im Mittel- und Hintergrund eine große Zahl feiernder Männer und Frauen. Rechts eine Häuserwand und Bäume.

Eichenholz (Quercus), 34 x 43 cm – Auf der Rückseite Klebezettel »Buracco arigi / nale Tedesco / Del Bruggher«, darunter mit Bleistift »Pierre Brueghel le Vieu[x]«. Auf dem Parkett mit rotem Stift »96«, mit brauner Tinte »Gm 986«, mit weißer Farbe »Gm. 96«.

Gm 96. Erworben 1904 bei Julius Böhler, München.

Einzelbrett, Maserung horizontal. Stärke auf 0,3 cm gedünnt und mit gleich starker Eichenplatte aufgedoppelt. Alter Schädlingsbefall bei beiden Brettern, offenbar wurde minderwertiges Splintholz mitverwendet. Zwei durchgehende, spätere Risse in der Mitte mit geringen Niveauunterschieden verleimt. Format allseitig beschnitten, Ecken nach der Parkettierung gerundet. – Rückseite: Aus der Hilfsplatte vermutlich vor der Aufdoppelung rechts großes kugelfischförmiges Zeichen ausgestemmt; kunstvoll profiliertes Flachparkett. – Bildseite: Unterzeichnung: Stift; Kontur- und Binnenzeichnung; geringfügige Abweichungen. Weiße streifige Imprimitur, auf der Röntgenaufnahme sich heller abzeichnend. Malerei: Wechselnde Schichtstärke, teilweise durchscheinende Imprimitur. Blaues oder grünes Kleid und blaue oder grüne Schürzen der tanzenden Frauen im Vordergrund verdunkelt, blaues Tuch im Rücken der Braut vergrünt. Grüne Farbe der Blätter verbräunt. – Restaurierung: 1988 Abnahme von vergilbtem Firnis, Übermalungen und alte Kittungen; ausgebrochene Malschicht entlang der Risse und kleinteilige Malschichtverluste restauriert. AB

Zu beiden Seiten der Braut wachen zwei Frauen, vermutlich Mutter und Schwiegermutter, über die Gaben. Vielleicht ist hier die Tradition des sogenannten »Mahlgeldes«, das die Hochzeitsgäste für die Verpflegung zahlen, dargestellt. Von hinten wird über die Köpfe hinweg ein sogenannter »Kackstuhl« gebracht, ein deutlicher Hinweis auf den Nachwuchs. Die Tanzenden sind einäugig, geil, betrunken oder debil, wobei die körperlichen Gebrechen als Zeichen ihrer Sündhaftigkeit gedeutet werden können. Trinkende, Küssende, der Blick in einen leeren Weinkrug, sich an der Hausmauer erleichternde Männer, eine ihr Oberkleid beim Tanz hebende Frau und die Schamkapseln der tanzenden Männer verweisen auf Unmäßigkeit und Zügellosigkeit. Der Dudelsack ist zudem erotisch zu deuten. Ein abseits stehender Zuschauer betrachtet mit auf dem Rücken verschränkten Armen das Treiben. In der Detroiter »Bauernhochzeit im Freien« von Pieter Bruegel d. Ä. wurde er als der sich vom Treiben distanzierende Künstler interpretiert[1]. Die Teilnahme an Festen überliefert Lomazzo bereits für Leonardo. Sie wurde zum Topos, mit dem das Naturstudium als Grundlage künstlerischer Erfindungskraft bezeichnet wurde[2]. Über die ikonographische Bedeutung der Bauernfeste und -hochzeiten herrscht Uneinigkeit. Nach Alpers zeugen die Bilder von einer positiven Einschätzung der Bauern, deren Feste die Bürger und Hofleute nachweislich

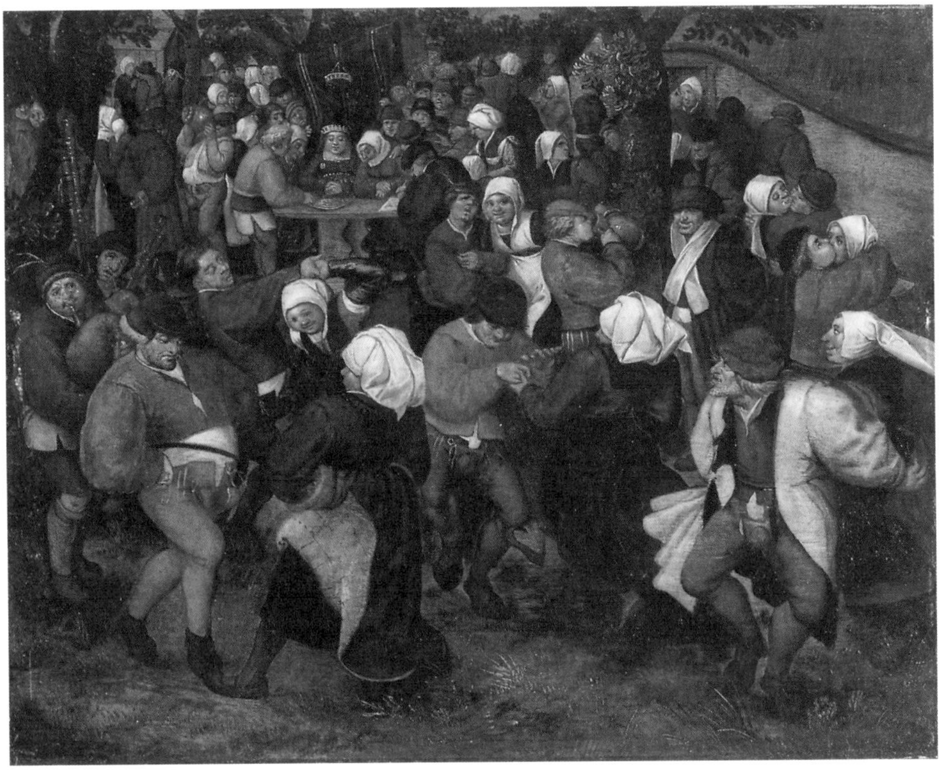

Gm 96

gerne besuchten. Die drastischen Schilderungen wären demnach realistisch und durch den Festanlaß gerechtfertigt. Die Bilder könnten zur Belustigung, und zur Erinnerung an schöne Feste gedient haben[3]. Miedema und Stechow gehen hingegen von einer grundsätzlich negativen Einschätzung der Bauern durch die Zeitgenossen aus. Die z.T. drastischen Details, die nach Abnahme der Übermalungen sowohl bei Gm 96 als auch bei der Restaurierung des Detroiter Bildes festgestellt wurden, unterstützen diese These. Darstellungen von Bauernfesten sind demnach als Mahnungen vor Todsünden, Sittenverfall und Unmäßigkeit, als Lehrstücke mit einer didaktischen Aufgabe anzusehen[4]. Raupp bestätigte die negative Einschätzung von Bauern, verweist jedoch auf eine autonome Bildtradition, die unabhängig von der persönlichen Einschätzung des Künstlers aufgegriffen wurde[5]. Die Komposition von Gm 96 basiert auf dem Detroiter »Hochzeitstanz im Freien«, von dem eine vereinfachte Kaltnadelradierung von Pieter van der Heyden existiert[6]. Zahlreiche Fassungen der Bruegelsöhne, Pieter d.J. und Jan d.Ä., lassen sich spiegelbildlich oder in gleicher Anordnungen auf diese Graphik zurückführen. Pieter d.J. variierte das Thema der Bauernhochzeit im Freien noch 58 Jahre nach dem väterlichen Bild, was auf die Beliebtheit und Aktualität des Sujets hinweist. Auflistungen der kleinformatigen, auf Holz gemalten Bilder finden sich bei Marlier und Glück. Marlier kennt 29 Beispiele des Themas von Pieter d.J., von denen nur 8 signiert und datiert sind – jedoch nicht Gm 96. Auch bei Glück ist Gm 96 nicht aufgeführt, obwohl es sich qualitativ mit den genannten Bildern messen kann. Größte Ähnlichkeit hat Gm 96 mit der Fassung in Bordeaux, die Jan Bruegel zugeschrieben wird[7]. Die Zuschreibungen stellen ein großes Problem dar. Nach Glück wäre »eine eigene Untersuchung... notwendig, um die verwickelte Frage dieser Gruppe von Bruegels Kompositionen zu lösen.«[8]

Im Anzeiger von 1904 erscheint Gm 96 als Ankauf eines Bildes von Pieter Bruegel d.Ä., bei Braune 1909 als stark restauriert und »Richtung von Pieter Bruegel dem Älteren«. Aufgrund seiner malerischen Qualität ist Gm 96 als ein eigenhändiges Werk eines der Bruegelsöhne denkbar und um 1590 zu datieren.

1 Institute of Arts, Detroit, 119,3 x 157,5 cm, datiert 1566; vgl. Ernst Scheyer: The wedding dance by Pieter Bruegel the elder in the Detroit Institute of Arts: its relations and derivations. In: Art Quarterly, Bd. 28, 1965, S. 167 – 193.
2 Vgl. Giovanni Paolo Lomazzo: A tracte containing the artes of curious paintinge carvinge and buildinge (übers. Richard Haydocke). Oxford 1598. Nachdruck: Westmead 1970, 2. Buch, S. 2 – 3. – Vgl. Alpers 1972/73, S. 165.
3 Wie Anm. 2; vgl. Alpers 1978/79, S. 47. Sie beruft sich dabei auf van Mander, S. 255 – 262.
4 Vgl. Wolfgang Stechow: Pieter Bruegel the elder. New York 1968, S. 104.
5 Raupp 1986 weist eine unabhängige Bildtradition ab dem 15. Jahrh. von Bauernsatiren in Deutschland und den Niederlanden als Grundlage nach.
6 Ob die Stichvorlage eine Zeichnung oder das Gemälde war, ist nach Raupp nicht mehr nachzuweisen; vgl. Raupp 1986, S. 231 – 233.
7 Bordeaux, Musée des Beaux-Arts, Inv.Nr. 103, Abb. bei Klaus Ertz: Jan Brueghel der Ältere (1568 – 1625). Die Gemälde mit kritischem Œuvrekatalog. Köln 1979, S. 460, 563.
8 Glück 1932, S. 102.

Anzeiger, 1904, Nr. 1, S. 4. – Braune 1909, Nr. 96. – Lit. zu Vergleichsbildern: Glück 1932, S. 102 – 103. – Ausst. Amsterdam u. Wien 1935: Die jüngeren Brueghel, S. 5 – 7. – Stridbeck 1956, S. 214 – 220. – Ausst. Brüssel 1959: Exposition de tableaux de maitres flamands, o. S. – Marlier 1969, S. 186 – 204. – Tolnay 1969, S. 357 – 359. – Alpers 1972/73, S. 163 – 176. – Miedema 1977, S. 205 – 219. – Alpers 1978/79, S. 46 – 50. – Ausst. Brüssel 1980: Bruegel, S. 151. – Raupp 1986, S. 223 – 244. – van Haeften 1994, Nr. 7.

Coecke van Aelst, Pieter

Geboren am 14. Aug. 1502 in Aelst bei Antwerpen, gestorben am 6. Dez. 1550 in Brüssel. Flämischer Maler, Bildhauer, Architekt, Glasmaler, Zeichner für Teppichkartons und Kunstschriftsteller. 1517 – 1521 Schüler von Bernart van Orley in Brüssel. 1527 Meister in Antwerpen. Reisen führten ihn nach Italien mit einem längeren Aufenhalt in Rom und 1533 – 34 nach Konstantinopel. Vor 1534 Hofmaler Kaiser Karls V.

Linker und rechter Flügel eines Altars, um 1535–40

DREI JÜNGLINGE IM FEUEROFEN

Im Mittelgrund ein Kreis von Zuschauern um den Feuerofen, in dem die unversehrten Jünglinge sich einem Engel entgegenstrecken. Durch die Hitze der Flammen stürzen die Schergen zu Boden. Im Vordergrund empfängt Nebukadnezar den Bericht des wunderbaren Vorgangs. Linker Flügel, Innenseite.

JONAS IN DER KÜRBISLAUBE

Der Prophet sitzt, mit einem bunten Lendentuch bekleidet, unter einer Laube von Flaschenkürbissen. Er wendet sich zur Hafenstadt Ninive rechts im Hintergrund. Linker Flügel, Außenseite.

Eichenholz (Quercus), 108,9 x 41,8 cm – Auf der Außenseite Klebezettel BStGS Inv.1905, Nr.2119.

Gm 91. Leihgabe der Bayer. Staatsgemäldesammlungen, Inv. Nr. 5392. – Aus Mannheim, Galerie, Nr.736 – Schleißheim, Gemäldegalerie – BSTGS Inv.1822, Nr.1366, 1905, Nr.2119 – Ab 1831 ausgestellt in Nürnberg, Burg – 1840 Moritzkapelle – 1882 GNM.

JONAS WIRD VOM SEEUNGEHEUER AUSGESPIEN

Der Prophet kniet mit zum Gebet erhobenen Händen an einem steilen Ufer. Ein buntes Lendentuch ist um seinen Körper geschlungen. Hinter ihm das weit aufgerissene Maul eines großen Fisches, der ihn soeben an Land gespien hat. Im geöffneten Himmel erscheint oben rechts Gottvater in einem Lichterkranz. Auf dem Wasser wird Jonas aus dem mit dem Sturm kämpfenden Schiff geworfen. Im Hintergrund die Hafenstadt Ninive. Rechter Flügel, Innenseite.

DIE BÜSSENDEN BEWOHNER VON NINIVE

Figurenreiche Szene klagender Menschen vor den Mauern der Stadt Ninive. Im Hintergrund Gebirge und Flußtal. Rechter Flügel, Außenseite.

Eichenholz (Quercus), 109 x 42,3 cm – Auf der Außenseite Klebezettel BStGS Inv.1905, Nr.5668.

Gm 92. Leihgabe der Bayer. Staatsgemäldesammlungen, Inv.Nr. 2120. – Bis 1811 in Bamberg – Ab 1840 ausgestellt in Nürnberg, Moritzkapelle – 1882 GNM.

Stärke 0,3 – 0,4 cm. Ehemals geschweifter oberer Abschluß bis auf 4 – 6 cm abgeschnitten und durch Zwickel in Eichenholz zum Rechteck ergänzt. Kante bei Gm 91 rechts unten, bei Gm 92 links unten 4 bzw. 6 cm breit abgebrochen. – Außenseiten: Tafeln im Nutrahmen grundiert und bemalt, Grundier- und Malkanten seitlich und unten vorhanden. Grundierung: Dünn. Unterzeichnung: Keine erkennbar. Malerei: Pastos bei den Bergen und im Himmel. Frühschwundrisse in der oberen Bildhälfte. Zahlreiche Abplatzungen der Malschicht, vorwiegend in der unteren Hälfte, ohne Kittung breit retuschiert. Farbigkeit durch Schmutz- und Firnisreste, vor allem in den Vertiefungen, verdunkelt; Kerben. – Innenseiten: Grundier- und Malkanten seitlich und unten vorhanden. Unterzeichnung: Vermutlich Kohlestift, Kontur- und Binnenzeichnung; Linien mit wässrigem Medium nachgezeichnet; teilweise zur Schattenbildung verwischt. Malerei: Malschichtausbrüche wie Außenseiten, partiell blank liegendes Holz. Hochstehende Malschicht entlang der Jahrringe. Innenseiten mit größerer Sorgfalt als Außenseiten restauriert.

Gm 91: 2 Bretter, Breiten von links oben 28,8, 12,8 cm, unten 28,7, 13,1 cm. Fuge neu verleimt. – Außenseite: An der Fuge oben offener Dübelkanal; Dübel von der Außenseite her flach eingesetzt, vorstehende Wölbung bündig zum Brett abgeschnitten. Firnis vergilbt. Reinigungsprobe am Knie. – Innenseite: Unterzeichnung: Anstelle der Kleider gelegentlich Rüstungen, so bei dem links hinter Nebukadnezar stehenden, barfüßigen Mann, der einen kurzen Waffenrock trägt und bei der Rückenfigur am rechten Bildrand. Engel über den drei Jünglingen im Feuerofen mit Flügeln und Nimbus. Malerei: Die Gewandmuster Nebukadnezars schablonenmäßig über die Falten hinweg. Farben in den Brauntönen frühschwundkrakeliert, hier Verputzungen.

Gm 92: 2 Bretter, Breiten von links oben 13,6, 29,0 cm, unten 13,5, 28,5 cm. Langer Riß neben der Fuge. – Außenseite: Farben gerunzelt. Reinigungsproben im Himmel. Firnis über den hellen Farben entfernt. – Innenseite: Unterzeichnung: Kopf des Jonas expressiv. Malerei: Alte Firnisse. AB

Die linke Innenseite zeigt das Wunder der drei Jünglinge im Feuerofen, die aufgrund ihrer Verweigerung des Götzendienstes vor Zuschauern von Nebukadnezar verbrannt werden sollen, doch unversehrt bleiben (Daniel 3). Ein Engel in den Rauchschwaden breitet schützend seine Arme über sie. Die Schergen stürzen von der Wucht der Flammen zu Boden. Die gedrehte Körperhaltung des Herrschers drückt erschrecktes Erkennen aus. Nebukadnezar wird durch das Wunder von Jahwe als dem wahren Gott überzeugt. Auf der rechten Innenseite dankt Jonas Gottvater für seine Errettung[1]. Nach drei Tagen Todesfurcht hat er sein Leben wiedererlangt (Jonas 2, 1 – 11), wie auch Christus nach drei Tagen von dem Reich der Toten aufersteht. Im Hintergrund ein Schiff[2] in schwerem Wetter, von dem Jonas als Opfergabe herunter und in ein Fischmaul geworfen wird. Im Hintergrund eine Küstenstadt mit detaillierter Schilderung des Hafens mit Kaimauer und Leuchtturm oder Seezeichen. Am Himmel breitet Gottvater im Lichtkranz seine Arme schützend über Jonas. Die Hauptfiguren der Seitenflügel sind auf das hier fehlende Mittelbild bezogen. In Karlsruhe, Staatl. Kunsthalle, befindet sich ein fast identischer Flügelaltar, bei dem die Außenseiten fehlen, doch das Mittelbild mit der Auferstehung Christi erhalten ist[3]. Über die gesamte Innenseite zieht sich eine einheitliche Landschaft in unter-

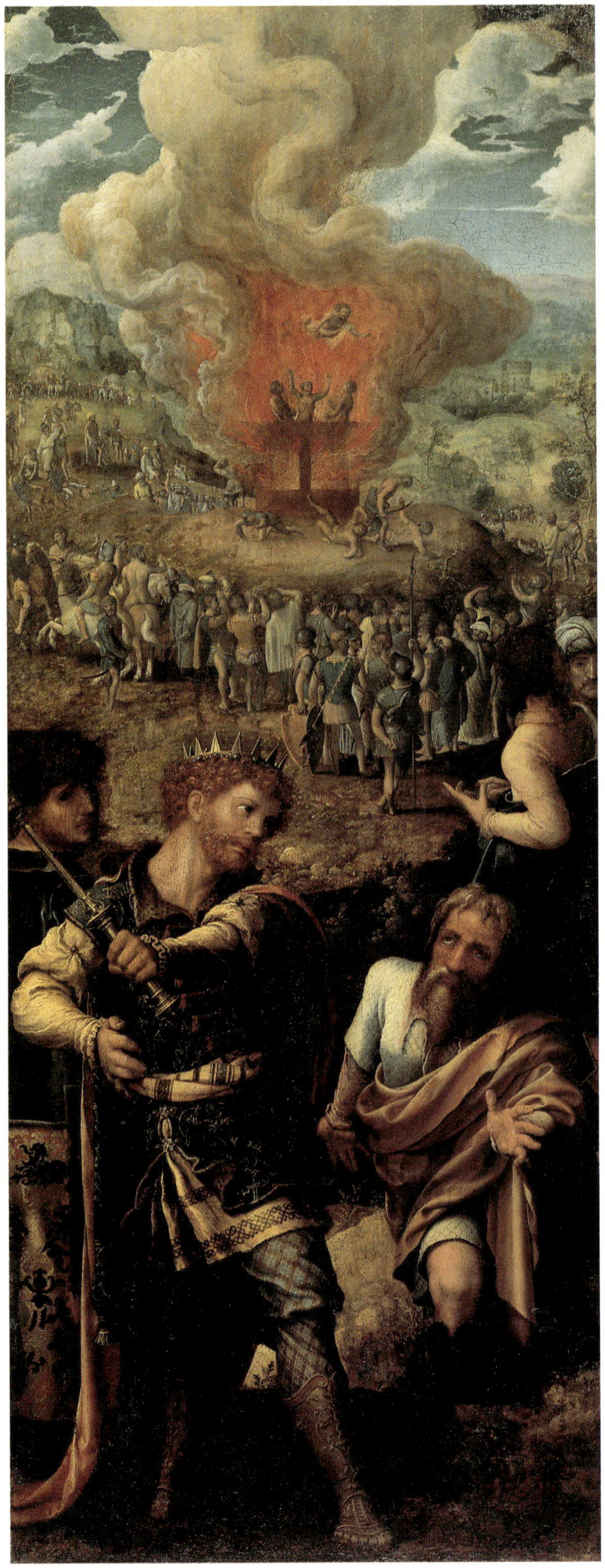

Gm 91

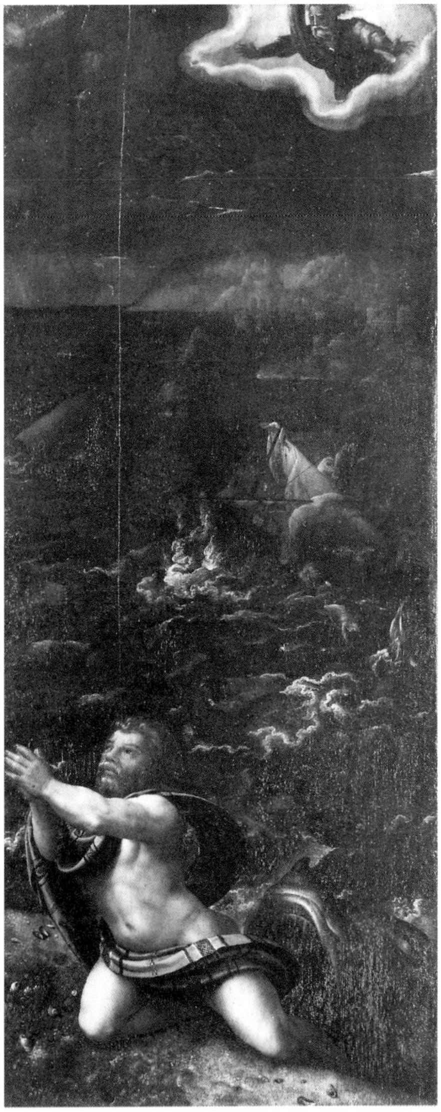

Gm 92

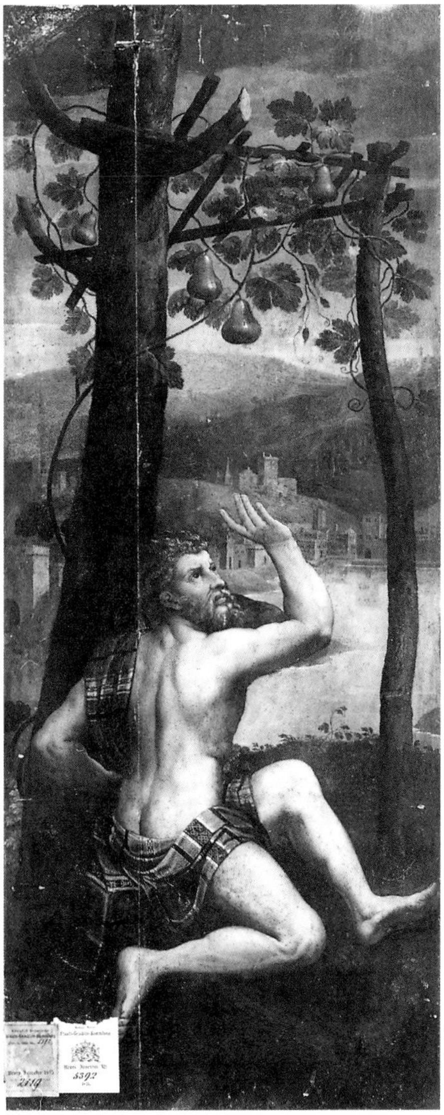

Gm 91

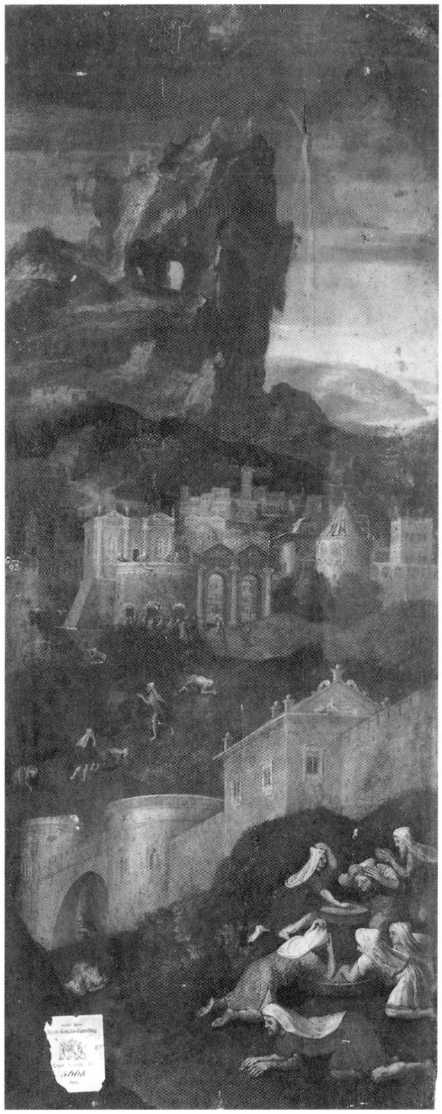

Gm 92

schiedlichem Tageslicht, das symbolisch zu deuten ist: Nebukadnezar steht im Morgen, die Auferstehung geschieht im hohen Mittagslicht und die Jonastafel zeigt die Nacht. Während der heidnische Herrscher Nebukadnezar sich noch zum wahren Glauben durchringen muß, ist der Prophet Jonas betend zum Auferstandenen ausgerichtet. Beide alttestamentarischen Szenen werden als Präfigurationen der Auferstehung gedeutet. Die Außenseiten führen die Jonasgeschichte weiter. Gm 91 zeigt Jonas unter der schattenspendenden Kürbislaube sitzend, in Betrachtung der verschonten Stadt Ninive[4]. Die schnellwachsende Kürbispflanze dient als Ersatz für den, dem Maler wohl unbekannten, Rizinusstrauch der biblischen Erzählung. Die Außenseite von Gm 92 zeigt Ninive mit den klagenden und büßenden Juden, die in Sackleinen gekleidet vor der Stadtmauer Asche auf ihr Haupt streuen. Am Fuße eines mächtigen, bizarr geformten Felsens drängt sich die Stadt im antiken Stil. Fassaden und Eingänge sind mit Pfeilern und Giebeln bekrönt. Nach Jonas 3, 1-10 verschont Gott Ninive aufgrund der aufrichtigen Buße von Volk und Herrscher vor der Vernichtung. Im Hintergrund öffnet sich der Blick in ein weites Flußtal. In geschlossenem Zustand ergeben auch die Außenseiten eine durchgehende Landschaft, wie schon Marlier 1966 feststellte. Malweise und Detailfreude kommen aus der niederländischen Tradition, die z.T. manierierten Körperdrehungen und -verkürzungen verweisen auf Italien, das Coecke, von seinem Lehrer Bernart van Orley beeinflußt, bereist hatte. Die starke Modellierung der Körper durch Licht und Schatten setzt anatomische Studien voraus. Direkte Übernahmen sind nicht nachweisbar, doch die Kenntnis der Stanzen Raffaels, insbesondere für das Wunder der Jünglinge im Feuerofen, vorauszusetzen. Die fremdländischen (osmanischen?) Stoffe und Kostüme gehen vermutlich auf Coeckes Türkeireise 1533 zurück[5]. Friedländer nannte Ähnlichkeiten mit den türkischen Holzschnitten, die von Coeckes Frau posthum herausgegeben wurden. Bei dem Männerkopf links von Nebukadnezar könnte es sich um ein Selbstporträt handeln[6].

Die Karlsruher Tafeln wurden von Koelitz als Werke des Bernart von Orley angesprochen, Gm 91/92 als spätere Wiederholungen. Diese wurden in den Kat. Schleißheim und Moritzkapelle als Aldegrever, sowie von Waagen 1843 als »manierierte«, an Hemessen erinnernde Spätwerke des Heinrich Aldegrever bezeichnet, in Kat. 1893 als »niederländisch um 1550, in der Richtung des J.v. Hemessen«. Bei Braune 1909 dem in Antwerpen tätigen Jan van Hemessen zugeschrieben. Baldass konnte sich mit der Einschätzung nicht durchsetzen, die Nürnberger Tafeln seien die originalen Fragmente eines Altars, dessen Mittelteil nur noch durch die verkleinerte Karlsruher Kopie überliefert sei, denn Wescher (1928) erklärte die Karlsruher Fassung als qualitätsvoller und damit für ein eigenhändiges Werk Coeckes. Er wurde darin von Friedländer 1935 bestätigt. Marlier (1966) diskutierte die Zuschreibung an Hemessen, die er durch die Hell-Dunkel-Effekte, den warmen Fleischton der Köpfe im Vordergrund und durch die Farbigkeit bei Gm 91/92 bestätigt fand, schrieb diese aber schließlich Coecke zu: »Ohne das Karlsruher Bild würde niemand die Flügel im Germanischen Nationalmuseum Coecke zuschreiben, man hat an der Zuschreibung an Jan v. Hemessen festgehalten und hinzugefügt, daß dieser Jan von Amstel für die kleineren Figuren im Feuerofenbild hinzugezogen habe. Doch: Es ist ein Werk Coeckes, wie auch das Karlsruher Bild«. Der Karlsruher Altar galt seither als ein Hauptwerk Coeckes, die Nürnberger Tafeln als eigenhändige Repliken. Seit der Restaurierung zeigen die Karlsruher Tafeln wieder das ursprüngliche Format mit geschweiftem oberem Abschluß, wie es auch an den stark beschnittenen Tafeln Gm 91/92 noch zu erkennen ist. Neben kleineren Unterschieden in den Hintergründen fallen insbesondere die Abweichung im Gesicht des Nebukadnezar und des als Selbstporträt angesprochenen linken Mannes auf. Durch Infrarot-Untersuchungen der Karlsruher Tafeln konnte nachgewiesen werden, daß in beiden Fällen die Unterzeichung der Nürnberger Fassung entsprach. Erst in der Ausführung wurde der etwas vulgäre, geöffnete Mund des Königs in einen geschlossenen Mund, bzw. der junge Mann in einen zahnlosen Alten verändert. Insgesamt konnte beobachtet werden, daß die Nürnberger Tafeln eine freie, noch suchende Unterzeichung aufweisen, während auf den Karlsruher Tafeln nur die Konturen festgelegt wurden[7]. Die höhere künstlerische Qualität der Nürnberger Tafeln, die differenzierter und mit größerer Detailfreude gemalt sind, bestätigt Baldass. Die Provenienzen der beiden Altäre verweisen nach Rastatt bzw. Mannheim, d.h. auf zwei nah beieinanderliegende fürstliche Sammlungen. Es ist daher naheliegend, in dem Karlsruher Altar, der seit 1691 nachweisbar ist, eine verkleinerte und reduzierte Kopie, evtl. auch eine Werkstattwiederholung zu sehen. Schubert stellte eine Arbeitsteilung bei den Nürnberger Tafeln fest. Die Innenseiten sind demnach eigenhändige Werke von Coecke, mit Ausnahme der vielfigurigen Szene der drei Jünglinge im Feuerofen, die er überzeugend als Werk des sogen. Braunschweiger Meisters ansprach, eines »Spezialisten für Landschaft mit kleinen Figuren«. Die schwächere Qualität der Außenseiten wird durch die Mitwirkung der Werkstatt, in der seit 1529 Willem van Breda, seit 1539 Colyn van Nieucastel und der spätere Schwiegersohn Pieter Bruegel d.Ä. arbeiteten, erklärt.

1 Eine ähnliche Figur wie Jonas am Ufer findet sich an zentraler Stelle auf einer Vorzeichnung für die Tapisserie »Zug durch den Jordan«; vgl. Ausst. Kat. Schloß Halbturn, 1981: Tapisserien der Renaissance. Nach Entwürfen von Pieter Coecke van Aelst (bearb. von Rotraud Bauer und Jan Karel Steppe), S. 23.

2 Das Rahsegel des vorderen Mastes ist mit der Rah an Deck gegeben. Das Großsegel wird gerade an Deck gefiert, das Segel ist aufgegeit und wird von einem Mann in der steuerbord Rahnock aufgetucht. Sein Bein ragt aus dem Segel hervor. Ein weiterer Seemann steht auf der Rah am Mast. Es handelt sich um ein dreimastiges Seeschiff, eine Holk oder Karacke modernen Typs, wie sie zu dieser Zeit gängig war. Am Großmast über dem Großsegel ist eine weitere Rah mit aufgetuchtem Segel angebracht. Zwei, bzw. vier Wappenschilder sind am Achterkastell und am Vorderkastell befestigt. Außerdem zwei moderne zweimastige Fahrzeuge mit zwei Lateinersegeln, wie sie in Mittelmeerländern üblich waren. Ein weiteres Fahrzeug mit aufgeblähtem Segel, hinter dem deutlich Kielwasser erkennbar ist. Freundl. schriftl. Mitteilung Boye Meyer-Friese, Hamburg, 23. Okt. 1996.

3 Inv.Nr. 153; Kat. Staatl. Kunsthalle Karlsruhe 1988: 150 Gemälde vom Mittelalter bis zur Gegenwart, S. 60 mit Abb.

4 In Kat. 1885 als Jonas unter der Feigenlaube. Zur Ikonographie des Kürbis vgl. auch Gerd Heinz Mohr: Lexikon der Symbole. Bilder und Zeichen der christlichen Kunst. München 1988, S. 173. – George Ferguson: Signs and Symbols in Christian Art. New York 1954, S. 37.

5 Vgl. Otto Benesch: The Orient as a Source of Inspiration of the Graphic Arts of the Renaissance. In: Festschrift für Friedrich Winkler. Berlin 1959, S. 248 – 249.
6 Vgl. Ausst.Kat. Schloß Halbturn (wie Anm. 1), S. 14.
7 Dr. Dietmar Lüdke, Kunsthalle Karlsruhe, danke ich für die freundliche Unterstützung bei den Untersuchungen.

Kat. Schleißheim 1810, Nr. 1714 (Gm 91). – Kunstblatt 1831, S. 235, Nr. 23 (Gm 91). – Moritzkapelle 1840 – 1846, Nr. 156, 157. – Waagen 1843, S. 213, Nr. 156, 157. – Parthey 1, 1863, S. 15, Nr. 2, 3. – Moritzkapelle 1878 u. 1880, Nr. 9, 10. – Kat. 1882, Nr. 74, 75; 1885, Nr. 74, 75; 1893, Nr. 78, 79. – Kat. Karlsruhe, Großherzogl. Kunsthalle, o. J., Nr. 153 (bearb. Karl Koelitz). – Braune 1909, Nr. 91, 92. – Wescher 1928, S. 27 – 29. – Baldass 1929-30, S. 218. – Friedländer 12, 1935, S. 63, 181. – Ausst. Brüssel 1963: Le siècle de Bruegel, Nr. 79 (bearb. Georges Marlier). – Marlier 1966, S. 277 – 278. – Kat. Karlsruhe, Staatl. Kunsthalle, 1966, Nr. 153 (bearb. Jan Lauts). – Schubert 1970, S. 196 – 198. – Friedländer 12, 1975, S. 32 – 37, 104, Tf. 75. – Ausst. Karlsruhe 1992: Christus und Maria, S. 198 – 203.

Massys, Jan

Kopie

DER HL. HIERONYMUS

um 1550

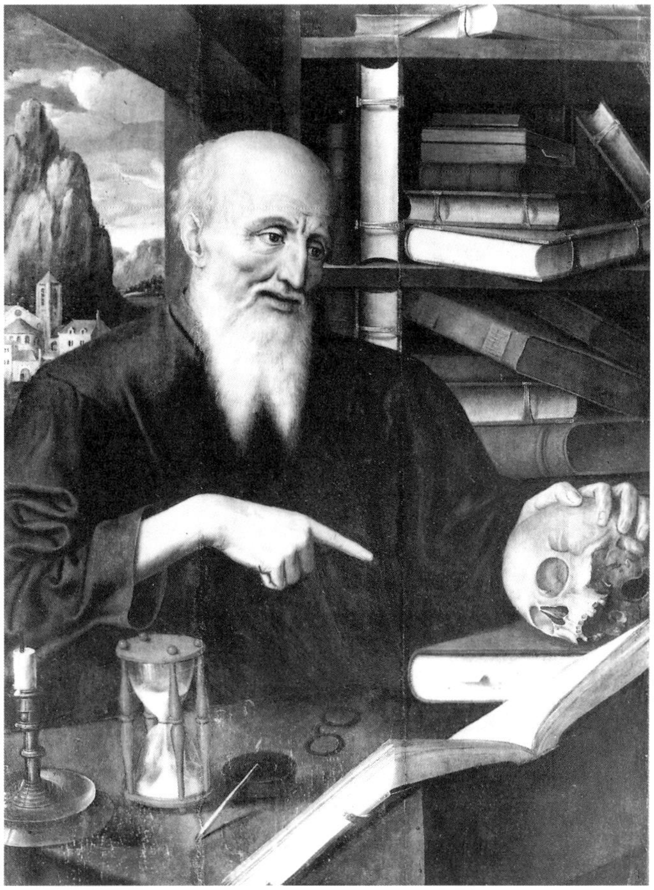

Gm 59

Der Heilige sitzt als Halbfigur hinter einem Tisch in seiner Zelle. Auf dem Studiertisch liegen Bücher, Leuchter, Stundenglas, Schreibzeug, Binokel und Lesepult. Mit der rechten Hand weist er auf einen Totenkopf, den er mit der linken umgreift. Im Hintergrund ein überquellendes Bücherregal, links ein Fensterausblick auf eine Felsenlandschaft mit Kirche.

Eichenholz (Quercus), 102,3 x 73,9 cm – Auf der Rückseite mit weißer Farbe »Gm 59«.

Gm 59. Erworben als Geschenk 1894 (ZR.Nr. 1894/10382) aus dem Vermächtnis des Großhändlers Georg Arnold, Nürnberg.

3 Bretter, Breiten von links oben 23,1, 21,5, 29,3 cm, unten 23,5, 22,2, 28,0 cm. Stärke auf 0,3 – 0,5 cm gedünnt. Bretter neu verleimt. Format rechts beschnitten. – Rückseite: Kanten abgefast; Sägespuren. Ehemals je eine ca. 10 cm breite Querleiste oben, Mitte und unten zur Stabilisierung aufgeleimt. Riß links unten und Fugen seit der Dünnung mit Holzklötzchen gesichert. – Bildseite: Tafel außerhalb eines Rahmens grundiert und bemalt. Unterzeichnung: Keine erkennbar. Weiße Imprimitur. Malerei: IRR und Röntgenbild zeigen mit Ausnahme im Gesicht gerissene Farbfilme, Malschichtverluste und eine nahezu geschlossene Übermalung. Das Gesicht original. Mikroskopisch zeigt sich ein gleichmäßiges Alterskrakelee, so daß mit einer sehr frühen, vielleicht originalen Überarbeitung gerechnet werden muß. AB

Der Hl. Hieronymus war Kardinal und Kirchenvater, Büßer und gelehrter Bibelübersetzer[1]. Auf die enge Verbindung der niederländischen Humanisten zu dem Heiligen verweist Hand[2]. Das Halbfigurenbild des über einen Totenschädel sinnierenden und auf ihn weisenden Gelehrten steht in der Tradition von Dürers Hieronymus-Bild (1521, Lissabon, Museu Nacíonal de Arte Antiga), das »... von den Niederländern, vor allem Joos van Cleve ... und Jan Massys, zu einem der beliebtesten und an Attributen reichen Vanitasbildern umgestaltet [wurde]«[3]. Stundenglas, erloschene

Kerze, der über den Tischrand reichende Leuchter und der Totenschädel sind Zeichen der Vergänglichkeit. Das Augenglas ist zum einen auf die überlieferte Augenschwäche des Heiligen zu beziehen, zum anderen sein Attribut seit Ghirlandaios Fresko in der Kirche Ognissanti in Florenz aus dem Jahr 1480[4]. In dem aufgeschlagenen Buch ist die Zeichnung eines Mannes zu erkennen. Der Heilige hinter dem schräg gestellten Tisch, der Landschaftsausblick zur Linken und das Bücherregal mit den gekippten und aus dem Regal herausragenden Folianten, wie auch das schräg auf dem Tisch liegende Buch mit dem Merkzettel scheinen dem Apostel Paulus von Jan Massys entlehnt, während der Blick in den zur Seite gelegten Schädel, auf den der Heilige wie bei Dürer weist, an den Wiener Hieronymus erinnert, ohne jedoch diese Vorbilder zu erreichen[5].

Gm 59 wurde 1894 als »alter Mann auf einen Totenkopf weisend, von Penz« inventarisiert. Bei Braune 1909 mit dem Hinweis, daß es bisher »wohl zu Unrecht G. Pencz« zugeschrieben war, als niederdeutsch um 1550 eingeordnet[6]. Baudouin erkannte die Nähe zu Jan Massys[7]. Die freie Kopie nach Jan Massys ersetzt das darunter liegende, frühzeitig zerstörte Hieronymus-Bild.

1 Zur Biographie vgl. Gm 205, »Hl. Hieronymus« von Pencz.
2 John Oliver Hand: Saint Jerome in his Study by Joos van Cleve. In: A Tribute to Robert A. Koch. Studies in the Northern Renaissance. Princeton 1994. S. 53 – 61, hier S. 59: »The numerous and varied depictions of Saint Jerome by Joos and other Netherlandish artists point up the saint's importance to the intellectual and spiritual environment of northern Europe from the late fifteenth to the early sixteenth century. A major factor in this process was the interest taken in Jerome by the Dutch scholar and humanist Erasmus of Rotterdam.«
3 Vgl. Gmelin 1966, S. 68.
4 Vgl. Heinz Herbert Mann: Augenglas und Perpektiv. Studien zur Ikonographie zweier Bildmotive. Berlin 1992, S. 69.
5 BStGS, Inv.Nr. 1420; Kunsthistorisches Museum, Wien, Inv.Nr. 966; vgl. Friedländer 13, 1975, Abb. 32, 31.
6 Tatsächlich schließt ein Vergleich mit dem Würzburger (1545, Martin-von-Wagner-Museum, Kat.Nr. 187) und dem Nürnberger Bild (Gm 205) eine Urheberschaft von Pencz, der sich eng an Dürer orientierte, aus.
7 Laut Eintrag in die Museumsakten freundl. mündl. Auskunft.

Braune 1909, Nr. 59.

Massys, Quentin

Schule

Zwei Flügel eines Triptychons, um 1515-20

ZWEI JUNGE MÄNNER MIT FEDERBARETT UND TURBAN

Halbfiguren. Vorn ein junger Mann mit rotem Federbarett, entblößtem Hals und reichem Gewand aus Samtbrokat, die Rechte am Schwertgriff. Hinter ihm rechts eine Gestalt mit einer Art Turban. Im Hintergrund durch einen ruinösen Spitzbogen Ausblick auf eine Landschaft. Linker Flügel.

Originalrahmen, Eichenholz (Quercus), 61,5 x 17,5 cm – Auf der Rückseite mit blauem Stift »65«, mit weißer Farbe »Gm 82«. Klebezettel Slg. König Ludwig I. von Bayern, 1827, Nr.172«; WAF »H.G.564 (1936) Inv.S.No.266«, darunter links die Nr.82.

Gm 82. Leihgabe des Wittelsbacher Ausgleichsfonds / Bayer. Staatsgemäldesammlungen, Inv.Nr. WAF 564. – Slg. Boisserée, Verz. 1827, Nr. 172 – Slg. König Ludwig I. von Bayern, erworben 1827, I.B. 172 – Ab 1829 ausgestellt in Nürnberg, Moritzkapelle – 1882 GNM.

RITTER MIT SEINEM KNAPPEN

Halbfiguren. Vorn ein bärtiger Ritter mit turbanartiger Kopfbedeckung und goldenem Brustharnisch über gelbem Gewand, ein rotes Banner in der Linken haltend. Hinter ihm links ein jugendlicher Knappe mit rot-schwarzem Barett. Hintergrund Landschaft. Rechter Flügel.

Eichenholz (Quercus), 61,5 x 17,3 cm, Originalrahmen – Auf der Rückseite mit blauem Stift »66«, mit weißer Farbe »Gm 83«. Klebezettel Slg. König Ludwig I. von Bayern, 1827, Nr. 173«; WAF »H.G.565 (1936) Inv.S.No.293«, darunter links die Nr.83«.

Gm 83. Leihgabe des Wittelsbacher Ausgleichfonds / Bayer. Staatsgemäldesammlungen, Inv.Nr. WAF 565. – Slg. Boisseré, Verz. 1827, Nr. 173 – Slg. König Ludwig I. von Bayern, erworben 1827, I.B. 173 – Ab 1829 ausgestellt in Nürnberg, Moritzkapelle – 1882 GNM.

Formate original. – Rückseiten: Glatt bearbeitet; weiß grundiert und in einfacher Weise gelb und rotbraun marmoriert. – Bildseite: Tafeln im Rahmen grundiert und bemalt. Unterzeichnung: Stift; Kontur- und Binnenzeichnung, die Schatten in flüssigen Schraffuren, in den

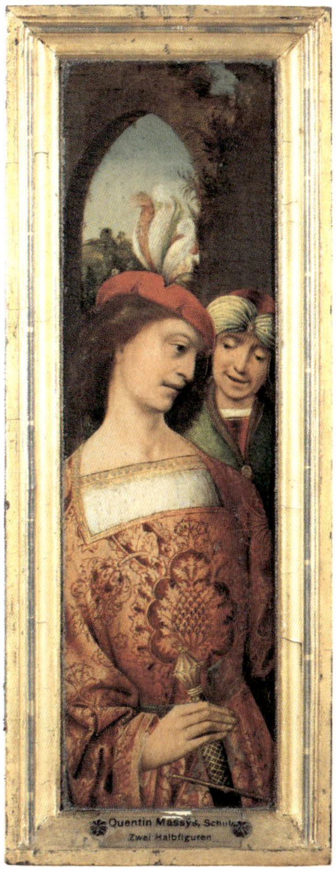

Gm 82

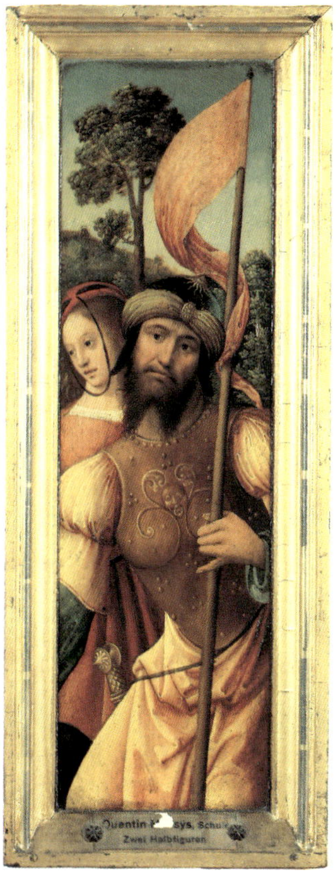

Gm 83

dunkelsten Tiefen Striche häufig überlagert. Weiße Imprimitur. Malerei: Lichter pastos, wodurch Textur vermittelt wird. Alter Firnis. – Rahmen original, Kern aus Eichenholz, Ecken einfach verzapft, bei den Profilen auf Gehrung geschnitten; auf drei Seiten Hohlkehle und Rundstab, unten Wasserschlag. Vergoldung neu.

Gm 82: Stärke ca. 0,5 cm. – Bildseite: Unterzeichnung: Die Finger stärker gebogen. Malerei: Brokat gemalt, Goldfäden mit gelber Farbe imitiert; dunkelrotes Granatapfelmuster schablonenmäßig über die Falten hinweg; Kontur des Musters auf der Schattenseite hellrot reflektierend. Hemdfalten pastos, schwarze Schatten verputzt. Die unter dem Gürtel durchgehende Musterung durchgewachsen.

Gm 83: Stärke ca. 0,7 cm. – Bildseite: Unterzeichnung: Die langen und weit auseinanderliegenden Schraffuren teilweise von abwärts laufenden, großzügigen Zickzacklinien überlagert; Haare länger und lockiger; linkes Auge des vorderen Heiligen weiter unten. Malerei: Pentiment: Untere Handkante während des Malvorgangs vergrößert. AB

Die dominante Hauptfigur wird jeweils an drei Seiten vom Bildrand überschnitten. Die rangniedrigere Begleitfigur steht halb verdeckt auf gleicher Ebene dicht dahinter. Auf Gm 83 hebt sich das jugendliche Gesicht des Knappen gegen das verschattete Gesicht des Ritters im römischen Muskelpanzer hell ab. Auf Gm 82 zieht sich das Granatapfelmotiv des Samtbrokates unabhängig von den Gewandfalten flächig über das Kostüm, die Goldfäden sind gemalt. Die weit geöffneten Augen verweisen auf stille Betrachtung, die geöffneten Münder auf ein Gespräch. Beide Reaktionen sind auf die Szene der Mitteltafel zu beziehen. Eine Bestimmung der Figuren als Heilige ist trotz Schwert und Fahne nicht möglich. Die ruhige Komposition wirkt durch den Ausschnittcharakter spannungsreich.

1827 im Verz. der Slg. Boisserée beschrieben als »Zwey kleine Bilder. Auf jedem zwey Fig., diese scheinen das Gefolg eines Königs vorzustellen. Halbe Fig ... Styl von Calcar.« Auf den Flügeln ist jedoch die Darstellung des Gefolges der Hl. Drei Könige, deren Anbetung des Kindes die Mitteltafel gezeigt hätte, nicht denkbar. In der Moritzkapelle und in Kat. 1882 und 1885 als Herri (met de) Bles, bzw. Art des Herri (met de) Bles (um 1480-1521), 1893 als niederländisch um 1530, bei Braune 1909 als Schule des Quentin Massys, von Firmenich-Richartz als Antwerpener Schule um 1520 bezeichnet. Ein Antwerpener Meister aus dem Umkreis von Quentin Massys ist anzunehmen. Die Figuren nehmen mit ihren eng anliegenden Armen und den gotischen Körperachsen wenig Raum ein. Vergleichbare Tafeln im Wallraf-Richartz-Museum sind Quentin Massys zugeschrieben[1]. Ähnlich ausschnitthafte Halbfiguren finden sich aber auch auf den Flügeln eines Altars von Colijn de Coter[2]. Das kleine, federgeschmückte und geschlitzte Barett spricht für eine Datierung um 1520.

1 Vgl. Kataloge des Wallraf-Richartz-Museums, Bd. 5, Katalog der deutschen und niederländischen Gemälde bis 1550 (Mit Ausnahme der Kölner Malerei) im Wallraf-Richartz-Museum und im Kunstgewerbemuseum der Stadt Köln (bearb. Irmgard Hiller, Horst Vey). Köln 1969, Nr. 852.

2 Vgl. Friedländer 4, 1972, Abb. 102.

Moritzkapelle 1829 – 1846, Nr. 19, 25. – Waagen 1843, S. 174, 176, Nr. 19, 25. – Parthey 1, 1863, S. 125, Nr. 21, 22. – Lotz 2, 1863, S. 337, Nr. 19, 25. – Moritzkapelle 1878 u. 1880, Nr. 30, 31. – Kat. 1882, Nr. 65, 66; 1885, Nr. 65, 66; 1893, Nr. 54, 55. – Braune 1909, Nr. 82, 83. – Firmenich-Richartz 1916, S. 474, Nr. 126/127. – Poensgen 1949, S. 185, Nr. 3a, b. – Goldberg 1995, S. 308, Abb.

Niederlande

Altarflügel, um 1510

HL. GEORG

Der Hl. Georg, auf einem Schimmel reitend, hat sich aus dem Sattel erhoben. Er trägt eine schwarze Rüstung und einen federgeschmückten Hut mit Kinngurt über schulterlangem Haar. Sein erhobenes Schwert ist gegen den von einer zerborstenen Lanze durchbohrten Drachen gerichtet. Dessen Aufbegehren zeigen das aufgerissene Maul und der geringelte Schwanz. Im Mittelgrund rechts die betende Königstochter mit dem Lamm, in der Ferne eine Höhenburg, zwei Wachposten und Reiter. Vermutlich der rechte Flügel eines Altars, Innenseite.

MANN AUF EINER KUGEL SCHWEBEND

Eine ritterliche Gestalt mit Schwert und Federhut steht auf einer schwebenden Kugel über der Öffnung eines sechseckigen Ofens, in dem ein rotes Feuer lodert. Grisaillemalerei vor schwarzem Hintergrund. Vertikales, z.T. eingerolltes Spruchband. Vermutlich der rechte Flügel eines Altars, Außenseite.

Eichenholz (Quercus), 89,1 x 33,5 cm – Innenseite: Auf der Satteldecke in Majuskeln der Humanisten-Antiqua wiederholt die Buchstaben J L, am Saum P·I·V·D·S·R·G·A·M·P·I·V·, am Hals I·U·D·S·R·G·, auf dem Sattel »AVE MOERSPMTOVAE(?)AVS ... AVE(?)GRORVSTKSANO« – Auf der Außenseite in spätgotischen Minuskeln: »Wulps roukeloes sta jc verwaent verheu[=v]en / Ic ben onbeu[=v]reest fel vreemt vã[n] bewinde / De Weerelt heeft wi vast op ghescreven / Die ic schoen van belou[=v]ene vinde«[1]= Verspielt und unbesorgt stehe ich hier hochmütig erhoben / Ich habe vor niemandem Angst und stehe unter keiner Herrschaft / Die Welt hat derjenige fest aufgeschrieben / Den ich so vertrauenswürdig finde.«[2] – Auf der Rückseite mit weißer Farbe »68«. Auf der Rahmenrückseite mit weißer Farbe »Gm 69«.

Gm 69. 1831 Nürnberg, Burg – Vor 1856 als Geschenk an das GNM.

Einzelbrett, Stärke 0,6 cm. Format original. – Außenseite: Tafel im Rahmen grundiert und bemalt. Unterzeichnung: Keine erkennbar. Tafel schwarz gestrichen ohne Aussparungen für die darüber liegende Grisaillemalerei, zahlreiche kleine Ausbrüche lassen den schwarzen Untergrund durchblicken. Beide Füße des Mannes im Zuge des Malvorgangs verkleinert, linker Ärmel an der unteren Kante vergrößert, Rock geringfügig verkürzt. Im oberen Geschoß des alchimistischen Ofens auf den drei sichtbaren Seiten je eine rechteckige, perspektivische Öffnung stumpf in die noch feuchte Farbe geritzt. Malschichtausbrüche über die gesamte Bildfläche, mit Wachs gekittet. – Innenseite: Unterzeichnung: Pinsel; Kontur- und Binnenzeichnung; Kopf des Heiligen stärker geneigt, Hutfedern ausladender; die Pferdebeine mit Stift gezeichnet. Malerei: Pentimenti bei den Pferdebeinen, die vorderen ursprünglich mehr in der Bildmitte, die Hinterbeine im größeren Abstand zueinander. Rote Farbe der gebrochenen Lanze über der rechten Drachenklaue verputzt. – Restaurierung: 1996 lockere Malschicht gefestigt. AB

Der Drachenkampf des Hl. Georg ist in der Legenda aurea des Jacobus de Voragine 1263/73 überliefert[3]. Die Kampfszene ist an allen Seiten durch das schmale Hochformat überschnitten, wodurch eine große Nähe zum Betrachter entsteht. Der Ritter trägt über einem feinen Kettenhemd eine kostbar gearbeitete und mit Edelsteinen verzierte Rüstung. Über dem Brustpanzer ist ein gestreiftes Kreuzband mit dem Georgszeichen (weißes Wappen mit rotem Kreuz) im Zentrum geschnürt. Das feine Gesicht zeigt porträthafte Züge. In Kat. 1882 wurde der Heilige aufgrund der rückseitigen flämischen Inschrift als das Bildnis eines Wulps Roukeloes angesehen. Die Inschriften auf Sattel und Saum könnten Bestandteile, bzw. Abkürzungen von Gebeten sein. Felsiger Boden mit schwachem Pflanzenbewuchs verweist auf die karge und gefährliche Einöde als Ort des Kampfes. Im Mittelgrund wendet sich die Königstochter flehend ihrem Retter zu. Gemeinsam mit dem Schaf sollte sie dem Drachen geopfert werden.

Die Rückseite zeigt Grau in Grau-Malerei, mit der Bildhauerwerke wiedergegeben werden. Nach Grams-Thieme waren Altaraußenflügel der übliche Standort für Grisaillen, die den farbigen Vorderseiten durch Farbigkeit und Thema untergeordnet wurden[4]. In Kat. 1882 wurde die ritterliche Gestalt als Brunnenfigur bezeichnet. Die Darstellung hat eine moralisierende Tendenz, was durch den Text bestätigt wird. Der modisch gekleidete Mann steht leichtfertig auf einer Kugel, die über einem feurigen Abgrund schwebt. Die instabile Position steht im Gegensatz zu der Selbstgefälligkeit des jungen Stutzers, dessen Bedeutung im Umkreis der »Fürst der Welt«-Darstellungen zu suchen ist. Die »unstete« Kugel kann im Zusammenhang mit Vanitasvorstellungen gesehen werden und ist auf Fortuna zu beziehen[5]. Das farbig dargestellte Feuer verweist auf das drohende Höllenfeuer[6]. Der eitle Fürst der Welt vereinigt in sich die Verlockungen der Welt mit der Vergänglichkeit des Menschen, ist also eine mahnende Negativfigur[7], vergleichbar mit Totenschädel und anderen Vanitasmotiven auf Porträtrückseiten[8].

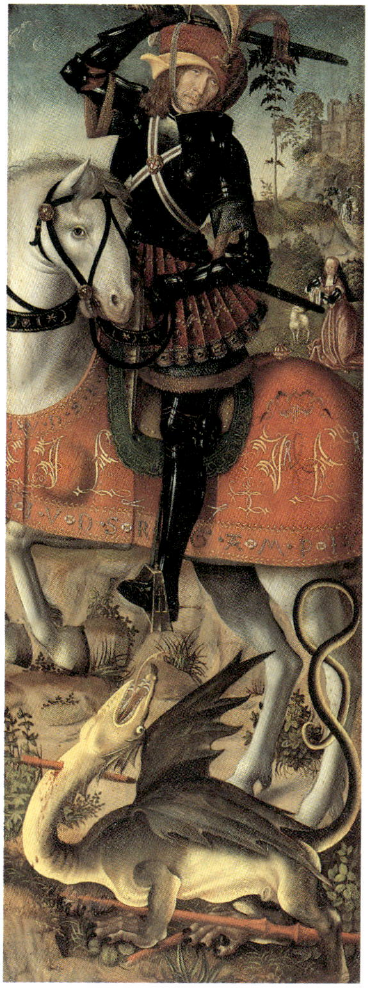

Gm 69

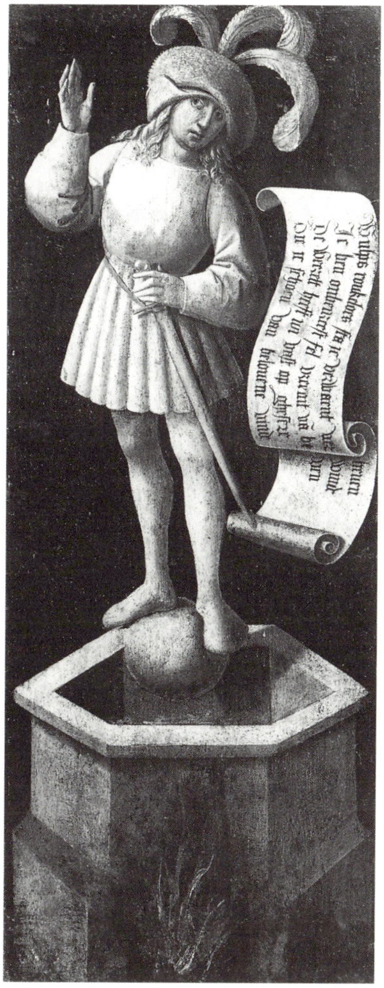

Gm 69

Gm 69 wurde bereits 1856 in den Denkschriften des GNM als eine Arbeit des Joachim Patenier erwähnt. In den Kat. bis Braune 1909 als niederländisch, um 1510-1520.

1 Jan Debast, Erlangen, und Marcia Zaaijer vom Rijksbureau voor Kunsthistorische Documentatie, Netherlands Institute for Art History, danke ich für die Übersetzung des Verses.
2 Marcia Zaaijer bestätigt die Vermutung, daß es sich hier um ein Emblem der Vanitas handelt, bezweifelt jedoch die Gleichzeitigkeit mit der Vorderseite, die um 1510 datiert wird.
3 Dt. Ausgabe von Richard Benz o.J. (1955), S. 300 – 306.
4 Vgl. Marion Grams-Thieme: Lebendige Steine. Studien zur niederländischen Grisaillemalerei des 15. und frühen 16. Jahrhunderts. Köln 1988, S. 3 – 4, 133 – 135.
5 Vgl. Liselotte Möller: Bildgeschichtliche Studien zu Stammbuchbildern. Die Kugel als Vanitassymbol. In: Jahrbuch der Hamburger Kunstsammlungen, Bd. 2, 1952, S. 157 – 177.
6 Manfred Lautenschlager, Erlangen, sieht einen Gegensatz zwischen dem feurigen Alchemistenofen und dem Licht der Erkenntnis, zu dem der Blick des Jünglings sich mit ahnungsvollem Vertrauen wende; freundl. mündl. Hinweis Jan. 1997.
7 LCI 4, 1972, S. 496 – 498. – Vgl. Wilfried A. Skreiner: Studien zu den Eitelkeits- und Vergänglichkeitsdarstellungen in der abendländischen Malerei. In: Mitteilungen der Gesellschaft für vergleichende Kunstforschung Wien, 16/17, 1963-65. S. 69 – 72.
8 Vgl. Rogier van der Weyden, Triptychon Braque, 1452 (Paris, Louvre), Jan Gossaert, Bildnis J. Carondolet, 1517 (Paris, Louvre), Barthel Bruyn d.Ä., Bildnisse zwischen 1517 – 1531.

Kunstblatt 1831, S. 229, Nr. 4. – Wegweiser 2, 1853, S. 17 – 18. – Denkschriften 2, 1856, S. 128. – Kat. 1882, Nr. 60; 1885, Nr. 60; 1893, Nr. 48. – Braune 1909, Nr. 69. – Reinach 3, 1910, Abb. S. 583.

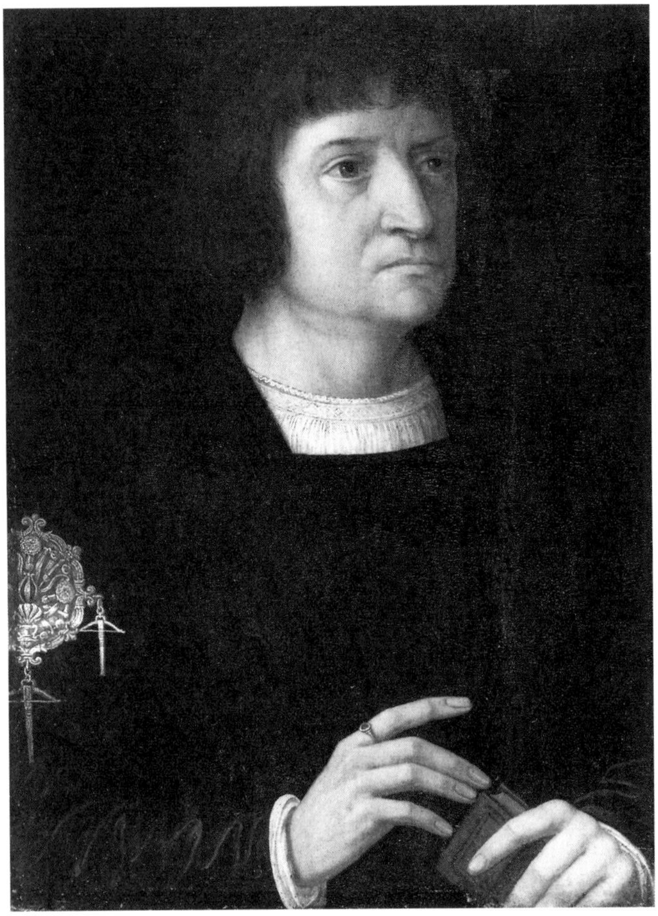

Gm 52

Niederlande

MÄNNLICHES BILDNIS
um 1520–30

Brustbild eines dunkelgrau gekleideten Mannes vor dunklem Grund nach rechts. Er hat braunes, kinnlanges Haar. In den feinen Händen hält er ein Buch. Links ein Emblem.

Eichenholz (Quercus), 47,6 x 32,2 cm – Auf der Rückseite mit rotem Stift »pier .M..Mol«, mit Bleistift »74«, mit schwarzer Kohle »4«, mit weißer Farbe »Gem. 52«.

Gm 52. Erworben vor 1893.

2 Bretter, Breiten von links oben 25,4, 7,0 cm, unten 24,7, 7,5 cm. Stärke 0,7 cm. Format original. – Rückseite: Ränder geringfügig abgefast. Weißer (Grundier?-)Anstrich, verschmutzt und partiell abgefallen. – Bildseite: Tafel außerhalb eines Rahmens grundiert und bemalt. Unterzeichnung: Zeichengerät nicht bestimmbar; dünne Konturlinien schwach erkennbar, vermutlich rußarme Tinte verwendet. Gelbliche Imprimitur. Malerei: Fingerabdruck des Malers auf der Stirn. Hintergrund ursprünglich grau, nach Farbausbrüchen braungrün übermalt. Firnis gegilbt, infolge dessen dunkles Grau des Ärmels grünlich erscheinend. – Rahmen: 17. Jahrh. AB

Der Mann mittleren Alters ist in Dreiviertelansicht gezeigt, das Gesicht hebt sich hell vor dem heute dunklen, ehemals grauen Grund ab. Über einem weißen, fein gefältelten Hemd trägt er Wams und Pelzschaube. Wie auch bei anderen Porträts humanistisch gesinnter Männer wird auf den repräsentativen Hut verzichtet und eine von antiken Vorbildern abgeleitete Haartracht gezeigt[1]. Das Bildnis erhält einen privaten Charakter und verweist zugleich auf den Bildungsstand des Mannes. Das ernste, lebensnahe Gesicht mit der markanten Nase, dem fest geschlossenen Mund und dem energischen Kinn wirkt trotz der weichen Modellierung durch die glatte Konturlinie kantig. Die steile Falte über dem Nasenbein und die heruntergezogene Augenbraue zeigen Nachdenklichkeit und Sensibilität. Die Augen sind sinnierend erhoben, das Buch verweist auf humanistische Bildung. Am rechten Zeigefinger trägt er einen goldenen Ring mit rotem Stein. Hände und Gesicht stehen in einem Spannungsverhältnis zueinander, in dem Passivität mit Aktivität vereinigt sind. Eine Goldschmiedearbeit erscheint ohne räumlichen Bezug zum Porträtierten flächig vor dessen Oberarm auffällig in den Vordergrund gerückt. Sie zeigt in floralem Goldrahmen eine goldene Vase mit abwechselnd erblühten und noch geschlossenen roten Nelken und Blätter in Silber vor rotem (Email-?)Hintergrund und gefaßte rote Edelsteine. Zwei goldene Armbrüste hängen frei beweglich am Rand. Es wirkt wie ein deplaziertes Wappen, das im oberen Bildteil rechts oder links vom Porträtierten zu erwarten wäre. An den Arm geheftet erinnert das Emblem an Abzeichen adliger Rittergesellschaften. Da die Armbrust am Anfang des 16. Jahrh. als Waffe jedoch ohne Bedeutung war und nur noch rein sportlich genutzt wurde, könnten die stilisierten Armbrüste auf eine bürgerliche Schützengesellschaft, wie sie in den Niederlanden und am Niederrhein verbreitet waren, verweisen, dann fehlt jedoch der Schutzpatron im Zentrum. Ein Hinweis auf die Jagdleidenschaft des Trägers ist daher zu vermuten. Ebenso sind die Nelken mit dem Träger in Verbindung zu bringen[2].

In Kat. 1893 und bei Braune 1909 als niederdeutsch um 1540. Winkler schrieb das Porträt dem in Brüssel tätigen Bernart van Orley zu und datierte um 1550[3]. Darstellungstyp und Kleidung machen eine Datierung um 1520/30 wahrscheinlicher.

1 Vgl. z.B. die 1518 geschaffene Medaille des Augsburger Humanisten Konrad Peutinger von Hans Schwarz. Vgl. Georg Habich: Die deutschen Schaumünzen des 16. Jahrhunderts. Bd. 1, 1. München 1929, Tf. XVII, Nr. 2. Freundl. mündl. Hinweis von Franziska Bachner, Nürnberg. Vgl. auch die Bildnisse der Reformationsfürsten aus der Cranach-Werkstatt (Gm 222).

2 Versuche, das Schmuckstück als Emblem einer Schützen-Brüderschaft zu bestimmen, blieben erfolglos. »Zu dieser Zeit waren die Schützengesellschaften immer noch sehr der christlichen Symbolik verpflichtet, so daß man bei einem Schützenzeichen hier den Schutzpatron im Zentrum erwarten würde. Ich denke, es ist ein Schmuckstück, das sich auf den Träger bezieht.« Christine Doege, Kommern, freundl. schriftl. Mitteilung vom 15. Juli 1996. Sie verweist zudem auf Herzog Johann III. von Kleve – Jülich – Berg, der mit drei Nelken dargestellt wird, jedoch keine Ähnlichkeit mit dem Dargestellten aufweist.

3 In einem Brief an Erich Steingräber vom 9. Aug. 1963 schreibt Friedrich Winkler: »Ich halte das Werk für eine Arbeit von Orley.« GNM: Akte I, 3b. 1963/5931.

Kat.1893, Nr.74. – Braune 1909, Nr.52.

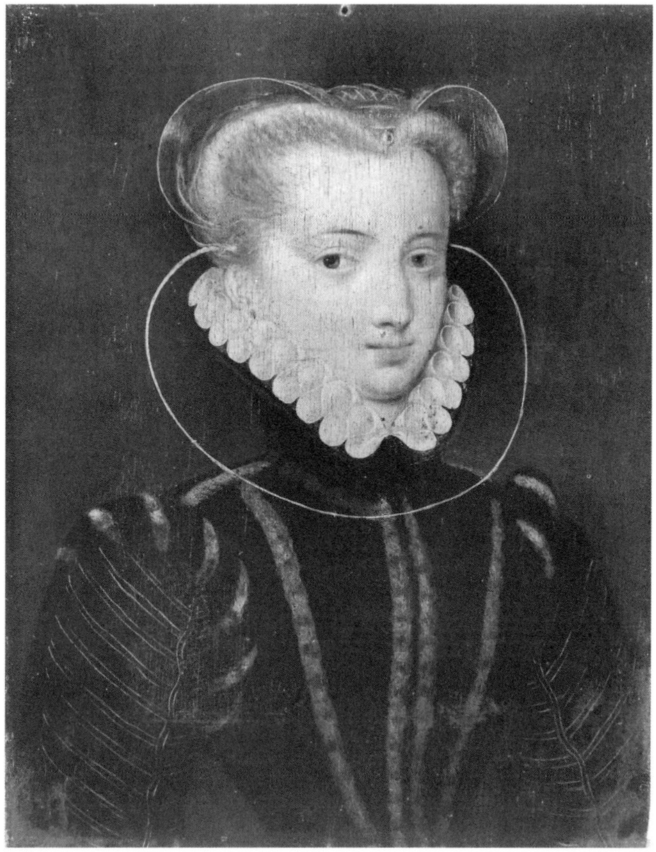

Gm 643

Niederlande oder Frankreich

UNBEKANNTE DAME IN SCHWARZER KLEIDUNG
um 1590

Brustbild einer kostbar gekleideten, vornehmen Dame nach rechts vor olivgrünem Hintergrund. Sie trägt ein schwarzes hochgeschlossenes Kleid mit Pelzbesatz und aufgestelltem Kragen und eine aufwendige Haube.

Eichenholz (Quercus), 29 x 22,1 cm – Auf der Rückseite mit blauem Stift »Gem 643«.

Gm 643. Erworben vor 1882, vermutlich aus dem Handel.

Einzelbrett. Stärke 0,3 cm. Holz rechts unten ausgebrochen. Geringer alter Schädlingsbefall. Format original. – Rückseite: Glatt bearbeitet, Ränder abgefast. Oben ein nach rechts weisender Pfeil eingekerbt; weiße Farbkleckse. – Bildseite: Tafel außerhalb eines Rahmens grundiert und bemalt. Grundierung: Gelblich. Unterzeichnung: Zeicheninstrument nicht bestimmbar; dünner Strich schwach am Mund erkennbar. Malerei: Olivgrüner Hintergrund nachgedunkelt. Ränder später dunkelbraun gestrichen. – Restaurierung: 1996 Schmutzabnahme, Firnis erneuert. AB

Haube und Pelzbesatz verweisen weniger auf bürgerliche, als auf höfische Kleidung am Ende des 16. Jahrh. Die Haube entspricht dem Typus der Attiffet- oder Stuarthaube[1]. Vom Kragen halb verdeckt ist ein goldener Ohrring mit rotem Stein sichtbar. Dvorak schrieb ein in der Porträtauffassung vergleichbares Gemälde im Museum der tschechischen bildenden Kunst, Prag, einem unbekannten Tiroler Maler der 2. Hälfte des 16. Jahrh., der für den Hof des Erzherzogs Ferdinand gearbeitet hätte, zu. Aus stilistischen Gründen wurde dieses Bild bis 1988 als französisch eingeordnet, heute als norditalienisch[2].

Gm 643 wird in den Katalogen bis Braune 1909 unter rein kulturhistorischen Gesichtspunkten unter den Bildnissen aufgeführt und ohne Lokalisierung um 1590 datiert. Stilistisch ist auch für Gm 643 eine Herkunft aus Frankreich zu vermuten. Der Bildträger Eichenholz deutet jedoch eher auf die Niederlande.

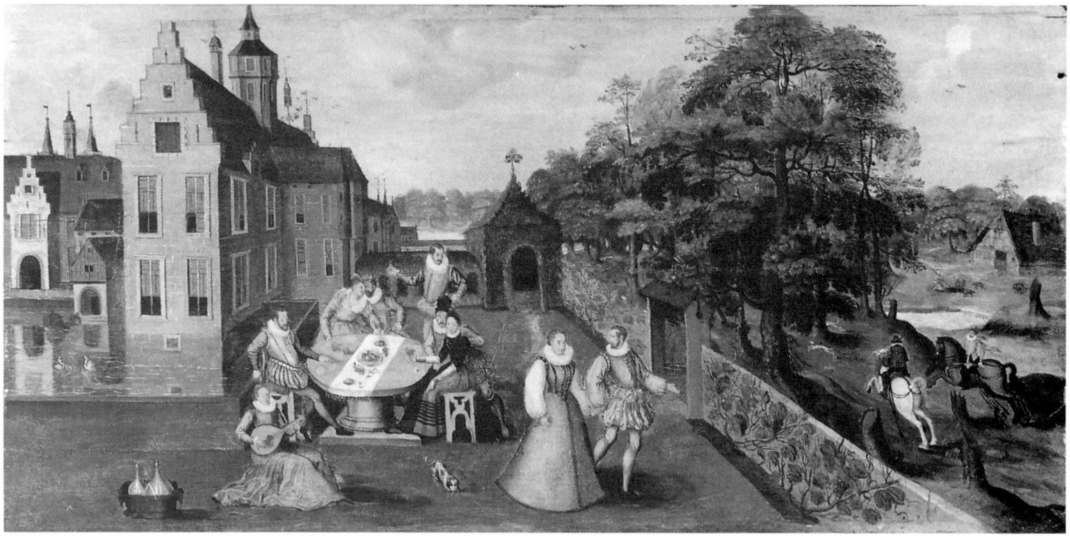

Gm 588

1 S. R. Turner Wilcox: The dictionary of costume. London 1969, S. 11. Frdl. mündl. Hinweis Jutta Zander-Seidel, GNM, Jan. 1997.
2 Museum der tschechischen bildenden Kunst, Prag (ehemalige Mittelböhmische Galerie), Inv.Nr. 2022. Seit unter UV-Licht eine Inschrift gefunden wurde, gilt es als norditalienisches Porträt der Margarete von Parma (um 1538, 28 x 23 cm). Als mögliche Maler werden Girolamo oder Alessandro Mazzola-Bedoli (Viadana 1550 – 1569 Parma) genannt; vgl. Kat. Prag, Sbirek Stredočeske Galerie: Mistrovska Dila 12. – 19. Stoleti (bearb. Pavel Stepanek, Miloslav Vlk). Praha 1988, Nr. 53, Abb.

Kat. 1883, Nr. 529; 1885, Nr. 545; 1893, Nr. 591. – Braune 1909, Nr. 643.

Niederlande

GESELLSCHAFT IM FREIEN
um 1580–1600

Gesellschaft von neun Damen und Herren im Park vor einem Wasserschloß, dessen Fassade sich im Wasser spiegelt. Der runde Tisch mit dem weißen Läufer ist mit Brot, Wein, Äpfeln, Birnen und Kirschen gedeckt. Hinter der weinumrankten Parkmauer jagen zwei Reiter mit Hunden einen im Gebüsch verschwindenden Hirsch. Jenseits des Baches kniet ein Schweinehirt im Dreck. Szenen aus der Geschichte des verlorenen Sohnes.

Kiefernholz (Pinus sylvestris), 43,3 x 88,1 cm – Auf der Rückseite mit weißer Farbe »Gm. 588«.

Gm 588. Erworben vor 1856.

2 horizontal verleimte Bretter, Breiten von oben links 21,3, 22,0 cm, rechts 22,0, 20,8 cm, Stärke 1,5 cm. Äste auf der Bildseite am Gartentor, im Dach des Weiherhäuschens, im Himmel und an der Mauer am linken Rand durch querrechteckige und rautenförmige Holzintarsien ersetzt. Letztere und die im Himmel später; außerordentlich groß, ca. 4 x 23 cm, die im Bereich der Gesellschaft, wofür ein Ast allein nicht mehr Begründung sein kann, evtl. größerer Schaden am Holz ausgebessert. Belassene Äste herausgefallen. Span am linken unteren Rand, 0,9 x 16,6 cm, und keilförmige Anstückung am linken, oberen Bildrand, 1,7 x 37 cm, gleichfalls später. Risse an den Seiten. Seitlich teilweise angeschnittene Dübellöcher. Alter Schädlingsbefall. Format unten und links leicht beschnitten. – Rückseite: Ränder unregelmäßig gefalzt, später Kanthölzer eingesetzt. 2 Astlöcher mit Holzkitt gefüllt. – Bildseite: Tafel außerhalb eines Rahmens grundiert und bemalt. Unterzeichnung: Wohl dünner Stift; Kontur- und Binnenzeichnung, kaum erkennbar; Flagge am Schornstein links vom Vierungsturm nicht verwendet. Malerei: Pentimenti: Gartentor ursprünglich bogenförmig, der am Knochen nagende Hund nach links versetzt. Zahlreiche Malschichtverluste entlang der Holzjahrringe, Malschicht entlang der Intarsienfugen und Risse eingebrochen. Totalergänzungen über den jüngeren Intarsien. – Restaurierung: 1982/83 Festigung, Abnahme von Firnis und Übermalungen, Erneuerung der Kittungen und Retuschen. AB

Das Gleichnis vom verlorenen Sohn (Lukas 15, 11-32) erklärt den sozialen Abstieg als Folge des unbedachten Wohllebens unter Dirnen. Erst durch die innere Einkehr im Gebet wird er zum mahnenden Beispiel. Das Bild ist hierarchisch in Leserichtung von links nach rechts aufgebaut. Die reiche Architektur eines ländliches Wasserschlosses mit Parkanlage nimmt zwei Drittel des Bildes ein, durch die Parkmauer abgetrennt folgen der vom Adel zur Jagd genutzte Wald und das einfache, bäuerliche Umfeld. Links sitzt eine Lautenspielerin mit geschlossenen Augen, dahinter schlafend ein beleibter Mann. Ein Paar ist in amouröser Umarmung auf sich fixiert. Ein stehender Mann präsentiert einen Obstteller, das durch die rot-schwarze Kleidung von der übrigen einheitlich gelb-hellrot gekleideten Gruppe abgesetzte Paar blickt dem aufbrechenden Paar nach. Der gehende Mann wendet sich der zurückbleibenden Frau zu, während er seiner Begleitung den Weg durch das geöffnete Tor zeigt. Beide Frauen deuten mit ihren Händen gebieterisch nach unten, d.h. der Mann muß sich zwischen den Frauen entscheiden. Zwei leere Weinballone in einem Korb und ein am Knochen nagender kleiner gefleckter Hund verweisen zusätzlich auf Trunksucht, Völlerei und unkeusche Liebe. Format und Befestigungsloch machen eine Verwendung innerhalb einer Raum- oder Möbelausstattung wahrscheinlich, wo es innerhalb eines Jahreszeitenzyklus den Herbst repräsentierte.

Gm 588 wird in den Katalogen und von Braune 1909 unter den kulturgeschichtlichen Darstellungen aufgeführt und 1580-1600 datiert. Thema, Darstellungstyp und Kostüm verweisen auf die niederländische Bildtradition[1].

1 Würtenberger sieht in den Darstellungen vom Gleichnis des Verlorenen Sohnes die Grundlagen für das Gesellschaftsbild des 17. Jahrh.; vgl. Franzsepp Würtenberger: Das holländische Gesellschaftsbild. Phil. Diss. Freiburg. Schramberg 1937. S. 12 -17. – Zur Ikonographie des verlorenen Sohnes siehe auch Konrad Renger: Lockere Gesellschaft. Zur Ikonographie des Verlorenen Sohnes und von Wirtshausszenen in der niederländischen Malerei. Berlin 1970.

Denkschriften 2, 1856, S. 129. – Kat. 1882, Nr. 478; 1885, Nr. 493; 1893, Nr. 533. – Braune 1909, Nr. 588.

Orley, Bernart van

Kopie

MARIA MIT KIND

um 1515-20

Maria sitzt im Freien auf einer niedrigen Mauer und reicht dem Jesuskind die Brust. Neben ihr ragt ein hochstämmiger Baum in den Himmel, im Vordergrund ein blühendes Rasenstück. Rechts bizarre Architektur, links ein Landschaftsausblick mit der Flucht nach Ägypten. Oben in einem doppelten Vorhangbogen[1] spitz zulaufend.

Eichenholz (Quercus), 91,6 x 65,1 cm – Am Mantelsaum: »BEATA / MARIA MATER / (G) MATER MATER MEMENTO MEI / QVIA TV C[=E?]A / SALVE E-T(A)NT / (A)MAO SALV / MARIA NA(TA?).«. Auf der Rückseite die Zahlenfolgen 3, 5, 12, 23, 25, 32, 35 und Summenstrich, mit weißer Farbe oben »Gm. 68«.

Gm 68. Slg. Ruhl – Slg. Eugen Felix, Leipzig – 1886 als Geschenk an das GNM.

2 Bretter, Breiten von links am Ansatz des doppelten Vorhangbogens 32,1, 33,0 cm, unten 32,7, 32,6 cm. Stärke 0,6 – 1,0 cm. Geringer alter Schädlingsbefall. Fuge später vermutlich neu verleimt. Format original. – Rückseite: Tafel im Rahmen schwarz gestrichen, Malkanten oben, unten und links vorhanden; Fuge später mit Leinwand kaschiert. – Bildseite: Tafel im Rahmen grundiert und bemalt. Unterzeichnung: Stift, vermutlich Kohle; Maria und Kind detailliert; Körperschatten in gebogenen, Gewandfalten in geraden Parallelschraffuren; geringfügige Abweichungen in den Gewandfalten; Augen als Kreise, in die Lider und Pupille einbeschrieben sind. Kontur- und Binnenzeichnung des eilenden Josef und der Kirchenarchitektur mit Pinsel. Malerei und Metallauflagen: Dunkelblaues Kissen Mariä azuritfarben mit wenigen roten Pigmenten, verschattet mit einer heute dunkelbraunen Lasur. Brokat gemalt. Pentiment: Weiter ausladende Äste des Baumes übermalt, infolge von Bleiweißverseifung der hellen Himmelsfarbe heute mit bloßem Auge sichtbar. Gelbe Strahlen des Nimbus mattvergoldet. Schatten in den Inkarnaten und im weißen Leintuch Jesu verputzt. Vergoldung der Nimben stark berieben. – Restaurierungen: 1959; 1978 Firnisabnahme, Erneuerung alter Retuschen, Kittungen und Firnis. AB

Maria trägt ein weißes Untergewand und einen roten faltenreichen Mantel mit grauer Pelzfütterung und goldenen Ärmeln. Die Inschrift stammt vermutlich aus einer Art Marienlitanei mit Anrufungselementen, ein Hymnus ist wohl auszuschließen[2]. Die Darstellung der Maria in einem ummauerten Garten, dem hortus conclusus oder Paradiesgarten, ist als Sinnbild ihrer Jungfräulichkeit in der Malerei seit ca. 1400 gebräuchlich[3]. Die Veilchen im Vordergrund

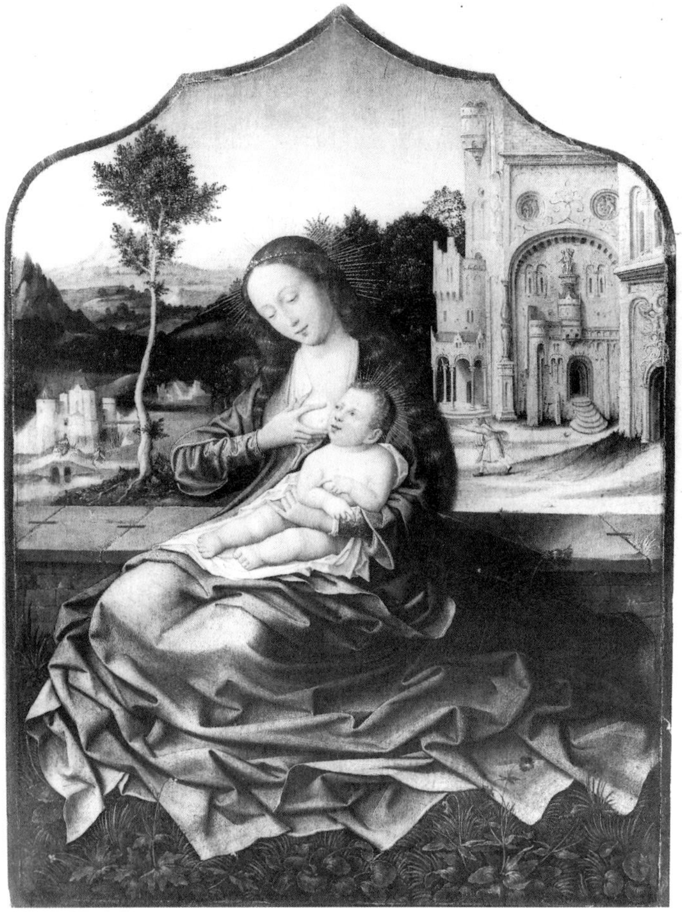

Gm 68

sind mariologisch als Zeichen der Demut und des hohen, dem Veilchenduft vergleichbaren Wertes Mariens zu deuten, die Akelei verweist auf die Gottesmutter[4]. Jesus, auf einem weißen Tuch liegend, kreuzt seine Hände. Bei van Orley zeigt er dabei auf den Lebensbrunnen und ein aufgeschlagenes Buch, als Zeichen der Menschwerdung Gottes[5]. Der hoch in den Himmel aufragende Baum ist als Lebensbaum oder als Holz des Kreuzes – im Hintergrund steht ein kleines, weißes Kreuz – zu verstehen. Joseph ist einmal vor der Kirche als eiliger Wanderer mit Wanderstab gezeigt. Die geschlossenen Augen und der ausgestreckte Arm verweisen auf seinen Traum, in dem Gott ihm die Flucht nach Ägypten aufträgt (Matthäus 2, 13 – 21). Ein zweites Mal schreitet er mit seiner Familie auf der Flucht von links nach rechts über eine Brücke. Die umgekehrte Bewegungsrichtung würde ihre Rückkehr aus Ägypten bezeichnen[6]. Im Hintergrund links eine Wasserburg und Häuser vor einer weiten Felslandschaft, rechts eine manieristische Phantasiearchitektur mit sakraler Bauplastik[7]. Zu erkennen sind ein Heiliger, drei Figuren und zwei Tondi mit Szenen, die links die Enthauptung einer Heiligen und rechts eine Heilungsszene zeigen.

Zwischen 1515 – 20 malte der Romanist Bernart van Orley zahlreiche Gemälde, die Maria mit dem Kind im Freien zeigen[8]. Friedländer erkannte die Übernahme raffaelesker Lösungen unter Beibehaltung der gotischen Körperhaltung. Die Werke van Orleys sind nur selten signiert, die Madonnen meist nur in Kopien überliefert. Gm 68 ist in der Slg. Eugen Felix unter »Schule der van Eyck«, in Kat. 1893 und bei Braune 1909 als niederländisch, um 1510 aufgeführt. Seit Friedländer gilt Gm 68 als Kopie nach dem Mailänder Bild van Orleys, doch ist auch die Glasgower Fassung als Vorbild denkbar[9]. Auf die Verwendung einer Graphik könnte die seitenverkehrte Anordnung hinweisen.

1 Freundl. mündl. Bestimmung Barbara Schock-Werner, Nürnberg, 24. Juni 1997.
2 Freundl. schriftl. Hinweis von Anton Landersdorfer und Karl Schlemmer, Universität Passau, in einem Brief an Kurt Löcher vom 17. Jan. 1997.
3 Vgl. LCI 2, 1970, S. 78.
4 Freundl. mündl. Bestimmung Hermann Schmidt, Nürnberg, 26. Aug. 1996. Zur Ikonographie vgl. Löber 1988, S. 122, u. Lipffert 1981, S. 73.
5 Zur Deutung vgl. Kat. Glasgow, Art Gallery 1961: Dutch and Flemish, Netherlandish and German Paintings, S. 102 – 103, Abb. 201.
6 Vgl. Marienlexikon, Bd. 2, 1989, S. 479.
7 Friedländer 8, 1972, S. 53, formulierte für die Architektur bei Orley: »It is almost impossible to describe these structures precisely, for their freakishness defies the common terminology of architecture.«
8 Nach Winkler, 1924, S. 258, sind »Die Marien (...) jugendlich üppige, weiche Geschöpfe, die er mit weiten Gewändern in leuchtenden Farben drapiert. Mit Vorliebe lagern sie auf einem reichen Rasenstück«.
9 Biblioteca Ambrosiana, Inv.Nr. 46 ; Glasgow Art Gallery, Inv. Nr. 201; vgl. Friedländer 8, 1972, Tf. 111.

Kat. Slg. Felix 1886, Nr. 1173. – Kat. 1893, Nr. 43. – Braune 1909, Nr. 68. – Friedländer 8, 1972, Kat.Nr. 126 b. – Winkler 1924, S. 238 – 239, 255 – 262.

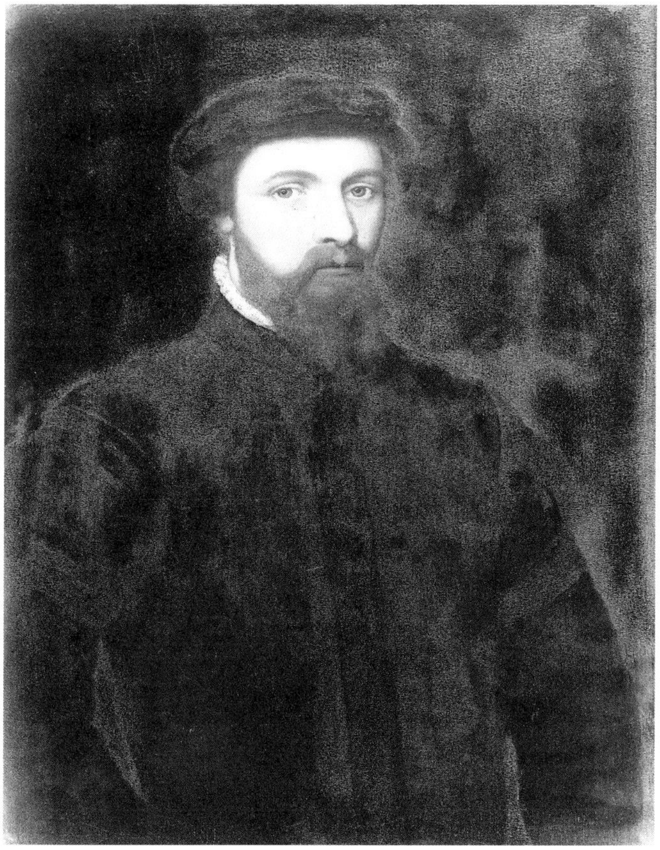

Gm 57

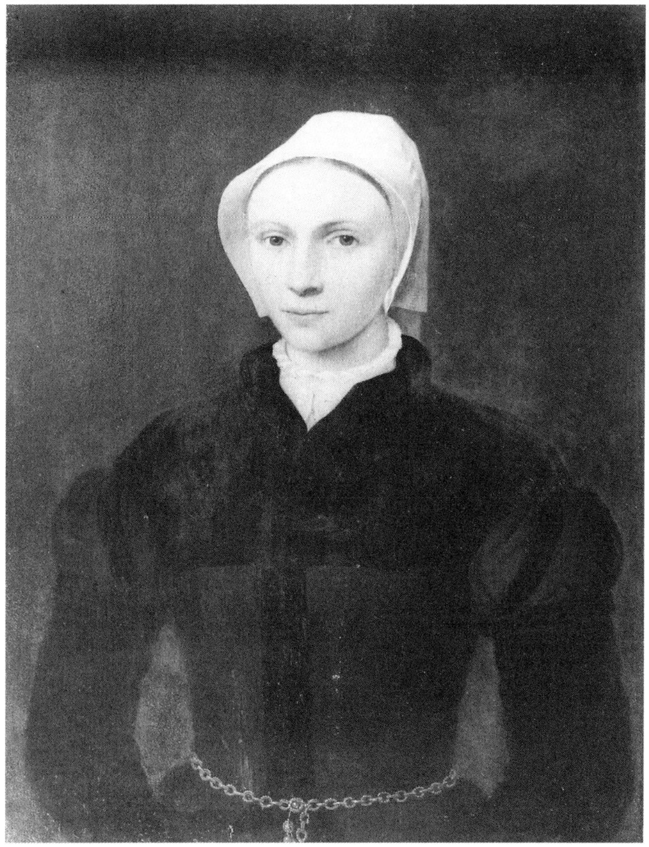

Gm 58

Südniederlande / Antwerpen

Bildnisse eines unbekannten Ehepaares, um 1550/60

BILDNIS EINES ROTBÄRTIGEN MANNES

Halbfigurenbild nach rechts, ohne Hände, vor dunklem Grund. Blick auf den Betrachter. Über dem kurz geschnittenen braunen Haar ein flaches, schwarzen Barett.

Eichenholz (Quercus), 66,5 x 49,9 cm – Auf der Rückseite mit Bleistift »277«, mit weißer Farbe »G.57«. Klebezettel Slg. König Ludwig I. von Bayern, 1828, Nr. 335; WAF »H.G.710 (1936) Inv.S.No.260, darunter links die Nr.57, rechts »R 5«

Gm 57. Leihgabe des Wittelsbacher Ausgleichsfonds / Bayer. Staatsgemäldesammlungen, Inv.Nr. WAF 710. – Slg. Graf Rechberg – Slg. Fürst Oettingen-Wallerstein, Grundbuch § CXXXIII, erworben 1816 – Slg. König Ludwig I. von Bayern, erworben 1828, I.W. 335 – Schleißheim, Gemäldegalerie – Ab 1829 ausgestellt in Nürnberg, Moritzkapelle – 1882 GNM.

BILDNIS EINER JUNGEN FRAU

Halbfigurenbild nach links, ohne Hände, vor dunklem Grund, mit Blick auf den Betrachter. Über dem streng gescheitelten Haar eine Haube mit kleinen Flügeln. Sie trägt ein schwarzes Kleid mit weißem Kragen und weißer Haube, um die Taille einen Goldgürtel.

Eichenholz (Quercus), 66,6 x 49,7 cm – Auf der Rückseite mit Bleistift »278«, mit weißer Farbe »G.58«. Klebezettel Slg. König Ludwig I. von Bayern 1828, Nr.336; WAF »H.G. 711 (1936), Inv.S.No.261«, darunter links die Nr.58, rechts »R.5«.

Gm 58. Leihgabe des Wittelsbacher Ausgleichsfonds / Bayer. Staatsgemäldesammlungen, Inv.Nr. WAF 711. – Slg. Graf Rechberg – Slg. Fürst Oettingen-Wallerstein, Grundbuch § CXXXIV, erworben 1816 – Slg. König Ludwig I. von Bayern, erworben 1828, I.W. 336 – Schleißheim, Gemäldegalerie – Ab 1829 ausgestellt in Nürnberg, Moritzkapelle – 1882 GNM.

Formate seitlich und unten beschnitten. – Rückseiten: Oberer Rand abgefast, unterer partiell wohl zum Zeitpunkt der Beschneidung. – Bildseiten: Tafeln außerhalb eines Rahmens grundiert und bemalt. Grundierung gelb. Malerei: Hintergrund ursprünglich grau; später zunächst erdgrün, dann dunkelbraun übermalt. Weißer, geknitteter Zettel beim Manne links oben, bei der Frau rechts oben im Röntgenbild erkennbar; bei der Frau vom ehemaligen Text »AETAT[I]S ... 6« lesbar. Schwarze Kleidungsteile dunkel übermalt. Vergilbter Firnis, in den überarbeiteten Teilen ölige, matte Oberflächenerscheinung. – Restaurierung: 1909, (BStGS, Bericht verschollen).

Gm 57: 2 Bretter, Breiten von links oben 24,2, 25,6 cm, unten 24,8, 25,1 cm. Stärke 0,5 – 0,9 cm. – Rückseite: Bretter ungleich und getrennt bearbeitet, linkes Brett mit Säge-, rechtes mit Hobelspuren, Niveauunterschied an der Fuge belassen. Im rechten Brett unten tief eingekerbt ein nach rechts weisender großer Pfeil, von langem Vertikalstrich durchschnitten. – Bildseite: Unterzeichnung: Im Bart schwach erkennbare Binnenzeichnung.

Gm 58: 2 Bretter, Breiten von links oben 29,2, 20,3 cm, unten 29,5, 20,2 cm. Stärke 0,5 – 0,7 cm. – Rückseite: Bretter einzeln vor der Verleimung mit der Säge geglättet, an der Fuge partiell geringe Niveauunterschiede. – Bildseite: Unterzeichnung: Keine erkennbar. Malerei: Ergänzung in ihrer linken Wange. AB

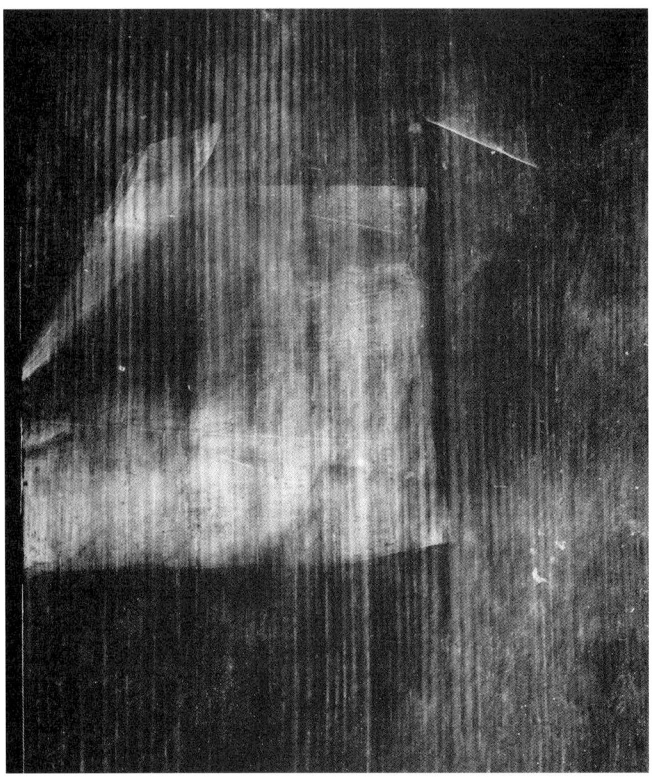

Gm 57 Ausschnitt. Röntgen

Ehemals heller Hintergrund mit heute übermalten Inschriften in trompe l'œil Malerei. Die Inschrift der Frau ist »anno 15[5?]6 aetatis sua« zu ergänzen. Die beiden Brustbilder sind einander zugewandt, wobei der Mann die höher bewertete, heraldisch rechte Seite einnimmt. Beide sind von der gleichen Lichtquelle von links beleuchtet. Ohne Kopfwendung ist der aufmerksame Blick zum Betrachter gerichtet. Der Mann trägt entweder ein schwarzes Wams, an das braune Ärmel angesetzt sind, oder einen Goller über dem Wams. Das braune Kleid der Frau mit kleinen Puffärmeln über den langen Ärmeln ist ab der Brustpartie und an den Bündchen schwarz abgesetzt. Den weißen Spitzenkragen halten zwei goldene Verschlüsse zusammen. An dem goldenen Kettengürtel ist Schmuckwerk mit roten Perlen befestigt, vermutlich ein eingehängter Rosenkranz. Die Kleidung und insbesondere der Rosenkranz verweisen auf eine südniederländische bzw. niederrheinische Herkunft der Bilder. Die Kleidung macht eine Datierung auf 1550-60 wahrscheinlich[1].

Das Bildnispaar galt in der Slg. Oettingen – Wallerstein als ein Werk des Matthias Grünewald. In den Kat. der Moritzkapelle und von Waagen wurde es mit mehr oder weniger Vorbehalt dem in Mainz tätigen Hans (Johann) Grimmer zugeschrieben, da dieser als Grünewald-Schüler galt[2]. Das Kunstblatt wies 1829 zudem auf einen »Einfluß der Titianischen Schule« hin. Die Zuschreibung wurde 1922 von Simon als »ohne hinreichenden Grund« bezweifelt. Braune 1909 lokalisierte »niederdeutsch um 1550«, was Goldberg und Scheffler 1972 bestätigten. Eichenholz als Bildträger kann jedoch auch für eine Herkunft aus den Niederlanden sprechen. Der sich von der Wand ablösende Inschriftenzettel ist auch bei van Heemskercks »Porträt eines Mannes« (Francisco Ingham Collection, Buenos Aires)[3] zu finden. Die Porträtauffassung entspricht weitgehend dem von Friedländer »Meister der 1540er Jahre« genannten Maler. Dieser zeichnet sich durch Porträts bis Taillenhöhe vor hellem Steinhintergrund, der auch zwischen Körper und Armen erscheint, aus[4]. Eine Herkunft von einem der zahlreichen, namentlich nicht bekannten Porträtmaler in Antwerpen kann daher für Gm 57 u. 58 angenommen werden.

1 Jutta Zander-Seidel, GNM, danke ich für die Bestimmung und Datierung der Kostüme.
2 Vgl. Sandrart 1925, S. 75, 81 – 82.
3 Abb. bei Friedländer 13, 1975, Nr. 233.
4 Vgl. Friedländer (wie Anm. 3), S. 46 – 49, Nr. 265, 266.

Kat. Slg. Oettingen-Wallerstein 1819, S. 75, Nr. 21, 22; 1826 u. 1827, Nr. 207, 208. – Kunstblatt 1829, Nr. 105, S. 420, Nr. 136, 140. – Moritzkapelle 1829 – 1846, Nr. 136, 140. – Nagler 5, 1837, S. 383. – Waagen 1843, Nr. 136, 140. – Rettberg 1846, S. 175. – Parthey 1, 1863, S. 523, Nr. 4, 5. – Lotz 2, 1863, S. 338, Nr. 136, 140. – Moritzkapelle 1878 u. 1880, Nr. 15, 16. – Seubert 2, 1878, S. 125. – Bergau 1879, S. 700. – Woltmann u. Woermann 1882, S. 440. – Kat. 1882, Nr. 257, 258; 1885, Nr. 262, 263; 1893, Nr. 277, 278. – Weizsäcker 1900, S. 85 (Anm. zu Nr. 91, 92). – Law 1905, S. 101 (Anm. zu Nr. 588). – Braune 1909, Nr. 57, 58. – Law 1912, S. 112 (Anm. zu Nr. 491). – Simon 1922, S. 51. – Goldberg u. Scheffler 1972, S. 468 – 470, Abb.

Südniederlande

Zwei Flügel eines unbekannten Altars, um 1560–70

STIFTERFAMILIE – MÄNNLICHE MITGLIEDER

Ein Vater in schwarzem Gewand und pelzverbrämter Schaube mit sechs Söhnen vor einer Landschaft mit bewölktem Himmel. Halbfigurenbild nach rechts. Auf der Rückseite fünf Wappen, das mittlere Hauptwappen mit einer Devise. Linker Flügel.

Eichenholz (Quercus), 57,4 x 31 cm – Auf der Rückseite die Devise: »VRL HVMILITE ME CONFORTE«. Über den unteren, halbierten Wappen die Namen in Majuskeln der Humanisten-Antiqua: »PASCEAV« und »GORGES«. Mit weißer Farbe »G.98«. Klebezettel, fragmentiert, der Slg. Oettingen-Wallerstein »[?]Zimmer«; Klebezettel Slg. König Ludwig I. von Bayern 1828, Nr.411; WAF »H.G.1159 (1936) Inv.S.No.296«, darunter links die Nr.98, rechts »R.151 Nbg.«.

Gm 98. Leihgabe des Wittelsbacher Ausgleichsfonds / Bayer. Staatsgemäldesammlungen, Inv.Nr. WAF 1159. – Slg. Graf Rechberg, erworben in Paris – Slg. Fürst Oettingen-Wallerstein, Grundbuch 1817-18, § CCLXXXI, erworben 1816 – Slg. König Ludwig I. von Bayern, erworben 1828, I.W. 411 – Ab 1829 ausgestellt in Nürnberg, Moritzkapelle – 1882 GNM.

STIFTERFAMILIE – WEIBLICHE MITGLIEDER

Eine Mutter in schwarzem, pelzverbrämtem Kleid mit sechs Töchtern vor einer Landschaft mit bewölktem Himmel. Halbfigurenbild nach links. Auf der Rückseite fünf Wappen, das mittlere von einem schwebenden Engel an einem Band gehalten. Die unteren beiden, nur zur Hälfte vorhandenen Wappen sind bezeichnet. Rechter Flügel.

Gm 99. Leihgabe des Wittelsbacher Ausgleichsfonds / Bayer. Staatsgemäldesammlungen, Inv.Nr. WAF 1160. – Slg. Graf Rechberg, erworben in Paris – Slg. Fürst Oettingen-Wallerstein, Grundbuch 1817-18, § CCLXXXII, erworben 1816 – Slg. König Ludwig I. von Bayern, erworben 1828, I.W. 412 – Ab 1829 ausgestellt in Nürnberg, Moritzkapelle – 1882 GNM.

Eichenholz (Quercus), 57,5 x 31 cm – Auf der Rückseite die Namen in Majuskeln der Humanisten-Antiqua »MAZEN-

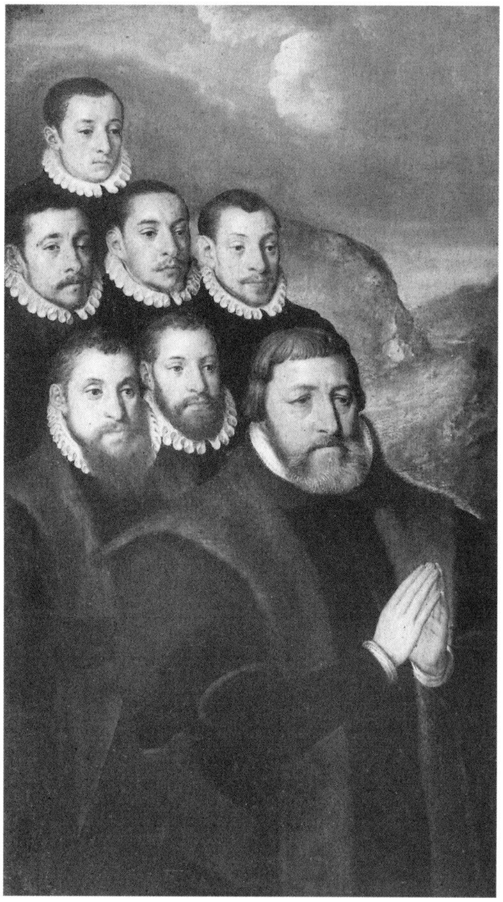
Gm 98

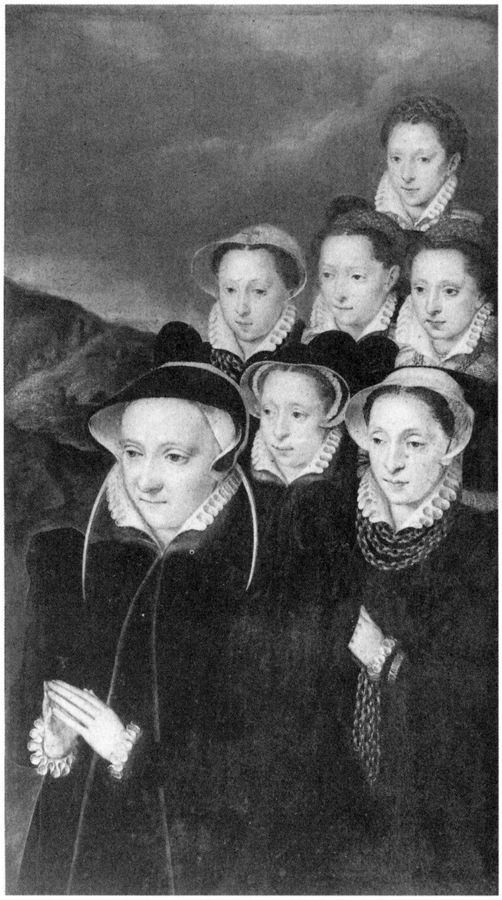
Gm 99

GARBE« und »VTER WERST«. Mit weißer Farbe »G.99«; Klebezettel Slg. König Ludwig I. von Bayern 1828, Nr.412«; WAF »H.G.1160 (1936) Inv. S.No.297«, darunter links die Nr. 99, rechts »R 151 Nbg.«.

Stärken zu den Seiten hin kontinuierlich abnehmend. – Rückseiten: Grundierung: Dünn, gelb, streifig aufgetragen. Malerei und Metallauflagen: Wappen und Wappenzier auf der rotbraunen Hintergrundfarbe teils gemalt, teils in Mattgold und Mattsilber. Silber mit einer heute leicht gelblichen Lasur überzogen. Metallauflagen teilweise abgefallen, offenliegendes Silber verschwärzt. – Bildseiten: Tafeln im Nutrahmen grundiert und bemalt. Grundierung wie Rückseite. Unterzeichnung: Keine erkennbar. Malerei: Lasierender und differenzierender Farbauftrag. Firnis vergilbt, in hellen Partien gedünnt. Dunkle Lasur im Himmel an wenigen Stellen verputzt. Im obersten Firnis und in Krakelees geschwemmte rußige Partikel. – Restaurierung: 1950 gereinigt und gefirnißt.

Gm 98: Stärke 0,7 cm, an den Seiten bis zu 0,3 cm verringert. Format allseitig beschnitten, links unten geringfügig begradigt. – Rückseite: Grundier- und Malkanten rechts vorhanden. Malerei und Metallauflagen: Wappen links unten und rechts oben vollständig mit Gold unterlegt. – Bildseite: Grundier- und Malkanten links vorhanden. Malerei: Linke Hand des Vaters womöglich übermalt.

Gm 99: Stärke 1 cm, an den Seiten bis zu 0,4 cm verringert. Format oben, unten und links beschnitten. – Rückseite: Grundier- und Malkanten links vorhanden. Malerei: Vogelartiges Muster im Wappen mittig und oben links in pastoser, farbarmer Substanz aufgemalt. Unterzeichnung: Keine erkennbar. Augen des Engels durchstochen. – Bildseite: Grundier- und Malkanten rechts vorhanden. Malerei: Sterbekreuze hellrot, dunkelrot verschattet. Fussel im oberen Firnis. AB

Die Familie ist nach Geschlechtern getrennt als Donatoren dargestellt. In zwei spiegelbildliche Gruppen aufgeteilt, sind die Kinder dem Alter nach angeordnet, so daß die jüngsten Kinder jeweils die Spitze der Pyramide bilden. Deren Außenlinie trennt die Personen von der Landschaft diagonal ab. Unter hohem Wolkenhimmel, der z.T. auch die Familie umfängt, erstreckte sich vermutlich über alle drei

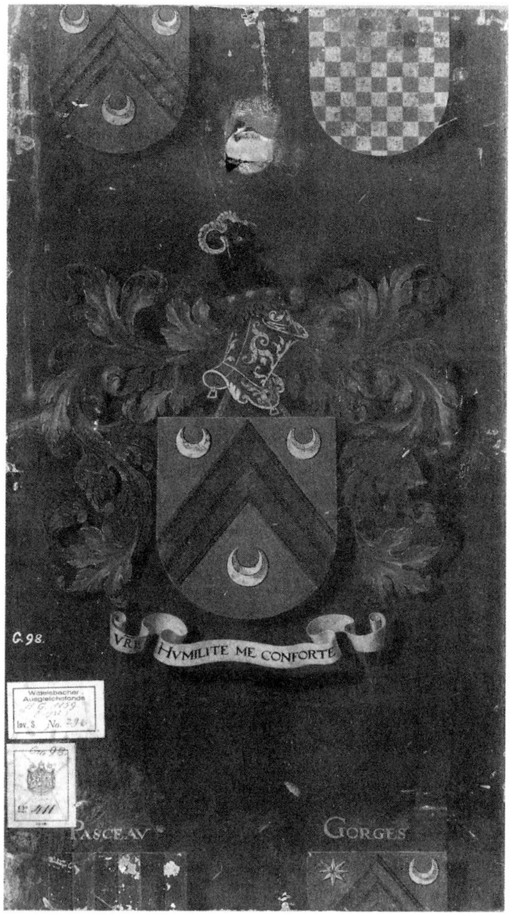

Gm 98

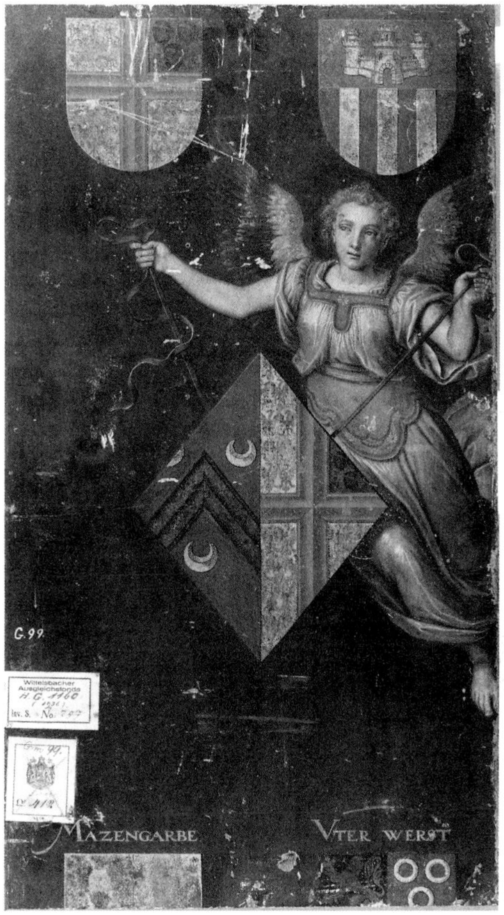

Gm 99

Tafeln eine hügelige Landschaft. Am äußeren Bildrand aufgestellt, sind die Familienmitglieder zur heute fehlenden Bildmitte hin orientiert. Rote Kreuze weisen einen Sohn und zwei Töchter als verstorben aus. Die männlichen Familienmitglieder sind einheitlich dunkel in spanische Tracht mit weißen Halskrausen gekleidet. Der Vater und der älteste Sohn tragen zusätzlich Pelzschauben. Ihre Gesichter sind individuell mit unterschiedlicher Barttracht und dem Augenfehler eines Sohnes wiedergegeben. Die verheirateten Frauen sind durch ihre Hauben gekennzeichnet. Sie tragen zurückhaltende, doch kostbare dunkle Kleidung, z.T. mit Pelzbesatz und mit weißen, aufgestellten Spitzenkragen, dazu zahlreiche goldene Gliederketten. Die Mädchen tragen kleine gestickte Hauben und helle Kleidung. Die Gesichter zeigen trotz Idealisierung individuelle Züge.

Die alte Zuschreibung an Hans Holbein d.J. wird im Grundbuch der Slg. Oettingen-Wallerstein in Frage gestellt, in Kat. 1826 für Gm 98 wieder aufgenommen, während Gm 99 als »Inconnu« aufgeführt wird. In den Kat. der Moritzkapelle anfangs als »Unbekannt, in der Art wie Holbein«, seit 1841 ohne diesen Hinweis. 1878 und 1880 als niederrheinisch, um 1580. Im Inv. des WAF Pieter Pourbus (1510 – 1584) zugeordnet, Waagen erkannte Anklänge an »die Zeit des ältern Franz Porbus..., um 1570«. In Kat. 1882 – 1893 als niederländisch, um 1580, bei Braune 1909 als flämisch 1560-70. Die Porträts führen stilistisch und nach der Kleidung in die südlichen Niederlande, nach Utrecht oder Antwerpen, d.h. in die Nähe der Porträts von Antonis Mor[1].

1 Vgl. Friedländer 13, 1975, Pl. 195.

Kat. Slg. Oettingen-Wallerstein 1819, S. 41, Nr. 26, 27; 1826 u. 1827, Nr. 283, 284. – Moritzkapelle 1829 – 1846, Nr. 125, 135. – Waagen 1843, S. 199, Nr. 125, 135. – Lotz 2, 1863, S. 337, Nr. 125, 135. – Moritzkapelle 1878 u. 1880, Nr. 153, 154. – Kat.1882, Nr.78, 79; 1885, Nr.78, 79; 1893, Nr.82, 83. – Braune 1909, Nr.98, 99.

Südniederlande

BILDNIS EINER BÜRGERLICHEN FRAU
um 1570-80

Brustbild einer Frau mittleren Alters nach links mit Blick auf den Betrachter. Sie trägt ein dunkles Kleid, eine weiße Krause und eine weiße Flügelhaube. Im Hintergrund ein durch Wandpfeiler und Wand markierter Innenraum.

Eichenholz (Quercus), 49,3 x 46,6 cm – Auf der Vorderseite am unteren Bildrand auf der Malschicht ein kleiner quadratischer Klebezettel »1910«. Auf der Rückseite Klebezettel »N°.48. / Po. [?]«; rechts Zettel »14.« Linke obere Ecke roter Siegellack-Abdruck, in der unteren Bildhälfte rotes Siegel mit Adler und Umschrift »kunst- u. alterthums-sammlungen d. germ. museums«. Links unten mit weißer Schrift »G./642.«, in der Mitte schwarze unleserliche Buchstaben.

Gm 642. Erworben vor 1882, vermutlich aus dem Handel.

Einzelbrett. Stärke 0,6 cm. Maserung horizontal. Format links und unten beschnitten. – Rückseite: Glatt bearbeitet; Ränder abgefast. Ehemals flächendeckendes Papier aufgenagelt, davon Reste mit 5 Nägeln erhalten. – Bildseite: Bild außerhalb eines Rahmens gemalt. Grundierung: Gelblich, sehr dünn. Unterzeichnung: Keine erkennbar. Malerei: Pentiment: Gesicht ursprünglich weiter unten und frontaler ausgeführt; die Haubenflügel entsprechend höher. In der Ecke rechts oben Malschichtverluste infolge eines wieder entfernten Klebezettels, ca. 4 x 5 cm. Malerei über den dicken Holzstrahlen gebrochen. Über ihrer rechten Schulter bogenförmiger Kratzer. – Restaurierung: 1996 Abnahme eines öligen Firnis. AB

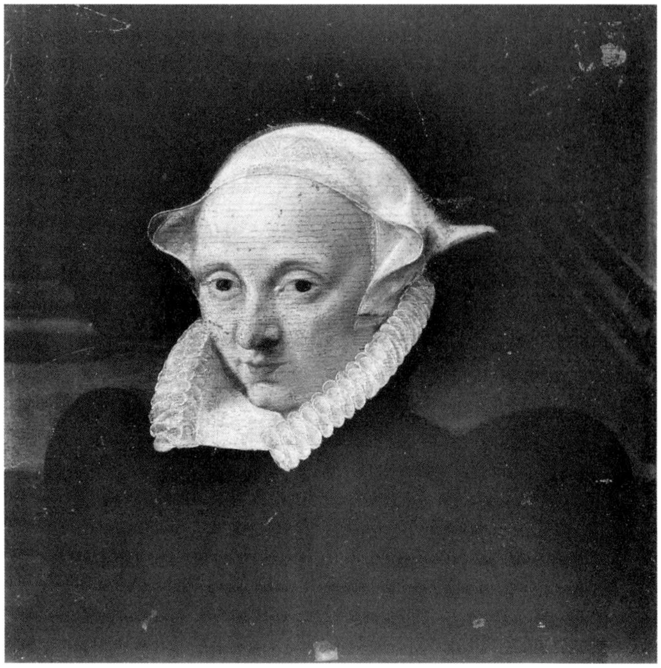

Gm 642

Die leichte Wendung nach links verweist auf ein verlorenes Bildnis des Ehemannes, das die heraldisch höher bewertete rechte Seite einnahm. Das Gesicht ist von links hell beleuchtet, während Details des Kleides und die perspektivisch wiedergegebenen Architekturteile kaum zu erkennen sind. Die dreieckige Gesichtsform mit hoher, gewölbter Stirn, kräftiger Nase und starkem Kinn zeigt eine willensstarke und selbstbewußte Frau mit markanten Gesichtszügen. Im Hintergrund umrahmende Architekturelemente, evtl. zwei flankierende Pfeiler, die jedoch nicht schlüssig zusammengefügt werden können. Auf dem linken Pfeiler ein beschnittenes Zeichen, das als Hausmarke, Monogramm oder auch als Wappen zu interpretieren ist[1]. Die Haube mit dem darüberliegendem Schleier und der Kragen mit angesetzter Krause grenzen den Kopf fast vollständig von der dunklen Umgebung ab. Haube und schwarzes Kleid mit aufgestelltem Kragen und großen Puffen sind um 1570 – 80 zu datieren[2], was u. a. durch ein 1570 datiertes Bild von Maarten de Vos bestätigt wird[3]. Ebenfalls in Antwerpen, bei Willem Key (1542 – 68 Meister in Antwerpen), ist die ernste und distanzierte Porträtauffassung zu beobachten[4]. Das Porträt stammt demnach wahrscheinlich aus Antwerpen.

Im Kat. 1882 erstmals als »unbekannte bürgerliche Frau« erwähnt und gegen 1580 datiert.

1 Vgl. u.a. die Porträts des Pieter Pietersz, Sohn von Pieter Aertsen: Cornelia de Vriese (1583), Dirckje Teymans Gael (1588) und Susanna Teyman (1600), abgebildet bei G.J. Hoogewerff: De Noord-Nederlandsche Schilderkunst, Bd. 4. 's-Gravenhage 1941-42, Abb. 269, 271, 272.
2 Jutta Zander-Seidel, Nürnberg, danke ich für die Datierung des Kostüms.
3 Maarten de Vos (1532 – 1603), Porträt Egide Hooftman und Margaretha van Nispen, Rijksmuseum Amsterdam; vgl. Leids Kunsthistorisch Jaarboek, Bd. 8, 1989: Nederlandse Portretten, S. 79, Abb. 9.
4 Vgl. Friedländer 13, 1975, Tf. 135, 142.

Kat. 1882, Nr. 528; 1885, Nr. 544; 1893, Nr. 590. – Braune 1909, Nr. 642.

Verbeeck-Gruppe

Unter dem Sammelbegriff »Gruppe Verbeeck« werden Mitglieder einer im 16. und 17. Jahrh. in Mecheln ansässigen Malerfamilie dieses Namens bezeichnet. Fünfzehn Angehörige der Familie sind namentlich bekannt, auf erhaltenen Werken werden die Künstler Frans und Jan Verbeeck genannt. In Archivalien aus den Jahren 1530 bis 1625 lassen sich jedoch mehrere Künstler dieser Namen nachweisen, so daß die Lebensdaten nicht klar zu ermitteln sind[1].

Drei Tüchlein aus zwei Narrenfestserien, um 1540 – 1580

MUMMENSCHANZ

Festmahl einer Hochzeitsgesellschaft in einem einfachen Raum. Die Braut sitzt an einer bildparallelen Festtafel im Zentrum einer Gesellschaft. Diese führt närrische Tischmanieren vor. Im Vordergrund werden Trunkenheit und Gefräßigkeit thematisiert. Links Tanzende unter einer Empore mit Musikern, rechts die Vorbereitungen im Hochzeitszimmer.

Wasserfarben auf Leinwand, 105 x 150 cm[2] – Auf der Rückseite mit weißer Farbe »Gem. 585«, auf der Rahmenrückseite mit weißer Farbe »Gm 585«.

Gm 585. Vorbesitzer unbekannt – Erworben vor 1885. Ehemals als Mittelbild zu Gm 586 und Gm 587 angesehen.

Tüchlein, zweiteilig, dubliert. Vertikalnaht, Breiten von links ca. 116 und 34 cm, wohl seit der Dublierung mittels Überwendling neu vernäht, Leinenbindung, Fadendichte 14 x 16 pro cm^2. Unter den zahlreichen Fehlstellen die größeren begradigt und mit Leinwandintarsien, kleinere mit Holzkitt ersetzt. Risse vor allem in der Mitte und oben. Die Spanngirlanden weisen auf eine frühere Aufspannung hin. – Bildseite: Unterzeichnung: Harter Stift; Kontur- und Binnenzeichnung. Malerei: Binnenzeichnung der Gesichter in einfacher Weise in Schwarz; Konturen in den Schattenpartien mit Schwarz oder dieselbe Farbe dicker aufgetragen. Malschicht in weiten Teilen abgefallen und stark verschmutzt, originale Farbigkeit am Rand, vom Rahmenfalz verdeckt, erhalten. AB

BAUERNHOCHZEIT

An einer bildparallelen Festtafel sitzt die Braut mit ausgewählten Gästen. Im Vordergrund ein maskierter Zug mit tanzendem Gnom an der Spitze, rechts Musikanten und Kinder. Im Hintergrund links die Küche, rechts eine weitere Festtafel mit Gästen. Durch ein Fenster ist die Bereitung des Ehebettes zu erkennen.

Leinwand, 110 x 155 cm – Beischrift in Fraktur unten »Deze mommerije is willecomme op dese feeste / Daer so menighen vuylen verrompelden boer is / De bruys is een leelikcke vuyl lossche beeste /... den (bruyghom eenen grooten fraeyen boer is.) = Die Vermummung ist willkommen bei diesem Fest / einer Menge von schmutzigen, rauhen Bauern / Die Braut ist ein häßliches, dreckiges, zügelloses Biest / (...der Bräutigam ist ein derber, handlicher Bauer)«[3] – Auf der Rückseite mit weißer Kreide »Gem 586«, mit weißer Schablonenschrift »Germ. Nat. Museum Nürnberg«.

Gm 586. Vorbesitzer unbekannt – Erworben vor 1885. Ehemals als Seitenstück zu Gm 585 angesehen.

TURNIER

Das Bild ist zweigeteilt in den Bereich der Holzgalerie mit Gelände und den Turnierplatz. Von der Galerie schaut das Brautpaar mit Ehrengästen einem ungewöhnlichen Zweikampf zu, der von Musikanten begleitet wird. Auf dem Platz kämpfen zwei Männer, unterstützt von ihren Parteien, auf Karren gegeneinander. Weitere kuriose Zuschauer und ein Narr.

Wasserfarben auf Leinwand, 108 x 152 cm – Beischrift in Fraktur oben »[1. Zeile unleserlich] / den blauwen lippen wort daer ghesteken om verre / van bouwen zuermuyl die sonder sneu(v)en / hem recht gheraeckt heeft net op sijn sterre / die voort ghedrooghen wort van lijske(n) quraey kerre.« = 1. Zeile unleserlich / Blaue Lippen (Eigenname) wird herabgestochen / von Bouwen Zuermuyl (Eigenname), der ohne zu wanken/ ihn so richtig auf den Stern (sternum = Brustbein) getroffen hat / er wird weiter-/ fortgedrängt von Lijsken Quraeykerre (Eigenname). Beischrift unten: »Compt alle snottlue (snottolven) van buyten en binne(n) / helpt doch dees feeste van ons bruyt vercieren / die meest bullens af steeckt sal thoochste winnen / d(i)us hebt v (u) cloeckelijck vrempt van man (ieren) / [en schaempt u niet leelyck te ... (unleserlich)]« = Kommt alle ihr Schmutzfinken von draußen und drinnen / Helft doch, dieses Fest unserer Braut zu schmücken / Wer die meisten Bullen absticht, wird den höchsten Preis erringen / Darum seid vernünftig und benehmt euch anders, als ihr sonst gewohnt seid / Und schämt euch nicht, häßlich zu (sein?)[4]. Auf der Rückseite mit roter Farbe »38«, mit weißer Schablonenschrift »Germ. Nat. Museum Nürnberg«. Auf der Rahmenrückseite mit weißer Farbe »Gm 587«.

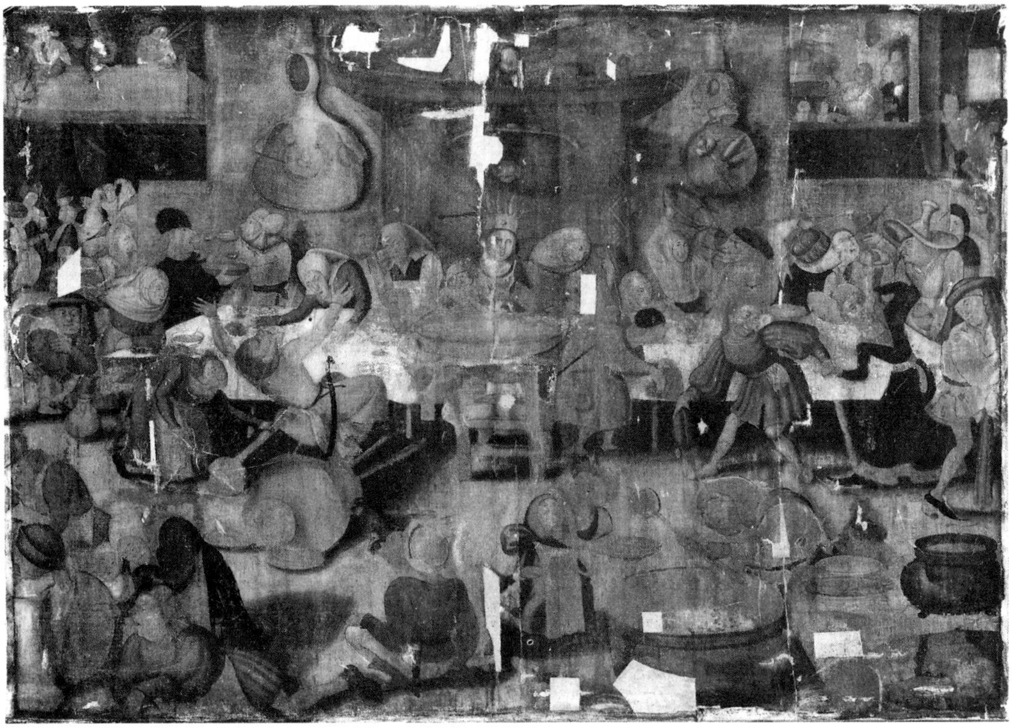

Gm 585

Gm 587. Vorbesitzer unbekannt – Erworben vor 1885. Ehemals als Seitenstück zu Gm 585 angesehen.

Tüchlein, einteilig, Leinenbindung. Risse und Fehlstellen mit braun bestrichenem Japanpapier überklebt. Ränder beschnitten. Vermutlich in vorindustrieller Zeit dubliert, beide Bilder vor der Dublierung mehrfach neu aufgespannt. Ungrundiert. Unterzeichnung: Vermutlich Stift; schwach erkennbar. Malerei: Wohl ehemals wasserlöslich. Auftrag mehrschichtig, Reflexlichter pastoser. Formen plastisch ausgearbeitet. Konturierung der Schattenseite mit dunklerem Farbton. Stark gefärbter Firnis, in die Leinwand gedrungen, Hell-Dunkel-Kontraste und Farbigkeit dadurch verunklärt.

Gm 586: Fadendichte 16 x 20 pro cm^2. Risse und Verluste in der Leinwand vorwiegend im unteren Bereich und entlang der Ränder mit braun bestrichenem Japanpapier überklebt. Ränder oben, unten und links weitergehend beschnitten, rechts nur der Umschlag entfernt. Grobgewebte Dublierleinwand, zweiteilig. – Bildseite: Malerei: Reflexlichter teilweise abgefallen.

Gm 587: Fadendichte 18 x 18 pro cm^2. Weitere Ausführung und Erhaltung wie Gm 586. – Bildseite: Malerei: Letzte Schriftzeile der unteren Inschrift überklebt, teilweise durch Beschädigung der Leinwand unten verloren. Vereinzelt Retuschen. AB

Die dicke, unansehnliche Braut ist durch eine Möhrenkrone gekennzeichnet. Auf Gm 585 hält sie ihr voreheliches Kind auf dem Schoß, ihr gegenüber hockt ein eselsohriger Narr. Die rechte Tischnachbarin hält sich die Nase zu, zur Linken tippt sich ein Mann an die Stirn. Seitlich des Baldachins hängen links eine Kornwanne und eine Metallschale, bekrönt von einer Imkerhaube und einem Bienenkorb, rechts eine Kornwanne mit einem Möhren-Zwiebel-Arrangement, einem umgestülpten Topf und einer Imkerhaube. Die Anordnung erinnert an Wappen mit Helm und Helmzier. Am Tisch wird ein Mann gefüttert, einem anderen wird der Stuhl weggezogen, so daß er nach hinten fällt und ein gedecktes Tischchen mitreißt. Neben dem Tisch verschüttet ein schielender Mann den Wein beim Umgießen. Vielleicht eine bewußte Anlehnung an den sorgfältigen Schankwirt, aus der »Hochzeit zu Kana« von Hieronymus Bosch oder auch aus dem Wiener Hochzeitsbankett von Pieter Bruegel d.Ä. Beide Werke können als direkte Vorbilder angenommen werden[5]. Rechts verdünnt ein Mann den Wein eines Trinkenden, ein Paar läßt Brei von oben in den Mund tropfen, ein weiterer stiehlt von fremden Tellern. Vor dem Tisch stehen ein buckliger Bettler und ein Paar. Die Frau greift

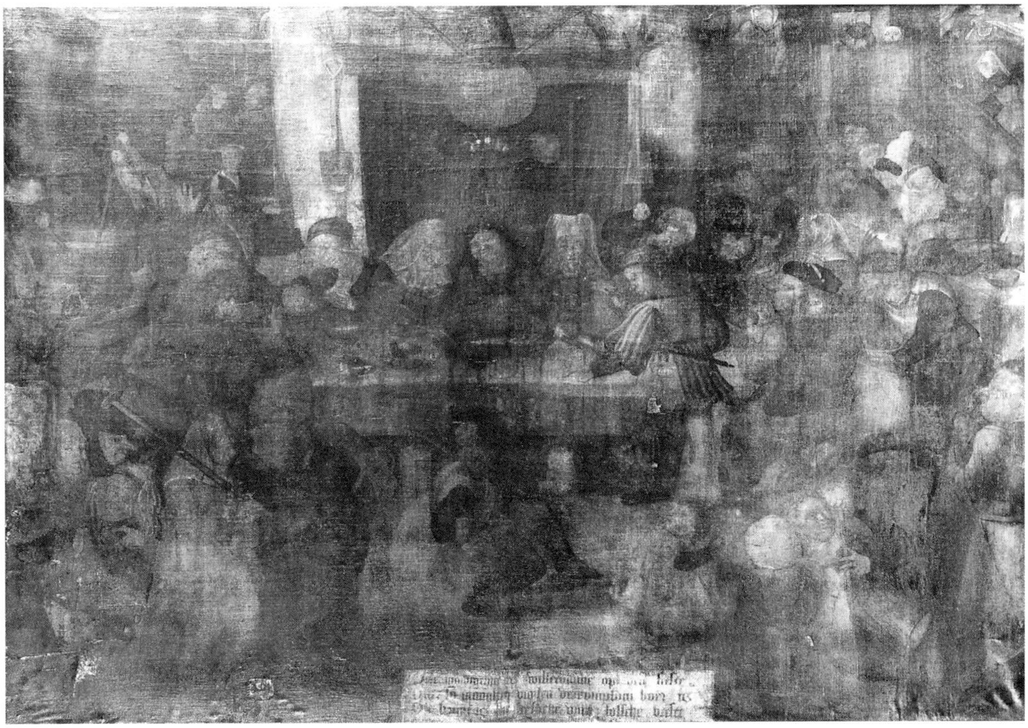

Gm 586

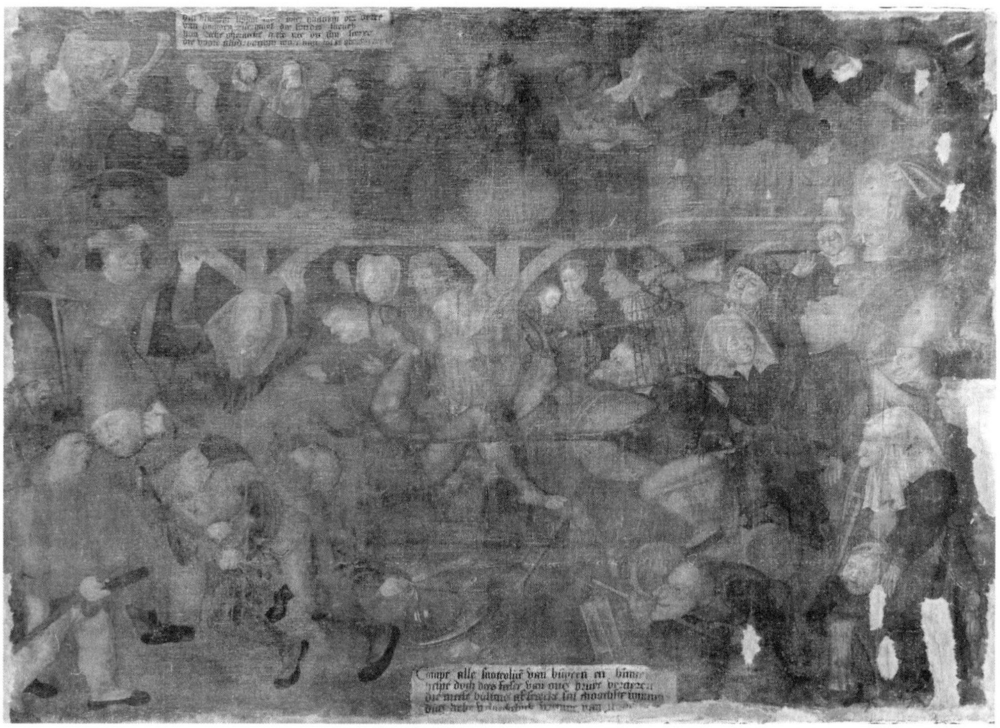

Gm 587

sich umständlich an die Nase. Sie trägt eine aufwendige Flügelhaube und Schnabelschuhe mit Trippen, die auf der Straße die Schuhe vor Schmutz schützen. Der hochgezogene Schnabelschuh, der als Inbegriff der Hoffart in Kleiderordnungen häufig verboten wurde, war seit ca. 1480 nicht mehr modern und fungiert als gesunkener Luxusartikel in der Narrenkleidung als Warnung vor den Modetorheiten und als ironisches Element. In moralsatirischen Darstellungen besitzt der Schuh außerdem eine erotische Bedeutung[6]. Im Vordergrund ein beladener Tisch, unter dem Kinder essen. Ein Gnom schöpft Brei auf die Teller, die eine kleinwüchsige Frau in Küchenkleidung hält. Von einer bettelnden Figur ist nur noch der Arm erhalten. Auf dem Boden sitzt ein Mann mit Hahnenfeder am Hut, links lagern Gestalten um ein geöffnetes Faß. Eine Frau hält an den Haaren den Kopf des sich übergebenden Mannes. Im Hintergrund spielen links auf der Empore Musiker Dudelsack, Flöte und Trommel. Darunter Tanzende unter einer Bienenfahne. Ein Durchblick öffnet rechts den Blick zu dem das Ehegemach mit der Weihwasserbürste segnenden Priester. Zahlreiche Zuschauer, auch Kinder, drängen sich über eine Treppe durch die Tür.

Tolnay (1935) verwies auf eine großformatige Zeichnung, evtl. eine Vorzeichnung zu einem verlorengegangenen Gemälde von Franz oder Jan Verbeeck, die große Nähe zu Gm 585 aufweist[7]. Gm 585 ist von anderer Hand als die beiden folgenden Gemälde. Gm 586 erscheint bei gleichem Thema dichter als Gm 585. Die Figurenanzahl ist reduziert, der reich gedeckte Tisch näher an den Bildrand gerückt. Die Braut wird von zwei Frauen flankiert, die zwei mögliche Zukunftswege aufweisen. Zur Rechten weist die wohlgenährte Frau lächelnd auf die harmonische Familie mit der stillenden Frau. Der dürren, mißmutigen Frau mit verschränkten Armen sind Zechen, Völlerei und Pöbeln zugeordnet. Auf der Rückwand dienen Schaufeln, Spaten, Sense, Dreschflegel, eine geflochtene Kornwanne[8] und ein Bienenkorb, aus dem eine Eule blickt[9], als Schmuckwerk und Attribute der bäuerlichen Arbeit. Die der Heraldik entlehnte Anordnung orientiert sich an dem päpstlichen Emblem mit Tiara und Petrusschlüsseln[10]. Vor dem Tisch weist ein gekrönter und festlich gekleideter Mann als Zeremonienmeister auf das Treiben im Vordergrund. Von links nähert sich ein Zug Kostümierter, der von einem kleinwüchsigen Tänzer mit Maske und geschulterter Laterne angeführt wird. Die Unfähigkeit des Gnoms, die Lichtquelle sinnvoll zu nutzen, steht möglicherweise in Bezug zu dem Spottemblem. Eine ähnliche Figur findet sich auch auf Gm 587. Ihm folgt ein Paar mit Bienenkorbhut[11] und einem Stab, wie er auf Gm 587 als Turnierstab eingesetzt wird. Demnach ist hier der Aufzug einer Turnierpartei gezeigt. Rechts ein Dudelsackpfeifer, ein Flötenspieler mit umgehängter Trommel und zwei Kinder. Im Hintergrund links arbeitet Küchenpersonal, rechts tafeln u. a. ein weißgekleideter Mönch und eine Amtsperson an einem weiteren Tisch. Eine Frau entleert den Nachttopf über einen Mann[12]. In einer Tenne findet das Turnier statt. Auf der einfachen Holzgalerie sind u. a. das Brautpaar, ein Mönch, eine Amtsperson, eine Mutter mit Kind, eine Frau mit Krug, und ein sich nach vorn lehnender Mann zu erkennen. Zu beiden Seiten blasen Musikanten und Musikantinnen mit Horn und Trompete zum Turnier. Die Galerie ist mit einem Kalbskopf, einer Keule, Schweinefüßen und Würsten geschmückt. Auf einer Auskragung stehen angezündete Öllampen und Eßnäpfe. In der Mitte sind wie auf Gm 586 Flegel, Sense und eine Kornwanne befestigt, welche die rundlichen Formen der Braut betont und als Hinweis auf ihre Fruchtbarkeit dient. Unterhalb der Galerie steht eine Mutter mit Kind, in einem Karren sitzen weitere Zuschauer, im Vordergrund wird einer Alten der Geldbeutel gestohlen. Rechts ein Mann mit federgeschmücktem Bischofshut, ein anderer mit dem löffelgekrönten Hut, der seit Bosch als Sinnbild der Gula gilt[13]. Der rechte Turniergegner ist ein zahnloser Alter, der auf einem Faß mit Rollbrett sitzt. Seine Ausstattung persifliert Turnierausrüstungen: Der Kopf steckt in einem geöffneten Käfig, aus dem oben ein »Kampfhahn« hinausschaut[14], als Schild dient ihm eine Kornwanne, die Tunierstange hat einen Trichter als Handschutz. An einem Seil wird er von dem sich umwendenden Mann mit Eselskappe und einem Emblem aus zwei gekreuzten Pfeilen auf roter Weste gezogen. Sein junger Turniergegner saß auf einem Wagen, mit einem Ziegenbockkopf als Rammbock. Sein Wagenzieher steht mit dunkler Kappe hinter dem Alten[15]. Der Alte hat zur Freude seiner Anhänger den Jungen heruntergestoßen, sein Stab liegt neben dem Helm zerborsten am Boden. Die Verliererpartei beklagt den unerwarteten Ausgang des kuriosen Kampfes, dessen sexuelle Komponente die Geldbörse in der Hand eines Zuschauers am linken Bildrand andeutet. Die zentrale Gestalt des Narren mit Eselsohren an der Kapuze und Schellengürtel[16] erklärt das Geschehen als närrisches Fest zu Ehren der Braut, deren Ironisierung jedoch auch die Darstellung einer realen Hochzeit ausschließt.

Mecheln, Courtrai und Antwerpen waren Zentren der Tüchleinmalerei, die in Raumausstattungen bei Aristokratie und Bürgern Verwendung fand[17]. Vermutlich gehörten jeweils sieben Szenen zu einer Folge. Nach Vandenbroeck 1981 sind Gm 586 – 587 die einzigen erhaltenen Tüchlein des 16. Jahrh. mit Inschriften. Besser erhaltene Tüchlein der Verbeeck-Gruppe lassen Rückschlüsse auf verlorengegangene Details von Gm 585 – 587 zu[18]. Thema sind Feste im bäuerlichen Umfeld. Die Komposition erinnert an Bruegel und Pieter van der Borcht. Tolnay wertete die »Scherzbilder« daher thematisch wie stilistisch als Vorstufen zu Bruegels Bauernbildern. Raupp rechnete mit einem gleichzeitigen, konkurrierenden Kunstschaffen der Künstler[19]. Die Inschriften verweisen auf Bauernsatiren. Unmäßigkeit und Unbeherrschtheit, Streitlust, Unzucht, Betrug und Spiel sind als Narrheiten ausgewiesen und werden angeprangert[20]. In Kat. 1885 wurden die Tüchlein als holländisch um 1650 aufgeführt, 1893 und bei Braune wurden sie um 1560 datiert. Vandenbroeck 1981 und 1987 schrieb sie der Verbeeck – Gruppe zu und datierte um 1550, Raupp ordnete sie aus stilkritischen Gründen zwischen 1540 und 1580 ein.

1 Vandenbroeck 1981, S. 41 – 44.
2 Nach Glück scheint 120 x 170 cm das Standardmaß für Leinwände gewesen zu sein. Vgl. Gustav Glück: Bruegel und der Ursprung seiner Kunst. In: Gesammelte Aufsätze, Bd. 2. Wien 1933, S. 151 – 169, hier S. 169.
3 Übersetzungen frei nach Vandenbroeck 1984, S. 82, Anm. 10. Die letzte Zeile ist heute kaum noch lesbar.
4 Übersetzung von Vandenbroeck, zit. bei Raupp 1986, S. 265 – 266.
5 Charles de Tolnay: Hieronymus Bosch. Kritischer Katalog der Werke. Baden-Baden 1965, S. 429, Abb. – Wolfgang Stechow: Pieter Bruegel the elder. New York 1990, S. 113.
6 Veronika Mertens: Narrenmode zwischen Realität und Allegorie. In: Narren, Schellen und Marotten. Elf Beiträge zur Narrenidee (hrsg. Dietz – Rüdiger Moser). Remscheid 1984, S. 161 – 235, hier S. 173 – 174.
7 Tolnay 1935, 1, S. 53; 2, S. 13, Tf. LXV. – Vgl. Catalogue of the collection of drawings in the Ashmolean Museum. Bd. 1. Netherlandish, German, French and Spanish Schools. (bearb. K. T. Parker). Oxford 1938, S. 36 – 37.
8 Hinrich Suits: Bäuerliche und handwerkliche Arbeitsgeräte in Westfalen. Die alten Geräte der Landwirtschaft und des Landhandwerks 1890-1930 (Schriften der Volkskundlichen Kommission 26). Münster 1982, Tf. 41, Nr. 1.
9 In der Tradition seit Bosch verweist die Eule auf Dummheit, Verrücktheit, Wertlosigkeit, Angst vor Licht und Erkenntnis; vgl. Vandenbroeck 1984, S. 105.
10 Vgl. Arthur Henkel u. Albrecht Schöne (Hrsg.): Emblemata. Handbuch zur Sinnbildkunst des 16. und 17. Jahrhunderts. Stuttgart 1967, S. 1335.
11 Zum Bienenkorb als satirisch-allegorischem Motiv und als Bestandteil einer antiklerikalen reformatorischen Polemik des 16. Jahrh. vgl. Lexikon der Kunst, Bd. 1, 1987 (Leipzig), S. 536 – 537.
12 In Antwerpener Privatbesitz befindet sich ein Vergleichsbild der Hochzeit, dessen einziger Zusatz ein tanzender Mohr zu sein scheint. Dieses Bild ist im Ausst. Brügge 1958: L'art flamand dans les collections espagnoles, Nr. 69, unter dem kaum greifbarem Boschnachfolger J. Mandyn aufgeführt. Vandenbroeck schreibt es der Verbeeck-Gruppe zu; vgl. Vandenbroeck 1984, Abb. 6.
13 Vandenbroeck 1984, S. 96.
14 Zur Ikonographie des Hahns vgl. Moser (wie Anm. 6), S. 21, Anm. 4. Ein ähnliches Motiv findet bei der Quentin Massys zugeschriebenen »Allegorie der Narrheit«, um 1510 – 1520 (New York, Coll. J. Held), Abb. bei A. de Bosque: Quentin Metsys. Brüssel 1975, S. 196.
15 Evtl. wird hier auf Pieter Bruegels d.Ä. »Kampf der Fastnacht mit den Fasten« von 1559 Bezug genommen. Vandenbroeck leitet das Spotturnier aus dem Brauch realer Bauernturniere ab; vgl. Vandenbroeck 1987, S. 154 – 156, 346 – 352.
16 Zur Ikonographie von Eselsohrenkappe und Schelle vgl. Moser (wie Anm. 6), S. 198 (V. Mertens), S. 235 – 276 (J. Leibrand), S. 18 – 21 (W. Mezger).
17 Vandenbroeck 1984, S. 117 – 118: Da zahlreiche Verbeeck – Mitglieder der Kammer der Rhetoriker in Mecheln angehörten, ist hier eine Abnehmergruppe zu vermuten. – Zur Tüchleinmalerei vgl. Raupp 1986, S. 282. – Emil D. Bosshard: Tüchleinmalerei – eine billige Ersatztechnik?, in: Zeitschrift für Kunstgeschichte 1982, S. 31 – 42. – Gustav Glück: Bruegels Gemälde. Wien – München 1932, S. 13 – 14.
18 Vandenbroeck 1981, S. 44.
19 Raupp 1986, S. 268.
20 Raupp 1986, S. 270: »Die »Bauernfeste« der Verbeecks sind als satirische Fiktion und Maskeraden zu erkennen. Letztlich sind es grobianische Narrenfeste, die Elemente der traditionellen Bauernikonographie und des realen Brauchtums aufnehmen, die nach Maßgabe ihrer satirischen Verwertbarkeit und Signifikanz ausgewählt sind.«

Kat. 1885, Nr. 490 – 492; 1893, Nr. 530 – 532. – Braune 1909, Nr. 585 – 587. – Tolnai 1934, S. 133, Abb. – Tolnay 1935, S. 35, Abb. 106. – Ausst. Antwerpen 1962: Le fantastique, S. 41 – 46, Abb. S. 67 (Vergleichsbild). – Vandenbroeck 1981, S. 41 – 44. – Ders. 1984, S. 79 – 124. – Raupp 1986, S. 265 – 270. – Ausst. Antwerpen 1987: Beeld van de andere, S. 81 – 85, 209, Abb. 90, 91 (bearb. P. Vandenbroeck). – Vandenbroeck 1987, S. 154 – 156, 346 – 352. – Gibson 1992, S. 29 – 39.

Verzeichnis der Themen

Verzeichnis der Personen

Bearb. von Kurt Löcher

Dargestellte – Künstler – Auftraggeber etc. (unausgewertet blieben Künstlerviten und Anmerkungen)

Verzeichnis der Gemälde nach Inventarnummern

Verzeichnis der Gemälde des 16. Jahrhunderts im Germanischen Nationalmuseum in der Reihenfolge der Inventarnummern:
Gm (Gemälde), A (Architektur),
KG (Kirchliches Gerät),
Pl.O. (Plastik, Original)

320	412
321	412
322	412
323	412
324	412
325	481
326	224
329	68
330	449
331	470
332	241
338	234
339	234
340	245
341	382
344	49
347	334
517	70
526	70
537	297
542	181
543	181
544	181
545	181
546	181
547	304
549	299
550	299
551	299
552	294
554	17
555	280
556	254
558a	377
578	485
579	346
580	497
581	370
582	372
583	385
585	587
586	587
587	587
588	587
610	33
611	384
613	337
614	160
617	400
619	450
620	366
621	532
623	401
624	507
625	403
627	452
629	531
630	535
631	535
632	535
633	535
634	453
637	453
640	506
642	586
643	577
644	327
651	288
654	510
655	367
656	338
661	511
665	513
668	514
677	515
876	102
877	102
885	210
888	487
889	487
890	487
891	487
897	111
899	551
900	465
901	465
902	465
903	51
919	509
920	365
921	365
974	172
977	389
997	386
999	378
1000	57
1049	464
1076	331
1079	43
1086	55
1093	53
1097	156
1099	86
1103	443
1104	443
1105	34
1106	430
1107	430
1108	152
1111	181
1112	292
1115	388
1116	166
1130	540
1131	540
1152	78
1153	78
1162	302
1170	60
1181	190
1190	422
1191	518
1195	271
1210	480
1213	529
1223	282
1224	381
1226	174
1227	174
1228	174
1229	174
1236	540
1237	540
1238	540
1239	540
1240	540
1245	73
1250	87
1272	391
1345	393
1352	162
1417	264
1437	89
1439	538
1462	260
1534	261
1535	261
1536	332
1537	332
1548	253
1554	109
1556	534
1570	135
1571	369
1585	266
1589	471
1597	222
1600	478
1601	310
1604	476
1611	62
1613	317
1624	321
1625	220
1649	150
1650	323
1651	323
1666	128
1682	27
1712	75
1714	31

Konkordanz

der Inventarnummern der Bayerischen Staatsgemäldesammlungen (BStGS)
und des Wittelsbacher Ausgleichsfonds (WAF)
mit denen des Germanischen Nationalmuseums (Gm)

BStGS	Gm
9	1105
88	901
89	900
90	902
678	1836
681	246
700	885
707	897
1386	1103
1387	1104
1424	899
1461	1108
1464	212
2616	625
3210	215
3261	329
3551	634
3556	637
3562	619
3563	627
4300	1097
5382	281
5389	313
5390	314
5392	91
5393	93
5379	166
5381	205
5397	283
5417	216
5534	34
5591	1604
5668	92
5676	629
6245	1099
6840	640
6851	654
6846	661
6847	665
6849	668
6930	617
6931	623
6938	684
6983	677
7124	624
7740	179
7817	1181

WAF	Gm
31	315
32	312
100	51
101	876
102	877
103	49
104	50
105	48
106	45
172	214
173	221
174	218
175	210
176	211
182	217
183	226
185	220
186	219
194	305
231	165
232	178
286	339
287	338
378	273
379	279
466	184
548	261
549	262
550	263
551	264
564	82
565	83
604	248
605	49–50
606	251
607	252
709	54
710	57
711	58
712	60
713	53
717	84
724	160
725	191
726	192
727	193
728	199

WAF	Gm
928	1106
929	1107
932	293
933	294
934	299
935	300
937	303
941	267
942	271
943	272
971	330
1066 a	578
1068	254
1069	255
1070	256
1071	257
1072	258
1073	259
1074	260
1075	888
1076	889
1077	890
1078	891
1088	182
1089	183
1159	98
1160	99
1210	304

Verzeichnis
der abgegebenen Gemälde,
der zurückgegebenen Leihgaben und
der zerstörten Gemälde

Die Gm-Nrn. bis 968 sind bei Braune 1909 aufgeführt, die Gm-Nrn. für die deutschen Meister bis 1352 bei Lutze u. Wiegand 1936–37. BStGS meint Leihgaben der Bayer. Staatsgemäldesammlungen, WAF die Leihgaben des Wittelsbacher Ausgleichfonds / Bayer. Staatsgemäldesammlungen. Mitgeteilt sind die alten, für diesen Katalog nicht überprüften Benennungen.

Deutsche Meister.

Gm 41. Meister des Marientodes = Joos von Cleve: Bildnis einer Frau mit rotem Haar; Eichenholz, 54 x 40 cm. Inv.Nr. WAF 417. Zurückgegeben 1910.

Gm 42. Meister des Marientodes = Joos von Cleve: Maria mit Kind; Eichenholz, 43 x 33 cm. Abgegeben 1922 im Tausch.

Gm 43. Meister des Marientodes = Joos von Cleve: Maria mit Kind; Apfelholz (?), 47,5 x 37,5 cm. Abgegeben 1921.

Gm 44. Meister von Linnich: Versuchung Christi; Eichenholz, 194,5 x 80 cm. Inv.Nr. WAF 118a. Kriegsverlust 1945, vermutlich verbrannt. Lutze u. Wiegand 1936–37, S. 96, Abb. 351.

Gm 164. Dürer, Albrecht: Zwei wilde Männer mit Keulen als Wappenhalter auf zwei Tafeln, Seitenstücke zum Bildnis des Oswolt Krel; Holz, je 50 x 16 cm. Inv.Nr. WAF 230 a, b. Zurückgegeben 1910.

Gm 208. Cranach, Lucas d. Ä.: Maria mit Jesus und Johannes; Holz, 120 x 81 cm. BStGS, Inv.Nr. 5566. Zurückgegeben 1920.

Gm 209. Cranach, Lucas d. Ä.: Die Ehebrecherin vor Christus; Tannenholz, 77 x 110 cm. BStGS, Inv.Nr. 5391, Kriegsverlust 1945, vermutlich verbrannt. Lutze u. Wiegand 1936-37, S. 38, Abb. 375.

Gm 224. Cranach, Lucas, Werkstatt: Verkündigung an Maria, Fichtenholz, 53 x 35 cm. Stadt Nürnberg, Inv.Nr. 93. Zurückgegeben 1923.

Gm 244. Zeitblom, Bartholomäus: Anna Selbdritt; Holz, 37 x 92 cm. Inv.Nr. WAF 261. Zurückgegeben 1910.

Gm 245. Strigel, Bernhard, zugeschrieben: Johannes und Maria; Tannenholz durch Eichenholz verstärkt, zwei Tafeln zusammen in einem Rahmen, je 18 x 14 cm. Abgegeben 1943 im Tausch. Lutze u. Wiegand 1936-37, S. 178.

Gm 253. Strigel, Bernhard: Maria mit Kind an einer Fensternische; Holz, 63 x 38 cm. Inv.Nr. WAF 260. Zurückgegeben 1909.

Gm 265. Schwaben, 1512: Anbetung des Kindes; Fichtenholz, 96 x 50 cm. Leihgabe der Familie Frhr. v. Holzschuher. Zurückgegeben 1928.

Gm 266. Schwaben, 1512: Tod Mariä; Fichtenholz, 96 x 50 cm. Leihgabe der Familie Frhr. v. Holzschuher. Zurückgegeben 1928.

Gm 274. Holbein, Hans d. Ä., Werkstatt: Martyrium des Hl. Thomas; Tannenholz, 120,5 x 72,4 cm. BStGS, Inv.Nr. 5383. Kriegsverlust 1945, vermutlich verbrannt. Lutze u. Wiegand 1936–37, S. 70.

Gm 275. Holbein, Hans d. Ä., Werkstatt: Martyrium des Hl. Jakobus minor; Tannenholz, 122,7 x 72 cm. BStGS, Inv.Nr. 5384. Kriegsverlust 1945, vermutlich verbrannt. Lutze u. Wiegand 1936-37, S. 70.

Gm 276. Holbein, Hans d. Ä., Werkstatt: Martyrium des Hl. Jakobus major; Tannenholz, 131,6 x 78,8 cm. BStGS, Inv.Nr. 5385. Kriegsverlust 1945, vermutlich verbrannt. Lutze u. Wiegand 1936-37, S. 71.

Gm 277. Holbein, Hans d. Ä., Werkstatt: Martyrium des Hl. Andreas; Tannenholz, 131,9 x 79,5 cm. BStGS, Inv.Nr. 5388. Kriegsverlust 1945, vermutlich verbrannt. Lutze u. Wiegand 1936-37, S. 71.

Gm 278. Holbein, Hans d. Ä., Kopie von Merkle nach: Votivbild des Augsburger Bürgermeister Schwarz; Holz, 86 x 77 cm. Leihgabe der Familie Frhr. v. Holzschuher. Zurückgegeben 1932.

Gm 280. Burgkmair, Hans: Die Hll. Sigismund und Sebastian, Mitteltafel des Sebastiansaltars, 1505; Tannenholz, 114,5 x 123 cm. BStGS, Inv.Nr. 5782. Zwecks Restaurierung zurückgezogen 1931. Lutze u. Wiegand 1936-37, S. 34, Abb. 160.

Gm 288. Schwaben, 1524: Krönung Mariä; Tannenholz, 178 x 109 cm. Inv.Nr. WAF 322. Zurückgegeben 1937. Lutze u. Wiegand 1936-37, S. 171, Abb. 217.

Gm 289. Augsburg, um 1520: Gottvater entsendet fünf Pfeile auf das Volk, Mittelbild eines Pestaltars; Tannenholz, 157 x 121,5 cm. Kriegsverlust 1945, vermutlich verbrannt. Lutze u. Wiegand 1936-37, S. 16, Abb. 164.

Gm 290. Augsburg, um 1520: Der Hl. Sebastian, linker Flügel zu Gm 289; Tannenholz, 160 x 72,5 cm. Kriegsverlust 1945, vermutlich verbrannt. Lutze u. Wiegand 1936-37, S. 16, Abb. 164.

Gm 291. Augsburg, um 1520: Der Hl. Rochus, rechter Flügel zu Gm 289; Tannenholz, 160 x 72,5 cm. Kriegsverlust 1945, vermutlich verbrannt. Lutze u. Wiegand 1936-37, S. 16, Abb. 164.

Gm 297. Schäufelein, Hans: Befreiung Petri; Holz, 127 x 100 cm. Inv.Nr. WAF 344. Zurückgegeben 1910.

Gm 298. Schäufelein, Hans: Grabtragung Mariä; Holz, 127 x 100 cm. Inv.Nr. WAF 340. Zurückgegeben 1910.

Gm 327. Feselen, Melchior: Anbetung der Könige; Holz, 123 x 146 cm. BStGS, Inv.Nr. 5429. Zurückgegeben 1925.

Gm 328. Mielich, Hans: Hl. Hieronymus; Holz, 86 x 65 cm. Inv.Nr. WAF 337. Zurückgegeben 1910.

Gm 333. Breu d. Ä., Jörg: Beweinung Christi; Fichtenholz, 54,5 x 87 cm. Leihgabe der Familie Frhr. v. Holzschuher. Zurückgegeben 1932.

Gm 334. Fries, Hans: Maria mit Kind und Stifter, mit Gm 335–337 zu einem Altar gehörig; Holz, 66 x 37 cm. Inv.Nr. WAF 427. Zurückgegeben 1910.

Gm 335. Fries, Hans: Hl. Franziskus; Holz, 66 x 37 cm. Inv.Nr. WAF 428. Zurückgegeben 1910.

Gm 336. Fries, Hans: Anna Selbdritt; Holz, 64 x 38 cm. Inv.Nr. WAF 430. Zurückgegeben 1910.

Gm 337. Fries, Hans: Martyrium des Hl. Sebastian; Holz, 64 x 38 cm. Inv.Nr. WAF 429. Zurückgegeben 1910.

Gm 342. Baldung, Hans, gen. Grien: Allegorische Frauengestalt; Holz, 83 x 36 cm. BStGS, Inv.Nr. 5376. Zurückgegeben 1910.

Gm 343. Baldung, Hans, gen. Grien: Allegorische Frauengestalt; Holz, 83 x 36 cm. BStGS, Inv.Nr. 1423. Zurückgegeben 1910.

Gm 345. Baldung, Hans, gen. Grien, zugeschrieben: Maria mit dem Kind in der Landschaft; Holz, 56 x 40,7 cm. Abgegeben 1954 im Tausch. Lutze u. Wiegand 1936-37, S. 22, Abb. 246.

Gm 430. Unbekannt, um 1580: Bildnis einer alten Frau in schwarzem Gewand; Papier auf Leinwand, 35 x 28 cm. Abgegeben 1939 im Tausch.

Gm 527. Nürnberg, 1500–1520: Hl. Jakobus d. Ä.; Holz, 125 x 50 cm. Stadt Nürnberg, Inv.Nr. 91. Zurückgegeben 1921.

Gm 535. Oberdeutsch, um 1510–20: Hl. Drei Könige; Holz, 108 x 52 cm. Abgegeben im Tausch 1948.

Gm 538. Schwaben, um 1510–1520: Bethlehemitischer Kindermord; Holz, 81 x 65 cm. Abgegeben vor 1936 an Hubert Wilm.

Gm 539. Franken, um 1523: Mariä Himmelfahrt und Krönung; Holz, 157 x 100 cm. Leihgabe der Familie Frhr. v. Scheurl. Zurückgegeben 1926.

Gm 539a. Franken, um 1500: Kreuzigung; Holz, 145 x 74 cm. Leihgabe der Familie Frhr. Haller v. Hallerstein. Zurückgegeben 1928.

Gm 540. Franken, um 1500: Auferstehung; Holz, 145 x 74 cm. Leihgabe der Familie Frhr. Haller v. Hallerstein. Zurückgegeben 1928.

Gm 548. Oberdeutsch(?): Maria mit dem Kind; Holz, 48 x 35 cm. Abgegeben 1943 (?).

Gm 612. Cranachschule, 1527: Albert Scheurl 45jährig; Holz, 51 x 37 cm. Leihgabe der Familie Frhr. v. Scheurl. Zurückgegeben 1904.

Gm 615. Plattner, Hans, 1537: Christoph Scheurl 28jährig; Holz, 47 x 32 cm. Leihgabe der Familie Frhr. v. Scheurl. Zurückgegeben 1904.

Gm 618. Unbekannt, um 1550: Erzherzog Ferdinand II. von Österreich; Leinwand, 204 x 106 cm. BStGS, Inv.Nr. 6937. Kriegsverlust 1945, vermutlich verbrannt auf der Cadolzburg.

Gm 622. Oberdeutsch (?), um 1550-60: Unbekannte junge Fürstin (Katharina Jagellonica, Prinzessin von Polen?); Leinwand, 201 x 99 cm. BStGS, Inv.Nr. 6963. Kriegsverlust 1945, vermutlich verbrannt.

Gm 626. Deutsch, 1567: Martin Marquard 42jährig,; Leinwand, 88 x 64 cm. Kriegsverlust 1945, vermutlich verbrannt im Heiliggeist-Spital.

Gm 628. Unbekannt, um 1570: Vincenzo, Sohn des Ercole Gonzaga; Leinwand, 105 x 75 cm. BStGS, Inv.Nr. 3160. Kriegsverlust 1945, vermutlich verbrannt im Heiliggeist-Spital.

Gm 635. Cranach, Lukas d. J., zugeschrieben, 1573: Bildnis einer 35jährigen Frau; Leinwand, 74 x 61 cm. Kriegsverlust 1945, vermutlich verbrannt im Heiliggeist-Spital.

Gm 636. Deutsch, 1574: Johann, Sohn des Pfalzgrafen Wolfgang von Zweibrücken-Veldenz, 23jährig; Leinwand, 194 x 98 cm. BStGS, Inv.Nr. 6924. Zurückgegeben 1920.

Gm 638. Deutsch, 2. Hälfte 16. Jahrh.: Dorothea, Gemahlin des Herzogs Erich II. von Braunschweig; Leinwand, 109 x 85 cm. BStGS, Inv.Nr. 3152. Kriegsverlust 1945, vermutlich verbrannt auf der Cadolzburg.

Gm 639. Deutsch, 1575: Prinzessin von Zweibrücken-Veldenz; Leinwand, 195 x 96 cm. BStGS, Inv.Nr. 6927. Zurückgegeben 1920.

Gm 641. Unbekannt, 1576: Stephan Bathory, König von Polen (?); Leinwand, 93 x 71 cm. BStGS, Inv.Nr. 3153. Zurückgegeben 1920.

Gm 645. Deutsch, 1570: Dame in reicher Tracht; Lindenholz, 31 x 22 cm. BStGS, Inv.Nr. 6743. Zurückgegeben 1920.

Gm 646. Schöpfer, Hans d. J., 1580: Sophie von Raindorf; Lindenholz, 43 x 33 cm. BStGS, Inv.Nr. 3565. Zurückgegeben 1920.

Gm 647. Schöpfer, Hans d. J., 1580: Johanna, Gräfin von Sulz; Lindenholz, 44 x 34 cm. BStGS, Inv.Nr. 3555. Zurückgegeben 1920.

Gm 648. Schöpfer, Hans d. J. (?), 1580: Prinz von Zweibrücken-Veldenz; Leinwand, 187 x 89 cm. BStGS, Inv.Nr. 7125. Zurückgegeben 1920.

Gm 649. Monogrammist P.F.: Karl, Erzherzog von Österreich; Leinwand, 198 x 100 cm. BStGS, Inv.Nr. 2617. Kriegsverlust 1945, vermutlich verbrannt auf der Cadolzburg.

Gm 652. Unbekannt, um 1580–90: Bildnis eines jungen Mannes (Mitglied der Familie Scheurl); Leinwand 87 x 72 cm. Leihgabe der Familie Frhr. v. Scheurl. Zurückgegeben 1907.

Gm 653. Unbekannt, 1589: Bildnis einer 27jährigen Frau; Leinwand, 53 x 44 cm. Abgegeben 1942 an das Brauhaus Nürnberg.

Gm 657. Unbekannt, um 1590–1600: Bildnis einer Frau, »geb. Deklin«; Leinwand, 55 x 48 cm. Abgegeben 1942 an das Brauhaus Nürnberg.

Gm 658. Deutsch, um 1580: Erzherzog Karl II.; Leinwand, 212 x 104 cm. BStGS, Inv.Nr. 6780. Zurückgegeben 1967.

Gm 659. Deutsch, um 1580: Margareta Elisabeth, Herzogin von Mecklenburg-Güstrow; Leinwand, 180 x 89 cm. BStGS, Inv.Nr. 6842. Kriegsverlust 1945, vermutlich verbrannt.

Gm 667. Deutsch, 1595: Margareta, Erzherzogin von Österreich, 10jährig; Leinwand, 61 x 53 cm. BStGS, Inv.Nr. 6848. Kriegsverlust 1945, vermutlich verbrannt auf der Cadolzburg.

Gm 669. Deutsch, 1595: Fürstin in schwarzer Tracht; Leinwand, 189 x 89 cm. BStGS, Inv.Nr. 6932. Kriegsverlust 1945, vermutlich verbrannt auf der Cadolzburg.

Gm 670. Deutsch, 1595: Anna Maria, Herzogin zu Sachsen; Leinwand, 96 x 72 cm. BStGS, Inv.Nr. 4238. Kriegsverlust 1945, vermutlich verbrannt auf der Cadolzburg.

Gm 671. Deutsch, 1596: Ladislaus, Prinz von Polen und Schweden, 1jährig; Leinwand, 101 x 83 cm. BStGS, Inv.Nr. 6889. Zurückgegeben 1920.

Gm 674. Strauch, Lorenz, 1591: Johann Christoph Scheurl 21jährig; Leinwand, 81 x 69 cm. Leihgabe der Familie Frhr. v. Scheurl. Zurückgegeben 1882.

Gm 675. Strauch, Lorenz, 1598: Georg Scheurl 35jährig; Leinwand, 106 x 91 cm. Leihgabe der Familie Frhr. v. Scheurl. Zurückgegeben 1882.

Gm 676. Strauch, Lorenz, 1598: Barbara Scheurl, geb. Tucher 31jährig; Leinwand, 108 x 92 cm. Leihgabe der Familie Frhr. v. Scheurl, zurückgegeben 1909.

Gm 680. Unbekannt, um 1590–1600: Bildnis einer Fürstin; Holz, 41 x 31 cm. Abgegeben 1921 an Nüsslein.

Gm 874. Meister von Linnich: Die klugen und die törichten Jungfrauen, zusammengehörig mit Gm 44; Holz, 194,5 x 80 cm. Inv.Nr. WAF 616. Kriegsverlust 1945, vermutlich verbrannt. Lutze u. Wiegand 1936-37, S. 96, Abb. 351.

Gm 875. Meister von Linnich: Christus und Maria am Thron Gottes, zusammengehörig mit Gm 44; Holz, 194,5 x 80 cm. Inv.Nr. WAF 616. Kriegsverlust 1945, vermutlich verbrannt. Lutze u. Wiegand 1936-37, S. 96, Abb. 351.

Gm 886. Dürerschule (Kulmbach?): Anbetung der Könige – Pfingsten, vom sog. Welseraltar; Lindenholz, 242,5 x 124 cm. BStGS, Inv.Nr. 662. Kriegsverlust 1945, vermutlich verbrannt auf der Cadolzburg. Lutze u. Wiegand 1936-37, S. 56, Abb. 115.

Gm 887. Dürerschule (Kulmbach?): Auferstehung Christi - Krönung Mariä, vom sog. Welseraltar; Lindenholz, 242,5 x 124 cm. BStGS, Inv.Nr. 661. Kriegsverlust 1945, vermutlich verbrannt auf der Cadolzburg. Lutze u. Wiegand 1936-37, S. 56, Abb. 116.

Gm 892. Holbein, Hans d. Ä., Werkstatt: Martyrium des Hl. Matthias; Tannenholz, 118 x 79,6 cm. BStGS, Inv.Nr. 5386. Kriegsverlust 1945, vermutlich verbrannt auf der Cadolzburg. Lutze u. Wiegand 1936-37, S. 71.

Gm 893. Holbein, Hans d. Ä., Werkstatt: Martyrium des Hl. Johannes Ev.; Tannenholz, 117,5 x 80 cm. BStGS, Inv.Nr. 5387. Kriegsverlust 1945, vermutlich verbrannt auf der Cadolzburg. Lutze u. Wiegand 1936-37, S. 71.

Gm 894. Holbein, Hans, d. Ä., Werkstatt: Martyrium des Hl. Bartholomäus; Tannenholz, 118,5 x 79,5 cm. BStGS, Inv.Nr. 1439. Kriegsverlust 1945, vermutlich verbrannt auf der Cadolzburg. Lutze u. Wiegand 1936-37, S. 71, Abb. 150.

Gm 895. Holbein, Hans, d. Ä., Werkstatt: Martyrium des Hl. Petrus; Tannenholz, 117,5 x 79,8 cm. BStGS, Inv.Nr. 1447. Kriegsverlust 1945, vermutlich verbrannt auf der Cadolzburg. Lutze u. Wiegand 1936-37, S. 72.

Gm 896. Holbein Hans, d. Ä., Werkstatt: Marter des Hl. Philippus; Tannenholz, 131 x 80 cm. BStGS, Inv.Nr. 1448. Kriegsverlust 1945, vermutlich verbrannt auf der Cadolzburg. Lutze u. Wiegand 1936-37, S. 72, Abb. 151.

Gm 982. Herneisen, Andreas: Bildnis Hans Sachs, 1576; Tannenholz, 49,5 x 38 cm. Stadt Nürnberg, Inv.Nr. 179. Zurückgegeben 1979.

Gm 1002. Dürer, Albrecht, zugeschrieben: Madonna Reichel; Fichtenholz, 28,5 x 19,5 cm. Erworben als Geschenk 1913. Abgegeben.

Gm 1068. Bayern, um 1500: Kreuzabnahme Christi; Tannenholz, 281,4 x 197 cm. BStGS, Inv.Nr. 6244. Kriegsverlust 1945, vermutlich verbrannt. Lutze u. Wiegand 1936-37, S. 27, Abb. 264.

Gm 1113. Augsburg, um 1518, Meister der Philippuslegende: 14 Nothelfer, Rückseite: Martyrium eines Heiligen; 98 x 86 cm. Leihgabe der Bayer. Krongutverwaltung 1920. Zurückgegeben 1925. BStGS Inv.Nr. 9458. Als Leihgabe in Regensburg, Museen der Stadt.

Gm 1177. Bamberg, um 1500: Aposteltrennung; 147 x 153 cm. BStGS, Inv.Nr. 1494. Zurückgegeben 1936.

Gm 1266. Wertinger, Hans: Monat März; Tannenholz, 33,3 x 41 cm. Leihgabe der Familie Henkel, Wiesbaden. Zurückgegeben 1937. Lutze u. Wiegand 1936-37, S. 185, Abb. 278.

Gm 1425. Donauschule, Altdorfer-Kreis, 1516: Martyrium der Hl. Katharina; Tannenholz, 105,5 x 64 cm. Abgabe nach 1945.

Gm 1444. Deutsch, 1535: Bildnis eines Herrn; Lindenholz, 52,5 x 41,5 cm. Abgabe nach 1945.

Gm 1487. Nürnberg, um 1550: Doppelbildnis Berthold IV. Tucher und Anna, geb. Mandel; Föhrenholz, 68 x 92 cm. Leihgabe der Familie Frhr. v. Tucher. Zurückgegeben 1968. Nürnberg, Tucherschloß.

Gm 1488. Schäufelein, Hans, 1537: Bildnis des Lorenz II. Tucher; Eichenholz, 40,5 x 33,6 cm. Leihgabe der Familie Frhr. v. Tucher. Zurückgegeben 1968. Nürnberg, Tucherschloß.

Gm 1488a. Schäufelein, Hans, 1537: Bildnis der Katharina Tucher, geb. Straub, Rückseite von Gm 1488; Eichenholz, 40,5 x 33,6 cm. Leihgabe der Familie Frhr. v. Tucher. Zurückgegeben 1968. Nürnberg, Tucherschloß.

Gm 1489. Plattner, Hans, 1537: Bildnis des Nikolaus Göswein; Lindenholz, 59,4 x 42,5 cm. Leihgabe der Familie Frhr. v. Tucher. Zurückgegeben 1968. Nürnberg, Tucherschloß.

Gm 1490. Plattner, Hans, 1537: Bildnis der Katharina Göswein, geb. Tucher; Lindenholz 59 x 43,3 cm. Leihgabe der Familie Frhr. v. Tucher. Zurückgegeben 1968. Nürnberg, Tucherschloß.

Gm 1491. Nürnberg, um 1550: Doppelbildnis von Berthold V. Tucher und Christina Schmidtmaier; Lindenholz 65,4 x 90,3 cm. Leihgabe der Familie Frhr. v. Tucher. Zurückgegeben 1968. Nürnberg, Tucherschloß.

Gm 1492. Neufchatel, Nicolas, um 1564: Bildnis Paul IV. Tucher; 99 x 82 cm. Leihgabe der Familie Frhr. v. Tucher. Zurückgegeben 1968. Nürnberg, Tucherschloß.

Gm 1503. Cranach, Lucas, Nachahmer, um 1550: Sich umarmendes Paar; Leinwand, 72 x 62,5 cm. Leihgabe der Familie Frhr. v. Tucher. Zurückgegeben 1952. Nürnberg, Tucherschloß.

Gm 1505. Nürnberg (?), 1573: Gabriel Tucher 47jährig; Leinwand, 48,5 x 41 cm. Leihgabe der Familie Frhr. v. Tucher. Zurückgegeben 1952. Nürnberg, Tucherschloß.

Gm 1512. Nürnberg (?), 1564: Bildnis eines 40jährigen Mannes; Leinwand, 48 x 40 cm. Leihgabe der Familie Frhr. v. Tucher. Zurückgegeben 1952. Nürnberg, Tucherschloß.

Gm 1513. Nürnberg (?), 1565: Bildnis eines 79jährigen Mannes (Linhard Tucher?); Leinwand, 48 x 40 cm. Leihgabe der Familie Frhr. v. Tucher. Zurückgegeben 1952. Nürnberg, Tucherschloß.

Gm 1516. Nürnberg, Umkreis Nicolas Neufchatel, 1575: Anatom Volker Coiter 41jährig; Leinwand; Stadt Nürnberg. Zurückgegeben 1954.

Gm 1517. Springinklee, Hans, zugeschrieben, um 1525–30: Allegorie auf die Binde- und Lösegewalt des Papstes; Eichenholz, 132 x 78,5 cm. Leihgabe Frhr. v. Schleif, Berlin, seit 1949; zurückgegeben. Berlin, Staatl. Museen Preußischer Kulturbesitz, Gemäldegalerie, Kat.Nr. 56.2.

Gm 1520. Kulmbach, Hans von, 1513: Triptychon mit Maria und Heiligen, Tucher-Epitaph; Linde, Mitte 151 x 228,5 cm, Flügel je 151 x 150,5 cm. Leihgabe der Kirchengemeinde St. Sebald. Zurückgegeben 1957.

Gm 1525. Traut, Wolf, um 1518: Hl. Sippe; Fichtenholz, 71,5 x 130 cm. Leihgabe Hermann Ertinger, Nürnberg. Zurückgegeben 1955.

Gm 1599. Mielich, Hans, 1551: Bildnis einer Frau, verehelichte Tucher von Schowerau (?); Holz auf Sperrholz, 84,5 x 66,2 cm. Leihgabe Erich Lübbert, München. Zurückgegeben 1959.

Außerdeutsche Meister

Gm 67. Niederlande, um 1510: Madonna auf einer Steinbank; Eichenholz, 48 x 35 cm. Abgegeben 1921 an den Handel.

Gm 70. Niederlande, um 1510-1520: Madonna mit Nelke; Eichenholz, 34 x 29 cm. Abgegeben 1921 an den Handel.

Gm 72. Niederlande, um 1520: Bildnis eines Mannes; Eichenholz, 35 x 24 cm. Inv.Nr. WAF 423. Zurückgegeben 1910.

Gm 73. Niederlande, um 1520: Bildnis einer Frau; Eichenholz, 35 x 24 cm. Inv.Nr. WAF 424. Zurückgegeben 1909.

Gm 74. Niederlande, um 1520: Die Vermählung der Hl. Katharina; Eichenholz, 124 x 111 cm. Abgegeben an Böhler, Luzern.

Gm 75. Niederlande, um 1520: Madonna; Eichenholz, 70 x 49 cm. Abgegeben 1942. 1960 Slg. Heinz Kisters, Kreuzlingen.

Gm 77. Patinir, Joachim: Das Martyrium des Hl. Sebastian; Holz, 90 x 38 cm. BStGS, Inv.Nr. 5380. Zurückgegeben 1909.

Gm 78. Gossaert, Jan, gen. Mabuse, Kopie nach, 1601: Anbetung der Hl. Drei Könige; Eichenholz, 119 x 87 cm. Inv.Nr. WAF 163. Zurückgegeben 1920.

Gm 79. Gossaert, Jan, gen. Mabuse, Kopie nach: Maria mit Kind; Eichenholz, 88 x 70 cm. Inv.Nr. WAF 79. Zurückgegeben 1920.

Gm 80. Leyden, Lucas van: Moses schlägt Wasser aus dem Felsen; Leinwand, 195 x 240 cm. Abgegeben 1955 zur Finanzierung der Erwerbung des Codex Aureus von Echternach. Boston, Fine Arts Museum.

Gm 81. Meister der weibl. Halbfiguren: Die Anbetung der Könige; Eichenholz, 65 x 68 cm. Inv.Nr. WAF 212. Zurückgegeben 1910.

Gm 85. Niederlande, um 1530: Hl. Hubertus; Eichenholz, 58 x 75 cm. Abgegeben 1947 an Valentin Mayering.

Gm 86. Niederlande, um 1530: Hl. König Caspar; Holz, 71 x 25 cm. Abgegeben 1947 an Valentin Mayering.

Gm 87. Orley, Barend van, Nachahmer: Hl. Familie; Eichenholz, 96 x 68 cm. Inv.Nr. WAF 112: Zurückgegeben 1920.

Gm 88. Orley, Barend, van, Nachahmer: Lucretia; Eichenholz, 54 x 43 cm. BStGS, Inv.Nr. 5175. Zurückgegeben 1920.

Gm 89. Scorel, Jan van: Bildnis einer Frau; Eichenholz, 52 x 41 cm. BStGS, Inv.Nr. 4389. Zurückgegeben 1910.

Gm 90. Scorel, Jan van: Bildnis eines Mannes; Lindenholz, 49 x 42 cm. Inv.Nr. WAF 418. Zurückgegeben 1910.

Gm 94. Lombard, Lambert, Kopie nach, 1551: Das letzte Abendmahl; Eichenholz, 65 x 83 cm. BStGS, Inv.Nr. 1479. Abgegeben 1920 an die Bayer. Landesgewerbeanstalt.

Gm 95. Breughel, Pieter d. Ä.: Bildnis einer alten Frau; Holz, 22 x 18 cm. BStGS, Inv.Nr. 7057. Zurückgegeben 1912.

Gm 97. Beuckelaer, Joachim, um 1530: Ecce homo; Holz, 149 x 148 cm. Inv.Nr. WAF 165. Kriegsverlust, vermutlich 1945 verbrannt.

Gm 102. Clouet, François, Schule: Bildnis einer Frau; Holz, 17 x 15 cm. BStGS, Inv.Nr. 5711. Zurückgegeben 1910.

Gm 346. Benson, Ambrosius (Meister AB), 1527: Hl. Familie; Holz, 86 x 66 cm. Abgegeben 1940 an die Galerie für Alte Kunst, München.

Gm 348. Mor, Antonis, Nachahmer: Ritter im Harnisch; Leinwand, 103 x 83 cm. BStGS, Inv.Nr. 5753. Zurückgegeben 1920.

Gm 415. Pordenone, Licinio da, Nachahmer: Maria mit Jesus und Johannes unter einer Rosenhecke; Leinwand, 91 x 108 cm. Stadt Nürnberg, Inv. Nr. 68. Abgegeben 1920 an die Bayer. Landesgewerbeanstalt.

Gm 575. Frater Taddeus de Alemania (?): Maria mit dem Kind, Sacra Conversazione; Italienisches Wandgemälde auf Leinwand, 180 x 285 cm. Kriegsverlust 1945, vermutlich verbrannt auf der Cadolzburg.

Bibliographie

Bearb. von Carola Gries

Ausst = Ausstellungskatalog
Aukt. = Auktionskatalog
Kat. = Museumskataloge, -verzeichnisse und -führer (alphabetisch nach dem Ausstellungsort)
Kat. Slg. = Kataloge, Verzeichnisse und Führer privater Sammlungen (alphabetisch nach den Namen der Sammler)

Abraham 1912
Abraham, Erich: Nürnberger Malerei der zweiten Hälfte des 15. Jahrhunderts [= Studien zur deutschen Kunstgeschichte, Heft 157]. Straßburg 1912

Achilles – Syndram 1994
Achilles – Syndram, Katrin: Die Kunstsammlung des Paulus Praun. Die Inventare von 1616 und 1719 (hrsg. Stadtarchiv Nürnberg). Nürnberg 1994

Agthe 1987
Agthe, Marion: Das Bild des Hundes in Albrecht Dürers Gesamtwerk. Darstellungen und Deutungsversuche [= Bochumer historische Studien, Mittelalterliche Geschichte, Nr. 7]. Bochum 1987

Aign 1961
Aign, Theodor: Die Ketzel. Ein Nürnberger Handelsherren- und Jerusalempilgergeschlecht [= Freie Schriftenfolge der Gesellschaft für Familienforschung in Franken, Bd. 12]. Neustadt/Aisch 1961

Aldenhoven 1902
Aldenhoven, Carl: Geschichte der Kölner Malerschule [= Publikationen der Gesellschaft für Rheinische Geschichtskunde, Bd. 13]. Lübeck 1902

Allgemeine Deutsche Biographie
Allgemeine Deutsche Biographie, Bd. 1–56. Leipzig 1875–1912

Alt – Nürnberg 1895
Nürnberg in Fehde und Krieg. In: Alt – Nürnberg. Kulturgeschichtliche Bilder aus Nürnbergs Vergangenheit, Heft 3, o. O. 1895

Amburger 1931
Amburger, Hannah S. M.: Die Familiengeschichte der Koeler. Ein Beitrag zur Autobiographie des 16. Jahrhunderts. In: Mitteilungen des Vereins für Geschichte der Stadt Nürnberg, Bd. 30. 1931, S. 153-288

Andree – Eysn 1910
Andree – Eysn, Marie: Volkskundliches aus dem bayrisch – österreichischen Alpengebiet. Braunschweig 1910

Ankwicz – Kleehoven 1922
Ankwicz – Kleehoven, Hans: Lukas Cranach in Wien. In: Alt – Wiener Kalender für das Jahr 1922 (hrsg. Alois Trost). Wien 1922

Anzeiger 1855–1916
Germanisches Nationalmuseum (Hrsg.): Anzeiger für Kunde der deutschen Vorzeit. Nürnberg 1855–1916

Anzelewsky 1968
Anzelewsky, Fedja: Zum Problem des Meisters des Aachener Altars. In: Wallraf – Richartz – Jahrbuch, Bd. 30, 1968, S. 185–200

Anzelewsky 1971
Anzelewsky, Fedja: Albrecht Dürer. Das malerische Werk. Berlin 1971

Anzelewsky 1980
Anzelewsky, Fedja: Dürer. Werk und Wirkung. Stuttgart 1980

Anzelewsky 1983
Anzelewsky, Fedja: Dürer – Studien. Untersuchungen zu den ikonographischen und geistesgeschichtlichen Grundlagen seiner Werke zwischen den beiden Italienreisen. Berlin 1983

Anzelewsky 1991
Anzelewsky, Fedja: Albrecht Dürer. Das malerische Werk. Berlin 1991

Apollo 1939
N.N.: Round the Galleries. A mystery Subject at Messr. Sabin's Gallery. In: Apollo. The magazine of the arts, 1939, S. 261

Arundel Club Portfolio 1914
Arundel Club: Arundel Club Portfolio. 1914

Atz u. Schatz 1903
Atz, Karl u.Adelgott Schatz: Der deutsche Anteil des Bistum Trient, Bd. 1. Bozen 1903

Atz u. Schatz 1905
Atz, Karl u. Adelgott Schatz: Der deutsche Anteil der Diözese Trient, Bd. 3. Bozen 1905

Auerbach 1925
Auerbach, Erna: Die deutsche Bildnismalerei des 16. Jahrhunderts in Franken, Schwaben und Bayern. Phil. Diss. Frankfurt a. M. 1925

Aufsess 1963
Aufsess, Alexa von: Altarwerkstatt des Paul Lautensack unter besonderer Berücksichtigung ihrer Verbindung zur Werkstatt des Pulkauer Altars [= Studien zur deutschen Kunstgeschichte, Bd. 336]. Baden – Baden/ Strassburg 1963

Aukt. Boerner, Nürnberg 1832: Slg. Heinlein
Verzeichniss des Anton Paul Heinlein'schen ausgezeichneten Kunstcabinets, Versteigerung vom 9. April 1832

Aukt. Christie's, London, 14. Mai 1852
Sammlung Dawson Turner

Aukt. Christie's, London, 28. Mai 1965
Sammlung Captain E. G. Spencer-Churchill, Northwick Park

Aukt. Christie's, London, 6. Juli 1990
Old Master Pictures. Versteigerung

Aukt. Dorotheum, Wien 1934: Slg. Berl
Nachlaß Oskar Berl. Versteigerung
14.–19. Mai 1934

Aukt. F.A.C. Prestel, Frankfurt a. M. 1912:
Slg. Johannes Noll
Gotische Bildwerke in Holz und Stein.
Gemälde und Zeichnungen alter Meister.
Versteigerung 4.–6. Okt. 1912

Aukt. Fischer, Luzern, 1922: Chillingworth
Catalogue de la Collection Chillingsworth
vom 5. Sept. 1922 (bearb. Max J. Friedländer)

Aukt. Fleischmann u. a., München 1892:
Slg. Hoech
Katalog der reichhaltigen Gemäldesammlung
alter Meister des Realitätenbesitzers Herrn
Heinrich Theodor Hoech zu München vom
19. Sept. 1892

Aukt. Graupe, Berlin 17./18. Juni 1936
Aus dem Besitz der Fa. A.S. Drey, München

Aukt. Heberle, Köln 1886: Slg. Felix
Catalog der reichhaltigen Kunst – Sammlung
des Herrn Eugen Felix in Leipzig. Versteigerung zu Köln, den 25.Okt.1886

Aukt. Helbing, München 1899
10. Nov. 1899

Aukt. Helbing, München 1907: Slg. Löhle

Aukt. Helbing, München 1932
1. – 2. Dez. 1932

Aukt. Helbing, München 1933
27. – 28. April 1934

Aukt. Kreutzer 1907

Aukt. Lempertz, Köln 1956, 14.–17. Nov.
Fünf westdeutsche Nachlässe und anderer
deutscher und ausländischer Kunstbesitz,
Versteigerungskat. Nr. 446

Aukt. Lempertz, Köln 1962
Versteigerungskat. Nr. 470

Aukt. Muller, Amsterdam 1918: Oude
Meesters
Album ter Herinnering aan de Tentoonstellung van oude Meesters

Aukt. Muller, Amsterdam 1924: Slg.
Goldschmidt-Przybram

Aukt. Squinder, München 1903
Auktionshaus Hugo Helbing: Nachlass Jos.
Ant. Squinder, München, Juniversteigerung

Aukt. Weinmüller, München 1954
9.–10. Dez. 1954, Kat. Nr. 61

Aukt. Weinmüller, München 1955
11.–13. Mai 1955. Kat. Nr. 62

Ausgewählte Werke 1971
Germanisches Nationalmuseum (Hrsg.):
Ausgewählte Werke (Einl. Arno Schönberger). Nürnberg 1971

Ausst. Aachen 1965: Karl der Große
Karl der Große. Werk und Wirkung (hrsg.
Wolfgang Braunfels). Rathaus

Ausst. Amsterdam 1976: Betekenissen
Betekenissen van Hollandse genrevoorstellingen uit de zeventiende eeuw. Tot Lering en
Vermaak. Rijksmuseum

Ausst. Antwerpen 1962: Le fantastique
Le fantastique dans l' art flamand au XVIe
siècle. Académie des Beaux-Arts

Ausst. Antwerpen 1987: Beeld van de andere
Beeld van de andere, Vertoog over het zelf.
Over Wilden en Narren, Boeren en Bedelaars
(bearb. Paul Vandenbroeck). Koninklijk
Museum voor schone Kunsten

Ausst. Augsburg 1931: Burgkmair
Das Malerwerk Hans Burgkmairs von
Augsburg (Vorw. Friedrich Dörnhöffer,
bearb. Karl Feuchtmayr). Staatl. Gemäldesammlung Augsburg u. Alte Pinakothek
München

Ausst. Augsburg 1955: Augsburger Renaissance
Augsburger Renaissance (bearb. Norbert
Lieb, Hannelore Müller u. Gunther Thiem).
Schaezler – Palais

Ausst. Augsburg 1965: Holbein d. Ä.
Hans Holbein der Ältere und die Kunst der
Spätgotik. Rathaus

Ausst. Augsburg 1980: Welt im Umbruch
Welt im Umbruch. Augsburg zwischen
Renaissance und Barock. Rathaus u. Zeughaus

Ausst. Basel 1960: Holbein
Die Malerfamilie Holbein in Basel. Kunstmuseum

Ausst. Basel 1974 u. 1976: Cranach
Lukas Cranach. Gemälde, Zeichnungen,
Druckgraphik, 2 Bde. 1974 u. 1976 (hrsg.
Dieter Koepplin u. Tilman Falk). Kunstmuseum

Ausst. Bayreuth 1981: Meistersinger
Hans Sachs und die Meistersinger in ihrer
Zeit. Das Germanische Nationalmuseum im
Neuen Rathaus Bayreuth

Ausst. Berlin 1898: Kunstgeschichtl.
Gesellschaft
Kunstwerke des Mittelalters und der Renaissance. Kunstgeschichtliche Gesellschaft

Ausst. Berlin 1935: Das Ereignisbild
Das Ereignisbild (bearb. Anni Paul-Pescatore
u. Niels von Holst). Nationalgalerie, Prinzessinnen-Palais

Ausst. Berlin 1936: Deutsche Leibesübungen
Die deutschen Leibesübungen des Mittelalters in Buch und Bild. Preußische Staatsbibliothek

Ausst. Berlin 1937: Cranach
Lucas Cranach d. Ä. und Lucas Cranach d. J.
Gemälde – Zeichnungen – Graphik.
Deutsches Museum

Ausst. Berlin 1989: Dasein und Vision
Dasein und Vision. Bürger und Bauern um
1500. Altes Museum

Ausst. Braunschweig 1986: Flußperlmuschel
Die Flußperlmuschel. Biologie und kulturelle
Bedeutung einer heute vom Aussterben
bedrohten Art. Staatliches Naturhistorisches
Museum

Ausst. Brügge 1953: Portret Nederlanden
Het Portret in de oude Nederlanden. Stedelijk Museum

Ausst. Brüssel 1955: L' Europe humaniste
L' Europe humaniste. Palais des Beaux-Arts

Ausst. Brüssel 1963: Le siècle de Bruegel
Le siècle de Bruegel (bearb. Georges Marlier). Musées Royaux des Beaux-Arts

Ausst. Brüssel 1977: Dürer
Albrecht Dürer aux Pays – Bas. Son voyage (1520–1521), son influence. Europalia 77. Bundesrepublik Deutschland (bearb. Fedja Anzelewsky, Matthias Mende u. Paul Eeckhout). Palais des Beaux – Arts

Ausst. Cappenberg 1951: Deutsche Kultur
Das Germanische Nationalmuseum (Nürnberg) zeigt Deutsche Kultur von der Spätgotik bis zum Rokoko. Museum für Kunst und Kulturgeschichte der Stadt Dortmund, Schloß Cappenberg

Ausst. Cappenberg, Schloß, 1972: Jan Baegert
Jan Baegert der Meister von Cappenberg (bearb. Horst Appuhn). Museum für Kunst- und Kulturgeschichte der Stadt Dortmund, Schloß Cappenberg

Ausst. Coburg 1967
Martin Luther. Ausstellung zur Erinnerung an die 95 Thesen Martin Luthers vom Jahre 1517. Veste Coburg

Ausst. Dresden 1899: Cranach
Deutsche Kunst – Ausstellung. Abteilung Cranach – Ausstellung (bearb. Karl Woermann). Königliche Gemäldegalerie

Ausst. Frankfurt 1928: Slg. Sigmaringen
Kurzes Verzeichnis der im Städelschen Kunstinstitut ausgestellten Sigmaringer Sammlungen. Städelsches Kunstinstitut

Ausst. Freiburg 1970: Kunstepochen
Kunstepochen der Stadt Freiburg. Ausstellung zur 850-Jahrfeier. Augustinermuseum

Ausst. Freiburg i.Üe. 1957
Expositions du huitième centenaire de la Fondation de Fribourg 1157–1957. Universität

Ausst. Genf 1957: Art et Travail
Art et Travail. Musée d'Art et d'Histoire

Ausst. Gent 1955: Keizer Karel
Keizer Karel en zijn tijd. Museum voor Schone Kunsten

Ausst. Hamburg 1983: Luther und die Folgen
Luther und die Folgen für die Kunst. Kunsthalle

Ausst. Hamburg 1989: Die Hanse
Die Hanse, Bd. 2, Lebenswirklichkeit und Mythos. Museum für Hamburgische Geschichte

Ausst. Heidelberg 1956: Ottheinrich
Ottheinrich. Ausstellung zum Gedächtnis seines Regierungsantritts als Kurfürst von der Pfalz im Jahr 1556. Schloß

Ausst. Heidelberg 1986: Renaissance
Die Renaissance im deutschen Südwesten zwischen Reformation und Dreißigjährigem Krieg. Badisches Landesmuseum Karlsruhe im Heidelberger Schloß

Ausst. Innsbruck 1950: Gotik in Tirol
Gotik in Tirol. Malerei und Plastik des Mittelalters. Tiroler Landesmuseum Ferdinandeum

Ausst. Innsbruck 1969: Maximilian I.
Maximilian I. (verantw. Erich Egg). Tiroler Landesmuseum Ferdinandeum

Ausst. Karlsruhe 1959: Baldung
Hans Baldung Grien. Staatliche Kunsthalle

Ausst. Karlsruhe 1992: Christus und Maria
Christus und Maria. Auslegungen christlicher Gemälde der Spätgotik und Frührenaissance aus der Karlsruher Kunsthalle (bearb. Ines Dresel, Dietmar Lüdke u. Horst Vey). Staatliche Kunsthalle

Ausst. Köln 1955: Bruyn
Barthel Bruyn 1493–1555. Gesamtverzeichnis seiner Bildnisse und Altarwerke. Gedächtnisausstellung aus Anlaß seines vierhundertsten Todesjahres. Wallraf – Richartz – Museum

Ausst. Köln 1957: Park und Garten
Park und Garten in der Malerei vom 16. Jahrhundert bis zur Gegenwart. Ausstellung anläßlich der Bundesgartenschau. Wallraf – Richartz – Museum

Ausst. Köln 1965: Handzeichnungen
Handzeichnungen des 15. und 16. Jahrhunderts und Miniaturen aus den Sammlungen des Wallraf – Richartz – Museums Köln. Wallraf – Richartz – Museum, Kupferstichkabinett

Ausst. Krems 1959: Gotik in Niederösterreich
Die Gotik in Niederösterreich (hrsg. Fritz Dworschak). Minoritenkirche

Ausst. Krems 1971: 1000 Jahre Kunst in Krems
1000 Jahre Kunst in Krems (Schriftleitung Harry Kühnel). Dominikanerkloster

Ausst. Kronach 1953: Cranach
Lucas Cranach d.Ä. 1472–1553. Jubiläums – Ausstellung zu seinem 400. Todestag. Veste Coburg

Ausst. Kronach 1994: Cranach
Lucas Cranach. Ein Maler – Unternehmer aus Franken. Festung Rosenberg, Kronach

Ausst. Linz – St. Florian 1965: Donauschule
Die Kunst der Donauschule 1490–1540. Schloßmuseum Linz u. Stift St. Florian

Ausst. London 1906: Early German Art
Exhibition of Early German Art. Burlington Fine Arts Club

Ausst. Luzern 1992: Hertensteinhaus
Hans Holbein und das Hertensteinhaus. Historisches Museum

Ausst. Mainz 1990: Albrecht von Brandenburg
Albrecht von Brandenburg. Kurfürst, Erzkanzler, Kardinal 1490-1545. Landesmuseum

Ausst. Manchester 1961: German Art
German Art 1400–1800 from collections in Great Britain. Manchester Art Gallery

Ausst. Mantua 1937: Mostra Iconografica Gonzaghesca
Mostra Iconografica Gonzaghesca. Catalogo delle opere. Palazzo Ducale

Ausst. Marburg/Lahn – Wartburg bei Eisenach 1992: Hessen und Thüringen
Hessen und Thüringen. Von den Anfängen bis zur Reformation

Ausst. Meissen 1955: Alte Kunst in Sachsen
Alte Kunst in Sachsen (1350–1550). Albrechtsburg

Ausst. München 1938: Altdorfer
Albrecht Altdorfer und sein Kreis. Gedächtnisausstellung zum 400. Todesjahr Altdorfers (Vorw. Ernst Buchner, bearb. Engelbert Baumeister u. a.). Alte Pinakothek

Ausst. München 1958: Meisterwerke bei Böhler
Meisterwerke alter Kunst. Galerie Julius Böhler

Ausst. München 1960: Bayerische Frömmigkeit
Bayerische Frömmigkeit. 1400 Jahre christliches Bayern. Stadtmuseum

Ausst. München 1972: Bayern
Bayern. Kunst und Kultur. Stadtmuseum

Ausst. München 1980: Um Glauben und Reich
Wittelsbach und Bayern. Um Glauben und Reich. Kurfürst Maximilian I. Residenz

Ausst. München 1984: Wallfahrt
Wallfahrt kennt keine Grenzen. Bayerisches Nationalmuseum

Ausst. Münster 1937: Derick Baegert
Der Maler Derick Baegert und sein Kreis. Landesmuseum für Kunst und Kulturgeschichte

Ausst. Münster 1996: Die Maler tom Ring
Die Maler tom Ring, 2 Bde. Westfälisches Landesmuseum für Kunst und Kulturgeschichte

Ausst. Neuss 1980: Boisserée
Gemälde der Sammlung Sulpiz und Melchior Boisserée und Johann B. Bertram lithographiert von Johann Nepomuk Strixner (bearb. Irmgard Feldhaus). Clemens – Sels – Museum Neuss u. Kurpfälzisches Museum Heidelberg

Ausst. New York u. Nürnberg 1986: Nürnberg 1300–1550
Nürnberg 1300–1550. Kunst der Gotik und Renaissance. The Metropolitan Museum of Art/ Germanisches Nationalmuseum

Ausst. Nördlingen u. Nürnberg 1988: Schäufelein
Hans Schäufelein 1480/85–1539/40. Holzschnitte (bearb. Karl Heinz Schreyl). Stadtmuseum Nördlingen/Albrecht – Dürer – Haus – Nürnberg

Ausst. Nürnberg 1906: Historische Ausstellung
Katalog der Historischen Ausstellung der Stadt Nürnberg auf der Jubiläums-Landes-Ausstellung

Ausst. Nürnberg 1928: Dürer
Albrecht Dürer – Ausstellung (bearb. Walther Fries). Germanisches Nationalmuseum

Ausst. Nürnberg 1933: Veit Stoss
Katalog der Veit Stoss – Ausstellung. Germanisches Nationalmuseum

Ausst. Nürnberg 1941: Krieg in Buch und Bild
Krieg in Buch und Bild. Fränkische Galerie am Marientor

Ausst. Nürnberg 1952: Aufgang der Neuzeit
Aufgang der Neuzeit. Deutsche Kunst und Kultur von Dürers Tod bis zum Dreißigjährigen Kriege 1530-1650. Germanisches Nationalmuseum

Ausst. Nürnberg 1954: Nürnberger Bildnisse
Nürnberger Bildnisse aus vier Jahrhunderten (1550 bis 1930). Fränkische Galerie

Ausst. Nürnberg 1959: Frühzeit
Aus der Frühzeit der evangelischen Kirche. Ausstellung des Germanischen Nationalmuseums zum Deutschen Evangelischen Kirchentag. Germanisches Nationalmuseum

Ausst. Nürnberg 1959: Maximilian I.
Kaiser Maximilian I. (1459–1519) und die Reichsstadt Nürnberg (bearb. Peter Strieder). Germanisches Nationalmuseum/Stadtarchiv

Ausst. Nürnberg 1961: Meister um Dürer
Meister um Albrecht Dürer (bearb. Peter Strieder). Germanisches Nationalmuseum

Ausst. Nürnberg 1962: Barock
Barock in Nürnberg 1600-1750. Germanisches Nationalmuseum

Ausst. Nürnberg 1971: Dürer
Albrecht Dürer 1471–1971. Germanisches Nationalmuseum

Ausst. Nürnberg 1976: Nachleben Dürers
Wirkung und Nachleben Dürers. Neuerwerbungen und Leihgaben der letzten Jahre (bearb. Matthias Mende). Stadtgeschichtliche Museen u. Albrecht – Dürer – Haus – Stiftung

Ausst. Nürnberg 1979: Hl. Sebald
Der heilige Sebald, seine Kirche und seine Stadt. Landeskirchliches Archiv

Ausst. Nürnberg 1979: Merkel
Paul Wolfgang Merkel und die Merkelsche Familienstiftung. Germanisches Nationalmuseum

Ausst. Nürnberg 1979: Reformation
Reformation in Nürnberg. Umbruch und Bewahrung 1490–1580 [= Schriften des Kunstpädadogischen Zentrums im Germanischen Nationalmuseum, Bd. 9]. Germanisches Nationalmuseum

Ausst. Nürnberg 1980: Pirckheimer
Willibald Pirckheimer zum 450. Todestag. Germanisches Nationalmuseum

Ausst. Nürnberg 1981: Meistersinger
Hans Sachs und die Meistersinger in ihrer Zeit. Germanisches Nationalmuseum

Ausst. Nürnberg 1982: Caritas Pirckheimer
Caritas Pirckheimer 1467–1532. Katholische Stadtkirche

Ausst. Nürnberg 1982: Münzen
Münzen in Brauch und Aberglauben. Schmuck und Dekor – Votiv und Amulett – Politische und religiöse Selbstdarstellung. Germanisches Nationalmuseum

Ausst. Nürnberg 1983: Luther
Martin Luther und die Reformation in Deutschland. Ausstellung zum 500. Geburtstag Martin Luthers. Germanisches Nationalmuseum

Ausst. Nürnberg 1983: Veit Stoß
Veit Stoß in Nürnberg. Werke des Meisters und seiner Schule in Nürnberg und Umgebung. Germanisches Nationalmuseum

Ausst. Nürnberg 1986: Ludwig I.
›Vorwärts, vorwärts sollst du schauen…‹. Geschichte, Politik und Kunst unter Ludwig I. (hrsg. Johannes Erichsen u. Michael Henker). In: Veröffentlichungen zur Bayerischen Geschichte und Kultur, Nr. 8/86 (hrsg. Claus Grimm). Germanisches Nationalmuseum

Ausst. Nürnberg 1986: Traum vom Raum
Der Traum vom Raum. Gemalte Architektur aus 7 Jahrhunderten. Albrecht Dürer Gesellschaft

Ausst. Nürnberg 1994: Praunsches Kabinett
Kunst des Sammelns. Das Praunsche Kabinett. Meisterwerke von Dürer bis Carracci. Germanisches Nationalmuseum

Ausst. Paris 1885: Exposition
Exposition de Tableaux, statues et objets d'art au profit de l'Oeuvre des orphelins d'Alsace-Lorraine. Louvre, Salle des États au Louvre

Ausst. Paris 1950: Maitres de Cologne
Des Maitres de Cologne a Albert Dürer. Primitifs de l'Ecole Allemande. Musée de l'Orangerie

Ausst. Paris 1984: Altdorfer
Albrecht Altdorfer und der fantastische Realismus in der deutschen Malerei. Centre Culturel du Marais

Ausst. Philadelphia 1936/37: German Art
German Art from the fifteenth to the twentieth Century. The Oberlaender Trust u. The Carl Schurz Memorial Foundation

Ausst. Rom 1952: Il demoniaco nell'arte
Il demoniaco nell'arte (bearb. Luigi Salerno)

Ausst. Rosenburg 1990: Adel
Adel im Wandel. Politik, Kultur, Konfession 1500–1700. Schloß Rosenburg, Niederösterreich

Ausst. Rothenburg 1987: Reichsstädte
Reichsstädte in Franken (hrsg. Reiner Albert Müller), 2 Bde. München 1987

Ausst. Rotterdam 1965: Gossaert
Jan Gossaert genaamd Mabuse (bearb. H. Pauwels, H. R. Hoetink u. S. Herzog). Museum Boymans-van Beuningen

Ausst. Salzburg 1972: Spätgotik
Spätgotik in Salzburg. Die Malerei 1400–1530. Salzburger Museum Carolino Augusteum

Ausst. Schaffhausen 1947: Meisterwerke
Meisterwerke altdeutscher Malerei. Museum zu Allerheiligen

Ausst. Schweinfurt 1985: Slg. Schäfer
Altdeutsche Bilder der Sammlung Georg Schäfer (bearb. Isolde Lübbeke). Altes Rathaus

Ausst. Stockholm 1988: Cranach
Cranach och den tyska renässansen. Nationalmuseum

Ausst. Straubing 1992: Bauern in Bayern
Bauern in Bayern. Von der Römerzeit bis zur Gegenwart [= Veröffentlichungen zur Bayerischen Geschichte und Kultur, Nr. 23 (hrsg. Haus der Bayerischen Geschichte)]. Herzogschloß Straubing

Ausst. Stuttgart 1958/59: Meisterwerke
Meisterwerke aus Baden – Würtembergischem Privatbesitz. Staatsgalerie Stuttgart

Ausst. Stuttgart 1979: Zeichnung
Zeichnung in Deutschland. Deutsche Zeichner 1540–1640. Staatsgalerie Stuttgart, Graphische Sammlung

Ausst. Tokyo 1984: Deutsche Kunst und Kultur
Deutsche Kunst und Kultur zwischen Mittelalter und Neuzeit aus dem Germanischen Nationalmuseum in Nürnberg. The National Museum of Western Art, Tokyo

Ausst. Tokyo 1987: Space
Space in European Art. The National Museum of Western Art, Tokyo

Ausst. Turin 1951: Moda
La moda in cinque secoli di pittura. Palazzo Madama

Ausst. Ulm 1877: Gemälde – Ausstellung
Katalog der Ulmer Gemälde – Ausstellung

Ausst. Ulm 1959: Schaffner
Martin Schaffner, Maler zu Ulm (bearb. Suzanne Lustenberger). Museum der Stadt Ulm

Ausst. Washington/ New Haven 1981: Baldung
Hans Baldung Grien. Prints and Drawings. National Gallery of Art Washington

Ausst. Weimar 1972: Cranach
Lucas Cranach 1472–1553. Ein großer Maler in bewegter Zeit. Ausstellung zu seinem 500. Geburtstag. Kunstsammlungen Weimar

Ausst. Weimar u. Wittenberg 1953: Cranach
Katalog der Lucas-Cranach-Ausstellung (bearb. Heinz Lüdecke u. Walther Scheidig).

Ausst. Wien 1874: Privatbesitz
Gemälde alter Meister aus dem Wiener Privatbesitz. Österreichisches Museum

Ausst. Wien 1935: Die jüngeren Brueghel
Die jüngeren Brueghel und ihr Kreis (Einl. Gustav Glück). Galerie Sanct Lucas/Wien u. Pieter de Boer/Amsterdam

Ausst. Wien 1959: Maximilian I.
Maximilian I. 1459–1519. Österreichische Nationalbibliothek

Ausst. Wien 1972: Cranach
Lucas Cranach der Ältere und seine Werkstatt. Jubiläumsausstellung museumseigener Werke 1472–1972. Kunsthistorisches Museum

Ausst. Wien 1973: Spätgotik in Tirol
Spätgotik in Tirol. Malerei und Plastik von 1450 bis 1530. Oberes Belvedere

Ausst. Wien 1980: Original – Kopie
Hutter, Heribert: Original – Kopie. Replik – Paraphrase. In: Bildhefte der Akademie der Bildenden Künste in Wien, Heft 12/13. Wien 1980

Ausst. Wien 1994: Dürer
Albrecht Dürer im Kunsthistorischen Museum (bearb. Karl Schütz u.a.). Kunsthistorisches Museum

Ausst. Worcester, Mass. 1974
European Paintings in the Collection of the Worcester Art Museum (bearb. John David Farmer). Worcester Art Museum

Ausst. Würzburg 1952: Franconia sacra
Franconia sacra. Meisterwerke kirchlicher Kunst des Mittelalters in Franken. Mainfränkisches Museum

Azzola 1992
Azzola, Friedrich Karl: Der Schlußstein in der Göttinger Marienkirche mit einem Fachbogen, einem Schlagholz und einer Distelkarde als historische Handwerkszeichen der Göttinger Tuchmacher. In: Das Kleindenkmal. Wissenschaftliche Schriftenreihe der Arbeitsgemeinschaft Denkmalforschung e.V., Jg. 16, Nr. 11, 1992, S. 39–58

Baader 1862
Baader, Joseph: Beiträge zur Kunstgeschichte Nürnbergs. Nördlingen 1862

Baader 1870
Baader, Joseph: Kunstgeschichtliche Miscelle. In: Anzeiger für Kunde der deutschen Vorzeit, Nr. 3, 1870, Sp. 90-92

Bach 1886
Bach, Max: Ein neuentdecktes Werk von Martin Schaffner. In: Kunstchronik, Bd. 21, 1885/86, Sp. 610

Bach 1893
Bach, Max: Studien zur Geschichte der Ulmer Malerschule, Teil 1, In: Zeitschrift für bildende Kunst, N.F. Bd. 4, 1893, S. 121–139

Bach 1894
Bach, Max: Studien zur Geschichte der Ulmer Malerschule, Teil 2. In: Zeitschrift für bildende Kunst, N.F. Bd. 5, 1894, S. 201–207, 235–340

Bach 1900
Bach, Max: Über Martin Schaffner. In: Württembergische Vierteljahreshefte für Landesgeschichte, N.F. Jg. 9, 1900, S. 440–443

Bach 1900: Zeitblom
Bach, Max: Bartholomäus Zeitblom. In: Allgemeine Deutsche Biographie, Bd. 45, 1900, S. 8-11

Bachtler, Diemer u. Erichsen 1980
Bachtler, Monika, Peter Diemer u. Johannes Erichsen: Die Bestände von Maximilians I. Kammergalerie. Das Inventar von 1641/1642 [= Quellen und Studien zur Kunstpolitik der Wittelsbacher vom 16. bis zum 18. Jahrhundert. Mitteilungen des Hauses der Bayerischen Geschichte, Bd. 1]. München/Zürich 1980, S. 191–252

Bader 1993
Bader, Otto: Ein Passionszyklus aus der ehemaligen Dominikanerkirche St. Marien in Nürnberg. Mag. Arbeit Erlangen – Nürnberg. 1993 (masch. schriftl. Exemplar)

Baldass 1913
Baldass, Ludwig von: Die Bildnisse Kaiser Maximilians I. In: Jahrbuch der kunsthistorischen Sammlungen des Allerhöchsten Kaiserhauses, Bd. 31, 1913, S. 282–323

Baldass 1915
Baldass, Ludwig von: Melchior Feselen. In: Thieme – Becker, Bd. 11, 1915, S. 501–503

Baldass 1922: Bildnisse
Baldass, Ludwig: Die Bildnisse der Donauschule. In: Städel – Jahrbuch, Bd. 2, 1922, S. 73–86

Baldass 1922: Tafelbilder
Baldass, Ludwig: Die altösterreichischen Tafelbilder der Wiener Gemäldegalerie. In: Wiener Jahrbuch für bildende Künste, Jg. 5, 1922, S. 67–76

Baldass 1923
Baldass, Ludwig von: Albrecht Altdorfer. Studien über die Entwicklungsfaktoren im Werk des Künstlers. Wien 1923

Baldass 1926
Baldass, Ludwig von: Der Stilwandel im Werke Hans Baldungs. In: Münchner Jahrbuch der bildenden Kunst, N.F. Bd. 3, 1926, S. 6–44

Baldass 1928
Baldass, Ludwig: Niederländische Bildgedanken im Werke des älteren Hans Holbein. In: Beiträge zur Geschichte der deutschen Kunst (hrsg. Ernst Buchner, Karl Feuchtmayr), Bd. 2, Augsburger Kunst der Spätgotik und Renaissance. Augsburg 1928, S. 159–191

Baldass 1929/30
Baldass, Ludwig: Die ›venezianischen‹ Bilder des Jan van Scorel. In: Zeitschrift für bildende Kunst, Jg. 63, 1929/30, S. 217–222

Baldass 1932
Baldass, Ludwig von: Studien zur Augsburger Porträtmalerei des 16. Jahrhunderts. Teil 3, Christoph Amberger als Bildnismaler. In: Pantheon, Bd. 9, 1932, S. 177–184

Baldass 1938
Baldass, Ludwig von: Albrecht Altdorfers künstlerische Herkunft und Wirkung. In: Jahrbuch der kunsthistorischen Sammlungen in Wien, N.F. Bd. 12, 1938, S. 117–157

Baldass 1941
Baldass, Ludwig von: Albrecht Altdorfer. Wien 1941

Baldass 1946
Baldass, Ludwig von: Conrad Laib und die beiden Rueland Frueauf. Wien 1946

Baldass 1961
Baldass, Ludwig: Offene Fragen auf der Basler Holbein Ausstellung von 1960. In: Zeitschrift für Kunstwissenschaft, Bd. 15, 1961, S. 81–87

Balde 1663; dt. Übersetzung 1868
R. P. Jacobi Balde é Societate Jesu Opera Poetica omnia. Monachii 1729, Tom. I. In: Neuburger Collectaneen Blatt, Jg. 32/33. Zur Feier des zweihundertjährigen Todestages Jakob Baldes, 1868, S. 212–214

Bartl 1995
Bartl, Anna: Albrecht Dürer: Herakles und die stymphalischen Vögel. Die Restaurierungen von 1877 und 1971. Bemerkungen zur Bildentstehung. In: Maltechnik/Restauro, Jg. 101, Nr. 2, 1995, S. 102–109

The illustrated Bartsch
Bartsch, Adam von: The illustrated Bartsch, Bd. 1 ff. (hrsg. Walter Leopold Strauss). New York 1978 ff.

Bassermann – Jordan 1907
Bassermann – Jordan, Ernst: Unveröffentlichte Gemälde alter Meister aus dem Besitze des Bayerischen Staates, Bd. 1, Die Gemäldegalerie im Kgl. Schlosse zu Aschaffenburg. Frankfurt a.M. 1907

Bassermann – Jordan 1910
Bassermann – Jordan, Ernst: Unveröffentlichte Gemälde alter Meister aus dem Besitze des Bayerischen Staates, Bd. 3, Die Gemäldegalerie im Kgl. Schlosse Schleißheim. Leipzig 1910

Bau- und Kunstdenkmäler 1898: Sachsen
Grimma, A. H.: Beschreibende Darstellung der älteren Bau- und Kunstdenkmälder des Königreichs Sachsen (bearb. Cornelius Gurlitt), Heft 19. Dresden 1898

Bauch 1896: Ein vergessener Schüler
Bauch, Alfred: Ein vergessener Schüler Albrecht Dürers. In: Mitteilungen aus dem Germanischen Nationalmuseum, 1896, S. 3–15

Bauch 1896
Bauch, Alfred: Die letzten Tage des Malers Georg Pentz. In: Mitteilungen aus dem Germanischen Nationalmuseum, 1896, S. 43–48

Baudisch 1940
Baudisch, C. P.: Jan Joest von Kalkar. Ein Beitrag zur Kunstgeschichte des Niederrheins. In: Kunstgeschichtliche Forschungen des Rheinischen Heimatbundes, Bd. 7. Bonn 1940

Baum 1911: Rekonstruktion
Baum, Julius: Zur Rekonstruktion des Ulmer Wengenaltars. In: Monatshefte für Kunstwissenschaft, Jg. 4, 1911, S. 227–230

Baum 1911: Ulm
Baum, Julius: Ulmer Kunst. Stuttgart/Leipzig 1911

Baum 1914
Baum, Julius: Der Mindelheimer Altar des Bernhard Strigel. In: Jahrbuch der königlich preußischen Kunstsammlungen, Bd. 35, 1914, S. 9–21

Baum 1916
Baum, Julius: Schaffner und Mauch. In: Zeitschrift für bildende Kunst, Jg. 51, 1916, S. 290–301

Baum 1923
Baum, Julius: Altschwäbische Kunst. Augsburg 1923

Baum 1934
Baum, Julius: Hans Rott, Quellen und Forschungen zur südwestdeutschen und schweizerischen Kunstgeschichte (Besprechung). In: Zeitschrift für die Geschichte des Oberrheins, Bd. 47, 1933/34, S. 406–409

Baum 1935
Baum, Julius: Buchbesprechungen: Hans Rott, Quellen und Forschungen zur südwestdeutschen und schweizerischen Kunstgeschichte. In: Zeitschrift für die Geschichte des Oberrheins, N.F., Bd. 48, 1935.S. 446–449

Baum 1938
Baum, Julius: Bernhard Strigel. In: Thieme – Becker, Bd. 32, 1938, S. 187–189

Baum 1941
Baum, Julius: Das Bildnis des Königs Sigmund aus dem Berner Rathaus. In: Jahrbuch des Bernischen Historischen Museums in Bern, 1941, S.16–27

Baum 1948
Baum, Julius: Martin Schongauer. Wien 1948

Baum 1957
Baum, Julius: Bildnisse des Königs Sigmund. In: Meister und Werke spätmittelalterlicher Kunst in Oberdeutschland und der Schweiz. Lindau/Konstanz 1957. S. 34–43

Baumgärtel – Fleischmann 1968
Baumgärtel – Fleischmann, Renate: Bamberger Plastik von 1470 bis 1520. In: 104. Bericht des Historischen Vereins für die Pflege der Geschichte des ehemaligen Fürstbistums Bamberg, 1968, S. 5–353

Baumgarten 1904
Baumgarten, Fritz: Der Freiburger Hochaltar kunstgeschichtlich gewürdigt [= Studien zur deutschen Kunstgeschichte, Heft 49]. Straßburg 1904

Baumgartl, Lauterbach und Otto 1993
Baumgartl, Edgar, Gabriele Lauterbach u. Cornelius Otto: Maler in Franken. Leben und Werk von Künstlern aus fünf Jahrhunderten. Nürnberg 1993

Bautier 1925
Bautier, Pierre: N.N. In: La Revue d'Art, Jg. 21, Bd. 25, 1925

Beck 1886
Beck, D.P.: Weissenauisches – Ulmisches und Anderes. In: Diözesan – Archiv von Schwaben, Jg. 3, 1886, S. 69–71

Beck 1892
Beck, D. P.: Beziehungen des Martin Schongauer zu Ulm. In: Archiv für christliche Kunst, Jg. 10, 1892, S. 8–10

Becker 1836
Becker, Premier-Lieutenant: Zwei Urkunden über ältere Kunstwerke. B. Die Gemälde des Bartholomäus de Bruyn aus Cöln. In: Museum, Blätter für bildende Kunst, Jg. 4, 1836, S. 396–400

Beckerath 1905
Beckerath, A. von: Über einige Zeichnungen florentinischer Maler im königl. Kupferstichkabinett in Berlin. In: Repertorium für Kunstwissenschaft, Bd. 28, 1905, S. 219–230

Beenken 1928
Beenken, Hermann: Zeichnungen aus der Nürnberger Frühzeit Hans Baldungs. In: Jahrbuch für Kunstwissenschaft, Heft 1, 1928, S. 169–172

Beenken 1930/31
Beenken, Hermann: Hans Dürer. In: Zeitschrift für bildende Kunst, Jg. 64, 1930/31, S. 88–98

Behling 1957
Behling, Lottlisa: Die Pflanze in der mittelalterlichen Tafelmalerei. Weimar 1957

Benesch 1928
Benesch, Otto: Zur altösterreichischen Tafelmalerei. In: Jahrbuch der kunsthistorischen Sammlungen, N. F. Bd. 2, 1928, S. 63–118

Benesch 1932
Benesch, Otto: Der Meister des Krainburger Altars. In: Wiener Jahrbuch für Kunstgeschichte, Bd. 8, 1932, S. 17–68

Benesch 1938
Benesch, Otto: Die Tafelmalerei des 1. Drittel des 16. Jahrhunderts in Österreich. In: Die bildende Kunst in Österreich, Bd. 3, Gotische Zeit (von etwa 1250 bis um 1530). Baden 1938, S. 137–149

Benesch 1939
Benesch, Otto: Der Maler Albrecht Altdorfer. Wien 1939

Benesch 1947
Benesch, Otto: The Art of The Renaissance in Northern Europe. Its Relation to the Contemporary Spiritual and Intellectual Movements. Cambridge/Mass. 1947

Benesch 1966
Benesch, Otto: Die deutsche Malerei. Von Dürer bis Holbein. Genf 1966

Benesch 1972
Benesch, Eva: Otto Benesch. Collected Writings, vol. II, German and Austrian Art of the 15th and 16th Centuries. New York 1972

Bergau 1875
Bergau, Rudolf: Ein Gemälde von Dürer. In: Im neuen Reich. Wochenschrift für das Leben des deutschen Volkes in Staat, Wissenschaft und Kunst, Jg. 5, Bd. 3, 1875, S. 34–349

Bergau 1876
Bergau, Rudolf: Zwei Bilder von Hans Holbein dem Aelteren. In: Die Grenzboten. Zeitschrift für Politik, Literatur und Kunst, Jg. 35, Sem. 1, Bd. 2, 1876, S. 67–71

Bergau 1877
Bergau, Rudolf: Vermischte Nachrichten. A. Dürer's Herkules. In: Beiblatt zur Zeitschrift für bildende Kunst, Jg. 12, Nr. 25, 1877, Sp. 404

Bergau 1879
Bergau, Rudolf: Hans Grimmer. In: Allgemeine Deutsche Biographie, Bd. 9, 1879, S. 700

Bergau 1885
Bergau, Rudolf: Ein Bild von Neufchatel. In: Zeitschrift für Kunst- und Antiquitätensammler, Jg. 2, 1885, S. 132

Berger 1993
Berger, Klaus: Wer soll das nur glauben? In: Frankfurter Allgemeine Zeitung vom 8. 7. 1993, S. 29–30

Berichte München 1922
Sitzungen der Kunstwissenschaftlichen Gesellschaft in München. In: Münchner Jahrbuch der bildenden Kunst, Bd. 13, 1923, S. 161–174

Berichte München 1924
Berichte. Sitzungen der kunstwissenschaftlichen Gesellschaft in München. In: Münchner Jahrbuch der bildenden Kunst, N. F. Bd. 1, 1924, S. 306–308

Berliner 1928
Berliner, Rudolf: Die Cedronbrücke als Station des Passionsweges Christi. In: Festschrift für Marie Andrée – Eysn. Beiträge zur Volks- und Völkerkunde. München 1928, S. 73–82

Bermann 1922
Bermann, Hans: Hans Süss von Kulmbach. Phil. Diss. Leipzig 1922

Berthier 1901
Fribourg artistique à travers les âges, Bd. 12 (Text: Joachim – Joseph Berthier). Freiburg i. Br. 1901

Beth 1914
Beth, Ignaz: Albrecht Dürer. In: Thieme-Becker, Bd. 10, 1914, S. 63–73

Betz 1955
Betz, Gerhard: Der Nürnberger Maler Michael Wolgemut (1434–1519) und seine Werkstatt. Ein Beitrag zur Geschichte der spätgotischen Malerei in Franken. Phil. Diss. Freiburg i. Br. 1955

Beutler und Thiem 1960
Beutler, Christian u. Gunther Thiem: Hans Holbein d. Ä. Die spätgotische Altar- und Glasmalerei [= Abhandlungen zur Geschichte der Stadt Augsburg. Schriftenreihe des Stadtarchivs Augsburg, Bd. 13]. Augsburg 1960

Bezold 1900
Bezold, Gustav von: Albrecht Dürer. In: Mitteilungen aus dem Germanischen Nationalmuseum, 1900, S. 43–54

Bialostocki 1970
Bialostocki, Jan: The eye and the window. In: Festschrift für Gert von der Osten. Köln 1970, S. 159–176

Bialostocki 1986
Bialostocki, Jan: Dürer and his critics 1500–1971. Chapters in the history of ideas, including a collection of the texts. Baden-Baden 1986

Biedermann 1746
Biedermann, Johann Gottfried: Genealogie der hohen Fürstenhäuser im Fränkischen Crayse..., Teil 1 (mehr nicht erschienen). Bayreuth 1746

Biedermann 1748
Biedermann, Johann Gottfried: Geschlechtsregister des Hochadelichen Patriciats zu Nürnberg. Bayreuth 1748 (Nachdruck 1982)

Bier 1961
Bier, Justus: Hans Gottwalt of Lohr, a Pupil of Tilman Riemenschneider at Saalfeld. In: De artibus opuscula XL. In Honor of Erwin Panofsky. New York 1961, S. 1–12

Binder 1906
Binder, Moritz Julius: Das Ansbacher Kelterbild. In: Blätter für Gemäldekunde, Bd. 3, Heft 4, 1906, S. 61–64

Binion 1993
Binion, Rudolph: Love beyond Death. The Anatomy of a Myth in the Arts. New York/ London 1993

Blankenhorn 1974
Blankenhorn, Henriette: Die Renaissancephase Jörg Breu d. Ä. Phil. Diss. Wien 1974 (masch. schriftl. Exemplar)

Bock 1904
Bock, Franz: Die Werke des Mathias Grünewald [= Studien zur deutschen Kunstgeschichte, Heft 54]. Strassburg 1904

Bock 1924
Bock, Friedrich: Das Nürnberger Predigerkloster. Beiträge zu seiner Geschichte. In: Mitteilungen des Vereins für Geschichte der Stadt Nürnberg, Heft 25, 1924, S. 145–213

Bode u. Scheibler 1881
Bode, Wilhelm von u. Ludwig Scheibler: Bernhard Strigel, der sogenannte Meister der Sammlung Hirscher, mit einem Verzeichnis der Werke Bernhard Strigels. In: Jahrbuch der preußischen Kunstsammlungen, Bd. 2, 1881, S. 54–61

Boisserée 1856
Boisserée, Sulpiz: Ueber die Sammlung von Glasgemälden des Herrn Melchior Boisserée in Bonn, früher in München. In: Organ für christliche Kunst, Jg. 6, Köln 1856, S. 111–114

Boisserée 1862
Boisserée, Sulpiz: Schriftwechsel/Tagebücher, 2 Bde. Stuttgart 1862 (Faksimiledruck Göttingen 1970)

Boisserée 1978–1995
Boisserée, Sulpiz: Tagebücher 1808–1854, Bd. 1–5 (hrsg. Hans – J. Witz). Darmstadt 1978–1995

Böllhoff – Becker 1951
Böllhoff – Becker, Hanna: Eine Madonna aus einem Altar von Valentin Lendenstreich. In: Schülerfestschrift Jantzen zum 24. April 1951, Bd. 2 (masch. schriftl. Exemplar im Kunsthistorischen Institut der Universität München)

Boockmann 1986 u. 1987
Boockmann, Hartmut: Die Stadt im späten Mittelalter. München 1986 u. [2]1987

Boockmann 1988
Boockmann, Hartmut: Kirche und Frömmigkeit vor der Reformation. In: Martin Luther und die Reformation in Deutschland. Vorträge zur Ausstellung im Germanischen Nationalmuseum Nürnberg 1983 [= Wissenschaftliche Beibände zum Anzeiger des Germanischen Nationalmuseums, Bd. 8], 1988, S. 9–35

Boockmann o. J. (1988)
Boockmann, Hartmut: Kirche und Frömmigkeit vor der Reformation. In: Martin Luther und die Reformation in Deutschland. Vorträge zur Ausstellung im Germanischen Nationalmuseum Nürnberg 1983 [= Schriften des Vereins für Reformationsgeschichte, Nr. 194], Nürnberg o. J. (1988). S. 9–59

Borenius u. Cust 1921
Borenius, T. u. Cust, L.: A Catalogue of the Collections of Pictures at Northwick Park. 1921

Börner 1981
Börner, Lore: Deutsche Medaillenkleinode des 16. und 17. Jahrhunderts. Würzburg 1981

Borries 1986/87
Borries, Johann Eckart von: Die Tier- und Pflanzenstudien Hans Baldung Griens. In: Jahrbuch der kunsthistorischen Sammlungen in Wien, Bd. 82/83 (N. F. Bd. 46/47), 1986/87, S. 69–78

Börsch-Supan 1960
Börsch-Supan, Helmut: Martin Schaffner. Zur Ausstellung im Ulmer Museum. In: Kunstchronik, Jg. 13, Heft 1, 1960, S. 3–7

Börtlein 1994
Börtlein, Dorit: Die Kaiserbilder Albrecht Dürers für die Nürnberger Schopper-Kammer. Mag. Arbeit Berlin 1994 (masch. schriftl. Exemplar)

Bosshard 1982
Bosshard, Emil D.: Tüchleinmalerei – eine billige Ersatztechnik? In: Zeitschrift für Kunstgeschichte, Bd. 45, 1982, S. 31–42

Bott, Ebeling u. Moeller 1983
Bott, Gerhard, Gerhard Ebeling u. Bernd Moeller: Martin Luther. Sein Leben in Bildern und Texten. Frankfurt a. M. 1983

Th. u. A. Brachert 1989
Brachert, Thomas u. Adelheid Brachert: Neues zu Dürers Kaiserbildern. In: Maltechnik/Restauro, Jg. 95, 1989, S. 22–39

Brandl 1985
Brandl, Rainer: A Marian Altarpiece by Hans von Kulmbach: A Reconstruction. In: Metropolitan Museum of Art, Bd. 19/20, 1985, S. 39–62

Brändly 1941
Brändly, Willy: Das Bildnis des Johannes Ludwig Zimmermann (Xilotectus) in Luzern, gemalt von Hans Holbein d. J. In: Zwingliana, Bd. 7, 1941, S. 330–331

Braun 1895
Braun, Edmund: Ein Porträt H. L. Schäuffeleins im germanischen Museum. In: Mitteilungen aus dem germanischen Nationalmuseum, 1895, S. 64–66

Braun 1895
Braun, Edmund: Studien aus der Gemäldegalerie des germanischen Museums. Teil 1. Baldung. In: Mitteilungen aus dem germanischen Nationalmuseum, 1895, S. 105–109

Braun 1943
Braun, Joseph: Tracht und Attribute der Heiligen in der deutschen Kunst. Stuttgart 1943

Braun 1954
Braun, Edmund W.: Caritas romana. In: Reallexikon zur deutschen Kunstgeschichte, Bd. 3. Stuttgart 1954, Sp. 356–362

Braune 1909
Braune, Heinz: Katalog der Gemälde-Sammlung des Germanischen National-museums in Nürnberg. Nürnberg 1909

Braune 1909: Paumgartneraltar
Braune, Heinz: Zur Datierung von Dürers Paumgartneraltar. In: Repertorium für Kunstwissenschaft, Bd. 32, 1909, S. 169–174, 205–209

Braunfels 1955
Braunfels, Wolfgang: Die Ausstellung Barthel Bruyn. In: Kunstchronik, Jg. 8, Heft 8, 1955, S. 223–226

Braunfels 1967
Braunfels, Wolfgang: Karl der Große. Lebenswerk und Nachleben. Düsseldorf 1967

Bredt 1913
Bredt, Ernst Wilhelm: Albrecht Dürer. Ravensburg 1913

Bruck 1903
Bruck, Robert: Friedrich der Weise als Förderer der Kunst [= Studien zur Kunstgeschichte, Bd. 45]. Straßburg 1903

Brücker 1963
Brücker, Wolfgang: Conrad Faber von Creuznach. Frankfurt a. M. 1963

Brulliot 1822
Brulliot, François: Ueber den altdeutschen Maler Martin Schaffner aus Ulm. In: Schorns Kunstblatt, Jg. 3, Nr. 63, 1822, S. 249–252

Brulliot 1824
Brulliot, François: Noch einiges über die Sammlung der altdeutschen Gemälde in dem fürstl. Oettingen – Wallersteinischen Schlosse Wallerstein. In: Schorns Kunstblatt, Jg. 5, Nr. 89, 1824, S. 353–356

Brulliot 1, 1832
Brulliot, François: Dictionnaire des Monogrammes, Marques Figurées, Lettres, Initiales, Noms Abrégés etc., Bd. 1 (nur 1. Band erschienen). München 1832

Buchheit 1907
Buchheit, Hans: Landshuter Tafelgemälde des 15. Jahrhunderts und der Landshuter Maler Hans Wertinger, gen. Schwabmaler. Leipzig 1907

Buchheit 1950
Buchheit, Hans: Das Bildnis des Michael Adler (Agler) von 1529. In: 95. Jahresbericht des Germanischen Nationalmuseums, Nürnberg 1950, S. 11–13

Buchheit 1952
Buchheit, Hans: Ulmer Bildnisse um 1500. In: Neue schwäbische Archäologie und Kunstgeschichte. Julius Baum zum 70. Geburtstag am 9. April 1952 gewidmet. Stuttgart 1952, S. 124–127

Buchner 1923
Sitzungen der Kunstwissenschaftlichen Gesellschaft in München 1922–1923. Sitzung am 12. Juni 1923 (Ernst Buchner). In: Münchner Jahrbuch, Jg. 13, 1923, S. 172–173

Buchner 1924: Baldung
Buchner, Ernst: Hans Curjel: Hans Baldung Grien (Besprechung). In: Oberdeutsche Kunst der Spätgotik und der Reformationszeit, 1924, S. 287–302

Buchner 1924: Petrarkameister
Buchner, Ernst: Der Petrarkameister als Maler, Miniator und Zeichner. In: Festschrift Heinrich Wölfflin. Beiträge zur Kunst- und Geistesgeschichte zum 21. Juni 1924 überreicht von Freunden und Schülern. München 1924, S. 209–231

Buchner 1925/26
Buchner, Ernst: Der Meister des Oberaltaicher Schmerzensmannes. In: Zeitschrift für bildende Kunst, Jg. 59, 1925/26, S. 19–23

Buchner 1927: Schäufelein
Buchner, Ernst: Der junge Schäufelein als Maler und Zeichner. In: Festschrift für Max J. Friedländer zum 60. Geburtstag. Leipzig 1927, S. 46–77

Buchner 1927: Studien
Buchner, Ernst: Studien zur mittelrheinischen Malerei und Graphik der Spätgotik und Renaissance. In: Münchner Jahrbuch der bildenden Kunst, N. F. Bd. 4, 1927, S. 229–325

Buchner 1927/28
Buchner, Ernst: Monats- und Jahreszeitenbilder Hans Wertingers. In: Zeitschrift für bildende Kunst, Jg. 61, 1927/28, S. 106–112

Buchner 1928: Augsburger Tafelmalerei
Buchner, Ernst: Die Augsburger Tafelmalerei der Spätgotik. In: Beiträge zur Geschichte der deutschen Kunst, Bd. 2, Augsburger Kunst der Spätgotik und Renaissance. Augsburg 1928, S. 1–92

Buchner 1928: Breu
Buchner, Ernst: Der ältere Breu als Maler. In: Beiträge zur Geschichte der deutschen Kunst, Bd. 2, Augsburger Kunst der Spätgotik und Renaissance. Augsburg 1928, S. 273–384

Buchner 1928: Beck
Buchner, Ernst: Leonhard Beck als Maler und Zeichner. In: Beiträge zur Geschichte der deutschen Kunst, Bd. 2, Augsburger Kunst der Spätgotik und Renaissance. Augsburg 1928, S. 388–413

Buchner 1928: Dürer-Ausstellung (Besprechung)
Buchner, Ernst: Die Dürer-Ausstellung im Germanischen Museum, Nürnberg. In: Pantheon, Bd. 1, 1928, S. 284–290

Buchner 1928: Kulmbach
Buchner, Ernst: Hans Suess von Kulmbach. In: Thieme – Becker, Bd. 22, 1928, S. 92–95

Buchner 1928: Kulmbach als Bildnismaler
Buchner, Ernst: Hans von Kulmbach als Bildnismaler. In: Pantheon, Bd. 1, 1928, S. 135–142

Buchner 1930
Buchner, Ernst: Hans Holbein: Bildnis des Johanes Xilotectus. In: Das unbekannte Meisterwerk in öffentlichen und privaten Sammlungen, Nr. 67 (hrsg. Wilhelm R. Valentiner). Berlin 1930

Buchner 1932
Buchner, Ernst: Georg Pencz. In: Thieme – Becker, Bd. 26, 1932, S. 374–375

Buchner 1933/34
Buchner, Ernst: Erwerbungen für die Galerie des Wallraf – Richartz – Museums. In: Wallraf – Richartz – Jahrbuch, N. F. Bd. 2/3, 1933/34, S. 310–321

Buchner 1935
Buchner, Ernst: Hans Leonhard Schäufelein. In: Thieme – Becker, Bd. 29, 1935, S. 557–561

Buchner 1950
Buchner, Ernst: Meister mit Notnamen und Monogrammisten. Allgemeines Lexikon der bildenden Künstler von der Antike bis zur Gegenwart (Besprechung). In: Zeitschrift für Kunst, Jg. 4, Heft 4, 1950, S. 308–322

Buchner 1953
Buchner, Ernst: Das deutsche Bildnis der Spätgotik und der frühen Dürerzeit. Berlin 1953

Buchner 1956
Buchner, Ernst: Der Meister des Seyfriedsberger Altars und Hans Burgkmair. In: Zeitschrift für Kunstwissenschaft, Bd. 10, 1956, S. 35–51

Buck u. Beck 1987
Buck, Ingeborg Maria u. Otto Beck: Heiligkreuztal [= Schnell u. Steiner, Kunstführer Nr. 1629]. München/Zürich 1987

Budde 1996
Budde, Hendrik: Die Kunstsammlung des Nürnberger Patriziers Willibald Imhoff unter besonderer Berücksichtigung der Werke Albrecht Dürers. Münster 1996

Bühler 1955
Bühler, Albert: Die Flüchtung der Nürnberger Reichskleinodien 1796 und ihre Reklamierungen nach deutschen Quellen. In: Mitteilungen des Vereins für Geschichte der Stadt Nürnberg, Bd. 46, 1955, S. 48–510

Burckhardt 1892
Burckhardt, Daniel: Hans oder Sigmund Holbein? In: Jahrbuch der königlich preussischen Kunstsammlungen, Bd. 13, 1892, S. 137–140

Burger 1913
Burger, Fritz: Die Österreichisch-Bayerischen Lande. In: Die deutsche Malerei vom ausgehenden Mittelalter bis zur Renaissance, Bd. 1, 2 [= Handbuch der Kunstwissenschaft, hrsg. Fritz Burger, Hermann Schmitz u. Ignaz Beth]. Berlin 1913

Burgholzer 1796
Burgholzer, Joseph: Stadtgeschichte von München, als Wegweiser für Fremde und Reisende, Bd.1. München 1796

Burkhard 1934
Burkhard, Arthur: Hans Burgkmair d. Ä. Leipzig 1934

Burkhardt 1985
Burkhardt, Hans: Anthonius Heusler. Ein unbekannter Maler in Annaberg im 16. Jahrhundert. Versuch einer Darstellung seines Lebens und seines Werkes. Annaberg 1985 (masch. schriftl. Exemplar)

Busch 1937/38
Busch, Karl: Ehemalige Freisinger Bilderschätze. Bd. 1, Neustift. Weihenstephan. In: Zwanzigstes Sammelblatt des Historischen Vereins Freising mit Bericht über die Vereinsjahre 1935–37. Freising 1937, S. 1–29

Busch 1939
Busch, Harald: Der Meister des Hildesheimer Johannes-Altares. In: Alt – Braunschweig, Bd. 18, 1939, S. 29–31

Busch 1940
Busch, Harald: Meister des Nordens. Hamburg 1940

Bushart 1959
Bushart, Bruno: Buchbesprechungen: Studien zur altschwäbischen Malerei. Ergänzungen und Berichtigungen zu Alfred Stanges ›Deutsche Malerei der Gotik‹, VIII. Band. In: Zeitschrift für Kunstgeschichte, Bd. 22, 1959, S. 133–157

Bushart 1987
Bushart, Bruno: Hans Holbein der Ältere. Augsburg 1987

Bushart 1990
Bushart, Bruno: Neue Zuschreibungen an Leonhard Beck. In: Studien zur Künstlerzeichnung. Klaus Schwager zum 65. Geburtstag (hrsg. Stefan Kummer, Georg Satzinger). Stuttgart 1990, S. 110–123

Bussmann 1966
Bussmann, Georg: Manierismus im Spätwerk Hans Baldung Griens. Die Gemälde der zweiten Straßburger Zeit. Heidelberg 1966

Butts 1984
Butts, Barbara: Hans von Kulmbach: A Lost Tabernacle for the 15th – Century Madonna im Strahlenkranz in St. Sebald in Nürnberg. In: Anzeiger des Germanischen Nationalmuseums, 1984, S. 33–38

Butts 1985
Butts, Barbara Rosalyn: ›Dürerschüler‹ Hans Süss von Kulmbach. Ann Arbor 1985

Butts 1996
Butts, Barbara: Hans Süss von Kulmbach. In: The Dictionary of Art, Bd. 18, 1996, S. 509–512

Carstensen 1982
Carstensen, Jens: Über das Nachleben antiker Kunst und Kunstliteratur in der Neuzeit, insbesondere bei Albrecht Dürer. Phil. Diss. Freiburg i. Br. 1982 (masch. schriftl. Exemplar)

Châtelet 1975
Châtelet, Albert: Dürer und die nördlichen Niederlande. In: Anzeiger des Germanischen Nationalmuseums, 1975, S. 52–64

Chezy 1812
Chezy, Helmina von: Gemählde der Herren Boisserée und Bertram in Heidelberg. In: Die Musen. Eine norddeutsche Zeitschrift, 2. Quartal, 1812, S. 120–121

Christ 1747
Christ, Johann Friedrich: Anzeige und Auslegung der Monogrammisten. Leipzig 1747

Christensen 1982
Christensen, Carl C.: Reformation and Art. In: Reformation in Europe. A Guide to Research, 1982, S. 254

Christoffel 1938
Christoffel, Ulrich: Die Albrecht – Altdorfer – Ausstellung in München. In: Pantheon, Bd. 22, 1938, S. 205–216

Christoffel 1950
Christoffel, Ulrich: Hans Holbein d. J. Berlin 1950

Cicerone 1928: Dürer-Sonderheft
Cicerone: Albrecht Dürer-Festschrift der Internationalen Dürer-Forschung, Sonderheft 1928.

Clemen 1889 u. 1890
Clemen, Paul: Die Porträtdarstellungen Karls des Großen. In: Zeitschrift des Aachener Geschichtsvereins, Bd. 11 u. 12, 1889 u. 1890, S. 184–271 u. 1–147

Clemen 1911: Kunstdenkmäler, Köln 2, 1
Clemen, Paul: Die Kunstdenkmäler der Stadt Köln, Bd. 2, Abt. 1. In: Die Kunstdenkmäler der Rheinprovinz, Bd. 7, 1. Abt. 1. Düsseldorf 1911

Clemen 1937: Kunstdenkmäler, Köln 2, 3
Clemen, Paul: Die Kunstdenkmäler der Stadt Köln, Bd. 2, Abt. 3. In: Die Kunstdenkmäler der Rheinprovinz, Bd. 7, Abt. 3. Düsseldorf 1937

Crawford Luber 1991
Crawford Luber, Katherine: Albrecht Dürer's Maximilian Portraits: An Investigation of Versions. In: Master Drawings, Bd. 29, Nr. 1, 1991, S. 30–47

Crowe 1871
Crowe, J.A.: Die Holbein – Ausstellung in Dresden. In: Im neuen Reich, Nr. 28, 1871, S. 419–427

Curjel 1923: Baldung
Curjel, Hans: Hans Baldung Grien. München 1923

Curjel 1923: Baldung Studien
Curjel, Hans: Baldung Studien. In: Jahrbuch für Kunstwissenschaft, Jg. 1, 1923, S. 182–195

Dahl 1832
Dahl, I.K.: Die Burgen Rheinstein und Reichenstein mit der Klemenskirche am Rhein. Historische Schilderung. Mainz 1832

Däubler 1996
Däubler, Claudia: Jörg Breu. In: Saur. Allgemeines Künstlerlexikon, Bd. 14, Leipzig/München 1996, S. 165–167

David – Danel 1958
David – Danel, Marie – Louise: Iconographie des Saints médecins Côme et Damien. Lille 1958

Dehio 1926
Dehio, Georg: Geschichte der deutschen Kunst, Bd. 3. Berlin/Leipzig 1926

Denkmale Wittenberg 1979
Bellmann, Fritz, Marie – Luise Harksen u. Roland Werner: Die Denkmale der Lutherstadt Wittenberg. In: Die Denkmale im Bezirk Halle. Weimar 1979

Denkschriften 1856
Germanisches Nationalmuseum: Denkschriften des Germanischen Nationalmuseums, Bd. 1 u. 2. Leipzig 1856

Dettenthaler 1971
Dettenthaler, Josef: Der Maler des ehemaligen Fürther Hochaltars. In: Fürther Heimatblätter, N.F. Jg. 21, 1971, S. 101–111

Dettenthaler 1978
Dettenthaler, Josef: Der Maler des ehemaligen Fürther Hochaltars. In: Fürther Beiträge zur Geschichts- und Heimatkunde, Heft 5, 1978

Deus 1961
Deus, W.-H.: Zur Ikonographie des hl. Patroclus. In: Soester Zeitschrift. Zeitschrift des Vereins für die Geschichte von Soest und der Börde, Bd. 74, 1961, S. 30–44

Deusch (u. Winkler) 1935
Deusch, Werner Richard: Deutsche Malerei des sechzehnten Jahrhunderts. Die Malerei der Dürerzeit (Vorw. Friedrich Winkler). Berlin 1935

Deusch 1936
Deusch, Werner Richard: Deutsche Malerei des fünfzehnten Jahrhunderts. Die Malerei der Spätgotik. Berlin 1936

Deutsche Kunst und Kultur 1952
Deutsche Kunst und Kultur im Germanischen Nationalmuseum. Nürnberg 1952

Dictionary of Art 1996
The Dictionary of Art, Bd. 1–34 (hrsg. Jane Turner). New York/London 1996

Diemand 1914
Diemand, U.: Bartholomäus Zeitblom, ein Nördlinger Bürgerssohn. In: Historischer Verein für Nördlingen und Umgebung, 3. Jahrbuch, 1914, S. 179–191

Diemer 1980
Diemer, Peter: Materialien zu Entstehung und Ausbau der Kammergalerie Maximilians I. von Bayern. In: Quellen und Studien zur Kunstpolitik der Wittelsbacher vom 16. bis zum 18. Jahrhundert (hrsg. Hubert Glaser), München/Zürich 1980, S. 129–174

Dillis 1845 siehe Kat. München 1839–1863

Dioskuren 1861
N.N.: Nürnberg. In: Die Dioskuren. Deutsche Kunst – Zeitung, Jg. 6, 1861, S. 286

Dittrich 1890
Dittrich, Prof. Dr.: Ein neu entdecktes Bild von Lucas Cranach dem Aelteren. In: Zeitschrift für christliche Kunst, Jg. 3, 1890, S. 325–326

Dodgeson 1902
The Dürer Society: Paintings (Einl. Campbell Dodgson). London 1902

Doering und Voss 1905
Doering, Oscar u. Georg Voss: Werke der Kunst aus Sachsen und Thüringen. Magdeburg 1905

Dölling 1957
Dölling, Regine: Das Bildnis in christlichen und mythologischen Darstellungen. Phil. Diss. Leipzig 1957 (masch. schriftliches Exemplar)

Dollinger 1959
Dollinger, Heinz: Die Baugeschichte des Wilhelmsgymnasiums in München und ihre kulturgeschichtliche Einordnung. In: Festschrift zur Vierhundert-Jahr-Feier des Wilhelms-Gymnasiums 1559-1959. München 1959, S. 63–147

Doppelmayr 1730
Doppelmayr, Johann Gabriel: Historische Nachrichten von den Nürnbergischen Mathematicis und Künstlern. Nürnberg 1730

Dormeier 1989
Dormeier, Heinrich: Laienfrömmigkeit in den Pestzeiten des 15./16. Jahrhunderts. In: Maladie et Société (XIIe – XVIIe siécles). Actes du Colloque de Bielefeld. Paris 1989, S. 269–306

Dörnhöffer 1897
Dörnhöffer, Friedrich: Ein Cyklus von Federzeichnungen mit Darstellungen von Kriegen und Jagden Maximilians I. In: Jahrbuch der kunsthistorischen Sammlungen des Allerhöchsten Kaiserhauses, Bd. 18, 1897, S. 1–55

Dörnhöffer 1904
Dörnhöffer, Friedrich: Ein Jugendwerk Lukas Cranachs. In: Jahrbuch der K.K. Zentralkommission für Erforschung und Erhaltung der kunst- und historischen Denkmale, 1904, S. 175–198

Dörnhöffer 1904 (Besprechung)
Dörnhöffer, Friedrich: Röttinger. H. Hans Weiditz der Petrarcameister (Besprechung). In: Kunstgeschichtliche Anzeigen. Beiblatt der ›Mitteilungen des Instituts für österreichische Geschichtsforschung‹, Jg. 1, 1904, S. 51–66

Dörnhöffer 1906
Dörnhöffer, Friedrich: Beiträge zur Geschichte der älteren Nürnberger Malerei. In: Repertorium für Kunstwissenschaft, Bd. 29, 1906, S. 441–467

Dörnhöffer 1906: Anzeigen
Dörnhöffer, Friedrich: W. Weisbach: Der junge Dürer (Besprechung). In: Kunstgeschichtliche Anzeigen, Nr. 3, 1906, S. 79–88

Dörrer 1957
Dörrer, Anton: Tiroler Umgangsspiele. Ordnungen und Sprechtexte der Bozner Fronleichnamsspiele und verwandter Figuralprozessionen vom Ausgang des Mittelalters bis zum Abstieg des Aufgeklärten Absolutismus. In: Schlern – Schriften, Bd. 160, 1957

Drecka 1957
Drecka, Wanda: Kulmbach. Warschau 1957

Drost 1963
Drost, Willi: Kunstdenkmäler der Stadt Danzig. In: Bau- und Kunstdenkmäler des deutschen Ostens, Reihe A, Bd. 4 (hrsg. Günther Grundmann). Stuttgart 1963

Dülberg 1990
Dülberg, Angelica: Privatporträts. Geschichte und Ikonologie einer Gattung im 15. und 16. Jahrhundert. Berlin 1990

Dünninger 1976
Dünninger, Josef: Sebald. In: LCI, Bd. 8, 1976, Sp. 316–318

Dürer Colloquium Nürnberg 1972
Janeck, Axel: Protokoll. In: Kunstchronik, Jg. 25, Heft 7, 1972, S. 185–213

Dworschak 1963
Dworschak, Fritz: Die Ausläufer der Spätgotik. Die Donauschule – Malerei und Plastik. In: Die Gotik in Niederösterreich. Kunst, Kultur und Geschichte eines Landes im Spätmittelalter. Wien 1963, S. 143–160

Egg 1966
Egg, Erich: Zur maximilianischen Kunst in Innsbruck. In: Veröffentlichungen des Tiroler Landesmuseum Ferdinandeum, Bd. 46, 1966, S. 11–35

Egg 1985
Egg, Erich: Gotik in Tirol. Die Flügelaltäre. Innsbruck 1985

Eggers 1857
Eggers, Friedrich: Kaiser Karl der Große. Gemalt von Albrecht Dürer, gestochen von Albert Reindel. In: Deutsches Kunstblatt, Bd. 8, 1857, S. 243–244

Ehret 1976
Ehret, Gloria: Hans Wertinger. Ein Landshuter Maler an der Wende der Spätgotik zur Renaissance. München 1976

Eisenmann 1874
Eisenmann, Oskar: Die Ausstellung von Gemälden alter Meister aus dem Wiener Privatbesitz. In: Zeitschrift für bildende Kunst, Bd. 9, 1874, S. 28–30, 59–64, 154–159

Eisenmann 1878
Eisenmann, Oskar: Hans Baldung, gen. Grien. In: Allgemeines Künstler – Lexikon (hrsg. von Julius Meyer), Bd. 2. Leipzig 1878, S. 617–637

Eisler 1977
Eisler, Colin: Paintings from the Samuel H. Kress Collection. European Schools excluding Italian. Oxford 1977

Engel 1962
Engel, Hans-Ulrich: Die Straße nach Europa. Reichskleinodien und Kaiserkrönungen. Hamburg 1962

Engelmann 1979
Engelmann, Ursmar: Heiligkreuztal. Wege zum Verständnis von Kloster und Kirche. Beuron 1979

Ephrussi 1882
Ephrussi, Charles: Albert Dürer et ses Dessins. Paris 1882

Ernst 1937
Ernst, Max: Wengenkloster und Wengenkirche in Ulm. In: Mitteilungen des Vereins für Kunst und Altertum in Ulm und Oberschwaben, Heft 30, 1937, S. 85–119

Ernstberger 1940–53
Ernstberger, Anton: Kurfürst Maximilian I. und Albrecht Dürer. Zur Geschichte einer großen Sammlerleidenschaft. In: Vom Nachleben Dürers. Beiträge zur Kunst der Epoche von 1530 bis 1650 (= Anzeiger des Germanischen Nationalmuseums 1940–53). Berlin 1954, S. 143–195

Escherich 1916
Escherich, Mela: Hans Baldung-Grien. Bibliographie 1509–1915 [= Studien zur deutschen Kunstgeschichte, Heft 189]. Straßburg 1916

Essenwein 1872
Essenwein, August von: Quellen zur Geschichte der Feuerwaffen. Leipzig 1872

Essenwein 1875
Essenwein, August von: Buntglasierte Thonwaaren des 15.–18. Jahrhunderts im germanischen Museum. In: Anzeiger für Kunde der deutschen Vorzeit, N.F. Jg. 22, Nr. 8, 1875, S. 234–239

Esser 1885
Esser, W.: Geschichte der Pfarre St. Johann Baptist in Köln. Köln 1885

Esser 1986
Esser, Werner: Die Heilige Sippe. Studien zu einem spätmittelalterlichen Bildthema in Deutschland und den Niederlanden. Phil. Diss. Bonn 1986

Eßwein u. Hausenstein 1923
Eßwein, Hermann u. Wilhelm Hausenstein: Das Bild. Atlanten zur Kunst VIII – IX: Das Deutsche Bild des XVI. Jahrhunderts (Nachwort Hermann Eßwein). München 1923

Ev. Kirchenlexikon
Fahlbusch, Erwin, Lochmann, Jan M. u.a. (Hrsg.): Evangelisches Kirchenlexikon. Internationale theologische Enzyklopädie, Bd. 1–4. Göttingen 1986–1996

Eye 1860 u. 1869
Eye, August von: Leben und Wirken Albrecht Dürers. Nördlingen 1860 u. [2]1869

Eye 1873
Eye, August von: Die heilige Walburg als deutsche Gaugöttin in der Kunst des 16. Jahrhunderts. In: Anzeiger für Kunde der deutschen Vorzeit, N. F. Jg. 20, Nr. 3, 1873, S. 65–70

Eye 1880
Eye, August von u. P. E. Börner: Die Kunstsammlung von Eugen Felix. Leipzig 1880

Eye 1892
Eye, August von: Albrecht Dürer's Leben und künstlerische Thätigkeit in ihrer Bedeutung für seine Zeit und die Gegenwart. Wandsbek 1892

Fabian 1951
Fabian, Ekkehardt: Der Reformationskanzler Dr. G. Brück als der grosse ›Unbekannte‹ auf dem wiederentdeckten ›Wittenberger Reformatorenbild‹ von Lucas Cranach d. Ä. Frankfurt a. M. 1951

Fabian 1952
Fabian, Ekkehardt: Verzeichnis vom Briefwechsel des Reformationskanzlers Dr. G. Brück (1521–1553). Frankfurt a. M. 1952

Fabian 1952/53
Fabian, Ekkehardt: Neue Goethe-Ahnenbildnisse. In: Familie und Volk, Bd. 1/2, 1952/53, S. 41–48

Fabian 1955
Fabian, Ekkehardt: Brück. In: NDB, Bd. 2, 1955, S. 652–654

Fabian 1957
Fabian, Ekkehardt: Dr. Gregor Brück 1557–1957. Lebensbild und Schriftwechselverzeichnis des Reformationskanzlers. I.U.D. Gregor Heinze-Brück zu seinem 400. Todestage. In: Schriften zur Kirchen- und Rechtsgeschichte, Heft 2, 1957

Fabian 1964
Fabian, Ekkehart: Cranach-Bildnisse des Reformationskanzlers Dr. Gregor Brück. In: Theologische Zeitschrift, Jg. 20, 1964, S. 266–280

Fabian 1981
Fabian, Ekkehardt: Gregor Brück (Bruck, gen. Pontanus). In: Theologische Realenzyklopädie, Bd. 7 (hrsg. Gerhard Krause und Gerhard Müller), Berlin 1981, S. 212–216

Falk 1968
Falk, Tilman: Hans Burgkmair. Studien zu Leben und Werk des Augsburger Malers. München 1968

Falke 1932
Falke, Otto von: Erwerbungen des Germanischen Museums in Nürnberg. In: Pantheon, Jg. 10, 1932, S. 396–398

Farber 1996
Farber, Lisa: Wilhelm Stetter. In: Dictionary of Art, Bd. 29, 1996, S. 643–644

Fehring u. Ress 1977
Fehring, Günther P. u. Anton Ress: Die Stadt Nürnberg (2. Auflage bearb. Wilhelm Schwemmer). München 1977

Festing 1884
Festing, F.: La Galerie des Tableaux du Musée national germanique à Nuremberg. In: Revue de l' Art chrétien, N.F. Bd. 2, 1884, S. 64–70

Festschrift GNM 1927
Schulz, Fritz Traugott: Das Germanische Museum von 1902–1927. Festschrift zur Feier seines 75jährigen Bestehens. Anzeiger des Germanischen Nationalmuseums, Jg. 1927.

Feuchtmayr 1931
Feuchtmayr, Karl: Hans von Oldenburg. In: Thieme-Becker, Bd. 25, 1931, S. 591

Feuchtmayr 1935
Feuchmayr, Karl: Martin Schaffner. In: Thieme – Becker, Bd. 29, 1935, S. 562–566

Feuchtmayr 1942
Feuchtmayr, Karl: Hans Wertinger. In: Thieme-Becker, Bd. 35, 1942, S. 425–431

Feuchtmayr 1957
Feuchmayr, Karl: Zwei Studien zur bairischen und schwäbischen Malerei des frühen 16. Jahrhunderts. I. Ritter Christoph, ein Bildnis von Hans Wertinger, II. Martin Schaffner und Hans Holbein d. Ä. In: Festschrift Hans Vollmer, Leipzig 1957, S. 115–147

Feurstein 1928
Feurstein, Heinrich F.: Zur Deutung des Bildgehaltes bei Grünewald. In: Beiträge zur Geschichte der deutschen Kunst, Bd. 1, Oberdeutsche Kunst der Spätgotik und Reformationszeit (hrsg. Ernst Buchner u. Karl Feuchtmayr). Augsburg 1928, S. 137–163

Feurstein 1934 siehe Kat. Donaueschingen 1934

Ficker 1977
Ficker, Friedbert: Altdorfer. Mailand 1977

Fillitz 1954
Fillitz, Hermann: Die Insignien und Kleinodien des Heiligen Römischen Reiches. Wien/München 1954

Fillitz 1964
Fillitz, Hermann: Die Schatzkammer in Wien. Wien/München 1964

Firmenich – Richartz 1891
Firmenich – Richartz, Eduard: Bartholomaeus Bruyn und seine Schule. Eine kunsthistorische Studie. Leipzig 1891

Firmenich – Richartz 1911
Firmenich – Richartz, Eduard: Bartholomäus Bruyn. I. In: Thieme – Becker, Bd.5, 1911, S. 154–158

Firmenich – Richartz 1916
Firmenich – Richartz, Eduard: Die Brüder Boisserée. Jena 1916

Firmenkatalog Heide Hübner, Würzburg 1993
Alte Meister

Fischaleck 1970
Fischaleck, Lorenz: Ein Verzeichnis der im Jahre 1607 auf der Cammer Galeria Herzog Maximilians I. aufbewahrten Gemälde. In: Der Zwiebelturm, Monatsschrift für das Bayerische Volk und seine Freunde, Bd. 4, 1970, S. 88–95

Fischer 1863
Fischer, Georg: Geschichte der Stadt Ulm. Nach Quellen erzählt. Ulm 1863

Fischer 1907
Fischer, Otto: Ein Werk aus der Schule Zeitbloms. In: Kunstgeschichtliches Jahrbuch der K. K. Zentralkommission, 3. F., Bd. 1, 1907, S. 61–67

Fischer 1908
Fischer, Otto: Die altdeutsche Malerei. Salzburg 1908

Fischer 1939
Fischer, Otto: Hans Baldung Grien. München 1939

Fischer 1942
Fischer, Otto: Geschichte der deutschen Malerei. In: Deutsche Kunstgeschichte, Bd. 3. München 1942

Flechsig 1900: Cranach
Flechsig, Eduard: Cranachstudien, Bd. 1. Leipzig 1900

Flechsig 1900: Tafelbilder
Flechsig, Eduard: Tafelbilder Lucas Cranachs d. Ä. Leben und Werke. 2 Bde. Leipzig 1900

Flechsig 1928–31
Flechsig, Eduard: Albrecht Dürer. Sein Leben und seine künstlerische Entwicklung, 2 Bde. Berlin 1928–31

Förster 1853
Förster, Ernst: Geschichte der deutschen Kunst, 2. Teil, Von Anfang bis Mitte des 16. Jahrhunderts [= Das deutsche Volk dargestellt in Vergangenheit und Gegenwart zur Begründung der Zukunft, Bd. 9]. Leipzig 1853

Förster 1931
Förster, Otto H.: Kölner Kunstsammler vom Mittelalter bis zum Ende des Bürgerlichen Zeitalters. Ein Beitrag zu den Grundfragen der neueren Kunstgeschichte. Berlin 1931

Francis 1950
Francis, Henry S.: A Painting and a Drawing by Albrecht Altdorfer. In: The Bulletin of The Cleveland Museum of Art, Jg. 37, 1950, S. 115–118

Frank zu Döfering 1936
Frank zu Döfering, Karl Friedrich von: Die Kressen. Eine Familiengeschichte. Schloß Senftenegg, Niederösterreich 1936

Freitag – Stadler 1972
Freitag – Stadler, Renate: Herrensitze im Bereich der Reichsstadt Nürnberg, unter Berücksichtigung der Weiherhäuser. Phil. Diss Erlangen-Nürnberg 1972

Friedländer 1891
Friedländer, Max J.: Albrecht Altdorfer. Der Maler von Regensburg. Leipzig 1891

Friedländer 1894
Friedländer, Max J.: Litteraturbericht. Heinrich Alfred Schmid: Matthias Grünewald. In: Repertorium für Kunstwissenschaft, Bd. 17, 1894, S. 471–472

Friedländer 1899
Friedländer, Max J.: Niederländer und Deutsche. In: Kunstwerke des Mittelalters und der Renaissance aus Berliner Privatbesitz, Ausst. Kunstgeschichtliche Gesellschaft, 1898, S. 5–34

Friedländer 1900
Friedländer, Max J.: Litteraturbericht. Malerei. Martin Schaffner von Siegfried Graf Pückler-Limpurg. In: Repertorium für Kunstwissenschaft, Bd. 23, 1900, S. 231–234

Friedländer 1902
Friedländer, Max J.: Die frühesten Werke Cranachs. In: Jahrbuch der Königlich Preußischen Kunstsammlungen, Bd. 23, 1902, S. 228–234

Friedländer 1905
Friedländer, Max J.: Die Tafelmalerei des 15. und 16. Jahrhunderts. In: Meisterwerke der Kunst aus Sachsen und Thüringen (hrsg. Oscar Doering u. Georg Voss). Magdeburg 1905, S. 3–18

Friedländer 1908
Friedländer, Max J.: Hans Baldung. In: Thieme – Becker, Bd. 2, 1908, S. 403–405

Friedländer 1913
Friedländer, Max J.: Lucas Cranach d. Ä. In: Thieme-Becker, Bd. 8, 1913, S. 56–58

Friedländer 1918
Friedländer, Max J.: Zwei Bildnisse von Hans Baldung Grien. In: Jahrbuch der königlich preußischen Kunstsammlungen, Bd. 39, 1918, S. 86–88

Friedländer 1921
Friedländer, Max J.: Albrecht Dürer. Leipzig 1921

Friedländer 1923
Friedländer, Max J.: Albrecht Altdorfer. Berlin 1923

Friedländer 1924–1937 (1967–1976)
Friedländer, Max J.: Die altniederländische Malerei, Bd. 1–14. Berlin 1924–1937 [= Early Netherlandish Paintings, Bd. 1–14. Leyden 1967–1976]

Friedländer 1924/25
Friedländer, Max J.: Jakob Rosenberg: Martin Schongauer (Besprechung). In: Jahrbuch für Kunstwissenschaft, Jg. 2, 1924/25, S. 73–74

Friedländer 1928
Friedländer, Max J.: Die Gemälde Dürers auf der Nürnberger Ausstellung. In: Albrecht Dürer. Festschrift der internationalen Dürer-Forschung (hrsg. Georg Biermann), Leipzig/Berlin 1928, S. 5–14

Friedländer u. Rosenberg 1932
Friedländer, Max J. u. Jakob Rosenberg: Die Gemälde von Lucas Cranach. Berlin 1932

Friedländer u. Rosenberg 1979
Friedländer, Max J. u. Jakob Rosenberg: Die Gemälde von Lucas Cranach. Basel u. a. ²1979

Friedmann 1946
Friedmann, Herbert: The Symbolic Goldfinch. Its History and Significance in European Devotional Art. Washington D.C. 1946

Friedrich 1994
Friedrich, Gunther: Bibliographie zum Patriziat der Reichsstadt Nürnberg. In: Nürnberger Forschungen, Bd. 27. Nürnberg 1994

Fries 1924
Fries, Walter: Kirche und Kloster zu St. Katharina in Nürnberg. In: Mitteilungen des Vereins für Geschichte der Stadt Nürnberg, Heft 25, 1924, S. 5–145

Fries 1926
Fries, Walter: Die Kostümsammlung des Germanischen Nationalmuseums zu Nürnberg. In: Festschrift zum 60. Geburtstag von Dr. Theodor Hampe. Jahrgänge 1924 und 1925 des Anzeigers des Gemanischen Nationalmuseums. Nürnberg 1926, S. 3–62

Friesenegger 1930
Friesenegger, Joseph Maria: Führer durch den Augsburger Dom. Augsburg 1930

Frimmel 1905
Frimmel Theodor von: Blätter zur Gemäldekunde, Bd. 1. Wien 1905

Frischholz u. Wolkwitz 1969
Frischholz, Hans u. Robert Wolkwitz: Die Geschichte der Stadt Vohenstrauß. In: Der Landkreis Vohenstrauss, München – Aßling (Obb.) 1969, S. 195–201

Fritz 1982
Fritz, Johann Michael: Goldschmiedekunst der Gotik in Mitteleuropa. München 1982

Frizzoni 1878
Frizzoni, Gustavo: Alberto Durero e sue reazioni coll'arte italiana e coll'umanismo dell'epoca (Auszüge aus der Monographie von M. Thausing 1876 in ital. Übers.). In: Archivio veneto, Bd. 15, 16, 1878. 15: S. 251–265, 16: S. 5–45

Froning 1971
Froning, Hubertus: Die Entstehung und Entwicklung des stehenden Ganzfigurenporträts in der Tafelmalerei des 16. Jahrhunderts. Eine formalgeschichtliche Untersuchung. Würzburg 1971

Fudickar 1942
Fudickar, Liselotte: Die Bildniskunst der Nürnberger Barthel Beham und Peter Gertner. Phil. Diss. München 1942

Führer 1977, 1980, 1985, 1994
Germanisches Nationalmuseum: Führer durch die Sammlungen. München 1977, 1980, 1985, 1994

Fuhse 1895
Fuhse, F.: Dürer. Kleine Mitteilungen. Die Aufschriften auf der Rückseite der Bildnisse Karls des Großen und Sigismunds. In: Mitteilungen aus dem germanischen Nationalmuseum, Nürnberg 1895, S. 8–14

Füßli 1841
Füßli, Wilhelm: Münchens vorzüglichste öffentliche Kunstschätze. Ein kritisch – erläuternder Leitfaden für Fremde und Einheimische. München 1841

Ganz 1924
Ganz, Paul Leonhard: Malerei der Frührenaissance in der Schweiz. Zürich 1924

Ganz 1947
Ganz, Paul Leonhard: Die berühmtesten Gemälde der Welt. Bern 1947

Ganz 1950
Ganz, Paul Leonhard: Die Malerei des Mittelalters und des 16. Jahrhunderts in der Schweiz. Basel 1950

Ganz 1952
Ganz, Paul Leonhard: Der Marienaltar von Hans Fries. Ein Rekonstruktionsversuch. In: Zeitschrift für Schweizerische Archäologie und Kunstgeschichte, Bd. 13, Heft 4, 1952, S. 103–111

Gebele 1939
Gebele, Eduard: Monatsbild ›März‹ von Hans Wertinger. In: Schwabenland, N.F. 6, 1939, S. 80

Gebhardt 1908
Gebhardt, Carl: Martin Hess. In: Repertorium für Kunstwissenschaft, Bd. 31, 1908, S. 437–445

Gebhardt 1909
Gebhardt, Carl: Literaturbericht. Malerei. Katalog der Gemäldesammlung des Germanischen Nationalmuseum in Nürnberg. In: Repertorium für Kunstwissenschaft, Bd. 32, 1909, S. 537–540

Gebhardt 1912
Gebhardt, Carl: Frankfurter Maler des 15. und 16. Jahrhunderts. In: Monatshefte für Kunstwissenschaft, Bd. 5, 1912, S. 495–507

Geisberg 1923–1930
Geisberg, Max: Der deutsche Einblatt – Holzschnitt in der ersten Hälfte des 16. Jahrhunderts, Teil 1–3. München 1923–1930

Geisberg 1974
Geisberg, Max: The German Single – Leaf Woodcut: 1500–1550 (hrsg. Walter L. Strauss), Bd. 1–4. New York 1974

Geissler 1960
Geissler, Heinrich: Christoph Schwarz, ca. 1548–1592. Phil. Diss. Freiburg i. Br. 1960 (masch. schriftl. Exemplar)

Geissler 1968
Geissler, Heinrich: Christoph Schwarz. In: Kindlers Malerei Lexikon, Bd. 5, Zürich 1968, S. 271–273

Genck – Bosch 1988
Genck – Bosch, Johanna: Ein Kunstreiseführer zu Schäufelins Wirken. In: Nördlingen, Holheim, Horberg, Auhausen, Weiltingen [= Schnell & Steiner, Nr. 1697]. München/Zürich 1988

Geschichte Badens 1993
Schwarzmaier, Hansmartin, Konrad Krimm u. a.: Geschichte Badens in Bildern 1100–1918. Stuttgart u. a. 1993

Gessert 1841
Gessert, N.N.: Über Martin Schongauer's Ölgemälde und Handzeichnungen. In: Kunstblatt, Jg. 22, 1841, S. 25–54

Gethmann – Siefert u. Pöggeler 1995
Gethmann – Siefert, Annemarie u. Otto Pöggeler: Kunst als Kulturgut. Die Bildersammlung der Brüder Boisserée – Ein Schritt in der Begründung des Museums [= Neuzeit und Gegenwart, Bd. 8]. Bonn 1995

Gibson 1992
Gibson, Walter S.: Verbeeck's grotesque wedding feasts: some reconsiderations. In: Simiolus. Netherlands quarterly for the history of art, Bd. 21, 1992, S. 29–39

Glaser 1908
Glaser, Curt: Hans Holbein der Ältere. Leipzig 1908

Glaser 1916
Glaser, Curt: Zwei Jahrhunderte deutscher Malerei. Von den Anfängen der deutschen Tafelmalerei im ausgehenden vierzehnten bis zu ihrer Blüte im beginnenden sechzehnten Jahrhundert. München 1916

Glaser 1921
Glaser, Curt: Lukas Cranach. Leipzig 1921

Glaser 1924
Glaser, Curt: Die altdeutsche Malerei. München 1924

Glaser 1924: Holbein
Glaser, Curt: Hans Holbein d. Ä. In: Thieme – Becker, Bd. 17, 1924, S. 333–335

Glück 1909
Glück, Gustav: Fälschungen auf Dürers Namen aus der Sammlung Erzherzog Leopold Wilhelms. In: Jahrbuch der kunsthistorischen Sammlungen des Allerhöchsten Kaiserhauses, Bd. 28, Heft 1, 1909, S. 1–26

Gmelin 1961
Gmelin, Hans Georg: Georg Pencz als Maler. Phil. Diss. Freiburg i. Br. 1961 (masch. schriftl. Exemplar)

Gmelin 1966
Gmelin, Hans Georg: Georg Pencz als Maler. In: Münchner Jahrbuch der bildenden Kunst, 3. Folge, Bd. 17, 1966, S. 49–127

Gmelin 1974
Gmelin, Hans Georg: Spätgotische Tafelmalerei in Niedersachsen und Bremen. München 1974

Gmelin 1996
Gmelin, Hans Georg: Peter Strüb. In: Dictionary of Art, Bd. 29, 1996, S. 786–787

GNM Festschrift 1902-27
Germanisches Nationalmuseum: Anzeiger des Germanischen Nationalmuseums. Das Germanische Nationalmuseum 1902-1927. Festschrift zum 75jährigen Bestehen, Jg. 1926/ 1927. Nürnberg 1927

Goldberg 1971
Goldberg, Gisela: ›1471 – Albrecht Dürer – 1971‹ in Nürnberg (Ausst.besprechung). In: Pantheon, Jg. 29, 1971, S. 336–339

Goldberg 1980
Goldberg, Gisela: Zur Ausprägung der Dürer-Renaissance in München. In: Münchner Jahrbuch, Folge 3, Bd. 31, 1980, S. 129–177

Goldberg 1983
Goldberg, Gisela: Veränderungen von Bildern der ersten Hälfte des 16. Jahrhunderts. Versuch einer Interpretation. In: Städel – Jahrbuch, N. F. Bd. 9, 1983, S. 151–182

Goldberg 1988
Goldberg, Gisela: Albrecht Altdorfer. Meister von Landschaft, Raum, Licht. Zürich 1988

Goldberg 1990
Goldberg, Gisela: Zu Schäufeleins Bildern aus dem Besitz der Bayerischen Staatsgemäldesammlungen. In: Hans Schäufelein. Vorträge, gehalten anläßlich des Nördlinger Symposiums 1988. Nördlingen 1990, S. 28–79

Goldberg 1991
Goldberg, Gisela: Die Vorstellung des 19. Jahrhunderts vom Maler Martin Schongauer aufgezeigt an Bildern der Bayerischen Staatsgemäldesammlungen. In: Der hübsche Martin . Kupferstiche und Zeichnungen von Martin Schongauer ›ca. 1450–1491‹, Ausst. Colmar, Unterlinden Museum 1991, S. 65–76

Goldberg 1995
Goldberg, Gisela: Das Schicksal der Sammlung Boisserée in Bayern. Wie die Sammlung nach Bayern kam und dort aufgenommen wurde. Und Anhang. In: Annemarie Gethmann-Siefert u. Otto Pöggeler: Kunst als Kulturgut. Die Bildersammlung der Brüder Boisserée – Ein Schritt in der Begründung des Museums [= Neuzeit und Gegenwart, Bd. 8]. Bonn 1995, S. 113–125; 228–328

Goldberg, Gisela u. Bruno Heimberg: Albrecht Dürer. Die Gemälde der Bayerischen Staatsgemäldesammlungen. 1998 (in Vorbereitung)

Goldberg u. Scheffler 1972
Goldberg, Gisela u. Gisela Scheffler: Altdeutsche Gemälde. Köln, Nordwestdeutschland [= Bayerische Staatsgemäldesammlungen Alte Pinakothek/München. Gemäldekataloge, Bd. 14, Text- und Tafelbd.]. München 1972

Göpel 1959
Göpel, Erhard: Ein neues Bild der Künstlerpersönlichkeit Hans Baldung Griens. Die große Ausstellung in der Karlsruher Kunsthalle. In: Die Weltkunst, Jg. 29, Nr. 15, 1959, S. 4, 15

Götz 1928
Götz, Oswald: Zwei neue Porträts des Meisters der Holzhausen – Bildnisse. In: Alt-Frankfurt. Geschichtliche Zeitschrift für Frankfurt am Main und seine Umgebung, Nr. 5, 1928, S. 65–67

Graefe 1909
Graefe, Felix: Jan Sanders van Hemessen und seine Identification mit dem Braunschweiger Monogrammisten. Leipzig 1909

Gräff 1913
Gräff, W.: Sebastian Dayg. In: Thieme – Becker, Bd. 8, 1913, S. 492–493

Graepler 1957
Graepler, Karl: Die Tischplatte mit der Bayernkarte aus dem Jahr 1531. In: Münchner Jahrbuch der bildenden Kunst, F. 3, Bd. 8, 1957, S. 103–114

Gramm 1912
Gramm, Joseph: Die ideale Landschaft. Ihre Entstehung und Entwicklung. Freiburg 1912

Greiselmayer 1993
Greiselmayer, Volkmar: Die Filialgemäldegalerie bei der Universität Erlangen. Zur Geschichte der ›Kleinen Pinakothek‹ in der Orangerie. In: Erlanger Bausteine zur fränkischen Heimatforschung, Bd. 41, 1993, S. 223–262

Greiselmayer 1996
Greiselmayer, Volkmar: Kunst und Kunstgeschichte. Die Historienbilder Herzog Wilhelm IV. von Bayern und seiner Gemahlin Jacobäa. Versuch einer Interpretation. Berlin 1996

Grewenig 1987
Grewenig, Meinrad Maria: Der Akt in der deutschen Renaissance. Die Einheit von Nacktheit und Leib in der bildenden Kunst [= Wissenschaft und Forschung, Bd. 1]. Freren 1987

Grimschitz 1921
Grimschitz, Bruno: Ein unbekanntes Frühwerk Lukas Cranachs. In: Die bildenden Künste. Wiener Jahrbuch, Bd. 4, 1921, S. 148–150

Grohn 1965
Grohn, Hans Werner: Melchior Feselen. In: Kindlers Malerei Lexikon, Bd. 2. Zürich 1965, S. 356–357

Gröschel 1891/92
Gröschel, Julius: Der Meister des Fuggerhofes in Augsburg. In: Kunstchronik, N. F. Bd. 3, Nr. 30, 1891/92, Sp. 516–519

Gross 1991
Gross, Sibylle: Die Schrein- und Flügelgemälde des Schnewlin-Altares im Freiburger Münster – Studien zur Baldung – Werkstatt und zu Hans Leu dem Jüngeren. In: Zeitschrift des deutschen Vereins für Kunstwissenschaft, Bd. 45, Heft 1/2, 1991, S. 88–130

Grote 1933
Grote, Ludwig: Georg Lemberger. In: Aus Leipzigs Vergangenheit. Eine Schriftenreihe, Bd. 2, Leipzig 1933

Grote 1934
Grote, Ludwig: Die Tafelbilder Georg Lembergers. In: Pantheon, Bd. 14, 1934, S. 198–203

Grote 1965
Grote, Ludwig: Dürer. Biographisch – kritische Studie [= Der Geschmack unserer Zeit, Bd. 43 (hrsg. Albert Skira)]. Genf 1965

Grote 1990
Grote, Ludwig: Dürer. Genf/Tübingen 1990

Grüneisen u. Mauch 1840
Grüneisen, Carl u. Eduard Mauch: Ulm's Kunstleben im Mittelalter. Ein Beitrag zur Culturgeschichte Schwabens. Ulm 1840

Grupp 1917
Grupp, Georg: Fürst Ludwig von Oettingen – Wallerstein als Museumsgründer. In: Jahrbuch. Historischer Verein für Nördlingen und Umgebung, Jg. 6, 1918, S. 71–109

Grupp 1922
Grupp, Georg: Aus dem religiösen Leben des Rieses im Mittelalters. In: Historischer Verein für Nördlingen und Umgebung, Jg. 8., 1920/21, 1922, S. 17–34

Guarinonius 1610
Guarinonius: Greuel der Verwüstung. Ingolstadt 1610

Guby 1929
Guby, Rudolf: Beiträge zur Kunstgeschichte der Passauer Maler Rueland Frueauf Vater und Sohn. In: Die ostbairischen Grenzmarken, Heft 1–4. Passau 1929

Gümbel 1904
Gümbel, Albert: Sebald Schreyer und die Sebalduskapelle zu Schwäbisch-Gmünd. In: Mitteilungen des Vereins für Geschichte der Stadt Nürnberg, Heft 16, 1904, S. 125–150

Gümbel 1908
Gümbel, Albert: Eine neue archivalische Dürernotiz. Zur Veit – Stoßforschung. In: Repertorium für Kunstwissenschaft, Bd. 31, 1908, S. 138–143

Gümbel 1926
Gümbel, Albert: Der Kursächsische Kämmerer Degenhart von Pfeffingen, der Begleiter Dürers auf der ›Marter der zehntausend Christen‹ [= Studien zur deutschen Kunstgeschichte, Heft 238]. Straßburg 1926

Günter 1904
Günter, Heinrich: Kaiser Heinrich II., der Heilige. Kempten/München 1904

Guy Marica 1981
Guy Marica, Viorica: Pictura germana intre gotic si renastere [= Deutsche Malerei zwischen Gotik und Renaissance]. Bukarest 1981

Guy Marica 1987
Marica, Viorica Guy: Cranach. Bukarest 1987

Haas 1977
Haas, Walter: Die mittelalterliche Altarordnung in der Nürnberger Lorenzkirche. In: Nürnberger Forschungen, Bd. 20, 500 Jahre Hallenchor St. Lorenz zu Nürnberg 1477–1977, 1977, S. 63–108

Habich 1931
Habich, Georg: Die deutschen Schaumünzen des 16. Jahrhunderts, Bd. 2, 1. München 1931

Hackenbroch 1979
Hackenbroch, Yvonne: Renaissance Jewellery. München/New York 1979

Haendcke 1889
Haendcke, Berthold: Zeitblom und Dürer. In: Mitteilungen aus dem germanischen Nationalmuseum, Bd. 2, 1889, S. 169–170

Haendcke 1890
Haendcke, Berthold: Hans Fries. In: Jahrbuch der königlich preussischen Kunstsammlungen, Bd. 11, 1890. S. 168–182

Haendcke 1893
Haendcke, Berthold: Die schweizerische Malerei im 16. Jahrhundert diesseits der Alpen und unter Berücksichtigung der Glasmalerei, des Formschnittes und des Kupferstiches. Aarau 1893

Haendcke 1898
Haendcke, Berthold: Dürers Beziehungen zu J. de' Barbari, Pollaiuolo und Bellini. In: Jahrbuch der königlich preussischen Kunstsammlungen, Bd. 19, 1898, S. 161–170

Hager 1940
Hager, Werner: Meisterbildnisse der Dürerzeit. Wien 1940

Hale 1990
Hale, J. R.: Artists and Warfare in the Renaissance. New Haven/London 1990

Halm 1960
Halm, Peter: Die Hans-Baldung-Grien-Ausstellung in Karlsruhe 1959. In: Kunstchronik, Bd. 13, 1960, S. 123–140

Halm 1962
Halm, Peter: Hans Burgkmair als Zeichner. In: Münchner Jahrbuch der bildenden Künste, 3. Folge, Bd. 13, 1962, S. 75–161

Hampe 1904
Hampe, Theodor: Nürnberg Ratsverlässe über Kunst und Künstler im Zeitalter der Spätgotik und Renaissance, Bd. 1. Wien 1904

Hampe 1909
Hampe, Theodor: Sebald Baumhauer. In: Thieme-Becker, Bd. 3, 1909, S. 87

Hampe 1909
Hampe, Theodor: Literaturbericht zu Marie Schuette: Der schwäbische Schnitzaltar. In: Repertorium für Kunstwissenschaft, Bd. 32, 1909, S. 184–189

Hampe 1920
Hampe, Theodor: Georg Gärtner. In: Thieme-Becker, Bd. 13, 1920, S. 44–45

Hampe 1927/28
Hampe, Theodor: Fünfundsiebzig Jahre Germanisches Museum. In: Zeitschrift für bildende Kunst, Jg. 61, Heft 1, 1927/28, S. 97–105

Hampe 1929
Hampe, Theodor: Xilotectus. Ein Beitrag zur Genealogie und Heraldik von Alt-Luzern. In: Neue Zürcher Zeitung vom 3. u. 5. Nov.1929, Nr. 2118 u. 2134

Hampe u. Lutze 1934
Hampe, Theodor u. Eberhard Lutze: Nürnberg. Leipzig 1934

Hanckel 1952
Hanckel, Hadumoth: Narrendarstellungen im Spätmittelalter. Phil. Diss. Freiburg i. Br. 1952

Hansmann u. Kriss-Rettenbeck 1966
Hansmann, Liselotte u. Lenz Kriss-Rettenbeck: Amulett und Talisman. Erscheinungsform und Geschichte. München 1966

Harnest 1971
Harnest, Joseph: Das Problem der konstruierten Perspektive in der altdeutschen Malerei. Diss. München, Fak. f. Bauwesen, 1971 (masch.schriftl. Exemplar)

Hartenstein 1932
Hartenstein, Rudolf Johannes: Beiträge zur weiteren Erforschung Lendenstreichs. In: Saalfelder Geschichtsblätter, Bd. 2, 1932, Nr. 10–12

Hartlaub 1961
Hartlaub, G. F.: Hans Baldung Grien. Hexenbilder. Stuttgart 1961

Harzen 1860
Harzen, Ernst: Bartholomaeus Zeitblom, Maler von Ulm, als Kupferstecher. Leipzig 1860

Haßler 1855
Dr. Haßler: Sendschreiben an Herrn Eduard Mauch. In: Verhandlungen des Vereins für Kunst und Alterthum in Ulm und Oberschwaben, 9. und 10. Bericht, 1855, S. 68–79

Haug 1938
Haug, Hans: Martin Schongauer et Hans Burgkmair. Etude sur une vierge inconnue. Paris 1938

Hausberger 1973
Hausberger, Isolde: Der Maler von Mühldorf. Der Maler Wilhelm Pätzsold. Mühldorf a. Inn 1973

Hauttmann 1921
Hauttmann, Max: Dürer und der Augsburger Antikenbesitz. In: Jahrbuch der preußischen Kunstsammlungen, Bd. 42, 1921, S. 34–50

Heideloff o. J. (1838/39)
Heideloff, Carl: Die Ornamentik des Mittelalters. Nürnberg o.J. (1838/39)

Heidrich 1906
Heidrich, Ernst: Geschichte des Dürerschen Marienbildes. In: Kunstgeschichtliche Monographien, Bd. 3. Leipzig 1906

Heidrich 1909
Heidrich, Ernst: Die Kunst in Bildern. Die altdeutsche Malerei. 200 Nachbildungen mit geschichtlicher Einführung und Erläuterungen. Jena 1909

Heinz 1963
Heinz, Günther: Studien zur Porträtmalerei an den Höfen der österreichischen Erblande. In: Jahrbuch der kunsthistorischen Sammlungen in Wien, Bd. 59, 1963, S. 99–224

Heinz 1975
Heinz, Günther: Das Porträtbuch des Hieronymus Beck von Leopoldsdorf. In: Jahrbuch der kunsthistorischen Sammlungen in Wien, Bd. 71, 1975, S. 165–310

Heller 1821
Heller, Joseph: Versuch über das Leben und die Werke Lucas Cranach's. Bamberg 1821

Heller 1827
Heller, Joseph: Das Leben und die Werke Dürers. Bamberg 1827

Heller 1854
Heller, Joseph: Lucas Cranach's Leben und Werke. Nürnberg 1854

Hellwig 1812
Hellwig, Amalia von: Beschreibung altdeutscher Gemählde. Fragmente aus einem Briefwechsel (Nachdruck von 1975, mit einem Nachwort von Ernst Behler, hrsg. Wissenschaftliche Buchgesellschaft, Darmstadt). In: Deutsches Museum, Bd. 2, Heft 11 (hrsg. Friedrich von Schlegel), 1812, S. 369–397

Hellwig 1813
Hellwig, Amalia von: Beschreibung altdeutscher Gemählde. Fragmente aus einem Briefwechsel (Nachdruck von 1975, mit einem Nachwort von Ernst Behler, hrsg. Wissenschaftliche Buchgesellschaft, Darmstadt). In: Deutsches Museum, Bd. 3, Heft 4 (hrsg. Friedrich von Schlegel), 1813, S. 265–295

Hentschel 1924
Hentschel, Walter: Antonius Heusler. In: Thieme-Becker, Bd. 17, 1924, S. 9–10

Herrmann – Fiore 1979
Herrmann – Fiore, Kristina: Rubens und Dürer. In: Rubens. Kunstgeschichtliche Beiträge (Persönlichkeit und Werk, Bd. 4, hrsg. Erich Hubala). Konstanz 1979, S. 101–128

Herrmann – Fiore 1989 u. 1992
Herrmann – Fiore, Kristina: Il tema ›Labor‹ nella creazione artistica del Rinascimento. In: Der Künstler über sich in seinem Werk. Internationales Symposium der Bibliotheca Hertziana Rom 1989 (Hrsg. Matthias Winner), Weinheim 1992, S. 245–292

Hevesy 1928
Hevesy, André de: Albrecht Dürer und Jacopo de Barbari. In: Albrecht Dürer. Festschrift der internationalen Dürer-Forschung (hrsg. Georg Biermann), Leipzig/Berlin 1928, S. 32–41

Heyck 1908
Heyck, Ed.: Lukas Cranach [= Künstlermonographien, Bd. 95]. Bielefeld/Leipzig 1908

Heydenreich 1997
Heydenreich, Gunnar: Das Bildnis einer jungen Dame. Eine Vorlage für die Darstellung der hl. Margareta auf dem Dresdner Katharinenaltar (1506) von Lucas Cranach d. Ä.? In: Monatsanzeiger des Germanischen Nationalmuseums, Nr. 195, 1997, S. 7–11

Heyderhoff 1924
Heyderhoff, H.: Der Kölner Bürgermeister Arnold von Siegen. Umrisse zu einem Patrizierbild des 16. Jahrhunderts. In: Siegen und das Siegerland. 1224. Festschrift aus Anlaß der Siebenhundertjahrfeier von Burg und Stadt Siegen. Siegen 1924

Hild 1938
Hild, A.: Bernhard Strigel. In: Thieme – Becker, Bd. 32, 1938, S. 187–189

Hildebrandt 1908
Hildebrandt, Hans: Die Architektur bei Albrecht Altdorfer [= Studien zur deutschen Kunstgeschichte, Bd. 99]. Straßburg 1908

Hilger 1962
Hilger, Hans Peter: Eine Votivtafel mit der ›Not Gottes‹ in der Pfarrkirche St. Nikolaus zu Köln – Dünnwald. In: Jahrbuch der Rheinischen Denkmalpflege, Bd. 24, Berichte über die Tätigkeit der Restaurierungswerkstatt in den Jahren 1959–1961. Kevelaer 1962, S. 169–173

Hilpert 1831
Hilpert, Johann Wolfgang: Nürnbergs Merkwürdigkeiten und Kunstschätze, Heft 2, Die Kirche des heiligen Laurentius. Nürnberg 1831

Hirth 1891
Hirth, Georg: Der Formenschatz. München/Leipzig 1891

His 1871
His, Eduard: Alte Zweifel und neue Vermutungen über den Urheber der Sebastiansaltartafel. In: Jahrbücher für Kunstwissenschaft, Jg. 4, 1871, S. 209–222

His 1885
His, Eduard: Hans Holbeins d. Ä. Feder- und Silberstift-Zeichnungen. Nürnberg 1885

His – Heusler 1869
His – Heusler, Eduard: Hans Fries. Ein schweizerischer Maler aus dem Ende des 15. und Anfang des 16. Jahrhunderts. In: Jahrbücher für Kunstwissenschaft, Jg. 2, 1869, S. 51–243

Hoff 1898
Hoff, Hans: Die Passionsdarstellungen Albrecht Dürers. Heidelberg 1898

Hoffmann 1912
Hoffmann, Friedrich Wilhelm: Die Sebalduskirche in Nürnberg. Ihre Baugeschichte und ihre Kunstdenkmale. Wien 1912

Hoffmann 1995
Hoffmann, Helga: Der Meister der Crispinuslegende ist der Monogrammist DH. In: Erfurt. Geschichte und Gegenwart. Weimar 1995, S. 393–414

Höfler 1996
Höfler, Janez: Georg Lemberger. In: The Art Dictionary, Bd. 19, 1996, S. 131–132

Hofmann 1904/05
Hofmann, Friedrich H.: Die Donatoren auf Dürers Paumgartner – Altar. In: Die christliche Kunst, Bd. 1, 1904/05, S. 169–174

Hofmann 1971
Hofmann, Walter Jürgen: Über Dürers Farbe. Nürnberg 1971

Hoidn 1994
Hoidn, Renate: Studien zu Hans Mielich als Bildnismaler. Mag. Arb. Berlin 1994

Holl 1972
Holl, Wilhelm: Hans von Kulmbach. Das Werk und sein Leben. Kulmbach 1972

Hollstein 6 (1959)
Hollstein, F. W. H.: German engravings, etchings and woodcuts, ca. 1400–1700, Bd. 6. Amsterdam o. J. (1959)

Holst 1930
Holst, Niels von: Die deutsche Bildnismalerei zur Zeit des Manierismus. Mit Verzeichnissen der Künstler und der Dargestellten [= Studien zur deutschen Kunstgeschichte, Bd. 273]. Straßburg 1930

Holter 1965
Holter, Kurt: Der Monogrammist AA und der Meister der Kremsmünsterer Katharinenlegende. In: Die Kunst der Donauschule in Oberöstereich, Jg. 13, Heft 1/2, Linz 1965, S. 30–35

Holzheu 1989
Holzheu, Gerhard: Die Daktyloskopie als Mittel zur Identifizierung von Kunstwerken. In: Maltechnik/Restauro, Jg. 95, 1989, S. 40–42

Holzschuher 1724
Holzschuher, C. S.: Historia familiae Holtschuherianae. 1724 (Handschrift in der Bibliothek des Germanischen Nationalmuseums, Hs. 28.883)

Howland 1906
Howland, Bertha M.: Art in America. Dürer and Pollaiuolo. In: Burlington Magazin, Bd. 9, 1906. S. 63–64

Huber 1874
Huber, Eduard von: Die Malerfamilie Burgkmair von Augsburg. In: Zeitschrift des Historischen Vereins für Schwaben und Neuburg, Jg. 1, 1874, S. 314–320

Huber 1926
Huber, H.: Kunst- und Denkmalspflege: Buxheim. In: Kunstchronik und Kunstliteratur. Beilage zur Zeitschrift für bildende Kunst, Heft 9, 1926, S. 99–101

Hüffer 1896
Hüffer, Hermann: Die Gemäldesammlung der Brüder Boisserée im Jahre 1810. In: Annalen des Historischen Vereins für den Niederrhein insbesondere die alte Erzdiözese Köln, Heft 62. Köln 1896, S. 1–16

Hugelshofer 1929: Das Bildnis eines Luzerner Geistlichen
Hugelshofer, Walter: Das Bildnis eines Luzerner Geistlichen von Hans Holbein. In: Neue Zürcher Zeitung vom 25. Aug. 1929

Hugelshofer 1929: Holbein und die Luzerner Malerei
Hugelshofer, Walter: Hans Holbein d. J. und die Luzerner Malerei. In: Neue Zürcher Zeitung vom 27. Aug. 1929

Hugelshofer 1929: Kulmbach Bildnisse
Hugelshofer, Walter: Bildnisse von Kulmbach und Schäufelein. In: Pantheon, Bd. 3, 1929, S. 251–252

Hugelshofer 1930
Hugelshofer, Walter: Der Meister W. S. mit dem Malteserkreuz (Ein elsaß – lothringischer Maler der Baldungzeit). In: Oberrheinische Kunst, Jg. 4, Heft 1/2, 1930, S. 48–55

Hugelshofer 1932: Baldung
Hugelshofer, Walter: Nachträge zu Baldung. In: Oberrheinische Kunst. Jahrbuch der oberrheinischen Museen, Jg. 5, 1932, S. 197–212

Hugelshofer 1932: Habsburger
Hugelshofer, Walter: Der Meister der Habsburger. In: Belvedere, Jg. 11, Heft 7, 1932, S. 79–89

Hugelshofer 1933
Hugelshofer, Walter: Zu Hans Baldung. In: Pantheon, Bd. 11, 1933, S. 169–177

Hugelshofer 1939
Hugelshofer, Walter: Wolf Huber als Bildnismaler. In: Pantheon, Bd. 24, 1939, S. 230–236

Hugelshofer 1948–49
Hugelshofer, Walter: Die Anfänge Hans Holbeins des Jüngeren als Bildnismaler. In: Phoebus, Bd. 2, 1948–49, S. 60–70

Hugelshofer 1950
Hugelshofer, Walter: Meister der Habsburger. In: Thieme – Becker, Bd. 37, 1950, S. 133

Hugelshofer 1969
Hugelshofer, Walter: Wiederholungen bei Baldung. In: Zeitschrift für Kunstgeschichte, Jg. 32, 1969, S. 29–43

Hults 1981
Hults, Linda C.: Baldung and the Reformation. In: Baldung, Ausst. National Gallery of Art Washington 1981, S. 38–59

Hüneke 1965
Hüneke, Ursula: Der Maler Martin Caldenbach. Ein Beitrag zur Frankfurter Kunst um 1500. Phil. Diss. Bonn 1965

Hutchison 1990
Hutchison, Jane Campbell: Albrecht Dürer. A Biography. Princeton 1990

Hütt 1973
Hütt, Wolfgang: Deutsche Malerei und Graphik der frühbürgerlichen Revolution. Leipzig 1973

Hutter u. Trnek 1981
Hutter, Heribert u. Renate Trnek: Miszellen. Hans Baldung Griens ›Ruhe auf der Flucht‹. Symposion zu den beiden Fassungen in Wien und Nürnberg. In: Wiener Jahrbuch für Kunstgeschichte, Bd. 34, 1981, S. 161–164

Isarlo 1947
Isarlo, George: Sur deux nouveaux Durer. In: Les Arts. Spectacles (Paris). 28. mars 1947

Jaeck 1822
Jaeck, Joachim Heinrich: Beiträge zu Kunst- und Literaturgeschichte. Nürnberg 1822

Jahn 1953
Jahn, Johannes: Der Weg des Künstlers. In: Lucas Cranach der Ältere. Der Künstler und seine Zeit. Berlin 1953, S. 17–81

Jahresbericht 1929
Germanisches Nationalmuseum: 76. Jahresbericht des Germanischen Nationalmuseums (bearb. E. Heinrich Zimmermann). Nürnberg 1929

Jahresbericht 1951-1954
Germanisches Nationalmuseum: Germanisches Nationalmuseum Nürnberg. 97. Jahresbericht 1951–1954. Nürnberg 1955

Jahresbericht 88, 1942
Kohlhaußen, Heinrich: Tätigkeitsbericht über das Jahr 1941. In: Germanisches National-Museum. 88. Jahresbericht, Nürnberg 1942, S. 15–64

Jahresbericht 89, 1943
Germanisches Nationalmuseum: Germanisches Nationalmuseum. 89. Jahresbericht. Nürnberg 1943

Jahresbericht 93, 1948
Germanisches Nationalmuseum: Germanisches Nationalmuseum. 93. Jahresbericht. Nürnberg 1948

Jakupski 1984
Jakupski, Frank: Der Maler Hans Burgkmair d. Ä. Phil. Diss. Bochum 1984

Janitschek 1890
Janitschek, Hubert: Geschichte der deutschen Malerei [= Geschichte der deutschen Kunst, Bd. 3]. Berlin 1890

Janzen 1980
Janzen, Reinhild: Albrecht Altdorfer. Four centuries of criticism. In: Studies in the fine arts. Criticism, Nr. 9. Ann Arbor 1980

Jenny 1962
Jenny, Markus: Geschichte des deutschschweizerischen evangelischen Gesangbuches im 16. Jahrhundert. Basel 1962

Jensma u.a. 1986
Jensma, G. Th. u. W.P. Blockmans u. a.: Erasmus. De actualiteit van zijn denken. Amsterdam 1986

John 1964
John, R.: Das Herzogenburger Bild der Dornenkrönung Christi von Jörg Breu. In: Alte und moderne Kunst, Jg. 9 Heft 73, 1964, S. 11–14

Josephi 1910
Josephi, Walter: Kataloge des Germanischen Nationalmuseums. Die Werke plastischer Kunst. Nürnberg 1910

Kaesbach 1907
Kaesbach, W.: Das Werk der Maler Victor und Heinrich Duenwege und des Meisters von Kappenberg. In: Zeitschrift für vaterländische Geschichte und Altertumskunde, Bd. 65, Abt. 1, 1907, S. 1–43

Kahsnitz 1984
Kahsnitz, Rainer: Das Germanische Nationalmuseum in Nürnberg und die Provinz Preussen. In: Preussen im 19. Jahrhundert (hrsg. Udo Arnold). Lüneburg 1984, S. 43–104

Kahsnitz 1984: Veit Stoß
Kahsnitz, Rainer: Veit Stoß in Nürnberg. Eine Nachlese zum Katalog und zur Ausstellung. In: Anzeiger des Germanischen Nationalmuseums, 1984, S. 39–68

Kaiser 1978
Kaiser, Ute-Nortrud: Der skulptierte Altar der Frührenaissance in Deutschland, 2 Bde. Frankfurt a. M. 1978

Kälde 1974
Kälde, Bengt Olof: Birgittinsk ordensheraldik. In: Heraldisk Tidsskrift, Bd. 3, Nr. 29, 1974, S. 421–440

Kalveram 1983
Kalveram, Katrin: Die Glimmsche und die Holzschuhersche Beweinung von Albrecht Dürer. Mag. Arb. München 1983 (masch. schriftl. Exemplar)

Kämpfer 1955
Kämpfer, Fritz: Mittelalterliche Bildwerke aus Thüringer Dorfkirchen. Dresden o. J. (1955)

Kaplan 1974
Kaplan, Alice M.: Dürer's ›Raphael‹ Drawing Reconsidered. In: The Art Bulletin, Bd. 56, Nr. 1, 1974, S. 50–58

Kat. 1871
Germanisches Nationalmuseum: Katalog der im germanischen Museum befindlichen kirchlichen Einrichtungsgegenstände und Geräthschaften (Originale). Nürnberg 1871

Kat. 1882
Katalog der im germanischen Museum befindlichen Gemälde (bearb. August von Essenwein, Adolf Bayersdorfer u. Franz von Reber). Nürnberg 1882

Kat. 1885
Katalog der im germanischen Museum befindlichen Gemälde (bearb. August von Essenwein, Adolf Bayersdorfer u. Franz von Reber). Nürnberg 1885

Kat. 1890: Skulpturen
Katalog der im germanischen Museum befindlichen Originalskulpturen. Nürnberg 1890

Kat. GNM 1892: Holzstöcke
Katalog der im germanischen Museum vorhandenen zum Abdrucke bestimmten geschnittenen Holzstöcke vom 15.–18. Jahrhundert. Nürnberg 1892

Kat. 1893
Katalog der im germanischen Museum befindlichen Gemälde (bearb. August von Essenwein, Adolf Bayersdorfer u. Franz von Reber). Nürnberg 1893

Kat. Aschaffenburg 1902
Katalog der Gemälde – Galerie im K. Schlosse zu Aschaffenburg. München 1902

Kat. Augsburg 1899
Katalog der Gemälde – Galerie in Augsburg. München 1899

Kat. Augsburg 1905
Katalog der K. Gemälde – Galerie in Augsburg. München 1905

Kat. Augsburg 1912
Katalog der Gemäldegalerie zu Augsburg. München 1912

Kat. Augsburg 1978
Staatsgalerie Augsburg, Städtische Kunstsammlungen, Bd. 1, Altdeutsche Gemälde (bearb. Gisela Goldberg, Christian Altgraf Salm u. Gisela Scheffler). München 1978

Kat. Berlin, Gemäldegalerie 1975
Staatliche Museen Preußischer Kulturbesitz, Gemäldegalerie Berlin – Dahlem: Katalog der ausgestellten Gemälde des 13.–18. Jahrhunderts. Berlin 1975

Kat. Brüssel 1977
Musées royaux des Beaux – Arts de Belgique: Art ancien. Brüssel 1977

Kat. Bukarest, Muzeul de Artá al R. S. Romania, 1971
Ci ei sute de ami de la nasterea lui Albrecht Dürer. Bukarest 1971

Kat. Burghausen 1902 u. 1908
Katalog der Gemälde – Galerie in Burghausen. München 1902 u. 1908

Kat. Donaueschingen 1870
Fürstlich Fürstenbergische Sammlungen zu Donaueschingen. Verzeichnis der Gemälde (bearb. Alfred Woltmann). Karlsruhe 1870

Kat. Donaueschingen 1934
Fürstlich Fürstenbergische Sammlungen zu Donaueschingen. Verzeichnis der Gemälde (bearb. Heinrich Feurstein). Donaueschingen 1934

Kat. Donaueschingen 1990
Die Fürstenberg Sammlungen Donaueschingen. Altdeutsche und schweizerische Malerei des 15. und 16. Jahrhunderts (bearb. Claus Grimm u. Bernd Konrad). München 1990

Kat. Enschede, Rijksmuseum Twenthe 1974/76
Catalogus van de Schilderijen (bearb. O. ter Kuile). Enschede 1974/76

Kat. Erlangen Gemäldegalerie 1906
Katalog der K. Gemäldegalerie in Erlangen. Amtliche Ausgabe. (bearb. Franz von Reber). München 1906

Kat. Fürstlich Liechtensteinische Bildergalerie 1863
Fürstlich Liechtensteinische Bildergalerie. Wien 1863

Kat. Fürstlich Liechtensteinische Bildergalerie 1873
Katalog der Fürstlich Liechtensteinischen Bildergalerie im Gartenpalais der Rossau zu Wien (Vorw. J. Falke). Wien 1873

Kat. Gemäldegalerie Berlin 1975 siehe Kat. Berlin, Gemäldegalerie 1975

Kat. Gotha 1883
Herzogliches Museum zu Gotha. Katalog der Herzoglichen Gemäldegalerie (bearb. H.J. Schneider). Gotha 1883

Kat. Gotha 1890
Herzogliches Museum zu Gotha. Katalog der Herzoglichen Gemäldegalerie. Gotha 1890

Kat. Herzogenburg 1964
Augustiner-Chorherrenstift: Herzogenburg. Das Stift und seine Kunstschätze. Herzogenburg/N.Ö. 1964

Kat. Karlsruhe, Großherzogl. Kunsthalle, o. J.
Katalog der Gemälde-Galerie (bearb. Karl Koelitz). Karlsruhe o. J.

Kat. Karlsruhe, Staatl. Kunsthalle, 1966
Katalog Alte Meister bis 1800 (bearb. Jan Lauts). Karlsruhe 1966

Kat. Köln 1983
Niederländische Zeichnungen vom 15. bis 19. Jahrhundert im Wallraf – Richartz – Museum Köln (bearb. Hella Robels). [= Kataloge des Wallraf – Richartz – Museums. Graphische Sammlung, Bd. 1]. Köln 1983

Kat. Köln 1990: Altkölner Malerei
Wallraf – Richartz – Museum . Katalog der Altkölner Malerei (bearb. Frank Günter Zehnder). Köln 1990

Kat. Leipzig 1994
Museum für bildende Künste Leipzig. Von Lucas Cranach bis Caspar David Friedrich. Stuttgart 1994

Kat. Leningrad, Ermitage, 1987
The Hermitage. Catalogue of Western European Painting. German and Austrian Painting. Fifteenth to Eighteenth Centuries (bearb. Nikolai N. Nikulin). Moskau 1987

Kat. Lille 1981
Musée des Beaux-Arts de Lille. Donation d' Antoine Brasseur [= Grands noms, grandes figures du Musée de Lille, Bd. 2]. Lille 1981

Kat. München, Bildergalerie 1787
Die Bildergallerie in München. Ein Handbuch für die Liebhaber und Kunstfreunde. München 1787

Kat. München 1805–1810
Beschreibung der Churpfalzbaierischen Gemälde – Sammlungen zu München und zu Schleißheim, Bd. 1–3 (bearb. Christian von Mannlich). München 1805–1810
siehe auch Kat. Schleißheim

Kat. München, Hofgartengalerie 1805
Beschreibung der Königlich-Baierischen Gemälde-Sammlungen, Bd. 1 (bearb. Christian von Mannlich). München 1805

Kat. München, Kgl. Gemäldegalerie 1823
Die Königliche Gemälde – Gallerie in München (bearb. Carl Thienemann). München 1823

Kat. München, Kgl. Gemäldegalerie 1825–1832
Verzeichniss der Gemälde der königlichen Bildergallerie in München. Nach der neuesten Einrichtung. München 1825–1832

Kat. München, Kgl. Pinakothek 1838–1863
Verzeichniss der Gemälde in der königlichen Pinakothek zu München (bearb. Georg von Dillis). München 1838–1863

Kat. München, Ältere Pinakothek 1865
Verzeichnis der Gemälde in der älteren königlichen Pinakothek zu München (bearb. Rudolf Marggraff). München 1865

Kat. München, Ältere Pinakothek 1869–1879
Die ältere königliche Pinakothek zu München. Verzeichniss und Beschreibung der in ihr aufgestellten Gemälde (bearb. Rudolf Marggraff). München 1869–1879

Kat. München, Ältere Pinakothek 1881
Katalog der Älteren Königlichen Pinakothek zu München. Unter Berücksichtigung der gänzlichen Umgestaltung im Winter 1881 (hrsg. Wilhelm Schmidt). München 1881

Kat. München, Ältere Pinakothek 1884–1908
Katalog der Gemälde – Sammlung der Kgl. Älteren Pinakothek in München (bearb. Franz von Reber u. Adolf Bayersdorfer). München 1884–1908

Kat. München, Ältere Pinakothek 1911
Katalog der kgl. älteren Pinakothek (hrsg. Hugo von Tschudi). München 1911

Kat. München, Ältere Pinakothek 1913
Katalog der kgl. älteren Pinakothek (hrsg. Heinz Braune). München 1913

Kat. München, Ältere Pinakothek 1917 u. 1918
Nachtragsverzeichnis zum Katalog der kgl. älteren Pinakothek. München 1917 u. 1918

Kat. München, Ältere Pinakothek 1920–1930
Katalog der älteren Pinakothek zu München (hrsg. Friedrich Dörnhöffer) München 1920–1930

Kat. München, Alte Pinakothek, 1963
Bayerische Staatsgemäldesammlungen: Deutsche und niederländische Malerei zwischen Renaissance und Barock (bearb. Ernst Brochhagen u. Kurt Löcher). München 1963

Kat. Münster, Westf. Landesmuseum 1986
Die deutschen, niederländischen und italienischen Tafelbilder bis um 1530 (bearb. Paul Pieper u. Klaus Bußmann). Münster 1986

Kat. Nürnberg, Städt. Sammlungen 1909
Beschreibung der Städtischen Kunstsammlung im Ausstellungs – Gebäude am Königstor in Nürnberg (bearb. Fritz Traugott Schulz). Nürnberg 1909

Kat. Regensburg 1995: Mittelalter
Regensburg im Mittelalter. Katalog der Abteilung Mittelalter im Museum der Stadt Regensburg (hrsg. Martin Angerer). Regensburg 1995

Kat. Schleißheim 1775
Beschreibung der Churfürstlichen Bildergallerie in Schleißheim (bearb. Johann Nepomuk von Weizenfeld). München 1775

Kat. Schleißheim 1810
Fortgesetzte Beschreibung der Königlich – Baierischen Gemälde – Sammlungen, Bd. 3 (bearb. Christian von Mannlich). München 1810

Kat. Schleißheim 1831
Verzeichnis der in der Königlichen Galerie zu Schleißheim ausgestellten Werke (bearb. Georg von Dillis). München 1831

Kat. Schleißheim 1875
Gemälde-Verzeichnis der Königl. Bayerischen Staats-Galerie in Schleissheim. o. O. 1875

Kat. Schleißheim 1885
Verzeichnis der in der Königlichen Galerie zu Schleißheim ausgestellten Gemälde. München 1885

Kat. Schleißheim 1905
Katalog der Gemälde – Galerie im K. Schlosse zu Schleißheim. München 1905

Kat. Schleißheim 1914
Katalog der Königlichen Gemäldegalerie zu Schleissheim (bearb. Heinz Braune). München 1914

Kat. Schwerin 1882
Beschreibendes Verzeichniss der Werke älterer Meister in der Grossherzoglichen Gemälde-Gallerie zu Schwerin. Schwerin 1882

Kat. Stuttgart, Staatsgalerie, 1957
Katalog der Staatsgalerie Stuttgart (bearb. Bruno Bushart). Stuttgart 1957

Kat. Stuttgart, Staatsgalerie, 1962
Katalog der Staatsgalerie Stuttgart. Alte Meister (bearb. Bruno Bushart). Stuttgart 1962

Kat. Warschau, Nationalmuseum 1972
Malarstwo Tablicowe. Katalog zbiorów [= Tafelmalerei. Katalog der Sammlungen] (bearb. Tadeusz Dobrzeniecki). Warschau 1972

Kat. Weimar 1993
Die deutschen Gemälde des 16. Jahrhunderts. Kunstsammlungen zu Weimar (bearb. Helga Hoffmann). Weimar 1993

Kat. Wien, Albertina, 4, 1933
Die Zeichnungen der deutschen Schulen bis zum Beginn des Klassizismus. In: Beschreibender Katalog der Handzeichnungen in der Graphischen Sammlung Albertina, Bd. 4 u. 5, Text- u. Tafelbd. (bearb. Alfred Stix). Wien 1933

Kat. Wien, Kunsthistorisches Museum 1932
Die Porträtsammlung des Erzherzogs Ferdinand von Tirol (bearb. Gerhard Ladner). [= Führer durch die Kunsthistorischen Sammlungen in Wien, Heft 17]. Wien 1932

Kat. Wien, Kunsthistorisches Museum 1976
Katalog der Gemäldegalerie. Porträtgalerie zur Geschichte Österreichs von 1400 bis 1800 (bearb. Günter Heinz u. Karl Schütz). Wien 1976

Kat. Slg. Felix 1886 siehe Aukt. Heberle, Köln 1886: Slg. Felix

Kat. Slg. Hertel 1841
Remshard, Georg Michael: Die Sammlungen des Handelsgerichts – Assessors Joh. Jacob Hertel aus den Gebieten der Kunst und Wissenschaft, des Gewerbefleisses und der Natur. Nürnberg 1841

Kat. Slg. Kaufmann 1917, Bd. 2
Die Sammlung Richard von Kaufmann, Bd. 2 (bearb. Max J. Friedländer). Berlin 1917

Kat. Slg. Oettingen – Wallerstein 1819
Verzeichnis der altdeutschen Gemaelde der Fürstlich Oettingen Wallersteinischen Bilder Gallerie in Wallerstein. 1819

Kat. Slg. Oettingen-Wallerstein 1826
Catalogue de la Gallerie de Wallerstein. 1826

Kat. Slg. Oettingen-Wallerstein 1827
Katalog der Galerie zu Wallerstein. 1827

Kat. Slg. Thyssen-Bornemisza 1991
The Thyssen-Bornemisza Collection. Early German painting 1350–1550 (bearb. Isolde Lübbeke). London 1991

Kaun 1949
Kaun, Georg: Deutsche Malerei des 15. und 16. Jahrhunderts. Stuttgart 1949

Kehrer 1909
Kehrer, Hugo: Die Heiligen drei Könige in Literatur und Kunst, 2 Bde. Leipzig 1909

Kehrer 1934
Kehrer, Hugo: Dürers Selbstbildnisse und die Dürer-Bildnisse. Berlin 1934

Kelterbaum – Haemmerli u. Büchi 1927
Kelterbaum – Haemmerli, Anna: Die Kunst des Hans Fries (mit einem Lebenslauf des Malers Hans Fries von Albert Büchi). [= Studien zur deutschen Kunstgeschichte, Heft 245]. Straßburg 1927

Kenner 1894
Kenner, Friedrich: Die Porträtsammlung des Erzherzogs Ferdinand von Tirol. In: Jahrbuch der kunsthistorischen Sammlungen des Allerhöchsten Kaiserhauses, Bd. 15, 1894, S. 147–259

Kéry 1972
Kéry, Bertalan: Kaiser Sigismund. Ikonographie. Wien/München 1972

Keussen 1892
Keussen, Hermann: Arnold von Siegen. In: Allgemeine Deutsche Biographie, Bd. 34. 1892, S. 195–196

Keussen 1910
Keussen, Hermann: Topographie der Stadt Köln im Mittelalter, Bd. 2. Bonn 1910

Keyßler 1741
Keyßler, Johann Georg: Neueste Reisen, durch Deutschland, Böhmen, Ungarn, die Schweiz, Italien und Lothringen, worinn der Zustand und das merckwürdigste dieser Länder beschrieben wird. Hannover 1741

Keyßler 1751
Keyßler, Johann Georg: Neueste Reisen durch Deutschland, Böhmen, Ungarn, die Schweiz, Italien und Lothringen. Hannover 1751

Kiesskalt 1945
Kiesskalt, Ernst: Die Denkmäler des ehemaligen Dominikanerklosters. In: Die familiengeschichtlichen Denkmäler in den Kirchen, Kapellen und ehemaligen Klöstern, Bd. 8. Nürnberg 1945 (masch. schriftl. Exemplar)

Killermann 1910
Killermann, Sebastian: Albrecht Dürers Pflanzen- und Tierzeichnungen und ihre Bedeutung für die Naturgeschichte [= Studien zur deutschen Kunstgeschichte, Bd. 119]. Straßburg 1910

Killermann 1953
Killermann, Sebastian: Albrecht Dürers Werk. Eine natur- und kulturgeschichtliche Untersuchung. Regensburg 1953

Kircher 1955
Kircher, Albrecht: Deutsche Kaiser in Nürnberg (Freie Schriftenfolge der Gesellschaft für Familienforschung in Franken). Nürnberg 1955

Klass. Bilderschatz 1889–96
Reber, Franz von u. Adolf Bayersdorfer: Klassischer Bilderschatz, Bd. 1–10. München 1889–1900

Klauner 1971
Klauner, Friederike: Dürers Werke in der Kopie. In: Alte und moderne Kunst, Jg. 16, Nr. 118, 1971, S. 14–18

Klein 1990
Klein, Peter K.: Programmes eschatologiques, fonction et réception historiques des portails du XIIe s.: Moissac – Beaulieu – Saint – Denis. In: Cahiers de civilisation médiévale. Xe – XIIe siècles, Jg. 33, Nr. 4, 1990, S. 317–349

Klein 1994
Klein, Peter: Lucas Cranach und seine Werkstatt. Holzarten und dendrochronologische Analyse. In: Lucas Cranach. Ein Maler – Unternehmer aus Franken, Ausst. Festung Rosenberg, Kronach, S. 194–200

Knackfuß 1888
Knackfuß, Hermann: Deutsche Kunstgeschichte, Bd. 1. Bielefeld/Leipzig 1888

Knappe 1960
Knappe, Karl – Adolf: Baldung als Entwerfer der Glasgemälde in Großgründlach. In: Zeitschrift für Kunstwissenschaft, Bd. 14, 1960, S. 60–78

Knappe 1961
Knappe, Karl – Adolf: Meister um Albrecht Dürer. Zur Nürnberger Ausstellung 1961. In: Zeitschrift für Kunstgeschichte, Bd. 24, 1961, S. 250–260

Koch 1909
Koch, Carl: Zeitbloms reifer Stil. Phil. Diss. Berlin 1909

Koch 1938
Koch, Carl: Miscellen über die Gedächtnisausstellung zum 400. Todesjahre Altdorfers. In: Zeitschrift für Kunstgeschichte, N. F. Bd. 7, 1938, S. 221–230

Koch 1941
Koch, Carl: Die Zeichnung Hans Baldung Griens. Berlin 1941

Koch 1951
Koch, Carl: Über drei Bildnisse Baldungs als künstlerische Dokumente vor Beginn seines Spätstils. In: Zeitschrift für Kunstwissenschaft, Bd. 5, Heft 1–2, 1951, S. 57–70

Koch 1952/53
Koch, Carl: Baldungs klassische Periode. In: Kunstgeschichtliche Gesellschaft Berlin. Sitzungsberichte. Jan. 1952–Mai 1953, 1953, S. 22–23

Koch 1953
Koch, Carl: Katalog der erhaltenen Gemälde, der Einblattholzschnitte und illustrierten Bücher von Hans Baldung – Grien (Besprechung). In: Kunstchronik, Jg. 6, Heft 11, 1953, S. 297–302

Koch 1953: NDB
Koch, Carl: Hans Baldung Grien. In: NDB, Bd. 1, 1953, S. 554–558

F. Koch 1913
Koch, Ferdinand: Zur Aldegreverfrage. In: Westfalen. Mitteilungen des Vereins für Geschichte und Altertumskunde Westfalens und des Landesmuseums der Provinz Westfalen, Jg. 5, 1913, S. 27–30

R.A. Koch 1974
Koch, Robert A.: Hans Baldung Grien. Eve, the Serpent, and Death [= Masterpieces in the National Gallery of Canada, Nr. 2]. Ottawa 1974

Koelitz 1891
Koelitz, Karl: Hans Suess v. Kulmbach und seine Werke. Ein Beitrag zur Geschichte der Schule Dürers. Phil. Diss. Leipzig 1891

Koepplin 1973
Koepplin, Dieter: Cranachs Ehebildnis des Johannes Cuspinian von 1502. Seine christlich-humanistische Bedeutung. Phil. Diss. Basel 1973

Koepplin 1988
Koepplin, Dieter: Kommet her zu mir alle. Das tröstliche Bild des Gekreuzigten nach dem Verständnis Luthers. In: Martin Luther und die Reformation in Deutschland. Vorträge zur Ausstellung im Germanischen Nationalmuseum [= Wissenschaftliche Beibände zum Anzeiger des Germanischen Nationalmuseus, Bd. 8]. 1988

Koepplin o. J. (1988)
Koepplin, Dieter: Kommet her zu mir alle. Das tröstliche Bild des Gekreuzigten nach dem Verständnis Luthers. In: Martin Luther und die Reformation in Deutschland. Vorträge zur Ausstellung im Germanischen Nationalmuseum Nürnberg 1983 [= Schriften des Vereins für Reformationsgeschichte, Nr. 194, o. J. (1988), S. 153–199]

Koerner 1990
Koerner, Joseph Leo: Self Portraiture and the crisis of interpretation in German Renaissance Art. Albrecht Dürer, Hans Baldung Grien, and Lucas Cranach the Elder. Ann Arbor 1990

Koerner 1993
Koerner, Joseph Leo: The Moment of Self – Portraiture in German Renaissance Art. Chicago/London 1993

Koetschau 1893
Koetschau, Carl: Barthel Beham und der Meister des Messkircher Altars. Straßburg 1893

Kohlhaussen 1943
Kohlhaussen, Heinrich: Tätigkeitsbericht über das Jahr 1942. In: Germanisches National-Museum, 89. Jahresbericht, 1943, S. 3–63

Kohlhaussen 1968
Kohlhaussen, Heinrich: Nürnberger Goldschmiedekunst des Mittelalters und der Dürerzeit 1240 bis 1540. Berlin 1968

Koller 1987
Koller, Susanne: Die Datierung von Albrecht Dürers Paumgartner – Altar. Mag. Arb. Braunschweig 1987 (masch.schriftl. Exemplar)

Konrad 1992
Konrad, Bernd: Matthäus Gutrecht der Jüngere und seine Werkstatt. In: Jahrbuch der Staatlichen Kunstsammlungen in Baden – Württemberg, Bd. 29, 1992, S. 77–104

Koschatzky u. Strobl 1971
Koschatzky, Walter u. Alice Strobl: Die Dürer Zeichnungen der Albertina. Salzburg 1971

Kostbarkeiten 1981
Germanisches Nationalmuseum: Kostbarkeiten im Germanischen Nationalmuseum Nürnberg, erworben 1969–1979. Stuttgart 1979

Krichbaum 1978
Krichbaum, Jörg: Albrecht Altdorfer. Meister der Alexanderschlacht. Köln 1978

Kriss – Rettenbeck 1958
Kriss – Rettenbeck, Lenz: Das Votivbild. München 1958

Kriss – Rettenbeck 1972
Kriss – Rettenbeck, Lenz: Ex Voto. Zeichen, Bild und Abbild im christlichen Votivbrauchtum. Zürich/Freiburg i. Br. 1972

Kronberger – Frentzen 1940
Kronberger – Frentzen, Hanna: Das deutsche Familienbildnis. Leipzig 1940

Kuen 1766
Kuen, Michael: Wenga sive informatio historica de exempti Collegii sancti Archangeli Michaelis ad insulas Wengenses. Ulm 1766

Kuetgens 1954
Kuetgens, Felix: Ein Ecce Homo Bild. In: Wallraf – Richartz – Jahrbuch, Bd. 16, 1954, S. 213–216

Kugler 1836
Kugler, Franz: Albrecht Dürer, seine Vorgänger und Nachfolger. Eine Skizze. In: Museum, Blätter für bildende Kunst, Jg. 4, 1836, S. 58–144

Kugler 1837
Kugler, Franz: Handbuch der Geschichte der Malerei in Deutschland, den Niederlanden, Spanien, Frankreich und England [= Handbuch der Geschichte der Malerei von Constantin dem Grossen bis auf die neuere Zeit, Bd. 2]. Berlin 1837

Kugler 1852
Kugler, Franz: Kunstliteratur. Lucas Cranach des Aelteren Leben und Werke. Nach urkundlichen Quellen bearbeitet von Christian Schuchardt. In: Deutsches Kunstblatt, Nr. 7, 1852, S. 58–61

Kuhn 1936
Kuhn, Charles L.: A Catalogue of German Paintings of the Middle Ages and Renaissance in American Collections. Cambridge/Mass. 1936

Kühnel 1989
Kühnel, Harry: Die Fliege – Symbol des Teufels und der Sündhaftigkeit. In: Göppinger Arbeiten zur Germanistik, Nr. 521: Aspekte der Germanistik. Festschrift für Hans-Friedrich Rosenfeld zum 90. Geburtstag, 1989, S. 285–305

Kuhrmann 1964
Kuhrmann, Dieter: Über das Verhältnis von Vorzeichnung und ausgeführtem Werk bei Albrecht Dürer. Phil. Diss. Berlin 1964

Kuhrmann 1973
Kuhrmann, Dieter: Rezensionen. Fedja Anzelewsky, Albrecht Dürer – Das malerische Werk. In: Kunstchronik, Jg. 26, 1973, S. 289–313

Kunst und Kultur 1952
Germanisches Nationalmuseum: Deutsche Kunst und Kultur im Germanischen Nationalmuseum. Nürberg 1952

Kunstblatt 1829
Schorn, Ludwig: Der königliche Bildersaal in der St. Moritzkapelle zu Nürnberg. In: Kunstblatt, Jg. 10, 1829, S. 321–324, 401–404, 407–408, 417–420

Kunstblatt 1831
Schorn, Ludwig: Zuwachs von altdeutschen Gemälden in der Königl. Gallerie auf der Burg zu Nürnberg. In: Kunstblatt, Jg. 12, 1831, S. 229–231, 235–236, 238–239

Kunstdenkmale Oberbayern 1, 2, 1902
Bezold, Gustav von u. Berthold Riehl u. a.: Die Kunstdenkmale des Regierungsbezirkes Oberbayern [= Die Kunstdenkmale des Königreiches Bayern vom 11. bis zum Ende des 18. Jahrhunderts, Bd. 1, Teil 2]. München 1902

Künstle 1926
Künstle, Karl: Ikonographie der Heiligen. Freiburg i. Br. 1926

Kunstwerke und Innenräume 1930
100 Abbildungen von Kunstwerken und Innenräumen des Germanischen National-Museums. Nürnberg 1930

Kurzwelly 1895
Kurzwelly, Albrecht: Forschungen zu Georg Pencz. Leipzig 1895

Kusch 1966
Kusch, Eugen: Nürnbergischer Schatzbehalter. Kunstwerke des alten Nürnberg. Nürnberg 1966

Kutschbach 1995
Kutschbach, Doris: Albrecht Dürer. Die Altäre. Stuttgart/Zürich 1995

Ladner 1932 siehe Kat. Wien, Kunsthistorisches Museum 1932

Ladner 1935
Ladner, Gerhart: Zur Porträtsammlung des Erzherzogs Ferdinand von Tirol. In: Mitteilungen des österreichischen Instituts für Geschichtsforschung, Bd. 49, 1935, S. 383–388

Lahusen 1957
Lahusen, Friedrich: Der Hochaltar der ehemaligen Augustiner – Kirche St. Veit in Nürnberg. Phil. Diss. Freiburg i. Br. 1957

Landauerbrüderhaus 1840
Verzeichnis der königlichen und städtischen Gemälde, welche in der Königlichen Gemäldegalerie in Nürnberg im Landauerbrüderhaus aufgestellt sind. Nürnberg 1840

Landauerbrüderhaus 1860
Verzeichnis der königlichen und städtischen Gemälde, welche in der Königlichen Gemäldegalerie in Nürnberg aufgestellt sind. Nürnberg 1860

Landolt 1970
Landolt, Hanspeter: Zu Dürers Kaiserbildern in Schweizer Privatbesitz. In: Neue Zürcher Zeitung vom 5. Aug. 1970, S. 17

Lange 1907
Lange, Konrad: Beiträge zur schwäbischen Kunstgeschichte. In: Repertorium für Kunstwissenschaft, Bd. 30, 1907, S. 421–440, 514–535

Lauts 1937
Lauts, Jan: Die Berliner Cranach – Ausstellung. In: Pantheon, Jg. 10, Bd. 19, 1937, S. 165–179

Lavin 1992
Lavin, Irving: David's Sling and Michelangelo's Bow. In: Der Künstler über sich selbst in seinem Werk. Internationales Symposium der Bibliotheca Hertziana Rom 1989. Weinheim 1992, S. 161–190

Law 1905 und 1912
Law, Ernest: The new authorised historical catalogue of the pictures & tapestries in the King's collection at Hampton Court. London 1905 und 1912

LCI
Lexikon der christlichen Ikonographie, Bd. 1–8 (hrsg. Wolfgang Braunfels). Rom, Freiburg u. a. 1968–1976

Lechner 1972
Lechner, Martin: Heilige Sippe. In: LCI, Bd. 4, 1972, S. 163–168

Legenda aurea 1263/73, dt. Ausgabe von Richard Benz
Jacobus de Voragine: Die Legenda aurea (Übersetzung aus dem Lateinischen von Richard Benz). Heidelberg 1955

Legner u. Wirth 1967
Legner, Anton u. Wolf Wirth: Mater Matris Domini. In: Der Daniel. Heimatkundlich-kulturelle Zweimonatsschrift für das Ries und Umgebung, Heft 3, 1967, S. 18–23

Lehmann 1900
Lehmann, Alfred: Das Bildnis bei den altdeutschen Meistern bis auf Dürer. Leipzig 1900

Leidinger 1922
Leidinger, Georg: Albrecht Dürers und Lukas Cranachs Randzeichnungen zum Gebetbuche Kaiser Maximilians I. in der Bayerischen Staatsbibliothek zu München. München 1922

Leitschuh 1912
Leitschuh, Franz Friedrich: Studien und Quellen zur deutschen Kunstgeschichte des 15.–16. Jahrhunderts. In: Veröffentlichung der Universität Freiburg (Schweiz), N. F., Bd. 14 (Bd. 23 der Reihe). Freiburg (Schweiz) 1912

Leitschuh 1916
Leitschuh, Franz Friedrich: Hans Fries. In: Thieme-Becker, Bd. 12, 1916, S. 478–483

Lejeune 1941
Lejeune, M: De legendarische stamboom van sint Servaas in de middeleeuwsche kunst en literatuur. In: Publications de la Société Historique et Archéologique dans le Limbourg à Maastricht, Bd. 77, 1941, S. 283–332

Levey 1964
Levey, Michael: Dürer. London 1964

Lexikon der Kunst 1987–1994
Lexikon der Kunst. Architektur, bildende Kunst, angewandte Kunst, Industrieformgebung, Bd. 1–7 (begr. von Gerhard Strauss, neubearb. u. hrsg. von Harald Olbrich, Dieter Dolgner u. a.). Leipzig 1987–1994

Lieb 1952
Lieb, Norbert: Die Fugger und die Kunst im Zeitalter der Spätgotik und frühen Renaissance. In: Studien zur Fuggergeschichte, Bd. 10 (hrsg. Götz Frhr. von Pölnitz). München 1952

Lieb 1952: Holbein
Lieb, Norbert: Die Holbein. In: Lebensbilder aus dem Bayerischen Schwaben, Bd. 1, 1952, S. 161–187

Lieb u. Stange 1960
Lieb, Norbert u. Alfred Stange: Hans Holbein der Ältere. München/Berlin 1960

Liebmann 1972
Liebmann, Michael: Deutsche Malerei in den Museen der Sowjetunion. Leningrad 1972

Lilienfein 1944
Lilienfein, Heinrich: Lukas Cranach und seine Zeit. Bielefeld/Leipzig 1944

Lill 1942
Lill, Georg: Hans Leinberger, der Bildschnitzer von Landshut. Welt und Umwelt des Künstlers. München 1942

Linninger 1964
Linninger, Franz: Hat Altdorfer für St. Florian zwei Altäre geschaffen? In: Jahrbuch des oberösterreichischen Musealvereins, Bd. 109, 1964, S. 279–283

Lipffert 1981
Lipffert, Klementine: Symbol-Fibel. Eine Hilfe zum Betrachten und Deuten mittelalterlicher Bildwerke. Kassel 1981

Löber 1988
Löber, Karl: Agaleia. Erscheinung und Bedeutung der Akelei in der mittelalterlichen Kunst. Köln/Wien 1988

Löcher 1962
Löcher, Kurt: Jakob Seisenegger. Hofmaler Kaiser Ferdinands I. In: Kunstwissenschaftliche Studien, Bd. 31. München 1962

Löcher 1965
Löcher, Kurt: Ausstellungsbericht. St. Florian. Die Kunst der Donauschule (Malerei). In: Pantheon, Jg. 23, 1965, S. 344–348

Löcher 1966
Löcher, Kurt: Altdeutsche Bildnisse im Tiroler Landesmuseum Ferdinandeum Innsbruck. In: Alte und moderne Kunst, Jg. 11, Heft 84. 1966, S. 15–20

Löcher 1967
Löcher, Kurt: Studien zur oberdeutschen Bildnismalerei des 16. Jahrhunderts. In: Jahrbuch der Staatlichen Kunstsammlungen in Baden – Württemberg, Jg. 4. 1967, S. 31–84

Löcher 1967: Nürnberger Bildnisse
Löcher, Kurt: Nürnberger Bildnisse nach 1520. In: Kunstgeschichtliche Studien für Kurt Bauch zum 70. Geburtstag von seinen Schülern (hrsg. Margrit Lisner, Rüdiger Becksmann). München/Berlin 1967, S. 115–124

Löcher 1978
Löcher, Kurt: Ein Bildnis der Anna Dürer in der Sammlung Thyssen – Bornemisza. In: Wallraf – Richartz – Jahrbuch, Bd. 39, 1978, S. 83–9 1

Löcher 1982: Marienbilder
Löcher, Kurt: Marienbilder. Maria als Jungfrau, Gottesmutter und Himmelskönigin im Spiegel der spätmittelalterlichen Kunst. In: Schatzhaus 1982, S. 227–248

Löcher 1982: Kaiserbilder
Löcher, Kurt: Dürers Kaiserbilder. Nürnberg als Hüterin der Reichsinsignien. In: Schatzhaus 1982, S. 305–330

Löcher 1982: Bildnisse
Löcher, Kurt: Bildnisse des 16. bis 18. Jahrhunderts. Person und Persönlichkeit. In: Schatzhaus 1982, S. 533–559

Löcher 1982: Münzen
Löcher, Kurt: Münzen auf Bildern – und was sie bedeuten. In: Münzen in Brauch und Aberglauben, Ausst. GNM 1982, S. 156–176

Löcher 1985: Jamnitzer
Löcher, Kurt: Nürnberger Goldschmiede in Bildnissen. In: Wenzel Jamnitzer und die Nürnberger Goldschmiedekunst 1500–1700, Ausst. GNM 1985, S. 167–190

Löcher 1985: Slg. Schäfer
Löcher, Kurt: Bildnismalerei des späten Mittelalters und der Renaissance in Deutschland. In: Altdeutsche Bilder der Sammlung Georg Schäfer, Ausst. Schweinfurt 1985, S. 31–56

Löcher 1986: Amberger
Löcher, Kurt: Christoph Amberger. In: Seemann. Allgemeines Künstlerlexikon. Die Bildenden Künstler aller Zeiten und Völker, Bd. 2. Leipzig 1986, S. 584–587 (= Saur. Allgemeines Künstlerlexikon, Bd. 2. Leipzig 1992, S. 122–125)

Löcher 1986: Dürer-Ersatz
Löcher, Kurt: Dürer-Ersatz. Hans Schäufeleins Holzschnitte des Speculum passionis und ihre Wirkung auf die Künstler. In: Spiegelungen (hrsg. Werner Knopp). Mainz 1986, S. 61–90

Löcher 1991
Löcher, Kurt: Rezensionen. Rainer Michaelis. Deutsche Gemälde des 14.–18. Jahrhunderts. In: Pirckheimer – Jahrbuch, Bd. 6, Retrospektive Tendenzen in Kunst, Musik und Theologie um 1600, 1991, S. 132–136

Löcher 1993
Löcher, Kurt: Peter Gertner – ein Nürnberger Meister als Hofmaler des Pfalzgrafen Ottheinrich in Neuburg an der Donau. In: Neuburger Kollektaneenblatt, Jg. 141, 1993, S. 5–133

Löcher 1994: Beham
Löcher, Kurt: Barthel Beham. In: Saur. Allgemeines Künstlerlexikon, Bd. 8. Leipzig 1994, S. 287–290

Löcher 1994: Himmelfahrt Mariä
Löcher, Kurt: Die Michael Wolgemut zugeschriebene Himmelfahrt Mariä aus der Pellerschen Gemäldesammlung in Nürnberg. In: Mitteilungen des Vereins für Geschichte der Stadt Nürnberg, Bd. 81, 1994, S. 1–12

Löcher 1994: Nachwirkungen
Löcher, Kurt: Zur Nachwirkung der Druckgraphik von Hans Baldung Grien. Das Straßburger Gebetbuch von 1511. In: pinxit/sculpsit/fecit. Kunsthistorische Studien. Festschrift für Bruno Bushart (hrsg. Bärbel Hamacher u. Christl Karnehm). München 1994. S. 51–58

Löcher 1994: Praun
Löcher, Kurt: Die Praunsche Gemäldesammlung nach dem Stand von 1616, 1719, 1797. In: Die Kunstsammlung des Paulus Praun. Die Inventare von 1616 und 1719 (bearb. Katrin Achilles – Syndram). Nürnberg 1994, S. 1–12

Löcher 1995: Besser
Löcher, Kurt: Hans Besser. In: Saur. Allgemeines Künstler – Lexikon, Bd. 10, München/Leipzig 1995, S. 208–209

Löcher 1995: Schöpfer
Löcher, Kurt: Hans Schöpfer der Ältere. Ein Münchner Maler des 16. Jahrhunderts. München (zugleich Bd. 73/74 der Zeitschrift Ars Bavarica) 1995

Löcher 1996
Löcher, Kurt: Hans Besser – Der Meister der Pfalz- und Markgrafen (mit einem Beitrag von Barbara Schock – Werner). In: Münchner Jahrbuch der bildenden Kunst, 3. Folge, Jg. 47, 1996, S. 73–102

Löcher 1997: Ein Südtiroler Wallfahrtsaltar
Löcher, Kurt: Ein Südtiroler Wallfahrtsaltar aus dem frühen 16. Jahrhundert. Versuch einer Rekonstruktion. In: Festschrift für Johannes Langner zum 65. Geburtstag am 1. Februar 1997 (hrsg. Klaus Gereon Beuckers u. Annemarie Jaeggi). Münster 1997, S. 87–105

Löhn 1992
Löhn, Torsten: Zu Dürers Herkules. Mag. Arb. Berlin 1992 (masch. schriftl. Exemplar)

Löhr 1995
Löhr, Alexander: Studien zu Hans von Kulmbach als Maler. Phil. Diss. Würzburg 1995

Lorenz 1904
Lorenz, Ludwig: Mariendarstellungen Albrecht Dürers aus der Zeit von 1485–1514. Phil. Diss. Straßburg 1904

Lossnitzer 1912
Lossnitzer, Max: Die frühen Bildnisse Kurfürst Friedrichs des Weisen. In: Mitteilungen aus den Sächsischen Kunstsammlungen, Jg. 3, 1912, S. 8–18

Lossnitzer 1912
Lossnitzer, Max: Veit Stoß. Die Herkunft seiner Kunst, seiner Werke und sein Leben. Leipzig 1912

Lotz, 1862–63
Lotz, Wilhelm: Kunst – Topographie Deutschlands. Ein Haus- und Reise – Handbuch für Künstler, Gelehrte und Freunde unserer alten Kunst, 2 Bde. Kassel 1862–63

Lübbeke 1984
Lübbeke, Isolde: Der Meister der Crispinuslegende – der Maler einer thüringischen Altarwerkstatt. In: Zeitschrift des deutschen Vereins für Kunstwissenschaft, Bd. 38, Heft 1/4, 1984, S. 14–46

Lübbeke 1993: Altargemälde
Lübbeke, Isolde: Thüringische Altargemälde des frühen 16. Jahrhunderts. In: Jahrbuch des Vereins für christliche Kunst in München e.V., Bd. 19, 1993, S. 441–482

Lübbeke 1993: Master of the Crispin Legend
Lübbeke, Isolde: A Double – Sided Panel by the Master of the Crispin Legend. In: Record of The Art Museum, Princeton University, Bd. 52, Nr. 1, 1993, S. 3–21

Lüdecke u. Heiland 1955
Lüdecke, Heinz u. Susanne Heiland: Dürer und die Nachwelt. Urkunden, Briefe, Dichtungen und wissenschaftliche Betrachtungen aus 4 Jahrhunderten. Berlin 1955

Ludolphy 1984
Ludolphy, Ingetraut: Friedrich der Weise. Kurfürst von Sachsen 1463–1525. Göttingen 1984

Lustenberger 1961
Lustenberger, Suzanne: Martin Schaffner. Maler zu Ulm. Phil. Diss. Zug 1961

Luther 1988
Luther, Edith: Johann Friedrich Frauenholz (1758–1822). Kunsthändler und Verleger in Nürnberg. In: Nürnberger Werkstücke zur Stadt- und Landesgeschichte, Bd. 41. Nürnberg 1988

Lutterotti 1959
Lutterotti, Otto R. von: Ein unbekanntes Diptychon vom Meister der Habsburger in Bozen. In: Festschrift Karl Maria Swoboda zum 28. Januar 1959. Wien/Wiesbaden 1959, S. 159–165

Lutze 1935
Lutze, Eberhard: Hans Wertinger, Monatsbilder Februar und April. In: Deutsche Kunst, Bd. 1, Lieferung 8. Bremen/Berlin 1935

Lutze 1936: Deutsche Kunst
Lutze, Eberhard: Albrecht Dürer: Bildnis Michael Wolgemut. In: Deutsche Kunst, Bd. 2, Lieferung 9. Bremen/Berlin 1936

Lutze 1939
Lutze, Eberhard: Die Nürnberger Pfarrkirchen Sankt Sebald und Sankt Lorenz. Berlin 1939

Lutze 1941
Lutze, Eberhard: Hans Süß von Kulmbach. In: Deutsche Kunst, Bd. 7, Lieferung 10. Bremen/Berlin 1941

Lutze 1950
Lutze, Eberhard: Museum der Nation. In: Merian, Jg. 2, Heft 10, 1950, S. 20–25

Lutze u. Wiegand 1936–37
Lutze, Eberhard u. Eberhard Wiegand: Kataloge des Germanischen Nationalmuseums zu Nürnberg. Die Gemälde des 13.–16. Jahrhunderts. Leipzig 1936–37

Lützow 1871
Lützow, Carl von: Ergebnisse der Dresdener Holbein – Ausstellung. In: Zeitschrift für bildende Kunst, Bd. 6, 1871, S. 349–355

Lymant 1981
Lymant, Brigitte: Sic transit gloria mundi. Ein Glasgemälde mit Seifenblasen als Vanitassymbol im Schnütgen – Museum. In: Wallraf-Richartz-Jahrbuch, Bd. 42, 1981, S. 115–131

Mackowitz 1960
Mackowitz, Heinz von: Der Maler Hans von Schwaz [= Schlern-Schriften, Bd. 193]. Innsbruck 1960

Mahn 1927
Mahn, Hannshubert: Lorenz und Georg Strauch. Beiträge zur Kunstgeschichte Nürnbergs im 16. und 17. Jahrhundert [= Tübinger Forschungen zur Archäologie und Kunstgeschichte, Bd. 8]. Reutlingen 1927

Mahn 1947
Mahn, Hanshubert: Bartholome Zeitblom. In: Thieme-Becker, Bd. 36, 1947, S. 441–444

Mander 1617; Neuausgabe 1906
Mander, Carel van: Das Leben der niederländischen und deutschen Künstler. Textabdruck nach einer Ausgabe von 1617 (übers. Hanns Floerke). München/Leipzig 1906

Mann 1992
Mann, Heinz Herbert: Augenglas und Perspektiv. Studien zur Ikonographie zweier Bildmotive. [= Studien zur profanen Ikonographie, Bd. 1]. Berlin 1992

Marcuard 1896
Marcuard, Friedrich von: Das Bildnis des Hans von Schönitz und der Maler Melchior Feselen. München 1896

Marica 1987 siehe Guy Marica 1987

Marienlexikon
Bäumer, Remigius u. Leo Scheffczyk (Hrsg.): Marienlexikon, Bd. 1–6. St. Ottilien 1988–1994

Marlier 1966
Marlier, Georges: La Renaissance flamande. Pierre Coeck D'Alost. Brüssel 1966

Martin 1941
Martin, Otto Ehrhard: Die Farbe bei Dürer. Phil. Diss. Leipzig 1941 (masch. schriftl. Exempar)

Martin 1950
Martin, Kurt: Skizzenbuch des Hans Baldung Grien ›Karlsruher Skizzenbuch‹. Basel 1950

Mauch u. Grüneisen 1840 siehe Grüneisen u. Mauch 1840

Maué 1978
Maué, Hermann: Die Bauten der Kartause von ihrer Gründung 1380 bis zur Übernahme durch das Museum im Jahre 1857. In: Das Germanische Nationalmuseum Nürnberg 1852–1977. Beiträge zu seiner Geschichte (hrsg. Bernward Deneke u. Rainer Kahsnitz). München/Berlin 1978, S. 315–356

Maurice 1976
Maurice, Klaus: Die deutsche Räderuhr. Zur Kunst und Technik des mechanischen Zeitmessers im deutschen Sprachraum, 2 Bde. München 1976

May 1989
May, Heidemarie: Die Entwicklung der fränkisch – nürnbergischen Malerei von 1495 bis 1525 unter besonderer Berücksichtigung des Schwabacher Hochaltars. Phil. Diss. Tübingen 1989 (masch. schriftl. Exemplar)

Mayer 1831
Mayer, Moritz Maximilian: Nürnbergs Merkwürdigkeiten und Kunstschätze, 1. Heft, Die Kirche des heiligen Sebaldus. Nürnberg 1831

Mayer 1890
Mayer, Christian: Hans Leonhard Schäufelin. In: Allgemeine Deutsche Biographie, Bd. 30, 1890, S. 624–634

Mehlis 1873
Mehlis, Christian: Ein neuer Nürnberger Maler. In: Korrespondent von und für Deutschland, Nürnberg vom 5. und 6. Okt. 1873, 1873, Nr. 511 und 512

Meidinger 1787
Meidinger, Franz Sebastian: Historische Beschreibung der kurfürstl. Haupt- und Regierungsstädte in Niederbaiern Landshut und Straubing. Landshut 1787

K. E. Meier 1909
Meier, Karl Ernst: Fortleben der religiös – dogmatischen Kompositionen Cranachs in der Kunst des Protestantismus. In: Repertorium für Kunstwissenschaft, Bd. 32, 1909. S. 415–435

Meilinger 1833
Meilinger, Professor: Melchior Feselen, ein bayerischer Maler im 15ten und 16ten Jahrhundert. In: Bayerische Annalen, Nr. 17, 1833, S. 130–132

Mellinkoff 1993
Mellinkoff, Ruth: Outcasts: Signs of otherness in northern European art of the late Middle Ages, Bd. 1. Berkeley u.a. 1993

Mende 1971
Mende, Matthias: Albrecht Dürer. Auswahl aus Schriften Dürers und aus Schriften über Dürer. Königstein i.T. 1971

Mende 1971: Apelles
Mende, Matthias: Dürer – der zweite Apelles. In: Dürer heute (hrsg. Matthias Mende u. Willi Bongard). München 1971, S. 23–42

Mende 1972
Mende, Matthias: Erwerbungen. Mitteilungen. Berichtszeitraum 1970/71 (hrsg. Museen der Stadt Nürnberg). Nürnberg 1972

Mende 1976
Mende, Matthias: Albrecht Dürer. Das Frühwerk bis 1500. Herrsching 1976

Mende 1982 u. 1989: Albrecht-Dürer-Haus
Mende, Matthias: Nürnberg. Albrecht – Dürer – Haus (= Schnell & Steiner Kunstführer, Nr. 1366). München 1982 u. 1989

Mende 1982: Nützel
Mende, Matthias: Dürers Bildnis des Kaspar Nützel. In: Mitteilungen des Vereins für Geschichte der Stadt Nürnberg, Bd. 69, 1982, S. 130–141

Mende 1989 siehe Mende 1982 u. 1989: Albrecht-Dürer-Haus

Mende 1990
Mende, Matthias: Düreriana. Neuerwerbungen der Albrecht – Dürer – Stiftung e.V. Nürnberg (hrsg. Albrecht – Dürer – Haus – Stiftung und Stadtgeschichtliches Museum Nürnberg). Nürnberg 1990

Mende 1992: Baldung
Mende, Matthias: Hans Baldung, gen. Grien. In: Saur. Allgemeines Künstlerlexikon, Bd. 6, Leipzig 1992, S. 437–441

Mende 1992: Dürer
Mende, Matthias: Dürer als Maler. Zur Neuausgabe des Kataloges der Gemälde durch Fedja Anzelewsky. In: Mitteilungen des Vereins für Geschichte der Stadt Nürnberg, Bd. 79, 1992, S. 133–150

Menz 1982
Menz, Cäsar: Das Frühwerk Jörg Breus des Älteren. In: Schwäbische Geschichtsquellen und Forschungen. Schriften des Historischen Vereins für Schwaben, Bd. 13, 1982

Merckling 1954
Merckling, Albert: Oberländer Chronik. In: Heimatblätter des Südkurier, Nr. 123 vom 10. Sept. 1954

Merckling 1955
Merckling, Albert: Konrad und Jacob Merklin. Hinweis auf zwei verschollene Ulmer Meister um 1500. In: Alte und neue Kunst, Jg. 6, Nr. 1, 1955, S. 14–16

Merlo 1850
Merlo, Johann Jacob: Nachrichten von dem Leben und den Werken Kölnischer Künstler. Köln 1850

Merlo 1895
Merlo, Johann Jacob, Eduard Firmenich – Richartz u. a.: Kölnische Künstler in alter und neuer Zeit. Johann Jacob Merlos neu bearbeitete und erweiterte Nachrichten von dem Leben und den Werken Kölnischer Künstler. Düsseldorf 1895

Messerer 1966
Messerer, Richard: Briefwechsel zwischen Ludwig von Bayern und Georg von Dillis 1807–1841 [= Schriftenreihe zur Bayerischen Landesgeschichte, Bd. 65]. München 1966

Metzger 1996
Metzger, Christof: Der Christgartener Altar des Hans Schäufelin – Sein Bildprogramm und seine Rekonstruktion [= Analecta Cartusiana, Bd. 135]. Salzburg 1996 (zugleich Mag. Arb. Augsburg 1994)

Meyer 1885
Meyer, Julius: Aus der Gemäldegalerie der Königlichen Museen. Des Hieronymus Holzschuher Bildnis von Albrecht Dürer. In: Jahrbuch der Königlich Preussischen Kunstsammlungen, Bd. 6, 1885, S. 101–106

Michaelson 1902
Michaelson, Hedwig: Lukas Cranach der Ältere. Untersuchung über die stilistische Entwicklung seiner Kunst. Leipzig 1902

Michler 1987
Michler, Edwin: Kirchheimer besichtigten berühmten Altar. In: Schwäbische Post vom 29. Aug. 1987

Modern 1896
Modern, Heinrich: Der Mömpelgarter Flügelaltar des Hans Leonhard Schäufelein und der Meister von Messkirch. In: Jahrbuch der kunsthistorischen Sammlungen des Allerhöchsten Kaiserhauses, Bd. 17, 1896, S. 366–368

Möhle 1941/42
Möhle, Hans: Carl Koch. Die Zeichnungen Hans Baldung Griens (Besprechung). In: Zeitschrift für Kunstgeschichte, Bd. 10, 1941/42, S 214–221

Möhle 1959
Möhle, Hans: Hans Baldung Grien. Zur Karlsruher Baldung – Ausstellung Sommer 1959. In: Zeitschrift für Kunstgeschichte, Bd. 22, 1959, S. 124–132

Moraht – Fromm 1993
Moraht – Fromm, Anna: Martinus Schaffner. Mira depinxerat arte. In: Meisterwerke massenhaft. Die Bildhauerwerkstatt des Niklaus Weckmann und die Malerei in Ulm um 1500, Ausst. Württembergisches Landesmuseum Stuttgart 1993, S. 210–231

Morath – Fromm 1997
Morath – Fromm, Anna: Meister von Messkirch. 1998 (in Vorbereitung)

Moritzkapelle 1829–1846
Der Königliche Bildersaal aus der Alt- Ober- und Niederdeutschen Schule in der Moritzkapelle zu Nürnberg. Nürnberg 1829–1846

Moritzkapelle 1878–1880
Katalog der K. Gemälde – Galerie in der St. Moritz – Kapelle (bearb. August von Reber). München 1878–1880

Mössner 1977
Mössner, Wolfgang: Das Triptychon mit den Kartäuserklöstern des gesamten Erdkreises. In: Anzeiger des Germanischen Nationalmuseums, 1977, S. 55–66

Moullet 1953
Moullet, P. Maurice: Les maitres a l'oillet. Basel 1953

Muck 1879
Muck, Georg: Geschichte von Kloster Heilsbronn. Nördlingen 1879

Muck 1880
Muck, Georg: Geschichte von Kloster Heilsbronn von der Urzeit bis zur Neuzeit. Nördlingen 1880

Mühlbacher
Mühlbacher, N.N.: Zur Kritik der Legende des heiligen Florian. In: Linzer Theolog. prakt. Quartalschrift, Jg. 21, 1868, S. 443ff

H. Müller 1957: Waffen
Müller, Heinrich: Historische Waffen. Berlin (Ost) 1957

H. A. Müller 1853
Müller, Hermann Alexander: Kunstliteratur. In: Deutsches Kunstblatt. Zeitung für bildende Kunst und Baukunst. Nr. 20, 1853, S. 173–174

H. A. Müller 1858
Müller, Hermann Alexander: Die Museen und Kunstwerke Deutschlands. Ein Handbuch für Reisende und Heimgekehrte. Teil 2, Süddeutschland. Leipzig 1858

Muhle 1987/88
Muhle, Felix: Andre Haller – Stilkritische Untersuchungen zur Brixner Malerei 1500–1525. Phil. Diss. Innsbruck 1987/88 (masch. schriftl. Exemplar)

Mummenhoff 1891
Mummenhoff, Ernst: Das Rathaus in Nürnberg. Nürnberg 1891

Münzenberger u. Beissel 1895–1905
Münzenberger, E. F. A.. u. St. Beissel: Zur Kenntnis und Würdigung der Mittelalterlichen Altäre Deutschlands. Ein Beitrag zur Geschichte der vaterländischen Kunst. Teil 2. Frankfurt a.M. 1895–1905

Murr 1775
Murr, Christoph Gottlieb von: Journal zur Kunstgeschichte und zur allgemeinen Literatur, Teil 1. Nürnberg 1775

Murr 1778
Murr, Christoph Gottlieb: Beschreibung der vornehmsten Merkwürdigkeiten der H. R. Reichs freyen Stadt Nürnberg und auf der hohen Schule zu Altdorf. Nürnberg 1778

Murr 1787
Murr, Christoph Gottlieb von: Journal zur Kunstgeschichte und zur allgemeinen Litteratur, Teil 14. Nürnberg 1787

Murr 1790
Murr, Christoph Gottlieb von: Beschreibung des Nürnbergischen Rathauses. Nürnberg 1790

Murr 1797
Murr, Christoph Theophile de: Description du Cabinet de Monsieur Paul de Praun à Nuremberg. Nürnberg 1797

Murr 1801
Murr, Christoph Gottlieb von: Beschreibung der vornehmsten Merkwürdigkeiten in der Reichsstadt Nürnberg, in deren Bezirke und auf der Universität Altdorf. Nürnberg 1801

Murr 1804
Murr, Christoph Gottlieb von: Beschreibung der Marienkirche in Nürnberg. Nürnberg 1804

Musper 1942/43
Musper, Heinrich Theodor: Das Original von Dürer's Maximiliansholzschnitt. In: Gutenberg-Jahrbuch, Jg. 18, 1942/43, S. 214–218

Musper 1952 u. 1953
Musper, Heinrich Theodor: Albrecht Dürer. Der gegenwärtige Stand der Forschung. Stuttgart 1952 u. 21953

Musper 1965
Musper, Heinrich Theodor: Albrecht Dürer. Köln 1965

Musper 1969
Musper, Heinrich Theodor: Dürers Kaiserbildnisse. Köln 1969

Musper 1970: Dürer
Musper, Heinrich Theodor: Letters. Dürer Portraits. In: Burlington Magazine, Bd. 112, 1970, S. 826–827

Musper 1970
Musper, Heinrich Theodor: Altdeutsche Malerei. Köln 1970

Musper 1971
Musper, Heinrich Theodor: Albrecht Dürer. Köln 1971

Muth 1982
Muth, Hanswernfried (Hrsg.): Altfränkische Bilder und Wappenkalender, Jg. 81, 1982, S. 19–20 (Walter M. Brod: Zu den Umschlagbildern).

Muther 1884
Muther, Richard: Hans Burgkmair. Eine biographische Skizze. In: Zeitschrift für bildende Kunst, Bd. 19, 1884, S. 342–347

Muther 1885
Muther, Richard: Hans Schäufelein. In: Gesammelte Studien zur Kunstgeschichte. Eine Festgabe zum 4. Mai 1885 für Anton Springer. Leipzig 1885, S. 160–175

Muther 1886
Muther, Richard: Chronologisches Verzeichnis der Werke Hans Burgkmair's des Älteren 1473–1531. In: Repertorium für Kunstwissenschaft, Bd. 8, 1886, S. 410–449

Nägele 1926
Nägele, Anton: Das Gmünder Münster. Ein Führer durch die hl. Kreuzkirche in Schwäb. Gmünd. Für Einheimische und Fremde. Augsburg 1926

Nagler 1835–1852
Nagler, Georg Kaspar: Neues allgemeines Künstlerlexikon oder Nachrichten von dem Leben und den Werken der Maler, Bildhauer, Baumeister, Kupferstecher, Formschneider, Lithographen, Zeichner, Medailleure, Elfenbeinarbeiter, etc., Bd. 1–22. München 1835–1852

Nagler 1837
Nagler, Georg Kaspar: Albrecht Dürer und seine Kunst. München 1837

Nagler 1858–1920: Monogrammisten
Nagler, Georg Kaspar: Die Monogrammisten, Bd. 1–5. München/Leipzig 1858–1920

Naumann 1866
Naumann, Robert: Archiv für die zeichnenden Künste mit besonderer Beziehung auf Kupferstecher- und Holzschneidekunst und ihre Geschichte. Leipzig 1866

NDB 1953–1994
Neue deutsche Biographie, Bd. 1–17 (hrsg. Historische Kommission bei der Bayerischen Akademie der Wissenschaft). Berlin 1953–1994

Neickelius 1727
Neickelius, C.F.: Museographia oder Anleitung zum rechten Begriff und nützlicher Anlegung der Museorum oder Raritäten – Kammern. Leipzig/Breslau 1727

Németh 1967
Németh, Péter: Adatok a Felsötárkányi Kartauzi Kolostor Epitéstörténetéhez. In: Az Egri Múzeum Evkönyvéböl, Bd. 5, 1967, S. 73–86

Neudörfer 1547, hrsg. 1875
Lochner, Georg Wolfgang Karl: Johann Neudörfer. Des Johann Neudörfer Schreib- und Rechenmeisters zu Nürnberg Nachrichten von Künstlern und Werkleuten [= Quellenschriften für Kunstgeschichte und Kunsttechnik, Bd. 10]. Wien 1875

Neuerwerbungen GNM 1921–1929
Germanisches Nationalmuseum: Neuerwerbungen des Germanischen Museums 1921–1924. Nürnberg 1929

Neuerwerbungen GNM 1930
Germanisches Nationalmuseum: Neuerwerbungen des Germanischen Nationalmuseums 1930. Nürnberg 1930

Neuerwerbungen GNM 1962 ff.
Germanisches Nationalmuseum: Neuerwerbungen des Germanischen Nationalmuseums. Nürnberg 1962ff.

Neuerwerbungen GNM 1970/71
Germanisches Nationalmuseum: Malerei – Plastik – Kunsthandwerk (bearb. Peter Strieder). In: Neuerwerbungen des Germanischen Nationalmuseums 1970/71, Nürnberg 1971, S. 167–170

Neuhaus 1935
Neuhaus, August: Deutsche Jagd-Altertümer. Nürnberg 1935

Neuhaus 1941
Neuhaus, August: Die Schlacht am Walde vom 19. Juni 1502. In: Nürnberger Schau, Heft 3, 1941, S. 69–71

Neumeyer 1928
Neumeyer, Alfred: Burgkmair und Michelangelo. In: Münchner Jahrbuch für bildende Kunst, N. F. Bd. 5, 1928, S. 64–69

Nickel 1974: Waffenbuch
Nickel, Helmut: Ullstein Waffenbuch. Eine kulturhistorische Waffenkunde mit Markenverzeichnis. Berlin/Frankfurt a. M. 1974

Nickel 1982
Nickel, Helmut: The Judgement of Paris by Lucas Cranach the Elder: Nature, Allegory, and Alchemy. In: Metropolitan Museum Journal, Bd. 16, 1982, S. 117–129

Nienholdt 1937
Nienholdt, Eva: Das Zeitkostüm bei Derick Baegert und seine Bedeutung für die Datierung seiner Gemälde. In: Westfalen. Hefte für Geschichte, Kunst und Volkskunde, Bd. 22, 1937, S. 231–233

Nietz 1993: Marienlexikon
Nietz, Genoveva: Papagei. In: Marienlexikon, Bd. 5 (hrsg. Remigius Bäumer u. Leo Scheffczk). St. Ottilien 1993, S. 83–84

Northwick Park catalogue, 1864

Oberhammer 1969
Oberhammer, Vinzenz: Die vier Bildnisse Kaiser Maximilians I. von Albrecht Dürer. In: Alte und moderne Kunst, Bd. 14, 1969, S. 2–14

Oberhuber 1962
Oberhuber, Konrad: Meister um Albrecht Dürer (Ausst. besprechung). In: Christliche Kunstblätter, Jg. 100, 1962, S. 65

Oehler 1959
Oehler, Lisa: Das ›geschleuderte‹ Dürer – Monogramm. In: Marburger Jahrbuch für Kunstwissenschaft, Bd. 17, 1959, S. 57–191

Oehler 1973
Oehler, Lisa: Das Dürermonogramm auf Werken der Dürerschule. In: Städel – Jahrbuch, N. F. Bd. 4, 1973, S. 37–80

Oellermann 1971
Oellermann, Eike: Die Malerei. In: Die Lorenzkirche in Nürnberg (hrsg. Johannes Viebig). Königstein i.T. 1971, S. 53–54

Oertel 1959
Oertel, Robert: Ein Bildnis von Hans Burgkmair aus dem Jahre 1506. In: Festschrift Friedrich Winkler. Berlin 1959, S. 191–196

Oettinger 1942
Oettinger, Karl: Altdeutsche Maler der Ostmark. Wien 1942

Oettinger 1971
Oettinger, Karl: Dürers Selbstdarstellung. In: Das neue Erlangen, Heft 24, 1971, S. 1814–1835

Oettinger u. Knappe 1963
Oettinger, Karl u. Karl-Adolf Knappe: Hans Baldung Grien und Albrecht Dürer in Nürnberg. Nürnberg 1963

Oidtman 1921
Oidtman, Ernst von: Ludwig von Siegen, der Erfinder der Schabkunst beim Kupferstich und sein Geburtsort. In: Mitteilungen der Westdeutschen Gesellschaft für Familienkunde, Bd. 2, 1920/1921

Oidtman 1931
Oidtman, Ernst von: Stifterbilder auf rheinischen Kunstwerken. In: Annalen des historischen Vereins für den Niederrhein, Heft 119, Düsseldorf 1931, S. 86–120

Olbrich 1972
Olbrich, Harald: Hans Baldung Grien in der Krise seiner Zeit. In: Lucas Cranach. Künstler und Gesellschaft. Referate des Colloquiums mit internationaler Beteiligung zum 500. Geburtstag Lucas Cranach d.Ä. Wittenberg 1972, S. 157–159

Orgel 1984
Orgel, Stephen: The Example of Hercules. In: Wolfenbütteler Forschungen, Bd. 27, Mythographie der frühen Neuzeit. Ihre Anwendung in den Künsten (hrsg. Walter Killy). Wiesbaden 1984, S. 25–47

Osten 1965
der Osten, Gert von: Zur Ikonographie des Hans Baldung Grien. In: Festschrift für Herbert von Einem zum 16. Februar 1965. Berlin 1965

Osten 1973
der Osten, Gert von: Deutsche und niederländische Kunst der Reformationszeit. Köln 1973

Osten 1983
der Osten, Gert von: Hans Baldung Grien. Gemälde und Dokumente. Berlin 1983

Osten u. Vey 1969
der Osten, Gert von u. Horst Vey: Painting and Sculpture in Germany and the Netherlands 1500 to 1600. London 1969

Österreich. Kunsttop. 10, 1913
Kunsthistorisches Institut der K. K. Zentral – Kommission für Denkmalpflege: Österreichische Kunsttopographie, Bd. 10, Bezirk Salzburg, Teil 1 u. 2. Wien 1913

Ottino Della Chiesa 1968
Ottino Della Chiesa, Angela: Das gemalte Werk von Albrecht Dürer. Luzern u.a. 1968

Otto 1953
Otto, Gertrud: Die Künstlerfamilie Strigel [= Lebensbilder aus dem Bayerischen Schwaben, Bd. 2 (hrsg. Götz Freiherr von Pölnitz)]. München 1953, S. 71–93

Otto 1964
Otto, Gertrud: Bernhard Strigel. München 1964

Oyen 1953
Oyen, Gundula van: Jan Baegert, der Meister von Cappenberg. Phil. Diss. Göttingen 1953

Oyen 1954
Oyen, Gundula van: Bruchstücke eines Kalvarienberges Jan Baegerts. In: Westfalen. Hefte für Geschichte Kunst und Volkskunde, Bd. 32, 1954, S. 104–114
siehe auch Tschira van Oyen

Pächt 1929
Pächt, Otto: Österreichische Tafelmalerei der Gotik. Augsburg/Wien 1929

Panofsky 1921/22
Panofsky, Erwin: Dürers Stellung zur Antike. In: Jahrbuch für Kunstgeschichte, N. F. Bd. 4,1, 1921/22, S. 43–92

Panofsky 1948
Panofsky, Erwin: Albrecht Dürer. Princeton 1948

Panofsky 1970
Panofsky, Gerda: Zu dem Buch von H. Th. Musper. In: Kunstchronik, Jg. 23, Heft 2, 1970, S. 55–56

Pariset 1934
Pariset, François Georges: Deux oevres inédites de Baldung Grien. In: Gazette des Beaux – Arts, Jg. 76, Bd. 11, 1934, S. 13–23

Pariset 1975/76
Pariset, François Georges: Grünewald et Baldung. In: Cahiers Alsaciens d'Archéologie, d'Art et d' Histoire, Bd. 19, 1975/1976, S. 147–166

Parker 1924
Parker, Karl Theodore: Eine Zeichnung aus der Spätzeit Hans Baldungs. In: Anzeiger für Schweizerische Altertumskunde, N.F. Bd. 26, 1924, S. 252–259

Parthey 1863–64
Parthey, Gustav: Deutscher Bildersaal. Verzeichniss der in Deutschland vorhandenen Oelbilder verstorbener Maler aller Schulen in alphabetischer Folge zusammengestellt, 2 Bde. Berlin 1863–1864

Passavant 1846
Passavant, Johann David: Beiträge zur Kenntnis der alten Malerschulen Deutschlands. Thoman Burgkmaier. In: Kunstblatt, Nr. 46, 1846, S. 186

A. Pauli 1923
Pauli, A.: Erhard Schön. Hamburg 1923 (handschriftl. Exemplar)

G. Pauli 1927
Pauli, Gustav: Dürers Monogramm. In: Festschrift für Max J. Friedländer zum 60. Geburtstage. Leipzig 1927, S. 34–40

G. Pauli 1928
Pauli, Gustav: Der Süddeutsche Dürer und die Methode der Kunstgeschichte. In: Albrecht Dürer. Festschrift der internationalen Dürer – Forschung (hrsg. Georg Biermann). Leipzig/Berlin 1928, S. 68–74

G. Pauli 1937
Pauli, Gustav: Die Sammlung Wedells in Hamburg. In: Pantheon, Jg. 10, Bd. 19, 1937, S. 133–138

Pechstein 1974
Pechstein, Klaus: Zu den Altarskulpturen und Kunstkammerstücken von Hans Peisser. Studien zur süddeutschen Renaissanceplastik. In: Anzeiger des Germanischen Nationalmuseums, 1974, S. 38–47

Peltzer 1912
Peltzer, Rudolf Arthur: Reisebriefe aus französischen Provinz – Galerien. In: Blätter für Gemäldekunde, Bd. 7, Heft 6. Stuttgart 1912

Peltzer 1924
Peltzer, Rudolf Arthur: Hans Hoffmann. In: Thieme-Becker, Bd. 17, 1924, S. 257–258

Peltzer 1926
Peltzer, Rudolf Arthur: Nicolaus Neufchatel und seine Nürnberger Bildnisse. In: Münchner Jahrbuch, N.F. 3, 1926, S. 187–231

Peltzer 1936
Peltzer, Rudolf Arthur: Christoph Schwarz. In: Thieme-Becker, Bd. 30, 1936, S. 358–361

Perseke 1941
Perseke, Helmut: Hans Baldungs Schaffen in Freiburg. Freiburg i. Br. 1941

Peters 1973
Peters, Heinz: Falke, Falkenspiel, Falkner und Falkenbuch. In: Reallexikon zur deutschen Kunstgeschichte, Bd. 6. München 1973, Sp. 1251–1366

Petrovics 1923
Petrovics, Alexius von: Eine Kreuzigung Altdorfers im Budapester Museum. In: Jahrbuch der Preußischen Kunstsammlungen, Bd. 44, 1923, S. 99–106

Pfaff 1971
Pfaff, Anette: Studien zu Albrecht Dürers Heller-Altar. Nürnberg 1971 (Phil. Diss. Würzburg)

Pfeiffer 1965
Pfeiffer, Wolfgang: Ein Frühwerk Michael Ostendorfers? Die Nürnberger Tafeln des Monogrammisten I. In: Alte und moderne Kunst, Jg. 10, Heft 80, 1965, S. 20–22

Pfeil 1993: Meisterwerke
Pfeil, Daniela Gräfin von: Der Meister des Pfullendorfer Retabels und seine Werkstatt. In: Meisterwerke massenhaft. Die Bildhauerwerkstatt des Niklaus Weckmann und die Malerei in Ulm um 1500, Ausst. Württembergisches Landesmuseum Stuttgart 1993, S. 184–197

Pfeil u. Weilandt 1993: Künstlerbruderschaft
Pfeil, Daniela Gräfin von, Gerhard Weilandt: Die Künstlebruderschaft in der Kirche zu den Wengen in Ulm und ihr Altarretabel. In: Meisterwerke massenhaft. Die Bildhauerwerkstatt des Niklaus Weckmann und die Malerei in Ulm um 1500, Ausst. Württembergisches Landesmuseum Stuttgart 1993, S. 388–397

Pfister – Burkhalter 1961
Pfister – Burkhalter, Margarete: Hans Fries. In: NDB, Bd. 5, 1961, S. 607–608

Pfitzer 1893
Pfitzer, A.: Der St. Sebaldaltar in der Heiligkreuzkirche in Gmünd. In: Archiv für christliche Kunst, Jg. 11, 1893, S. 66–68, 75–77, 89–91

Pfötsch 1973
Pfötsch, Kurt: Die Farbe beim jungen Dürer. Phil. Diss. Braunschweig 1973 (masch. schriftl. Exemplar)

Pilz 1952
Pilz, Kurt: Nürnberg und die Niederlande. In: Mitteilungen des Vereins für Geschichte der Stadt Nürnberg, Bd. 43, 1952, S. 1–153

Pilz 1962
Pilz, Kurt: Hans Hoffmann. Ein Nürnberger Dürer-Nachahmer aus der 2. Hälfte des 16. Jahrhunderts. In: Mitteilungen des Vereins für Geschichte der Stadt Nürnberg, Bd. 51, 1962, S. 236–272

Pilz 1964
Pilz, Kurt: Die St. Jakobskirche in Nürnberg. Ihre Geschichte und ihre Kunstwerke. Nürnberg 1964

Pilz 1970
Pilz, Kurt: Die St. Nikolaus- und Ulrichskirche in Nürnberg – Mögeldorf. Ihre Geschichte und ihre Kunstwerke. Nürnberg 1970

W. Pilz 1965
Pilz, Wolfgang: Das Triptychon als Kompositions- und Erzählform in der deutschen Tafelmalerei von den Anfängen bis zur Dürerzeit. Phil. Diss. München 1965 (masch. schriftl. Exemplar)

W. Pilz 1970
Pilz, Wolfgang: Das Triptychon als Kompositions- und Erzählform in der deutschen Tafelmalerei von den Anfängen bis zur Dürerzeit. München 1970

Pinder 1940
Pinder, Wilhelm: Die deutsche Kunst der Dürerzeit [= Vom Wesen und Werden deutscher Formen. Geschichtliche Betrachtungen, Bd. 3]. Leipzig 1940

Pinder 1951
Pinder, Wilhelm: Holbein der Jüngere und das Ende der altdeutschen Kunst [= Vom Wesen und Werden deutscher Formen, Bd. 4]. Köln 1951

Pinder 1953
Pinder, Wilhelm: Die deutsche Kunst der Dürerzeit. Köln 1953

Poensgen 1937
Poensgen, Georg: Miscellen. Beiträge zu Baldung und seinem Kreis. In: Zeitschrift für Kunstgeschichte, Bd. 6, 1937, S. 36–41

Poensgen 1949
Poensgen, Georg: Verzeichnis des heutigen Bestandes der Sammlung Boisserée. In: Goethe und Heidelberg (hrsg. vom Kurpfälzischen Museum). Heidelberg 1949, S. 185–193

Poensgen 1956
Poensgen, Georg: Ottheinrich. Gedenkschrift zur vierhundertjährigen Wiederkehr seiner Kurfürstenzeit in der Pfalz (1556–1559). Sonderband Ruperto – Carola. Heidelberg 1956

Poensgen 1960
Poensgen, Georg: Die Begegnung Goethes mit der Sammlung Boisserée in Heidelberg. In: Ruperto – Carola. Mitteilungen der Vereinigung der Freunde der Studentenschaft der Universität Heidelberg, 12. Jg., Bd. 27, Heidelberg 1960, S. 82–110

Pohl 1963–64
Pohl, Horst: Guido v. Volckamer und seine Sammlungen. In: Mitteilungen des Vereins für Geschichte der Stadt Nürnberg, Bd. 52, 1963–64, S. 554–559

Pohl 1971
Pohl, Horst: Zu Dürers Bildnisformat. Das Verhältnis von Höhe zu Breite bei seinen Bildnisgemälden. In: Deutscher Verein für Kunstwissenschaft, Bd. 25, 1971, S. 37–44

Pohl 1992
Pohl, Horst: Willibald Imhoff. Enkel und Erbe Willibald Pirckheimers. Nürnberg 1992

Pope – Hennessy 1963
Pope – Hennessy, John: The Portrait in the Renaissance. New York 1963

Porträtgalerie 1976 siehe Kat. Wien, Kunsthistorisches Museum 1976

Posse 1942
Posse, Hans: Lucas Cranach d. Ä. Wien 1942

Pückler – Limpurg 1899
Pückler – Limpurg, Siegfried Graf: Martin Schaffner [= Studien zur deutschen Kunstgeschichte, Heft 20]. Straßburg 1899

Puyvelde 1962
Puyvelde, Leo van: La peinture flamande au siècle de Bosch et Brueghel. Paris 1962

Quandt 1840
von Quandt, Johann Gottlieb: Über Martin Schongauer als Maler und seine Werke in Colmar. In: Kunstblatt, Jg. 21, 1840, S. 317–331

Rapke 1902
Rapke, Karl: Die Perspektive und Architektur auf den Dürer'schen Handzeichnungen, Holzschnitten, Kupferstichen und Gemälden. Straßburg 1902

Rascher 1970
Rascher, Helmut: Die Kleiderstiftung des Wolfgang Münzer von 1577. In: Mitteilungen des Vereins für Geschichte der Stadt Nürnberg, Bd. 57, 1970, S. 1–123

Rasmo 1955
Rasmo, Nicoló: Nicolo' da Bressanone Pittore. Bolzano 1955

Rasmussen 1974
Rasmussen, Jörg: Die Nürnberger Altarbaukunst der Dürerzeit. Hamburg 1974 (Phil. Diss. München)

Rathe 1936
Rathe, Kurt: Jakob Seisenegger. In: Thieme-Becker, Bd. 30, 1936, S. 464–467

Rathgeber 1835
Rathgeber, Georg: Beschreibung der Herzoglichen Gemäldegalerie zu Gotha. Gotha 1835

Rauch 1907
Rauch, Christian: Die Trauts. Studien und Beiträge zur Geschichte der Nürnberger Malerei [= Studien zur deutschen Kunstgeschichte, Heft 79]. Straßburg 1907

Raupp 1986
Raupp, Hans – Joachim: Bauernsatiren. Entstehung und Entwicklung des bäuerlichen Genres in der deutschen und niederländischen Kunst ca. 1470–1570. Niederzier 1986

Rave 1938
Rave, Paul Ortwin: Deutsche Landschaft in 5 Jahrhunderten deutscher Malerei. Berlin 1938

Reallexikon
Reallexikon zur deutschen Kunstgeschichte, Bd. 1–9 (hrsg. Otto Schmitt). Stuttgart/München 1937–1996

Rebel 1994
Rebel, Ernst: Lucas Cranachs Porträtkunst. Personendarstellungen zwischen Vitalität und Formel. In: Lucas Cranach. Ein Maler-Unternehmer aus Franken, Ausst. Festung Rosenberg, Kronach 1994, S. 131–138

Rebel 1996
Rebel, Ernst: Albrecht Dürer. Maler und Humanist. München 1996

Reber 1874
Reber, Dr.: Eine Legende des Schottenklosters in Regensburg. In: Verhandlungen des Historischen Vereins für die Oberpfalz und Regensburg 29, 1874, S. 116–121

Reber 1892: Kunstkammer
Reber, Franz von: Die Gemälde der herzoglich bayerischen Kunstkammer nach dem Fickler'schen Inventar von 1598 (Vortrag vom 5. März 1892). In: Sitzungsberichte der philosophisch – philologischen und der historischen Classe der k.b. Akademie der Wissenschaften zu München, 1993, S. 137–168

Reber 1892: Maximilian I.
Reber, Franz von: Kurfürst Maximilian I. von Bayern als Gemäldesammler. Festrede gehalten in der öffentlichen Sitzung der k.b. Akademie der Wissenschaften zu München am 15. Nov. 1892. München 1892

Reber 1893
Reber, Franz von: Die Bildnisse der herzoglich bayerischen Kunstkammer nach dem Fickler'schen Inventar von 1598. In: Sitzungsberichte der philosophisch – philologischen und der historischen Classe der k.b. Akademie der Wissenschaften zu München, 1893, S. 2–56

Reber 1894
Reber, Franz von: Geschichte der Malerei vom Anfang des 14. bis zum Ende des 18. Jahrhunderts. München 1894

Reber 1904
Reber, Franz von: Die Korrespondenz zwischen dem Kronprinzen Ludwig von Bayern und dem Galeriebeamten G. Dillis. In: Sitzungsberichte der philosophisch-philologischen und der historischen Klasse der k.b. Akademie der Wissenschaften zu München, 1905, S. 419–487

Reber 1909
Reber, Franz von: Von den bayerischen Filialgalerien. In: Münchner Jahrbuch der bildenden Künste, Bd. 4, 1909, S. 188–200

Rée 1891
Rée, Paul Johannes: Christoph Schwarz. In: Allgemeine Deutsche Biographie, Bd. 33, 1891, S. 229–231

Rée 1900
Rée, Paul Johannes: Nürnberg. Entwicklung seiner Kunst bis zum Ausgange des 18. Jahrhunderts. Leipzig/Berlin 1900

Reicke 1896
Reicke, Emil: Geschichte der Reichsstadt Nürnberg von dem ersten urkundlichen Nachweis ihres Bestehens bis zu ihrem Uebergang an das Königreich Bayern (1806). Nürnberg 1896

Reinach 1905–1923
Reinach, Salomon: Répertoire de peintures du Moyen age et de la Renaissance 1280–1580, Bd. 1–6. Paris 1905–1923

Reiners 1925: Kölner Malershule
Reiners, Heribert: Die Kölner Malerschule. Mönchen – Gladbach 1925

Reiners 1925: Rheinische Kunst
Reiners, Heribert: Tausend Jahre Rheinischer Kunst. Bonn 1925

Reiners 1938
Reiners, Heribert: Tausend Jahre Rheinischer Kunst. Bonn [3]1938

Reinhardt 1960
Reinhardt, Hans: Die Malerfamilie Holbein in Basel. In: Die Malerfamilie Holbein in Basel, Ausst. Kunstmuseum Basel 1960, S. 17–34

Rettberg 1846
Rettberg, Ralf Leopold von: Nürnberger Briefe (zur Geschichte der Kunst). Hannover 1846

Rettberg 1854
Rettberg, Ralf Leopold von: Nürnberg's Kunstleben in seinen Denkmalen dargestellt. Ein Führer für Einheimische und Fremde. Stuttgart 1854

Rettich 1959
Rettich, Edeltraud: Bernhard Strigel. Ergänzungen und Berichtigungen zu Alfred Stanges ›Deutsche Malerei der Gotik, Bd. 8‹. In: Zeitschrift für Kunstgeschichte, Bd. 22, 1959, S. 158–167

Rettich 1965
Rettich, Edeltraud: Bernhard Strigel. Herkunft und Entfaltung seines Stils. Phil. Diss. Freiburg i.Br. 1965

Reuter 1994
Reuter, Marianne: Geistliche Kunstsammlungen in Freising. Ein vorläufiger Bericht. In: Freising. 1250 Jahre Geistliche Stadt, Bd. 2, Beiträge zur Geschichte und Kunstgeschichte der altbayerischen Bischofsstadt (hrsg. Peter Steiner, Hans Ramisch). Freising 1994, S. 260–274

Rheinstein 1837
Rheinstein. Erinnerungsblätter für Alle, welche die Burg besuchen (erschienen bei Karl Bädeker). Koblenz 1837

Rheinstein 1898
Rheinstein und seine Sammlungen. Bingen a.Rh. 1898

Richter 1909
Richter, Georg Martin: Melcher Feselein. Ein Beitrag zur Geschichte der oberdeutschen Kunst im 16. Jahrhundert. In: Oberbayerisches Archiv für vaterländische Geschichte, Bd. 54, 1909, S. 192–246

Ried 1813
Ried, Thomas: Historische Nachrichten von dem im Jahre 1552 demolierten Schotten – Kloster Weyh St. Peter in Regensburg. Regensburg 1813

Rieffel 1892
Rieffel, Franz: Studien auf der Mainzer Gemäldegalerie. In: Repertorium für Kunstwissenschaft, Bd. 15, 1892, S. 288–305

Rieffel 1895
Rieffel, Franz: Kleine kunstwissenschaftliche Controversfragen. In: Repertorium für Kunstwissenschaft, Bd. 18, 1895, S. 270–271; 424–428

Rieffel 1897
Rieffel, Franz: Grünewald – Studien V. (Schluß). In: Zeitschrift für christliche Kunst, Jg. 10, 1897, S. 163–172

Rieffel 1902
Rieffel, Franz: Ein Gemälde des Matthias Grünewald. In: Zeitschrift für bildende Kunst, N.F. Jg. 13, 1913, S. 205–211

Rieffel 1911
Rieffel, Franz: Die Freiherrlich von Holzhausensche Gemäldesammlung in der Städelschen Galerie. In: Monatshefte für Kunstwissenschaft, Jg. 4, 1911, S. 341–352

Riehl 1888
Riehl, Berthold: Die Gemälde Albrecht Dürers und Michael Wolgemuts in Reproductionen nach den Originalen. Nürnberg 1888

Riemenschneider – Hoerner 1929
Riemenschneider – Hoerner, Margarete: Thüringer Altarwerkstätten der Spätgotik (masch. schriftl. Exemplar im Institut für Denkmalpflege Erfurt). o.O. o.J. (ca. 1929)

Rieth 1963
Rieth, Adolf: Papageiendarstellungen in der mittelalterlichen Kunst Südwestdeutschlands. In: Nachrichtenblatt der Denkmalpflege in Baden Württemberg, Jg. 6, Heft 1, 1963, S. 53–55

Riewerts u. Pieper 1955
Riewerts, Theodor u. Paul Pieper: Die Maler tom Ring. Ludger der Ältere, Hermann, Ludger der Jüngere. München/Berlin 1955

Ring 1913
Ring, Grete: Beiträge zur Geschichte niederländischer Bildnismalerei im 15. und 16. Jahrhundert. Leipzig 1913

Roch 1967
Roch, Irene: Die Baugeschichte der Mansfelder Schlösser mit ihren Befestigungsanlagen und die Stellung der Schloßbauten in der mitteldeutschen Renaissance. In: Burgen und Schlösser, Bd. 8, 1967, S. 45–50

Roch 1973
Roch, Irene: Zu Burgen- und Schloßdarstellungen bei Cranach. In: Lucas Cranach. Künstler und Gesellschaft. Referate des Colloquiums mit internationaler Beteiligung zum 500. Geburtstag Lucas Cranachs d. Ä. Wittenberg 1973, S. 114–116

Roh 1916
Roh, Franz: Ein neues Selbstbildnis Dürers. In: Repertorium für Kunstwissenschaft, Bd. 39, 1916, S. 10–15

Rosenberg 1875
Rosenberg, Adolf: Sebald und Barthel Beham. Zwei Maler der deutschen Renaissance. Leipzig 1875

Rosenberg 1927
Rosenberg, Jakob: Die Gemäldesammlung der Eremitage. In: Kunst und Künstler, Jg. 25, 1927, S. 217–223

Rosenfeld u. Zindel 1993
Rosenfeld, Jörg u. Christoph Zindel: Ein Holzrelief des späten 16. Jahrhunderts aus Wittenberg. Bemerkungen zu Lucas Cranach d.J. und Wolfgang Schreckenfuchs. In: Zeitschrift für Kunsttechnologie und Konservierung, Jg. 7, Heft 2, 1993, S. 311–322

Rosenthal 1929
Rosenthal, Erwin: Dürers Buchmalereien für Pirckheimers Bibliothek. In: Jahrbuch der preußischen Kunstsammlungen, Beiheft zu Bd. 49, 1929, S. 25–54

Roth – Bojadzhiev 1985
Roth – Bojadzhiev, Gertrud: Studien zur Bedeutung der Vögel in der mittelalterlichen Tafelmalerei. Köln/Wien 1985

Roth 1790
Roth, Johann Ferdinand: Geschichte und Beschreibung der Nürnbergischen Karthause. Nürnberg 1790

Roth 1791
Roth, Johann Ferdinand: Leben Albrecht Dürers, des Vaters der deutschen Künstler. Leipzig 1791

Roth 1813
Roth, Johann Ferdinand: Nürnbergs neueste Beschreibung und Verfassung nebst einem Verzeichniß der Kaufleute, Bd. 2, Nürnbergisches Taschenbuch (hrsg. J. F. Roth). Nürnberg 1813

Roth 1978
Roth, Walter: Hautveränderungen in künstlerischen Darstellungen. III. Beispiele aus dem Germanischen Nationalmuseum Nürnberg. In: Der Hautarzt, Bd. 29, 1978, S. 442–444

Rott 1–3, 1933
Rott, Hans: Quellen und Forschungen zur südwestdeutschen und schweizerischen Kunstgeschichte im 15. und 16. Jahrhundert, Bd. 1–3, Bodenseegebiet, Alt – Schwaben und die Reichsstädte, Oberrhein. Stuttgart 1933–1938

Rott 1952
Rott, Hans: Le Maitre W. S. à la Croix de Malte Wilhelm Stetter. In: Revue d'Alsace, Bd. 91, 1952, S. 112–119

Röttgen 1963
Röttgen, Herwarth: Georg Lemberger, Hans Brosamer und die Motive einer Reformationsmedaille. In: Ludwig Grote zum 70. Geburtstag am 8. August 1963. Nürnberg 1963, S. 110–115

Röttger 1925
Röttger, Bernhard Hermann: Der Maler Hans Mielich. München 1925

Röttinger 1904
Röttinger, Heinrich: Hans Weiditz der Petrarkameister [= Studien zur deutschen Kunstgeschichte, Heft 50]. Straßburg 1904

Röttinger 1909
Röttinger, Heinrich: Breu – Studien. In: Jahrbuch der kunsthistorischen Sammlungen des Allerhöchsten Kaiserhauses, Bd. 28, 190,. S. 1–92

Röttinger 1910
Röttinger, Heinrich: Jörg Breu. In: Thieme-Becker, Bd. 4, 1910, S. 594–597

Röttinger 1925
Röttinger, Heinrich: Erhard Schön und Niklas Stör, der Pseudo – Schön [= Studien zur deutschen Kunstgeschichte, Heft 229]. Straßburg 1925

Röttinger 1926
Röttinger, Heinrich: Dürers Doppelgänger [= Studien zur deutschen Kunstgeschichte, Heft 235]. Straßburg 1926

Röttinger 1936
Röttinger, Heinrich: Erhard Schön. In: Thieme-Becker, Bd. 30, 1936, S. 218–220

Rowlands 1973
Rowlands, John: Buchbesprechung: Fedja Anzelewsky: Albrecht Dürer. In: Zeitschrift für Kunstgeschichte, Bd. 36, 1973, S. 209–212

Rowlands 1985
Rowlands, John: Holbein. The paintings of Hans Holbein the Younger. Oxford 1985

Rudolph 1981
Rudolph, Michael: Ikonographische Probleme des sogenannten Christgartner Altars von Hans Schäufelein. Mag. Arb. München 1981 (masch. schriftl. Exemplar)

Ruhmer 1960
Ruhmer, Eberhard: Mitteldeutsche Werke des Hans Baldung Grien. In: Die Kunst und das schöne Heim, Jg. 58, 1960, S. 81–85

Ruhmer 1965
Ruhmer, Eberhard: Albrecht Altdorfer. München 1965

Rupé 1912
Rupé, Hans: Beiträge zum Werke Hans Burgkmairs des Älteren. Phil. Diss. Leipzig 1912.

Rupé 1928
Rupé, Hans: Zeichnungen Hans Burgkmairs d.Ä. In: Beiträge zur Geschichte der deutschen Kunst, Bd. 2, Augsburger Kunst der Spätgotik und Renaissance. Augsburg 1928, S. 208–224

Rupprich 1956–69
Rupprich, Hans: Dürer. Schriftlicher Nachlaß, Bd. 1–3. Berlin 1956–69

Ruszczycówna 1976
Ruszczycówna, J. u. K. Sroczynska: Nieznane portrety ostatnich Jagiellonów. In: Rocznik Muzeum Narodowe w Warszawie. Warschau 1976

Salm 1950
Salm, Christine: Der Meister von Messkirch. Eine Untersuchung zur geschichtlichen und kunstgeschichtlichen Stellung seines gesicherten Werkes. Freiburg 1950 (masch.schriftl. Exemplar)

Salvini 1979
Salvini, Roberto: Il ›Compianto‹ di Albrecht Dürer. In: Antichità viva, Nr. 3, 1979, S. 21–27

Sandner 1993
Sandner, Ingo: Spätgotische Tafelmalerei in Sachsen. Dresden/Basel 1993

Sandrart 1675, hrsg. von R. A. Peltzer 1925
Peltzer, Rudolf Arthur: Joachim von Sandrarts Academie der Bau-, Bild-, und Mahlerey-Künste von 1675. Leben der berühmten Maler, Bildhauer und Baumeister. München 1925

Schad 1993
Schad, Martha: Afra. Bilder einer Heiligen. Augsburg 1993

Schade 1974
Schade, Werner: Die Malerfamilie Cranach. Dresden 1974

Schadendorf 1959
Schadendorf, Wulf: Zu Pferde, im Wagen, zu Fuß. Tausend Jahre Reisen. München 1959

Schädler 1983
Schädler, Alfred: Die Fränkische Galerie. Zweigmuseum des Bayerischen Nationalmuseums. München 1983

Schäfer 1992
Schäfer, Klaudia: 25 – Hydroxycholecalciferol bei der Rachitisprophylaxe. Untersuchungen bei Frühgeborenen und hypotrophen Neugeborenen während der ersten fünf Lebenswochen. Med. Diss. Gießen 1992

Schatzhaus 1982
Das Schatzhaus der deutschen Geschichte. Das Germanische Nationalmuseum. Unser Kulturerbe in Bildern und Beispielen (hrsg. Rudolf Pörtner). Düsseldorf/Wien 1982

Schatzkammer 1982
Schatzkammer der Deutschen. Aus den Sammlungen des Germanischen Nationalmuseums Nürnberg. Nürnberg 1982

Scheffler 1916
Scheffler, Karl: Bildnisse aus drei Jahrhunderten. Königstein i.T. 1916

Schefold 1954
Schefold, Max: Alte Ansichten der Schwäbischen Alb. Stuttgart 1954

Scheibler 1887
Scheibler, Ludwig: Die altdeutschen Gemälde auf der schwäbischen Kreisausstellung zu Augsburg 1886. In: Repertorium für Kunstwissenschaft, Bd. 10, 1887, S. 25–30

Schenk zu Schweinsberg 1972: Schlacht
Schenk zu Schweinsberg, Ekkehard: Die letzte Schlacht Karls d.Großen. Die bemalte Tischplatte von 1518 und die Regensburger Karlslegende am Anfang des 16. Jahrhunderts [= Hefte des Kunstgeschichtlichen Instituts der Universität Mainz, Bd. 1]. Mainz 1972

Schenk zu Schweinsberg 1972: Tischplatte
Schenk zu Schweinsberg, Ekkehard: Eine gemalte Tischplatte von 1518. In: Pantheon Jg. 30, 1972, S. 133–147

Scherer 1904 u. 1908
Scherer, Valentin: Dürer. Des Meisters Gemälde, Kupferstiche und Holzschnitte. Stuttgart/Leipzig 1904 u. 1908

Scherf 1970
Scherf, Helmut: Mittelalterliche Schnitzplastik aus Thüringen. Eisenach 1970

Scherf 1973 u. 1977
Scherf, Helmut: Mittelalterliche Schnitzplastik in Thüringen. Eisenach o.J. [3]1973 u. [4]1977

Schild 1985
Schild, Wolfgang: Alte Gerichtsbarkeit. Vom Gottesurteil bis zum Beginn der modernen Rechtsprechung. München 1985

Schiller 1966–90
Schiller, Gertrud: Ikonographie der christlichen Kunst, Bd. 1–5. Gütersloh 1966–90

Schilling 1920
Schilling, Edmund: Eine neue Zeichnung Dürers. In: Jahrbuch der preußischen Kunstsammlungen, Bd. 41, 1920, S. 25–31

Schilling 1929
Schilling, Edmund: Nürnberger Handzeichnungen des 15. und 16. Jahrhunderts [= Die Meisterzeichnung, Bd. 3]. Freiburg i.Br. 1929

Schilling 1933
Schilling, Edmund: Zur Kunst des Frankfurter Malers Martin Kaldenbach. In: Jahrbuch der preußischen Kunstsammlungen, Bd. 54, 1933, S. 140–150

Schilling 1933/34
Schilling, Edmund: Hans Maler zu Schwaz, Head of an Old Man. In: Old Master Drawings, Bd. 8, 1933/34, S. 28–29

Schleif 1990
Schleif, Corine: Donatio et Memoria. Stifter, Stiftungen und Motivationen an Beispielen aus der Lorenzkirche in Nürnberg. München 1990

Schmid 1822
Schmid, N.N.: Berichtigung. In: Kunstblatt, Jg. 3, Nr. 63 vom 8. August 1822, S. 249

A. Schmid 1888
Schmid, Alfred: Forschungen über Hans Burgkmair, Maler von Augsburg. Phil. Diss. München 1888

A. Schmid 1928
Schmid, Alfred: Arnold von Siegen. In: Siegerland, Bd. 10, Teil 2, 1928

H.A. Schmid 1892
Schmid, Heinrich Alfred: Kunsthistorisches: zu Julius Groeschel. In: Kunstchronik, N.F. Jg. 3, Nr. 32, 1892, Sp. 580

H.A. Schmid 1894
Schmid, Heinrich Alfred: Litteraturbericht: Gabriel von Térey: Verzeichnis der Gemälde von Hans Baldung Grien. In: Repertorium für Kunstwissenschaft, Bd. 17, 1894, S. 293–296

H.A. Schmid 1894: Grünewald; Wiederabdruck 1933
Schmid, Heinrich Alfred: Mathias Grünewald (Festbuch zur Eröffnung des histor. Museums, Basel 1894). In: Gesammelte Kunsthistorische Schriften zum 70. Geburtstag des Verfassers (hrsg. von Schülern und Freunden). Leipzig u.a. 1933, S. 49–97

H.A. Schmid 1911: Burgkmair
Schmid, Heinrich Alfred: Hans Burgkmair d.Ä. In: Thieme-Becker, Bd. 5, 1911, S. 252–258

H.A. Schmid 1911: Grünewald
Schmid, Heinrich Alfred: Die Gemälde und Zeichnungen von Matthias Grünewald. Straßburg 1911

H.A. Schmid 1929
Schmid, Heinrich Alfred: Der neu aufgetauchte Holbein d.J.? In: Basler Nachrichten vom 28./29. Sept. 1929, 2. Beilage zu Nr. 265, 1929

H.A. Schmid 1941/42
Schmid, Heinrich Alfred: Holbeinstudien. In: Zeitschrift für Kunstgeschichte, Bd. 10, 1941/42, S. 1–39

H. A. Schmid 1945–48
Schmid, Heinrich Alfred: Hans Holbein der Jüngere. Sein Aufstieg zur Meisterschaft und sein englischer Stil. Basel 1945–48

W. Schmid 1994: Stifter
Schmid, Wolfgang: Stifter und Auftraggeber im spätmittelalterlichen Köln. Köln 1994

W. Schmid 1994
Schmid, Wolfgang: Zwischen Tod und Auferstehung. Zur Selbstdarstellung städtischer Eliten des ausgehenden Mittelalters im Spiegel von Stifterbildern. In: Himmel, Hölle, Fegefeuer. Das Jenseits im Mittelalter, Ausst. Landesmuseum Zürich, Schnütgen-Museum und Wallraf-Richartz-Museum Köln. 1994, S. 101–116

W. Schmid 1996
Schmid, Wolfgang: Warum schenkte Albrecht Dürer dem Nürnberger Rat die ›Vier Apostel‹? In: Pictura quasi Fictura. Die Rolle des Bildes in der Erforschung von Alltag und Sachkultur des Mittelalters und der frühen Neuzeit. Wien 1996, S. 129–174

H. Schmidt 1931/32
Schmidt, Heinrich: Baldungs frühe Pferdedarstellungen. In: Zeitschrift für bildende Kunst, Jg. 65, 1931/32, S. 10–15

W. Schmidt 1868
Schmidt, Wilhelm: Rezensionen. Das bayerische Nationalmuseum. In: Zeitschrift für bildende Kunst, Bd. 3, 1868, S. 270–273

W. Schmidt 1872
Schmidt, Wilhelm: Albrecht Altdorfer. In: Allgemeines Künstler – Lexikon, Bd. 1–3 (hrsg. von Julius Meyer). Leipzig 1872, S. 536–553

W. Schmidt 1873
Schmidt, Wilhelm: Untersuchung der Frage, wann Hans Holbein der Aeltere Augsburg verlassen hat. Einiges über Sigmund Holbein und den Urheber des Sebastiansaltar. In: Jahrbücher für Kunstwissenschaft, Jg. 5, 1873, S. 54–64

W. Schmidt 1884
Schmidt, Wilhelm: Hans Schwab aus Wertingen. In: Allgemeine Zeitung vom 27. Juli 1884, Nr. 207

W. Schmidt 1887
Schmidt, Wilhelm: Varia. In: Repertorium für Kunstwissenschaft, Bd. 11, 1887, S. 353–368

W. Schmidt 1889
Schmidt, Wilhelm: Georg Pencz. In: Allgemeine Deutsche Biographie, Bd. 25, 1889, S. 353–355

W. Schmidt 1890
Schmidt, Wilhelm: Varia. In: Repertorium für Kunstwissenschaft, Bd. 13, 1890, S. 273–280

W. Schmidt 1891
Schmidt, Wilhelm: Martin Schwarz. In: Allgemeine Deutsche Biographie, Bd. 33, 1891, S. 246–247

W. Schmidt 1892: Huber
Schmidt, Wilhelm: Wolf Huber und M. Grünewald. In: Zeitschrift für Bildende Kunst, N.F. Jg. 3, 1892, S. 116–118

W. Schmidt 1892
Schmidt, Wilhelm: Kunsthistorisches. In: Kunstchronik, N.F. Jg. 3, 1892, Sp. 580

W. Schmidt 1893
Schmidt, Wilhelm: Zur Kenntniss des Hans Schäufelein. In: Repertorium für Kunstwissenschaft, Bd. 16, 1893, S. 306–308

W. Schmidt 1899/1900
Schmidt, Wilhelm: Zur Cranachausstellung. In: Kunstchronik N.F. Jg. 11, Nr. 10, 1899/1900, Sp. 145–147

W. Schmidt 1900
Schmidt, Wilhelm: Bücherschau. Studien zur deutschen Kunstgeschichte, Martin Schaffner von Siegfrid Grafen Pückler – Limpurg. In: Zeitschrift für bildende Kunst, N.F. Jg. 11, 1900, S. 145

W. Schmidt 1900/01
Schmidt, Wilhelm: Bücherschau. Eduard Flechsig: Cranachstudien. In: Kunstchronik N.F. Jg. 12, Nr. 7, 1900/01, Sp. 100–102

O. Schmitt 1951
Schmitt, Otto: Das Heiligkreuzmünster in Schwäbisch Gmünd. Stuttgart 1951

Schmitz 1919
Schmitz, Hermann: Oberdeutschland im 15./16. Jahrhundert (Einl. von Ignaz Beth). In: Die deutsche Malerei vom ausgehenden Mittelalter bis zum Ende der Renaissance [= Handbuch der Kunstwissenschaft, Bd. 3, hrsg. Fritz Burger, Hermann Schmitz u. Ignaz Beth]. Berlin 1919

Schmitz 1922
Schmitz, Hermann: Hans Baldung gen. Grien. In: Künstlermonographien, Bd. 113. Bielefeld/Leipzig 1922

Schmoll 1918
Schmoll, Friedrich: Die Heilige Elisabeth in der bildenden Kunst des 13. bis 16. Jahrhunderts [= Beiträge zur Kunstgeschichte Hessens und des Rhein – Main – Gebietes, Bd. 3]. Marburg 1918

Schnaase 1879
Schnaase, Carl: Geschichte der bildenden Künste im 15. Jahrhundert [= Geschichte der bildenden Künste, Bd. 8]. Stuttgart 1879

Schnelbögl 1962
Schnelbögl, Julia: Die Reichskleinodien in Nürnberg 1424–1523. In: Mitteilungen des Vereins für Geschichte der Stadt Nürnberg, Bd. 51, 1962, S. 78–159

Schöber 1769
Schöber, David Gottfried: Albrecht Dürers, eines der größesten Meister und Künstler seiner Zeit, Leben, Schriften und Kunstwerke, aufs neue und viel vollständiger, als von andern ehemals geschehen. Leipzig u. Schleiz 1769

Schönberger 1972
Schönberger, Arno: Keysers karls streyt vor der stat regenspurg geschechen. In: Pantheon Jg. 30, 1972, S. 211–216

Schoenen 1967
Schoenen, Paul: Das Karlsbild der Neuzeit [= Karl der Große. Lebenswerk und Nachleben, Bd. 4, Das Nachleben (hrsg. W. Braunfels)]. Düsseldorf 1967, S. 274–305

Schopenhauer 1818
Schopenhauer, Johanna: Ausflucht an den Rhein und dessen nächste Umgebung im Sommer des ersten friedlichen Jahres. Leipzig 1818

Schopenhauer 1822
Schopenhauer, Johanna: Johann van Eyck und seine Nachfolger. Frankfurt a. M. 1822

Schramm 1955
Schramm, Percy Ernst: Herrschaftszeichen und Staatssymbolik. Beiträge zu ihrer Geschichte vom dritten bis zum sechzehnten Jahrhundert [= Schriften der Monumenta Germaniae historica (Deutsches Institut für Erforschung des Mittelalters), Bd. 13/II]. Stuttgart 1955

Schreyl 1990
Schreyl, Karl Heinz: Schäufeleins Judith – Wandbild im Nördlinger Rathaus. In: Hans Schäufelein. Vorträge, gehalten anläßlich des Nördlinger Symposiums 1988. Nördlingen 1990, S. 183–235

Schroth 1959
Schroth, Ingeborg: Zur Hans Baldung Grien – Ausstellung in der Karlsruher Kunsthalle Sommer 1959. In: Ruperto – Carola. Mitteilungen der Vereinigung der Freunde der Studentenschaft der Universität Heidelberg, Jg. 11, Bd. 26, 1959, S. 71–76

Schubert 1970
Schubert, Dietrich: Die Gemälde des Braunschweiger Monogrammisten. Ein Beitrag zur Geschichte der Niederländischen Malerei des 16. Jahrhunderts. Köln 1970

Schubert 1971
Schubert, Dietrich: Eine zweite ›Sintflut‹ vom ›Meister des Augsburger Ecce homo‹. In: Wallraf – Richartz – Jahrbuch, Bd. 33, 1971, S. 321–328

Schuchardt 1851
Schuchardt, Christian: Lucas Cranach des Aelteren Leben und Werke. Nach urkundlichen Quellen bearbeitet, Teil 1–3. Leipzig 1851–1871

Schuette 1907
Schuette, Marie: Der schwäbische Schnitzaltar [= Studien zur deutschen Kunstgeschichte, Heft 91]. Straßburg 1907

Schultz 1870
Schultz, Alwin: Iconographische Studien über die Sippe der h. Jungfrau. In: Anzeiger für Kunde der deutschen Vorzeit, N. F. Bd. 17, 1870, S. 313–318

Schultz 1878
Schultz, Alwin: Die Legende vom Leben der Jungfrau Maria und ihre Darstellung in der bildenden Kunst des Mittelalters. Leipzig 1878

Schulz 1990
Schulz, Eva: Das Museum als wissenschaftliche Institution – Neue Ideen und tradierte Vorstellungen am Beispiel der Sammlung Boisserée. In: Wallraf – Richartz – Jahrbuch, Bd. 51, 1990, S. 285–317

Schulz 1905
Schulz, Fritz Traugott: Eine Nürnberger Hauskapelle. In: Mitteilungen aus dem Germanischen Nationalmuseum, 1905, S. 57–62

Schulz 1906
Schulz, Fritz Traugott: Eine Nürnberger Hauskapelle (Nachtrag). In: Mitteilungen aus dem Germanischen Nationalmuseum, 1906, S. 47–59

Schulz 1906: Ausstellung
Schulz, Fritz Traugott: Von der historischen Ausstellung in Nürnberg. In: Zeitschrift für christliche Kunst, Jg. 19, 1906, S.129–142

Schulz 1912
Schulz, Fritz Traugott: Zuwachs der Sammlungen. In: Anzeiger des Germanischen Nationalmuseums, Nürnberg 1912, S. 77–81

Schulz 1923
Schulz, Fritz Traugott: Das Germanische Museum in Nürnberg. Ein Kleinod deutscher Art. München 1923

Schulz 1933
Schulz, Fritz Traugott: Nürnbergs Bürgerhäuser und ihre Ausstattung, Bd. 1, Das Milchmarktviertel, 2. Hälfte. Leipzig/Wien 1933

Schulz 1938
Schulz, Fritz Traugott: Niclas Stör. In: Thieme-Becker, Bd. 32, 1938, S. 92–94

Schulz 1939
Schulz, Fritz Traugott: Wolf Traut. In: Thieme-Becker, Bd. 33, 1939, S. 351–354

Schürer 1937
Schürer, Oskar: Wohin ging Dürers ›Ledige Wanderfahrt‹? In: Zeitschrift für Kunstgeschichte, Bd. 6, 1937, S. 171–199

Schwarz 1953
Schwarz, Heinrich: Jan Gossaert's ›Adam and Eve‹ drawings. In: Gazette des Beaux-Arts, 85, 6. F., Bd. 42, 1953, S. 145–168

Schwarz 1737
Schwarz, Johann Jakob: Beschreibung und Abzeichnung aller in der Dominikanerkirche befindlichen Monumente (Handschrift in Stadtbibliothek Nürnberg, Kopie in der Bibliothek des Germanischen Nationalmuseums). Nürnberg 1737

Schwemmer 1949
Schwemmer, Wilhelm: Aus der Geschichte der Kunstsammlungen der Stadt Nürnberg. In: Mitteilungen des Vereins für Geschichte der Stadt Nürnberg, Bd. 40, 1949, S. 97–133, 152–206

Seelig 1997
Seelig, Gero: Hans Burgkmair d. Ä. In: Saur. Allgemeines Künstlerlexikon, Bd. 15, Leipzig 1997, S. 216–217

Seemann 1903
Seemann, Artur: Der Brunnen des Lebens von Hans Holbein. In: Zeitschrift für bildende Kunst, N. F. Jg. 14, 1903, S. 183–197

Seibold 1982
Seibold, Gerhard: Die Pellersche Gemäldesammlung. In: Anzeiger des Germanischen Nationalmuseums 1982, S. 70–82

Seidlitz 1883: Berichte
Seidlitz, Woldemar von: Berichte und Mittheilungen aus Sammlungen und Museen, über staatliche Kunstpflege und Restauration, neue Funde. Nürnberg, Germanisches Nationalmuseum. Gemäldegalerie. In: Repertorium für Kunstwissenschaft, Bd. 6, 1883, S. 69–72

Seidlitz 1883: Wolgemut
Seidlitz, Woldemar von: Michael Wolgemut. Die Wandlungen seiner Malweise. In: Zeitschrift für bildende Kunst, Bd. 18, 1883, S. 171–176

Seidlitz 1885
Seidlitz, Woldemar von: Barthel Beham. In: Allgemeines Künstler Lexikon (2. Auflage von Nagler's Künstler – Lexikon), Bd. 3, Leipzig 1885, S. 311–317

Seidlitz 1893
Seidlitz, Woldemar von: Allgemeines historisches Porträtwerk. Eine Sammlung von über 600 Porträts der berühmteste Personen aller Nationen von c. 1300 bis c. 1840. München 1893

Seitz 1965: Blankwaffen
Seitz, Heribert: Blankwaffen, Bd. 1. Braunschweig 1965

Setzler 1993
Setzler, Sibylle: Bildprogramme schwäbischer Retabel der Spätgotik. In: Meisterwerke massenhaft. Die Bildhauerwerkstatt des Niklaus Weckmann und die Malerei in Ulm um 1500, Ausst. Württembergisches Landesmuseum Stuttgart 1993, S. 345–355

Seubert 1878–79
Seubert, A.: Allgemeines Künstlerlexikon oder Leben und Werke der berühmtesten bildenden Künstler, Bd. 1–3. Stuttgart 1878–79

Shestack 1966
Shestack, Alan: A drawing by Bernhard Strigel. In: Master Drawings, Bd. 4, 1, 1966, S. 21–25

Shestack 1981
Shestack, Alan: An Introduction to Hans Baldung Grien. In: Baldung, Ausst. National Gallery of Art Washington 1981, S. 3–18

Sibert 1905
Sibert, H.: Die Gütersteiner Kartause. In: Blätter des Schwäbischen Albvereins, Jg. 17, Nr. 1, 1905, S. 25–28

Siebmacher
Siebmacher, Johann: Großes Wappenbuch, Bd. 1 ff. (Neudruck) Neustadt a. d. Aisch 1971 ff.

Sighart 1862
Sighart, Joachim: Geschichte der Bildenden Künste im Königreich Bayern von den Anfängen bis zur Gegenwart. München 1862

Sigismund 1862
Sigismund, Berthold: Landeskunde des Fürstenthums Schwarzburg – Rudolstadt, Bd. 1. Rudolstadt 1862

Silver 1985
Silver, Larry: New Perspectives on the Art of Renaissance Nuremberg. Five Essays (hrsg. Jeffrey Ch. Smith). Austin 1985

Simon 1912
Simon, Karl: Studien zur Altfrankfurter Malerei. In: Repertorium für Kunstwissenschaft, Bd. 35, 1912, S. 120–142

Simon 1922
Simon, Karl: Hans Grimmer. In: Thieme-Becker, Bd. 15, 1922, S. 51–52

Smith 1983
Smith, Jeffrey Chipps: Nuremberg. A Renaissance City, 1500–1618. Austin 1983

Smith 1990/91
Smith, Jeffrey Chipps: Netherlandish artists and art in Renaissance Nuremberg. In: Simiolus, Bd. 20, Nr. 2/3, 1990/91, S. 153–167

Spemann 1909
Spemann, Adolf: Dannecker. Berlin/Stuttgart 1909

Speth 1828
Speth, N.N.: Die Sammlung alt-, nieder- und oberdeutscher Gemälde der Brüder S. M. Boisserée und J. Bertram. In: Kunstblatt, Jg. 9, 1828, S. 41–42

Springer 1886
Springer, Anton: Bilder aus der neueren Kunstgeschichte. Bonn 1886

Stadler 1936
Stadler, Franz: Hans von Kulmbach. Wien 1936

Stafski 1951
Stafski, Heinz: Hans Peisser als Großplastiker. In: Germanisches National – Museum Nürnberg, 96. Jahresbericht, 1951. S. 11–16

Stampfer 1986
Stampfer, Helmut: Schloss Prösels bei Völs am Schlern. Völs am Schlern 1986

Stange 1934–61: Gotik
Stange, Alfred: Deutsche Malerei der Gotik, Bd. 1–11. München/Berlin 1934–1961

Stange 1953
Stange, Alfred: Cranachs Enthauptung der Hl. Katharina. In: Weltkunst, Jg. 23, Nr. 5, 1953, S. 3

Stange 1957
Stange, Alfred: Zwei neuentdeckte Kaiserbilder Albrecht Dürers. In: Zeitschrift für Kunstgeschichte, Bd. 20, 1957, S. 1–21

Stange 1964
Stange, Alfred: Malerei der Donauschule. München 1964

Stange 1965
Stange, Alfred: Einige Bemerkungen zur allgäuischen Malerei um 1500. In: Festschrift Dr. h.c. Eduard Trautscholdt zum siebzigsten Geburtstag am 13. Januar 1963 (hrsg. von Heinz Ladendorf). Hamburg 1965, S. 148–151

Stange 1966: Hans Maler
Stange, Alfred: Hans Maler. Neue Funde und Forschungen. In: Jahrbuch der Staatlichen Kunstsammlungen in Baden – Württemberg, Bd. 3, 1966, S. 83–106

Stange 1967–78: Verz.
Stange, Alfred: Kritisches Verzeichnis der deutschen Tafelbilder vor Dürer, Bd. 1–3. München 1967–78

Stange 1971
Stange, Alfred: Malerei der Donauschule. München 1971

Stechow 1974
Stechow, Wolfgang: State of Research. Recent Dürer Studies. In: The Art Bulletin, Bd. 56, Nr. 2, 1974, S. 259–270

Steck 1957
Steck, Max: Dürer. Eine Bildbiographie. München 1957

Stegmann 1901
Stegmann, Hans: Albrecht Dürers Maximilianbildnisse. In: Mitteilungen des Germanischen Nationalmuseums, 1901, S. 132–146

Stegmann 1903
Stegmann, Hans: Wolf Trauts Gemälde der Taufe Christi im Jordan im Germanischen Nationalmuseum. In: Mitteilungen aus dem Germanischen Nationalmuseum, 1903, S. 178–186

Stegmann 1908
Stegmann, Hans: Erhard Schön als Maler. In: Mitteilungen aus dem Germanischen Nationalmuseum, 1908, S. 58–61

Stehkämper 1982
Stehkämper, Hugo: Könige und Heilige Drei Könige. In: Die Heiligen Drei Könige. Darstellung und Verehrung, Ausst. Wallraf-Richartz-Museum Köln 1982, S. 37–50

Stein 1880
Stein, A.G.: Die Familie von Siegen in Köln. In: Annalen des historischen Vereins für den Niederrhein insbesondere die alte Erzdiöcese Köln. Heft 35. Köln 1880, S. 170–179

Steinraths 1993
Steinraths, Felix: Albrecht Dürers Paumgartner – Altar der Alten Pinakothek von München. Forschungsstand und offene Fragen. Mag. Arb. München 1993 (masch. schriftl. Exemplar)

Stiassny 1887
Stiassny, Robert: Zwei neue Altdeutsche. In: Allgemeine Kunstchronik, Bd. 11, 1887. S. 814–817

Stiassny 1887
Stiassny, Robert: Streifzug durch die altschwäbische Malerschule. In: Allgemeine Kunstchronik, Bd. 9, 1887, S. 715–721

Stiassny 1893
Stiassny, Robert: Jörg Breu in Augsburg. In: Zeitschrift für christliche Kunst, Bd. 6, 1893, S. 289–298

Stiassny 1893/94
Stiassny, Robert: G. von Térey, Verzeichnis der Gemälde des Hans Baldung, gen. Grien (Besprechung). In: Kunstchronik, N.F. Jg. 5, Nr. 1, 1893/94, S. 222–226

Stiassny 1897/98
Stiassny, Robert: Hans Baldung Grien et le retable de Saint Sébastien. In: Gazette des Beaux – Arts, Jg. 39, Bd. 17, 1897/98, S. 225–237

Stiassny 1908
Stiassny, Robert: Die Donaumalerei im sechzehnten Jahrhundert. In: Monatshefte für Kunstwissenschaft, Jg. 1, 1908, S. 421–435

Stievermann 1994
Stievermann, Dieter: Lucas Cranach und der kursächsische Hof. In: Lucas Cranach. Ein Maler-Unternehmer aus Franken, Ausst. Festung Rosenberg, Kronach 1994, S. 66–77

Stillfried 1877
Stillfried, Rudolf Graf von: Kloster Heilsbronn. Ein Beitrag zu den Hohenzollerischen Forschungen. Berlin 1877

Stoedtner 1896
Stoedtner, Franz: Hans Holbein, der Ältere. Phil. Diss. Berlin 1896

Stöhlker 1982
Stöhlker, Friedrich: Das Kartausenstammbaum – Triptychon im Germanischen Nationalmuseum Nürnberg und sein Abhängigkeits- und Funktionsverhältnis zum Basler Statutenkodex des Jahres 1510. In: Sprirituaität heute und gestern. Kongressbericht 1982, Bd. 4, 1982,S. 2–41

Straten 1983
Straten, Adelheid: Das Judith – Thema in Deutschland im 16. Jahrhundert. Studien zur Ikonographie. München 1983

Strauss 1928
Strauss, Ernst: Untersuchungen zum Kolorit in der spätgotischen deutschen Malerei (ca. 1460 bis ca. 1510) an Beispielen der schwäbischen, fränkischen und bayerischen Schule. München 1928

Strieder 1931
Strieder, Jakob: Bernhard Strigels Hieronymus Haller – Bildnis aus der Älteren Pinakothek in München. In: Das schwäbische Museum, 1931, S. 39–42

Strieder 1947
Strieder, Peter: Der ältere Holbein. München 1947

Strieder 1950
Strieder, Peter: Eine Malerwerkstätte in Rothenburg o.T. am Ende des 15. Jahrhunderts. In: Germanisches Nationalmuseum, 95. Jahresbericht, 1950, S. 24–31

Strieder 1951
Strieder, Peter: Hans Plattner. Ein Porträtist des Nürnberger Patriziates. In: Germanisches Nationalmuseum Nürnberg. 96. Jahresbericht, 1951, S. 17–22

Strieder 1951/52
Strieder, Peter: Bernhard Strigels Bildnis des Hieronymus Haller. In: Die 7 Schwaben (seit 1980 ›Das schöne Allgäu‹), Jg. 2, 1951/52, S. 69–71

Strieder 1954
Strieder, Peter: Ernst Buchner, Das deutsche Bildnis der Spätgotik und der frühen Dürerzeit (Besprechung). In: Kunstchronik, Jg. 7, Heft 1, 1954, S. 45–50

Strieder 1956
Strieder, Peter: Zur Nürnberger Bildniskunst des 16. Jahrhunderts. In: Münchner Jahrbuch der bildenden Kunst, 3. F., Bd. 7, 1956, S. 120–137

Strieder 1959: Danziger Bildnisdiptychon
Strieder, Peter: Ein Danziger Bildnisdiptychon von 1518. In: Zeitschrift für Kunstwissenschaft, Bd. 13, 195,. S. 15–26

Strieder 1959: Holbein
Strieder, Peter: Hans Holbein d.Ä. und die deutschen Wiederholungen des Gnadenbildes von Santa Maria del Popolo. In: Zeitschrift für Kunstgeschichte, Bd. 22, 1959, S. 252–267

Strieder 1959: Stange
Strieder, Peter: Alfred Stange: Deutsche Malerei der Gotik (Besprechung). In: Mitteilungen des Vereins für Geschichte der Stadt Nürnberg, Bd. 49, 1959, S. 468–474

Strieder 1960
Strieder, Peter: Suzanne Lustenberger: Martin Schaffner, Maler zu Ulm (Ausst. besprechung). In: Zeitschrift für Kunstgeschichte, Bd. 23, 1960, S. 68–70

Strieder 1963
Strieder, Peter: Literaturbericht. Die Malerei und Graphik der Dürerzeit in Franken. Literatur von 1945 bis 1962. In: Zeitschrift für Kunstgeschichte, Bd. 26, 1963, S. 169–178

Strieder 1964
Strieder, Peter: Gotik/Renaissance. In: Deutsche Malerei. Germanisches Nationalmuseum, Bd. 1. Nürnberg 1964

Strieder 1966: Dürerzeit
Strieder, Peter: Deutsche Malerei der Dürerzeit. Königstein i.T. 1966

Strieder 1966: Kulmbach
Strieder, Peter: Hans Süß von Kulmbach. In: Kindlers Malerei Lexikon, Bd. 3, Zürich 1966, S. 775–780

Strieder 1967
Strieder, Peter: Mielich. In: Kindler Malerei Lexikon, Bd. 4, Zürich 1967, S. 523–526

Strieder 1968
Strieder, Peter: Bernhard Schäufelein. In: Kindlers Malerei Lexikon, Bd. 5, Zürich 1968, S. 222–227

Strieder 1973
Strieder, Peter: Germanisches Nationalmuseum Nürnberg. Erwerbungen, Geschenke und Leihgaben im Jahre 1973. In: Anzeiger des Germanischen Nationalmuseums, 1973, S. 166–169

Strieder 1973: Dürer
Strieder, Peter: Albrecht Dürers ›Vier Apostel‹ im Nürnberger Rathaus. In: Festschrift Klaus Lankheit zum 20. Mai 1973, Köln 1973, S. 151–157

Strieder 1975: Baumgartner
Strieder, Peter: Bildnis der Regina Baumgartner, geb. Honold. In: Anzeiger des Germanischen Nationalmuseums, 1975, S. 152

Strieder 1975: Cranach
Strieder, Peter: Lukas-Cranach-Ausstellung in Basel (Ausst. besprechung). In: Kunstchronik, Jg. 28, Heft 5, 1975, S. 165–171

Strieder 1977
Strieder, Peter: Albrecht Dürer. Wiesbaden 1977

Strieder 1978: Gemäldesammlung
Strieder, Peter: Die Gemäldesammlung. In: Das Germanische Nationalmuseum Nürnberg 1852–1977. Beiträge zu seiner Geschichte (hrsg. Bernward Deneke u. Rainer Kahsnitz). München/Berlin 1978, S. 584–606

Strieder 1979
Strieder, Peter: Noch einmal zu Albrecht Dürers Kaiserbildern. In: Anzeiger des Germanischen Nationalmuseums, 1979, S. 111–115

Strieder 1980
Strieder, Peter: Hans Suess von Kulmbach. In: Fränkische Lebensbilder, Bd. 9, 1980, S. 80–92

Strieder 1981
Strieder, Peter: Dürer. Königstein i.T. 1981

Strieder 1982
Strieder, Peter: Hans Suess von Kulmbach. In: NDB, Bd. 13, 1982, S. 277–279

Strieder 1986
Strieder, Peter: Michael Wolgemut (1437–1519). In: Fränkische Lebensbilder, Bd. 12, 1986, S. 28–41

Strieder 1990
Strieder, Peter: Dokumente und Überlegungen zum Weg Hans Schäufeleins von Nürnberg über Meran nach Augsburg. In: Hans Schäufelein. Vorträge gehalten anläßlich des Nördlinger Symposiums 1988. Nördlingen 1990, S. 240–270

Strieder 1993
Strieder, Peter: Tafelmalerei in Nürnberg 1350–1550. Königstein i.T. 1993

Strohhammer 1994
Strohhammer, Andreas: Eine Ulmer ›Mariä Himmelfahrt von 1509‹. Das Phänomen einer ›ungrundierten Tafel‹. Kunsttechnische und stilkritische Untersuchungen. Mag. Arb. Erlangen – Nürnberg 1994 (masch. schriftl. Exemplar)

Suckale – Redlefsen 1986
Suckale – Redlefsen, Gude: Mauritius: Der heilige Mohr. München/Zürich 1986

Sussmann 1929
Sussmann, Vera: Maria mit dem Schutzmantel. In: Marburger Jahrbuch für Kunstwissenschaft, Bd. 5, 1929, S. 285–351

Sutton 1971
Sutton, Denys: Editorial. Albrecht Dürer and Our Time. In: Apollo, Bd. 94, Heft 7, 1971, S. 2–13

Tacke 1992
Tacke, Andreas: Der katholische Cranach. Zu zwei Großaufträgen von Lucas Cranach d.Ä., Simon Franck und der Cranach-Werkstatt (1520–1540). Mainz 1992

Talbot 1969
Talbot, Charles William: The Passion Cycle by Albrecht Altdorfer at St. Florian: A study of programm and style. Ann Arbor/Mich. 1969

Talbot 1981
Talbot, Charles William: Baldung and the female nude. In: Baldung, Ausst. National Gallery of Art Washington 1981, S. 19–37

Talbot 1988
Talbot, Charles William: Eve, the serpent and death. In: FMR (Franco Maria Ricci), Nr. 31, 1988, S. 83–97

Taschenbuch 1829
Neues Taschenbuch von Nürnberg (hrsg. Riegel und Wiessner). Nürnberg 1829

Tätigkeitsbericht 1942
Germanisches Nationalmuseum: 88. Jahresbericht. Tätigkeitsbericht über das Jahr 1941. Nürnberg 1942

Tätigkeitsbericht 1971
Germanisches Nationalmuseum: Germanisches Nationalmuseum. Tätigkeitsbericht 1971. Nürnberg 1971

Tavel 1965
Tavel von Bern und Vevey, Hans Christoph von: Die Randzeichnungen Albrecht Dürers zum Gebetbuch Kaiser Maximilians. In: Münchner Jahrbuch der bildenden Kunst, Jg. 3, F. 16, 1965, S. 55–120 (Phil. Diss. Bern 1962).

Térey 1894
Térey, Gabriel von: Verzeichnis der Gemälde des Hans Baldung gen. Grien [= Studien zur deutschen Kunstgeschichte, Bd. 1]. Straßburg 1894

Térey 1894–1896
Térey, Gabriel von: Die Handzeichnungen des Hans Baldung, gen. Grien, 3 Bde. Straßburg 1894–1896

Térey 1895: Ausstellungsbericht
Térey, Gabriel von: Die Ausstellung von Kunst und Alterthum in Elsass-Lothringen zu Strassburg. In: Repertorium für Kunstwissenschaft, Bd. 18, 1895, S. 471–479

Térey 1896 u. 1900
Térey, Gabriel von: Die Gemälde des Hans Baldung gen. Grien, 2 Bde. Straßburg 1896 u. 1900

Térey 1912
Térey, Gabriel von: Die Röhrer'sche Madonna mit Kind von Hans Baldung gen. Grien. In: Münchner Jahrbuch der bildenden Kunst, Bd. 7, 1912, S. 147–150

Térey 1913
Térey, Gabriel von: Ein wiedergefundenes Werk des Hans Baldung. In: Zeitschrift für bildende Kunst, N. F. Jg. 24, 1913, S. 142–144

Térey 1918/19
Térey, Gabriel von: Zur Bibliographie von Hans Baldung gen. Grien. In: Kunstchronik und Kunstmarkt, Jg. 54, N. F. 30, 1918/19, S. 257–262

Thausing 1876
Thausing, Moriz: Dürer Geschichte seines Lebens und seiner Kunst. Leipzig 1876

Thausing 1884
Thausing, Moriz: Dürer. Geschichte seines Lebens und seiner Kunst. Leipzig 1884

Thiem 1954
Thiem, Gunther: Marienfenster des älteren Holbein. In: Das Münster, Jg. 7, 1954, S. 354–358

Thieme 1892
Thieme, Ulrich: Hans Leonhard Schäufeleins malerische Tätigkeit. Leipzig 1892

Thieme – Becker 1950
Allgemeines Lexikon der Bildenden Künstler von der Antike bis zur Gegenwart, (begr. von Ulrich Thieme u. Felix Becker, weitergeführt von Hans Vollmer). Bd. 37, Meister mit Notnamen und Monogrammisten. Leipzig 1907–1950

Thieme – Becker
Allgemeines Lexikon der Bildenden Künstler von der Antike bis zur Gegenwart, Bd. 1–37 (begr. von Ulrich Thieme u. Felix Becker, weitergeführt von Hans Vollmer). Leipzig 1907–1950

Thode 1891
Thode, Henry: Die Malerschule von Nürnberg im 14. und 15. Jahrhundert in ihrer Entwicklung bis auf Dürer. Frankfurt a. M. 1891

Thöne 1965
Thöne, Friedrich: Lucas Cranach der Ältere. Königstein i.T. 1965

Thulin 1955
Thulin, Oskar: Cranach-Altäre der Reformation. Berlin 1955

Tietze 1917
Tietze, Hans: Albrecht Altdorfer in St. Florian. In: Jahrbuch der Königlich Preußischen Kunstsammlungen, Bd. 38, 1917, S. 95–106

Tietze 1923
Tietze, Hans: Albrecht Altdorfer. Leipzig 1923

Tietze 1931
Tietze, Hans: Museen und Sammlungen. In: Kunstchronik und Kunstliteratur. Beilage zur Zeitschrift für bildende Kunst, Heft 1, 1931, S. 15

Tietze 1932/33
Tietze, Hans: Dürer in Amerika. In: Anzeiger des Germanischen Nationalmuseums, Jg. 1932/1933, 1933, S. 84–109

Tietze u. Tietze – Conrat 1928
Tietze, Hans u. Erika Tietze – Conrat: Der junge Dürer. Verzeichnis der Werke bis zur venezianischen Reise im Jahre 1505. Augsburg 1928

Tietze u. Tietze – Conrat 1928/29
Tietze, Hans u. Erika Tietze – Conrat: Über einige Zeichnungen des Hans von Kulmbach. In: Zeitschrift für Kunstgeschichte, Jg. 62, 1928/29 S. 204–216

Tietze u. Tietze – Conrat 1935
Tietze, Hans u. Erika Tietze – Conrat: Ein Männerbildnis von Hans Dürer in Rom. In: Anzeiger des Germanischen Nationalmuseums, Jg. 1934/1935, 1935, S. 81–89

Tietze u. Tietze – Conrat 1937–38
Tietze, Hans u. Erika Tietze – Conrat: Kritisches Verzeichnis der Werke Dürers, 2 Bde. Basel/Leipzig 1937–38

Tischbein 1922
Tischbein, Wilhelm: Aus meinem Leben (hrsg. Lothar Brieger). Berlin 1922

Tolnai 1934
Tolnai, Karl von: Studien zu den Gemälden Pieter Bruegels d. Ä. In: Jahrbuch der kunsthistorischen Sammlungen in Wien, Bd. 8, 1934, S. 105–136

Tolnay 1935
Tolnay, Charles de: Pierre Bruegel l'ancien, 2 Bde. Brüssel 1935

Tolzien 1964
Tolzien, Gerd: Hans Baldung gen. Grien. In: Kindlers Malerei Lexikon, Bd. 1, Zürich 1964, S. 187–189

Tönnies 1900
Tönnies, Eduard: Leben und Werk des Würzburger Bildschnitzers Tilmann Riemenschneider 1468–1531. Straßburg 1900

Trapp 1977
Trapp, Oswald: Tiroler Burgenbuch, Bd. 4, Eisacktal. Bozen 1977

Treu 1995
Treu, Martin: Martin Luther und Torgau. Wittenberg 1995

Trieb u. Seybold 1859
Trieb, Johann Nepomuk u. Leonhard Seybold: Statistische Beschreibung der Stadt und des Stadtbezirkes Mindelheim im Regierungsbezirke Schwaben und Neuburg des Königreiches Bayern. Mindelheim 1859

Troche 1950
Troche, Ernst Günter: Der Koeler-Altar in der St. Peterskapelle am Siechgraben in Nürnberg. In: Festschrift Eugen Stollreither zum 75. Geburtstage gewidmet (hrsg. Fritz Redenbacher). Erlangen 1950, S. 355–366

Tscheuschner 1904
Tscheuschner, K.: Die deutsche Passionsbühne und die deutsche Malerei des 15. und 16. Jahrhunderts in ihren Wechselbeziehungen. In: Repertorium für Kunstwissenschaft, Bd. 27, 1904, S. 289–307, 430–449, 491–510

Tschira van Oyen 1972
Tschira van Oyen, Gundula: Jan Baegert der Meister von Cappenberg. Ein Beitrag zur Malerei am Niederrhein zwischen Spätgotik und Renaissance. Gesamtdarstellung und kritischer Katalog [= Studien zur Deutschen Kunstgeschichte, Bd. 352]. Baden – Baden 1972

Tschudi 1902
Tschudi, Hugo von: Brügge. Ausstellung altniederländischer Gemälde Juni – Sept. 1902. In: Repertorium für Kunstwissenschaft, Bd. 25, 1902, S. 228–232

Tümmers 1964
Tümmers, Horst – Johs: Die Altarbilder des älteren Bartholomäus Bruyn. Mit einem kritischen Katalog. Köln 1964

Tümmers 1996
Tümmers, Horst – Johs: Barthel Bruyn. In: Saur. Allgemeines Künstlerlexikon, Bd. 14, Leipzig/München 1996, S. 614–615

Türler 1896
Türler, Heinrich: Die Altäre des Berner Münsters. Bern 1896

Twining 1960
Lord Twining: A History of the Crown Jewels of Europe. London 1960

Vaisse 1995
Vaisse, Pierre: Albrecht Dürer. Paris 1995

Vandenbroeck 1981
Vandenbroeck, Paul: Het schildersgeslacht Verbeeck. Voorlopige werkkataloog. In: Jaarboek van het Koninklijk Museum voor Schone Kunsten Antwerpen, 1981, S. 31–60

Vandenbroeck 1983
Vandenbroeck, Paul: Bij het ›Schuttersfeest‹ (1493) en het ›Dubbelportret‹ (1496) van de Meester van Frankfurt. In: Jaarboek van het Koninklijk Museum voor Schone Kunsten Antwerpen, 1983, S. 15–32

Vandenbroeck 1984
Vandenbroeck, Paul: Verbeeck's peasant weddings: a study of iconography and social function. In: Simiolus. Netherlands quarterly for the history of art, Bd. 14, 1984, S. 79–124

Vandenbroeck 1987
Vandenbroeck, Paul: Jheronimus Bosch. Tussen volksleven en stadscultuur. Berchem 1987

Vetter 1968
Vetter, Ewald M.: Die Kreuzigungstafel des Isenheimer Altars. In: Sitzungsberichte der Heidelberger Akademie der Wissenschaften. Philosophisch – historische Klasse, 2. Abhandlung. Heidelberg 1968, S. 7–66

Vietzen 1937
Vietzen, Hermann: Hans Holbain der maler netzo Burger zu Ulme. In: Mitteilungen des Vereins für Kunst und Altertum in Ulm und Oberschwaben, Heft 30, 1937, S. 73–76

Vischer 1885
Vischer, Robert: Neues über Bernhard Strigel. In: Jahrbuch der königlich preussischen Kunstsammlungen, Bd. 6, 1885, S. 38–97

Vischer 1886
Vischer, Robert: Studien zur Kunstgeschichte. Stuttgart 1886

Vogel 1909
Vogel, Julius: Lucas Cranach in Wien. In: Monatshefte für Kunstwissenschaft, Jg. 2, 1909, S. 545

Vogts 1957
Vogts, Hans: Zum Gedächtnis an Barthel Bruyn den Älteren (1493–1555). In: Jahrbuch des Kölnischen Geschichtsvereins, Jg. 29–30 (1954–1955), 1957, S. 319–331

Vogts 1966
Vogts, Hans: Das Kölner Wohnhaus bis zur Mitte des 19. Jahrhunderts. Bd. 2. Neuss 1966

Volk – Knüttel 1988
Volk – Knüttel, Brigitte: Candid nach Schwarz. In: Münchner Jahrbuch der bildenden Kunst, 3. F., Bd. 39, 1988, S. 113–132

Voll 1897
Voll, Karl: Die Portraits des Michael Wolgemut von Albrecht Dürer in der Albertina und in der Münchener Pinakothek. In: Allgemeine Zeitung (München), Beil. Nr. 263 vom 20. Nov. 1897, S. 1–4

Voll 1903
Voll, Karl: Albrecht Dürers Paumgartner-Altar in der Münchener Pinakothek. In: Monatsberichte über Kunst und Kunstwissenschaft, Jg. 3, Heft 2, 1903, S. 39–47

Voll 1908
Voll, Karl: Vergleichende Gemäldestudien. München/Leipzig 1908

Voll 1908
Voll, Karl: Sammlung Streber in Tölz. In: Münchner Jahrbuch der bildenden Kunst, 2. Halbbd., 1908, S. 39–41

Vollmer 1931
Vollmer, Hans: Neufchatel. In: Thieme-Becker, Bd. 25, 1931, S. 407

Voss 1903
Voss, Georg: Thüringische Holzschnitzereien des Mittelalters und der Renaissance. In: Meisterwerke der Kunst aus Sachsen und Thüringen (hrsg. Oskar Doering u. Georg Voss). Magdeburg 1903

Voss 1907
Voss, Hermann: Der Ursprung des Donaustiles. Ein Entwickelungsgeschichte deutscher Malerei [= Kunstgeschichtliche Monographien, Bd. 7]. Leipzig 1907

Voss 1908
Voss, Hermann: Einige unbeachtete Bilder altdeutscher Meister im Museo Civico zu Venedig. In: Zeitschrift für bildende Kunst, N.F. Bd. 19, 1908, S. 96–100

Voss 1911
Voss, Georg: Die Thüringer Holzschnitzkunst des Mittelalters, insbesondere die Werke der Saalfelder Bildschnitzschule [= Heimatbilder aus Saalfeld und Umgebung, Bd. 1]. Saalfeld 1911

Voss 1920
Voss, Hermann: Über den Ursprung der bayerischen Renaissancemalerei. In: Zeitschrift für bildende Kunst, Jg. 55 (N.F. Jg. 31), 1920, S. 148–151

Voss 1925
Voss, Hermann: Ein unbekanntes Bild von Hans Baldung Grien. In: Der Kunstwanderer, Jg. 7, 1925/26, S. 110

Waagen 1843
Waagen, Gustav Friedrich: Kunstwerke und Künstler im Erzgebirge und in Franken. Leipzig 1843

Waagen 1845
Waagen, Gustav Friedrich: Kunstwerke und Künstler in Baiern, Schwaben, Basel, dem Elsaß und der Rheinpfal [= Kunstwerke und Künstler in Deutschland, Teil 2]. Leipzig 1845

Waagen 1848
Waagen, Gustav Friedrich: Ueber Denkmale der Kunst in Karlsruhe, Freiburg im Breisgau und Konstanz. In: Kunstblatt, Jg. 29, Nr. 60, 1848, S. 245–248

Waagen 1854
Waagen, Gustav Friedrich: Einige Bemerkungen über die Geschichte der deutschen Künste von Ernst Förster, nebst Nachträgen über denselben Gegenstand. In: Deutsches Kunstblatt, Nr. 23, 1854, S. 200–202

Waagen 1862
Waagen, Gustav Friedrich: Handbuch der Geschichte der Malerei, Bd. 1, Die deutschen und niederländischen Malerschulen. Stuttgart 1862

Waagen 1866
Waagen, Gustav Friedrich: Die vornehmsten Kunstdenkmälder in Wien, Bd. 1. Wien 1866

Wackernagel 1968
Wackernagel, Rudolf Hermann: Zwei neue Stifterbildnisse Barthel Bruyns d. Ä. In: Niederdeutsche Beiträge zur Kunstgeschichte, Bd. 7. München/Berlin 1968, S. 179–195

Waetzold 1935
Waetzold, Wilhelm: Dürer und seine Zeit. Berlin 1935

Wagner 1972
Wagner, Anni: Die Monatsbilder des Hans Wertinger. In: Die Kunst und das schöne Heim, Bd. 84, 1972, S. 18–22

Wais 1, 1962
Wais, Julius: Albführer. Wanderungen durch die Schwäbische Alb, Bd. 1, Östlicher Teil: Vom Ries bis zum Hohenneuffen. Stuttgart 1962

Wais 2, 1971
Wais, Julius: Albführer, Bd. 2, Mittlerer Teil: Von der Achalm bis zum Bussen. Stuttgart 1971

Waldmann 1919
Waldmann, Emil: Albrecht Dürer. Leipzig 1919

Walicki 1963
Walicki, Michal: The ›ecce homo‹ by Hans Hoffmann in the Radziwill Collection at Nieborów. In: Bulletin du Musée National de Varsovie, Bd. 4, Nr. 1, 1963, S. 71–76

Wallach 1929
Wallach, Hellmuth: Die Stilentwicklung Hans Leonhard Schäufeleins. München 1929

Walther 1770
Walther, Ludwig Albert: Collectaneen (zur schwarzburgischen Geschichte und Ortskunde, 1770–1771). Handschrift im Staatsarchiv Rudolstadt. Signatur: A VIIIb, Nr. 16

Walther 1975
Walther, Sigrid: Hans Baldung Grien. Dresden 1975

Walther 1981
Walther, Sigrid: Hans Süß von Kulmbach. Maler und Werk. Dresden 1981

Wartmann 1922
Wartmann, Wilhelm: Tafelbilder des 15./16. Jahrhunderts 1430–1530. Schweiz und angrenzende Gebiete. Zürich 1922

Wechssler 1995
Wechssler, Sigrid: Die Restauratoren und das Restaurieren der Sammlung Boisserée. In: Kunst als Kulturgut. Die Bildersammlung der Brüder Boisserée (hrsg. Annemarie Gethmann-Siefert u. Otto Pöggeler). Bonn 1995, S. 175–184

Wegweiser 1853
Eye, August von: Das Germanische Museum. Wegweiser durch dasselbe für die Besuchenden, Bd 2, Kunst und Alterthum. Thurm am Thiergärtner-Thor. Leipzig/Nürnberg 1853

Wegweiser 1868
Germanisches Nationalmuseum: Die Sammlungen des germanischen Museums. Wegweiser für die Besuchenden. Nürnberg 1868

Wehle u. Salinger 1947
Wehle, Harry B. u. Margaretta Salinger: The Metropolitan Museum of Art. A Catalogue of Early Flemish, Dutch and German Paintings. New York 1947

Weigand 1967
Weigand, Waldemar: Der Bildschnitzer Hans Gottwalt. Neue Forschungsergebnisse aus der Kunstgeschichte Thüringens. In: Artis. Zeitschrift für alte und neue Kunst, Bd. 19, Heft 12, 1967, S. 14–16

Weigand 1969
Weigand, Waldemar: Hans Gottwalt von Lohr a. Main [= Schriften des Geschichtsvereins Lohr am Main, Bd. 7]. Lohr 1969

Weigelt 1978
Weigelt, Horst: Caspar von Schwenckfeld. Verkünder des ›mittleren‹ Weges. In: Radikale Reformatoren. 21 biographische Skizzen von Thomas Müntzer bis Paracelsus [= Beck'sche Schwarze Reihe, Bd. 183 (hrsg. Hans-Jürgen Goertz)]. München 1978, S. 190–200

Weih – Krüger 1986
Weih – Krüger, Sonja: Hans Schäufelein. Ein Beitrag zur künstlerischen Entwicklung des jungen Hans Schäufelein bis zu seiner Niederlassung in Nördlingen 1515 unter besonderer Berücksichtigung des malerischen Werkes. Phil. Diss. Erlangen-Nürnberg 1986

Weihrauch 1948
Weihrauch, Hans Robert: Hans Baldung Grien. Mainz 1948

Weihrauch 1960
Weihrauch, Hans Robert: Die Baldung-Grien-Ausstellung in Karlsruhe. In: Pantheon, Bd. 15, 1960, S. 44–46

Weil 1920
Weil, Ernst: Der frühe Schaffner. In: Monatshefte für Kunstwissenschaft, Jg. 13, Bd. 1, 1920, S. 306–308

Weinberger 1921
Weinberger, Martin: Nürnberger Malerei an der Wende zur Renaissance und die Anfänge der Dürerschule[= Studien zur deutschen Kunstgeschichte, Bd. 217]. Strassburg 1921

Weinberger 1930
Weinberger, Martin: Wolfgang Huber. Leipzig 1930

Weis – Liebersdorf 1901
Weis – Liebersdorf, Johann Evangelist: Kirchliche Kunst im alten Augsburg. München 1901

Weisbach 1906
Weisbach, Werner: Der junge Dürer. Drei Studien. Leipzig 1906

Weise 1819
Weise, Adam: Albrecht Dürer und sein Zeitalter. Leipzig 1819

Weiß 1913
Weiß, Ernst: Eine Kopie Hans Baldungs nach Jan Gossart genannt Mabuse. In: Cicerone, Bd. 5, 1913, S. 536

Weiß 1913: Térey 1913
Weiß, Ernst: Zu dem Aufsatz von G. v. Térey. In: Kunstchronik, N.F. Jg. 24, Nr. 26 (März), 1913, S. 374

Weixlgärtner 1938
Weixlgärtner, Arpad: Geschichte im Widerschein der Reichskleinodien. Historisches Geleite durch die Wiener Schatzkammer. Wien/Leipzig 1938

Weizinger 1914
Weizinger, Franz Xaver: Die Maler – Familie der ›Strigel‹ in der ehemaligen Reichsstadt Memmingen. In: Festschrift des Münchener Altertums – Vereins zur Erinnerung an das 50jährige Jubiläum. München 1914, S. 99–146

Weizsäcker 1900
Weizsäcker, Heinrich: Catalog der Gemälde-Gallerie des Städelschen Kunstinstituts in Frankfurt am Main. Erste Abteilung. Die Werke der älteren Meister vom 14. bis zum 18. Jahrhundert. Frankfurt a.M. 1900

Weizsäcker 1902
Weizsäcker, Heinrich: Noch einmal der fragliche Dürer in Frankfurt. In: Repertorium für Kunstwissenschaften, Bd. 25, 1902, S. 82–88

Weizsäcker 1923
Weizsäcker, Heinrich: Die Kunstschätze des ehemaligen Dominikanerklosters in Frankfurt a.M. München 1923

Welser 1917
Welser, Johann – Michael von: Die Welser. Nürnberg 1917

Weltkunst 1991
Ehrert, Gloria: Orangerie '91. Martin – Gropius – Bau. In: Weltkunst, Jg. 61, Nr. 19, 1991, S. 2800–2819

Wenke 1928/29
Wenke, Wilhelm: Führer durch die Kunstgeschichtlichen Sammlungen im Obergeschoß des Galerieneubaus. Nürnberg 1928/29

Werner 1912
Werner, K.: Die Linearperspektive auf den Gemälden Hans Holbeins des Älteren, Bd. 1, Die Flucht der parallelen Linien und der Gebrauch der Verschwindungspunkte. Phil. Diss. Göttingen 1912

Werner 1966
Werner, Gerhard: Der Bildschnitzer Hans Gottwald von Lohr. Skizzen zur Saalfelder Kunstgeschichte [= Saalfelder Museumsreihe, Heft 2]. Saalfeld 1966

Werner 1970
Werner, Gerhard: Der ehemalige Flügelaltar aus der Kirche von Keilhau – ein Werk des Saalfelder Bildschnitzers Hans Gottwalt. In: Rudolstädter Heimathefte, Bd. 16, 1970, S. 202–208

Werner 1980
Werner, Gerhard: Der Riemenschneider-Schüler Hans Gottwalt von Lohr und die Saalfelder Bildschnitzkunst um 1500. In: Heimatgeschichtlicher Kalender des Bezirks Gera, 1980, S. 82–89

Werner 1986
Werner, Gerhard: Der Saalfelder Bildschnitzer Hans Gottwalt von Lohr, ein Schüler Tilman Riemenschneiders. Phil. Diss. Greifswald 1986 (masch. schriftl. Exemplar)

Wescher 1928
Wescher, Paul: Pieter Coecke als Maler. In: Belvedere, Bd. 12, 1928, S. 27–31

Wescher 1929
Wescher, Paul: Sammlung Eduard Simon, Berlin. In: Pantheon, Bd. 4, 1929, S. 432–436

Wescher 1935
Wescher, Paul: Ein bezeichnetes Frühwerk des Martin Schaffner. In: Jahrbuch der preußischen Kunstsammlungen, Bd. 56, 1935, S. 231–233

Wescher 1957
Wescher, Paul: Ein weiteres Jahreszeitenbild zum Wertinger – Zyklus. In: Münchner Jahrbuch der bildenden Kunst, 3. Folge, Bd. 8, 195,. S. 101–102

Wescher – Kauert 1922
Wescher – Kauert, Hertha: Sebastian Dayg. Phil. Diss. Freiburg 1922

Wescher – Kauert 1924
Wescher – Kauert, Hertha: Ein Meister der Dürerschule. In: Berichte aus dem Freiburger Augustinermuseum, Bd. 1, 1924, S. 17–19

Wescher – Kauert 1928
Wescher – Kauert, Hertha: Der Karmeliteraltar des Sebastian Dayg und seine kunsthistorische Stellung. In: Jahrbuch für Kunstwissenschaft, Bd. 5, 1928, S. 21–32

Westenrieder 1783
Westenrieder, Lorenz von: Beschreibung der Haupt- und Residenzstadt München (im gegenwärtigen Zustandte). München 1783

Westhoff – Krummacher 1965
Westhoff – Krummacher, Hildegard: Barthel Bruyn der Ältere als Bildnismaler [= Kunstwissenschaftliche Studien, Bd. 35]. München/ Berlin 1965

Weyermann 1829
Weyermann, Albrecht: Neue historisch-biographisch-artistische Nachrichten von Gelehrten und Künstlern. Ulm 1829

Weyermann 1830, Nr. 64
Weyermann, Albrecht: Beiträge zur Geschichte der Kunst und der Künstler in Ulm. In: Kunstblatt, Jg. 11, Nr. 64 vom 12. Aug. 1830, S. 249–255

Weyermann 1830
Weyermann, Albrecht: Beiträge zur Geschichte der Kunst und der Künstler in Ulm. In: Kunstblatt, Jg. 11, Nr. 89 vom 9. Nov. 1830, S. 354–356

Wiedemann 1921
Wiedemann, Ernst: Die Legende der heiligen Achahildes, der Lokalheiligen Wendelsteins bei Nürnberg. In: Beiträge zur bayerischen Kirchengeschichte, Bd. 27, 1921, S. 65–106

Wiesflecker 1971–1981
Wiesflecker, Hermann: Kaiser Maximilian I. Das Reich, Österreich und Europa an der Wende zur Neuzeit, Bd. 1–4. München 1971–1981

Wilckens 1980
Wilckens, Leonie von: Buchbesprechung: Yvonne Hackenbroch. Renaissace Jewellery. In: Waffen- und Kostümkunde, 1980, S. 157–158

Wilckens 1982
Wilckens, Leonie von: Ein deutscher Knüpfteppich gegen 1540 und andere Textilien des 16. Jahrhunderts mit verwandter Funktion. In: Anzeiger des Germanischen Nationalmuseums, 1982, S. 31–40

Wilckens 1982: Die Wohnung des Bürgers
Wilckens, Leonie von: Die Wohnung des Bürgers im späten Mittelalter. Häuslich eingerichtet in einer kleinen Welt. In: Schatzhaus 1982, S.249–277

Wilckens 1982: Kleid und Schmuck
Wilckens, Leonie von: Das Kleid des Menschen und sein Schmuck. Standesabzeichen, Pilgerkleid und modische Stilisierung. In: Schatzhaus 1982, S. 357–384

Wilckens 1985: Jamnitzer
Wilckens, Leonie von: Schmuck auf Nürnberger Bildnissen und in Nürnberger Nachlaßinventaren. In: Wenzel Jamnitzer und die Nürnberger Goldschmiedekunst 1500–1700, Nürnberg 1985, S. 87–107

Wilckens 1986
Wilckens, Leonie von: Oriental Carpets in the German Speaking Countries and the Netherlands. In: Oriental Carpets and Textile Studies, Bd. 2, 1986, S. 139–150

Wilde 1930
Wilde, Johannes: Ein zeitgenössisches Bildnis des Kaisers Sigismund. In: Jahrbuch der kunsthistorischen Sammlungen in Wien, 1930, S. 213–222

Will 1764
Will, Georg Andreas: Der Nürnbergischen Münz – Belustigungen 1. Theil. Altdorf/ Nürnberg 1764

Willers 1980
Willers, Johannes: Willibald Pirckheimer als Kriegsmann. In: Willibald Pirckheimer zum 450. Todestag, Ausst. GNM 1980, S. 5–9

Winkler 1923
Winkler, Friedrich: Jan van Hemessen. In: Thieme – Becker, Bd. 16, 1923, S. 365–367

Winkler 1924
Winkler, Friedrich: Die altniederländische Malerei. Die Malerei in Belgien und Holland von 1400–1600. Berlin 1924

Winkler 1926
Winkler, Friedrich: Der Meister der Habsburger. Ein unbeachteter alpenländischer Maler um 1500. In: Belvedere, Bd. 9/10, 1926, S. 47–50

Winkler 1928
Winkler, Friedrich: Dürer. Des Meisters Gemälde, Kupferstiche und Holzschnitte [= Klassiker der Kunst in Gesamtausgaben, Bd. 4]. Berlin/Leipzig 1928

Winkler 1932
Winkler, Friedrich: Dürerstudien. Verschollene Meisterzeichnungen Dürers. In: Jahrbuch der Preußischen Kunstsammlungen, Bd. 53, 1932, S. 79–89

Winkler 1936
Winkler, Friedrich: Hans Dürer. Ein Nachwort. In: Jahrbuch der Preußischen Kunstsammlungen, Bd. 57, 1936, S. 71–74

Winkler 1936–1939: Dürer
Winkler, Friedrich: Die Zeichnungen Albrecht Dürers, Bd. 1–4. Berlin 1936–1939

Winkler 1937: Kulmbach
Winkler, Friedrich: Hans von Kulmbach. In: Pantheon, Bd. 19, 1937, S. 1–12

Winkler 1942
Winkler, Friedrich: Die Zeichnungen Hans Süss von Kulmbachs und Hans Leonhard Schäufeleins. Berlin 1942

Winkler 1957
Winkler, Friedrich: Albrecht Dürer. Leben und Werk. Berlin 1957

Winkler 1959
Winkler, Friedrich: Hans von Kulmbach. Leben und Werk eines fränkischen Künstlers der Dürerzeit. In: Die Plassenburg. Schriften für Heimatforschung und Kulturpflege in Ostfranken, Bd. 14. Kulmbach 1959

Winkler 1961
Winkler, Friedrich: Meister um Albrecht Dürer. Ausstellung im Germanischen Nationalmuseum Juli bis September 1961. In: Kunstchronik, Jg. 14, Heft 10, 1961. S. 265–272

Winzinger 1940
Winzinger, Franz: Studien über die Kunst Albrecht Altdorfers. München 1940 (masch. schriftl. Exemplar)

Winzinger 1963
Winzinger, Franz: Albrecht Altdorfer. Graphik. München 1963

Winzinger 1968
Winzinger, Franz: Unbekannte Werke des Meisters von Mühldorf. In: Zeitschrift des deutschen Vereins für Kunstwissenschaft, Bd. 22, 1968, S. 13–28

Winzinger 1973
Winzinger, Franz: Die Miniaturen zum Triumphzug Kaiser Maximilians I. Kommentarband [= Veröffentlichungen der Albertina, Bd. 5]. Graz 1973

Winzinger 1975
Winzinger, Franz: Albrecht Altdorfer. Die Gemälde. Tafelbilder, Miniaturen, Wandbilder, Bildhauerarbeiten, Werkstatt und Umkreis. München 1975

Winzinger 1977
Winzinger, Franz: Umstrittene Werke Albrecht Dürers: Die Kaiserbrustbilder. In: Zeitschrift des deutschen Vereins für Kunstwissenschaft, Bd. 31, Heft 1/4, 1977, S. 17–50

Winzinger 1992
Winzinger, Franz: Albrecht Altdorfer. In: Saur. Allgemeines Künstlerlexikon, Bd. 2, München/Leipzig 1992, S. 671–675

Woermann 1898/99
Woermann, Karl: Die Cranach-Ausstellung (Dresden 1899) und die Pseudogrünewald-Frage. In: Kunstchronik, N.F. Jg. 10, Nr. 10, 1898/99, Sp. 145–154

Woermann 1900
Woermann, Karl: Die Dresdner Cranach-Ausstellung. In: Zeitschrift für bildende Kunst, N.F. Bd. 11, 1900, S. 25–27

Wolf 1925
Wolf, Georg Jacob: Altdorfer [= Künstlermonographien, Bd. 115]. Bielefeld/Leipzig 1925

Wölfflin 1905, 1908, 1926
Wölfflin, Heinrich: Die Kunst Albrecht Dürers. München 1905, 1908, 1926

Wölfflin 1931
Wölfflin, Heinrich: Die Kunst der Renaissance. Italien und das deutsche Formgefühl. München 1931

Wolfthal 1989
Wolfthal, Diane: Some little known paintings of the northern renaissance in the Brooklyn Museum. In: Gazette des Beaux – Arts, Jan., 1989, S. 1–8

Woltmann 1866–68 u. 1874–76
Woltmann, Alfred: Holbein und seine Zeit, 2 Bde. Leipzig 1866–68 u. 21874–76

Woltmann 1876
Woltmann, Alfred: Geschichte der deutschen Kunst im Elsass. Leipzig 1876

Woltmann u. Woermann 1882
Woltmann, Alfred u. Karl Woermann: Die Malerei der Renaissance [= Geschichte der Malerei, Bd. 2]. Leipzig 1882

Wood 1993
Wood, Christopher S.: Albrecht Altdorfer and the Origins of Landscape. London 1993

Wurzbach 1906–1910
von Wurzbach, Alfred: Niederländisches Künstler – Lexikon auf Grund archivalischer Forschungen bearbeitet, Bd. 1–3. Wien/Leipzig 1906–1910

Wustmann 1904
Wustmann, Rudolf: Dürers Natursymbolik. In: Die Grenzboten, Jg. 63, Nr. 2, 1904, S. 148–157

Wustmann 1906
Wustmann, Rudolf: Albrecht Dürer. Leipzig 1906

Wüthrich 1990
Wüthrich, Lucas: Der sogenannte ›Holbein-Tisch‹. Geschichte und Inhalt der bemalten Tischplatte des Basler Malers Hans Herbst von 1515. Ein frühes Geschenk an die Burger-Bibliothek Zürich, 1633. Vom ›Niemand‹, vom bestohlenen Krämer und von den Lustbarkeiten des Lebens. Zürich 1990

Wüthrich 1996
Wüthrich, Lucas: Hans Fries. In: Dictionary of Art, Bd. 11, 1996, S. 787–788

Wynen 1961
Wynen, Arnulf: Michael Ostendorfer (um 1492–1559). Ein Regensburger Maler der Reformationszeit. Phil. Diss. Freiburg i. Br. 1961 (masch. schriftl. Exemplar)

Zahn 1871
Zahn, Albert von: Die angezweifelten Dürer-Zeichnungen in Berlin, Bamberg und Weimar. In: Jahrbücher für Kunstwissenschaft, Bd. 4, 1871, S. 237–248

Zahn 1873
Zahn, Albert von: Die Ergebnisse der Holbein – Ausstellung zu Dresden. In: Jahrbücher für Kunstwissenschaft, Jg. 5, 1873, S. 195–220

Zampa 1968
Zampa, Giorgio: L'opera completa di Dürer [= Classici dell' Arte, Bd. 23] Mailand 1968 (und deutsche Ausgabe)

Zander – Seidel 1985
Zander – Seidel, Jutta: Das erbar gepent. Zur ständischen Kleidung in Nürnberg im 15. und 16. Jahrhundert. In: Waffen- und Kostümkunde, Bd. 27, Heft 2, 1985, S. 119–140

Zander – Seidel 1990
Zander – Seidel, Jutta: Die Bildnisse des Julius Pflug. In: Pflugiana. Studien über Julius Pflug (1499–1564). Münster 1990, S. 199–226

Zander – Seidel 1990: Textiler Hausrat
Zander – Seidel, Jutta: Textiler Hausrat. Kleidung und Haustextilien in Nürnberg von 1500–1650 [= Kunstwissenschaftliche Studien, Bd. 59]. München 1990

Zdanowski 1927
Zdanowski, X. Józef: Hans Suess z Kulmbachu. Krakau 1927

Zemp 1905
Zemp, J.: Hans Fries. In: Schweizerisches Künstlerlexikon, Bd. 1. Frauenfeld 1905, S. 497–503

Zimmermann 1924/25
Zimmermann, Heinrich Ernst: Ein herzförmiges Altarwerk Lucas Cranach des Jüngeren. In: Festschrift zum 60. Geburtstag von Dr. Theodor Hampe. Jahrgänge 1924 und 1925 des Anzeigers des Germanischen Nationalmuseums, Nürnberg 1926. S. 171–176

Zimmermann 1932/33
Zimmermann, Ernst Heinrich: Aus Altdorfers Umkreis. In: Anzeiger des Germanischen Nationalmuseums, 1932/33, S. 119–127

Zimmermann 1953
Zimmermann, Heinrich Ernst: Beiträge zum Werk Lucas Cranachs d. J. In: Zeitschrift für Kunstwissenschaft, Bd. 7, Heft 3/4, 1953, S. 209–215

Zimmermann: Sonderdruck
Zimmermann, Ernst Heinrich: Das Bildnis des Johannes Xilotectus von Hans Holbein d. J. o. O. o. J. (Flugblatt zur Erwerbung des Bildes)

Zimmermann 1929
Zimmermann, Hildegard: Georg Lemberger. In: Thieme-Becker, Bd. 23, 1929, S. 21–23

Zink 1941
Zink, Fritz: Die Passions – Landschaft in der Oberdeutschen Malerei und Graphik des 15. und 16. Jahrhunderts [= Würzburger Studien zur Kunstgeschichte, Bd. 1]. Phil. Diss. München 1941

Zink 1991
Zink, Fritz: Die Wasserquelle in der Landschaft von 1480–1852 [= Jahrbuch für fränkische Landesforschung, Bd. 51]. 1991, S. 103–122

Zinserling 1957
Zinserling, Liselotte: Stifterdarstellungen in der altdeutschen Tafelmalerei. Eine Untersuchung ihrer formalen Gestaltung. Phil. Diss. Jena 1957

Zion 1733
Zion: Nürnbergisches Zion, das ist wahrhaffte Beschreibung aller Kirchen und Schulen in- und außerhalb der Reichsstadt Nürnberg. Nürnberg 1733

Zoff 1917
Zoff, Oskar: Paul Lautensack. In: Mitteilungen der Gesellschaft für vervielfältigende Kunst, 1917, S. 1–7

Zschelletzschky 1975
Zschelletzschky, Herbert: Die ›Drei gottlosen Maler‹ von Nürnberg. Sebald Beham, Barthel Beham und Georg Pencz. Historische Grundlagen und ikonologische Probleme ihrer Graphik zu Reformations- und Bauernkriegen. Leipzig 1975

Zucker 1900
Zucker, Markus: Albrecht Dürer [= Schriften des Vereins für Reformationsgeschichte, Jg. 17]. Halle a.d.Saale 1900

Zülch 1922
Zülch, Walter Karl: Der Frankfurter Maler Martin Caldenbach, der Meister des »Holzhausen-Porträts«. In: Der Kunstwanderer, Heft 2, 1922, S. 246–249

Zülch 1926
Zülch, Walter Karl: Martin Caldenbach. In: Thieme-Becker, Bd. 19, 1926, S. 464

Zülch 1935
Zülch, Walter Karl: Frankfurter Künstler 1223–1700. Frankfurt a. M. 1935

Erratum:
S. 70, rechte Spalte, Gm 526, muß heißen: Fichtenholz (Picea sp.)